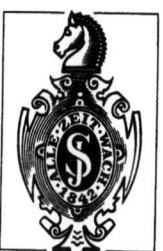

P.G. Scheurlen
(Hrsg.)

Differential-diagnose in der Inneren Medizin

Unter Mitarbeit von

E. Brändle · H. Daus · W. Dölle · S. Domschke · W. Domschke
R. Dreher · E.-H. Egberts · G. Feifel · M. Franke · J. Frisch
G. Girmann · K.D. Grosser · A. Haass · W. Hacke · H. Just
J. Kindler · N. Konietzko · B. Kramann · P. Lederer
R. Loddenkemper · B. Lüderitz · G. Lux · T. Mackenroth
R. Meister · H.W. Minne · H.W. Pees · D. Pongratz · J. Riehl
H. Ruppin · M. Scheurlen · P.G. Scheurlen · K. Schimrigk
M.U. Schneider · G. Schwarze · P.C. Scriba · H.G. Sieberth
K.O. Stumpe · W. Theiss · H. Thiel · K. Wilms · R. Ziegler

Mit 66 Abbildungen und 246 Tabellen

Springer-Verlag
Berlin Heidelberg NewYork
London Paris Tokyo

Prof. Dr. P. GERHARDT SCHEURLEN
Direktor der Med. Univ. Klinik und Poliklinik
Innere Medizin I
6650 Homburg/Saar

ISBN-13: 978-3-642-73508-0   e-ISBN-13: 978-3-642-73507-3
DOI: 10.1007/978-3-642-73507-3

CIP-Titelaufnahme der Deutschen Bibliothek
Differentialdiagnose in der Inneren Medizin / P.G. Scheurlen (Hrsg.). Unter Mitarb. von E. Brändle ... –
Berlin; Heidelberg; New York; London; Paris; Tokyo: Springer, 1989

NE: Scheurlen, Paul G. [Hrsg.]; Brändle, E. [Mitverf.]

2121/3130-543210 – Gedruckt auf säurefreiem Papier

Vorwort

Symptome und Befunde eines Krankheitsgeschehens zu bewerten ist erste Aufgabe einer allgemeinen Differentialdiagnose. In diesem Buch werden daher die wichtigsten zentralen Symptome besprochen. Wo dies für die spezielle differentialdiagnostische Abgrenzung einzelner Krankheiten und Krankheitsgruppen notwendig ist, wird auch deren Symptomatologie erörtert.

Mit der steten Zunahme an Wissen und insbesondere an modernen Untersuchungstechniken und Laborbefunden scheinen auch differentialdiagnostische Überlegungen leichter und der Weg zur exakten Diagnose kürzer geworden zu sein. Doch ist nicht zu übersehen, daß der einzelne Arzt heute kaum mehr in der Lage ist, die große Menge verfügbarer Daten kritisch zu gewichten. Er ist auf die Erfahrungen des Spezialisten angewiesen, will er sinnvoll, möglichst gezielt und ohne unnötige Belastung des Patienten zur Diagnose gelangen. Es war daher ein wesentliches Ziel bei der Konzeption dieses Buches, in ihren Fachgebieten erfahrene Spezialisten zu Wort kommen zu lassen. Der Herausgeber ist allen Autoren besonders dankbar, daß sie bei der Bearbeitung der einzelnen Kapitel jeweils die für eine allgemeine internistische Differentialdiagnose wichtigen Gesichtspunkte darstellten, vor allem auch in den Beiträgen aus den der Inneren Medizin benachbarten Fächern Neurologie und Radiologie.

Wissen, Erfahrung – und auch Intuition – sind notwendig, wo jemand erfolgreich Differentialdiagnose betreiben will. Das Buch soll kein Lehrbuch der Inneren Medizin ersetzen, sondern es vielmehr ergänzen, insbesondere auch dort, wo seltenere Diagnosen angeführt werden: oft ist ja die exakte Diagnose eine Sache des „Darandenkens".

Den Autoren ist herzlich für die stets gute Kooperation zu danken. Dem Springer-Verlag und seinen Mitarbeitern danken wir für die stete und vielfältige Unterstützung.

P.G. SCHEURLEN

Inhaltsverzeichnis

Autorenverzeichnis

Dr. E. Brändle
Abt. für Pharmakologie
der RWTH
5100 Aachen

Dr. H. Daus
Med. Univ.-Klinik und Poliklinik
Innere Medizin I
6650 Homburg

Prof. Dr. W. Dölle
Med. Univ.-Klinik
Abt. Innere Medizin I
Otfried-Müller-Str.
7400 Tübingen 1

Prof. Dr. S. Domschke
Med. Klinik und Poliklinik
der Universität Erlangen-Nürnberg
Krankenhausstr. 12
8520 Erlangen

Prof. Dr. W. Domschke
Med. Klinik und Poliklinik
der Universität Erlangen-Nürnberg
Krankenhausstr. 12
8520 Erlangen

Prof. Dr. R. Dreher
Klinik für Rheumakranke
Dr.-Alfons-Gamp-Str. 1
6550 Bad Kreuznach

Prof. Dr. E.-H. Egberts
Kreiskrankenhaus Detmold
Abt. Innere Medizin I
Röntgenstr. 18
4930 Detmold

Prof. Dr. G. Feifel
Chirurgische Univ.-Klinik
6650 Homburg

Prof. Dr. M. Franke
Leisberghöhe 20
7570 Baden-Baden

Dr. J. Frisch
Behringwerke AG
Klinische Forschung
Onkologie
3550 Marburg

Dr. G. Girmann
Med. Univ.-Klinik und Poliklinik
Innere Medizin I
6650 Homburg

Prof. Dr. K.D. Grosser
Med. Klinik I
Städt. Krankenanstalten
Lutherplatz 40
4150 Krefeld

Prof. Dr. A. Haass
Univ.-Nervenklinik
6650 Homburg

Prof. Dr. W. Hacke
Neurologische Univ.-Klinik
Im Neuenheimer Feld 400
6900 Heidelberg

Prof. Dr. H. Just
Med. Univ.-Klinik
Abt. Innere Medizin III
Kardiologie
Hugstetterstr. 55
7800 Freiburg i.Br.

Prof. Dr. J. Kindler
Abt. Innere Medizin II der RWTH
Pauwelstr.
5100 Aachen

Prof. Dr. N. KONIETZKO
Abt. für Innere Medizin
und Funktionsdiagnostik
Ruhrlandklinik
Tüschenerweg 40
4300 Essen 16

Prof. Dr. B. KRAMANN
Radiologische Univ.-Klinik
Abt. für Radiodiagnostik
6650 Homburg

Dr. P. LEDERER
Städtisches Krankenhaus
Innere Medizin
Gotenstr. 1
5650 Solingen

Prof. Dr. R. LODDENKEMPER
Lungenklinik Heckeshorn
des Krankenhauses Zehlendorf
Zum Heckeshorn 30
1000 Berlin 39

Prof. Dr. B. LÜDERITZ
Med. Univ.-Klinik
Innere Medizin – Kardiologie
Sigmund-Freud-Str. 25
5300 Bonn 1

Prof. Dr. G. LUX
Städtisches Krankenhaus
Gastroenterologie und
allgemeine innere Medizin
Gotenstr. 1
5650 Solingen 1

Dr. T. MACKENROTH
Klinik für Innere Medizin
der Med. Universität zu Lübeck
Ratzeburger Allee 160
2400 Lübeck 1

Prof. Dr. R. MEISTER
Marienkrankenhaus
4792 Bad Lippspringe

Prof. Dr. H.W. MINNE
Med. Univ.-Klinik
Bergheimer Str. 58
6900 Heidelberg 1

Prof. Dr. H.W. PEES
Med. Univ.-Klinik und Poliklinik
Innere Medizin I
6650 Homburg

Prof. Dr. D. PONGRATZ
Friedrich-Baur-Institut
bei der Med. Klinik Innenstadt
der Universität München
Ziemssenstr. 1 a
8000 München 2

Dr. J. RIEHL
Abt. Innere Med. II
RWTH Aachen
Pauwelstr.
5100 Aachen

Dr. H. RUPPIN
Städt. Krankenhaus
Innere Abteilung
6972 Tauberbischofsheim

Dr. M. SCHEURLEN
Med. Univ.-Kinik, Abt. Innere Medizin I
Otfried-Müller-Str.
7400 Tübingen 1

Prof. Dr. P.G. SCHEURLEN
Med. Univ.-Klinik und Poliklinik
Innere Medizin I
6650 Homburg

Prof. Dr. K. SCHIMRIGK
Universitäts-Nervenklinik
6650 Homburg

Priv.-Doz. Dr. M.U. SCHNEIDER
Med. Klinik und Poliklinik
Krankenhausstr. 12
8520 Erlangen

Prof. Dr. G. SCHWARZE
Med. Univ.-Klinik und Poliklinik
Innere Medizin I
6650 Homburg

Prof. Dr. P.C. SCRIBA
Klinik für Innere Medizin der
Med. Universität zu Lübeck
Ratzeburger Allee 160
2400 Lübeck 1

Prof. Dr. H.G. SIEBERTH
Abt. Innere Medizin II der RWTH
Pauwelstr.
5100 Aachen

Prof. Dr. K.O. STUMPE
Med. Univ.-Poliklinik
Wilhelmstr. 35–37
5300 Bonn 1

Prof. Dr. W. THEISS
I. Med. Klinik und Poliklinik
der Technischen Universität
Klinikum rechts der Isar
Ismaninger Str. 22
8000 München 80

Dr. H. THIEL
Med. Univ.-Klinik und Poliklinik
Innere Medizin I
6650 Homburg

Prof. Dr. K. WILMS
Med. Univ.-Poliklinik
Klinikstr. 8
8700 Würzburg

Prof. Dr. R. ZIEGLER
Med. Univ.-Klinik
Bergheimerstr. 58
6900 Heidelberg 1

Kapitel 1 Fieber, Infektionskrankheiten, Immundefekte

P.G. Scheurlen und G. Schwarze

1 Einleitung

Fieber ist ein häufiges Symptom. Es wird bei einer großen Zahl von Krankheiten beobachtet und ist daher für sich allein unspezifisch. Es kann obligates Symptom einer Krankheit sein, z.B. bei den klassischen Infektionskrankheiten; es kann aber auch bei vielen anderen und nichtinfektiös bedingten Krankheiten ein fakultatives Begleitsymptom darstellen. Die Differentialdiagnose von Fieber umfaßt daher nicht nur Infektionen, sondern eine Vielzahl anderer, ätiologisch verschiedenartiger Erkrankungen.

Das Symptom Fieber darf nie bagatellisiert werden, da es als pathologische Reaktion in der Regel eine behandlungsbedürftige Krankheit anzeigt. Obwohl unspezifisch, ist es doch jeweils für die Beurteilung eines individuellen Krankheitsverlaufs ein recht empfindliches Symptom.

Die Körpertemperatur wird weitgehend konstant gehalten und differiert zwischen Morgen und Abend um weniger als 1 °C. Bei Kindern und Jugendlichen kann auch unter physiologischen Bedingungen eine leicht erhöhte Temperatur gemessen werden, wie überhaupt der Jugendliche häufiger und stärker mit Fieber reagiert als der ältere Mensch. Bei vegetativer Dystonie, in der Rekonvaleszenz nach schweren Erkrankungen und bei stärkerer körperlicher Belastung kann die Temperatur geringfügig ansteigen („Bewegungstemperatur"). Vorübergehende leichte Temperaturerhöhungen werden während der Ovulation und in der Schwangerschaft gemessen.

Der Patient registriert die Erhöhung der Körpertemperatur in der Regel recht empfindlich. Fieber wird freilich dann weniger wahrgenommen, wenn die Temperatur nur allmählich ansteigt oder über längere Zeit konstant bleibt. Abrupter Anstieg oder schneller Abfall der Körpertemperatur verursachen Kältegefühl (Frösteln). Der typische Schüttelfrost beeinträchtigt das Allgemeinbefinden erheblich und ist gewöhnlich Zeichen einer Bakteriämie.

Der Erhöhung der Körpertemperatur wird durch stärkere Schweißbildung gegengesteuert. Ist die Schweißabgabe gestört und kann deshalb die Körperwärme nicht abgeleitet werden, z.B. bei schwül-warmen Wetter, so kommt es u.U. zu einem „Hitzestau". Mangelnder Temperaturausgleich wird besonders beobachtet bei Patienten mit Diabetes mellitus, Arteriosklerose, ausgedehnten Hauterkrankungen, Alkoholismus (Entwicklung eines Deliriums), Patienten unter diuretischer Therapie. Beim Hitzestau steigt die Körpertemperatur stark an. Blutdruckabfall und Tachykardie zeigen einen Schock an. Schwindel, Unruhe, Kopfschmerzen, Somnolenz und delirante Zustände können die Symptomatik eines „Hitzschlags" begleiten.

1.1 Fiebertypen und Fieberverläufe

Für die Beurteilung von Fieber reicht die einmalige Messung der Körpertemperatur nicht aus. Nur aus den täglichen Temperaturänderungen und dem Temperaturverlauf über mehrere Tage sind Schlüsse auf Diagnose und Verlauf mancher (Infektions-)Krankheiten möglich.

▶ **Subfebrile Temperaturen** sind durch einen leichten abendlichen Temperaturanstieg (nicht über 38 °C) gekennzeichnet. Sie können durch eine mangelhafte labile Temperaturregulation bedingt sein, z.B. in der Rekonvaleszenz oder bei Kindern und Jugendlichen. Sie können aber auch auf eine chronische Infektion hinweisen, beispielsweise eine protrahiert verlaufende Cholangitis, Pyelonephritis, Divertikulitis u.ä. oder Symptom einer chronischen Infektionskrankheit sein (Beispiel: Tuberkulose). Bei Diabetes mellitus, bei Hyperthyreose, bei Addison-Krankheit, bei Gicht und bei Tumorleiden kann die Körpertemperatur leicht erhöht sein, weshalb subfebrile Temperaturen ein wichtiges, aber recht unspezifisches Symptom einer Vielzahl von Krankheiten sind.

▶ **Remittierendes und intermittierendes Fieber** weist gewöhnlich auf mehr oder weniger schwere, behandlungsbedürftige (bakterielle) Entzündungen hin. Die Temperatur steigt, meist gegen Abend bzw. nachts, auf 39–40 °C an, wobei die Morgentemperatur um mindestens 1 °C niedriger ist und im Falle des intermittierenden Fiebers auf den Normalwert abfällt. Der Temperaturanstieg kann Folge einer Keimeinschwemmung in die Blutbahn sein. Remittierendes und intermittierendes Fieber findet man daher besonders bei eitrigen Entzündungen wie Empyem oder Abszeß und bei der Sepsis. Wiederholte Schübe von intermittierendem Fieber werden deshalb auch als **septisches Fieber** bezeichnet. Bei manchen Formen von Sepsis, beispielsweise der cholangitischen Sepsis, kann zwischen den Schüben intermittierenden Fiebers die Temperatur für jeweils einige Tage normal sein („rezidivierendes Fieber").

Intermittierendes Fieber ist auch charakteristisch für Malariaerkrankungen, wobei die Abstände zwischen den einzelnen Fieberschüben auf die Art der Malariaerkrankung hinweisen (s. unter „Rhythmisches Fieber"). Auch bei Virusinfektionen kann gelegentlich intermittierendes Fieber beobachtet werden (z.B. infektiöse Mononukleose).

▶ Bei **kritischer Entfieberung** fällt die Körpertemperatur plötzlich unter Schweißausbruch und von stärkerem Frösteln bzw. Schüttelfrost begleitet ab. Dieses Symptom wird bei septischen Infektionen und einigen Infektionskrankheiten beobachtet. Es kann auch Folge einer (wirksamen) antipyretischen bzw. antibiotischen Therapie sein, wobei es dann gegenregulatorisch auch zu einer kurzdauernden Phase von Hypothermie kommen kann.

▶ Bei der **lytischen Entfieberung** fällt die Körpertemperatur nur allmählich im Verlauf von Tagen zur Norm ab. Charakteristisches Beispiel hierfür ist die der Kontinua folgende Phase der Entfieberung bei unbehandeltem Typhus abdominalis.

▶ Als **Kontinua** wird ein über mehrere Tage hin anhaltendes Fieber bezeichnet; im Unterschied zum remittierenden oder intermittierenden Fieber beträgt die tägliche Temperaturdifferenz meist weniger als 1 °C. Abgesehen von septischen Krankheiten (kontinuierliche Keimausschwemmung bzw. Bakteriämie!) ist die Kontinua typisch für den unbehandelten Typhus abdominalis und einige andere Infektionskrankheiten wie Rickettsiosen (Fleckfieber, Q-Fieber), unbehandelte Pneumokokkenpneumonie, bakterielle Endokarditis. Auch bei Viruserkrankungen kann eine Kontinua auftreten, beispielsweise bei der Viruspneumonie.

▶ Beim **undulierenden Fieber** sieht man in Phasen über 1–2 Wochen hin an- und absteigende Temperaturen (z.B. M. Bang). Undulierendes Fieber kann auch bei malignen Lymphomen, besonders bei der Lymphogranulomatose (Pel-Epstein-Fieber) sowie gelegentlich bei (metastasierenden) Tumoren gemessen werden. Anstelle der Temperaturerhöhung kann auch eine verstärkte Schweißneigung auffallen.

▶ **Rezidivierendes Fieber:** Rezidivierendes, intermittierendes bzw. remittierendes Fieber kann Zeichen einer septischen Exazerbation chronischer Entzündungen sein, wie etwa bei Thrombophlebitis, Osteomyelitis, Cholangitis („intermittierendes biliäres Fieber"), Pyelitis oder Pyelonephritis. Rezidivierende Fieberschübe können akute Gelenkentzündungen, besonders bei der Arthritis urica, begleiten.

▶ **Rhythmisches Fieber:** Die Fieberschübe folgen einem festen Rhythmus, der meist ein typisches Symptom für bestimmte Infektionskrankheiten ist: beim Fünftagefieber liegen zwischen den jeweiligen ein- bis zweitägigen Fieberschüben 4–6 fieberfreie Tage; bei der Malaria quartana sind es 2 fieberfreie Tage; bei der Malaria tertiana 1 fieberfreier Tag, und die Malaria tropica ist durch ein schweres intermittierendes Fieber mit täglichen Temperaturschüben gekennzeichnet.

▶ **Biphasisches Fieber:** Bei Beginn einer Erkrankung steigt für 1–3 Tage die Körpertemperatur an, der eine kurze afebrile Periode folgt, um schließlich in eine gewöhnlich länger und über mehrere Tage anhaltende febrile Phase überzugehen. Biphasisches Fieber findet man bei zahlreichen Infektionskrankheiten, besonders bei Virusinfektionen. In der ersten febrilen Phase klagen die Patienten – je nach Art der Infektionskrankheit – über allgemeine Beschwerden wie Müdigkeit, Leistungsabfall, Krankheitsgefühl oder über speziellere Beschwerden wie katarrhalische Symptome, Kreuzschmerzen, Myalgien, Kopfschmerzen u.a. Die krankheitsspezifischen Erscheinungen entwickeln sich gewöhnlich in der länger dauernden zweiten Fieberperiode, beispielsweise die Exantheme bei Masern, Varizellen oder Ikterus bei Hepatitis, bei Gelbfieber, bei Leptospirose u.a.

Ein biphasischer Fieberverlauf kann auch vorgetäuscht sein, wenn eine antibiotische Therapie bei Entzündungen nicht ausreichend wirksam ist und es daher zu einem Rezidiv kommt. Auch eine neu auftretende Komplikation, z.B. eine bakterielle Superinfektion bei Viruserkrankungen, kann sich durch einen neuen Fieberschub zu erkennen geben.

▶ **Periodisches Fieber,** d.h. in längeren Zeitabständen rezidivierende Fieberperioden, werden bei einigen seltenen Erkrankungen beobachtet:

Zyklische Neutropenie: Meist in 3- bis 4wöchigen Intervallen fallen die Granulozyten ab (immunologische Reaktion?), und es kommt bei schwerem Krankheitsgefühl zu Fieber, Lymphknotenschwellungen und Schleimhautulzerationen.

Febris hyperergica (Subsepsis hyperergica Wissler): Über Wochen bestehendes intermittierendes oder kontinuierliches Fieber mit Erythem, Arthralgien, Leukozytose und Lymphomen begleiten diese hauptsächlich bei Kindern auftretende Krankheit. Ursache dürfte eine starke, überschießende Allergisierung gegenüber relativ geringen Bakteriämien sein. In einem Teil der Fälle geht die Erkrankung in eine chronische Polyarthritis über. Auch beim Erwachsenen werden gelegentlich ähnliche Krankheitsverläufe beobachtet.

Mittelmeerfieber: Es handelt sich um eine seltene, angeborene Störung bei Kindern. Die Ursache ist unbekannt. Periodisch kommt es zu Fieber, Peritonitis (Abdominalschmerzen!), Pleuritis und Arthritis. Häufig wird nach längerem Verlauf eine Amyloidose nachgewiesen.

1.2 Schüttelfrost (s. Tabelle 1.1)

Schüttelfröste können bei abruptem Anstieg der Körpertemperatur, bei raschem Abfall der Temperatur (kritische Entfieberung) und besonders bei plötzlichem Temperatursturz nach antipyretischer

Tabelle 1.1. Ursachen von Schüttelfrost

1. Bakterielle, septische Verläufe. Abzeß, Epyem
   Beispiele für die Lokalisation, bzw. den Ursprung:
   Osteomyelitis, Cholangitis, akute Cholezystitis, akute
   Pyelitis, Prostatitis, Divertikulitis
2. Pilzsepsis
3. Pneumokokken-, Streptokokken-, Staphylokokkenpneu-
   monie
4. Endokarditis (bakteriell, mykotisch)
5. Infektionskrankheiten:
   Scharlach, Erysipel, Ornithose/Psittakose, Rickettsiose
   (Q-Fieber), Leptospirosen (M. Weil), Legionellose, Gelbfieber, Malariaparoxysmen
6. Infizierte Katheter bzw. implantierte Fremdkörper, Dekubitus
7. Lungenembolie; Steinkoliken
8. Maligne Lymphome (selten)

Behandlung auftreten. Sie sind zu unterscheiden von dem Frösteln, welches sich meist unabhängig von einem raschen Fieberanstieg infolge des bei starker Schweißbildung einsetzenden Wärmeentzugs entwickeln kann. Beim Schüttelfrost ist die Reaktion heftiger, so daß der Patient am ganzen Körper stark zittert, verbunden mit Zähneklappern; klonische Krämpfe sind möglich.

Schüttelfrost bzw. rezidivierende Schüttelfröste sind stets verdächtig auf eine Bakteriämie bzw. Sepsis (Beispiele: Erysipel, Osteomyelitis, akute Cholezystitis bzw. Cholangitis, akute Pyelonephritis, Pneumokokken- und Streptokokkenpneumonie, akute Endokarditis). Sie können u.U. das einzige Symptom eines Abszesses oder Empyems sein. Beim stationären Patienten sind plötzliche Schüttelfröste mit Fieberanstieg verdächtig auf Lungenembolien, aber auch auf infizierte Venen- bzw. Blasenkatheter, insuffiziente Drainagen nach Operationen und infizierte Dekubitalgeschwüre.

Bei Virusinfektionen kann zwar starkes Frösteln, aber nur selten einmal ein Schüttelfrost auftreten. Schüttelfröste können auch im Verlauf von Scharlach, Rickettsiosen (Q-Fieber) oder bei Leptospirosen, Legionellosen, Gelbfieber und besonders in Form der Paroxysmen bei Malariaerkrankungen einsetzen; sie fehlen bei Salmonellosen und Shigellosen.

2 Fieber bei Infekten bzw. Infektionskrankheiten und Differentialdiagnose der Infektionskrankheiten

2.1 Hinweise auf das Vorliegen einer Infektion bzw. einer Infektionskrankheit

Allgemeine Symptome. Infektionen und Infektionskrankheiten können ein spezifisches und typisches klinisches Bild bieten, beispielsweise die exanthematischen Viruserkrankungen. Sie können aber auch einen recht unspezifischen und individuell verschiedenen Verlauf nehmen, z.B. die Tuberkulose oder andere chronische Infektionen.

Den Beginn einer Erkrankung können Allgemeinsymptome wie vermehrte Müdigkeit, Leistungsabnahme, Abgeschlagenheit oder, besonders bei chronischen Infektionen, Gewichtsabnahme, Unlust oder Depressionen zunächst verschleiern. Vermehrte Schweißneigung, besonders nachts oder unter Belastung, belastungsabhängige Palpitationen oder Pulsanstieg, Übelkeit und gelegentlich Erbrechen, auffallende Appetitlosigkeit sind weitere Beschwerden und Symptome, mit denen sich eine Infektionskrankheit ankündigen kann.

Wichtige prodromale Erscheinungen, besonders bei Viruserkrankungen, sind die katarrhalischen Symptome wie Rhinitis, Pharyngitis, Tracheitis, oder Kopfschmerzen, Augenschmerzen, Konjunktivitis und Lichtscheu. Allgemeine Hinweise auf eine entzündliche Erkrankung sind außerdem Arthralgien, Myalgien und Kreuzschmerzen.

Anamnese. Für die Differentialdiagnose von Infektionen und Infektionskrankheiten spielt die genaue Anamnese eine wichtige Rolle; sie sollte nicht nur vom Patienten selbst, sondern auch von Angehörigen und der Umgebung erfragt werden.

Erkrankungen bzw. Krankheitssymptome bei Familienmitgliedern oder Personen der Umgebung können in der Diagnose von Infektionskrankheiten richtungsweisend sein, insbesondere bei infektiösen Diarrhöen, bei Wurmerkrankungen, Viruserkrankungen, Geschlechtskrankheiten u.a. Gelegentlich lassen sich auch Infektionsketten feststellen, z.B. bei Hepatitis A und bei Chlamydieninfektionen.

Jahreszeitliche bzw. klimatische Dispositionen spielen eine Rolle bei Virusinfektionen, bei einer

Reihe von grippalen Infekten (Frühjahr), bei der Frühsommermeningoenzephalitis bzw. den entzündlichen bronchopulmonalen Erkrankungen im Spätherbst bzw. Winter.

Der Patient ist nach Reisen bzw. Auslandsaufenthalten in tropischen und subtropischen Regionen zu befragen, was für die Differentialdiagnose vieler Erkrankungen wichtig ist; beispielhaft seien erwähnt Hepatitis A, Amöbeninfektionen, Salmonellosen, Shigellosen, Rickettsiosen, Wurmkrankheiten, Malaria u.a.

Früher durchgemachte Infektionskrankheiten (Kindheit!) bzw. eine dadurch früher erworbene Immunität lassen differentialdiagnostisch manche Krankheit ausschließen, wie beispielsweise Masern, Mumps, Röteln oder Varizellen. Rezidivierende Infektionen können auf eine Störung der Infektabwehr hinweisen, beispielsweise eine Störung der Granulozytenphagozytose oder der humoralen bzw. zellulären Abwehr (Immuninsuffizienz). So findet man Störungen der Immunabwehr bei malignen Lymphomen als Folge einer immunsuppressiven oder zytostatischen Therapie.

Nach Operationen muß an eine postoperative entzündliche Komplikation als Fieberursache gedacht werden. Nach einem früheren Knochentrauma können eine Osteomyelitis und daraus eine Sepsis entstehen. Chronische konsumierende Erkrankungen sowie gestörte Infektabwehr bei chronischem Alkoholismus, Leberzirrhose, Diabetes mellitus, chronischem Nierenleiden sind dispositionelle Faktoren einer chronischen Entzündung.

Eine berufliche Disposition ist besonders bei solchen Patienten zu beachten, die Kontakt mit Tieren (z.B. Tierpfleger, Schlachthausarbeiter) haben. Auch Kontakte mit Hunden oder Katzen können bei der Entstehung von Infektionskrankheiten eine Rolle spielen. Beispiele solcher Anthropozoonosen sind Toxoplasmose, Psittakose/Ornithose, Tularämie, Katzenkratzkrankheit, Bruzellose, Q-Fieber und Leptospirose (s. auch Tabelle 1.2).

Schlechte soziale Verhältnisse, beispielsweise feucht-nasse Unterkunft, Unterernährung oder Alkoholismus sind prädisponierende Faktoren für die Entstehung und Ausbreitung einer Tuberkulose, für Hautentzündungen, Pneumokokkeninfektionen und verschiedene gramnegative Infektionen (Sepsis).

Hämatologische Befunde. In der Differentialdiagnose von Infektionen und mit Fieber einhergehenden Erkrankungen kann der Nachweis reaktiver Veränderungen des Blutbilds und vor allem der Leukozyten aufschlußreich sein. Regelhaft sind bei bakteriellen Infektionen die neutrophilen Granulozyten erhöht, während bei Virusinfektionen eher eine Vermehrung der Lymphozyten beobachtet wird.

Die Granulozytose kann extreme Ausmaße annehmen und nach Zahl und Zusammensetzung der Zellen eine Leukämie vortäuschen. Eine solche „leukämoide Reaktion" ist im Verlauf einer schweren Sepsis, aber auch bei anderen bakteriellen Infektionen möglich. Umgekehrt können schwere Sepsis und Endotoxinschock mit einer starken Verminderung der Leukozyten einhergehen.

Die wichtigsten reaktiven Veränderungen der Leukozyten bei Infektionskrankheiten sind in Tabelle 1.3 zusammengestellt.

2.2 Sepsis

Bei der Sepsis werden vorübergehend oder kontinuierlich, von einem Sepsisherd ausgehend, Keime in die Blutbahn eingeschwemmt; sie können sich als „Metastasen" absiedeln und von diesen sekundären Herden aus erneut streuen. Zwischen primärer Infektion an der Eintrittspforte und der Bakteriämie können Tage, Wochen oder gar Monate liegen. Bei der Abklärung einer Sepsis ist daher stets eine genaue Anamnese zu erheben.

2.2.1 Anamnese und Befunde

Klinisch ist die Sepsis durch remittierende oder intermittierende Temperaturen, durch Schüttelfröste und ein gewöhnlich schweres Krankheitsgefühl gekennzeichnet. Während eines Schüttelfrosts oder bei maximaler Körpertemperatur abgenommene Blutkulturen erlauben (jedoch inkonstant) den Keimnachweis. Der Puls ist beschleunigt, weich und bei schweren Verläufen „fadenförmig". Die Haut ist gerötet, später blaß, leicht zyanotisch, und die Patienten haben ein eingefallenes Gesicht mit einer „spitzen Nase". Bei weniger akuten Krankheitsverläufen findet man eine warme und eher gerötete Haut. Ikterische Hautfärbung ist auf eine starke Beeinträchtigung der Leberfunktion oder Entzündungen der Leber bzw. der Gallenwege (cholangitische Sepsis) verdächtig. Eine trockene Zunge und in Falten abhebbare Haut zeigen eine

Tabelle 1.2. Vom Tier auf den Menschen übertragene Infektionskrankheiten

Krankheit	Erreger	Keimträger/Reservoir (*R*) Übertragungs-/Ansteckungsmodus (*A*)
M. Bang	Brucella abortus	R: Rinder A: Milchprodukte, Ausscheidungen infiz. Tiere
Maltafieber	Brucella melitensis	R: Ziege, Schaf
Schweinebrucellose	Brucella suis	R: Schweine
M. Weil	Leptospira icterohämorrhagiae	R: Ratten, Nutztiere A: Biß bzw. Kontakt mit Ausscheidungsprodukten, kontaminiertes Wasser
Canicola-Fieber	Leptospira canis	R: Hund A: s. oben
Feldfieber	Leptospira grippotyphosa	R: Maus A: s. oben
Schweinehüterkrankheit	Leptospira pomona	R: Schwein A: s. oben
Listeriose	Listeria monocytogenes	R: Wild- und Haustiere A: Kontamination; Keimträger auch Mensch
Ornithose/Psittakose	Chlamydia psittaci	R: Vögel, Geflügel A: Inhalation von kontam. Staub, Schmierinfektion
Katzenkratzkrankheit		R: Katzen A: Kratzen, Bisse
Milzbrand	B. anthracis	R: Weidetiere A: Direktkontakt, kontaminierte Tierprodukte
Fleckfieber (endemisch)	Rickettsia typhi	R: Ratte, andere Kleinnager A: Flohstiche, Flohkot
Q-Fieber	Coxiella burnetii	R: Wildlebende Nager, Schafe, Rinder, Ziegen, Arthropoden A: Zeckenstiche, Direktkontakt mit Ausscheidungsprodukten, kontam. Staub
Salmonellen- gastroenteritis	Salmonella enteritidis u.a.	R: Verschiedene Tiere, Eier, Fische u.a. A: Kontam. Nahrungsmittel und Wasser
Tularämie	Francisella tularensis	R: Nager, Nutztiere A: Zecken, Stechfliegen
Toxoplasmose	Toxoplasma gondii	R: Haus- und Wildtiere A: Direktkontakt (z.B. Katze), kontam. Lebensmittel
Frühsommer- Meningoenzephalitis, (zentraleuropäische Zeckenenzephalitis)	Arboviren	R: Kleine Nagetiere, Wild A: Zeckenbiß
Lyme-Borreliose	Borrelien	R: Zecken A: Zeckenbiß
Lymphozytäre Choriomeningitis (LCM)	Arenavirus	R: Hausmaus, Goldhamster A: Schmierinfektion, Biß
Tollwut	Rabiesvirus	R: Fleischfressende Tiere, besonders Fuchs, Hund, Rind A: Biß, Schmierinfektion (Speichel!)
Malaria- krankheiten	Plasmodien	R: Malariakranke, Anopheles A: Anophelesstich

Tabelle 1.3. Typisches Verhalten von neutrophilen Granulozyten und Lymphozyten bei Infektionen bzw. Infektionskrankheiten (Mod. nach Scheurlen 1982)

Krankheit	Neutrophile Granulozyten	Lymphozyten
Masern	−	− (früh); + (spät)
Röteln	−	+ (Plasmazellen)
Varizellen		+
Mumps		+ (früh); − (spät)
Infektiöse Mononukleose		+
Infektiöse Lymphozytose		+
Hepatitis		+
Zytomegalie		+
Keuchhusten	−	+ (Plasmazellen)
Ornithose/Psittakose	n/−	
Q-Fieber	n/−	+
Mykoplasmapneumonie	n/−	
Scharlach	+	
Erysipel	+	
Staphylokokkenenteritis	+	
Typhus, Paratyphus	n/−	
Salmonellenenteritis	n/+	
Bakterielle Ruhr	+	
Amöbenruhr	+	
Cholera	+	
Bakterielle Meningitis	+	
Brucellosen	n/−	+
Leptospirosen	+	
Malaria	(+)	
Miliartuberkulose	+/−	−
Sepsis	+, n oder −	−

+, Vermehrung; n, normal; −, Verminderung.

Exsikkose an. Die Milz ist vergrößert und wird zunächst als weich, später eher als fest getastet; für die Beurteilung reicht daher die Sonographie allein nicht aus. Im Blutbild sind die Leukozyten vermehrt bis hin zu leukämoiden Reaktionen (Granulozytose mit starker Linksverschiebung). Die Lymphozyten sind eher vermindert. Relativ rasch entwickelt sich eine Anämie. Bei perakuter Sepsis (starke Endotoxinausschwemmung, gramnegative Sepsis) kann auch eine Leukozytopenie bestehen. Eine plötzlich einsetzende Blutungsneigung, eine innerhalb weniger Stunden sich entwickelnde Thrombozytopenie sind Hinweise auf eine **diffuse intravasale Gerinnung** mit konsekutiver **Verbrauchskoagulopathie**, wie sie besonders bei der gramnegativen Sepsis (Meningokokkensepsis!) auftreten kann (s. Kap. 8.2.2). Es kommt zu stärkerem Blutdruckabfall, Oligurie bzw. Anurie mit

eingeschränktem Sensorium, Hyperventilation und respiratorischer Alkalose. Schwere Sepsis und Schock beobachtet man bei massivem Keimbefall mit gramnegativen Keimen (E. coli, Meningokokken, Proteus, Enterobacter, Klebsiellen, Pseudomonas aeruginosa), grampositiven Erregern (Staphylococcus aureus, Pneumokokken, hämolysierende Streptokokken) bzw. zusätzlich verminderter Abwehrlage (Diabetes mellitus, postoperativ, Alkoholismus).

Septische Metastasen können sich als kleine petechiale und oft symmetrisch auftretende Hautblutungen (z.B. an den Fingerbeeren) manifestieren und bei perakuter Sepsis (z.B. Meningokokkensepsis) innerhalb von Stunden aufschießen, um dann infolge einer zusätzlich bestehenden Gerinnungsstörung einzubluten bzw. zu konfluieren. Auch eine Absiedelung im Gehirn, in den Gelenken und in den Nieren (Erythrozyturie!) ist möglich. Blutungsherde am Augenhintergrund sind ein wichtiges diagnostisches Zeichen; der Fundus sollte daher bei jeder Sepsis kontrolliert werden.

2.2.2 Sepsisformen

Die Mehrzahl der Sepsisformen wird durch gramnegative Keime verursacht. Ausgangsort ist meist das Urogenitalsystem (chronische Pyelonephritis, Prostatitis). Weitere Quellen sind Gallenwege, Gastrointestinaltrakt (Divertikulitis), Lunge (Bronchiektasen), Haut sowie vor allem Infektionen über Katheter bzw. Shunts und Implantate (Kunststoffklappen, Schrittmacher, Gefäßprothesen-Endoplastitis).

Staphylokokkensepsis: Eintrittspforte sind meist Infektionen der Haut (Furunkel, Panaritien). Der Primärherd kann schon vor Beginn der septischen Streuung wieder abgeheilt sein. Patienten mit Diabetes mellitus, Niereninsuffizienz, schweren Lebererkrankungen oder Unterernährung sowie Drogensüchtige sind besonders disponiert. Metastatische Absiedelungen finden sich in Knochen (Diaphysen), den Lungen, Nieren, Endokard u.a. Dabei kann es zu Abszeßbildung (Nieren, Gehirn, Leber) oder Gelenkentzündungen kommen. Bei Staphylokokkensepsis kann sich das sog. **toxische Schocksyndrom** entwickeln. Unter dieser klinischen Symptomatik kommt es zu einem schuppenden Exanthem an Hand- und Fußsohlen. Man hat dieses Krankheitsbild auch bei Frauen unter Anwendung von Tampons beobachtet.

Bei der Streptokokkensepsis treten remittierend-intermittierende Temperaturen auf. Schüttelfröste sind häufig. Eintrittspforte kann eine Tonsillitis (Beispiel: septischer Scharlach), eine Pharyngitis oder Sinusitis sein. Streptokokkeninfektionen der Haut (Erysipel, Impetigo) können Schüttelfröste verursachen. Auch die Puerperalsepsis und die osteomyelitische Sepsis gehören in die Gruppe der Streptokokkeninfektionen.

Pneumokokkensepsis: Die Erkrankung kann ohne sichtbare Zeichen einer vorausgehenden Infektion beginnen; klinisch stehen schwere Meningitis, Endokarditis oder Peritonitis im Vordergrund der Symptomatik. Häufige Ausgangsorte sind Otitis media, Mastoiditis oder Pneumokokkenpneumonie. Bei dieser ist auch, besonders bei insuffizienter Therapie, an die Entwicklung eines Empyems zu denken, das durch hohes intermittierendes, mit Schüttelfrost einhergehendes Fieber charakterisiert ist. Schwere Pneumokokkeninfektionen können sich als septische Krankheitsbilder nach Splenektomie entwickeln (**OPSI-Syndrom** s. 4.3).

Meningokokkensepsis: Diese Erkrankung verlangt stets eine rasche diagnostische Entscheidung, da sie sich innerhalb von Stunden entwickeln und bei fulminantem Verlauf in der Form des **Waterhouse-Friderichsen-Syndrom** zum Schock und Tod führen kann. Die Patienten fühlen sich plötzlich schwer krank, klagen über Kopfschmerzen, Frösteln, Erbrechen, Arthralgien, Muskelschmerzen und Husten. Der Puls ist tachykard, der Blutdruck fällt ab. Ein schwerer Schock mit allen Zeichen der diffusen intravasalen Gerinnung bzw. der Verbrauchskoagulopathie kompliziert das Krankheitsbild, an dessen Beginn oft akut einsetzende Blutungen an Haut und Schleimhäuten auffallen. Die Hautveränderungen treten an Extremitäten und Rumpf auf. Sie sind zunächst petechial, später unregelmäßig begrenzt und knötchenförmig, sowie druckempfindlich und können zu mehr oder weniger großen Ekchymosen konfluieren. Der Liquor ist oft nur gering verändert, ganz im Unterschied zur Meningokokkenmeningitis, bei welcher andererseits die Symptome der Meningokokkensepsis fehlen oder nur in Form diskreter hämorrhagischer Veränderungen an der Haut auf die bestehende Meningokokkeninfektion hinweisen.

Candidasepsis: Sie wird besonders beim immunsupprimierten Patienten beobachtet und geht meist von einem Pilzbefall des Mund-Nasen-Rachenraums, des Darms oder von infizierten Venenka-

thetern aus. Septische Metastasen können sich in der Niere, an den Herzklappen, in Leber und Milz entwickeln. Gelegentlich kommt es zu zerebralen Embolien. Der Fieberverlauf ist uncharakteristisch; hohe Temperaturen können fehlen. Die Leukozyten sind leicht vermehrt.

2.3 Leitsymptome bei Infektionskrankheiten

2.3.1 Katarrhalische Symptome

Infektionen durch Influenza-, Parainfluenza- und respiratorische Viren verursachen katarrhalische Symptome wie Rhinitis, Laryngitis, Konjunktivitis. Bei der banalen Erkältungskrankheit durch Rhino- und Coronaviren sind die Beschwerden kurzfristig und gering; bei der echten Grippe sind sie stärker und kombiniert mit Pharyngitis, Laryngitis und Bronchiolitis, weshalb Halsschmerzen, Heiserkeit und ein oft hartnäckiger, trockener Husten bestehen. Infektionen durch Parainfluenzaviren verursachen Entzündungen der oberen Luftwege oder auch, als Komplikation der echten Grippe, eine Pneumonie.

Die klinischen Befunde sind unterschiedlich stark ausgeprägt. Am schwersten verläuft die echte Influenza, die, durch verschiedene Virustypen ausgelöst, sich epidemisch ausbreiten kann. Das Allgemeinbefinden ist schlecht, und es bestehen Muskel-, Gelenk-, Kopf- und Kreuzschmerzen.

Katarrhalische Symptome gehören auch zu den Prodromi anderer Virusinfektionen wie Masern (Konjunktivitis!) und, weniger stark, Röteln sowie bei der heute seltenen Poliomyelitis.

Katarrhalische Symptome fehlen bei der sog. **Sommergrippe** (Coxsackie-Virusinfektion), die mit der echten Influenza den abrupten Beginn, Fieber, Kopfschmerzen sowie Muskel- und Gliederschmerzen gemeinsam hat und sich ebenfalls epidemisch ausbreiten kann. Die Krankheitsdauer beträgt maximal 5 Tage. Als Spätkomplikation kann es zu einer Meningitis kommen.

2.3.2 Kopfschmerzen (s. auch Kap. 52)

Kopfschmerzen sind ein häufiges Symptom bei Infektionskrankheiten sowie bei hochfieberhaften Krankheitsverläufen. Sie sind typisch für das Prodromalstadium einiger Viruserkrankungen wie

Masern, Mumps, Varizellen und gelegentlich auch Hepatitis. Starke Kopfschmerzen begleiten die echte Grippe (Influenza A, B), wo sie besonders während des plötzlichen Beginns der Erkrankung als meist retrobulbär lokalisierter Schmerz beklagt werden. Ebenfalls stark sind die Kopfschmerzen bei Coxsackie-Virusinfektionen, beispielsweise bei der oben erwähnten Sommergrippe und bei der Bornholm-Krankheit, aber auch bei Darminfektionen wie der Echovirus- und der akuten Gastroenteritis. Sie fehlen praktisch nie bei Chlamydieninfektionen (Ornithose/Psittakose), bei der Legionellose, sowie bei den Rickettsiosen (z.B. Q-Fieber). Im Unterschied zu anderen bakteriellen Pneumonien findet man bei der Mykoplasmenpneumonie nicht selten im Beginn der Erkrankung starke Kopfschmerzen verbunden mit katarrhalischen Symptomen.

Als **Meningismus** werden Zustände von heftigen Kopfschmerzen und leichter Nackensteifigkeit bezeichnet. Im Unterschied zur Meningitis ist die Zellzahl im Liquor nur gering erhöht. Der Liquor ist steril. Meningismus wird besonders beobachtet beim Keuchhusten des Kindes, bei Rickettsiosen, bei Scharlach und gelegentlich bei Malaria tropica.

Meningitis s. 2.4.

2.3.3 Zentralnervöse Störungen

Eine Enzephalopathie kann sich bei schweren Infektionskrankheiten als Apathie, starke Hinfälligkeit, Unruhe oder eingeschränktes Sensorium und Krämpfe manifestieren. Starke Benommenheit wird auch bei Ornithose/Psittakose, schwerer Influenza, Legionellose, Rickettsiosen, Malaria tropica, Leptospirose und auch bei schweren Viruspneumonien beobachtet. Besonders disponiert sind ältere Menschen, Patienten mit Zerebralsklerose, Alkoholiker und Kranke in reduziertem Allgemeinzustand, vor allem wenn durch den fieberhaften Verlauf Störungen des Wasser- und Elektrolythaushalts aufgetreten sind, die ihrerseits die zerebralen Funktionen beeinträchtigen.

2.3.4 Husten (s. auch Kap. 10)

Entzündliche Schleimhautveränderungen oder mechanische bzw. chemische Läsionen der Atemwege verursachen Husten. Hinter diesem vieldeutigen Symptom können sich harmlose, aber auch sehr ernste Diagnosen verbergen. Für die differentialdiagnostische Bewertung dieses Symptoms im Zusammenhang mit Fieber bzw. Infektionskrankheiten muß besonders zwischen akutem und chronischem sowie zwischen trockenem und produktivem Husten unterschieden werden.

Bei entzündlichen Erkrankungen der oberen Luftwege tritt gewöhnlich nur Hüsteln oder kurzes Räuspern auf, beispielsweise bei Pharyngitis oder chronischer Sinusitis mit Schleim und Eiterbelag an der hinteren Rachenwand. Bei der diphtherischen Laryngitis hört man einen heiseren, tonlosen Husten, der von dem ebenfalls heiseren, jedoch nicht tonlosen Husten bei akuter Pharyngitis bzw. Laryngotracheitis zu unterscheiden ist (Pseudokrupphusten). Auslösende Ursachen sind Virusinfektionen wie Influenza, Parainfluenza und Masern. Hustenparoxysmen mit krampfartig einsetzendem Stakkatohusten, dem jeweils ein inspiratorischer Stridor ("Ziehen") folgt, sind für den Keuchhusten charakteristisch. Demgegenüber fehlt den Hustenparoxysmen bei Grippe das inspiratorische "Ziehen".

Trockener Husten findet sich bei der akuten Tracheitis bzw. Tracheobronchitis, am ausgeprägtesten bei der echten Grippe. Infolge der dabei oft schweren, hartnäckigen und den Patienten erschöpfenden Hustenattacken können auch retrosternale Schmerzen oder Beschwerden der Thorax- und Bauchwandmuskulatur beobachtet werden.

Erkrankungen der Bronchien gehen mit trockenem oder produktivem, d.h. mit Auswurf verbundenem Husten einher. Bei den sog. atypischen Pneumonien wie Ornithose, Mykoplasmapneumonie, Pilzpneumonie, Q-Fieber und Legionellose kann der Husten, wie bei Tracheitis, sehr hartnäckig und mit einem kaum beeinflußbaren permanenten Hustenreiz verbunden sein. Der Husten ist dabei im Unterschied zur bakteriellen Bronchitis bzw. Pneumonie nicht produktiv. Stark produktiver Husten ist auch Zeichen von Bronchiektasen oder eines Lungenabszesses.

Husten mit Fieber kann auch einmal Zeichen einer Lungenembolie oder einer schweren Linksherzinsuffizienz mit pulmonaler Stauung sein.

2.3.5 Pneumonie

Die Klinik der verschiedenen Pneumonieformen ist ausführlich in Kap. 15.7.3.1 beschrieben.

Fieber ist ein wichtiges, wenngleich nicht immer nachweisbares Symptom der Pneumonie; es kann sehr hoch und mit Schüttelfrost verbunden sein (s. Tabelle 1.4), insbesondere bei den primären und bei einem Teil der atypischen Pneumonien. Die Temperaturen können auch wenig erhöht oder normal sein, insbesondere bei Pneumonien, die sich bei resistenzgeschwächten, kachektischen Personen entwickeln. Hierzu zählen auch die sekundären, im Krankenhaus erworbenen Pneumonien, deren Beginn oft schleichend ist, die aber mit einer relativ hohen Mortalität einhergehen („hospital acquired pneumonia").

Verschiedene Arten von Pneumonien können bei Immuninsuffizienz (maligne Lymphome, AIDS, zytostatische bzw. immunsuppressive Therapie) beobachtet werden: Neben bakteriellen Pneumonien findet man atypische Pneumonien sowie sonst eher seltene Infektionen durch atypische Mykobakterien, Pilze, Zytomegalievirus, Varicella-zoster-Virus, Herpes-simplex-Virus und Pneumocystis carinii. Diese Pneumonien können einerseits hochfieberhaft, andererseits schleichend und protrahiert verlaufen. Dies gilt besonders auch für die verschiedenen Pilzinfektionen der Lungen. In der Regel werden diese Pneumonien früher und sicherer röntgenologisch als klinisch nachgewiesen, sofern nicht andernorts bereits ein Pilzbefall festgestellt wurde.

Differentialdiagnostisch sind von im Krankenhaus erworbenen Pneumonien andere fieberhafte Lungenerkrankungen abzugrenzen, wie (multiple) Embolien, Bronchialkarzinom (mit und ohne Atelektase bzw. Pneumonie) sowie insbesondere die **Aspirationspneumonitis**. Besonders betroffen sind bewußtseinsgestörte Patienten mit fehlendem Husten- und Würgereflex, bei denen sich infolge Regurgitation und Aspiration von saurem Magensaft eine Pneumonitis, oft verbunden mit sekundärer bakterieller Infektion („Aspirationspneumonie") entwickeln kann; hervorstechende Merkmale sind eine rasch sich entwickelnde Zyanose und ein Lungenödem.

2.3.6 Befunde an Haut und Schleimhäuten bei fieberhaften Erkrankungen

Dem Nachweis von Veränderungen an Haut und Schleimhäuten kommt für die Differentialdiagnose zahlreicher fieberhaft verlaufender Krankheiten, besonders für Infektionskrankheiten, eine besondere Bedeutung zu, da einige bereits aufgrund des charakteristischen Hautbefundes diagnostiziert werden können (Beispiele der wichtigsten exanthematischen Infektionskrankheiten s. Tabelle 1.5).

▶ Einige Infektionskrankheiten gehen häufig mit makulösen oder makulopapulösen Veränderungen einher. In der Regel bleiben bei den **Viruserkrankungen** Handinnenflächen und Fußsohlen von Exanthemen ausgespart, und Schuppungen sind seltener. Eine besondere Verteilung bzw. Entwicklung des Exanthems kann diagnostisch aufschlußreich sein: Bei Masern beginnt das Exanthem häufig am Haaransatz und breitet sich von kranial nach kaudal aus; bei Scharlach sind besonders die Innenseiten der Extremitäten betroffen, es bleibt eine periorale Blässe bestehen. Später kommt es zur Schuppung, besonders plantar und palmar. Bei den Röteln ist das Exanthem oft diskret oder wechselt seine Intensität. Makulopapulöse Exantheme werden nicht nur bei den in Tabelle 1.5 aufgeführten Virusinfektionen, sondern auch bei CMV- und Adenovirusinfektionen beobachtet.

▶ Auch bei **bakteriellen Infektionen** können typische Exantheme beobachtet werden. Auf die Entwicklung und Verteilung des Scharlachexanthems wurde bereits hingewiesen. Beim Typhus abdominalis, Paratyphus und Fleckfieber tritt ein papulöses Exanthem auf; man findet meist etwa 1 Woche nach Krankheitsbeginn punktförmige Roseolen (bei Parathyphus häufiger als bei Typhus abdominalis). Beim Fleckfieber werden sie gelegentlich hämorrhagisch.

Das **Erysipel** ist durch eine gegenüber der Umgebung deutlich abgegrenzte Schwellung und Rötung gekennzeichnet. Die Erkrankung kann hochfieberhaft mit Schüttelfrost verlaufen und beruht auf einer Infektion mit Streptokokken, seltener auch Staphylokokken. Übergänge zu diffusen skarlatiniformen Exanthemen sind möglich, besonders wenn sich ein toxischer Schock entwickelt (Beispiel Schock bei Infektion durch Staphylococcus aureus). Bei anderen Sepsisformen, beispielsweise bei chronisch verlaufender Meningokokkenbakteriämie, können einem Erysipel ähnliche Effloreszenzen auftreten.

Besonders zu beachten sind die akut sich entwickelnden, meist zunächst petechialen, später konfluierenden und hämorrhagischen Effloreszenzen bei der **akuten Sepsis**. Typisches Beispiel hierfür ist das makulopapulöse und hämorrhagische Exanthem bei der akuten Meningokokkensepsis. Auch andere Formen der (gramnegativen) Sepsis können mit petechialen Blutungen einhergehen. Vereinzelte petechiale Infiltrationen bzw. Blutun-

Tabelle 1.4. Differentialdiagnose der Pneumonie (Auswahl)

	Beginn	Fieber	Leukozytose	Beeinträchtigung d. Allgemeinbefindens	Physikalischer Lungenbefund	Wichtige Symptome
1. Pneumokokkenpneumonie	Plötzlich	Hoch, Schüttelfrost	+ + +	Schwer	Deutlich (Lobär- oder Bronchopneumonie)	Atemnot, Pleuraschmerz, rostbraunes Sputum, evtl. Herpes labialis
2. Staphylokokkenpneumonie (Zweiterkrankung: 1, 2, 3)[a]	Allmählich oder plötzlich	Subfebril oder febril/septisch	+ +	Verschieden stark, evtl. fulminanter Verlauf	Deutlich	Symptom einer Sepsis bzw. weitere septische Streuung in Gehirn und Nieren (Urinbefund!), Lungenabszeß
3. Klebsiellenpneumonie (Beispiel gramnegativer Pneumonie), Zweiterkrankung: 2, 3, 4[a]	Akut	Hoch oder subfebril	Schwer	Geringer		Initial Hämoptoe, schmerzhafter zäher Husten, u.U. Ikterus, Diarrhö, Abszeß Hospitalismuskeim
4. Anaerobier	Akut	Evtl. fulminant	+ +	Schwer	Deutlich	Übler Geruch, Abszeßbildung häufig. Aspiration.
5. Haemophilus-influenzae-Pneumomonie (Zweiterkrankung: 1,4)[a]	Allmählich	Mäßig	(+)	Verschlechterung einer Bronchitis	Deutlich	
Atypische Pneumonien						
1. Viruspneumonie (Grippe)	Akut	Hoch	Normal, Linksverschieb.	Stark	Gering	Kopfschmerzen, Myalgie, trockener Husten, eher Bradykardie
2. Mykoplasmapneumonie	Allmählich	Subfebril bis febril	+ Linksverschieb.	Verschieden stark	Gering	Katarrhalischer Infekt, quälender trockener Husten, Myalgie, eher Bradykardie
3. Q-Fieber	Akut	Hoch, Schüttelforst	Linksverschieb.	Stark	Gering	Kopf- und Gliederschmerzen, trockener Husten, Muskelschmerzen, relative Bradykardie, Splenomegalie
4. Ornithose/ Psittakose	Akut oder allmählich	Hoch, u.U. Schüttelfrost	Linksverschieb.	Leicht bis schwer, u.U. typhös	Gering	Starke Kopfschmerzen, relative Bradykardie, trockener Husten, evtl. typhöses Krankheitsbild
5. Legionellose	Akut	Hoch, Schüttelfrost, später Kontinua	Linksverschieb.	Stark	Gering	Trockener Husten, Kopfschmerz, Schwäche, Myalgie, Diarrhö, evtl. typhoider Verlauf, Bradykardie

[a] „Zweiterkrankung": 1) Virusinfektionen, 2) Diabetes mellitus, 3) Resistenzschwäche, 4) (Chron.) Bronchitis. Beachte: Kontrast zwischen deutlichen röntgenologischen Veränderungen und geringem physikalischen Befund.

gen findet man insbesondere auch bei bakterieller Endokarditis (sog. Splinter-Hämorrhagien, bzw. Osler-Knötchen) an Haut (z.B. Fingerkuppen) und Schleimhäuten.

▶ **Herpesinfektionen** sowie Varizellen sind Beispiele vesikulärer Exantheme. Das Varizellenexanthem beginnt am Stamm, breitet sich zentrifugal aus und entwickelt sich unregelmäßig, weshalb je-

Tabelle 1.5. Differentialdiagnose der wichtigsten exanthematischen Infektionskrankheiten

	Scharlach	Masern	Röteln	Infektiöse Mononukleose	Erythema infectiosum (Ringelröteln)
Effloreszenzen	Feinfleckig, dicht	Grobfleckig, konfluierend	Fein- bis mittel-fleckig, nicht konfluierend	Fein- bis mittel-fleckig bzw. masernähnlich	Girlandenförmig
Farbe	Rosa-rot	Dunkelrot	Blaßrot	Blaßrosa bis rot	Rosa-livide
Lokalisation	Unterbauch, Leisten-beuge, Innenseite Extremitäten; periorale Blässe, Petechien am Gaumen	Ganzer Körper kraniokaudal, Beginn Haaransatz, Enanthem: Koplik-Flecken	Streckseite der Extremitäten, Rücken, Gesicht und retroaurikulär	Thorax, Extremi-täten, Enanthem: petechial	Streckseite Extremitäten, Nase und Wangen (schmetterlings-förmig)
Allgemein-befinden	Beeinträchtigt	Schwer beeinträchtigt	Kaum gestört	(Kaum) gestört	Nicht gestört
Zusätzliche wichtige Symptome	Leukozytose, Angina, kein katarrhalischer Infekt „Himbeerzunge"	Keine Angina; Rhinitis; Kojunktivitis, Leukozytopenie	Atypische Lympho-zyten (Plasmazellen), retroaurikuläre Lymphknoten, kein katarrhalischer Infekt, keine Angina	Evtl. Ikterus, Angina, multiple Lymphknoten-schwellung und Splenomegalie	

weils frische Vesikeln neben nekrotischen oder ab-geheilten Bläschen vorhanden sind. Ein lokalisier-ter und meist schmerzhafter Bläschenausschlag ge-hört zum Bild des **Herpes zoster** („Gürtelrose"). Die Effloreszenzen sind auf den Innervationsbe-reich eines oder weniger sensibler Nerven be-schränkt. Sie sind schmerzhaft, wobei bereits vor der Entwicklung der Bläschen im Stadium der Rö-tung und auch nach Abheilen der Effloreszenzen starke Schmerzen bestehen können.

▶ Gegenüber den vorgenannten Krankheiten ist der **Herpes simplex** abzugrenzen. Bei febrilem und mit starker Beeinträchtigung des Allgemeinbefin-dens einhergehendem Verlauf kommt es nach einer Hautrötung zum Aufschießen linsengroßer Bläs-chen, die gewöhnlich gruppenförmig am Über-gangsbereich von Haut zu Schleimhaut (Lippen-rand) angeordnet sind. Diese Effloreszenzen sind schmerzhaft und können bei entsprechender Dis-position rezidivieren, besonders in der Form des Herpes simplex labialis. Solche endogenen Rezi-dive findet man bei Infektionen durch E. coli, bei Pneumonien (besonders Viruspneumonie), Menin-gokokkenmeningitis, Angina tonsillaris, Strepto-kokkeninfekten (z.B. Erysipel), Rickettsiosen und Malaria. Im Unterschied dazu fehlt ein Herpes la-bialis bei Typhus, Tuberkulose, Meningitis sowie gewöhnlich auch bei Chlamydieninfektionen, Shi-gellosen, Leptospirosen und Rickettsiosen.

▶ Besonders wichtig ist der Nachweis von **Pilzen.** Häufig und charakteristisch ist der Soorbefall der Mundschleimhaut. Er weist auf einen zellulären Immundefekt hin und wird oft als frühes Symptom bei AIDS festgestellt (s. auch Tabelle 1.12). Bei lymphatischen Systemerkrankungen sowie bei zytostatisch behandelten Patienten ist besonders auf einen Pilzbefall zu achten.

▶ Die Kombination **Ikterus** und Fieber läßt in er-ster Linie an Erkrankungen der Leber bzw. der Gallenwege denken. Bilirubin (direkt und indi-rekt), Transaminasen, alkalische Phosphatase und gegebenenfalls immunologische Parameter sind für die weitere Differentialdiagnose wichtig (s. Kap. 33). Gegenüber einer Hepatitis sind differentialdiagno-stisch jeweils infektiöse Mononukleose und CMV-Infektion abzugrenzen. Schwerere Verläufe mit er-heblichem Krankheitsgefühl sind für den Morbus Weil (Leptospirose) charakteristisch. Auch beim Q-Fieber kann eine leichte Bilirubinämie beobach-tet werden. Ebenfalls leicht, dafür aber progno-stisch ernst zu werten ist der Ikterus bei schwerer (gramnegativer) Sepsis bzw. im septischen Schock.

Unter den cholestatisch verlaufenden fieberhaf-ten Erkrankungen sind besonders die verschiede-nen bakteriellen bzw. abakteriellen Entzündungen der Gallenwege zu differenzieren und dabei auch Malignome auszuschließen. Septische Temperatu-ren können bei Abszessen der Leber auftreten.

Multiple Abszesse entwickeln sich gelegentlich nach Divertikulitis und anschließender septischer Embolie oder im Rahmen einer hämatogenen Streuung der Sepsis. Beim gewöhnlich solitär angeordneten Amöbenabszeß ist der Krankheitsverlauf subfebril oder afebril, um eventuell akut zu exazerbieren.

Ikterus bei Infektionskrankheiten kann auch durch **Hämolyse** bedingt sein, bespielsweise bei Infektionen durch Clostridium perfringens oder bei Malaria. Bei der Mykoplasmenpneumonie wird der Ikterus durch Kälteagglutinine mit hämolytischer Wirksamkeit verursacht. Für die Differentialdiagnose unklarer ikterischer Fieberzustände ist daher neben der Differenzierung von Bilirubin auch die Bestimmung der LDH, des Eisens und der Retikulozyten wichtig. Ergänzend sei noch erwähnt, daß eine dem Ikterus ähnliche, dunkelgelbbraune Pigmentierung bei Kala-Azar beobachtet werden kann.

2.3.7 Muskel- und Gelenkschmerzen („Gliederschmerzen")

Muskel- oder Gelenkschmerzen sind Symptom vieler fieberhafter Krankheiten. Im allgemeinen lassen sich die Beschwerden selbst nicht streng lokalisieren, weshalb dann nur von „Gliederschmerzen" gesprochen wird. Sie sind nicht durch lokale Entzündungen verursacht; es fehlen deshalb auch alle histologischen Kriterien einer Muskel- bzw. Gelenkentzündung, und man spricht daher von **Myalgien** bzw. **Arthralgien** im Unterschied zu Myositis bzw. Arthritis. Im allgemeinen sind Myalgien und Arthralgien zeitlich begrenzt auf den Ablauf der fieberhaften Erkrankung.

Besonders häufig sind die Beschwerden bei den Virusinfektionen. Relativ gering ausgeprägt findet man Myalgien und Arthralgien bei den banalen Erkältungskrankheiten. Sie sind stärker bei der klassischen Grippe (Influenza A und B), wobei die Myalgien bevorzugt im Bereich von Schultern und Beckenmuskulatur sowie in Form starker und auch bewegungsabhängiger Rückenschmerzen auftreten. Eher muskulär betont sind die Beschwerden der Coxsackie-Infektionen (Herpangina, typische Sommergrippe und besonders Bornholm-Krankheit). Die Myalgien sind hier oft sehr stark und beeinträchtigen, neben der Pleurodynie, besonders die Atemmuskulatur und die Muskulatur der Bauchwand. Eher muskuläre Schmerzen gehören auch zu den Prodromalerscheinungen der Polio-

myelitis sowie der Frühsommer-Meningoezenphalitis und der lymphozytären Choriomeninigitis. Leichte Arthralgien werden im Prodromalstadium einer Hepatitis angegeben.

Unter den bakteriellen Infektionskrankheiten findet man starke Myalgien und heftigere Gliederschmerzen, verbunden mit Kopfschmerzen und schwerem Krankheitsgefühl bei Ornithose/Psittakose und den Rickettsiosen, besonders beim Wolhynischen Fieber (Schienbeinschmerzen) und Q-Fieber. Bei der Legionellose werden neben Allgemeinbeschwerden auch Muskelschmerzen geklagt. Wadenschmerzen sind Symptom von Leptospirosen, vor allem des Morbus Weil. Bei der akuten Toxoplasmose sind heftige Myalgien und Arthralgien möglich. Umschriebene Muskelschmerzen sind für die Trichinose charakteristisch, die im akuten Krankheitsstadium hochfebril sein kann.

Bei jeder hochfieberhaften Erkrankung kann es zu **Muskelkrämpfen** kommen, besonders wenn eine stärkere Dehydratation eingetreten ist. Gleiches gilt auch für die Flüssigkeits- bzw. Elektrolytverluste bei Cholera (ohne Fieber!) bzw. anderen infektiösen und mit schweren wäßrigen Diarrhöen einhergehenden Erkrankungen des Intestinaltrakts.

Bei den **para-** und **postinfektiösen** sowie **reaktiven Arthritiden** handelt es sich um meist plötzlich auftretende, gelegentlich nur passagere, polyartikulär verlaufende akute oder subakute Entzündungen, die sich während oder nach einer Infektion bzw. Infektionskrankheit entwickeln können. Im Unterschied zu den Arthralgien (s. oben) kommt es zu arthritischen Erscheinungen mit den Zeichen der Gelenkentzündung, besonders Schwellung. Hierher gehören die Arthritiden bei Streptokokken-, Pneumokokken-, Meningokokken-, Ruhr- und Chlamydieninfektionen (Reiter-Syndrom?). Bei Typhus, Paratyphus, Campylobacter- und Yersiniainfektionen sind Begleit- bzw. postinfektiöse Arthritiden seltener. Arthritis, Spondarthritis oder Sakroileitis sind bei den gelegentlich febril verlaufenden Darmentzündungen M. Crohn und Colitis ulcerosa relativ häufig.

Die entzündlichen Gelenkerkrankungen werden in Kap. 44.2–5, die entzündlichen Muskelerkrankungen in Kap. 45.5 ausführlich besprochen.

2.3.8 Tachykardie, Arrhythmie, Bradykardie

Bei den meisten fieberhaften Infektionskrankheiten steigt mit zunehmender Körpertemperatur auch die Pulsfrequenz an. Von dieser Regel gibt

Tabelle 1.6. Darminfektionen mit Fieber

1. Hohes Fieber: Typhus, Paratyphus, Enteritis salmonellosa, bakterielle Ruhr, Campylobakteriose, Infektionen mit Yersinia enterocolitica, invasive E. coli, Clostridien

2. Mäßige Temperaturerhöhung: Staphylokokkenenteritis, Amöbenruhr, Virusinfektionen

3. Kein Fieber: Cholera, Nahrungsmittelinfektion (Clostridien u.a.), Parasitosen

4. Akut einsetzende Durchfälle: Enteritis salmonellosa, Staphylokokkenenteritis, Cholera, bakterielle Ruhr, Campylobakteriose, Yersiniose, Clostridien

5. Schwere Diarrhö mit Exsikkose und Elektrolytverlust: Enteritis salmonellosa, Staphylokokkenenterits, Cholera (!)

6. Starke Bauchbeschwerden: bakterielle Ruhr (Tenesmen), Amöbenruhr, Campylobakteriose, Yersiniose, Clostridien

7. Beginn mit Obstipation: Typhus, Paratyphus

8. Diarrhö als Begleitreaktion anderer Krankheiten bzw. Infektionen, besonders beim Kind

9. Diarrhö als Begleitreaktion unter antibiotischer Behandlung fieberhafter Infekte (z.B. pseudomembranöse Kolitis)

es einige Ausnahmen: Die Pulsfrequenz ist nur wenig erhöht, d.h. es besteht eine relative Bradykardie bei den Salmonellosen Typhus und Paratyphus, beim Morbus Bang, bei Q-Fieber und bei den meisten atypischen Pneumonien, wodurch sich diese gelegentlich gegenüber bakteriellen Pneumonien klinisch abgrenzen lassen.

Ein schneller Puls bei subfebriler Temperatur kann auf eine verborgene Thrombophlebitis oder auf kleinere rezidivierende Lungenembolien hinweisen. Tachykardie und Arrhythmie als Zeichen entzündlicher Erkrankungen des Myokards oder Endokards werden in Kap. 17 u. 19 besprochen (Coxsackie-B-, -A-, Echo-, Influenzainfektionen).

2.3.9 Diarrhö
(s. Tabelle 1.6, sowie Kap. 29.3 und Tabellen 29.3–6)

Kurzfristige Temperaturanstiege können die harmlosen, in die Gruppe der sog. „Darmgrippe" und der Touristendiarrhö gehörenden Durchfallerkrankungen begleiten. Sie werden durch E.-coli-Stämme bzw. deren Enterotoxine, durch Campylobacter jejuni, Rota- oder Norwalk-Viren ausgelöst und dauern gewöhnlich nur kurze Zeit an. Ihre differentialdiagnostische Abgrenzung gegenüber

fieberhaften Salmonellosen, Shigellosen und der gelegentlich fieberhaften Amöbenruhr sowie den passageren Durchfällen beim klassischen Typhus abdominalis macht im allgemeinen keine Schwierigkeiten; diese müssen aber durch Stuhl- bzw. serologische Untersuchungen ausgeschlossen werden. Hohes Fieber kann beim Typhus abdominalis (Kontinua) bei Paratyphus und, allerdings seltener, bei Salmonellenenteritis auftreten. Auch die bakterielle Ruhr, die Campylobakteriose sowie Infektionen mit Yersinia enterocolitica gehen gelegentlich mit hohen Temperaturen einher. Rasche Temperaturanstiege sind besonders für Shigellosen und einzelne Clostridieninfektionen charakteristisch.

Mäßig erhöhte oder normale Temperaturen werden bei Staphylokokkenenteritis, in den meisten Fällen von Amöbenruhr, Clostridieninfektionen und Salmonellenenteritis beobachtet. Auch die Norwalk-, Rota-, Reo- und Echovirusinfektionen verursachen gewöhnlich nur eine mäßige und kurzfristige Temperaturerhöhung.

Bei ausgedehnter Colitis ulcerosa sowie Morbus Crohn und bei Divertikulitis kann die Temperatur erhöht sein. Stärkeres Fieber ist Hinweis auf eine Komplikation wie Abszeß- bzw. Fistelbildung (z.B. Morbus Crohn, akute Divertikulitis).

Bei einer Reihe fieberhafter Infektionskrankheiten werden **Durchfälle als Begleitsymptom** beobachtet, z.B. Morbus Bang, Morbus Weil, schwere Sepsis, (Darm)tuberkulose. Kurzdauernde Durchfälle können am Beginn eines Scharlachs oder Erysipels auftreten, besonders beim Kind.

In diesem Zusammenhang ist besonders auf Diarrhöen hinzuweisen, die während antibiotischer Behandlung von Infektionen bzw. Infektionskrankheiten auftreten können; sie sind in erster Linie durch Clostridien verursacht, die hohe Temperaturen verursachen. Bei unklarem Fieber und chronischen Durchfällen ist auch an das erworbene Immundefektsyndrom (AIDS) zu denken (s. 4.4).

2.3.10 Lymphknotenschwellung und Splenomegalie (s. Tabelle 1.7)

Die regionale Lymphadenitis als Reaktion auf entzündliche (Haut)läsionen im Zustromgebiet verursacht gelegentlich abrupt mit Frösteln oder Schüttelfrösten einhergehende Fieberreaktionen. In den meisten Fällen und besonders bei geringen Infektionen bleibt die Temperatur normal.

Tabelle 1.7. Entzündliche Lymphknotenschwellungen

1. Lokalinfektion (Staphylokokken, Streptokokken u.a.):
   Regionale Lymphknotenschwellung, oft schmerzhafte Lymphstränge, gelegentlich Fieber, Ödemneigung. *Beachte:* Lymphabflußgebiet von Entzündungen im Bereich des Gesichts und Kopfes

2. Toxoplasmose:
   Febrile oder höhere Temperaturen. Schmerzhafte zervikale oder okzipitale, gut verschiebliche Lymphknoten

3. Tuberkulose:
   Ein- oder doppelseitige Lymphknotenschwellung, Rötung der Haut, evtl. Abszedierung. Subfebrile Temperaturen

4. Tularämie:
   Regional bis generalisiert; gewöhnlich starke Anschwellung der Lymphknoten mit Abszedierung. Intermittierendes Fieber bis 40° C, gelegentlich Schüttelfröste, Myalgien

5. Katzenkrankheit:
   Subfebrile bis febrile Temperaturen, schweres Krankheitsgefühl; mehrere Lymphknoten, evtl. Abszedierung

6. Generalisierte Lymphknotenschwellung:
   Röteln: nuchal, okzipital, kettenförmig. Fieber. Exanthem
   Infektiöse Mononukleose: retroaurikulär bis generalisiert. Große Lymphknoten, gut verschieblich
   Listeriose: generalisierte Lymphome, oft kettenförmig angeordnet
   CMV-Infektion: generalisierte, gewöhnlich leichte Lymphknotenschwellung
   AIDS: gewöhnlich langsam sich entwickelnde, schmerzlose Lymphome verschiedener (generalisierter) Lokalisation. *Beachte* Vorstadien

z.B. retroaurikuläre Lymphknoten bei Röteln sowie Lymphknoten am Hals bei der infektiösen Mononukleose. Hier sind generalisierte Lymphome mit Fieber zentrales Symptom der Erkrankung. Auch bei Röteln, bei der Listeriose, bei Zytomegalie und bei Toxoplasmose findet man mehr oder weniger ausgebreitete Lymphome und zusätzliche Symptome wie Exantheme und/oder hochfieberhafte Verläufe.

Lymphknotenschwellungen mit Fieber können auch Symptom eines malignen Lymphoms sein (s. Kap. 5.4).

Zu den ersten sichtbaren Krankheitszeichen der HIV-Infektion gehören Lymphome, die sich bevorzugt im Halsbereich, aber auch generalisiert entwickeln (s. 4.4).

Eine **Splenomegalie**, heute eher und was ihre Größe anbelangt besser sonographisch als palpatorisch zu fassen, wird bei den meisten mit lymphomonozytoider Reaktion einhergehenden Viruserkrankungen beobachtet. Eine stärkere Splenomegalie findet man bei Malaria und besonders bei Kala Azar sowie bei den zyklischen Infektionskrankheiten. Sie fehlt bei lokal beschränkten bakteriellen Entzündungen, mit Ausnahme der septisch verlaufenden Formen, wo eine vergrößerte, weiche Milz nachzuweisen und oft ein prognostisch ernstes Zeichen ist. Ausführliche Darstellung s. Kap. 7.

Auch bei anderen lokal begrenzten entzündlichen Lymphomen fehlt das Fieber, beispielsweise bei schmerzlosen Lymphomen der Lues sowie den schmerzhaften Lymphomen des Lymphogranuloma inguinale und des Ulcus molle. Stärkere Allgemeinreaktionen beobachtet man bei der tuberkulösen Lymphadenitis, die gewöhnlich im Bereich der Halslymphknoten auftritt, mit Schmerzen, Rötung und Ödembildung verbunden ist und bei der subfebrile Temperaturen nicht ungewöhnlich sind. Bei der Katzenkratzkrankheit sowie bei der Tularämie ist die Temperatur erhöht; sie kann, besonders bei der Tularämie, mit Schüttelfrösten und einer lokalen Lymphadenitis verbunden sein.

Lymphome des Halses beobachtet man häufig bei der Angina tonsillaris. Okzipitale oder retroaurikuläre Lymphknoten können sich bei Infektionen an der Kopfhaut entwickeln.

Mit Fieber einhergehende regionale Lymphknotenschwellungen stehen gelegentlich am Beginn einer generalisierten Lymphombildung, so

2.4 Meningitis

Kopfschmerzen sind ein kardinales Symptom der Meningitis. Oft sind sie sehr schwer und retrobulbär lokalisiert. In einzelnen Fällen, besonders auch bei perakut verlaufenden Krankheitsbildern oder der Meningitis des Kindes können Kopfschmerzen fehlen. Ein weiteres wichtiges Symptom ist die Nackensteifigkeit, die bis zum Opisthotonus verstärkt sein kann. Praktisch nie fehlen Allgemeinsymptome wie Müdigkeit, Erbrechen, beeinträchtigtes Sensorium bis hin zu Verwirrtheit oder Lethargie. Lichtscheu ist häufig. Bei der körperlichen Untersuchung beobachtet man eine deutliche Hyperästhesie der Haut, die Reflexe sind gesteigert, Kernig- und Brudzinski-Zeichen lassen sich nachweisen, können aber beim jungen oder sehr alten Menschen auch fehlen.

Wenn Bewußtseinseinschränkung, Erregungszustände, extrapyramidale Reaktionen, Ataxie

Tabelle 1.8. Differentialdiagnose der Meningitis

1. *Meningismus*
   Starke Kopfschmerzen bei hochfieberhaften Infektionen, besonders im Kindesalter. Angedeutete Nackensteifigkeit. Liquor: Zellzahl nur gering erhöht
2. *Begleitmeningitis*
   Hirnabszeß: Kopfschmerzen, fokale neurologische Symptome, eingeschränktes Sensorium. Stauungspapille. Entstehung: Bronchiektasen, Infektionen der Nasennebenhöhlen. Diagnose: Liquor (*Cave*): Druckerhöhung, Zellzahl vermehrt. CT
3. *Intrakranielle Blutung*
4. *Subarachnoidalblutung*
   Schlagartig einsetzende heftige Kopfschmerzen mit Meningismus. Sensorium eingeschränkt. Erbrechen. Diagnose: Blutiger Liquor, CT
5. *Enzephalitis*
   Eingeschränktes Sensorium, Krämpfe, fokale neurologische Ausfälle, Pyramidenbahnzeichen. Diagnose: Liquor, EEG

oder Krampf zum Bild der Meningitis hinzutreten, ist an eine begleitende Enzephalitis zu denken (Differentialdiagnose s. Tabelle 1.8).

2.4.1 Einzelne Formen der Meningitis

Pneumokokkenmeningitis: Diese häufigste Form der bakteriellen Meningitis des Erwachsenen geht meist von Entzündungen der Nasennebenhöhlen, Mastoiditis, Otitis, Bronchopneumonie, Endokarditis oder alten Schädeltraumen aus.

Meningokokkenmeningitis: Die Erkrankung nimmt in der Regel einen perakuten Verlauf mit rascher Entwicklung eines Schocks und disseminierter intravasaler Gerinnung. Auffallend sind petechiale Effloreszenzen mit Einblutungen. Differentialdiagnostisch ist wichtig, daß Petechien in geringem Maße auch bei Streptokokkenmeningitis auftreten können. Die Meningokokkensepsis kann unter dem Bild eines Waterhouse-Friderichsen-Syndroms hochakut verlaufen (ehe sich die Symptomatik einer Meningitis ausbildet). Die Entzündung nimmt ihren Ausgang gewöhnlich von Infektionen des oberen Atemtrakts.

Haemophilus-influenzae-Meningitis: Häufigste Meningitis des Kleinkindes bzw. des älteren Menschen bei Immundefekt. Auch hier können Pneumonie oder Nasennebenhöhlenentzündungen Ausgangsherde sein.

Gramnegative Meningitis (Klebsiellen, weniger E. coli oder Pseudomonas): Es handelt sich um oft posttraumatisch oder postoperativ enstandene Infektionen, z.B. als Komplikation nach neurochirurgischen Eingriffen, nach Spinalanästhesie oder Shuntoperation. Auch posttraumatische Liquorfisteln können mit gramnegativen Keimen infiziert sein.

Staphylococcus aureus und Staph. epidermidis: Seltene Meningitisform. Ursachen sind Endokarditis, Sepsis, Shuntkomplikationen, Sinusitis oder Hirnabszesse.

Streptokokkenmeningitis: Sehr selten; Komplikation einer Endokarditis.

Listeriose: Sporadisch bei Neugeborenen, sehr selten beim Erwachsenen, insbesondere unter immunsuppressiver Therapie. Disposition bei Alkoholikern.

Leptospirose: Stärkere Kopfschmerzen, Konjunktivitis, Ikterus. Biphasischer Fieberverlauf häufig.

Tuberkulose: Meist chronisch und schleichend verlaufende Erkrankung, bei der die charakteristischen Symptome wie heftige Kopfschmerzen und starke Nackensteifigkeit auch fehlen können. Gelegentlich sind die Temperaturen leicht erhöht, und es besteht eine verstärkte Schweißneigung. Das Allgemeinbefinden ist mäßig beeinträchtigt. Ein eher rascher Verlauf wird bei immunsuprimierten Patienten beobachtet. Stets sind eine Miliar- oder Lungentuberkulose auszuschließen.

Pilzmeningitis: Wichtigste Erreger sind Kryptokokken und Candida; gehäuft bei Patienten mit malignen Lymphomen und unter immunsuppressiver Therapie, sowie bei schwerem Diabetes mellitus. Der Verlauf kann afebril sein. Herdsymptome bei intrazerebraler Lokalisation.

Amöbenmeningitis: Meist akuter Verlauf; Liquor eitrig.

Virusmeningitis: Typisch ist ein akuter Verlauf mit Kopfschmerzen, die vor allem im Bereich der Stirn und hinter den Augen lokalisiert sind. Häufiger als bei anderen Meningitisformen findet man auch Zeichen einer Enzephalitis.

Häufige Erreger: Mumps (Parotitis!), Herpes simplex (Enzephalitis!), Coxsackie-Viren, Echoviren: Vorausgehend Herpangina bzw. Symptomatik einer Bornholm-Krankheit oder Virusmyokarditis. Seltene Erreger: CMV, EBV, LCM-Virus (biphasischer Verlauf), Polioviren (ebenfalls biphasischer Verlauf).

Tabelle 1.9. Liquorbefunde bei entzündlichen Erkrankungen des ZNS

	Druck	Aussehen	Zellzahl	Gesamteiweiß	Zucker	Chlorid
Bakterielle Meningitis	Stark erhöht	Trübe, bzw. eitrig	Leukozytose (meist Granulozytose)	Stark vermehrt	Vermindert bis normal	Vermindert
Meningitis bei: Tuberkulose Leptospirose Pilzinfektion Brucellose Toxoplasmose	Erhöht	Klar (Spinnwebsgerinnsel bei Tbc)	Mäßig erhöht (lymphomononukleäre Zellen)	vermehrt	Stark vermindert (Tbc)	Stark vermindert (Tbc)
Virusmeningitis	Normal oder leicht erhöht	Klar	Lymphozytose	Gering erhöht	Normal	Normal
Enzephalitis	Oft erhöht	Klar	Lymphozytose	Gering erhöht	Vermehrt	Vermehrt
Hirnabszeß	Normal oder erhöht	Klar	Leuko- und Lymphozytose	Leicht erhöht	Normal	Normal
Meningismus	Normal	Klar	Minimale Zellvermehrung	Gering erhöht	Normal	Normal

2.4.2 Hinweise auf einzelne Meningitiserkrankungen

▶ Verlauf: Akuter Verlauf bei Meningokokken, Pneumokokken, Haemophilus influenzae, gramnegativen Keimen, Streptokokken, Staphylokokken, Listeriose, Virusinfektionen.
▶ Eher schleichender Verlauf: Tuberkulose, Pilze, parameningeale Entzündungen (z.B. Hirnabszeß).
▶ Biphasischer Verlauf: Poliomyelitis, lymphozytäre Choriomeningitis (LCM), Echovirusinfektionen.
▶ Saisonale Häufung: Sommer: Leptospiren, Virusmeningitis, FSME. Winter und Frühjahr: Meningokokken, Haemophilus influenzae (auch Herbst).
▶ Vorausgehendes Trauma: Sogenannte rezidivierende Meningitis nach früher durchgemachtem Trauma, z.B. Pneumokokken und Staph. aureus bei Fistelbildung und Liquorrhö (Glukosebestimmung!).
▶ Operative, therapeutische und diagnostische Eingriffe: Enterobacteriaceae, besonders Klebsiellen; Streptokokken, Staphylokokken.
▶ Immunsuppression: Pneumokokken, Tuberkulose, Listeria monozytogenes, Haemophilus influenzae beim älteren Menschen, Kryptokokken, Candida.
▶ Diabetes mellitus: Pneumokokken, Staphylokokken, Streptokokken.

▶ Meningitis des Kindes und Jugendlichen: Haemophilus influenzae, Meningokokken.
▶ Petechiale Blutungen: Meningokokken, selten auch Haemophilus influenzae oder Streptokokken.

2.4.3 Liquorbefunde bei Meningitis
(s. Tabelle 1.9)

▶ Hohe Zellzahl (überwiegend Granulozyten), Liquor trüb, eitrig, Eiweiß erhöht. Druck erhöht, Zucker evtl. vermindert: bakterielle Meningitis.
▶ Zellzahl mäßig erhöht (lymphomononukleäre Zellen), Liquor eher klar, Eiweiß leicht vermehrt, Zucker vermindert (oder normal): Tuberkulose, Leptospirose, Pilzinfektion, Brucellose, Toxoplasmose.
▶ Zellzahl nur gering erhöht (Lymphozyten), Liquor klar, Eiweiß gering erhöht, Zucker normal, Druck erhöht: Virusmeningitis, Begleitmeningitis bei intrazerebralen Entzündungen.

2.4.4 Nichtinfektiös bedingte Erkrankungen der Meningen

Abakterielle Meningitis bei Behçet-Syndrom. Weitere Symptome: Orale schmerzhafte Ulzera, genitale Ulzera, Entzündungen des Auges, Arthralgien, rezidivierende Thrombophlebitis, entzündliche Effloreszenzen der Haut, febrile Temperaturen.

Meningiosis leucaemica bzw. carcinomatosa: Eher diffuse Kopfschmerzen, Verwirrtheitszustände, fokale neurologische Ausfälle, Augenmuskelstörungen. Im Liquor neben Zellzahlerhöhung erhöhter Protein- und verminderter Glukosegehalt.

3 Fieber bei hämatologischen, onkologischen, immunologischen Krankheiten

3.1 Leukämien (s. auch Kap. 4.3)

Nicht selten ist Fieber (mit oder ohne stärkere Schweißneigung) das erste Symptom, das einen Patienten mit akuter Leukämie zum Arzt führt. Schüttelfröste treten im allgemeinen nicht auf.

Die Erhöhung der Körpertemperatur kann durch eine bakterielle Infektion verursacht sein, beispielsweise eine (nekrotisierende) Angina, eine Pyodermie, Pneumonie oder eine andere akut einsetzende bakterielle Entzündung, für deren Entstehung eine Granulozytopenie bzw. ein Defekt der Granulozyten entscheidend sind. Differentialdiagnostisch reicht die bloße Leukozytenzählung nicht aus, da Leukozyten vermehrt oder vermindert sein können. Differentialblutbild und besonders Knochenmarkbefund unterstützen die Diagnose.

Die bei akuter Leukämie auftretenden Knochenschmerzen können, wenn gleichzeitig Fieber besteht, als Arthritis oder Arthralgie fehlgedeutet werden. Im Unterschied zu diesen sind die Beschwerden bei akuter Leukämie meist sehr heftig und häufig auf die langen Röhrenknochen, z.B. das Schienbein, beschränkt.

Während der Behandlung einer akuten Leukämie einsetzendes Fieber weist auf eine entzündliche Komplikation hin, insbesondere während der durch Zytostatika bedingten leukozytopenischen Phasen (s. Tabelle 1.10). Subfebrile Temperaturen mit Frösteln können einen neuen Krankheitsschub andeuten, besonders wenn die oben beschriebenen Knochenschmerzen hinzukommen.

3.2 Maligne Lymphome (s. auch Kap. 5.4)

Fieber ist stets ein Hinweis auf die prognostisch ungünstigere B-Form der Erkrankung, besonders bei Lymphogranulomatose. Die Temperaturen können subfebril, aber auch remittierend oder in-

Tabelle 1.10. Infektionen bei Patienten mit akuter Leukämie. Erregerspektrum. (Nach Joski und Schimpff 1985)

Pharyngitis:	Candida Staphylococcus aureus
Ösophagitis:	Candida CMV Herpes simplex Gramnegative Erreger
Pneumonie:	Staphylococcus aureus Pseudomonas aeruginosa E. coli Klebsiella pneumoniae Candida Aspergillus Mucormyces
Anorektale Lösionen:	E. coli Candida
Hepatitis:	CMV
Infektionen der Haut:	Staphylococcus aureus Gramnegative Erreger Herpes simplex
Sepsis:	E. coli Klebsiella Pseudomonas aeruginosa Staphylococcus aureus Staphylococcus epidermidis Candida

termittierend sein; manchmal verläuft das Fieber undulierend (sog. Pel-Epstein-Fieber). Jede unklare Temperaturerhöhung muß bei Fehlen deutlich faßbarer Befunde an die Diagnose einer abdominalen Lymphogranulomatose denken lassen. Als Zeichen der B-Symptomatik bei malignen Lymphomen kann anstelle der Temperaturerhöhung eine lediglich phasenhaft verstärkte Schweißneigung (Nachtschweiße) beobachtet werden, die auch der Manifestation der Lymphome vorausgehen kann.

Im allgemeinen sind febrile Perioden bei der Lymphogranulomatose häufiger als bei Non-Hodgkin-Lymphomen. Rezidivierende Fieberschübe mit Exanthemen, Juckreiz, Gewichtsverlust und Eosinophilie sind für die Lymphogranulomatosis X charakteristisch.

Infolge der bei malignen Lymphomen häufigen Immundefekte können sich bakterielle oder virale Infekte bzw. Mykosen entwickeln. (s. 4.3)

3.3 Agranulozytose und Granulozytopenie

Akut einsetzende Halsschmerzen (sog. **Angina necroticans**) und (hohe) Temperaturen sind häufig die ersten Symptome der Agranulozytose. Sie wird durch eine akute hyperergische Reaktion verursacht und kann durch Medikamente wie Metamizol, Phenothiazine, Penizillin, Sulfonamide, Cephalosporine, Goldpräparate u.a. ausgelöst werden. Differentialdiagnostisch ist an eine akute Leukämie zu denken (Granulozytopenie), bei der jedoch gewöhnlich auch eine Thrombozytopenie und Anämie (keine Retikulozyten!) gefunden werden. Wichtigste Fehldiagnose ist die banale Angina tonsillaris, wobei besonders eine vorausgehende medikamentöse Behandlung zu beachten ist. Die akute, hyperergische Reaktion der Agranulozytose setzt bereits nach ein- bis zweimaliger Einnahme eines unverträglichen Medikaments in kleiner Dosierung ein, während typische toxische Arzneimittelschäden sich gewöhnlich weniger akut bemerkbar machen.

Granulozytopenien während Strahlentherapie oder zytostatischer Behandlung bei malignen Krankheiten können Infektionen und dadurch erhöhte Körpertemperatur verursachen.

Die **zyklische Neutropenie** („periodische Agranulozytose") ist eine seltene, meist im Jugendalter sich manifestierende Erkrankung, die durch granulozytopenische Phasen gekennzeichnet ist. In 3- bis 4wöchigen Abständen entwickeln sich Perioden subfebriler Temperaturen.

3.4 Anämie

Subfebrile Temperaturen sind bei Anämie durch Eisenmangel bzw. Vitamin-B_{12}-Mangel möglich. Umgekehrt kann eine schleichend verlaufende und mit subfebrilen Temperaturen einhergehende Infektion Ursache eines Eisenmangels sein. Kurzdauernde hohe Temperaturen stellen sich bei oder unmittelbar nach akuten Blutungen (gastrointestinale Blutungen!) und insbesondere im Verlauf von hämolytischen Krisen ein (z.B. akutes hämolytische urämisches Syndrom, Coombs-positive hämolytische Anämie). Stärkere Fieberschübe begleiten die Paroxysmale Nächtliche Hämoglobinurie (PNH).

3.5 Störungen der Granulozytopoese und der Phagozytose (Auswahl)

Funktionelle Störungen: Chemotaxis, Phagozytose und Abbau von Fremdmaterial in neutrophilen Granulozyten verlaufen in mehreren Schritten, bei denen einerseits intrazelluläre Enzyme, anderseits, wie bei der Adhärenz, membrangebundenes Immunglobulin bzw. Komplementfaktoren beteiligt sind. Die Funktion der Granulozyten kann bei einer Reihe von Erkrankungen eingeschränkt sein, z.B. bei schwerem Diabetes mellitus, Urämie, Leberzirrhose, Lymphogranulomatose, Alkoholismus; auch medikamentöse Einflüsse wie Phenylbutazon, Steroide, Zytostatika u.a. greifen in den funktionellen Ablauf der Phagozytose ein. Eine defekte Phagozytose kann auch bei Hypo- und Agammaglobulinämie sowie bei Störungen des Komplementsystems beobachtet werden.

Einige seltene angeborene Störungen beruhen auf Enzymdefekten:

▶ **Chronische granulomatöse Krankheit:** Die hauptsächlich im frühen Kindesalter beobachtete Erkrankung ist durch schwere rezidivierende Infektionen von Haut, Lymphknoten, Lunge, Leber und Knochen gekennzeichnet (Staphylokokken, gramnegative Keime), Histologisch bilden sich Granulome aus. Spätfolge rezidivierender Pneumonien können pulmonale Fibrosen sein.

▶ **Chediak-Steinbrinck-Higashi-Syndrom:** Die autosomal-rezessiv vererbte seltene Erkrankung manifestiert sich in rezidivierenden Infektionen. Mikroskopisch finden sich in Neutrophilen, aber auch anderen Zellen (Hepatozyten, Tubulusepithelien der Niere) große Granula. Es besteht ein auffallender Pigmentmangel (Albinismus). Eine sensomotorische Neuropathie kann sich entwickeln.

▶ **Hiob-Syndrom** (Hiob 2,7): Bei dieser erblichen Störung der Chemotaxis treten rezidivierende Hautinfekte (Staphylokokkenabszesse) auf. Außerdem besteht eine Neigung zu Nebenhöhlenentzündungen, rezidivierenden Pneumonien und zu Candidiasis. Meist handelt es sich um hellhäutige rothaarige Frauen. IgE ist erhöht (Hyper-IgE-Syndrom).

4 Humorale und zelluläre Immundefekte

4.1 Anamnestische und klinische Hinweise

Sieht man von den angeborenen und sich meist bereits während der ersten Lebensjahre manifestierenden schweren Immundefekten ab, verlaufen die Störungen der humoralen bzw. zellulären Abwehr gewöhnlich nicht als akut einsetzende Erkrankungen. Vielmehr wird die Verdachtsdiagnose erst dann gestellt, wenn entweder Infektionen ungenügend auf eine Behandlung ansprechen und damit länger andauern, mit ungewöhnlichen Komplikationen einhergehen, rezidivieren oder wenn ungewöhnliche (d.h. schwach pathogene oder opportunistische) Erreger nachgewiesen werden. Immundefekte können deshalb auch lange Zeit als „Fieber unbekannter Ursache" (s. 6) fehlgedeutet werden.

Angeborene Störungen (s. 4.5) manifestieren sich im Kleinkindes- oder Jugendalter oft zunächst als nur banale „Erkältungen". Die frühe Entwicklung von Bronchiektasen weist auf angeborene Defekte hin, hartnäckige Malabsorptionssyndrome können durch einen Mangel an Immunoglobulin A bedingt sein.

Erworbene Störungen der Immunabwehr (s. 4.3) können z.B. bei einigen bösartigen Krankheiten spontan sowie unter zytostatisch-immunsuppressiver Behandlung auftreten. Komplizierende Infektionen bei malignen Lymphomen, beim Plasmozytom, aber auch bei einem abnormen Verlust von Plasmaproteinen (z.B. nephrotisches Syndrom, exsudative Enteropathie) sind stets auf einen erworbenen Immundefekt verdächtig. Gelegentlich können unklare Lymphknotenschwellungen bzw. eine Hepatosplenomegalie Zeichen eines Immundefekts sein. Bei der Untersuchung des Differentialblutbilds kann in Einzelfällen eine Lymphozytopenie festgestellt werden. In der Elektrophorese werden die meisten humoralen Immundefekte an Änderungen der Gammaglobulinkonzentration erkennbar (s. 4.5 und 4.6).

Fieber unklarer Genese, Gewichtsverlust und Nachtschweiß können Ausdruck einer sog. B-Symptomatik bei malignen Lymphomen sein. Vergleichbare Symptome, vor allem in Kombination mit anhaltender Diarrhö, sollten den Verdacht auf eine mögliche HIV-Infektion lenken (s. 4.4).

4.2 Infektionen bei Immundefekten

Klinisches Leitsymptom einer gestörten Immunabwehr ist die verstärkte Infektanfälligkeit. Ist bevorzugt oder ausschließlich die humorale Abwehr, d.h. die Antikörperfunktion gestört, treten vermehrt bakterielle Infektionen auf, vor allem durch Pneumokokken, Streptokokken, Meningokokken und Haemophilus influenzae. Die Lokalisation dieser Infekte ist polytop. Hauptmanifestationsorte sind der Häufigkeit nach Mittelohr, Nasen-Rachen-Raum, Bronchialsystem und Lungen, der Gastrointestinaltrakt (s. auch Kap. 29.6.3.3 und

Tabelle 1.11. Erworbene Immundefekte. (Mod. nach Geiger 1983)

Erkrankungen (unbehandelt)	Humorale Immunität	Zelluläre Immunität	Phago-zytose
M. Hodgkin	(+)	+	−
Leukämien			
– akute lymphatische	−	(+)	+
– akute myeloische	−	−	+
– chronische myeloische	−	−	+
– chronische lymphatische	+	+	−
Plasmozytom	+	−	−
Exsudative Enteropathie	+	(+)	−
Nephrotisches Syndrom	+	−	−
Verbrennungen	+	+	+
Kwashiorkor	+	(+)	−
Splenektomie	+	−	−
Sarkoidose	−	+	−

+, pathologisch; −, normal bzw. nicht untersucht; (+), selten.

Tabelle 29.11) und die Haut. Viren, Pilze und Protozoen werden praktisch nie als Erreger gefunden, ausgenommen Pneumocystis carinii und Lamblia intestinalis. Bei Mangel an Immunoglobulin A treten bevorzugt Entzündungen an den Schleimhäuten der oberen Luftwege sowie des Darms auf.

Etwas anders ist das Erregerspektrum bei gestörter zellulärer Immunität: Hier kommt es eher zu intrazellulären Infektionen durch Viren (CMV, Herpes simplex, Varicella-zoster), Pilze (Candida, Aspergillus, Histoplasma capsulatum, Pneumocystis carinii, Mucormyces) und Protozoen (Toxoplasmose, Lamblia intestinalis). Als bakterielle Infektionen beobachtet man ein vermehrtes Auftreten von Tuberkulose sowie selten von Listeriose, Brucellose und Legionellose. Insgesamt sind Infektionen mit opportunistischen Erregern charakteristisch. Störungen der zellulären Abwehr verursachen außerdem gefährliche systemische Komplikationen nach Anwendung von Lebendimpfstoffen und sind für die nach Bluttransfusionen mögliche Graft-versus-host-Reaktion verantwortlich.

4.3 Erworbene humorale und zelluläre Immundefekte (Tab. 1.11)

4.3.1 Humorale Immundefekte

Wichtige Beispiele für einen erworbenen Antikörpermangel sind das **Plasmozytom**, das lymphoplasmozytoide **Immunozytom** (M. Waldenström) und die **chronische lymphatische Leukämie**. Insbesondere das IgG-Plasmozytom ist durch eine ausgeprägte Abnahme der normalen (=polyklonalen) Immunglobuline des Serums gekennzeichnet. Daraus erklärt sich die vermehrte Anfälligkeit gegenüber bakteriellen Infektionen (häufig sind Pneumonien und Pyelonephritiden). Allerdings besteht hierbei keine enge Korrelation zwischen dem Infektionsrisiko und der Reduktion der polyklonalen Immunglobuline. Offensichtlich ist der Mangel an Antikörpern mit bestimmter Spezifität entscheidend.

Die bei der chronischen lymphatischen Leukämie ebenfalls häufig bestehende Hypogammaglobulinämie korreliert weitgehend mit dem Krankheitsstadium und der Häufigkeit von Infekten. Letztlich ungeklärt ist aber, ob die Verminderung der Serumimmunglobuline allein oder möglicherweise auch zelluläre Störungen für die hohe Infektionsrate verantwortlich sind.

Bei anderen Non-Hodgkin-Lymphomen und akuten lymphatischen oder myeloischen **Leukämien** sowie bei der chronisch-myeloischen Leukämie werden Hypogammaglobulinämien nur unregelmäßig gefunden. Sie sind als alleiniges Infektionsrisiko weniger hoch einzuschätzen als eine Polychemotherapie oder Bestrahlung. Schwerwiegender Risikofaktor ist bei diesen Therapieverfahren neben einem therapieinduzierten Antikörpermangelsyndrom die fast immer gleichzeitig induzierte Neutropenie, die zwangsläufig zu erheblichen Phagozytosestörungen führt.

Die Frage einer gestörten Immunabwehr nach **Splenektomie** ist lange umstritten gewesen, man weiß jedoch heute, daß es häufig zu einem Antikörpermangelsyndrom kommt, das schwere Infektionen verursachen kann. Das Infektionsrisiko wird dabei eindeutig vom Alter des Patienten bestimmt; es ist bei Kindern und Kleinkindern deutlich größer. Eine Rolle spielt auch die (zur Splenektomie) führende Grunderkrankung. Das Risiko ist in den ersten 2 Jahren nach dem Eingriff am höchsten. Eine seltene, jedoch besonders schwere Manifestationsform ist eine foudroyant verlaufende Sepsis, die als „**overwhelming postsplenectomy infection**" (OPSI) gekennzeichnet wird. Der Krankheitsverlauf ist kurz und wird durch eine Verbrauchskoagulopathie kompliziert. Das Intervall zwischen Splenektomie und Infektionen ist bei diesem Krankheitsbild auffallend variabel (6 Monate bis 20 Jahre); junge Erwachsene sind am häufigsten betroffen.

Als Erreger dominieren eindeutig Pneumokokken, selten sind Infektionen mit Streptokokken, Haemophilus influenzae und Neisserien. Ursächlich sind verschiedene Mechanismen bekannt: Eine reduzierte Phagozytosefähigkeit nach Splenektomie mit dadurch gestörter Elimination von Bakterien, sowie eine Verminderung opsonisierender Antikörper, die insbesondere für die Eliminierung von kapseltragenden Mikroorganismen wichtig und die in der (nach Splenektomie verminderten) Serum-IgM-Fraktion enthalten sind.

Immundefekte durch **Proteinverlust bzw. mangelnde Proteinzufuhr**: Verschiedene gastrointestinale Störungen gehen mit einer erheblichen Hypoproteinämie und Hypogammaglobulinämie einher, der Antikörpermangel wirkt sich jedoch klinisch meist wenig aus. Dies gilt im wesentlichen auch für die Hypo- und Dysproteinämie mit Antikörpermangelsyndrom bei renalen Eiweißverlusten (z.B. nephrotisches Syndrom). Auch kutaner Eiweißverlust, z.B. bei großflächigen Verbrennungen der Haut, führt zu einer Hypogammaglobulinämie. Gleichzeitig kommt es auch zu Störungen der zellulären Abwehr und der Phagozytose, was die häufigen septischen Infektionen erklärt. Diese werden oft durch Pseudomonas, Proteus und Staphylococcus aureus, aber auch durch Viren (z.B. Herpes simplex oder Varicella zoster) ausgelöst.

Immundefekte infolge **Fehl- und Mangelernährung** können zu bakteriellen Infektionen mit Staphylokokken, Tuberkelbakterien und gramnegativen Erregern disponieren. Bekannt sind auch gravierende Masern- und Herpesinfektionen bei mangelernährten Kindern.

4.3.2 Zelluläre Immundefekte

Immundefekte bei der **Lymphogranulomatose** betreffen bevorzugt das T-Zell-System. Bereits in Stadium I und II sind diese Immunfunktionen meßbar inhibiert (Hypo- oder Anergie im Kutantest, z.B. gegen Tuberkulin, Candida- oder Mumpsantigen sowie DNCB). Mit zunehmender Krankheitsausbreitung nehmen zudem die zirkulierenden Lymphozyten ab. Die humorale Immunantwort ist lange intakt; dementsprechend bestimmt das zelluläre Immundefizit das klinische Bild: schwer verlaufende Virus- (z.B. Varicella-zoster) und Pilzinfektionen. Das Ausmaß der zellulären Immuninsuffizienz wird zusätzlich durch therapeutische Maßnahmen wie zytostatische Chemotherapie, Glukokortikoide und/oder Strahlenbehandlung erheblich verstärkt.

Auch die **Sarkoidose** geht mit Störungen des zellulären Immunsystems einher; die Tuberkulinanergie ist am längsten bekannt. Es besteht jedoch nahezu regelmäßig auch eine Anergie gegenüber anderen Hautallergenen: Candida, Mumps, Pertussis, Trichophytin und Histoplasmin. Als Ausdruck der gestörten zellulären Abwehr ist auch die Lymphozytopenie im peripheren Blutbild zu werten. Andererseits reagieren bis zu 80% der Patienten auf das sog. Kveim-Antigen positiv. Die humorale Immunantwort ist bei der Sarkoidose intakt (Serumimmunglobuline normal, gelegentlich auch gering erhöht).

Meist geringer ausgeprägte zelluläre Immundefekte können bei Niereninsuffizienz, Diabetes mellitus, schweren malignen Tumoren sowie bei der Lepra beobachtet werden.

4.4 Erworbenes Immundefektsyndrom (AIDS)

Das erworbene Immundefektsyndrom (AIDS) ist eine durch HIV-1 (früher HTLV III) ausgelöste Erkrankung, bei der zwischen Infektion und Auftreten erster Symptome mehrere Jahre vergehen können. In diesem Intervall kommt es zu charakteristischen Änderungen der immunologischen Parameter (s. Tabelle 1.12). Klinisch kann gewöhnlich ein phasenhafter Verlauf der Erkrankung beobachtet werden.

Akute Infektion (Gruppe I der CDC-Klassifikation): Aufgrund von wenigen Einzelfällen mit bekanntem Zeitpunkt der Infektion weiß man, daß es nach einer Inkubationszeit von wenigen Tagen bis zu mehreren Wochen zu einem mononukleose- oder grippeähnlichen Krankheitsbild kommt. Differentialdiagnostisch sind die akute Zytomegalieinfektion (Hepatitis) und (bei rötelnähnlichen Exanthemen) die Lues II zu beachten. Die Dauer der akuten Erkrankung ist offenbar sehr variabel [3 Tage bis 3 Wochen; einzelne Symptome halten auch länger an (maximal 3 Monate)].

Wie auch im Verlauf von anderen Virusinfektionen werden passagere Leukozytopenien und Verminderungen des T4/T8-Quotienten festgestellt. Die Diagnose „akute HIV-Infektion" ist praktisch nicht zu stellen, da spezifische Antikörper erst nach 6 Wochen bis 6 Monaten auftreten (Serokonversion).

Tabelle 1.12. Klinik und Befunde bei HIV-Infektion (Klassifikation des Center for Disease Control)

Gruppe I

Akute Infektion

- Mononukleoseähnliches Bild
- Mit oder ohne akute Meningoenzephalitis
- Serokonversion dokumentiert

Gruppe II

Positive Serologie

II A Asymptomatisch

II B Plus pathologische Laborbefunde (z.B. Thrombozytopenie, Lymphozytopenie, T4/T8-Verminderung, Anergie usw.)

Gruppe III

Positive Serologie

III A Generalisierte Lymphadenopathie

III B Plus pathologische Laborbefunde (s. II B)

Gruppe IV

Positive Serologie

IV A Allgemeinsymptome (mindestens eines):
- unfreiwilliger Gewichtsverlust über 10%
- Fieber länger als ein Monat
- Diarrhö länger als ein Monat

IV B Neurologische Symptome: Demenz, Myelopathie, periphere Neuropathie

IV C1 Opportunistische Infektionen

Durch Protozoen und Helminthen verursachte Infektionen:
- Toxoplasmose mit Pneumonie oder ZNS-Befall
- Intestinale Kryptosporidiose, Diarrhö >1 Monat
- Isosporiasis, Diarrhö >1 Monat
- Strongyloidiasis mit Pneumonie oder ZNS-Befall oder disseminiert

Pilzinfekte:
- Orale, ösophageale, bronchiale oder pulmonale Candidiasis (endoskopisch weiße Plaques auf erythematösem Grund)
- Pneumocystis-carinii-Pneumonie
- Kryptokokkose mit Lungen- oder ZNS-Befall oder disseminiert
- Aspergillose mit ZNS-Befall oder disseminiert
- Histoplasmose, disseminiert (nicht auf Lunge oder Lymphknoten beschränkt)

Bakterielle Infekte
- Atypische Mykobakteriose, disseminiert

Virusinfektionen:
- Zytomegalieinfektion mit Pneumonie, gastrointestinalem, retinalem oder ZNS-Befall
- Herpes-simplex-Infektion mit mukokutaner Beteiligung (mindenstens einen Monat dauernd, ulzerierend) oder Pneumonie, gastrointestinalem Befall oder disseminiert

Tabelle 1.12. (Fortsetzung)

IV C2 Andere Infektionen

- Oral hairy leukoplakia
- Herpes zoster (über mehrere Dermatome)
- Salmonellensepsis
- Nokardiose
- Tuberkulose
- Candidastomatitis

IV D Malignome

- Kaposi-Sarkom
- ZNS-Lymphome
- Non-Hodgkin-Lymphom von hohem Malignitätsgrad (diffus, undifferenziert) der B-Zellreihe oder von unbekanntem immunologischem Phänotyp
- Malignom des lymphatischen oder retikuloendothelialen Systems (lymphoreticular malignancy), welches mehr als 3 Monate nach einer der oben erwähnten Infektionen auftritt

IV E Anderes

Zum Beispiel chronisch lymphoide, interstitielle Pneumonie; andere Befunde, Tumoren usw., die wahrscheinlich HIV-assoziiert sind, aber nicht in die obigen Gruppen einzuordnen sind

Latenzphase: Die Infektion bleibt in der Folgezeit zunächst asymptomatisch („gesunder HIV-Träger"; Latenzphase); sie kann lediglich serologisch nachgewiesen werden (CDC II A). Bei einem Teil der Patienten (CDC II B) bestehen außer der positiven Serologie zusätzlich pathologische Laborbefunde (z.B. Lymphozytopenie, Thrombozytopenie, T4/T8-Verminderung, Anergie).

AIDS-Vorstadien: Nach einem unterschiedlich langen Intervall (Monate bis 5 Jahre) treten AIDS-Vorstadien auf, gelegentlich auch bereits das Vollbild AIDS. Das Vorstadium CDC III (frühere Bezeichnung Lymphadenopathiesyndrom) ist durch eine persistierende, generalisierte Lymphknotenschwellung (über 3 Monate, mindestens 2 verschiedene extrainguinale Lymphknotenstationen) definiert, vorausgesetzt, andere mit Lymphknotenschwellungen einhergehende Erkrankungen sind ausgeschlossen. Die positive Serologie kann einziger pathologischer Befund sein (CDC III A). Bei einem Teil der Patienten werden wiederum Thrombozytopenie, Lymphozytopenie, T4/T8-Verminderung und Anergie nachgewiesen (CDC III B). Gruppe III ist ein fakultatives Prodromalstadium des Vollbildes AIDS (CDC IV).

AIDS-Vollbild: Anhaltendes Fieber und Diarrhö (länger als 1 Monat) sowie Gewichtsverlust (über 10%) sind charakteristische Symptome. Als Aus-

druck einer zunehmenden Deletion des lymphatischen Gewebes kann die Lymphknotenschwellung in diesem Stadium der Erkrankung zurückgehen. Häufig und diagnostisch wichtig ist ein orale Candidiasis; sie korreliert mit einem Abfall der T-Helferzellen und gilt als prognostisch ungünstiges Zeichen. Neurologische Symptome sowie besonders opportunistische und andere typische Infektionen charakterisieren – in individuell unterschiedlicher Ausprägung – das Krankheitsbild, wobei die Pneumocystis-carinii-Pneumonie und das Kaposi-Sarkom, gefolgt von intestinaler Kryptosporidiose, zerebraler Toxoplasmose und malignen Lymphomen in ihrer Häufigkeit am wichtigsten sind (s. Tabelle 1.12).

Die HIV-Infektion und AIDS werden durch **Laborbefunde** typisiert und bewiesen (s. Tabelle 1.13): Nachweis von zirkulierenden HIV-spezifischen Antikörpern (die jedoch für eine Virusneutralisation nicht ausreichen; der Antikörperträger ist daher nicht immun). Die Identifizierung des Virus selbst bzw. von Virusbestandteilen (Antigentest) ist in großem Umfang (noch) nicht möglich.

Bestimmung der Lymphozytensubpopulationen: In der Regel kommt es nach der Infektion zunächst zu einem Anstieg der T-Suppressorlym-

Tabelle 1.13. Labordiagnostik bei (Verdacht auf) HIV-Infektion

I. *Verdacht auf HIV-Infektion*	— HIV-Antikörperbestimmung; Screeningtest (EIA) **Nur mit Einwilligung des Patienten!** — Lues — Hepatitis B
II. *Bei positivem HIV-Antikörpertest*	— HIV-Bestätigungstest ("western blot") — Rotes Blutbild mit Differentialausstrich, Granulozyten, Lymphozyten, Thrombozyten — T4-Helfer-Lymphozyten (absol. Zahl) — T8-Suppressor-Lymphozyten (absol. Zahl) — Tuberkulinhauttest oder Simultantestung mit mehreren Recallantigenen (z.B. Multitest Mérieux) — Serumelektrophorese

phozyten (T8) bei noch normalen T-Helferzellen (T4). Dadurch nimmt der charakteristische Quotient von T4/T8 ab ($<$1,0); diese Abnahme wird noch deutlicher, wenn mit fortschreitender Erkrankung die Zahl an T4-Zellen absinkt. Für die Beurteilung des Immundefekts ist die absolute Zahl an Helferzellen geeigneter, da der T4/T8-Quotient auch von der absoluten Suppressorzellzahl abhängt.

Der Immundefekt der HIV-Infektion betrifft jedoch nicht ausschließlich das T-Zell-System. Als Ausdruck einer (unspezifischen) B-Lymphozyten-Aktivierung entwickelt sich die charakteristische polyklonale Gammaglobulinvermehrung in der Serumelektrophorese (vorwiegend IgG und IgA). Hierbei ist die Primärreaktion durch spezifische Antikörper offenbar gestört, während die sekundäre Antikörperproduktion länger erhalten bleibt. Im fortgeschrittenen Stadium kann auch sie insuffizient werden, so kann bei Exazerbation einer latenten Infektion wie der Toxoplasmose ein Antikörperanstieg sowohl im Serum als auch im Liquor ausbleiben.

Negative Reaktionen im Tuberkulinhauttest und bei Mehrfachtestung mit verschiedenen Hautallergenen (z.B. Multitest Mérieux) signalisieren fortgeschrittene Stadien bzw. das Vollbild AIDS. Neben diesen Immunparametern sind eine erhöhte BSG, Anämie, Leukozytopenie und Lymphozytopenie sowie Thrombozytopenie ergänzende Laborbefunde.

4.5 Angeborene Immundefekte

Angeborene (primäre) Immundefekte sind vergleichsweise selten und manifestieren sich überwiegend während der ersten Lebensmonate bzw. -jahre. Die nachfolgende Übersicht gibt eine Auswahl der wichtigsten Störungen. Nach den Empfehlungen der WHO umfaßt die Definition der primären Immundefekte nicht allein Störungen des T- und B-Lymphozytensystems, sondern auch Defekte der unspezifischen Abwehrsysteme, d.h. von Granulozyten, Monozyten und Makrophagen sowie des Komplementsystems. Letztere werden hier nicht besprochen.

4.5.1 Primäre Immundefekte mit überwiegender Störung des B-Zell-Systems

Infantile, geschlechtsgebundene Agammaglobulinämie (Typ Bruton): Die X-chromosomal-rezessiv vererbte Störung betrifft männliche Kinder und ist Ausdruck eines isolierten Defekts der B-Lymphozyten. Die Synthese von Antikörpern aller Klassen ist praktisch aufgehoben (Hypo- oder Agammaglobulinämie in der Serumelektrophorese) bei normaler Ausbildung der zellulären Immunität. B-Lymphozyten fehlen im peripheren Blut und in den (atrophierten) lymphatischen Organen.

Für die Diagnose wichtig ist auch der fehlende Nachweis von Isohämagglutininen, Impfantikörpern oder spezifischen Antikörpern nach durchgemachten Infektionen. Als Folge des humoralen Immundefekts kommt es nach einem infektionsfreien Intervall für die ersten 6–9 Lebensmonate (Schutz durch mütterliche Antikörper) zu rezidivierenden, überwiegend bakteriellen Infektionen, besonders des Respirationstrakts (Otitiden, Sinusitiden, Bronchitiden und Pneumonien). Wichtigste Erreger sind Pneumokokken, Haemophilus influenzae, Meningokokken, Streptokokken und Staphylokokken. Auch gastrointestinale Infekte sind häufig. Trotz normaler T-Zell-Funktion können Virusinfektionen schwerer verlaufen (Varicella-zoster-, Enterovirusinfektion). Impfungen mit Lebendvakzinen, insbesondere gegen Poliomyelitis, sind kontraindiziert! Schließlich besteht bei diesen Patienten eine höhere Inzidenz für lymphoproliferative Erkrankungen, allergische Reaktionen (Asthma, Rhinitis) und atopische Diathesen.

Eine mögliche Variante der Bruton-Erkrankung ist die seltene, bei weiblichen Kindern auftretende autosomal-rezessive Agammaglobulinämie.

Der **selektive IgA-Mangel** ist der häufigste Immundefekt. Offensichtlich handelt es sich um ein heterogenes Syndrom. Der Erbmodus ist nicht einheitlich und die klinische Symptomatik sehr variabel. Völlig fehlende oder stark reduzierte Serum-IgA-Konzentrationen sind der zunächst hervorstechende diagnostische Befund. Praktisch immer ist IgA auch in den Sekreten (z.B. Speichel, Tränenflüssigkeit) vermindert; in Einzelfällen kann lediglich das sekretorische IgA vermindert sein. Häufig wird der IgA-Mangel auch bei klinisch Gesunden als Zufallsbefund entdeckt. Bei symptomatischen

Patienten können verschiedene Manifestationsformen beobachtet werden: chronisch-rezidivierende Infektionen des oberen und unteren Respirationstraks; verschiedene gastrointestinale Störungen, die nach längerem Verlauf zu Malabsorptionssyndromen führen; gehäuftes Auftreten von atopischen Erkrankungen (allergische Rhinitis und Asthma, Ekzem und Urtikaria), die z.T. mit erhöhten IgE-Serumkonzentrationen assoziiert sind.

Häufige Erkrankungen, die mit einem selektiven IgA-Mangel einhergehen, sind Autoimmunerkrankungen (systemischer Lupus erythematodes, rheumatoide Arthritis, perniziöse Anämie und Thyreoiditis); schließlich gibt es Hinweise dafür, daß lymphoproliferative und gastrointestinale Neoplasien in höherer Inzidenz auftreten.

Wegen der häufigen Kombination mit Störungen anderer Immunglobulinklassen bzw. -subklassen (insbesondere auch bei den genannten rezidivierenden respiratorischen Infektionen) sollte die immunologische Diagnostik durch eine Bestimmung aller Serumimmunglobuline einschließlich der Immunglobulin-G-Subklassen vervollständigt werden. Relativ häufig ist nämlich die Kombination von IgA- und IgG-2-Mangel. Die Infektionsanfälligkeit ist höher als bei alleinigem IgA-Mangel, da die IgG-2-Subklasse bevorzugt Antikörper gegen Polysaccharidkapselantigene enthält.

Selektiver Mangel anderer Immunglobuline oder -subklassen: Ein IgG-Mangel bedeutet in der Regel Fehlen oder Verminderung einer oder mehrerer IgG-Subklassen. Die (Gesamt-)Immunglobulinkonzentration im Serum ist dabei variabel (leichte Verminderungen oder auch Erhöhung über die Norm; letztere möglicherweise kompensatorisch durch Zunahme der nicht gestörten Subklassen).

Klinisch relevant sind der IgG-2/IgG-4-Mangel und die genannte Kombination von IgA- und IgG-2- oder auch IgG-2- und IgG-4-Mangel. Gelegentlich können Verminderungen von Immunglobulinsubklassen mit verschiedenen Erkrankungen (systemischer Lupus erythematodes, juveniler Diabetes mellitus, Immunthrombozytopenie) assoziiert sein.

Beim **selektiven IgM-Mangel** werden im Serum weniger als 10% des normalen IgM gefunden. Die Störung ist offensichtlich durch eine selektive Suppression der IgM-spezifischen Plasmazelldifferenzierung ausgelöst. Klinisch finden sich bei den wenigen bisher beobachteten Fällen schwere rezidi-

vierende bakterielle (Meningokokkensepsis und ähnliche), z.T. auch virale Infektionen.

Weitere angeborene Dysimmunglobulinämien

Leichtkettendefekte: Eine Verminderung oder ein Fehlen von Leichtketten (überwiegend des Typs κ) ist in Einzelfällen beschrieben worden. Die Serum-Immunglobulinkonzentrationen sind normal oder vermindert; z.T. wurde auch eine Kombination mit IgA- oder IgA- und IgE-Mangel beobachtet. Die klinischen Störungen sind sehr unterschiedlich: rezidivierende Infekte, Diarrhöen und Malabsorptionssyndrome, partieller Albinismus, perniziöse Anämie, zystische Fibrose.

Immundefekte bei Normo- oder Hyperimmunglobulinämie sind ebenfalls seltene Störungen (unklarer Vererbungsmodus) und klinisch sowie immunologisch wenig definiert. Leitsymptome sind auch hier rezidivierende, polytope Infektionen. Da die Serum-Immunglobulinklassen und die zirkulierenden T- und B-Lymphozyten keine Abweichungen zeigen, kann der Nachweis nur durch eine gezielte Antigenstimulation und die fehlende spezifische Antikörperproduktion geführt werden.

Der **Immundefekt mit Thymom (Good-Syndrom)** wird zwar nach der WHO-Einteilung als primärer Immundefekt klassifiziert, doch sprechen fehlende familiäre Häufung und das auffallend späte Manifestationsalter (im Durchschnitt um das 50. Lebensjahr) eher für einen erworbenen Immundefekt. Klinisch ist dieses Syndrom durch die Kombination von Thymom mit verschiedenen Autoimmunerkrankungen charakterisiert (z.B. Myasthenia gravis, rheumatoide Arthritis). Im Verlauf der Erkrankung kommt es auch zu hämatologischen Störungen (Reduktion einzelner Blutzellsysteme bis zur Panzytopenie). Immunologische Befunde sind variabel: Die Zahl der B- und Prä-B-Lymphozyten ist reduziert, die Anzahl der zirkulierenden T-Lymphozyten variabel und eine Hypogammaglobulinämie wird nicht konstant nachgewiesen.

Geschlechtsgebundener Immunmangel mit IgM-Vermehrung (Hyper-IgM-Syndrom): Klinisch ist dieses Syndrom mit variablem Erbgang der infantilen, geschlechtsgebundenen Agammaglobulinämie weitgehend ähnlich: schwere, überwiegend bakterielle und polytope Infektionen (Atemwege; Meningitis, Septikämie) mit Erstmanifestation kurz vor Erreichen des ersten Lebensjahrs. Die Immunglobuline der Klassen A und G sind vermindert, IgM (und IgD) dagegen erhöht. Die zirkulierenden T- und B-Lymphozyten sind quantitativ normal, wobei jedoch die B-Lymphozyten überwiegend IgM-Membranrezeptoren tragen. Bei einem Teil der Patienten werden zusätzlich inkonstante oder konstante Neutropenien und/oder Thrombozytopenien beobachtet.

Die **infantile, transitorische Hypogammaglobulinämie** ist von der normalen, d.h. physiologischen Hypogammaglobulinämie des Kleinkinds zu unterscheiden und beruht auf einer verzögerten Ausreifung der humoralen Immunität (reduzierte Eigensynthese von IgG, seltener auch IgM). Hierbei ist die Zahl der zirkulierenden T- und B-Lymphozyten normal. Klinisch überwiegen rezidivierende bakterielle Infektionen, besonders mit grampositiven Bakterien. Eine besondere Gefährdung besteht für Frühgeborene. Die Störung ist jedoch limitiert; normale Immunglobulinspiegel werden zwischen dem 1. und 4. Lebensjahr erreicht.

Variable (nicht klassifizierbare) Immundefektsyndrome („common variable" Immundefekte): Hierbei handelt es sich um eine nosologisch uneinheitliche Gruppe („Sammeltopf" für nicht klassifizierbare Immundefekte). Gemeinsames diagnostisches Merkmal ist die Hypogammaglobulinämie bei normaler oder verminderter Anzahl an zirkulierenden B-Lymphozyten. Krankheitsbeginn und klinisches Bild sind sehr unterschiedlich. Symptome treten selten vor dem 6. Lebensjahr auf, überwiegend im Alter zwischen 20 und 30 Jahren. Nach einer Phase mit erhöhter Infektanfälligkeit sind schwere Infektionen der Atemwege und hierbei insbesondere rezidivierende Pneumonien charakteristisch.

Neben bakteriellen Infekten sind auch Tuberkulose und Pilzinfektionen häufig. Etwa die Hälfte der Patienten entwickelt gastrointestinale Störungen mit dem Bild einer sprueähnlichen Erkrankung (Diarrhö und Steatorrhö, Malabsorption); auch eine Enteropathie mit Proteinverlusten ist möglich (Komplikation durch bakterielle Superinfektionen und Gardia lamblia). Eine Assoziation mit Autoimmunerkrankungen (systemischer Lupus erythematodes, rheumatoide Arthritis) ist möglich. Bei anderen Patienten sind multiple, nicht verkäsende Granulome charakteristisch (Milz, Leber, Lunge). Schließlich ist eine erhöhte Inzidenz für Amyloidosen und Malignome, insbesondere lymphoretikuläre Tumoren, auffällig.

4.5.2 Primäre Immundefekte mit überwiegender Störung des T-Zell-Systems

Kombinierter Immundefekt mit schwerem T-Zell-Defekt (Netzelof-Syndrom): Diesem Syndrom liegt wahrscheinlich ein Defekt der Stammzell- und T-Zell-Differenzierung zugrunde. Auffallender klinischer Befund ist ein dysplastisches Thymusorgan (fehlender Thymusschatten im Röntgenbild). Die zellulären Immunreaktionen sind gestört bei konstant erniedrigten T-Lymphozyten, während die Konzentration der Serum-Immunglobuline variiert (normale Anzahl zirkulierender B-Lymphozyten).

Klinische Symptome treten etwa ab dem 6. Lebensmonat auf: Entwicklungsstörungen, rezidivierende Infektionen (bevorzugt Lunge und Haut), Diarrhö, orale Candidiasis. Dieses Syndrom ist möglicherweise eine prognostisch günstigere Variante des schweren kombinierten Immundefekts (s. unten).

Purin-Nukleosid-Phosphorylase-Mangel (PNP): Infolge einer Störung des Purinstoffwechsels durch Fehlen des Enzyms Purin-Nukleosid-Phosphorylase kommt es zu einer toxischen Metabolitanhäufung. Damit verbunden ist ein progredienter Funktionsverlust, überwiegend der T-Suppressor-Lymphoyten. Dies erklärt die Störung der zellulären Immunität. B-Lymphozyten werden nicht oder nur gering geschädigt; die Immunglobuline sind normal. Klinische Symptome sind zwischen dem 6. Lebensmonat und dem 6. Lebensjahr zu erwarten. Leitsymptom sind wiederum rezidivierende Infektionen; weitere Komplikationen können hämolytische Anämie, neurologische Störungen oder Lymphome sein.

Schwere kombinierte Immundefekte (SCID): Diese Gruppe von Erkrankungen ist durch einen angeborenen Defekt auf der Ebene der Stammzellen charakterisiert, der zu ausgeprägten zellulären und humoralen Immundefekten führt. Anhand genetischer und immunologischer Unterschiede lassen sich einzelne Varianten abgrenzen.

▶ Der **schwere kombinierte Immundefekt mit retikulärer Dysgenesie** ist die seltenste Form. Offensichtlich liegt hierbei die Störung bereits auf der Ebene der pluripotenen Stammzelle. Neben fehlenden zellulären und humoralen Immunfunktionen bei generalisierter lymphatischer Hypoplasie kommt es auch zu hämatologischen Defekten: kongenitale Agranulozytose und Lymphozytopenie. Thrombozytopoese und Erythrozytopoese sind weniger betroffen. Die retikuläre Dysgenesie verläuft praktisch immer letal innerhalb kurzer Zeit nach der Geburt.

▶ Der **schwere kombinierte Immundefekt mit niedrigen T- und B-Lymphozyten oder alleiniger Reduktion der T-Lymphozyten,** ebenfalls ein Stammzelldefekt, manifestiert sich in Form einer Lymphozytopenie; die T-Lymphozyten und meist auch die B-Lymphozyten sind extrem vermindert. Typisch ist eine schwere Agammaglobulinämie. Lymphatische Gewebe und Tonsillen fehlen fast vollständig.

▶ Beim schweren kombinierten Immundefekt mit **Adenosindesaminasemangel** kommt es über toxische Metaboliten (Fehlen des Enzyms Adenosindesaminase) zur irreversiblen Schädigung des T- und B-Lymphozytensystems. Auch hier wird die Klinik durch schwerste Infektionen geprägt, die gewöhnlich im ersten Lebensmonat manifest werden und im weiteren Verlauf progressiv sind. Für die Diagnose entscheidend ist die Bestimmung der Adenosindesaminase-Aktivität in Erythrozyten.

▶ Das „Bare-lymphocyte-Syndrom" gilt als weitere Variante der schweren kombinierten Immundefekte. Die immunpathologischen Veränderungen entsprechen im wesentlichen den zuvor genannten Störungen. Charakteristisches Merkmal ist hier eine defekte HL-A-Expression: Völliges Fehlen von HL-A, B- und C-Antigenen auf der Oberfläche von Lymphozyten und Thrombozyten (Typ I) oder Fehlen von HL-A-DR-Determinanten auf B-Lymphozyten und Monozyten (Typ II). Die ebenfalls früh auftretenden klinischen Manifestationen sind unterschiedlich. Neben Infektionen der Atemwege und des ZNS sind auch Diarrhöen beschrieben worden.

Der **X-chromosomal vererbte lymphoproliferative Immundefekt (Purtilo-Syndrom)** nimmt eine besondere Stellung ein; er wird durch eine EBV-Infektion erworben. Der Verlauf ist recht unterschiedlich: Chronische infektiöse Mononukleose, malignes B-Zell-Lymphom oder aplastische Anämie. Mehrere Immunfunktionen können gestört sein. Charakteristisch sind eine atypische Lymphozytose, eine Verminderung des T4/T8-Quotienten, eine progressive Hypogammaglobulinämie sowie die fehlende Bildung von heterophilen und Anti-EBNA-Antikörpern. Hinzu kommen verschiedene andere Immundefekte, insbesondere solche, die für die Elimination des Epstein-Barr-Virus wesentlich sind.

4.5.3 Mit anderen Störungen assoziierte Immundefekte (Auswahl)

Wiskott-Aldrich-Syndrom. Dieser Immundefekt ist durch die Trias Thrombozytopenie (mit Blutung), Infektanfälligkeit und Ekzem charakterisiert. Häufig werden zusätzlich andere allergische Veränderungen und maligne lymphoproliferative Erkrankungen beobachtet. Typische immunologische Befunde sind eine Verminderung der Serumimmunglobuline (bei IgA- and IgE-Vermehrung), reduzierte T-Lymphozytenzahlen im peripheren Blut, nur schwach ausgebildete oder aufgehobene Hautreaktionen vom Spättyp sowie eine gestörte Chemotaxis der neutrophilen Granulozyten.

Ataxia teleangiectatica (Louis-Bar-Syndrom). Bei dieser autosomal-rezessiv vererbten Störung sind eine progressive zerebrale Ataxie sowie später hinzukommende okulokutane Teleangiektasien hervorstechendste Merkmale. Weitere klinische Befunde sind ausgeprägte und rezidivierende bakterielle Infekte, Kleinwuchs und verschiedene andere Störungen einschließlich einer erhöhten Inzidenz von Neoplasien. Es besteht eine Hypogammaglobulinämie durch IgG-, IgA- und IgE-Verminderung bei erhöhtem niedermolekularem IgM. Die Anzahl zirkulierender T-Lymphozyten ist bei Funktionsstörungen der T-Helferzellpopulation vermindert.

Hyper-IgE-Syndrom (Hiob-Syndrom): s. 3.5.

4.6 Methoden zum Nachweis humoraler und zellulärer Immundefekte

Typische anamnestische Hinweise und klinische Untersuchungsbefunde (vgl. 4.1 und 4.2) führen zur Verdachtsdiagnose Immunmangelsyndrom. Für die anschließende Laboratoriumsdiagnostik sollten zunächst nur sogenannte Routineuntersuchungen eingesetzt werden. Diese erlauben häufig die Abgrenzung von nicht immunologischen Prozessen bzw. Rückschlüsse auf mögliche Störungen der humoralen oder zellulären Immunität, bzw. der unspezifischen Abwehr.

Labordiagnostik humoraler Immunmangelzustände. Blutbild und Differentialblutbild lassen z.T. schon numerische und morphologische Abweichungen erkennen. Die Serumelektrophorese erlaubt quantitative Aussagen über die Immunglobulinkonzentration, d.h. Verminderung oder Fehlen der

Gammaglobulinfraktion bei IgG-Mangel oder Reduktion aller Immunglobulinklassen. Die Bestimmung der wichtigsten Immunglobulinklassen hat zu folgen.

Die Quantifizierung der zirkulierenden B-Lymphozyten durch Oberflächenmarker und die (aufwendige) Funktionsprüfung dieser Population in der Zellkultur (In-vitro-Stimulation) zählen zu den speziellen Untersuchungsverfahren. Die Bestimmung der Immunglobulinklassen E und D ist selten erforderlich; die Analyse der IgG-Subklassen (insbesondere IgG 1 und IgG 4) ist häufiger indiziert.

Als Parameter für die Kapazität der Antikörperproduktion gelten die Bestimmung der Isoagglutinine anti-A1 und anti-B bei Patienten der Blutgruppe A, B oder O, die Antikörperprofile bei aktuellen Infektionen sowie Titerverlaufsbestimmungen vor und nach Impfungen (*Merke*: Die Anwendung von Lebendvakzinen ist bei Verdacht auf A- oder Hypergammaglobulinämie kontraindiziert!). Bei negativem Ergebnis dieser immunologischen Tests und weiterhin bestehendem Verdacht auf humorale Immuninsuffizienz sind Analysen des Komplementsystems und Prüfungen granulozytärer Enzyme und Funktionen erforderlich.

Labordiagnostik zellulärer Immunmangelzustände. Auch bei Störungen der zellulären Immunität ergibt die Zahl der Lymphozyten im peripheren Blut häufig erste Hinweise (absolute Lymphozytenzahl). Bei Abweichung von der Norm, aber auch bei unauffälliger Zahl ist eine Klassifizierung in T- und B-Lymphozyten anzuschließen.

Als weitere Screeningmethode geeignet sind Hauttestungen mit sog. primären und sekundären Antigenen. Der klassische Tuberkulinhauttest und die simultane Mehrfachtestung mit verschiedenen Recallantigenen (Multitest Mérieux) erfassen den efferenten Teil der zellulären Immunität. Mit Neoantigenen, z.B. dem Kontaktallergen DNCB, können zusätzlich Funktionen des afferenten Teils der zellulären Immunreaktion beurteilt werden, z.B. die Fähigkeit der Antigenverarbeitung und Präsentation durch das Makrophagensystem.

Die Bestimmung der T-Suppressor- und T-Helfer-Subpopulation gehört, ebenso wie die T-Lymphozyten-Funktionstests (In-vitro-Stimulation mit Mitogenen und spezifischen Antigenen; gemischte Lymphozytenkultur) zu den speziellen Untersuchungen.

Selten indiziert sind Messungen der Lymphokinbildung (Interleukine, Interferone) und Bestim-

mungen der Natural-killer-Zellen sowie deren Aktivität. Besondere Untersuchungen für Einzelfragestellungen sind u.a. HL-A-Bestimmungen und Analysen der Enzyme Adenosindesaminase und Nukleosidphosphorylase (vgl. 4.5.2). Schließlich sind bei spezieller Indikation im Rahmen der pränatalen Diagnostik (Amniozentese, Fetoskopie und Chorionzottenbiopsie) zytogenetische und biochemische Untersuchungen sowie DNS-Analysen in wissenschaftlich orientierten Laboratorien indiziert.

5 Sonstige Ursachen von Fieber

5.1 Maligne Erkrankungen

Subfebrile bis febrile Temperaturen sind bei allen (ausgedehnten) Karzinomen oder Sarkomen möglich und können gelegentlich bereits vor Entdeckung der Erkrankung vorhanden und damit erstes Tumorverdachtssymptom sein. Erhöhte Temperaturen werden besonders bei (Knochen-)Sarkomen, beim Leberzellkarzinom sowie beim Hypernephrom beobachtet. Eine erhöhte Temperatur findet man gelegentlich auch bei Lebermetastasierung des Pankreas-, Magen-, Darm-, oder Mammakarzinoms. Bei allen unklaren Fieberzuständen (s. 6) sollte daher stets die Leber und ihre Struktur eingehend untersucht werden (Sonographie, CT, evtl. Laparoskopie mit Punktion).

Fieber kann bei malignen Erkrankungen auch Folge sekundärer Entzündungen, beispielsweise einer Pneumonie bei Bronchialkarzinom, sein. Eine Thrombose oder fieberhafte Thrombophlebitis, besonders der unteren Extremitäten, kann manchmal erster diagnostischer Hinweis auf einen malignen Tumor sein; hierbei spielen die Thrombozytose des Tumorleidens wie auch eine mögliche mechanische Behinderung des venösen Abflusses eine Rolle.

Fieber bei malignen hämatologischen Erkrankungen s. 3.

5.2 Herz-Kreislauf-Erkrankungen

Die bei bakterieller Endokarditis auftretenden Temperaturen bleiben diagnostisch oft lange ungeklärt, besonders dann, wenn ein charakteristischer

Geräuschbefund nicht nachgewiesen wird und im Echokardiogramm (noch) keine Klappenveränderungen erfaßt werden können. Eine Hirnembolie kann dann gelegentlich erstes Hinweissymptom sein.

Tachykardie oder Tachyarrhythmie, Minderleistung des Herzens und (mäßige) Temperaturerhöhung lassen, besonders wenn EKG-Veränderungen vorhanden sind, an eine Myokarditis denken.

Bei schwerer Herzinsuffizienz werden gelegentlich subfebrile Temperaturen gemessen. Sie können Zeichen einer verminderten Wärmeabgabe (Ödem) oder eher durch eine Thrombose bzw. Thrombophlebitis mit rezidivierenden kleinen Lungenembolien (Schüttelfrost möglich) bedingt sein. Schließlich kann Fieber bei Herzinsuffizienz auch eine gleichzeitige Bronchitis, Pneumonie oder Pyelonephritis anzeigen.

Kurzfristig kann die Temperatur beim frischen Herzinfarkt ansteigen. Bei der zerebralen Hämorrhagie ist (selten) infolge gestörter Thermoregulation eine Hyperpyrexie möglich („zentrales Fieber"). Sie ist als prognostisch ernstes Zeichen (Gefahr des Ventrikeleinbruchs) zu werten.

5.3 Stoffwechselerkrankungen

Subfebrile Temperaturen sind bei Hyperthyreose infolge des gesteigerten Metabolismus häufig. In der thyreotoxischen Krise kann die Temperatur stärker ansteigen. Auch bei der Nebennierenrindeninsuffizienz, besonders in der Addison-Krise, ist die Temperatur erhöht. Subfebrile oder erhöhte Temperaturen finden sich auch bei der akuten Hyperkalzämie und dem akuten Hyperparathyreoidismus. Hohe Fieberreaktionen können die hypertensive Krise des Phäochromozytoms begleiten.

Beim Diabetes mellitus kann Fieber auf eine Begleiterkrankung wie beispielsweise Pyelonephritis oder infizierte Gangrän hinweisen.

Der akute Gichtanfall ist, wie eine akute Arthritis, durch plötzlich einsetzende hohe Temperaturen gekennzeichnet.

Besonders wichtig und diagnostisch oft verkannt ist das Durstfieber bei exsikkierten Patienten; beim alten Menschen kann diese Reaktion ausbleiben.

5.4 Medikamentenbedingtes Fieber (drugfever)

Vorübergehende und mäßig starke Temperaturanstiege können unter Behandlung mit Bleomycin, Chlorambucil sowie Salizylaten, phenolphtaleinhaltigen Laxanzien, Eisen u.a. beobachtet werden. Länger anhaltende subfebrile Temperaturen können sich unter Behandlung mit Sulfonamiden, INH oder Rifampicin entwickeln.

Eher plötzlich und dann auch häufig mit Hauteffloreszenzen bzw. Pruritus einhergehende allergische Reaktionen mit höheren Temperaturen beobachtet man unter der Behandlung mit Penicillin, Ampicillin, Chinin, Barbituraten, Hydralazin, Hydantoin, Procainamid u.a.

Die **Jarisch-Herxheimer-Reaktion** kann sich als schwerer (Endotoxin-)Schock bei der Penizillintherapie von Spirochätosen (Lues, Borreliose) wenigen Stunden nach der ersten Injektion entwickeln.

Unter Atropin kann infolge gestörter Wärmeabgabe und Schweißsekretion die Körpertemperatur ansteigen. Unter Hydantoin beobachtet man gelegentlich subfebrile Temperaturen und auch Lymphome, ein Befund, der nicht als echtes malignes Lymphom fehlgedeutet werden darf.

Tritt Fieber unter längerer intravenöser Therapie auf, muß auch an die Infektion von Kathetern bzw. an pyrogene Stoffe in Infusionslösungen gedacht werden (intermittierendes Fieber oder Schüttelfröste!).

Besonders bei schwerkranken und mit mehreren Medikamenten behandelten Patienten kann es gelegentlich erhebliche Schwierigkeiten bereiten, die Ursache des Fiebers genau abzuklären. Kommt es unter antibiotischer Behandlung eines entzündlichen Prozesses trotz klinischer Besserung und Rückbildung einer Leukozytose nicht zu dem erwarteten Temperaturabfall oder steigt die Temperatur nach Einsetzen eines Antibiotikums an, sollte stets ein Auslaßversuch vorgenommen werden; es wiegt meist schwerer, medikamentenbedingtes Fieber nicht zu erkennen, als durch Weglassen von Medikamenten eine exaktere Diagnose zu erreichen.

5.5 Maligne Hyperpyrexie

Bei entsprechender hereditärer Disposition kann während der Narkoseeinleitung, besonders bei Verwendung von Succinylcholin und/oder Halothan plötzlich hohes Fieber (39–42°) auftreten. Es handelt sich um Störungen des Muskelstoffwechsels; während der Narkoseeinleitung kommt es zu Muskelzuckungen und Muskelkrämpfen, die die Temperaturerhöhung verursachen. Die CK ist während der Hyperthermie deutlich erhöht; jede unklare CK-Erhöhung sollte auf dieses Erbleiden hinweisen, bei dem gelegentlich Störungen des Körperbaus (King-Syndrom) bestehen. Eine abnorme Reaktion auf Anästhetika kann vereinzelt auch bei angeborenen Myopathien (muskuläre Dystrophie, Myotonia congenita) beobachtet werden.

Bei jüngeren Männern wurde ein Syndrom mit Hyperpyrexie beschrieben, das besonders nach Verabreichung von Neuroleptika (Haloperidol, Phenothiacin u.a.) auftreten kann. Muskelsteife und Akinesie sowie komatöse Zustände, Tachykardie, Dyspnoe u.a. charakterisieren die prognostisch ernste und mit einer erhöhten Mortalität belastete Störung.

6 Fieber bei unbekannter Ursache (FUU)

Als Fieber bei unbekannter Ursache (FUU) werden Krankheitszustände verstanden, bei denen über 1–2 Wochen (hohe) Temperaturen bestehen, deren Ursache in dieser Zeit trotz eingehender diagnostischer Maßnahmen nicht geklärt werden kann. Nach Statistiken von Petersdorf u. Beeson (1961) und Larson et al. (1982) handelt es sich in etwa der Hälfte der Fälle um Entzündungen oder Infektionskrankheiten. An zweiter Stelle stehen immunologisch bedingte Krankheiten und Neubildungen.

Gewöhnlich ergibt die erste Untersuchung des Patienten keinen Hinweis auf die Ursache der fieberhaften Erkrankung. Mehrfache Untersuchungen und besonders auch eine immer wiederholte Erhebung der Anamnese können oft weiterführen. Bleibt die Ursache der Erkrankung unklar, müssen gegebenenfalls zahlreiche Untersuchungen vorgenommen werden, deren Einsatz jedoch jeweils dem Fortgang der differentialdiagnostischen Überlegungen angepaßt werden soll. Es läßt sich oft nicht vermeiden, daß entgegen dem Prinzip einer zielgerichteten Diagnostik hier ein mehr oder weniger grobes Netz (s. Tabelle 1.14) ausgeworfen werden muß, damit man auch „zufällig" einen verwertba-

Tabelle 1.14. Untersuchungen bei Fieber unbekannten Ursprungs

1. Genaue und mehrfache Erhebung der Anamnese: Art und Verlauf des Fiebers, Schüttelfröste, Schmerzangaben. Befragung nach Auslandsaufenthalten, Erkrankungen in der Umgebung, Tierkontakten

2. Eingehende körperliche Untersuchung, die ebenfalls mehrfach vorgenommen werden sollte: Klopfschmerz der Nasennebenhöhlen, Prüfung der Lymphknotenstationen, Herzgeräusche, Lungenbefund, Leber-Milz-Größe, abdominaler Druckschmerz, Druckempfindlichkeit der Venen, der Muskulatur, Klopfschmerz von Wirbelsäule oder Knochen, Beweglichkeit der Gelenke. Rektaluntersuchung

3. Genaue und mehrfach tägliche Kontrolle des Fieberverlaufs; Messung axillär und rektal bzw. bukkal

4. Laborbefunde: BSG, Blutbild (evtl. mehrfach), Elektrophorese, Standardlaboruntersuchung. Urin: Sediment und bakteriologische Befunde. Stuhl: Blut-/Schleimbeimengung, Keime, Parasiten, Wurmeier, Pilze. Sputum und Rachenabstrich: Mikroskopisch und Bakteriologie

5. Sonographie der Abdominalorgane

6. Mikrobiologische Untersuchungen. Bakterielle Infektionen: Brucellosen, Leptospirose, Listeriose, Rickettsiosen, Legionellose, Chlamydien. Protozoen: Malaria, Amöbiasis, Toxoplasmose, Lambliasis. Mykosen. Virusinfektionen: CMV, EBV, Cocksackie-Infektion, Hepatis-A/B.
Kulturen jeweils mehrfach, arteriell und venös

7. Immunologische Untersuchungen: AST, Rheumafaktor, C-reaktives Protein, antinukleäre Faktoren, DNA-Antikörper, Komplementkomponenten C3 und C4, zirkulierende Immunkomplexe, Immunglobuline, T-Lymphozyten

8. Röntgenthorax, gezielte Computertomographie

9. Untersuchung des Knochenmarks: Punktion bzw. Biopsie

10. Tuberkulinhauttest. Prüfung der zellulären Immunität (z.B. Mérieux-Test)

11. Gynäkologische Untersuchung

12. Koloskopie

13. Echokardiographie

14. Knochenszintigraphie

15. Biopsie: suspekte Lymphknoten, Leber, Muskulatur, unklare Hautefloreszenzen

ren Befund fassen kann. Bei allen diagnostischen Maßnahmen hat man sich jedoch stets zu überlegen, ob sie für den Patienten und zur Behandlung seiner Beschwerden sinnvoll sind. Ohne Dringlichkeit sollte daher eine Diagnose nicht in jedem Fall erzwungen werden.

Die Fieberursache bleibt natürlich besonders dann lange Zeit unklar, wenn die für eine bestimmte Krankheit charakteristischen Leitsymptome fehlen oder verschleiert sind. In der nachfolgenden Auflistung werden Krankheiten erwähnt, die „atypisch" und deshalb unter der Hilfsbezeichnung „Fieber unbekannten Ursprungs" verlaufen können. Zur Frage der Simulation von Fieber s. 7.

6.1 Entzündungen bzw. Infektionskrankheiten

Infektionskrankheiten können, wenn typische Krankheitssymptome (s. 2) fehlen, einem exakten Nachweis entgehen und daher Ursache langdauernden Fiebers bzw. mehr oder weniger akut hochfieberhafter Verläufe sein. Mikrobiologische Untersuchungen stehen an erster Stelle der diagnostischen Maßnahmen.

Tuberkulose bzw. miliare Tuberkulose sind heute seltener; subfebrile oder septische Temperaturen mit starker Schweißneigung können auf die Erkrankung hinweisen. Mit Ausnahme der schweren Tuberkulosesepsis ist das Allgemeinbefinden, wenig oder nicht beeinträchtigt. Sputum, Bronchialsekret, Magensaft und Urin sollten auf Tuberkelbakterien geprüft werden. Der Tuberkulinhauttest kann hinweisend sein, sofern seine Reaktion eindeutig pathologisch ausfällt. Bei der Untersuchung des Augenfundus kann gelegentlich eine miliare Aussaat entdeckt werden.

Systemische **Mykosen** können afebril oder mit uncharakteristischem Fieber verlaufen. Hüsteln, Husten, Hämoptoe, Schluckbeschwerden können Hinweise auf eine Lungenmykose bzw. einen Soorbefall der Speiseröhre sein. Notwendige Untersuchungen: Genaue Inspektion der Mundhöhle, Röntgenthorax, Ösophagoskopie, Pilznachweis im Bronchialsekret und Stuhl. An die Diagnose einer Mykose wird man besonders denken, wenn die immunologische Abwehr gestört ist.

Bakterielle **Endokarditis:** Der Auskultationsbefund kann gering sein oder fehlen. Bemerkenswert ist der deutliche Leistungsabfall. Hinweise sind Osler-Blutungen, ein pathologischer Urinbefund. Röntgenthorax, Echokardiographie und wiederholte Blutkulturen zählen zu den notwendigen Untersuchungen.

Die **Thrombophlebitis** der tiefen Bein- und Beckenvenen kann übersehen werden. Hinweise bieten eine (asymmetrische) Ödemneigung an den Beinen, gegebenenfalls schmerzhafte Venenstränge; indirekte Hinweise sind Tachykardie und unter Umständen (kleine) Lungenembolien mit Husten, Pleuraschmerz, Hämoptyse und Dyspnoe. Bei einer Phlebitis der Hämorrhoidalvenen sowie bei perianalen Fisteln klagen die Patienten über Defäkationsschmerz oder nur über Obstipation (!). Rektoskopische oder proktoskopische Untersuchungen sind erforderlich.

Abszesse: Charakteristisch sind intermittierend-remittierende Fieberschübe (septisches Fieber), die mit Schüttelfrost verbunden sein können. Beschwerden und Befunde variieren nach der Lokalisation, können aber auch fehlen.
► Subphrenischer Abszeß: Hustenschmerz, druckschmerzhafter Thoraxrand, eingeschränkte Zwerchfellbeweglichkeit, Begleitpleuritis nach vorausgehender Entzündung im Bauchraum.
► Psoassenkungsabszeß: Kreuzschmerzen (skoliotische) Bewegungseinschränkung der Wirbelsäule, Rotationsschmerz im Hüftgelenk; erst später Druckempfindlichkeit oder gar Schwellung bzw. Abszeßbildung im Bereich der Leistenbeuge.
► Prostataabszeß: Druck und Schmerzen im Unterbauch bzw. Kreuzschmerzen, Miktionsbeschwerden. Rektalbefund! Nierenabszeß, paranephritischer Abszeß: Lenden- und Kreuzschmerzen, klopfschmerzhaftes Nierenlager, pathologischer Urinbefund.
► Abszeß im kleinen Becken: Anamnestisch Divertikulitis, gynäkologische Erkrankungen, vorausgehende Operationen (z.B. Leistenbruch).
► Leberabszeß: Anamnestisch Cholangitis, Cholezystitis, Amöbenruhr, intraabdominelle Entzündungen. Klopfschmerzhafte Leberregion. Druckschmerz des Thoraxrandes. Eventuell begleitende Pleuritis.

Empyeme: Entwicklung des Empyems gelegentlich Wochen/Monate/Jahre nach einer vorausgehenden entzündlichen Erkrankung. Remittierend-intermittierendes Fieber mit septischen Temperaturen und Schüttelfrost.
Beispiele:
► Lungenempyem nach Pneumonie.
► Hydronephrose mit Pyonephrose.
Beachte Steinanamnese oder Koliken.
► Gallenblasenempyem: Cholelithiasis, Gallenwegskarzinom? Druck- und Klopfschmerz im rechten Oberbauch bzw. Gallenblasenregion.

Chronische Pyelonephritis: Manchmal schleichender Verlauf ohne auffallende Beschwerden. Pathologischer Urinbefund. Komplikation bei Diabetes mellitus u.a.

Entzündungen des Darms: Divertikulitis, Spontan- bzw. Druckschmerz im linken und mittleren Unterbauch. Obstipation und/oder Diarrhöen. Unvermittelt einsetzender Schüttelfrost. Amöbenruhr, Morbus Crohn, Colitis ulcerosa: Diarrhöe, blutige bzw. blutig/schleimige Beimengungen zum Stuhl. Anamnese?

Osteomyelitis: Früheres Trauma? Beschwerden wie „Rheuma", „Muskelrheuma". Klopfschmerz oder Stauchungsschmerz des Knochens bzw. der Wirbelsäule, Bewegungseinschränkung, Schonhaltung.

Erysipel: Typisches Exanthem, das am behaarten Kopf übersehen werden kann. Schüttelfrost. Vorausgehende Hautläsion oft nicht nachweisbar.

6.2 Immunologisch bedingte Erkrankungen

Eine Reihe von Autoimmunerkrankungen kann mit subfebrilen bzw. febrilen Temperaturerhöhungen verlaufen, so beispielsweise der systemische Lupus erythematodes, Panarteriitis nodosa, Sharp-Syndrom, Vaskulitiden, Polymyalgie, Wegener-Granulomatose u.a. Klarer ist die Diagnose gewöhnlich bei den fieberhaften rheumatischen Erkrankungen. Zur Abklärung der Störungen sind oft ausgedehnte immunologische Untersuchungen notwendig, wie die Bestimmung antinukleärer Antikörper, DNA-Antikörper, zirkulierender Immunkomplexe u.a. Bei gestörter Immunabwehr können sich sekundäre Infekte entwickeln (s. 4) und Fieber verursachen.

6.3 Maligne Tumoren

Maligne Lymphome, insbesondere Lymphogranulomatose, sowie akute Leukämien können Fieber verursachen, das gelegentlich bei den Lymphomen schubweise (undulierendes Fieber) verläuft und häufig mit stärkerer Schweißneigung verbunden ist. Fehlen periphere Lymphome oder eine Splenomegalie sowie sichere Blutbildveränderungen, ist stets nach abdominalen Lymphomen zu suchen.

Fieber bis hin zu undulierenden Fieberverläufen kann auch bei Hypernephrom, bei metastasierenden Tumoren, z.B. bei lebermetastasiertem Mammakarzinom, Magenkarzinom, Darmkarzinom auftreten.

6.4 Fieber bei stationären Patienten

Fieberzustände, die mehr oder weniger unvermittelt bei stationären Patienten auftreten, können durch infizierte Venen- bzw. Blasenkatheter, insuffiziente Drainagen nach einer Operation oder eine Abszedierung bei Dekubitus bedingt sein. Häufig entwickeln sich septische Verläufe mit Schüttelfrösten.

Die wichtigsten Keime sind gramnegative Bakterien wie E. coli, Klebsiellen, Pseudomonas aeruginosa und Enterobacter. In den letzten Jahren wurden als Erreger **nosokomialer Infektionen** besonders auch grampositive Kokken wie Staphylococcus aureus, Staphylococcus epidermidis und Enterokokken nachgewiesen. Pilzinfektionen werden durch intensive bzw. langfristige Antibiotikatherapie begünstigt.

Subfebrile Temperaturen können auch Folge kleinerer Lungenembolien sein, die vom Patienten selbst kaum bemerkt werden. *Beachte* Tachykardie oder vorübergehende Tachypnoe. Der Ausgangspunkt der Embolien kann verborgen bleiben, z.B. Venengeflecht des kleinen Beckens.

Medikamente, wie beispielsweise Antibiotika, können Fieber als Überempfindlichkeitsreaktion auslösen. Septische Temperaturen oder Schüttelfröste werden im allgemeinen vermißt. Je nach Grundkrankheit soll man bei unklarer Temperaturerhöhung unter antibiotischer Therapie diese unterbrechen oder ändern.

7 Simuliertes Fieber

Fieber kann durch Manipulation des Fieberthermometers vorgetäuscht werden. An diese Möglichkeit wird man denken, wenn die Körpertemperatur ohne entsprechende klinische Symptomatik wie Beeinträchtigung des Allgemeinzustandes oder entsprechender Tachykardie auf 40–41° erhöht gemessen wird. Es fehlt die Schweißneigung, und ein „Temperaturabfall" erfolgt ohne Schweißausbruch. Auch vermißt man häufig den morgendlichen und abendlichen Wechsel der Temperatur. Weitere Hinweise auf simuliertes Fieber sind dann gegeben, wenn andere Beschwerden in einer nicht adäquaten Weise dramatisiert werden, beispielsweise Bauch- oder Gelenkschmerzen.

Bevor die Diagnose „Simulation" gestellt und der Patient mit dieser Diagnose konfrontiert wird, müssen oft die im vorigen Abschnitt beschriebenen Ursachen des Fieber unklaren Ursprungs abgeklärt werden. Daraus folgt, daß die Ausschlußdiagnose „simuliertes Fieber" aufwendige und teure Untersuchungen erforderlich machen kann. Es empfiehlt sich daher, die Temperaturmessung genau zu kontrollieren, am besten durch simultane Bestimmung in Mund, Achselhöhle und After oder durch Bestimmung der Temperatur im frisch gelassenen Urin.

Septisches Fieber kann durch Inokulation von Fremdeiweiß, von Bakterien oder verunreinigtem Material provoziert werden; es bilden sich Entzündungen bzw. Abszesse der Haut, zu deren Klärung man jeweils eine Pyodermie anderer Genese und auch einen (seltenen) Granulozytendefekt (z.B. Hiob-Syndrom, s. 3.5) auszuschließen hat.

Die Simulation von Fieber ist nur eine Form der Vortäuschung von Krankheiten. Andere und gelegentlich gemeinsam mit simuliertem Fieber manipulierte Störungen sind Hypokaliämie bei exzessivem Laxanzienabusus, Hypoglykämie bei Insulin- bzw. Tolbutamidzufuhr, Anämie bei artifiziellen Blutungen aus Rektum, Nase, Magen, Harnwegen; medikamentös ausgelöste Hypotonie, Tachy- oder Bradykardie u.a. Die meisten Patienten haben wegen solcher Störungen schon mehrfach ein Krankenhaus aufgesucht; sie sind gewöhnlich bereit, ausführliche physikalische Untersuchungen oder gar operativ-diagnostische Maßnahmen (*beachte*: häufige Operationsnarben) durchführen zu lassen. Unter den Patienten überwiegen Personen medizinischer Berufe.

8 Anhang: Hypothermie

Unter folgenden Bedingungen kann die Körpertemperatur auch ohne exogene Unterkühlung pathologisch erniedrigt sein, besonders beim alten Menschen:

▶ Zerebrale Durchblutungsstörungen; Schädel-Hirn-Trauma;
▶ Schlafmittelintoxikation;
▶ Alkoholintoxikation;
▶ Hypothyreose, Nebennierenrindeninsuffizienz, Hypophysenvorderlappeninsuffizienz;
▶ hypoglykämisches Koma;
▶ schwere Herzinsuffizienz;
▶ Cholera.

9 Literatur

Aduan RP, Fauci AS, Dale DC, Herzberg JH, Wolff SM (1979) Factitious fever and self-induced infection. Ann Intern Med 90:230–242

Ament ME (1984) Immunodeficiency syndromes and the Gut. Scand J Gastroenterol 20 (Suppl. 144):127

Baenkler HW, Scheiffarth F (1984) Diagnostik und Therapie von Immunkrankheiten. Schattauer, Stuttgart

Belohradsky BM (1986) Primäre Immundefekte. Klinik, Immunologie und Genetik. Kohlhammer, Stuttgart

Bock KD, Overkamp F (1986) Vorgetäuschte Krankheit. Klin Wochenschr 64:149–164

Caroff SN (1980) The neuroleptic malignant syndrome. J Clin Psych 41:79

Chandra RK (Hrsg) (1983) Primary and secondary immunodeficiency disorders. Churchill Livingstone, Edinburgh London New York

Geiger H (1983) Immunologische Defektsyndrome. In: Vorlaender (Hrsg) Immunologie. Thieme Stuttgart New York, S 260–279

Graziano FM, Bell CL (1985) The normal immune response and what can go wrong. Med Clin North Amer 69:439–452

Gries E, Hoensch H, Ohnhaus EE (1986) Differentialdiagnose bei bisher ungeklärtem Fieber: Bedeutung klinischer Begleitsymptome. Klin Wochenschr 64:307–313

Hoeprich PD (1983) Infectious diseases. Harper & Row, New York

Joshi JH, Schimpff SC (1985) Infections in patients with acute leukemia. In: Mandel GL, Douglas RG, Bennett JE: Principles and practice of infectious diseases, 2nd edn. John Liley, New York

Krauss H, Weber A (Hrsg) (1986) Zoonosen. Von Tier zu Mensch übertragbare Infektionskrankheiten. Deutscher Ärzte-Verlag, Köln

Krueger GRF (1985) Klinische Immunpathologie. Kohlhammer, Stuttgart

Larson EB, Featherstone HJ, Petersdorf RG (1982) Fever of undetermined origin: Diagnosis and follow-up of 105 cases, 1970–1980. Medicine 61:269

Mandell GL, Douglas RG, Bennett IE (1985) Principles and practice of infectious diseases, 2nd edn. John Wiley, New York

McKusick VA (1986) Mendelian inheritance in man, 7th edn. Johns Hopkins Univ. Press, Baltimore

Nydegger UE (1985) Bestimmung zirkulierender Immunkomplexe und ihre Bedeutung für Diagnostik und Therapie, Schweiz Med Wochenschr 115:1414–1422

Petersdorf RG, Beeson PB (1961) Fever of unexplained origin: Report on 100 cases. Medicine (Baltimore) 40:3

Reese RE, Douglas RG (Hrsg) (1986) A practical approach to infectious diseases, 2. Aufl. Little, Brown & Co., Boston Toronto

Rosen FS, Cooper MD, Wedgwood RJP (1984) The primary immunodeficiencies. N Engl J Med 311:235–300

Samter M (1978) Immunological diseases. Little, Brown & Co., Boston Toronto

Scheurlen PG (1982) Systematische Differentialdiagnose innerer Krankheiten, 2. Aufl. Springer, Berlin Heidelberg New York

Schorre W (1979) Die Infektionskrankheiten des Nervensystems. Urban & Schwarzenberg, München

Soothill JF, Hayward AR, Wood CBS (Hrsg) (1983) Paediatric immunology. Blackwell, Oxford London Edinburg

Stephen CR (1977) Malignant hyperpyrexia. Ann Rev Med 28:153–57

Thomssen R, Brede W, Germer W (1987) Infektionskrankheiten. In: Gross R, Schölmerich P, Gerok W (Hrsg) Lehrbuch der Inneren Medizin, 7. Aufl. Schattauer, Stuttgart

Vorlaender KO (Hrsg) (1983) Immunologie. Thieme, Stuttgart New York

Who Scientific Group on Immunodeficiency (1983) Meeting report: primary immunodeficiency diseases. Clin Immunol Immunpathol 28:450

Kapitel 2   Anämie

K. WILMS

1 Definition und Einteilung

Eine Anämie liegt vor, wenn beim Mann der Hämoglobinwert unter 14 g/dl, bei der Frau unter 12,5 g/dl beträgt. Die Grenzwerte für die Erythrozytenzahl liegen bei $4,5 \cdot 10^6$ bzw. $4 \cdot 10^6/\mu l$. Für die Beurteilung des Schweregrades einer Anämie ist der Hämoglobinwert besser geeignet, da er als Parameter für die Funktion des Sauerstofftransportes von wesentlicher Bedeutung ist. Hämoglobin und Erythrozytenzahl sind häufig nicht in gleichem Umfang verändert: Aus dem Verhältnis, den sog. Zellindices MCH (mittleres korpuskuläres Hämoglobin, früher Hb_E, Norm: 27–33 pg) und MCHC (mittlere korpuskuläre Hämoglobinkonzentration, Norm 31–36 g/100 ml Erythrozyten) lassen sich differentialdiagnostische Hinweise ableiten.

Ein Rückschluß auf das Gesamtkörperhämoglobin bzw. Gesamterythrozytenvolumen kann durch Veränderungen des Plasmavolumens mit Fehlern belastet sein: während der Gravidität, bei hydropischen Zuständen, bei Splenomegalie und Hyperproteinämien kann bei normalem Gesamterythrozytenvolumen eine Anämie vorgetäuscht werden (relative Anämie, Pseudoanämie), während andererseits bei akuten Blutverlusten oder Exsikkosen das Ausmaß einer Anämie nicht sicher abgeschätzt werden kann. Für die tägliche Praxis ist jedoch die Bestimmung des Gesamtblutvolumens, des Erythrozyten- und Plasmavolumens mit Isotopenmethoden zu aufwendig und, von wenigen Ausnahmen abgesehen, nicht erforderlich, wenn man sich dieser Einschränkung bewußt ist und gegebenenfalls zusätzliche klinische (Verhalten des

Tabelle 2.1. Einteilung der Anämien nach pathophysiologischen Gesichtspunkten

1. Verminderte Erythrozytenproduktion
   - Aplastische Anämien
   - Akute Leukämien
   - Knochenmarkinfiltration bei anderen Hämoblastosen und metastasierenden soliden Tumoren
   - Störungen der DNA-Synthese (Megaloblastäre Anämien)
   - Störungen der Hämsynthese
     Eisenmangelanämien
     Sideroachrestische Anämien
   - Störungen der Globinsynthese
     Thalassämien
   - Anämien bei chronischen Infektionen, Entzündungen, Tumoren
   - Renale Anämien
   - Anämien bei endokrinen Störungen
   - Myelodysplastische Syndrome
   - Angeborene dyserythropoetische Anämien

2. Beschleunigte Erythrozytendestruktion
   - Sphärozytose
   - Hämolytische Anämien durch Erythrozytenenzymdefekte
   - Hämoglobinopathien
   - Autoimmunhämolytische Anämien
   - Paroxysmale nächtliche Hämoglobinurie
   - Mikroangiopathische hämolytische Anämien
   - Mechanisch bedingte Hämolysen
   - Toxisch bedingte Hämolysen

3. Akuter Blutverlust

4. Hypersplenisyndrom

Tabelle 2.2. Einteilung der Anämien nach morphologischen Gesichtspunkten

1. Mikrozytäre, hypochrome Anämien
   (MCV < 80fl, MCH < 28 pg, MCHC < 31 g/dl)
   - Eisenmangelanämie
   - Anämien bei chronischen Infektionen, Entzündungen, Tumoren
   - Sideroachrestische Anämien
   - Thalassämien

2. Normozytäre, normochrome Anämien
   - Hyporegeneratorische Anämien
   - Hämolytische Anämien ohne ausgeprägte Retikulozytose
   - Renale Anämien
   - Anämien bei endokrinen Störungen
   - Akute Blutungsanämie

3. Makrozytäre, hyperchrome Anämien
   (MCV > 100 fl, MCH > 32 pg, MCHC > 35 g/dl)
   - Megaloblastäre Anämien
   - Lebererkrankungen
   - Ausgeprägte Retikulozytosen

Körpergewichtes, Blutdruck, zentraler Venendruck) und Laborparameter (Gesamteiweiß, Albumin, Serumnatrium) heranzieht.

Die *Einteilung* der Anämien als Grundlage für die Differentialdiagnose kann nach pathophysiologischen (Tab. 2.1) und morphologischen (Tab. 2.2) Kriterien erfolgen.

Beide Einteilungen befriedigen nicht vollständig. Als Orientierungshilfe für die Praxis hat sich jedoch besonders die Einteilung nach den morphologischen Kriterien bewährt, da sie bereits aufgrund einfacher Parameter eine Abgrenzung der beiden wichtigen Anämiegruppen – Eisenmangelanämie bzw. Mangel an Vitamin B_{12} oder Folsäure – erlaubt.

2 Klinik

Anamnese. Das Beschwerdebild wird durch die verminderte Sauerstofftransportkapazität bestimmt und ist in seiner Ausprägung abhängig vom

Grund der Anämie, vom Entwicklungstempo, Adaptionsvorgängen und etwaigen Begleiterkrankungen, z.B. einer koronaren Herzkrankheit. Rasche Ermüdbarkeit, Adynamie, Kopfschmerzen, Schwindel als unspezifische und Palpitationen, Dyspnoe, evtl. Stenokardien bei Belastung, pulssynchrones Ohrenrauschen als spezifischere Symptome werden angegeben. Bei langjährigem Bestehen einer Anämie können jedoch auch, vor allem bei jüngeren Patienten, Hämoglobinwerte um und unter 8 g/dl erstaunlich beschwerdefrei toleriert werden. Da eine Anämie in den meisten Fällen nur das *Symptom* einer Grundkrankheit darstellt, müssen entsprechende anamnestische Hinweise – z.B. Melaena, Meno-Metrorrhagien, Fieber – sorgfältig erfragt werden.

Klinischer Befund. Eine Blässe der Haut kann nur richtig bewertet werden, wenn gleichzeitig eine Blässe der Mundschleimhaut und der Konjunktiven vorliegt. Die Inspektion der Schleimhäute kann auch wichtige Hinweise auf das gleichzeitige Vorliegen einer Thrombozytopenie oder Granulozytopenie und damit einer Erkrankung geben, die zur allgemeinen Knochenmarkinsuffizienz führt, wie z.B. akute Leukosen oder die aplastische Anämie.

Tachykardie, Schwitzen, Durst werden bei akuter Blutungsanämie beobachtet. Ein funktionelles systolisches Herzgeräusch ist durch das kompensatorisch erhöhte Schlagvolumen bedingt. Bei höhergradiger Anämie und evtl. vorgeschädigtem Herzen kann es zu Herzverbreiterung, Lungenstauung und Beinödemen kommen (Stenokardien, Arrhythmien, Insuffizienz).

Veränderungen an der Haut, den Hautanhangsgebilden und den Schleimhäuten, wie Mundwinkelrhagaden, trockene, leicht verletzbare Haut, Querrillen und Brüchigkeit der Nägel, Koilonychie, Glossitis mit Papillenatrophie weisen auf einen schweren Eisenmangel hin. Eine schmerzhafte Glossitis (Hunter-Glossitis) mit lackartiger Atrophie der Schleimhäute findet sich auch bei Mangel an Vitamin B_{12}. Ikterus und Milzvergrößerung weisen auf hämolytische Anämien hin. Der Befund einer Splenomegalie ist aber auch für die Differentialdiagnose anderer Anämieformen von großer Bedeutung: Leukämien, chronische myeloproliferative Syndrome, maligne Lymphome, infektiöse Erkrankungen, granulomatöse Entzündungen, ein Hyperspleniesyndrom bei portaler Hypertension können zugrunde liegen.

3 Mikrozytäre, hypochrome Anämien

3.1 Eisenmangelanämie

Eisenstoffwechsel. Unter physiologischen Bedingungen beträgt der Gesamtbestand des Organismus an Eisen etwa 5 g. Davon liegen 65% im Hämoglobin, 20% als Speichereisen (Ferritin, Hämosiderin) und 15% als Funktionseisen (Myoglobin, Hämine, verschiedene Enzyme) vor. Die im Plasma an das Transportprotein gebundene Eisenmenge beträgt nur etwa 0,1%. Die Regulation des Eisenstoffwechsels erfolgt vor allem über die Resorption in der Dünndarmmukosa. Bei normaler Ernährung werden täglich 10–20 mg Eisen zugeführt, davon werden 5–10% absorbiert. Überschüssiges Eisen wird als Komplex in der Mukosazelle gebunden und mit der physiologischen Zelldesquamation ausgeschieden.

Bei Eisenmangel wird Eisen vermehrt über die Endothelseite transportiert und an Transferrin gebunden. Dadurch ist eine Steigerung der Absorptionsrate bis auf 20% möglich. Ein wichtiges Puffersystem für das nicht für die Hämoglobinsynthese benötigte Eisen stellt die labile Bindung an das Speicherprotein *Ferritin* dar.

Neben der Funktion im Hämoglobin, im Myoglobin, im Redox-System der Atmungskette und

in verschiedenen eisenabhängigen Enzymsystemen konnte eine Bedeutung des Eisens für die unspezifische Infektabwehr und Entzündungsreaktionen nachgewiesen werden. Die Eisenverarmung des Organismus erfolgt in mehreren Stufen bis zum Auftreten klinischer Symptome:

▶ **Prälatenter Eisenmangel.** Steigerung der Eisenabsorption. Nachweis nur möglich im Ganzkörperzähler.
▶ **Latenter Eisenmangel.** Erniedrigung von Serumeisen und Ferritin. Verminderung von Speichereisen im Knochenmarkausstrich (Berliner Blau-Reaktion). Hämoglobinwert, Erythrozytenzahl und MCV noch normal.
▶ **Manifester Eisenmangel.** Typische mikrozytäre, hypochrome Anämie. Bei chronischem Eisenmangel Haut- und Schleimhautsymptome (Mundwinkelrhagaden, Glossitis, Dysphagie, brüchige Nägel, Koilonychie).

Klinik. Eisenmangelanämien sind weltweit die häufigsten Anämien. Folgende Ursachen einer negativen Eisenbilanz sind differentialdiagnostisch in Betracht zu ziehen:
vermehrte Eisenverluste,
vermehrter Eisenbedarf des Organismus,
verminderte Zufuhr in der Nahrung,
verminderte Eisenabsorption.

▶ **Vermehrte Eisenverluste** durch chronische Blutungen:
Bei der menstruierenden Frau entsteht durch die physiologische Regelblutung ein Verlust zwischen 10 und 30 mg Eisen. Verstärkte und verlängerte Regelblutungen, z.B. bei Myomen, oder atypische Blutungen bei Uterusneoplasien führen zu einer negativen Eisenbilanz und nach Entleerung der Eisenspeicher zur Anämie. Eine sorgfältige Regelanamnese und gynäkologische Untersuchung muß unbedingt erfolgen.

Häufigste Quelle chronischer Blutverluste ist der Gastrointestinaltrakt. Maligne Tumoren, Adenome, Hämangiome, ulzerierende Schleimhautläsionen u.a. müssen ausgeschlossen werden. Medikamentös induzierte chronische Blutverluste aus dem Gastrointestinaltrakt sind vor allem nach Einnahme von Salizylaten und nichtsteroidalen Antirheumatika, aber auch Antikoagulanzien möglich.

Weitere Ursachen sind chronische Blutverluste aus den Nieren und den ableitenden Harnwegen, rezidivierende Epistaxis und Blutverluste bei bronchopulmonalen Erkrankungen, die jedoch selten so hochgradig sind, daß sie zur Dekompensation des Eisenstoffwechsels führen. Eine Ausnahme macht die idiopathische Lungenhämosiderose, die obligat zu einer Eisenmangelanämie führt. Regelmäßige Blutspenden ohne adäquate Eisensubstitution sind anamnestisch zu erfragen.

▶ Ein **vermehrter Eisenbedarf**, der bei zuvor grenzwertigen Eisenspeichern zu einer Dekompensation des Eisenstoffwechsels und Auftreten einer hypochromen Anämie führen kann, besteht während der Gravidität und Laktation sowie im Wachstumsalter. Der Eisenbedarf beträgt in der Gravidität 600–700 mg. Bei der Bewertung von Blutbildveränderungen während der Schwangerschaft muß aber berücksichtigt werden, daß durch die Vermehrung des Blutvolumens mit überproportionaler Zunahme des Plasmavolumens ein Hämoglobinwert bis 11 g/dl physiologisch sein kann. Eine Mikrozytose und Hypochromie der Erythrozyten ist diagnostisch bedeutsamer.

▶ **Alimentär bedingte Eisenmangelzustände** sind möglich bei sehr einseitiger Ernährung, z.B. bei überlanger reiner Milchernährung von kleinen Kindern, oder bei alten Menschen, die kein Fleisch oder Gemüse zu sich nehmen.

▶ Auch **Eisenresorptionsstörungen** sind selten Ursache eines Eisenmangels. Nach Gastrektomie bzw. subtotaler Magenresektion und bei Malabsorptionssyndrom, vor allem bei der gluteninduzierten Enteropathie (einheimische Sprue, Zöliakie) kann infolge verminderter Eisenresorption ein Eisenmangel auftreten.

Laborbefunde. Diagnostisch wegweisend sind die Erniedrigung des Erythrozytenvolumens und die Verminderung des korpuskulären Hämoglobins. Im Blutausstrich sieht man eine Anisozytose mit typischen Anulozyten und evtl. „Target"-Zellen. Die Retikulozytenzahl ist meist normal, gelegentlich nach stärkeren Blutungen auch erhöht.

Im Knochenmark ist die Erythropoese häufig etwas vermehrt. Von größerer diagnostischer Bedeutung ist jedoch die Verminderung des mit der Berliner Blau-Reaktion anfärbbaren Speichereisens in den Makrophagen und die Verminderung von Sideroblasten (<10% der Normoblasten).

Die Eisenfärbung im Knochenmarkausstrich ist eine sehr wertvolle Methode zur Diagnose des Eisenmangels und von besonderer Bedeutung zur differentialdiagnostischen Abgrenzung des echten Eisenmangels von Eiseneinbau- und Verteilungsstörungen (s. nachstehend). Das Serumeisen ist erniedrigt; es ist jedoch auch vermindert bei akuten und chronischen Entzündungen und Malignomen; ein Rückschluß auf die Größe des Speicherkompartments und damit auf den Gesamtbestand des Organismus ist nicht möglich. Die Eisenbindungskapazität im Serum ist erhöht. Bei ausgeglichener Eisenbilanz ist die Kapazität des Transferrins mit 250–400 µg Eisen/dl zu einem Drittel abgesättigt. Bei Eisenmangel sind die freie und die totale Eisenbindungskapazität erhöht. Von besonderer Bedeutung für die Diagnose eines Eisenmangels ist die Serumferritinbestimmung. Der Ferritinwert erlaubt eine quantitative Beurteilung der Eisendepots, was sonst nur durch die Isotopenuntersuchung im Ganzkörperzähler oder halbquantitativ durch die Eisenfärbung im Knochenmarkausstrich möglich ist. Ferritin ist erhöht bei entzündlichen oder neoplastischen Prozessen und Lebererkrankungen; falsch zu niedrige Ferritinspiegel sind bisher nicht bekannt.

3.2 Anämien bei chronischen Erkrankungen

Anämien sind ein häufiges Begleitsymptom bei chronischen Infektionen, chronischen Entzündungen und malignen Tumoren. Bei Tuberkulose, chronischer Polyarthritis oder M. Hodgkin kann der Hämoglobinwert als wichtiger Parameter für die Beurteilung der Krankheitsaktivität herangezogen werden. Die erfolgreiche Behandlung des Grundleidens führt zur Normalisierung des Blutbildes. Serumeisen ist erniedrigt, die Erythrozytenmorphologie kann normozytär sein; meist liegt jedoch eine hypochrome, mikrozytäre Anämie vor. Es ergibt sich dadurch eine Konstellation wie bei einer Eisenmangelanämie. Im Unterschied zu dieser ist jedoch der Eisenbestand des Organismus normal, zum Teil vermehrt. Differentialdiagnostisch wichtig ist die Ferritinbestimmung, da Anämien bei Entzündungen oder Tumoren mit normalen bis erhöhten Werten einhergehen. (Tab. 2.3). Bei der Eisenfärbung im Knochenmark findet man das Speichereisen vermehrt.

Für die Pathogenese der Anämien bei chronischen Erkrankungen ist die verstärkte Fixierung des Eisens im retikuloendothelialen System und im entzündlich veränderten Gewebe von entscheidender Bedeutung. So ist bei Patienten mit chronischer Polyarthritis der Eisengehalt im Synovialgewebe auf das 8- bis 20fache erhöht. Es liegt also eine Eisenverteilungsstörung vor, bei der das im

Tabelle 2.3. Differentialdiagnose zwischen Eisenmangelanämien und hypochromen Anämien bei chronischen Infektionen, Entzündungen, Tumoren. (*TEBK* Gesamteisenbindungskapazität, *n* normal)

	Eisenmangelanämien	Anämien bei chronischen Erkrankungen
Serumeisen	↓	↓
MCH	↓	↓
MCV	↓	n – ↓
TEBK (Transferrin)	↑	n
Ferritin	↓	↑
Knochenmark Sideroblasten	↓	↓
Speichereisen	↓	↑

RES fixierte Eisen nicht für die Erythropoese zur Verfügung steht.

Im Unterschied zum Eisenmangel ist die Gesamteisenbindungskapazität im Serum, d.h. das Transferrin, nicht erhöht. Während bei der echten Eisenmangelanämie eine Bestätigung der Diagnose „ex iuvantibus" durch Anstieg der Reticulozyten und des Hämoglobinwertes nach Einleiten einer Eisentherapie erfolgt, ist sie bei dieser Anämieform unwirksam.

3.3 Thalassämien

Die Thalassämien sind durch eine genetisch bedingte Synthesestörung für einzelne Polypeptidketten des Globinmoleküls verursacht. Bei den beiden Hauptgruppen, der β-Thalassämie und der α-Thalassämie, ist die Synthese der β- bzw. α-Kette betroffen. Kompensatorisch kann durch genetische Kontrolle ein Rückgriff auf die Synthese komplementärer Ketten aus Hämoglobinen der Fetalzeit erfolgen. Während das normale adulte Hb A_1 aus 2 α- und 2 β-Ketten (α_2, β_2) besteht, ist das fetale Hb F aus 2 α- und 2 γ-Ketten zusammengesetzt. Die Verschiebung von der γ-Ketten- zur β-Kettensynthese erfolgt nach der Geburt. Bei der β-Thalassämie persistiert jedoch die Bildung von Hb F. Weiterhin wird vermehrt Hb A_2 (α_2, δ_2) gebildet, das normalerweise nur 2,5% des Hämoglobins ausmacht. Bei den α-Thalassämien wird als Kompensation für die Störung der α-Kettensynthese Hb Bart's (γ_4) und Hb H (β_4) gebildet. Genetische Kombinationen von Thalassämien mit Hämoglobinopathien, die zur Bildung abnormer

Hämoglobine führen, kommen vor. Am häufigsten ist die Sichelzellthalassämie.

Die klinische Ausprägung dieser Erbkrankheiten wird durch den Typ der genetischen Störung – durch molekulargenetische Analyse konnte inzwischen ein Spektrum von verschiedenen Formen abgegrenzt werden – und vor allem dadurch bestimmt, ob das Erbleiden homozygot oder heterozygot vorliegt. Die Wahrscheinlichkeit für das Auftreten der homozygoten „Major"-Formen ist naturgemäß am größten in den Hauptverteilungsgebieten der Erkrankung: Mittelmeerraum, mittlerer Osten, Indien, Südostasien. „Minor"-Formen werden auch bei uns unter Gastarbeitern, aber auch in der einheimischen Bevölkerung beobachtet.

Thalassaemia minor

Die Thalassaemia minor, d.h. die heterozygote Form der Thalassämien, muß bei der Differentialdiagnose einer mikrozytären Anämie immer mit in Erwägung gezogen werden. Die Patienten sind im allgemeinen beschwerdefrei und weisen einen Hämoglobinwert zwischen 9 und 11 g/dl auf. Die Erythrozyten sind mikrozytär (MCV zwischen 50 und 70 fl) und hypochrom (MCH 20–24 pg). Im Unterschied zur Eisenmangelanämie sind jedoch Serumeisen und Ferritin normal oder leicht erhöht. Die Diagnosestellung erfolgt durch die Hämoglobinelektrophorese: für die β-Form beweisend ist eine Vermehrung des Hb A_2 über 3,5%.

Thalassaemia major

Dieses schwere Krankheitsbild beginnt bereits in den ersten Lebensmonaten und führt häufig schon in der Kindheit zum Tode. Es besteht eine ausgeprägte Anämie mit Hämoglobinwerten bis zu 2–3 g/dl, bedingt durch eine hochgradig ineffektive Erythropoese, d.h. fehlende Ausreifung und intramedullären Zellenuntergang von Erythroblasten, Dysbalance der Hämoglobinsynthese sowie eine verkürzte Erythrozytenlebenszeit. Der Blutausstrich zeigt eine Aniso- und Poikilozytose, ausgeprägte Hypochromie, Schießscheibenzellen („target cells"), basophile Tüpfelung der Erythrozyten sowie häufig Normoblasten. Die Retikulozytenzahl ist mäßig erhöht. Im Knochenmark findet sich eine stark gesteigerte und linksverschobene Erythropoese. In der Eisenfärbung läßt sich

sowohl in den Makrophagen als auch in roten Vorstufen Eisen vermehrt nachweisen. Gelegentlich
finden sich Ringsideroblasten, wenn auch nicht in
gleichem Maße wie bei den sideroachrestischen
Anämien (s. unten).

Das klinische Bild ist gekennzeichnet durch eine
ausgeprägte Hepatosplenomegalie, einen Ikterus
und Entwicklungsstörungen. Auffällig sind Veränderungen des Skelettsystems durch die Expansion der Markräume infolge der massiv gesteigerten Erythropoese. Radiologisch finden sich eine
Erweiterung der Diploe mit dem charakteristischen Bild des Bürstenschädels, eine Osteoporose
sowie eine auffällige trabekuläre Zeichnung und
Verplumpung der Phalangen. Wichtigste Komplikationen und typische Todesursachen sind gehäufte Infektionen und Organkomplikationen
durch eine rasch progrediente Hämochromatose
(z.B. therapierefraktäre Herzinsuffizienz). In der
Hämoglobinelektrophorese findet sich bei der homozygoten β-Thalassämie ein Hb F zwischen 10%
und über 90%. Bei den α-Thalassämien werden
Hb H und Hb Bart's nachgewiesen.

Hb-Lepore-Syndrome

Bei dieser Krankheitsgruppe, die klinisch und hämatologisch den Thalassämien entspricht, sind
normale α-Ketten mit einem Kettenpaar kombiniert, das einer Fusion von Teilen der β-Kette mit
Teilen der δ-Kette entspricht. Verschiedene Varianten des Hb-Lepore wurden beschrieben.

3.4 Sideroblastische (sideroachrestische) Anämien

Die sideroblastischen Anämien stellen eine heterogene Gruppe dar, die durch eine Eisenverwertungsstörung infolge einer angeborenen oder erworbenen Störung der Hämsynthese bedingt sind.
Kennzeichnend sind folgende diagnostische Kriterien:

hypochrome, seltener normochrome Anämie;
Serumeisen und Ferritin erhöht;
Ringsideroblasten im Knochenmark;
vermehrte Ausscheidung von Präkursoren
    der Hämsynthese im Urin.

Die für diese Anämien charakteristischen Ringsideroblasten sind Erythro- und Normoblasten, bei
denen sich in der Eisenfärbung ringförmig um den

Kern gelagerte eisenhaltige Granula darstellen.
Elektronenoptisch finden sich die Ablagerungen in
den Mitochondrien, in denen wichtige Schritte der
Hämsynthese stattfinden. Folgende Formen side-
roblastischer Anämien können unterschieden werden:

Kongenitale sideroblastische Anämie

Das Krankheitsbild wurde 1958 von Heilmeyer
et al. als Anaemia hypochromica sideroachrestica
hereditaria beschrieben. Es handelt sich um eine
seltene Krankheit, die X-chromosomal vererbt
wird. Bisher wurde sie nur bei Männern beobachtet. Es besteht eine deutlich hypochrome Anämie
mit Hämoglobinwerten zwischen 7 und 12 g/dl. Im
Knochenmark finden sich eine Hyperplasie der
Erythropoese und charakteristische Ringsideroblasten. Das Speichereisen in den Knochenmark-
makrophagen ist stark vermehrt. Die Ausscheidung von δ-Aminolaevulinsäure und Koproporphyrin im Urin ist erhöht, die Porphobilino-
genausscheidung vermindert. Im Laufe der Erkrankung entwickelt sich durch progrediente Organsiderosen das Bild einer Hämochromatose mit
Leberzirrhose, Diabetes mellitus, anderen endokrinen Störungen und Herzinsuffizienz.

Erworbene sideroblastische Anämie

Diese Erkrankung wird heute in die Gruppe der
myelodysplastischen Syndrome eingeordnet
(s. 6.5). Die Patienten leiden an einer therapierefraktären Anämie, häufiger auch verbunden
mit einer Granulo- und Thrombozytopenie. Im
Blutausstrich fällt eine ausgeprägte Poikilozytose
und Anisozytose auf. Neben Mikrozyten, Schießscheibenzellen und basophil getüpfelten Erythrozyten fallen megalozytäre Zellen auf. Im zellrei-
chen Knochenmark besteht eine Vermehrung der
Erythropoese („Zytopenie bei vollem Mark"). Neben Ringsideroblasten finden sich megaloblastäre
Reifungsstörungen. Gelegentlich läßt sich bereits
eine Blastenpopulation nachweisen.

Die Eingruppierung in die myelodysplastischen
Syndrome ergibt sich aus den beschriebenen morphologischen Veränderungen wie auch dem zu
beobachtenden Übergang in eine akute Leukämie.
Regelmäßige Kontrollpunktionen zur Verlaufsbeobachtung sind daher erforderlich. Weitere diagnostische Hinweise können sich durch die Chromosomenanalyse (bei Nachweis typischer leukämi-

scher Aberrationen) und die Knochenmarkkultur in semisoliden Medien (Auftreten sog. Mikrokolonien) ergeben.

Symptomatische (sekundäre) sideroblastische Anämien

▶ **Pyridoxinsensible sideroblastische Anämien.** Vitamin B_6 besitzt eine besondere Bedeutung für die Hämsynthese. Seine biologisch aktive Form, Pyridoxal-5-Phosphat, ist als Koenzym an der Synthese der δ-Aminolaevulinsäure aus Succinyl-Koenzym A und Glyzin beteiligt. Im Tierexperiment und auch beim Menschen konnte durch eine Vitamin-B_6-arme Diät eine hypochrome Anämie mit Hypersiderinämie und Ringsideroblasten hervorgerufen werden. Vitamin B_6 ist allerdings in pflanzlichen und tierischen Nahrungsmitteln reichlich enthalten, der tägliche Bedarf ist zudem gering, so daß ein exogen bedingter Pyridoxinmangel recht unwahrscheinlich ist. Dennoch spricht ein Teil der sideroblastischen Anämien auf relativ hohe Gaben (täglich 300 mg) von Vitamin B_6 mit einem Retikulozytenanstieg und Normalisierung des Blutbildes an. Diskutiert werden ein erhöhter Bedarf, ein vermehrter Abbau oder eine genetisch bedingte Störung bei Überführung des Pyridoxins in das biologisch aktive Pyridoxalphosphat.

▶ **Medikamentösinduzierte sideroblastische Anämien.** Antituberkulostatika wie Cycloserin sowie Zytostatika wie N-Lost, Chlorambucil und Busulfan können zu einer sideroblastischen Anämie führen.

▶ **Bleianämie.** Die Anämie nach chronischer Exposition gegen Blei bietet neben den Zeichen einer Hämolyse die Charakteristika einer sideroblastischen Anämie. Über die Blockierung von SH-Gruppen verschiedener Enzyme der Hämsynthese kommt es zur Sideroachresie und vermehrten Ausscheidung von Hämpräkursoren. Diagnostisch bedeutsam und für die Überwachung gefährdeter Personen sehr wertvoll ist die vermehrte Urinausscheidung der δ-Aminolaevulinsäure. Charakteristisch ist eine basophile Tüpfelung der Erythrozyten im Blutausstrich.

▶ **Anämie bei chronischem Alkoholismus.** Die Anämie bei chronischem Alkoholismus ist komplexer Natur. Eine Eisenverwertungsstörung mit Vermehrung von Sideroblasten im Knochenmark wird auf eine direkte toxische Wirkung auf die Hämsyn-

these zurückgeführt. Daneben sind eine Verkürzung der Erythrozytenlebenszeit und vor allem ein Folsäuremangel (s. unten) von Bedeutung.

4 Makrozytäre, hyperchrome Anämien

Bei diesen Anämieformen liegt im allgemeinen eine megaloblastäre Transformation der Erythropoese im Knochenmark vor. Sie werden deshalb auch als **megaloblastäre Anämien** zusammengefaßt. Nichtmegaloblastäre Makrozytosen können bei chronischen Lebererkrankungen, ausgeprägten Retikulozytosen und bei anbehandelten megaloblastären Anämien auftreten.

Grundlage der megaloblastären Transformation ist eine Störung der Zellproliferation und Zellreifung in der Erythropoese, aber auch in den anderen beiden Reihen der Hämatopoese durch partielle Blockierung der DNA-Synthese. Die Ursachen können vielfältig sein. Das morphologische Substrat für die biochemisch zu definierenden Störungen ist der *Megaloblast*. Er ist größer als normale Erythroblasten und zeichnet sich durch eine feine, netzförmige, mit Verklumpungen einhergehende Chromatinstruktur (Strickleiterchromatin) und eine Verschiebung der Kern-Plasma-Relation zugunsten des Plasmas aus. Die Teilungs- und Reifungsstörung betreffen nicht nur die Erythropoese, sondern auch die Granulo- und Thrombozytopoese (Riesenmetamyelozyten, Riesenstabkernige, übersegmentierte Granulozyten, übersegmentierte Megakaryozyten) sowie andere Zellsysteme mit hohem Zellumsatz, wie z.B. die Epithelien des Gastrointestinaltraktes, in denen sich bei diesen Erkrankungen gleichartige morphologische Veränderungen nachweisen lassen. Ein großer Teil der Megaloblasten reift nicht aus, sondern geht vorzeitig intramedullär zugrunde. Es resultiert bei den megaloblastären Anämien eine hochgradig *ineffektive Erythropoese*. Da die Hämoglobinsynthese wie die übrige Proteinsynthese im Unterschied zur DNA-Synthese unbehindert abläuft, ist der Hämoglobingehalt des einzelnen Erythrozyten vermehrt. Werte des MCH über 50 pg sind bei ausgeprägten Fällen nicht ungewöhnlich.

Ursächlich liegt meist ein Mangel an Vitamin B_{12} oder Folsäure zugrunde. Beide Vitamine besitzen eine z.T. synergistische Funktion bei der Biosynthese der Desoxyribonukleotide als Bau-

Tabelle 2.4. Ursachen megaloblastärer Anämien. (Mod. nach Wilms u. Waller 1985)

I. Vitamin-B_{12}-Mangel	*II. Folsäuremangel*
A. Mangelernährung Ziegenmilchanämie (Jaksch-Hayemsche Anämie) Strenge Vegetarier	A. Mangelernährung Chronischer Alkoholismus
B. Resorptionsstörungen – durch Mangel an Intrinsic factor bedingt: Perniziöse Anämie Gastrektomien Magenresektionen Magenschleimhautverätzungen Magenkarzinom Linitis plastica Kongenitaler Defekt der Bildung von Intrinsic factor – durch Ausschaltung des Resorptionsorgans (terminales Ileum) bedingt: Ileumresektionen Gastrokolische und enterokolische Fisteln M. Crohn Tropische Sprue Einheimische Sprue, Zöliakie Darmtuberkulose Amyloidose M. Whipple Najman-Imerslund-Gräsbeck-Syndrom (kongenitale B_{12}-Malabsorption mit Proteinurie) Exokrine Pankreasinsuffizienz Therapie mit PAS Fischbandwurm	B. Resorptionsstörungen Tropische Sprue Einheimische Sprue, Zöliakie Chronischer Alkoholismus Langzeiteinnahme von Antikonvulsiva C. Gesteigerter Bedarf Gravidität Hämolytische Anämien Myeloproliferative Syndrome *III. Nicht durch Vitamin-B_{12}- oder Folsäuremangel bedingt:* A. Folsäureantagonisten Methotrexat Pyrimethamin Trimethoprim Triamteren B. Antimetaboliten Cytosin-Arabinosid 5-Fluorouracil 6-Mercaptopurin, Azathioprin, 6-Thioguanin C. Auf eine Therapie mit anderen Vitaminen ansprechend Skorbut Pyridoxinsensible megaloblastäre Anämien Thiaminsensible megaloblastäre Anämien D. Hereditäre megaloblastäre Anämie Orotazidurie Lesch-Nyhan-Syndrom

steine der DNA-Synthese. Die vielfältigen Ursachen megaloblastärer Anämien sind der Tabelle 2.4 zu entnehmen.

4.1 Perniziöse Anämie

Pathophysiologie. Dieses Krankheitsbild, das 1855 von Addison beschrieben und 1872 von Biermer ausführlich dargestellt wurde, ist durch die Trias:

megaloblastäre Anämie,
atrophische Gastritis,
neurologische Störungen im Sinne einer funikulären Spinalerkrankung, bzw. auch anders gearteter neurologische oder psychotische Störungen

gekennzeichnet.

Seit den Untersuchungen von Castle (1929–1931) ist bekannt, daß zur Resorption eines in der Nahrung enthaltenen Extrinsic factors, der später als Vitamin B_{12} charakterisiert wurde, ein im nor-

malen Magensaft enthaltener Intrinsic factor erforderlich ist. Dabei handelt es sich um ein Glykopeptid, an das Vitamin B_{12} gebunden wird. Der Intrinsic factor wird in den Parietalzellen der Fundus- und Korpusschleimhaut des Magens gebildet.

Die Resorption des Vitamins erfolgt nach Bindung des Intrinsicfactor-Vitamin-B_{12}-Komplexes im unteren Ileum an spezifische Rezeptoren und anschließende Spaltung des Komplexes.

Bei Kranken mit perniziöser Anämie besteht eine Atrophie der Magenschleimhaut auf dem Boden einer chronischen Gastritis und funktionell eine Achylie mit einer stimulationsrefraktären Anazidität. Dabei kommt es auch zu einem Verlust der Produktion von Intrinsic factor.

Der Nachweis zirkulierender Antikörper gegen Intrinsic factor und gegen Parietalzellen der Magenschleimhaut im Serum von Patienten mit perniziöser Anämie hat zu der Vorstellung geführt, daß die Atrophie der Magenschleimhaut Folge einer Organautoimmunopathie ist. Diese führt über eine chronische Entzündung zu einer Atrophie der Magenschleimhaut mit konsekutivem Sekretionsverlust des für die Resorption von Vitamin B_{12} unbedingt erforderlichen Proteins.

Vitamin B_{12} hat eine z.T. mit der Folsäure synergistische Funktion in der DNA-Synthese. Besonders empfindlich reagiert auch das Zentralnervensystem auf einen Mangel an Vitamin B_{12}. Die durch den Vitaminmangel ausgelöste Degeneration, vor allem der Hinter- und Seitenstrangbahnen, kann durch die Zufuhr von Vitamin B_{12} gebessert werden, verschlechtert sich aber unter einer reinen Folsäuretherapie. Die Stoffwechselfunktion des Vitamin B_{12} im ZNS ist noch weitgehend unklar.

Der Organismus enthält etwa 5 mg Vitamin B_{12}, vorwiegend in der Leber; hämatologische Störungen treten erst auf, wenn weniger als 10% des Vitaminpools vorhanden sind.

Klinik. Die perniziöse Anämie tritt im allgemeinen erst nach dem 40. Lebensjahr auf. Den hämatologischen Symptomen können Beschwerden, die sich auf den Verdauungstrakt beziehen, um Jahre vorausgehen. Abneigung gegen Fleisch, Völlegefühl nach der Nahrungsaufnahme sowie rezidivierende Diarrhöen werden angegeben. Wichtiges Leit- und Frühsymptom ist Zungenbrennen.

Als Zeichen der Anämie sind Schwäche, Schwindelzustände, Atemnot und Palpitationen bei Belastungen zu werten. Bei höhergradiger Anämie können alle Grade der kardialen Insuffizienz auftreten.

Bei sehr vielen Patienten sind Parästhesien und andere Sensibilitätsstörungen Frühsymptome. Später können schwere Ataxien und Blasenstörungen auftreten. Die neurologischen Symptome können unabhängig vom Schweregrad der Anämie manifest werden. Auch psychotische Bilder und Erblindungen als Folge einer Optikusatrophie werden beobachtet.

Bei der klinischen Untersuchung fällt das blasse Hautkolorit mit einem subikterischen Farbton auf. Die Zunge ist durch eine Papillenatrophie glatt und lackartig gerötet (Hunter-Glossitis). Leber und Milz können mäßig vergrößert sein. Ein größerer Milztumor spricht aber gegen das Vorliegen einer perniziösen Anämie.

Bei einem Viertel der Patienten mit perniziöser Anämie lassen sich neurologische Symptome der *funikulären Spinalerkrankung* nachweisen. Dabei werden pathologisch-anatomisch multiple Degenerationsherde in den Hintersträngen und später auch den Pyramidenbahnen und Kleinhirnseiten-

strängen gefunden. Ausführlich zu den neurologischen Störungen s. Kap. 58.2.10

Laborbefunde. Diagnostisch hinweisend ist eine hyperchrome, makrozytäre Anämie mit einer Erhöhung des MCH bis auf Werte von 50 pg und einer Vergrößerung des MCV bis auf über 120 fl. Im Blutausstrich finden sich charakteristische Megalozyten als große hyperchrom erscheinende, häufig oval geformte Erythrozyten. Es besteht eine deutliche Aniso- und Poikilozytose. Bei hochgradigen Anämien lassen sich in den Erythrozyten basophile Tüpfelung, Jolly-Körperchen und Cabot-Ringe sowie kernhaltige Vorstufen der megaloblastären Reihe nachweisen. Die Retikulozytenzahl ist herabgesetzt. Die Zahl der Leukozyten ist erniedrigt bei relativer Lymphozytose im Differentialblutbild. Die Thrombozytenzahl ist ebenfalls vermindert. Bizarre Formen und Riesenplättchen werden gefunden.

Im Knochenmarkausstrich findet sich ein charakteristisches Bild mit Veränderungen aller Zellreihen der Hämatopoese. Am eindrucksvollsten ist die Transformation der Erythropoese mit Auftreten typischer Megaloblasten aller Reifungsstufen. Die Erythropoese ist vermehrt und linksverschoben („moelle bleue"). Diese Diskrepanz der verminderten Erythrozytenzahl in Relation zur Steigerung der Erythropoese im Knochenmark ist Ausdruck einer hochgradig *ineffektiven Erythropoese*.

In der granulozytären Reihe ist das Auftreten von Riesenstabkernigen und Riesenmetamyelozyten sowie übersegmentierten Granulozyten (mehr als 5 Segmente) typisch. Die Megakaryozyten sind vermindert und weisen eine starke Kernsegmentierung auf.

Als Hinweis für einen intramedullären Zelltod der Vorstufen sowie eine verkürzte Erythrozytenüberlebenszeit findet sich eine Vermehrung des „indirekten" Bilirubins, eine deutliche Erhöhung der LDH-Aktivität und des Serumeisenspiegels sowie eine Erniedrigung des Haptoglobins. Im Urin ist die Urobilinogenreaktion deutlich positiv. Zur Differenzierung gegenüber den verschiedenen Formen der hämolytischen Anämien kann die niedrige Retikulozytenzahl herangezogen werden. Der Cholesterinspiegel im Serum ist erniedrigt.

Die Störung der Magensaftsekretion mit Achlorhydrie auch nach Stimulation durch Histamin, Histaminanaloge oder Pentagastrin ist ein wichtiges Symptom der perniziösen Anämie, das auch eine eine Abgrenzung gegen andere Formen, der megaloblastären Anämien erlaubt. Die Magenschleim-hautbiopsie ergibt den Befund einer atrophischen Gastritis vom „Perniciosatyp".

Der Nachweis der für die Pathogenese der pernvariziösen Anämie entscheidenden Resorptionsstörung für Vitamin B_{12} erfolgt durch den Vitamin-B_{12}-Urinexkretionstest nach Schilling. Der besondere Wert dieser Untersuchung liegt darin, daß auch anbehandelte Fälle sicher diagnostiziert werden können, bei denen die Beurteilung des Knochenmarks häufig recht schwierig ist. Es wird dabei mit ^{57}Co oder ^{60}Co-markiertes Vitamin B_{12} oral gegeben und zwei Stunden später 1000 µg unmarkiertes Vitamin B_{12} i.m. zur Absättigung der Speicher injiziert (flushing dose). Bei normalen Resorptionsverhältnissen werden 5 bis 35% der applizierten Radioaktivität im 24-h-Urin ausgeschieden. Bei Patienten mit perniziöser Anämie sollte sich der unter 5% erniedrigte Wert bei Wiederholung des Tests mit gleichzeitiger Gabe von Intrinsic factor normalisieren. Bei Utilisations- oder Resorptionsstörungen im Dünndarm bleibt diese Normalisierung aus (s. Tabelle 2.4 und Kap. 34.4.2).

Die Bestimmung des Vitamin-B_{12}-Spiegels im Serum ist heute mit Isotopenverfahren einfach durchzuführen. Beim Gesunden liegt die Konzentration zwischen 200 und 900 pg/ml.

Eine zur differentialdiagnostischen Abgrenzung megaloblastärer Anämien wichtige Bestätigung der Diagnose „ex iuvantibus" erfolgt durch den Retikulozytenanstieg am 4. bis 6. Tag mit einem Maximum zwischen dem 6. und 9. Tag nach parenteraler Gabe von Vitamin B_{12}, z.B. im Rahmen des Schilling-Tests. Kommt es nicht zu dieser Reticulozytenkrise, muß die Diagnose einer perniziösen Anämie revidiert werden.

4.2 Andere megaloblastäre Anämien durch Mangel an Vitamin B_{12}

Die Differentialdiagnose der durch Mangel an Vitamin B_{12}-bedingten megaloblastären Anämien ist der Tabelle 2.4 zu entnehmen. Zu einem Ausfall der Sekretion von Intrinsic factor kommt es auch nach Gastrektomien und in unterschiedlichem Ausmaß nach Magenresektionen, Magenschleimhautverätzungen und anderen Magenerkrankungen. Der Zeitraum bis zum Auftreten einer megaloblastären Anämie (zwei bis fünf Jahre) ist abhängig vom Füllungszustand der Speicher (Leberparenchymschaden!). Erstmanifestation können neurologische Störungen sein.

Im Unterschied zu den vorgenannten Ursachen, kommt es nicht zur Normalisierung des Schilling-Testes nach Gabe von Intrinsic factor, wenn das Resorptionsorgan (terminales Ileum) betroffen ist. Dies kann der Fall sein bei M. Crohn, M. Whipple, Amyloidose, Darmtuberkulose, Ausschaltung des Ileums durch gastrokolische oder enterokolische Fisteln sowie Zustand nach Ileumresektionen. Beim Najman-Imerslund-Gräsbeck-Syndrom liegt eine seltene kongenitale Vitamin B_{12}-Malabsorption mit Proteinurie vor. Da die Resorption von Vitamin B_{12} auch an eine ausreichende Ca^{2+}-Ionenkonzentration gebunden ist, können Zustände mit schwerer Steatorrhoe, z.B. bei exokriner Pankreasinsuffizienz, zu einem Vitamin B_{12}-Mangel führen.

Das typische Bild einer megaloblastären Anämie durch Mangel an Vitamin B_{12} wird auch bei Trägern des Fischbandwurmes (Diphyllobothrium latum) beobachtet. Diese Form der symptomatischen megaloblastären Anämie ist im Baltikum, Teilen der Schweiz und Frankreichs, in Japan und Gegenden Kanadas von einer gewissen Bedeutung und ist dadurch bedingt, daß bei Lokalisation des Wurmes im Jejunum ein großer Teil des mit der Nahrung zugeführten Vitamins vom Parasiten aufgenommen wird. Nach der Abtreibung des Wurmes kommt es zur hämatologischen Remission. Darmstenosen, Gastroenterostomien, Blindschlingen und Divertikulosen können schließlich ebenfalls, möglicherweise über eine pathologische Darmflora, megaloblastäre Anämien verursachen.

Ein alimentär bedingter Vitamin-B_{12}-Mangel ist sehr selten geworden. Bei nur mit Ziegenmilchernährung aufgezogenen Säuglingen wurde früher häufiger das Bild einer megaloblastären Anämie beobachtet (Jaksch-Hayem-Anämie). Bei sehr strengen Vegetariern, die auch auf Milchprodukte verzichten, kann es im Laufe der Jahre zu einer Verarmung des Organismus an Vitamin B_{12} kommen.

4.3 Megaloblastäre Anämien durch Folsäuremangel

Das Vitamin Folsäure hat mit seinen reduzierten, methylierten Koenzymen eine wichtige Funktion bei der De-novo-Synthese von Nukleotiden, vor allem Thymidin. Durch den Mangel an Bausteinen kommt es zur Blockierung der DNA-Synthese und einem hämatologischen Bild, das nicht von dem eines Vitamin-B_{12}-Mangels zu unterscheiden ist.

Neurologische Symptome treten dabei nie auf. Folsäure kommt vor allem in Blattgemüse, Milch und Leber vor. Im Unterschied zum Vitamin B_{12} ist die Speicherkapazität des Organismus für Folsäure sehr gering.

Alimentär bedingte Folsäuremangelzustände sind vor allem in Ländern der dritten Welt sehr häufig. In den „Wohlstandsländern" wird ein Folsäuremangel am häufigsten bei chronischem Alkoholismus mit zusätzlicher Mangelernährung beobachtet. Eine Makrozytose und Hyperchromie der Erythrozyten, übersegmentierte Granulozyten im Differentialausstrich sowie eine Thrombozytopenie sind diagnostisch wegweisend. Zu selten beachtet wird ein etwaiger Folsäuremangel bei alten Menschen mit einseitiger Ernährung und Patienten, die eine langfristige parenterale Ernährung ohne adäquate Folsäuresubstitution erhalten.

Ein Folsäuremangel durch Störung der Resorption kann sich vor allem bei der glutensensitiven Enteropathie, der tropischen Sprue und auch bei chronischem Alkoholismus entwickeln. Die bei langfristiger Medikation mit Antikonvulsiva gelegentlich auftretenden megaloblastären Anämien sprechen gut auf Folsäure an und sind wahrscheinlich durch eine Interferenz der Medikamente mit der Resorption der Folsäure bedingt.

Ein erhöhter Bedarf an Folsäure ist Ursache für die während der Gravidität auftretenden megaloblastären Anämien. Sie sind im Vergleich zu den in der Schwangerschaft sehr viel häufigeren Eisenmangelanämien anhand der Erythrozytenmorphologie einfach zu differenzieren. Dies gilt auch für kombinierte Formen, bei denen sich „dimorphe" Erythrozytenpopulationen sowie übersegmentierte Granulozyten, Riesenstabkernige und Riesenthrombozyten nachweisen lassen.

4.4 Nicht durch Mangel an Vitamin B_{12} oder Folsäure bedingte megaloblastäre Anämien

Medikamentös induzierte megaloblastäre Transformationen des Knochenmarks mit dosisabhängiger Panzytopenie werden regelmäßig unter einer Therapie mit Antimetaboliten im Rahmen einer zytostatischen oder immunsuppressiven Behandlung beobachtet.

Die Folatantagonisten blockieren die Reduktion der Dihydrofolsäure zur biologisch als Koenzym aktiven Form der Tetrahydrofolsäure. Wegen der Substrataffinität zum humanen Enzym

Dihydrofolatreduktase hat Methotrexat (Amethopterin) die höchste Toxizität, während die im Humansystem schwächeren Folatantagonisten Pyrimethamin und Trimethoprim eine höhere Affinität zum Enzym in Mikroorganismen aufweisen. Bei grenzwertiger Versorgung des Organismus mit Folsäure kommt es aber auch bei diesen für das Humansystem „schwächeren" Folatantagonisten, ebenso wie bei dem als Diuretikum eingesetzten Triamteren, zu einer megaloblastären Transformation des Knochenmarks.

Die Pyrimidinantagonisten Cytosinarabinosid und 5-Fluorouracil sowie die Purinantagonisten 6-Mercaptopurin, 6-Thioguanin und Azathioprin blockieren die DNA-Synthese und führen dadurch zu einer typischen megaloblastären Transformation des Knochenmarks mit konsekutiver Zytopenie.

Bei ausgeprägten Mangelzuständen kann auch das Fehlen von Vitamin C, B_1 und B_6 zu einer megaloblastären Anämie führen, die sich nach entsprechender Substitution normalisiert.

Das seltene Krankheitsbild der **hereditären Orotazidurie** ist durch eine megaloblastäre Anämie und Wachstumsstörungen gekennzeichnet. Es beruht auf einer angeborenen Störung der Pyrimidin-Synthese infolge eines Enzymdefektes.

5 Hämolytische Anämien

Die durchschnittliche Überlebenszeit des normalen Erythrozyten beträgt 120 Tage. Der gealterte Erythrozyt, der durch eine verminderte Stoffwechselaktivität und verminderte Verformbarkeit infolge Elastizitätsverlustes der Zellwand gekennzeichnet ist, wird in der Milz abgefangen und zerstört. Die physiologische Zellalterung ist dadurch bedingt, daß diese hochspezialisierten Zellen nur über einen energie- und strukturerhaltenden Stoffwechsel, nicht jedoch über die Fähigkeit zur Proteinsynthese verfügen und damit die Halbwertszeit der primären Enzymausstattung limitierend ist.

Bei den hämolytischen Anämien ist die mittlere Überlebenszeit der Erythrozyten verkürzt. Die vorzeitige Zerstörung ist in den meisten Fällen durch eine Schädigung der Erythrozytenmembran verursacht. Diese kann korpuskulär, d.h. durch Erkrankungen des Erythrozyten selbst, oder extrakorpuskulär bedingt sein.

Klinik. Das klinische Bild der hämolytischen Anämien wird weniger durch die Ursache als durch das Ausmaß der vorzeitigen Erythrozytenzerstörung bestimmt. Bei milden Hämolysen mit nur geringer Verkürzung der mittleren Erythrozytenlebenszeit kann die Erythrozytenzahl im Blut durch eine Erythropoesesteigerung im Knochenmark ausgeglichen werden. Bei fehlender Anämie spricht man von einer kompensierten Hämolyse. Schwere, akute Hämolysen können sich mit einer ausgeprägten Allgemeinsymptomatik als hämolytische Krise mit Fieber, Abdominalkoliken, Schock, akutem Nierenversagen manifestieren. Zwischen diesen beiden Extremen stehen hämolytische Krankheitsbilder mit normochromer, normozytärer Anämie, bei denen der beschleunigte Erythrozytenabbau nicht mehr durch Erythropoesesteigerung im Knochenmark kompensiert werden kann. Die Milz ist meist vergrößert durch die verstärkte Aktivität dieses Organs. Häufig finden sich bei chronischen Hämolysen Gallensteine durch die vermehrte Ausscheidung von Abbauprodukten des Hämoglobins. Im allgemeinen erfolgt die Zerstörung der Erythrozyten in den Organen des RES, vor allem der Milz. Bei massiver intravasaler Hämolyse kommt es zur Steigerung des freien Serumhämoglobins und Hämoglobinurie.

Laborbefunde. Die Diagnose einer hämolytischen Anämie ist im allgemeinen leicht zu stellen. Folgende *Laborparameter* sind dabei richtungsweisend:

▶ Erhöhung der Retikulozytenzahl, Polychromasie, basophile Punktierung der Erythrozyten.
▶ Erhöhung des (überwiegend indirekt reagierenden) Bilirubins im Serum.
▶ Erhöhung der LDH-Aktivität.
▶ Bei intravasaler Hämolyse Erhöhung des freien Serumhämoglobin und Verminderung von Haptoglobin und Hämopexin; Hämosiderin und Hämoglobin im Urin.
▶ Verkürzung der mittleren Erythrozytenüberlebenszeit in der Erythrozytenkinetik (Markierung patienteneigener Erythrozyten mit ^{51}Cr und anschließende Reinjektion).

Diese Untersuchung erlaubt zusätzlich durch die Oberflächenmessungen eine Festlegung des überwiegenden Abbauortes der Erythrozyten (Milz/Leberquotient) und ist vor allem für die Indikationsstellung zur Splenektomie von Bedeutung.
▶ Steigerung der Erythropoese im Knochenmark.

Die Differentialdiagnose der verschiedenen Formen hämolytischer Anämien kann jedoch schwierig sein und erfordert im Einzelfall aufwendigere Untersuchungen.

5.1 Korpuskulär bedingte hämolytische Anämien

Hereditäre Sphärozytose

Die Sphärozytose (Kugelzellikterus) ist die häufigste korpuskuläre hämolytische Anämie. Der Erbgang ist autosomal-dominant. Die vorzeitige Zerstörung der Erythrozyten erfolgt überwiegend in der Milz.

Charakteristisch ist die Kugelform anstelle der bikonkaven Scheibenform der normalen Erythrozyten. Als Ursache wird ein struktureller Defekt der Erythrozytenmembranproteine angenommen, der zu einem erhöhten Natriumeinstrom in die Zelle führt. Die Kugelform der Erythrozyten bedingt eine verminderte Oberfläche und Deformierbarkeit der Zellen, so daß die Kugelzellen bei der Passage durch die Milz mit Hämokonzentration und Erythrostase in den Sinusoiden abgefangen und zerstört werden.

Klinik: Die Erkrankung wird meist in der frühen Kindheit festgestellt, gelegentlich jedoch auch erst im Erwachsenenalter erkannt. Das klinische Bild ist gekennzeichnet durch die Trias Anämie, Ikterus, Splenomegalie. Die Anämie ist häufig nur leicht, da eine massive Steigerung der Erythropoese mit Ausdehnung des blutbildenden Knochenmarks auf die Röhrenknochen der Extremitäten erfolgt. Schwere Verläufe finden sich bei hämolytischen Schüben oder aplastischen Krisen, die durch Infektionen ausgelöst werden können.

Eine Cholelithiasis ist eine häufige Komplikation der Erkrankung. Die Fehldiagnose eines cholestatischen Ikterus sollte bei klinischem Nachweis eines Milztumors durch die entsprechenden Laboruntersuchungen vermieden werden.

Häufiger finden sich Skelettanomalien (Turmschädel, gotischer Spitzgaumen, breit eingezogene Nasenwurzel) sowie chronische Unterschenkelgeschwüre.

Eine Sphärozytose kann auch beobachtet werden bei mikroangiopathischen hämolytischen Anämien, schweren Verbrennungen und beim Gasbrand.

Laborbefunde

▶ Zeichen der Hämolyse: Retikulozytose, Erhöhung von Bilirubin und LDH.

▶ Nachweis von Sphärozyten im Blutausstrich. Bei normalem oder nur gering erniedrigtem Erythrozytenvolumen ist durch die Kugelform der Erythrozytendurchmesser kleiner (unter 7 μm). In diesen „Mikro"-Sphärozyten fehlt die normale zentrale Aufhellung der Erythrozyten.

▶ Verminderung der osmotischen Resistenz der Erythrozyten in hypotoner Kochsalzlösung.

▶ Wird eine – für die Diagnosestellung und Therapieplanung nicht unbedingt erforderliche – Erythrozytenkinetik durchgeführt, findet sich bei den Oberflächenmessungen eine überwiegende Milzhämolyse mit einem Milz-/Leber-Quotienten über 2,0.

Es muß darauf hingewiesen werden, daß nach einer Splenektomie, die Hämolyse verschwindet, weiterhin aber die Kugelform und verminderte osmotische Resistenz der Erythrozyten nachweisbar bleiben.

Hereditäre Elliptozytose

Es handelt sich um ein ebenfalls autosomal-dominant vererbtes Leiden. Es liegt ein Strukturdefekt der Erythrozytenmembran vor, der erst in den letzten Jahren molekulargenetisch näher analysiert werden konnte.

Im Blutausstrich der Patienten finden sich oval geformte Erythrozyten zu über 50%. Die osmotische Resistenz ist im allgemeinen normal. Der vorzeitige Abbau der Elliptozyten erfolgt in der Milz. Die im allgemeinen milde Hämolyse kann durch Infektionen krisenhaft verstärkt werden. Selten ist bei schweren Hämolysen eine Splenektomie erforderlich.

Differentialdiagnostisch sind zu berücksichtigen: eine durch Enzymdefekte bedingte hämolytische Anämie sowie elliptisch geformte Erythrozyten wie sie gelegentlich bei Sichelzellanämie, den Thalassämien und bei Eisenmangel auftreten.

Akanthozytose

Bei der autosomal-rezessiv vererbten A-β-Lipoproteinämie, die durch ein Syndrom aus Steatorrhö, diffuser neurologischer Symptomatik (Ataxie, Intentionstremor, Nystagmus, Hyporeflexie), Retinitis pigmentosa sowie erniedrigter Plasmaspiegel von Cholesterin und Triglyzeriden gekennzeichnet ist, finden sich Stechapfelformen der Erythrozyten (Akanthozyten). Diese Membranveränderungen der Erythrozyten führen allerdings nur zu einer geringen Verkürzung der Erythrozytenüberlebenszeit, so daß eine Anämie, wenn überhaupt, nur gering ausgeprägt ist und hinter den anderen Symptomen zurücktritt.

Morphologisch gleichartige Stechapfelformen werden bei Patienten mit schweren Leberparenchymschäden, vor allem alkoholischbedingten Leberzirrhosen, beobachtet. Quantitative und qualitative Anomalien der Plasmalipoproteine werden als Ursache dieser Membranveränderungen angenommen, die auch mit ausgeprägteren hämolytischen Schüben verbunden sein können. Davon abzugrenzen ist das ätiologisch unklare **Zieve-Syndrom,** das durch akute Hämolysen mit Hyperlipidämie und Ikterus bei chronischen Alkoholikern mit Fettleber definiert ist.

Stomatozytose

Es handelt sich um ein seltenes, wahrscheinlich auch durch einen Membrandefekt bedingtes hereditäres Krankheitsbild, bei dem sich in den Erythrozyten zentrale Hämoglobinaussparungen finden, die wie mundartige Einstülpungen imponieren.

5.2 Hereditäre hämolytische Anämien durch Enzymdefekte

Diese Anämien wurden früher als „hereditäre nichtsphärozytäre hämolytische Anämien" abgegrenzt. Heute werden sie ätiologisch durch den biochemischen Nachweis von Enzymdefekten in den Erythrozyten definiert. Diese Enzymopathien betreffen entweder Enzyme des Hexosemonophosphatshunts und des Glutathionstoffwechsels oder des Embden-Meyerhof-Weges der Glykolyse. Der wichtigste Vertreter der ersten Gruppe ist der Mangel an Glukose-6-Phosphat-Dehydrogenase, in der zweiten der Pyruvatkinasemangel.

5.2.1 Glukose-6-Phosphat-Dehydrogenase-Mangel

Das Enzym Glukose-6-Phosphat-Dehydrogenase (G-6-PD) führt zur Reduktion von NADP zu NADPH. Dieses ist für die Reduktion von Glutathion erforderlich. Reduziertes Glutathion schützt im Erythrozyten mit seiner SH-Gruppe Hämoglobin, Enzyme und Zellmembranstrukturen gegen Oxydationsprozesse.

Der G-6-PD-Mangel ist klinisch und biochemisch kein einheitliches Krankheitsbild; zahlreiche Varianten wurden beschrieben und biochemisch charakterisiert. Da das Strukturgen für die G-6-PD auf dem X-Chromosom lokalisiert ist, erfolgt der Erbgang geschlechtsgebunden.

Bei den meisten Defektträgern kommt es episodisch zu hämolytischen Krisen, die mit Oberbauchschmerzen, Schüttelfrost, Fieber und Ikterus ohne Kenntnisse des Krankheitsbildes differentialdiagnostische Probleme bereiten können. Bei ausgeprägten Hämolysen kommt es zur Hämoglobinurie und eventuell akutem Nierenversagen. In selteneren Fällen besteht eine chronische hämolytische Anämie. Typisch ist das Auftreten von Heinz-Innenkörpern, die durch oxidativen Abbau von Hämoglobin entstehen.

Die hämolytischen Krisen werden in den meisten Fällen durch Medikamente ausgelöst. Von besonderer Bedeutung sind dabei Antimalariamittel (vor allem Primaquine), Sulfonamide und Sulfone, Analgetika (Azetylsalizylsäure, Phenazetin), Antibiotika (Chloramphenicol) und Chemotherapeutika (PAS, Nitrofurantoin, Nalidixinsäure).

Vor allem bei der mediterranen Form des G-6-PD-Mangels erfolgt die Auslösung hämolytischer Episoden nach dem Genuß von Saubohnen (Vicia fava). Dieses Krankheitsbild wird deshalb als „Favismus" bezeichnet.

Die hämolytische Krise wird meist mit dem Anstieg der Retikulozyten terminiert, da die neu ausgeschwemmte, junge Erythrozytenpopulation noch über soviel Enzymaktivität verfügt, um ausreichend reduziertes Glutathion bereitzustellen.

Die Diagnose kann aufgrund der Anamnese mit entsprechender Exposition und Auftreten der Symptome wenige Tage später, eventuell vorhergehenden Episoden und der Familienanamnese vermutet werden. Einen wichtigen Hinweis gibt der Nachweis von Heinz-Körpern während des akuten Krankheitsbildes. Die Sicherung der Diagnose erfolgt durch die Aktivitätsbestimmung der G-6-PD im Erythrozytenlysat, wobei allerdings zu beachten ist, daß jugendliche Erythrozyten (unmittelbar nach einem Schub) höhere Aktivitäten besitzen.

5.2.2 Pyruvatkinasemangel

Der Pyruvatkinasemangel ist der häufigste Enzymdefekt der Glykolyse. Der Erbgang ist autosomal-rezessiv. Während Heterozygote meist unauffällig

sind, findet sich bei homozygoten Defekträgern eine chronische, nichtsphärozytäre hämolytische Anämie unterschiedlicher Schwere, sowie Ikterus und Splenomegalie.

Laborbefunde. Normochrome Anämie mit leichter Makrozytose, Anisozytose, Poikilozytose und eventuell roten Vorstufen im Blutausstrich, sowie die typischen Hämolyseparameter. Die osmotische Hämolyse tritt meist nach einer Inkubationszeit von 48 h auf und kann nicht wie bei der Sphärozytose durch Zugabe von Glukose verhindert werden. Der für die Diagnose entscheidende Nachweis des Enzymdefektes muß in Speziallaboratorien erfolgen. In diesen Labors werden auch die Aktivitätsbestimmungen der wesentlich selteneren übrigen Enzymdefekte der Glykolyse bzw. des Hexosemonophosphatshunts durchgeführt.

5.3 Hämolytische Anämien bei Hämoglobinopathien

Bei den Hämoglobinopathien werden im Unterschied zu den Thalassämien pathologische Hämoglobine gebildet, bei denen im Globinmolekül eine Aminosäure durch Punktmutation durch eine andere ersetzt ist. Zahlreiche pathologische Hämoglobine mit entsprechenden Aminosäuresubstitutionen wurden beschrieben. Von klinischer Bedeutung sind Hämoglobinopathien, die nach Medikamentenexposition (z.B. Hb Köln, Hb Zürich) oder chronisch, z.B. HbS, zu hämolytischen Anämien führen, und pathologische Hämoglobine, die durch Störung der Reduktion des dreiwertigen Eisens eine Methämoglobinämie, z.B. Hb Boston, zur Folge haben.

Die klinisch wichtigste Hämoglobinopathie ist die **Sichelzellanämie.** Dieses Erbleiden mit autosomal-dominantem Erbgang tritt am häufigsten im tropischen Afrika auf. In der schwarzen Bevölkerung der USA beträgt die Häufigkeit des Sichelzellhämoglobins noch 9%. Das klinische Krankheitsbild ist durch eine chronische hämolytische Anämie mit schmerzhaften Krisen, vor allem im Abdominalbereich, durch verminderte Viskosität des Blutes und Gefäßverschlüsse gekennzeichnet.

Pathophysiologische Grundlage des klinischen Krankheitsbildes ist die Neigung des pathologischen HbS zur Aggregation im desoxygenierten Zustand.

5.4 Paroxysmale nächtliche Hämoglobinurie (PNH)

Pathophysiologie. Die paroxysmale nächtliche Hämoglobinurie, nach ihren Beschreibern auch Marchiafava-Strübing-Micheli-Syndrom genannt, ist gekennzeichnet durch eine besondere Empfindlichkeit der Erythrozyten gegenüber einer komplementabhängigen Lyse. Als Ursache eines bisher noch nicht exakt zu definierenden, erworbenen Membrandefektes, der sich auch an Granulozyten und Thrombozyten nachweisen läßt, wird eine somatische Mutation auf der Ebene der hämatopoetischen Stammzellen angenommen. Für eine hereditäre Genese gibt es auch aufgrund von seltenen Beobachtungen bei eineiigen Zwillingen, bei denen nur ein Zwilling erkrankt war, keinen Anhalt. Die Analyse der Erythrozytensubpopulationen bei Patienten mit PNH ergibt, daß immer nur ein gewisser Anteil der Erythrozyten durch eine besondere Komplementempfindlichkeit gekennzeichnet ist, so daß angenommen werden kann, daß neben der von Stammzellen mit dem PNH-Defekt abgeleiteten Population eine normale Hämatopoese persistiert. Der Anteil der PNH-Zellpopulation im Blut und Vorgänge, die zur Komplementaktivierung führen (z.B. Auslösung hämolytischer Krisen durch Vollblut-Transfusionen), bestimmen den Schweregrad der Hämolyse.

Klinik. Das Krankheitsbild der PNH ist außerordentlich vielgestaltig. Das klassische Bild einer nächtlichen Hämoglobinurie, bedingt durch nächtliche Hämolysen mit der Folge des charakteristischen dunklen Morgenurins und einer Hämosiderinurie (unauffällige Urinproduktionen während des Tages!) wird nur bei etwa einem Viertel der Patienten beobachtet. Wesentlich häufiger beobachtet man eine chronische hämolytische Anämie ohne zirkadiane Schwankungen einer Hämoglobinurie, so daß bei allen unklaren hämolytischen Krankheitsbildern eine PNH in die Differentialdiagnose mit einbezogen werden muß.

An eine PNH muß jedoch auch bei 2 typischen klinischen Manifestationsformen der Erkrankung gedacht werden:

▶ Venöse Thrombosen. Lebervenenthrombosen mit dem Bild eines Budd-Chiari-Syndroms, Milzvenenthrombosen und wechselnde neurologische Krankheitsbilder sind bei oft nur gering ausgeprägten hämolytischen Zeichen Krankheitsmanife-

stationen, die auf eine Hyperkoagulabilität, bedingt durch die verstärkte Komplementbindung der Thrombozyten, zurückzuführen sind. Die für das Krankheitsbild recht typischen abdominellen Koliken, Rückenschmerzen und Kopfschmerzen sind wahrscheinlich ebenfalls auf Störungen der Mikrozirkulation zurückzuführen.

▶ Aplastische Syndrome. Neben der Anämie findet sich häufig eine Leuko- und Thrombozytopenie. Auch bei aplastischen Krankheitsbildern mit Hyper- bzw. Aplasie der Hämatopoese im Knochenmark sollte regelmäßig nach einer PNH gesucht werden.

Laborbefunde. Erythrozyten und Hämoglobin sind – dem Ausmaß der Hämolyse entsprechend – erniedrigt. Die Retikulozytenzahl ist vermehrt. Im Knochenmark findet sich eine gesteigerte und linksverschobene Erythropoese. Granulozytopenie und Thrombozytopenie sind häufige Befunde. Die alkalische Leukozytenphosphatase ist typischerweise erniedrigt.

Auch wenn eine ausgeprägte Hämoglobinurie nur bei einem Teil der Patienten in Erscheinung tritt, ist ein Eisenmangel durch Eisenverlust im Urin sehr häufig. Für die Differentialdiagnose zur Eisenmangelanämie ist die erhöhte Retikulozytenzahl ein wichtiges Indiz.

Diagnostisch beweisend ist der pathologische Ausfall des *Säureresistenz-(HAM-)Tests* sowie des *Zuckerwasser-(Saccharose-)Tests.*

Beim HAM-Test erfolgt in auf pH 6.4 angesäuertem Kontrollserum eine Lyse der PNH-Erythrozyten durch Komplementaktivierung, während normale Erythrozyten unbeeinflußt bleiben. Im Zuckerwassertest erfolgt die Hämolyse von PNH-Erythrozyten durch die Reduktion der Ionenstärke im Vergleich zu unverdünntem Serum. Beide Tests sollten vergleichend durchgeführt werden, da der Zuckerwassertest zwar empfindlicher aber unspezifischer reagiert, während der Säureresistenztest nur bei der dyserythropoetischen Anämie, Typ II (HEMPAS), die sich aufgrund des Knochenmarkbefundes leicht abgrenzen läßt, positiv ausfällt. Der von Hegglin und Maier angegebene Wärmeresistenztest ist vergleichsweise unspezifisch und fällt außer bei der PNH auch bei verschiedenartigen anderen hämolytischen Anämien positiv aus. Die Quantifizierung der PNH-Population durch komplementabhängige antikörperinduzierte Hämolyse im Antikörper- oder Komplementüberschuß ist für die Diagnosestellung nicht erforderlich.

5.5 Autoimmunhämolytische Anämien

Die durch Autoantikörper induzierten hämolytischen Anämien sind die häufigsten extrakorpuskulär bedingten hämolytischen Anämien. Sie sind oft durch eine Grundkrankheit ausgelöst. Nach dem Reaktionstyp der Antikörper werden 3 Hauptformen unterschieden.

5.5.1 Autoimmunhämolytische Anämien durch inkomplette Wärmeantikörper

Ätiologisch sind einerseits erworbene Veränderungen der Antigenstruktur der Erythrozytenmembran und andererseits die Entstehung abnormaler Klone antikörperproduzierender Zellen mit Reaktionen gegen normale Antigendeterminanten der Erythrozytenmembran zu diskutieren. Es handelt sich dabei um Immunglobuline der Klasse IgG, die an die Erythrozytenmembran fixiert werden und zum beschleunigten Abbau der Erythrozyten im RES führen. Spontanagglutination und komplementabhängige intravasale Hämolyse wird bei diesem Antikörpertypus nicht beobachtet. Der Nachweis der Antikörperbeladung der Erythrozyten erfolgt im direkten Coombs-Test.

Die Krankheit, bei der eine Prävalenz des weiblichen Geschlechts besteht, weist ein wechselhaftes Bild mit Spontanremissionen und Rezidiven in Abhängigkeit vom Antikörpertiter auf. Bei chronischen Verläufen findet sich im allgemeinen eine Milzvergrößerung. Akute hämolytische Schübe manifestieren sich durch Schüttelfrost, Fieber, häufig abdominale kolikartige Schmerzen und Auftreten eines Ikterus. Besteht die Kombination mit einer Autoimmunthrombozytopenie, spricht man vom **Evans-Syndrom.**

Bei der **idiopathischen Form** läßt sich eine Grundkrankheit nicht nachweisen; **sekundäre** Formen finden sich bei Non-Hodgkin-Lymphomen, vor allem der chronischen lymphatischen Leukämie, bei Kollagenkrankheiten, vor allem beim Lupus erythematodes disseminatus, bei Infektionskrankheiten und nach Medikamenteneinnahme. Differentialdiagnose und ätiologische Abklärung setzen deswegen eine sorgfältige Anamneseerhebung und klinische Untersuchung voraus.

Laborbefunde. Bilirubinerhöhung und Retikulozytenzahl zeigen den Schweregrad der Hämolyse an.

Diagnostisch beweisend ist der positive Ausfall des direkten Coombs-Tests, bei dem eine Beladung der Erythrozyten mit inkompletten IgG-Antikörpern durch ein Anti-IgG-Antiserum (Coombs-Serum) nachgewiesen wird. Der Nachweis evtl. zirkulierender freier Antikörper im Serum erfolgt durch den indirekten Coombs-Test.

5.5.2 Autoimmunhämolytische Anämien durch Kälteagglutinine

Kälteagglutinine sind Antikörper der Klasse IgM, die bei Temperaturen unter 30° bis 32° C Erythrozyten agglutinieren und nach Bindung von Komplement zur Lyse bringen. Die Spezifität der Antikörper ist meist gegen das I-Antigen der Erythrozyten gerichtet. Niedrige Titer von Kälteagglutininen lassen sich auch in normalen Seren nachweisen, eine klinisch manifeste Hämolyse tritt erst bei Titerwerten über 1:1000 auf. Bei der Kälteagglutininkrankheit werden Titerhöhen bis 10^{-6} beobachtet.

Klinisch ist die Kälteagglutininkrankheit durch eine chronische hämolytische Anämie mit krisenhaften Episoden nach Kälteexposition sowie Akrozyanose und Raynaud-Phänomene an Fingern und Zehen bei Abkühlung gekennzeichnet. Dieses chronische Krankheitsbild kann entweder idiopathisch oder symptomatisch als Begleiterkrankung bei malignen Lymphomen der B-Zellreihe auftreten.

Akut und zeitlich begrenzt können Kälteagglutinine nach Infektionskrankheiten, vor allem Mykoplasmenpneumonien, infektiöser Mononukleose, Influenza vermehrt sein. In Relation zur Titerhöhe der Antikörper können sich diese entweder nur in einer auffällig stark beschleunigten BSG oder einer klinisch bedeutsamen Hämolyse manifestieren. Diese postinfektiösen Formen bilden sich innerhalb weniger Wochen zurück.

5.5.3 Paroxysmale Kältehämoglobinurie

Dieses sehr selten gewordene Krankheitsbild ist gekennzeichnet durch massive hämolytische Schübe mit Hämoglobinurie, abdominelle Krämpfe und Rückenschmerzen nach Aufenthalt in der Kälte. Die von Donath und Landsteiner beschriebenen „bithermischen Hämolysine" sind Antikörper vom Typ IgG, die bei Abkühlung unter Bindung von Komplement an Erythrozyten fixiert werden und bei Erwärmung auf 37 °C zur Hämolyse führen. Die differentialdiagnostische Abgrenzung zur Kälteagglutininkrankheit kann durch den Nachweis der Donath-Landsteiner-Autoantikörper im Zweiphasen (4 °C und 37 °C) Hämolysetest erfolgen.

Das seltene Krankheitsbild wurde früher häufiger in der Assoziation mit einer Lues, auch der konnatalen Lues, beobachtet. Ein vorübergehendes, postinfektiöses Auftreten ist auch nach Viruserkrankungen (Masern, Windpocken, Parotitis epidemica, infektiöse Mononukleose) möglich.

5.6 Hämolytische Anämien bei Infektionskrankheiten

Im Unterschied zu den oben beschriebenen, gelegentlich postinfektiös auftretenden symptomatischen hämolytischen Anämien steht bei den folgenden Infektionskrankheiten die Hämolyse im Zentrum des klinischen Krankheitsbildes:

Bei der **Malaria** kommt es durch den Parasitenbefall der Erythrozyten in den durch den Plasmodientyp-bedingten Zyklen zum Zerfall der Erythrozyten. Dabei ist daran zu denken, daß besonders bei der durch P. falciparum bedingten Malaria tropica auch atypische Fieberverläufe ohne erkennbare Periodizität auftreten. Gerade bei dieser Form kann die intravasale Hämolyse sehr ausgeprägt sein und mit einer massiven Hämoglobinurie einhergehen. Das früher häufiger nach Einleiten einer Chinintherapie beobachtete sog. Schwarzwasserfieber ist selten geworden.

Differentialdiagnostisch ist auch daran zu denken, daß bei Patienten mit Glukose-6-Phosphat-Dehydrogenase-Mangel durch Antimalariamittel eine hämolytische Krise ausgelöst werden kann.

Auch bei der in Anden-Tälern von Peru, Ecuador und Kolumbien endemischen **Bartonellose** kommt es durch die direkte Wirkung des Erregers Bartonella bacilliformis an den Erythrozyten zur massiven Hämolyse. Diese Manifestation der Erkrankung bei zuvor nichtimmunisierten Individuen wird als Oroya-Fieber bezeichnet. Bei chronischer Infektion kommt es zu granulomatösen Hautläsionen, die als Verruca peruana bezeichnet werden.

Sehr schwere, mit ausgeprägter Hämoglobinurie einhergehende und zum konsekutiven akuten Nierenversagen führende hämolytische Krisen können bei einer **Sepsis mit Clostridium perfringens** auftreten. Vor allem bei uterinen Infektionen, bei septischem Abort oder Puerperalsepsis, seltener bei Clostridienmyositis, kommt es zu dieser lebensbedrohlichen Komplikation. Die Hämolyse wird ausgelöst durch ein Toxin mit Lezithinaseaktivität.

5.7 Mechanisch bedingte hämolytische Anämien

5.7.1 Mikroangiopathische hämolytische Anämie

Durch Veränderungen des arteriolären und präkapillären Endothels kann es zur traumatischen Zerstörung der Erythrozyten und intravaskulärer Hämolyse kommen. Auslösend sind zum Teil intravaskuläre Gerinnungsprozesse. Neben den Zeichen der Verbrauchskoagulopathie und einer Nireninsuffizienz findet man bizarr geformte fragmentierte Erythrozyten im Blutausstrich, die als Fragmentozyten, Schizozyten, Helm-Zellen bezeichnet werden.

Neben den beiden verwandten Krankheitsbildern der thrombotischen thrombozytopenischen Purpura (Moschkowitz) und dem hämolytisch-urämischen Syndrom (Gasser) wird eine mikroangiopathische hämolytische Anämie bei verschiedenen Grunderkrankungen beobachtet, die zu Endothelläsionen und intravaskulärer Gerinnung führen: Maligne Hypertonie, akute Glomerulonephritis, Eklampsie, metastasierende Karzinome (vor allem Adenokarzinome des Magens und der Mamma), Panarteriitis nodosa, kapilläre Riesenhämangiome (Kasabach-Merritt-Syndrom). Auch bei anderen Erkrankungen, die mit einer massiven, disseminierten intravasalen Gerinnung einhergehen, kann eine mikroangiopathische hämolytische Anämie klinisch bedeutsam sein (s. auch Kap. 8.22).

5.7.2 Hämolytische Anämien nach Herzklappenersatz

Eine gering verkürzte Überlebenszeit der Erythrozyten findet man regelmäßig nach prothetischem Herzklappenersatz. Hinweise sind diskrete Erhöhungen der LDH und der Retikulozyten sowie gelegentlich Fragmentozyten im Blutausstrich. Zu einer Anämie kommt es jedoch aufgrund der kompensatorischen Steigerung der Erythropoese im Knochenmark meist nicht.

In Abhängigkeit vom Klappenmaterial und Klappentyp, vor allem in Aortenposition, kann es jedoch zu einer hämolytischen Anämie kommen, die einen erneuten Klappenersatz erforderlich macht. Auch bei Bioprothesen – wenn auch wesentlich seltener – kann dies erforderlich werden. Von besonderer Bedeutung für die klinische Manifestation einer Hämolyse und damit auch für die Diagnosestellung ist das Auftreten einer Endokarditis an der implantierten Klappe.

5.7.3 Marschhämoglobinurie

Eine kurzanhaltende Hämoglobinurie kann nach körperlicher Belastung, vor allem längeren Märschen oder Langstreckenläufen auftreten. Als Ursache ist die traumatische Läsion der Erythrozyten durch Druck auf die Fußsohlen beim Laufen anzusehen. Bei anderen Sportarten wird die Symptomatik nicht beobachtet. 6–12 h nach der Belastung läßt sich im Urin kein Hämoglobin mehr nachweisen.

5.8 Toxisch bedingte Hämolysen

Zahlreiche chemische Verbindungen und Medikamente können über verschiedenartige Mechanismen zu einer Zerstörung der Erythrozyten führen. In vorhergehenden Abschnitten wurde die Auslösung hämolytischer Krisen bei Patienten mit hereditären Enzymdefekten beschrieben, vor allem dem Glukose-6-Phosphatdehydrogenasemangel und bei Hämoglobinopathien sowie die Auslösung immunhämolytischer Anämien durch Medikamente. Sie sind dosis*un*abhängig. Davon abzugrenzen sind die dosisabhängig und von individual-spezifischen Faktoren unabhängig durch chemische Noxen ausgelösten Hämolysen. Hämolytische Anämien mit Methämoglobinämie und Heinz-Körperbildung in den Erythrozyten (Erschöpfung des antioxidativen Potentials) werden nach Intoxikationen mit Phenylhydrazin, Phenazetin, Anilin, Resorcin und Perchloraten beobachtet.

Aus der Gewerbetoxikologie bekannt ist die Auslösung von Hämolysen durch Arsen-Wasserstoff, Benzol, Toluol, Kupferverbindungen und Ei-

sen. Die Anämie bei chronischer Bleivergiftung ist jedoch vor allem auf eine Störung der Häm-Synthese (sideroblastische Anämie) zurückzuführen.

Die bei der Therapie der Lepra und der Dermatitis herpetiformis Duhring eingesetzten Sulfone (DADPS) führen dosisabhängig zu einer Hämolyse. Bei Hämodialysepatienten wurden hämolytische Zwischenfälle durch Freisetzung von Kupfer aus Kupferrohren der Dialyseapparatur sowie durch Kontamination mit Formaldehyd aus Plastikmaterial beschrieben.

Bienenstiche, Spinnenbisse und ausgedehnte Zufuhr destillierten Wassers in die Zirkulation, z.B. durch fehlerhafte Infusionslösungen, Einläufe oder Ertrinken in Süßwasser, sind seltene Ursachen von Hämolysen.

Durch eine thermische Schädigung der Erythrozyten bei ausgedehnten Verbrennungen kann eine klinisch manifeste Hämolyse ausgelöst werden.

6 Hyporegeneratorische Anämien

In dieser Gruppe werden normochrome, normozytäre Anämien zusammengefaßt, die auf eine gestörte Zellproliferation und -differenzierung der Hämatopoese zurückzuführen sind. Charakteristisch ist die Verminderung der Retikulozyten im peripheren Blut und die Reduktion der Erythropoese im Knochenmark. Sehr häufig liegt dabei eine Bi- oder Panzytopenie, d.h. eine gleichzeitige Verminderung der Granulozyten und Thrombozyten im Sinne einer generellen Knochenmarkinsuffizienz vor.

6.1 Aplastische Anämien

Der Begriff aplastische Anämie, der die früher üblichen Bezeichnungen Panmyelopathie bzw. Panmyelophthise weitgehend verdrängt hat, ist eigentlich nicht ganz zutreffend, da im allgemeinen nicht nur eine Anämie, sondern gleichzeitig eine Granulozytopenie und Thrombozytopenie vorliegen. Die Beteiligung aller drei Zellreihen der Hämatopoese weist auf einen qualitativen oder quantitativen Defekt der hämatopoetischen Stammzellen hin.

Ätiologisch ist das Krankheitsbild sehr heterogen. Bei etwa der Hälfte der Patienten ist bei sorgfältiger Anamneseerhebung eine ursächliche Klärung möglich; bleibt die Ursache unbekannt, spricht man von einer „idiopathischen" aplastischen Anämie. Bei den ätiologischen Faktoren kann grundsätzlich zwischen einer dosis*abhängi*gen und von individual-spezifischen Faktoren unabhängigen Schädigung des Knochenmarks, z.B. durch ionisierende Strahlen, und einer dosis*unab*hängigen, an eine individuelle Disposition gebundene Ursache unterschieden werden. Bei dieser größeren Gruppe sind Medikamente, chemische Noxen bei gewerblicher oder häuslicher Exposition sowie Infektionen zu nennen. Eine genaue Anamnese zur Abklärung der möglichen ätiologischen Faktoren ist bei der aplastischen Anämie von essentieller Bedeutung. Dabei ist zu berücksichtigen, daß die Entwicklung der Aplasie mit Auftreten klinischer Symptome im allgemeinen erst nach mehreren Monaten erfolgt.

Als *medikamentöse Ursache* sind in erster Linie Chloramphenicol, Phenylbutazon, Goldverbindungen, orale Antidiabetika, Sulfonamide und Psychopharmaka zu nennen. Bei einer weiteren Vielzahl von Medikamenten wird in einzelnen Fällen die Anämie ausgelöst. Bei den chemischen Noxen steht das Benzol an erster Stelle. Insektizide wie DDT oder Lindan wurden als potentielle Ursachen aplastischer Anämien identifiziert. Bei den infektiösen Ursachen ist die nach einer Hepatitis auftretende aplastische Anämie durch eine besonders schlechte Prognose gekennzeichnet. In welchem Umfang andere Infektionen durch sekundäre immunologische Prozesse eine aplastische Anämie auslösen können, ist derzeit nur spekulativ.

Klinik. Müdigkeit und verminderte körperliche Leistungsfähigkeit sind die ersten anamnestisch hinweisenden Symptome der Anämie. Im weiteren Verlauf sind dann lokale Infektionen an den Schleimhäuten, unklare Fieberzustände, häufig als „grippale Infekte" fehlgedeutet, bedingt durch eine zunehmende Granulozytopenie, sowie Zeichen der hämorrhagischen Diathese wegweisend für die Diagnose einer Knochemarkinsuffizienz.

Bei der klinischen Untersuchung findet man blasse, häufig febrile Patienten. Nekrosen und Ulzerationen an den Schleimhäuten der Mundhöhle, der Peri-Anal- und Vulvo-Vaginal-Region, sowie petechiale Blutungen an den Schleimhäuten und am Integument, vor allem der abhängigen Körperpartie sind weitere Befunde. Wichtig für die Differentialdiagnose ist das Fehlen einer Vergrößerung von Milz und Lymphknoten.

Laborbefunde. Das Blutbild zeigt eine normochrome, normozytäre Anämie mit Verminderung der Retikulozytenzahl. Ein Absolutwert unter 20000/µl ist prognostisch sehr ungünstig zu bewerten. Der Serumeisenwert ist, bedingt durch einen verminderten Sog ins Knochenmark, erhöht. Die Leukozytenzahl ist erniedrigt. Im Differentialblutbild findet sich eine relative Lymphozytose bei Verminderung der Granulozyten. Meist besteht eine Panzytopenie mit Verminderung der Thrombozyten.

Diagnostisch wegweisend ist die Knochenmarkuntersuchung. Die Aspiration führt im allgemeinen zu einer „Punctio sicca" oder zu einem auch bei Ausbeute von Markbröckeln ausgeprägt hypozellulärem Mark. Die Knochenmarkbiopsie mit der Jamshidi-Nadel zeigt in der histologischen Untersuchung einen weitgehenden Ersatz des blutbildenden Knochenmarkes durch Fettmark. In unterschiedlichem Ausmaß lassen sich vereinzelt noch Inseln von hämatopoetischem Gewebe nachweisen.

Findet sich bei peripherer Panzytopenie ein hyperzelluläres Knochenmark, ist bei Ausschluß einer megaloblastären Anämie und eines Hyperspleniesyndroms ein myelodysplastisches Syndrom mit ineffektiver Hämatopoese anzunehmen. Dabei lassen sich jedoch charakteristische morphologische Veränderungen nachweisen. An weiteren Laborbefunden finden sich bei der aplastischen Anämie:

▶ bei der Eisenkinetik mit ^{59}Fe eine Verlängerung der Plasmahalbwertszeit, ein verminderter Eisensog ins Knochenmark und eine vermehrte Abwanderung des injizierten Eisens in das RES der Leber;

▶ bei den Knochenmarkkulturen in semisoliden Medien eine Verminderung der verschiedenen koloniebildenden Vorläuferzellen;

▶ bei einem Teil der Patienten ein pathologischer HAM-Test und Zuckerwassertest als Hinweis auf das Vorliegen einer PNH-Population der Erythrozyten (s. 5.4).

6.2 Familiäre aplastische Anämie, Typ Fanconi

Neben den erworbenen Formen der aplastischen Anämie, die idiopathisch oder auf eine bekannte Ursache zurückzuführen ist, gibt es konstitutionelle Formen, von denen die Fanconi-Anämie am bedeutsamsten ist.

Neben einer chronischen Panmyelopathie, die im weiteren Krankheitsverlauf in eine Leukämie übergehen kann, besteht ein Minderwuchs, Skelettanomalien, wie z.B. Aplasie des Radius oder Syndaktylie, Hypogonadismus, abnorme Pigmentationen der Haut und Schleimhäute sowie Nierenmißbildungen. Die aplastische Anämie manifestiert sich klinisch meist erst im Kindesalter. Die Prognose ist ungünstig durch Komplikationen der Knochenmarkinsuffizienz und die Entwicklung einer akuten Leukämie.

6.3 Aregeneratorische Anämien (Erythroblastophthise, „Pure-red-cell aplasia")

Bei dieser seltenen Krankheitsgruppe liegt eine isolierte Hypoplasie bzw. Aplasie der Erythropoese vor. Die **kongenitale hypoplastische Anämie (Blackfan-Diamond)** manifestiert sich klinisch bereits im Säuglingsalter durch Gedeihstörungen, zunehmende Blässe und Wachstumsverzögerung. Häufig ist die Kombination mit anderen Organfehlbildungen. Später wird das Krankheitsbild zusätzlich durch die infolge der Transfusionsbehandlung auftretenden Organsiderosen bestimmt.

Bei den chronischen **erworbenen Formen** der Erythroblastophthise findet sich häufig die Assoziation mit einem Thymom. Zahlreiche Evidenzen sprechen dafür, daß es sich um eine Autoimmunopathie handelt, die isoliert die Erythropoese betrifft und die beiden anderen Zellreihen der Hämatopoese unbeeinflußt läßt.

Krisenhaft auftretende erworbene aregeneratorische Anämien finden sich nach Viruserkrankungen (vor allem Infektionen der oberen Luftwege, Viruspneumonien, infektiöse Mononukleose). Die Prognose ist günstig. Gefürchtet ist jedoch das Auftreten solcher aplastischer Krisen bei chronischen hämolytischen Anämien (z.B. Sphärozytose, Thalassämia major, autoimmunhämolytische Anämien, paroxysmale nächtliche Hämoglobinurie), die sich zuerst in einem drastischen Abfall der zuvor stark erhöhten Retikulozytenzahl manifestieren.

6.4 Akute Leukämien

Anamnese und klinisches Bild einer rasch progredienten Knochenmarkinsuffizienz bei den akuten Leukämien entspricht dem der aplastischen Anämien. Diese beiden Krankheitsgruppen sind deshalb, ausgehend von der Häufigkeit ihres Auftretens, stets gegeneinander differentialdiagnostisch abzugrenzen. Wegweisend sind auch hier neben der Anämie eine Thrombozytopenie mit einer bei Diagnosestellung meist klinisch manifesten hämorrhagischen Diathese und die Zeichen einer granulozytär bedingten Abwehrschwäche. Die Leukozytenzahl ist häufig erniedrigt, kann jedoch auch bei Ausschwemmung der Blastenpopulation normal und erhöht sein. Wenn auch die Diagnose häufig bereits aus der Beurteilung eines Blutausstriches gestellt werden kann, ist die Knochenmarkpunktion, bzw. bei Punctio sicca die Knochemarkbiopsie, die entscheidende Untersuchung. Im typischen Fall findet sich eine Blasteninfiltration des Knochenmarkes mit Verminderung der normal ausreifenden hämatopoetischen Vorstufen. Die weiteren klinischen und hämatologischen Befunde sowie die Verfahren zur Klassifizierung der akuten Leukämien sind in Kap. 4 ausführlich dargestellt.

6.5 Myelodysplastische Syndrome

Unter dem Begriff der myelodysplastischen Syndrome werden Krankheitsbilder zusammengefaßt, die durch eine chronische Anämie mit verminderten Retikulozytenzahlen und charakteristische morphologische Veränderungen der Hämatopoese im Knochenmark gekennzeichnet sind. Da diese Anämien weder auf eine Therapie mit Folsäure, Vitamin B_{12} oder Eisen ansprechen, findet sich auch häufig der pragmatische Begriff der „refraktären Anämie". Sehr häufig besteht auch eine Granulozytopenie und Thrombozytopenie. Im Unterschied zu den aplastischen Anämien ist jedoch das Knochenmark häufig zellreich („Panzytopenie bei vollem Mark"). Die Diskrepanz zwischen dem Zellreichtum des Knochenmarks und der peripheren Zytopenie ist Ausdruck einer hochgradig ineffektiven Myelopoese.

Die hyperplastische Erythropoese weist ausgedehnte morphologische Veränderungen auf mit Kernreifungsstörungen, Verschiebung der Kern-Plasma-Relation, z.B. mehr oder weniger ausgeprägten megaloblastären Veränderungen, mehrkernigen Erythroblasten und interzellulären Brückenbildungen zwischen Erythroblasten. Im peripheren Blutausstrich findet sich eine ausgeprägte Aniso- und Poikilozytose sowie gelegentlich Jolly-Körperchen. Ein weiterer charakteristischer Befund ist bei einem Teil der Patienten das Auftreten von Ringsideroblasten. Auf die Beziehung zu den sideroblastischen Anämien wurde in dem entsprechenden Kapitel hingewiesen.

Die Klassifikation der myelodysplastischen Syndrome sowie die Bewertung als Vorstadien bzw. Übergangsformen der akuten Leukämien sind in Kap. 4.3 dargestellt.

6.6 Knochenmarkinfiltration bei anderen Hämoblastosen und Knochenmarkkarzinosen

▶ Auch bei der **chronischen lymphatischen Leukämie** und der **chronischen myeloischen Leukämie**, bei denen zunächst die Vergrößerung extramedullärer Organe im Vordergrund des klinischen Bildes steht, kommt es mit zunehmender Krankheitsprogredienz zum Auftreten einer Anämie mit Reduktion der Erythropoese im Knochenmark. Dies gilt in gleicher Weise für **maligne Lymphome** bei zunehmender Infiltration des Knochenmarks. Differentialdiagnostisch abzutrennen sind bei diesen Krankheitsbildern autoimmunhämolytische Anämien (s. oben). Beim multiplen Myelom (Plasmozytom) findet sich regelmäßig eine normochrome Anämie, sofern nicht eine Hämolyse besteht (hyperchrome Anämie).
▶ Eine **Osteomyelofibrose,** sei es als primäres Krankheitsbild oder sekundäre Entwicklung im Rahmen der anderen myeloproliferativen Syndrome, wird im progredienten Krankheitsverlauf zunehmend durch die Transfusions-bedürftige Anämie bestimmt. Die Verödung des Knochenmarkraumes durch zunehmende Fibrosierung kann nur zum Teil durch die extramedulläre Erythropoese kompensiert werden, zumal in der meist stark vergrößerten Milz eine erhebliche Sequestration der Erythrozyten erfolgt.
▶ **Knochenmarkkarzinosen,** wie sie bei ausgedehnter Metastasierung vor allem von Mammakarzinomen, Bronchialkarzinomen, Prostatakarzinomen und Hypernephromen beobachtet wird, können zu einer ausgeprägten Anämie führen. Im peripheren Blutbild ist das Auftreten von Erythroblasten ein charakteristisches Hinweiszeichen. Im Knochenmarkpunktat, besser jedoch noch in der Knochenmark-Histologie, lassen sich Tumorzellnester abgrenzen und von Zellen der Hämatopoese differenzieren.

6.7 Renale Anämien

Bei chronischen Nierenerkrankungen mit Retention harnpflichtiger Substanzen ist eine normochrome, normozytäre Anämie ein typisches Symptom. Die Retikulozytenzahl ist häufig vermindert. Die Erythropoese im Knochenmark, vor allem in Relation zum Schweregrad der Anämie, ist reduziert. Pathogenetisch sind verschiedene Mechanismen verantwortlich zu machen:

- verminderte Erythropoetinproduktion,
- ineffektive Erythropoese,
- Verkürzung der Erythrozytenlebenszeit,
- Folsäuremangel,
- chronische Blutverluste.

6.8 Anämien bei endokrinen Erkrankungen

Bei der Hypophysen-Vorderlappen-Insuffizienz findet sich regelmäßig eine normochrome Anämie bei hypoplastischer Erythropoese, die durch adäquate Substitution mit den peripheren Hormonen normalisiert werden kann. Bei der Hypothyreose ist die Anämie ein regelmäßiges Symptom wie auch bei der Nebennierenrindeninsuffizienz. In geringerem Ausmaß führt auch eine verminderte Androgenproduktion beim Mann zur Erniedrigung der Erythrozytenproduktion.

7 Hyperspleniesyndrom

Eine Anämie, häufig auch eine mäßige Thrombozytopenie, findet sich bei Milzvergrößerungen ganz unterschiedlicher Ursache. Man spricht von einem Hyperspleniesyndrom bei Ausschluß einer hämatologischen Erkrankung als Ursache der Anämie (z.B. Leukämien, Lymphome, myeloproliferative Erkrankungen). Das Knochenmark ist meist eher hyperplastisch. Die Retikulozytenzahl ist normal oder leicht erhöht.

Während früher von einer „splenogenen Markhemmung" gesprochen und eine suppressive Wirkung der vergrößerten Milz auf die Hämatopoese angenommen wurde, ließ sich durch Isotopenuntersuchungen mit markierten Erythrozyten nachweisen, daß eine Sequestration der Erythrozyten in der vergrößerten Milz mit Stase und beschleunigter Erythrozytendestruktion als Ursache anzusehen ist.

8 Kongenitale dyserythropoetische Anämien

Die kongenitalen dyserythropoetischen Anämien umfassen eine Gruppe seltener, aber charakteristischer angeborener Erkrankungen, die durch pathognomonische morphologische Veränderungen der Erythroblasten, eine hochgradig ineffektive Erythropoese sowie eine Verkürzung der Erythrozytenlebenszeit charakterisiert sind.

Vier Krankheitstypen werden unterschieden:

▶ Typ I: Megaloblastäre Veränderungen der Erythroblasten. Gelegentlich mehrkernige Zellen. Interzelluläre Brückenbildungen. Die Erythrozytenmorphologie zeigt eine Makrozytose bei Poikilozytose sowie häufig Cabot-Ringe.
▶ Typ II: Ausgeprägte Mehrkernigkeit der Erythroblasten bei gesteigerter Erythropoese. Der Säureresistenztest (HAM-Test) ist bei dieser Gruppe positiv. Da HbA_2 und HbF meist erhöht sind, ergibt sich damit die Differentialdiagnose einerseits zur β-Thalassämie und andererseits zur paroxysmalen nächtlichen Hämoglobinurie. Die eindrucksvollen mehrkernigen Erythroblasten und weiterer morphologischen Veränderungen der Erythropoese erlauben jedoch die Abgrenzung.
▶ Typ III: Auch hier findet sich eine ausgeprägte Multinuklearität der Erythroblasten, die 2–12 Kerne enthalten können. Typisch sind sog. Gigantoblasten.
▶ Typ IV: Die Morphologie der Erythroblasten entspricht dem Typ II. Der Säureresistenztest ist jedoch negativ.

Die Manifestation der Erkrankungen erfolgt im frühen Kindesalter. Im weiteren Krankheitsverlauf bis zum Erwachsenenalter treten Zeichen einer sekundären Hämochromatose mit Leberzirrhose, Diabetes mellitus und anderen Endokrinopathien hinzu.

9 Diagnostisches Stufenprogramm bei der Differentialdiagnose der Anämien

Anämien sind häufige Krankheitssymptome in allen Bereichen der praktischen Medizin. Man muß jedoch immer wieder bewußt machen, daß die Feststellung einer Anämie noch keine Diagnose, sondern nur den Nachweis eines Symptoms bedeutet, das zur eingehenden Suche nach der Grunderkrankung verpflichtet. Für eine rationale und rationelle Diagnostik der differentialdiagnostischen Möglichkeiten ist ein Stufenprogramm erforderlich, das ohne unnötigen diagnostischen Aufwand auf der Grundlage eines Basisprogramms eine Zuordnung zu bestimmten Krankheitsbildern durch weiterführende Untersuchungsverfahren ermöglicht.

Eine erste differentialdiagnostische Zuordnung ist bereits durch die *Basisdiagnostik* möglich. Diese umfaßt:

▶ Hämoglobin,
▶ Erythrozytenzahl (Hämatokrit)
▶ MCH,
▶ MCV,
▶ Retikulozyten,
▶ Leukozyten, Thrombozyten,
▶ Differentialblutbild,
▶ Bilirubin,
▶ LDH,
▶ Kreatinin,

Die Basisdiagnostik erlaubt die morphologische Differenzierung in mikrozytäre, hypochrome Anämien, makrozytäre, hyperchrome Anämien, hämolytische Anämien und hyporegeneratorische Anämien. Die weiterführenden diagnostischen Schritte können dann gezielt erfolgen.

Folgende Untersuchungen sind bei **mikrozytären, hypochromen Anämien** angezeigt:

▶ Serumeisen, Eisenbindungskapazität,
▶ Ferritin,
▶ Eisenfärbung im Knochenmarkausstrich,
▶ Stuhluntersuchung auf okkultes Blut,
▶ gynäkologische Untersuchung,

▶ Urinstatus,
▶ Endoskopie/Röntgenuntersuchung
▶ Hämoglobinelektrophorese.

Bei Vorliegen einer **hyperchromen, makrozytären Anämie** sind folgende Untersuchungen angezeigt:

▶ Knochenmarkpunktion,
▶ Bestimmung von Vitamin B_{12} und Folsäure im Serum,
▶ Schilling-Test,
▶ Gastroskopie.

Ergibt sich aus der Basisdiagnostik ein Hinweis für das Vorliegen einer **hämolytischen Anämie**, sind nachfolgende Untersuchungen indiziert:

▶ Coombs-Test,
▶ Kälteagglutinine,
▶ osmotische Resistenz,
▶ sphärischer Index,
▶ Heinz-Körpertest,
▶ Erythrozytenenzyme,
▶ Hämoglobinelektrophorese,
▶ Zuckerwassertest,
▶ Säureserumtest (HAM-Test),
▶ Erythrozytenkinetik.

Ergeben sich aus der Basisdiagnostik Hinweise für eine **Knochenmarkinsuffizienz** mit Verminderung der Retikulozytenzahl und eventuell begleitender Bi- oder Panzytopenie, sollten folgende Untersuchungen durchgeführt werden:

▶ Knochenmarkpunktion,
▶ Knochenmarkbiopsie (Jamshidi-Biopsie),
▶ Zuckerwassertest, HAM-Test,
▶ Ferrokinetik,
▶ „Stammzell"-Tests.

10 Literatur

Becker, PS, Lux SE (1985) Hereditary spherocytosis and related disorders. Clin Haematol 14:15

Begemann H (1985) Klinische Hämatologie, 3. Aufl. Thieme, Stuttgart

Begemann H, Rastetter J (1987) Atlas der klinischen Hämatologie, 4. Aufl. Springer, Berlin Heidelberg New York London Paris Tokyo

Bentley DP (1985) Iron metabolism and anaemia in pregnancy. Clin Haematol 14:613

Bothwell TH, Charlton RW, Cook JD, Finch CA (1979) Iron metabolism in man. Blackwell Scientific, Oxford

Bunn HF, Forget BG (1986) Hemoglobin: molecular, genetic and clinical aspects. Saunders, Philadelphia

Chanarin I (1979) The megaloblastic anaemias, 2nd edn Blackwell Scientific, Oxford

Dacie J (1985) The haemolytic anaemias. Chuchill, Edinburgh

Dickerson RE, Geis I (1983) Hemoglobin: structure, function, evolution and pathology. Benjamin/Cummings, Menlo Park

Ferrant A (1983) The role of the spleen in haemolysis. Clin Haematol 12:489

Finch CA, Huebers H (1982) Perspectives in iron metabolism. N Engl J Med 306:1520

Lee GR (1983) The anemia of chronic disease. Semin Hematol 20:61

Palek J (1985) Hereditary elliptocytosis and related disorders. Clin Haematol 14:45

Rosse FW, Parker CJ (1985) Paroxysmal nocturnal haemoglobinuria. Clin Haematol 14:105

Williams WJ, Beutler E, Erslev AJ, Rundles RW (1983) Hematology, 3rd edn. McGraw-Hill, New York

Wilms K, Waller HD (1985) Megaloblastäre Anämien. Thieme, Stuttgart (Innere Medizin in Praxis und Klinik, Bd III)

Wintrobe M (1981) Clinical hematology, 8th edn. Lea & Febiger, Philadelphia

Kapitel 3   Vermehrung der Erythrozyten

K. WILMS

Bei einer Vermehrung der Erythrozytenzahl bzw. des Hämatokrits sind differentialdiagnostisch gegeneinander abzugrenzen:

Pseudopolyglobulie (Pseudoerythrozytose oder relative Erythrozytose),
Polyglobulie (absolute Erythrozytose)
Polycythaemia rubra vera.

Die Pseudopolyglobulie ist gewöhnlich meßtechnisch bedingt und beruht darauf, daß es beispielsweise bei stärkerem Flüssigkeitsverlust (bei Diarrhö, starkem Schwitzen oder Plasmaverlust) zur Hämokonzentration kommt. Dementsprechend ist die Erythropoese im Knochenmark nicht gesteigert und sind die Retikulozyten nicht vermehrt.

1 Polyglobulie (absolute Erythrozytose)

Der physiologische Reiz für die Aktivierung der Erythropoese ist die Hypoxie. Ein kompensatorischer Anstieg wird vermittelt durch eine gesteigerte Erythropoetinaktivität. Die physiologische Adaptation eines verminderten Sauerstoffpartialdrucks ist am besten untersucht worden bei Bewohnern in Höhenlagen über 4000 m, z.B. der Anden. Für die Pathophysiologie bedeutsam sind vor allem die durch eine pulmonale oder kardiovaskuläre Erkrankung bedingten chronischen Hypoxämien. Differentialdiagnostisch sind bei Vorliegen einer Polyglobulie folgende Krankheitsbilder auszuschließen:

▶ Pulmonale Erkrankungen (chronische Ventilationsstörungen, Diffusionsstörungen bei interstitiellen Lungenerkrankungen, zentralbedingte alveoläre Hypoventilation, Schlaf-Apnoe-Syndrome, Pickwick-Syndrom).
▶ Kardiovaskuläre Erkrankungen (angeborene Vitien mit Rechts-links-Shunt, pulmonale AV-Shunts).
▶ Störungen des Sauerstofftransports (angeborene oder erworbene Methämoglobinämien, starke Raucher mit Erhöhung des CO-Hb, Hämoglobinopathien mit gesteigerter Sauerstoffaffinität).
▶ Höhenkrankheit.

Leber und Milz sind bei der Polyglobulie nicht vergrößert; es fehlen auch Leukozytose und Thrombozytose. Harnsäure und alkalische Leukozytenphosphatase sind normal.

Eine Polyglobulie kann bei folgenden Krankheitsbildern beobachtet werden:

▶ Polyglobulie bei Nierenerkrankungen (Nierenzysten, Hydronephrose, Hypernephrome, benigne Adenome),
▶ Kleinhirnangiome,
▶ Hepatome,
▶ große Uterusmyome bzw. -Sarkome,
▶ Endokrinopathien (Cushing-Syndrom, Phäochromozytom)
▶ Dienzephale Reizpolyglobulie bei Enzephalitis bzw. M. Parkinson.

2 Polycythaemia vera

Die Polycythaemia vera wird zu den myeloproliferativen Syndromen gerechnet. Sie ist typischerweise durch eine Mehrproduktion aller drei Blutzellreihen gekennzeichnet, d.h. neben einer Erythrozytose besteht auch eine Vermehrung der Leukozyten- und Thrombozytenzahl. Differentialdiagnostisch müssen jedoch immer die im vorhergehenden Abschnitt genannten Ursachen für eine sekundäre Polyglobulie ausgeschlossen werden.

Klinisches Bild. Die Patienten klagen über Kopfschmerzen, rasche Ermüdbarkeit, Ohrensausen, uncharakteristische Abdominalbeschwerden und eventuell Zungenbrennen. Häufig wird die Diagnose auch erst nach thromboembolischen Komplikationen, wie z.B. einem Myokardinfarkt oder einem ischämischen Insult, gestellt. Weitere charakteristische Komplikationen sind Gichtanfälle und Magen- und Duodenalulzera.

Bei der klinischen Untersuchung fällt, neben der charakteristischen Plethora (hochrote Verfärbung des Gesichts und der Schleimhäute, auffällige Injektion der Konjunktiven), eine Splenomegalie (Diff. diagnose: linksseitiger Nierentumor mit Polyglobulie) oder Hepalosplenomegalie auf.

Laborbefunde. Die Erythrozytenzahl ist meist über 6,5 Mio/mm^3, der Hämatokritwert über 60% und das Hämoglobin über 20 g/dl erhöht. Gleichzeitig sind Leukozyten (10000–30000/mm^3) und Thrombozyten (60000–100000/mm^3) erhöht. Im Differentialblutbild finden sich eine Granulozytose mit Linksverschiebung sowie gelegentlich rote Vorstufen. Die alkalische Leukozytenphosphatase ist deutlich erhöht. Ein guter Parameter für die Steigerung der Hämatopoese ist die erhöhte Aktivität der LDH.

Die Knochenmarkpunktion ergibt ein zellreiches Mark mit Linksverschiebung der Erythro- und Granulopoese. Zur Differentialdiagnose gegenüber den anderen myeloproliferativen Syndromen sollte immer eine Knochenmarkbiopsie durchgeführt werden (z.B. zum Ausschluß eines polyzythämischen Vorstadiums einer Osteomyelofibrose). Es findet sich eine typische trilineare Proliferation mit Verminderung der Fettmarkanteile.

3 Pseudopolyzythämie

Vor Stellung der Diagnose „Polycythaemia vera" ist eine sorgfältige Ausschlußdiagnostik erforderlich. Zunächst ist bei Nachweis einer erhöhten Erythrozytenzahl eine Pseudopolyzythämie, bedingt durch Hämokonzentration mit Verminderung des Plasmavolumens, z.B. durch Dehydratation, auszuschließen. Gaisböck beschrieb 1922 ein Krankheitsbild, das durch eine arterielle Hypertonie, Plethora und Polyglobulie gekennzeichnet ist. Heute kann ein entsprechender Konstitutionstyp in einer Risikokonstellation, verbunden mit Hyperlipoproteinämie und Nikotinabusus, beschrieben werden. Zusätzliche Begriffe wie „Streßerythrozytose" und „Alkoholerythrozytose" sind weitere Varianten dieser Risikokonstellation. Dabei ist die Erythrozytenzahl jedoch nicht über 6000000/mm^3 erhöht. Am wichtigsten ist der Ausschluß einer sekundären Polyglobulie; die klinische Untersuchung, die Bestimmung der ventilatorischen Funktion und des Säure-Basen-Status sind unerläßlich. Raucheranamnesen müssen sorgfältig erfragt werden.

4 Literatur

Erslev AJ (1983) Erythrocytosis. In: Williams WJ, Beutler E, Ersler AJ, Rundles RW (eds) Hematology, 3rd edn. McGraw-Hill, New York
Hall CA (1965) Gaisböck's disease: redefinition of an old syndrome. Arch Intern Med 116:4
Wintrobe M (1981) Polycythemia: erythrocytosis. In: Wintrobe M (ed) Clinical hematology, 8th edn. Lea & Febiger, Philadelphia

Kapitel 4 Vermehrung und Verminderung der Leukozyten

H.W. PEES

ABKÜRZUNGEN (vgl. auch Kap. 5)

ALL	Akute lymphatische Leukämie
B-	B-Typ
C-	C-Typ („common")
T-	T-Typ
AML	Akute myeloische Leukämie
c-abl	Zelluläre Onkogene
c-sis	
CALLA	Common acute lymphoblastic leukemia antigen
CD	Cluster of differentiation (vgl. Text)
CML	Chronische myeloische Leukämie
CMGM	Chronische megakaryozytär-granulozytäre Myelose
CLL	Chronische lymphatische Leukämie
FAB	French-American-British-Cooperative Group
HTLV	Human T-cell leukemia virus (Typ III neuerdings als Human immunodeficiency virus „HIV" bezeichnet)
FMC-7 Ki-1 PCA-1	Monoklonale Antikörper, teils ohne Zuordnung zu einem cluster „CD" (vgl. Text)
NHL	Non-Hodgkin-Lymphome
PAS	Periodic acid Schiff (vgl. Zytochemie)
Ph_1	Philadelphiachromosom
PTH	Primäre Thrombozythämie
SIg	Membrangebundenes („surface") Immunglobulin
TdT	Terminale Desoxynucleotidyl-Transferase

1 Vermehrung der Leukozyten

Leukozytosen sind meist durch eine Vermehrung von neutrophilen Granulozyten, weniger der Lymphozyten und nur selten der eosinophilen Granulozyten bedingt. Zur Beurteilung ist die Untersuchung des Differentialblutbildes unerläßlich.

1.1 Neutrophile Leukozytose

Als obere Normgrenze sind etwa 7 500 neutrophile Granulozyten/µl (Leukozytenzahl mal % Neutrophile) zu betrachten. Bei zahlreichen Erkrankungen ist diese neutrophile Leukozytose der früheste Hinweis auf einen pathologischen Prozeß. Eine prozentuale und absolute Vermehrung jugendlicher und stabkerniger Zellen wird als „Linksverschiebung" bezeichnet. Toxische Granulationen, Vakuolen und Döhle-Einschlußkörperchen sind wichtige Hinweise, die auch bei einem stark erhöhten peripheren Verbrauch mit normaler oder verminderter Leukozytenzahl (z.B. Sepsis) vorhanden sein können. Die alkalische Leukozytenphosphatase ist bei reaktiven Prozessen erhöht. Eine Knochenmarkuntersuchung ist erforderlich, falls sich aufgrund des peripheren Blutbildes der Verdacht auf eine Hämoblastose ergibt. Wichtig ist die klinische Unterscheidung in akute Leukozytosen, d.h. innerhalb von Minuten bis Stunden auftretende Veränderungen einerseits, sowie verzögerte bis chronische Leukozytosen, die meist aus einer Verschiebung vom Knochenmark in den zirkulierenden Pool resultieren.

Ursachen der akuten neutrophilen Leukozytose

▶ Physikalische und emotionale Stimuli: Kälteexposition, Hitzeeinwirkung, körperliche Anstrengungen, hirnorganische Anfälle, Tachykardie, Erbrechen, anästhesiologische und operative Eingriffe, postprandial, Streßsituationen, Delirium tremens.

▶ Zahlreiche lokalisierte und auch systemische akute Infektionen durch Bakterien (Staphylokokken, Streptokokken, E. coli, Proteus, Pneumokokken), Pilze, Rickettsien, manche Viren.

▶ Verbrennungen, Elektroschock, Myokardinfarkt, Anoxie, akuter Gichtanfall, Ovulation.

▶ Adrenalinausschüttung, Endotoxämie, nach Gaben von Steroiden oder Histamin.

Ursachen der länger anhaltenden Vermehrung neutrophiler Leukozyten

▶ Zahlreiche Infektionskrankheiten.

▶ Chronische Entzündungen: Rheumatoide Arthritis, vaskulitische Syndrome, Colitis ulcerosa.

▶ Einige Medikamente wie Lithium, Steroide (Beachte: Vortäuschung oder Verschleierung einer Entzündung), Intoxikationen mit Blei oder Quecksilber.

▶ Metabolische Erkrankungen: Eklampsie, hyperthyreote Krise, Azidose, Gicht, Gravidität (Gipfel im 3. Trimenon), während der Laktation sowie bei chronischer Überproduktion von ACTH (Cushing-Syndrom). Daneben ist auch bei chronischem Nikotinabusus eine Neutrophilie typisch (Katecholamine? Nikotin?).

▶ Hämatologische Erkrankungen: Eine Neutrophilie ist charakteristisch für die Erholungsphase nach Agranulozytose, bei Blutverlust sowie bei chronischer Hämolyse. Sie wird auch beobachtet nach Splenektomie sowie bei myeloproliferativen Syndromen und bei der akuten myeloischen Leukämie, wobei hier ein „Hiatus leucaemicus" zu fordern ist.

▶ Solide Tumoren: Hier kann eine Neutrophilie im Sinne einer paraneoplastischen Reaktion auftreten, wobei sich hämatologisch häufig charakteristische Veränderungen als „leukämoide Reaktionen" finden. Zu denken ist hier in erster Linie an Bronchialkarzinome, aber auch Neoplasmen des Magens, der Mamma, der Nieren, der Leber, des Pankreas oder des Uterus.

▶ Es gibt immer wieder Fälle, bei denen keine Ursache eruierbar ist. Dabei können teils sehr hohe Granulozytenzahlen (bis 25 000/µl) angetroffen werden, qualitative Veränderungen wie toxische Granulationen etc. fehlen. Diese Fälle bedürfen einer wiederholten Kontrolle („chronische idiopathische Leukozytose", Brücher 1986).

1.2 Eosinophilie

Ursachen

▶ Allergische Erkrankungen: Asthma bronchiale, Heufieber, Medikamentenallergie, angioneurotisches Ödem, Serumkrankheit.

▶ Parasitosen: Eine Eosinophilie ist fast ausschließlich nur bei Gewebeinvasion zu beobachten: Trichinose, Echinokokkus, seltener bei intestinalen Parasiten. Unter „Löffler Syndrom" versteht man eine vorübergehende pulmonale Symptomatik mit Lungeninfiltraten und Eosinophilie, typischerweise bei Askariasis oder Trichinose. Bei Kindern wird ein sehr ähnliches Bild mit zusätzlichen Arthralgien, Urtikaria, Hepatomegalie und Hypergammaglobulinämie durch verschiedene Nematodenlarven ausgelöst („viscerale larva migrans"). Die sog. tropische Eosinophilie mit Fieber, Husten, Splenomegalie, Asthma, Eosinophilie und bilateralen, diffusen Lungeninfiltraten wird ebenfalls durch Parasiten verursacht, hauptsächlich Mikrofilarien.

▶ Autoimmunkrankheiten: Panarteriitis nodosa, allergische Angiitis mit Granulomatose (Churg-Strauss), chronische Polyarthritis, Lupus erythematodes, Dermatomyositis, Eosinophilie mit Fasciitis (Shulman).

▶ Hauterkrankungen: Pemphigus vulgaris, Dermatitis herpetiformis, Erythema exsudativum multiforme, Psoriasis, Ekzem, Prurigo.

▶ Maligne Erkrankungen: Chronisch myeloische Leukämie, selten bei anderen myeoloproliferativen Syndromen, Lymphogranulomatose (u.U. starke Eosinophilie), Mycosis fungoides. Metastasierende Karzinome, vor allem Ovarialkarzinome.

▶ Infektionskrankheiten: Häufig als sog. postinfektiöse Heilphase („Morgenröte der Genesung"); bei Scharlach jedoch in der Frühphase!

▶ Nebennierenrindeninsuffizienz.

▶ **Idiopathisches hypereosinophiles Syndrom:** Nach Fauci (1982) sind 3 Kriterien zu fordern:

1. Persistierende Eosinophilie $\geq 1\,500/\mu l$ (mindestens 6 Monate),
2. keine der o.g. Ursachen eruierbar,
3. Symptome einer Organbeteiligung.

Verminderte Granulation und verstärkte Vakuolisierung der Eosinophilen, Ausschwemmung unreifer Zellen der Myelopoese, daneben eine Anämie oder Thrombozytopenie sind die typischen Blutbildbefunde.

Das Knochenmark zeigt ein buntes Bild mit reifzelliger Eosinophilie bis zur Blastenkrise. Chromosomenanomalien sind häufig, ein Philadelphia-Chromosom selten. Die klinische Symptomatik ist variabel mit neurologischen, kardialen und/ oder pulmonalen Störungen: Enzephalopathie mit Verhaltensstörungen, Ataxie oder spastische Zeichen, Polyneuropathie, embolische Verlaufsformen. Am Herzen findet man eine Endokardfibrose mit Insuffizienz der Mitral- und Trikuspidalklappen (Endocarditis fibroplastica Löffler), Wandthrombosen, Koronariitis. Häufiger sind Lungeninfiltrate, seltener eine Lungenfibrose und Pleuraergüsse.

1.3 Lymphozytose

Eine „relative Lymphozytose", meist bei Neutropenie, ist ein häufig anzutreffender Befund und belanglos. Sie tritt in der postinfektiösen Phase z.B. nach Mumps, Masern oder Varizellen auf. Eine absolute Lymphozytose ($> 4000/\mu l$) wird dabei selten erreicht. Ausgesprochen plasmazellulär differenzierte Formen sind typisch für Röteln, wobei die Abgrenzung gegenüber leukämisch verlaufenden Immunozytomen oder Plasmazelleukämien gewöhnlich nicht schwierig ist. „Atypische" Lymphozyten mit breitem, oft tiefblauem Zytoplasma, deutlichen Nukleolen, häufig bizarrem Kern sind kennzeichnend für das „Mononukleosesyndrom". Dabei erscheint die Morphologie dieser Zellen vielgestaltig und bunt im Gegensatz zu der Uniformität der „reifzelligen" Lymphozytose.

Ursachen
▶ Reifzellige Lymphozytose: Pertussis, Brucellose, selten bei Toxoplasmose (lymphadenopathische Form). Akute infektiöse Lymphozytose: oft asymptomatisch bei Kindern und Jugendlichen mit auffallend hoher Lymphozytose (20000–100000/μl). Lymphozytose bei Hyperthyreose, bzw. Nebennierenrindeninsuffizienz.

▶ Atypische Lymphozytose: Mononukleosesyndrom: Epstein-Barr-Virus, Zytomegalievirus; die atypischen Lymphozyten entsprechen überwiegend aktivierten Suppressorzellen (CD 8⁺).

▶ Hämatologische Erkrankungen: Akute lymphatische Leukämie, chronische lymphatische Leukämie und leukämische Verlaufsformen von Non-Hodgkin-Lymphomen, idiopathische thrombozytopenische Purpura (relative Lymphozytose mit oft atypischen Zellen).

1.4 Monozytose

Zu fordern ist eine Erhöhung der peripheren Monozytenzahl $> 800/\mu l$ beim Erwachsenen. Die Monozytenzahl ist bei aktiver Sarkoidose, fortschreitender Tuberkulose und malignen Erkrankungen oft umgekehrt korreliert mit der Anzahl der zirkulierenden T-Zellen. Eine Monozytose bei älteren Patienten erweckt den Verdacht auf prämaligne bzw. maligne Erkrankungen.

Ursachen
▶ Infektionskrankheiten: Tuberkulose, Lues; bei Endocarditis lenta durch vergrünende Streptokokken finden sich im Ohrläppchenblut (erster gewonnener Tropfen) neben einer Monozytose auch Makrophagen mit phagozytiertem Material.

▶ Chronische Entzündungen und Autoimmunkrankheiten: Lupus erythematodes, Colitis ulcerosa, granulomatöse Erkrankungen (Sarkoidose), Panarteriitis nodosa, rheumatoide Arthritis, M. Crohn. Zustand nach Splenektomie, Lipidspeicherkrankheiten. Erholungsphase nach Agranulozytose, neuerdings auch häufig und ausgeprägt zu beobachten nach aggressiver zytostatischer Therapie (AML!).

▶ Hämatologische Systemerkrankungen: Akute myelomonozytäre und monozytäre Leukämie. Subakute und chronische myelomonozytäre Leukämie. Chronische myeloische Leukämie. Maligne Histiozytose (selten mit Blutmonozytose oder zirkulierenden Histiozyten mit Erythrophagozytose), Lymphogranulomatose.

▶ Solide Tumoren: Besonders Ovar, Magen, Mamma.

1.5 Basophilie

Eine reaktive Mastzellhyperplasie im Gewebe (Lymphknoten, Knochenmark) ist bei allergischen Zuständen, Parasitosen, Lymphomen und anderen Tumoren relativ häufig. Demgegenüber kommt es nur selten zu einer Blutbasophilie (über 150/μl).

Ursachen
▶ Allergie oder Entzündung: Colitis ulcerosa, Allergie gegen Nahrungsmittel oder Medikamente, Urtikaria; bei einzelnen Infektionen, z.B. Varizellen.
▶ Myxödem, Diabetes mellitus (erhöhter Blutfettgehalt)
▶ Hämatologische Systemerkrankungen: Chronische myeloische Leukämie (Basophilie fehlt bei leukämoiden Reaktionen!) Übrige Formen des myeloproliferativen Syndroms, basophile Leukämie (selten), akut oder chronisch (Philadelphia-Chromosom negativ). Urticaria pigmentosa und systemische Mastzellneoplasien gehen nur selten mit Blutbasophilie einher (sog. „Mastzelleukämie").

2 Leukämoide Reaktionen

Im deutschsprachigen Raum wird darunter eine hochgradige, meist reversible Leukozytose mit Ausschwemmung von Promyelozyten und Myeloblasten ohne Hiatus leucaemicus verstanden (sog. „pathologische Linksverschiebung"). Eine Basophilenvermehrung fehlt, man findet toxische Granulationen. Die alkalische Leukozytenphosphatase ist meist erhöht und kann zur Abgrenzung gegenüber einer chronischen myeloischen Leukämie (der wichtigsten Differentialdiagnose!) beitragen. Folgende Zustände sind zu unterscheiden:

▶ Schwere Infektionen wie Sepsis, Pneumonie, bakterielle Meningitis, Diphtherie, Miliartuberkulose.
▶ Hyperregeneration des Knochenmarks nach Blutung, massiver Hämolyse oder Agranulozytose (zytostatische Therapie!)
▶ Bei metastasierenden Tumoren als paraneoplastische Reaktion. M. Hodgkin (u.U. eosinophile leukämoide Reaktion). Bei Tumorinfiltration im Knochenmark (Mammakarzinom, multiples Myelom) ist peripher oft gleichzeitig eine Vermehrung roter Vorstufen (Normoblasten) zu beobachten, so daß ein „leukoerythroblastisches Blutbild" entsteht.
▶ Bei Schock, CO-Intoxikationen, Coma diabeticum oder Coma uraemicum.

3 Leukämien

3.1 Akute Leukämien

Das klinische Bild der akuten Leukämie verbirgt sich nicht selten hinter Symptomen, die eher auf eine schwere Infektion hinweisen. Fieber bzw. septische Temperaturen können durch eine Pneumonie, eine therapierefraktäre Angina oder durch die Krankheit selbst ausgelöst werden. Knochen- und Gelenkschmerzen können zur Fehldiagnose einer akuten Arthritis oder Knochenmetastasen führen. Differentialdiagnostisch sind daher septische Krankheitsbilder, akute Angina bei Agranulozytose, infektiöse Mononukleose, Malignome u.a. auszuschließen. Petechien oder Schleimhautblutungen zeigen die gewöhnlich initial schon bestehende schwere Thrombozytopenie an. Hohe Leukozytenzahl, Ausschwemmung von Blasten und Hiatus leucaemicus sind typisch, können aber auch fehlen. Die im allgemeinen rasch sich entwickelnde Anämie führt zu Leistungsabfall und starker Müdigkeit. Lymphknotenschwellungen und Splenomegalie sind bei Kindern mit akuter lymphatischer Leukämie häufig, können aber auch bei Erwachsenen, insbesondere auch bei akuter myeloischer Leukämie beobachtet werden, wobei im letzteren Fall eine Hepatomegalie besteht.

Der Knochenmarkbefund ist immer entscheidend. Selbst bei aleukämischem Verlauf kann im Mark die Zellularität so gesteigert sein, daß eine Aspiration nicht gelingt („punctio sicca").

Da sich die Prognose vor allem der akuten lymphatischen Leukämie entscheidend verbessert hat, ist eine möglichst genaue Differenzierung erforderlich. Neben der Pappenheim-Färbung ist ein begrenzter Einsatz von zytochemischen Methoden notwendig, um zunächst eine Klassifizierung nach der FAB-Einteilung zu ermöglichen (Abb. 4.1). Die immunologische Typisierung ist vor allem bei der ALL und zytochemisch unklaren Fällen wichtig und sollte immer dann erfolgen, wenn therapeutische Konsequenzen zu erwarten sind.

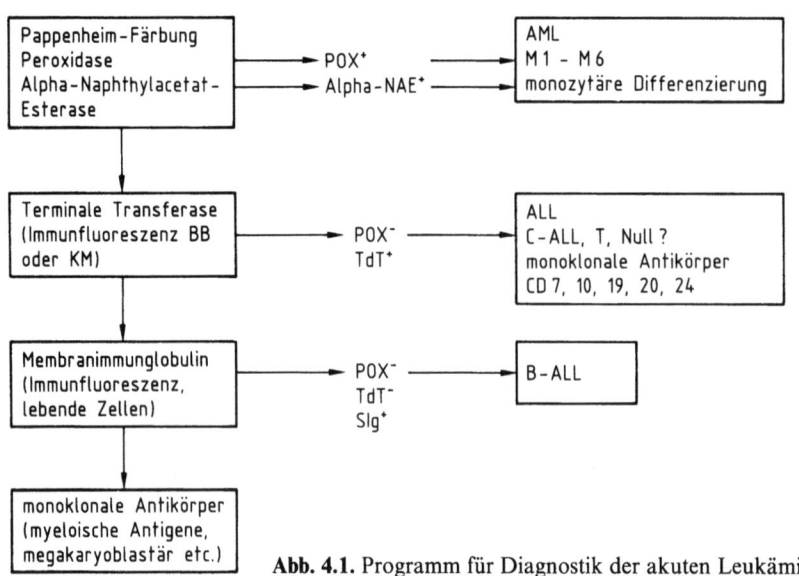

Abb. 4.1. Programm für Diagnostik der akuten Leukämien

Tabelle 4.1. FAB-Klassifikation der akuten lymphatischen Leukämien

	L1	L2	L3 (Burkitt)
Zellgröße	Klein	Verschieden groß	Uniform groß
Kernchromatin	Homogen	Wechselnd	Feingetüpfelt
Kernform	Regelmäßig, selten gekerbt	Häufig eingebuchtet	Oval oder rund
Nukleolen	−	+	+ + blasig
Zytoplasma	Spärlich	Wechselnd	Breit, basophil
Vakuolen	Variabel	Variabel	+ +

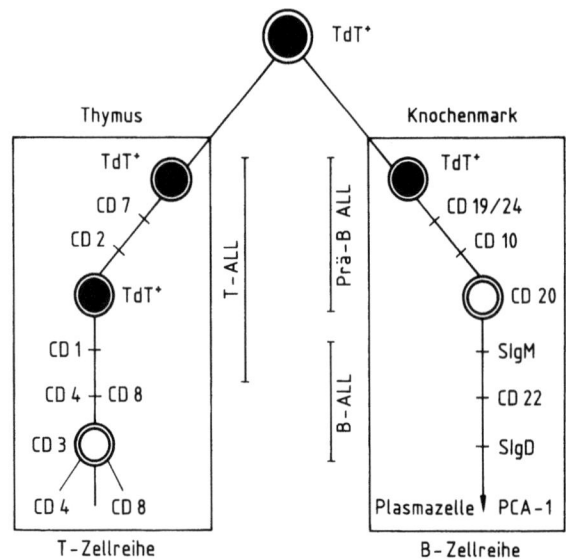

Abb. 4.2. Entwicklung der T- und B-Lymphozyten in Thymus und Knochenmark. Neben der terminalen Transferase (*TdT*) sind die Antigenmuster („CD", vgl. Tabelle 4.5) der verschiedenen Stadien sowie die Oberflächenimmunglobuline (*SIg*) angegeben. *PCA-1* = Plasmazellantigen. Der Phänotyp der entsprechenden akuten lymphatischen Leukämien ist gesondert gekennzeichnet

3.1.1 Akute lymphatische Leukämien

Die Blasten sind definitionsgemäß Peroxidase-negativ (POX), auch die seltenen Azurgranula. PAS ist häufig grobschollig positiv, die saure Phosphatase punktförmig vor allem bei T-ALL. In der FAB-Klassifikation entspricht der Typ L3 fast immer der B-ALL (Tabelle 4.1). Gerade bei der ALL läßt sich die heutige Auffassung der Leukämie als einer klonalen Proliferation auf einer frühen Differenzierungsstufe ohne wesentliche Ausreifung gut belegen (Abb. 4.2). Nach dem immunologischen Phänotyp und besonders im Hinblick auf die unterschiedlichen Therapieverfahren und Prognose sind zu unterscheiden:

Common ALL (c-ALL): TdT$^+$, SIg$^-$, CD 10$^+$, 19$^+$, 22$^+$ („Prä-B-ALL"), PAS und saure Phosphatase variabel, häufigster Typ, prognostisch relativ günstig.
Häufigkeit ca. 50%

T-ALL: TdT$^+$, SIg$^-$, CD 1$^+$, 7$^+$
Häufigkeit ca. 10–15% PAS selten positiv, oft „convoluted cell type", saure Phosphatase

Tabelle 4.2. FAB-Klassifikation der akuten myeloischen Leukämien. α-NAE, Naphthylazetatesterase; PAS, Periodic acid Schiff

FAB	Zytochemie in Blasten		Auer-stäbchen	Besonderheiten
	Peroxidase	Sonstige Färbungen		
M1 Myeloblastär	≥ 3%		(+)	80–90% der Fälle durch myeloische Marker identifizierbar
M2 Myeloblasten mit Reifungstendenz	+ +	α-NAE (+)	+	
M3 Promyelozytär	+ +		+ +	15, 17 Translokation
M4 Myelomonozytär	+	α-NAE +	+	
Sonderform: M4 mit Eosinophilie	+	Chloracetat + PAS + (in Eosinophilen)	+	Inversion Chromosom 16
M5 Monoblastär	(+)	α-NAE + + (hemmbar mit Na-Fluorid)	–	Lysozym ↑
M6 Erythroblastär	(+)	PAS +	(+)	Im Verlauf Übergang in M1, M2 oder M4
M7 Megakaryoblastär	–	α-NAE + saure Phosphatase + PAS +	–	Plättchenperoxidase + (elektronenoptisch), Faktor VIII und Glykoproteine II b/III a immunologisch +

fokal typisch, Mediastinaltumor, oft hohe Blastenzahlen.

B-All: Häufigkeit ca. 1–2%

SIg$^+$, TdT$^-$, CD 19$^+$, 20$^+$, 22$^+$, 24$^+$ Zytochemisch negativ, entspricht fast immer FAB-L 3: große Zellen mit vesikulärem Nukleolus, stark basophiles Zytoplasma und zahlreiche Vakuolen. Ungünstige Prognose (leukämische Form des Burkitt-Lymphoms)

Null-ALL: Häufigkeit ca. 25–35%

Der Begriff „Null" ist historisch zu verstehen (negativ für Oberflächenimmunglobulin und Schaferythrozytenrezeptor). Offenbar heterogene Gruppe mit positiver TdT, dabei zumeist CD 19 +, 24 +. PAS häufig positiv, saure Phosphatase variabel. Bei der Mehrzahl ist molekulargenetisch eine B-Zellnatur erkennbar („rearrangement" der Ig-Gene).

Doppelleukämien:

Entweder lymphatische und myeloische Linien nebeneinander oder „aberrante Doppelexpressionen" von lymphatischen und myeloischen Markern in einem einzigen Zellklon, meist als TdT-Nachweis in myeloischen Blasten. Klassifizierung und Therapie als AML!

3.1.2 Akute myeloische Leukämien

Hier hat sich die FAB-Klassifikation mit ihrer detaillierten morphologischen Beschreibung und guten Reproduzierbarkeit durchgesetzt. Der Peroxidasenachweis ist entscheidendes Charakteristikum, die unspezifische Esterase (Alpha-Naphthylacetat) wird für den Nachweis der monozytären Identifizierung benutzt (jedoch auch bei M2 atypisch möglich). In die erweiterte FAB-Klassifizierung der Tabelle 4.2 (Bennett 1985) ist vor allem die prognostisch relativ günstige myelomonozytäre Form mit Eosinophilie und Inversion am

Chromosom 16 aufgenommen worden sowie die seltene megakaryoblastäre Leukämie (M 7).

Besonders zu beachten ist, daß – entgegen früheren Annahmen – der „Hiatus leucaemicus" keine Conditio sine qua non ist. Morphologisch können häufig Zwischenstufen der Differenzierung erreicht werden, so daß in seltenen Fällen ein eher buntes Bild resultiert.

3.1.3 Seltene Leukämieformen

Akute megakaryoblastäre Leukämie: Bei undifferenzierten akuten Leukämien ohne Organomegalie zu erwägen. Das Spektrum umfaßt neben leukämischen Formen mit Megakaryoblastenausschwemmung wahrscheinlich auch die „akute Myelofibrose" mit Panzytopenie, Fieber und Fibrosierungstendenz im Knochenmark. Eindeutige Diagnose durch elektronenoptischen Nachweis einer Plättchenperoxidase; immunologische und zytochemische Erfassung bislang unsicher (Bennett 1985).

Akute Basophilenleukämie: Zytochemisch abgrenzbar (Metachromasie bei Toluidinblau), klinisch wie FAB-M3.

Akute Eosinophilenleukämie: Positive Reaktion der Chlorazetatfärbung, damit abzugrenzen gegenüber dem hypereosinophilen Syndrom. Entspricht im Verlauf etwa FAB-M2.

3.2 Myelodysplastisches Syndrom

Refraktäre Anämie: Bei älteren Menschen kann eine länger bestehende Anämie Ausdruck eines myelodysplastischen Syndroms sein. Dabei ist die therapierefraktäre periphere Zytopenie u.U. nicht nur auf die Erythropoese beschränkt. Die Anamnese kann meist über Jahre zurückverfolgt werden, wobei die chronische therapierefraktäre Anämie mit ihren Folgeerscheinungen zentrales klinisches Symptom ist. Die verwirrende frühere Nomenklatur („Präleukämie", „smoldering leukemia" etc.) ist ebenfalls durch eine Klassifikation der FAB-Arbeitsgruppe ersetzt worden (Tabelle 4.3). Gemeinsames Merkmal sind Ausreifungsstörungen aller Zellsysteme: z.B. ineffektive Erythropoese, megaloblastäre Zeichen, Anisozytose, Dysthrombopoese, Mikromegakaryozyten, Granulationsstörungen und Pseudo-Pelger-Zellen. Das Knochenmark ist fast immer hyperzellulär!

Tabelle 4.3. FAB-Klassifikation der myelodysplastischen Syndrome. (Nach Bennett et al., 1982)

	Blasten im Knochenmark	Blasten im Blutbild
1. Refraktäre Anämie	<5%	–
2. Refraktäre Anämie mit Ringsideroblasten (>15%)	s. oben	–
3. Refraktäre Anämie mit Blastenvermehrung (RAEB)	5–20%	–
4. Chronische myelomonozytäre Leukämie (CMML)	5–20% Promonozyten + +	Blasten <5% Monozyten >1000/µl
5. Refraktäre Anämie mit Blastenvermehrung in Transformation	20–30% +/–Auerstäbchen	und/oder Blasten >5% +/–Auerstäbchen

Auch seltene Fälle ohne Anämie, aber mit Neutropenie und/oder Thrombozytopenie sind hier einzuordnen (s. Gruppe 1 in Tabelle 4.3). In höherem Alter spricht die Vorgeschichte bei AML oft für eine Entstehung auf dem Boden einer Myelodysplasie, die Prognose ist dann besonders schlecht.

Chronische myelomonozytäre Leukämie (CMML): Leitsymptom ist eine ausgeprägte Monozytose (s. Tab. 4.3, Gruppe 4). Die CMML stellt ein heute gut definiertes, eigenständiges Krankheitsbild dar und leitet klinisch über zu den chronischen Leukämien. Allerdings beträgt die mittlere Überlebenszeit nur 1 Jahr bei einem Altersmedian von 71 Jahren. Ein Philadelphia-Chromosom (Ph1) ist nicht nachweisbar. Selten ist eine Variante mit Blastenausschwemmung ab initio und rasch deletärem Verlauf zu beobachten („subakute myelomonozytäre Leukämie").

3.3 Chronische Leukämien

3.3.1 Chronische myeloische Leukämie (CML)

Die klinische Symptomatik der CML kann gering sein und sich auf Beschwerden einer zunehmenden Anämie oder eines wachsenden Milztumors beschränken. Nicht selten wird die Erkrankung aber zufällig bei Routineuntersuchungen entdeckt, beispielsweise aufgrund einer Leukozytose oder einer Milzvergrößerung.

Die CML ist gekennzeichnet durch:
extreme Leukozytose (bei 60–90% der Fälle $>100000/\mu l$),
im Ausstrich immer pathologische Linksverschiebung mit Promyelozyten und Myeloblasten ohne toxische Veränderungen;
obligate Vermehrung der Basophilen;
häufig (50%) Thrombozytose bis $>1 \times 10^6/\mu l$, Thrombozytopenie ungewöhnlich,
Milztumor (90%), häufig bis ins kleine Becken reichend, korreliert in etwa positiv mit der Leukozytenzahl;
Druckschmerz im Bereich des Sternums;
Erniedrigung oder Fehlen der alkalischen Leukozytenphosphatase, in etwa 10% jedoch auch normaler Index. Meist Anstieg während der Blastenkrise.

Häufig findet man zyklische Variationen der Leukozyten mit einer Phasendauer von 2–4 Monaten, wobei sich die Leukozytenzahl im Intervall normalisieren kann. Das Philadelphia-Chromosom ist in 90–95% nachweisbar (unter optimalen Bedingungen mit Entnahme im Knochenmark, raschem Versand, Bandenanalyse). Dabei sind zytogenetisch mehrere Situationen denkbar:

▶ typische reziproke Translokation t (9; 22) mit Verschiebung des Onkogens c-abl (Bruchstelle) vom Chromosom 9 zum Chromosom 22 und des Onkogens c-sis in umgekehrter Richtung.
▶ kein Ph1 nachweisbar: diese „Ph1-negative CML" ist heterogen und umfaßt Fälle mit und ohne molekulargenetisch erkennbare c-abl-Verschiebung;
▶ Ph1-Nachweis bei ALL oder AML: Hier kann entweder eine Blastenkrise vorliegen oder eine bislang molekulargenetisch noch nicht ausreichend abgrenzbare Variante einer anderen hämatologischen Neoplasie;
▶ Ph1 bei CML-Verdacht anfangs negativ, später positiv. Solche Verläufe sprechen für die heutige Hypothese, daß dem Ph1-Erwerb eine frühere, meist klinisch inapparente Phase mit klonalem Wachstum myeloischer Stammzellen vorausgeht.

3.3.2 Blastenkrise

Die sog. **Blastenkrise** als meist finales Ereignis der CML beruht auf der weiteren malignen Transformation mit dem Erscheinungsbild einer akuten Leukämie. Diese prognostisch infauste Phase ist klinisch gekennzeichnet durch Fieberschübe, Nachtschweiß, Gewichtsabnahme, Schmerzen in umschriebenen Skelettbereichen. Besonders auffallend sind die hämatologischen Befunde: Resistenz gegen Busulfan, rasch ansteigende Leukozytenzahlen mit Thrombozytopenie, Anstieg des Blastenanteils (Myeloblasten und Promyelozyten) im peripheren Blut auf über 30%, Anstieg der alkalischen Leukozytenphosphatase.

Oft geht dieser Metamorphose eine unscharf definierte „**Akzelerationsphase**" voraus, die sich noch durch Busulfan beeinflussen läßt. Immunologisch zeigt die Blastenkrise in etwa 30–50% myeloische Marker, 30% lymphatische Marker (c-ALL Typ), der Rest kann erythroblastär, megakaryoblastär oder unklassifizierbar sein. Die Erfassung einer lymphatischen Differenzierung ist klinisch relevant wegen der therapeutischen Beeinflußbarkeit mit Vincristin/Prednison.

3.3.3 Chronische megakaryozytär-granulozytäre Myelose

Vor allem im deutschen Sprachraum wird die chronische megakaryozytär-granulozytäre Myelose (CMGM) mit ausgeprägter Proliferation der Megakaryopoese abgetrennt (Ph1 positiv). Diese CMGM geht offenbar wesentlich häufiger in eine Markfibrose über, während die CML meist zur Blastenkrise führt. Die molekulargenetische Deutung steht allerdings aus (Beteiligung von c-sis und von Platelet-derived-growth-factor mit Stimulierung von Fibroblasten?). Die Unterscheidung zur primären Thrombozythämie und Polycythämia vera ist gelegentlich schwierig.

3.3.4 Besondere Verläufe der chronischen myeloischen Leukämie

Die CML als Neoplasie einer pluripotenten Stammzelle kann ausnahmsweise eosinophil, basophil oder monozytär verlaufen. Therapeutisch ist eine Unterscheidung gegenüber einem hypereosinophilen Syndrom oder einer chronischen myelomonozytären Leukämie wichtig; allerdings erfordern solche Fälle eine sorgfältige individuelle Analyse und zeigen die Grenzen einer zu sehr schematisierten Klassifikation auf.

3.3.5 Chronische lymphatische Leukämie (CLL)

Die chronische lymphatische Leukämie (CLL) wird heute zu den malignen Non-Hodgkin-Lymphomen gerechnet (s. Kap. 5.5).

4 Verminderung der weißen Blutzellen

4.1 Neutropenie („Granulozytopenie")

Eine Neutropenie sollte erst bei Werten <1 500/μl angenommen werden; von einer „Agranulozytose" spricht man bei Werten <500/μl. Störungen der unspezifischen Infektabwehr können bei jeder stärkeren Verminderung der Granulozyten auftreten.

Durch Medikamente ausgelöste Neutropenie bzw. Agranulozytose: Bei jeder Verminderung der Granulozyten sollte auch an die Möglichkeit einer medikamentösen Schädigung gedacht werden. Dabei sind zwei verschiedene Mechanismen zu unterscheiden: Es kann sich einmal um eine *dosisabhängige* („toxische") Schädigung handeln, wie sie durch Zytostatika beispielsweise bei Behandlung maligner Erkrankungen, durch Phenylbutazon, Benzol, Chloramphenicol u.a. ausgelöst werden kann.

Zum anderen kann die Granulozytopenie *dosisunabhängig* ausgelöst werden und stellt damit häufig eine Überempfindlichkeitsreaktion dar. Die Reaktionsform ist genetisch bestimmt (z.B. Enzymausscheidung der Leber, sog. slow acetylators bei Sulfasalazin etc.) und umfaßt vor allem Antibiotika, Phenothiazine, nichtsteroidale Antirheumatika, Analgetika und Antiarrhythmika. Oft kann nur ein Auslaßversuch weiterhelfen, da entsprechende Reaktionen in Einzelfällen auch bei so häufig verordneten Medikamenten wie H2-Blokkern, Diuretika, Allopurinol etc. bekannt geworden sind. Plötzlich auftretende Agranulozytosen mit akuten Entzündungen (z.B. nekrotisierende Tonsillitis), Arthralgien und hohem Fieber können nach Aminopyridin einsetzen und sind differentialdiagnostisch gelegentlich schwer gegenüber einer plötzlich einsetzenden akuten Leukämie zu unterscheiden. Etwas schleichender einsetzende Agranulozytosen werden nach Verordnung von Phenothiazinen beobachtet.

▶ Zahlreiche Infektionskrankheiten gehen mit einer Neutropenie einher: Eine initiale Neutropenie ist typisch während der virämischen Phase bei infektiöser Hepatitis und infektiöser Mononukleose, Influenza, Psittakose, Röteln und Masern. Bei Bruzellosen, Typhus und Paratyphus, auch gelegentlich bei Malaria und Kala-Azar können Neutropenien wegweisendes Syndrom sein.

▶ Unter den Autoimmunkrankheiten sind zu erwähnen: Lupus erythematodes, Felty-Syndrom, selten auch Neutropenie durch Antikörper gegen neutrophile Leukozyten.

▶ Genetische Defekte: Kostman-Syndrom, zyklische Neutropenie.

▶ Eine Granulozytopenie im weiteren Sinn kann auch führendes Symptom einer primären Knochenmarkerkrankung sein: Infiltration durch Leukämien („aleukämische Leukose"), Haarzellleukämie, Lymphome (meist niedriger Malignitätsgrad), Tumoren. Markfibrose oder Aplasie. Ionisierende Strahlen. Myelodysplastisches Syndrom bei älteren Patienten. Vitamin-B$_{12}$-Mangel und Folsäuremangel. Hämophagozytosesymptom (selten, vgl. auch Kap. 5.6).

▶ Das Hypersplenie syndrom führt oft durch „Pooling" zu Granulozytopenie und Thrombozytopenie. Die Granulozytopenie ist daher ein nicht seltenes Symptom der Leberzirrhose.

▶ Als Pseudoneutropenie wird eine periphere Verteilungsstörung mit Aggregation und Adhäsion der Neutrophilen am Endothel bezeichnet, die durch Komplementaktivierung unter Bildung von C 5a bei Hämodialyse und Leukapherese entstehen kann und von meist kurzer Dauer ist.

4.2 Eosinopenie

Ein völliges Fehlen der Eosinophilen ist typisch für Typhus abdominalis, Masern, Hyperkortizismus bei M. Cushing, ACTH- bzw. Kortisolzufuhr.

4.3 Lymphozytopenie

Begrenzte diagnostische Bedeutung besteht bei folgenden Erkrankungen: Hyperkortizismus, angeborene und erworbene Immundefekte (s. Kap. 1.4), Lymphogranulomatose im fortgeschrittenen Stadium, akute und chronische Niereninsuffizienz, Miliartuberkulose, Sarkoidose, Lupus erythematodes.

Tabelle 4.4. Zytochemie der Blutzellen

	Peroxidase	Esterasen		PAS	Saure Phosphatase
		α-Naphthyl-azetat	Naphthol-AS-D-Chlorazetat		
Promyelozyt	+/++	−	+/++	±	+
Neutrophile	+/++	−/±	+/++ [a]	+	+
Monozyt	−/±	++ [b]	−/±	±	++
Lymphozyt	−	−/± [c]	−	−	−/±
Erythroblast	−	−/± [d]	−	− [d]	+/−
Megakaryozyt	−	++	−	++	++

− negativ, ± schwach positiv oder wenige Zellen, + mäßig, ++ stark.

[a] Eosinophilie negativ.
[b] Typischerweise hemmbar durch Natriumfluorid.
[c] Fokal positiv bei einigen T-Zellen.
[d] Positiv bei Erythroleukämie und einigen Reifungsstörungen.

5 Untersuchungstechniken

5.1 Zytochemische Methoden
(s. Tabelle 4.4)

▶ *Peroxidase:* Methode nach Graham und Knoll mit Benzidin, Gegenfärbung mit Giemsa-Lösung. Wichtigste zytochemische Reaktion zur Darstellung der Granulopoese vom Promyelozyten bis zum segmentkernigen Granulozyten. Myeloblasten sind negativ, eosinophile Zellen positiv, Monozyten und Basophile nur schwach positiv. Die Peroxidasereaktion ist in der Leukämiediagnostik ein entscheidender Parameter (vgl. FAB-Klassifikation).

▶ *Alpha-Naphthylazetat-Esterase:* Technik nach Löffler mit Pararosanilin als Kupplungsreagenz, Färbung innerhalb von 3 Tagen! Leitreaktion für das monozytäre System, die Hemmbarkeit durch Na-Fluorid spricht für einen monozytären Ursprung. Zuverlässig positiv (halbmondförmig) bei Haarzellen.

▶ *Naphthol-AS-D-Chlorazetat-Esterase:* Methode nach Leder mit Pararosanilin. Brillante Darstellung der Granulopoese mit einem leuchtend roten Farbstoff, allerdings nicht so empfindlich wie die Peroxidase. In der hämatologischen Zytologie daher nur noch für spezielle Fragestellung erforderlich (z.B. Eosinophilenfärbung bei Sonderform der M4-Leukämie).

▶ *PAS* (Periodic-acid-Schiff): Polysaccharidnachweis; diagnostisch wichtig bei Erythroleukämie sowie mit grobscholligem Muster bei einem Teil der akuten lymphatischen Leukämien.

▶ *Saure Phosphatase:* Azofarbstoffmethode mit hexazotiertem Pararosanilin und Naphthol-As-Bi-Phosphat als Substrat. Der Stellenwert ist etwas relativiert worden, da eine „fokale" Reaktion nicht auf einen bestimmten ALL-Typ beschränkt ist (T-ALL ca. 65% positiv, sonstige ALL-Formen ca. 15%). Andererseits wird die häufig zitierte tartratresistente Reaktion bei Haarzellen nicht immer angetroffen. Stark positiv in Myelomzellen!

▶ *Alkalische Leukozytenphosphatase:* Technik nach Kaplow mit Alpha-Naphthyl-Phosphat und Echtrotsalz. Auszählung der segmentierten Neutrophilen nach Farbtiefe und Anzahl der Granula (Skala 0–5); Angabe der Summe aller Wertungen aus 100 Zellen als sog. Index. Normwert je nach Labor 10–100. Nur an peripheren Ausstrichen möglich. Niedrige Indices bei CML, paroxysmaler nächtlicher Hämoglobinurie und sideroachrestischer Anämie.

5.2 Immunologische Methoden

▶ *Terminale Transferase (TdT):* Darstellung an Ausstrichen von Blut oder Knochenmark mit polyvalentem, hochgereinigtem TdT-Antiserum + sekundärem, fluoreszenzgekoppeltem Antikörper (indirekte Methode). Stark positiv im Kern der Thymozyten, im Knochenmark nur in 1–2%. Zuverlässig bei ALL von T- und Prä-B-Typ sowie häufig bei sog. Null-ALL. Bei etwa 10–20% der AML ebenfalls positiv.

▶ *Oberflächenimmunglobuline bei B-Zellen (SIg):* Darstellung der schweren und/oder leichten Ketten an einer Suspension lebender Zellen mit F(ab′)$_2$ fluoreszenzkonjugierten Antiseren (direkte Methode). Auszählung am Mikroskop mit Epifluoreszenz.

▶ *Oberflächenmarker mit monoklonalen Antikörpern (Mo-AK):* Darstellung einzelner Differenzierungsmerkmale (Epitope) mit monoklonalen Antikörpern und sekundärem fluoreszenzkonjugiertem Antikörper an lebenden Zellsuspensionen. Die Übersichtlichkeit ist wesentlich verbessert worden dadurch, daß man alle Antikörper, die mit eng benachbarten Epitopen reagieren, zu Gruppen zusammengefaßt hat (Tab. 4.5). Diese Gruppen von verwandten bzw. identischen Differenzierungsmerkmalen werden als „cluster of differentiation" (CD) bezeichnet. Nach dieser Nomenklatur ist ein

Mo-Ak zu charakterisieren durch die Angabe des Clusters sowie des Molekulargewichts des dargestellten Moleküls in Kilodalton (z.B. „CD 19, p. 95").

Diese Untersuchungen sind aufwendig und teuer, entsprechende Kontrollen sind unerläßlich. Es muß beachtet werden, daß es „leukämiespezifische" Antigene nicht gibt, sondern daß es sich immer nur um klonale Proliferationen eines physiologischen Zelltyps handelt (Abb. 4.2).

6 Literatur

Bennett JM, Catovsky D, Daniel MT, Flandrin G, Galton DAG, Gralnick HR, Sultan C (1976) Proposals for the classification of the acute leukemias. Br J Haematol 33:451–458

Bennett JM, Catovsky D, Daniel MT, Flandrin G, Galton DAG, Gralnick HR, Sultan C (1982) Proposals for the classification of the myelodysplastic syndromes. Br J Haematol 51:189–199

Bennett JM, Catovsky D, Daniel MT, Flandrin G, Galton DAG, Gralnick HR, Sultan C (1985) Criteria for the diagnosis of acute leukemia of megakaryocyte lineage (M7). Ann Intern Med 103:460–462

Brücher H (1986) Knochenmarkzytologie. Thieme, Stuttgart

Fauci AS (1982) The idiopathic hypereosinophilic syndrome: clinical, pathophysiologic and therapeutic considerations. Ann Intern Med 97:78–92

Gale RP, Cannani E (1985) The molecular biology of chronic myelogeneous leukemia. Br J Haematol 60:395–408

Georgii A (1983) Histopathologie und Klinik der chronischen, myeloproliferativen Erkrankungen. Verh Dtsch Ges Pathol 67:214–234

Hayhoe FGJ, Quaglino D (1980) Haematological cytochemistry. Churchill Livingstone, Edinburgh

Huber H, Gattringer C, Thaler J, Peschel CH (1985) Immunzytologische Diagnose von Leukämien und Lymphomen: Monoklonale Antikörper in der Differentialdiagnose hämatologischer Neoplasien. Behring Inst Mitt 78:83–117

Scheurlen PG (1982) Systematische Differentialdiagnose innerer Krankheiten. 2. Aufl. Springer, Berlin Heidelberg New York

Solal-Celigny P, Desaint B, Herrera A, Chastang C, Amar M, Vroclans M, Brousse N, Maneilla F, Renoux M, Bernard JF, Boivin P (1984) Chronic myelomonocytic leukemia according to FAB classification: analysis of 35 cases. Blood 63:634–638

Wintrobe MM (1981) Clinical hematology, 8th edn Lea & Febiger, Philadelphia

Tabelle 4.5. „Clusters of differentiation" (Auswahl)

Clusterbezeichnung	Reaktivität mit normalen Zellen	Reaktive Membranstruktur
CD 1	Kortikale Thymozyten	gp 45, 15
CD 2	T-Zellen	gp 50 E-Rezeptor
CD 3	T-Zellen	gp 19–29
CD 4	Helfer/Induktor	gp 55
CD 7	Unreife + zirkulierende T-Zellen	gp 41
CD 8	Suppressor/Zytotoxisch	gp 32–33
CD 10	Unreife B- und T-Zellen	gp 94/115 Calla
CDW 13	Granulozytär, Monozytär	?
CD 19	Alle B-Zellen	p 95
CD 20	B-Zellen	p 35
CD 22	Periphere B-Zellen	p 135
CD 24	Alle B-Zellen, Granulozyten	p 45, 55, 65
CD 25	Aktivierte T- und B-Zellen	Interleukin-2-Rezeptor

Kapitel 5   Erkrankungen der Lymphknoten

H.W. Pees und P.G. Scheurlen

1 Vorbemerkungen

Erkrankte Lymphknoten werden im allgemeinen als vergrößert getastet, gleichgültig ob es sich um entzündliche oder nichtentzündliche, benigne oder maligne, akute oder chronische Krankheiten handelt. Dieser Befund ist damit zunächst ein recht unspezifisches Merkmal, das jedoch in jedem Fall ursächlich abgeklärt werden muß.
Folgende Kriterien sind zu prüfen:

▶ *Anamnese*. Vorausgehende regionale Infektionen. Bei Tierhaltern und Tierpflegern sind Infektionskrankheiten wie Brucellose, Tularämie, Katzenkratzkrankheit und Toxoplasmose zu berücksichtigen. An Aktinomykose ist zudem bei Beschäftigung in der Landwirtschaft zu denken. Starker Nachtschweiß, Gewichtsabnahme >10% in den letzten 6 Monaten und ungeklärtes Fieber über 38 °C werden als „B-Symptome" bei den malignen Lymphomen besonders gewichtet. Juckreiz und Alkoholschmerz werden ab und zu besonders beim M. Hodgkin beobachtet.

▶ *Größe, Konsistenz, Schmerzhaftigkeit*. Die Größenbeschreibung mit Nahrungsmitteln als Vergleichsgrößen (Erbsen, Bohnen, Haselnüsse, Walnüsse, Pflaumen etc.) hat sich klinisch bewährt. Bei akuter, vor allem regionaler Entzündung finden sich weiche, druckschmerzhafte Lymphknoten mit Rötung und eventuell gleichzeitiger Lymphangiitis; Karzinommetastasen und Hodgkin-Infiltrationen sind dagegen hart und wenig druckempfindlich. Viruserkrankungen verursachen meist gut abgrenzbare, verschiebliche Lymphknotenvergrößerungen mit nur geringer Druckempfindlichkeit. Bei chronischer Entzündung (Tbc, Aktinomykose) sind die Lymphknoten miteinander und mit ihrer Umgebung verbacken. Bei der Lymphogranulomatose lassen sich die harten Lymphknoten noch voneinander abgrenzen („Kartoffeln im Sack"). Die Wachstumsgeschwindigkeit per se ist differentialdiagnostisch kaum zu verwerten.

2 Lokalisation vergrößerter Lymphknoten
(zum röntgenologischen Nachweis s. Kap. 6)

2.1 Halslymphknoten

Vergrößerte Lymphknoten in der Halsregion finden sich nicht nur bei lokalisierten Erkrankungen, sondern auch bei zahlreichen generalisierten Lymphomen bzw. bösartigen Krankheiten. Sie sind meist leicht tastbar oder gar sichtbar und daher für die weitere Diagnostik wichtig. Bei der Palpation sind routinemäßig sämtliche Lymphknotenstationen zu untersuchen, wobei die Supraclavikulargrube am besten von hinten bei hochgezogenen Schultern ausgetastet wird.

Ein weiterer Schritt der Diagnostik ist die Aspirationszytologie, die allerdings große Erfahrungen in der Auswertung voraussetzt. Die histologische Untersuchung ist bei entsprechend sorgfältiger Indikationsstellung grundsätzlich zu bevorzugen.

Obere Halsregion. Linsengroße, indolente und nicht verbackene Lymphknoten sind als Narbenstadien nach früheren Entzündungen ein sehr häufiger Befund. Die Lokalisation meist hinter dem Sternocleidomastoideus und ihre Konsistenz (zu hart für akute Entzündung, zu weich für Metastasen) sind wegweisend.

Die regionäre Lymphadenitis (typischerweise zuerst vom Kranken bemerkt) veranlaßt die Suche nach einem Herd im Drainagegebiet: Eiterungen in der Kopfhaut, Pharyngitis, Tonsillitis, Zahnerkrankungen, Virusinfektionen wie Herpes simplex.

Tuberkulöses Halslymphom.

Multiple, meist weiche Lymphknoten submandibulär oder entlang dem Sternocleidomastoideus findet man bei der infektiösen Mononukleose, bei Masern, bei Listeriose und vor allem bei der Toxoplasmose.

Retroaurikuläre Lymphknotenschwellungen sind fast pathognomonisch für Röteln.

Ätiologisch unklar sind die oft ausgeprägten Lymphknotenschwellungen bei Jugendlichen mit dem histologischen Bild einer „Sinushistiozytose".

Die malignen Lymphome einschließlich der Lymphogranulomatose bevorzugen ebenfalls das obere Halsgebiet.

Derbe, indolente Lymphknotenschwellungen im Kieferwinkel müssen an regionäre Metastasen bei einem im Rachenraum einschließlich Zunge gelegenen Karzinom denken lassen. Ein Drittel aller Nasopharynxkarzinome wird im Halslymphknoten diagnostiziert. Eine wichtige Gruppe sind die undifferenzierten Karzinome mit positiver Epstein-Barr-Virusserologie (Schmincke-Regaud): IgA-Titer gegen virale Capsid-Antigene (VCA) sind für den Verlauf wichtig.

Schwellungen im Bereich der Speicheldrüsen (Sjögren-Syndrom, Parotistumoren) sind oft schwierig von lokalen Lymphknoten abzugrenzen.

Im gesamten Halsgebiet können sich auch Lymphknotenschwellungen im Rahmen von HIV-Infektionen manifestieren (s. Kap. 1.4.4).

► *Mittlere Halsregion.* Außer den genannten Ursachen sind in dieser Region besonders Lymph-

knotenmetastasen von Schilddrüsenkarzinomen und Tumoren des Nasopharynx zu berücksichtigen.

Differentialdiagnostisch müssen einige seltene Erkrankungen abgegrenzt werden: Glomustumoren an der Karotisbifurkation, evtl. mit einseitiger Sympathikusreizung und homolateraler Mydriasis, Entzündungen der Parotis mit Schwellung und Druckschmerz, Halsrippen, aberrierende Strumaknoten, branchiogene Kiemengangzysten als prall elastische Knoten am medialen Rand des oberen Sternocleidomastoideus.

► *Unterer Halsbereich und Supraklavikularregion.* In diesem Gebiet handelt es sich meist um bösartige Erkrankungen, besonders häufig um maligne Lymphome und Metastasen von Bronchial- oder Mammakarzinomen. Magentumoren führen nicht selten zum Befall der Drüsen im linken Klavikularwinkel (Virchow-Drüse).

2.2 Mediastinale Lymphome

Lymphknotenschwellungen im Mediastinum verursachen oft erst in fortgeschrittenen Stadien Symptome wie trockenen Husten, Stridor, obere Einflußstauung, Heiserkeit (Nervus recurrens) oder Dysphagie. Häufig werden selbst massive Mediastinaltumoren zufällig anläßlich einer Röntgenuntersuchung entdeckt. Die Differentialdiagnose erfordert daher stets den gezielten Einsatz bildgebender Verfahren, an die sich invasive Techniken mit Biopsie anschließen können (Bronchoskopie, Thorakoskopie, Mediastinoskopie bis hin zur Thorakotomie).

2.3 Abdominale und inguinale Lymphome

Lymphknotentumoren sind in diesem Bereich palpatorisch nur selten (Iliakalbereich) zu erfassen. Die Symptomatik läßt sich klinisch wie folgt einteilen:

Kompressionssyndrome: Ikterus bei Befall der Leberpforte, hartnäckige Rückenschmerzen bei Nervenirritationen, Thrombosen im Stromgebiet der V. cava inferior.

Schleimhautbefall im Magen-Darm-Bereich: Stenosen, Malabsorptionssyndrome, Eiweißverlust mit Hypoproteinämie und Ödemen, Diarrhö,

Völlegefühl. Im Magenbereich imponieren maligne Lymphome oft als ausgedehnte, kraterförmige Ulzerationen, im Dünndarm sind vor allem hochmaligne Lymphome mit Stenosecharakter typisch. Oft gleichzeitiger oder späterer Befall im HNO-Bereich! Im mittleren Osten hohe Inzidenz eines eigenständigen Syndroms mit Dünndarmbefall, Diarrhö, Malabsorption durch niedrigmaligne Lymphome mit Sekretion von α-Ketten (**„immunproliferative small intestine disease", IPSID**).

Aszites durch peritoneale Absiedelungen oder Blockade größerer Lymphgefäße mit konsekutivem intestinalem Proteinverlust.

Unklare Fieberzustände bei ausschließlich infradiaphragmaler Lymphomausbreitung (sog. „abdominaler Hodgkin").

Inguinal sind erbsgroße Lymphknoten ein häufiger Befund (Narbenstadien). Nur selten dienen sie als Hinweis auf eine Entzündung im Bereich der unteren Extremitäten. Die oberflächlichen Leistendrüsen sammeln Lymphe vom kaudalen Teil der Bauchdecken, von der Lenden- und Gesäßgegend sowie von den äußeren Genitalien. Dementsprechend sind vor allem venerische Entzündungen zu berücksichtigen: schmerzhafte Lymphknotenschwellungen bei luetischem Primäraffekt, größere ein- oder doppelseitige Lymphome mit entzündlicher Reaktion bei Lymphogranuloma inguinale. Hodentumoren haben dagegen ihre erste Lymphknotenstation im Bereich des Nierenhilus!

Maligne Lymphome manifestieren sich häufig auch im Leistenbereich, fast immer sind jedoch andernorts Lymphknotenschwellungen zu finden, die für eine Biopsie unbedingt bevorzugt werden sollten.

Cave: Eine Biopsie von inguinalen Lymphknoten sollte nur ausnahmsweise erfolgen, da unspezifische Veränderungen dominieren.

3 Gutartige Lymphome

3.1 Lymphadenitis bei regionaler Entzündung

Lokalisierte Lymphknotenschwellungen bei pyogenen Infektionen sind nicht selten mit Lymphangiitis vergesellschaftet und lassen sich dann meist einer lokalen Infektion im Bereich der Haut zuord-

nen (z.B. Verletzung). Die Lymphgefäße können als geröteter und druckempfindlicher Strang mit leichter Ödembildung identifiziert werden. Häufig sind die Drainagelymphknoten nicht nur vergrößert, sondern auch druckempfindlich. Bei Lymphknotenschwellungen im Halsgebiet ist die Eintrittspforte oft schwer auszumachen (Tonsille, Pharynx, Zähne). Die Toxoplasmose muß immer erwogen werden (lymphoglanduläre Form) und kann palpatorisch mit einer Lymphogranulomatose verwechselt werden: meist retroaurikuläre, zervikale oder submandibuläre, u.U. schmerzhafte Lymphknotenschwellungen. Tuberkulose und Aktinomykose sind heute nur noch selten als Primärherd in der Mundhöhle mit derben Lymphknotenbeteiligungen anzutreffen. Dabei sind Schmerzen, starke entzündliche Veränderungen der Umgebung, Einschmelzung und Fistelung (Aktinomykose!) möglich.

Schließlich kommen Katzenkratzkrankheit (Einzugsgebiet der Verletzung), primäre Lues und Listeriose (okuloglanduläre Form) in Betracht. Es ist zu beachten, daß bei diesen Erkrankungen die primäre Hautläsion bereits abgeheilt und damit nicht mehr nachweisbar sein kann, bevor die Lymphknotenschwellung bemerkt wird.

3.2 Nicht regional beschränkte Lymphknotenschwellungen bei Entzündungen und Infektionen

▶ Am häufigsten sind Viruserkrankungen: Infektiöse Mononukleose, Röteln, Masern, Hepatitis, infektiöse Lymphozytose, Viruspneumonie. Lymphknotenvergrößerungen gehen nicht selten anderen typischen Symptomen (z.B. Exanthem) voraus.

▶ Systemische Lymphknotenvergrößerungen sind kennzeichnend für Brucellose, Toxoplasmose und Tularämie, seltener und nur bei foudroyantem Verlauf treten sie bei Tuberkulose und Pilzinfektionen auf. Die Lues im sekundären und im tertiären Stadium ist zu berücksichtigen.

▶ Mit zunehmender Häufigkeit werden Lymphknotenvergrößerungen im Rahmen von HIV-Infektionen beobachtet. Ein Teil der seropositiven Individuen entwickelt nach Monaten bis Jahren eine chronische Lymphknotenentzündung (Lymphadenopathiesyndrom, LAS, „AIDS-related complex", ARC). Für die Diagnose werden

Lymphknotenvergrößerungen ≥ 1 cm in zwei getrennten, extrainguinalen Regionen gefordert, die mindestens 3 Monate persistieren. Ausführlich s. Kap. 1.4.4.

▶ Unter Lymphknotenentzündungen im weiteren Sinne können auch eingeordnet werden: M. Boeck, rheumatoide Arthritis, Felty-Syndrom, M. Still, Lupus erythematodes, septische Granulomatose bei Kindern (Phagozytosedefekt der Granulozyten mit Ekzem und rezidivierenden Bronchopneumonien), dermatopathische Lymphadenopathie bei Dermatitis exfoliativa, mukokutanes Lymphknotensyndrom (Kawasaki) bei Kindern.

3.3 Sonstige gutartige Lymphknotenerkrankungen

▶ Einige Medikamente können eine Lymphknotenhyperplasie auslösen (Hydantoine, PAS, Sulfonamide), wobei andere Symptome wie Fieber, Eosinophilie, Anämie, Thrombozytopenie, Exantheme und Splenomegalie hinzutreten können.
▶ Seltene Ursachen einer Lymphknotenvergrößerung: Hyperthyreose, Amyloidose.

3.4 Sonderformen mit fraglicher maligner Potenz

Castleman-Lymphom

An die lokalisierte Form dieser Erkrankung ist besonders bei mediastinalen Lymphknoten zu denken. Neuerdings wird eine generalisierte Verlaufsform abgegrenzt („multizentrische angioplasmazelluläre Lymphknoten-Hyperplasie Castleman") mit obligaten Lymphknotenschwellungen, Hepatosplenomegalie und Allgemeinsymptomen. Anämie, Hypergammaglobulinämie und Thrombozytopenie sind häufig. Meist sind in höherem Lebensalter noch andere immunologische Störungen vorhanden (Hashimoto-Thyreoiditis, membranöse Glomerulonephritis, Myasthenie, Myelofibrose, Kaposi-Sarkom). Histologisch sind eine Plasmozytose bei erhaltener Lymphknotenarchitektur und prominenten Keimzentren typisch, dabei auch erhebliche Venolenvermehrung. Die Prognose ist ernst, maligne Transformation ist beschrieben.

Angioimmunoblastische Lymphadenopathie mit Dysproteinämie (AILD)

Es handelt sich um ein oft akutes Krankheitsbild mit Fieberschüben, generalisierten Lymphknotenschwellungen, Hepatosplenomegalie und flüchtigen Hauterscheinungen. Daneben besteht eine ausgeprägte polyklonale Gammaglobulinvermehrung mit zirkulierenden komplementarmen Immunkomplexen: Coombs-Test häufig positiv. Infektionen mit opportunistischen Erregern können das klinische Bild bestimmen, autoptisch imponieren ausgedehnte Atrophien der Lymphknoten und der Milz. Entscheidend ist der histologische Befund mit Proliferation von Venolen, Lymphozyten und Plasmazellen. Wahrscheinlich stellt die Mehrzahl dieser Erkrankungen in Wahrheit monoklonale, „periphere" T-Zell-Lymphome dar.

▶ **Sinushistiozytose** bei Kindern und Jugendlichen: Oft massive zervikale Lymphadenopathie, eventuell Fieber mit Leukozytose.

▶ Unifokale oder multifokale **Langerhans-Zell-Granulomatose** (früher als „**Histiozytosis X**" bezeichnet), Vorkommen hauptsächlich bei Kindern.

4 Maligne Lymphome: Lymphogranulomatose, M. Hodgkin

Die Einteilung des Ausbreitungsstadiums erfolgt sowohl für den M. Hodgkin wie für die Non-Hodgkin-Lymphome nach den Kriterien der Ann-Arbor-Klassifikation (Tabelle 5.1). Zum Nachweis der Lymphome s. auch Kap. 6.

Initial manifestiert sich die Erkrankung mit derben, indolenten Lymphknotenschwellungen im Halsbereich, wobei in einem verbackenen tumorösen Konglomerat die einzelnen Lymphknoten palpatorisch noch abgrenzbar sind. Befallen sind vor allem Jugendliche und Patienten im mittleren Lebensalter. Häufigste Symptome sind neben Lymphknotenschwellungen (2/3 aller Patienten) Anämie, Gewichtsverlust, Leistungsabfall, unklare Temperaturerhöhungen oder/und Schweißneigung (über 70%). Die initiale Symptomatik ist ansonsten spärlich und uncharakteristisch. Die Laborparameter sind meist normal, so daß die Verdachtsdiagnose sich auf typische Lokalisation und Tast-

Tabelle 5.1. Stadieneinteilung der malignen Lymphome. (Ann-Arbor-Klassifikation)

Stadium	Befall
I	Befall einer einzigen Lymphknotenregion (I) oder eines einzigen extralymphatischen Organs oder Gewebes $= I_E$
II	Befall von 2 oder mehr Lymphknotenregionen auf der gleichen Seite des Zwerchfells (II) oder lokalisierter Befall extralymphatischer Organe oder Gewebe und von einer oder mehr Lymphknotenregionen auf der gleichen Seite des Zwerchfells (II_E). Die Zahl der befallenen Lymphknotenregionen kann angegeben werden (z.B. II_2 usw.)
III	Befall von Lymphknotenregionen auf beiden Seiten des Zwerchfells (III), welcher ebenfalls von lokalisiertem Befall extralymphatischer Organe oder Gewebe (III_E) oder Milzbefall (III_S) oder beidem (III_{SE}) begleitet sein kann
IV	Diffuser oder disseminierter Befall von einem oder mehreren extralymphatischen Organen oder Geweben mit/ohne Lymphknotenvergrößerung

▶ B-Symptome a) Gewichtsverlust von mehr als 10% des Körpergewichts in den letzten 6 Monaten
            b) Fieber über 38° C
            c) Nachtschweiß
▶ „E" bedeutet extranodaler Befall (potentiell heilbar durch Radiotherapie) und umfaßt auch direkte Invasion von Lunge, Perikard, Brustwand etc.
▶ Waldeyer-Rachenring und Milz werden wie eine einzelne lymphatische Region gewertet; prinzipiell bedeutet ein Milzbefall daher nicht unbedingt ein Stadium III
▶ Befall von Knochenmark oder Leber gilt immer als IV
▶ „PS" umschreibt jede weitere Biopsie/Zytologie, die über die Initialdiagnostik hinausgeht

befund stützen muß und die histologische (!) Untersuchung frühzeitig anzustreben ist.

Die Symptomvielfalt späterer Stadien findet ihre Entsprechung in der teils entzündlichen, teils neoplastischen Pathologie. Die heute übliche Klassifizierung ganz unterschiedlicher histologischer Bilder als „Hodgkin-Erkrankung" könnte in Zukunft durch ein besseres Verständnis der Pathogenese tiefgreifend verändert werden.

Immunologisch sind Hodgkin-Zellen positiv für Ki-1, HLA-DR und Interleukin-2-Rezeptoren sowie T3, selten findet sich auch der Phänotyp aktivierter B-Zellen (lymphozytenreiche Form?). Sternberg-Reed-Zellen sind auch zu beobachten bei Transformation von B-Zellen (Epstein-Barr-Virus) und T-Zellen („human T-cell-leukemia virus", HTLV-I).

5 Maligne Lymphome: Non-Hodgkin-Lymphome

Im europäischen Sprachraum hat sich die Kiel-Klassifikation durchgesetzt, deren Hauptmerkmal die Unterscheidung in niedrig und hoch maligne Lymphome ist. Diese zunächst histopathologisch gemeinte Einteilung (hohe Mitoserate, Proliferation von Blasten) hat klinisch eine Entsprechung in chronischen, oft indolenten Verläufen einerseits und aggressivem, unbehandelt kurzfristig letalem

Wachstum andererseits. Die noch anhaltende Entwicklung hochwirksamer therapeutischer Strategien hat in den letzten Jahren zu dem Paradoxon geführt, daß die hochmalignen Lymphome zu einem beachtlichen Prozentsatz heilbar geworden sind, während eine Lebensverlängerung bei den „niedrigmalignen" Lymphomen bislang nicht erreichbar scheint.

Während der überwiegende Teil der Lymphome von B-Zellen abzuleiten und die Klassifizierung hier fast abgeschlossen ist, macht die Einteilung von T-Zell-Lymphomen große Schwierigkeiten. Dies liegt an ihrer relativen Seltenheit (insgesamt unter 20%) und daran, daß nur aufwendige „Rearrangementanalysen" der T-Zell-Rezeptorgene eine Monoklonalität beweisen können. Tumoren des Monozyten-/Makrophagensystems sind äußerst selten, der frühere Begriff des Retikulosarkoms wurde ganz verlassen.

Die Übersicht in Tabelle 5.2 ist daher nur als Leitfaden zu verstehen. Diagnostisch entscheidend ist der histologische Befund. Da eine immunhistologische Aufarbeitung von Lymphknotenmaterial nicht immer gewährleistet ist, bleibt die Kenntnis der Symptomatologie wichtig, um z.B. eine zu allgemein gehaltene Histologie einzugrenzen oder auch eine andere Zuordnung vorzunehmen. Oft genug läßt sich dann erst durch weitere Biopsien die Diagnose sichern; die therapeutischen Konsequenzen können weitreichend sein.

Zur Zytochemie, Differenzierung (Marker) und Entwicklung der Zellen s. Kap. 4.5.

Tabelle 5.2. Non-Hodgkin-Lymphome. Die häufigeren Lymphome sind umrandet. (Nach Lennert, persönl. Mitteil.)

B	Niedriger Malignitätsgrad	T
B-CLL		T-CLL
B-Prolymphozytenleukämie		T-Prolymphozytenleukämie
Haarzell-Leukämie		
Immunozytom	– lymphoplasmozytisch	Kutane T-Zell-Lymphome (Sézary, Mycosis fungoides)
	– lymphoplasmozytoid	Lymphoepitheloides Lymphom Lennert
	– polymorph	Lymphogranulomatosis-X-Typ
Plasmozytom		T-Zonen-Lymphom
Keimzentrumslymphome	– zentrozytisch (CC)	
	– zentroblastisch-zentrozytisch (CB–CC)	

B	Hoher Malignitätsgrad	T
Zentroblastisch		Pleomorphes Lymphom:
		– endemisch HTLV-I $^+$
		– sporadisch HTLV-I $^-$
B-immunoblastisch		T-immunoblastisch
Lymphoblastisch	– Prä-B	Ki-1-Lymphom
	– Burkitt-Typ	
	– B-Non-Burkitt	lymphoblastisch T-Typ („convoluted type")

5.1 Niedrig maligne Lymphome, B-Zell-Typ

Chronische lymphatische Leukämie (B-CLL), Immunozytom und die Keimzentrumslymphome zeigen klinisch eine ähnliche Symptomatik: generalisierte Lymphknotenschwellungen, zumeist langsame Wachstumstendenz, B-Symptome etwa in einem Drittel aller Fälle. Der Altersmedian schwankt zwischen 55 Jahren (CB-CC) und 65 Jahren (CLL).

Chronisch lymphatische Leukämie vom B-Zell-Typ (B-CLL)

Kennzeichen der Erkrankung sind:
▶ Diffuse oder noduläre Knochenmarksinfiltration (praktisch 100%);
▶ periphere Lymphozytose über 5000/μl^3 mit „reifen" Lymphozyten, zahlreichen Gumprecht-Kernschatten, vereinzelt größeren Zellen mit Nukleolen;

▶ immunologisch meist IgM und/oder IgD sowie B-Zell-Marker (entsprechend den normalen Follikelmantelzellen);
▶ Verminderung der Immunglobuline in etw. 30%;
▶ eine monoklonale Gammopathie im Serum ist selten (unter 1%);
▶ weniger als 5% zeigen lediglich eine Milzvergrößerung ohne Lymphknotenschwellungen mit relativ günstiger Prognose; ein Hypersplenismus mit Anämie mit/ohne Thrombozytopenie kann dann zu einer fälschlichen Einordnung in Stadium III oder IV nach RAI (1975) führen;
▶ selten vorwiegender Lymphknotenbefall und Aussparung von Knochenmark und Milz.

Eine zytologisch/histologische Transformation mit aggressivem Verlauf ist nach 3 Richtungen möglich: immunoblastisches Lymphom (sog. Richter-Syndrom), prolymphozytär, lymphoblastisch (sehr selten).

Im deutsprachigen Raum hat sich die klinische Stadieneinteilung nach RAI (1975) eingebürgert (Tabelle 5.3).

Tabelle 5.3. Klinische Stadieneinteilung der CLL. (Nach Rai 1975)

Stadium	
0	Lymphozytose im Blut $\leq 5000/\mu l$ und im Knochenmark $\geq 40\%$
I	Stadium 0 mit Lymphknotenvergrößerung
II	Stadium 0–I mit Splenomegalie und/oder Hepatomegalie
III	Stadium 0–II mit Anämie (Hb ≤ 11 g% bei Männern, Hb ≤ 10 g% bei Frauen)
IV	Stadium 0–III mit Thrombozytopenie ($< 100000/\mu l$)

Tabelle 5.4. Laborbefunde und klinische Merkmale der Non-Hodgkin-Lymphome vom niedrigen Malignitätsgrad. (Angaben in % nach Daten der Kieler Lymphomgruppe, Brittinger 1984)

	B-CLL	IC	CC	CB-CC
Monoklonale Gammopathie	1	30	7	4
Direkter Coombs-Test	5	13	2	3
Hypogammaglobulinämie	26	21	13	11
KM-Befall	100	86	64	43
Leukämisch	95	62	27	14
Splenomegalie	60	57	57	40
Gastrointestinaler Befall	4	10	30	9

IC Immunozytom, *CC* zentrozytisch, *CB-CC* zentroblastisch-zentrozytisch.

Immunozytom

Kennzeichnend für das prognostisch schlechtere Immunozytom sind:

▶ Mehr oder weniger ausgeprägte plasmazelluläre Differenzierung der Zellen; periphere Lymphozytose nur in etwa der Hälfte der Fälle erkennbar;
▶ monoklonale Gammopathie (30%), davon 2 Drittel IgM, jedoch werden auch IgG und IgA beobachtet;
▶ splenomegale und okulokutane Formen (Protrusio bulbi) mit etwas geringerer Disseminierungsneigung (Knochenmarkbefall ca. 85%, vgl. Tabelle 5.4).

Prolymphozytäre Leukämie vom B-Typ (B-PLL)

Bei dieser Form finden sich eine ausgesprochene Splenomegalie und nur geringe Lymphknotenvergrößerungen. Typisch sind große Lymphozyten mit deutlichem Nukleolus und intensivem Mem-branimmunglobulinbesatz. Immunologisch offenbar relativ weit differenzierte B-Zellen (FMC-7$^+$).

Haarzell-Leukämie

Bei der Haarzell-Leukämie sind Lymphknotenvergrößerungen erst spät anzutreffen und relativ diskret. Die eindeutige Identifizierung ist wegen der therapeutischen Möglichkeiten (Milzexstirpation, Interferongaben) oft lebensrettend. Die klassische Symptomatologie umfaßt eine oft massive Splenomegalie (Lymphknotenvergrößerungen seltener), Panzytopenie und rezidivierende Fieberschübe. Wegen Fibrosierungsneigung im Knochenmark und diffuser Infiltration mit Haarzellen bleibt die Knochenmarkpunktion häufig erfolglos (Punctio sicca). Im peripheren Blut findet man eine Ausschwemmung typischer lymphoider Zellen mit meist bohnenförmigem Kern, grau-blauem Zytoplasma und feinen, haarartigen Fortsätzen (Phasenkontrast!).

Zytochemisch ist die tartratresistente saure Phosphatase ungenau. Zuverlässiger ist der Nachweis einer halbmondförmigen, granulären Reaktion der unspezifischen Esterase. Immunologisch sind die Zellen nur durch die Kombination mehrerer Marker identifizierbar: Interleukin-2-Rezeptoren (CD 25), B-Zell-Marker (CD 20, 24) sowie plasmazelluläre Antigene (PCA-1).

Varianten mit hoher Lymphozytenzahl und fast fehlender Markfibrose sind bekannt, offenbar auch Übergänge von einer B-CLL.

Plasmozytom (s. Kap. 9.1.4)

Das Plasmozytom wird neuerdings aus theoretischen Gründen oft unter den Lymphomen eingeordnet. Lymphknotenvergrößerung ist dabei jedoch die Ausnahme. Im Vordergrund stehen Knochenschmerzen (LWS!), die durch Osteoporose oder Osteolysen bedingt sind. Die BSG ist stark beschleunigt. Im Serum lassen sich immunologisch ein oder mehrere monoklonale Immunglobuline bzw. Ig-Fragmente (L-Kette) nachweisen.

Zentrozytisches Lymphom

In etwa 27% ist eine leukämische Ausschwemmung der typischen Zellen zu beobachten, das Knochenmark ist bei etwa 60% befallen. Auffallend ist eine gastrointestinale Manifestation bei immerhin 30% aller Patienten (vgl. Tabelle 5.4).

Zentroblastisch-zentrozytisches Lymphom

Folgende Besonderheiten zeichnen diese Form
aus: Wesentlich niedrigerer Altersmedian (ab
20 Jahren!), häufig begrenztes Ausbreitungssta-
dium; die Zellen tragen Komplementrezeptoren;
therapeutisch sehr strahlenempfindlich, auch im
Stadium III noch alleinige Radiotherapie erfolg-
versprechend.

5.2 Niedrig maligne Lymphome, T-Zell-Typ

Unter den Lymphomen vom niedrigen Malignitätsgrad machen die T-Zell-Typen eine Minderheit
aus, ihr klinisches Erscheinungsbild ist bunter, die
Haut ist vielfältig beteiligt („facies leontina",
Erythrodermie, Arzneimittelallergie, etc.).

**Chronische lymphatische Leukämie
vom T-Zell-Typ (T-CLL)**

Nur ca. 5% aller CLL-Fälle, normale bis mäßig
erhöhte Lymphozytenzahlen, $CD\,3^+$, 8^+, 4^-.
Splenomegalie bei nur diskreter Lymphadenopathie und Hautbeteiligung. Es gibt seltene „benigne" Lymphozytosen dieses Phänotyps ohne
Rearrangement des T-Zell-Rezeptors.

Prolymphozytenleukämie vom T-Zell-Typ (T-PLL)

Seltene T-Zellvariante der Prolymphozytenleukämie.

Kutane T-Zell-Lymphome

Mycosis fungoides und Sézary-Syndrom, letzteres
mit Lymphknotenschwellungen und Erythrodermie sowie leukämischem Blutbild. Sogenannte
Lutzner-Zellen im Blutbild mit zerebriformen Ker-
nen ($CD\,11^+$, 4^+, 8^-), Knochenmark meist frei.

**Lymphoepitheloides Lymphom
(Lennert-Lymphom)**

Vorwiegend in höherem Lebensalter mit
Lymphknotenvergrößerungen und Fieber, keine
Hautbeteiligung. Histologisch Epitheloidzellen
und vereinzelte Sternberg-Reed-Zellen, keine Venolenvermehrung. Pathogenetisch liegt wahr-

scheinlich eine monoklonale Proliferation von T4-
Zellen vor.

Lymphogranulomatosis-X-Typ

Wahrscheinlich handelt es sich mehrheitlich um
echte Lymphome. Histologisch Zerstörung der
Lymphknotenarchitektur, Venolenvermehrung,
sehr buntes Zellbild ohne Sternberg-Reed-Zellen.
Klinisch erscheint die Erkrankung als hyperergische Immunreaktion mit hohen Werten für zirkulierende Immunkomplexe. Häufig (80%) Fieber
und Hepato-/Splenomegalie sowie Anämie (66%).
Kennzeichnend sind Hautbeteiligungen, Allergien
gegen Medikamente und atypisch lokalisierte
Ödeme.

T-Zonen-Lymphom

Lymphknotenschwellungen, Hepatosplenomegalie
mit häufiger Lungenbeteiligung, polyklonale
Gammaglobulinvermehrung. Oft rasanter Verlauf
mit Übergang in anaplastische bzw. immunoblastische Tumoren. Klinisch als hochmaligne einzustu-
fen.

5.3 Lymphome von hohem Malignitätsgrad

**Zentroblastisches und B-immunoblastisches
Lymphom**

Die histopathologisch definierten Formen sind klinisch und immunologisch nicht zu unterscheiden.
Bei Diagnosestellung sind 30–40% noch in den
klinischen Stadien I und II, ein Knochenmarkbefall ist nur in 20–25% nachweisbar. Das Immuno-
blastom wird häufig beobachtet bei Autoimmunkrankheiten (Sjögren-Syndrom), unter Immunsuppression (Organtransplantation) sowie als anaplastische Endphase nach CLL (Richter-Syndrom),
auch nach Immunozytom oder CB-CC-Lymphom
(„sekundäres" CB-Lymphom).

Lymphoblastisches Lymphom

Kennzeichen sind rasantes Wachstum und rasche
Generalisation mit ZNS-Befall. Die Grenze zur
wesensverwandten ALL wird bei einem Knochenmarkbefall von über 25% gezogen. Die Altersver-

teilung ist bimodal mit je einem Gipfel um das 20. und das 70. Lebensjahr. Immunologisch sind zu unterscheiden:

T-lymphoblastisches Lymphom

Meist „convoluted cell-type" mit punktförmig positiver saurer Phosphatase, TdT$^+$, CD 7$^+$, häufig Mediastinaltumor und hohe Leukozytenzahlen.

Prä-B-Typ

Besonderheiten sind CD 19$^+$, 24$^+$, TdT$^+$, Calla meist positiv, die sog. unklassifizierten lymphoblastischen Lymphome lassen sich meist hier einordnen.

B-lymphoblastisches Lymphom (Burkitt-Typ)

Typische histologische Merkmale sind die „Sternhimmelzellen". Fehlen diese so wird vom „Non-Burkitt-Typ" gesprochen. SIg$^+$ (IgM), CD 22$^+$, 24$^+$, Calla$^+$, TdT$^-$, CD 21 bei endemischen Fällen (Afrika) nachweisbar als Virusrezeptorprotein. Sporadische Fälle Epstein-Barr-Virus-negativ. Häufig gastrointestinaler Befall! Zytogenetisch meist Translokation t (8; 14), q (24; 32) bzw. Varianten, die alle zu einer Aktivierung des Onkogens c-myc auf 8q führen.

Ein praktisch wichtiger Unterschied zur ALL ergibt sich daraus, daß meist keine Blasten zur immunologischen Typisierung zur Verfügung stehen. Man ist daher auf eine Zuordnung zur B- oder T-Reihe aufgrund der histologischen Untersuchung mit Giemsa-Färbung angewiesen. Wegen der therapeutischen Konsequenzen kann in Einzelfällen eine zweite Biopsie mit immunologischer Untersuchung unumgänglich sein.

Andere hochmaligne T-Zell-Lymphome

Die übrigen hochmalignen T-Zell-Lymphome sind TdT$^-$ (sog. periphere T-Zell-Lymphome) und umfassen:

▶ Das *pleomorphe Lymphom:* Gehäuft in Japan sowie in der Karibik vorkommend, offenbar virusbedingt (HTLV-I$^+$), Phänotyp CD 4$^+$, 8$^-$, 7$^-$. Es gibt eine sporadische Variante ohne Antikörpernachweis gegen HTLV-I. Klinisch Hyperkalzämie, Osteolysen und rasch tödlicher Ausgang.
▶ Das *T-immunoblastische Lymphom:* Selten, klinisch ist in 40% der Fälle eine Hypergammaglobulinämie vorzufinden.

Sogenanntes Ki-1-Lymphom

Es handelt sich um einen noch nicht ausreichend definierten Tumor mit bizarren, großen Zellen, die typischerweise positiv mit dem monoklonalen Antikörper Ki-1 reagieren. Die Abgrenzung zur malignen Histiozytose oder auch zu M. Hodgkin ist bislang unscharf. Der Versuch, durch einen einzigen Antikörper eine bestimmte Entität zu definieren, ist aus vielen Gründen problematisch. Es bleibt abzuwarten, ob bislang unklare Fälle (Hodgkin-Sarkom, undifferenziertes Karzinom etc.) besser eingeordnet werden können.

6 Andere maligne Erkrankungen der Lymphknoten

Metastasen und myeloische Leukämien

Singuläre und/oder multiple Lymphome sind stets auch auf Metastasen verdächtig. Sie sind häufig im Drainagegebiet des Primärtumors lokalisiert. Ihre Konsistenz ist meist eher derb. Druckempfindlichkeit besteht nicht. Seltenere Ursachen von Lymphknotenschwellungen sind: Akute und chronische myeloische Leukämien (extramedulläre Blastenkrise!).

Lymphome des Monozyten-Makrophagen-Systems

Sie sind extrem selten. Lysozymnachweis und Monozytenantigene im Tumor.

Letterer-Siwe-Syndrom

Systemerkrankung bei Kleinkindern mit Fieber, Hepatosplenomegalie, Lymphknotenbefall, Osteolysen und Hautläsionen. Infiltration der befallenen Organe mit Makrophagen. Die Abgrenzung gegenüber der Langerhans-Zell-Granulomatose einerseits und der malignen Histiozytose andererseits ist problematisch.

Maligne Histiozytose

Fieber, Hepatosplenomegalie, Lymphknotenschwellungen, Anämie, oft Panzytopenie. Selten Ausschwemmung der Histiozyten. Wichtiges Erkennungsmerkmal ist die Erythrophagozytose durch die malignen Zellen.

Hämophagozytose

Es handelt sich um ein Syndrom, das außer bei der malignen Histiozytose auch bei folgenden Erkrankungen beobachtet werden kann, wobei möglicherweise als gemeinsame Ursache die Produktion eines Lymphokins mit phagozytoseinduzierenden Eigenschaften gegeben ist: familiäre lymphohistiozytäre Retikulose (autosomal, rezessiv), exogene und endogene Immundefekte, lymphomatoide Granulomatose („angiozentrische immunproliferative Läsionen") mit häufigem Übergang in periphere T-Zell-Lymphome, akute lymphatische Leukämie von T-Zell-Typ, CLL, CML, Virusinfektionen, schwere Sepsis durch Mykobakterien oder Pilze (eigene Beobachtung).

7 Literatur

Brittinger G, Bartels H, Common H et al. (1984) Clinical and prognostic relevance of the Kiel classification of non-Hodgkin-lymphomas. Results of a prospective multicenter study by the Kiel lymphoma study group. Hematol Oncol 2:269–306

Cavalli F, Bonnadonna G, Rozencweig M (eds) (1985) Malignant lymphomas and Hodgkin's disease: experimental and therapeutic advances. Martinus Nijhoff, Boston Dordrecht Lancaster

Fischer R (1986) Aktuelle Fragen zur Histopathologie und Klassifikation der Non-Hodgkin-Lymphome. Internist 27:473–484

Gale RP, Foon KA (1985) Chronic lymphocytic leukemia. Ann Intern Med 103:101–120

Golomb HM (1983) Hairy cell leukemia: Lessons learned in twenty-five years. J Clin Oncol 1:652–655

Knecht H, Lennert K (1981) Vorgeschichte und klinisches Bild der Lymphogranulomatosis X (einschließlich angioimmunoblastischer Lymphadenopathie). Schweiz Med Wochenschr 111:1108–1121

Lennert K (1981) Histopathologie der Non-Hodgkin-Lymphome (nach der Kiel-Klassifikation). Springer, Berlin Heidelberg New York

Manoharan A, Catovsky D (1981) Histiocytic medullary reticulosis re-visited. In: Schmalzl F, Huhn D, Schäfer HE (eds) Disorders of the monocyte macrophage system. Springer, Berlin Heidelberg New York (Haematol Blood Transfus, vol 27, pp 205–210)

Rai KR, Savitsky A, Cronkite EP, Chanana AD, Levy RN, Pasternak BS (1975) Clinical staging of chronic lymphocytic leukemia. Blood 46:219–234

Sterry W (1988) Diagnostik der kutanen malignen Lymphome. Dtsch med Wschr 113:184–189

Kapitel 6 Computertomographische Diagnostik zervikaler und mediastinaler Lymphknoten

B. KRAMANN

1 Zervikale Lymphknoten

Die praktische Bedeutung der Computertomographie der Zervikalregion liegt in der Diagnostik der Ausdehnung von Tumoren des Oro- und Mesopharynx, im Nachweis von Metastasen meist orofazialer Karzinome sowie seltener in der Diagnostik von Lymphknoten im Rahmen einer systemischen Erkrankung.

Das wesentliche computertomographische Symptom einer pathologischen Veränderung des Lymphknotens ist seine Größenzunahme. Allgemein gilt, daß pathologisch veränderte Lymphknoten computertomographisch nur durch ihre Größenzunahme erkennbar sind. Läsionen in nicht vergrößerten Lymphknoten lassen sich weder computertomographisch noch sonographisch erfassen. Lymphknoten von >1 cm gelten als pathologisch verändert. Am Gesunden lassen sich computertomographisch nur selten lymphatische Strukturen erkennen. Diese sind meist dorsolateral der V. jugularis interna in Höhe des mittleren Schilddrüsendrittels erkennbar. Diese Strukturen gehören den Nodi lymphatici cervicales profundae an.

In allen Fällen sind radiologische Symptome nur bei Kenntnis des klinischen Bildes zu interpretieren. Fehlinterpretationen von Lymphknotenver-änderungen gehen meist zu Lasten falsch positiver Befunde.

Diagnostik

Metastasen: Im wesentlichen Metastasen orofazialer Karzinome und Tumoren des Oromesopharynx. Bei Prozessen im parapharyngealen Raum sowie in der Region unter dem M. sternocleidomastoideus deutliche Überlegenheit der Computertomographie gegenüber klinischer Untersuchung (Abb. 6.1). Kontrastmittelinjektion zur Abgrenzung von Gefäßen erforderlich. Vergrößerter, hypodenser Lymphknoten mit hypodensem Randsaum typisch für Plattenepithelmetastase. Weitere Differenzierung unmöglich.

Malignes Lymphom: Nur eingeschränkte Indikation für die CT-Diagnostik im Zervikalbereich. Darstellung vergrößerter Lymphknoten mit kaum veränderten Dichtewerten. Keine Möglichkeit der Artdiagnostik.

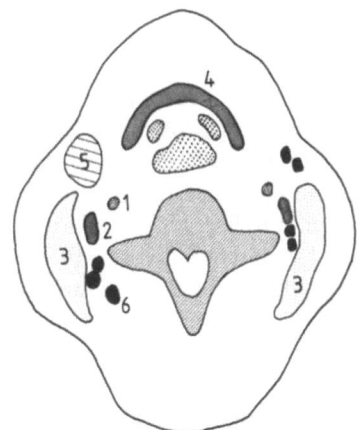

Abb. 6.1. Computertomographische Schnittführung in Höhe des supraglottischen Larynx. Metastase eines Zungengrundkarzinoms in einem der inneren ventralen jugularen Lymphknoten rechts. *1* A. carotis, *2* V. jugularis, *3* M. sternocleidomastoideus, *4* Zungenbein, *5* metastatisch befallener Lymphknoten, *6* innere jugulare Lymphknoten

Lymphadenitis. Keine Indikationen für Computertomographie bei allerdings klinisch unterschiedlichem Aspekt. Röntgenmorphologisches Bild wie Plattenepithelkarzinom möglich: Großer, hypodenser Lymphknoten von hyperdensem Ringsaum umgeben.

2 Mediastinale Lymphknoten

Die Nachbarschaft mediastinaler Lymphknoten zum lufthaltigen Lungengewebe gibt der *Thoraxübersichtsaufnahme* einen relativ hohen Informationsgehalt. Die folgenden Lymphknotengruppen sind bei pathologischer Vergrößerung in der Übersichtsaufnahme sichtbar:

Lymphknoten des Hilus, der paratrachealen und tracheobronchialen Gruppen, des aortopulmonalen Fensters, der Trachealbifurkation, des hinteren unteren Mediastinums.

Eine Verbreiterung des rechten paratrachealen Streifens auf > als 5 mm beruht meist auf einer Vergrößerung von Lymphknoten des vorderen, oberen Mediastinums. Pathologisch vergrößerte Lymphknoten links paratracheal, links tracheobronchial sowie paraösophageal und im Bifurkationsbereich sind schwieriger nachweisbar.

Die *konventionelle Tomographie* ist geeignet zur Erkennung vergrößerter Lymphknoten im Bereich der Hili sowie bedingt des Mediastinums.

In allen Bereichen des Mediastinums ist die *Computertomographie* weit aussagekräftiger als das konventionelle Tomogramm.

Auch hier gilt, daß Erkrankungen von Lymphknoten nur durch ihre Größenzunahme zu diagnostizieren sind. Eine Differenzierung zwischen entzündlichen und tumorbedingten Veränderungen ist nicht möglich. Im Bereich des oberen Mediastinums gelten Lymphknoten von > 0,5 cm bis 1 cm Durchmesser als suspekt. Ein Durchmesser von 1,5 cm gilt hier als pathologisch. Im Bereich des mittleren und unteren Mediastinums liegt die obere Normbegrenzung bei 1,5 cm Durchmesser. Der Schwerpunkt der Indikation zu computertomographischen Untersuchungen des Mediastinums liegt auf dem Nachweis bzw. dem Ausschluß von Lymphknotenmetastasen beim Bronchialkarzinom im Rahmen des Staging, dem Nachweis von Lymphomen bei lymphatischen Systemerkrankungen sowie den differentialdiagnostisch abzugrenzenden primären Mediastinaltumoren.

2.1 Lymphogene raumfordernde Prozesse

2.1.1 Primäre maligne Lymphknotenneoplasien

M. Hodgkin: Primäre Manifestationen des M. Hodgkin im Mediastinum in 5–7%. Bei primärem Befall der zervicalen Lymphknoten häufiger Befall des vorderen oberen Mediastinums einschließlich der paratrachealen Lymphknotenkette rechts, die anatomisch zahlenmäßig stärker ausgeprägt ist. Extranodale Invasionen in Nachbarorgane sind selten.

Non-Hodgkin-Lymphome: Primäre Erkrankungen von mediastinalen Lymphknoten seltener als beim M. Hodgkin. Mediastinum wird im Zuge der Ausbreitung der Erkrankung nicht selten übersprungen. Bei leukämisch verlaufenden Formen in ca. 25% der Patienten mediastinale und hiläre Lymphome nachweisbar vor allem bei T-Zell-Lymphomen. In bezug auf Befallmuster im Mediastinum keine differentialdiagnostisch prinzipiell eindeutig verwertbaren Unterschiede zwischen M. Hodgkin und Non-Hodgkin-Lymphomen. Extranodale Invasionen bei bis 15% der mitgeteilten Fällen häufiger als beim M. Hodgkin.

2.1.2 Lymphknotenmetastasen

Diagnostik von praktischer Bedeutung im Rahmen des Staging von Bronchialkarzinomen. Computertomographie wird der Mediastinoskopie vorgeschaltet. Sensitivität und Spezifität liegen zwischen 80 und 90%. Falsch-positive Befunde entstehen durch entzündlich vergrößerte Lymphknoten, falsch-negative durch metastatischen Befall ohne Vergrößerung der Lymphknoten (Abb. 6.2).

2.1.3 Entzündungen

Nachweis entzündlich vergrößerter Lymphknoten. Keine spezielle Indikation zur Röntgenuntersuchung. Entzündungen im Rahmen von Retentionspneumonien beim Bronchialkarzinom führen zu Lymphknotenvergrößerungen, sie können mit Metastasen verwechselt werden.

2.2 Primäre mediastinale Raumforderungen

Differentialdiagnostische Schwierigkeiten bei isolierten und raumfordernden Prozessen im vorderen oberen Mediastinum:

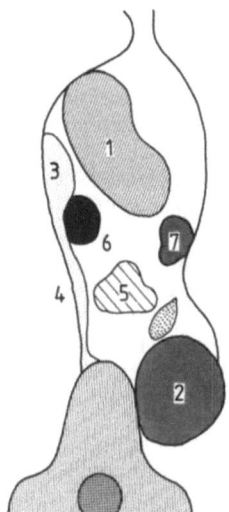

Abb. 6.2. Computertomographische Schnittführung im oberen Mediastinum. Metastasen eines Plattenepithelkarzinoms. *1* angeschnittener Aortenbogen, *2* descendierende Aorta thoracalis, *3* V. cava, *4* V. acygos, *5* Trachea rechts neben dem ovalären Ösophagus, *6* und *7* metastatisch vergrößerte Lymphknoten retrokaval sowie subaortal

Computertomographische Unterscheidung zwischen nichtinvasiv wachsenden Thymomen und solitären Lymphomen nicht möglich. Da 20–30% aller isolierten raumfordernden Prozesse im oberen vorderen Mediastinum durch Thymome bedingt, häufige differentialdiagnostische Schwierigkeit. Möglichkeiten der Abgrenzungen gegeben, wenn Thymome Verkalkungen oder zystische Degenerationen aufweisen. Unterscheidung Lymphom – Teratom computertomographisch meist leicht möglich, da heterologe Zusammensetzung von Teratomen zu charakteristischen, unterschiedlichen Absorptionswerten führt. Abgrenzung Lymphom-retrosternale Struma im allgemeinen möglich, da meist Gewebebrücke zur Schilddrüse und charakteristische Dichtewerte vorliegen. Abgrenzung vaskulärer Prozesse computertomographisch problemlos möglich, so daß angiographische Klärung meist nicht erforderlich.

Primäre Mediastinalgeschwülste im hinteren Mediastinum meist neurogenen Ursprungs. Meist charakteristische paravertebrale Lage und compu-

Tabelle 6.1. Mögliche mediastinale primäre Raumforderungen

Vorderes Mediastinum	Mittleres Mediastinum	Hinteres Mediastinum
Schilddrüsentumoren	Gefäßprozesse	Neurogene Prozesse
Thymome	Lymphknotenmetastasen	Vaskuläre Prozesse
Lymphome	Ösophaguskarzinom	Ösophagustumoren
Teratome	Zysten	Retrotracheale Strumen
Zysten		
Gefäßprozesse		

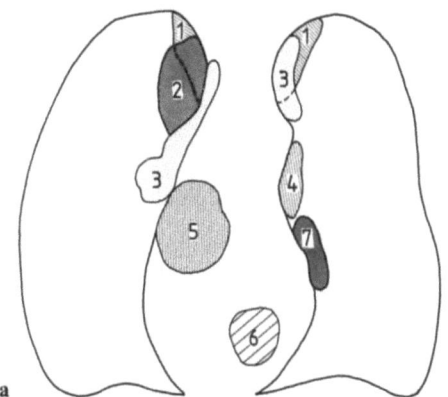
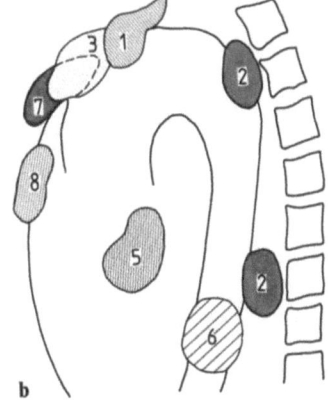

Abb. 6.3a, b. Typischer Sitz raumfordernder Prozesse im Mediastinum, wie sie sich auf der Lungenübersichtsaufnahme darstellen. **a** p.a.-Projektion, **b** in seitlicher Projektion. *1* Struma, *2* Neurinom, *3* Lymphom, *4* Lymphom unter dem Aortenknopf, nur in a.p.-Projektion erkennbar, *5* bronchiogene Zyste, *6* enterogene Zyste, *7* Thymom, *8* Teratom

tertomographisch inhomogene Dichtewerte, daher Abgrenzung von den hier seltenen Lymphomen meist möglich (Abb. 6.3).

3 Literatur

Dewes W, Schrappe-Bäcer M, Focke-Wenzel EK, Dräger HG (1986) Zur Röntgendiagnostik invasiver Thymome. ROFO 144:388–394

Hajek P, Imhof H, Kumpan W, Schratter M, Klech H (1985) Mediastinales CT-Staging von Bronchuskarzinomen. ROFO 142:74–79

Lackner K (1981) Thorax. In: Friedmann G, Bücheler E, Thurn P (Hrsg) Ganzkörpercomputertomographie. Thieme, Stuttgart

Mancuso AA, Hanafee WN (1985) Computed tomography and magnetic. Williams & Wilkins, Baltimore

Walter E, Hübener KH (1980) Computertomographische Charakteristika raumfordernder Prozesse im vorderen Mediastinum und ihre Differentialdiagnose. ROFO 133:391–400

Zaunbauer W, Haertel M (1985) Zervikale Computertomographie. Thieme, Stuttgart

Kapitel 7 Erkrankungen der Milz, Splenomegalie

H.W. Pees und P.G. Scheurlen

1 Vorbemerkungen

Im Unterschied zu Tumoren des Oberbauchs und zum linken Leberlappen verschiebt sich eine tastbare Milz bei Inspiration nach kaudal medial; eine gering vergrößerte Milz ist in klassischer Rechtsseitenlage bei gebeugten Hüftgelenken der Palpation häufig besser zugänglich als in Rückenlage.

Die Konsistenz ist weich bei Sepsis, sie ist fest bis hart bei chronischen Infektionen, Pfortaderstauung und hämatologisch bedingter Organvergrößerung.

Subjektive Beschwerden entstehen nur bei großen Milztumoren (Osteomyelofibrose, CML); dabei sind Klagen über Druckgefühl beim Sitzen oder Bücken häufig, auch Verdauungsbeschwerden. Atemabhängige, messerstichähnliche Schmerzsensationen sind ein wichtiger Hinweis auf Milzinfarkte mit Perisplenitis; auskultatorisch hört man ein atemabhängiges Reiben. Eine nur diskrete, weiche Milzvergrößerung kann sich gelegentlich bei tiefer Inspiration durch einen „seitenstichartigen" Schmerz bei Palpation verraten, obwohl das Organ selbst nicht sicher tastbar ist; der geübte Untersucher wird dabei immer die Mimik des Patienten beobachten.

Obwohl eine tastbare Milz nicht notwendigerweise vergrößert ist und selbst eine vergrößerte Milz keine ernste Bedeutung haben muß, ist es zu Recht üblich, eine tastbare Vergrößerung der Milz zunächst als wichtiges physikalisches Zeichen zu werten und die Ursache abzuklären.

Durch die routinemäßige Anwendung der Sonographie wird der Arzt wesentlich häufiger mit dem Symptom „Splenomegalie" konfrontiert. Dabei korreliert die Milzdicke am besten mit der Klinik: Bei einer Milzdicke von 6 cm läßt sich in 90% der Fälle eine mit Milzvergrößerung einhergehende Erkrankung nachweisen (Schölmerich 1986).

Ein fast allen Krankheitsbildern mit Splenomegalie gemeinsames Phänomen ist das „**Hyperspleniesyndrom**", das als Sequestration von Blutzellen in dem hyperplastischen Organ gedeutet wird und als Anämie, Granulozytopenie oder Thrombozytopenie in Erscheinung treten kann.

2 Splenomegalie bei entzündlichen Erkrankungen

Infektionskrankheiten

Die mit einer lymphomonozytoiden Reaktion einhergehenden Viruserkrankungen sind meist durch eine leichte Milzvergrößerung und gleichzeitige Lymphknotenschwellungen charakterisiert. Bei der infektiösen Mononukleose kann es bei kräftiger Palpation zur Milzruptur kommen.

Fakultativ ist eine Splenomegalie bei Viruspneumonien. Splenomegalie mit Leukozytopenie und Lymphozytose findet man bei Typhus, Paratyphus und M. Bang.

Leptospirose, Rickettsiosen (Q-Fieber, Wolhynisches Fieber, Fleckfieber) und Toxoplasmose sind durch eine geringe Splenomegalie gekennzeichnet, während eine sehr starke Milzvergrößerung bei Malaria und besonders bei Kala Azar auftritt.

Bei der Sepsis wird im allgemeinen eine weiche Milz, bei der Endocarditis lenta und bei Cholangitis eine eher feste Milz getastet.

Bei der Miliartuberkulose kann die Milz leicht vergrößert sein. Bei der isolierten Miliartuberkulose ist sie immer vergrößert.

Ein stark schmerzhafter Milztumor weist auf einen Milzabszeß hin.

Eine Splenomegalie fehlt bei neurotropen Viruserkrankungen sowie bei organisolierten bakteriellen Entzündungen wie z.B. Pyelitis, Cholezystitis, Pneumonie usw., sofern sich keine Sepsis entwickelt.

Andere entzündliche Erkrankungen

Unter den Kollagenosen ist eine Milzvergrößerung allenfalls beim Lupus erythematodes zu beobachten, nicht bei Panarteriitis nodosa, Dermatomyositis oder Sklerodermie.

In fortgeschrittenen Stadien des M. Boeck kann eine Splenomegalie, gemeinsam mit Lymphknotenschwellungen oder als isolierter „Milztumor" auftreten.

Unter den mit Gelenkentzündungen einhergehenden Erkrankungen sind der M. Still und das Felty-Syndrom durch eine Splenomegalie charakterisiert.

3 Splenomegalie bei hämatologischen Erkrankungen

3.1 Vermehrter Blutzellabbau in der Milz

▶ Hämolytische Anämien: Immunhämolytische Anämien, Sphärozytose, Ovalozytose, Hämoglobinopathien, paroxysmale nächtliche Hämoglobinurie, Enzymdefekte.

▶ Geringe Milzvergrößerung bei 10% der idiopathischen Thrombozytopenien.

▶ **Hyperspleniesyndrom:** Es wurde bereits darauf hingewiesen, daß die Sequestration von Blutzellen in der Milz („Hyperspleniesyndrom") ein unspezifisches Begleitphänomen verschiedenartig bedingter Splenomegaliezustände ist. Dieser Verdacht entsteht immer dann, wenn bei Splenomegalie – ohne Korrelation zur Milzgröße – eine periphere Zytopenie zu beobachten ist, das Knochenmark jedoch eher hyperzellulär ist mit Linksverschiebung in der betroffenen Zellreihe. Bedrohliche Si-

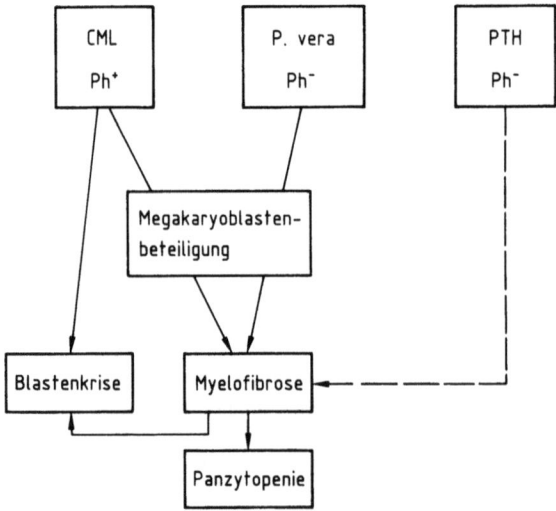

Abb. 7.1. Synopsis der myeloproliferativen Syndrome. (*CML* chronisch-myeloische Leukämie, *P. vera* Polycythaemia vera, *PTH* primäre Thrombozythämie, *Ph*$^{+/-}$ Philadelphia-Chromosom). (Nach Georgii 1983)

tuationen können entstehen, wenn sich auf eine bereits vorhandene Knochenmarkinsuffizienz ein „Poolingeffekt" durch Splenomegalie aufpfropft mit transfusionsbedürftiger Anämie und ernster Thrombozytopenie. Typisch ist diese Situation bei Haarzell-Leukämie, splenomegalem Immunozytom, Osteomyelofibrose. Meist komplizieren zusätzlich noch immunologische Faktoren das Bild. Die Entscheidung für eine eventuell lebensrettende Splenektomie kann durch nuklearmedizinische Analysen des Abbauorts und der Überlebenszeit erleichtert werden.

3.2 Splenomegalie bei vermehrter Blutzellbildung in der Milz

Myeloproliferative Syndrome

Nahe verwandt sind Osteomyelofibrose, chronische myeloische Leukämie, Polycythaemia vera and primäre idiopathische Thrombozythämie, bei denen die gelegentlich exzessive Ausmaße erreichende Milzvergrößerung Ausdruck der tumorförmigen Proliferation mit oder ohne Fibrose des Knochenmarks ist. Sie werden als myeloproliferative Syndrome zusammengefaßt. Abbildung 7.1 soll die Zusammenhänge verdeutlichen. Die Diagnose ist nur durch histologische Untersuchung einer Knochenmarkbiopsie (z.B. Stanzzylinder nach Jamshidi) zuverlässig möglich und muß häufig durch zytogenetische (Philadelphia-Chromosom?) und zytochemische Untersuchungen (alkalische Leukozytenphosphatase?) ergänzt werden.

Die Myelofibrose ist demnach in der Regel als Endstadium aufzufassen, das möglicherweise besonders durch megakaryoblastäre Proliferation (CMGM, bestimmte Unterformen der Polycythaemia vera) mit Freisetzung des „platelet-derived-growth-factor" entsteht mit Wucherung nicht-neoplastischer (!) Fibroblasten und Kollagensekretion.

Hämatologische Befunde: Meist nur mäßige Leukozytose mit pathologischer Linksverschiebung (extramedulläre Hämatopoese) ohne Hiatus leucaemicus, final auch Blastenausschwemmung. Im roten Blutbild Poikilozyten und Tropfenform der Erythrozyten, zahlreiche Erythroblasten (vgl. auch chronische myeloische Leukämie, S. Kap. 4.33).

▶ Die primäre oder idiopathische Myelofibrose ist demgegenüber nicht Folge einer neoplastischen myeloproliferativen Erkrankung, zeigt keine Blasten im Blut und meist auch keine Splenomegalie.
▶ Symptomatische Myelofibrosen treten auf bei metastasierenden Karzinomen und Lymphomen.
▶ Die akute Myelofibrose kann als foudroyant verlaufendes myeloproliferatives Syndrom aufgefaßt werden.
▶ Die primäre idiopathische Thrombozythämie (PTH) ist gekennzeichnet durch exzessive Thrombozytenvermehrung >1 Mio/µl, Blutungen und Thrombosen sowie ausgeprägte Splenomegalie. Das Philadelphia-Chromosom ist in der Regel nicht nachweisbar.

Lymphome und Leukämien

Lymphogranulomatose und Non-Hodgkin-Lymphome können mit einer Splenomegalie einhergehen. Die genaue Bestimmung der Milzgröße ist für die Stadieneinteilung und die Verlaufsbeurteilung in jedem Fall wichtig. Bei akuten Leukämien (lymphatische und myeloische Leukämien) kann die Milz mäßig vergrößert sein, woraus jedoch im allgemeinen keine prognostischen Schlüsse gezogen werden können.

3.3 Sonstige Krankheiten

M. Gaucher: Starke Splenomegalie, Pigmentflecken an Händen und Schleimhäuten, aufgetriebener Leib.

M. Niemann-Pick bei Kindern.
Amyloidose der Milz.
Langerhans-Zell-Granulomatosen („Histiozytosis X").
Milztumoren: isolierte Milzsarkome, Lymphangiokavernome, Hämangiome. Zysten der Milz (verkalkte Echinokokkuszysten!), Milzmetastasen.

4 Splenomegalie bei portaler Hypertension

Eine geläufige Einteilung geht vom Ort des Abstromhindernisses aus:

▶ Prähepatisch: Pfortader- bzw. Milzvenenthrombose, beim Jugendlichen hauptsächlich durch Umbilikalsepsis, myeloproliferative Syndrome.
▶ Intrahepatisch: Präsinusoidal durch kongenitale Fibrose, Sarkoidose, Osteomyelofibrose, Schistosomiasis. Postsinusoidal durch Leberzirrhose in ihren verschiedenen Unterformen.
▶ Posthepatisch: Budd-Chiari-Syndrom mit Obstruktion der Lebervenen durch Thromben (Ovulationshemmer, myeloproliferative Syndrome, PNH) oder Kompression durch Tumoren. Konstriktive Perikarditis bzw. schwere Rechtsinsuffizienz.

Alle Formen des Pfortaderhochdrucks zeigen neben einer Splenomegalie Aszites sowie ausgeprägte Kollateralenbildung (Ösophagusvarizen). Die sogenannte primäre (idiopathische) portale Hypertension läßt sich ätiologisch und pathogenetisch bislang nicht sicher zuordnen und ist wahrscheinlich identisch mit dem sog. „Banti-Syndrom".

5 Diagnostische Verfahren

Nichtinvasive Techniken. Hier hat die *Sonographie* einen hervorragenden Stellenwert. Wichtigste Fragen sind herdförmige Milzveränderungen wie Abszesse, Lymphominfiltrate, Milzinfarkte oder Hämatome. Zur klinischen Relevanz der Größenbestimmung bei nicht oder eben tastbarem Organ siehe S. 85. Die Sonographie sollte immer nur als ergänzende Untersuchung *nach* der Palpation

(Konsistenz? Schmerzhaftigkeit?) eingesetzt werden. Darüber hinaus erbringt sie oft Hinweise auf die Ursache der Splenomegalie: Leberveränderungen, Stauungssyndrome, Abszesse, Lymphknotenvergrößerungen.

Die *Computertomographie* kann besonders nach Kontrastmittelgabe weitere wertvolle Hinweise zur Artdiagnose geben. Insbesondere ist eine Thrombosierung der Milzvene oft erfaßbar.

Nuklearmedizinisch läßt sich mit ^{51}Cr-markierten Erythrozyten oder Thrombozyten der Grad der Zellsequestration und/oder -zerstörung in der Milz abschätzen, so daß z.B. die Verdachtsdiagnose eines Hyperspleniesyndroms gestützt werden kann. Eine absolute Korrelation dieser Daten mit dem klinischen Erfolg einer Splenektomie besteht jedoch nicht.

Invasive Techniken. Die *Angiographie* wird hauptsächlich zur Diagnose und Therapieplanung bei portaler Hypertension benötigt. Sie ist unübertroffen in der Erfassung prähepatischer Thrombosen und wird heute meist als indirekte Methode über eine Kontrastmittelinjektion in die A. lienalis bzw. A. mesenterica superior durchgeführt.

Die direkte Splenoportographie mit perkutaner Milzpunktion in Narkose und Operationsbereitschaft ist demgegenüber in den Hintergrund getreten.

Für die *feingewebliche Untersuchung* der Milz ist die Laparoskopie mit gleichzeitiger Biopsie von Leber und Milz unter Sicht ergiebiger und sicherer als die perkutane Milzpunktion, die lediglich zytologische Analysen erlaubt und nur in 15–30% der Fälle diagnostisch verwertbar ist. Kontraindiziert ist jedwede Milzpunktion bei hämorrhagischer Diathese, septischen Prozessen und mangelhafter Kooperationsbereitschaft des Patienten.

6 Literatur

Brücher H (1986) Knochenmarkzytologie. Thieme, Stuttgart New York

Georgii A (1983) Histopathologie und Klinik der chronischen, myeloproliferativen Erkrankungen. Verh Dtsch Ges Path 67:214–234

McIntyre OR, Ebaugh FG (1967) Palpable spleens in college freshmen. Ann Intern Med 66:301

Schölmerich J (1986) Diagnostische Maßnahmen bei Splenomegalie. Dtsch Med Wochenschr 111:903–905

Kapitel 8 Hämorrhagische Diathese

G. GIRMANN

ABKÜRZUNGEN

ADP	Adenosindiphosphat
AITP	Autoimmunthrombozytopenische Purpura
ASS	Acetylsalicylsäure
AT III	Antithrombin III
ATZ	Antithrombinzeit = Plasmathrombinzeit
DDAVP	1-Deamino-8-D-Arginin Vasopressin, z.B. Minirin
DIG	Diffuse (disseminierte) intravasale Gerinnung
EDTA	Na-Äthylendiamintetraessigsäure
F.I–XIII	Gerinnungsfaktor I–XIII
F.VIII:C	Prokoagulatorisch wirksame F.VIII-Aktivität
F.VIII R:Ag	F.VIII-assoziiertes Antigen
F.VIII R:RCF	Ristocetin-Kofaktor
F.IX:C	Prokoagulatorisch wirksame F.IX-Aktivität
FM-Test	Fibrinmonomertest
FSF	Fibrinstabilisierender Faktor = F.XIII
FSP	Fibrin(ogen)-Spaltprodukte
HMW-Kininogen	Hochmolekulares Kininogen = Fitzgerald-Faktor
PTT	Partielle Thromboplastinzeit
RIPA-Test	Ristocetin-induzierte Plättchenaggregation
RES	Retikuloendotheliales System
SPD	Storage pool disease
TRCHII	Tanned red cell hemagglutination inhibition immunoassay
TTP	Thrombotisch-thrombzytopenische Purpura
vWF	v. Willebrand-Faktor
vWS	v. Willebrand-Syndrom

1 Klinik und Laborbefunde

Bei der Abklärung einer hämorrhagischen Diathese liefern Anamnese und Blutungstyp erste differentialdiagnostische Hinweise. Die endgültige Diagnose wird durch (globale) Suchtests und/oder spezielle Untersuchungen gesichert.

1.1 Anamnese

▶ Lokalisierte oder generalisierte Blutungsneigung: Epistaxis, gastrointestinale Blutung und Hypermenorrhö sind häufiger durch lokale Faktoren bedingt (Ausnahme: von Willebrand-Syndrom). Für generalisierte Blutungsübel sprechen mehrere und wechselnde Blutungsorte, Spontanblutungen sowie Blutungen nach Bagatelltraumen.

▶ Beginn der hämorrhagischen Diathese: Für eine erworbene Störung spricht das Fehlen von Blutungsereignissen anläßlich früherer operativer Eingriffe, insbesondere Tonsillektomie, Zahnextraktionen oder abdomineller Eingriffe, für eine hereditäre Form Hämostasestörungen bei anderen Familienmitgliedern sowie der frühe Beginn der Symptome (Nabelschnurblutung, Blutungen nach Schnepperstich oder Zirkumzision). Leichtere hereditäre Formen manifestieren sich oft erst anläßlich Operationen oder der Menarche.

▶ Vererbungsmodus: Manifestation nur bei männlichen (Hämophilie) oder auch bei weiblichen Familienmitgliedern (von Willebrand-Syndrom, Mangel der Faktoren I, II, V, VII, X, XI und XIII)? Beachte: etwa 20% der Hämophilien treten sporadisch auf.

▶ Medikamenteneinnahme: Orale Antikoagulanzien: Hämophilieähnliche Blutungsneigung. Antibiotika: Plasmatischer Gerinnungsdefekt wie bei oraler Antikoagulation infolge Suppression der Darmflora (Zephalosporine); Störung der Plättchenfunktion durch Azetylsalizylsäure (ASS) und synthetische Penizilline; heparinähnliche Beeinflussung der plasmatischen Gerinnung durch Carbenicillin.

▶ Grundkrankheiten mit sekundärer Hämostasestörung:
Hepatopathien: Kombinierter plasmatischer Gerinnungsdefekt infolge Bildungsstörung und latenten Verbrauchs plasmatischer Faktoren, sowie Thrombozytopenie infolge Hypersplenismus.
Urämie: Thrombozytenfunktionsstörung, Vasopathie.

▶ Malignome: Chronische disseminierte intravasale Gerinnung (DIG), oft mit Thrombophilie (Trousseau-Syndrom) oder Hyperfibrinolyse bei soliden Tumoren. Thrombozytopenie infolge Verdrängungsmyelopathie bei Hämoblastosen und Lymphomen.

▶ Autoimmunkrankheiten: Thrombozytopenie, Immunantikoagulans, Verbrauchsreaktion.

▶ Diverse Grundkrankheiten: DIG.

▶ Keine Blutungsneigung trotz pathologischer Laborwerte: PTT-Verlängerung ohne hämorrhagische Diathese bei Mangel an Faktor XII, Präkallikrein und HMW-Kininogen.

1.2 Blutungstyp

▶ Petechiale Blutungen, Purpura, Ekchymosen: Thrombozytopenie und -pathie, generalisierte Vaskulopathien. Bei der Schönlein-Purpura bevorzugte Lokalisation um die Gelenke, bei Purpura senilis an der Dorsalseite der distalen Extremitäten.

▶ Flächenhafte Haut- und Schleimhautblutungen (Suffusionen und Sugillationen): Plasmatische Gerinnungsdefekte, schwere thrombozytäre Defekte sowie Kombination beider im Rahmen der DIG.

▶ Gelenk- und Muskelblutungen: Typisch für schwere plasmatische Gerinnungsdefekte (Hämophilie). Glutäalhämatome nach i.m. Injektion bei antikoagulierten Patienten.

▶ Hämaturie: Schwere Hämophilie, orale Antikoagulanzien (oft zusätzlich lokale Ursachen).

▶ Gastrointestinale Blutung: von Willebrand-Syndrom, thrombozytäre Störungen, bei Hämophilie meist in Verbindung mit Ulkusleiden, intramurale Darmblutung bei Marcumarüberdosierung.

▶ Nabelschnurblutungen: schwere Koagulopathien, insbesondere Afibrinogenämie und Faktor-XIII-Mangel.

▶ Menorrhagie und Metrorrhagie: Qualitative und quantitative thrombozytäre Defekte, von Willebrand-Syndrom.

▶ Postoperative Nachblutung: Oft Erstsymptom milder hämorrhagischer Diathesen. Bei thrombozytären Störungen (einschl. von Willebrand-Syndrom) Sofortblutung; bei plasmatischem Defekt Nachblutung im Intervall.

1.3 Laborbefunde

1.3.1 Suchtests (Globaltests)

Sie erfassen die Mehrzahl der klinisch relevanten Hämostasestörungen mit Ausnahme des Mangels an F. XIII, da dieser die Geschwindigkeit der Fibrinbildung oder die Blutungszeit nicht beeinflußt.

▶ Verlängerte Blutungszeit (Suchtest für Störungen der Primärhämostase): Thrombozytopenie und -pathie, von Willebrand-Syndrom.

▶ Rumpel-Leede pathologisch: Thrombozytopenie und -pathie, generalisierte vaskuläre Purpura.

▶ Quickwerterniedrigung (Suchtest für Defekte im exogenen System): Je nach verwendeter Thrombokinase unterschiedliche Empfindlichkeit gegen F. VII und X, relativ unempfindlich gegen F. II und Fibrinogenmangel.

a) Quantitative und qualitative Defekte eines der Faktoren I, II, V, VII, X als Erbleiden oder z.B. bei Amyloidose (F. X).
b) Verminderung mehrerer dieser Faktoren: Hepatopathie, orale Antikoagulation, DIG.
c) Gegenwart von Heparin in hoher Konzentration.
d) Störungen der Fibrinpolymerisation: Dysfibrinogenämie, Fibrin(ogen)-spaltprodukte (FSP).
e) Immunantikoagulans (s. dort).

▶ Verlängerte partielle Thromboplastinzeit (Suchtest für Defekte im endogenen System): Erfaßt werden Faktorendefekte mit Restaktivitäten unterhalb 25% der Norm.

a) Kongenitaler isolierter Mangel der Faktoren XII, XI, IX, VIII, X, V, Präkallikrein und HMW-Kininogen sowie starke Erniedrigung der Faktoren II und I.
b) Verminderung mehrerer dieser Faktoren: II, IX, X bei oraler Antikoagulation oder II, V, IX, X bei Hepatopathien.
c) Gegenwart von Heparin in mittlerer Konzentration.
d) Immunantikoagulans (s. dort).

▶ Verlängerte Thrombinzeit (Suchtest für die Fibrinogen-Fibrin-Umwandlung).

a) Fibrinogenmangel (unter 70 mg%). Ungerinnbarkeit bei Afibrinogenämie.
b) Dysfibrinogenämie, angeboren oder erworben (z.B. Hepatopathie).
c) Fibrinpolymerisationsstörung infolge Paraproteinämie oder Fibrin(ogen)-Spaltprodukte (FSP).
d) Gegenwart von Heparin.

▶ Verlängerte Reptilase- und Thrombinkoagulasezeit

a) Gleiche Aussage wie die Thrombinzeit, Ausnahme: keine Verlängerung durch Anwesenheit von Heparin.
b) Verlängerung von Thrombin-, Reptilase- und Thrombinkoagulasezeit bedeutet qualitative oder quantitative Störung des Fibrinogens oder Fibrinpolymerisationsstörung (Paraproteine, FSP).

1.3.2 Weiterführende Tests

Sie dienen der Spezifizierung und Bestimmung der Schwere eines Hämostasedefektes.

▶ Einzelfaktoranalysen: Die Kombination funktioneller und immunologischer Methoden deckt strukturelle Defekte von Gerinnungsproteinen („Varianten") auf: Normalwerte bei immunologischer, erniedrigte Werte bei funktioneller Bestimmung. Beispiel: Dysfibrinogenämie.
▶ Sonstige Tests: Die Anzahl der potentiell durchführbaren Gerinnungs- und Thrombozytenfunktionstests ist abundant und Gegenstand spezieller Literatur.

2 Koagulopathien (Mangel an plasmatischen Gerinnungsfaktoren)

2.1 Hereditäre Defektkoagulopathien

2.1.1 Geschlechtsgebunden-rezessive Formen

Hämophilie A: Isolierte Verminderung der prokoagulatorischen Faktor-VIII-Aktivität (F.VIII:C). Ausprägung nur beim männlichen Geschlecht, in 20% der Fälle sporadisches Auftreten. Je nach Höhe der verbliebenen Faktor-VIII:C-Restaktivität unterscheidet man schwere (unter 1%), mittelschwere (1–5%), leichte (5–15%) Formen sowie die Subhämophilie (15–30% der Norm): Die Höhe dieser Restaktivität ist bei allen betroffenen Mitgliedern einer Familie sowie in jedem Alter des Patienten konstant.

Bei schweren und mittelschweren Formen charakteristische, rezidivierende, altersbetonte Blutungsereignisse: Bei Neugeborenen und Säuglingen Nachblutungen nach Punktionen, im Kleinkindesalter Gelenk-, Muskel-, Frenulum- und Zahnwechselblutungen, später Mundboden- und Retropharyngealblutungen, Nieren- und Gastrointestinalblutungen sowie Nachblutungen mit typischer Latenz von mehreren Stunden nach Operationen und Traumata. Differentialdiagnose Appendizitis-Ileopsoasblutung: Sensibilitätsstörung im Bereich der Oberschenkelvorderseite infolge Druckschädigung des N. femoralis bei Ileopsoasblutung. Bei mittelschweren Formen sind Spontanblutungen seltener, Patienten mit leichter Hämophilie und Subhämophilie bluten vorwiegend nach Traumen und Operationen.

Labordiagnose. Verminderung des F.VIII:C bei normalem Spiegel der übrigen Faktor-VIII-Molekülqualitäten sowie normaler Blutungszeit und Plättchenretention. Die PTT als Suchtest ist bei schweren und mittelschweren Formen deutlich verlängert, bei leichteren Formen und Subhämophilie grenzwertig oder normal (Einzelfaktoranalyse!). In 10% der schweren Formeln treten nach Substitution Antikörper gegen F.VIII:C auf.

Hämophilie B: Die durch Mangel an F.IX:C bedingte Hämophilie B entspricht hinsichtlich Erbgang, Schweregrad und klinischem Bild der Hämophilie A.

2.1.2 Autosomal-dominante Formen

von Willebrand-Syndrom (vWS): Das klinische Bild dieses häufigsten erblichen Blutungsleidens wird beherrscht durch Haut- und Schleimhautblutungen (Nase, Zahnfleisch, Gastrointestinum, Menorrhagien) sowie postpartale und posttraumatische Blutungen.

Im Gegensatz zur Hämophilie ist der Erbgang autosomal-dominant (außer Typen IIC und III) und von variabler Penetranz, die Blutungsneigung schwankt interfamiliär und intraindividuell und läßt für die Haupttypen eine feste Korrelation zum Ausmaß der Laborveränderungen missen; nach Infusion von Faktor-VIII-Konzentraten charakteristischer zweiter Anstieg des F.VIII:C.

Das heterogene Krankheitsbild ist bedingt durch eine Verminderung und/oder Fehlstrukturierung des hochmolekularen Faktor-VIII-Trägerproteins (von Willebrand-Faktor, vWF), das in vivo für die Adhäsion der Thrombozyten am Subendothel verantwortlich ist und in vitro die Ristocetinaggregierbarkeit und Adhäsivität der Thrombozyten an Glasperlen vermittelt. Das Protein ist – assoziiert mit der prokoagulatorischen Faktor-VIII-Aktivität – beim Gesunden im Plasma und Plättchen als eine Serie von Multimeren aller Größen nachweisbar; jedes Oligomer besteht aus einem Triplet von 3 Einzelbanden. Es existieren zahlreiche Varianten des vWS.

Charakteristische Leitbefunde des „klassischen" Typ I sind:

▶ Verlängerung der Blutungszeit: Zur Erfassung leichter Fälle Mehrfachbestimmung!

▶ Erniedrigung des F.VIII: C, d.h. der bei der Hämophilie A isoliert verminderten prokoagulatorischen Aktivität. Starke Reduktion bei schweren, homozygoten Formen, normal oder nur leicht erniedrigt bei bestimmten Typ-II-Untergruppen.

▶ Erniedrigung des F.VIII R: Ag (Faktor-VIII-assoziiertes Antigen), d.h. des hochmolekularen Proteinanteils, der sich immunologisch mit heterologen Antiseren nachweisen läßt. Nur leicht erniedrigte oder normale Werte bei bestimmten Typ-II-Varianten.

▶ Erniedrigung des F.VIII R: RCF (Ristocetinkofaktor), d.h. der Eigenschaft des vWF im Plasma, die für die Ristocetinaggregierbarkeit verantwortlich ist, bestimmbar an formalinfixierten Testthrombozyten oder im plättchenreichen Plasma des Probanden (RIPA-Test). Wichtigster Befund zur Diagnose des vWS. Ausnahmen: gesteigerte Ristocetinreagibilität bei Typ IIB, Pseudo-vWS, dem Platelet-Typ sowie sonstigen selteneren Formen.

▶ Verminderte Plättchenretention an Glasperlen: Sehr konstanter, bei leichten Formen oft als einziger Hinweis faßbarer Befund.

▶ Normale Thrombozytenzahl. Ausnahme: Gelegentliche Thrombozytopenie bei Typ IIB, Platelet-Typ und Pseudo-vWS.

▶ Die PTT ist mit Ausnahme schwerer Fälle normal oder mäßiggradig verlängert.

Die *Differenzierung der Subtypen des vWS* erfolgt durch die aufwendige Analyse der Multimerenstruktur in Plasma und Plättchen:

▶ Bei dem mit 70% am häufigsten vorkommenden Typ I, der durch eine in der Regel konkordante Erniedrigung von F.VIII:C, F.VIII R:Ag und F.VIII R:RCF gekennzeichnet ist, findet sich das Gesamtspektrum aller Multimeren im Plasma, jedoch in geringerer Konzentration. Mit hochauflösenden Gelen ist jedoch bereits ein Subtyp mit gestörter Tripletstruktur nachgewiesen worden.

▶ Bei dem mit 12% nächst häufigen Typ II besteht ein qualitativer Defekt des vWF mit selektivem Fehlen der großen (bei Subtyp IIA auch der intermediären) Multimeren, bei einigen Subtypen auch eine Störung der normalen Tripletstruktur (Typen IID bis IIF). Hieraus resultiert ein diskordantes Verhalten der einzelnen Faktor-VIII-Molekülqualitäten. Bei Patienten mit Subtyp IIB entsteht nach DDAVP-Gabe eine Thrombozytopenie.

▶ Der seltene Subtyp III repräsentiert die schwerste Form des vWS: alle Multimeren fehlen oder sind nur in Spuren nachweisbar, alle Faktor-VIII-Molekülqualitäten sind stark erniedrigt.

Hereditäre Dysfibrinogenämie: Bis 1984 etwa 100 beschriebene Fälle mit wechselnder klinischer Manifestation wie Thrombophilie, asymptomatischem Verlauf oder Blutungsneigung. Typische Laborkonstellation: erniedrigter Quickwert bei normaler Aktivität der Faktoren II, VII, IX, X, verlängerte Thrombin- und Reptilasezeit, erniedrigte Fibrinogenwerte bei funktioneller und Normalwerte bei immunologischer Bestimmung.

2.1.3 Autosomal-rezessive Formen

Seltene Defekte mit Manifestation nur bei Homozygoten, beide Geschlechter betroffen.

Präkallikreinmangel (Fletcher-Faktor),

HMW-Kininogen-Mangel (Fitzgerald-Faktor) und

Faktor-XII-Mangel (Hageman-Faktor).

Letztere beiden Defekte führen zu keiner klinischen Blutungsneigung; bei Faktor-XII-Mangel erhöhte Thromboseneigung. Suchtest: Verlängerung der PTT.

Faktor-XI-Mangel (Rosenthal-Faktor): Hauptsächlich bei Juden auftretender Defekt mit extrem variabler, von alleiniger posttraumatischer Blutung bis Gelenk- und schwerer gynäkologischer Blutung reichender Blutungsneigung. Suchtest: Verlängerung der PTT.

Faktor-X-Mangel (Stuart-Prower-Defekt): Sehr seltener Defekt, Haut- und Schleimhautblutungen, Menorrhagien. Suchtests: Quickwert und PTT pathologisch, Thrombinzeit normal.

Faktor-VII-Mangel (Hypoproconvertinämie): Sehr seltener Defekt mit einer der Restaktivität entsprechenden Blutungsneigung (Epistaxis bis Hämarthros). Suchtests: PTT normal, Quickwert pathologisch, Thrombinzeit normal.

Faktor-V-Mangel (Parahämophilie): Bei schwerem Mangel Epistaxis, Metrorrhagien, Hämatome. Suchtests: Quick und PTT pathologisch, Thrombinzeit normal.

Faktor-II-Mangel (Hypoprothrombinämie): Sehr selten, oft schwere Blutungsneigung. Suchtests: Quick und PTT leicht pathologisch.

Afibrinogenämie: Bis 1983 wurden etwa 150 Patienten beschrieben. Manifestation frühzeitig mit Nabelblutung, Epistaxis, Zahnfleischblutung, gastrointestinaler und zerebraler Blutung, langer Nachblutung nach Nadelstich. Suchtests: Quick, PTT und Thrombinzeit ungerinnbar, Fibrinogen immunologisch nur in Spuren nachweisbar, Blutungszeit verlängert.

Faktor-XIII-Mangel (FSF-Mangel): Frühzeitige Manifestation mit Nabelblutung, intrakranieller Blutung, schweren Wundheilungsstörungen (fehlende Fibrinverfestigung) und Keloidneigung. Suchtests: normaler Ausfall aller plasmatischer Suchtests und Plättchentests trotz familiärer Blutungsneigung; pathologische Löslichkeit des Gerinnsels in Harnstoff.

2.2 Erworbene plasmatische Gerinnungsstörungen

2.2.1 Vitamin-K-Mangelzustände

Chronische Vitamin-K-Mangelzustände verursachen eine schleichend entstehende, hämophilieartige Blutungsneigung durch Erniedrigung der Faktoren II, VII, IX, X. Beispiele sind:

▶ Die hämorrhagische Diathese des Neugeborenen: Fehlende Vitamin-K-Reserven und Unreife der Leberzellen des Neugeborenen bei gleichzeitig relativ niedrigem Vitamin-K-Angebot mit der Brustmilch. Selten nach antikonvulsiver Therapie der Mutter mit Hydantoinderivaten.

▶ Fehlernährung: Anorexia nervosa, einseitige Kost im Senium, parenterale Ernährung ohne Substitution von Vitamin K in Verbindung mit Antibiotikagaben.

▶ Fehlende Galleausscheidung in den Darm: Gallengangsobstruktion, Verschlußikterus, Gallefisteln oder Gallesäureverlust (Cholestyraminmedikation).

▶ Malabsorptionssyndrome: Zöliakie und Sprue, Colitis ulcerosa und M. Crohn, Kurzdarmsyndrom.

▶ Gestörte Vitamin-K-Verwertung bei Hepatopathie: Fehlender Anstieg des Prothrombinkomplexes nach parenteraler Vitamin-K-Gabe (Koller-Test).

▶ Gabe von Breitspektrumantibiotika: perioperative Darmsterilisation.

▶ Unwissentliche Einnahme oraler Antikoagulanzien: Fremdmedikation in krimineller Absicht, oft durch Angehörige in Pflegeberufen.
▶ Blutung unter bisher stabiler oraler Antikoagulation durch toleranzmindernde Nebenmedikation. Mechanismen: Freisetzung des Kumarin aus seiner Eiweißbindung (Phenylhydantoin, Doxycyclin), Hemmung des Kumarinabbaus (Cimetidin, Allopurinol).

2.2.2 Erworbene Einzelfaktordefekte

▶ Erworbener Faktor-X-Mangel: Bei Patienten mit primärer Amyloidose, wohl infolge Adsorption des Faktor X an Amyloidfibrillen.
▶ Erworbener Faktor-V-Mangel: Massentransfusion mit Blutersatz durch Faktor-V-arme Konserven; Adsorption des F.V. an Plättchen bei CML.
▶ Erworbener Faktor-II-Mangel: Bei Lupus erythematodes oft in Verbindung mit einem Lupusantikoagulans.
▶ Erworbener Fibrinogenmangel: Schlangenbisse, Arvintherapie.

2.2.3 Diffuse intravasale Gerinnung (DIG) – Verbrauchskoagulopathie

Die DIG ist keine eigenständige Erkrankung, sondern Folge einer intravasalen Aktivierung der Gerinnungskaskade im Rahmen unterschiedlichster Krankheitsprozesse. Das hierbei in der Zirkulation freigesetzte Thrombin kann zu weiterer Aktivierung des Gerinnungssystems, Ablagerung von Fibrin in der Endstrombahn mit reaktiver Hyperfibrinolyse und Auftreten einer mikroangiopathisch-hämolytischen Anämie durch Fragmentierung der Erythrozyten, sowie schließlich zu einem völligen Aufbrauch des Gerinnungspotentials mit hämorrhagischer Diathese (Verbrauchskoagulopathie) führen.

Ist der Organismus jedoch in der Lage, vermittels seines Inhibitorpotentials, der Clearancekapazität des RES und des Fibrinolysesystems die Gerinnungsendprodukte zu eliminieren und den beschleunigten Umsatz von Substraten durch gesteigerte Neuproduktion zu kompensieren, so kann die DIG (chronische, kompensierte DIG) ein allein labormäßig faßbares Symptom bleiben.

Der wichtigste Schritt zur Diagnose einer DIG ist die gedankliche Verknüpfung einer zur DIG

Tabelle 8.1. Auslösende Ursachen der diffusen intravasalen Gerinnung – Verbrauchskoagulopathie

Infektionen
Sepsis
Waterhouse-Friderichsen-Syndrom
Purpura fulminans (Henoch)

Thrombotische Mikroangiopathien
Hämolytisch-urämisches Syndrom
(Thrombotisch-thrombozytopenische Purpura)

Komplikationen der Schwangerschaft
Vorzeitige Plazentalösung
Fruchtwasserembolie
Intrauteriner Fruchttod
Akute Schwangerschaftsfettleber
Präeklampsie und Eklampsie
Künstlicher Abort

Maligne Erkrankungen
Metastasierende Tumoren
Leukämien

Schwere Gewebstraumen
Polytrauma
Operationen

Akute Hämolyse
Lebererkrankungen
Leberzirrhose
Akutes Leberversagen

Kreislaufstörungen
Schockzustände
Extrakorporaler Kreislauf

Schlangenbisse
Lokalisierte intravasale Gerinnung
Kasabach-Merritt-Syndrom
Aortenaneurysma

prädestinierenden Grundkrankheit mit den typischen klinischen und gerinnungsanalytischen Befunden.

Wichtigste, zur DIG prädestinierende klinische Zustände (s. Zusammenfassung in Tabelle 8.1)

Infektionen

Sepsis, vor allem mit gramnegativen, jedoch auch mit grampositiven Keimen, Pilzen und Viren: Entsprechend dem tierexperimentellen Shwartzman-Sanarelli-Phänomen bewirken Endotoxine die Freisetzung thromboplastischen Materials aus Granulozyten und Monozyten, eine RES-Blockade und Endothelläsion.

Waterhouse-Friderichsen-Syndrom: Sonderform bei Meningokokkensepsis mit fulminantem Verlauf, Schock, Koma, hämorrhagischer Nekrose der Nebennierenrinde („Nebennierenrindenapoplexie") und der Haut („intravitale Leichenflecke").

Die charakteristischen Hautbefunde können aber auch ohne DIG als septische Hautmetastasen entstehen.

Purpura fulminans (Henoch). Gehäuft bei Jugendlichen einige Wochen nach einem fieberhaften Infekt (meist Streptokokken) auftretende nekrotisierende Vaskulitis mit DIG, hämorrhagisch-ischämischen, z.T. bullösen Hautnekrosen und Gangrän der distalen Akren.

Thrombotische Mikroangiopathien

Gemeinsame Merkmale der pathogenetisch heterogenen Erkrankungen: Schwere mikroangiopathisch-hämolytische Anämie, thrombozytopenische Blutungsneigung sowie mikrothrombotische Gefäßalterationen, die im Falle des HUS auf die Niere beschränkt bleiben und bei der TTP alle Organe betreffen.

Hämolytisch-urämisches Syndrom (HUS): Das klinische Bild des von Gasser beschriebenen HUS wird beherrscht durch ein akutes Nierenversagen mit Oligoanurie zumeist bei Kleinkindern etwa eine Woche nach gastrointestinalem oder respiratorischem Infekt sowie seltener bei Frauen nach Schwangerschaft oder unter oraler Antikonzeption. Neurologische Störungen (Krämpfe, Koma) sind inkonstant und Folge metabolischer Veränderungen. Wechselnde Angaben über die Inzidenz einer DIG; relativ häufige Befunde sind Erniedrigung des Quickwertes und erhöhte FSP-Spiegel.

Thrombotisch-thrombozytopenische Purpura (Moschcowitz): Die TTP ist ein Krankheitsbild des mittleren Erwachsenenalters mit Fieber, kompensierter Niereninsuffizienz (Kreatinin unter 3 mg%) und obligaten, flüchtigen neurologischen Herdsymptomen ohne vorausgehende infektiöse Prodromi. Neben idiopathischen Formen mit akutem, chronischem oder rezidivierendem Verlauf existieren sekundäre Formen bei Schwangerschaft, Kollagenosen, Neoplasien und als Medikamentenfolge. Eine DIG besteht nur in 7% der Fälle, ihr Nachweis gilt als Ausschlußkriterium.

Komplikationen der Schwangerschaft

Vorzeitige Plazentalösung (retroplazentares Hämatom): Entweder lokalisierte Intrauterinblutung mit Blutabgang und maximaler Wehentätigkeit oder Vollbild der DIG infolge Einschwemmung thromboplastischen Materials aus nekrotischen Plazentaarealen. Oft günstiger, selbstlimitierter Verlauf nach Entleerung des Uterus.

Fruchtwasserembolie: Plötzlich auftretende Luftnot, Zyanose und Kreislaufinsuffizienz mit DIG und oft massiver Begleitfibrinolyse während oder kurz nach der Geburt infolge Einschwemmung korpuskulärer Fruchtwasserbestandteile in den mütterlichen Kreislauf bei Sectio, Uterusruptur, Zervixriß oder auch normaler Geburt.

Intrauteriner Fruchttod: Meist zunächst noch kompensierte DIG mit Exazerbation während der Ausräumung der Frucht.

Akute Schwangerschaftsfettleber: Vorwiegend Primipara, insbesondere mit Gemini. Beginn typischerweise nach der 35. Schwangerschaftswoche mit Erbrechen und abdominellen Schmerzen. DIG wesentlicher Letalitätsfaktor.

Präeklampsie und Eklampsie: Bei Präeklampsie meist Zeichen der chronisch-kompensierten DIG, bei schwerer Eklampsie auch Thrombozytopenie, Hypofibrinogenämie und Fragmentozytose.

Künstlicher Abort: Nach Instillation hypertoner Kochsalzlösungen in die Amnionhöhle meist selbstlimitierte, mittelschwere DIG. Bei Seifenabort DIG mit massiver Hämolyse. Bei septischem Abort fulminante DIG mit hoher Letalität.

Maligne Erkrankungen

Metastasierende solide Tumoren: Gastrointestinale Karzinome, Ovarial-, Prostata-, Lungenkarzinom. Meist klinisch inapparente oder als rezidivierende Thromboembolie manifeste chronische DIG infolge Gewebsthromboplastinaktivität des Tumorgewebes oder direkter Faktor-X-Aktivierung durch Schleimprodukte einiger Adenokarzinome. Gehäuft bei Lungen- und Prostatakarzinom auch akute DIG.

Leukämien: Insbesondere die akute promyelozytäre Form der akuten myeloischen Leukämie (M_3 der FAB-Klassifikation) führt zu akuter DIG mit Exazerbation unter Chemotherapie.

Schwere Gewebstraumen

Polytrauma, Schädel-Hirn-Trauma: Erhebliche Blutungsneigung, auch in Gebieten von Bagatellverletzung, die kurz nach dem Trauma noch keine wesentliche Blutungsneigung zeigten; Hitzschlag; Verbrennungskrankheit; Fettembolie.

Operationen: Traumatisierung thromboplastinreicher Gewebe: Hirn, Lunge, Pankreas, transurethrale Prostatektomie.

Akute Hämolyse

Hämolytische Fehltransfusion, Essigsäureintoxikation, Malaria, foudroyant verlaufende korpuskulär- und extrakorpuskulär-hämolytische Anämien.

Lebererkrankungen

Leberzirrhose: Hier kann infolge der gestörten Bildung plasmatischer Gerinnungsfaktoren und der Thrombozytopenie bei Hypersplenismus sowie erhöhter Konzentration aus dem Aszites rückdiffundierender FSP eine Befundkonstellation wie bei DIG resultieren. Diese sollte aber nur dann diagnostiziert werden, wenn signifikant erhöhte Spiegel an Fibrinmonomeren (Äthanoltest, FM-Test) nachweisbar sind. Die DIG begünstigende Faktoren: Anlage eines peritoneovenösen Shunts, Substitution mit Prothrombinkomplexkonzentraten.

Akutes Leberversagen: Knollenblätterpilzvergiftung, fulminante Hepatitis, anhepatische Phase bei Lebertransplantation.

Kreislaufstörungen

Schockzustände jedweder Art bewirken eine periphere Aktivierung der Hämostase und eine kreislaufbedingte Einschränkung der RES-Clearance: Herzstillstand, kardiogener Schock, anaphylaktischer und septischer Schock.

Extrakorporaler Kreislauf: Aktivierung von Plättchen und kontaktsensiblen Faktoren des endogenen Systems an Fremdoberflächen. DIG bei richtiger Steuerung selten.

Schlangenbisse

DIG durch Faktor-X- und Faktor-II-aktivierende oder direkt defibrinierende Enzyme.

Lokalisierte intravasale Gerinnung

Laborkonstellation und gegebenenfalls Blutungsneigung wie bei DIG möglich, jedoch ohne Zeichen der disseminierten Obstruktion der Endstrombahn.

Kasabach-Merritt-Syndrom: Angeborene, bei Säuglingen und Kleinkindern häufig geschwulstähnlich proliferierende Riesenhämangiome mit lokaler Plättchen- und Fibrinablagerung.

Aortenaneurysma: Selten lokaler Verbrauch bei akuter Vergrößerung oder Dissektion infolge ausgedehnter Thrombusbildung.

Klinik der DIG. Das klinische Bild der akuten DIG wird neben den Symptomen der Grundkrankheit beherrscht durch das Nebeneinander einer hämorrhagischen Diathese einerseits, sowie den Folgen der Mikrothombosierung der Endstrombahn andererseits: Nach dem meist klinisch stummen Triggerstadium mit Hyperkoagulabilität kommt es rasch zu petechialen und flächenhaften Blutungen in Haut, Schleimhäute und innere Organe, Nachblutungen nach iatrogenen Maßnahmen, Oligoanurie, Leberzelldystrophie, respiratorischer Insuffizienz, metabolischer Azidose und Schock.

Labordiagnose der DIG. Die Sicherung der klinischen Diagnose akute DIG erfolgt durch Nachweis der zunehmenden Bilanzstörung durch Labortests in kurzen zeitlichen Abständen. Die Nachweismethoden spiegeln die Folgen der Thrombin- und Plasminaktivität wider.

Thrombininduzierte Befunde
▶ Thrombozytopenie infolge Aggregation und Verbrauch der Thrombozyten. Zusätzliche funktionelle Störungen der noch zirkulierenden thrombindegranulierten Plättchen (z.B. gestörte Aggregation).
▶ Solufibrinämie: Nach Abspaltung der Fibrinopeptide A und B von Fibrinogen entstehen Fibrinmonomerkomplexe, die durch unspezifische Parakoagulationsphänomene wie Äthanol- und Protaminsulfattest oder spezifischer durch Agglutination von mit Fibrinmonomer beladenen Erythrozyten (FM-Test) erfaßt werden. Genauer, aber für die Routinediagnostik zu aufwendig, ist ihr Nachweis mittels Gelfiltration oder Affinitätschromatographie.
▶ Hypofibrinogenämie: Fibrinogenspiegel unter 150 mg% oder progredienter Abfall des Spiegels unabhängig vom Ausgangswert.

▶ Abfall des Antithrombin III durch Bildung und Elimination von Thrombin-Antithrombin-III-Komplexen: Die Bestimmung sollte mit funktionellen Methoden erfolgen, da immunologische Methoden die Komplexe miterfassen.

▶ Abfall der Faktoren II, V, VIII, XIII nach vorheriger Aktivierung.

Plasmininduzierte Befunde

▶ Fibrin(ogen)-Spaltprodukte: Ihr vermehrter Nachweis ist einer der konstantesten Befunde der DIG. Sie führen infolge ihrer Eigenschaft der Fibrinpolymerisationshemmung zur Verlängerung der Thrombin-, Reptilase- und Thrombinkoagulasezeit. Notfallmäßig brauchbare immunologische Nachweismethoden sind Staphylokokkenclumpingtest, Latexagglutination und TRCHII-Test (Werte über 40 µg/ml sind fast beweisend für DIG). Aufwendige spezifische Nachweismethoden für Speziallabors.

▶ Abfall der Faktoren V, VIII, XIII durch Proteolyse.

▶ Verkürzung der Euglobulinlysezeit als Ausdruck der erhöhten intravasalen Plasminogenaktivatoraktivität: Im Gegensatz zur primären Hyperfibrinolyse hier nur selten nachweisbar.

Globalbefunde. Der progrediente Aufbrauch des Hämostasepotentials spiegelt sich am konstantesten in der Erniedrigung des Quick-Wertes, wegen der größeren Streuung des Normalbereiches erst später in einer Verlängerung der PTT wider. Hinweisend auf eine DIG sind somit global: Pathologischer Ausfall von Quickwert, Fibrinogen und Thrombozytenzahl bei Nachweis von plasmin- oder thrombininduzierten Fibrinogenabbauprodukten und Fehlen einer schweren Leberfunktionsstörung.

2.2.4 Lysekoagulopathien

Die systemische primäre Hyperfibrinolyse als Ursache eines Defibrinierungssyndroms ist – im Gegensatz zur reaktiven Hyperfibrinolyse bei DIG – eine Seltenheit.

Klinische Befunde sind: Blutungsneigung vom Typ der Koagulopathie mit oft eigenartiger blauroter Farbe der Hauthämatome, dabei im Gegensatz zur DIG keine klinischen Hinweise auf Mikrozirkulationsstörungen.

Laborbefunde: Hypofibrinogenämie und Hypoplasminogenämie bei normalen Thrombozytenwerten, Nachweis von Plasmin-, nicht jedoch

Thrombindegradationsprodukten des Fibrinogens (s. DIG), verkürzte Euglobulinlysezeit, pathologischer Quickwert (und eventuell PTT), Erniedrigung der Faktoren V, VIII, XIII.

Eine primäre Hyperfibrinolyse kann sich unter folgenden Bedingungen entwickeln:

▶ Kreislaufstörungen: Schock mit Azidose, Hypoxie, Hitzschlag, retroplazentares Hämatom.

▶ Malignome: Leukämien, Amyloidose, Prostata-, Lungen- und Pankreaskarzinom.

▶ Operationen an Organen mit hohem Plasminogenaktivatorgehalt: Schilddrüse, Lunge, Prostata, Niere, Uterus. Operationen am offenen Herzen mit langer Bypassdauer.

▶ Entgleisung einer therapeutischen Fibrinolyse mit Streptokinase oder Urokinase.

▶ Leberzirrhose.

Die lokale Hyperfibrinolyse führt nicht zu generalisierter Blutungsneigung, sondern zu lokalen Störungen der Blutstillung bei:

▶ Schleimhautblutungen und Blutungen nach Zahnextraktion bei Patienten mit plasmatischem Gerinnungsdefekt (z.B. Hämophilie).

▶ Operativen Eingriffen an Nebenniere, Prostata, Niere, Schilddrüse, Uterus (Konisation).

▶ Subarachnoidalblutungen, insbesondere Nachblutung.

▶ Darmblutung bei Colitis ulcerosa.

2.2.5 Immunkoagulopathien

Die Blutungsneigung wird durch erworbene Hemmkörper verursacht, die entweder gegen einen einzelnen Gerinnungsfaktor gerichtet sind (inaktivierende Hemmkörper) oder mit der Aktivierung von Faktoren des endogenen Systems oder der gemeinsamen Gerinnungsendstrecke interagieren (interferierende Hemmkörper, „Lupusinhibitor").

Suchtest: pathologischer Ausfall des entsprechenden Gruppentests (Quick, PTT, je nach Lokalisation des entsprechenden Faktors innerhalb der Gerinnungskaskade) nach Mischen von Patientenplasma mit Normalplasma (Tauschtest).

Inaktivierende Hemmkörper: Sie richten sich meist gegen F.VIII:C, seltener gegen F.IX und andere. Sie entstehen nach Substitutionsbehandlung von Hämophilien, postpartal, medikamentösinduziert, bei Kollagenosen, Lymphomen oder ohne erkennbare Grundkrankheit. Sie bewirken bei der

Hämophilie jedoch keine Zunahme der spontanen Blutungsfrequenz, wohl aber eine zunehmende Resistenz gegenüber der bisherigen Substitution; bei spontanem Auftreten resultiert eine hämophile Blutungsneigung.

Laborbefunde: Meist zeitabhängige Hemmung der Gerinnung von Normplasma (Progressivinhibitor) infolge spezifischer Inaktivierung eines einzelnen Gerinnungsfaktors, nachweisbar mittels Einzelfaktoranalyse. Standardisierte Bestimmung der Stärke des Inhibitors im Bethesda-Test. Seltenere inaktivierende Hemmkörper:

▶ Gegen Faktor IX: Hämophilie B; spontan bei L.E. mit variabler Blutungsneigung.
▶ Gegen Faktor XI: Kollagenosen; fehlende oder nur minimale Störung der Hämostase.
▶ Gegen Faktor XII: Extrem selten, bei LE.
▶ Erworbenes von Willebrand-Syndrom: Erkrankungen des Immunsystems, Lymphome. Gleichzeitiges Auftreten von Antikörpern gegen F.VIII:C, F.VIII R:Ag und F.VIII R:RCF möglich. Klinische Hämostasestörung und Laborbefunde entsprechen der kongenitalen Form (s. dort).
▶ Gegen Faktor V: Meist reversible, mit Infekten, Operationen, Transfusionen sowie DIG assoziierte Antikörperbildung mit variabler Blutungsneigung. Labor: Quick and PTT pathologisch, im Tauschtest rasche Inaktivierung von Faktor V.

Interferierende Antikörper: Lupusinhibitoren sind spontan erworbene Anti-Phospholipid-Antikörper vom Typ IgG und/oder IgM, die mit der In-vitro-Aktivierung von Prothrombin durch den Aktivatorkomplex (F. Xa, V, Phospholipid, Ca) interferieren und so zu einer Verlängerung der lipidabhängigen Gerinnungstests (Quick, PTT) führen. Sie sind zumeist mit Autoimmunerkrankungen assoziiert, treten jedoch gelegentlich bei AIDS, Gesunden sowie nach Einnahme von Medikamenten auf. Eine Blutungsneigung ist selten und dann meist assoziiert mit einem zusätzlichen Mangel an Gerinnungsfaktoren oder einer schweren Thrombozytopenie, so daß die Störung meist zufällig bei der Analyse entdeckt wird. Es besteht dagegen, wohl infolge Beeinträchtigung der Prostazyklinsynthese der Gefäßwand, eine verstärkte Thromboembolieneigung. Hinweisend auf ein Lupusantikoagulans sind: Prädisponierende Grundkrankheit, arterielle und venöse Thromboembolieneigung, insbesondere bei Thrombozytopenie, ursächlich unklare pulmonale Hypertonie, wiederholte Spontanaborte oder intrauteriner

Fruchttod bei Nachweis von ANF, positivem Coombs-Test oder falsch-positiver Luesserologie.

Laborbefunde: Stets sind die PTT, selten zusätzlich der Quick, extrem selten die Thrombinzeit pathologisch bei oft auffallend diskrepant normaler Vollblutgerinnungszeit. Im Tauschtest temperatur- und zeitunabhängige Verlängerung der PTT von Normalplasma ohne Inaktivierung spezieller Einzelfaktoren. Die Nachweisempfindlichkeit kann durch Modifikation von Testansätzen im endogenen und exogenen System gesteigert werden.

2.3 Plasmatische Gerinnungsdefekte mit gesteigerter Gerinnbarkeit (Thrombophilie)

2.3.1 Antithrombin-III-Mangel (AT III)

AT III inaktiviert als wichtigster Inhibitor aller Serinproteasen insbesondere Thrombin und Faktor Xa. Bereits ein Absinken der Werte unter 75% der Norm (80–100%) beinhaltet ein erhöhtes Thromboserisiko.

Der kongenitale AT-III-Mangel wird zumeist autosomal-dominant vererbt und ist in 50% der Fälle mit einer Thrombophilie assoziiert. Neben dem häufigeren „klassischen Typ" existieren Varianten mit funktionell abnormem AT III, erkenntlich u.a. an der Diskrepanz der Plasmaspiegel bei immunologischer und funktioneller Bestimmung. Der Defekt birgt ein extrem erhöhtes Risiko für venöse, nicht jedoch arterielle Thrombosen, insbesondere der Bein/Beckenvenen oder Mesenterialvenen bei oft jugendlichen Patienten und in der Frühschwangerschaft.

Die häufigeren erworbenen AT-III-Mangelzustände entstehen infolge verminderter Synthese (Leberzirrhose, Asparaginasetherapie), Verlust (nephrotisches Syndrom, entzündliche und exsudative Enteropathien, Verbrennung, Plasmapherese), erhöhten Verbrauchs (Schock, DIG, Massivthrombose, Polytrauma, große Operationen, akutes Leberversagen, hochdosierte Heparinisierung) sowie bei oraler Kontrazeption.

Die Indikation für eine AT-III-Bestimmung (funktionelle Methoden als Screening zur Erfassung aller Varianten) ist gegeben bei:

▶ Patienten mit rezidivierenden und spontan aufgetretenen tiefen Venenthrombosen, insbesondere vor dem 35. Lebensjahr und in der Frühschwangerschaft.

▶ Familiärer Thromboseneigung.

▶ Patienten mit „Pillenthrombose".

▶ Nephrotischem Syndrom.

▶ DIG bzw. Verdacht auf beginnende Umsatzsteigerung.

▶ Heparinresistenz (inadäquater Anstieg der PTT unter therapeutischer Heparinisierung).

▶ Dekompensierter Leberzirrhose.

▶ Präoperativ bei Patienten mit Thromboembolieanamnese oder bei Patienten mit oraler Kontrazeption.

2.3.2 Protein-C-Mangel

Protein C ist ein Vitamin-K-abhängiges Proenzym, dessen aktivierte Form spezifisch die Faktoren V und VIII:C inhibiert und die Fibrinolyse stimuliert. Erworbene Mangelzustände sind zu erwarten: Postoperativ, bei chronischen Hepatopathien, DIG, oraler Antikoagulation.

Der hereditäre Protein-C-Mangel führt beim homozygoten Neugeborenen zu einer tödlichen Thromboembolieneigung. Das heterozygote Merkmal birgt ein stark erhöhtes Risiko für venöse Thromboembolien. Der rasche Abfall des Protein-C-Spiegels im Vergleich zu den Vitamin-K-abhängigen Prokoagulanzien bei Einleitung einer Marcumartherapie wird mit der Entstehung der Kumarinnekrose in Zusammenhang gebracht.

Indikationen zur Bestimmung des Protein-C-Spiegels: familiäre Häufung oberflächlicher Thrombophlebitiden oder tiefer Beinvenenthrombosen vor dem 30. Lebensjahr, Cumarinnekrose.

2.3.3 Protein-S-Mangel

Protein S, ein ebenfalls Vitamin-K-abhängiges Protein, dient als Kofaktor des aktivierten Protein C. Der hereditäre Mangel hat ähnliche klinische Symptomatik wie der des Protein C.

2.3.4 Hereditäre Defekte des fibrinolytischen Systems

▶ Plasminogenvarianten führen infolge der mangelhaften Aktivierbarkeit des Proenzyms zu einer dem AT-III- und Protein-S-Mangel ähnlichen Thrombophilie.

▶ Freisetzungsstörung des Plasminogengewebsaktivators aus dem Gefäßendothel: autosomal-dominant vererbte Störung mit rezidivierenden Spontanthrombosen der tiefen Beinvenen im jugendlichen Alter.

2.3.5 Lokalisation der Thrombose in Abhängigkeit von der Art des thrombophilen Gerinnungsdefekts

Aus der Lokalisation einer Thrombose bzw. dem Ausgangsort einer Embolie lassen sich gewisse Rückschlüsse auf die Art des thrombophilen Gerinnungsdefektes ziehen:

▶ Tiefe Beinvenenthrombose: Sitz der Thrombose in 90% der thromboembolischen Ereignisse bei Patienten mit Inhibitormangel (AT III, Protein C, Protein S), 65% der Patienten mit Lupusantikoagulans, 20% der Patienten mit essentieller Thrombozythämie.

▶ Mesenterialvenenthrombose: Erhöhte Inzidenz bei Mangel an AT III and Protein C.

▶ Pfortader- und Milzvenenthrombose: Fast nur bei essentieller Thrombozythämie.

▶ Hirnvenenthrombose: Protein-C-Mangel.

▶ Hirnarterienthrombose: Lupusantikoagulans, essentielle Thrombozythämie.

▶ Thrombose oberflächlicher Venen: Protein-C- und S-Mangel.

▶ Thrombose peripherer Arterien: Lupusantikoagulans.

▶ Thrombose der Mikrozirkulation: Protein-C-Mangel, insbesondere bei Homozygoten (Purpura fulminans der Neugeborenen).

3 Thrombozytäre Hämostasestörungen

3.1 Thrombozytopenie

Blutungstyp: Petechien bis hin zur Purpura, bei schweren Formen auch flächenhafte Blutungen, Nasen- und Schleimhautblutungen („Blutbläschen" im Mund), Menorrhagien, gastrointestinale und urogenitale Blutungen.

Labor: Verlängerte Blutungszeit bei normaler plasmatischer Gerinnung und Plättchenfunktion. Wichtige differentialdiagnostische Hinweise kann bereits der EDTA-Ausstrich liefern: Dysthrombozytose mit Riesenplättchen und Megakaryozytenfragmenten bei myeloproliferativen Erkrankungen, große Plättchen bei ITP, Riesenthrombozyten bei May-Hegglin-Anomalie, auffallend kleine Plättchen bei Wiskott-Aldrich-Syndrom, Plättchensatellitismus bzw. Spontanaggregate bei Pseudothrombozytopenie.

3.1.1 Pseudothrombozytopenie

Gelegentlich mit „Pseudoleukozytose" einhergehende In-vitro-Aggregation der Thrombozyten durch Immunglobuline im EDTA- und/oder Zitrat- bzw. Heparinmilieu. Diagnostisch hinweisend: Wechselnd stark erniedrigte Plättchenzahl anläßlich Mehrfachbestimmung mit automatischen Partikelzählgeräten bei fehlender klinischer Blutungsneigung. Beweis: Spontanaggregate oder Satellitismus der Plättchen um Leukozyten im EDTA-Ausstrich, normale Plättchenzahl bei Direktbestimmung aus der Fingerbeere.

3.1.2 Hereditäre Thrombozytopenien

Wiskott-Aldrich-Syndrom: X-chromosomal rezessiver Erbgang. In den ersten Lebenstagen manifeste thrombozytopenische Blutungen, später ekzematöse Hautveränderungen und chronische Infektanfälligkeit infolge IgM-Mangels. Richtungsweisend: Fehlen der Isohämagglutinine, auffallend kleine Plättchen. Zusätzliche Plättchenfunktionsstörungen.

May-Hegglin-Anomalie: Autosomal-dominanter Erbgang. Milde Blutungsneigung bei meist geringgradiger Thrombozytopenie mit Riesenplättchen, basophilen Einschlußkörperchen (Doehle-Körperchen) in den Leukozyten. Zusätzliche, leichte Plättchenfunktionsstörungen möglich.

Amegakaryozytäre Thrombozytopenie mit Radiusaplasie: Autosomal-rezessiver Erbgang. Früh manifeste Thrombozytopenie mit zusätzlich funktionellen Defekten, obligater beidseitiger Radiusaplasie und fakultativ Herzmißbildungen.

3.1.3 Störung der Megakaryozytenbildung

Ursachen: Vitamin-B_{12}-Mangel, schwerer Eisenmangel. Primäre (Leukosen, aplastisches Syndrom, Myelofibrosen) oder sekundäre Kno-

chenmarkerkrankungen (Metastasen, Proliferationshemmung durch Zytostatika oder Strahlen). Bei Knochenmarkmetastasierung oft „leukoerythroblastisches Blutbild" mit Ausschwemmung unreifer roter und weißer Vorstufen.

3.1.4 Immunthrombozytopenien

Idiopathische Autoimmunthrombozytopenie (AITP; M. Werlhof): Akute, meist postinfektiöse Form bei Kindern oder chronische, in Schüben verlaufende Form bei Erwachsenen. Die diagnostischen Kriterien sind: Zeichen der erhöhten Plättchendestruktion (große Thrombozyten, verkürzte Überlebenszeit); normale oder erhöhte Megakaryozytenzahl im Knochenmark; erhöhte IgG-Beladung der Plättchen bei Fehlen einer Septikämie oder Hypergammaglobulinämie; Ausschluß einer DIG, anderer Primärerkrankungen (s. unten) sowie medikamentösinduzierter Formen; Fehlen einer Splenomegalie (nur in 3% der Fälle leichte Milzvergrößerung zumeist bei Kindern).

Symptomatische Autoimmunthrombozytopenie: Eine klinisch und pathogenetisch nicht von der idiopathischen Form zu unterscheidende AITP in Verbindung mit anderen Grundkrankheiten: Lupus erythematodes und sonstige Autoimmunopathien, Lymphome, M. Boeck, Lupus-Antikoagulans, AIDS.

Evans-Syndrom: Seltene Kombination einer AITP mit einer autoimmunhämolytischen Anämie bei gegebener Grunderkrankung. DD: thrombotische Mikroangiopathien, insbesondere Moschcowitz-Syndrom, DIG.

Posttransfusionelle Purpura (Shulman): Schwere thrombozytopenische Blutungsneigung wenige Tage nach Transfusion erythrozytenserologisch kompatibler Blutkonserven. Betroffen sind fast stets Frauen mittleren bis höheren Alters, die durch frühere Schwangerschaften oder Blutübertragungen gegen das bei ihnen fehlende Antigen PL^{A1} (Zw^a) immunisiert sind. Die Diagnose wird of verschleiert durch die Annahme einer medikamentös-allergischen, insbesondere heparininduzierten Thrombozytopenie, sie wird bewiesen durch Nachweis des PL^{A1}-Antikörpers.

Hyperergisch-immunologische Reaktionen: Seltene Ursachen sind Allergien nach Injektion von Fremdeiweiß, Impfungen, Nahrungsmittel- und Insektenstichallergien. Häufiger sind medikamentösinduzierte Thrombozytopenien. Beispiele: Carbamazepin, Chinin, Chinidin, Chlorothiazid, Diazepam, Digitoxin, Gold, PAS, Penizillin, Rifampicin, Sulfonamide, Tolbutamid. Die heparinassoziierte Thrombozytopenie tritt bei etwa 5% der Patienten, zumeist 6–12 Tage nach Behandlungsbeginn auf.

Post- und parainfektiöse Thrombozytopenie: Bei CMV-Infektion, infektiöser Mononukleose, Mumps, Röteln, Masern, Varizellen, grippalem Infekt. Beginn der Thrombozytopenie meist 1–2 Wochen nach Krankheitsbeginn, bei Malaria mit Auftreten der Antikörper.

3.1.5 Verbrauchsthrombozytopenie (s. auch 2.2.3)

DIG, Massivthrombose, Kasabach-Merrit-Syndrom, thrombotische Mikroangiopathien, Septikämie, Eklampsie, Hyperspleniesyndrom, Austausch- und Massivtransfusion.

3.1.6 Mechanisch bedingte Thrombozytopenie

Extrakorporaler Kreislauf, künstliche Herzklappen.

3.1.7 Thrombozytopenie bei endokriner Störung

Selten bei Hypothyreose, Hyperthyreose und Hyperkortizismus.

3.2 Thrombozytopathien

Durch angeborene oder erworbene Funktionsstörung der Plättchen bedingte thrombozytäre Hämostasestörung bei meist normaler Plättchenzahl. Laborbefunde: verlängerte Blutungszeit bei normaler Thrombozytenzahl, unterschiedliche Störungen der Adhäsion, Aggregation, Freisetzungsreaktion, Thromboxansynthese oder Retraktion der Plättchen.

3.2.1 Hereditäre Thrombozytopathien

Thrombasthenie Glanzmann-Naegeli: Autosomaldominant oder rezessiv vererbter Defekt der Membranglykoproteine IIb und IIIa mit Erstmanifesta-

tion in frühester Kindheit. Charakteristisch ist das Ausbleiben der Aggregation nach Zusatz von ADP, Adrenalin, Kollagen und Thrombin bei normaler Aggregation mit Ristocetin und bovinem F.VIII.

Bernard-Soulier-Syndrom: Autosomal-rezessiv vererbter Defekt des Membranglykoproteins Ib mit geringgradiger Thrombozytopenie, vermehrt Riesenplättchen und gestörter Adhäsion. Die Aggregation mit ADP, Adrenalin und Kollagen ist normal, die mit Ristocetin und bovinem F.VIII pathologisch.

Defekte des Speicherpools und der Freisetzungsreaktion: Ursache dieser autosomal-vererbten Erkrankung ist eine Störung in der Anlage der Plättchengranula oder eine Störung der Freisetzungsreaktion aus diesen Granula. Gemeinsame Laborkriterien: Fehlende oder verminderte Aggregation der Plättchen nach Zugabe von Kollagen, Ausbleiben der zweiten Aggregationswelle nach Zugabe von ADP und Adrenalin (Ausnahme: reine α-SPD).

a) Granuladefekte („storage pool disease"): Störung in der Anlage der δ-Granula (δ-SPD), α-Granula (α-SPD) oder Kombination beider (α, δ-SPD) sind möglich.

Beispiele für δ-SPD: Hermansky-Pudlak-Syndrom (okulokutaner Albinismus, Anhäufung eines zeroidähnlichen Pigmentes im Knochenmark); Plättchenfunktionsstörungen bei der hereditären Thrombozytopenie mit Radiusaplasie und bei Wiskott-Aldrich-Syndrom.

Beispiel für α-SPD: Gray platelet syndrome (Thrombozytopenie mit großen, blau-grauen Plättchen und milder Blutungsneigung).

b) Störung der Freisetzungsreaktion („aspirin-like defect"): Aggregationsverhalten wie bei δ-SPD; im Gegensatz dazu jedoch Fehlen der arachidonsäureinduzierten Aggregation sowie normaler Adenosinnukleotidgehalt der Plättchen.

3.2.2 Erworbene Thrombozytopathien

Urämie: Die Plättchenfunktionsstörung durch Urämietoxine führt zu Schleimhaut-, Haut- und Gastrointestinalblutungen. Die Blutungszeit ist deutlich verlängert, die Adhäsivität und Aggregation der Plättchen vermindert.

Paraproteinämie: Myelomproteine, insbesondere des Typ IgA sowie das IgM des M. Waldenström bewirken durch Besetzen von Membranrezeptoren („coating") eine Störung der Thrombozytenfunktion und der Gefäßabdichtung. Ubiquitäre petechiale und Schleimhautblutungen.

Fibrin(ogen)-spaltprodukte: Zirkulierende FSP bei DIG, therapeutischer Fibrinolyse oder Leberkrankheiten können durch Beeinträchtigung der Plättchenfunktion zu einer Verstärkung der Blutungsneigung führen.

Erworbene Defekte des Speicherpools: Bei verschiedenen Krankheiten besteht ein erworbener Defekt der Plättchengranula mit entsprechenden Funktionsstörungen. Beispiele: Myeloproliferative Erkrankungen, myeloische Dysplasie, AML, nach kardiopulmonalem Bypass.

Medikamentösinduzierte Thrombozytopathien:
ASS bewirkt eine irreversible, nichtsteroidale Antirheumatika eine reversible Hemmung der Zyklooxogenase der Plättchen. Es resultiert ein Aggregationsdefekt wie bei SPD, im Gegensatz zu diesem ist jedoch die Plättchenadhäsion unter ASS normal. Dipyridamol, Aminophyllin und Theophyllin inhibieren die Phosphodiesterase der Plättchen. Synthetische Penizilline, insbesondere Carbenicillin und Zephalotine in hoher Dosis sind starke Aggregationshemmer. Weitere Beispiele: β-Rezeptorenblocker, Dextran, Furosemid, Hydroxychloroquin, Nitrofurantoin, trizyklische Antidepressiva.

3.3 Thrombozytose/Thrombozythämie

Autonome Thrombozythämie (Thrombozythaemia haemorrhagica): Die Plättchenzahl ist dauernd über 1 Mio/mm^3 erhöht. Es handelt sich um ein Teilsymptom eines myeloproliferativen Syndroms mit gegebenenfalls auffallender Blutungs- und/oder Thromboseneigung. Arterielle und venöse Thromben sind oft ungewöhnlich lokalisiert: Gehirngefäße (TIA), Herzkranzgefäße, Penis (Priapismus), Lebervenen (Budd-Chiari-Syndrom), Mesenterial- und Digitalgefäße (Gangrän).
  Blutungstyp: Selten petechial, zumeist Blutungen an Schleimhäuten, besonders des Magen-Darmtraktes und inadäquat große Ekchymosen der Haut nach Bagatelltraumen. Im Ausstrich Dysthrombozytose mit Riesenplättchen. Häufig Störung insbesondere der adrenalininduzierten Aggregation.

Reaktive Thrombozytose
▶ Akute reaktive Thrombozytose: Reversible, gewöhnlich asymptomatische Erhöhung der Plättchenzahl. Ursachen: Akute Blutung, akuter Infekt, hämolytische Krise, Gewebsnekrosen, postoperative Zustände, Splenektomie, „Rebound"-Thrombozytose nach Thrombozytopenie (z.B. Alkohol, Zytostatika).
▶ Chronische reaktive Thrombozytose (häufiger): Paraneoplastisch: Solide Tumoren, z.B. Pankreaskarzinom, M. Hodgkin, funktionelle Asplenie bei Milzamyloidose. Parainfektiös: Chronische Entzündungen wie Colitis ulcerosa, M. Crohn, rheumatoide Arthritis, Tbc, M. Boeck, Osteomyelitis u.a. Stoffwechselbedingt: Eisenmangel, Hyperkortizismus, Glykogenosen.

4 Vaskuläre Hämostasestörungen

Generalisierte Vasopathien imponieren klinisch als Schleimhautblutung, Petechien, Purpura oder kleine Ekchymosen mit bevorzugter Lokalisation an abhängigen Körperregionen. Die diagnostische Einteilung erfolgt vorwiegend aufgrund des klinischen Bildes, da als Gefäßtest lediglich die Bestimmung der Kapillarresistenz (Saugglocke, Rumpel-Leede) zur Verfügung steht und die Blutungszeit oft normal bleibt.

4.1 Hereditäre Vasopathien

Hereditäre hämorrhagische Teleangiektasie (M. Osler): Häufigste Form. Manifestation im Kindesalter durch Epistaxis. In der dritten Dekade entwickeln sich stecknadelkopfgroße, rote Ektasien der Kapillaren und postkapillären Venolen, vorzugsweise an der Schleimhaut von Nase, Mund, Larynx und Trachea sowie der Haut von Händen, Brust und Rücken. In 15% der Fälle finden sich A.v.-Fisteln der Lunge, die Ursache plötzlicher Blutungen sein können (Röntgenbild!). Gelegentlich schwere Eisenmangelanämie infolge chronischer Intestinalblutung. Kapillarresistenz normal.

Marfan-Syndrom: Linsenschlottern, Arachnodaktylie, lange Extremitäten, Aortenaneurysmen, Blutungsneigung variabel, Blutungszeit gelegentlich verlängert.

Ehlers-Danlos-Syndrom: Extreme Gefäßfragilität, verstärkte Hautelastizität, überstreckbare Gelenke, Aorteninsuffizienz, oft petechiale und gastrointestinale Blutungen. Bei bestimmten Subtypen hämophilieähnliches Bild mit Spontanblutungen, postoperativen Nachblutungen, jedoch selten Hämarthros. Blutungszeit und Rumpel-Leede pathologisch.

Osteogenesis imperfecta: Kinder mit blauen Skleren, Knochenbrüchigkeit, Epistaxis, Spontan- und intrakraniellen Blutungen. Blutungszeit und Rumpel-Leede pathologisch.

Pseudoxanthoma elasticum: Manifestation in der 2. Dekade mit gelblichen Hautpapeln (Nacken, Axillen) und zunächst milder Purpura, später ausgedehnten Blutungen in Haut, Augen, Nieren und Gastrointestinaltrakt. Typische Arterienverkalkungen.

Kasabach-Merritt-Syndrom: Riesenhämangiom mit lokalinduzierter Verbrauchskoagulopathie (s. dort).

4.2 Erworbene Vasopathien

Purpura Schönlein-Henoch: Akut einsetzende, schubweise verlaufende infektionsallergische Immunkomplexvaskulitis (IgA) bei zumeist Kleinkindern, seltener auch bei Erwachsenen 1–2 Wochen nach Infekt mit Streptokokken (?) oder Influenza-A-Viren mit diffuser Organbeteiligung: Abdominalkoliken infolge Mukosablutung und Darmwandödem, Arthralgien, Hämaturie bei fokaler oder diffuser Glomerulonephritis, Kopfschmerzen und Verhaltensstörung infolge ZNS-Beteiligung. Symmetrische Purpura durch makulopapulöse, unregelmäßig begrenzte, teils konfluierende rötliche Effloreszenzen mit zentralen Petechien. Bevorzugt betroffen sind Streckseiten der unteren Extremitäten, Gesäß, deutlich weniger Hände, Arme, Rumpf und Kopf. Daneben flüchtige Ödeme. Kapillarresistenz vermindert. Spielformen: Kokardenpurpura, Purpura necroticans.

Purpura infectiosa: Asymmetrisch verteilte petechiale und ekchymale Hautblutungen bei schweren Infektionen (Meningokokken, Gelbfieber, Rickettsiosen, Diphtherie, Scharlach, Endokarditis lenta, Miliar-Tbc, Sepsis) als Folge endotoxinbedingter Vaskulitis und/oder bakterieller Embolien. Ödemneigung fehlt.

Osler-Knötchen: bis stecknadelkopfgroße Einblutungen bzw. bakterielle Embolien bevorzugt in den gefäßreichen Akren (z.B. subungual). Differentialdiagnostisch sind nekrotisierende Vaskulopathien abzugrenzen.

Purpura fulminans: Infektionsallergische Vaskulitis mit DIG (s. dort).

Medikamentösbedingte vaskuläre Purpura: Lokalisierte oder symmetrische Purpura oft mit Eosinophilie, Fieber und systemischer Organbeteiligung (Vaskulitis) nach Verabreichung u.a. von: ASS, Allopurinol, Chinin, Chinidin, Chloramphenicol, Gold, Jod, Kumarinen, Phenylbutazon, Sulfonamiden, Tetrazyklinen.

Purpura bei Stoffwechsel- und Systemerkrankungen: C-Avitaminose (perifollikuläre Petechien, Haut- und Gingiva-, Muskel-, Gelenkblutungen, subperiostale Hämatome bei Säuglingen). Hyperkortizismus. Hyperthyreose. Diabetes mellitus. Menstruation. Urämie. Kryoglobulinämie und Hypergammaglobulinämie.

Senile Purpura: Generalisierte Gefäßfragilität mit mechanisch oder orthostatisch induzierter Blutung.

Paroxysmales Handhämatom: Plötzliches, schmerzhaftes Solitärhämatom an der Volarseite von Fingern und Hand.

5 Literatur

Aul C, Scharf RE, Königshausen Th, Schneider W (1985) Thrombotisch-thrombozytopenische Purpura. Klin Wochenschr 63:123–132

Bertina RM (1985) Hereditary protein S deficiency. Haemostasis 15:241–246

Broekmans AW, Veltkamp JJ, Bertina RM (1983) Congenital protein C deficiency and venous thromboembolism. A study of three Dutch families. N Engl J Med 309:340–344

Colman RW, Robboy SJ, Minna JD (1979) Disseminated intravascular coagulation. A reappraisal. Ann Rev Med 30:359–374

Elias M, Eldor A (1984) Thromboembolism in patients with the „lupus"-type circulating anticoagulant. Arch Intern Med 144:510–515

Girolami A, De Marco L, Dal Botanou R, Patrassi G, Capellato MG (1985) Rarer quantitative and qualitative abnormalities of coagulation. Clin Haematol 14:385–411

Green D, Hougie C, Kazmier FJ, Lechner K, Mannucci PM, Rizza CR, Sultan Y (1983) Report of the working party on acquired inhibitors of coagulation. Studies of the „lupus" anticoagulant. Thromb Haemost 49:144–146

Hackett T, Kelton JG, Powers P (1982) Drug-induced platelet destruction. Semin Thromb Haemost 8:116–137

Heene DL, Genth K (1984) Diagnostische Bedeutung der proteolytischen Abbauprodukte des Fibrinogens und Fibrins. Internist 25:93–101

Hoyer LW, Rizza CR, Tuddenham EGD, Carta CA, Armitage H, Rotblat F (1983) Von Willebrand factor multimer patterns in von Willebrand's disease. Br J Haematol 55:493–507

Karpatkin S (1980) Autoimmune thrombocytopenic purpura. Blood 56:329–343

Kasper CK, Aledort LM, Counts RB et al. (1975) A more uniform measurement of factor VIII inhibitors. Thromb Diathes Haemorrh 34:869–872

King D, Kelton JG (1984) Heparin-associated thrombocytopenia. Ann Intern Med 100:606–612

Künzer W, Niederhoff H (1986) Schoenlein-Henoch-Syndrom und andere Vasopathien. Med Welt 37:47–51

Lechner K (1982) Laboratoriumsdiagnose hämatologischer Erkrankungen. 2. Blutgerinnungsstörungen. Springer, Berlin Heidelberg New York

Lechner K, Pabinger-Fasching I (1985) Lupus anticoagulants and thrombosis. A study of 25 cases and review of the literature. Haemostasis 15:254–262

Lechner K, Pabinger-Fasching I, Korninger C, Niessner H (1986) Increased risk of thrombosis due to abnormalities of the hemostatic system. Behring Inst Mitt 79:1–8

Malpass TW, Harker LA (1980) Acquired disorders of platelet function. Semin Haematol 17:242–258

Mannucci PM, Lombardi R, Bader R, Vianello L, Federici AB, Solinas S, Mazzucconi MG, Mariani G (1985) Heterogeneity of type I von Willebrand disease: evidence for a subgroup with an abnormal von Willebrand factor. Blood 66:796–802

Marder VJ, Butler FO, Barlow GH (1982) Hemorrhage promoted by fibrinolysis. In: Colman RW, Hirsh J, Marder VJ, Salzman EW (eds) Hemostasis und thrombosis. Lippincott, Philadelphia, pp 645–653

Miller JL, Castella A (1982) Platelet-type von Willebrand's disease: characterization of a new bleeding disorder. Blood 60:790–794

Mullick FG, McAllister HA, Wagner BM, Fenoglio JJ (1979) Drug related vasculitis. Clinicopathologic correlations in 30 patients. Hum Pathol 10:313–325

Niiya K, Kubonishi I, Taguchi H, Miyoshi I (1984) An atypical von Willebrand's disease with hyperreactivity of platelet aggregation. Acta Haematol (Basel) 71:158–164

Nydegger UE, Miescher PA (1980) Bleeding due to vascular disorders. Semin Hematol 17:178–191

Pauls A, Schaefer K (1980) The haemolytic-uraemic syndrome. Contrib Nephrol 23:220–230

Prentice CRM (1985) Disseminated intravascular coagulation. Clin Haematol 14:422–433

Ruggeri ZM, Pareti FI, Mannucci PM, Ciavarella N, Zimmerman TS (1980) Heightened interaction between platelets and factor VIII/von Willebrand factor in a new subtype of von Willebrand's disease. N Engl J Med 302:1047–1051

Scharrer I (1986) Das von Willebrand Syndrom. Behring Inst Mitt 79:12–23

Schleider MA, Nachman RL, Jaffe EA, Coleman M (1976) A clinical study of the lupus anticoagulant. Blood 48:499–509

Serlin MJ, Breckenridge AM (1983) Drug interactions with warfarin. Drugs 25:610–620

Shapiro SS (1979) Antibodies to blood coagulation factors. Clin Haematol 8:207–214

Talbert LM, Blatt PM (1979) Disseminated intravascular coagulation in obstetrics. Clin Obstet Gynecol 22:889–900

Thaler E, Lechner K (1981) Antithrombin III deficiency and thromboembolism. Clin Haematol 10:369–390

Triplett DA, Brandt JT, Kaczor D, Schaeffer J (1983) Laboratory diagnosis of lupus inhibitors: a comparison of the tissue thromboplastin inhibition procedure with a new platelet neutralization procedure. Am J Clin Pathol 79:678–682

Weiss HJ (1980) Congenital disorders of platelet function. Semin Hematol 17:228–241

Weiss HJ, Meyer D, Rabinowitz R, Pietu G, Girma JP, Vicic WJ, Rogers J (1982) Pseudo-von Willebrand's disease. An intrinsic platelet defect with aggregation by unmodified human factor VIII/von Willebrand factor and enhanced adsorption of its high-molecular-weight multimers. N Engl J Med 306:326–333

Weiss HJ, Pietu G, Rabinowitz R, Girma JP, Rogers J, Meyer D (1983) Heterogeneous abnormalities in the multimeric structure, antigenic properties, and plasma-platelet content of factor VIII/von Willebrand factor in subtypes of classic (type I) und variant (type IIA) von Willebrand's disease.

Wolf M, Boyer C, Tripodi A, Meyer D, Larrieu MJ, Mannucci PM (1985) Antithrombin Milano: a new variant with monomeric and dimeric inactive antithrombin III. Blood 65:496–500

Kapitel 9 Veränderungen der Serumproteine, Amyloidosen, systemische Autoimmunkrankheiten

P.G. Scheurlen, H. Daus, G. Girmann und G. Schwarze

1 Veränderungen der Serumproteine

Die Bestimmung der Serumproteinkonzentration und der elektrophoretischen Serumproteinfraktionen (Albumin, α, β- und γ-Globuline) gehören heute zum Standardprogramm der klinischen Laboruntersuchungen. Mit wenigen Ausnahmen (z.B. monoklonale Gammopathie, Immunglobulinmangel) sind die Eiweißbefunde jedoch nicht krankheitsspezifisch, sondern geben lediglich Hinweise auf bestimmte Krankheitsgruppen bzw. Krankheitsverläufe.

1.1 Hyperproteinämie und Hypoproteinämie

Die Konzentration der Serumproteine wird zunächst durch das Verhältnis zwischen Eiweißmenge und Plasmavolumen bestimmt. Vermehrte Flüssigkeitsretention bzw. stärkere Flüssigkeitsverluste können über Verdünnung bzw. Hämokonzentration zu einer relativen Änderung der Konzentration führen. So kann eine relative Hypoproteinämie Folge einer intensiven Infusionsbehandlung (z.B. mit Plasmaexpandern) oder einer Hyperhydratation (bei Oligo-/Anurie) sein. Umgekehrt kann eine Dehydratation mit einer relativen Hyperproteinämie einhergehen (Beispiele: schwere Diarrhö, Erbrechen). Es handelt sich also hier um nur scheinbare Änderungen der Eiweißkonzentration.

Hyperproteinämie: Eine echte Vermehrung aller Serumproteine wird praktisch nicht beobachtet. Eine pathologische Hyperproteinämie ist stets Folge der Vermehrung einiger oder weniger Eiweiße, z.B. von γ-Globulinen, bzw. Paraproteinämien.

Hypoproteinämie: Eine Abnahme der Eiweißkonzentration wird unter pathologischen Bedingungen beobachtet bei

▶ exogenem Eiweißmangel (alimentäre Hypoproteinämie),
▶ endogenem Eiweißmangel, wie er durch Störung der Eiweißsynthese, z.B. bei Malassimilation, eintreten kann,
▶ abnormem Eiweißverlust.

Fällt die Eiweißkonzentration ab, so sinkt auch der onkotische (kolloidosmotische) Druck und es bilden sich Ödeme (s. Kap. 39.4); sie stellen sich in der Regel bei einer Serumeiweißkonzentration unter 45–50 g/l ein und können von Ergüssen in Körperhöhlen begleitet sein.

Die **alimentäre Hypoproteinämie** kann bei anhaltenden Hungerzuständen, z.B. Anorexia nervosa oder auch bei Fehlernährung beobachtet werden, wobei besonders die Albuminkonzentration absinkt. Ausgeprägt ist dieser Eiweißmangel beim Krankheitsbild **Kwashiorkor**, das in tropischen Regionen Afrikas, Asiens sowie Mittel- und Südamerikas vornehmlich im Kindesalter auftritt. Charakteristische Symptome sind retardiertes Wachstum, pellagraähnliche Hautveränderungen, Muskelatrophien und teilweise abnorm ausgebildeter Aszites.

Beim **Marasmus** treten neben Störungen durch mangelnde Eiweißaufnahme auch die Symptome einer ungenügenden Kalorienzufuhr auf. Wachstumsverzögerung und Abmagerung sind deutliche klinische Merkmale. Im Unterschied zum Kwashiorkor fehlen in der Regel Hautveränderungen. Dagegen ist bei der Anorexia nervosa die Eiweißkonzentration im Serum trotz ausgeprägten Mangelzustands oft kaum oder nicht vermindert, und es fehlen dementsprechend auch Ödeme.

Chronische konsumierende Erkrankungen wie Neoplasien können von einer pathologischen Hypoproteinämie begleitet sein.

Störungen der Eiweißsynthese bei Lebererkrankungen wirken sich kaum einmal in einer nennenswerten Hypoproteinämie aus weil unter den genannten Bedingungen die Gammaglobulinfraktion ansteigt.

Hypoproteinämie durch **Malassimilation** kann beobachtet werden bei partieller oder totaler Gastrektomie, bei chronischen Erkrankungen des Pankreas bzw. Pankreatektomie, bei ausgedehnten Resektionen des Dünndarms oder bei Kurzschlußverbindungen im Gastrointestinaltrakt. Auch schwere und chronische entzündliche Darmerkrankungen wie Morbus Crohn oder Colitis ulcerosa können Ursache einer Hypoproteinämie sein, wobei unter diesen Bedingungen pathogenetisch stets auch an einen vermehrten Eiweißverlust durch den Darm (s. unten) zu denken ist. Die Hypoproteinämie kann bei diesen Erkrankungen auch mit anderen Resorptionsdefekten kombiniert sein.

Eiweißverlust als Ursache einer Hypoproteinämie ist relativ häufig (s. Tab. 9.1). Typisches Beispiel ist das **nephrotische Syndrom** (s. Kap. 38.2

Tabelle 9.1. Klinisch wichtige Eiweißverlustsyndrome

Renaler Eiweißverlust	Glomeruläre Proteinurie Tubuläre Proteinurie
Enteraler Eiweißverlust	Exsudative Enteropathie
Perkutaner Eiweißverlust	Exsudative Dermopathien Verbrennungskrankheit
Pulmonaler Eiweißverlust	Exsudative Lungenerkrankungen
Verschiedene Störungen mit Eiweißverlust	Aszites (-Punktion) Pleuraerguß (-Punktion) Plasmapherese Akute Blutung

und 39.4), zu dessen Kardinalsymptomen Proteinurie, Hypoproteinämie mit Dysproteinämie, Hyperlipidämie und Ödeme gehören. Der Eiweißverlust durch die Nieren kann sehr hoch sein (sog. große Proteinurie bei einem Eiweißverlust über 5 g/Tag). In minderem Maße kommt es auch bei anderen chronischen glomerulären und tubulären Erkrankungen zu einer Abnahme der Eiweißkonzentration. Zusätzliche elektrophoretische Untersuchungen der Harneiweiße lassen zwischen einer tubulären Proteinurie und einer glomerulären Proteinurie unterscheiden.

Ein enteraler Eiweißverlust kann im Verlauf einer **chronischen entzündlichen Darmerkrankung** (Colitis ulcerosa und M. Crohn) beobachtet werden. Auch bei ausgedehnter Polyposis kann es zu Eiweißmangel kommen, z.B. beim Cronkhite-Canada-Syndrom, das neben Eiweißverlust und Eiweißmangelödemen durch eine abnorme Hautpigmentierung, Nagelveränderungen und Haarausfall sowie therapierefraktäre Diarrhö gekennzeichnet ist. Ein vermehrter Eiweißverlust durch den Darm ist auch Zeichen einer Gastropathia gigantea (Ménétrier-Syndrom). Ein besonderes Krankheitsbild stellt die **exsudative Enteropathie** (Proteindiarrhö, „protein losing gastroenteropathy") dar; hier liegt eine gesteigerte Permeabilität der Schleimhaut mit erhöhtem Eiweißverlust vor. Der vermehrte intestinale Eiweißverlust kann nach i.v.-Verabreichung von Chrom-51-markiertem Albumin objektiviert werden. Eiweißmangelerscheinungen treten ein, wenn die Syntheseleistung der Leber nicht mehr zur Kompensation fähig ist.

Ein in seiner Genese unklares Ödem wird gelegentlich durch eine Störung des intestinalen Lymphabflusses verursacht. Bei der **kongenitalen intestinalen Lymphangiektasie** treten massive Ödeme sowie Aszites und Pleuraerguß auf. Nicht nur Eiweiß, sondern auch Fette, Kalzium und

Lymphozyten (Lymphozytopenie des peripheren Blutbilds) gehen verloren. Die Störung kann angeboren sein und neben Darmgefäßen auch andere Lymphgefäße betreffen, so daß beispielsweise einseitige Lymphödeme auftreten.

Entzündungen des Mesenteriums mit Lymphadenitis, Amyloidose oder ausgedehnte intraabdominelle Tumorbildungen, besonders maligne Lymphome, können ebenfalls über einen verstärkten Lymphabfluß zum Eiweißverlust führen. Eine massive Lymphgefäßstauung kann bei Rechtsherzinsuffizienz bzw. konstriktiver Perikarditis sowie bei Stenosen des Ductus thoracicus Ursache hypoproteinämischer Ödeme sein.

Eine verstärkte **Exsudation** bei ausgedehnten **Verbrennungen** oder Verätzungen der Haut sowie bei schweren entzündlich-exsudativen Hauterkrankungen verursacht nicht nur einen verstärkten Flüssigkeits- und Elektrolyt-, sondern auch Eiweißverlust. Die dann einsetzende Hypovolämie mit Hämokonzentration kann eine normale Serumeiweißkonzentration vortäuschen, so daß die Hypoproteinämie erst nach Rehydrierung nachweisbar wird.

Seltenere exsudative Proteinverluste können bei stärkerer Exsudation in den extravasalen Raum einsetzen, beispielsweise bei schweren exsudativen pulmonalen Erkrankungen (Bronchiektasen, Lungenabszesse, Pleuraerguß), bei Aszites oder bei Lymphorrhö in die Körperhöhlen. Der ausgedehnte Eiweißverlust manifestiert sich wiederum in einer Hypoproteinämie (besonders Albuminverminderung).

1.2 Dysproteinämien

Als Dysproteinämien werden die quantitativen Veränderungen des Serumeiweißbildes bezeichnet. Aus der Erfahrung lassen sich verschiedene Arten von Dysproteinämien definieren, die lediglich als „Reaktionskonstellationen" anzusehen sind (s. Tabelle 9.2).

Bei akuten Enzündungen findet man eine Vermehrung des α_2-Globulins, weniger auch des β- und α_1-Globulins. Ähnliche Veränderungen können auch Zeichen einer ausgedehnten Nekrosebildung oder stärkerer Exsudationen (z.B. Verbrennung) sein. Bei der Vermehrung des α_1- und α_2-Globulins spielen die „Proteine der akuten Phase" eine besondere Rolle.

Bei subakuten und chronischen Entzündungen nehmen eher die γ- und β-Globulinfraktionen zu. Typische Beispiele sind chronische Tuberkulose oder auch Autoimmunerkrankungen.

Bei nephrotischem Syndrom bzw. schwerem Eiweißverlust tritt eine Dysproteinämie auf, die durch eine starke Vermehrung des α_2- und β-Globulins sowie durch eine Abnahme der Albumin- und γ-Globulinfraktion gekennzeichnet ist. In leichterem Maße findet man eine ähnliche Konstellation der Dysproteinämie bei schweren und fortgeschrittenen Karzinomen.

Für die Dysproteinämie bei (chronischen) Lebererkrankungen ist eine Zunahme der γ-Globulinfraktion typisch, wobei gleichzeitig die Albuminkonzentration deutlich abnimmt. Dabei kann die Gesamteiweißkonzentration des Serums normal oder erhöht sein.

1.3 Genetisch bedingte Synthesedefekte einzelner Serumproteine

Zur Differenzierung dieser Störungen sind Einzelbestimmungen der Proteine notwendig.

Die **Analbuminämie**, gekennzeichnet durch komplettes Fehlen des Albumins im Elektrophoresediagramm, ist außerordentlich selten. Allgemeinzustand sowie körperliche Leistungsfähigkeit sind praktisch nicht beeinträchtigt. Ödeme können vollständig fehlen, was sich durch regulatorische Adaptation des Wasserhaushalts erklären läßt.

Beim genetisch bedingten α_1-**Antitrypsinmangel** entwickelt sich frühzeitig ein Lungenemphysem und damit verbunden ein chronisches Cor pulmonale. Bei homozygoten Trägern kommt es bereits pränatal zu Leberfunktionsstörungen; die Leber ist deutlich vergrößert.

Der **Coeruloplasminmangel** (M. Wilson) ist durch charakteristische, klinisch nachweisbare Veränderungen gekennzeichnet (s. Kap. 33.6.2). **Atransferrinämie** und Mangel an Transcobalamin sind außerordentlich selten.

Störungen der Lipoproteinsynthese sind in erster Linie durch Änderungen der Lipidfraktionen des Serums charakterisiert. Typische Veränderungen der Serumproteine sind im Elektrophoresediagramm nicht festzustellen.

Die Defekte der Immunglobulinsynthese sind im Unterschied zu den vorgenannten genetischen Defekten häufiger und führen, je nach Ausprä-

Tabelle 9.2. Differentialdiagnostische Übersicht über die elektrophoretisch faßbaren Serumeiweiß-Veränderungen (Dysproteinämien).

	Serum-eiweiß	Albu-min	Globulin				Weitere Abklärung durch Immunelektro-phorese (IE) oder quantitative Immunglobulin-bestimmung (Immundiffusion = ID)
			α_1	α_2	β	γ	
Akute Entzündung (exsudative und nekrotisierende Prozesse u.ä.)	(+)(−)	−	(+)	+ +	(+)		Nicht notwendig
Chronische Entzündung	+	−		(+)		+ +	Nicht notwendig
Leberzirrhose	(+)(−)	− −			(+)	+ +	Nicht notwendig
Chronische Hepatitis	(+)			(+)		+ +	ID empfehlenswert: IgG, IgA und IgM oder nur IgG allein (monoklonal?) vermehrt
Nephrotisches Syndrom	− −	− −		+ +	+	−	ID: AMS möglich
Antikörpermangel-syndrom (AMS)	(−)					− −	ID und IE notwendig: IgG, IgA und IgM oder nur einzelne Komponenten vermindert
Bence-Jones-Plasmozytom	(−)					− −	IE und ID: Verminderung von IgG, IgA und IgM, Nachweis von Bence-Jones-Protein im Urin/Serum
IgG-, IgA-Plasmozytom	+ +					+ oder + + schmal-basig	IE: Nachweis des Paraproteins ID: Verminderung der normalen Immunglobuline
Benigne IgG-, IgA-Paraproteinämie	+					+ oder + + schmal-basig	IE: Nachweis des Paraproteins
Makroglobulinämie Waldenström (Immunozytom)	+ +					+ oder + + schmal-basig	IE notwendig: Nachweis des mono-klonalen IgM. ID: Verminderung der normalen Immunglobuline

+ Vermehrung bzw., − Verminderung, ( ) Befund nicht obligat

gung, zu typischen und teilweise schweren Krankheitsbildern (s. Kap. 1.4).

1.4 Monoklonale Gammopathien („Paraproteinämien")

In der Elektrophorese sieht man eine schmalbasige Komponente (sog. „M-Komponente"), die gewöhnlich im Bereich des γ- oder β-Globulins lokalisiert ist und die auch als „Paraprotein" bezeichnet wird. Heute weiß man, daß sie in ihrer Struktur und in ihrem molekularen Aufbau mit Immunglobulinen identisch ist, im Unterschied zu diesen jedoch einem einzigen expandierten Zellklon entstammt und daher eine völlig identische monoklonale Zusammensetzung aufweist. Der Nachweis gelingt gewöhnlich schon mit der einfachen Elektrophorese (spitze, hohe M-Komponente); Im-

munelektrophorese und quantitative Bestimmung der Immunglobuline erlauben eine weitere Differenzierung nach den Klassen IgG, IgA, IgM und, seltener, IgD und IgE.

Die Serumeiweißkonzentration ist entsprechend der Zunahme des monoklonalen Immunglobulins erhöht.

Monoklonale Gammopathien sind ein charakteristischer Befund bei Plasmozytom und M. Waldenström (Immunozytom).

1.4.1 Maligne monoklonale Gammopathien

Das **Plasmozytom** (multiples Myelom, M. Kahler) ist eine neoplastisch verlaufende Erkrankung, die von den Plasmazellen des Knochenmarks ausgeht und sich besonders im Skelettsystem, aber auch in allen inneren Organen ausbreiten kann. Solitäre, medulläre oder extramedullär wachsende Plas-

mozytome sind, wie die seltene leukämisch generalisierte Plasmazell-Leukämie, wahrscheinlich Varianten bzw. verschiedene Entwicklungsstadien des
Plasmozytoms.

Anamnestisch wichtige Hinweise auf ein Plasmozytom sind „rheumatische Beschwerden", die
der Patient oft als unbestimmt, teilweise ziehend
oder in ihrer Lokalisation wechselnd beschreibt.
Im allgemeinen kommt es zu einer schleichend sich
entwickelnden Anämie und zu einer Abnahme der
Leistungsfähigkeit. Im Unterschied zu anderen
neoplastischen Erkrankungen vermißt man in der
Regel eine Gewichtsabnahme oder Appetitlosigkeit bzw. Widerwillen gegen bestimmte Nahrungsmittel. Im Röntgenbild werden Osteolysen bzw.
eine starke Osteoporose beobachtet, bevorzugt in
den Knochen des Schädels, des Achsenskeletts und
in den proximalen Extremitäten.

Beweisend ist neben den röntgenologischen
Befunden die Zytologie des Knochenmarks, in
dem vermehrt und oft atypisch strukturierte Plasmazellen festzustellen sind. Jede stärkere Erhöhung der Immunglobulinkonzentration, vor allem
des IgA oder IgM, steigert die Blutviskosität und
kann Durchblutungsstörungen zur Folge haben,
die besonders die kleineren Gefäße des Auges oder
Gehirns (Sehstörungen, Einschränkung des Sensoriums) betreffen. Ausgeprägt findet sich dieses
sog. Sludgephänomen bei Vermehrung von mo-
noklonalem IgM (M. Waldenström, Immunozytom).

Das Plasmozytom wird heute als ein von den
B-Lymphozyten ausgehendes malignes Lymphom
angesehen; es hat Ähnlichkeit mit der chronischen
lymphatischen Leukämie vom B-Zell-Typ (s. Kap.
5.5).

Verbunden mit einer Vermehrung monoklonaler Immunglobuline können bei Plasmozytom
bzw. M. Waldenström (Immunozytom), sowie
auch bei anderen malignen lymphoretikulären Erkrankungen sog. „Bence-Jones-Proteine" im Urin
bzw. im Serum nachgewiesen werden. Hier handelt
es sich um monoklonale Leichtketten (L-Ketten)
des betreffenden Paraproteins.

Beim „**Bence-Jones-Plasmozytom**" (etwa 10–
20% aller Plasmozytome) wird dieses Protein als
einziges Molekül monoklonal synthetisiert. Infolge
ihrer hohen Nierenclearance lassen sich die L-Ketten in der Urinelektrophorese bzw. Immunelektrophorese ohne Schwierigkeit identifizieren. Zu beachten ist, daß die gewöhnliche Serumelektrophorese scheinbar normal sein kann, weshalb oft die
Diagnose eines Plasmozytoms verfehlt wird, auch

wenn die dafür typischen Beschwerden und klinischen Befunde vorliegen. Bei näherer Betrachtung
fällt jedoch auch eine Verminderung der γ-Globu-
linfraktion auf. Auch die Konzentration der Serumproteine ist eher niedrig, – ganz im Gegensatz
zum typischen Plasmozytom (Tabelle 9.2).

Klinisch ist das Bence-Jones-Plasmozytom
durch einen gewöhnlich rascheren und progno-
stisch ungünstigeren Verlauf gekennzeichnet. Im
Knochenmark finden sich vermehrt eher unreife
Plasmazellen. Osteolysen des Knochens sind oft
ausgeprägt. Nicht selten entwickelt sich gerade bei
Vermehrung von L-Ketten eine Amyloidose (AL-
Amyloidose; s. 2.1) mit der Symptomatik eines
Karpaltunnelsyndroms, einer Polyneuropathie,
Kardiomyopathie oder Makroglossie.

Für Plasmozytom und M. Waldenström ist charakteristisch, daß – gewöhnlich korreliert mit der
Erhöhung des monoklonalen Immunglobulins –
die BSG extrem beschleunigt ist und ihren Maxi-
malwert bereits innerhalb der ersten 10–20 min erreicht, ein Befund, der bei anderen Erkrankungen
praktisch nie beobachtet wird. Beim Bence-Jones-
Plasmozytom kann die BSG normal oder nur gering erhöht sein. Häufiger als bei anderen Plas-
mozytomtypen entwickelt sich eine Niereninsuffizienz.

Die durch eine ausschließliche Vermehrung der
H-Ketten charakterisierten sog. **Schwerketten-
krankheiten** sind sehr selten. Bei der α-Schwerket-
tenkrankheit beobachtet man gastrointestinale
Symptome wie Malabsorption, Diarrhö und Steatorrhö. Hier wie auch bei der μ-Kettenkrankheit
treten Lymphome auf.

Die Abgrenzung der meist gutartig verlaufenden chronisch-idiopathischen **Kälteagglutininkrankheit** ist gelegentlich schwierig, da auch beim
typischen Immunozytom Kälteagglutinine vom
IgM-Typ auftreten können. Die Erkrankung verläuft meist protrahiert, wobei im Unterschied zum
Immunozytom hämolytische Schübe im Vordergrund stehen, als deren Ursache monoklonale Antikörper vom IgM-Typ mit Autoantikörpereigen-
schaften gegenüber autologen Erythrozyten gefunden werden können. Meist ist dieses besondere
Protein nur gering vermehrt, weshalb im Elektrophoresediagramm eine M-Komponente gewöhnlich vermißt wird.

Monoklonale Immunglobuline können sich
auch bei verschiedenen anderen Erkrankungen des
lymphoretikulären Systems entwickeln, besonders
bei B-Zell-Lymphomen (s. oben). In seltenen Fällen können Immunglobulinfragmente verschiede-

Tabelle 9.3. Wichtige Kriterien für die Differenzierung zwischen malignen (Plasmozytom) und benignen monoklonalen Gammopathien

	Maligne Gammopathien	Benigne Gammopathien
Klinische Symptome	Meist ausgeprägt	Fehlen
Plasmazellanteil im Knochenmark	>10%	<10%
Blutsenkungsgeschwindigkeit	Meist stark beschleunigt	Normal oder gering beschleunigt
Verhalten der M-Komponente	Konzentrationszunahme	Konstant
Polyklonale Immunglobuline	Häufig vermindert	Seltener vermindert
Bence-Jones-Proteine		
Auftreten	Häufig	Selten
Konzentration im Urin	>60 mg/l	<60 mg/l
Serumalbumin	Häufig erniedrigt	Normal
Ausgeprägte Anämie	Häufig	Selten

ner Zellklone gefunden werden (biklonale oder triklonale Gammopathien), die in der Elektrophorese dann oft übersehen werden.

1.4.2 Benigne monoklonale Gammopathien

Monoklonale Gammopathien treten nicht nur bei den erwähnten Erkrankungen auf. Sie können auch bei völlig gesunden Personen nachgewiesen werden, offenbar zunehmend mit höherem Lebensalter (15–20% bei über 90jährigen Personen). Klinisch haben diese Befunde keine Bedeutung, auch wenn sie als Begleitreaktion bei einer Reihe von Krankheiten, jedoch nicht mit diesen korreliert, nachgewiesen werden können. Trotzdem sind differentialdiagnostisch jeweils ein Plasmozytom bzw. ein Immunozytom auszuschließen (Tabelle 9.3), d.h. es müssen Sternalpunktat und Skelettsystem kontrolliert werden. Die BSG ist nur selten stark beschleunigt, auch fehlt im allgemeinen eine Bence-Jones-Proteinurie. Die Patienten sind langfristig zu beobachten, da gelegentlich noch nach 10–15 Jahren mit der Entwicklung eines Plasmozytoms gerechnet werden muß.

2 Amyloidosen

Der Begriff der Amyloidose beinhaltet eine heterogene Gruppe klinischer Zustände, deren gemeinsames Charakteristikum die systemische oder lokalisierte fibrilläre Ablagerung eines jeweils spezifischen Proteins in der geordneten Konformation der antiparallelen Faltblattstruktur darstellt („β-

Fibrillosen"). Nach der erfolgreichen Analyse mehrerer Fibrillenproteine wird anstelle der früheren deskriptiven Begriffe, wie z.B. „primäre" oder „sekundäre" Amyloidose, heute eine Nomenklatur benutzt, die nach chemisch-pathophysiologischen Kriterien sich nach der Art des Fibrillenproteins orientiert (s. Tabelle 9.4).

2.1 Formen der Amyloidose und assoziierte klinische Befunde bzw. Krankheiten

AA-Amyloidosen: Das Protein AA hat als Vorläufer ein Akutphasenprotein des Serums (SAA), das auf einen Interleukin-1-Stimulus hin von Leberzellen gebildet wird. Es ist assoziiert mit chronischen Entzündungen, rheumatischen Erkrankungen und Tumoren (sog. reaktive systemische oder „sekundäre" Amyloidose). Weitere Formen sind die ohne ersichtliche Vorerkrankungen auftretende idiopathische AA-Amyloidose sowie die hereditäre AA-Amyloidose. Diese wird bei zwei seltenen Krankheitsbildern beobachtet:

▶ **Familiäres Mittelmeerfieber** (Synonym: familiäre paroxysmale Polyserositis). Klinische Symptome: Abdominalbeschwerden infolge Peritonitis bei 95%, Pleurits bei 75%, Arthritis, Hauterytheme sowie das charakteristische rekurrierende periodische Fieber. Krankheitsbeginn in Kindheit bzw. Jugend. Das Erbleiden wird besonders unter Juden bzw. Mittelmeeranwohnern beobachtet.

▶ **Muckle-Wells-Syndrom:** Dominant-erbliche Taubheit mit Urtikaria und Amyloidose der Nieren, Nebennieren und Milz.

Tabelle 9.4. Formen der Amyloidosen und assoziierte Krankheiten

Amyloid-typ	Fibrillen-protein	Chemisch verwandtes Protein	Vorkommen
A	AA	SAA (Akutphasenprotein)	Chron. Entzündung Rheumatoide Arthritis Tuberkulose Osteomyelitis Solide Tumoren M. Hodgkin Familiäres Mittelmeerfieber

L	AL	κ- oder λ-Leichtketten	a) Generalisiert:
			    Monoklonale Gammopathien
			    Idiopathische Formen
			b) Lokalisiert:
			    Obere Luftwege
			    Harnwege u.a.

F	AFp	Präalbumin	Familiäre Amyloidpolyneuropathien, Typen 1–4
S	ASc_1 ASc_2 ASb	Präalbumin ? ?	Senile systemische Amyloidose Senile Vorhofamyloidose Senile zerebrovaskuläre Amyloidose
B	AB	β_2-Mikroglobulin	Dialyseassoziierte Amyloidose
E	AE_t AE_p	Calcitonin Insulin?	Medulläres Schilddrüsenkarzinom Altersdiabetes

AA-Amyloidosen treten stets generalisiert auf mit einem hepatosplenorenalen Befall; das Herz ist seltener, die Zunge und das ZNS sind so gut wie nie betroffen. Klinisch steht die Einschränkung der Nierenfunktion im Vordergrund.

AL-Amyloidosen: Das Protein AL leitet sich von Immunglobulin-Leichtketten des Typs κ (A_κ) oder häufiger λ (A_λ) her und ist assoziiert mit Plasmazellneoplasien (myelomassoziierte und „primäre" Amyloidose) und anderen Erkrankungen, die mit einer Mehrproduktion von Immunglobulin-Leichtketten einhergehen (Non-Hodgkin-Lymphome). Generalisierte Formen zeigen einen betont kardiovaskulär-digestiven Befall, die Niere ist weniger betroffen.

Die Krankheitserscheinungen sind vielfältiger als bei der AA-Amyloidose und beinhalten u.a.: Kardiomyopathie mit Herzinsuffizienz; Motilitätsstörungen des Ösophagus; Gastroenteropathie mit Malabsorptionssyndrom, Diarrhö, schwere Funktionsausfälle mit Gefahr des Ileus oder der Ruptur; Makroglossie; Karpaltunnelsyndrom; periphere und/oder autonome Polyneuropathie. Seltenere lokalisierte Formen (Amyloidome) betreffen die oberen Luftwege, abführende Harnwege,

Augen, Haut (Hämorrhagien) und Lymphknoten.

AF-Amyloidosen: Die Amyloidfibrillenproteine dieser familiären Amyloide enthalten Präalbuminvarianten mit abnormer Aminosäuresequenz. Der Defekt wird autosomal-dominant vererbt und ist Ursache der **familiären Amyloidpolyneuropathien** (FAP) (s. Kap. 58.2.8). Im Falle des häufigsten Typ I entwickelt sich im Alter von 25–50 Jahren eine zunehmende autonome, sensorische und motorische Neuropathie. Daneben bestehen gastrointestinale (Motilitätsstörungen, Malabsorption) und kardiale (restriktive Kardiomyopathie, Störungen der Erregungsausbreitung) Symptome sowie evtl. Störungen der Nierenfunktion. Die Prognose ist ernst; die mittlere Überlebenszeit vom Beginn der Symptome an beträgt etwa 10 Jahre.

AS-Amyloidosen: Die senilen Amyloidosen sind durch Amyloiddepositionen im kardiovaskulären System, dem Gehirn und dem Inselorgan des Pankreas im Rahmen des Alterungsprozesses gekennzeichnet:

▶ Die **senile systemische Amyloidose** (SSA; früher „senile kardiale Amyloidose") führt bei 25% der über 80jährigen zu Präalbuminablagerungen vorwiegend im kardiovaskulären System, aber auch in allen sonstigen Organen mit Ausnahme des Gehirns. Beim Befall der Niere bleiben im Gegensatz zu anderen renalen Amyloidosen die Glomerula ausgespart. Trotz oft abundantem Befall der Vorhöfe und Ventrikel führt die SSA im Gegensatz zur Myokardbeteiligung im Rahmen einer AL-Amyloidose nur selten zu klinisch manifester Kardiomyopathie; extrakardiale Organstörungen werden vermißt.

▶ Die **isolierte senile Vorhofamyloidose (IAA)** zeigt auf die Herzvorhöfe beschränkte, feine Amyloidablagerungen. Das Fibrillenprotein ist unbekannt. Klinische Symptome fehlen.

▶ Die **senile zerebrovaskuläre Amyloidose**: Die senile Demenz ist mit drei typischen zerebralen Amyloiddepositionen assoziiert, den senilen Drusen, der „kongophilen Angiopathie" und den doppelbrechenden Strukturen innerhalb der Alzheimer-Fibrillen. Art und Herkunft dieser Amyloidablagerungen sind derzeit noch unklar.

▶ Die **Inselamyloidose des Pankreas** ist signifikant korreliert mit Vorhandensein und Dauer eines Altersdiabetes. Das Hauptfibrillenprotein ist noch nicht definiert. Einige Befunde sprechen für eine Verwandtschaft mit Insulin.

AB-Amyloide: Bei Patienten mit Langzeitdialyse entstehen Amyloiddepositionen in Knochen, Knorpel, Synovialmembran der Gelenke und dem Ligamentum carpi transversum (Karpaltunnelsyndrom; s. auch AL-Amyloidose), deren Hauptfibrillenprotein sich von β_2-Mikroglobulin herleitet. Sonstige Organe bleiben ausgespart. Als Krankheitssymptome bestehen Knochen- und Gelenkschmerzen sowie Erosionen und Frakturen der befallenen Knochen.

AE-Amyloide: Amyloide endokriner Organe entstehen aus Proteohormonen. Das Protein AE_t des medullären Schilddrüsenkarzinoms repräsentiert einen Calcitoninvorläufer oder dessen Spaltprodukt. Eine klinische Bedeutung fehlt.

2.2 Nachweis der Amyloidosen

▶ *Anamnese:* Die Feststellung von Organstörungen bei gegebener Grunderkrankung ist hinweisend. So sollte das Auftreten einer nicht selektiven Proteinurie oder eines nephrotischen Syndroms bei einem Patienten mit Plasmazell-Neoplasie und bisher alleiniger Bence-Jones-Proteinurie an eine AL-Amyloidose denken lassen.

▶ *Histologie:* Die Diagnose einer Amyloidose wird an einer Gewebsprobe aus einem erwartungsgemäß befallenen Organ durch Nachweis der typischen grünen Doppelbrechung nach Kongorotfärbung gestellt; dabei spricht der Verlust der Kongophilie nach Permanganateinwirkung in der Regel für eine AA- und gegen eine AL-Amyloidose. Traditioneller Entnahmeort ist die Rektumsubmukosa mit einer Treffsicherheit von 75–85%. Invasive Biopsien aus Leber oder Niere haben eine hohe Treffsicherheit von 90–100%, sind aber mit einem beachtlichen Blutungsrisiko belastet. Die Nachweishäufigkeit in einer Haut- oder Knochenmarkbiopsie wird mit etwa 50% angegeben. Die Nadelaspiration abdominellen Fettgewebes führt bei 95% der Patienten mit AL-, bei 66% mit AA- und bei 86% mit AF-Amyloidose zur Diagnose.

▶ Monospezifische Antikörper gegen die verschiedenen Amyloidtypen sind diagnostisch an Gewebsschnitten, nicht aber in der Serum- und Urindiagnostik verwertbar.

▶ Antikörper gegen SAA, das Vorläuferprotein der AA-Amyloidose, erlauben keine serologische Diagnose, da der Serumspiegel dieses Akutphasenproteins nicht mit der Entwicklung einer AA-Amyloidose korreliert ist.

▶ Bei Verdacht auf eine AL-Amyloidose sind der serologische Nachweis von Leichtkettenproteinen in Serum und/oder Urin sowie die Knochenmarkzytologie in hohem Maße diagnostisch verwertbar.

▶ Die apparativ ermittelte Nierengröße ist zum Nachweis einer Amyloidose nicht verwertbar, da eine Nierenamyloidose mit unterschiedlicher Nierengröße, auch mit Schrumpfnieren, assoziiert sein kann.

3 Systemische Autoimmunkrankheiten

Das Spektrum der Erkrankungen, für die eine Autoimmunpathogenese postuliert wird, hat sich in den letzten Jahren zunehmend vergrößert. Im Unterschied zu autoimmunen Organerkrankungen mit ihren chrakteristischen, organspezifischen Immunphänomenen (z.B. juveniler Diabetes mellitus, Hashimoto-Thyreoiditis, autoimmunhämolytische Anämie) handelt es sich bei den systemischen Autoimmunerkrankungen um Multiorgankrankheiten. Sie sind durch Entzündungsrekationen der Gefäße und des Gefäßbindegewebes gekennzeichnet. Klinisch stehen daher Störungen an verschiedenen Organen im Vordergrund (Integument, seröse Häute, Gelenke, Nieren, Zentralnervensystem, Herz und Lunge).

Die ätiologisch ungeklärten, chronischen Erkrankungen verlaufen überwiegend in Schüben, oft mit subfebrilen Temperaturen. Grundlage der Erkrankungen sind immunpathologische Reaktionen, wobei organunspezifische Autoantikörper oder Immunkomplexe nachgewiesen werden, deren pathogenetische Bedeutung aber für einzelne Krankheitsbilder unterschiedlich beurteilt wird. Mit Ausnahme der Panarteriitis nodosa werden die Erkrankungen überwiegend bei Frauen beobachtet.

3.1 Systemischer Lupus erythematodes (SLE)

Beginn und Verlauf dieser Erkrankung sind ausgesprochen variabel; sie befällt ganz überwiegend das weibliche Geschlecht. Fieber, Schmetterlingserythem des Gesichts, Arthralgien, Pleuroperikarditis und ein nephrotisches Syndrom sind klinische Leitsymptome, aber nur selten gleichzeitig vorhanden. Der Krankheitsbeginn ist uncharakteristisch. Allgemeinsymptome wie Abgeschlagenheit (90%), Fieber (80%) und Gewichtsverlust (60%) sind häufig; Arthralgien (90%) mit symmetrischem Befall der proximalen Phalangealgelenke können zur Verwechslung mit der rheumatoiden Arthritis führen, zumal Rheumafaktoren in etwa 20% der Fälle vor dem Auftreten antinukleärer Faktoren nachweisbar sind. Frühzeitiger Befall großer Gelenke und das Fehlen radiologisch nachweisbarer Knochenerosionen lassen eine Unterscheidung zu. Gelenkdeformitäten sind selten (10%) und werden durch Befall der Sehnen hervorgerufen. Den häufigeren Myalgien (30%) entsprechen perivaskuläre Infiltrate oder seltener eine vakuoläre Myopathie wie sie auch bei Kortisonbehandlung beobachtet wird.

Die Beteiligung von Haut und Schleimhäuten kann sich sehr variabel manifestieren. Charakteristisch ist das sog. Schmetterlingserythem (60%) im Bereich von Nase und Wangen, eine meist diffuse Alopezie (50%) und eine Fotosensibilität (40%). In der Biopsie betroffener Hautareale lassen sich Immunkomplexablagerungen durch direkte Immunfluoreszenz nachweisen (Lupus-Bandtest). Das Raynaud-Phänomen (30%) führt nur selten zur Gangrän. Schleimhautulzera (30%) an Gaumen, Nasenseptum oder oberem Respirationstrakt sind im allgemeinen schmerzlos.

Für Krankheitsverlauf und Prognose entscheidend ist die Nierenbeteiligung (50%, Nierenfunktionsstörung 20%). Bioptisch lassen sich verschiedene Formen der Immunkomplexnephritis mit subepithelialen, subendothelialen und mesangialen Ablagerungen nachweisen. Leitsymptome sind Proteinurie und bei Einschränkung der Nierenfunktion Hypertonie (20%).

Der Befall des ZNS ist prognostisch ungünstig; er manifestiert sich unterschiedlich: Psychosen (20%), Krampfanfälle (20%) und lokalisierte Enzephalomalazien (10%). Diese Störungen sind wiederum Folge einer Vaskulitis. Periphere Neuropathien (15%) können isoliert auftreten.

Perikarditis und Pleuritis (50%) sind die häufigsten Manifestationen an Herz und Lungen. Pneumonien (30%) sind häufig sekundärinfektiös ausgelöst, aber auch eine diffuse interstitielle Lupuspneumonie (10%) kann zu einer Lungenfibrose führen. Tachykardie und Belastungsdyspnoe lenken den Verdacht auf eine Myokarditis, wobei die Klappen in den entzündlichen Prozeß einbezogen sein können (Libman-Sacks-Syndrom).

Abdominelle Schmerzen sind Ausdruck einer Serositis oder Vaskulitis der Abdominalgefäße.

Störungen des peripheren Blutbilds sind häufig: Anämie (70%), Leukozytopenie (50%) und/oder Thrombozytopenie (10%). Entsprechende Autoantikörper sind nur inkonstant nachweisbar. Lymphadenopathie (50%) und Splenomegalie können so ausgeprägt sein, daß zunächst der Verdacht auf eine lymphoproliferative Erkrankung besteht.

▶ *Laborbefunde:* Der Nachweis zirkulierender Antikörper gegen Kernbestandteile (ANA) im indirekten Immunfluoreszenztest gehört zu den wichtigsten und empfindlichsten serologischen Immunphänomenen (95%). Er ist jedoch nicht spezifisch für den SLE. Ein negatives Testergebnis spricht jedoch eher gegen SLE. Homogene, ringförmige und gesprenkelte Fluoreszenzmuster herrschen vor (Tabelle 9.5). Nahezu spezifisch sind Antikörper in hohen Titern gegen Doppelstrang-DNS (Anti-dsDNA-Antikörper; bis 70%), die radioimmunologisch, lasernephelometrisch oder immunfluoreszenzoptisch mit Hilfe der ringförmigen DNS im Kinetoblasten von Crithidia luciliae bestimmt werden können. Demgegenüber hat der Nachweis des sog. LE-Phänomens an Bedeutung

Tabelle 9.5. Differenzierung antinukleärer Antikörper im indirekten Immunfloreszenztest. (Nach Seelig 1983)

Fluoreszenzmuster (häufig mehrere Muster möglich)	Ringförmig	Homogen	gesprenkelt (Sonderform: zentromer)	Nukleolär
Spezifität der Antikörper	Doppelstrang-DNS, selten Histone	DNS, Histone, DNS-Histonkomplexe (Desoxyribonukleoproteine)	Ribonukleoproteine, Non-Histonproteine (Antigene der Zentromerregion)	Nukleolusspezifische RNS und Proteine
Vorkommen	SLE	SLE, Lupus discoides, Med. ind. SLE, Rheumatoide Arthritis, Sjögren-Syndrom, Myasthenie, gesunde, ältere Patienten	Sharp-Syndrom, progressive Sklerodermie, Sjögren-Syndrom, SLE CREST-Syndrom, progressive Sklerodermie	Sklerodermie

Tabelle 9.6. Auswahl von Antikörpern gegen extrahierbare nukleoläre Antigene (ENA) und ihre Häufigkeit bei Autoimmunerkrankungen. (Nach Seelig 1983)

Antigene	Stoffklasse	Nachweishäufigkeit [%] (abhängig von Nachweisverfahren)
Sm	Ribonukleoprotein	30–40%, SLE
U1-n-RNP (RNase sensibel)	Ribonukleoprotein	Sharp-Syndrom 95–100%, Procainamidinduz. LE 89%; SLE-Sklerodermie-Überlappungssyndrom 75%; SLE 30–50%, progressive Sklerodermie bis 18%, rheumatoide Arthritis 16%
SS-A	Ribonukleoprotein	Sjögren-Syndrom 40–70%, SLE 25–30%, neonataler LE mit Herzblock
SS-B	Ribonukleoprotein	Sjögren-Syndrom 60–80%, SLE 5–15%, rheumatoide Arthritis 15%
Scl-70	Non-Histonprotein	Progressive Sklerodermie 23%, CREST-Syndrom 13%, prim. Raynaud 10%, Sjögren-Syndrom 5%
PM-1	Non-Histonprotein	Polymyositis/Dermatomyositis 60%

verloren. Anti-Sm-Antikörper sind ein weiterer charakteristischer Marker für den SLE, sie sind jedoch seltener anzutreffen (30–40%; s. Tabelle 9.6). Treten Anti-SS-A-Antikörper auf, bestehen oft klinische Hinweise für ein Sjögren-Syndrom.

Die BSG ist während der akuten Schübe der Erkrankung deutlich erhöht. Die Anämie ist normozytär und Folge einer supprimierten Erythropoese, hämolytische Schübe mit positivem Coombs-Test treten bei weniger als 10% der Patienten auf. Ursache der Thrombozytopenie (10%) sind thrombozytäre Antikörper. Die Überlebenszeit der Thrombozyten ist verkürzt. Im Knochenmark findet sich eine Vermehrung der Megakaryo-

zyten. Antikörper mit Spezifität gegen Gerinnungsfaktoren (Faktor VIII, IX oder andere) gehen mit einer ausgeprägten Blutungsneigung einher, während Antikörper gegen Phospholipid lediglich zu Testartefakten führen (Verlängerung der PTT).

Zirkulierende Immunkomplexe finden sich in aktiven Phasen der Erkrankung. Als Folge der Immunkomplexfixierung kommt es zur Aktivierung der klassischen Komplementkaskade (Verminderung von C1, C3 und C4; Erniedrigung der totalen Komplementaktivität CH 50). SLE-ähnliche Krankheitsbilder wurden jedoch auch bei angeborenen Komplementdefekten beobachtet. Weitere inkonstante Immunphänomene beim SLE sind der erwähnte positive Rheumafaktor, Kryoglobuline und eine Hypergammaglobulinämie. Ob die polyklonale B-Zell-Aktivierung durch einen T-Suppressorzelldefekt zustande kommt, ist noch unklar.

3.1.1 Medikamentös induzierte LE-ähnliche Syndrome (MLE)

Verschiedene Medikamente (Tabelle 9.7) können ebenfalls ein LE-ähnliches Krankheitsbild auslösen (Arthralgien, Fieber, Pleuroperikarditis, jedoch keine Nieren- oder ZNS-Symptome). Die Symptomatik verschwindet nach Absetzen des Medikaments. Antinukleäre Faktoren mit homogenem oder ringförmigem Muster lassen sich häufig (bis 80%) und auch nach Abklingen der klinischen Symptome nachweisen. Charakteristisch sind Antihistonantikörper (96%) bei Fehlen von Antikörpern gegen Doppelstrang-DNS. Die Erkrankung ist häufig an das Histokompatibilitätsmerkmal HLA B-3 gekoppelt.

3.1.2 Pseudolupus erythematodes (PLE)

Fieber, Arthralgie, Pleuritis, Lungeninfiltrate und Myoperikarditis stellen die Kardinalsymptome des Pseudolupussyndroms dar. Bei 70% der Patienten ließ sich ein Zusammenhang mit dem aus dem Handel gezogenen Phenopyrazon (Venopyronum) nachweisen. Seltene Ursachen sind Halothan und Sulfonamide. Das Krankheitsbild wurde überwiegend bei älteren Frauen beobachtet, Nieren und ZNS-Befall waren selten. Auffälliger und konstanter Laborbefund sind antimitochondriale Antikörper bei Fehlen antinukleärer Faktoren.

Tabelle 9.7. Medikamentös induzierter Lupus erythematodes

Antihypertensiva	Hydralazin, α-Methyldopa, Reserpin
Antibiotika und Tuberkulostatika	Tetrazykline, Sulfonamide, Isoniazid, Streptomycin, p-Aminosalizylsäure
Antikonvulsiva	Diphenylhydantoin, Carbamazepin, Primidon
Antirheumatika	Gold, Chloroquin, D-Penicillamin, Phenylbutazon
Antiarrhythmika	Procainamid, Chinidin
Thyreostatika	Thiouracil
Neuroleptika	Chlorpromazin, Promethazin, Thioridazin

3.2 Sklerodermie (PSS)

Histomorphologisch ist die progressive systemische Sklerodermie durch eine vermehrte Synthese von Kollagen und Intimaproliferationen von Gefäßen in Haut und parenchymatösen Organen gekennzeichnet. Der Fibrose geht ein entzündliches Ödem mit Plasmazell- und Lymphozyteninfiltraten voraus.

Typische Erstsymptome der Erkrankung sind Ödeme an Händen und Füßen, Polyarthralgien mit vorwiegendem Befall kleiner Gelenke und ein Raynaud-Phänomen. Die zunehmende Hautatrophie ist besonders an Fingern (Sklerodaktylie), im Gesicht und an den oberen Stammpartien ausgeprägt. Die Haut ist derb und glänzend, sie läßt sich nicht in Falten abheben. Pigmentverschiebungen, Teleangiektasien und subkutane Kalkeinlagerungen können sich zusätzlich ausbilden. Daher sind Raynaud-Symptome wie Ulzerationen an den Fingerspitzen (sog. „Rattenbißnekrosen") sowie Fissuren der pergamentartigen Haut über den proximalen Interphalangealgelenken möglich. Das Gesicht erscheint typisch maskenhaft verändert, insbesondere durch eine Verschmälerung der Lippen und eine verengte Mundöffnung. Die Beweglichkeit der Gelenke wird durch häufige Tendinitiden, später auch durch Schrumpfung von Haut und Gelenkkapseln zunehmend eingeschränkt.

Ausgeprägte flächenhafte Kalkablagerungen in Subkutis, Sehnen und Muskulatur werden als Thibierge-Weissenbach-Syndrom bezeichnet.

Die Prognose der Erkrankung wird vom Organbefall bestimmt. Motilitätsstörungen des Ösophagus (60%) entstehen durch Muskelatrophie und Fibrose. Reflux von Magensaft führt zusätzlich zu Strikturen. Erbrechen, abdominelle Schmerzen und Durchfälle sind Kennzeichen für eine Mitbeteiligung des Darms (Malabsorptionssyndrom). Ein Befall der Lungen ist funktionell relativ früh durch eine Einschränkung der Diffusionskapazität nachweisbar. Eine Hypoxämie ist Folge der fortgeschrittenen interstitiellen Fibrose (50%). Bei der selteneren Nierenbeteiligung ist eine rasche Einschränkung der Nierenfunktion (25%) mit maligner Hypertonie zu erwarten. Fibrose von Myokard und Leitungssystem (30%) führen zu Herzinsuffizienz und zu atrioventrikulären und intraventrikulären Leitungsstörungen.

Laborbefunde: Antinukleäre Faktoren mit überwiegend gesprenkeltem oder nukleolärem Immunfluoreszenzmuster finden sich bei 70% der Patienten. Diagnostische Relevanz haben Anti-Scl-70-Antikörper (23%), während Antikörper gegen die Zentromerregion häufiger beim CREST-Syndrom (96%) angetroffen werden (s. unten). Die BSG ist bei den meisten Patienten erhöht. Eine mikroangiopathische hämolytische Anämie kann die Hypertonie komplizieren. Hypergammaglobulinämie und Rheumafaktoren werden bei 30% der Patienten beobachtet. Bei der PSS fehlen Antikörper gegen Sm und doppelsträngige DNS.

3.2.1 CREST-Syndrom

Etwa die Hälfte der Patienten mit Sklerodermie haben einen vergleichsweise günstigen Krankheitsverlauf. Lungen- und/oder Myokardfibrose sowie Niereninsuffizienz werden bei dieser als CREST-Syndrom (Kalzinose, Raynaud-Phänomen, Ösophagusstarre, Sklerodaktylie, Teleangiektasie) bezeichneten Sklerodermievariante nur selten beobachtet. Initial besteht oft lediglich ein Raynaud-Syndrom. Die Hautveränderungen bleiben auf Gesicht, Hände und Finger beschränkt. Diagnostisch beweisend sind Antizentromerantikörper (96%) und der fehlende Nachweis von Anti-Scl-70-Antikörpern. Immunfluoreszenzoptisch läßt sich meist ein gesprenkeltes Kernmuster nachweisen. Antikörper gegen doppelsträngige DNS fehlen.

3.2.2 Eosinophile Fasziitis (Shulman-Syndrom)

Schwellung und pflastersteinartige Verdickung der Haut infolge Entzündung und Fibrose der Haut und tiefer Faszien überwiegend im Bereich der Extremitäten, z.T. auch des Stamms und des Gesichts sind die typischen Merkmale dieser Erkrankung. Klinisches Leitsymptom sind Gelenkkontrakturen, häufig auch ein Karpaltunnelsyndrom. Im Gegensatz zur Sklerodermie fehlen Raynaud-Phänomene und Arthralgien. Differentialdiagnostisch wichtig ist auch das Fehlen einer Beteiligung von Händen, Füßen und parenchymatösen Organen.

Laborbefunde: Die BSG ist stark erhöht. Charakteristisch ist eine Eosinophilie des peripheren Blutbilds von mehr als 2000/μl. Ein gleichzeitiges Auftreten von aplastischer Anämie wurde beobachtet. Hypergammaglobulinämie und zirkulierende Immunkomplexe lassen sich häufig nachweisen. Für die Diagnose entscheidend sind eosinophile, lymphozytäre und plasmazelluläre Infiltrate in der tiefen Hautbiopsie.

3.3 Sjögren-Syndrom (SS)

Eine autoimmune Exokrinopathie mit histologisch nachweisbarer lymphoplasmazellulärer Infiltration führt beim SS zur Zerstörung von Speichel- und Tränendrüsen. Im Spektrum der Erkrankung wird ein primäres Siccasyndrom mit ausschließlichem Befall exokriner Drüsen (Assoziation mit HLA B8 und DR3) vom eigentlichen Sjögren-Syndrom unterschieden, das mit einer rheumatoiden Arthritis (Assoziation mit HLA DR 4), einem Lupus erythematodes, einer Sklerodermie oder einer Immunkomplexvaskulitis einhergeht.

Leitsymptome des Siccasyndroms sind eine Xerostomie und eine Keratoconjunctivitis sicca. Die Patienten klagen über Mundtrockenheit, Schwierigkeiten beim Kauen und Schlucken der Nahrung sowie Brennen nach Einnahme stark gewürzter Speisen. Candidainfektionen der Mundhöhle sind eine häufige Komplikation; oft ist auch das Geschmacksempfinden herabgesetzt. Beschwerden über Augenbrennen, Lichtempfindlichkeit oder die Empfindung eines „Films über die Augen" sind Folge der Tränensekretionsstörung. Die Austrocknung der Cornea führt zu oberflächlichen Erosionen, in schweren Fällen zur Keratitis filamentosa. Objektivierbar ist die mangelnde Tränensekretionsleistung durch den sog. Schirmer-Test. Die Funktionsstörung der großen Speicheldrüsen wird szintigraphisch durch verminderte Exkretion von ^{99m}Tc-Pertechnetat nachgewiesen.

Daneben kann das Siccasyndrom auf exokrine Drüsen anderer Organe ausgedehnt sein: Es kann zu Trockenheit der Haut, atrophischer Rhinitis, Laryngitis, rezidivierenden Bronchitiden, Schwerhörigkeit als Folge einer chronischen Otitis und zur Pankreasinsuffizienz führen. Die meist beidseitige Schwellung der Parotiden ist in aller Regel schmerzlos. Sie kann jedoch gelegentlich mit Rötung und Schmerzen einhergehen. In den Parotiden und exokrinen Drüsen der Lippen lassen sich die lymphoplasmozellulären Infiltrationen bioptisch am sichersten nachweisen.

Als extraglanduläre Manifestation finden sich beim Siccasyndrom Lymphknotenvergrößerungen, Raynaud-Phänomene, hyperglobulinämische Purpura, interstitielle Pneumonie sowie tubuläre Nephropathie mit Hyposthenurie und renal tubulärer Azidose.

Das eigentliche Sjögren-Syndrom ist durch die Kombination mit einer rheumatoiden Arthritis charakterisiert. Die Gelenkmanifestation geht häufig der eigentlichen Siccasymptomatik um Monate oder Jahre voraus. Beim Auftreten einer Glomerulonephritis mit Hämaturie und Proteinurie wird das Krankheitsbild durch einen SLE kompliziert. Seltener wird das Siccasyndrom bei Sklerodermie, Dermatomyositis oder Immunkomplexvaskulitiden beobachtet.

Laborbefunde: Bei 90% der Patienten gelingt der Nachweis antinukleärer Faktoren mit gesprenkeltem oder homogenem Fluoreszenzmuster. Die BSG ist erhöht. Anämie, Leukozytopenie, Hypergammaglobulinämie und Rheumafaktoren werden häufig beobachtet. Krankheitsspezifität für das Sicca-Syndrom besitzen Antikörper gegen SS-B (60–80%); Antikörper gegen SS-A (40–80%) sind oft mit einem SLE oder einer Vaskulitis assoziiert. Bei 25% der Patienten lassen sich Antikörper gegen doppelsträngige DNS nachweisen. Im Unterschied zum primären Siccasyndrom finden sich beim Sjögren-Syndrom Antikörper mit Spezifität für Speicheldrüsenduktuli, glatte Muskulatur, Lebermembranantigene, Mitochrondrien, Thyreoglobulin oder Magenschleimhaut.

3.4 Dermatomyositis und Polymyositis

Leitsymptom dieser Krankheitsgruppe ist die symmetrisch ausgebildete Schmerzhaftigkeit und Schwäche der proximalen Skelettmuskulatur. Charakteristische Beschwerden der Patienten sind Schwierigkeiten beim Aufstehen und Heben der Arme. Die befallene Muskulatur ist druckdolent. Im weiteren Verlauf der Erkrankung werden Hals-, Gesichts- und Pharynxmuskulatur betroffen (keine Beteiligung der Augenmuskulatur!). Muskelatrophien und Kontrakturen kennzeichnen das fortgeschrittene Krankheitsstadium.

Bei 30% der Patienten mit Polymyositis werden erythematöse Hautveränderungen im Bereich von Gesicht, Nacken und Stamm beobachtet. Ein Exanthem in Form von dunkelroten, leicht erhabenen und schuppenden Hautarealen periorbital und perinasal, über den Dorsalseiten der Finger, Ellenbogen, Knöcheln und Knien tritt bei der Dermatomyositis auf. Charakteristisch ist die Lilaverfärbung der ödematös angeschwollenen Augenlider.

Weitere Symptome der oft in Schüben verlaufenden Erkrankung sind Arthralgien und Fieber. Eine entzündliche Kardiomyopathie und in-

terstitielle Pneumonie werden nur selten beobachtet. Von besonderer klinischer Bedeutung ist die Assoziation von Dermatomyositis und Polymyositis im Erwachsenenalter mit malignen Tumoren. Bronchial- und Mammakarzinom sind am häufigsten. Wie beim Sjögren-Syndrom gibt es Übergänge der Erkrankung zur rheumatoiden Arthritis, zum Lupus erythematodes und zur Sklerodermie. Die Polymyositis im Kindesalter kann ein vaskulitisches Bild mit ulzerösen Hautveränderungen und Darminfarkten zeigen.

Muskelschwäche ist ein vieldeutiges Symptom und wird im Rahmen verschiedener Erkrankungen beobachtet; differentialdiagnostisch sind daher progressive Muskeldystrophien, Stoffwechselstörungen der Muskulatur, Myasthenia gravis, Erkrankungen des ZNS, Hyper- und Hypothyreose, Hyperparathyreoidismus, Steroidmyopathie, Trichinellosis oder Polymyalgia rheumatica auszuschließen.

Laborbefunde: Kreatininphosphokinase (CPK), Transaminasen (SGOT, SGPT), Laktatdehydrogenase (LDH), Aldolase und Myoglobin sind während der Schübe erhöht und korrelieren mit der Krankheitsaktivität. BSG-Beschleunigung und Anämie werden häufig beobachtet. Antinukleäre Faktoren sind inkonstant nachweisbar, Anti-DNS-Antikörper und Rheumafaktoren werden bei den Überlappungssyndromen gefunden. Charakteristisch sind Antikörper gegen das Nonhistonprotein PM-1 bei Patienten mit Polymyositis (64%) und bei Patienten mit Polymyositis-Sklerodermie-Überlappungssyndrom (87%). Bei 90% der Patienten ist das Elektromyogramm pathologisch verändert. Mikroskopisch sind Faseruntergänge, interstitielle Fibrose, perifaszikuläre Atrophie und lymphomonozytäre Infiltrationen die charakteristischen Merkmale.

3.5 Mischkollagenosen; Überlappungssyndrome

Einige Patienten entwickeln insbesondere bei Langzeitbeobachtung ein Symptomenspektrum, das durch Merkmale verschiedener Kollagenosen charakterisiert ist. Die Polyarthritis ist hierbei der konstanteste Befund. Gleichzeitig können Symptome der Sklerodermie, des Lupus erythematodes, der rheumatoiden Arthritis und der Polymyositis auftreten oder nacheinander folgen.

Laborbefunde: Rheumafaktoren und antinukleäre Antikörper ohne Spezifität für Doppelstrang-DNS lassen sich nahezu immer nachweisen. Die BSG ist erhöht, häufig besteht eine Anämie. Gelegentlich finden sich organspezifische Antikörper und Immunkomplexe.

3.5.1 Klassische Mischkollagenose (,,mixed connective tissue disease", MCTD; Sharp-Syndrom)

Die Kombination von Symptomen eines SLE, einer Sklerodermie und einer Polymyositis charakterisiert diese Kollagenose. Häufigste klinische Symptome sind Arthralgien (96%), Schwellungen der Hände (88%), Raynaud-Symptomatik (84%), Motilitätsstörungen des Ösophagus (72%) und Myositiden (72%).

Obwohl nur wenige Patienten Symptome einer progressiven Sklerodermie entwickeln, sprechen Sklerodaktylie und Ösophagusmotilitätsstörungen am schlechtesten auf eine Behandlung an. Eine Beteiligung von Herz, ZNS und Nieren ist selten, sie kann jedoch dann prognostisch entscheidend sein.

Laborbefunde: Immunologischer Leitbefund sind Antikörper gegen U1-n-RNP, einem ribonukleaseempfindlichen Ribonukleoprotein (100%). Die Spezifität dieses Befundes wird durch den fehlenden Nachweis von Antikörpern gegen Doppelstrang-DNS erhöht. Antinukleäre Faktoren lassen sich immer nachweisen und zeigen ein gesprenkeltes Immunfluoreszenzmuster. Rheumafaktoren finden sich bei 60% der Patienten (s. Tabelle 9.8 und 22.4, sowie Kap. 22.3.1).

3.6 Vaskulitiden

Die heterogene Gruppe der Vaskulitiden ist durch einen entzündlichen Gefäßprozeß charakterisiert, der zur Ischämie oder Nekrose des entsprechenden Versorgungsgebiets führt. Bei der Mehrheit dieser Erkrankung wird die Gefäßschädigung durch Ablagerung von Immunkomplexen in der Gefäßwand hervorgerufen. Dabei ist das Verhältnis von Antigen zu Antikörperkonzentration pathogenetisch entscheidend. Während große Immunkomplexe (bei Antikörperüberschuß) rasch vom RES phagozytiert werden, können kleine Immunkomplexe

Tabelle 9.8. Einteilung der Vaskulitiden nach Größe der betroffenen Gefäße. (Nach Gilliam und Smiley 1976)

Vaskulitistyp	Gefäßbeteiligung
– Vasculitis allergica (leukozytoklastische Vaskulitis) Purpura Schoenlein-Henoch Kryoglobulinämien Vaskulitiden bei Tumoren Vaskulitiden bei SLE und rheumatoider Arthritis	Venolen, Kapillaren, Arteriolen (gelegentlich auch mittlere Arterien)
– Panarteriitis nodosa (Kussmaul-Maier) Allergische Granulomatose mit Angiitis (Churg-Strauß) Mukokutanes Lymphknotensyndrom (Kawasaki)	Kleine und mittlere Arterien
– Wegener-Granulomatose	Kleine Arterien, Arteriolen, Venolen
– Riesenzellarteriitiden Arteriitis temporalis Takayasu-Arteriitis	Mittlere und große Arterien

(bei Antigenüberschuß) nicht das Komplementsystem aktivieren. Lediglich Immunkomplexe mittlere Größe, wie sie nahe dem Äquivalenzpunkt von Antigen und Antikörper entstehen, werden über ihren Fc-Teil oder Komplementfaktoren an präformierte Rezeptoren gebunden und setzen die Komplementkaskade in Gang. Es kommt zur Freisetzung biogener Amine aus Blutplättchen, die die Zellpermeabilität erhöhen. Neutrophile Granulozyten wandern ein und zerstören mit ihren lysosomalen Enzymen Elastase und Kollagenase die Gefäßwände (Abb. 9.1).

Bei der Entstehung von **Granulomen**, die bei einigen Vaskulitiden das morphologische Bild beherrschen, scheinen zelluläre Immunmechanismen beteiligt zu sein. Möglicherweise kommt es unter Vermittlung sensibilisierter T-Lymphozyten zur Einwanderung von Makrophagen, deren lysosomale Enzyme zu ähnlichen Gefäßläsionen führen, wie sie bei der klassischen Immunkomplexvaskulitis beobachtet werden.

3.6.1 Vasculitis allergica

Diese Erkrankung manifestiert sich in den kleinen Gefäßen der Haut, wobei – offensichtlich hydrostatisch bedingt – die Veränderungen an der unteren Extremität besonders ausgeprägt sind. Neben Quaddeln, Bläschen und Papeln entstehen bei

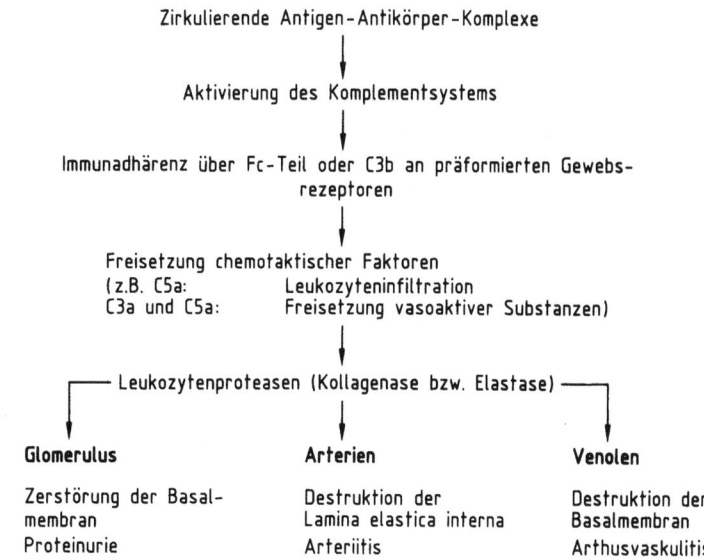

Zirkulierende Antigen-Antikörper-Komplexe

↓

Aktivierung des Komplementsystems

↓

Immunadhärenz über Fc-Teil oder C3b an präformierten Gewebs-
rezeptoren

↓

Freisetzung chemotaktischer Faktoren
(z.B. C5a: Leukozyteninfiltration
C3a und C5a: Freisetzung vasoaktiver Substanzen)

↓

——— Leukozytenproteasen (Kollagenase bzw. Elastase) ———

Glomerulus	Arterien	Venolen
Zerstörung der Basal- membran Proteinurie akute Glomerulonephritis	Destruktion der Lamina elastica interna Arteriitis	Destruktion der Basalmembran Arthusvaskulitis

Abb. 9.1. Pathogenese der Immunkomplexvaskulitis. (Nach Cochrane 1978)

größeren Gefäßverschlüssen auch Hautnekrosen.
Histomorphologisch wird das Bild einer leukozy-
toklastischen Vaskulitis nachgewiesen. Als auslösende Antigene konnten Medikamente (z.B. Sulfonamide, Penizilline), hämolysierende Streptokokken, Tumorantigene, und Serumproteine identifiziert werden. Nicht selten bleibt jedoch die Ursache unbekannt. Etwa 7 bis 10 Tage nach Antigen-
exposition treten Krankheitssymptome auf. Zirkulierende Immunkomplexe finden sich bei fast allen
Patienten. Die Vaskulitis ist meist auf die Haut
beschränkt. Grundsätzlich ist aber auch eine Organbeteiligung möglich.

▶ Die **Purpura Schönlein-Henoch** tritt vorwiegend
bei Kindern auf. Der überwiegend schubweise Verlauf dieser Erkrankung ist durch Arthralgien der
großen Gelenke, gastrointestinale Koliken, Purpura und Glomerulonephritis gekennzeichnet.
Auslösende Ursachen sind oft Infekte (z.B. Influenza A, Röteln) oder Nahrungsmittelallergien.
Das Serum-IgA ist erhöht, in Haut und Nierenge-
fäßen lassen sich Immunkomplexe nachweisen.

▶ **Kryoglobulinämien:** Kryoglobuline sind degly-
kosilierte Immunglobuline, deren Löslichkeit in
großem Maße temperaturabhängig ist. Sie können
transitorisch bei Infektionskrankheiten auftreten;
häufiger werden sie jedoch bei B-Zell-Neoplasien
und Kollagenosen beobachtet. Drei Formen werden unterschieden: Kryoglobuline mit rein monoklonaler Komponente (25%); Mischkryoglobuline
(25%) und polyklonale Kryoglobuline. Die klinische Symptomatik ist abhängig von Konzentration
und kritischer Temperatur der Kryoglobuline, sie
reicht von isolierter Zyanose der Akren bis zu Purpura, Arthralgien, Glomerulonephritis und Sehstörungen. Bei der **essentiellen Mischkryoglobuli-
nämie** läßt sich ein gegen IgG gerichteter monoklonaler Rheumafaktor nachweisen. Zum Teil konnte
aus den Kryopräzipitaten Hepatitis-B-Antigen isoliert werden.

▶ **Vaskulitiden bei Tumorerkrankungen** finden sich
am häufigsten bei Lymphomen und manifestieren
sich in erster Linie an der Haut.

▶ Eine **nekrotisierende Vaskulitis** kann im Rahmen eines systemischen Lupus erythematodes oder
einer rheumatoiden Arthritis auftreten. Das klinische Bild zeigt dann Übergänge zur Panarteriitis
nodosa.

3.6.2 Panarteriitis nodosa

Dieses Krankheitsbild ist durch eine nekrotisierende Vaskulitis kleiner und mittlerer Arterien mit
Bevorzugung von Gefäßaufzweigungen charakterisiert. Als Folge dieser Vaskulitis, die jedes Organ
befallen kann, entstehen thrombotische Gefäßverschlüsse, aber auch aneurysmatische Gefäßerweite-
rungen. Männer sind häufiger betroffen als
Frauen, der Erkrankungsgipfel liegt im mittleren
und höheren Lebensalter.

Die klinische Symptomatik ist initial durch Fieber, Gewichtsverlust, Arthralgien und Myalgien
gekennzeichnet. Ein Befall der Nieren in Form von

Infarkten oder einer Glomerulonephritis ist die häufigste Organmanifestation (Hämaturie, Proteinurie und Hypertonie). Abdominelle Ischämien führen zu Schleimhautulzera, aber auch unter dem Bild eines akuten Abdomens zu Darminfarkten. Neurologische Symptome sind seltener und entwickeln sich meist relativ spät im Verlauf der Erkrankung (zerebrale Insulte, Subarachnoidalblutung). Häufiger ist eine Mononeuritis multiplex durch Affektion der Vasa nervorum. Eine kardiale Dekompensation kann sich im Verlauf einer Hypertonie oder einer Arteriitis der Koronargefäße entwickeln. Als Hautmanifestation werden polymorphe Exantheme, Blutungen, Nekrosen an den Fingern und subkutane Knoten beobachtet.

Laborbefunde: Anämie, Leukozytose und starke BSG-Beschleunigung sind obligat. Eine Eosinophilie ist inkonstant und wird häufiger bei der allergischen Granulomatose beobachtet. Bei 40% der Patienten finden sich serologische Hinweise auf eine Hepatitis-B-Infektion, häufig mit positiver HBs-Antigenämie. Spezifische immunologische Befunde fehlen. Oft gelingt der Nachweis zirkulierender Immunkomplexe. Die Diagnose kann nur durch Biopsie klinisch befallener Organe (Haut, Muskel, Leber, Niere oder Hoden) oder durch den angiographischen Nachweis von Aneurysmen in Leber-, Nieren- oder Darmarterien gesichert werden.

3.6.3 Allergische Granulomatose mit Angiitis (Churg-Strauß)

Der klinische Verlauf dieser Erkrankung ähnelt der Panarteriitis. Mischbilder beider Erkrankungen sind wahrscheinlich. Histologisch lassen sich im Lungenparenchym granulomatöse Veränderungen nachweisen. Kennzeichnend sind Asthma bronchiale und Bluteosinophilie. Im Serum ist das IgE erhöht; die Immunkomplexe enthalten häufig Antikörper von IgE-Typ.

3.6.4 Mukokutanes Lymphknotensyndrom (Kawasaki)

Konjunktivitis, ulzeröse Gingivitis, Fieber, Lymphknotenschwellungen im Kopf-Hals-Bereich, generalisiertes fleckförmiges Exanthem und Erythem an Handflächen und Fußsohlen kennzeichnen dieses meist im Kindesalter auftretende Krankheitsbild. Auffällige Laborwerte sind Leu-

kozytosen bis $30\,000/mm^3$ und Thrombozytosen bis 1 Mio/mm^3. Der Krankheitsverlauf ist im allgemeinen gutartig, jedoch können plötzliche Todesfälle als Folge einer Arteriitis der Koronarien auftreten.

3.7 Wegener-Granulomatose

Eine nekrotisierende, granulomatöse Vaskulitis der Luftwege und der Nieren ist das morphologische Substrat dieser Erkrankung. Fieber, Gewichtsverlust und Arthralgien sind initiale Symptome. Ulzerationen in Nasopharynx oder Sinus paranasales führen zu blutigem oder eitrigem Nasensekret; bei Verschluß der Tuba Eustachii kommt es zur serösen Otitis media mit Hörverlust. Husten, Hämoptoe oder Dyspnoe sind Ausdruck des Lungenbefalls. Aber auch ohne diese Symptome können radiologisch nachweisbare Lungeninfiltrate bestehen, die die Tendenz zur Einschmelzung haben. Mikrohämaturie und Proteinurie sind Zeichen einer fokalen Glomerulonephritis, die bei nekrotisierendem Verlauf rasch zur Niereninsuffizienz führen kann. In wechselnder Häufigkeit sind Augen (Keratokonjunktivitis), Haut (Ulzerationen), ZNS (zerebrale Granulome, Neuritiden) und Herz (Perikarditis) beteiligt.

Laborbefunde wie beschleunigte BSG, Anämie, Leukozytose und Hypergammaglobulinämie sind unspezifisch. Die Diagnose kann nur bioptisch gesichert werden. Neuerdings kann die Diagnose durch einen im akuten Generalisationsstadium bei 95% der Fälle nachweisbaren zytoplasmatischen Antikörper (ACPA-Antikörper) erfolgen. Differendialdiagnostisch sind insbesondere chronische Sinusitiden, das Goodpasture-Syndrom (Nachweis von Antikörper gegen Basalmembran), Kollagenosen (ANA) und Tumoren (Biopsie) auszuschließen.

3.8 Riesenzellarteriitiden

3.8.1 Arteriitis temporalis (M. Horton; s. auch Kap. 52.5.3)

Leitsymptome dieser Erkrankung sind heftige Kopfschmerzen im Stirn- und Schläfenbereich bei älteren Patienten. Die A. temporalis läßt sich oft als druckdolenter und pulsloser Strang tasten.

Schmerzen von Zungen- und Massetermuskulatur beim Kauen und transitorische Doppelbilder sind muskuläre Ischämiesymptome. Unbehandelt kommt es nicht selten zur Erblindung. Bei etwa der Hälfte der Patienten bestehen Steifigkeit und Schmerzen der Nacken-, Schulter- und Beckenmuskulatur (Polymyalgia rheumatica). Obwohl der Krankheitsprozeß jede mittlere und große Arterie betreffen kann, sind Myokardinfarkt, zerebraler Insult oder Ischämiesymptome des Darms seltene Komplikationen.

Laborbefunde: Anämie und BSG-Beschleunigung oft über 100 mm in der 1. Stunde sind konstante Befunde. Die CPK ist bei Polymyalgiesymptomen im Gegensatz zur Polymyositis nicht erhöht. In aktiven Krankheitsphasen lassen sich bei 80% der Patienten zirkulierende Immunkomplexe nachweisen. Die Diagnose wird bioptisch durch den Nachweis einer segmental begrenzten entzündlichen Infiltration (mit Riesenzellen) aus der A. temporalis gesichert.

3.8.2 Takayasu-Arteriitis

Im Gegensatz zur A. temporalis sind von dieser Erkrankung vorwiegend jüngere Frauen betroffen. Es handelt sich um eine Riesenzellvaskulitis des Aortenbogens einschließlich seiner Gefäßabgänge. Klinisch stehen Augensymptome, zerebrale Ausfallerscheinungen und Myokardinfarkt im Vordergrund. Die Diagnose wird angiographisch gesichert.

4 Literatur

Bardin T, Zingraff J, Shirahama T et al. (1987) Hemodialysis-associated amyloidosis and beta-2-microglobulin. Clinical and immunohistochemical study. Amer J Med 83:419–423

Berg PA (1984) Diagnose der Kollagenkrankheiten. Internist 25:37

Cochrane CG, Dixon FJ (1978) Immune complex injury. In: Samter M (ed) Immunological diseases. Little, Brown, Boston, pp 210–229

Cornwell GG, Sletten K, Olofsson BO, Johansson B, Westermark P (1987) Praealbumin: its association with amyloid. J Clin Pathol 40:226–231

Fauci AS (1978) The spectrum of vasculitis. Ann Intern Med 89:660

Gilliam JN, Smiley JD (1976) Cutaneous necrotizing vasculitis and related disorders. Ann Allergy 37:328–339

Glenner GG (1980) Amyloid deposits and amyloidosis. The β-fibrilloses. New Engl J Med 302:1283–1292

Harker CW (1980) Clinical immunology. Saunders, Philadelphia

Hughes DRV (1979) Connective tissue diseases. Blackwell, Oxford

Irwine J (1980) Medical immunology. MacGraw-Hill, New York

Koffler D (1982) Current perspectives on the immunology of systemic lupus erythematodes. Arthritis Rheum 25:721

LeRoy EC (1985) Scleroderma (Systemic sclerosis. In: Kelley WN et al. (eds) Textbook of Rheumatology, 2d edn. Saunders, Philadelphia

Linke RP (1987) Die Amyloidosen. Pathogenetisch exakte Klassifizierung und Möglichkeit einer Amyloid-spezifischen Therapie. Nieren- Hochdruckkrankh 16:144–152

Moore TL, Zuckner J (1980) Eosinophilic fasciitis. Sem Arthritis Rheum 9:228

Nimmelstein SH, Brody S, McShane D, Holman HR (1983) Mixed connective tissue disease: A subsequent evaluation of the original 25 patients. Medicine 59:239

Pitkänen P, Westermark P, Cornwell GC (1984) Senile systemic amyloidosis. Am J Pathol 117:391–399

Scheurlen PG, Schwarze G, Scheurlen M (1984) Die Serumproteine und ihre klinische Bedeutung. Urban & Schwarzenberg, München (Klinik der Gegenwart, Bd 12)

Seelig HP (1983) Antikörper gegen Zellkernantigene. Fischer, Stuttgart New York

Sharp GC, Irwin WS, Tan EM, Gould RG, Hoalman AR (1972) Mixed connective tissue disease. An apparently distinct rheumatic disease syndrome associated with a specific antibody to an extractable nuclear antigen (ENA). Amer J Med 52:148

Shulman LE (1977) Diffuse fasciitis with eosinophilia: a new syndrome. Arthr Rheum 20:205

Vorlaender KO (1982) Praxis der Immunologie. Thieme, Stuttgart

Kapitel 10   Husten

Husten ist primär ein physiologischer Schutzreflex und wichtiger Bestandteil des bronchopulmonalen Abwehrsystems; gemeinsam mit dem mukoziliaren Transport der Tracheobronchialschleimhaut dient er der Reinhaltung der Atemwege.

Hustenrezeptoren finden sich hauptsächlich vom Larynx bis zu den zentralen Bronchien. Zur Peripherie hin verlieren sie sich und fehlen im Bereich der respiratorischen Bronchiolen und Alveolen vollständig. Rezeptoren finden sich aber nicht nur in den Atemwegen, sondern auch extrapulmonal an der Pleura parietalis, am Zwerchfell, am Herzen und Perikard, am Ösophagus und vereinzelt auch im Bereich der Abdominalorgane sowie im äußeren Gehörgang. Dies erklärt das Auftreten von Husten auch bei extrapulmonalen Erkrankungen. Dabei sind entzündliche, mechanische, thermische und chemische Reize auslösende Stimuli. Mechanische Reize können sowohl intraluminal als auch durch externen Druck auf die Atemwege Husten verursachen. Trachea und Hauptbronchien sind besonders empfindlich gegenüber lokalen mechanischen Irritationen, aber auch gegenüber dynamischen Reizen wie etwa einer schnellen Druck- bzw. Volumenänderung in den Atemwegen.

Damit ist Husten das häufigste und auch wichtigste Symptom bronchopulmonaler Erkrankungen und zahlreicher extrapulmonaler Prozesse (Tabelle 10.1). Dies erklärt auch, daß mit steigendem Lebensalter das Symptom Husten in der Bevölkerung häufiger gefunden wird.

1 Klinischer Überblick

Nahezu alle pneumonologischen Erkrankungen können primär oder irgendwann im Krankheitsverlauf das Symptom Husten hervorrufen. Da sich tussigene Zonen auch außerhalb des eigentlichen Atmungsorgans befinden (s. oben) ist bei der Differentialdiagnose eine Vielzahl intra- und extrapulmonaler Ursachen zu berücksichtigen. Tabelle 10.1 gibt eine Übersicht über die mit Husten einhergehenden bzw. Husten auslösenden Erkrankungen.

Grundsätzlich kann Husten als Symptom nur dann auftreten, wenn der krankhafte Prozeß im anatomischen Bereich der Rezeptoren gelegen ist und diese irritiert. Erkrankungen des rezeptorarmen Lungenparenchyms können darum symptomlos toleriert werden, solange die Atemwege unbeteiligt sind und keine Absonderung von Eiter, Blut oder anderen Produkten in die Bronchien erfolgt.

Die häufigsten Ursachen für persistierenden Husten sind Erkrankungen der oberen und unteren Luftwege. Asthma, chronische Bronchitis und Affektionen der Nasennebenhöhlen mit nasopharyngealem Sekretabfluß („postnasal drip") machen zusammen mehr als 70% aus. Alle weiteren in Tabelle 10.1 aufgeführten Krankheiten teilen sich die restlichen 30%.

Mit Nachdruck ist darauf zu verweisen, daß die Diagnose „psychogener Husten" nur gestellt werden darf, wenn alle organischen Ursachen ausgeschlossen sind. Nach einer repräsentativen Statistik ist die Häufigkeit von psychogenem Husten als Ausschlußdiagnose zwischen 5 und 7% anzusetzen, d.h. mehr als 90% der über Husten klagenden Patienten haben eine organische Erkrankung als Grundlage für das Symptom! Husten darf also niemals bagatellisiert werden.

Bei verschiedenen bronchopulmonalen und extrapulmonalen Erkrankungen ist Husten das führende oder häufigste Symptom. Bei anderen Erkrankungen steht die Bedeutung als Frühsymptom im Vordergrund.

Tabelle 10.1. Ursachen für Husten

▶ *Rhinopharyngeal*
Chronische Rhinosinusitis ("postnasal drip") – Pharyngitis – retropharyngealer Abszeß – Obstruktion des Nasopharynx durch hyperplastische Adenoide – vergrößerte entzündete Tonsillen – Tumor

▶ *Laryngotracheal*
Laryngitis – Pseudokrupp – Epiglottitis – Kehlkopfdiphtherie (Krupp) – Tracheitis – Tumoren – Tracheopathia osteoplastica – Fremdkörper – Narben nach Tracheotomie oder Intubation – ösophagotracheale Fistel

▶ *Bronchopulmonal*
Asthma – Bronchitis – Bronchiektasen – Mukoviszidose – Keuchhusten – Bronchialkarzinom – Bronchusadenom – Bronchuskarzinoid – Broncholithen – Bronchialstrikturen – Fremdkörperaspiration – Pneumonie – Lungenmykose – Lungenabszeß – Lungengangrän – Atelektase – Lungentuberkulose – Sarkoidose (M. Boeck) – Pneumokoniose – Lungenfibrose – Waben-/Zystenlunge – Alveolitis – allergische bronchopulmonale Aspergillose – Lungenmetastasen – Lymphangiosis carcinomatosa – Lungenembolie – Lungeninfarkt – Lungenhämosiderose (M. Ceelen) – Goodpasture Syndrom – Wegener-Granulomatose – Lungensequestration – Lungen- und Bronchialverletzungen

▶ *Pleural*
Pleuritis – Pneumothorax – Pleuramesotheliom – Pleurakarzinose – Pleuraempyem mit Bronchialfistel

▶ *Mediastinal*
Karzinome – Lymphome – Lymphknotenmetastasen – Sarkome – Thymom – Neurinom – Zysten – retrosternale Struma – Aortenaneurysma – Mediastinalphlegmone

▶ *Kardial*
Linksherzinsuffizienz – Mitralstenose – Extrasystolie – Herzschrittmacher mit ungünstiger Elektrodenlage (Phrenikusstimulation)

▶ *Sonstige*
Erkrankungen des Perikards, des Zwerchfells, des Ösophagus und Magens (insbesondere gastroösophagealer Reflux) – neurologische Störungen mit Beeinträchtigung des Schluckreflexes und Neigung zur Aspiration – Irritation des äußeren Gehörganges durch Zerumen, Entzündung und Ekzem, Trommelfellreiz durch Haare

▶ *Psychogen*
Ausschlußdiagnose! – Neurotische Fehlhaltung – Tic (z.B. bei Kindern nach Keuchhusten)

▶ *Pharmakologisch*
Therapie mit ACE-Hemmern

Tabelle 10.2 gibt eine Übersicht über diese Erkrankungen anhand einer repräsentativen Auswahl. Die jeweilige Hustencharakteristik und die wichtigsten Begleiterscheinungen sind stichwortartig dargestellt.

2 Nebeneffekte und Komplikationen

Schmerzen in der Thoraxwand entstehen durch Überbeanspruchung der Exspirationsmuskulatur und Reizung des Rippenperiosts sowie in einzelnen Fällen durch Rippen(serien)fraktur. Die Beschwerden können Anlaß zu Fehldiagnosen wie „Pleuritis", „Lungenembolie", „Interkostalneuralgie" u.a. geben. Sogar Einrisse der Bauchmuskulatur (M. rectus) können auftreten – einhergehend mit erhöhter Aktivität der CK im Serum – und intraabdominale Erkrankungen vortäuschen, sofern sich ein Bauchwandhämatom entwickelt.

Rupturen von Alveolen mit nachfolgendem Mediastinalemphysem (Pneumomediastinum) oder das Auftreten eines Pneumothorax durch Platzen einer subpleuralen Blase sind Komplikationen, die gelegentlich – bevorzugt bei obstruktiven Atemwegserkrankungen – eintreten können.

Blutungen aus kleinen venösen Gefäßen infolge des erhöhten Venendrucks während der Hustenattacken manifestieren sich bevorzugt nasal, subkonjunktival und anal. Ein typisches Beispiel ist das Hyposphagma bei Keuchhusten.

Weitere Nebeneffekte sind Harninkontinenz, Kopfschmerzen, Brechreiz und speziell beim Keuchhusten das Zungenbandgeschwür. Auch kann bei entsprechender Disposition die Entwicklung einer Leisten- oder Bauchwandhernie gefördert werden. Zu den harmlosen Erscheinungen, deren Zusammentreffen mit chronischem Husten überzufällig ist, gehört der Sahli-Venenkranz mit typischer Lokalisation in Höhe der unteren Thoraxapertur.

▶ Hustenschlag: Ein besonderes Phänomen ist die posttussive Synkope („Hustenschlag"). Es handelt sich um einen Zustand kurzer Bewußtlosigkeit (ca. 2 s), dessen Pathomechanismus nicht vollständig geklärt ist. Ein Zusammenhang mit den hohen intrathorakalen Drücken ist jedoch wahrscheinlich. Diskutiert wird eine kurze zerebrale Minderdurchblutung durch Absinken des Herzzeitvolumens bei reduzierter diastolischer Ventrikelfüllung und möglicherweise zusätzlich einsetzender reflektorischer Vasodilatation im Großkreislauf. Nach einer anderen Theorie ist das plötzliche Hochschnellen des Liquordrucks mit Kompression der arteriellen Hirngefäße und konsekutiver Reduktion der Hirndurchblutung der entscheidende Pathomechanismus. Ergebnisse von Messungen des effektiven intravasalen Drucks in den Hirnarterien stützen diese Interpretation.

Tabelle 10.2. Differentialdiagnose des Hustens

Krankheit	Hustencharakteristik	Begleitende Symptome und Befunde
Akute Tracheobronchitis	Akuter Beginn, rasch zunehmende Häufigkeit und Intensität, Rückbildung innerhalb von 3 Wochen, Auftreten nachts und tagsüber, verstärkt beim Wechsel von aufrechter zu liegender Position, Provokation bei tiefer Exspiration, Rauchexposition und anderen bronchialen Reizen, Klang wechselnd, anfänglich tonlos, später feucht rasselnd, im Verlauf zunehmende Produktivität, substernaler Schmerz beim Husten, gelegentlich Hämoptysen, Sputum mukös bis purulent	Vorausgegangene oder begleitende Rhinitis, Pharyngitis oder Sinusitis, febrile oder subfebrile Temperaturen. Auskultation der Lunge zumeist ohne besonderen Befund, gelegentlich feuchte RG. Röntgenthorax unauffällig. Im Blutbild bei Influenza Leukopenie
Pertussis	Oft erstes Symptom, langsamer Beginn innerhalb von 2 Wochen, anhaltend über 2 Wochen, dann Rückgang, Dauer insgesamt ca. 6 Wochen, häufige, teils sehr schwere Paroxysmen, besonders nachts, inspiratorischer Stridor, mehrmaliges Stakkatohusten innerhalb einer Exspiration	Fieber inkonstant, zumeist leicht, konjunktivale Blutungen (Hyposphagma), Petechien, periorbitales Ödem, bei schweren Paroxysmen Zyanose und mitunter Brechreiz. Im Blutbild Leukozytose mit starker Vermehrung des Lymphozytenanteils auf 70–80%. Im Sekretabstrich Nachweis von Bordetella pertussis. Bevorzugtes Auftreten im Kindesalter
Fremdkörperaspiration	Plötzlicher Beginn, sehr starker Reizhusten, anhaltend, trocken, leichte Produktivität erst nach längerer Verweildauer, gelegentlich Hämoptysen	Regionales Giemen oder feuchte RG bei Fremdkörpereinkeilung in einen zentralen Bronchus. Im Röntgenbild regionale (poststenotische) Überblähung der Lunge, Darstellung des Fremdkörpers (sofern röntgendicht). Kinder und alte Leute am stärksten gefährdet
Asthma	Nicht selten Frühsymptom, kann dem typischen Anfallsasthma um viele Monate vorausgehen! Reinzhusten nachts (Maximum gegen 4.00 Uhr) oder beim Aufwachen sowie nach Belastung, zunächst noch ohne Atemnot, später vorausgehend oder zusammen mit anfallsartiger Luftnot, Intensität leicht bis mittelgradig, Paroxysmen seltener, Auslösung durch Anstrengung, Streß, Reden, Lachen, Kaltluft, Nebel, Rauch- oder Allergenexposition, vor allem durch Atemwegsinfekte, Produktivität oft nur gering, sonst glasig-zäh, mitunter gelblich bei Sputumeosinophilie oder bakterieller Infektion	Zeichen der Atopie (allergische Rhinitis, Neurodermitis) und positive Familienanamnese bei Extrinsic-Asthma. Krankheitsbeginn bevorzugt in der Jugend. Bei Intrinsic-Asthma späterer Beginn, bevorzugt im mittleren Erwachsenenalter im Anschluß an einen Infekt. Auskultatorisch über der Lunge Giemen, Pfeifen, Brummen bei verlängertem Exspirium. Hypersonorer Kopfschall, tiefstehende untere Lungengrenzen. Im Röntgenbild vermehrte Strahlentransparenz der Lunge, Zwerchfelltiefstand. Bei der Lungenfunktionsprüfung obstruktive Ventilationsstörung mit Zeichen der Lungenblähung, deutliche Reversibilität der Obstruktion im Bronchospasmolysetest, im Peakflow-Tagesprofil deutlicher "morning dip". Respiratorische Partialinsuffizienz, im Status asthmaticus auch Globalinsuffizienz. Beim Extrinsic-Asthma Nachweis einer Typ-I-Allergie in den Hauttests, erhöhtes Gesamt-IgE im Serum, allergenspezifisches IgE im RAST, positive Reaktion bei organbezogenen Provokationstests (konjunktival, nasal, bronchial). Im Sputum Charcot-Leyden-Kristalle und Curschmann-Spiralen. Eosinophilie. Bei Intrinsic-Asthma negative allergologische Testergebnisse, jedoch ausgeprägte Bluteosinophilie
Chronische Bronchitis	Langsamer Beginn, jahreszeitlich wechselnde Häufigkeit und Intensität mit Maximum in den Wintermonaten, mit Auswurf an den meisten Tagen der Woche über mindestens 3 Monate in 2 aufeinanderfolgenden Jahren (WHO-Definition), Sputum mukös bis purulent (gelb/grün), Produktivität mitunter stark, gelegentlich Hämoptysen bei Exazerbation, Hustenreiz bei Belastung, Haltungswechsel, Nebel, Zigarettenrauch u.a.	Begleitende Symptome, Krankheiten oder Komplikationen oft erst nach langem Verlauf, vor allem im Spätstadium: Belastungsdyspnoe, Lungenemphysem, chronisches Cor pulmonale, Zyanose, Rechtsherzinsuffizienz. Perkutorisch hypersonorer Klopfschall bei Emphysem. Bei der Auskultation feuchte RG, bei bronchialer Obstruktion Giemen, Brummen und verlängertes Exspirium. Über dem Herz betonter 2. Ton über der Pulmonalklappe. Im Röntgenbild vermehrte peribronchiale Zeichnung, begleitendes Emphysem, Cor pulmonale. Im EKG Zeichen der Rechtsherzbelastung (inkonstant). Bei der Lungenfunktionsprüfung obstruktive Ventilationsstörung und respiratorische Insuffizienz im Spätstadium, vorher Small-airways-Dysfunktion und vergrößertes Residualvolumen, Partialinsuffizienz.

Tabelle 10.2. (Fortsetzung)

Krankheit	Hustencharakteristik	Begleitende Symptome und Befunde
Bronchiekta-sen	Langsamer Beginn, nicht selten schon in der Kindheit und Jugend, Häufigkeit und Intensität langsam zunehmend, zwischen-zeitliche Steigerung zu Paroxysmen, lebens-lang persistierende Symptomatik, zumeist stark produktiver Husten („maulvolle Ex-pektoration"), Sputum eitrig, mitunter foe-tide, größte Auswurfmenge zumeist mor-gens, nicht selten Hämoptysen, gelegentlich fehlende Produktivität („trocken")	Fieber nur bei pneumonischer Komplikation. Trommelschle-gelfinger und -zehen oder Uhrglasnägel. Chronische Sinusiti-den. Sputum im Spitzglas dreischichtig, mitunter übeler Spu-tumgeschmack und Foetor ex ore. Bei der Auskultation regio-nal mittel- bis grobblasige RG. Im Röntgenbild peribronchiale Streifenzeichnung, bronchiale Doppelkonturen oder zystische Formationen, bevorzugt in den Unterfeldern. Im Broncho-gramm Darstellung zylindrischer oder zystischer Bronchiekta-sen. Bei der Lungenfunktionsprüfung fakultativ im Spätsta-dium obstruktive Ventilationsstörung mit respiratorischer In-suffizienz. Als Komplikationen: Hirnabszeß, Amyloidose
Pneumonien	Akuter Beginn bei den meisten Formen, Dauer mehrere Wochen, bei Pneumokok-ken-P. ca. 10 Tage, Intensität mittelgradig bis stark, Paroxysmen häufig, Auftreten nachts und tagsüber, Produktivität anfäng-lich mitunter fehlend, im weiteren Verlauf in den meisten Fällen vorhanden, Sputum mukös bis purulent, große Mengen bei Klebsiellen-P., bei Pneumokokken-P. bräunlicher Auswurf, Hämoptysen häufig, vor allem bei Grippe- und Varicellen-P.	Fieber, mitunter delirante Zustände, Kopfschmerzen (beson-ders stark bei Mykoplasmen-P.), Dyspnoe, Nasenflügelatmen, Zyanose, Pleuraschmerz oder substernaler Schmerz. Bei der Perkussion gegebenfalls regionale Dämpfung. Verstärkter Stimmfremitus. Auskultatorisch feuchte (klingende) RG und über der Dämpfung Bronchialatmen. Im Röntgenbild bei Pneumokokken-P. Verschattung eines Lappens, bei Klebsiel-len-P. Eintrübung eines oder mehrerer Lappen mit kavernösen Einschmelzungen, bei Mykoplasmen-P. verschiedenartige im Verlauf wechselnde Verschattungsmuster, radiologischer Be-fund oft wesentlich ausgedehnter als nach dem physikalischen Befund zu erwarten! In etwa der Hälfte der Fälle außerdem Kälteagglutinine im Blut
Lungen-tuberkulose	Langsamer Beginn, Häufigkeit und Intensi-tät zunehmend, Paroxysmen selten, anfäng-lich trocken, später produktiv, teils mit gro-ßen Mengen, Sputum mukopurulent, oft grünlich, Hämoptysen vor allem bei Ober-lappenkavernen, monatelanger Verlauf, so-fern unbehandelt, Verkennung als chroni-sche Bronchitis in den ersten Krankheits-monaten häufig!	Langsamer Gewichtsverlust mitunter bis zur Kachexie, Lei-stungsknick, zunehmende Schwäche, subfebrile Temperaturen über längere Zeit, mitunter auch hohes Fieber. Nachtschweiß häufig. Auskultatorisch regional feuchte RG. Amphorisches Atemgeräusch und tympanitischer Kopfschall über großer Ka-verne. Im Röntgenbild verschiedene Verschattungsmuster, be-vorzugter Sitz in den Oberfeldern: fleckig streifig, pneumo-nisch, kavernös, Streuherde in anderen Anteilen, diffus miliar, Atelektase, Pleuraerguß etc. Hiluslymphknoten oft vergrößert. Kalkeinlagerungen bei alten Prozessen. Tuberkulinhauttest po-sitiv (Ausnahme: Anergie bei Miliartuberkulose). Nachweis von Tuberkelbakterien im Sputum, Magensaft oder broncho-skopisch gewonnenem Sekret (mikroskopisch, kulturell, tierex-perimentell) bei bakteriologisch offener Tuberkulose
Lungenin-farkt	Akuter Beginn, nicht selten sogar Frühsymptom, Intensität leicht bis mittel-gradig, keine Paroxysmen, kein besonderer Tagesrhythmus, Dauer mehrere Tage, Hämoptysen häufig	Akuter atemabhängiger Thoraxschmerz, Atemnot, Tachypnoe, Zyanose, Tachykardie/Tachyarrhythmie, Blutdruckabfall, tiefe Beinvenen- oder Beckenvenenthrombose, vorausgegangene Operation und/oder Bettlägerigkeit. Auskultatorisch regionales Pleurareiben, gelegentlich bronchospastische RG (!), betonter 2. Herzton über der Pulmonalklappe. Im Röntgenbild relativer Zwerchfellhochstand auf der embolisierten Seite, reduzierte Lungengefäßzeichnung, keilförmige Verschattung, mitunter auch „rundherdartig" bei orthograder Darstellung, begleiten-der kleiner Pleuraerguß, Herz mitunter linksverbreitert mit prominentem Pulmonalsegment. Im EGK inkonstant Hinweis auf Rechtsherzbelastung bzw. akutes Cor pulmonale (S_I/Q_{III}-Typ, rechtsventrikulärer Strain u.a.). Bei der Blutgasanalyse deutliche Hypoxämie bei Hypokapnie. Im Serum erhöhte Akti-vität der LDH, maximal am 2. und 3. Tag, anschließend leichte Bilirubinerhöhung. CK normal

Tabelle 10.2. (Fortsetzung)

Krankheit	Hustencharakteristik	Begleitende Symptome und Befunde
Linksherz-insuffizienz	Plötzlicher oder langsamer Beginn, nicht selten Frühsymptom, das den Patienten aus dem nächtlichen Schlaf aufweckt zusammen mit Atemnot (zumeist 1–3 h nach dem Hinlegen), Rückbildung von Husten und Atemnot in aufrechter Haltung, Intensität leicht bis mittelgradig, gelgentlich bei starker Stauung auch Paroxysmen, zumeist unproduktiv im Anfangsstadium, bei chronischer Stauung bräunliches Sputum, bei Lungenödem große Mengen eines schaumig-rötlichen Auswurfs	Kein Fieber, Belastungsdyspnoe, nächtliche Orthopnoe, schnelle flache Atmung, Zyanose, Haut blaß, kühl und feucht, bei Mitralstenose typische Facies, Tachykardie, oft absolute Arrhythmie, bei Mitralstenose vitiumtypischer Geräuschbefund über dem Herzen. Im Lungenödem auf Distanz hörbare feuchte RG, sonst auskultatorisch bevorzugt über der Lungenbasis Knistern, bzw. fein- bis mittelblasige inspiratorische RG, gelegentlich auch exspiratorische trockene RG (Giemen). Im Röntgenbild Herzvergrößerung und/oder Mitralkonfiguration, gestaute Pulmonalvenen, Kranialisation der Perfusion, typischer schmetterlingsartiger Stauungsaspekt bei Lungenödem. Rechtsseitiger Pleuraerguß nur bei globaler Herzinsuffizienz. Bei der Lungenfunktionsprüfung restriktive Ventilationsstörung mit (fakultativ) obstruktiver Komponente, respiratorische Partialinsuffizienz. Im Sputum „Herzfehlerzellen"
Bronchial-karzinom	Schleichender Beginn, oft hervorgehend aus einer chronischen Raucherbronchitis, Änderung des Hustentyps bei Rauchern besonders verdächtig! Häufigkeit und Intensität im Verlauf zunehmend, Klang bei Recurrensparese heiser, Produktivität häufig vorhanden mit Neigung zu Hämoptysen, im Spätstadium „himbeergeleeartiges" Sputum, bei Lungenabszeß große Sputummengen eitrig, mitunter fötide, ebenso bei Tumorzerfall	Gewichtsverlust bis zur Kachexie. Fieber bei pneumonischen Komplikationen, Brustschmerz, vor allem beim Pancoast-Tumor, indolente Lymphknotenvergrößerung supraklavikular. Im Röntgenbild zentraler Tumor oder peripherer Rundherd, häufig vergrößerte Hiluslymphknoten, fakultativ: Atelektase, segmentale oder lobäre (Retentions-) Pneumonie, Lungenabszeß, diffuse Fleckelung und Streifenzeichnung bei Lymphangiosis carcinomatosa, Pleuraerguß, Zwerchfellhochstand bei Phrenikusparese. Perkutorisch bei ausgedehntem Befund regionale Dämpfung. Auskultatorisch feuchte RG und regional Giemen, bronchoskopisch Blick auf Tumorgewebe, Okklusion von Ostien, nekrotischer Zerfall, indirekte Hinweise durch Raumforderung. Im Sputum Tumorzellen. Im Serum Tumormarker inkonstant erhöht. Anämie
Mediastinal-tumor-Aorten-aneurysma	Wichtiges Frühsymptom! Langsamer Beginn, Intensität leicht bis mittelgradig, nicht paroxysmal, Klang oft metallisch oder bitonal infolge Trachealkompression, zumeist unproduktiv, chronisch persistierender Reizhusten, kein besonderer Tagesrhythmus	Inspiratorischer Stridor bei retrosternaler Struma. Heiserkeit bei Stimmbandlähmung. Dysphagie bei Ösophaguskompression. Häufiger Singultus bei Phrenikusirritation. Im fortgeschrittenen Stadium obere Einflußstauung, Thorax- oder Schulterschmerz. Bei Aortenaneurysma mitunter herzinfarktähnliche Schmerzsymptomatik, außerdem gelegentlich Marfan-Syndrom oder positive serologische Tests auf Lues. Im Röntgenbild Verbreiterung des oberen Mediastinums oder der Aorta, Befunde jedoch nicht immer eindeutig. Besserer Nachweis mittels Computertomographie, bei Verdacht auf Aortenaneurysma zusätzliche Kontrastmitteldarstellung. Zwerchfellhochstand bei Phrenikusparese
Pleurameso-theliom	Langsamer Beginn, persistierender trockener Reizhusten, im Verlauf zunehmend, ohne besonderen Tagesrhythmus, oft erstes Symptom!	Intensiver, im Verlauf zunehmender Thoraxschmerz. Im Röntgenbild deutlich verdickte Pleura, wie ausgeprägte Rahmenschwiele mit pelottenförmiger Prominenz regional. Diagnosesicherung nur durch Biopsie möglich. Tumormarker im Serum negativ. Häufig im Krankheitsverlauf hämorrhagischer Pleuraerguß, Asbestexposition in der Vorgeschichte in 80% der Fälle

▶ Das selten zu beobachtende Check-valve-Phänomen setzt eine Tracheomalazie voraus und ist durch einen ventilartigen Verschluß der instabilen Trachea während des Hustenmanövers gekennzeichnet.

3 Diagnostik

Die Differentialdiagnose des Hustens gelingt in den meisten Fällen mit wenigen und einfachen Mitteln. Wegen des breiten Ursachenspektrums

müssen aber auch seltene Krankheitsbilder in Betracht gezogen werden, deren Aufdeckung das gesamte Rüstzeug der pneumologischen Diagnostik und mitunter sogar den Einsatz fachübergreifender Methoden verlangt.

3.1 Basisdiagnostik

Anamnese, körperliche Untersuchungen und Sputumanalyse – letzteres nur bei produktivem Husten – sind unverzichtbare Elemente der Grunddiagnostik. Sie allein kann bereits in über 80% der Fälle zur Diagnose führen.

▶ *Anamnese:* Zweifellos leistet sie den wichtigsten Beitrag zur Differentialdiagnose. Voraussetzung ist allerdings die sorgfältige Erhebung. Wichtig ist vor allem die Frage nach der Produktivität. Bei Husten mit Auswurf liegt nahezu ausnahmslos eine Erkrankung der Bronchien und/oder des Lungenparenchyms vor. Andere Ursachen scheiden aus. Demgegenüber ist beim unproduktiven („trockenen") Husten stets das gesamte Spektrum einschließlich aller extrapulmonalen Ursachen zu berücksichtigen. Erhöhte Aufmerksamkeit verdienen Angaben von Rauchern mit chronischer Bronchitis über Änderung des Hustencharakters, insbesondere in Verbindung mit Heiserkeit oder Gewichtsverlust. Solche Hinweise können ein Bronchialkarzinom signalisieren und bedürfen dringend der Abklärung.

Zu jeder Anamnese gehören auch Fragen nach aktuellen und früheren Rauchgewohnheiten, familiärer Atopie, eigenen allergischen Erkrankungen, Häufigkeit von Atemwegsinfekten, Nasennebenhöhlenerkrankungen, besonderen Umweltbedingungen und inhalativen Noxen am Arbeitsplatz oder bei Ausübung eines Hobbys.

▶ *Körperliche Untersuchung:* Der Anamnese folgt die eingehende körperliche Inspektion und Untersuchung mit besonderer Beachtung der Nase, ihrer Nebenhöhlen, des Rachens und der Thoraxorgane. Grundsätzlich ist es ratsam, den Patienten während der Untersuchung aufzufordern, willkürlich zu husten. Intensität, Klang, Produktivität und hustenabhängige Begleitsymptome wie Thoraxschmerzen sowie pathologische Auskultationsphänomene können so besser beurteilt oder überhaupt erst erfaßt werden. Auch die Provokation von Husten durch maximal tiefe In- und Exspiration kann die Differentialdiagnose zwischen fibrose- und bronchitisbedingtem Husten erleichtern. Besteht der Verdacht auf Atemwegsobstruktionen, empfiehlt sich die Askultation während einer maximal forcierten Exspiration wie beim Tiffeneaumanöver. Die Verlängerung des Exspiriums ist dann leicht erkennbar. Das umgekehrte Manöver, die forcierte Inspiration bei geöffnetem Mund, kann eine Stenose der oberen Atemwege (Larynx, Trachea) aufdecken. Charakteristisch ist der auf Distanz hörbare inspiratorische Stridor.

▶ *Sputumanalyse:* Bei produktivem Husten sind die Bestimmung der Auswurfmenge, die Beurteilung des Sputums nach Farbe, Beschaffenheit, Schichtung, Blutbeimengung und Geruch sowie die mikroskopischen und mikrobiologischen Untersuchungen aufschlußreich (s. Kap. 11).

3.2 Erweiterte Diagnostik

Gelingt es nicht, mit der Basisdiagnostik die Ursache zu finden, sind weitere Schritte erforderlich. Zur 2. Ebene im diagnostischen Stufenschema gehören die Röntgenuntersuchung des Thorax, Lungenfunktionsuntersuchungen, allergologische Tests und die Bronchoskopie als invasive Methode.

▶ *Röntgenuntersuchung:* Unter den apparativen Methoden hat die Röntgenuntersuchung des Thorax einen hohen Stellenwert für die Differentialdiagnostik. Erkrankungen des Lungenparenchyms, der Pleura und des Mediastinums können zuverlässig nachgewiesen und lokalisiert werden. Dagegen liefern primäre Erkrankungen der Bronchien wie Bronchitis und Asthma oft kein röntgenologisches Substrat, das der Differentialdiagnose dienen könnte. Um retrokardiale und dorsobasale Prozesse nicht zu übersehen, empfiehlt es sich, Lungenübersichtsaufnahmen in 2 Ebenen im dorsoventralen und seitlichen Strahlengang anzufertigen. Bei diesem Vorgehen ist in den meisten Fällen eine Durchleuchtung überflüssig. Im Bedarfsfall können die Übersichtsaufnahmen durch die konventionelle Tomographie ergänzt werden. Letztere dient vor allem dem Nachweis von Kavernen, Stenosen der zentralen Bronchien oder Hiluslymphomen. Auch zur Diagnostik von Bronchiektasen kann die Tomographie herangezogen werden. Die Bronchographie stellt jedoch bei dieser Indikation die überlegene Methode dar.

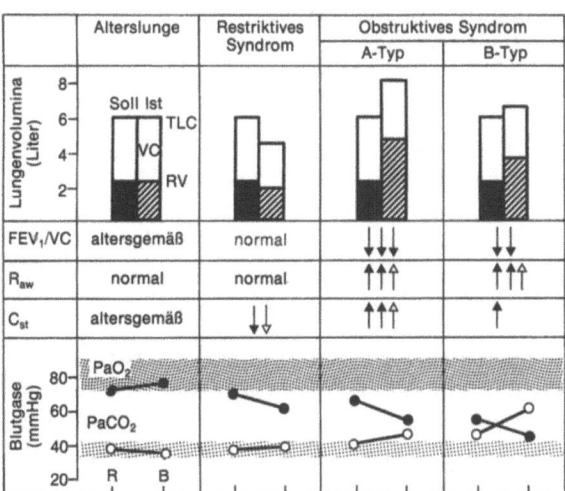

	Alterslunge	Restriktives Syndrom	Obstruktives Syndrom	
			A-Typ	B-Typ
FEV₁/VC	altersgemäß	normal	↓↓↓	↓↓
R_aw	normal	normal	↑↑↑	↑↑↑
C_st	altersgemäß	↓↓	↑↑↑	↑

Abb. 10.1. Differentialdiagnostische Synopse wichtiger Lungenfunktionsparameter und ihrer Veränderungen bei „normaler" Lungenalterung sowie bei Störungen der Ventilation. *Restriktives Syndrom*: Reduktion der statischen Lungenvolumina und Compliance bei normalen Atemwegswiderständen. Zeichen der respiratorischen Insuffizienz zuerst unter Belastung, später auch in Ruhe. *Obstruktives Syndrom*: Erhöhung der Atemwegswiderstände sowie Vergrößerung des RV und der TLC als Zeichen der Lungenblähung. *A-Typ* Emphysem-Typ („Pink puffer"), *B-Typ* Bronchitistyp („Blue bloater"). Statische Compliance beim A-Typ stark, beim B-Typ mäßig gesteigert. Pulmonaler Gasaustausch beim A-Typ weniger gestört als beim B-Typ. In beiden Fällen zunehmende Hypoxämie unter Belastung. Beim B-Typ zusätzlich Hyperkapnie (Globalinsuffizienz). *TLC* Totalkapazität, *VC* Vitalkapazität, *RV* Residualvolumen, *FEV₁/VC* relative exspiratorische Sekundenkapazität, *R_aw* Atemwegsresistance, *C_st* statische Compliance der Lunge, *PaO₂* arterieller Sauerstoffpartialdruck, *PaCO₂* arterieller Kohlendioxidpartialdruck, *R* Ruhe, *B* Belastung. (Nach Meister 1981)

▶ *Lungenfunktionsprüfung* (s. auch Kap. 15.2): Mit ihrer Hilfe läßt sich das Vorliegen einer Ventilationsstörung vom obstruktiven und/oder restriktiven Typ nachweisen und von altersbedingten Veränderungen abgrenzen (Abb. 10.1). Auch pharmakodynamische Tests werden heute vielfach eingesetzt. Dazu zählen der Bronchospasmolysetest und der bronchiale Provokationstest. Welcher Test zum Einsatz kommt, hängt von dem Ergebnis der basalen Funktion ab. Läßt sich bereits eine Obstruktion nachweisen, so wird deren Reversibilität im Bronchospasmolysetest geprüft. Andererseits ist bei normalen Ausgangswerten der bronchiale Provokationstest mit Histamin oder einem Cholinergikum angezeigt, da nur so eine aktuell latente Obstruktion bzw. das Phänomen der bronchialen Hyperreagibilität aufgedeckt werden kann.

Der Provokationstest hat vor allem für die Früherkennung des Asthmas große Bedeutung und trägt wesentlich zur ursächlichen Klärung des nächtlichen oder frühmorgendlichen Reizhustens bei. In diesem Stadium fehlt häufig noch das Leitsymptom des Asthmas, die anfallsweise auftretende Atemnot. Auch Selbstmessungen des exspiratorischen Spitzenflusses (Peak flow) mit einem Miniflowmeter sind zur Früherkennung des Asthmas geeignet, da aus den Peak-flow-Tagesprofilen die zirkadianen Schwankungen der Bronchialobstruktion mit typischem „morning dip" erkennbar sind.

▶ *Allergologische Tests:* Da die Anamnese immer nur den Verdacht, nicht aber den Beweis für das Vorliegen einer Allergie der Atmungsorgane liefern kann, haben auch die allergologischen Tests Bedeutung für die Differentialdiagnostik des Hustens. Geeignet sind Hauttests in der Prick-, Intrakutan- und Scratch-Technik sowie In-vitro-Verfahren wie der RAST (= Radio-allergo-sorbent-Test) oder EAST (= Enzym-allergo-sorbent-Test). Wenn Haut- und In-vitro-Tests zu unklaren oder gar widersprüchlichen Ergebnissen führen, kommen organbezogene Provokationstests zum Einsatz (s. auch Kap. 15.6.2 und Tabellen 15.7 und 15.8).

▶ *Bronchoskopie:* Der große Vorteil dieser invasiven Methode liegt in der Aufdeckung endobronchialer Ursachen, die der klinischen und röntgenologischen Untersuchunge entgehen (z.B. Frühstadium des Bronchialkarzinoms, Adenom, Strikturen, Broncholithen, Fremdkörper, Tracheopathia osteoplastica). In den meisten Fällen genügt die wenig aufwendige und den Patienten kaum belastende Fiberbronchoskopie in Lokalanästhesie. Der Einsatz von starrem Instrumentarium unter Narkose ist nur selten erforderlich. Die Verwendung des flexiblen Bronchoskops bietet zudem den Vorteil des größeren Gesichtsfeldes, da mühelos bis in den Subsegmentbereich, oft sogar noch tiefer eingesehen werden kann. Die Bronchoskopie wird noch bereichert durch die Möglichkeit zur Entnahme von Biopsien, Gewinnung von zytologischem und mikrobiologischem Material sowie zur Durchführung der Bronchographie.

3.3 Fachübergreifende Diagnostik

Nur in ca. 10% der Fälle ist die Ursache für Husten mit den bisher aufgeführten diagnostischen Methoden nicht zu klären. In dieser Situation sind

fachübergreifende, mitunter apparativ aufwendige Untersuchungen erforderlich. Dazu gehören spezielle hals-nasen-ohrenärztliche, kardiologische, gastroenterologische und neurologische Methoden sowie die Computertomographie bzw. Kernspintomographie.

Eine eingehende hals-nasen-ohrenärztliche Untersuchung ist vor allem beim morgendlichen Reizhusten des Nichtrauchers nach Ausschluß der bronchialen Hyperreagibilität oder beim häufigen Zwang zum Räuspern und Hüsteln angezeigt.

In etwa 2% der Fälle ist Husten auf ein kardiales Leiden zurückzuführen, das der klinischen und röntgenologischen Untersuchung entgeht und nur mittels Rechtsherzkatheterismus und/oder Echokardiographie nachweisbar ist.

Da mitunter auch Erkrankungen des Ösophagus wie Divertikel, Karzinom oder Ösophagitis bei Reflux als Ursache für Husten in Frage kommen, ist bei gegebenem Verdacht die Inspektion des oberen Gastrointestinaltraktes mittels Gastroskop angezeigt. Der gastroösophageale Reflux kann endoskopisch-bioptisch, aber auch röntgenologisch im Ösophagogramm verifiziert werden.

Eine eingehende neurologische Untersuchung ist erforderlich, wenn Hinweise auf eine Störung des Schluckreflexes mit Neigung zur Aspiration bestehen.

Die apparativ aufwendige Methode der Computertomographie (CT) oder Kernspintomographie leistet vor allem einen Beitrag zur Abklärung krankhafter und raumfordernder Prozesse im Mediastinum, die sich der konventionellen Röntgendiagnostik entziehen (z.B. Lymphome, Tumoren, Aortenaneurysma).

Die in der Praxis zur Grunddiagnostik häufig durchgeführten Laboruntersuchungen (Blutbild, BSG, biochemische Bestimmungen) können zur Differentialdiagnose des Hustens nur wenig beitragen. Sie sind darum von untergeordneter Bedeutung. Wertvoller sind dagegen serologische Tests (Agglutinations-, Neutralisations-, Präzipitations- und Komplementbindungsreaktionen), die vor allem der Pneumonie- und Alveolitisdiagnostik dienen.

4 Literatur

Carrao WM, Braman SS, Irwin RS (1979) Chronic cough as the sole presenting manifestation of bronchial asthma. N Engl J Med 300:633

Cherniack RM, Cherniack L, Naimark A (1972) Respiration in health and disease, 2nd edn. Saunders, Philadelphia

Irwin RS, Pratter MR (1980) Postnasal drip and cough. Clin Notes Respir Dis 18:11

Irwin RS, Rosen MJ, Braman SS (1977) Cough: a comprehensive review. Arch Intern Med 137:1186

McFadden ER Jr (1975) Exertional dyspnea and cough as preludes to acute attacks of bronchial asthma. N Engl J Med 292:555

Meister R (1981) Störungen der Atemfunktion im Alter. Dtsch Ärztebl 78:2331–2334

Muren O (1983) Cough. In: Glauser FL (ed) Signs and symptoms in pulmonary medicine. Lippincott, Philadelphia, pp 12–19

Poe RH, Israel RH, Utell MJ, Hall WJ (1982) Chronic cough: bronchoscopy or pulmonary function testing? Am Rev Respir Dis 126:160

Rieben FW (1980) Hustensynkope. Dtsch Med Wochenschr 105:360

Widdicombe JG (1964) Respiratory reflexes. In: Fenn WO, Rahn H (eds) Handbook of Physiology, Sect 3. Respiration, vol. 1. American Physiological Society, Washington DC

Wynder EL, Lemon FR, Mantel N (1965) Epidemiology of persistent cough. Am Rev Respir Dis 91:679

Kapitel 11 Auswurf

R. MEISTER

Definition: Auswurf (Sputum) ist das mit Husten oder Räuspern aus dem Respirationstrakt entleerte Material (Schleim, Eiter, Blut) einschließlich verschiedener Beimischungen (Speichel, Mikroorganismen, Staubpartikel u.a.). Der klinische Sprachgebrauch unterscheidet zwischen schleimig (mukös), schleimig-eitrig (mukopurulent), eitrig (purulent) und blutig. Für das Abhusten von Blut gibt es die Begriffe Hämoptoe und Hämoptyse, auf die an anderer Stelle eingegangen wird (s. Kap. 12).

Auswurf ist in der Regel das Produkt erkrankter Atmungsorgane. Es gibt kein „normales Sputum"!

Beim Gesunden sind die Atemwege von einem dünnen Schleimfilm (Mukus) überzogen. Das Bronchialsystem transportiert täglich 100–150 ml Sekret zur Mundhöhle, wo es sich dem Speichel beimischt und von dort mit dem Schluckakt in den Magen gelangt. Die Produktion erfolgt in den Becherzellen, den peribronchialen Drüsen und zum Teil in den Clarazellen, die im Bereich der Bronchiolen angesiedelt sind.

Im Bronchialsystem teilt sich der Mukus in eine Sol- und Gelphase. Dazwischen befindet sich eine Schaumschicht aus Phopholipiden (Surfactant), die die Gleitfähigkeit zwischen den Phasen garantiert (sog. Anti-Glue-Effekt). Die dünnflüssige Solschicht umgibt die Zilien des Flimmerepithels und stellt deren freie Beweglichkeit sicher. Die klebrige Gelschicht breitet sich darüber aus. Sie wird durch die rhythmische Schlagarbeit der Zilien kontinuierlich oralwärts bewegt.

Mit Hilfe dieses „Fließbandes" werden eingeatmete Mikroorganismen, Fremdkörper, Schadstoffe und Zellmaterial aus den Atemwegen abtransportiert. Damit hat das Sekret eine wichtige Aufgabe für die Klärfunktion (mukoziliare Clearance). Darüber hinaus bietet es Schutz vor Austrocknung der Schleimhaut.

Zu 95% besteht das Bronchialsekret aus Wasser. Den schleimigen Charakter erhält es durch den Gehalt an Glykoproteinen (Mukopolysacchariden) mit den Hauptkomponenten Fucomucin, Sialomucin und Sulfomucin. Weitere Bestandteile sind Lipoprotein, Serumproteine (Immunglobuline, Albumin, Transferrin, Lactoferrin, α-Antitrypsin), Enzyme (Lysozym, Proteasen), Elektrolyte und Zellen (Leukozyten, Makrophagen, Epithelien). Durch den Gehalt an Antikörpern (insbesondere sIgA = sekretorisches IgA), Enzymen, Antiproteinasen und zellulären Elementen dient der Mukus der spezifisch-immunologischen und unspezifischen Abwehr.

Überschüssige Sekretproduktion (Hypersekretion) und abnorm erhöhte Viskosität, Elastizität und Adhäsivität (Dyskrinie) kennzeichnen die pathologische Situation. Die Hypersekretion und Dyskrinie sowie die häufig damit verbundene Dysproportion zwischen Sol- und Gelphase zugunsten der letzteren führen einerseits zur Überforderung der tracheobronchialen Transportkapazität, andererseits zur Hemmung der Zilientätigkeit. Hinzu kommen zumeist noch strukturelle Schädigungen des Flimmerepithels. Die Folge ist die Mukostase. Die Ansammlung von Sekret in Bronchien und Trachea liefert den Reiz zur Auslösung des Hustenreflexes mit nachfolgender Expektoration. Das Sputum wird jedoch nicht immer ausgeworfen, sondern sehr häufig auch geschluckt, vor allem von Frauen und Kindern. Dies ist zu berücksichtigen, wenn bei der Erhebung der Anamnese nach der Produktivität des Hustens gefragt wird!

1 Differentialdiagnostische Kriterien

In der Praxis hat sich eine Unterteilung nach der Art des Auswurfs bewährt. Berücksichtigt werden Quantität und Qualität. Unter Qualität ist die Sputumcharakteristik nach Farbe, Beschaffenheit, Schichtung und Geruch zu verstehen.

Sputummenge. Die tägliche Expektoration großer Mengen eines purulenten Sputums („maulvolle Expektoration") ist charakteristisch für Bronchiektasen. Eine ähnliche Symptomatik bieten schwere Verläufe der chronischen Bronchitis oder die Zysten- und Wabenlunge. Zumeist wird der größte Teil der täglichen Sputumportion morgens abgehustet. Für den Lungenabszeß sind unregelmäßige, mehr stoßartige Entleerungen von eitrigem Auswurf typisch, ebenso für das Pleuraempyem mit Bronchialfistel. Im letzteren Fall geben die Patienten an, daß nur in bestimmter Körperhaltung größere Eitermengen ins Bronchialsystem gelangen und ausgeworfen werden können. Abszedierende Pneumonie und kavernöse Lungentuberkulose sind weitere Ursachen für reichlichen eitrigen Auswurf. Bei dem seltenen bronchioloalveolären Adenokarzinom (Alveolarzellkarzinom) werden in ca. 20% der Fälle täglich bis zu mehreren Litern eines milchigen oder seifenlaugenähnlichen Sekrets geringer Viskosität abgehustet; bei keiner anderen Erkrankung der Atmungsorgane sind die täglichen Auswurfmengen so groß.

Sputumcharakteristik

▶ *Farbe:* Muköses Sputum ist weiß bis glasig, mukopurulentes weiß-gelb (Eiterballen in schleimigen Anteilen), purulentes gelb bis grün. Nicht selten sieht man zusätzlich gräuliche, rötliche oder bräunliche Beimischungen.

Die häufig zu beobachtende gelbe Verfärbung zeugt von der Präsenz neutrophiler Granulozyten bei bakterieller Infektion. Aber auch die abakterielle Sputumeosinophilie bei allergischen Erkrankungen oder Intrinsic-Asthma kann diese Farbe hervorrufen. Gelber Auswurf ist darum nicht in jedem Fall gleichbedeutend mit Infektion! Bei differentialdiagnostischem Zweifel kann nur die mikroskopische Differenzierung der zellulären Bestandteile Klärung herbeiführen. Die grüne Farbe läßt auf eine Sputumstagnation in den Bronchien schließen. Sie ist zurückzuführen auf die Freisetzung von Verdoperoxidase (= Myeloperoxidase) aus den Leukozyten. Der Grad der Grau- oder Braunverfärbung richtet sich nach dem Pigmentgehalt der Makrophagen. Rotes Sputum zeugt von frischen Blutbeimengungen (Hämoptoe/Hämoptyse). Schwarze Bestandteile finden sich nach Inhalation von Ruß oder Rauch oder bei der Präsenz von Schimmelpilzen (Aspergillus) in den Bronchien.

▶ *Beschaffenheit:* Ein glasiges Aussehen und auffällend zähe Konsistenz sind typisch für den Auswurf bei Asthma. Kleinere Portionen eines sagokornartigen Sputums werden bei unkomplizierter chronischer Bronchitis beobachtet. Sehr klebriges, zähes und eitriges Sputum findet sich bei Mukoviszidose.

▶ *Schichtung:* Bei Sammlung großer Sputumtagesmengen in einem Spitzglas zeichnet sich häufig

eine Schichtung ab. Sie kann zur Differenzierung zwischen Lungenabszeß und Bronchiektasen herangezogen werden. Im einen Fall ist das Sputum zweischichtig, im anderen dreischichtig. Die basale Schicht besteht aus Eiterballen, die aufgelagerte Schicht aus trüber, wäßrig-seröser Flüssigkeit, die oberste Schicht – sofern vorhanden – aus weißlichem Schaum.

Weitere Informationen über die Sputumcharakteristik bei verschiedenen Krankheiten sind Tabelle 11.1 zu entnehmen.

▶ *Geruch:* Zumeist ist selbst eitriger Auswurf geruchlos oder geruchsarm. Übler Sputumgeruch, der in der Regel mit einem Foetor ex ore einhergeht, spricht für eine Infektion mit Pseudomonaden, Anaerobiern oder harnstoffspaltenden Organismen. Speziell für den Fall der Pyozyaneusinfektion ist der süßlich-stechende Geruch charakteristisch, während Anaerobier einen aashaften Geruch erzeugen. Der zugleich widerliche Geschmack des Sputums wird von den Betroffenen als sehr belästigend empfunden und kann Ekel und Brechreiz hervorrufen.

2 Diagnostik

2.1 Makroskopische Beurteilung

Die Beurteilung des Sputums nach Menge, Aussehen und Geruch hat in der Praxis große Bedeutung für die Differentialdiagnose. Sie stützt sich hauptsächlich auf die in Tabelle 11.1 zusammengestellten Kriterien. Nicht in allen Fällen ist sie ausreichend, so daß zusätzliche Untersuchungen erforderlich werden. Dazu gehören die mikroskopischen und mikrobiologischen Beurteilungen.

2.2 Mikroskopische Untersuchungen

Im Mittelpunkt steht die zytologische Auswertung. Wichtigstes Anliegen ist die Suche nach Tumorzellen bei Verdacht auf Bronchialkarzinom. Beurteilt werden außerdem der Gehalt an Leukozyten, das Verhältnis zwischen neutrophilen und eosinophilen Granulozyten, die Präsenz von Makrophagen, Flimmerepithelzellen und Plattenepithelien. Kubi-

Tabelle 11.1. Differentialdiagnose

Sputumcharakteristik		Krankheit
Farbe	glasig – weiß	Reizsputum – chronische Bronchitis im exazerbationsfreien Intervall – Asthma
	gelb – gelbgrün – grün	Akute Bronchitis – chronische Bronchitis (v.a. bei Exazerbation) – Bronchiektasen – Mukoviszidose – Pneumonie – Lungentuberkulose – Lungenabszeß – Intrinsic-Asthma – Pleuraempyem mit Bronchialfistel
	grau – schwärzlich – schwarz	Starker Raucher – Kohlenstaubexposition – akute Rauchintoxikation – Aspergillose
	bräunlich	Lungenstauung – Pneumonie
	„Pflaumenbrühsputum"	Pneumokokkenpneumonie
	rot – rötlich – pink	s. Differentialdiagnose Hämoptoe – Hämoptyse
	seifenlaugenartig	Bronchioloalveoläres Adenokarzinom
	salzwasserartig	Lungenechinokokkus (Zystenruptur)
	gallig (gelb bis grünlich)	Hepatobronchiale Fistel – selten bei Ikterus
	„Anchovispastesputum"	Durchbruch eines Amöbenabszesses von der Leber in die Lunge
	abnorme Verfärbung	Beimischung von Speisebestandteilen oder Getränken zum Sputum bei Passage der Mundhöhle
Beschaffenheit	zäh	Asthma – chronische Bronchitis – Mukoviszidose
	sagokornartig	Raucherbronchitis – Reizsputum – chronische Bronchitis im exazerbationsfreien Intervall – Lungentuberkulose
	schaumig	Lungeödem
	wäßrig	Bronchioloalveoläres Adenokarzinom – Lungenechinokokkus (Zystenruptur)
	dickflüssig-rahmig	Akute/chronische Bronchitis – Bronchiektasen – Pneumonie – Lungenabszeß – Lungentuberkulose – Pleuraempyem mit Bronchialfistel
	bröckelig	Aktinomyzesdrusen – Aspergillus – außereuropäische Lungenmykosen (Histoplasmose, Kokzidiomykose)
	bröckelig-kalkig	Broncholithen (Durchbruch verkalkter Lymphknoten in das Bronchialsystem nach durchgemachter Tuberkulose)
	bröckelig-ölig	Paraffin bei Oleothorax mit bronchialer Fistel
	ölig	Abusus öliger Nasentropfen – Öl- oder Petroleumaspiration (z.B. akzidentell bei „Feuerschlucker")
Schichtung	zweischichtig	Lungenabszeß – abszedierende Pneumonie – Lungengangrän – kavernöse Lungentuberkulose
	dreischichtig	Bronchiektasen – schwere chronische Bronchitis – fakultativ bei Lungentuberkulose
Geruch	übel – jauchig – süßlich – stechend	Lungengangrän – Tumorzerfall – fakultativ bei Lungenabszeß oder Bronchiektasen

sche Flimmerepithelzellen stammen aus dem peripheren Bronchialsystem, zylindrische Zellen aus den großen Bronchien und der Trachea. Das Vorherrschen von Plattenepithelien spricht für eine starke Beimischung von Speichel, da dieser Zelltyp aus der Mundschleimhaut stammt. Anhand der zytologischen Konstellation kann somit eine Aussage über die Herkunft des Auswurfs gemacht werden.

Besonderes Interesse verdienen die Makrophagen. Anthrakotische Pigmenteinschlüsse und Hämosiderinkörnchen lassen sich durch die Berliner-

Blaureaktion auseinanderhalten. Nur die letzteren färben sich mit dieser Methode an. Der Nachweis von Hämosiderin gelingt bei Lungenstauung, Lungeninfarkt und manchen Pneumonien, die mit einem Übertritt von Erythrozyten in den Alveolarraum einhergehen. Bei Verwendung einer Fettfärbung gelingt es, Lipophagen darzustellen. Sie finden sich gehäuft bei der Lipoidpneumonie.

Neben der zytologischen Beurteilung dient die mikroskopische Untersuchung dem Nachweis von Curschmann-Spiralen und Charcot-Leyden-Kristallen. Erstere haben Ähnlichkeit mit einem Haarzopf, letztere mit einer Kompaßnadel. Diese Elemente werden vor allem im Sputum von Asthmatikern gefunden.

Die Existenz von elastischen Fasern läßt auf das Absterben von Lungengewebe bei schwerer Entzündung (Abszeß, Kaverne, Bronchiektasen) schließen. Zur Erkennung der Strukturen wird der zellreiche eitrige Auswurf mit 10%iger Natronlauge gekocht. Dadurch gehen die zellulären Bestandteile zugrunde, nicht aber die Fasern. Asbestfasern oder andere Fremdkörper finden sich nur bei entsprechender Exposition.

Große Bedeutung hat die mikroskopische Untersuchung nach wie vor für den Nachweis von Mikroorganismen, vorrangig für die Erkennung von Tuberkelbakterien. Bewährt hat sich dazu die Ziehl-Neelsen-Färbung. Bei der Suche nach unspezifischen Erregern wird die Färbung nach Gram angewandt. Damit gelingt es, zwischen grampositiven und -negativen Keimen zu differenzieren. Für den Nachweis von Pilzen wird die Giemsa- oder die Laktophenol-Baumwollblau-Färbung eingesetzt. Die hierzulande am häufigsten zu findenden Candidaarten stammen zumeist aus der Mundhöhle, wo sie als Saprophyten vegetieren. Ihr Vorkommen im Sputum darf darum nicht kritiklos als Zeichen einer Pilzbronchitis oder -pneumonie interpretiert werden. Besteht der Verdacht auf eine dieser Erkrankungen, muß bronchoskopisch Material aus den tiefen Atemwegen gewonnen und mikroskopisch sowie kulturell untersucht werden.

2.3 Mikrobiologische Untersuchungen

Die kulturelle Anzüchtung hat uneingeschränkte Bedeutung für den Nachweis von Tuberkelbakterien. Am besten geeignet ist die erste Sputumportion, die morgens nach dem Aufwachen expektoriert wird. Das in einem sterilen Glas aufgefangene Material kann auf dem postalischen Weg der Untersuchungsstelle zugesandt werden, da die Tuberkelbakterien mehrere Tage im Sputum ihre Vitalität behalten. Zu beachten ist jedoch, daß das Sputum möglichst frei von Blut ist. Da nicht alle Mykobakterien pathogen sind, ist in diagnostisch zweifelhaften Fällen eine Typisierung ratsam. Neben der kulturellen Anzüchtung, die etwa 6 bis 8 Wochen in Anspruch nimmt, können auch Tierversuche für den Erregernachweis herangezogen werden.

Die bakteriologische Sputumuntersuchung zur Identifizierung unspezifischer Erreger ist im Vergleich zur Tuberkulosediagnostik wesentlich problematischer. Zunächst muß sichergestellt sein, daß die Keime aus den tiefen Atemwegen stammen, was wegen der Mundpassage des Sputums und der dabei stattfindenden Keimvermischung kaum zu realisieren ist. Sicherer in der Aussage ist die Sekretgewinnung mit Hilfe der Bronchoskopie oder der transtrachealen Aspiration. Spontan expektoriertes Sputum ist nur durch Waschung nach Mulder für mikrobiologische Untersuchungen verwertbar. Ein weiteres Problem ist das schnelle Anlegen der Kultur innerhalb von 6 h nach der Sputumgewinnung, da bei längerem Zeitintervall die wichtigsten pathogenen Keime des Bronchialsystems (Diplococcus pneumoniae, Hämophilus influenzae) kulturell nicht mehr anwachsen und von Bakterien der Mundflora überwuchert werden. Damit scheidet der postalische Weg für den Probenversand aus und setzt die kulturelle Züchtung im eigenen Labor oder den Transport mit Boten zur nahegelegenen bakteriologischen Untersuchungsstelle voraus. Dabei ist besonderer Wert auf die spezifische Anzüchtung von H. influenzae zu legen, der auf Routineagar schlecht wächst. Bei bakteriologisch negativem Resultat ist auch an Anaerobier zu denken, die unter anaeroben Bedingungen entnommen und kultiviert werden müssen.

Für den kulturellen Nachweis von Pilzen im Sputum gelten hinsichtlich der differentialdiagnostischen Überlegungen die gleichen Einwände wie für den mikroskopischen Nachweis. Auch hier ist die Klärung der Herkunft aus der Mundhöhle oder den tiefen Atemwegen mitunter schwierig, aber für die Differentialdiagnose von größter Bedeutung, weshalb gegebenenfalls bronchoskopisch gewonnenes Material verwendet werden muß.

3 Literatur

Bartmann K (1980) Bakteriologische Sputumanalyse. Atemwegs Lungenkrh 6:411

Dulfano M (1973) Sputum: fundamental and clinical pathology. Thomas, Springfield

Ferlinz R (1974) Lungen- und Bronchialerkrankungen. Thieme, Stuttgart

Lopez-Vidriero MT (1981) Airway mucus. Production and composition. Chest 80:799

Robertson AJ (1952) Green sputum. Lancet I:12

Thompson JA, Muren O (1983) Sputum production. In: Glauser FL (ed) Signs and symptoms in pulmonary medicine. Lippincott, Philadelphia, pp 20–27

Ziment I (1978) Respiratory pharmacology and therapeutics. Saunders, Philadelphia, pp 41–59

Kapitel 12 Hämoptoe, Hämoptyse

R. MEISTER

Definition: Im ursprünglichen Sinne bedeuten Hämoptoe und Hämoptyse „Blutspucken". Im heutigen Sprachgebrauch versteht man darunter „Bluthusten", also das Abhusten von Blut aus dem Bereich von Larynx, Trachea, Bronchien und Lunge. Hämoptoe und Hämoptyse sind Synonyma, die unterschiedliche gehandhabt werden: Besteht der Auswurf ausschließlich oder überwiegend aus Blut, liegt eine Hämoptoe vor. Dagegen wird jeder leichterer Grad der Blutbeimengung zum Sputum als Hämoptyse bezeichnet.

Für Blutansammlungen, die aus der Nase, den Nebenhöhlen, dem Rachen oder der Mundhöhle stammen und durch Räuspern oder Ausspucken entleert werden, gibt es den Begriff „Pseudohämoptyse". Typische Ursachen sind in Tabelle 12.1 aufgeführt.

Wichtig ist die Unterscheidung zwischen Hämoptoe/Hämoptyse und Hämatemesis. Im einen Fall handelt es sich um Blut, das abgehustet, im anderen um Blut, das erbrochen wird. Entsprechend sind die Blutungsquellen im Respirations- oder Gastrointestinaltrakt zu suchen. Das aus dem Atemtrakt stammende Blut ist zumeist hell, schaumig, ungeronnen und alkalisch. Blut aus dem oberen Verdauungstrakt (Ösophagus, Magen) ist dunkelrot bis schwarz und zumeist geronnen („kaffeesatzartig"), sauer und nicht selten mit Speiseresten vermischt. Ausnahmen von der Regel kommen vor. Als Beispiel sei die massive Ösophagusvarizenblutung mit Aspiration genannt. In diesem Fall kann wie bei echter Hämoptoe ungeronnenes, alkalisches Blut abgehustet werden. Das gleichzeitige Erbrechen von Blut sowie die anamnestischen und klinischen Hinweise auf eine Leberzirrhose erleichtern jedoch die Differentialdiagnose.

1 Pathomechanismen

Die Pathomechanismen, die den Hämoptysen zugrunde liegen, sind je nach Grundkrankheit verschieden. Wichtige Mechanismen und typische Erkrankungen sind im folgenden stichwortartig zusammengestellt.

Erosionen und Schleimhautulzerationen
▶ Akute Tracheobronchitis,
▶ viele andere entzündliche Erkrankungen.

Nekrotische Parenchymeinschmelzung
▶ Nekrotisierende Pneumonie,
▶ Lungenabszeß,
▶ Lungengangrän,
▶ Lungeninfarkt,
▶ Tumornekrose.

Tabelle 12.1. Ursachen der Pseudohämoptyse

▶ *Rhinopharyngeal*
  Akute Rhinosinusitis – Epistaxis (idiopathisch, symptomatisch bei arterieller Hypertonie, Thrombozytopenie, akuter Endokarditis) – Pharyngitis – Tonsillitis – Tonsillarabszeß – Tumoren – Trauma (Nasenverletzung, Schädelbasisfraktur u.a.) – hämorrhagische Diathese

▶ *Oral*
  Paradontopathie – Gingivitis – Stomatitis – Hämoblastosen – Tumoren (Mundboden- oder Kieferkarzinom, Sarkom) – hämorrhagische Diathese – Verletzung der Wangenschleimhaut – Verletzung beim Zähnebürsten – Zustand nach Zahnextraktion – neurotisches Blutsaugen aus dem Zahnfleisch bei Nosophilen – M. Osler

Arrosion von aneurysmatisch erweiterten Gefäßen
▶ Kavernöse Lungentuberkulose („Spätblutung",
bis zu 2 l/Tag!),
▶ Aspergillom in ektatischen Bronchien oder präformierten Hohlräumen (posttuberkulösen Kavernen, Zysten).

Diapedesis
▶ Aus erweiterten Bronchialgefäßen in der Umgebung von entzündlichen und granulomatösen Herden (z.B. „Frühblutung" bei Lungentuberkulose),
▶ aus Lungenkapillaren mit Übertritt von roten
Blutkörperchen in die Alveolen bei Lungenstauung (z.B. Linksherzinsuffizienz, Mitralstenose).

Spontane Gefäßrupturen
▶ Stark erweiterte Pulmonalvenen bei postkapil-
lärer pulmonaler Hypertonie (z.B. Mitralstenose),
Gefahr größerer Blutungen!
▶ pulmonale arteriovenöse Fistel (z.B. Morbus
Osler)
▶ Anastomosen zwischen Bronchialarterien oder
anderen Arterien des Systemkreislaufes und Pulmonalvenen (z.B. Bronchiektasie, Lungensequestration).

Nekrotisierende Vaskulitis
▶ Wegener-Granulomatose,
▶ Goodpasture-Syndrom,
▶ toxisch-allergische Erkrankungen.

Gefäßverletzungen
▶ (Äußere Ursachen) Kontusion der Lunge, Thoraxkompression, Rippenfraktur(en), penetrieren-
der Fremdkörper, iatrogen (z.B. nach diagnostischer Feinnadelbiopsie),
▶ (innere Ursachen) aspirierte scharfkantige oder
spitze Fremdkörper (z.B. Knochensplitter, Frag-
mente von Zahnprothesen), Wandern von Ge-
schoßsplittern.

*Intraparenchymale Blutung bei hämorrhagischer
Diathese*
▶ Antikoagulanzientherapie,
▶ Therapie mit Immunsuppressiva und Zytosta-
tika,
▶ akute Leukämien.

Sonstige
▶ z.B. bronchiale Endometriose mit zyklusabhän-
gigen Blutungen (sehr selten!).

Tabelle 12.2. Ursachen der Hämoptoe bzw. Hämoptyse

▶ *Laryngotracheal*
Laryngitis – Tracheitis – Larynxkarzinom – Trachealtu-
moren (Karzinom, Zylindrom) – Fremdkörperaspiration
– Verletzungen

▶ *Bronchopulmonal*
Bronchitis – Bronchiektasen – Bronchustuberkulose –
Bronchialkarzinom – Bronchusadenom – Bronchuskarzinoid – Broncholithen – Fremdkörperaspiration – Lungentuberkulose (kavernöse) – Silikotuberkulose – Pneumonie (verschiedene Formen) – Lungenmykose – Aspergillom – Sarkoidose – Lungenfibrose – Pneumokoniose
– Wabenlunge – bullöses Lungenemphysem – Lungenmetastasen – leukämische Infiltrate – Lungeninfarkt –
idiopathische Lungenhämosiderose – Goodpasture-
Syndrom – Wegener-Granulomatose – allergische, toxische oder Immunvaskulitis – arteriovenöse Fistel –
Lungenstauung (Lungenödem, chronische Linksherzinsuffizienz, Mitralstenose) – Lungenverletzungen (Kontusion, Bronchusruptur, Zustand nach transthorakaler
Nadelbiopsie oder transbronchialer Zangenbiopsie, pe-
netrierender Fremdkörper von außen, wandernder Ge-
schoßsplitter)

▶ *Pleural*
Bronchopleurale Fistel bei Pleuraempyem – Thoraxtrauma mit Pleuraverletzung – Pneumothorax

▶ *Mediastinal*
Maligne Tumoren mit Einbruch in die Trachea (z.B.
Ösophaguskarzinom) – Ruptur eines Aortenaneurysmas
mit Einbruch in die Trachea (immer tödlich!)

▶ *Sonstige*
Hämorrhagische Diathese – Therapie mit Antikoagulanzien, Immunsuppressiva und Zytostatika – Endometriose – Lungensequestration

▶ *Idiopathisch*
Ausschlußdiagnose (ca. 15–20% aller Fälle mit Hämoptyse)

2 Häufigkeit

Es gibt schätzungsweise mehr als 100 verschiedene
Ursachen für Bluthusten. Eine Übersicht ohne Anspruch auf Vollständigkeit gibt Tabelle 12.2.

Die Häufigkeit im pneumologischen Krankengut wird mit 6–15%, im Mittel mit 10% angegeben. Die wichtigsten Ursachen sind heute nach
Rückgang der Tuberkulose unspezifische Erkrankungen wie Bronchitis, Bronchiektasen, Bronchialkarzinom, Lungeninfarkt, Pneumonie, Lungenabszeß und Lungenstauung. Obwohl die Lungentuberkulose ihre frühere dominierende Rolle
verloren hat, sollte sie auch heute in die differentialdiagnostischen Überlegungen stets einbezogen
werden!

Die Häufigkeit von Hämoptysen, bezogen auf einzelne Diagnosen, ist wie folgt zu veranschlagen:

Bronchusadenom 50%, Bronchialkarzinom 30–50%, Lungeninfarkt 30%, Lungenabszeß 20%, Lungentuberkulose 15–20%, chronische Bronchitis und Bronchiektasen 10–15%. Bei bettlägerigen Patienten ist der Lungeninfarkt die häufigste Ursache.

3 Diagnostik

Das Abhusten von Blut kann Symptom einer ernsten, dringend behandlungsbedürftigen Erkrankung sein und bedarf deshalb der sorgfältigen und unverzüglichen Abklärung. Die Feststellung der Ursache ist auch zumeist der dringende Wunsch des beängstigten Patienten.

3.1 Anamnese

Die differentialdiagnostisch wichtige Trennung zwischen Pseudohämoptyse und Hämoptoe bzw. Hämoptyse im engeren Sinne gelingt oft schon durch die sorgfältige Erhebung der Anamnese. Blut, das sich ohne Husten in der Mundhöhle sammelt und durch Räuspern und Ausspucken hervorgebracht wird, stammt in der Regel aus Nase, Nasennebenhöhlen, Rachen oder Mundhöhle. Schwierigkeiten können bei entzündlichen Erkrankungen der Nasennebenhöhlen auftreten, wenn eitriges Sekret mit Blut vermischt die Rachenwand herabfließt und Anlaß zu Räuspern oder Hüsteln gibt. Das entleerte Material ähnelt makroskopisch dem echten Sputum und kann deshalb zu Fehlinterpretation Anlaß geben.

Bei der Fahndung nach bronchialen und pulmonalen Ursachen ist das Patientenalter und die Menge des expektorierten Blutes zu beachten. Bei Jugendlichen und Erwachsenen unter 40 Jahren sind Bronchiektasen (vor allem in den Oberlappen) und Tuberkulose wichtige Ursachen, bei Erwachsenen über 40 Jahren treten chronische Bronchitis (vor allem im Stadium der Exazerbation), Bronchialkarzinom und andere Neoplasien in den Vordergrund. Schilderungen über besonders starke Blutungen müssen vor allem an eine kavernöse Lungentuberkulose („Spätblutung"), ein Aspergil-

lom oder Bronchialkarzinom denken lassen. Angaben über plötzlichen Beginn zusammen mit Dyspnoe und atemabhängigen Schmerzen in einer Thoraxhälfte lenken in erster Linie den Verdacht auf einen Lungeninfarkt, vor allem wenn es sich um einen bettlägerigen Kranken handelt. Die Kombination von Hämoptysen und Nierenkrankheit ist mit einem Goodpasture-Syndrom vereinbar.

Dies sind nur einige Beispiele für den diagnostischen Stellenwert der Anamnese. In der Praxis empfiehlt es sich, gezielt nach Symptomatik und Befundmuster solcher Krankheiten zu fahnden, die bekanntermaßen mit Hämoptysen einhergehen können (Tabelle 12.2).

3.2 Körperliche Untersuchung

Bereits die genaue Inspektion des Patienten kann wichtige Informationen liefern: Typische Fazies bei Mitralstenose, Trommelschlegelfinger und -zehen bei Bronchiektasen, Teleangiektasien und kleine Lippenangiome bei M. Osler, Hautblutungen in Form von Petechien, Sugillationen und Hämatomen bei hämorrhagischer Diathese, Herpes labialis und Nasenflügelatmen bei Pneumonie, Spuren von Thoraxverletzungen u.a.m.

Besondere Aufmerksamkeit verdient die Inspektion des Nasen-Rachen-Raums, der Mundhöhle und des Gebisses zum Nachweis oder Ausschluß von extrapulmonalen Blutungsquellen.

Im Mittelpunkt der Untersuchung steht die Auskultation von Herz und Lunge. Über dem Herzen ist vor allem auf einen vitiumverdächtigen Geräuschbefund (Mitralstenose!) oder Anzeichen für einen pulmonalen Hochdruck (betonter 2. Herzton über der A. pulmonalis, ggf. zusätzliche fixierte Spaltung) zu achten. Bei Verdacht auf Lungenembolie oder -infarkt ist nach regionalem Pleurareiben zu fahnden. Bronchopulmonale Erkrankungen gehen häufig mit einem veränderten Atemgeräusch und/oder Rasselgeräuschen einher, z.B. Knistern bei Lungenfibrose, Rasselgeräusche: feinblasig, bevorzugt basal bei Lungenstauung, regional bei Bronchiektasen, regional mit Bronchialatmen und Fieber bei Pneumonie, diffus, überwiegend trocken (Giemen, Brummen) zusammen mit verlängertem Exspirium bei obstruktiver Atemwegserkrankung etc.

Wenn auch in den meisten Fällen die körperliche Untersuchung nicht zur Klärung von Hämoptysen beitragen kann, sollte darauf niemals verzichtet werden. Zum Ausschluß einer hämorrhagischen Diathese sind Thrombozyten und die wichtigsten humoralen Gerinnungsfaktoren zu bestimmen.

3.3 Makroskopische Beurteilung des blutigen Auswurfs

Zu beachten sind die Menge und das Aussehen.

Menge: Starke, mitunter lebensbedrohliche Blutungen (400 ml/3 h) kommen vor allem bei kavernöser Lungentuberkulose („Spätblutung"), bei Aspergillom, bei Thoraxtraumen mit Verletzungen von Bronchien und Lungenparenchym und nach Bestrahlung von Bronchialkarzinom vor. Die stärkste, immer tödlich verlaufende Blutung tritt bei Ruptur eines Aortenaneurysmas mit Durchbruch in die Trachea ein.

Bei der überwiegenden Mehrzahl der zu Hämoptysen führenden Erkrankungen sind die Blutungen schwach, so daß häufig nur fadenförmige Blutbeimengungen zum Sputum erkennbar sind.

Aussehen: Die Expektoration von reinem Blut kann bei Lungeninfarkt, Grippe- oder Varizellenpneumonie, Bronchusadenom, Oberlappenkaverne(n), Aspergillom und Verletzungen von außen oder innen beobachtet werden. Himbeergeleeartige Hämoptysen sind typisch für das Bronchialkarzinom im Spätstadium. Schaumiger, serös-blutiger Auswurf – häufig in großer Menge – kennzeichnet das Lungenödem. Das typische rostbraune Sputum bei Pneumokokkenpneumonie ist heute nach Rückgang dieser Erkrankung seltener geworden. Braune Stippchen, Punkte und Streifen lassen auf hämosiderinbeladene Makrophagen im Sputum schließen. Sie treten bei chronischen Lungenstauungen auf, besonders bei Mitralstenose. Die am häufigsten zu beobachtenden streifigen Blutbeimischungen finden sich bei akuter Tracheobronchitis, chronischer Bronchitis im akut entzündlichen Schub, Bronchiektasen, Pneumonien und anderen mit Entzündungen einhergehenden Erkrankungen. Abgehustete Koagel von dunkelroter Farbe zeugen von einer alten Blutung.

3.4 Röntgenuntersuchung

Die Röntgenaufnahme des Thorax liefert wichtige Informationen über die zugrundeliegende Erkrankung. In jedem Fall sollten Übersichtsaufnahmen in 2 Ebenen angefertigt werden. Bei Verdacht auf kavernöse Hohlraumbildungen oder Aspergillom sind zusätzliche Schichtaufnahmen erforderlich. Die Tomographien können auch zum Nachweis von Bronchiektasen dienen. Bei Hinweis auf Mitralstenose sind zur Darstellung der linksseitigen Vorhofvergrößerung ein Ösophagusbreischluck und eine p.-a.-Hartstrahl-Aufnahme des Herzens nützlich.

Findet sich bei Hämoptysen ein pathologischer Lungenbefund im Röntgenbild, so kann in den meisten Fällen – vor allem bei erweiterter Diagnostik durch die Bronchoskopie – die Genese der Blutung geklärt werden.

Bei negativem Röntgenbefund ist die häufigste Ursache die chronische Bronchitis (60–65%). In 3% der Fälle findet sich ein Bronchialkarzinom. Aus diesem Grund darf bei fehlendem röntgenmorphologischem Substrat nicht ohne bronchoskopische Abklärung die Diagnose einer „kryptogenen" oder „idiopathischen" Hämoptyse gestellt werden! In etwa 1/3 der Fälle ist auch nach sorgfältiger bronchoskopischer Suche die Blutungsquelle nicht zu eruieren.

Die Prognose der röntgenologisch und bronchoskopisch negativen Fälle ist günstig. Die Rezidivquote für Hämoptysen innerhalb von 3 Jahren liegt bei 5%. Bedrohliche Blutungen sind selten.

3.5 Bronchoskopie

Solange keine Kontraindikation besteht oder die Ursache bereits klar ist, sollte bei jedem Patienten mit Hämoptysen die Bronchoskopie durchgeführt werden! Am ergiebigsten ist die Untersuchung während oder sofort nach der Blutung. In den meisten Fällen genügt die wenig aufwendige Fiberbronchoskopie in Lokalanästhesie. Bei starken Blutungen ist dem starren Instrumentarium in Narkose der Vorzug zu geben, da damit zugleich die Möglichkeit zur Notfalltherapie gegeben ist (Kompression bzw. Tamponade der Blutungsquelle, Sicherung der Ventilation durch Freihalten der Atemwege).

Die Bronchoskopie hat vor allem Bedeutung für die Erkennung zentraler endobronchialer Blutungsursachen (z.B. Frühstadium des Bronchialkarzinoms, Bronchusadenom und andere Tumoren). Bei Verwendung des flexiblen Fiberbronchoskops ist zudem eine Inspektion von Nase, Pharynx und Larynx möglich, so daß ggf. auch extrapulmonale Blutungsquellen erkannt werden.

3.6 Bronchographie

Die röntgenologische Darstellung des Bronchialsystems nach Einbringen von Kontrastmittel mit Hilfe des Fiberbronchoskops oder eines eingeführten Métras-Katheters dient in erster Linie der Verifizierung von Bronchiektasen und deformierender Bronchitis. Außerdem kann das Bronchogramm auf einen peripheren Atemwegsverschluß durch Tumor, Entzündung oder extrabronchiale Verdrängung aufmerksam machen.

3.7 Ventilations-/Perfusionsszintigraphie

Bei Lungenembolie zeigt die kombinierte Ventilations-/Perfusionsszintigraphie einen regionalen Durchblutungsausfall bei erhaltener Belüftung. Die Indikation zu dieser Untersuchung ist nur bei negativem Röntgenbefund, aber begründetem Verdacht auf eine Embolie gegeben. Im Falle einer röntgenologisch sichtbaren, infarktverdächtigen Verschattung erübrigt sie sich, da ein Perfusionsausfall im Bereich der Verschattung keine verbindlichen differentialdiagnostischen Rückschlüsse zuläßt.

Bei hämodynamisch wirksamer arteriovenöser Fistel zeigt das Lungenperfusionsszintigramm eine Minderanreicherung der radioaktiven Mikrosphären im Bereich der Fistel bei zugleich deutlich nachweisbarer extrapulmonaler Radioaktivität, am besten nachweisbar über beiden Nieren. Infolge des Shunts gelangen Mikrosphären in das linke Herz und von dort in den großen Kreislauf.

Da die Nieren als relativ kleine Organe einen Perfusionsanteil von 20% am Herzzeitvolumen haben, ist die extrapulmonale Mikroembolisierung über den Nieren meßtechnisch gut erfaßbar (Konzentration der Radioaktivität auf kleinem Volumen).

3.8 Pulmonalisangiographie

Diese invasive Untersuchungstechnik, die die transvenöse Kathetersondierung des rechten Ventrikels oder der Pulmonalarterie voraussetzt, dient derselben Indikation wie die Lungenszintigraphie. Welcher Methode der Vorzug gegeben wird, hängt nicht zuletzt von der zur Verfügung stehenden apparativen Ausrüstung oder anderen Faktoren ab (z.B. Kontrastmittelüberempfindlichkeit als Kontraindikation für die Angiographie). Zur Darstellung einer intrapulmonalen A.v.-Fistel ist die Angiograhie die überlegene Methode.

4 Literatur

Adelman M, Haponik EF (1985) Cryptogenic hemoptysis. Ann Intern Med 102:829

Douglas BE (1972) Prognosis in idiopathic hemoptysis. JAMA 150:764

Greschuchna D (1976) Klinik und Behandlung von Lungenblutungen. Prax Pneumol 30:30

Jackson CV, Savage PJ (1985) Role of fiberoptic bronchoscopy in patients with hemoptysis and a normal chest roentgenogram. Chest 87:142

Jones DK, Cavanagh P, Shneerson JM, Flower CDR (1985) Does bronchography have a role in the assessment of patients with haemoptysis? Thorax 40:668

Lyons HA (1976) Differential diagnosis of hemoptysis and its treatment. Basics Resp Dis 5:1

Muren O (1983) Hemoptysis. In: Glauser FL (ed) Signs and symptoms in pulmonary medicine. Lippincott, Philadelphia, pp 36–42

Selecky PA (1978) Evaluation of hemoptysis through the bronchoscope. Chest. 73:741

Wagner RB, Baeza OR, Stewart JE (1975) Active pulmonary hemorrhage localized by selective pulmonary angiography. Chest 67:121

Kapitel 13 Pleuraerguß

R. Loddenkemper

1 Grundlagen

1.1 Vorkommen

Ein Pleuraerguß kann bei einer Vielzahl von Krankheiten als primäre, häufiger aber als sekundäre Manifestation bzw. Komplikation auftreten (Tabelle 13.1). Im internistischen Krankengut sind die kardial bedingten Ergüsse mit 30–40% am häufigsten, gefolgt von Ergüssen im Rahmen einer bakteriellen bzw. viralen Lungenentzündung (20–30%), als Komplikation oder Ausdruck von Tumoren (10–20%) und nach Lungeninfarkten (5–10%). Das ätiologisch sehr große Spektrum der weiteren Krankheiten macht dagegen nur etwa 10–20% aus.

1.2 Pathogenese

Der Ansammlung von Erguß im Pleuraraum (physiologischerweise nur wenige Milliliter) liegt stets ein Mißverhältnis zwischen Produktion und Resorption von Pleuraflüssigkeit zugrunde. Ist die Pleura selbst normal, handelt es sich um ein *Transsudat*, welches durch pathologische kolloidosmotische (z.B. Hypoproteinämie) oder hydrostatische (z.B. Herzinsuffizienz) Druckverhältnisse in Blut und Pleuraflüssigkeit hervorgerufen wird.

Ist dagegen die Pleura pathologisch verändert, bildet sich ein *Exsudat* entweder als Folge einer diffus erhöhten Kapillarpermeabilität mit verstärktem Übertritt von Flüssigkeit und anderen Bestandteilen oder als Folge lokalisierter Rupturen (Blutgefäße, Lymphgefäße, Lungenabszesse, Ösophagus u.a.) oder durch Resorptionsstörungen (z.B. Lymphstau).

1.3 Symptome

Je nach Grundkrankheit steht eines der Symptome aus der *Trias* Atemnot, Thoraxschmerz oder Husten im Vordergrund. Die *Atemnot* ist entweder durch den Erguß selbst (abhängig von der Menge, die zu einer Verdrängung der Lunge führt) oder durch die Grundkrankheit (z.B. Herzinsuffizienz, Pneumonie) oder durch eine Kombination von beiden bedingt. Im Zweifelsfall entscheidet hier das Ansprechen auf eine sog. Entlastungspunktion.

Thoraxschmerzen treten entweder bei einer fibrinösen Pleuraentzündung (meist nachlassend bei Ergußzunahme) auf oder sind Folge der Grundkrankheit (z.B. Tumorinfiltration der Brustwand oder Rippenbruch bei Thoraxtrauma). – *Husten* und Auswurf finden sich in der Regel dann, wenn eine primäre Lungenerkrankung vorliegt (z.B. Pneumonie, Lungeninfarkte, Bronchialkarzinome).

Tabelle 13.1. Ursache von Pleuraergüssen

I. *Transsudate* (Hydrothorax)
Herzinsuffizienz
V.-cava-superior-Syndrom
Pericarditis constrictiva
Leberzirrhose
Aszites beim Abdominaltumor
Meigs-Syndrom
Nephrotisches Syndrom
Glomerulonephritis
Hydronephrose (Urinothorax)
Peritonealdialyse
Salzretentionssyndrom
Begleiterguß bei Tumoren
Lungeninfarkt
Myxödem
Sarkoidose
Lymphangiomyomatosis
Tuberöse Sklerose
Cholesterinpleuritis
Pleuraler Unterdruck bei
gefesselter Lunge oder akuter Atelektase
Intrapleurale Infusionen
Idiopathisch

II. *Exsudate* (Serothorax)

 – *Infektiös*[a]
Unspezifisch bakteriell
parapneumonisch
Tuberkulös
Viral
Mykoplasmen
Pilze
Parasiten

 – *Neoplastisch*[a]
Bronchialkarzinom
Extrathorakale Metastasen
Diffuses Pleuramesotheliom
Lymphome und Leukämie
Lokalisierte Pleuratumoren
Brustwandtumoren
Begleiterguß bei Malignomen

 – *Vaskulär*[a]
Lungeninfarkt
Kollateralen bei Leberzirrhose

 – *Abdominell*
Akute Pankreatitis[a]
Pseudozyste des Pankreas
Subdiaphragmaler Abszeß
Intrahepatischer Abszeß
Cholothorax
Endometriose[a]
Inkarzerierte Zwerchfellhernie

 – *Traumatisch*[a]
Hämatothorax
Chylothorax
Ösophagusruptur
Operation (Thorax)
Operation (Abdomen)
Pneumothorax
Stromschlag
Iatrogen (Subclaviapunktion,
translumbale Aortographie u.a.)[a]

 – *Autoimmunologisch*
Rheumatoide Arthritis
Systemischer Lupus erythematodes[a]
Medikameneninduzierter Lupus
Sjögren-Syndrom
Mixed-connective-tissue-disease
Wegener-Granulomatose
Dermatomyositis
Sklerodermie
Periarteriitis nodosa
Immunoblastische Lymphadenopathie

 – *Verschiedenes*
Urämische Pleuritis[a]
Yellow-nail-Syndrom
Sarkoidose[a]
Dressler-Syndrom
Familiäres Mittelmeerfieber
Benigner Asbesterguß[a]
Medikamente
Strahlenpneumonie
Lymphangiomyomatosis
Tuberöse Sklerose
Cholesterinpleuritis
Idiopathisch

III. *Hämatothorax*
Trauma
Lungeninfarkt
Tumor
u.a.[a]

IV. *Chylothorax*
Tumor (Lymphome,
Bronchialkarziom)
Trauma (Operation,
Subclaviapunktion links)
Kongenital
Lymphangiomyomatosis
Tuberöse Sklerose
Infektiös (Tuberkulose,
Filariasis)
Yellow-nail-Syndrom

[a] Auch hämorrhagisches Aussehen möglich.

2 Diagnostik

2.1 Nachweis von Erguß

Ein Pleuraerguß ist in der Regel physikalisch frühestens feststellbar, wenn er mehr als 300–400 ml beträgt. Bei der Standardröntgenthoraxübersicht wird die Menge des Ergusses auf mindestens 200–300 ml geschätzt, um sichtbar zu werden. Geringere Mengen lassen sich eventuell durch Lagewechsel (Aufnahme in Seitenlagerung oder unter Durchleuchtung) erkennen. Kleinere Ergüße sind sehr gut durch die Computertomographie zu erfassen. Mit Hilfe dieser Methode lassen sich auch abgekapselte Ergüsse sowie bei massiver Ergußverschattung Veränderungen im Lungenparenchym und an der Pleuraoberfläche gut differenzieren.

Als wenig aufwendiges Verfahren zum Nachweis kleiner Ergußmengen ist in hohem Maße die *Sonographie* geeignet. Ihre Empfindlichkeit ist wesentlich besser als die der konventionellen radiologischen Verfahren, da sich sogar kleine Mengen von 3–5 ml entdecken lassen. Die Sensitivität ist ab 100 ml 100%ig im Gegensatz zu den konventionellen Röntgenmethoden, die erst ab 500 ml eine entsprechende Empfindlichkeit aufweisen. Letztlich bewiesen wird der Erguß erst durch die Punktion, wobei die Wahl der Eingangsstelle von den Ergebnissen der oben genannten diagnostischen Untersuchungen bestimmt wird.

Differentialdiagnostisch sind die röntgenologischen Ergußverschattungen vor allem abzugrenzen gegenüber Pleuraschwarten, Zwerchfellhochstand, Zwerchfellhernien, Pleurazysten und intrapulmonalen Tumoren. Besondere Schwierigkeiten können dabei infrapulmonale, interlobäre, mediastinale und abgekapselte Ergüsse bereiten.

2.2 Analyse der Pleuraflüssigkeit

Zur Unterscheidung der Pleuraergüsse sind in erster Linie das Aussehen, der Eiweißgehalt und die zellulären Bestandteile geeignet. Hinzu kommen weitere biochemische Parameter möglichst mit simultanem Vergleich der Serumwerte (z.B. Glukose, Amylase, pH-Wert, Triglyzeride u.a.) sowie mikrobiologische und immunologische Untersuchungen.

Tabelle 13.2. Differenzierung zwischen Transsudat und Exsudat

Parameter	Transsudat	Exsudat
Gesamteiweiß (GE)	< 30 g/l	> 30 g/l
GE-Pleura/GE-Serum	< 0,5	> 0,5
Spezifisches Gewicht	< 1016	> 1016
Laktatdehydrogenase (LDH)	< 200 U/l	> 200 U/l
LDH-Pleura/LDH-Serum	< 0,6	> 0,6
Leukozytenzahl	< 1000/ml	> 1000/ml
Erythrozytenzahl	< 10000/ml	> 10000/ml
Prostaglandin	< 50 pg/ml	> 50 pg/ml
Aussehen	Hell	Dunkel

Zur sehr wichtigen Differenzierung zwischen Transsudat und Exsudat können verschiedene Parameter herangezogen werden (Tabelle 13.2). Am besten eignet sich die *Bestimmung des Gesamteiweißes* mit einer Grenze bei 30 g/l. Allerdings können z.B. kardiale Transsudate besonders unter diuretischer Therapie einen Eiweißgehalt > 30 g/l haben (Pseudoexsudat), und umgekehrt kann in seltenen Fällen der Proteingehalt bei malignen und entzündlichen Ergüssen < 30 g/l sein. Hier hilft der Vergleich mit dem Serumeiweiß, welches bei Transsudaten mehr als doppelt so hoch ist wie das Pleuraeiweiß, dagegen ist bei Exsudaten der Pleuraserumeiweißquotient > 0,5. Eine weitere Absicherung ist durch die Bestimmung der LDH möglich, wobei Pleurawerte > 200 U/l oder der Quotient Pleura-/Serum-LDH > 0,6 typisch für das Exsudat sind.

2.3 Pleurabiopsie

Neben mikrobiologischem Erregernachweis und relativ spezifischen Ergußkriterien (z.B. Amylase, Triglyzeride) sind hauptsächlich bioptische Verfahren zum Nachweis eines Tumors oder einer Tuberkulose als Ursache von Pleuraergüssen beweisend. Daher empfiehlt sich bei unklaren Exsudaten ein stufenweises Vorgehen mit Ergußuntersuchung, eventuell blinder Pleurastanzenbiopsie und *Thorakoskopie* mit Betrachtung der gesamten Pleurahöhle und multiplen Biopsien (Abb. 13.1). Heute ist in der Diagnostik der Pleuraergüsse die häufige Wiederholung von „diagnostischen" Punktionen und/oder eine längere „Beobachtung" der unklaren Ergüsse obsolet.

PLEURAERGUSS

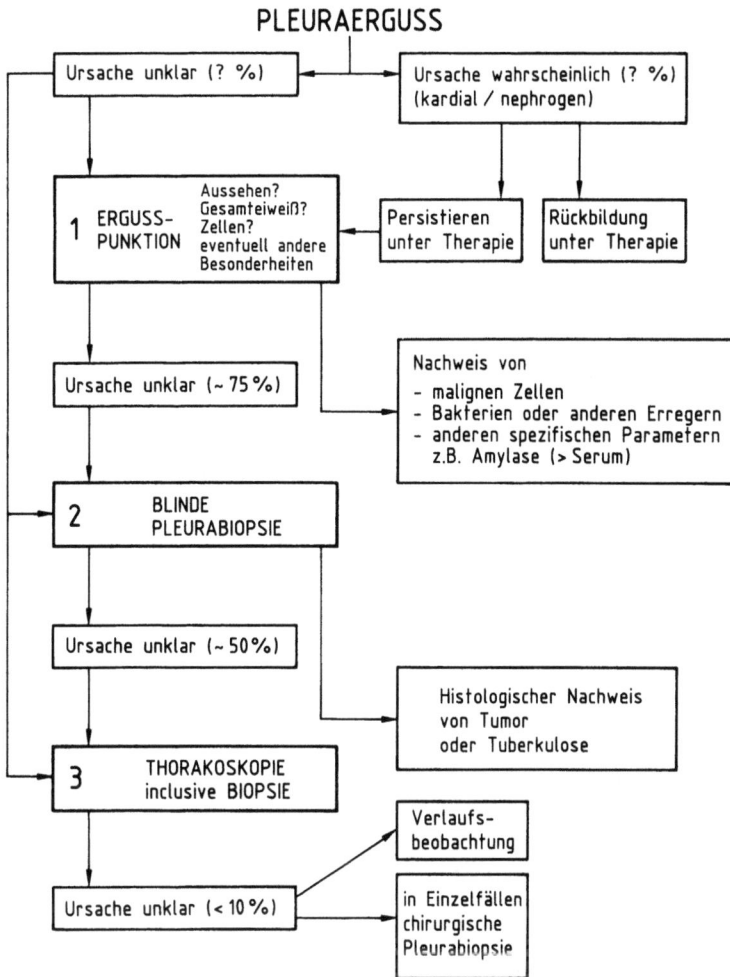

Abb. 13.1. Flußdiagramm für das diagnostische Vorgehen beim Pleuraerguß

3 Transssudate (s. Tabelle 13.1)

Die **Herzinsuffizienz** ist die häufigste Ursache für einen transsudativen Pleuraerguß, wobei durch unterschiedliche Mechanismen sowohl die Linksherzinsuffizienz (verstärkte Flüssigkeitsfiltration über die viszerale Pleura bei erhöhtem pulmonalen Kapillardruck) als auch die Rechtsherzinsuffizienz (Behinderung vorwiegend der Lymphdrainage über die parietale Pleura) verantwortlich sein können. Der Erguß ist in der Regel *bilateral* (und damit die häufigste Ursache für einen bilateralen Erguß, gefolgt von malignen Ergüssen, Begleitergüssen bei Lungeninfarkten und bei renalen und hepatischen Ursachen) oder rechtsseitig, dagegen nur selten einseitig links. Er bildet sich unter kardialer Rekompensation zurück, wobei durch Eindickung der Eiweißgehalt zunehmen kann (Pseudoexsudat). – Häufig zeigt sich auch ein interlobärer Er-

guß, der mit einem Tumor verwechselt werden kann (Pseudotumor).

Ein Pleuraerguß tritt bei 5–6% der Patienten mit **Leberzirrhose** auf und dürfte meist Folge des transdiaphragmalen Übertritts von Aszites sein. Begleitende, selten primäre Ursache ist die Hypalbuminämie. Der Erguß zeigt sich in mehr als 2/3 rechtsseitig, bei den restlichen Fällen linksseitig oder bilateral. Vom Abdomen übertretende Flüssigkeit dürfte auch den Pleuraerguß beim seltenen **Meigs-Syndrom** (bei gutartigen Ovarial- oder Uterustumoren) oder nach **Peritonealdialyse** verursachen.

Beim **nephrotischen Syndrom** mit Hypalbuminämie entwickeln sich die Pleuraergüsse meist bilateral. Ergüsse bei der akuten **Glomerulonephritis** dürften Folge der Hypervolämie und des dadurch erhöhten Kapillardruckes sein. Eine Verlegung der Harnabflußwege führt in sehr seltenen Fällen auf dem retroperitonealen Weg zum Pleuraerguß mit

Tabelle 13.3. Ursachen für begleitende Pleuraergüsse beim Bronchialkarzinom

1. Retrostenotische Pneumonie mit Pleuritis
2. Atelektase mit pleuralem Unterdruck
3. Obere Einflußstauung mit erhöhtem hydrostatischem Druck
4. Befall der mediastinalen LK mit Lymphstau
5. Lungeninfarkte mit Pleuritis
6. Hypoproteinämie mit erniedrigtem onkotischen Druck
7. Invasion in den Ductus thoracicus mit Chylothorax
8. Mediastinale Bestrahlung mit LK-Fibrose und Lymphstau
9. Zytostatikainduziert (Methotrexat, Cyclophosphamid)
10. Herzinsuffizienz u.a.

Tabelle 13.4. Differenzierung zwischen parapneumonischem Erguß und Empyem

Parameter	Erguß	Empyem
Anamnese	Kurz	Länger
Antibiotikawirkung	Gut	Schlecht
Bildgebende Verfahren	Weniger Erguß	Häufig Verklebungen
Aussehen	Serös bis trüb	Trüb bis eitrig
Geruch	–	Oft stinkend
Bakteriennachweis	–	+
Glukose	>0,4 g/l	<0,4 g/l
pH-Wert	>7,2	<7,0
LDH	<1000 U/l	>1000 U/l

hohen Kreatininwerten (Urinothorax), die charakteristischerweise den Serumkreatininwert erheblich überschreiten. – Bei der urämischen Pleuritis findet sich dagegen in der Regel ein Exsudat.

Die Diagnose eines **Begleitergusses bei intrathorakalen Tumoren** ist wichtig, da die therapeutischen Schritte und die Prognose hiervon wesentlich bestimmt werden. Als Ursachen kommen eine Reihe von Faktoren in Betracht (Tabelle 13.3).

Eine **Lungenembolie** wird in 30–40% von einem Pleuraerguß begleitet, wobei es sich aber meist um ein Exsudat handelt (nur 1/3 Transsudat). Gelegentlich treten bei Patienten mit einem **Myxödem** Pleuraergüsse auf, gewöhnlich zusammen mit einem Perikarderguß. Beweisend ist letztlich ein Verschwinden unter Hormonbehandlung. – Bei den sehr seltenen Sarkoidoseergüssen handelt es sich meist um ein Exsudat. Die Ergüsse bei Lymphangiomyomatosis und tuberöser Sklerose sowie bei Cholesterinpleuritis haben in der Regel ein chylöses (milchiges) Aussehen (s. „Chylothorax"). – Ein transsudativer Erguß kann auch bei ausgeprägtem pleuralem Unterdruck (e vacuo) infolge einer gefesselten Lunge oder bei einer akuten Atelektase entstehen. Schließlich können Ergüsse Folge einer Infusion über fälschlich intrapleural plazierte zentrale Venenkatheter sein.

4 Exsudate (s. Tabelle 13.1)

4.1 Infektionen

Bakterielle Pneumonien werden in etwa 40% von einem Pleuraerguß kompliziert. Bei diesem kann es sich entweder um einen serofibrinösen Begleiterguß oder um ein bakteriell verursachtes Empyem

(Pyothorax) handeln. Da letzteres zur Therapie eine Pleuradrainage indiziert, ist die Unterscheidung wesentlich (Tabelle 13.4).

Für die Diagnose einer **tuberkulösen Pleuritis** – hier gibt es sowohl akute, hochfebrile als auch blande Verläufe – ist letztlich das Kulturergebnis beweisend. Aus dem Erguß gelingt dies aber nur in etwa 30%, eine bessere Ausbeute bietet die Kombination mit bioptischen Verfahren wie der blinden Pleurastanze (39%) oder der Thorakoskopie (78%). Mit letzterer Methode gelingt sogar die sofortige Diagnose histologisch in 94%. In der Regel ist der Erguß lymphozytär, in frühen Stadien jedoch auch granulozytär (10%). Ein niedriger Glukosewert (<50 mg/dl) findet sich nur in 20–50%, jedoch ist die Chance eines positiven Kulturergebnisses aus dem Erguß mehr als doppelt so hoch. Die Sensitivität einer erhöhten Adenosindeaminase ist nicht besonders hoch, möglicherweise sind in der Zukunft Antigenbestimmungen aus dem Erguß diagnostisch hilfreich.

Ergüsse bei Erkrankungen durch **Viren** (hauptsächlich Adenoviren, Mononucleosis infectiosa, Influenza, Coxsackie-Gruppe, infektiöse Hepatitis u.a.) und Mykoplasmen sind meist nur gering ausgeprägt, können jedoch in Einzelfällen auch verdrängend groß werden. Sie enthalten in der Regel mononukleäre Zellen, gelegentlich Riesenzellen. Die Diagnosesicherung erfolgt serologisch durch Nachweis einer Titerbewegung, durch Virusantikörper in der Pleuraflüssigkeit oder durch Virusanzüchtung.

Pilze (Aspergillose, Kryptokokkose, Candidamykose, Mukormykose u.a.) und Parasiten (Amöbiasis, Echinokokkose, Paragonimiasis, Pneumocystis carinii u.a.) sind bei uns seltene Ursachen für Pleuraergüsse. Die Diagnose erfolgt serologisch, bioptisch oder durch die Anzüchtung der Erreger.

4.2 Neoplastische Krankheiten

Führende Ursachen für maligne Ergüsse sind beim Mann das **Bronchialkarzinom** und bei der Frau das **Mammakarzinom.** Prinzipiell können aber alle malignen Tumoren – mit Ausnahme primärer Hirntumoren – Metastasen in die Pleura setzen. Diagnostisch wichtig sind die Anamnese mit früheren Tumorkrankheiten oder die Suche nach einem noch unbekannten Primärtumor sowie nach weiteren Metastasen. Beim primären diffusen malignen **Pleuramesotheliom** ist häufig eine Asbestexposition zu eruieren, die jedoch Jahrzehnte zurückliegen kann. Charakteristisch ist der bohrende thorakale Schmerz, der bei Ergußzunahme nicht nachläßt.

Die malignen Ergüsse sind nur in der Minderzahl hämorrhagisch, niedrige Glukosewerte kommen ebenfalls nur in etwa 15% vor. Tumormarker dürften zukünftig verstärkt in der Diagnostik eingesetzt werden. Eine Vermehrung der Hyaluronsäure wurde schon lange als typisch für das diffuse Pleuramesotheliom beschrieben, besitzt jedoch keine hohe Sensitivität und Spezifität. Sehr bewährt hat sich das karzinoembryonale Antigen (CEA), welches besonders bei Adenokarzinomen (in über 50%) erhöht ist. Allerdings beträgt die Spezifität nur etwa 90% (falsch-positiv vor allem bei Empyem, bei der Pankreatitis und beim Tumorbegleiterguß). Die Sensitivität der zytologischen Untersuchung beträgt abhängig vom Tumortyp 50–80%.

Bei lymphatischen Tumoren erreichen die Chromosomenanalyse und die Impuls-Zytophotometrie Trefferquoten von 70–90%. Die blinde Pleurastanzenbiopsie besitzt eine Sensitivität zwischen 50 und 70%, in der Kombination mit der Ergußzytologie zwischen 60–90%. Einen hohen diagnostischen Wert hat die *Thorakoskopie* (95%), sie ermöglicht zudem eine bessere histologische Klassifikation, ein exakteres lokales Staging beim Bronchialkarzinom und beim diffusen Pleuramesotheliom sowie die Gewinnung von Material für die Hormonrezeptorenbestimmung beim Mammakarzinom.

Wegen ihrer hohen Spezifität schließt die Thorakoskopie mit großer Sicherheit eine maligne und tuberkulöse Ätiologie des Pleuraergußes aus (Abb. 13.1) und erlaubt damit auch erst die Diagnose eines Begleitergusses beim Bronchialkarzinom (s. Tabelle 13.3) oder eines benignen Asbestergußes.

.

4.3 Vaskuläre Krankheiten

Der Erguß beim **Lungeninfarkt** ist uncharakteristisch, er kann exsudativ oder transsudativ sein, in über 70% ist er blutig tingiert, in etwa 20% blutig. Eine Probepunktion ist zum Ausschluß anderer Ergußursachen wie Tumor, Pneumonie und Tuberkulose zu empfehlen. – Ein Erguß als Folge einer Blutung aus Kollateralen bei der Leberzirrhose zählt zu den Seltenheiten.

4.4 Autoimmunkrankheiten

Nicht selten treten Ergüsse im Rahmen von Autoimmunkrankheiten, besonders bei der rheumatoiden Arthritis und dem systemischen Lupus erythematodes auf. Bei einem niedrigen Glukosewert muß differentialdiagnostisch in erster Linie eine Tuberkulose, ein Tumor und ein parapneumonischer Erguß ausgeschlossen werden. Ursächlich abzugrenzen ist der durch Medikamente (INH u.a.) induzierte Lupus erythematodes. – Selten treten Ergüsse beim Sjögren-Syndrom, bei der Dermatomyositis, der Sklerodermie sowie bei dem Syndrom der „Mixed connective tissue disease", bei der Polyarteriitis nodosa und bei der Wegener-Granulomatose auf. Differentialdiagnostisch muß hier aber auch an Komplikationen der Grundkrankheit wie Herzinsuffizienz, Pneumonie oder tuberkulöser Erguß unter immunsuppressiver Therapie gedacht werden.

4.5 Abdominelle Erkrankungen

Bei der **akuten Pankreatitis** findet sich in etwa 20% ein Pleuraerguß, in 2/3 linksseitig, beim Rest rechtsseitig oder bilateral. Die Symptome können denen bei Lungenentzündung oder Embolie ähneln. Diagnostisch richtungweisend sind erhöhte Amylasewerte im Erguß, die oberhalb der Werte im Serum sind und auch länger erhöht bleiben. Der Erguß kann serosanguinös bis blutig sein. Bei Persistieren des Ergusses besteht Verdacht auf einen Pankreasabszeß oder auf eine Pseudozyste. – Differentialdiagnostisch sollte bei erhöhten Amylasewerte besonders eine Ösophagusperforation ausgeschlossen werden (hier aber Speichelamylase). In sehr seltenen Fällen kann die Amylase auch bei malignen Ergüssen erhöht sein.

Ein **subphrenischer Abszeß** ruft in über 50% Pleuraergüsse hervor, bei denen die thorakalen Symptome sogar überwiegen können. – Bei der extrem seltenen Gallensteinperforation in die Pleura bildet sich galliger Erguß (Cholothorax). Eine Zwerchfellhernie, die meist nach Traumen, und zwar bevorzugt linksseitig auftritt, kann einen Erguß vortäuschen oder im Falle der Inkarzeration eine Ergußbildung auslösen. Auch bei der Leberzirrhose, Abdominaltumoren und dem Meigs-Syndrom sind Pleuraergüsse möglich (s. Transsudate).

4.6 Trauma

Nach Thoraxtraumen kann es zu Blutungen in die Pleurahöhle kommen (s. Hämatothorax), in seltenen Fällen entwickelt sich ein Chylothorax (s. dort). Ein exsudativer (oder transsudativer) Erguß kann nach Operationen im Thorax oder Abdomen (meist diaphragmanah) auftreten, differentialdiagnostisch ist in diesen Fällen in erster Linie an postoperative Lungeninfarkte, Pneumonien oder einen subphrenischen Abszeß zu denken. Ein Pneumothorax, gleich welcher Ätiologie, kann von einem Erguß begleitet werden.

An eine Ösophagusperforation als Ergußursache muß insbesondere im Zusammenhang mit einer endoskopischen Untersuchung, aber auch mit Fremdkörperaspiration gedacht werden. Charakteristische Befunde im Erguß sind die hohe Amylase (Speichelamylase) und der sehr niedrige pH-Wert (< 7,0).

Iatrogen entstehen Pleuraergüsse am häufigsten beim Legen zentraler Venenkatheter in die V. subclavia oder V. jugularis interna. Der Erguß kann blutig bei Verletzung eines Gefäßes oder bei einer Bluttransfusion oder serös bei Infusionen anderer Lösungen sein.

4.7 Verschiedenes

Exsudative Ergüsse können auch im Rahmen des familiären Mittelmeerfiebers, beim Yellow-nail-Syndrom, bei einer Sarkoidose, nach Asbestexposition (benigner Asbesterguß), als Folge einer Strahlenpneumonie, nach Medikamentenein-

nahme (im Rahmen eines Medikamenteninduzierten Lupus erythematodes oder nach Einnahme von Nitrofurantion, Bromocriptin, Procarbazin, Methotrexat, Practolol u.a.) sowie beim Dressler-Syndrom nach Herzinfarkten (etwa in 1%) oder nach Herzoperationen auftreten.

Etwa 10–20% aller Pleuraergüsse bleiben ätiologisch ungeklärt (*idiopathisch*). Häufig, besonders bei jungen Männern, lassen sich hier vermehrt Eosinophile im Erguß feststellen (möglicherweise ursächlich eine Virusinfektion). Vermehrt Eosinophile finden sich aber auch in einer Reihe von Exsudaten bekannter Ursache.

5 Hämatothorax (s. Tabelle 13.1)

Beim Hämatothorax ist der Hämatokrit höher als 50% des Blutwertes. Die häufigsten Ursachen sind Traumen, Lungeninfarkte und Tumoren. Weitere differentialdiagnostische Möglichkeiten sind in der Tabelle 13.1 mit „a" genannt, wobei der Erguß blutig, meist aber nur sero-sanguinös (blutig tingiert) sein kann. Differentialdiagnostisch muß immer an eine artefizielle Blutbeimengung infolge der Pleurapunktion selbst gedacht werden.

6 Chylothorax (s. Tabelle 13.1)

Beim Chylothorax tritt aus dem Ductus thoracicus Chylus direkt in den Pleuraraum über. Je nach Lecklokalisation sammelt sich der Erguß rechts oder links oder beidseitig an. Hauptsymptom ist die Atemnot, Thoraxschmerzen sind selten. Die Flüssigkeit sieht in der Regel milchig-weiß aus. Der Eiweißgehalt ist meist > 30 g/l. Ein Triglyzeridgehalt über 110 mg/dl ist beweisend, bei Werten zwischen 50–110 mg/dl müssen Chylomikronen in der Lipoproteinelektrophorese nachgewiesen werden. – Triglyzeridreiche Ergüsse müssen nicht unbedingt milchig aussehen, weshalb bei unklarer Ätiologie auf jeden Fall Triglyzeride im Erguß bestimmt werden sollten. Werte unter 50 mg/dl schließen einen Chylothorax aus. Differentialdiagnostisch sind bei milchigem Aussehen ein Pseudochylothorax mit Cholesterinkristallen (Cholesterinpleurits bei chronischen tuberkulösen, rheumatischen oder anderen Ergüssen) oder ein Empyem in Betracht zu ziehen.

Hauptursachen für einen Chylothorax sind in 54% Tumorleiden (vorwiegend maligne Lymphome) und in 25% Traumata, besonders operationsbedingt. Verschiedene andere Ursachen wie Lymphangiomyomatosis, tuberöse Sklerose, kongenitale Defekte, Filariasis u.a. sind in etwa 5% zu finden, 15% bleiben ätiologisch unklar.

7 Literatur

Brandt H-J, Loddenkemper R, Mai J (1983) Atlas der diagnostischen Thorakoskopie. Indikationen – Technik. Thieme, Stuttgart

Chrétien J, Bignon J, Hirsch A (eds) (1985) The pleura in health and disease. Marcel Dekker, New York (Lung biology in health and disease, vol 30)

Kuntz E (1968) Die Pleuraergüsse. Differentialdiagnose, Klinik und Therapie. Urban & Schwarzenberg, München

Light RW (1983) Pleural diseases. Lea & Febiger, Philadelphia

Loddenkemper R (1986) Differentialdiagnostik der Pleuraergüsse mittels Pleurapunktatuntersuchung Atemw-Lungenkrankh 12:121–127

Kapitel 14   Schmerzen im Bereich des Thorax

K.D. GROSSER

Schmerzen im Thoraxbereich zählen zu den häufigsten Beschwerden, die einen Patienten zum Arzt führen (Tabelle 14.1). Auch wenn nur leichte Schmerzen auftreten, verbindet sich damit für den Kranken oft die Vorstellung einer ernsten organischen Erkrankung der Lunge oder – noch häufiger – des Herzens. Die Symptomatik verlangt oft, möglichst rasch zur Diagnose zu gelangen. Dazu sind körperliche und spezielle Untersuchungen notwendig, vor allem aber eine sorgfältige Befragung des Patienten über Ort und Ausstrahlung, Charakter und Dauer der Schmerzzustände sowie über Faktoren und Umstände, die den Schmerz verstärken oder mindern können. Auf der Grundlage solcher Informationen kann dann durch spezielle Untersuchungen eine sichere Diagnose erreicht werden.

Bei den differentialdiagnostischen Überlegungen soll aus dem Arsenal der vielen möglichen Untersuchungen gezielt und für den Kranken schonend und kostensparend die adäquate diagnostische Methode eingesetzt werden.

1 Erkrankungen der Pleura

Pleuritis. Während die Lunge keine Schmerzrezeptoren enthält, ist die parietale Pleura über die Interkostalnerven mit schmerzsensiblen Rezeptoren versorgt. Bei vorwiegend entzündlichen Prozessen entwickelt sich eine Fibrinauflagerung (trockene fibrinöse Pleuritis = Pleuritis sicca). Solange ein Exsudat oder Transsudat fehlt, reiben viszerale und parietale Pleura bei jeder Atembewegung aneinander. Dies führt zu atemabhängigen Schmerzen und meist zu typischen Geräuschen. Der charakteristische Schmerz ist scharf, stechend, oberflächlich und von unterschiedlichem Schweregrad. Entsprechend der sensiblen Hautversorgung umfaßt der Schmerz auch größere Segmente und kann in den vorderen abdominalen Bereich ausstrahlen. Er wird verstärkt durch kräftiges Einatmen und durch Husten. In der Expirationsphase ist der Schmerz geringer. Die Kranken versuchen flach zu atmen und den Husten zu unterdrücken („koupierter Husten"); durch Lagerung kann ebenfalls eine Schmerzverstärkung oder -minderung eintreten. Als einziger physikalischer Befund sind in Abwesenheit eines Ergusses ebenfalls atemabhängig pleuritische Reibegeräusche im Bereich der Schmerzzone zu auskultieren. Sie erinnern an Lederknarren oder Schneeknirschen. Das Geräusch ist nicht immer mit dem Schmerz gekoppelt; bei ausgeprägten Schmerzen kann das Geräusch auch fehlen. Bei Ergußbildung gehen der Schmerz und das Geräusch zurück, es kann danach ein dumpfer, nicht atemabhängiger Druck bleiben; bei Rückgang des Ergusses treten für kurze Zeit Schmerzen und Geräusche wieder auf. Ein erneuter Schmerz ist also kein Hinweis für eine Verschlechterung oder ein Rezidiv. Nicht selten besteht ein starker Reizhusten, der durch den Schmerz besonders quälend ist. Kommt es nicht zu einem ausgeprägten Erguß, so ist doch meist röntgenologisch oder sonographisch ein kleiner Randwinkelerguß nachweisbar und für die Diagnose mitentscheidend.

Eine Sonderform ist die diaphragmale Pleuritis, die beim tiefen Einatmen starke Schmerzen in der Tiefe des Brustkorbs verursacht, während das pleuritische Reiben einer Auskultation nicht zugänglich ist. Gelegentlich ist die untere Thoraxapertur druckempfindlich. Oft besteht Singultus.

Tabelle 14.1. Ursachen von Beschwerden und Schmerzen im Bereich des Thorax

1. Erkrankungen der Pleura
   - Pleuritis sicca, – exsudativa
   - Pleurodynie
   - Pleuratumor
   - Pleuramesotheliom
   - Pleuritis carcinomatosa
   - Spontanpneumothorax

2. Erkrankungen der Trachea, der Bronchien, der Lunge und des Mediastinums
   - Tracheitis
   - Tracheobronchitis (Bronchialkarzinom)
   - Lungenembolie, Lungeninfarkt
   - Cor pulmonale vasculare oder parenchymale
   - Mediastinitis, Mediastinaltumoren

3. Erkrankungen des Herzens und der großen Gefäße (s. Kap. 18 und 21)

4. Erkrankungen des Ösophagus und der Abdominalorgane
   - Ösophagus-karzinom, -divertikel, -achalasie, Reflux-ösophagitis, Hiatushernie
   - Ulcus ventriculi
   - Pankreatitis
   - Cholezystitis

5. Erkrankungen der Thoraxwand und Schmerzausstrahlungen in die Thoraxwand
   - Muskelerkrankungen
   - Myalgien
   - Trichinose
   - Dermatomyositis
   - Polymyalgia rheumatica

6. Nervenschmerzen
   - „Interkostalneuralgie" (s. Tabelle 14.7)
   - Herpes zoster
   - Neurinom, Neurofibrom

7. Knochen- und Gelenkschmerzen
   - Erkrankungen der Rippen und des Sternums: Entzündungen (Tietze-Syndrom), Metastasen, Frakturen
   - Erkrankungen der Wirbelsäule: degenerative Veränderungen, Entzündungen, Metastasen, Diskushernie
   - Erkrankungen im Schulterbereich mit Periarthritis und Periarthrosis humeroscapularis
   - Zervikobrachiales Myalgiesyndrom
   - Pancoast-Tumor

Typisch ist die Schmerzausstrahlung in die Schulter. Nicht selten tritt diese Form bei Leberabszeß oder subphrenischem Abszeß auf. Schmerzen der Milz können ebenfalls in Abhängigkeit von der Atmung im diaphragmalen Pleurabereich auftreten. Ursachen hierfür sind Milzinfarkte oder Milzschmerzen bei Splenomegalie. Ätiologie und spezielle Diagnostik des Pleuraergusses: s. Kap. 13.

Akut auftretende Pleuraschmerzen (Pleurodynie) verbunden mit meist starken Myalgien, Fieber, Husten und Kopfschmerzen sind charakteristisch für die Bornholm-Krankheit (Coxsackie-B-Infektion). Die Erkrankung tritt bevorzugt im Frühjahr und Herbst auf. Nachweis serologisch (Titeranstieg).

Maligne Krankheiten: Sehr heftige Schmerzzustände werden beim Pleuramesotheliom beobachtet. Der Schmerz ist oft das erste Symptom. Später entwickelt sich ein (hämorrhagischer) Erguß mit Kurzatmigkeit, Tachykardie und schwerem Krankheitsgefühl. Ein ähnliches Krankheitsbild kann auch bei Pleuritis carcinomatosa auftreten; allerdings kommt es gewöhnlich früher zur Ergußbildung.

Der Spontanpneumothorax geht oft, aber keineswegs immer mit Schmerzen einher, die akut auftreten und mit einer meist plötzlich einsetzenden Atemnot verbunden sind. Klinisch kann die Unterscheidung gegenüber der Pleuritis sicca gelegentlich schwierig sein, da infolge der eingeschränkten Atmung das Atemgeräusch abgeschwächt wird. Der klassische tympanitische Klopfschall fehlt bei kleiner Ausdehnung des Pneumothorax. Die Thoraxröntgenaufnahme in Exspiration klärt die Diagnose. Schnell zunehmende Atemnot und Einflußstauung entwickeln sich beim Spannungspneumothorax. Röntgenologisch erscheint das Mediastinum auf die Gegenseite verschoben. Dieser Zustand entsteht bei einer Eröffnung des Pleuraraums mit Ventilverschluß.

Während bei Jugendlichen oft keine Ursache festzustellen ist, entsteht der Pneumothorax bei älteren Kranken mit Bronchial- und Lungenerkrankung z.B. Emphysem, Bronchiektasen, Asthma bronchiale, Lungenfibrose gelegentlich bei abruptem Druckanstieg (Heben von Lasten, Hustenanfall). Rezidive sind nicht selten. Außerdem kann es zu einem Pneumothorax nach Punktion, z.B. Pleurapunktion, transbronchiale Punktion, Lungenpunktion, Punktion der V. subclavia oder der V. anonyma, kommen. In manchen Fällen ist der akut einsetzende Schmerz so heftig, daß ein Myokardinfarkt oder eine Lungenembolie in die differentialdiagnostische Abklärung mit einbezogen werden müssen.

2 Erkrankungen der Trachea, der Bronchien und der Lunge

Tracheitis, Bronchitis. Heftige atemabhängige Schmerzen im oberen substernalen Bereich können durch eine Tracheitis ausgelöst werden. Bei trocke-

Tabelle 14.2. Einteilung der Lungenembolie in 4 Schweregrade nach klinischer Symptomatik. (Zugeordnet sind die entsprechenden Befunde und das Ausmaß der Gefäßobliteration)

	Grad I	Grad II	Grad III	Grad IV
Klinik	Kurzfristige Symptomatik Dyspnoe, Brustschmerz Evtl. Folgezustände: Hämoptyse, Fieber, Pleuraerguß	Leichtgradige, anhaltende Symptomatik Akut auftretende Dyspnoe, Tachypnoe, Brustschmerz, Tachykardie Evtl. Folgezustände: s. Grad I	Ausgeprägte anhaltende Symptomatik Akute schwere Dyspnoe, Tachypnoe, Tachykardie, Brustschmerz, Zyanose, Unruhe – Angst, Synkope	Zusätzlich zu III: Ausgeprägte Schocksymptomatik (Herz-Kreislauf-Stillstand)
System-arterieller Druck	Normal	Normal (leicht erniedrigt)	Erniedrigt	Stark erniedrigt mit kleiner Amplitude
Pulmonal-arterieller Druck	Normal	Normal (leicht erhöht)	Mitteldruck 25–30	Mitteldruck >30
paO_2 (mmHg)	Normal	~80	<70	<60
Gefäß-obliteration	Periphere Äste	Segmentarterien	Ein Pulmonalarterienast oder mehrere Lappenarterien	Ein Pulmonalarterienast und mehrere Lappenarterien (Pulmonalarterienstamm)

ner Bronchitis können ebenfalls bei tiefer Atmung und Husten durch die Veränderungen in den Bronchien und Bronchiolen Schmerzen ausgelöst werden.

Im Gegensatz zu anderen Pneumonieformen ist die Mykoplasmenpneumonie selten mit Pleuritis, jedoch oft mit retrosternalen Schmerzen verbunden, die durch Husten verstärkt werden. Über schmerzhafte Verkrampfungen im Thoraxbereich in Verbindung mit schwerer Atemnot klagen Patienten mit Bronchialobstruktion. Zur Differentialdiagnose der Pneumonie s. Kap. 1.2.3 und 15.8.

Die Lungenembolie wird aus didaktischen und therapeutischen Gründen in 4 Schweregrade eingeteilt (s. Tabelle 14.2). Durch pleuranahe (kleine) Embolien (Grad I + II) kommt es nicht selten zu Begleitpleuritiden mit entsprechender Symptomatik, kleinere Embolien können aber auch stumm verlaufen. Bei größeren Lungenembolien tritt meist ein zentraler Brustschmerz in Verbindung mit Dyspnoe, Tachypnoe und Zyanose auf. Lokalisation und Intensität der Schmerzen erlauben i.allg. keine Abgrenzung gegenüber dem Myokardinfarkt. Tachypnoe ist allerdings bei akutem Myokardinfarkt nur selten zu beobachten. Bei schweren Krankheitszuständen verbunden mit beginnender oder ausgeprägter Schocksymptomatik sind bei Lungenembolie meist stärkere Zeichen der

Rechtsherzbelastung bzw. Rechtsherzinsuffizienz zu beobachten, z.B. stark erhöhter Venendruck, Lebervergrößerung mit schmerzhafter Kapselspannung, d.h. Schmerzen im rechten Oberbauch. Im EKG zeigen sich in etwa 50–70% der Fälle Zeichen der Rechtsherzbelastung (Rechtsschenkelblock, Rechtstyp, negative T-Welle in den rechtspräkordialen Ableitungen). Außerdem kann die Lungenembolie im EKG ein dem Hinterwandinfarkt sehr ähnliches Bild hervorrufen, allerdings ist S_1 tiefer als beim Infarkt, und in Ableitung I und II ist ein P pulmonale sichtbar. Für über 50% der Fälle gilt, daß ein normaler Röntgenbefund eine Lungenembolie nicht ausschließt. Das diagnostische Vorgehen führt über die Verdachtsdiagnose und der wahrscheinlichen Diagnose zur gesicherten Diagnose (Abb. 14.1). Von besonderer Bedeutung ist die Erhebung der Anamnese unter besonderer Berücksichtigung prädisponierender Krankheiten und Faktoren (s. Tabelle 14.3). Lungenszintigraphie bei normalem Röntgenbild und Pulmonalisangiographie, eventuell als digitale Substraktionsangiographie, sichern die Diagnose. Von entscheidender Bedeutung ist es, Embolien im Stadium I und II zu diagnostizieren, da es sich bei diesen kleinen Embolien häufig um sog. Warnembolien oder Signalembolien handelt, die größeren Lungenembolien vorausgehen. Die wichtigsten Differentialdiagnosen bei Lungenembolie sind:

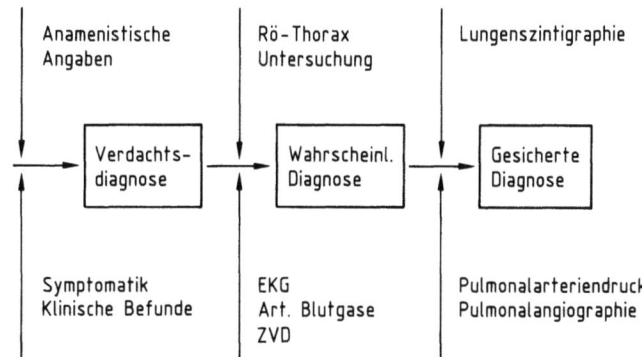

Abb. 14.1. Diagnostisches Vorgehen bei Lungenembolie

Tabelle 14.3. Prädisponierende Krankheiten und Risiken für thromboembolische Komplikationen

Chirurgisch	Internistisch
Thromboembolische Vorerkrankung Varikosis	Thromboembolische Vorerkrankung Varikosis
Postoperative Zustände	Lange Bettlägerigkeit
Orthopädische Operation:	Herzkrankheiten
– Operation der unteren Extremität	– Herzinfarkt
– Operation im Bauch- oder Beckenbereich	– Herzinsuffizienz
	chronische Lungen- erkrankungen
Unfälle	Kachexie
besonders Polytraumata der unteren Extremi-	Maligne Tumoren
täten und des Beckens	Adipositas
Schwangerschaft, Geburt	Blutkrankheiten
Wochenbett	Lange Flugreisen
	Lange Busfahrten
	Einnahme oraler Antikonzeptiva

▶ Leitsymptom Schmerz: Herzinfarkt (Tabelle 14.4), Angina pectoris, Spontanpneumothorax, Pankreatitis, Cholezystopathie.
▶ Leitsymptom Blutdruckabfall: kardiogener Schock bei Herzinfarkt, Vasomotorenkollaps, zerebrale synkopale Anfälle.
▶ Leitsymptom Rechtsherzbelastung: akutes oder chronisches Cor pulmonale anderer Genese.

Lungeninfarkt – Infarktpneumonie. Einige Tage nach Lungenembolie kann sich, insbesondere bei kleinen Embolien, ein Lungeninfarkt entwickeln. Diese Entwicklung wird durch Herzinsuffizienz oder Schock begünstigt. Klinisch zeigen sich neben den Zeichen einer Pleuritis mit atemabhängigem Schmerz eventuell auch Atemnot und Husten mit blutigem Auswurf (später manchmal eitrig); häufig entwickeln sich Fieber und Tachykardie. Eine Leukozytose und erhöhte BSG sind häufig nachweisbar. Röntgenologisch sieht man Infiltrationen, die segmental begrenzt sind. Eine Keilform ist sel-

ten. Als typische Zeichen eines Lungeninfarkts, die sich 1–2 Tage nach klinisch oft stummen Lungenembolien entwickeln, sind zu nennen:

▶ bei bettlägerigen Kranken: plötzlich auftretende Pleuritis, d.h. plötzlich auftretender Thoraxschmerz;
▶ Pleuroerguß ohne erkennbare Ursache;
▶ postoperativ Fieber oder Tachykardie;
▶ röntgenologisch feststellbare rezidivierende oder „wandernde" Pneumonien,
Differentialdiagnostisch müssen vom Lungeninfarkt folgende Lungenerkrankungen abgegrenzt werden:

▶ akute entzündliche Lungenerkrankungen,
▶ chronisch-entzündliche Lungenerkrankungen,
▶ Tumoren,
▶ Atelektasen, Lungenmißbildungen.

Die wichtigste Differentialdiagnose ist die Bronchopneumonie (s. Tabelle 14.5).

Das chronische Cor pulmonale kann mit typischen Angina-pectoris-Beschwerden einhergehen. Häufig ist der Schmerz verbunden mit Atemnot. Nach Belastung geht der Schmerz nur langsam zurück (Angina coelurea). Seine Entstehung ist unklar. Der Schmerzcharakter ist der echten Angina pectoris bezüglich Lokalisation und Intensität sowie Belastung so ähnlich, daß eine relative Ischämie des rechten Ventrikels angenommen wird. Eine Zyanose liegt immer vor. Die epigastrischen Pulsationen sind verstärkt, der zweite Pulmonalton ist betont. Im EKG bestehen im fortgeschrittenen Stadium ein Rechtstyp mit P-pulmonale und Zeichen der Rechtsherzhypertrophie. Die arteriellen Blutgaswerte sind im Sinne einer Hypoxämie und im späteren Stadium auch im Sinne einer Hyperkapnie verändert. Entscheidend für die Diagnose ist die Druckmessung in der A. pulmonalis (der Pulmonalkapillardruck ist normal, der Druck im

Tabelle 14.4. Symptome bei Lungenembolie und Herzinfarkt

Symptom	Lungenembolie (Stad. III u. IV)	Herzinfarkt
Dyspnoe	Meist stark, ohne allgemeine Stauungszeichen der Lunge, plötzlich einsetzend	Selten stark ausgeprägt, immer mit anderen Lungenstauungszeichen, meist allmählich beginnend (Ausnahme: Lungenödem)
Gesichtsfarbe	Initiale Blässe, später Zyanose	Normal oder Blässe, Zyanose selten (bei Hypertonie Rötung)
Schock	Häufiger und relativ früh, fast stets vor den Schmerzen	Seltener und stets nach dem Beginn der Schmerzen
Puls	Sofort Tachykardie (Frequenz > 130/min)	Tachykardie um 100/min selten Tachyarrhythmie oder Bradykardie
Pleurareiben	Häufig	Nie
Perikardiales Reiben	Sehr selten, immer mit Pleurareiben	in 20% bis 30%
Pleuraerguß	Häufig	Selten (nur mit anderen Stauungszeichen)
Blutdruck	Meist sofort erniedrigt	Im Beginn normal oder erhöht (Ausnahme: Schock)
Transaminasen	CK nicht erhöht, GOT niedriger als GPT, LDH gering erhöht	CK erhöht, GOT höher als GPT, LDH hoch
Einflußstauung	Fast immer	Keine, außer mit anderen Zeichen der Herzinsuffizienz
Venendruck	Erhöht	Nicht erhöht (Ausnahme: Globalinsuffizienz)
Im arteriellen Blut pO_2	Stark erniedrigt	Normal bis leicht erniedrigt
pCO_2	Erniedrigt	Normal

Tabelle 14.5. Differentialdiagnose Lungeninfarkt – Bronchopneumonie

	Lungeninfarkt – Infarktpneumonie	Bronchopneumonie
Operierte Kranke	Nach dem 3.–10. Tag postop., nach Thrombose oder aus Wohlbefinden	Meist in den ersten 3 Tagen postop., Bronchitis vor Operation, nach Aspiration
Herzkranke	Frühere thromboembolische Komplikationen	Bronchitisvorgeschichte; bei Viruspneumonie: Umgebungsfälle
Fieber	Schmerzen vor Fieber	Fieber vor Schmerzen
Allgemeinbefinden	Plötzliche Störung, rasche Erholung	Allmähliche Verschlechterung, anhaltend
Leukozytose	Mittelschwer, stets Neutrophilie, selten toxische Granulationen	Höhergradig und anhaltend, toxische Granulationen, bei Viruspneumonie auch Leukopenie
Sputum	Meist stärker blutig (Beginn nie eitrig)	Schleimig, eitrig, wenig Blut oder kein Sputum
Schmerzen	Häufig und heftig, atemabhängig	Selten und meist gering
Luftwege	Obere Luftwege frei	Bei Viruspneumonie oft Pharyngitis, Tracheitis
Stirnkopfschmerz	Fehlend	Bei Viruspneumonie häufig
Herpes labialis	Fehlend	Häufig
Infiltration Röntgenologisch	In der Regel scharf begrenzt, bei 2/3 basal	Meist unscharf begrenzt, in allen Lungenabschnitten möglich
Begleitpleuritis	Häufig	Nicht häufig
EKG	Evtl. Rechtsherzschädigung ($\sim$ Belastung)	Uncharakteristisch, diffuse EKG-Veränderungen

Tabelle 14.6. Erkrankungen die zum chronischen Cor pulmonale führen

Cor pulmonale vasculare
- Entzündliche Erkrankung an den kleinen Gefäßen
- Rezidivierende kleine Lungenembolien
- Primäre – vaskuläre pulmonale Hypertonie (z.B. durch Appetitzügler)

Cor pulmonale parenchymale
- Bronchial – alveoläre Prozesse, z.B. Emphysem, chronische Bronchitis, Asthma bronchiale, Bronchiektasen
- Interstitielle Prozesse, z.B. Lungenfibrosen, Granulomatosen, chronische Pneumonien
- Pickwick-Syndrom

Stamm der A. pulmonalis pathologisch erhöht). Chronische pathologische Druckerhöhungen im kleinen Kreislauf werden durch Faktoren oder Krankheiten verursacht, die sich im Gefäßbereich direkt entwickeln können (Cor pulmonale vasculare) oder durch Krankheiten, die sekundär eine pulmonale Hypertonie bewirken (Cor pulmonale parenchymale). Tabelle 14.6 gibt Auskunft über die Ursachen.

Bronchialkarzinom. Das linksseitig-zentral lokalisierte Bronchialkarzinom kann in seltenen Fällen mit retrosternalem Schmerz einhergehen der in die linke Schulter und den linken Arm ausstrahlt. Eine Verwechslung mit Herzschmerzen ist dann möglich.

3 Erkrankungen des Mediastinums

Erkrankungen des Mediastinums, besonders langsam sich entwickelnde Tumoren, verursachen lange Zeit keine Beschwerden. Im Vordergrund des Beschwerdebilds stehen häufiger Atemnot, Schluckbeschwerden und eventuell Zeichen einer oberen Einflußstauung.

3.1 Mediastinitis

Entzündungen im Mediastinum entstehen hauptsächlich per continuitatem (Durchwanderung), seltener auf hämatogenem oder lymphogenem Wege. Die Entzündungen gehen von Retropharyngealprozessen, Lymphknotenabszessen (z.B. Tuberkulose) oder aus Ösophagusperforationen (trauma-

tisch bei Endoskopie) hervor. Auch postoperativ kann es nach thoraxchirurgischen Eingriffen zu einer Mediastinitis kommen. Das Krankheitsbild ist, besonders in seinem akuten Verlauf, schwer; die Patienten klagen über drückende, mit Beklemmung verbundene Schmerzen. Es kann auch eine lästige Dysphagie bestehen. Dyspnoe und eventuell obere Einflußstauung zeigen ein fortgeschrittenes Erkrankungsbild mit verstärkter Ödembildung an. Hohes Fieber und Leukozytose charakterisieren die akute Entzündung. Röntgenologisch sieht man eine Verbreiterung des Mediastinums. Zur Diagnosesicherung kann die Medistinoskopie eingesetzt werden.

Bei akutem Krankheitsverlauf und einer plötzlich einsetzenden Dyspnoe mit Einflußstauung ist auch an ein Mediastinalemphysem zu denken; ein gleichzeitiges Hautemphysem ist differentialdiagnostisch wichtig.

3.2 Mediastinaltumoren

Zahlreiche und verschiedenartige Geschwülste und Pseudotumoren können eine Mediastinalverbreitung hervorrufen. Wie erwähnt, bleiben die Erkrankungen oft lange unbemerkt und äußern sich allenfalls durch ein vermehrtes Druckgefühl. Häufige Primärsymptome sind oft erst Dysphagie, Dyspnoe oder obere Einflußstauung.

Für die Zuordnung und Einteilung ist es sinnvoll, die Lokalisation der Erkrankung festzulegen, wie sie sich aus den Röntgenbefunden ergibt:
▶ Anteriore Lokalisation: Lymphome, Vergrößerung der Thymusdrüse, substernale Struma, Nebenschilddrüsentumor, Perikardzyste, Teratom, Bronchialkarzinom, Larrey-Hernie, Lipom.
▶ Mittlerer Bereich: Bronchogene Zysten, Sarkoidose, Lymphom, Aortenaneurysma (Aorta ascendens).
▶ Posteriore Lokalisation: Neurofibrom, Ganglioneurom, Ösophagustumor, Perikardtumoren, Hiatushernie, Aortenaneurysma (Aorta descendens), Bochdalek-Hernie.

In Abhängigkeit von der Lokalisation und der Entwicklungstendenz wird die mechanische Beeinträchtigung des Ösophagus, der Trachea und der großen Venen in unterschiedlicher Zeitabfolge und Stärke eintreten. Bei Ummauerung des N. phrenicus kann es zu einer (einseitigen) Zwerchfellparese, bei Läsion des N. recurrens zu Heiserkeit kommen. Ein Horner-Symptomenkomplex (Ptosis, Miosis, Enophthalmus) wird durch mechanische Beeinträchtigung des Sympatikusgeflechts hervorgerufen.

Für die Diagnostik relevant sind die Röntgenuntersuchungen einschließlich Computertomographie, ggf. auch Aortographie. Bei unklaren tumorösen Erkrankungen sollte in jedem Fall bioptisches Material gewonnen werden, z.B. durch Bronchoskopie, Mediastinoskopie oder ggf. auch Thorakotomie.

4 Schmerzen im Bereich des Herzens, Angina pectoris

Unter den (s. auch Kap. 18) Herzerkrankungen, die zu thorakalen Schmerzen führen, stehen die Beschwerden bei koronarer Herzerkrankung (mit rund 60%) an erster Stelle. Differenziert man diese nach Ruheschmerzen (z.B. instabile Angina, Myokardinfarkt) und durch Belastung ausgelöste Beschwerden (stabile Angina pectoris), so sind rund 50% zur stabilen Angina pectoris und 10% zu den Ruheschmerzen zu zählen. Mit rund 20–25% folgen dann die Kranken mit funktionellen Herzbeschwerden, bei denen organische Erkrankungen ausgeschlossen sind. Kranke mit entzündlichen Erkrankungen wie Myokarditis, Perikarditis nehmen einen Anteil von 5–10% ein; Schmerzen bei Myokarditis treten vor allem dann auf, wenn das Perikard mit betroffen ist, weshalb treffender von Perimyokarditis gesprochen werden sollte. Mit 3–5% wird der Anteil der Kranken mit Kardiomyopathien geschätzt; ob diese Erkrankungen absolut zugenommen haben oder ob durch die verbesserte Untersuchungstechnik mehr Erkrankungen exakt diagnostiziert werden, ist eine bisher noch offene Frage. Bei ebenfalls 3–5% liegt der Anteil der Kranken mit Herzklappenfehlern, und mit 1–3% wird die Häufigkeit des Mitraklappenprolapssyndroms geschätzt. Alle übrigen in der Tabelle 18.2 angeführten Erkrankungen sind noch seltener.

Bei der Untersuchung von Kranken mit thorakalen Schmerzen werden sich die differentialdiagnostischen Überlegungen zunächst auf die 4 Hauptgruppen Angina pectoris, Myokardinfarkt, funktionelle Herzbeschwerden und Perimyokarditis beziehen. Damit sind schon 80–90% der Patienten mit Herzerkrankungen erfaßt. Die sorgfältige Anamnese führt bereits zu einer guten Differenzierung und damit zu einer Verdachtsdiagnose, die

dann durch entsprechende Zusatzuntersuchungen nichtinvasiver und invasiver Art gesichert wird. Bei diesen notwendigen ergänzenden Untersuchungen sollte man sich jedoch auch der selteneren Erkrankungen erinnern, da durch die klinische Untersuchung, z.B. Auskultation, durch das EKG oder das Belastungs-EKG und vor allem durch die neuen Möglichkeiten der verschiedenen echokardiographischen Untersuchungsmethoden (M-mode, 2D-Verfahren, Dopplerechokardiographie) die wahrscheinliche oder sogar sichere Diagnose, z.B. bei Klappenfehlern, Kardiomyopathie oder Mitralklappenprolapssyndrom, gestellt werden kann.

Im Hinblick auf die therapeutischen Möglichkeiten, z.B. bei der koronaren Herzerkrankung und bei Herzklappenfehlern, sollten alle diagnostischen Möglichkeiten genutzt werden, um zu einer klaren Diagnose und damit zu einer sorgfältigen Abschätzung des individiuellen Risikos zu kommen. Unter Einbeziehung der persönlichen und familiären Risikofaktoren, der anamnestischen Angaben und der nichtinvasiven Untersuchungsergebnisse wird der erfahrene Arzt erkennen, bei wem eine definitive Abklärung erfolgen sollte. Dabei muß berücksichtigt werden, daß das Belastungs-EKG für die ischämischen Herzerkrankungen nur eine Sensitivität und eine Spezifität von rund 80% aufweist und auch die Belastungsszintigraphie mit der Sensitivität bei 85–90% liegt. Außerdem sollte stets darauf hingewiesen werden, daß der Kranke mit der Einwilligung zur invasiven Diagnostik nicht auch gleichzeitig die Einwilligung zu einem herzchirurgischen Eingriff gegeben hat, da nur rund 30–50% der untersuchten Patienten für eine Operation in Betracht kommen. Das heißt, daß das ganze diagnostische Untersuchungsarsenal zur Verfügung steht, um eine sichere Diagnose zu stellen und die individuell adäquate Behandlung einzuleiten.

Einzelheiten zur Differentialdiagnose der Angina pectoris s. Kap. 17 und 18.

5 Erkrankungen des Ösophagus und der Abdominalorgane
(ausführliche Darstellung s. Kap. 25 und 28)

Schmerzen, die vom Ösophagus ausgehen, werden retrosternal in der Mittellinie verspürt mit Ausstrahlung bis zum Unterkiefer, in den Rücken, zu den Schultern und selten in die innere Seite der Arme. Sehr häufig sind die Schmerzen verbunden mit Dysphagie (Steckenbleiben fester Bissen) und Fremdkörpergefühl. Im oberen Ösophagusbereich handelt es sich ursächlich um hochsitzende Karzinome oder entzündliche Ösophagusdivertikel. Bei tief sitzendem Ösophaguskarzinom kann der Schmerz in den unteren Thoraxbereich und in das Epigastrium ausstrahlen. Ebenfalls einen tiefsitzenden Schmerz, der allerdings retrosternal nach oben ausstrahlt und häufig zu Verwechslungen mit Angina pectoris führt, wird durch eine beginnende Achalasie und Refluxösophagitis ausgelöst. Auch bei Vorliegen einer Hiatushernie entstehen Schmerzen durch Schleimhauterosionen oder Ulzerationen, die in oberhalb des Zwerchfells gelegenen Anteilen auftreten. Epigastrische Schmerzen mit retrosternalen Ausstrahlungen in den Rücken und in die Schulter sind hierbei nicht selten. Die Abhängigkeit von der Körperlage spielt eine große Rolle, z.B. im Liegen verstärkte Beschwerden. Auch durch Nahrungsaufnahme werden bei Ösophagitis sofort Beschwerden hervorgerufen.

Diese retrosternalen Beschwerden, die im angloamerikanischen Schrifttum als „heartburn" bezeichnet werden, haben schon häufig zur Fehldiagnose Angina pectoris geführt. Andererseits passiert es nicht selten auch erfahrenen Ärzten, eine echte Angina pectoris als einen vom Ösophagus ausgehenden Schmerz zu deuten!

Die akuten Schmerzzustände bei Ulcus ventriculi bzw. bei Ulkusperforation sind im Oberbauch lokalisiert, strahlen jedoch nicht selten in den Thoraxraum bis in die Schultern aus. Differentialdiagnostisch muß in diesen Fällen ein Myokardinfarkt ausgeschlossen werden.

Sehr heftige epigastrische Schmerzen mit Ausstrahlung in den Rücken bzw. in die linke Schulter werden auch durch die akute Pankreatitis ausgelöst. Verbunden ist der Schmerzzustand mit Übelkeit, Erbrechen, Kollapsneigung, Tachykardie und Schweißausbruch. Ein linksseitiger Pleuraerguß kann sich entwickeln. Im EKG kann eventuell ein ähnlicher Kurvenverlauf wie bei Hinterwandinfarkt beobachtet werden. Differentialdiagnostisch müssen daher ein Herzinfarkt oder eine akut einsetzende Pleuritis ausgeschlossen werden.

Ein linksthorakaler, zur Schulter ausstrahlender Schmerz kann bei rasch zunehmender Milzschwellung auftreten. Schmerzen, die von Erkrankungen der Gallenblase ausgehen, strahlen nicht selten vom rechten Oberbauch in den retrosternalen Raum und sind mitunter belastungsabhängig. Trotz des oft eindeutigen Druckschmerzes kann sich hinter diesen Schmerzzuständen eine Angina pectoris verbergen, die auch bei nachgewiesenen Gallensteinen sicher ausgeschlossen werden muß (auch Gallenbeschwerden reagieren nitropositiv!).

6 Erkrankungen der Thoraxwand

Ursachen für eine Schmerzauslösung in der Thoraxwand sind Muskelerkrankungen, Nervenschmerzen und Knochenschmerzen. Differentialdiagnostisch müssen kardiale, pulmonal-pleurale, aber auch abdominale Erkrankungen ausgeschlossen werden.

6.1 Muskelerkrankungen
(ausführlicher s. Kap. 45)

Handelt es sich um lokal begrenzte Schmerzen durch Muskelerkrankungen, so läßt sich durch Druck in dieser Gegend meist der Schmerz verstärken. Am häufigsten handelt es sich um schmerzhafte umschriebene Muskelverhärtungen, sog. **Myalgien**, die als Myogelosen getastet werden können. Die von diesen ausgehenden meist einseitigen Ausstrahlungen in den Thoraxbereich können so schmerzhaft sein, daß der Kranke nicht mehr durchatmen kann und Übelkeit empfindet. Starke Schmerzen der Thoraxmuskulatur können ebenfalls bei Viruserkrankungen, bei Ornithosen, Wolhynischem Fieber oder Q-Fieber auftreten.

Schmerzen in der Thoraxmuskulatur bzw. Thoraxwand werden – allerdings selten – auch bei der **Dermatomyositis** ausgelöst. Eine Unterstützung der Diagnose bringen die Untersuchung der Muskelenzyme und andere Untersuchungen (z.B. BKS, Blutbild).

Vor allem in der Schultermuskulatur treten Schmerzen bei **Polymyalgia rheumatica** auf.

Die **Trichinose** mit Befall der Interkostalmuskulatur kann starke pleuritisähnliche atemabhängige Schmerzen hervorrufen. Periorbitale Ödeme, Eosinophilie, Fieber, Muskelschmerzen in anderen Regionen weisen auf die Diagnose hin.

6.2 Nervenschmerzen

Die **Interkostalneuralgie** kann als Symptom bei unterschiedlichen Erkrankungen auftreten (Tabelle 14.7). Typisch ist der segmentale Verlauf, der je nach Ursache ein oder mehrere Segmente betreffen kann und nicht selten nur einseitig lokalisiert

Tabelle 14.7. Ursachen der „Interkostalneuralgie"

- Herpes zoster, auch im Initialstadium
- Bornholm-Erkrankung
- Myalgien
- Pleuritis sicca (Pancoast-Tumor, Pleuramesotheliom)
- Rippenfraktur
- Rippenmetastasen:
  a) Osteolytische Form: Schilddrüse, Niere
  b) Osteoplastische Form: Prostata, Blasenkarzinom
  c) Beide Formen: Mammakarzinom, Plasmozytom,
- Osteomyelitis oder Tuberkulose der Rippen
- Erkrankungen der Wirbelsäule:
  Metastasen (s. bei Rippenmetastasen)
  Osteomyelitis
  Osteoporose – Osteomalazie
  Degenerative Veränderungen
  Diskushernie
- Erkrankungen des Nervensystems:
  Radikulitis
  Neurofibrom
  Neurinom
- Andere Krankheiten mit Ausstrahlung entsprechend den Head-Zonen

Tabelle 14.8. Schmerzausstrahlung von erkrankten Organen in die Head-Zonen

Herz und Perikard	C8 –Th 8	(zu 95% links)
Magen	Th 5–Th 9	
Duodenum	Th 6–Th 10	rechts
Leber und Gallenblase	Th 6–Th 10	rechts
Pankreas	Th 7–Th 9	links mehr als rechts
Milz	Th 7–Th 10	links
Zäkum und Appendix	Th 9–Th 11	rechts
Niere	Th 9–L 2	

ist. Prozesse an der Wirbelsäule können durch mechanische Läsionen ausstrahlende Schmerzen verursachen, die gegebenenfalls lage- und bewegungsabhängig verstärkt sind.

Stechende, reißende oder brennende Schmerzen, die einseitig segmental auftreten, sind für den **Herpes zoster** charakteristisch. Der Schmerz kann in seiner Intensität variieren und dem typischen Exanthem Stunden oder Tage vorausgehen, aber auch nach Abheilen des Exanthems noch persistieren. Jede sog. Interkostalneuralgie ist auf einen Herpes zoster verdächtig, dessen Diagnose durch serologische Untersuchungen gesichert werden kann.

Im Bereich des Armplexus sich ausbreitende **Tumoren** (z.B. Pancoast-Tumor oder Pleuramesotheliom) können starke Schmerzen im Bereich der oberen Thoraxapertur, der Schulter und des Schultergürtels verursachen. Es können sich Atrophien und Paresen an Arm und Hand sowie ein Horner-Symptomkomplex entwickeln.

Sehr heftige Schmerzen können bei Neurofibrom und Neurinom beobachtet werden.

Besondere Beachtung verdienen hyperästhetische **Head-Zonen** (s. Tabelle 14.8), aus deren Lokalisation gelegentlich auf Erkrankungen der Thorax- und Abdominalorgane geschlossen werden kann.

6.3 Knochen- und Gelenkschmerzen

Je nach ihrer Ursache und Lokalisation sind die Beschwerden, die oft als nur rheumatische Schmerzen gedeutet werden, bewegungs- und atemabhängig. Klopfschmerzhaftigkeit und Kompressionsschmerz sind zunächst suspekt auf eine **maligne Erkrankung**, z.B. Plasmozytom oder Metastasen bei Karzinomen. Dabei fällt auf, daß die Schmerzen gelegentlich entlang den Rippen ausstrahlen und eine Interkostalneuralgie vortäuschen können. Bei der Untersuchung sind jedoch die erkrankten Bezirke jeweils druckempfindlich und gelegentlich aufgetrieben.

Maligne Erkrankungen im Bereich des Sternums können zu den Rippen ausstrahlen.

Ein sehr heftiger, intensiver Schmerz kann durch eine abnorme Rippe (**Cyriax-Syndrom**) hervorgerufen werden. Die Schmerzen treten anfallsartig bei Drehen, Bücken oder Heben auf und können durch Verschieben der beweglichen 10. Rippe gegen die 9. provoziert werden, wodurch die Zuordnung klar ist.

Das **Tietze-Syndrom** manifestiert sich in Gestalt eines meist einseitigen Spontan- und Druckschmerzes, der mit Schwellung verbunden ist und bevorzugt am 2. oder 3. linken Sternokostalgelenk bzw. Knorpelansatz lokalisiert ist.

Arthritis und Arthrose des Schultergelenks, einschließlich der Periarthrosis humeroscapularis, sowie Metastasen im Bereich des Oberarmkopfs, der Skapula und der Klavikula können Ursache einseitiger, stark bewegungsabhängiger Schmerzen sein. Ähnliche Beschwerden können sich nach längerer Immobilisation bei Herzinfarkt einstellen.

Spondylosis, Spondylarthrose, Osteochondrose und stärkere Osteoporose sind manchmal Ursache eines gürtelförmigen, den Thorax ringförmig einengenden Schmerzes. Die Beschwerden sind dabei zwar bewegungsabhängig, meist aber nicht atemabhängig. Die Wirbelsäule ist klopfempfindlich und in ihrer Funktion eingeschränkt. Bei linksseitigem Schmerz kann eine Angina pectoris vorgetäuscht werden.

Kapitel 15   Dyspnoe, Störungen der Lungenfunktion

N. KONIETZKO

1 Grundlagen

Dyspnoe ist der unangenehm empfundene Zwang zu atmen. Wie Schmerz, ist Dyspnoe eine subjektive Mißempfindung. Sie ist nicht gleichzusetzen den pathophysiologischen Phänomenen, die wir bei Patienten mit erschwerter Atmung feststellen wie etwa Tachypnoe, Hyperpnoe, Hyperventilation etc. (Tabelle 15.1). Dyspnoe ist auch nicht gleichzusetzen mit abnormen Atemtypen und -rhythmen, wie wir sie bei Störungen des Atemzentrums sehen (Abb. 15.1). Dyspnoe ist also kein objektives Symptom und kann als solches auch nicht bei bewußtlosen Patienten diagnostiziert werden. Psychische Einflüsse können – ähnlich wie beim Schmerz – den Schweregrad der Dyspnoeempfindung in weitem Maße modifizieren.

Dyspnoe kommt zustande durch ein Ungleichgewicht oder eine fehlerhafte Synchronisierung zwischen den afferenten Impulsen, welche hauptsächlich von der Atemmuskulatur und den Dehnungsrezeptoren der Lunge zum Atemzentrum gelangen, und den efferenten Impulsen des Atemzentrums an den Atemapparat.

1.1 Dyspnoe infolge gesteigerten Atembedarfs

Der Atembedarf kann gesteigert sein bei erhöhten metabolischen Anforderungen, etwa bei Fieber, Gravidität, Hyperthyreose, Azidose oder Hypoxämie. Er kann direkt über metabolische Stimulation (z.B. pH) oder indirekt über neurogene Mechanismen (z.B. Hypoxämie über das Glomus caroticum) zu einer Erhöhung der afferenten Impulse des Atemzentrums an den Atemapparat führen. Diese Form der Dyspnoe, welche mit gesteigertem Atembedarf einhergeht, wird so lange als nur wenig störend und unangenehm empfunden, wie die Atemmuskulatur leistungsfähig bleibt und die Balance zwischen Anforderung durch das Atemzentrum und Deckung des Bedarfs durch die Lunge gewahrt ist. Beispielsweise führt die Steigerung des Atembedarfs und damit der alveolären Ventilation in großer Höhe eher zu Euphorie als zur Dyspnoe. Ein weiteres Beispiel ist der bemerkenswert geringe Leidensdruck, welchen ein Diabetiker mit Ketoazidose trotz teilweise erheblicher Tachy- und Hyperpnoe empfindet.

Tabelle 15.1. Pathophysiologische und klinische Begriffe bei Störungen der Atmung

Apnoe	Fehlende Atmung
Asphyxie	Hypoxie und Hyperkapnie als Folge fehlender Atmung oder drohender Erstickung bei Ventilationsminderung
Bradypnoe	Verminderte Atemfrequenz, verglichen mit einer Normalperson unter vergleichbaren Umständen
Hypoventilation (besser: alveoläre Hypoventilation)	Ventilation, die zur Hyperkapnie führt
Hyperventilation (besser: alveoläre Hyperventilation)	Ventilation, die zur Hypokapnie führt
Hyperkapnie	Jeder Zustand, bei dem der arterialisierte Kohlendioxidpartialdruck größer ist als derjenige einer Normalperson, die Luft in Höhe des Meeresspiegels atmet
Hypokapnie	Jeder Zustand, bei dem der arterialisierte Kohlendioxidpartialdruck geringer ist, als derjenige der Normalperson, die Luft in Höhe des Meeresspiegels atmet
Hypoxämie	Verminderte Sauerstoffmenge pro Volumeninhalt Blut, verglichen mit dem Sauerstoffgehalt (C_{O_2}) im Blut einer Normalperson, die Luft in Höhe des Meeresspiegels atmet
Hypoxie	Erniedrigter Sauerstoffpartialdruck an irgendeiner Stelle im Sauerstofftransportsystem, verglichen mit einer Normalperson, die Luft in Höhe des Meeresspiegels atmet
Hyperpnoe	Ein Zustand, bei dem die Atmung, bezogen auf die Stoffwechselsituation, erhöht erscheint
Hypopnoe	Ein Zustand, bei dem die Atmung, bezogen auf die Stoffwechselsituation, erniedrigt erscheint
Orthopnoe	Dyspnoe, die in aufrechter Stellung des Brustkorbs von dem Patienten weniger stark empfunden wird
Respiratorische Partialinsuffizienz	Erniedrigung des arteriellen Sauerstoffpartialdrucks bei arterieller Normo- oder Hypokapnie ($pO_2 \downarrow$, pCO_2 n/$\downarrow$)
Respiratorische Globalinsuffizienz	Erniedrigung des Sauerstoffpartialdruckes bei Hyperkapnie ($pO_2 \downarrow$, $pCO_2 \uparrow$)
Tachypnoe	Gesteigerte Atemfrequenz, verglichen mit einer Normalperson bei vergleichbaren Umständen
Totraumhyperventilation	Erhöhung des anatomischen und/oder funktionellen Totraums, im allgemeinen mit einer Hyperpnoe einhergehend

1.2 Dyspnoe infolge verminderter Atemkapazität

Eine Verminderung der Atemkapazität findet sich prinzipiell bei

▶ Erkrankungen, die mit einer vermehrten Atemarbeit einhergehen,
▶ Erkrankungen mit neuromuskulären Affektionen, welche die Atemmuskulatur mitbefallen.

Bei der Gruppe der Erkrankungen mit vermehrter Atemarbeit unterscheidet man obstruktive und restriktive bronchopulmonale Erkrankungen. Sie stellen zahlenmäßig mit Abstand die bedeutendste Gruppe dar. Die Korrelation zwischen Dyspnoe und respiratorischer Insuffizienz, gemessen mit Hilfe der Blutgasanalyse, ist aus den besagten Gründen auch sehr locker; dagegen gibt es eine sehr gute Korrelation zwischen Dyspnoe und gestörter Atemmechanik. Insbesondere ist die Hypoxämie, welche regelmäßig bei respiratorischer Partial- und Globalinsuffizienz beobachtet wird, ein schwacher Stimulus für das Atemzentrum. Sie führt in der Regel bei Normalpersonen nur bei körperlicher Belastung zur Empfindung der Dyspnoe, nie in Ruhe. Dyspnoische Patienten mit Lungenfibrose, welche typischerweise mit schwerer Hypoxämie einhergeht, geben selten eine subjektive Besserung der Dyspnoe unter Sauerstoff an, auch wenn damit der arterielle Sauerstoffpartialdruck normalisiert wird. Allein die Tatsache, daß Dyspnoe und respiratorische Partialinsuffizienz statistisch gehäuft vorkommen, läßt noch keine kausale Verknüpfung der beiden Pathomechanismen zu: Es ist klar, daß mit Zunahme der die Atemarbeit erhöhenden Pathomechanismen, sei es der Atemwegsobstruktion, sei es der Restriktion, auch der Gasaustausch zunehmend gestört wird und damit die Hypoxämiehäufigkeit zunimmt.

1.3 Psychogene Dyspnoe

Wie beim Schmerz, spielen auch bei der Dyspnoe genetische Determinierung, Einflüsse der Lebenserfahrung und emotionale Bedürfnisse eine entscheidende Rolle für die Art und das Verhalten, wie der Reiz empfunden und die Empfindung ausgedrückt wird. Das Hyperventilationssyndrom und die Dyspnoe infolge ignoriertem Atemreiz bei willkürlichem Atemanhalten gehören hierher.

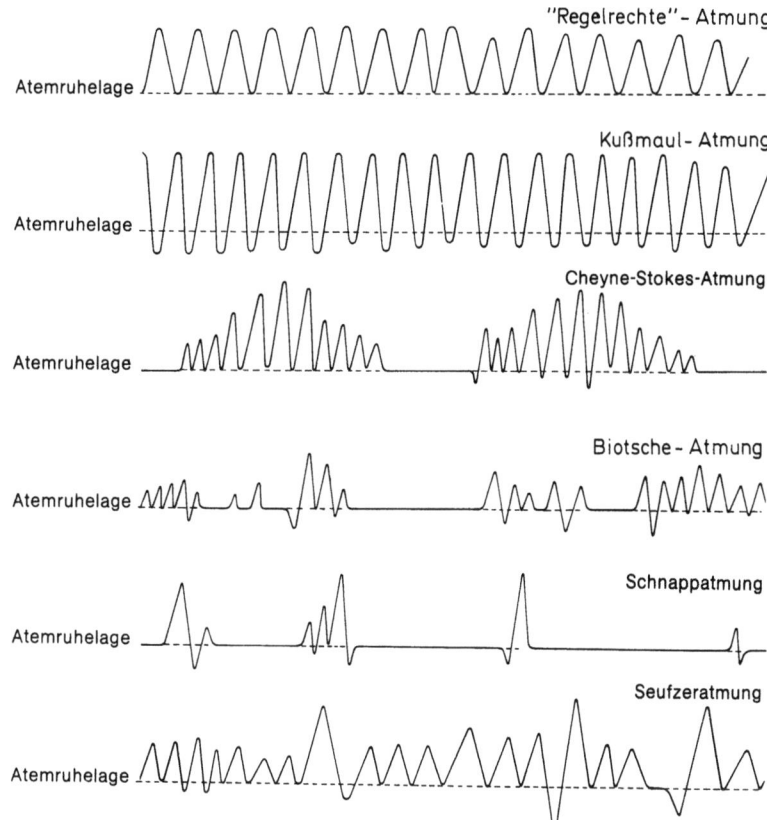

Abb. 15.1. Spirographische Darstellungen verschiedener normaler und pathologischer Atemtypen (nach Matthys 1982)

2 Lungenfunktionsprüfungen

Die Lungenfunktionsprüfung hat sich nach den Bedürfnissen von Klinik und Praxis zu richten und nicht nach den technischen Möglichkeiten der Apparatur. Sie muß also vom individuellen Kranken ausgehen. Das Nötige ist zu tun, nicht das Mögliche. Aus der Fülle der heute in der Literatur beschriebenen und von der Industrie angebotenen Lungenfunktionstests seien für die folgende Fragestellung nur einige wenige, bedeutsame herausgegriffen.

2.1 Spirographie

Die Spirographie ist die funktionelle Basisuntersuchung der Pneumologie, vergleichbar dem Elektrokardiogramm der Kardiologie. Dafür ist ausreichend die Bestimmung der Vitalkapazität (VK) und des Atemstoßes (FEV_1 = forciertes expiratorisches Volumen in 1 s = Tiffeneau-Test = Sekundenkapazität). Die Vitalkapazität beschreibt den größtmöglichen Atemzug, d.h. die maximale Inspi-

ration bei ruhiger, nicht forcierter maximaler Exspiration. Der Atemstoß beschreibt den forcierten Atemausstoß in der ersten Sekunde nach maximaler Inspiration. Je nach Ausfall der beiden Werte, in Vergleich gesetzt zu alters-, geschlechts- und größenvariablen Sollwerten, und ihrer Beziehung zueinander sprechen wir von normaler Atemfunktion, restriktiver Ventilationsstörung, obstruktiver Ventilationsstörung oder kombiniert restriktiv-obstruktiver Ventilationsstörung (Abb. 15.2).

2.2 Residualvolumenbestimmung

Die Residualvolumenbestimmung wird nach dem Verdünnungsprinzip über ein Fremdgas (zumeist Helium) mit Hilfe des Spirometers bestimmt. Mit dieser Methodik werden naturgemäß nur Kompartimente des Lungenvolumens erfaßt, welche auch ventiliert sind. Kompartimente mit gefesselter Luft („trapped air"), z.B. bullöse Veränderungen im Rahmen eines Lungenemphysems oder Lungenzysten, werden mit dieser Methode nicht erfaßt. Im Differenzverfahren zur gleichzeitig gemessenen

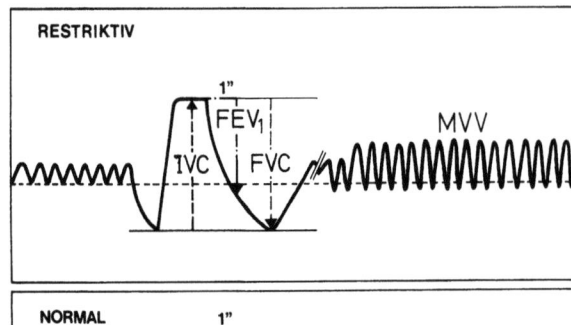

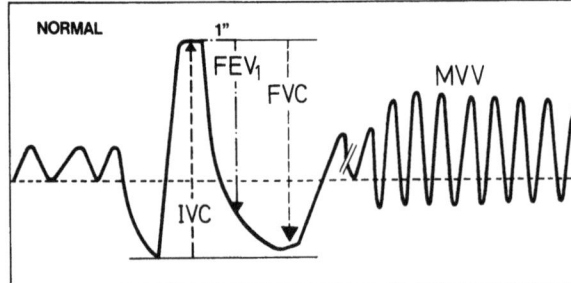

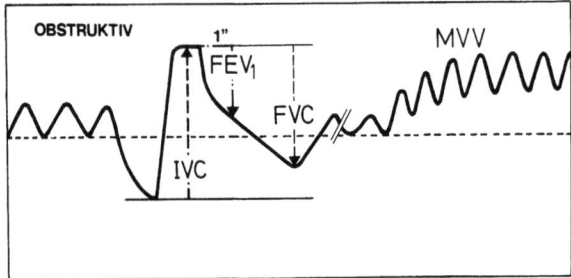

Abb. 15.2. Spirometrische Differenzierung der Störung von Lungenvolumina und Lungenventilation. (*IVC* inspiratorische Vitalkapazität, *FVC* forcierte exspiratorische Vitalkapazität, *FEV₁* Einsekundenkapazität, *MVV* maximale willkürliche Ventilation = Atemgrenzwert). (Nach Matthys 1982)

funktionellen Residualkapazität mit dem Ganzkörperplethysmographen (IGV = intrathorakales Gasvolumen) kann die Größe des nichtventilierten Kompartiments abgeschätzt werden (s. 2.4).

2.3 Oszillometrie/Verschlußdruckmethode

Die Oszillometrie dient der raschen Orientierung über die Atemmechanik der zentralen Atemwege. Sie ist jedoch weniger sensitiv als die Ganzkörperplethysmographie. Sie eignet sich insbesondere dazu, rasche Änderungen des Atemwegskalibers zu erfassen, z.B. bei Provokationstestungen mit Allergenen oder unspezifischen Bronchokonstriktoren (Histamin, Carbachol, Acetylcholin). Umge-

kehrt kann damit bei Anwesenheit einer Atemwegsobstruktion deren rasche Besserung nach Applikation eines β_2-Adrenergikums (Fenoterol, Salbutamol) rasch und sensitiv nachgewiesen werden. Da mit dieser Methode nicht nur der Atemwegswiderstand, sondern auch der Gewebswiderstand erfaßt und damit der Atemwiderstand insgesamt gemessen wird, liegt der Sollwert etwas höher als der bei der ganzkörperplethysmographischen Bestimmung des Atemwegswiderstandes. Die Meßbreite der Oszillometrie und der Verschlußmethode ist eingeschränkt, da schwere Obstruktionen der Bestimmung entgehen.

2.4 Ganzkörperplethysmographie

Bei der Ganzkörperplethysmographie wird durch simultane Messung der Atemstromstärke am Mund und der atemsynchronen Alveolardruckschwankungen der Widerstand in den Atemwegen unmittelbar festgehalten.

Durch den Trick der Atemstromunterbrechung mittels eines „Shutters" können gleichzeitig nach dem Boyle-Mariotte-Gesetz das intrathorakale Gasvolumen und bei Mitregistrierung der Volumen-Zeit-Kurve die funktionelle Residualkapazität (FRC) und das Residualvolumen (RV) gemessen werden. Von Vorteil ist, daß diese aufwendige Methode rasch, objektiv und von der Mitarbeit des Patienten/Probanden weitgehend unabhängig ist. Innerhalb von 3–5 min hat man unter gleichzeitiger Erfassung der Lungenvolumina einen gut reproduzierbaren Basistest. Die qualitative Analyse der Druck-Fluß-Kurve gestattet darüber hinaus in Zusammenschau mit der Flußvolumenkurve eine differentialdiagnostische Aufschlüsselung nach pathophysiologischen Kriterien (Abb. 15.3).

2.5 Transferfaktor (Diffusionskapazität)

Die Bestimmung des Transferfaktors (T$_L$), früher Diffusionskapazität genannt, erfolgt aus meßtechnischen Gründen mit Kohlenmonoxid (CO) als Testgas anstelle von O_2. Das Verfahren kann sowohl in Einatemzugverfahren („single breath" = SB) oder auch im Steady state (= SS), möglichst unter körperlicher Belastung, angewandt werden.

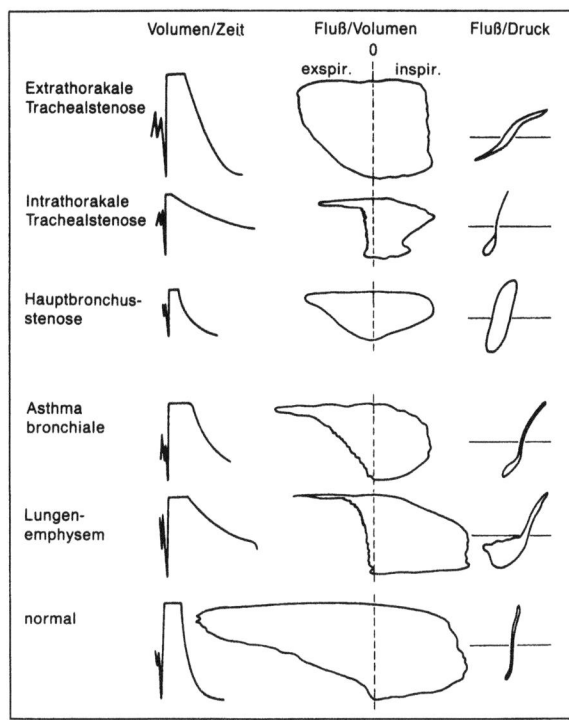

Volume/Zeit   Fluß/Volumen   Fluß/Druck
                      0
                exspir. | inspir.

Extrathorakale
Trachealstenose

Intrathorakale
Trachealstenose

Hauptbronchus-
stenose

Asthma
bronchiale

Lungen-
emphysem

normal

Abb. 15.3. Synopsis der Volumen-Zeit-, Flußvolumen- und Fluß-Druck-Kurve zur Differentialdiagnose obstruktiver Atemwegserkrankungen (Einzelheiten siehe Text)

Tabelle 15.2. Pathophysiologische Zusammenhänge für die Störung des Gasaustauschs und Änderung unter körperlicher Belastung und O_2-Atmung ($\downarrow$ = vermindert, n = unverändert/normal, $\uparrow$ = erhöht)

Gasaustausch- störung	Ruhe		Belastung		O_2-Atmung	
	pO_2	pCO_2	pO_2	pCO_2	pO_2	pCO_2
Alveoläre Hypoventilation	$\downarrow$	$\uparrow$	$\downarrow$	$\uparrow$	$\uparrow$	$\uparrow$
Diffusions- störung ($D_L\downarrow$)	$\downarrow$	n/$\downarrow$	$\downarrow\downarrow$	n/$\downarrow$	$\uparrow$	n
Rechts-links- Shunt ($Q_S/Q_L\uparrow$)	$\downarrow$	n	$\downarrow$	n	($\uparrow$)	n
Verteilungs- störung (V/Q < 1)	$\downarrow$	n/$\downarrow$	$\uparrow$	n	$\uparrow$	n

Die Stärke des Tests, extrem sensitiv zu sein, ist gleichzeitig auch seine Schwäche: er ist sehr unspezifisch. Er erfaßt nicht nur Diffusionsstörungen der Lunge (deswegen der frühere Name Diffusionskapazität), sondern auch Ventilationsstörungen, Perfusionsstörungen, Diffusionsverteilungsstörungen, aber auch extrapulmonale Erkrankungen: bei Anämie, chronischem Nikotinabusus mit erhöhtem HbCO und vermindertem intrapulmonalem Blutvolumen wird eine lungenunabhängige Erniedrigung des Werts gemessen, bei Polyglobulie eine Erhöhung desselben. Der Transferfaktor ist also ein sensitiver Screeningtest, keineswegs jedoch ein Parameter der Diffusion der Lunge. Dafür eignet sich weit besser die Analyse der arteriellen Blutgase, insbesondere unter Belastung.

2.6 Arterielle Blutgasanalyse

Die Messung von arteriellem oder arterialisiertem Kapillarblut ist heute meßtechnisch unproblematisch. Die arterielle Blutgasanalyse (BGA) erlaubt die Beurteilung des Erfolgsorgans Lunge und die Differenzierung in:

▶ Partialinsuffizienz: Hypoxämie bei normalem oder erniedrigtem arteriellem CO_2-Partialdruck,
▶ Globalinsuffizienz: Hypoxämie bei Hyperkapnie.

Daneben gibt sie uns wertvolle Hinweise auf metabolische Störungen. Eine weitere Differenzierung der Art der respiratorischen Partialinsuffizienz erfolgt durch Kontrolle der Blutgase unter den Bedingungen von Belastung und Sauerstoffatmung (Tabelle 15.2).

2.7 Pulmonalarteriendruckmessung

Bei der auch aus therapeutischen Erwägungen wichtigen Differentialdiagnose zwischen kardialer und pulmonaler Dyspnoe ist gelegentlich die Messung des Pulmonalarteriendrucks, insbesondere des pulmonalen Kapillardrucks (Pcp, gelegentlich auch Wedgedruck genannt) bedeutsam. Die Kenntnis des Pulmonalkapillardrucks, der gut mit dem linksatrialen und dem enddiastolischen linksventrikulären Druck korreliert, erlaubt die Differenzierung in prä- und postkapilläre pulmonale Hypertonie (Tabelle 15.3). Die Messung des Pulmonalarteriendrucks erfordert die Rechtsherzkatheterisierung, eine Untersuchung, die auch ambulant durchführbar ist. Sie sollte immer verbunden

Tabelle 15.3. Pathophysiologie der pulmonalen Hypertonie

1. Präkapillär ($p_{ap}\uparrow$, $p_{cp}n$, $R_{pul}\uparrow$)
   - vaskulär (z.B. Lungenembolie)
   - parenchymatös (z.B. Lungenemphysem)
2. Postkapillär ($p_{ap}\uparrow$, $p_{cp}\uparrow$, $R_{pul}n$)
   - vaskulär (venenokklusive Lungenerkrankung)
   - kardial (Mitralstenose, linksventrikuläre Insuffizienz)

werden mit körperlicher Belastung, nach Möglichkeit auch mit der gleichzeitigen Messung des Herzzeitvolumens.

3 Klinische Einteilung

Die Einteilung der Dyspnoe kann erfolgen nach pathophysiologischen Aspekten, wie eben dargelegt, nach Schweregrad, nach Akuität (Tabelle 15.4), nach Lungenfunktionskriterien (s.u.), oder auch organbezogen. Insbesondere die Differentialdiagnose von pulmonaler und kardialer Dyspnoe ist in der Praxis von großer Bedeutung. Sinnvoller erscheint es und auch praktikabler, eine Unterscheidung nach funktionellen Kriterien vorzunehmen. Im folgenden wird deswegen die Differentialdiagnose entsprechend den Ergebnissen der Lungenfunktionsprüfung abgehandelt. Dabei werden unterschieden: Dyspnoe bei normaler Lungen-funktion, Dyspnoe mit obstruktiver Ventilationsstörung. Dyspnoe mit restriktiver Ventilationsstörung und Dyspnoe mit kombinierter obstruktiv-restriktiver Ventilationsstörung.

4 Dyspnoe bei normaler Lungenfunktion

Bei normaler Lungenfunktion, d.h. Fehlen einer Atemwegsobstruktion und einer Restriktion im Spirogramm, muß unterteilt werden in organische und funktionelle Dyspnoe.

Bei der **organischen Dyspnoe** sind in die Differentialdiagnose einzubeziehen:

a) die Lungenembolie, insbesondere die rezidivierende Form,
b) die primäre pulmonale Hypertonie,
c) kardiale Dyspnoen, welche mit keiner manifesten Linksherzinsuffizienz einhergehen. Bei diesen kommt es durch Reizung von J-Rezeptoren zur Empfindung der Dyspnoe, bevor eine stauungsbedingte Restriktion gemessen wird.

Die **psychogene Dyspnoe**, häufig verbunden mit dem Hyperventilationssyndrom, ist eine typische Erkrankung des Adoleszenten und erfordert nicht nur den Ausschluß anderer organischer Erkrankungen, sondern auch den positiven Nachweis einer auslösenden Ursache durch wiederholte Exploration des Patienten.

Tabelle 15.4. Differentialdiagnose der akuten Dyspnoe. (Nach Morr 1986)

Klinischer Untersuchungsbefund	Wahrscheinlich Diagnose
Inspiratorischer Stridor	Pseudokrupp, Epiglottitis, Glottisödem, Trachealstenose
Exspiratorischer Stridor	Asthma bronchiale, chronische obstruktive Bronchitis
Umschriebener exspiratorischer Stridor	Fremdkörperaspiration, zentrales Bronchialkarzinom
Basale Klopfschalldämpfung, leises Vesikuläratmen	Pleuraerguß, Hämatothorax, (Atelektase)
Hypersonorer Kopfschall, fehlendes Vesikuläratmen	Pneumothorax (*cave*: unilaterales Lungenemphysem)
Umschriebene, klingende Rasselgeräusche, Fieber	Pneumonie
Beidseits basale, nicht klingende Rasselgeräusche	Linksherzinsuffizienz
Beidseits basale klingende Rasselgeräusche (Sklerosiphonie)	Lungenfibrose
Unauffälliger Perkussions- und Auskultationsbefund	Lungenembolie, Hyperventilationssysndrom
Kußmaul-Atmung	Metabolische Azidose: ketoazidotisches Coma diabeticum, Niereninsuffizienz, Aspirinintoxikation
Cheyne-Stokes-Atmung	Zerebrovaskulärer Prozeß
Hyperventilation, Parästhesien, kalte Finger, Tetanie	Hyperventilationssyndrom

5 Dyspnoe bei obstruktiver Ventilationsstörung

Die obstruktiven Atemwegserkrankungen sind nach ihrem funktionellen Leitsymptom, der durch die Verengung des Atemwegsquerschnitts bedingten Erhöhung des Atemwegswiderstands, definiert. Pathophysiologisch ist die Unterscheidung zwischen extra- und intrathorakaler Atemwegsobstruktion sinnvoll. Die Grenze verläuft etwa in der Mitte des Trachea.

Extrathorakale Atemwegsobstruktionen manifestieren sich als inspiratorischer Stridor, intrathorakale Atemwegsstenosen durch exspiratorisches Giemen. Liegt die exspiratorische Stenose proximal der Hauptcarina, führt sie zur Lungenüberblähung, liegt sie jenseits der Carina, zur poststenotischen Atelektase/Pneumonie. Mit Hilfe einer differenzierten Lungenfunktionsprüfung unter Hinzuziehung von Spirogramm, Flußvolumenkurve und ganzkörperplethysmographisch erstellter Druck-Fluß-Kurve läßt sich eine topographische Zuordnung und oft auch eine ätiologische Differenzierung der Art und Schwere der Atemwegsobstruktion durchführen (Abb. 15.3). Zieht man noch den Bronchospasmolysetest hinzu, also die Wiederholung der Lungenfunktionsprüfung 10 min nach Applikation eines inhalativen β_2-Adrenergikums, so läßt sich je nach Ausmaß und zeitlichem Ablauf des Ansprechens der Atemwegsobstruktion eine weitere Differenzierung vornehmen: ein Bronchospasmus, wie er etwa für das Asthma bronchiale typisch ist, wird innerhalb von Sekunden bis wenigen Minuten voll oder teilweise reversibel sein, die Bronchialobstruktion bei chronischer Bronchitis nur eine geringfügige Besserung zeigen und Instabilität der Atemwege, wie sie für das Lungenemphysem charakteristisch ist, völlig unbeeinflußt bleiben.

Pathomechanismen der Obstruktion sind im Bereich der *extrathorakalen* Atemwege im *akuten* Fall Infektion (z.B. Diphtherie), Ödem (Glottisödem), Aspiration (Fremdkörper) und Laryngospasmus. Im *chronischen* Fall Organhypertrophie (Tonsillen/Adenoide), Narben (Trachealstenose), Tumoren und Erkrankungen des Knorpelgerüsts. Pathomechanismen der generalisierten Atemwegsobstruktion der *intrathorakalen* Atemwege sind Bronchospasmus (Asthma bronchiale), Bronchusmukosaverdickung infolge entzündlicher Infiltration (akute Bronchitis), Dyskrinie und Mukostase

(chronische Bronchitis) und Instabilität der Atemwege (Lungenemphysem).

5.1 Obstruktion der extrathorakalen Atemwege

▶ Bei der **akuten Obstruktion der extrathorakalen Atemwege** steht ätiologisch die Infektion an erster Stelle, insbesondere beim Säugling und Kleinkind.

Die Differentialdiagnose zwischen Pseudo-Krupp und Epiglottitis ist oft nur bakteriologisch und nach dem Verlauf möglich.

▶ Das **Larynxödem** kann auftreten nach Trauma, nach Inhalation von Reizgasen und als „angioneurotisches Ödem". Das hereditäre angioneurotische Ödem, autosomal-dominant vererbt, ist charakterisiert durch einen C1-Esteraseinhibitormangel. Rezidivierende Anfälle von Bauchkrämpfen (52%), Schwellungen der Extremitäten (75%), des Gesichts und des Raches (37%) charakterisieren das zumeist in der frühen Kindheit beginnende Krankheitsbild. Beim erworbenen angioneurotischen Ödem finden sich häufig generalisierte Beschwerden in Form von Juckreiz, schmerzlosem Anschwellen des subkutanen Gewebes von Gesicht, Händen, Füßen, Genitalien und selten eine Urtikaria. Atopische familiäre Belastung ist häufig, Allergien sind selten objektivierbar. Liegt dem Krankheitsbild ein erworbener Mangel an C1-Esteraseinhibitor zugrunde, können Lupus erythematodes disseminatus, Adenokarzinome oder lymphoproliferative Erkrankungen ursächlich in Frage kommen.

▶ Die **Fremdkörperaspiration** mit Verlegen der oberen Atemwege ist hauptsächlich ein Problem bei Kleinkindern, wobei am häufigsten Münzen, Schrauben oder Knochen aspiriert werden.

▶ Bei der **chronischen Obstruktion der extrathorakalen Atemwege** wird im Gegensatz zu der akuten die richtige Diagnose oft erst spät im Verlauf der Erkrankung gestellt. Die häufigste Fehldiagnose ist das Asthma bronchiale. Das führende Symptom bei der chronischen Obstruktion der extrathorakalen Atemwege ist die Dyspnoe. Sie macht sich je nach Schweregrad der Stenose bereits in Ruhe oder erst nach körperlicher Belastung, gelegentlich auch bei Rückenlage des Patienten bemerkbar. Denkt man an die Möglichkeit dieser Diagnose, ist sie relativ einfach zu stellen. Typisch sind der inspiratorisch betonte Stridor und das charakteristische Lungenfunktionsmuster. Die Bestätigung der Diagnose gelingt gelegentlich röntgenologisch (Durchleuchtung, Tomographie, CT, Tracheobronchographie) und letzendlich immer bronchoskopisch.

▶ Die **Hypertrophie der Rachentonsillen und Adenoide** ist der direkten Inspektion zugänglich, läßt sich aber auch röntgenologisch bei Seitenaufnahme der Halsweichteile darstellen. Die Erkrankung kann zur alveolären Hypoventilation mit Hyperkapnie, Hypoxämie, pulmonaler Hypertonie und Cor pulmonale führen. Insbesondere nachts kann es zum Bild der „obstruktiven Schlafapnoe" kommen.

▶ Bei der **Larynxdysfunktion** steht an erster Stelle die Rekurrensparese. Wenn einseitig, führt sie zu leichtem Stridor und Belastungsdyspnoe, wenn doppelseitig, ist sie auf Dauer mit dem Leben nicht vereinbar. Die Diagnose wird durch indirekte Laryngoskopie gestellt.

▶ **Trachealstenosen** beruhen heute meist auf Intubationsschäden nach Langzeitbeatmung, selten handelt es sich um die Folge eines Traumas ohne Beatmung oder um Gefäßmißbildungen („Dysphagia lusoria"). Je nach Lokalisation und Ätiologie unterscheidet man Stomastenosen nach Tracheotomie (immer anterior und meist zwischen 2. und 3. Trachealknorpel im Bereich der Tracheotomie) gelegen und Manschettenstenosen (zirkulär angeordnet und meist langstreckig, induziert durch die kompressionsbedingte Nekrose von Schleimhaut und Knorpel). Kombinationen beider Arten sind möglich. Die Stenose kann durch frisches Granulationsgewebe verursacht werden, durch Narbenfibrose (starre Stenose), durch Knorpelnekrosen (schlaffe Stenose) und gelegentlich durch narbige Segel, die sich leicht abtragen lassen. Die Diagnose wird tracheobronchoskopisch, nach Möglichkeit mit dem starren Bronchoskop, gestellt. Beim flexiblen Bronchoskop besteht die Gefahr einer kompletten Verlegung der Stenose. Ab 8 mm Innendurchmesser kommt es zur meßbaren Obstruktion, ab 3 mm Innendurchmesser zu lebensbedrohlicher Ruhedyspnoe.

▶ **Trachealtumoren** können benigne (Fibrom, Adenom, Papillom, Amyloidtumor), semimaligne (Zylindrom = adenoidzystisches Karzinom, Lymphom, Plasmozytom) oder maligne (meist Plattenepithelkarzinom) sein. Differentialdiagnostisch bereiten insbesondere die benignen Tumoren

Probleme, zwischen erstem Auftreten der Symptome und Diagnosestellung verstreichen in der Regel Jahre.

Bei großzügiger Indikationsstellung zur Bronchoskopie sollten solche Verschleppungszeiten heute die Ausnahme sein, dies insbesondere, da die therapeutischen Möglichkeiten sowohl chirurgisch (Resektion, Rinnenplastik) als auch bronchoskopisch (Laser, Afterloading) gut sind.

▶ Die **Säbelscheidentrachea** kommt als symptomatische Form, zumeist infolge von Kompression durch eine Struma vor, aber auch als idiopathische Form. Kennzeichnend für letztere ist die Manifestation bei Männern in der zweiten Lebenshälfte; der Sagittaldurchmesser der Trachea ist deutlich größer als der Querdurchmesser (Trachealindex < 0,5), und die Trachealringe verkalken häufig stark. Lungenfunktionsanalytisch findet man bei diesen Patienten die Konstellation einer chronischen, obstruktiven Bronchitis und häufig die eines Emphysems.

▶ Die **rezidivierende Polychondritis** ist eine Systemerkrankung, die sich am Knorpelgewebe des Körpers unter Einschluß der Rippen- und der Tracheobronchialknorpel abspielt. Gelegentliche Assoziationen mit entzündlichen Erkrankungen des Auges (Iriditis) und der Gefäße (Aortitis) deuten auf eine pathogenetische Störung im Bindegewebe. Röntgenologisch sieht man im Bereich der Knorpel Destruktionen und sekundäre Verkalkungen. Die typische Läsion im Bereich der großen Atemwege ist der entzündliche Knorpeltumor im Bereich der Trachea und der großen Bronchien mit sekundärer Chondromalazie und „schlaffer Stenose". Die Lungenfunktion zeigt eine schwere, auf Bronchodilatation nicht reagierende Atemwegsobstruktion.

▶ Die **Tracheobronchopathie osteochondroplastica** wird heute öfter diagnostiziert und bei 1 von 1000 Bronchoskopien gesehen. Die Hauptbeschwerden der Patienten sind Husten und Dyspnoe, meist durch die begleitende Hyperreagibilität der Atemwege und nicht durch die Läsion selbst bedingt. Die Diagnose ist endoskopisch leicht zu stellen: Charakteristisch sind die stalaktitenartig in das Lumen der Atemwege sich vorwölbenden Knorpelzapfen, die gelegentlich verknöchern können. Die Schleimhaut darüber ist meist intakt.

▶ Die **Tracheomalazie** ist gekennzeichnet durch eine Wandschwäche der Trachea und meist auch der zentralen Bronchien mit typischem, bei der Bronchoskopie zu beobachtendem exspiratorischem Prolaps der Pars membranacea bei Husten und forcierter Ausatmung. Das Leitsymptom ist weniger die Atemnot als der Husten und die Hustensynkope. Die Tracheobronchomalazie ist zu unterscheiden von der Instabilität der Atemwege, wie sie beim generalisierten Lungenemphysem regelmäßig beobachtet wird.

▶ Die **Tracheobronchomegalie** (Mounier-Kuhn) ist eine angeborene isolierte Erkrankung der großen Atemwege mit Atrophie der muskulären, elastischen und knorpeligen Gewebe. Sie führt praktisch immer zu Bronchiektasen (s. dort).

5.2 Erkrankungen der intrathorakalen Atemwege

Chronische Erkrankungen der Atemwege sind wegen ihrer Verbreitung und ihres Verlaufs in Klinik und Praxis von großer Bedeutung. Weltweit rechnet man heute bei der chronischen Bronchitis mit einer Prävalenz von etwa 20% der männlichen Bevölkerung im Erwachsenenalter, beim Asthma bronchiale von 5–7% in der Gesamtbevölkerung. Inhalatives Zigarettenrauchen, altersbedingte Abnutzungserscheinungen, berufliche Belastung mit vielerlei inhalativen Noxen, Zunahme der Atopie in der Gesamtbevölkerung und unterschiedlich ausgeprägte Belastung unserer Luft mit atemwegsschädigenden Substanzen sind die wichtigsten Ursachen.

5.2.1 Chronische Bronchitis

Definition: „Erkrankung, die gekennzeichnet ist durch übermäßige Schleimproduktion im Bronchialbaum und die sich manifestiert in chronischem oder chronisch-rezidivierendem Husten an den meisten Tagen von mindestens 3 Monaten jährlich im Ablauf von mindestens 2 Jahren." Verkürzt könnte man diese Definition der Weltgesundheitsorganisation von 1966, die im wesentlichen eine epidemiologische und nicht eine klinische ist, auf den Nenner bringen: Chronische Bronchitis = chronischer Husten mit oder ohne Auswurf über mindestens 2 Jahre.

Ätiologisch liegt der Erkrankung, bei der es sich primär nicht um eine Infektionserkrankung han-

delt, ein Versagen der körpereigenen Abwehr gegenüber Umweltfaktoren zugrunde. Die wichtigsten Umweltfaktoren sind Tabakrauch, Luftverschmutzung (SO_2, NO_X, O_3, Staub), Klimafaktoren (Kaltluft, Nebel, wechselnde Tiefdrucksysteme), Allergene; die wichtigsten Abwehrmechanismen der Atemwege sind zum einen das unspezifische mukoziliare Klärsystem und zum anderen die spezifischen Immunmechanismen auf zellulärer Ebene, insbesondere das sekretorische IgA-System, sowie der Hustenmechanismus.

Die *klinische Symptomatik* durchläuft bei der chronischen Bronchitis ein breites Spektrum, das mit dem einfachen „Raucherhusten" beginnt und mit der respiratorischen Globalinsuffizienz und dem dekompensierten Cor pulmonale endet. Ablauf der Erkrankung und jeweilige klinische Symptomatik lassen sich pathophysiologisch erklären: Am Beginn der Erkrankung steht die mukoziliare Insuffizienz, die zunächst funtioneller Natur (selten angeboren als primäre ziliare Dyskinesie), meist aber durch inhalatives Rauchen erworben ist und die später in eine morphologisch fixierte mukoziliäre Insuffizienz übergeht. Als Ersatz für das nicht mehr funktionierende Klärsystem der Zilien wird der Hustenmechanismus benötigt, wobei besonders typisch der morgendliche Husten mit vermehrt weißlichem Auswurf ist, bedingt durch die vermehrte Sekretion der submukösen Drüsen. Gehäufte Infektionen, zunächst virale Infekte, dann bakterielle Infektionen leiten einen Circulus vitiosus ein, der sich klinisch im Auftreten eines eitrigen Auswurfs und im protrahierten Verlauf einer Infektion manifestiert. Bakteriologisch können Haemophilus influenza und Diplococcus pneumoniae im Sputum nachgewiesen werden. Die Infektion wird durch das Versagen des mukoziliären Klärsystems und des sekretorischen IgA-Mechanismus erklärbar. Allmählich entwickelt sich dann eine Atemwegsobstruktion mit zunehmenden Leidensdruck, zunächst in Form einer Belastungsdyspnoe mit gelegentlichen bronchospastischen, asthmaähnlichen Atemnotsanfällen.

Auskultatorisch kann der Befund unergiebig sein, spirometrisch zeigt sich aber im allgemeinen schon eine manifeste oder okkulte, d.h. durch Inhalation von Azetylcholin oder Histamin induzierbare Atemwegsobstruktion, die wesentlich durch eine Verdickung der Schleimhaut, aber auch durch eine vermehrte unspezifische Hyperreagibilität der Atemwege bedingt ist. Im Röntgenbild fallen in diesem Stadium allenfalls vermehrte peribronchiale Infiltrate und fokale Aufhellungen im Sinne eines lobulären Lungenemphysems auf („dirty lung"). Eine zusätzliche Komplikation ist in diesem Stadium das zentrilobuläre Lungenemphysem, besonders wenn der Krankheitsprozeß die Ebene der terminalen Atemwege und der Alveoli erreicht. Über Ventilations-Perfusions-Inhomogenitäten entsteht die respiratorische Partialinsuffizienz, die auf dem Wege über die alveoläre Hypoxie und über Gefäßdestruktionen zur präkapillaren pulmonalen Hypertonie führt. Die exakte Abklärung der pulmonalen Hypertonie gelingt bei der chronisch obstruktiven Bronchitis und/oder dem Lungenemphysem nur mit Hilfe blutiger Messung, da unblutige Verfahren einschließlich EKG, Echokardiographie, nukelarmedizinische und Röntgenmethoden unempfindlich und unspezifisch bleiben. Das **dekompensierte Cor pulmonale** läßt sich klinisch an den Symptomen Nykturie, Proteinurie, Ödeme, Hepatomegalie, evtl. Aszites und hepatojugulärer Reflux nachweisen. Es entwickelt sich gewöhnlich eine Polyglobulie und Hyperkapnie mit vermehrter Injektion der konjunktivalen Gefäße (Zyanose und hyperkapnische Vasodilatation). Die Zyanose ist sehr ausgeprägt („blue bloater"). Die Diagnose der respiratorischen Globalinsuffizienz ist definitiv nur durch die arterielle Blutgasanalyse objektivierbar (Tabelle 15.2).

Sonderformen der chronischen Bronchitis sind die **Bronchitis plastica** (Synonym: Bronchitis fibrinosa), eine Erkrankung, welche durch phasenweise auftretende Expektoration von „wurmartigen", fibrinösen Ausgüssen des Bronchialbaums gekennzeichnet ist und meist mit Fieber einhergeht, sowie die **chronisch deformierende Bronchitis**, die sich klinisch von der chronischen Bronchitis nicht unterscheidet, aber bronchographisch zu typischen Kaliberschwankungen des Bronchialsystems auf Subsegmentebene, Verzweigungsarmut und Dilatation führt. Die Übergänge zur zylindrischen Bronchiektasie sind fließend (s. 6.1).

5.2.2 Asthma bronchiale

Der *Definition* nach ist Asthma eine Erkrankung, die durch eine erhöhte Reaktionsbereitschaft der Trachea und des Bronchialbaums gegen verschiedene Reize gekennzeichnet ist. Sie äußert sich in einer spontanen oder unter Therapie „reversiblen Verengung der Atemwege" (American Thoracic Society 1962). Verkürzt könnte man definieren: Asthma bronchiale=anfallsweise Atemnot mit

Giemen auf dem Boden einer bronchialen Hyperreagibilität.

Epidemiologisch beträgt die Inzidenz des Asthma bronchiale in Industrienationen um 2% (0,4–3,6%), der Krankheitsbeginn liegt überwiegend in der Kindheit. Bei etwa der Hälfte der Kinder verschwindet die Symptomatik im Verlaufe des Wachstumsalters, um dann zu einem recht hohen Prozentsatz im späten Lebensalter wieder aufzutreten. Genetische Disposition ist zweifelsfrei vorhanden: Atopie und Hyperreagibilität scheinen unabhängig voneinander vererbt zu werden. Die Umwelt spielt beim exogen-allergischen Asthma bronchiale eine wesentliche Rolle, aber auch unspezifische Faktoren (Rauchen, Luftverschmutzung, Klimafaktoren) sind bei der für alle Asthmaformen obligatorischen bronchialen Hyperreagibilität von großer Bedeutung.

Die *Einteilung* des Asthma erfolgt für therapeutische und prognostische Zwecke nach dem Schweregrad und nach ätiopathogenetischen Gesichtspunkten: exogenes Asthma („extrinsic asthma"), endogenes Asthma („intrinsic asthma"). Kombinationsformen und Übergänge sind die Regel, die Abgrenzung häufig schwierig (Tabelle 15.5). Das exogene Asthma bronchiale kann auf dem Boden einer Allergie, aber auch einer angeborenen oder erworbenen Überempfindlichkeit (s. Sonderform Analgetikaasthma) entstehen. Das endogene Asthma bronchiale läßt sich nur nach Ausschluß exogen-allergischer Noxen diagnostizieren, es gibt jedoch einige typische Hinweise, die eine für praktisch-therapeutische Zwecke sinnvolle Klassifizierung zulassen.

Pathophysiologisch liegt bei einem hohen Prozentsatz asthmakranker Patienten eine Atopie vor. Atopiker zeichnen sich aus durch eine abnorme Reaktivität gegenüber immunologisch freigesetzten Mediatorstoffen. Im Zentrum der allergischen Sofortreaktion, durch IgE oder durch Subklassen von IgG vermittelt, steht die Mastzelle. Die Wirkung ihrer Mediatoren auf den Bronchialbaum zeigt Abb. 15.4.

Die *klinische Symptomatik* (Tabelle 15.6) durchläuft – wenn auch nicht zwangsläufig – ein breites Spektrum, welches im Stadium I, dem Stadium der Hyperreagibilität und Allergisierung durch Symptomarmut gekennzeichnet ist. Häufig bestehen rhinitische Veränderungen oder Heuschnupfen (Pollinose) und – als Ausdruck leichter Hyperreagibilität der unteren Atemwege – Husten („Asthmaäquivalent"). Die bronchiale Hyperreagibilität läßt sich durch den inhalativen Provoka-

Tabelle 15.5. Immunologische und klinische Merkmale zur Differenzierung des Asthma bronchiale. (Nach Debelic 1986)

Merkmale	Extrinsic (exogen-allergisches) Asthma bronchiale	Intrinsic (kryptogenes, infektbedingtes) Asthma bronchiale
Immunologischer Reaktionstyp	I und/oder III	?
Spezifische Antikörper	IgE/IgG4	Fehlen
Atopie in der Familien- und Eingeanamnese	Meist vorhanden	Fehlt meist
Krankheitsbeginn	Im Kindesalter	Meist im Erwachsenenalter
Haut- und Provokationstests mit Allergenen, spezifisches IgE	Positiv (Sofort- und/oder verzögerte Reaktion)	Negativ
Atemwegsinfekte	Gelegentlich	Häufig
Nasennebenhöhlen-Affektionen und Nasenpolyposis	Selten	Häufig
Eosinophilie (Blut, Nasen- und Bronchialsekret, Sputum)	Vorhanden (nicht immer)	Oft hochgradig
Analgetikaintoleranz	Selten	Häufig
Hyposensibilisierungstherapie	Möglich	Nicht möglich

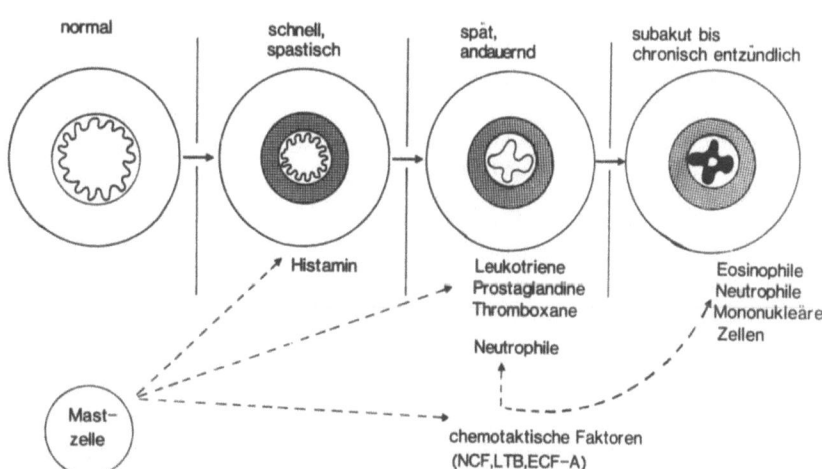

Abb. 15.4. Mediatoren der Mastzelle in ihrer Auswirkung auf den Bronchialbaum. (Nach Kay 1986)

tionstest mit Histamin oder Acetylcholin (Metacholin, Carbachol) und die Allergisierung in Form einer abgestuften allergologisch-immunologischen Testung (Tabelle 15.7) prüfen.

Das Stadium II, das sich durch Anfälle von Atemnot, häufig eingeleitet durch Husten mit exspiratorisch betontem Giemen auszeichnet, ist klinisch häufig schon auf Distanz zu hören und durch Auskultation und Lungenfunktionsdiagnostik (einschließlich des sog. Bronchospasmolysetests) objektivierbar.

Gewarnt werden muß jedoch vor der Gleichsetzung von Giemen mit Asthma bronchiale: Expiratorisches Giemen findet sich bei allen obstruktiven Atemwegserkrankungen, aber auch lokalisiert bei

Fremdkörperaspiration, umschriebenen Tumoren, nach Lungenembolie (Serotoninausschüttung durch thrombozytenreichen Thrombus mit konsekutiver Bronchospastik) und auch im Asthma cardiale bei bestehender bronchialer Hyperreagibilität.

Im Stadium III besteht eine dauernde, wenn auch anfallsweise verstärkte Atemnot. Typisch für die zunächst nichtinfektiöse Entzündung der Bronchialschleimhaut, induziert durch Influx von Granulozyten und Eosinophilen über chemotaktische Faktoren, ist die Eosinophilie im Sputum. Nur bei deutlicher Granulozytose und fehlenden Eosinophilen (unter 5%) ist eine bakterielle Entzündung anzunehmen. Konditionierung trägt zur

Tabelle 15.6. Asthma bronchiale: Pathophysiologie, Klinik und Diagnostik in Abhängigkeit vom Stadium

Asthma bronchiale		Pathophysiologie	Diagnostik
Stadium	Klinik		
I	Symptomarmut	Hyperreagibilität, Allergisierung	Bronch. Provok., Allergietestung
II	Atemnotanfälle	Bronchospasmus	Spirometrie (Bronch. Provok.)
III	Daueratemnot	Infektion, Konditionierung	Sputum, Spirometrie (PEF)
IV	Komplikationen	Emphysem, pulmonale Hypertonie	GK-Plethysmograph, Re-Herz-Katheter
V	Dekompensation	Resp. Globalinsuff., Cor pulmonale	Art. Blutgasanalyse, Hämatokrit

Tabelle 15.7. Allergologische Stufendiagnostik bei Asthma bronchiale. (Nach Debelic 1986)

Stufe	Diagnostisches Kriterium	Aussage
1	Allergologische Anamnese Familienanamnese Eigenanamnese	Hinweise auf allergische Auslösung
2	Karenz- und Expositionsproben	Anhalt für allergische Auslösung
3	Hauttests Prick- und Scratchtest, intrakutan. Reibtest	Nachweis spezifischer sensibilisierender Antikörper in der Haut
4	Immunologische in-vitro-Tests: RIST, PRIST, RAST enzymatische Tests	Nachweis von Gesamt-IgE und spezifischem IgE (gegen ein bestimmtes Antigen) im Blut
5	Provokationstests intranasale, bronchiale (konjuktivale, orale)	Nachweis der klinischen Aktualität (Pathogenität) an dem Manifestationsorgan

Perpetuierung der Symptome bei. Im Stadium IV mit Komplikationen in Form von pulmonaler Hypertonie und Emphysem sowie im Endstadium V mit Dekompensation des kardiopulmonalen Systems münden die Krankheitsbilder der chronischen Bronchitis und des Asthma bronchiale in die gleiche Endstrecke ein (s. dort).

Differentialdiagnostisch zunehmend an Bedeutung gewinnen berufliche Inhalationsallergene, die nur katalogartig in Tabelle 15.8 zusammengestellt wurden.

Sonderformen:

▶ Die **allergische broncho-pulmonale Aspergillose (ABPA)** ist eine Erkrankung des Erwachsenenalters, die sich im Rahmen eines meist seit der Kindheit bestehenden allergischen Asthma bronchiale entwickelt; sie manifestiert sich in Form von häufig bilateralen pulmonalen Verschattungen, Auswurf von bräunlich-mukösen Sputumpfröpfen ("plugs"), sekundärer Bildung von subsegmentalen, typisch V- oder Y-förmigen Bronchiektasen sowie Blut- und Sputumeosinophilie. Die Erkrankung ist Folge einer dualen Allergisierung gegen Aspergillus fumigatus, aber auch andere Schimmelpilze (Type-I und Typ-III-Reaktion).

Das **Anstrengungsasthma** ("exercise induced asthma", EIA) ist definiert als eine während der ersten Minuten nach Beendigung einer körperlichen Belastung auftretende, sich meist innerhalb der folgenden halben Stunde zurückbildende Bronchialobstruktion. Die Reaktion ist abhängig von der Temperatur des Atemgases sowie der Belastungsintensität, -art und -dauer. Sie stellt keine Sonderform des Asthmas dar, sondern ist eine Sonderform der Hyperreagibilität und wird insbesondere im Kindes- und Jugendalter beobachtet.

Das **Analgetikaasthma** (ursprünglich als "aspirin sensitive asthma", ASA, beschrieben) ist eine meist im mittleren Lebensalter auftretende Komplikation des Intrinsicasthma, fast immer vergesellschaftet mit einer chronischen Sinusitis und Polyposis nasi. Pathogenetisch scheint die Hemmung der Zyklooxygenase mit der Konsequenz einer vermehrten Bildung von Leukotrienen durch nichtsteroidale Analgetika ursächlich beteiligt zu sein, daher auch Kreuzreaktionen mit Indometazin und anderen Zyklooxygenasehemmern.

5.2.3 Lungenemphysem

Definition: Das Lungenemphysem ist durch eine das normale Maß überschreitende Erweiterung des Luftraums distal der terminalen Bronchiolen gekennzeichnet und geht stets mit einer Destruktion von Lungengewebe einher (WHO 1961). Das Lungenemphysem ist also eine irreversible Lungenüberblähung mit Destruktion von Lungengewebe.

Epidemiologisch sind Lungenemphyseme bei Obduktionsstatistiken in bis zu 40% der Fälle

Tabelle 15.8. Katalog der häufigsten Inhalationsallergene mit Hinweisen zur „natürlichen" und beruflichen Exposition, (Nach Gronemeyer und Fuchs [Stand: Januar 1986]).

Herkunft – Art	Exposition, Vorkommen und Verwendung	Beruf
A. Tierische Allergene (Haare, Schuppen, Exkremente)		
a) Mensch	Friseurbetrieb, Perücke, Ehepartner	Friseur, Perückenmacher
b) Tier		
Pferd, Rind, Schaf, Hund, Katze, Ziege, Kaninchen, Meerschweinchen, Ratten, Mäuse, Hamster, Jagdwild, diverse Tiere im Zoo und Zirkus (Elefant, Löwe u.v.a.)	Landwirtschaft, Forstwirtschaft, Tierzucht, biologische Laboratorien, Gerberei, Abdeckerei, Schlachthof, Zirkus, Textilindustrie (Bekleidung), Zoo, Hobby: Tierhaltung	Bauer, Zoologe, Gerber, Polsterer, Teppichweber, wissenschaftliche Experimentatoren (Pharmakologe, Pathologe, Physiologe usw.) sowie deren med.-techn. Personal Schlachter, Viehhändler, Tierärzte, Tierwärter, Förster, Zirkusartisten; Hobby: Reiter, Jäger
Hermelin, Nerz, Marder, Biber u.a. Pelztiere (unverarbeitet, ungefärbt)	Pelztierfarmen, Bekleidungsindustrie	Kürschner, Pelznäherin, Pelztierjäger und -händler
Vögel und Federvieh, Hühner, Gänse, Tauben, Ziervögel, (Wellensittich, Kanarienvogel, Papagei usw.)	Geflügelfarm, zoologische Handlung, Polstermaterial (Bettfedern) Hobby: Ziervögel im Haushalt	Bettfedernreinigung, Bettenfabrik, Geflügelzucht, Tierhandlung Hobby: Brieftaubensport
Schlangen(-gift), Ascaris(-duft)	Zoologische Handlung, Schlangenzucht (Serumgewinnung), biologische Institute	Zoologe, Tierwärter, biolog.-techn. Assistenten
Insekten (Staub- und Duftantigen): Bienen, Motten, Mehl- und Buckelkäfer, Stubenfliege, Obstfliegen usw., Seidenspinner, Küchenschaben, Heuschrecken, Wanzen, Hausgrillen, Zuckmücken, Silberfische	Ubiquitär (saisonal), Imkereibetriebe, Forschungslaboratorien, Mehl- und Kornverarbeitung, Silobetriebe, Rohseidenweberei, Bäckerei, Haushalt, Fischfutterherstellung	Imker, Mehlberufe, Kammerjäger, Zoologe Präparator, Bäcker, Müller, Siloarbeiter, Seidenweber, Zierfischzüchter (Aquarienhaltung)
Läuse (u.a. Karminrot)	Kosmetika- und Lebensmittelfarbe (Campari)	Getränkeindustrie
Hausstaubmilbe, Vorratsmilbe, Mehlmilbe	Ubiquitär, Mehlbetriebe, Landwirtschaft, Futtermittelindustrie	„Haushalt", Bäcker, Müller, Landwirt, Siloarbeiter
Wasserflöhe (Daphnien)	Fischfutterherstellung, zoologische Handlung	Fischfutterverkäufer, Aquarienhalter (Kinder!)
Perlmuttstaub	Schmuck- und Knopfindustrie	Schleifer, Stanzer, Polierer
B. Pflanzliche Allergene (Stäube)		
Baumwolle	Landwirtschaft, Textilindustrie	Weber
Getreidestaub	Landwirtschaft, Mühlenbetriebe, Silobetriebe, Mälzerei, Transportbetriebe (Schiff, Eisenbahn)	Bauer, Müller, Lohndrescher, Verladearbeiter, Schauerleute, Siloarbeiter, Mälzer
Luzerne	Futtermittelherstellung, Landwirtschaft	Bauer, Viehzüchter, Futtermüller
Mehl und Kleie (Roggen, Weizen, Mais, Buchweizen, Reis, Tapioka, Soja usw.)	Mühlenbetriebe, Brotfabrik, Bäckerei, Futtermittelindustrie, Landwirtschaft, Brauerei	Müller, Bäcker, Bauer, Kolonialwarenhändler, Mälzer
Kaffee- und Kakaobohnen (roh)	Kaffee- und Kakaoplantagen, Kaffeesortierung, Kaffeerösterei, Transportbetriebe (Schiffe, Eisenbahn), Börse	Kaffeeverlader, Kaffeeverleser, Kaffeeriecher, Kaffeeröster, Verlade-, Transport- und Hafenarbeiter
Flachs, Hanf, Jute, Kapok	Seilerei, Weberei, Zwirnerei, Polsterei; Verpackungsindustrie, ubiquitär als Polstermaterial, Haushalt (Matratzeninhaltstoffe)	Seiler, Weber, Polsterer, Zwirner, Hausfrau, Raumpflegerin
Rizinusbohnen	Landwirtschaft (Dünger), Ölmühlen, Verladebetrieb, Staub und Abgase in Rizinusmühlen, Düngemittelindustrie	Ölmüller, Bauer, Verlade- und Transportarbeiter sowie endemisch in der Anwohnerschaft von Rizinismühlen, Hobbygärtner

Tabelle 15.8. (Fortsetzung)

Herkunft – Art	Exposition, Vorkommen und Verwendung	Beruf
Holzstäube (einheimische: Eiche, Tanne, Fichte, Buche, Nußbaum usw., exotische: Limba, Abachi, Macoré, Teak, Mansonia, Gabun, Afrormosia, Palisander, Ramin u.a.)	Holzgewinnung und -verarbeitung, Schleiferei, Sägerei, Furnierbetriebe, Möbelindustrie	Tischler, Parkettleger, Furnierschneider, Waldarbeiter
Narzissen, Tulpen (Saft der Zwiebeln, flüchtige Duftstoffe, Pollen) u.a.	Gärtnerei	Gärtner, Tulpenzüchter
Pollen	Ubiquitär (saisonal) Gärten, Landwirtschaft, botanische Institute, Gewächshäuser, Plantagen Hobby: Haushalt	Botaniker, Biologe, Gärtner, Bauer
Lykopodium	Gummiindustrie, Theater, Apotheke	Gummiwerker, Apotheker, Schauspieler, Theaterfriseur
Pilzsporen (Schimmel, Hefe u.a.)	Haus- oder raumgebunden, ubiquitär (evtl. saisonal): feuchte Wohnung, Getreide und Futtermittel, pharmazeutische Industrie (Antibiotika), Gärungsbetriebe, chemische Industrie, Bäckerei, Lederindustrie, Zuckerindustrie, Gewächshäuser, Weinbau, Molkereibetriebe, Obst- und Gemüsehandlung	Müller, Drescher, Laborant, Bauer, Transport- und Siloarbeiter, Bäcker, Gärtner, Käsewäscher, Zuckerrohrarbeiter, Schuster, Antiquar, Winzer
Gummi arabicum	Druckerei	Buchdrucker
Ätherische Öle	Drogerie, Parfümerie, kosmetische Industr., Gewürzmühle, Getränkeindustr.	Drogist, Friseur, Kosmetikerin, Gewürzmüller, Gewürzhandel
Enzyme:		
a) Bakterielle Enzyme (Proteasen)	Waschmittelindustrie, Waschanstalten	Fabrikarbeiter, Wäscherinnen
b) Pflanzliche Enzyme: Bromelain (aus Ananas comosus) Papain (aus Carica papaya)	Fleischweichmacher, Küchenbetriebe, pharmazeutische Industrie	Küchenpersonal, Personal der pharmazeutischen Industrie
c) Tierische Enzyme (Labferment)	Großbäckerei, Käseherstellung	Abwägering in Großbäckerei, Käsereiarbeiter
C. Chemische Allergene		
Epoxidharze, Phthalsäureanhydrid (Naphthochinon), Formalin, Ursol, Öle (Turbinen), Isocyanate	Chemische Industrie, Pelzindustrie, Maschinenindustrie, Mehlbetriebe, Friseur, Desinfektion, Farbenindustrie	Chemiearbeiter, Maler, Anstreicher, Spritzlackierer, Pelznäherin, Kürschner, Gerber, Friseur, Desinfektor, Zahnärzte
Platin, Chrom, Vanadium, Beryllium, Nickel, Kobalt	Chemische Industrie, metallverarbeitende Industrie, Zementfabrikation, Baugewerbe sowie in vielen Spezialbetrieben	Metallarbeiter, Gerber, Maurer, Desinfektor, Galvaniseur und viele Spezialberufe
Arzneimittelstäube und -aerosole (diverse Drogen, Antibiotika, Chemotherapeutika, Korrigentia, Insektizide u.a.)	Pharmazeutische Industrie, Apotheke, Drogerie, Praxis, Krankenhäuser, chemische und pharmazeutische Industrie, Schädlingsbekämpfung, Hühnerfutter	Ärzte und Zahnärzte, Pflegepersonal, Apotheker, Drogistin, Personal der pharmazeutischen Industrie und Großhandlungen, Kammerjäger, Geflügelzüchter

nachweisbar, in etwa 10% stellen sie die Haupttodesursache oder eine wesentliche Teilursache dar.

Pathologisch-anatomisch unterscheidet man ein zentrilobuläres und ein panlobuläres Emphysem.

Das zentrilobuläre Emphysem ist im allgemeinen vergesellschaftet mit der chronischen Bronchi

tis, es entsteht über direkte inhalative Noxen und betrifft in erster Linie die relativ ungeschützten Bronchioli terminales und respiratorii. Es ist das klassische Emphysem des Zigarettenrauchers.

Das panlobuläre Emphysem, den gesamten Azinus erfassend, ist basal betont. Es entsteht wahrscheinlich durch eine Imbalance im Verhältnis von Proteasen und Antiproteasen. Prototyp ist das Lungenemphysem bei schwerem **homozygotem α_1-Antitrypsinmangel**. Bei dieser Erkrankung, deren Inzidenz in Deutschland auf 1:4000 geschätzt wird, kann der Überschuß an Proteasen (hauptsächlich sind es aus Granulozyten in der Lunge freiwerdende Elastasen), wie sie im Rahmen eines bronchopulmonalen Infekts entstehen, nur mangelhaft neutralisiert werden. Der wichtigste Antielastasefaktor des Organismus, das α_1-Antitrypsin, ist bei diesen Patienten stark erniedrigt (homozygoter α_1-Antitrypsinmangel vom Phänotyp ZZ) oder fehlt ganz (Phänotyp 0). Der Exzeß an Elastasen führt zu einer Destruktion von Alveolar- und Kapillargewebe. Die Krankheit macht sich zunächst in der Lungenbasis bemerkbar. Typisch ist das feinblasige inspiratorische Knisterrasseln basal. Hinweisend auf die Diagnose ist das fehlende α_1-Globulin in der Elektrophorese, denn das α_1-Antitrypsin stellt 90% der α_1-Globulinfraktion dar. Die Diagnose wird erhärtet durch direkte Bestimmung des α_1-Antitrypsins im Serum und durch die Phänotypisierung. Ein **heterozygoter α_1-Antitrypsinmangel** (Phänotyp MZ, SZ oder MS) scheint nur dann zu einer vorzeitigen Entwicklung des Lungenemphysems zu führen, wenn inhalative Noxen (Zigarettenrauchen, berufliche Belastung) hinzukommen.

Die *Diagnostik* des Lungenemphysems, das pathologisch-anatomisch definiert ist, basiert auf klinischen, röntgenologischen, lungenfunktionsanalytischen und nuklearmedizinischen Verfahren. Typische klinische Befunde sind der hypersonore Klopfschall, die tiefstehenden Lungengrenzen, die geringe Zwerchfellverschieblichkeit, das leise Vesikuläratmen, der starre Thorax und die abgeschwächten Herztöne.

Diese Veränderungen finden sich allerdings erst in fortgeschrittenem Stadium, eine Frühdiagnose ist nur durch differenziertere Verfahren möglich. Funktionsanalytisch ist das Lungenemphysem charakterisiert durch einen Elastizitätsverlust, durch Überblähung, durch „trapped air", durch Instabilität der Atemwege und durch Destruktion von Lungengewebe (Tabelle 15.9). Die Röntgenkriterien, die wir zur Diagnostik des Lungenemphysems heranziehen, sind die Lungenüberblähung, die „trapped air" und die Destruktion von Lungengewebe. Ein früher nuklearmedizinischer Hinweis auf ein Lungenemphysem ist das „Schweizerkäsemuster" und das Fissurzeichen, insbesondere in der Schrägaufnahme im Perfusionsszinti-

Tabelle 15.9. Funktionskriterien des Lungenemphysems

Elastizitätsverlust
▶ Lungencompliance erhöht ($C_L\uparrow$)
▶ Max. Retrakt.-Kraft erniedrigt (P_{sl} TLC$\downarrow$)

Überblähung
▶ Residualvolumen erhöht (RV$\uparrow$, RV/TLC$\uparrow$)
▶ Totalkapazität absolut erhöht (TLC$\uparrow$)

trapped air
▶ Lungenvolumendifferenz GKP zu Helium ($FRC_{BP} > FRC_{He}$)
▶ Phasenverschiebung der Resistanceschleife im Flußdruckdiagramm bei Nulldurchgang ($\Delta V_0 \uparrow$)

Instabilität der Atemwege
▶ Atemstoß stärker erniedrigt als der Resistanceerhöhung entspricht ($FEV_1 \downarrow\downarrow/R_{aw}\downarrow$)
▶ In/Exspir. Widerstandsdifferenz ($R_E/R_L > 1,5$)

Destruktion von Lungengewebe
▶ Erniedrigung der Diffusionskapazität ($DL_{CO}\downarrow$)
▶ Abfall des Sauerstoffpartialdrucks bei Belastung ($pO_2\downarrow$)

gramm sichtbar. Das Ventilationsszintigramm zeigt deckungsgleiche Inhomogenitäten, typischerweise wird das Edelgas aus diesen Kompartimenten verlangsamt ausgewaschen und erscheint als „hot spot" (bei Edelgasen mit längerer Halbwertszeit wie z.B. ^{133}Xenon).

Sonderformen

▶ das **bullöse Lungenemphysem**, eine Komplikation des zentrilobulären und panlobulären Lungenemphysems, ist gekennzeichnet durch Hohlräume mit einem Durchmesser von mehr als 1 cm. Bei wandständigen Riesenbullae ist die Verwechslung mit einem Pneumothorax möglich. Die diagnostische Methode der Wahl ist das Computertomogramm des Thorax.

▶ Das **perifokale Emphysem** („Narbenemphysem") entsteht typischerweise in der Umgebung von silikotischen Schwielen und ausgedehnten inaktiven Tuberkulosen und ist radiologisch gut zu erkennen. Funktionsanalytisch kombinieren sich obstruktive und restriktive Elemente.

▶ Als **vikariierendes Emphysem** wird fälschlicherweise eine Überblähung der Lunge nach Resektion, aber auch die einseitige Überblähung der Lunge etwa bei einer Kyphoskoliose beschrieben. Die Kriterien des Lungenemphysems sind hierbei nicht erfüllt, es handelt sich lediglich um eine Überblähung ohne Destruktion von Lungengewebe, was funktionsanalytisch leicht faßbar ist.

▶ Das **unilaterale Lungenemphysem** (Synonyme: McLeod-Syndrom, Swayer-Johnson-Syndrom)

Tabelle 15.10. Differentialdiagnose der einseitig hellen Lunge

1. Extrathorakal	Fehlende weibliche Brust oder fehlender Pektoralmuskel Schwere Skoliose Rotation des Körpers Erhöhte Dichte kontralateral	
2. Intrathorakal		
– extrapulmonal	Pneumothorax Zwerchfellhernie	
– intrapulmonal, einseitig	Hauptbronchusstenose (Fremdkörper, Tumor) McLeod-Syndrom Bronchogene Zyste, Bulla Zustand nach Lobektomie Gefäßverschluß des pulmonalen Hauptstamms (Thrombus, Tumor)	
– intrapulmonal beidseitig umschrieben	Emphysem Zystische Bronchiektasie	

entsteht wahrscheinlich durch eine frühkindliche Bronchiolitis auf dem Boden einer Virusinfektion und zeigt radiologisch das typische Bild einer „einseitig hellen Lunge". Differentialdiagnostisch abzutrennen sind die anderen radiologischen Formen der „einseitig hellen Lunge" (Tabelle 15.10). Dies gelingt durch Vergleich der In-/Exspirationsaufnahme oder Durchleuchtung (Wandern des Mediastinums zur gesunden Lunge in der Exspiration), Ventilations-/Perfusionsszintigraphie und ggf. bronchologisch-angiologische Methoden.

▶ Die **progressive Lungendystrophie** („vanishing lung") ist eine besonders fuodroyante Verlaufsform des bullösen Lungenemphysems mit Tod in der respiratorischen Insuffizienz im 3.–4. Lebensjahrzehnt. Häufig liegt der Krankheit ein homozygoter α_1-Antitrypsinmangel zugrunde.

▶ Das **lobäre Emphysem** ist gekennzeichnet durch eine ausgeprägte Überblähung eines Lungenlappens (meist des Oberlappens) mit erheblicher Beeinträchtigung der Atemfunktion durch Verdrängung und Kompression der Restlunge; es ist eine typische Erkrankung des Neugeborenen und wird zu 90% als akutes dramatisches Krankheitsbild der ersten Lebenstage beobachtet. Beweisend ist das Röntgenbild des Thorax mit Überblähung meist eines Lungenlappens und Verdrängung der Mediastinalorgane, des Zwerchfells und der „gesunden Lunge". Differentialdiagnostisch sind ein Pneumothorax, eine Fremdkörperaspiration oder eine Bronchuszyste abzugrenzen.

5.2.4 Mischformen

Asthma bronchiale, chronische Bronchitis und Lungenemphysem sind klar definierte Krankheitsbilder, die sich mit Hilfe einer sorgfältigen Anamnese und klinischen Untersuchung sowie gezieltem Einsatz radiologischer, lungenfunktionsanalytischer, allergologisch-immunologischer und bronchologischer Untersuchungen gut voneinander abgrenzen lassen. Die Diagnose einer „asthmoiden Emphysembronchitis" ist nicht nur für unsere weitere Therapieplanung wenig hilfreich, sondern auch eine intellektuelle Bankrotterklärung.

Auch der im angelsächsischen Sprachraum übliche Begriff der „chronisch-obstruktiven Lungen-

Tabelle 15.11. Typische Merkmale der beiden Extreme der respiratorischen Insuffizienz des vorwiegend emphysematischen „pink puffer" (sog. Typ A) und des vorwiegend bronchitischen „blue bloater" (sog. Typ B)

Unterscheidungs-kriterien	„pink puffer" (Typ A)	„blue bloater" (Typ B)
Konstitution	Asthenisch	Pyknisch
Geschlecht	Vorwiegend Männer	Frauen wie Männer
Haut	Blaß-fahl	Zyanotisch, Plethora
Atemnot	Ausgeprägt	Relativ gering
Gewicht	Untergewicht	Übergewicht
Auswurf	Wenig bis nichts	Reichlich
Atemgeräusch	Leises VA	Trockene NG und feuchte RG
Rechtsherzinsuffizienz	Nur final	Häufige Episoden
Lungenfunktion	Irreversible Atemwegsobstruktion	Teilreversible Atemwegsobstruktion
Hämatokrit	Meist normal	Meist erhöht
Arterielle Blutgase	Respiratorische Partialinsuffizienz unter Belastung	Respiratorische Globalinsuffizienz
Röntgen	Helle, überblähte Lunge, Verlust der peripheren Gefäßzeichnung, Schlankes Herz	Vermehrte Gefäßzeichnung („Schmutzige Lunge") Herz verbreitert

krankheit" (COLD, „chronic obstructive lung disease") ist klinisch unpräzise, pathogenetisch irreführend und prognostisch und therapeutisch wenig
hilfreich. In Spätstadien können alle vorbeschriebenen Erkrankungen in ein Krankheitsbild einmünden, das eine Differenzierung nicht mehr zuläßt, oder sich kombinieren, etwa chronische
Bronchitis mit Lungenemphysem. Aus prognostischen und therapeutischen Überlegungen kann es
im Spätstadium sinnvoll sein, den vorwiegend
bronchitischen Typ „blue bloater" vom vorwiegend emphysematösen („pink puffer") zu unterscheiden (Tabelle 15.11).

6 Dyspnoe bei kombiniert obstruktiv-restriktiver Ventilationsstörung

Spirometrisch ist die kombinierte obstruktiv-restriktive Ventilationsstörung gekennzeichnet durch
eine Erniedrigung des Absolutwerts der Vitalkapazität (VK) und des Atemstoßes (FEV_1) sowie des
Verhältnisses von Atemstoß zur Vitalkapazität
($FEV_1/VK\downarrow$).

Drei Ursachen sind möglich:
a) Es kann eine Erkrankung zugrunde liegen, die
sowohl obstruktiv als auch restriktiv wirksam ist
(z.B. Silikose).
b) Es kann ein zufälliges Zusammentreffen zweier
Erkrankungen vorliegen, die sich funktionell
unterschiedlich auswirken (z.B. ein Asthma bronchiale, welches primär obstruktiv ist, aber über
eine Atelektase infolge Schleimpfropf zusätzlich zu
einer restriktiven Komponente führt).
c) Eine scheinbare Restriktion, deduziert aus einer
Herabsetzung des Absolutwerts der Vitalkapazität,
jedoch bedingt durch eine starke Erhöhung des
Residualvolumens. In diesem Fall muß die Vitalkapazität zwangsläufig niedriger werden, da die
Totalkapazität (Summe von Residualvolumen und
Vitalkapazität) nicht beliebig zu vergrößern und
der Brustkorb nicht beliebig zu erweitern ist (Konstellation etwa des Lungenemphysems). In diesem
Fall liegt keine echte Restriktion vor, sondern nur
eine scheinbare. Die Differendialdiagnose gelingt
mittels zusätzlicher Analyse des Residualvolumens, sei es über Fremdgasmethoden, sei es ganzkörperplethysmographisch.

Nur die echte kombiniert obstruktiv-restriktive
Ventilationsstörung bedingt durch eine Grundkrankheit soll hier abgehandelt werden. Hierher

gehören Anthrakosilikose, die Kyphoskoliose, die
Mukoviszidose, fortgeschrittene Stadien der Lungentuberkulose und die Bronchiektasie.

6.1 Bronchiektasie

Unter Bronchiektasie versteht man eine „definitive, irreversible Erweiterung der Bronchien mit
akuter und chronischer Entzündung im Bereich
der Bronchialwand und des umgebenden Lungen-
gewebes." Die Inzidenz der Bronchiektasie ist gegenüber der Vor-Antibiotika-Ära deutlich zurück-
gegangen, die Prävalenz wird heute in den Industrienationen auf 0,6:1000 geschätzt.

Die wichtigsten pathogenetischen Mechanismen sind die Zerstörung des Korpelgerüsts der
Bronchialwand und der vermehrte mechanische
Zug an den destruierten Bronchien durch Atelektase und das infolge Infektion zerstörte peribronchiale Lungengewebe.

Die pathogenetische Störung kann angeboren
oder erworben sein, den erworbenen Bronchiektasen kann wiederum eine angeborene Störung zugrundeliegen (z.B. bei der Mukoviszidose oder der
primären ziliaren Dyskinesie) (Tabelle 15.12).

Infolge Wanddestruktion kommt es zu einem
umschriebenen Bronchialkollaps mit distaler Obstruktion, Störung des Hustenmechanismus, Se-

Tabelle 15.12. Pathogenese der Bronchiektasie

1. Angeboren
   - Tracheobronchomegalie (Mounier-Kuhn)
   - Knorpeldefekt (Williams-Campbell)
   - Angeborene Knorpeldefekte
2. Erworben
   - Generalisiert
     - zystische Fibrose
     - primäre ziliare Dyskinesie und Kartagener-
       Syndrom
       (Immotile-Zilien-Syndrom)
     - Immundefekt (insbesondere IgA- und
       selektiver IgG-Defekt)
     - „Yellow-nail-Syndrom"
   - Lokalisiert
     - postpneumonisch und nach Influenza, Masern, Per-
       tussis
     - posttuberkulös
     - im Gefolge einer allergischen
       bronchopulmonalen Aspergillose
     - poststenostisch, z.B. nach
       Fremdkörperaspiration mit Entwicklung von post-
       stenotischen Bronchiektasen

kretstau und Perpetuierung der Entzündung. Die Störung des tracheobronchialen Klärsystems kann primär sein, wie bei der Mukoviszidose oder der primären Ziliardyskinesie, oder erworben, sei es passager (etwa durch Infektion) oder morphologisch fixiert (durch Zerstörung des Flimmerepithels und Epithelmetaplasie).

Die Beeinträchtigung der Lungenfunktion ist charakterisiert durch die spirometrisch faßbare Restriktion infolge Schrumpfung der betroffenen Segmente und/oder Lappen mit Überblähung der Restlunge und bei über 50% der Patienten zusätzlich durch eine zumindest teilweise reversible Atemwegsobstruktion. Komplizierend kommt es über die Versorgung bronchiektatischer Lungenpartien durch erweiterte Bronchialarterien zu erheblichen hämodynamischen Störungen in Form eines Links-rechts-Shunts; für die Prognose des Patienten entscheidend sind jedoch die Veränderungen im kleinen Kreislauf mit pulmonaler Hypertonie infolge Destruktion des Gefäßbetts und hypoxischer Vasokonstriktion des präkapillären pulmonalen Strombetts mit konsekutivem Cor pulmonale, welchem ein Viertel der Patienten erliegen. Die Klinik ist gekennzeichnet durch Husten mit oder ohne Auswurf in 50–80% der Fälle. Die „trockenen Bronchiektasen" sind häufig in den gut drainierenden Oberlappen lokalisiert. Das Fehlen der klassischen „maulvollen Expektoration" schließt die Diagnose einer Bronchiektasie nicht aus. Hämoptysen und/oder Hämoptoen werden in bis zu 75% der Fälle angegeben und stammen meist aus erweiterten Bronchialarterien und nicht aus Pulmonalgefäßen. Atemnot besteht praktisch immer, rezidivierende Infekte zu 30–50%. Typischer Befund ist der „stehende Katarrh": umschriebene, grobblasige Rasselgeräusche, die nach Abhusten nicht verschwinden. Exspiratorisches Giemen ist bei 30–50% der Patienten auskultierbar, Uhrglasnägel und/oder Trommelschlegelfinger sind etwa gleich häufig. Rezidivierende Infektionen der Nebenhöhlen werden in 10–30% der Fälle beobachtet. Zyanose, Untergewicht und Cor pulmonale sind Spätsymptome.

Röntgenologisch zeigt bereits die Nativaufnahme indirekte Hinweise für Bronchiektasen:

▶ Volumenverlust der Lunge infolge Schrumpfung bronchiektatischer Abschnitte mit Überblähung, Oligämie und „Hilusamputation",

▶ vermehrte streifige Zeichnung im befallenen Bereich infolge peribronchialer Entzündung und Fibrosierung,

▶ zystische Figuren mit oder ohne Spiegelbildung bei sakkulärzystischen Formen der Bronchiektasie.

Die Bronchographie ist die Standardmethode zur Diagnostik von Bronchiektasen: in 50% der Fälle findet sich ein doppelseitiger Befund, am häufigsten ist der linke Unterlappen befallen, gefolgt von Lingula, Mittellappen und rechtem Unterlappen. Dabei wird zwischen zylindrischen und sakkulärzystischen Bronchiektasen unterschieden.

Andere bildgebende Verfahren sind weniger spezifisch und/oder sensitiv als die Bronchographie. Das Computertomogramm des Thorax (CT) zeigt im typischen Fall das „Siegelringzeichen" das durch die Doppelkontur des auch in der Peripherie erweiterten Bronchialkalibers verglichen mit dem kleineren begleitenden Pulmonalarterienkaliber zustande kommt. Sakkuläre Bronchiektasen zeigen das typische „Perlschnurphänomen", welches durch den Anschnitt des häufig sekretgefüllten Bronchus mit sich anschließenden, säcckenförmigen Erweiterungen entsteht. Die Sensitivität der Untersuchung liegt jedoch unter 0,5, die Spezifität bei 0,9.

Das Ventilations-Perfusionsszintigramm der Lunge ist zwar sehr sensitiv, jedoch völlig unspezifisch, eignet sich also zur funktionellen Abschätzung bei geplanter Resektion, nicht jedoch zur Diagnostik und Festlegung der Ausdehnung.

Labortests sind nur gezielt zur Abklärung der Ätiologie vorzunehmen: quantitativ Immungtobuline (IgA und IgG, evtl. Subklassen IgG 2 und IgG 4), Schweißtest zum Ausschluß einer Mukoviszidose und Ziliarkinetik aus Nasen- und/oder Bronchusmukosa (primäre ziliare Dyskinesie?).

Die wichtigsten Differentialdiagnosen zur Bronchiektasen mit dem Leitsymptom der „maulvollen Expektoration" sind der Lungenabszeß, die kavernöse Lungentuberkulose und das einschmelzende Bronchialkarzinom. Gezielte radiologische, bakteriologische und bronchologische Untersuchung lassen eine rasche Differenzierung zu.

7 Restriktive Ventilationsstörung

Thoraxerkrankungen, welche zu einer Restriktion führen, können bedingt sein durch Erkrankungen der Brustwand selbst, der Pleura, der Lunge und des Herzens.

Voraussetzung für die exakte spirometrische Abklärung ist die Kooperation des Patienten; wiederholte Untersuchungen nach entsprechender Instruktion und eventuell atemgymnastischen Übungen sind deswegen vorzuschalten, ehe die gesamte differentialdiagnostische Palette durchgespielt wird.

7.1 Erkrankungen der Brustwand

Der Brustkorb hat eine zweifache Aufgabe: Zum einen dient er – und das betrifft vorwiegend den knöchernen Thorax – dem Schutz der Organe, die er beherbergt, zum anderen erzeugt er – und dies betrifft vorwiegend das Zwerchfell – atemsynchrone Bewegungen, welche für den Gasaustausch erforderlich sind. Daher bietet sich die Unterteilung in Erkrankungen des knöchernen und des muskulären Systems des Brustkorbs an.

▶ Erkrankungen des knöchernen Brustkorbs

Die **Trichterbrust** (Pectus excarvatum) ist gekennzeichnet durch eine grubenförmige Einziehung des Sternums, meist am Ansatz der 3.–8. Rippe rechts. Die Anomalie tritt familiär gehäuft auf und kann Teil des **MARFAN-Syndroms** sein. Die Trichterbrust wird als kosmetisch störend empfunden, wesentliche Einschränkungen der körperlichen, insbesondere kardiopulmonalen Leistungsfähigkeit bestehen jedoch nicht. Röntgenologisch entsteht durch die Verdrängung des Herzens nach links der Verdacht eines Herzfehlers, bekräftigt durch die Rechtsdrehung der elektrischen Herzachse im EKG und gelegentliche Begleitgeräusche.

Die **Hühnerbrust** (Pectus carinatum) ist gekennzeichnet durch ein vorspringendes Brustbein, die angrenzenden Rippenknorpelareale sind leicht muldenförmig konkav eingedellt. Wie die Trichterbrust, wird die Hühnerbrust, als kosmetisch störend empfunden, ist aber funktionell meist irrelevant. Eine weiterführende Diagnostik ist nicht erforderlich.

Rippenanomalien wie Gabelrippen oder akzessorische Rippen (Halsrippe!) sind meist röntgenologische Zufallsbefunde und klinisch selten relevant.

Rippenusuren können auf eine Aortenisthmusstenose hinweisen; differentialdiagnostisch sind sie jedoch auch von Bedeutung bei Obstruktion der

A. subclavia, Fallot-Tetralogie, Pulmonalatresie, arteriovenösen Lungenfisteln, Interkostalneurinom, Hyperparathyreoidismus und idiopathisch als Normvariante.

Sternumspalte und **Sternumaplasie** sind radiologische Zufallsbefunde ohne funktionelle Relevanz.

Die **Kyphoskoliose** kann angeboren sein oder gelegentlich auch im Rahmen einer Systemerkrankung (Neurofibromatose, Friedreich-Ataxie, muskuläre Dystrophie, Marfan-Syndrom) auftreten. Früher wurde sie häufig durch Poliomyelitis verursacht, in der Mehrzahl der Fälle ist sie aber idiopathischer Genese. Sie führt im allgemeinen zu einer kombiniert restriktiv-obstruktiven Ventilationsstörung (s. 6).

Die **ankylosierende Spondylitis** (Morbus Bechterew) führt durch Immobilisierung zur Restriktion. Bei 1–2% aller Patienten findet man darüber hinaus pleuropulmonale Veränderungen, die entweder als unspezifische fibrosierende Alveolitis ablaufen können oder in Form des typischen fibrobullösen Umbaus des Oberlappens. Komplizierend können sich in den Oberlappenblasten Tuberkulose, Aspergillom und Adenokarzinom entwickeln.

Traumatische, entzündliche und **tumoröse Affektionen** des knöchernen Brustkorbs können durch Schmerz, Muskellähmung oder Instabilität des Thorax zu restriktiver Ventilationsstörung führen. Zu Einzelheiten sei auf Kapitel 'Thoraxschmerz' verwiesen (Kap. 14).

▶ Erkrankungen der Atemmuskulatur

Eine restriktive Ventilationsstörung kann bedingt sein durch eine neuromuskuläre Systemerkrankung mit Befall der Atemmuskulatur (z.B. myatrophische Lateralsklerose, Myasthenie, Glykogenspeichererkrankung), welche in 45 abgehandelt werden, oder durch umschriebene Zwerchfellerkrankungen.

Während Zwerchfellhernien zumeist keine Funktionsstörungen induzieren, geht die einseitige Zwerchfellähmung infolge Phrenikusparese mit einer etwa 30%igen Reduktion der Vitalkapazität und etwa 50%igen Reduktion der regionalen Lungenfunktion (z.B. mittels Perfusionsszintigraphie oder Ventilationsszintigraphie quantifiziert) einher. Eine doppelseitige Zwerchfellparese ist mit erheblicher Atemnot, alveolärer Hypoventilation, pulmonaler Hypertonie und Cor pulmonale verbunden.

Die Diagnose der einseitigen Zwerchfellparese kann nicht allein aufgrund eines höherstehenden

Zwerchfells im Röntgenbild gestellt werden; wichtiger ist die Durchleuchtung mit schneller Einatmung („Schnupfversuch") und der Nachweis einer paradoxen Beweglichkeit. Eine Phrenikusparese ist meist durch maligne Prozesse, z.B. ein metastasierendes Bronchialkarzinom oder ausgedehntes Lymphom bedingt. Seltener sind infektiöse, toxische oder traumatische Ursachen. Die „idiopathische" Zwerchfellparese tritt ganz bevorzugt beim männlichen Geschlecht auf und betrifft jeweils nur das rechte Zwerchfell.

Von der Zwerchfellparese abzutrennen sind bei einem radiologisch nachgewiesenen Zwerchfellhochstand die traumatische Zwerchfellruptur und die partielle Relaxation. Letztere ist durch eine umschriebene und nie die gesamte Zwerchfellfläche betreffende mangelnde Zwerchfellbeweglichkeit charakterisiert. Ursächlich kommt eine Irritation des Zwerchfells infolge intra- oder supradiaphragmaler Entzündungen in Frage; sie ist dann auch reversibel; dabei scheint das Zwerchfell bei Irritationen nicht mit einem Spasmus zu reagieren wie andere Muskeln, sondern mit einer Relaxation.

7.2 Erkrankungen der Pleura

Erkrankungen der Pleura in Form von „fehlortiger" Flüssigkeit (Pleuraexsudat, Pleuratranssudat, Empyem, Hämatothorax), Luft (Pneumothorax) und/oder geweblichen Veränderungen (Pleuritis carcinomatosa, Pleuraschwarte, Pleuramesotheliom) führen in Abhängigkeit vom Zwerchfellbefall und der Ausdehnung des Prozesses invariabel zu einer Restriktion. Zur Differentialdiagnose dieser Störungen s. Kap. 13.

7.3 Erkrankungen des Lungenparenchyms

Zu unterscheiden ist zwischen umschriebenen Prozessen, wie Pneumonie, Atelektase, Lungeninfarkt oder Tumor, und generalisierten Lungenparenchymerkrankungen, welche die gesamte Lunge erfassen. Im letzteren Falle kann ebenfalls radiologisch oder klinisch eine Bevorzugung bestimmter Areale der Lunge auftreten und dann eventuell sogar charakteristisch sein: etwa die bevorzugte Lokalisation der Lungenasbestose in den basalen Partien des Unterlappens, der stärkere Befall der

Lungenspitzen bei der Miliartuberkulose, die randbetonte Schwielenbildung bei der Silikose; umgekehrt kann ein umschriebener Lungenbefall auch multilokulär sein, etwa in Form von multiplen Lungenmetastasen, Pneumonie mit Befall mehrerer Lappen oder Lungenembolien/-infarkte mit Beteiligung mehrerer Segmente.

7.3.1 Umschriebene Erkrankungen des Lungenparenchyms, Pneumonien (s. auch Kap. 1.2.3.5)

Die Pneumonie ist ein entzündlicher Prozeß des Lungenparenchyms, der gewöhnlich von virulenten Mikroorganismen verursacht wird. Daneben gibt es aber auch nichtinfektiöse umschriebene Lungenparenchymerkrankungen, etwa durch Strahlen (Strahlenpneumonitis, Strahlenfibrose), durch Aspiration (Aspirationspneumonie), durch Traumen (Lungenkontusion, Schocklunge) und auf dem Boden nichtinfektiöser Entzündungen (chronische eosinophile Pneumonie).

Die Einteilung der Pneumonien erfolgt a) nach Erregern, b) nach dem Modus der Entstehung (primäre Pneumonie = Pneumonie bei primär intaktem Organismus; sekundäre Pneumonie = Pneumonie auf dem Boden einer lokalen oder generalisierten präexistenten Erkrankung, z.B. poststenostische Pneumonie bei Bronchialkarzinom, Stauungspneumonie bei Linksherzinsuffizienz, urämische Pneumonie bei Nierenversagen oder Lipoidpneumonie nach Aspiration von Paraffin oder Öl) und c) nach dem Verlauf. Nach praktisch-therapeutischen und prognostischen Aspekten ist zwischen ambulant oder im Krankenhaus erworbener Pneumonie zu unterscheiden.

▶ **Ambulant erworbene Pneumonie („community aquired pneumonia")**

Die meisten bakteriellen Pneumonien entstehen auf dem Boden einer vorübergehenden oder dauernden Störung der Abwehrmechanismen des Wirts.

Typisch für das Auftreten der grampositiven bakteriellen Pneumonien sind der Winter und das frühe Frühjahr, also etwa die gleiche Zeit, in der auch Influenzavirusepidemien, zumindest in Mitteleuropa, regelmäßig gesehen werden. Im Gegensatz dazu sind Ausbrüche von Legionärskrankheit hauptsächlich in den Sommermonaten beobachtet worden. Mycoplasma-pneumoniae-Infektionen haben keine jahreszeitliche Bevorzugung.

Tabelle 15.13. Ungewöhnliche Pneumonieformen mit typischen anamnestischen Hinweisen

Pneumonie	Anamnestischer Hinweis
Tularämie	Jäger, Kleintierzüchter (Kaninchen)
Pest	Kontakt mit Kleintieren (Ratten!)
Anthrax	Metzger, Gerber, Kleidersammler
Melioidosis	Bewohner/Tourist aus Südostasien oder dem Fernen Osten
Neisseriameningitis-Pneumonie	Soldaten
Atypische Mykobakterien	Silikotiker, AIDS-Kranke
Kryptokokkose	Taubenzüchter
Histoplasmose	Bewohner/Tourist aus dem Südosten der USA
Coccidioidomykose	Bewohner/Tourist aus Kalifornien (San Joaquin-Valley)
Sporotrichose	Floristen, Gärtner, Bergarbeiter
Psittakose	Vogelhalter (Wellensittiche, Papagei)
Q-Fieber	Weltweit, ländliche Gegenden (Ziegen- und Schafzucht)

Die *Anamnese* und die genaue Beachtung der Symptome machen sowohl bei den häufigen bakteriellen und Mycoplasmapneumonien als auch bei den ungewöhnlichen Pneumonien, die durch seltene Erreger ausgelöst werden, eine Diagnose wahrscheinlich (Tabelle 15.13). Wichtig ist daher eine exakte und komplette Erfassung von Symptomen und anamnestischen Hinweisen, insbesondere auf zugrundeliegende Erkrankungen, frühere pulmonale Erkrankungen, Medikamente- oder Antibiotikamißbrauch, berufliche Exposition, Kontakt mit Tieren, Tourismus, aber auf vorangegangene neurologische Erkrankungen, Potatorium, Narkosen, Zahnbehandlung (Aspiration!). Das hervorstechende Symptom der Pneumonie ist nicht die Dyspnoe, sondern: Fieber, Husten, Auswurf, Pleuraschmerzen, Schüttelfrost. Manchmal kann eine Pneumonie extrapulmonale Erkrankungen vortäuschen, etwa ein akutes Abdomen (Pneumokokkenpneumonie, Legionellose) oder eine Meningoenzephalitis (Legionellose!), insbesondere beim Kind.

Das Alter prädisponiert zu bestimmten Erregern der Pneumonie; die typische Pneumonie des sonst gesunden Erwachsenen ist die Mykoplasmenpneumonie, die des alten polymorbiden Patienten die Pneumokokkenpneumonie.

Klinik: Schüttelfrost ist typisch für die Pneumokokkenpneumonie, eine grippale Symptomatik, gefolgt von Schüttelfrost, typisch für die postvirale Pneumokokkenpneumonie. Kopf- und Halsschmerzen gehen der Mykoplasmenpneumonie meist 1–2 Tage voraus. Schweres Krankheitsgefühl mit Myalgien, Kopfschmerz und Durchfall ist häufig ein Frühsymptom der Legionellose. Pleurale Mitbeteiligung ist besonders häufig bei Pneumokokkenpneumonie, aber in bis zu 80% bei allen anderen bakteriellen und Nicht-Mykoplasmenpneumonien vorhanden. Purulentes Sputum wird häufiger bei bakteriellen Pneumonien beobachtet, ist aber auch zu einem Drittel bei Mykoplasmapneumonien vorhanden. Hämoptysen sind besonders typisch für Klebsiellenpneumonien. Fötides Sputum weist auf anaerobe Infektionen und Komplikationen (Lungenabszeß, Empyem mit bronchopleuraler Fistel, Bronchiektasen) hin. Herpes labialis ist typisch für die Pneumokokkenpneumonie.

Die *Auskultation* ist bei bakteriellen Pneumonien meist typisch: ohrnahe feinblasige Rasselgeräusche und Bronchialatmen, bestätigt durch Bronchophonie bei bakterieller Pneumonie („man hört, was man im Röntgenbild sieht"); dagegen diskreter physikalischer Befund bei atypischen Pneumonien, wie sie von Viren, Mykoplasmen, Chlamydien und Legionellen hervorgerufen werden, im Gegensatz zu dem meist eindrücklichen Röntgenbefund („man sieht mehr, als man hört").

Extrapulmonale Komplikationen von peritonitischer oder arthritischer Symptomatik bis zum Meningismus sind bei allen bakteriellen Formen möglich. Eine Myringitis wird in 10% der Mykoplasmenpneumonien beobachtet. Typisch für diese Pneumonie ist auch ein multiformes, makulopapulöses Exanthem in 25% der Fälle.

Laborbefunde: Das weiße Blutbild zeigt gewöhnlich bei bakteriellen Pneumonien eine Leukozytose ($>10000/mm^3$), bei Mykoplasmenpneumonien nur in 25% der Fälle. Eine Linksverschiebung ist die Regel. Die Gramfärbung des Sputums ist für die Diagnostik von vorrangiger Bedeutung: Finden sich in Verbindung mit Neutrophilen reichlich grampositive Diplokokken, so ist die Spezifität der Diagnose Pneumokokkenpneumonie 85% bei einer Sensitivität von 62%. Staphylokokken können an ihrer typischen Traubenform erkannt werden, die Zahl der falsch-positiven Diagnosen ist durch Kontamination höher.

Schwierig ist die Differentialdiagnose bei Haemophilus influenzae wegen der zarten Gestalt der Stäbchen und der schlechten Anfärbbarkeit. Dagegen läßt sich die Diagnose der Klebsiellenpneumonie bei typischem Ausstrich (große gramnegative, das Bild dominierende Stäbchen) mit großer Wahrscheinlichkeit stellen. Die Diagnose der Legionellenpneumonie erfordert spezialisierte fluoreszierende Techniken am Lungengewebe oder Sputum. Die Sputumkultur ist hierbei von untergeordneter Bedeutung und häufig durch Kontamination falsch-positiv. Transtracheale Aspiration und gezielte bronchiale Absaugung mit speziellen Techniken, gelegentlich perkutane Feinnadelpunktion steigern Sensitivität und Spezifität, aber auch die Komplikationsrate. Blutkulturen können in bis zu 30% von Pneumokokkenpneumonien positiv werden, ähnlich bei Patienten mit gramnegativer Pneumonie. In Pleurapunktionen ist der Erreger in 10–50% der Fälle nachzuweisen, eine Punktion also immer lohnend.

Serologische Untersuchungen sind erst als positiv zu betrachten, wenn der Titeranstieg im Verlauf von 10 Tagen 2 Stufen und mehr beträgt, Hauttests mit Ausnahme des Tuberkulintests bringen eher Verwirrung als Hilfe.

Röntgenbefund: Das Röntgenbild in 2 Ebenen bestätigt die Verdachtsdiagnose, hat aber sonst für die Differentialdiagnostik wenig beizutragen. Seine Hauptrolle besteht darin, zugrundeliegende kardiopulmonale Erkrankungen (Herzinsuffizienz, Bronchialkarzinoma, Tuberkulose) aufzudecken und im Verlauf Komplikationen (Empyem, Abszeß) frühzeitig anzuzeigen. Die Faustregel, daß man bei Viruspneumonien bei diskretem Auskultationsbefund einen ausgeprägten Röntgenbefund und umgekehrt bei bakteriellen Pneumonien einen deutlichen Auskultationsbefund bei nur in der betreffenden anatomischen Lokalisation auch nachweisbare Röntgenverschattung hat, gilt nur für die frühe, unbehandelte Pneumonie.

▶ Im Krankenhaus erworbene Pneumonie („hospital acquired pneumonia")

Nosokomiale Pneumonien entwickeln sich bei 0,5–1% aller Patienten, die stationär aufgenommen werden. Die Mortalität bei diesen Patienten beträgt 35%, bei beatmeten Patienten sogar 40%.

Während bei gesunden Probanden 2–18% eine pharyngeale Kolonisation mit gramnegativen Stäbchen aufweisen, steigt der Prozentsatz bei In-

Tabelle 15.14. Ursachen einer restriktiven Ventilationsstörung bei generalisierten Lungenerkrankungen

1. Kardiovaskulär:
   Lungenstauung, Lungeninfarkt, Hämoglobinopathie
2. Neoplastisch:
   Lymphangiosis carcinomatosa, multiple hämatogene Metastasen, primäres Bronchialkarzinom (Alveolarzellkarzinom von pneumonischen Typ!), malignes Lymphom
3. Kollagenerkrankungen:
   LE, rheumatoide Arthritis, Vaskulitis
4. Granulomatöse Erkrankungen:
   Sarkoidose, Wegener-Granulomatose
5. Fibrosierende Alveolitis:
   Idiopathisch, symptomatisch (chronische allergische Alveolitis!)
6. Toxische Reaktion auf Medikamente (Bleomycin, Heroin, Nitrofurantoin), toxische Inhalat. ($ZnCl_2$, Chlorgas, NO_2)
7. Radiothrapie:
   Strahlenpneumonie

tensivpatienten innerhalb von 5 Tagen auf 40% an. Dahinter verbirgt sich eine zunehmende Abwehrschwäche, die durch Aspiration, Intubation, pharyngeotracheale Absaugung und Beatmung gebahnt wird. Eine hämatogene Generalisierung spielt bei der Entstehung der Pneumonie mit Ausnahme von Verbrennungspatienten nur eine untergeordnet Rolle.

Der **klinische Verlauf** ist häufig ohne jene Dramatik, die eine ambulant erworbene Pneumonie auszeichnet. Die Diagnosestellung hängt ab von regelmäßiger Auskultation der Lunge, Röntgenkontrolle der Thoraxorgane und regelmäßigen Sputumkulturen. Bei Patienten mit gestörter Immunabwehr (Leukämie, maligne Lymphome, Transplantation, Steroid- und Zytostatikatherapie) ist die klinische Symptomatik der Grundkrankheit besonders zu beachten. Häufige Infektionen geschehen hier durch Staphylococcus aureus, Pseudomonas, Klebsiella, Candida, Aspergillus, Mucor, Pneumocystis carinii, Zytomegalievirus and atypische Mykobakterien.

Laborbefunde: Wiederholte Sputumkulturen oder gezielte bronchiale Absaugung lassen den Erreger identifizieren, wenn es sich um anzüchtbare Bakterien (Pseudomonas, Klebsiellen, Serratia, Anaerobier) oder Pilze (Aspergillus, Candida, Torulopsis, Mucor) handelt. Mykobakterien, auch die atypischen, lassen sich im Ziehl-Neelsen-Präparat nachweisen (DD: Nokardien, apathogene Mykobakterien). Dagegen sind Viren nur in Zellkulturen anzüchtbar, oder die Infektionen sind am serologi-

Tabelle 15.15. Diagnostische Wertigkeit der broncho-alveolären Lavage (BAL) bei generalisierten Lungenparenchymerkrankungen

Unspezifische Befunde in der BAL	Krankheitsspezifische Befunde in der BAL

● Normalbefund
  – sicher keine aktive Sarkoidose
  – sicher keine aktive exogen-allergische Alveolitis
● Lymphozytose
  – Sarkoidose
  – Exogen-allergische Alveolitis
  – Tuberkulose
  – Arzneimittelinduzierte Alveolitis
  – Lymphominfiltrate
  – Lymphangiosis carcinomatosa
  – Pneumokoniosen
  – Progr. Systemsklerose
  – Sjögren-Syndrom
  – M. Crohn
  – Primär-biliäre Zirrhose
● Granulozytose ($\pm$ Lymphozytose)
  – Idiopathische Lungenfibrose
  – Asbestose
  – Kollagenosen/Vaskulitiden
  – Fibrosestadium bei Granulomatosen
	● Makrophageneinschlüsse
	  – Pneumokoniosen
	  – Pulmonale Hämorrhagie-Syndrome
	● PAS-positive azelluläre Korpuskel
	  – Alveolarproteinose
	● Tumorzellen
	  – Lymphangiosis carcinomatosa
	  – Alveolarzellkarzinom
	  – Maligne Lymphome
	● Opportunistische Infektionskrankheiten
	  – Pneumocystis carinii
	  – Zytomegalievirus
	  – Pilze
	● Histiozytosis-X-Zellen: Immunzytologischer (OKT6-pos.) oder elektronenmikroskopischer Nachweis
	● Berylliose: Positiver Lymphozytentransformationstest

T4/T8-Quotient bei verschiedenen Krankheiten mit lymphozytärer Alveolitis

T4/T8 ↑	T4/T8 n	T4/T8 ↓
Sarkoidose Berylliose Asbestose M. Crohn	Tuberkulose Lymphangiosis carcinomatosa	Exog.-all. Alveolitis Silikose Arzneimittelinduzierte Alveolitis

schen Titerverlauf zu verfolgen. Protozoen wie die Pneumocystis carinii können nur durch spezielle zytologische oder bioptische Maßnahmen (bronchoalveoläre Lavage, transbronchiale Biopsie mit Methenamin-Silberfärbung) mit hoher Spezifität und Sensibilität diagnostiziert werden.

Differentialdiagnostisch ist bei der geringen Spezifität von Auskultation und Röntgenbefunden die Abgrenzung gegen eine Herzinsuffizienz mit Lungenstauung, einen Lungeninfarkt, eine Atelektase, eine Lungenblutung oder – im Falle eines Traumas – eine Lungenkontusion und einen sympathischen Erguß sehr schwierig. Die häufigsten nichtinfektiösen Ursachen einer Pneumonie sind in Tabelle 15.14 zusammengestellt.

7.3.2 Generalisierte Erkrankungen des Lungenparenchyms

Pulmonale Erkrankungen sind die häufigsten Ursachen der restriktiven respiratorischen Insuffi-zienz. Eine Dyspnoe ist freilich nur dann zu erwarten, wenn es sich um eine stärkere Restriktion handelt. Die Restriktion kann im individuellen Krankheitsverlauf verschieden rasch einsetzen, weshalb das Ausmaß einer Restriktion nicht das diagnostische Leitsymptom darstellt (s. Tabelle 15.14).

Generalisierte Lungenparenchymerkrankungen und damit verbundene Funktionsstörungen können einmal wie bei Lungenödem und Lungenstauung durch eine vermehrte Flüssigkeitsretention im Lungenparenchym bedingt sein, beispielsweise bei Linksherzinsuffizienz, bei Eiweißmangelödemen, bei Ödemen infolge Hypoxie, toxischen Ödemen (Reizgase), allergisch bedingten Ödemen und zentral ausgelösten Lungenödemen.

Eine Sonderstellung nehmen die auf verschiedenen Ursachen beruhenden, mehr oder rasch sich entwickelnden Krankheitsbilder der **Lungenfibrose** ein. Sie können als idiopathische Form (kryptogene Alveolitis, interstitielle Pneumonie) auftreten oder Folge von Infektionen durch Viren, Pilze oder Parasiten sein. Nicht selten entsteht eine Lungenfibrose iatrogen nach Bestrahlung oder auf dem Boden einer toxischen Alveolitis bei Behandlung mit Bleomycin, Cyclophosphamid, Busulphan, Methotrexat u.a. Inhalative Noxen wie organische Stäube, anorganische Stäube (Pneumokoniosen), Reizgase können eine Lungenfibrose verursachen. Auch die zu intensive Therapie mit O_2-Inhalation kann schließlich zu interstitieller Fibrosierung führen.

Eine Reihe von Kollagenosen und verwandten Krankheitsbildern werden von einer Lungenfibrose begleitet. Sie wird am häufigsten beim Lupus erythematodes disseminatus (über 50%), weniger häufiger bei Panarteriitis nodosa, Sklerodermie und Sjögren-Syndrom beobachtet. Die Kombination der Kollagenosen mit Lungenfibrose kann vielgestaltig sein, je nachdem ob das interstitielle Gewebe betroffen ist, ob eine Vaskulitis oder eine granulomatöse Entzündung vorhanden ist.

Klinik: In Abhängigkeit von der Ausprägung einer Lungenfibrose kommt es zu Atemnot, auch zu trockenem Husten, welche nur selten bei der ersten Auskultation diagnostisch klar zugeordnet werden können. Zwar können die Reduktion des Allgemeinbefindens und – besonders bei Kollagenosen – Arthralgien Hinweise auf die Entwicklung einer Lungenfibrose sein; letztere fehlen aber bei der idiopathischen Form. Entwickelt sich die Atemnot rasch innerhalb weniger Wochen, wie beispielsweise beim familiären Hamman-Rich-Syndrom, so wird die Diagnose eher gestellt. Typisch sind hochstehende Lungengrenzen infolge einer Schrumpfung des Lungenparenchyms. Das Atemgeräusch ist verschärft und als Charakteristikum kann man eine Sklerosiphonie nachweisen, d.h. feinblasige ohrnahe Rasselgeräusche am Ende des Inspiriums. Röntgenologisch findet man, gewöhnlich vom Hilus nach peripher ausgehend, eine milchglasartige Trübung, feine retikuläre Infiltrate oder, besonders wenn Vaskulitis oder granulomatöse Entzündungen bei Kollagenosen im Vordergrund stehen, auch kleinfleckige Lungenveränderungen.

Differentialdiagnostisch sind gegenüber diesen Veränderungen abzugrenzen: Miliartuberkulose, miliarer M. Boeck, Alveolarzellkarzinom, Lymphangiosis carcinomatosa und allergische Alveolitis. Von besonderem Wert für die Differentialdiagnose ist die bronchoalveoläre Lavage (s. Tabelle 15.5).

8 Literatur

Debelic M (1986) Allergologische Diagnostik beim Asthma – Ein Stufenplan. In: Nolte, Kummer, Dorow (Hrsg) Asthma bronchiale – Pathophysiologie. Klinik, Therapie. Urban & Schwarzenberg, München Wien Baltimore

Ferlinz R (Hrsg) (1986) Diagnostik in der Pneumologie. Thieme, Stuttgart New York

Fishman AP (Hrsg) (1980) Pulmonary diseases and disorders. McGraw-Hill, New York

Fraser RG, Parre JAP (1979) Diagnosis of diseases of the chest. Saunders, Philadelphia London Toronto

Fuchs E, Schultze-Werninghaus G (1986) Asthma bronchiale. Wanda-Pharma, Nürnberg

Fuchs E (1982) Gewerbliche Allergene als Ursache obstruktiver Lungenerkrankungen. Früherkennung und Abklärung. Schweiz Med Wochenschr 12:185–192

Gronemeyer W, Fuchs E (Hrsg) (1983) Karenz und Hyposensibilisierung bei Inhalations- und Insektengift-Allergie. Dustri, München

Kay AB (ed) (1986) Asthma. Clinical pharmacology and therapeutic progress. Blackwell, Oxford

Konietzko N (1981) Kriterien der Diagnostik und Möglichkeiten der Therapie des Cor pulmonale. Therapiewoche 31:117–123

Konietzko N, Kraft J (1983) Bronchiale Hyperreagibilität. Therapiewoche 33:3985–3988

Loytved G (1979) Allergische bronchopulmonale Mykosen-Atemwegs Lungenkr 5:73

Lütgemeier J, Kampmann H, Konietzko N, Adam WE (1977) Lungendiagnostik mit Radionukliden. Physiologie, Pathophysiologie, Klinik. Fischer, Stuttgart New York

Matthys H (1972) Lungenfunktionsdiagnostik mittels Ganzkörperplethysmographie. Schattauer, Stuttgart New York

Matthys H (1982) Pneumologie. Springer, Berlin Heidelberg New York

McFadden ER (1982) Asthma bronchiale und bronchiale Hyperreagibilität. Thieme, Stuttgart

Morr H (Hrsg) (1986) Erkrankungen der Atmungsorgane. Urban & Schwarzenberg, München Wien Baltimore

Mygind N (1986) Essential allergy. Blackwell, Oxford

Nolte N, Kummer F, Dorow P (Hrsg) (1986) Asthma bronchiale. Pathophysiologie – Klinik – Therapie. Urban & Schwarzenberg, München Wien Baltimore

Petro W, Loytved G, Korn V, Konietzko N (1983) Inhalativer bronchialer Provokationstest – diagnostische Aussagekraft verschiedener Funktionsmethoden (Spirographie, Pneumotachographie, Bodysplethysmographie, Oszillometrie). Prax Klin Pneumol 37:85–90

Schultze-Werninghaus G, Debelic M (1988) Asthma bronchiale. Springer, Berlin Heidelberg New York

Stephan U, Wiesemann HG (1982) Mukoviszidose (zystische Fibrose) in der Adoleszenz und beim Erwachsenen. Prax Klin Pneumol 38:450–457

Ulmer WT, Reichel G, Nolte D, Islam MS (1983) Die Lungenfunktion. Physiologie und Pathophysiologie, Methodik. Thieme, Stuttgart New York

Wahn U (1983) Aktuelle Probleme in der pädiatrischen Allergologie. Fischer, Stuttgart

Kapitel 16 Zyanose

P.G. Scheurlen

Als Zyanose wird die dunkle, bläulich-violette Verfärbung der Haut und Schleimhäute bezeichnet („Blausucht"). Ursache ist die Dunkelfärbung des Blutes durch Zunahme von reduziertem Hämoglobin (Hämoglobinzyanose; s. 1) bzw. abnormem Hämoglobin (Hämiglobinzyanose; s. 2). Eine Zyanose kann auch durch Pigmentablagerungen in der Haut vorgetäuscht werden (Pseudozyanose; s. 3).

Die Zyanose manifestiert sich besonders an Ohrläppchen, Lippen und am Nagelbett sowie, mit Ausnahme der peripheren Zyanose, an den Schleimhäuten (Mundschleimhaut und Zunge). Bei ihrer Beurteilung sind die Grundfärbung der Haut (endogene Pigmente), exogene Pigmentablagerungen (s.u.) sowie die Kapillarisation von Haut und Schleimhäuten zu berücksichtigen. Eine Zyanose läßt sich am besten bei Tageslicht, weniger gut bei künstlichem Licht (UV-Anteile!) beurteilen.

1 Hämoglobinzyanose (HbII-Zyanose)

Eine Zyanose entwickelt sich, wenn die absolute Konzentration von reduziertem Hämoglobin mehr als 5 g/dl beträgt. Daraus folgt, daß die Zyanose bei Anämie gewöhnlich nur schwach sichtbar und daher leicht übersehen wird, während Patienten mit Polyglobulie bzw. Polyzythämie auch dann zyanotisch sein können, wenn ihre arterielle Sauerstoffsättigung höher ist als bei Patienten mit normaler Konzentration der Erythrozyten.

1.1 Zentrale Zyanose

Haut und Schleimhäute (Zunge) sind zyanotisch. Als Folge der Hypoxämie können eine Polyglobulie, Trommelschlegelfinger (s. 4) und Kapillarektasien ausgebildet sein. Klinisch wichtig ist die Unterscheidung zwischen pulmonaler Zyanose, Mischblutzyanose und Zyanose infolge hämodynamischer Insuffizienz.

1.1.1 Pulmonale Zyanose

Die pulmonale Zyanose kann durch Zufuhr von O_2 gebessert werden und unterscheidet sich darin von den unter 2 und 3 genannten Hämiglobinzyanosen bzw. Pseudozyanosen. Eine akut auftretende Zyanose, häufig auch mit einer stärkeren, rasch einsetzenden Dyspnoe kombiniert, kann bedingt sein durch Lungenödem, Pneumonie, Lungenembolie und -infarkt, Fremdkörperaspiration, massive Fettembolie, Asthmaanfall, Pneumothorax, Atemlähmung. Eine chronische Zyanose, die dann gewöhnlich auch mit einem chronischen Cor pulmonale und Polyglobulie verbunden ist, kann beobachtet werden bei Emphysem vom „Bluebloater-Typ", bei generalisierter Lungenfibrose, bei Kyphoskoliose, extremer Adipositas (Pickwick-Syndrom), Bronchiektasen und bei der primären pulmonalen Hypertonie.

1.1.2 Mischblutzyanose

Ursache der verminderten arteriellen Sauerstoffsättigung ist eine Shuntbildung zwischen venösem und arteriellem System.

Beispiele sind die zyanotischen Vitien (s. Kap. 17.5). Auch intrapulmonale angeborene oder erworbene arteriovenöse Aneurysmen können eine Zyanose verursachen. So kann sich, etwa nach multiplen kleinen Lungenembolien, in den atelektatischen, nichtventilierten, jedoch durchbluteten Arealen ein Shunt ausbilden. Gleiches gilt auch für die Zyanose bei ausgedehntem Bronchialneoplasma. Arteriovenöse Aneurysmen als Ursache einer Zyanose sind auch bei M. Osler mit Beteiligung von Lungengefäßen zu erwägen.

1.2 Periphere Zyanose

Im Unterschied zur zentralen Zyanose ist die Konzentration des Hämoglobins im arteriellen Blut normal. Es wird jedoch in der Peripherie verstärkt ausgeschöpft, z.B. bei Strömungsverlangsamung des Blutes bzw. bei ungenügender arterieller Versorgung. Im allgemeinen kann die periphere Zyanose von einer zentralen Zyanose dadurch unterschieden werden, daß bei jener die Zunge nicht zyanotisch ist und die Ohrläppchen nach Reiben (Erhöhung der peripheren Zirkulation) gewöhnlich einen frischen roten Farbton erhalten. Die Haut ist im Unterschied zur zentralen Zyanose eher kühl. Zu beachten ist schließlich, daß sich auch bei längerdauernder peripherer Zyanose keine Polyglobulie entwickelt.

1.2.1 Venöse Stauung

Typisches Beispiel hierfür ist die livid-zyanotische Verfärbung der Haut bei lokaler venöser Stauung, z.B. Thrombose bzw. varikösem Symptomenkomplex. Eine periphere Zyanose kann sich als Folge einer Herzinsuffizienz entwickeln, wobei hier besonders die Akren betroffen sind. Die Zyanose ist gewöhnlich tiefer, wenn infolge stärkerer generalisierter Stauung die kapillären Venen erweitert sind. Pathogenetisch sind Kombinationen mit den obengenannten Formen der zentralen Zyanose möglich.

1.2.2 Störungen der arteriellen Durchblutung

Auch hier spielt die Verminderung des Herz-Zeit-Volumens eine ursächliche Rolle. Bei lokalen organischen oder funktionellen arteriellen Störungen der peripheren Gefäßversorgung ist die Zyanose oft nur gering. Sie fehlt im allgemeinen bei akut einsetzenden Durchblutungsstörungen (Embolie), wo zunächst eine Blässe (und Kälte) der Haut festgestellt wird.

1.2.3 Störungen der Mikrozirkulation

Typisches Beispiel ist die zyanotische Verfärbung der Haut infolge Vasokonstriktion und Minderdurchblutung bei Abkühlung. Eine stärkere Unterkühlung verursacht jedoch keine Zyanose, sondern eher eine gerötete Haut, da hier wegen einer ausgeprägten Hemmung des Stoffwechsels im Gewebe auch eine stärkere O_2-Extraktion ausbleibt.

Beim M. Raynaud folgt gewöhnlich dem typischen und mit einer Hautblässe einhergehenden Raynaud-Anfall später eine Zyanose und schmerzhafte Rötung.

Die Akrozyanose ist eine harmlose Funktionsstörung, die mit einer Erweiterung der Venolen und dadurch bedingten Akrozyanose einhergeht. Die Störungen treten gewöhnlich symmetrisch auf und unterscheiden sich darin von lokalen peripheren Zyanosen bei Vaskulitiden (z.B. Acrodermatitis atrophicans).

Änderungen in der Blutviskosität infolge Zunahme der Zellen (Polyglobulie, Polyzythämie) oder Änderungen der Plasmaviskosität durch hochmolekulare Globuline, z.B. Makroglobuline, können ebenfalls zu einer Verminderung der Mikrozirkulation und damit zu peripherer Zyanose führen. Kälteagglutinine und Kryoglobuline verursachen typischerweise besonders bei Kälteexposition eine Zyanose.

2 Hämiglobinzyanose (HbIII-Zyanose)

Das Hautkolorit wirkt hier eher zyanotisch-aschgrau. Die Zunge ist bläulich verfärbt, die Ohrläppchen können durch Reiben nicht aufgehellt werden. Das Blut ist dunkel und im Reagenzglas schokoladenbraun, es wird beim Stehen in der Luft nicht heller – im Unterschied zum Blut bei Hämoglobinzyanose, das sich nach O_2-Zufuhr frisch rot färbt. Eine Oxidation durch Ascorbinsäure ist möglich. Bei dieser Form der Zyanose ist der Kreislauf intakt und fehlen pulmonale oder kardiale Erkrankungen.

2.1 Methämoglobinämie

Eine Zyanose tritt auf, wenn der Methämoglobingehalt im Blut über 1,5 g/dl beträgt. Methämoglobin kann spektroskopisch nachgewiesen werden. Nach Applikation von 1,0 g Ascorbinsäure i.v. bessert sich die Zyanose gewöhnlich schlagartig.

Eine Methämoglobinämie beruht entweder auf dem Vorliegen kongenitaler Defekte wie **Hämoglobin-M-Krankheit** oder einem Enzymdefekt der Methämoglobinreduktase, welche Hämoglobin vor Oxidation schützt. Pathologisches Hb M sowie Hämolysezeichen können nachgewiesen werden. Im allgemeinen sind die Störungen bereits in der Kindheit feststellbar. Klinisch milde Verläufe gehen mit häufigen Kopfschmerzen sowie Atemnot und einer kompensatorischen leichten Polyglobulie einher.

Klinisch wichtiger ist die **toxische Methämoglobinämie**, die nach Einnahme eines Medikamentes bzw. durch Intoxikation entstehen kann und gewöhnlich passager bleibt. Die Applikation von Ascorbinsäure kann die Zyanose beseitigen. Stets ist ein spektroskopischer Nachweis des Methämoglobins anzustreben.

Wichtigste Medikamente sind Nitrite und Nitrate (Nitroglycerin, Amylnitrit u.ä.), Sulfonamide, Azulfidine (G-6-PDH-Mangel), Phenacetin (Nierenschädigung!), Plasmochin. Intoxikationen können durch Nitrobenzol oder Nitrosegase entstehen.

2.2 Sulfhämoglobinämie

Hier handelt es sich um eine sehr seltene toxische Störung, die nach langfristiger Einnahme von Phenacetin oder auch Sulfonamiden auftreten kann. Durchfälle oder Obstipation sind Vorbedingung („autotoxische enterogene Zyanose"). Die Hautfarbe wirkt grau-bräunlich bis violett. Sulfhämoglobin kann spektroskopisch nachgewiesen werden.

3 Pseudozyanose

Hier wird der zyanotische Farbton der Haut nicht durch Änderungen des Blutes, sondern durch Pigmentablagerungen verursacht. Einlagerungen von Silber (Argyrose) verursacht eine eher bläuliche Hautpigmentierung mit Verfärbung der Skleren. Nach länger dauernder Goldbehandlung kann eine graue bzw. grau-bläuliche Pigmentierung (Chrysiasis) sichtbar werden. Die Arsenmelanose und die blauschwarze Pigmentierung der Haut und des Gingivalsaumes durch Blei sind differentialdiagnostisch gewöhnlich leicht von einer Zyanose abzugrenzen. Dies gilt auch für die Pigmentierung bei Hämochromatose, Leberzirrhose, M. Addison und die Melanodermie bei metastasierendem Melanosarkom.

Eine rot-zyanotische Hautverfärbung tritt anfallsweise als Flush beim Karzinoidsyndrom auf. Ursache ist eine Störung der peripheren Zirkulation (Vasodilatation und verstärkte periphere Ausschöpfung des Blutes) sowie eine Abnahme des Herz-Zeit-Volumens.

4 Trommelschlegelfinger

Als „Trommelschlegelfinger" bzw. „-zehen" wird die kolbenförmige Auftreibung der letzten Glieder von Fingern bzw. Zehen verstanden. Trommelschlegelfinger sind meist mit Uhrglasnägeln verbunden und werden in der Regel als Symptom von Erkrankungen mit erschwertem Gasaustausch und in Kombination mit Zyanose beobachtet. Sehr selten sind idiopathische Trommelschlegelfinger.

Wichtigste Ursachen der symptomatischen Trommelschlegelfinger sind chronische pulmonale Erkrankungen wie Lungenemphysem, Bronchiektasen, Bronchialtumoren und Pneumokoniosen. Seltener entwickeln sich Trommelschlegelfinger beim Pleuraempyem, Lungenabszessen, Lungentuberkulose und bei Pancoast-Tumoren.

Unter den kardiovaskulären Erkrankungen stehen an erster Stelle die Vitien mit Rechts-links-Shunt. Bei der chronisch verlaufenden Endocarditis lenta werden gelegentlich, bei erworbenen Vitien nie Trommelschlegelfinger beobachtet, sofern nicht eine chronische Lungenstauung vorliegt. Beim Aortenaneurysma können (selten) einseitig Trommelschlegelfinger auftreten.

Als Zeichen eines paraneoplastischen Syndroms werden Trommelschlegelfinger bei Thymom, Bronchialkarzinom, Ösophaguskarzinom, seltener bei anderen malignen Tumoren gefunden.

Relativ häufig sind Trommelschlegelfinger bei Leberzirrhose, besonders bei der biliären Zirrhose, sowie bei chronischer Leberstauung und bei primärem hepatozellulärem Karzinom. Gelegentlich entwickeln sie sich auch bei Sprue und bei chronisch verlaufender Colitis ulcerosa.

Selten ist die „Akropachie". Hier sind Trommelschlegelfinger mit prätibialen Ödemen und endokrinem Exophthalmus kombiniert.

Als **Marie-Bamberger-Syndrom** werden Trommelschlegelfinger und Uhrglasnägel beschrieben, die mit einer Weichteilschwellung (Pachydermie) und periostalen Knochenneubildung an den distalen Regionen von Unterarmen und Unterschenkeln kombiniert sind. Man findet eine periphere Vasodilatation und Hyperhydrose.

Die **idiopathische hypertrophische Osteoarthropathie** (Uehlinger-Syndrom) ist ein ebenfalls seltener Komplex von Trommelschlegelfingern und -zehen, gemeinsam mit einer Cutis gyrata besonders an Unterarmen und Unterschenkeln. Es besteht außerdem eine Osteosklerose mit Verknöcherung des Bandapparates.

5 Literatur

Gold WM (1983) Cyanosis. In: Blacklow RS (ed) MacBride's signs and symptoms, 6th edn. Lippincott, Philadelphia, p 349

Jaffe EF (1981) Methaemoglobinaemia. Clin Haematol 10:99

Lanken PN, Fishman AP (1980) Clubbing and hypertrophic osteoarthropathy. In: Fishman AP (ed) Pulmonary diseases and disorders. McGraw-Hill, New York, p 84

Lipman BS, Massie E (1983) Clubbed fingers and hypertrophic osteoarthropathy. In: Blacklow RS (ed) MacBride's sings and symptoms, 6th edn. Lippincott, Philadelphia, p 245

Scheurlen PG (1982) Systematische Differentialdiagnose innerer Krankheiten, 2. Aufl. Springer, Berlin Heidelberg New York, S 84, 256

Kapitel 17   Erkrankungen des Herzens

H. JUST

INHALT

Vorbemerkungen

Die Differentialdiagnose von Erkrankungen des Herzens und der herznahen großen Gefäße wird entsprechend dem ärztlichen Vorgehen am Krankenbett dargestellt. Die klinisch-physikalische Krankenuntersuchung steht daher ganz im Vordergrund. Die Differentialdiagnose reicht von der Anamnese über die klinische Untersuchung bis zu den technischen, vor allem den bildgebenden Untersuchungsverfahren. Die hohe Aussagekraft der klinisch-physikalischen Krankenuntersuchung bei den Herzerkrankungen einerseits und der hohe technische Aufwand insbesondere der bilderzeugenden Untersuchungsmethoden andererseits erfordern eine abgestufte Diagnostik. Die modernen technischen Untersuchungsverfahren sind außerordentlich genau und aussagekräftig; selten bleibt daher eine Differentialdiagnose unaufgelöst, wenn die definitive Diagnose wirklich gestellt werden muß. Dennoch ist zu beherzigen, daß über 80% der Diagnosen bereits aus der Anamnese und der klinisch-physikalischen Untersuchung des Patienten mit hinreichender Sicherheit und Genauigkeit gestellt werden können. Den einfachen Untersuchungsverfahren wird daher ein besonders großer Raum gewidmet.

In der Differentialdiagnose eines Symptoms, eines Befundes, eines Syndroms oder einer Erkrankung werden jeweils die Herz-Kreislauf-Erkrankungen entsprechend der Thematik des Kapitels bevorzugt abgehandelt; Diagnosen aus angrenzenden Bereichen werden, auch wenn sie manchmal klinisch von größerer Bedeutung sein können, erst in zweiter Linie genannt.

Die angeborenen Herzfehler werden nur insoweit berücksichtigt, als sie im Erwachsenenalter vorkommen. Jede Diagnose trägt den Charakter einer „Arbeitsdiagnose" in sich und wird gestellt, um zu therapeutischen oder prognostischen Konsequenzen zu gelangen. Dazu ist es oftmals erforderlich, daß neben der Identifizierung der Erkrankung auch eine quantitative oder zumindest halbquantitative Aussage über die resultierende Funktionsstörung (z.B. Klappenöffnungsfläche bei einer Mitralstenose) gemacht wird. Dies kann manchmal bereits aus der klinischen Untersuchung abgeleitet werden, meistens sind hierzu jedoch technische Untersuchungsverfahren, unter Umständen invasiven Charakters, erforderlich (Stufendiagnostik!).

Hinweise zur Therapie werden nur gegeben, sofern diese
a) zur Klärung der Diagnose eingesetzt wird, oder
b) spezielle diagnostische Maßnahmen zur Sicherung der Anfangsdiagnose notwendig sind (z.B. Klärung des Koronarstatus mittels selektiver Koronarangiographie nach Myokardinfarkt unter Fibrinolyse).

In diesem Kapitel wird die Differentialdiagnose der Erkrankungen des Herzens und der herznahen Gefäße systematisch abgehandelt. Es werden daher auch Symptome und Krankheiten besprochen, die in anderen Kapiteln unter speziellen differentialdiagnostischen Aspekten dargestellt werden:

▶ Herzrhythmusstörungen Kap. 19,
▶ Schmerzen im Bereich des Thorax Kap. 14,
▶ Schmerzen im Bereich des Herzens, Angina pectoris Kap. 18,
▶ Zyanose Kap. 16,
▶ Dyspnoe (Störungen der Lungenfunktion) Kap. 15,
▶ Störungen der arteriellen Durchblutung Kap. 22,
▶ Synkopale Anfälle, Schwindel, Schock Kap. 54, 55, 57.

1 Kardiologische Untersuchungsmethoden

Vorbemerkungen

Die verschiedenen Untersuchungsverfahren werden jeweils beschrieben und das Prinzip erläutert. Es werden die wichtigsten Aussagen herausgestellt, deren Einschränkungen (z.B. die Komplikationsmöglichkeiten der Methode) erläutert und danach ein Katalog der wichtigsten Anwendungen bzw. Indikationen zum Einsatz gegeben. Die Darstellung beansprucht nicht die Vollständigkeit eines Lehrbuchs der klinischen Untersuchungsverfahren, sondern soll nur rasch zu diagnostisch begleitenden Hinweisen verhelfen.

1.1 Anamnese

Eine ausführliche Erhebung der Anamnese ist gerade bei den Herzerkrankungen wirklich unentbehrlich und muß daher sehr detailliert erhoben werden. Unter 2.1 werden für Herzerkrankungen typische Symptome beschrieben, die anamnestisch gesucht werden müssen. Eine sorgfältige Anamnese, auch hinsichtlich der Lebensweise und der näheren Umstände des Eintretens von Symptomen, kann oft schlagartig Klarheit in eine schwierige Differentialdiagnose bringen (z.B. Differenzierung der Angina pectoris nach den Umständen ihres Auftretens). Die Anamnese ist, richtig erhoben, bei den Herzkrankheiten wie ein Lehrbuch der Pathophysiologie zu lesen! Dabei darf auch die Fremdanamnese nicht fehlen.

1.2 Klinisch-physikalische Krankenuntersuchung

In kaum einem Gebiet ist die klinisch-physikalische Krankenuntersuchung so aussagekräftig (s. 2.2) wie bei den Herzerkrankungen. Auskultation und Palpation erlauben oft halbquantitative Aussagen über intrakardiale und intravasale Drücke.

Die *Pulsfrequenz* wird bei Arrhythmien zentral und peripher bestimmt. Aus einem Vergleich der arteriellen Pulse können viele Arrhythmien erkannt werden.

Aus der *Pulsqualität* und *-form* sind Aussagen möglich über die Funktion der Aortenklappen (hohe Amplitude mit Steilanstieg und Verlust der dikroten Inzisur: Aorteninsuffizienz, verzögerter Anstieg mit Hahnenkammphänomen: Aortenstenose, Pulsus bisferiens: subvalvuläre muskuläre Aortenstenose). Außerdem gewinnt man Aufschlüsse über Weite und Wandelastizität der Aorta aus der systolischen Blutdruckhöhe, der Amplitude und der Laufwellengeschwindigkeit, die durch gleichzeitige Palpation von A. brachialis

und A. radialis abgeschätzt werden kann. Natürlich gehört die Palpation sämtlicher erreichbaren Pulse mit Seitenvergleich zur vollständigen Untersuchung und zum Ausschluß von Gefäßstenosen.

Der *Blutdruck*, üblicherweise nach Riva Rocci gemessen, kann auch abgeschätzt werden durch Kompression der Arteria brachialis und Palpation der gleichseitigen Radialarterie.

Der *Venenpuls* hat neben seiner Bedeutung für die Arrhythmie-Diagnostik wichtigste Aussagen zur Funktion der Trikuspidalklappe zu machen sowie zum zentralen Venendruck. Der letztere wird abgeschätzt durch Beobachten des Pulses bei Oberkörperhochlagerung. Der Venenpuls selbst zeigt bei Rechtshypertrophie (Mitralstenose, Pulmonalstenose, Pulmonalhypertonie, Rechtshypertrophie) eine überhöhte A-Welle. Bei Trikuspidalinsuffizienz resultiert eine Obliteration des X-Segments mit Fusion von C und V zu einem monophasischen Venenpuls. Dies ist bei Beobachtung des Jugularvenenpulses und gleichzeitiger Karotispalpation sehr leicht zu differenzieren.

Die *Palpation des Herzens* gibt zuverlässigen Aufschluß über die Herzgröße, insbesondere des linken Herzens, und die Druckentwicklung im linken, aber auch im rechten Herzen. Manchmal kann auch ein erhöhter enddiastolischer Druck in der linken Kammer am präsystolischen Impuls des Spitzenstoßes erkannt werden. Der Pulmonalarteriendruck kann manchmal durch Palpation der A. pulmonalis im 2. linken Interkostalraum beurteilt werden. Bei angeborenen Herzfehlern, insbesondere bei der Aortenisthmusstenose, sind die Interkostalarterien kollateral vergrößert und dadurch sehr gut tastbar.

Die *Auskultation* liefert zuverlässige Aussagen über die Funktion der AV-Klappen (1. Herzton: T 1, M 1). Bei Insuffizienz durch Klappenzerstörung ist der 1. Herzton leise, bei erhaltenem Klappenmaterial normal, sofern das PQ-Intervall normal ist. Der 2. Herzton gibt Aufschluß über die Semilunarklappenfunktion (A 2, P 2). Bei erhöhtem Druck im vorgelagerten arteriellen Segment oder bei sehr großen Klappensegeln wird die Schließungskomponente besonders laut. Wird die Beweglichkeit des Segelmaterials gestört oder aufgehoben, so wird die jeweilige Komponente leiser oder verschwindet.

Systolische Geräusche: Bei AV-Klappeninsuffizienz entsteht ein holosystolisches Geräusch. Dies ist in aller Regel sehr gut zu unterscheiden von einem in der Ausflußbahn entstehenden Austreibungsgeräusch, denn dieses beginnt nach dem 1.

(allerdings manchmal mit einem Klick) und endet vor dem 2. Herzton. Nur wenn der 2. Herzton besonders leise ist, können Differenzierungsschwierigkeiten entstehen. Der erste Schritt ist jeweils die Trennung nach Einflußbahn- bzw. Regurgitationsgeräusch und Ausflußbahngeräusch. Die Seitenzuordnung geschieht dann nach dem Ort der besten Hörbarkeit oder durch die typische Atemabhängigkeit der rechtsseitig entstehenden Geräusche. Die Erkennung eines funktionellen Geräusches gelingt aus der Identifizierung der zugehörigen Klappentöne und Puls und Druck im nachgeschalteten Gefäßsegment. Regurgitationsgeräusche entstehen auch bei Ventrikelseptumdefekt. Oft schwierig zu deuten sind spätsystolische Geräusche. Diese entstehen bei Funktionsstörungen eines links- oder rechtsseitigen Papillarmuskels oder bei Klappenprolapssyndromen. Hierbei ist das Material des betroffenen Klappensegels in Folge primärer Gewebsveränderung (myxomatöse Degeneration, Marfan-Syndrom, „Parachute-Mitralklappe") oder durch fehlende Stützung (Sehnenfadenabriß) oder aber in Folge reduzierter mechanischer Stabilität bei Störungen des Klappenringes ausgesackt. Meistens ist das posteriore Segel der Mitralklappe betroffen. Die resultierende Klappeninsuffizienz ist typischerweise dynamisch. Sie nimmt bei Abnahme der Kammerdimensionen (Stehen, Valsalva) zu und bei Vergrößerung der Kammer ab. Dementsprechend ist der Geräuschbefund variabel. Typischerweise beginnt das Geräusch mit einem telesystolischen Klick (nicht bei Papillarmuskeldysfunktion!), hat Krescendocharakter und kann bis über den 2. Ton hinaus anhalten (s. Abb. 17.1).

Die Kammerfunktion kann mittels der Galopprhythmen sehr gut beurteilt werden. Der präsystolische Galopp entsteht bei erhöhtem Füllungswiderstand der Kammern (Hypertrophie, Fibrose) und zeigt einen erhöhten enddiastolischen Druck der betroffenen Kammer an. Kommt ein protodiastolischer Galopp hinzu, so bedeutet das einen Anstieg des mittleren Vorhofdrucks und damit Herzinsuffizienz. Der protodiastolische Galopp allein kann jedoch auch bei hyperdynamen Zuständen vorkommen (Anämie, Hyperthyreose, Mitralinsuffizienz, jugendliches Alter). Lebergröße bei Stauung und Leberpulsation (Venenpulssynchron) bei Trikuspidalinsuffizienz muß ebenso beachtet werden wie Ödembildungen, Zyanosen, Trommelschlegelfinger (s. dort).

Mit diesen Hinweisen wurden die wichtigsten, für die Differentialdiagnose von Herzerkrankun-

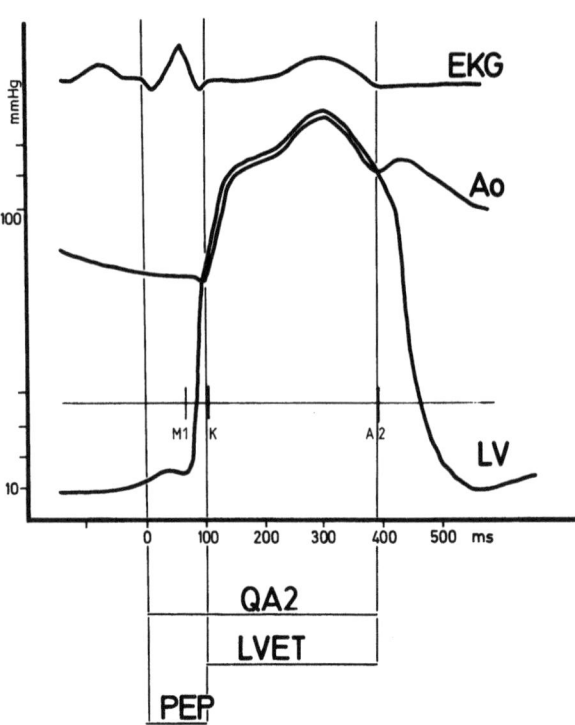

Abb. 17.1. Schema zur Entstehung der Herztöne und -geräusche in Abhängigkeit vom Druckpuls des Herzens.

Mit Q im EKG beginnt die elektrische Aktivierung des Kammermyokards. Mit *M 1* überschreitet der Ventrikeldruck den Vorhofdruck, und die Mitralklappe schließt (Mitralklappenschlußkomponente des ersten Herztones). Während der isovolumetrischen Druckanstiegszeit erreicht der Ventrikeldruck den enddiastolischen Aortendruck und öffnet die Aortenklappe (*K*). Ist diese stenosiert oder ist die Aortenwurzel besonders weit, so entsteht ein Aortenklappenöffnungsklick oder ein Aortendehnungston. Mit weiter ansteigendem Druck wird das Blut über die Ausflußbahn rasch ausgeworfen. Der Ausstrom kommt etwa zum Zeitpunkt des Druckgipfels zum Ende. Zum Zeitpunkt der dikroten Inzisur im Aortendruckpuls unterschreitet der Ventrikeldruck den Aortendruck, und die Aortenklappe schließt (*A 2*). Der Ventrikeldruck fällt weiter, bis er schließlich den Vorhofdruck unterschreitet und die Mitralklappe wieder öffnet. Ist diese stenosiert, ensteht 70–100 ms nach *A 2* ein Mitralöffnungston. Die Verhältnisse sind für das rechte Herz analog.

Regurgitationsgeräusche durch Schlußunfähigkeit der AV-Klappen beginnen mit *M 1* (also vor Aortenklappenöffnung) und enden mit oder nach Aortenklappenschluß, sind also holosystolisch. Austreibungsgeräusche beginnen erst mit der Austreibung (also mit Aortenklappenöffnung, d.h. nach dem 1. Herzton) und enden vor dem Aortenklappenschluß. Auch hier gelten analoge Verhältnisse für das rechte Herz. (Zeitintervalle: *PEP* Prä-Ejektionsperiode, Substitut für die Druckanstiegszeit; *LVET* Linksventrikuläre Austreibungszeit; QA2 Dauer der gesamten elektromechanischen Systole)

gen hilfreichen Gesichtspunkte herausgehoben. Ohne klinisch-physikalische Krankenuntersuchung gibt es keine Diagnose und Therapie der Herzkrankheiten!

1.3 Phono- und Mechanokardiographie

Die Herzton- und Pulskurvenregistrierung hat durch die Echokardiographie sehr stark an Bedeutung verloren. Auch die Kombination von Phono-, Mechano- und Echokardiographie wird nicht mehr angewendet, mit wenigen Ausnahmen, für welche jedoch die aufwendigen Verstärker und Registriergeräte der Vergangenheit nicht mehr in vollem Umfang benötigt werden: Es genügt ein 3-Kanal-Registrierer mit linearer Verstärkung bis 300 Hertz. Er soll mit einem vollen EKG-Programm mit Ableitungswähler sowie einem gehörähnlich verstärkenden Herztonverstärker und einem Pulsverstärker ausgestattet sein. Handelsübliche Aufnehmer genügen.

Aussage: Herztöne und Geräusche sowie deren zeitliche Beziehung zueinander, Extratöne intra- oder extrakardialen Ursprungs werden erfaßt, meist zusammen mit einem arteriellen Puls (A. carotis dextra) und nur noch ganz selten dem Herzspitzenstoß.

Indikationen:
▶ Klärung schwieriger zeitlicher Einordnung von Extratönen (Klicks, Mitralöffnungston),
▶ Beschreibung von schwierigen Herzgeräuschen und deren Beziehung zu den Herztönen (z.B. spätsystolische Geräusche),
▶ Registrierung von Öffnungs- und Schließungsklicks von Herzklappenprothesen in der Verlaufskontrolle zur Früherkennung von Herzklappenprothesenfunktionsstörungen (zeitliche Verlagerung und Dämpfung der Klappenklicks bei Entwicklung thrombotischer Auflagerungen oder bei Destruktionen der Klappenprothese),
▶ zur einfachen Diagnostik der Aortenstenose bei nicht ohne weiteres palpatorisch deutbarem Karotispuls und deren Differenzierung von der subvalvulären muskulären Aortenstenose.

In den beiden letzten Fällen muß jedoch jeweils eine echokardiographische Untersuchung angeschlossen werden, wenn eine endgültige Klärung erforderlich ist.

1.4 Elektrokardiographie

Nach wie vor ist das EKG unentbehrlich und die wichtigste nichtinvasive diagnostische Technik. Es ist überall verfügbar, auch batteriebetrieben mobil einsetzbar, erlaubt wichtige Aufschlüsse und macht auch die Diagnose des Herzrhythmus über längere Zeiträume möglich.

1.4.1 Standardelektrokardiographie

Nur das 12-Ableitungs-EKG, am besten von Mehr- (3- bis 6-)Kanal-Geräten mit Einthoven-, Goldberger- und Wilson-Ableitung registriert, gibt die bestmögliche klinische Aussage. Die Vektorkardiographie mag in einigen Detailfragen höhere Aussagekraft besitzen, hat sich aber wegen der größeren Umständlichkeit nicht durchsetzen können.

Aussage:
1. Herzfrequenz und Herzrhythmus werden, ggf. durch Registrierung langer Streifen, nur mit dem EKG mit der notwendigen Genauigkeit erkannt (s. Kap. 19).
2. Hypertrophie und Infarkt werden mit dem EKG gut erkannt: Linkshypertrophie in ca. 60%, Rechtshypertrophie in knapp 40%. Zusätzlich sind Aussagen über „Schädigung" möglich, d.h. Zustand fortgeschrittener Hypertrophie. Die Echokardiographie erlaubt ebenfalls eine Erkennung von Hypertrophie, ist aber wesentlich umständlicher. Im Verlauf wird Hypertrophie in ihrer Entwicklung und auch Rückbildung mit dem EKG meist hinreichend genau erkennbar. Die Infarktdiagnose aus dem typischen Infarkt-Q mit im Zeitgang seriellen ST/T-Veränderungen gestattet sichere Aussagen über Lokalisation und Alter des Infarktes. Es gibt nur wenige differentialdiagnostische Gesichtspunkte (Kardiomyopathien). Zur definitiven und sicheren Klärung kann in schwierigen Fällen die Kombination von Thalliummyokardszintigraphie und Herzkatheter mit Koronarangiographie notwendig sein.
3. Die EKG-Diagnostik aus dem ST/T-Segment ist leider mit erheblichen Unsicherheiten belastet. Die Definition einer Infarktevolution bei Vorliegen von QRS-Veränderungen ist eindeutig, und der Rückschluß auf Aneurysmabildung bei persistierender ST-Hebung mit T-Negativierung ist zuverlässig. Bereits die Diagnose von Ischämie ohne QRS-Veränderungen ist jedoch schwierig. Deszen-

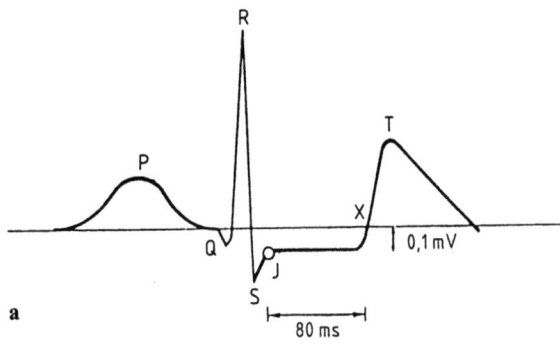

Abb. 17.2. a Bezeichnungen der Kurventeile und Punkte im Belastungs-EKG. **b** Schematische Darstellung der pathologischen Veränderungen im Belastungs-EKG. (Aus v. Mengden 1983)

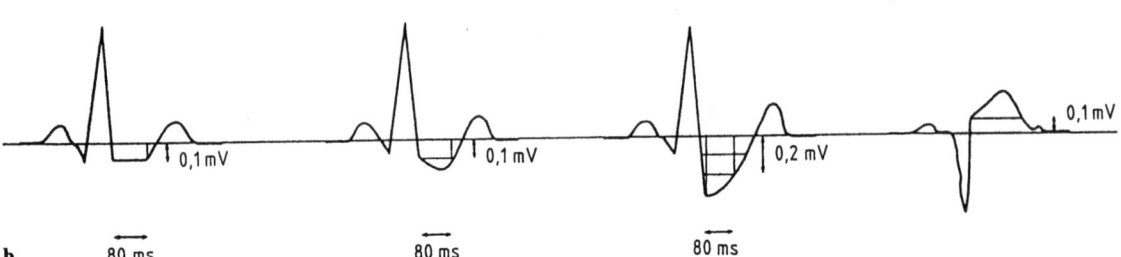

dierendes ST-Segment und zeitliche Koordination mit ischämischer Symptomatik verbessern die Aussage. Perikarditis und Elektrolytstörungen liefern in Einzelfällen typische Bilder, sind in der Gesamtdifferentialdiagnose jedoch elektrokardiographisch oft unsicher. Dahingegen gelingt die einfache Trennung normal/nicht normal auch mit ST-Segmentveränderungen oft recht gut. Für die spezifischen Krankheitsbilder der angeborenen QT-Syndrome (s. Kap. 19) ist das ST/T-Segment im EKG die einzige Diagnosemöglichkeit.

Geräte: Optimal sind 6-Kanal-Geräte mit automatischer Befundung, da diese heute zuverlässige Angaben über normal/nicht normal, Hypertrophie und Infarkt liefern können. Ausreichend sind auch 3-Kanal-Geräte. 1-Kanal-Maschinen sollten nur für die Notfalldiagnostik verwendet werden. 2-Kanal-Systeme sind überwiegend für das Langzeit-EKG eingesetzt.

1.4.2 Belastungselektrokardiographie
(s. auch Abb. 17.2a,b)

Die richtige Ausführung dieser außerordentlich wichtigen diagnostischen Technik ist nicht einfach. Auch sind Komplikationen möglich, für die Vorsorge getroffen sein muß (Liegebett, Sauerstoffflasche, Defibrillator). Das Belastungs-EKG erlaubt Aussagen über das Eintreten einer belastungsab-

hängigen Ischämie und definiert die Schwelle des Eintretens der Veränderung. Ferner gibt es Aufschluß über das Vorkommen von belastungsabhängigen Herzrhythmusstörungen, über die belastungsabhängige Frequenzregulation und über Frequenzrückbildung und Arrhythmie in der Erholungsphase. Für bestimmte Fragestellungen (präoperative Diagnostik bei Herzklappenfehlern, Beurteilung der Kammerfunktion links) kann das Belastungs-EKG mit einem Einschwemmkatheter kombiniert werden.

Gerät und Ausführung: Zur EKG-Registrierung wird ein 6-, allenfalls auch ein 3-Kanal-Gerät verwendet (Ableitungen I–aVF, V 1–V 6, Einthoven I–III und V 2, V 4, V 6 bei 3-Kanal-Geräten im Wechsel unter der Belastung. Diese wird auf einem mechanisch, besser elektrisch gebremsten Fahrradergometer sitzend oder liegend ausgeführt. Das letztere vor allem dann, wenn gleichzeitig Einschwemmkatheteruntersuchungen erfolgen sollen. Die Belastung beginnt bei 25–50 Watt je nach geschätzter Leistungsfähigkeit des Patienten. Es wird stufenweise um je 25–50 Watt je nach geschätzter Leistungsfähigkeit gesteigert und jede Stufe wird 2 oder 3 min beibehalten. Abbruch erfolgt bei Erreichen der diagnostischen Information, bei maximaler oder submaximaler (80%) Ausbelastung, d.h. bei Erreichen der altersbedingten maximalen Herzfrequenz (Tabellen). Abbruchkriterien bei koronarer Herzkrankheit sind ST-Senkung von mehr als 0,3 mV in einer oder mehreren Ableitungen der

Frontal- und Horizontalebene, ST-Hebung von mehr als 0,2 mV, Blutdrucksteigerungen über 230 mmHg systolisch und Blutdruckabfall unter Belastung (Gefahr!) sowie das Auftreten gehäufter ventrikulärer Arrhythmien.

Kontraindikationen zum Belastungstest unter besonderen Vorsichtsmaßnahmen (Einschwemmkatheter) bei Linksschenkelblock: Absolute Kontraindikationen sind Aortenstenose, frischer Myokardinfarkt (jünger als 2 Wochen), Pulmonalhypertonie. Bei Hypertonie mit systolischen Werten über 180 und diastolischen über 110 und bei WPW-Syndrom sollen Belastungstests nur unter ganz bestimmten Bedingungen ausgeführt werden.

Komplikationen: Schwerwiegende ventrikuläre Arrhythmien, unter Umständen Kammerflimmern, Blutdruckabfall, Herzinsuffizienz bei schwer gestörter Kammerfunktion und Belastung im Liegen.

Indikationen:
▶ Koronare Herzkrankheit: Erkennung der belastungsabhängigen Ischämie, Früherkennung der Koronarerkrankung im asymptomatischen Stadium, Differentialdiagnose des Thoraxschmerzes, rezidivierende Ischämie nach Infarkt, Kontrolle nach Katheterballondilatation der Koronararterien oder nach aortokoronarer Venen-Bypass-Operation. Ferner ist das Belastungs-EKG sehr gut geeignet zur Kontrolle des Therapieerfolges. Schließlich zur Identifizierung der bestgeeigneten Ableitung bei stummer Ischämie, die im Langzeit-Elektrokardiogramm beobachtet werden soll.
▶ Erkennung belastungsabhängiger Arrhythmien bei verschiedenen Herzerkrankungen.
▶ Therapiekontrolle bei Herzinsuffizienz.
▶ Prüfung der Kammerfunktion, oftmals präoperativ, bei Koronarkrankheiten mit oder ohne Infarkt, mit Aneurysma, Herzklappenfehlern (Aortenklappeninsuffizienz) und zur Beurteilung der allgemeinen Leistungsfähigkeit.

1.4.3 Langzeitelektrokardiographie

Das dynamische EKG über 6–72 h, i. allg. 24 h, wird auf Magnetband registriert mittels Frequenz- oder Amplitudenmodulation, neuerdings auch digital mit Festkörperspeichern. Es werden 2 Kanäle mit einem geeigneten Frequenzgang für die Erkennung von Arrhythmien bei stabiler Nullinie und für die Identifizierung von ST/T-Veränderungen

verwendet. Die Auswertung erfolgt zeitgerafft und rechnergestützt.

Aussage: Es gelingt mit dieser Technik, transitorische Arrhythmien zu erfassen und das arrhythmiebedingte Risiko bei koronarer Herzkrankheit und bei Kardiomyopathien zu beschreiben (ventrikuläre Extrasystolien nach der Lown-Klasse I–V). Zur Erfassung asymptomatischer Ischämie (s. 4.1.2) und schließlich zur Abklärung von Synkopen ist das Langzeit-EKG unentbehrlich geworden.

1.5 Echokardiographie
(s. auch Abb. 17.3 a–c)

Die Ultraschallechokardiographie (UKG) beruht auf dem Verfahren des reflektierten Ultraschalls. Die entlang einer ausgesandten Schallkeule durchlaufenden Echos von Grenzflächen unterschiedlich schalleitender Strukturen werden zum Bildaufbau verwandt. In guter zeitlicher und örtlicher Auflösung entsteht ein perfektes Bild in der Breite der Schallkeule (TM-Bild). Mehrere Schallkeulen, die fächerförmig gleichzeitig oder in kurzem zeitlichem Abstand vom aufgesetzten Schallkopf ausgesandt und wieder empfangen werden, ergeben das 2-D-Bild, ein tatsächliches Schnittbild der erfaßten anatomischen Strukturen (eigentlich ist es dreidimensional, da es auch zeitlich aufgelöst ist und die Bewegung wiedergibt). Die Schnittbilder sind anatomisch naturgetreu bei einer Lateralauflösung von ca. 1,5–2 mm bei transthorakaler Technik und um 1 mm bei transösophagealer Technik. Die aufgenommenen anatomischen Bilder können vermessen werden und liefern so in Maß und Zahl Aussagen über die Größe der Herzkammern, Kammerwanddicken, Klappen und Klappenöffnungsflächen. Da die Technik keine Rückwirkungen hat, ist sie beliebig wiederholbar.

An der Schallkeule ist auch der Doppler-Effekt nutzbar, um Bewegungen, etwa die Blutströmung, zu messen. Hieraus läßt sich bei Messung im Preßstrahl einer Klappenstenose die Klappenöffnungsfläche sehr genau berechnen. Die dopplersonographisch erfaßten Strömungsverhältnisse im Herzen können je nach Strömungsrichtung farblich kodiert werden. Es entstehen dann sehr anschauliche Bilder über die Blutstromverhältnisse in Kammern, Vorhöfen und großen Gefäßen.

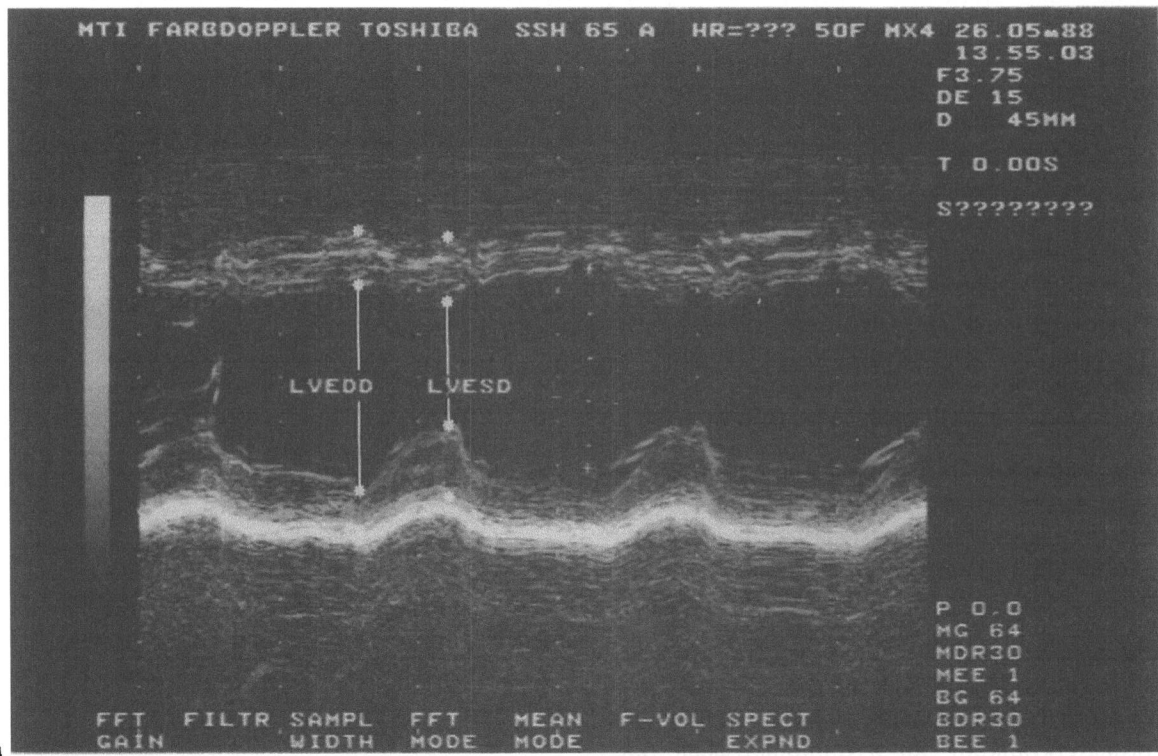

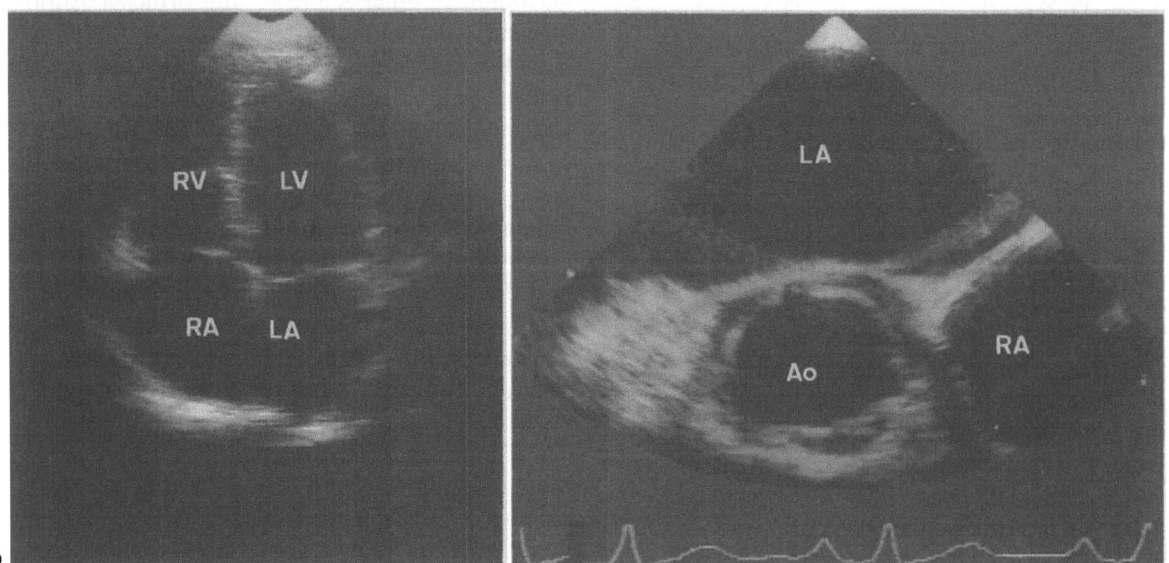

Abb. 17.3a–c. Darstellung des Herzens im Echokardiogramm. **a** TM-Darstellung der linken Herzkammer mit den Meßpunkten für die Bestimmung der Septum- und Kammerwanddicke, des Kammerquerdurchmessers endsystolisch wie enddiastolisch und der Verkürzungsgeschwindigkeit VCF. **b** 2-D-Bild des linken und rechten Herzens im 4-Kammer-Blick von apikal. **c** Darstellung des linken Vorhofs und der Aortenklappe im transösophagealen Echokardiogramm

Ein Problem ist durch die Lage des Herzens im Thorax gegeben: Rippen und lufthaltige Lunge behindern die Schallpassage, daher sind nur bestimmte begrenzte Schallfenster in den präkordialen Interkostalräumen sowie vom Jugulum aus nutzbar (10% der Fälle überhaupt nicht schallbar). Neuerdings gelingt eine sehr gute Darstellung des Herzens von transösophageal her. Da hier höhere Repetitionsfrequenzen verwendet werden, ist auch die Auflösung besser (5 Megahertz). Die echokardiographische Aussage kann noch verbessert werden, wenn in das Blut Kontrastmittel (Kochsalzlösung, Gelifundol) eingeführt werden. Hiermit können Klappeninsuffizienzen und intrakardiale Shuntverbindungen zuverlässig herausgearbeitet werden.

Die Aussagekraft der UKG ist hervorragend und umfassend (s. Indikationen). Nahezu jede Herzerkrankung ist hinsichtlich ihrer anatomischen und funktionellen Veränderungen quantitativ oder halbquantitativ faßbar geworden. Einschränkungen der Anwendung der UKG bestehen bei schwieriger Thoraxanatomie (ca. 10% aller Erwachsenen) für die transthorakale Echokardiographie; und in 0,5% der Fälle ist es unmöglich, das Ösophagosonoskop (entsprechend Gastroskop) einzuführen. Komplikationen sind nicht bekannt. Die transösophageale Technik entspricht einer Ösophagoskopie und ist in geübten Händen sicher. Die Untersuchung ist zeitaufwendig: Eine vollständige Untersuchung erfordert ca. 30 Minuten oder mehr und setzt einen hohen Ausbildungsstand des Untersuchers voraus. Schließlich ist die apparative Investition erheblich.

Indikationen:
▶ Abklärung sonst nicht klärbarer Auskultationsbefunde,
▶ Differenzierung organischer und relativer Klappeninsuffizienzen,
▶ Erkennung der bakteriellen Endokarditis (Klappenvegetationen),
▶ Differenzierung besonderer struktureller Merkmale der Herzklappen (myxomatöse Klappen, Klappenringverkalkung, Aneurysmabildungen etc.),
▶ Beschreibung und Quantifizierung von Klappenstenosen und -insuffizienzen,
▶ Beschreibung und Quantifizierung von Shuntverbindung bis hin zu den kleinsten Dimensionen (Millimeter),
▶ Erfassung und Messung von Links- und Rechtshypertrophie,
▶ Bestimmung der Austreibungsfraktion zur Abschätzung der Kammerfunktion,
▶ Erfassung von Bewegungsstörungen bei koronarer Herzkrankheit,
▶ Aneurysmadiagnostik,
▶ Diagnose des akuten Myokardinfarktes bei unklarem EKG,
▶ Diagnose der akuten Lungenembolie,
▶ Diagnose der Pulmonalhypertonie,
▶ Erkennung von intrakardialen Tumoren,

▶ Erkennung intrakardialer Thromben (Morbus embolicus),
▶ Diagnose der rechtsventrikulären Dysplasie (M. Uhl),
▶ Diagnose der Aortendissektion,
▶ Erkennung von Aortenringabszessen.

Bei den Herzklappenfehlern ist die echokardiographische Diagnostik so zuverlässig, daß viele Chirurgen in der präoperativen Diagnostik auf die Herzkatheteruntersuchung verzichten und lediglich bei Risikopatienten noch eine Koronarangiographie ausgeführt werden muß.

1.6 Röntgen und Computertomographie

Die Standard-Röntgenaufnahme des Thorax wird zur Beurteilung von Herzkrankheiten in 2 Ebenen (p.a. und seitlich) angefertigt. Herzvolumenbestimmungen und die Tomographie sind heute durch die Echokardiographie weitgehend ersetzt worden.

Aussage: Herzform und -größe können gut bestimmt werden, ebenso die Füllung und das Verzweigungsmuster der Lungengefäße (Lungenembolie, Stauung, zentrale Shunts). Aorta und A. pulmonalis sind gut sichtbar in ihren Außenkonturen (Aortenaneurysma, Pulmonalhypertonie). Aortenbogenverkalkungen weisen auf Arteriosklerose, nicht jedoch auf koronare Herzkrankheiten hin. Koronararterienverkalkungen sind bei Durchleuchtung sichtbar, besagen aber ebenfalls noch nichts über das Vorliegen von Stenosen. Klappenverkalkungen werden manchmal auf dem Nativbild, stets bei Durchleuchtung erkannt, sind jedoch auch – und besser – echokardiographisch darstellbar. Für die Lungenemboliediagnostik ist die Thoraxröntgenaufnahme nach wie vor unentbehrlich. Infiltrationen, die Lungenlappenbildung und die Gefäßverläufe im Medastinum, in der Lunge und an der Brustwand sind bei angeborenen Herzfehlern am besten mit der Röntgenaufnahme zu erfassen.

Die Computertomographie hat die Herzdiagnostik nicht wesentlich erweitert. Sie liefert allerdings gute Aussagen in der Differenzierung mediastinaler Tumoren, die auf das Herz übergreifen, und bei der Aortendissektion. Wahrscheinlich ist aber eine gut ausgeführte echokardiographische Untersuchung ähnlich aussagekräftig.

Standardröntgendiagnostik und Computertomographie haben nach wie vor einen unentbehrlichen, jedoch kleineren Platz in der Differentialdiagnose von Erkrankungen des Herzens.

1.7 Nuklearmedizinische Diagnostik

Die Verfahren mit radioaktiv markierten Trägersubstanzen haben eine wesentliche Erweiterung der diagnostischen und differentialdiagnostischen Möglichkeiten bei den Herzerkrankungen gebracht. Im wesentlichen sind es 4 Verfahren, deren Indikationen angegeben werden sollen:

Radionuklidventrikulographie (RNV):
Bei diesem Verfahren wird ein Isotop kurzer Halbwertszeit (^{99m}Tc-markierte Erythrozyten) in den Blutstrom gegeben und die Strahlungsverteilung und -dichte über dem Herzen abgenommen. Durch Summierung vieler Bilder und durch EKG-Triggerung können anatomisch verläßliche Aussagen über die regionale Wandbewegung und die Gesamtkammerfunktion (Ejektionsfraktion) gemacht werden. Das Verfahren kann wiederholt werden und ist daher für Verlaufsuntersuchungen besonders geeignet.

Indikationen: Als Ruhe- und Belastungsuntersuchung geeignet zur Diagnostik der koronaren Herzkrankheit mit Wandbewegungsstörung (transitorisch bei Angina pectoris oder permanent nach Infarkt) und zur Abschätzung der Kammerfunktion bei verschiedenen Herzerkrankungen (kann meistens durch Echokardiographie ersetzt werden).

Myokardszintigraphie:
Bei dieser Methode wird Thallium 211 intravenös gegeben. Es wird in die Myokardzelle ähnlich wie Kalium aufgenommen. Die Strahlungsverteilung und -dichte kann dann mit einem geeigneten Kollimator planar oder mit Schnittbildtechnik über dem Thorax von der Herzspitze aus aufgenommen werden. Damit gelingt bei Ruhe und unter Belastung eine hervorragende Darstellung durchblutungsgesteuerter Zonen und eine Differenzierung von transitorischen Durchblutungsstörungen von Narbenbildungen (Angina pectoris, Infarkt). Insbesondere bei der Seven-Pinhole-Schnittbildtechnik oder bei SPECT-Technik gelingt eine hervorragende Lokalisation von durchblutungsgestörten

Zonen. Die Myokardszintigraphie ist eine ausgezeichnete Ergänzung der selektiven Koronarangiographie, da sie die tatsächliche Myokarddurchblutung lokalisationsgetreu angeben kann. Bei frischem Infarkt kann die Nekrosezone mittels Technetiumpyrophosphat angereichert und bei gleichzeitiger Gabe von Thallium 211 mit der Doppelnuklidtechnik der Infarkt und die Durchblutungsverhältnisse im Restmyokard dargestellt werden. Die gewonnenen Aussagen sind bei guter Technik zuverlässig, der Aufwand ist jedoch erheblich, auch die Kosten. Die Strahlenbelastung entspricht etwa einer Thoraxröntgenaufnahme. Der Zeitaufwand für eine vollständige Thallium-211-Myokardszintigraphie mit Redistribution ist erheblich, da er 2 Belastungstests im Abstand von 2–4 h erfordert und der Patient nüchtern sein muß.

Indikationen:
▶ Diagnostik der Angina pectoris bei nicht eindeutigem Belastungs-EKG,
▶ Klärung schwieriger koronarer Durchblutungsverhältnisse zusammen mit der Koronarangiographie,
▶ Diagnostik perioperativer Infarkte nach aortokoronaren Venen-Bypass-Operationen.

Die *Positronenemissionstomographie* ist eine so neue, aufwendige und heute nur ganz vereinzelt verfügbare Technik, daß sie hier nicht behandelt werden soll.

Lungenszintigraphie:
^{131}J-markierte Albuminpartikel von etwas mehr als Lungenarteriolendurchmesser werden in einer Suspension intravenös indiziert. Sie werden in die Lunge getragen und verstopfen dort die Lungenarteriolen in Bereichen, die pulmonalarterielles Blut erhalten. Lungenembolien bleiben ausgespart – aber auch Infiltrate und Tumoren. Daher wird die intravenöse Lungenszintigraphie durch eine Xenoninhalationsszintigraphie ergänzt. Die mit einem geeigneten Kollimator aufgenommenen Aufnahmen über dem Thorax ventral, rechts- und linkslateral und dorsal zeigen dann Sitz und Ausdehnung von Lungenembolien bei hoher Aussagegenauigkeit. Allerdings werden damit nur Embolien von der Größe einer Segmentarterienembolie än aufwärts erfaßt, und bei sehr schweren Lungenembolien ist die Untersuchung wegen des technischen Aufwandes und der Zeitdauer nicht einsetzbar. Zur Sicherung der Aussage muß immer auch eine Thoraxröntgenaufnahme angefertigt werden.

Indikation: Diagnostik der mittelgroßen und größeren Lungenembolie.

1.8 Magnetresonanztechnik

Dieses neue, technisch ganz besonders aufwendige Verfahren erlaubt die Darstellung von Schnittbildern durch den Körper aufgrund unterschiedlicher Protonenspinresonanzverhältnisse in verschiedenen Geweben und Verbindungen. Auch andere Atome, z.B. Phosphor, werden zur Anregung verwandt. Das Verfahren ist nichtinvasiv, bei der heute verwendeten Technik wahrscheinlich rückwirkungsfrei und kann daher beliebig oft wiederholt werden. Die gewonnenen Bilder sind von hervorragender Qualität und können auch vermessen werden. Mit der neuen Cinetechnik können auch das Blut und die Herzstrukturen in Bewegung abgebildet werden.

Der Anwendung stehen die außerordentlich hohen Kosten und auch die recht lange Untersuchungsdauer (noch) entgegen. Daher sind die Indikationen sehr beschränkt und eigentlich nur dann gegeben, wenn alle anderen Verfahren versagt haben.

Indikationen:
▶ Komplizierte anatomische Verhältnisse, etwa bei Herz- oder Mediastinaltumoren;
▶ Differenzierung von Endokard/Myokard/Perikard bei restriktiver Kardiomyopathie;
▶ schwierige anatomische Verhältnisse im parakardialen Bereich (Mediastinum).

1.9 Herzkatheterdiagnostik und Angiographie

Anatomie und Funktion des Herzens und des Kreislaufs werden mit dieser Technik mit der heute möglichen größten Genauigkeit dargestellt. Eine Vielfalt von Methoden wird differentialdiagnostisch eingesetzt: Rechtsherzkatheterisierung transvenös, Linksherzkatheterisierung retrograd arteriell, transseptale Linksherzkatheterisierung nach scharfer Punktion des Vorhofseptums, angiographische Darstellungen der Lungenschlagader (unter Umständen Subtraktionstechnik) der Aorta, der Ventrikel und der Vorhöfe. Besonders wichtig für die Diagnostik der koronaren Herzkrankheit ist die bisher durch nichts anderes zu ersetzende selektive Koronarangiographie.

Das Verfahren ist invasiv und komplikationsbelastet: Es kann zu Infektionen, Embolien und Gefäßverletzungen kommen. Unter Umständen können gefährliche Herzrhythmusstörungen ausgelöst und Defekte am Herzen (Myokard, Vorhof) bzw. an den Gefäßen verursacht werden. Besonders gefährlich ist die Herzkatheteruntersuchung bei schwerer Pulmonalhypertonie, bei sehr schweren Aortenstenosen, bei komplizierten Mißbildungen bei kleinen Kindern und bei Hauptstammstenosen der linken Koronararterie. Nichtsdestoweniger ist die richtig ausgeführte Herzkatheteruntersuchung mit Angiographie ein unentbehrliches und bei richtiger Indikationsstellung und Ausführung auch ein sicheres Verfahren (Letalität unter 1‰, Gefäßverletzungen um 2%). Der apparative Aufwand ist sehr erheblich, die Anforderungen an den Ausbildungsstand der Untersucher ebenfalls. Aus den genannten Gründen ergeben sich natürlich Einschränkungen und Indikationen.

Indikationen:
▶ Koronare Herzkrankheit (selektive Koronarangiographie, unter Umständen mit direkt anschließender Katheterballondilatation oder intrakoronarer Lyse bei Notfällen);
▶ Erstdiagnostik der Koronarkrankheit mit massiver ST-Senkung;
▶ Diagnostik der Koronarkrankheit, wenn Therapieerfolg ungenügend;
▶ instabile Angina pectoris, Status anginosus;
▶ akuter Myokardinfarkt mit rezidivierenden ischämischen Zuständen;
▶ Postinfarkt-Angina pectoris;
▶ Wiederauftreten von Angina pectoris nach Katheterballondilatation;
▶ Funktionsprüfung von aortokoronaren Venenbypass-Anastomosen;
▶ sicherer Ausschluß einer Koronarkrankheit schon bei geringstem Verdacht bei exponierten Personen (Piloten, etc.);
▶ präoperative Sicherung des Koronarstatus bei Klappenersatz oder anderen kardiochirurgischen Eingriffen (Aorta-abdominalis-Aneurysma, Kardiomyopathie);
▶ Abgrenzung einer koronaren Herzkrankheit (insbesondere bei Linksschenkelblock);
▶ präoperative Diagnostik bei idiopathischer subvalvulärer muskulärer Aortenstenose;
▶ Prüfung der Belastbarkeit mittels Einschwemmkatheter bei Ruhe und unter Belastung.

Herzklappenfehler:
▶ Zur Klärung der Klappenfunktionsstörung bzw. Klappen- und Ventrikelanatomie, wenn echokar-

diographische Untersuchungen nicht möglich oder nicht befriedigend sind;

▶ präoperative Koronarangiographie;

▶ Prüfung des Pulmonalisdruckverhaltens bei Ruhe und unter Belastung mittels Einschwemmkatheter zur Klärung der Operationsindikation bei Aortenklappenfehlern.

Angeborene Herzfehler:

▶ Zur endgültigen Klärung und Operationsindikation, wenn echokardiographisch kein ausreichender Befund erzielt werden kann;

▶ Kammerform und -größe, Klappen- und Shuntdarstellung und -messung, Erfassung von Gefäßanomalien.

Aortenerkrankungen:

▶ Aortographie bei Dissektion, wenn Echokardiographie oder CT nicht eindeutig.

Pulmonalerkrankungen:

▶ Lungenembolie (Diagnosesicherung, vor Lyse, vor Operation, vor Schirmfilterimplantation);

▶ Pulmonalhypertonie: Druckmessung im kleinen Kreislauf.

1.10 Myokardbiopsie

Die Endomyokardbiopsie wird transvenös vom rechten Ventrikel oder transarteriell vom linken Ventrikel aus vorgenommen. Sie dient der endgültigen Diagnosesicherung bei Kardiomyopathie (Aufdeckung der Grunderkrankung) und bei Endokardfibrosen sowie bei rechtsventrikulärer Dysplasie.

Die Komplikationsrate ist sehr niedrig, bei rechtsventrikulärer Biopsie nahe Null; bei linksventrikulärer Biopsie wurden in 4% arterielle Embolien beobachtet.

1.11 Perikardiozentese

Die Perikardpunktion aus differentialdiagnostischen Gründen wird epigastrisch oder apikal ausgeführt. Die punktierende Nadel wird durch ein angeschlossenes EKG (Wilson-Ableitung) geführt (bei Epikardberührung massive ST-Hebung). Die gewonne Perikardflüssigkeit wird mit bakteriologischen und zytologischen Methoden untersucht.

Indikation: Differentialdiagnose bei Pericarditis exsudativa (s. 4.5.2).

1.12 Klinisch-chemisches Labor

Für die Differentialdiagnostik der Herz- und Kreislauf-Erkrankung ist meist nur ein begrenztes Spektrum an Laboruntersuchungen erforderlich. Gleichwohl muß für komplexe Systemerkrankungen das gesamte Labor zur Verfügung stehen. Besonders wichtig sind neben dem Blutbild (Polyglobulie bei angeborenen und chronischen Vitien, chronischer Herzinsuffizienz) die Leukozytose bei akutem Myokardinfarkt, der Gerinnungsstatus bei thromboembolischen Erkrankungen und bei akutem Myokardinfarkt mit oder ohne Lysetherapie, die Enzymdiagnostik bei akutem Infarkt, Angina pectoris und Myokarditis, die komplette Leberdiagnostik bei Stauungsinsuffizienz sowie stets die Nierenfunktionsprüfung bei Herzinsuffizienz und Hypertonie. Die koronaren Risikofaktoren Blutzucker, Cholesterin und Lipidfraktionen (Lipidelektrophorese) werden regelmäßig bei Verdacht auf koronare Herzkrankheit bestimmt. Bei schwerer chronischer Herzinsuffizienz können Eiweißresorptionstests zur Erfassung der exsudativen Enteropathie erforderlich werden. Bei der rheumatischen Herzerkankung muß der Antistreptolysintiter bestimmt werden. Die Blutviskosität ist bei vielen schwierig zu differenzierenden Herzmuskelerkrankungen mit ischämischem Charakter von hoher Bedeutung.

2 Klinische Differentialdiagnose

Auch hier sollten nur die Punkte erwähnt werden, die besonders wichtig und zum größten Teil routinemäßig bei komplizierteren Herzerkrankungen erfaßt werden müssen.

2.1 Anamnese, Beschwerden

Bei der Erhebung der Anamnese können gewisse Symptome einer oft für Herzerkrankungen typischen Ausprägung erfragt werden. So wird der erste Schritt der Differentialdiagnose, nämlich die Anamnese, vielfach bereits Weichenstellung sein.

2.1.1 Abnahme der Leistungsfähigkeit

Bei eingeschränker Förderleistung des Herzens (Herzinsuffizienz, Klappenstenosen) nimmt die Blutversorgung des Körpers und damit die Leistungsfähigkeit infolge mangelnder Steigerung des Herzminutenvolumens bei körperlicher Belastung ab. Diese Entwicklung tritt oft sehr langsam ein, so daß sie dem Kranken nicht oder erst sehr spät im Krankheitsablauf bewußt wird (Lebensgewohnheiten erfragen!). Für die Rückdatierung eines Erkrankungsbeginns ist oft die Abnahme der Leistungsfähigkeit entscheidend. Eine Überlagerung mit anderen Erkrankungen ist natürlich möglich (z.B. Anämie, konsumierende Erkrankungen) und muß ausgeschlossen werden.

2.1.2 Dyspnoe (s. auch Kap. 15)

Subjektiv empfundene Atemnot oder Erschwerung der Atemarbeit gehören zu den häufigsten Symptomen bei Herzerkrankungen. Sie resultieren aus Lungenstauung bei Linksherzinsuffizienz oder shuntbedingter Lungenüberflutung und vermehrtem Atemantrieb bei reduzierter Blutversorgung des Organismus. Für Herzerkrankungen relativ typisch, aber noch mehrdeutig sind die Belastungsdyspnoe und das Empfinden der Tachypnoe; spezifischer ist die Orthopnoe (Lungenstauung infolge Linksherzinsuffizienz oder Mitralstenose oder -insuffizienz) und die paroxysmale nächtliche Dyspnoe, die charakteristischerweise 2–4 h nach dem Einschlafen den Kranken weckt und zum Aufsitzen oder Aufstehen veranlaßt. Dies ist ein typisches Symptom der Linksherzinsuffizienz. Die nächtliche Dyspnoe bei bronchopulmonalen Erkrankungen tritt um 1 Uhr zum Zeitpunkt des höchsten Bronchialwiderstandes ein. Extrakardiale Ursachen folgen einem zeitlich unregelmäßigen Muster. Für eine schwere Herzinsuffizienz mit reduziertem Herzminutenvolumen *und* Stauung vor dem rechten Herzen ist der Cheyne-Stokes-Atemtyp mit synchronen Schwankungen der Wachheit charakteristisch und wird vom Patienten oft angstvoll empfunden. Änderungen der anamnestisch berichteten Atemstörungen können als guter Hinweis auf Erfolg oder Mißerfolg einer therapeutischen Maßnahme genutzt werden.

2.1.3 Herz- und Thoraxschmerzen

Thoraxschmerzen sind das häufigste in der Praxis angetroffene Symptom. Die Differentialdiagnose ist schwierig. Stufendiagnostik siehe unter 4.1 und Kap. 14 sowie 18.

Typen:
▶ Dumpf, Brennen; retrosternal, linkspektoral, selten in den Rücken, häufiger in die linke oder rechte Halsseite bis Kiefer oder in den linken und/oder rechten Arm (Innenseite!) in die Finger (4. und 5. Finger!) ausstrahlend bei Angina pectoris infolge Koronarkrankheit.
▶ Retrosternal bis linksthorakal, anhaltend, atemunabhängig bei arterieller Hypertonie, Pulmonalhypertonie, Klappenstenosen; hier wie bei Koronarkrankheit oft belastungsabhängig;
▶ Retrosternal, in den Rücken ausstrahlend, oft sehr schwer, anhaltend und atemunabhängig bei Aortendissektion.
▶ Retrosternal bis linkspräkordial, brennend, schneidend oder drückend, lageabhängig vor allem im Liegen, weniger im Sitzen oder Stehen bei Perikarditis.
▶ Linkspräkordial bis linkslateral, aber auch im Sternoklavikularbereich bei Effortsyndrom und unspezifischen kardialen oder parakardialen Ursachen.
▶ Lang anhaltend (Stunden bis Tage!), nicht selten lageabhängig veränderlich bei vertebragener oder muskuloskelettaler Ursache.

2.1.4 Palpitationen

Herzklopfen kommt vor bei Erregung, aber auch bei Hypertonie, regurgitierenden Herzklappenfehlern, vor allem bei Aorteninsuffizienz (!). Oft kann man Anhaltspunkte für die Herzfrequenz oder Regelmäßigkeit bzw. Unregelmäßigkeit der Herzaktion gewinnen und somit auf das Vorkommen von Herzrhythmusstörungen rückschließen. Herzklopfen mit dabei oder danach eintretender Harnflut (Urina spastica) ist typisch für tachykarde, supraventrikuläre und auch ventrikuläre Herzrhythmusstörungen.

Oft berichtet der Kranke auch über am Hals beobachtete Pulsationen (erhöhter Venenpuls: Pulmonalhypertonie, Trikuspidalinsuffizienz; erhöhter arterieller Puls: Aorteninsuffizienz, Erregung, Hyperthyreose). Solche Pulsationen können

sich bei schwerer Aorteninsuffizienz dem Kehl-
kopf, dem Kopf oder dem ganzen Körper mittei-
len.

2.1.5 Schwäche, Schwindel, Synkope
(s. auch Kap. 54 u. 55)

Diese Symptome treten aus kardialer Ursache
dann ein, wenn die Förderleistung des Herzens
akut das für die Versorgung des Gehirns notwendige Maß unterschreitet. Dies kann infolge von
transitorischen Herzrhythmusstörungen (Tachykardie, Bradykardie) eintreten, wie auch durch
Blutdruckabfall (Hypotonie) oder akute Blutdrucksteigerung (Hypertonie) mit reflektorischer,
autoregulatorischer zerebraler Vasokonstriktion,
wie auch infolge erhöhtem Vagotonus mit Bradykardie und Vasodilatation, also Hypotonie. Akute
kritische Senkungen der Hirndurchblutung kommen auch vor bei hochgradigen Klappenstenosen
(Aortenstenose, Pulmonalstenose, Mitralstenose)
sowie bei Pulmonalhypertonie mit hohem Pulmo-
nalgefäßwiderstand, wenn etwa unter Anstrengung oder aus sonstigen Gründen eine Vasodilatation eintritt. Diese kann bei den genannten Erkrankungen nicht mit einer Steigerung des Herzminutenvolumens beantwortet werden, so daß der
Druck in der Aorta kritisch fällt.

2.1.6 Ödem und Aszites

Ödeme bei Herzerkrankungen treten an den Extremitäten von den Knöcheln her aufsteigend ein. Sie
entwickeln sich typischerweise symmetrisch
(manchmal leicht linksdominant) im Laufe des Tages und verschwinden über Nacht (Nykturie!).
Asymmetrische Beinödeme weisen eher auf Venenerkrankungen, asymmetrisches Ödem mit Haut-
verdickung auf Lymphabflußstörung hin. Ödeme
im Gesicht und an den Händen gehen eher auf
renale Ursachen zurück. Aszites infolge von Herzerkrankungen tritt nur bei schwerer hydropischer
Herzinsuffizienz ein (meist mit Anasarka) und ist
obligat bei Erkrankungen mit dauernd stark erhöhtem Venendruck (schwere Trikuspidalinsuffizienz, konstriktive Perikarditis, schwere chronische Rechtsherzinsuffizienz). Aszites ohne Beinödeme ist selten kardialer Ursache. Andere Ursachen für Aszites müssen immer gesucht werden
(Leber- und Peritonealerkrankungen).

2.1.7 Zyanose (s. auch Kap. 16)

Zyanose ist Ausdruck einer mangelhaften Sauerstoffsättigung des Hämoglobins. Zyanose wird
sichtbar, wenn mehr als 5 g% Hb nicht sauerstoff-
gesättigt sind. Sie wird daher bei Polyglobulie rascher, bei Anämie erst bei fortgeschrittener Unter-
sättigung erkennbar. Eine Zyanose kann durch
Beimischung von venösem zum arteriellem Blut
bei angeborenen Herzfehlern durch Shunt oder bei
Lungenerkrankungen durch intrapulmonalen
Shunt bedingt sein (zentrale Zyanose). Sie kann
auch peripher verursacht sein durch verlangsamte
Blutzirkulation (Herzinsuffizienz, Schock). Lang
bestehende Zyanose kann mit der Bildung von
Trommelschlegelfingern und/oder -zehen verbunden sein.

Zyanose kann dauernd oder auch nur intermittierend auftreten. Sie kann symmetrisch oder auch
asymmetrisch verteilt vorkommen. Ursachen einer
zentralen, dauernden symmetrischen Zyanose gehen auf einen obligaten Rechts-links-Shunt oder
einen intrapulmonalen Shunt (AV-Fistel) zurück:
Tetralogie von Fallot, Truncus arteriosus communis, Transposition der großen Gefäße, Ebstein-Anomalie, Shuntverbindungen mit Links-rechts-
Shunt und Shuntumkehr durch Eisenmenger-
Reaktion im kleinen Gefäßbett. Die Zyanose wird
intermittierend, wenn der Shunt noch variabel ist
(beginnende Eisenmenger-Reaktion). Asymmetrische Zyanose, etwa nur der unteren Körperhälfte
kann bei Ductus Botalli apertus mit Eisenmenger-
Reaktion eintreten; asymmetrische Zyanose der
oberen Körperhälfte bei Ductus Botalli mit Aortenisthmusstenose und Eisenmenger-Reaktion in
der Lungenstrombahn. Auch Rechts-links-Asym-
metrien kommen bei komplizierten Gefäßmißbildungen vor.

2.1.8 Husten

Hustenreiz wird bei Herzerkrankungen typischerweise durch Lungenstauung (Linksherzinsuffizienz, Mitralklappenfehler) ausgelöst. Er kann
aber auch entstehen bei Extrasystolie oder bei
Kompression des Tracheobronchialsystems durch
einen vergrößerten linken Vorhof oder durch eine
aneurysmatische Aorta. Bei Lungenstauung enthält das Sputum rostbraune Beimengungen, die
mikroskopisch als Herzfehlerzellen und Blutspuren identifiziert werden.

2.1.9 Bronchopulmonale Infektionen

Bronchitis, Bronchopneumonie, Pneumonie und Anfälligkeit gegenüber Lungentuberkulose sind häufig bei pulmonaler Hyperämie, etwa bei Links-rechts-Shunt, bei chronischer Lungenstauung durch Linksherzinsuffizienz oder vor allem bei Mitralklappenfehlern. Weniger häufig sind solche Komplikationen bei pulmonaler Minderdurchblutung infolge angeborener Herzfehler (z.B. Tetralogie von Fallot). Gehäufte bronchopulmonale Infektionen in der Jugend und Kindheit weisen auf zentralen Links-rechts-Shunt hin. Patienten mit Mitralklappenfehlern und chronischer Herzinsuffizienz sind in der kalten Jahreszeit besonders infektanfällig.

2.2 Klinisch-physikalische Untersuchung

Es werden die wichtigsten, ohne technische Hilfsmittel erhebbaren Untersuchungsbefunde im Hinblick auf ihre differentialdiagnostische Aussagekraft dargestellt. Selten müssen mechanische Registrierverfahren wie Phonokardiogramm oder Mechanogramm zur Sicherung des klinischen Befundes herangezogen werden. Herztonschreibung, Arterien- und Venenpuls- oder Herzspitzenstoßregistrierung finden nur noch in seltenen, schwer deutbaren Fällen eine klinisch wichtige Anwendung. Ist dies erforderlich, so wird ein entsprechender Hinweis gegeben. Da Phono- und Mechanokardiographie fast vollständig durch die Echokardiographie ersetzt worden ist, wird diese Untersuchungstechnik nicht mehr gesondert dargestellt.

2.2.1 Veränderungen an der Haut und des Körperbaus

Vasodilatation und Vasokonstriktion können an einer geröteten und warmen bzw. blassen und feuchtkühlen, unter Umständen zyanotischen Haut leicht erkannt werden.

Eine zentrale Zyanose ist gewöhnlich tiefer blau, die Haut warm, die Gefäße weit, Trommelschlegelfinger und -zehen kommen vor. Die periphere Zyanose ist meist mit kühler Haut und mit

Blässe verbunden. Bei bakterieller Endokarditis kommt Zyanose mit Blässe (Anämie) vor und resultiert in der typischen Café-au-lait-Färbung; dazu kommen Splinterblutungen unter Finger- und Zehennägeln, im Augenhintergrund, in der Konjunktival- und Mundschleimheit (M. Osler).

Weitere typische Befunde: Facies mitralis (leicht zyanotisch gerötete Bäckchen) bei Mitralklappenfehlern; rot-zyanotisches Schmetterlingserythem bei systemischem Lupus erythematodes; ein Protrusio bulborum bei Trikuspidalinsuffizienz; typischer mongoloider Gesichtsausdruck bei Ostium primum- und Kammerseptumdefekten (Mongolismus, Trisomie 21); kantige Stirn als typische Deformität bei supravalvulärer Aortenstenose; Zahnstellungsanomalien bei verschiedenen angeborenen Mißbildungen; Fußdeformierungen bei Trisomie 21; Mißbildungen des ulnaren Unterarmstrahls bei Vorhofseptumdefekt als Holt-Oram-Syndrom. Typische Thoraxdeformierungen treten als Fissur bei angeborener oder in der Kindheit erworbener Kardiomegalie auf. Thoraxdeformitäten sind bei verschiedenen angeborenen Fehlern typisch. Unübersehbar ist der Hochwuchs mit besonders langen Fingern und Zehen, assoziiert mit Schlottern der Augenlinsen beim Marfan-Syndrom.

2.2.2 Schwitzen, Schweißausbrüche

Abgesehen von körperlichen Anstrengungen (unter Umständen schon geringerer Art bei eingeschränkter Leistungsfähigkeit) ist kalter Schweiß typisch für Zustände mit akut gesteigertem Sympathikotonus mit Vasokonstriktion.

Differentialdiagnose:
▶ Schock,
▶ Angst, Erregung,
▶ Aortenklappenfehler (vor allem bei Aorteninsuffizienz häufige Schweißausbrüche, oft auf Kopf und Hals sowie ventrale und dorsale Schweißrinne begrenzt).

2.2.3 Störungen der Atmung (s. auch 2.1.2)

Beschleunigte Atmung (Tachypnoe) mit mehr als 16–20 Atemzügen/min ist als kurzfristiges Phänomen meist emotional bedingt. Wenn anhaltend zu beobachten, ist sie jedoch ernsthaftes Symptom.

Differentialdiagnose:
▶ Schock,
▶ Herzinsuffizienz,
▶ Hypertonie,
▶ Anämie,
▶ Hyperthyreose,
▶ Lungenerkrankungen.

Orthopnoe, erschwerte und beschleunigte Atmung mit Erleichterung im Sitzen und unter Aktivierung der auxiliären Atemmuskulatur, tritt nicht selten nachts als paroxysmale nächtliche Dyspnoe ein. Sie ist immer ein ernstes Symptom.

Differentialdiagnose:
▶ Lungenödem, Lungenstauung,
▶ chronisch obstruktive Lungenerkrankung,
▶ ängstliche Erregung.

Die *periodische Atmung vom Typ Cheyne-Stokes* tritt bei schweren Formen der globalen Herzinsuffizienz ein. Sie wird, insbesondere bei langer Periodendauer (bis zu 30 s und mehr), häufig übersehen.

Differentialdiagnose:
▶ Globalinsuffizienz mit stark erniedrigtem Herzminutenvolumen und erhöhtem zentralen Venendruck,
▶ zerebrale Erkrankungen (z.B. Apoplexie),
▶ Überdosierung von Sedativa.

2.2.4 Tachykardie

Tachykardie (Herzfrequenz über 100/min) kommt meistens als Sinustachykardie vor, kann aber auch bedingt sein durch supraventrikuläre Tachykardien, Vorhofflattern, Vorhofflimmern, Knotentachykardie oder Kammertachykardie. Die Differentialdiagnose der tachykarden Herzrhythmusstörungen wird hier nicht behandelt (s. Kap. 19).

   Sinustachykardie ist Folge eines erhöhten Sympathikotonus. Sie ist daher relativ unspezifisch.

Differentialdiagnose:
▶ Schock,
▶ Herzinsuffizienz,
▶ Lungenembolie,
▶ Anämie,
▶ Hyperthyreose,
▶ Angst, Erregung, Schmerz,
▶ Hypoxie,
▶ Lungenerkrankungen,
▶ Vasoaktive Substanzen bei Phäochromozytom oder Karzinoidsyndrom.

Differentialdiagnose der tachykarden Herzrhythmusstörungen siehe Kap. 19.

2.2.5 Bradykardie

Herzfrequenzen unter 60/min werden als Bradykardie bezeichnet. Bei leistungsfähigem Herzmuskel kann bis zu einer Frequenz von 20/min bei ausreichender Kammerfüllung und einem maximalen Schlagvolumen von 250 ml noch Kreislaufstabilität mit einem Herzminutenvolumen von 5 l/min erhalten bleiben. Bei erkranktem Herzen liegt die untere Grenzfrequenz unter Umständen bedeutend höher. Dies gilt vor allem dann, wenn, wie häufig der Fall, die Bradykardie durch Vagotonie bedingt ist und damit eine Vasodilatation arteriell und venös vorliegt und der Aortendruck schon bei leichter Bradykardie kritisch abfallen kann. Bradykardie kann als Sinusbradykardie vorliegen, kann aber auch bedingt sein durch höhergradigen AV-Block, Knotenbradykardie bei Sinusknotenausfall oder als Kammerautomatie bei Sinus- und AV-Knotenfunktionsausfall. Differentialdiagnose der bradykarden Herzrhythmusstörungen siehe Kap. 19.

Differentialdiagnose:
▶ Herzhinterwandinfarkt,
▶ Medikamentenwirkungen (Betablocker, Antiarrhythmika, Kalziumantagonisten, Digitalisglykoside, unter Umständen Kombinationen),
▶ allgemeine Vagotonie,
▶ sportliches Training,
▶ Oberbaucherkrankungen mit Vagotonie.

2.2.6 Hypertonie

Erhöhter Blutdruck muß von Bluthochdruckkrankheit ("Hypertonie") im eigentlichen Sinne getrennt werden (Differentialdiagnose der Hypertonie siehe Kap. 20). Erhöhter Blutdruck kommt bei verschiedenen Herzerkrankungen bei Ruhe und/oder unter Belastung vor.

Differentialdiagnose:
▶ Hypertensive Krise bei Hypertonie,
▶ Hypertonie (essentiell, renal, Phäochromozytom, Hyperaldosteronismus, Cushing-Syndrom),
▶ Lungenödem (reaktive Hypertonie),
▶ akuter Myokardinfarkt (reaktiv, prognostisch günstig),
▶ Lungenembolie (reaktiv bei kleinen bis mittleren Lungenembolien),

▶ Aorteninsuffizienz (systolische Hypertonie, niedriger diastolischer Wert, große Pulsamplitude),
▶ Bradykardie (systolische Hypertonie, große Pulsamplitude),
▶ Aortensklerose und/oder Ektasie (systolische Hypertonie, große Pulsamplitude durch Elastizitätsverlust),
▶ Hyperthyreose,
▶ Angst, Erregung.

Vorgehen: Diagnostische Klärung aus der Gesamtsituation. Bei Verdacht auf Hypertonie wiederholte Blutdruckmessung, unter Umständen 24 h Blutdruckprofil, Augenhintergrunduntersuchung, Nierenfunktionsprüfung, Elektrolytbilanzuntersuchungen; ggf. Suche nach einer spezifischen Ätiologie (Nierenarterienstenose, Conn-Syndrom, Phäochromozytom (s. Kap. 20). Aortenisthmusstenose siehe 2.6.4.

2.2.7 Hypotonie

Systolischer Blutdruck unter 100 mmHg oder relative Hypotonie bei vorbestehender Hypertonie (Grenzwert variabel) ergibt sich aus adäquater Vasodilatation oder unzureichendem Herzminutenvolumen oder beidem. Hypotonie ist dann gefährlich, wenn die zerebrale Blutversorgung ungenügend wird (Unruhe, Bewußtseinsstörungen), die Nierenfunktion zurückgeht (Oligo/Anurie) oder im Gefäßsystem Stenosen (koronare Herzkrankheit, Aortenstenose, Karotisstenose etc.) vorliegen. Gefährdung durch Hypotonie ist oft am erhöhten Sympathikotonus erkennbar (Tachykardie, Schwitzen), aber auch vagotone Hypotonie kann gefährlich werden (Assoziation mit Bradykardie, oft warme Haut). Besonders gefährlich ist Hypotonie bei gleichzeitiger Erhöhung von Vagus- und Sympathikotonus (frischer Myokardinfarkt) oder bei kritischen Stenosen im Gesamtkreislauf (Pulmonalhypertonie, Aortenstenose, Mitralstenose, Pulmonalstenose).

Differentialdiagnose (s. auch 21):
▶ Schock,
▶ hypotensive Herzinsuffizienz,
▶ Lungenembolie (groß bis massiv),
▶ akuter Myokardinfarkt,
▶ Aortenstenose,
▶ Pulmonalhypertonie,
▶ vasovagale Reizzustände,
▶ konstitutionelle Hypotonie,

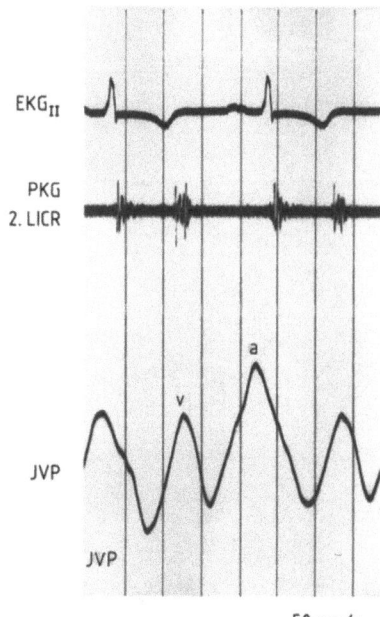

Abb. 17.4. „Lebhafter", formal normaler Jugularvenenpuls bei einem 22jährigen Patienten mit kleinem Ostium-secundum-Vorhofseptumdefekt. Dominanz der Vorhofkontraktionswelle A und tiefes mesosystolisches X- und protodiastolisches Y-Segment. *EKG II* Ableitung Einthoven II *PKG*, Phonokardiogramm, *2. LICR* Ableitung aus dem 2. linken Interkostalraum, *JVP* Jugularvenenpuls)

▶ Hyponatriämie,
▶ Hypothyreose,
▶ Morbus Addison,
▶ konsumierende Erkrankungen.

Vorgehen: Vorwiegend Deutung aus dem Gesamtkrankheitsbild. Suche nach gefährdenden Faktoren (Stenosen mit arteriellen Gefäßsystem, vor allem koronar oder in den großen Kopf-Hals-Arterien). Bei Hypothyreose Bradykardie, bei Morbus Addison Hautpigmentierung mit Hyponatriämie.

2.2.8 Venenpulsationen

Auffällige Pulsationen der großen Halsvenen können diagnostisch wegweisend sein. Sie werden oft vernachlässigt. Die Venenpulsationen ergeben sich aus dem Druckpuls im rechten Vorhof und dem Füllungszustand des Venensystems. Nicht selten wird bei hoher Venenpulsamplitude die Leber mitpulsieren, vor allem bei Trikuspidalinsuffizienz. Voraussetzung für eine diagnostisch beurteilbare Venenpulsation ist eine freie Durchgängigkeit der V. cava superior und der angeschlossenen, vor al-

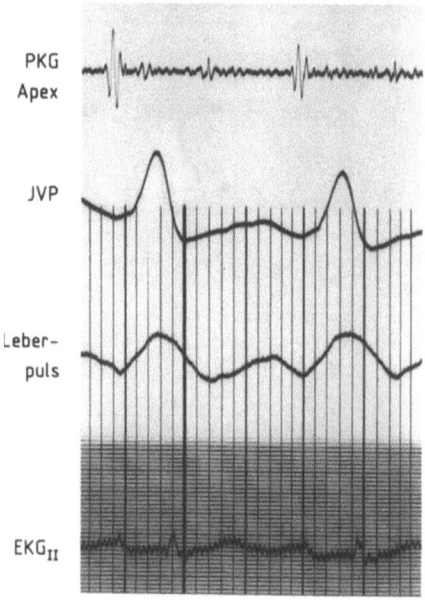

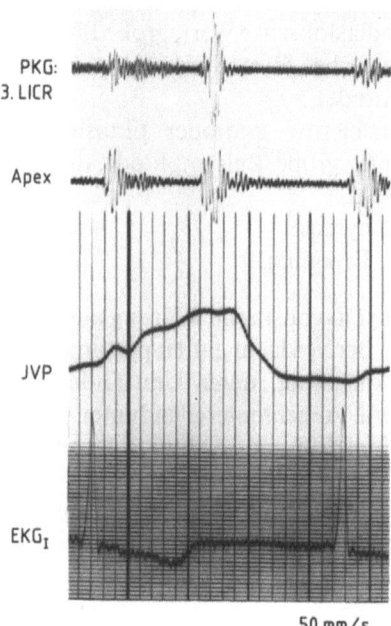

50 mm/s

50 mm/s

Abb. 17.5. Jugularvenen- und Leberpuls mit dominanter, überhöhter A-Welle bei einer 34jährigen Patientin mit Pulmonalhypertonie. Übertragung der überhöhten Vorhofkontraktionswelle A auf den Leberpuls. Bei AV-Block I. Grades (PQ 0,22 s) sehr lauter, im Phonokardiogramm dominierender Vorhofton. Fast vollständige Obliteration des systolischen X-Segmentes als Ausdruck einer leichten Trikuspidalinsuffizienz. (Abkürzungen s. Abb. 17.4)

Abb. 17.7. Jugularvenenpuls einer 37jährigen Patientin mit rheumatischem Mehrklappenvitium, Trikuspidalstenose und -insuffizienz. Bei wie in Abb. 17.3 obliteriertem X und systolischer C-/V-Welle jetzt eine Anhebung von Y mit verlangsamtem Steilabfall und Verschwinden von h. (Abkürzungen s. Abb. 17.4)

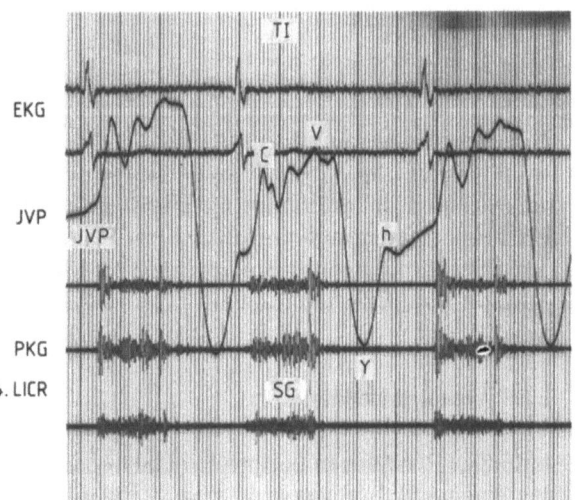

50 mm/s

Abb. 17.6. Jugularvenenpuls eines 26jährigen Patienten mit Trikuspidalklappeninsuffizienz. Stark überhöhte systolische, C-/V-Welle des Jugularvenenpulses mit Obliteration von X. Das Y-Segment ist tief, der Abfall dorthin steil. Es folgt diastolischer overshoot „h". Das Phonokardiogramm zeigt das holosystolische Krescendogeräusch der Trikuspidalinsuffizienz, aufgenommen im 4. u. 5. linken Interkostalraum. (Abkürzungen s. Abb. 17.4)

lem rechtsseitigen V. jugularis interna. Es werden 3 Pulsationstypen unterschieden (Abb. 17.4–17.7).

1. Lebhafter biphasischer Venenpuls bei Sinusrhythmus:

Differentialdiagnose:
▶ Vorhofseptumdefekt,
▶ Rechtsherzinsuffizienz (Venendruck erhöht!),
▶ Hyperdyname Zirkulation.

2. Überhöhte Vorhofkontraktionswelle A:

Differentialdiagnose:
▶ Pulmonalhypertonie,
▶ Pulmonalstenose,
▶ Trikuspidalstenose,
▶ hypertrophe Kardiomyopathie mit Beteiligung des rechten Herzens.

3. Monophasischer Venenpuls mit systolischer CV-Welle:

Differentialdiagnose:
▶ Trikuspidalinsuffizienz (organisch oder relativ),
▶ Vorhofflimmern,
▶ Ebstein-Anomalie.

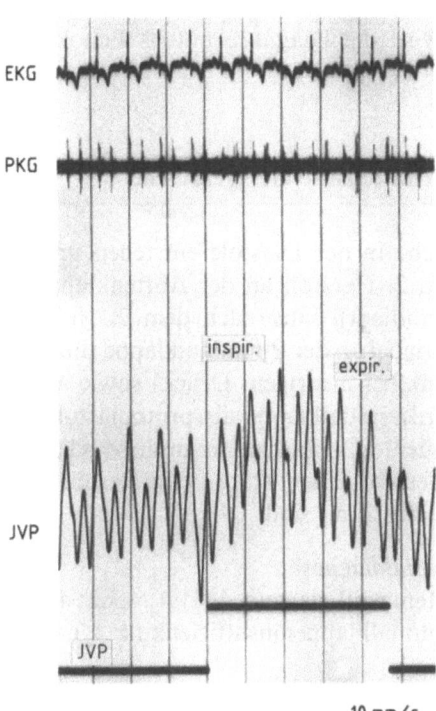

Abb. 17.8. Kußmaul-Venenpuls bei Herzbeuteltamponade infolge Pericarditis exsudativa bei einem 41jährigen Patienten. Inspiratorisches Ansteigen des Venendrucks bei lebhafter Pulsation und Abfall des Venendruckes bei Exspiration. (Abkürzungen s. Abb. 17.4)

Außerdem kommen abnorme Venenpulsationen bei Herzrhythmusstörungen vor (Pfropfungswellen).

Abnorme Venenpulsationen werden in Abhängigkeit von der Atmung als Kußmaul-Venenpuls (Abb. 17.8) beobachtet: Hier tritt anstelle der physiologischen Venendrucksenkung mit der Inspiration eine vermehrte Füllung und damit ein stärkeres Hervortreten der Halsvenen ein.

Differentialdiagnose:
▶ Pericarditis constrictiva,
▶ Herzbeuteltamponade,
▶ schwere Rechtsherzinsuffizienz,
▶ hypertrophe Kardiomyopathie mit Beteiligung des rechten Herzens.

Bei manuellem Druck auf die Leber oder das Abdomen insgesamt kann in der Inspiration eine abnorme Füllung der Halsvenen beobachtet werden. Das Phänomen wird als hepato-jugulärer Reflux bezeichnet und indiziert einen erhöhten Venento-

nus mit reduzierter Venenkapazität. Es wird als Zeichen der Herzinsuffizienz gewertet.

2.2.9 Venendruck

Der normale Venendruck liegt zwischen 3 und 10 cm H_2O. Das heißt, daß der Venenpuls bei bis zu 20 Grad angehobenem Oberkörper sichtbar und beurteilbar ist. Zu niedriger Venendruck bedeutet Hypovolämie, zu hoher Venendruck Rechtsherzinsuffizienz, unter Umständen im Kontext einer globalen Herzinsuffizienz. Dabei ist die Venenpulsation erhalten, wenngleich nicht selten pathologisch verändert (z.B. Trikuspidalinsuffizienz, s. oben). Ist der Venendruck erhöht, ohne daß Pulsationen, auch bei stark angehobenem Oberkörper, nachweisbar sind, so ist mit einer oberen Einflußstauung, also einem Kompressionssyndrom der oberen Hohlvene (Struma, Tumoren) zu rechnen.

Der Venendruck kann durch Variation der Körperlage recht genau abgeschätzt werden. Eine direkte Messung erfordert die Plazierung eines Katheters in die obere Hohlvene oder den rechten Vorhof (s. 1.9). Eine zuverlässige Messung ist immer dann erforderlich, wenn bei Herzinsuffizienz (s. 3.4) differente therapeutische Maßnahmen eingesetzt werden müssen.

2.2.10 Systolische Herzgeräusche

Systolische Herzgeräusche geben besonders oft zu differentialdiagnostischen Überlegungen Anlaß. Sie entstehen aus Turbulenzen im strömenden Blut (funktionelle Geräusche, Regurgitationsgeräusche) oder aus einem Preßstrahlphänomen (Ausflußbahnstenosen, Kammerseptumdefekt). Sie können bei gesundem Herzen auftreten und völlig harmlos sein, können aber auch schwerwiegende Erkrankungen anzeigen.

Differentialdiagnose:
▶ „Funktionelles" Geräusch, entsteht in der Ausflußbahn des linken und/oder des rechten Herzens;
▶ Pulmonalstenose (infra-, supra- oder valvulär; s. 5.1.1);
▶ Aortenstenose (sub-, supra- oder valvulär; s. 4.3.1.3 und 5.1.2);
▶ Mitralinsuffizienz (s. 4.3.1.2);

▶ „spätsystolische" Mitralinsuffizienz
(s. 4.1.1 und 4.3.4);
▶ Trikuspidalinsuffizienz (relativ oder organisch)
(s. 4.3.1.5);
▶ Kammerseptumdefekt (s. 5.3.2),
▶ Übertragung von extrakardial entstandenen Geräuschen (Perikardreiben, Aortenisthmusstenose).

Vorgehen: Zunächst ist eine Differenzierung nach dem Entstehungsort des Geräusches wichtig. Einfache Regel: Ausflußbahngeräusche, funktionell oder durch Stenose entstanden, beginnen nach dem 1. Herzton und enden vor dem 2. Herzton, d.h., sie sind nicht holosystolisch. In der Einflußbahn entstehende Regurgitationsgeräusche sind holosystolisch: Sie beginnen mit dem 1. Ton und enden unter Einschluß des 2. Tones. Spätsystolische Geräusche, meistens von Krescendocharakter, entstehen bei Störungen am Halteapparat der Mitral- oder Trikuspidalklappe oder durch aneurysmaähnliche Klappensegelveränderungen (spätsystolische Klappeninsuffizienz: Mitralklappenprolapssyndrom, Papillarmuskeldysfunktion). Sodann wird nach der Entstehung im rechten oder im linken Herzen unterschieden: Rechtsseitig entstehende Phänomene verstärken sich mit der Einatmung (Trikuspidalinsuffizienz). Ferner wird auf assoziierte Befunde geachtet: bei erweiterter Aorta oder Pulmonalis frühsystolischer Klick, bei letzterer exspiratorisch. Bei Klappenstenosen mit noch beweglichen Klappensegeln frühsystolischer Klick (Klappenöffnungston). Bei Mitralinsuffizienz meistens abgeschwächter 1. Herzton und begleitender 3. Herzton. Diese Differenzierungsregeln gelten auch bei gleichzeitigem Vorliegen mehrerer Geräusche. Kammerseptumdefekte erzeugen holosystolische Geräusche (Regurgitation) und sind mit einem protodiastolischen Galopp über der Herzspitze assoziiert (Shuntkreislauf).

Ein funktionelles Geräusch wird dann angenommen, wenn dieses auf die Ausflußbahn lokalisiert werden kann und Herztöne sowie sonstige Befunde normal sind. Da funktionelle Geräusche bei Jugendlichen und bei hyperdynamer Zirkulation regelmäßig vorkommen, können sie in diesen Fällen auch mit einem 3. Herzton verbunden sein. Funktionelle Geräusche entstehen auch in einer erweiterten Ausflußbahn bei Volumenbelastung (Pulmonalarterie bei Vorhofseptumdefekt, Aorta bei Aorteninsuffizienz). Zur Definition der zeitlichen Zuordnung von Herztönen und Geräuschen sowie Extratönen (Klicks) kann ein Phonokardio-

gramm auch heute noch hilfreich sein. In Zweifelsfällen wird die Diagnose mittels Echokardiographie geklärt (s. 1.5).

2.2.11 Diastolische Herzgeräusche

Geräusche in der Diastole entstehen unmittelbar mit dem 2. Herzton an der Aortenklappe (hoher Druckgradient), kurz nach dem 2. Herzton und atemvariabel an der Pulmonalklappe (Pulmonalinsuffizienz bei niedrigem Druck) sowie an Mitral- bzw. Trikuspidalklappe als protodiastolische niederfrequente Geräusche, wenn diese Klappen verengt oder von einem stark vergrößerten Blutvolumen durchströmt sind.

Differentialdiagnose:
▶ Aorteninsuffizienz (s. 4.3.1.4; 4.3.2; 4.4; 4.6.1),
▶ Pulmonalklappeninsuffizienz (s. 4.3.1.6; 4.3.2; 4.7),
▶ Mitralstenose (s. 4.3.1; 4.3.5; 4.4),
▶ Trikuspidalstenose (s. 4.3.1.5; 4.4),
▶ relative AV-Klappenstenose bei Mitral- bzw. Trikuspidalinsuffizienz oder bei hohen Durchflußvolumen (Trikuspidalis: Vorhofseptumdefekt; Mitralis: Kammerseptumdefekt, Ductus Botalli apertus),
▶ Austin-Flint-Geräusch bei Aorteninsuffizienz,
▶ Koronarstenose (leises, hochfrequentes Geräusch),
▶ Übertragung von außerhalb des Herzens entstandenen Geräuschen (Perikardreiben, Venenstromgeräusche bei Hyperzirkulation).

Vorgehen: Sofortdiastolische Dekrescendogeräusche hoher Frequenz entstehen bei allen Formen der Aortenklappeninsuffizienz und bei Pulmonalinsuffizienz mit Pulmonalhypertonie. Niederfrequente diastolische Intervallgeräusche von meistens rumpelndem Charakter, manchmal mit präsystolischem Krescendo (Sinusrhythmus) entstehen bei AV-Klappenstenose, relative AV-Klappenstenosen sind nicht selten mit einem 3. Herzton verbunden. Im rechten Herzen entstehende diastolische Geräusche sind wiederum atemabhängig variabel (Zunahme mit der Inspiration). Organische AV-Klappenstenosen zeigen meistens einen Klappenöffnungsklick (Mitral-, Trikuspidalöffnungston). Bei Mitralstenose wird überdies der 1. Herzton paukend laut. Zur Differenzierung werden ferner Arterienpuls (Aorteninsuffizienz), Venenpuls (Trikuspidalinsuffizienz, Trikuspidalstenose) sowie zur endgültigen Klärung die Echokardiographie herangezogen.

2.2.12 Kontinuierliche Herzgeräusche

Kontinuierliche Geräusche beruhen auf einem kontinuierlichen, während Systole und Diastole bestehenden Druckgradienten. Solche Geräusche entstehen daher meistens außerhalb des Herzens, selten am Herzen. Die Geräusche müssen vor allem von der Kombination eines systolischen mit einem diastolischen Herzgeräusch abgetrennt werden: Kontinuierliche Geräusche haben meistens ihr Geräuschmaximum zum Zeitpunkt des 2. Tones, intrakardial entstandene Geräusche sind zu diesem Zeitpunkt leise oder nicht vorhanden, da weder in Ausfluß- noch Einflußbahn Blut strömt.

Differentialdiagnose:
▶ Ductus Botalli apertus (s. 5.2.4),
▶ aortopulmonales Fenster (Septum-spirale-Defekt, s. 5.2.5),
▶ Sinus-Valsalvae-Aneurysma mit Ruptur in das rechte Herz (s. 5.1.3),
▶ Stromgeräusche an Vorhofseptumdefekt,
▶ Venenstromgeräusch bei Hyperzirkulation.

Vorgehen: Siehe die jeweiligen Krankheitsbilder. Leise kontinuierliche Geräusche sind oft von einem Hintergrundrauschen im Bronchialsystem bei Atemruhe nicht gut zu trennen. Venenstromgeräusche nehmen mit der Inspiration zu. Ein typisches 3-Komponenten-Perikardreiben sollte mit einem kontinuierlichen Geräusch nie verwechselt werden (s. 4.5).

2.2.13 Gefäßgeräusche

Im arteriellen Kreislauf können bei Stenosen, Knickbildungen oder Hyperzirkulation diagnostisch unter Umständen hoch bedeutsame Geräusche durch Turbulenz oder Preßstrahlbildung entstehen. Sie müssen, da oft wenig ausstrahlend, an den Prädilektionsstellen gesucht werden.

Differentialdiagnose:
▶ Stenosegeräusch der Aortenisthmusstenose paravertebral links (Th 2–4) oder präkordial (hier spätsystolisch) hörbar,
▶ Gefäßgeräusche bei Aorteninsuffizienz (Duroziez), oft mit Pistolenschußphänomen,

▶ Stenosen der A. carotis extrakraniell am Hals,
▶ intrakranielle Gefäßstenosen (über den Bulbi oculorum besonders gut hörbar),
▶ nach Gefäßverletzungen (Herzkatheter!) über der Femoralarterie (hier auch kontinuierliche Geräusche bei AV-Fistelbildung),
▶ Nierenarterienstenosen (im Epigastrium hörbar).

Vorgehen: Zur sicheren Differenzierung Doppler-Ultraschall bzw. -Duplexuntersuchung.

3 Syndrome

In diesem Abschnitt sollen differentialdiagnostische Gesichtspunkte komplexer Manifestationen der verschiedenen Herzerkrankungen besprochen werden. Sie sind durch die Häufigkeit ihres Vorkommens und durch von der Grunderkrankung unabhängige Gemeinsamkeiten charakterisiert. Nach der Identifizierung des Syndroms muß daher jeweils im nächsten Schritt die Grunderkrankung differentialdiagnostisch abgeklärt werden.

3.1 Plötzlicher Herztod

Als plötzlicher Herztod werden solche Ereignisse definiert, bei denen plötzlich, meistens auch unerwartet der Kreislauf aus kardialer Ursache versagt, danach das Bewußtsein schwindet und durch Verlust des Muskeltonus der Kranke zusammenbricht, wobei unbehandelt innerhalb längstens 1 h der Tod eintritt.

Der Kreislauf bricht zusammen, wenn der Blutstrom plötzlich sistiert. Dies kann geschehen durch Herzstillstand im Kammerflimmern oder in der Asystolie. Es kann sich aber auch innerhalb kürzester Frist das Vollbild des plötzlichen Herztodes entwickeln, wenn eine Zerreißung der Aorta oder eine Verlegung der Gesamtstrombahn durch eine Lungenembolie oder einen intrakardialen Tumor eintritt.

Bei Kreislaufstillstand kommt es innerhalb von 4–6 s zu einer Vertiefung der Atmung, zwischen 6–8 s zum Verlust des Bewußtseins und des Muskeltonus, meistens nach einer kurz zuvor zu beobachtenden Rötung des Gesichtes. Unbehandelt tritt nach vollständiger Kreislaufunterbrechung innerhalb von längstens 4 min der irreversible Hirntod ein.

Therapeutische Maßnahmen müssen daher sofort einsetzen. Sie orientieren sich im Rahmen einer Notfalldiagnostik am Gesamtzustand und an den abschätzbaren Überlebenschancen: Kardiopulmonale Reanimation mit Herzmassagen, Mund-zu-Mund-Beatmung. Dann setzt eine orientierende Diagnostik nach dem Auslösemechanismus ein: Kammerflimmern→Defibrillation; Asystolie→Elektrostimulation; Herzbeuteltamponade (auch Myokardruptur)→Perikardpunktion. Erst wenn eine gewisse Kreislaufstabilisierung erfolgt ist, wird die Diagnostik der Grunderkrankung relevant. Die Differentialdiagnose gliedert sich daher in die 3 Abschnitte Sofortdiagnostik, Auslösemechanismus und Grunderkrankung.

Sofortdiagnostik:
▶ Liegt ein Herzstillstand vor? Puls, Herztöne?
▶ Unter welchen Umständen ist das Ereignis eingetreten? (Augenzeugen, Umstehende befragen).
▶ Bestehen Überlebenschancen? Pupillenreaktion?
▶ Wie lange liegt das Ereignis zurück? Anhaltspunkte für Schädel-Hirn-Trauma, konsumierende oder fortgeschrittene Vorerkrankung?

Auslösemechanismus:
▶ Kammerflimmern? (EKG)
▶ Asystolie? (EKG)
▶ Atemwege frei?
▶ Spezielle Auslösemechanismen (Elektrounfall, Medikamenteneinnahme)?

Grunderkrankung:
▶ Koronare Herzkrankheit mit oder ohne akuten Myokardinfarkt? (s. Kap. 4.1)
▶ Kardiomyopathie? Myokarditis, Kardiomyopathie? (s. Kap. 4.2)
▶ QT-Syndrom (Jervell-Lange-Nielsen, Romano-Ward)? (s. Kap. 19),
▶ Hypokaliämie?
▶ Medikamentenüberdosierung (Digitalisglykoside, Antiarrhythmika)? (s. Kap. 19)

Vorgehen: Nach der Entscheidung, daß Wiederbelebungsbemühungen Aussicht auf Erfolg haben, wird die Reanimation mit unblutiger Herzmassage und Mund-zu-Mund-Beatmung begonnen. Nach Eintreffen eines Defibrillators wird, wenn wie meistens (60%), Kammerflimmern vorliegt, sofort defibrilliert. Bei Asystolie muß mit einem temporären Schrittmacher entweder transvenös oder, wenn dies vor Ort nicht möglich ist, transkutan elek-

trisch stimuliert werden. Bei Perikardtamponade kann die sofortige Punktion unmittelbar lebensrettend sein. Ist diese jedoch Folge einer Herzwandruptur (Myokardinfarkt), so sind alle Bemühungen erfolglos.

Für die weiterführende Diagnostik wird auf die jeweiligen Unterkapitel verwiesen.

3.2 Bewußtlosigkeit

Verlust des Bewußtseins ohne nachfolgende irreversible Hirnschädigung kann dann eintreten, wenn der Blutkreislauf gedrosselt, aber in einem minimalen Maße noch vorhanden ist. Dies kann eintreten bei tachykarden (Herzfrequenzen über 200/min) oder bradykarden (Frequenzen unter 30/min) Herzrhythmusstörungen. Hierbei besteht gewöhnlich eine schwere Hypotonie (systolischer Blutdruck unter 80 mmHg). Der Kranke ist nicht oder nur schwer erweckbar, die Pupillenreaktionen sind erhalten, der Kornealreflex ist intakt.

Differentialdiagnose:
▶ Tachykardie;
▶ Bradykardie;
▶ Vagotonie mit Vasodilatation und Bradykardie;
▶ schwere Hypoxie bei zentralem Rechts-links-Shunt (Tetralogie von Fallot);
▶ nichtkardiale Ursachen: Hypoglykämie, Schädel-Hirn-Trauma, Apoplexie, Epilepsie, verschiedene zentralnervöse und psychiatrische Erkrankungsbilder einschließlich Hysterie, Stoffwechselkoma, Exsikkose, Hitzschlag, CO_2-Narkose bei chronischen Lungenerkrankungen.

Vorgehen: Puls, Blutdruck und Atmung prüfen, orientierende Prüfung des Muskeltonus und des Reflexstatus sowie der Kopfnerven und der Kopf-Hals-Beweglichkeit. Bei kardiovaskulärbedingter Bewußtlosigkeit wird diese nach Verbesserung der Kreislaufsituation verschwinden, es sei denn, es sind in der Anfangsphase irreversible zerebrale Schäden eingetreten. Sodann weitere diagnostische Differenzierung der Grunderkrankung.

3.3 Schock

Schock wird definiert als ein Zustand von Kreislaufdepression mit sekundären Organdurchblutungsstörungen, Gewebsazidose, Gerinnungsstörung. Schock aus kardialer Ursache (kardiogener Schock) muß von extrakardialen Formen aus unmittelbar therapeutischen Gründen (Volumentherapie bei nichtkardialen Schockformen!) sofort und sicher abgegrenzt werden. Kriterien des Schocks: Blutdruck systolisch unter 90 mmHg, Haut kühl, feucht, blaß-zyanotisch, Bewußtseinsstörungen, Oligo/Anurie.

Differentialdiagnose:
▶ Kardiogener Schock:
Akuter Myokardinfarkt,
Lungenembolie,
akutes Herzversagen bei schweren Herzklappenstenosen,
Perikardtamponade (Perikarditis, Hämoperikard),
Aortendissektion mit oder ohne Perikardtamponade,
Endzustände schwerer chronischer Herzerkrankungen.
▶ Nichtkardiale Schockformen (s. auch Kap. 57):
Volumenmangelschock,
septischer Schock,
anaphylaktischer Schock,
Schock nach Polytrauma oder
Schädel-Hirn-Trauma.

Vorgehen: Der kardiogene Schock ist dadurch gekennzeichnet, daß eine Herzerkrankung bekannt oder erkennbar ist und daß eine Erhöhung des Lungenblutvolumens (Lungenstauung) und, einfach erkennbar, eine Erhöhung des zentralen Venendrucks vorliegt. Beim nichtkardialen Schock ist der zentrale Venendruck niedrig. Die zugrundeliegende Herzerkrankung muß natürlich einen Schweregrad besitzen, der die für den Schock typische kritische Drosselung des Herzminutenvolumens unter 1,8 l/min/m² Körperoberfläche herbeiführen kann. Eine Herzfunktionsstörung oder -erkrankung kann aber auch akzidentell vorliegen, wenn ein Schock aus anderer Ursache eintritt!

3.4 Herzinsuffizienz

Herzinsuffizienz ist definiert als Zustand, in dem das Herz trotz ausreichenden Blutangebotes die Bedürfnisse des Organismus bei Ruhe und/oder unter Belastung nicht zu erfüllen vermag. Ursächlich kommt nahezu jede Herzerkrankung in Betracht, jedenfalls sofern sie die Funktion des Myokards und der Klappen oder auch des Perikards

beeinträchtigt. Der Schweregrad einer Herzinsuffizienz wird eingeteilt nach der Klassifizierung der New York Heart Association. Je nach Lokalisation der Erkrankung kann es sich um eine isolierte Linksherzinsuffizienz mit Lungenstauung oder um eine Rechtsherzinsuffizienz mit Lungenstauung oder um eine Rechtsherzinsuffizienz mit Stauung in den zentralen Körpervenen handeln, oder es kann eine Globalinsuffizienz vorliegen.

Jede Herzinsuffizienz zeigt eine Kardiomegalie. Ausnahme sind gewisse Formen von restriktiver Kardiomyopathie (4.2.4), unter Umständen Pericarditis constrictiva (4.5.3), reduzierte Organdurchblutung infolge verminderter Auswurfleistung und peripherer Vasokonstriktion bei Ruhe und/oder unter Belastung sowie Aufstauung von Blut im vorgeschalteten Venenbereich (Lungenvenen, Hohlvenensystem). Im kleinen Kreislauf entwickelt sich bei Lungenstauung eine sekundäre Pulmonalhypertonie, sofern das rechte Herz zu einer Steigerung der Pumpleistung in der Lage ist. Die sekundäre Rechtsherzbelastung kann dann später im Verlauf zur Rechtsherzdilatation und -insuffizienz, unter Umständen mit relativer Trikuspidalinsuffizienz führen (Globalinsuffizienz).

Man unterscheidet akute und chronische Formen der Herzinsuffizienz. Hiernach ist auch die Differentialdiagnose gegliedert.

Differentialdiagnose:
1. Akute Herzinsuffizienz:
Linksherzinsuffizienz (Lungenödem):
▶ Akuter Myokardinfarkt (4.1.1),
▶ Dekompensation bei Aortenklappenfehlern (4.3.1) bzw. Mitralklappenfehlern (4.3.1),
▶ akute Klappendestruktion (Aorten- und/oder Mitralklappe) bei bakterieller Endokarditis (4.3.2),
▶ Klappensegelabriß (4.3.3),
▶ akute Dekompensation bei Hypertonie (Krise?).

Rechtsherzinsuffizienz:
▶ Lungenembolie (4.7.1),
▶ Dekompensation bei Pulmonalhypertonie unterschiedlicher Genese (4.7),
▶ akute Destruktion (Endokarditis) oder Abriß der Trikuspidalklappe,
▶ Trikuspidalstenose,
▶ Rechtsherzdekompensation bei Vorhofseptumdefekt mit oder ohne Pulmonalhypertonie,
▶ Ebstein-Anomalie,
▶ Rechtsventrikuläre Dysplasie (4.2.5),
▶ akute Globalinsuffizienz bei Myokarditis.

2. Chronische Herzinsuffizienz:

Linksherzinsuffizienz:

(unter Umständen mit sekundärer Rechtsherzdekompensation)

▶ Koronare Herzerkrankung, Zustand nach einem oder mehreren Infarkten, ischämische Kardiomyopathie;

▶ dilatierende bzw. kongestive Kardiomyopathie (4.2.1);

▶ Spätstadien bei hypertropher Kardiomyopathie (4.2.2 und 3);

▶ restriktive Kardiomyopathie (4.2.4);

▶ Mitralinsuffizienz, Aorteninsuffizienz, Aortenstenose;

▶ Hypertonie;

▶ Aortenisthmusstenose;

▶ Shuntvitien mit Lage des linken Ventrikels im Shuntkreislauf (Ventrikelseptumdefekt, Ductus Botalli apertus, aortopulmonales Fenster; s. 5.3.3).

Rechtsherzinsuffizienz:

▶ Rezidivierende Lungenembolie,

▶ Cor pulmonale,

▶ Pulmonalhypertonie (4.7),

▶ Mitralstenose (4.3.1.1),

▶ Pulmonalstenose (5.1.1),

▶ Trikuspidalinsuffizienz bzw. -stenose,

▶ Vorhofseptumdefekt (5.3.1),

▶ Ebstein-Anomalie (5.5.3),

▶ rechtsventrikuläre Dysplasie (4.2.5).

Globalinsuffizienz:

▶ Kardiomyopathie,

▶ koronare Herzerkrankung mit rechtsventrikulärer Beteiligung (Rechtsventrikelinfarkt bei Hinterwandinfarkt),

▶ Perikardtamponade (4.5.2),

▶ Perikardkonstriktion (4.5).

Vorgehen: Anamnese und klinische Untersuchung führen meist zur Klärung der Insuffizienzursache. Ergänzend werden benötigt: EKG (Hypertrophie, Infarkt); Thoraxröntgenbild (Herzform und -größe, Zustand des Lungengefäßsystems, Lungenembolie); Echokardiographie zur weiteren Differenzierung, vor allem bei Vorliegen von Herzklappenfehlern oder zum Ausschluß einer Pericarditis exsudativa (4.5.2). In der Diagnostik am Krankenbett ist besonders wichtig die Erkennung des Galopprhythmus als Insuffizienzzeichen sowie die Diagnose einer Lungenstauung und/oder einer zentralen Venendruckerhöhung.

Bei leichten Formen der Herzinsuffizienz kann die Sicherung der Diagnose Schwierigkeiten berei-

ten. Hier kann mittels Einschwemmkatheter das Herzminutenvolumen und der Pulmonalarteriendruck bei Ruhe und unter Belastung gemessen werden (1.9.1). Werte über 24 mmHg pulmonalkapillarer Mitteldruck unter Belastung gelten als pathologisch, ebenso ein Ausbleiben der Steigerung des Herzminutenvolumens unter Belastung. Das besonders empfindliche Kriterium der maximalen Sauerstoffaufnahme kann nur an wenigen Stellen bestimmt werden. Echokardiographie (unter günstigen anatomischen und technischen Umständen) und die Radionuklidventrikulographie (1.7) können die wichtige und auch für die Verlaufsbeurteilung bedeutsame Ejektionsfraktion nichtinvasiv erfassen (bei Herzinsuffizienz unter 55%). Die Differentialdiagnose umfaßt also jeweils die Erkennung und Quantifizierung des Zustandes der Insuffizienz (Dekompensation) und die Differenzierung der zugrundeliegenden Herzerkrankung.

Erscheinungsbilder der Herzinsuffizienz

Linksherzinsuffizienz: Tachykardie, linksventrikulärer Galopprhythmus, Linksherzvergrößerung, Lungenstauung, unter Umständen Lungenödem (Orthopnoe); blutig tingiertes Sputum, wenn chronisch auch Knöchelödeme.

Rechtsherzinsuffizienz: Tachykardie, meistens Zyanose, Tachypnoe, keine Orthopnoe, Rechtsherzvergrößerung, Erhöhung des zentralen Venendrucks, Hepatomegalie, Ödeme.

Sowohl bei Links- wie bei Rechtsherzinsuffizienz kommt relative Mitral- bzw. Trikuspidalinsuffizienz durch Kammererweiterung und Verlagerung der die Klappe haltenden Papillarmuskeln vor. Diese AV-Klappeninsuffizienz wird von einer organischen Klappeninsuffizienz durch ihr Verschwinden mit der Rekompensation oder durch Echokardiographie abgegrenzt (Grunderkrankung!).

4 Krankheitsbilder

Die folgenden differentialdiagnostischen Überlegungen werden jeweils eingeleitet von einer Bemerkung zur Definition und Ätiologie der jeweiligen Erkrankung. Dann wird das typische Erscheinungsbild dargestellt, gefolgt von den wichtigsten differentialdiagnostischen Überlegungen. Abschließend werden jeweils Hinweise zu Indikationen für eine weiterführende, invasive oder sonstige erhebliche Diagnostik gegeben.

4.1 Koronare Herzerkrankung
(s. auch Kap. 18.1)

Die zugrundeliegende, stenosierende Koronararterienatheromatose entsteht bevorzugt und früh bei Fettstoffwechselstörungen (Hypercholesterinämie, Hypertriglyceridämie). Meistens ist sie multifaktoriell mit den bekannten Risikofaktoren assoziiert: Zigarettenrauchen, Hypertonie, Hypercholesterinämie, Diabetes mellitus, familiäre Vorbelastung. Verlauf und Symptomatik werden bestimmt durch die fortschreitenden Koronargefäßveränderungen mit Endothelbeschädigung, atheromatöser Stenosenbildung, gestörter Koronarvasomotorik und intrakoronarer Thrombenbildung. Es besteht ein weithin unbekanntes präsymptomatisches Stadium, das von einer unterschiedlich langen, unter Umständen jahrzehntelangen symptomatischen Phase gefolgt ist. Der Übergang vollzieht sich in ca. 40% der Fälle als plötzlicher Herztod mit oder ohne Infarkt, in 20% als Myokardinfarkt und in 20% als Angina pectoris. In einer unbekannten Anzahl von Fällen geht der symptomatischen Erstmanifestation eine rezidivierende, asymptomatische Ischämie voraus. Im symptomatischen Verlauf beherrschen Myokardinfarkt (Reinfarkt), Angina pectoris, Herzinsuffizienz, Herzrhythmusstörungen und plötzlicher Herztod die Krankheitsgeschichte.

4.1.1 Akuter Myokardinfarkt

Das Ereignis ist in ca. 90% der Fälle durch eine meist an einer Stenose oder Endothelläsion einsetzende Koronararterienthrombose verursacht und besteht in einer Nekrose des Herzmuskels im abhängigen Versorgungsgebiet.

Typisches Bild: Nach einer Prodromalphase von wenigen Tagen bis Wochen (ca. 70%, meist bei Vorderwandinfarkt) tritt das Infarktereignis gewöhnlich mit elementarer Wucht ein: schwerste, anhaltende (über 20 min), nitratresistente Angina pectoris, Angst, vegetative Symptome (Schwitzen, Übelkeit, Erbrechen, Schwindel, Schwäche, Synkope). Etwa 20% verlaufen oligo- bis asymptomatisch (vorwiegend bei Diabetikern). Die häufig-

sten Todesfälle (Kammerflimmern, plötzlicher Herztod, s. 3.1) ereignen sich in der ersten Stunde. Spättodesfälle sind meistens durch Herzinsuffizienz, bis zum 10. Tag auch durch Myokardruptur verursacht. Befunde: beschleunigte Atmung, feuchtkühle Haut, ängstlich agitiert. Blutdruck wechselnd, ebenso Pulsfrequenz (rasch bei Vorderwand-, langsam bei Hinterwandinfarkten). Palpatorisch in 30% präkordial abnormer Herzspitzenstoß („bulge"). In 10–20% ist ein feines, hochfrequentes spätsystolisches Krescendogeräusch als Folge einer ischämischen Papillarmuskeldysfunktion hörbar. Im EKG in der frühesten Phase typische ST-Hebung mit noch positivem T, unter Umständen noch kein Infarkt-Q! Mit Ausbildung der transmuralen Läsion dann R-Verlust und Q-Entwicklung, dann in der Rekonvaleszenz Rückgang der ST-Hebung nach T-Negativierung im Infarktbereich. Laborchemisch Erhöhung der CK-MB und der SGOT. Ferner Leukozytose, Prognostisch wichtige Grenzwerte: CK-MB über 8fach normal, SGOT über 10fach normal, Leukozyten über 13 000/µl. Nuklearmedizinische Diagnostik im akuten Infarkt ergibt Technetiumanreicherung im Infarktareal und einen entsprechenden Thalliumaufnahmedefekt. Herzkatheter und Koronarangiographie zeigen das thrombotisch verschlossene Infarktgefäß, welches jedoch frühzeitig rekanalisieren kann.

Differentialdiagnose:
▶ Angina pectoris gravis (EKG, Serumenzyme),
▶ Perikarditis (Schmerz lageabhängig, im Sitzen geringer; Perikardreiben; s. 4.5),
▶ Aortendissektion (Schmerz in den Rücken ausstrahlend, Pulsasymmetrien; s. 4.6.1),
▶ Pleuritis (Schmerz atemabhängig),
▶ vertebragene Thoraxschmerzen,
▶ Hiatushernie, Ulcus ventriculi, Pankreatitis.

Weiterführende Diagnostik: Nach Sicherung der Diagnose sofortige Therapieeinleitung. Wenn möglich Fibrinolysetherapie, Arrhythmiebehandlung. Wenn Angina pectoris oder sonstige Ischämiezeichen weiterbestehen: notfallmäßig selektive Koronarangiographie zur Darstellung des Infarktgefäßes, um gegebenenfalls kathetertechnisch Rekanalisation und Ballondilatation auszuführen.

Komplikationen des Myokardinfarktes:
Herzwandaneurysma: Ventrikelaneurysmen sind umschriebene Kammerwandaussackungen der Infarktzone. Sie zeigen eine paradoxe, das heißt systolisch nach auswärts gerichtete Wandbewe-

gung und sind nicht selten endokardial durch der Wand aufsitzende Thromben kompliziert. Herzinsuffizienz und ventrikuläre Arrhythmien sind typische Folgen. Diagnostisch erkennt man das Aneurysma durch Palpation (Vorderwand- und Spitzenaneurysma) bzw. durch die persistierende ST-Hebung in den infarktbezogenen EKG-Ableitungen. Röntgenologisch wird das Aneurysma manchmal als Ausbuchtung (Herzspitze, Hinterwand) mit aufgehobener Wandbewegung erkennbar. Selten sind intramyokardiale, streifenförmige Verkalkungen sichtbar. Echokardiographisch wird das Aneurysma gewöhnlich leicht erfaßt, ebenso endokardiale Thromben. Vor operativen Eingriffen (Koronarchirurgie, Aneurysmektomie) sind natürlich eine selektive Koronarangiographie und Ventrikulographie (Vorsicht, Thromben!) notwendig. CT- oder MR-Darstellungen sind möglich, jedoch entbehrlich.

Differentialdiagnose:
▶ Noch rückbildungsfähiger frischer Infarkt,
▶ Kammerdilatation,
▶ Aneurysma bei Myokardsarkoidose (4.2.1).

Myokardrupturen: Im Bereich der Nekrosezone können unter dem Herzinnendruck Wandzerreißungen eintreten. Rupturiert die freie Kammerwand, so resultiert bei weiterlaufendem Herzrhythmus (EKG!) ein momentaner Kreislaufzusammenbruch mit Perikardtamponade und Tod (s. oben). Rupturiert das Kammerseptum, so gibt es unmittelbar einen meist großen Links-rechts-Shunt mit Volumenbelastung der linken und meistens auch der rechten Kammer mit resultierender Lungenüberflutung und globaler Herzinsuffizienz (3.4). Man hört ein holosystolisches Geräusch. Echokardiographisch kann die Diagnose rasch gesichert werden. Das EKG hilft nicht, röntgenologisch kann lediglich die akute Lungenstauung nachgewiesen werden; Herzkatheter mit Angiokardiographie ist erforderlich, da meistens eine herzchirurgische Intervention dringend indiziert ist. Zerreißt einer der Papillarmuskeln, so resultiert eine akute Mitral- oder (seltener) Trikuspidalinsuffizienz. Diese zieht eine akute Herzinsuffizienz mit meistens massiver Lungenstauung nach sich, unter Umständen mit Stromumkehr im kleinen Kreislauf und Abfall des systemischen Blutdrucks (Schock). Neben dem Vollbild der akuten Linksherzinsuffizienz (oder Rechtsherzinsuffizienz bei Trikuspidalklappenlokalisation) findet sich ein uncharakteristisches, meist rauhes, manchmal nur in der ersten Hälfte der Systole lokalisiertes Geräusch , verbun-

den mit einem protodiastolischem Galopp. Die Diagnose wird echokardiographisch gesichert. Eine Herzkatheteruntersuchung mit Koronarangiographie ist erforderlich, da sofort chirurgisch die Mitralklappe ersetzt werden muß.

Differentialdiagnose:
▶ Kammerseptumruptur,
▶ kardiogener Schock,
▶ ausgedehnter Infarkt mit relativer Mitralinsuffizienz.

4.1.2 Angina pectoris, Myokardischämie

Angina pectoris tritt bei einer Diskrepanz zwischen Sauerstoffbedarf und Sauerstoffversorgung des arbeitenden Herzmuskels ein. Bei „stabiler" Angina pectoris ist der Schwellenwert reproduzierbar (Belastungstest). Bei vasomotorisch bedingter Angina pectoris oder solcher, die durch thrombotische Vorgänge bedingt ist, ist das Bild variabel. Es können verschiedene Formen unterschieden werden, die diagnostisch, prognostisch und therapeutisch von großer Bedeutung sind. Ischämie kann auch ohne Angina pectoris eintreten als „stumme Ischämie". Die Entstehungsmechanismen sind nicht ganz klar.

Typisches Bild:
Belastungsabhängige Angina pectoris. Bei Anstrengungen, Aufregungen, Kälte, nach Mahlzeiten kommt es bei annähernd gleichem Wert des Produkts aus Herzfrequenz und systolischem Blutdruck zum Auftreten von pektanginösen Schmerzen (s. 2.1.3). Der Schmerz steigt innerhalb von 1 min auf sein Maximum an und klingt nach 2 bis höchstens 20 min langsam wieder ab. Im Anfall ST-Senkung im EKG, bei vasomotorischer Angina pectoris starke ST-Hebung (immer versuchen, während des Anfalls ein EKG zu registrieren, unter Umständen Langzeit-EKG!). Ferner im Anfall abnormer Herzspitzenstoß tastbar und manchmal Papillarmuskelischämie als spätsystolisches Geräusch erkennbar. Die Anfälle sind reproduzierbar (Belastungstest).

Angina decubitus: Nächtlich auftretende Angina pectoris, entweder innerhalb von 20 min nach dem Hinlegen (Typ I) oder – häufiger – 2–5 h nach dem Abliegen (Typ II). Diese Form ist meistens mit Herzinsuffizienz verbunden.

Instabile Angina pectoris: Pektanginöse Symptome, die innerhalb kurzer Zeit ihre Art und Schwere verändern, unter Umständen in einem Krescendoverlauf (sehr gefährliches Syndrom, Infarktvorläufer).

Vasomotorische Angina pectoris (Prinzmetal-Angina-pectoris): durch Spasmen der großen epikardialen Koronararterien verursacht. Auftreten belastungsunabhängig, oftmals zu bestimmten Tageszeiten. Im schmerzfreien Intervall sind die Befunde an Herz und Kreislauf meistens ganz normal, auch das EKG, sofern nicht früher ein Infarkt abgelaufen ist.

Differentialdiagnose (s. auch Kap. 14.4 u. 18.1.5):
▶ Perikarditis (lageabhängiger Schmerz, Perikardreiben),
▶ Pleuritis (atemabhängiger Schmerz, Pleurareiben),
▶ Muskuloskelettaler Schmerz, vertebragene Schmerzen,
▶ Gastroösophagitis.

Weiterführende Diagnostik: Zunächst Versuch, einen Anfall elektrokardiographisch zu erfassen: Belastungs-EKG, Langzeit-EKG. Identifizierung von Risikofaktoren. Sicherung der Diagnose bei nicht eindeutigem Belastungs- und/oder Anfalls-EKG durch Thalliummyokardszintigraphie bei Ruhe und unter Belastung. Eine selektive Koronarangiographie ist unter folgenden Bedingungen unerläßlich: kürzlich neu aufgetretene Angina pectoris; Postinfarktangina pectoris; instabile Angina pectoris; Angina decubitus; bei Risikoberufen (Piloten, Busfahrer) auch dann, wenn nur ein schwacher Verdacht auf eine koronare Herzerkrankung besteht – zum sicheren Ausschluß gefährlicher Stenosen.

4.1.3 Herzinsuffizienz, Herzrhythmusstörungen

Bei der koronaren Herzkrankheit kann eine Herzinsuffizienz infolge der ischämischen Myokardschädigung meist nach einem oder mehreren abgelaufenen Myokardinfarkten eintreten (mehr als 20% des Kammermyokards betroffen; Erkennung s. 3.4). Herzrhythmusstörungen sind bei Koronarkrankheit außerordentlich häufig. Ventrikuläre Arrhythmien, d.h. ventrikuläre Extrasystolen und Kammertachykardie kommen im Infarkt in mehr als 90% der Fälle vor. Sie können akut und im chronischen Verlauf Vorläufer bzw. Indikatoren eines plötzlichen Herztodes sein. Sie müssen daher erfaßt (Monitor, Langzeit-EKG) und klassifiziert werden (Lown-Schema). Dies ist Voraussetzung für die Erkennung und Behandlung gefährdeter Patienten.

4.2 Kardiomyopathie

Unter diesem Begriff werden heterogene Krankheitsbilder zusammengefaßt. Ich benutze hier die Einteilung von Goodwin. Es handelt sich um primäre Erkrankungen des Herzmuskels unter Ausschluß der koronaren Herzkrankheit (Zusammentreffen aber möglich!) und der rheumatischen Herzerkrankung.

4.2.1 Myokarditis und idiopathische dilatative Kardiomyopathie

Die Myokarditis ist nicht selten, meistens aber Begleitphänomen ohne eigenständige Bedeutung. Sie kann jedoch unter dem Bild einer fulminanten, globalen Herzinsuffizienz mit rasch sich entwickelnder Kardiomegalie zum Tode führen. In einigen Fällen (Prozentsatz unklar) kann sie in eine Dilatation und Hypertrophie des linken Herzens mit chronischer Herzinsuffizienz einmünden. Zahlreiche andere, zum größten Teil unbekannte Ursachen können dieses Bild der dilatativen oder kongestiven Kardiomyopathie herbeiführen. Auch spezifische Ursachen kommen in Betracht: Myokardsarkoidose, Amyloidose, Hämochromatose, Speicherkrankheiten, Muskeldystrophie, M. Fabry und andere. Charakteristisch ist die progrediente Kammerdilatation mit (bei chronischem Verlauf) angepaßter Hypertrophie (Masse: Volumen/Quotient bleibt um 1). Der Verlauf ist der einer chronischen Herzinsuffizienz, meist kompliziert durch ventrikuläre Arrhythmien und mit hoher Letalität (20–50% pro Jahr).

Typisches Bild:
Myokarditis: Im Rahmen einer Infektionserkrankung Auftreten von EKG-Veränderungen und von Arrhythmien als Ausdruck einer Myokardbeteiligung. Sonst meistens klinisch ohne Folgen. Die myokarditischen Veränderungen können die EKG-Veränderungen zeitlich überdauern. Bei Infektion mit kardiotropen Viren (Coxsackie, Zytomegalie), manchmal auch durch septische Streuung bei bakterieller Sepsis, rasche Entwick-

lung von Kardiomegalie mit globaler Herzinsuffizienz, EKG-Veränderungen (ST/T), manchmal mit Perikarderguß. Arrhythmien sind häufig. Meist nur leichte Lungenstauung, da der mitbetroffene rechte Ventrikel keinen Druck mehr aufbringen kann. Schweres Bild der hypotonen Herzinsuffizienz. Diagnosesicherung aus dem klinischen Bild mit EKG und Erregeridentifikation (Neutralisationstest, KBR, Blutkultur), unter Umständen Herzkatheteruntersuchung mit selektiver Koronarangiographie und Myokardbiopsie erforderlich.

Kongestivesive dilatative Kardiomyopathie: Globale Herzvergrößerung, exzentrische Hypertrophie. Nicht selten relative Mitral- und/oder Trikuspidalinsuffizienz. Vollbild der chronischen Herzinsuffizienz. Im EKG Schenkelblock, Infarktbilder, ST/T-Veränderungen. Echokardiographisch vergrößerte Kammern, reduzierte Ejektionsfraktion. Nuklearmedizinisch uncharakteristisches Bild einer meist diffus gestörten Thalliumaufnahme.

Differentialdiagnose:
▶ Koronare Herzkrankheit (Trennung nur durch Koronarangiographie möglich!),
▶ Pericarditis exsudativa (Echokardiographie),
▶ hypertrophe Kardiomyopathie (Echokardiographie),
▶ Hypertonieherz (Blutdruck, Augenhintergrund, Koronarangiographie).

Weiterführende Diagnostik: Die kongestive Kardiomyopathie ist immer eine Ausschlußdiagnose. Wenn vom Gesamtzustand her gerechtfertigt, muß eine Herzkatheteruntersuchung mit Ventrikulographie und Koronarangiographie ausgeführt werden, zumal nicht selten durch Linksschenkelblock die diagnostische Abgrenzung einer Koronarerkrankung erschwert ist. Myokardbiopsie ist zum Ausschluß spezifischer Ursachen erforderlich, jedoch ist die Erfolgsquote gering.

4.2.2 Hypertrophe nichtobstruktive Kardiomyopathie

Angeborene, familiär aber auch sporadisch auftretende symmetrische, konzentrische Hypertrophie des linken und meist auch des rechten Herzens. Im klinischen Verlauf meistens lange Zeit gutartig. Gelegentlich Angina pectoris. In Spätstadien Herzinsuffizienz und Herzrhythmusstörungen.

Typisches Bild: Leicht vergrößertes, jedoch stark hypertrophiertes Herz bei leichter, oft atypischer Angina pectoris. Elektrokardiographisch Zeichen der Linkshypertrophie; echokardiographisch wird die symmetrische Hypertrophie sofort und leicht nachgewiesen. Bei Herzinsuffizienz gelten deren diagnostische Kriterien.

Differentialdiagnose:
▶ Hypertonieherz (Blutdruck, Augenhintergrund),
▶ hypertrophe obstruktive Kardiomyopathie (Echokardiographie),
▶ koronare Herzkrankheit (Thalliummyokardszintigramm, Koronarangiographie).

Weiterführende Diagnostik: Bei Angina pectoris Koronarangiographie. Myokardbiopsie meistens entbehrlich.

4.2.3 Hypertrophe obstruktive Kardiomyopathie

Angeborenes, familiäres aber auch sporadisch vorkommendes Krankheitsbild mit asymmetrischer, konzentrischer Hypertrophie, die eine Einengung der Ausflußbahn des linken (idiopathische hypertrophe Subaortenstenose) und/oder des rechten Ventrikels (Bernheim-Syndrom) hervorrufen kann. Der die Ausflußbahn links obstruierende Muskelwulst des Septums führt zu einer abnormen Bewegung des vorderen Mitralsegels. Er kann in unterschiedlicher Höhe am Septum bis zur Spitze hin lokalisiert sein, und die Symptomatik kann auch durch Kammerobliteration in der Endsystole und ohne diskrete Ausflußbahnstenose entstehen.

Typisches Bild: Symptomatisch belastungsabhängige oder -unabhängige oft atypische Angina pectoris. Schwindel, Synkopen (Gefahr). In Spätstadien auch Herzinsuffizienz. Leicht- bis mäßiggradige, in Spätstadien auch starke Kardiomegalie. Galopprhythmus (präsystolisch und protodiastolisch), spindelförmiges Austreibungsgeräusch, das im Valsalva-Preßversuch lauter wird. Steil ansteigender, doppelgipfliger Karotispuls (Pulsus bisferiens), Verstärkung der Ausflußbahnobstruktion und der Symptomatik durch Sympathikomimetika, Milderung durch Betarezeptorenblocker oder Verapamil, was diagnostisch verwertet werden kann. Das Bernheim-Syndrom wird meistens nebenbefundlich festgestellt. Es verläuft meist oligo- bis asymptomatisch. Echokardiographisch Darstellung der Hypertrophie und der asymmetrischen Septumverdickung sowie Quantifizierung der Ausflußbahnobstruktion (Doppler-Technik).

Differentialdiagnose:
▶ Hypertrophe nichtobstruktive Kardiomyopathie (Echokardiographie mit dem Versuch der Stenosenprovokation mit Isoprenalin),
▶ Hypertonieherz (Blutdruck, Augenhintergrund),
▶ koronare Herzkrankheit (Koronarangiographie).

Weiterführende Diagnostik: Das EKG ist immer verändert (schwere Linkshypertrophie und Linksherzschädigung). Daher ist die Abgrenzung der Koronarerkrankung schwierig (nur mittels Koronarangiographie!). Eine gute echokardiographische Untersuchung kann in den meisten Fällen die Diagnose klären und quantitativ erfassen. Ist dies nicht möglich, so muß mittels Links- und Rechtsherzkatheter der Ausflußbahngradient bestimmt und die Kammerhöhle angiographisch dargestellt werden. Myokardbiopsie entbehrlich.

4.2.4 Restriktive Kardiomyopathie

Diese seltenen Formen der Kardiomyopathie sind dadurch gekennzeichnet, daß der Erkrankungsprozeß endokardial oder myokardial lokalisiert ist und durch fortschreitende, dichte Fibrosierung das Kammerlumen einengt und die diastolische Eröffnung wie auch die systolische Kontraktion des Myokards behindert. Das Syndrom kommt vor bei Endokardfibrosen und Myokardfibrosen.

Typisches Bild: Langsam progrediente chronische Herzinsuffizienz bei fehlender oder nur leichter Kardiomegalie. Galopprhythmus. Hoher Venendruck. Echokardiographisch verengte Kammerhöhle, verminderte diastolische Dehnbarkeit und reduzierte Austreibungsfraktion nachweisbar.

Differentialdiagnose:
▶ Dilative Kardiomyopathie,
▶ hypertrophe Kardiomyopathie,
▶ Pericarditis constrictiva,
▶ Endokarderkrankungen (Hypereosinophiles Syndrom, Karzinoidsyndrom).

Weiterführende Diagnostik: Ventrikulographie und Myokardbiopsie sichern die Diagnose. Zur Abgrenzung einer konstriktiven Perikarditis manchmal Magnetresonanzaufnahme erforderlich

(schwierige Differentialdiagnose, wenn keine Perikarderkrankungen im Röntgenbild oder bei Durchleuchtung nachweisbar sind).

4.2.5 Rechtsventrikuläre Dysplasie

Ätiologisch unbekanntes, möglicherweise angeborenes Krankheitsbild (auch „M. Uhl"), bei dem das Myokard des rechten Ventrikels pergamentdünn und mit dichten Thromben belegt ist. Es entwickeln sich eine Herzinsuffizienz und – vor allem – eine Neigung zu rezidivierenden, schwer behandelbaren Kammertachykardien.

Typisches Bild: Rechtsherzvergrößerung, unter Umständen Venendruckerhöhung und rechtsventrikulärer Galopp, abnorm weite Spaltung des 2. Herztones, ventrikuläre Arrhythmien. Im EKG Rechtsherzbelastungs- bzw. Schädigungszeichen, unter Umständen Rechtsschenkelblock. Synkopen oder plötzlicher Herztod durch Kammerarrhythmie.

Differentialdiagnose:
▶ Kongestive Kardiomyopathie (Arrhythmien!),
▶ restriktive Rechtsherzkardiomyopathie,
▶ Löffler-Endokarditis
▶ Karzinoidsyndrom,
▶ Ebstein-Syndrom,
▶ Pulmonalhypertonie.

Weiterführende Diagnostik: Echokardiographie (gewöhnlich schwierig), Herzkatheter mit rechtsventrikulärer Angiographie, Magnet-Resonanz-Technik, Myokardbiopsie. Langzeit-EKG zur Quantifizierung der Arrhythmien. Oftmals sind elektrophysiologische Spezialuntersuchungen erforderlich.

4.3 Erkrankungen der Herzklappen

Primäre Erkrankungen der Herzklappen und des Endokards (s. auch 4.4) verursachen Funktionsstörungen bzw. Zerstörungen oder Verengungen einer oder mehrerer Herzklappen. Infolgedessen kommt es zu Belastungen im vorgeschalteten Herzabschnitt mit Anpassungsmechanismen (Hypertrophie, Dilatation). Bei schwerer Ausprägung oder sehr langer Dauer entwickelt sich eine Herzinsuffizienz. Ist das Myokard im Rahmen der Grunderkrankung mitbetroffen (rheumatische

Herzerkrankung, bakterielle Endokarditis), so kann dieser Prozeß besonders rasch verlaufen. Eine dramatisch gefährliche Herzinsuffizienz tritt ein bei rascher Klappendestruktion (bakterielle Endokarditis) oder traumatischem Klappenabriß. Sonst ist eher mit sehr langfristigen Krankheitsverläufen zu rechnen. Heute werden zunehmend Patienten mit chirurgisch implantierten Herzklappenprothesen angetroffen, deren Funktionstüchtigkeit überprüft und bei Funktionsstörungen erkannt und quantifiziert werden muß. Die Vielzahl der verwendeten Prothesentypen macht es unmöglich, in diesem Rahmen eine vollständige differentialdiagnostische Darstellung zu geben. Ich weise nur darauf hin, daß bei mechanischen Ventilen die Öffnungs- und Schließungsklicks zeitgerecht und lautstark zu hören sein müssen (Phonokardiogramm!). Regurgitationsgeräusche bei paraprothetischer Insuffizienz (Aortenklappe, Mitralklappe) sind wie bei natürlichen Klappenfehlern zu bewerten. Aortenklappenprothesen erzeugen normalerweise ein Austreibungsgeräusch (Turbulenz), Mitralklappenprothesen ein diastolisches Intervallrumpeln. Durch gute echokardiographische Technik (Doppler- und Farb-Doppler-Untersuchung, unter Umständen transösophageal; s. 1.5) kann die Prothesenfunktion meistens hinreichend genau erfaßt werden; unter Umständen sind Herzkatheteruntersuchung und Angiographie angebracht.

4.3.1 Rheumatische Herzerkrankung

Durch Infektion mit Streptokokken der Lancefield-Gruppe A kommt es zu einer Immunantwort auf Streptokokkenkapselantigene, die eine symptomatische Akuterkrankung (akutes rheumatisches Fieber) am Myokard, Perikard und Endokard sowie an der Haut (Erythema anulare Leiner), am Gehirn (Chorea minor) und an der Niere (Glomerulonephritis) hervorrufen kann. Dieses Syndrom tritt 9–14 Tage nach der Streptokokkeninfektion (z.B. Tonsillitis oder Scharlacherkrankung) ein, begleitet von einer allgemeinen Entzündungsreaktion mit Fieber, BSG-Beschleunigung und Leukozytose. Nach Abklingen des akuten rheumatischen Fiebers (gewöhnlich bei Kindern und Jugendlichen und selten bei Erwachsenen) kann eine chronisch fibrosierende Endokarderkrankung weiterschwelen (Endocarditis verrucosa rheumatica) und im Laufe von Jahren bis Jahrzehnten durch Narbenschrumpfung an den Herz-

klappen zu Klappeninsuffizienz und/oder Klappenstenosen führen. Der Prozeß verläuft um so rascher, je häufiger sich Rezidive der Streptokokkeninfektion ereignen. Es können eine oder auch mehrere Herzklappen befallen sein: Mitralklappe allein ca. 30%, Aortenklappe allein ca. 20%, Aorten- und Mitralklappe ca. 55%, 3- und 4-Klappen-Erkrankungen ca. 5% der Fälle in Mitteleuropa und Nordamerika. Die Myokarderkrankung klingt gewöhnlich folgenlos ab, kann aber auch im späteren Verlauf als rheumatische Myokarderkrankung die Anpassungsvorgänge des Herzmuskels (Hypertrophie und Dilatation) überlagern und zu einer rascheren Entwicklung von Herzinsuffizienz führen. Die rheumatische Perikarditis heilt gewöhnlich folgenlos ab. Ein Übergang in eine Pericarditis constrictiva ist extrem selten.

Dank der im allgemeinen langsamen Progredienz der Klappenveränderungen und dank wirksamer Anpassungsmechanismen seitens des Herzens (Hypertrophie und Dilatation) treten Herzinsuffizienz und Herzrhythmusstörungen (Vorhofflimmern bei Mitralfehlern) meistens erst nach vielen Jahren auf. Die Verläufe sind jedoch außerordentlich variabel. In 25% der Fälle ist mit entscheidenden Verschlechterungen durch aufgepfropfte bakterielle Endokarditis zu rechnen.

Die chirurgische Behandlung der Herzklappenfehler hat heute einen hohen Stand erreicht. Der Ersatz nahezu jeder Herzklappe durch künstliche Prothesen ist möglich geworden. Es ist daher mit einer zunehmend großen Zahl von Patienten mit künstlichen Herzklappen zu rechnen. Diese Ventile stellen meist nur eine unvollständige Ersatzlösung dar, bei der Druckgradienten bestehen bleiben. Hierdurch und wegen des nicht korrigierten rheumatischen Grundprozesses ist auch bei erfolgreichen Klappentransplantationen in vielen Fällen mit einer langsamen Progredienz der Erkrankung zu rechnen.

4.3.1.1 Mitralstenose

Zum Zeitpunkt des Eintretens von Vorhofflimmern und/oder Herzinsuffizienz findet sich meistens eine Mitralklappenöffnungsfläche von 1,4–0,8 cm^2 mit einem Druckgradienten von 5–25 mmHg. Die Erkrankung ist gekennzeichnet durch eine chronische Lungenstauung mit sekundärer Pulmonalhypertonie und Rechtsherzbelastung, unter Umständen mit relativer Pulmonalinsuffizienz (Graham-Steel-Geräusch) und/oder relativer Trikuspidalinsuffizienz bei sekundärer Rechtsherzdekompensation. Im vergrößerten linken Vorhof finden sich nicht selten Thromben im Vorhofohr, insbesondere dann, wenn Vorhofflimmern vorliegt. Von hier aus können arterielle Embolien ausgehen (Nieren, Gehirn). Auf rezidivierende Nierenembolien ist wahrscheinlich die in 70% der Fälle zu beobachtende arterielle Hypertonie zurückzuführen.

Das klinische Bild ist gekennzeichnet durch Leistungsschwäche (wegen der sehr langsamen Entwicklung oft maskiert!), Dyspnoe und Orthopnoe, meistens Mikro-, selten Makrohämoptoe (Lungenstauung, Bronchialvenenstauung), Zyanose und Facies mitralis. Am Herzen vermehrte rechtsventrikuläre Pulsationen, tastbare Pulmonalarterie, paukender 1. Herzton, Mitralöffnungston, diastolisches Intervallrumpeln, bei Sinusrhythmus mit, bei Vorhofflimmern ohne präsystolisches Krescendo über der Apex. Im EKG Rechtsherzbelastung, im Thoraxröntgenbild typische Mitralkonfiguration des Herzens, bei schwerer Lungenstauung Kerley-B-Linien.

Differentialdiagnose: Vorhofflimmern bei Herzinsuffizienz ohne Mitralstenose:

▶ Verkürztes PQ-Intervall (lauter 1. Herzton!),
▶ Mitralklappenprolapssyndrom (4.3.4),
▶ Mitralklappenringverkalkung (4.3.5.2),
▶ Trikuspidalstenose,
▶ Vorhofmyxom (4.8).

Weiterführende Diagnostik: Definitive Klärung ist gewöhnlich durch Echokardiographie möglich. Meist ist zwar das klinische Bild gut deutbar, dennoch sollte die Echokardiographie in jedem Falle ausgeführt werden bei Erstdiagnose sowie bei Komplikationen im Verlauf. Herzkatheteruntersuchung nur präoperativ und dann mit Koronarangiographie. Zur Klärung der Operationsindikation kann unter Umständen eine Einschwemmkatheteruntersuchung mit Pulmonalarteriendruckmessung bei Ruhe und unter Belastung erforderlich sein.

4.3.1.2 Mitralinsuffizienz

Bei rheumatischer Mitralinsuffizienz kommt es zu einer regulativen Linksherzdilatation mit Vergrößerung des linken Ventrikels und des linken Vorhofes. Die Regurgitationsfraktion kann bis zu 60% des Schlagvolumens betragen. Die Vergrößerung des linken Vorhofs fängt eine Drucksteigerung im kleinen Kreislauf über lange Zeit ab. In Spätstadien kommt es jedoch ebenfalls zu einer sekundä-

ren Pulmonalhypertonie, ebenso bei akuten Verschlechterungen der Mitralinsuffizienz.

Das klinische Bild ist charakterisiert durch Leistungsabnahme, Dyspnoe, später Orthopnoe, auch Vorhofflimmern. Palpatorisch Linksherzvergrößerung, auskultatorisch leiser 1. Herzton, holosystolisches Geräusch und protodiastolischer Galopp, unter Umständen mit kurzem Dekrescendorumpeln über der Apex. Im EKG Linksbelastungszeichen, röntgenologisch Vergrößerung der linken Kammer und des linken Vorhofs, unter Umständen Lungenstauung und sekundäre Pulmonalhypertoniezeichen.

Differentialdiagnose:
▶ Bakterielle Endokarditis (4.3.2),
▶ traumatischer Sehnenfaden- oder Mitralklappenabriß (4.3.3),
▶ Mitralklappenprolapssyndrom (4.3.4),
▶ Mitralklappenringverkalkung (4.3.5.2),
▶ relative Mitralinsuffizienz bei Linksherzvergrößerung unterschiedlicher Ursache,
▶ Mitralklappendeformierung bei angeborenen Herzfehlern (Endokardkissendefekt),
▶ Herztumoren, Vorhofmyxom (4.8).

Weiterführende Diagnostik: Meistens ist eine hinreichende Klärung durch Echokardiographie einschließlich Doppler-Untersuchung möglich. Einschwemmkatheter bei Ruhe und unter Belastung nur bei fraglicher Operationsindikation. Linksherzkatheter nur präoperativ und bei Patienten mit unklaren Widerstandsverhältnissen im kleinen Kreislauf wie bei Mitralstenose. Selektive Koronarangiographie präoperativ bei Risikopatienten.

Für **kombinierte Mitralklappenfehler** gelten die genannten diagnostischen Kriterien. Auch hier ist meistens eine vollständige Klärung mittels Echokardiographie möglich und Herzkatheteruntersuchungen sind nur präoperativ (Koronarangiographie) und bei Verdacht auf Lungengefäßwiderstandserhöhung (Lungengefäßobstruktion, komplizierende Lungenembolie) indiziert.

4.3.1.3 Aortenstenose

Valvuläre Aortenklappenstenosen entwickeln sich bei rheumatischer Herzerkrankung erst nach langer Laufzeit. In Spätstadien kalzifiziert die Klappe. Zu diesem Zeitpunkt ist eine Unterscheidung nach der Ätiologie der Klappenstenose (rheumatisch, degenerativ, kongenital, bikuspidale Klappe) nicht mehr möglich; Diagnostik und Therapie sind aber auch nicht verschieden. In den früheren Stadien

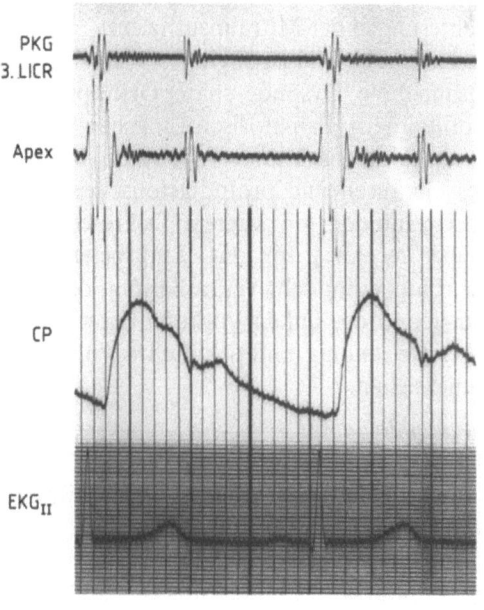

50 mm/s

Abb. 17.9. Normale Karotispulskurve. Kräftige Herztöne im Phonokardiogramm. Steil ansteigende und langsam abfallende Form des Karotisdruckpulses mit dikroter Inzisur zum Zeitpunkt des Aortenklappenschlußtones. (Abkürzungen s. Abb. 17.4; *CP* Karotispulskurve)

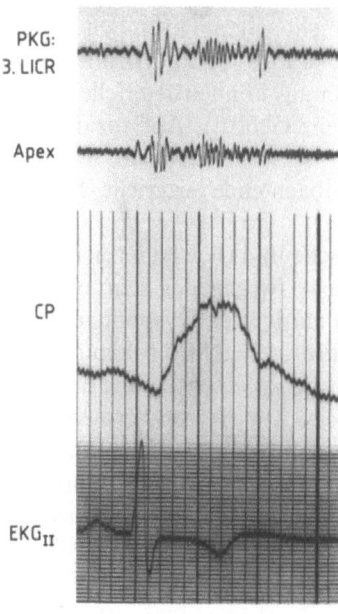

50 mm/s

Abb. 17.10. Phonokardiogramm und Karotispulskurve bei einem Patienten mit valvulärer Aortenstenose. Im Phonokardiogramm neben einem Vorhofton systolisches Austreibungsgeräusch am linken Sternalrand und über der Apex. Die Karotispulskurve zeigt bei geringer Amplitude einen verzögerten systolischen Anstieg mit „Hahnenkammphänomen". Die dikrote Inzisur ist flach, aber noch erhalten, was auf noch erhaltene Beweglichkeit der Aortenklappensegel hindeutet. (Abkürzungen s. Abb. 17.4; *CP* Karotispulskurve)

sind die Klappensegel noch beweglich, später insbesondere bei ausgedehnten Kalzifizierungen immobil. Die Klappenöffnungsfläche liegt zwischen 0,4 und 1,2 cm², die Druckgradienten zwischen 20 und 150 mmHg. Meistens liegt begleitend eine Aorteninsuffizienz vor. Ist ein Mitralklappenfehler assoziiert (Stenose), so kann eine rheumatische Ätiologie als sicher angenommen werden.

Die Klappenstenose führt kompensatorisch zu einer konzentrischen Linkshypertrophie. In Spätstadien kann mit sich entwickelnder Insuffizienz eine Dilatation mit Rückstauung in den Lungenkreislauf eintreten. Hiermit beginnt eine gewöhnlich rasche Verschlechterung mit ungünstiger Prognose.

Typisches Bild (s. auch Abb. 17.9–17.11, Tabelle 17.1): Bei zunächst überraschend guter Leistungsfähigkeit tritt langsam ein Leistungsabfall mit Dyspnoe und Angina pectoris ein. Bei größeren Anstrengungen können Schwindelanfälle oder Synkopen vorkommen. Der Blutdruck ist in der Regel niedrig, der Karotispuls steigt verzögert an und zeigt auf dem Gipfel ein Schwirren („Hahnenkammphänomen", s. Abb. 17.10). Der Herzspitzenstoß ist hebend, ein Schwirren ist meistens im 1. und 2. rechten, manchmal auch linken Interko-

stalraum tastbar. Im Jugularvenenpuls erhöhte A-Welle. Auskultatorisch normaler oder leiser 1. Herzton. Bei noch beweglichen Klappensegeln frühsystolischer Klick, mit dem das spindelförmige Aortenstenosegeräusch beginnt. Bei kalzifizierten Klappen fehlt der Klick, und eine Spaltung des 2. Tones ist nicht mehr auszumachen. Das Stenosegeräusch ist am rechten oberen Sternalrand, aber auch links über der Spitze und über der A. carotis hörbar. Bei begleitender Aorteninsuffizienz hochfrequentes Sofortdiastolikum am linken Sternalrand. Elektrokardiographisch Linkshypertrophie, später auch Linksherzschädigung. Röntgenologisch typisches Bild der konzentrischen Linkshypertrophie, dazu Ektasie der Aorta aszendens (poststenotische Ektasie). Bei Durchleuchtung ist Aortenklappenkalk zu erkennen.

Differentialdiagnose:
▶ subvalvuläre muskuläre Stenose (s. Abb. 17.11),
▶ supravalvuläre Aortenstenose (s. Tab. 17.1),
▶ Mitralinsuffizienz (Abgrenzung einer *begleitenden* Mitralinsuffizienz kann sehr schwierig sein!).

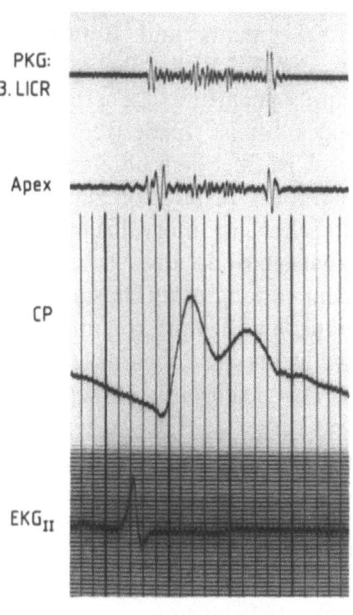

PKG:
3. LICR

Apex

CP

EKG$_{II}$

50 mm/s

Abb. 17.11. Karotispulskurve und Phonokardiogramm bei einem Patienten mit idiopathischer hypertropher, subvalvulärer, muskulärer Aortenstenose. Typische 2gipflige Karotispulskonfiguration (Pulsus bisferiens). Im Phonokardiogramm spindelförmiges systolisches Austreibungsgeräusch. Laute, gut erhaltene Aortenklappenschlußkomponente. (Abkürzungen siehe Abb. 17.4; *CP* Karotispuls)

Weiterführende Diagnostik: Die Aortenstenose kann meistens definitiv mittels Echokardiographie geklärt werden. Unter Umständen ist eine transösophageale Anschallung erforderlich, wodurch auch die Klappenöffnungsfläche direkt bestimmt

werden kann. Der Klappengradient wird mit der Doppler-Technik zuverlässig gemessen.

Herzkatheterdiagnostik nur präoperativ bei ungenügender Qualität der Echokardiographie. Selektive Koronarangiographie präoperativ stets unentbehrlich.

4.3.1.4 Aorteninsuffizienz

Schlußunfähigkeit der Aortenklappe ist eine häufige Manifestation der rheumatischen Herzerkrankung. Die rheumatische Ätiologie kann jedoch nur dann als einigermaßen sicher angenommen werden, wenn begleitend eine Mitralstenose gefunden wird. Sie ist wahrscheinlich, wenn ein positiver Antistreptolysintiter bei positiver rheumatischer Anamnese gefunden wird. Im übrigen sind die klinischen Erscheinungsformen der verschiedenen Typen von Aorteninsuffizienz nahezu gleich (s. 4.3.2, 4.3.3, 4.6.1, 4.6.2). Die Aorteninsuffizienz kann hämodynamisch unbedeutend sein, ist jedoch stets diagnostisch von größter Bedeutung. Da das hochfrequente sofortdiastolische Geräusch oft nicht leicht hörbar ist, muß es immer aktiv gesucht werden! Bei schwerer Aorteninsuffizienz vergrößert sich die Blutdruckamplitude mit Erhöhung des systolischen und Erniedrigung des diastolischen Druckes. Über den Arterien ist ein systolischer Ton zu auskultieren. Die linke Herzkammer zeigt eine Anpassungsdilatation. Bei schwereren Formen tritt sekundär eine Funktionsstörung der Mitralklappe mit Austin-Flint-Geräusch und unter Umständen vorzeitigem Mitralklappen-

Tabelle 17.1. Klinische Differentialdiagnose der linksventrikulären Ausflußbahnstenosen

Stenose	1. Herzton	2. Herzton	Klick	Systol. Geräusch	Diastol. Geräusch	Karotispuls
Aortenklappenstenose (Segel beweglich)	Normal	Normal Spaltung paradox	+	+ + +	0	Verzögert
Aortenklappenstenose (kalzifiziert)	Normal bis leise	A2 fehlt	0	+ + +	0 bis sehr leise	Verzögert
Subvalvuläre, membranöse Stenose	Normal	Normal, Spaltung paradox	0	+ + +	Mittellaut, stets verzögert	
Subvalvuläre, muskuläre Stenose (HOCM)	Normal	Normal	0	+ + +	0	Steil, bisferiens
Supravalvuläre, membranöse Stenose	Normal	A2 laut	0/+	+ + +	0-leise	Verzögert
Funktionelles Herzgeräusch	Normal	Normal	0/+	kurz	0	Normal

schluß auf. Kommt es zu Herzinsuffizienz mit Lungenstauung, so ist der Verlauf rasch und prognostisch ungünstig.

Typisches Bild: Hoher systolischer und niedriger diastolischer Blutdruck, „Wasserhammerpuls" mit pulssynchroner Expansion der Extremitätenmuskulatur, sichtbaren Pulsationen am Hals; pulssynchrones Kopfnicken. Karotispuls steil ansteigend, dikrote Inzisur aufgehoben. Herzspitzenstoß verbreitert, heftig und hebend. Auskultatorisch sofortdiastolisches Dekrescendogeräusch, über der Herzspitze diastolisches Rumpeln (Austin-Flint-Geräusch). Erster Herzton normal, 2. Herzton bei erhaltenen Klappensegeln paukend, bei weitgehend destruierten Segeln leise. Im EKG Linkshypertrophie, später Linksherzschädigung. Röntgenologisch typisches aortenkonfiguriertes Herz (Holzschuhform), lebhafte Pulsationen des Herzens und der Aorta.

Differentialdiagnose:
▶ Aortenklappensegelperforation,
▶ bakterielle Endokarditis (4.3.2),
▶ Aneurysma dissecans aortae (4.6.1),
▶ Marfan-Syndrom (4.6.2),
▶ traumatische Aorteninsuffizienz (4.3.3),
▶ Perforation eines Sinus-Valsalvae-Aneurysmas (5.1.3),
▶ Ductus Botalli apertus (5.2.4),
▶ relative Aorteninsuffizienz bei schwerster (!) Hypertonie (selten).

Weiterführende Diagnostik: Diagnosesicherung und Feststellung des Schweregrades der Aorteninsuffizienz gelingen bei stärkerer Ausprägung klinisch leicht. Alle Formen werden echokardiographisch gut erfaßt und beschrieben. Auch die differentialdiagnostische Abgrenzung der oben genannten Möglichkeiten geschieht am besten echokardiographisch, unter Umständen mittels Transösophagealschall (1.5). Herzkatheterdiagnostik: Einschwemmkatheter mit Pulmonalisdruckmessung bei Ruhe und unter Belastung bei fraglicher Operationsindikation, präoperativ selektive Koronarangiographie oder Aortenwurzelangiographie bei echokardiographisch ungenügender Bildqualität.

4.3.1.5 Trikuspidalinsuffizienz und -stenose

Trikuspidalerkrankungen sind bei rheumatischer Herzerkrankung selten, aber nicht ungewöhnlich. Ihre Erkennung kann Schwierigkeiten bereiten. Die **Trikuspidalinsuffizienz** gibt sich zu erkennen

durch Veränderungen des Venenpulses mit Obliteration des X-Segments und Entwicklung einer systolischen oder CV-Welle. Bei schwereren Formen venenpulssynchrone Leberpulsation. Ein spindelförmiges, meist niederfrequentes systolisches Geräusch ist über dem unteren Sternum hörbar, welches mit der Inspiration zunimmt. Diastolisch ist nicht selten ein Intervallrumpeln zu hören. Bei **Trikuspidalstenose** ist der Venendruck erhöht, das Y-Segment verlangsamt (Diastaseanhebung, s. 1.2). Ein Trikuspidalöffnungston und ein Intervallrumpeln von Dekrescendocharakter können hörbar werden. Bei gleichzeitig vorliegender Mitralklappenerkrankung oder gar Aorten- und Mitralklappenfehlern kann die Erkennung schwierig sein.

Differentialdiagnose:
▶ Relative Trikuspidalinsuffizienz bei Pulmonalhypertonie (Mitralstenose, dekompensierte Aortenklappenfehler),
▶ relative Trikuspidalinsuffizienz bei nichtrheumatischer Herzerkrankung (Herzinsuffizienz, s. 3.4),
▶ Vorhofseptumdefekt (5.3.1),
▶ Ebstein-Anomalie (5.5.3),
▶ bakterielle Endokarditis (Drogensüchtige, s. 4.3.2),
▶ traumatische Trikuspidalinsuffizienz (4.3.3).

Weiterführende Diagnostik: Nachweis mittels Echokardiographie gut möglich, unter Umständen Kontrastechokardiographie. Bei Trikuspidalstenose kann eine direkte Druckmessung mittels Rechtsherzkatheter erforderlich sein.

4.3.1.6 Pulmonalklappeninsuffizienz

Pulmonalklappenbeteiligung bei rheumatischer Herzerkrankung ist selten. Wenn sie vorliegt, so gewöhnlich als Pulmonalinsuffizienz. Pulmonalstenosen sind nahezu stets angeboren.

Die Pulmonalinsuffizienz ist schwierig zu diagnostizieren. Man erkennt sie am mittel- bis niederfrequenten diastolischen Intervallgeräusch am linken Sternalrand, welches inspiratorisch lauter wird. Technische Untersuchungsverfahren liefern keine verwertbaren Hinweise, ausgenommen die Echokardiographie.

Differentialdiagnose:
▶ Bakterielle Endokarditis (Drogensüchtige, s. 4.3.2),

▶ relative Pulmonalklappeninsuffizienz bei Pulmonalhypertonie, darunter auch bei Mitralstenose (Graham-Steel-Geräusch),

▶ Zustand nach operierter Pulmonalstenose.

Weiterführende Diagnostik: Echokardiographie, unter Umständen Kontrasttechnik. Auch mit Herzkatheter und Angiokardiographie ist diese Klappenerkrankung nur schwer zu diagnostizieren.

4.3.2 Bakterielle Endokarditis

Die bakterielle Besiedlung einer oder mehrerer Herzklappen führt zu Endocarditis ulcerosa polyposa. Die bakterielle Endokarditis geht vorzugsweise auf vorerkrankten Klappen an, kann bei stark herabgesetzter Abwehrlage aber auch auf gesunden Herzklappen angehen. Voraussetzung ist das Auftreten von Bakterien im Blut, die schon in geringer Zahl bei disponierten Individuen eine Endokarditis auslösen können. Der Erkrankungsverlauf ist entweder subakut (Endocarditis lenta, meistens durch Streptococcus viridans verursacht) oder akut destruierend (meistens durch Staphylococcus aureus induziert). Daneben kommen auch zahlreiche andere Erreger in Betracht. Bei schwer und chronisch Kranken kann auch eine Pilzendokarditis auftreten. Der Krankheitsverlauf wird bestimmt durch Ausmaß und Fortschreiten der Klappendestruktion (stets regurgitierende Läsionen, also Klappeninsuffizienz mit Volumenbelastung der nachgeschalteten Herzkammer), durch Embolien (Mikro- oder Makroembolien) und schließlich durch immunologische Sekundärphänomene wie Perikarditis, Myokarditis, Janeway- und Osler-Herde. Insbesondere die Mikroembolisierung (Splinterblutungen unter den Fingernägeln und auf den Schleimhäuten sowie im Augenhintergrund), mykotische Aneurysmen jedweder Lokalisation sowie Janeway- und Osler-Herde und Löhlein-Herdnephritis (Mikrohämaturie) sind für die bakterielle Endokarditis charakteristisch.

Die Diagnostik schließt die Suche nach dem bakteriellen Streuherd bzw. der Eintrittspforte ein: Mundhöhle (Zahnarbeiten, Paradontose, Zahngranulome), Urogenitaltrakt, Urosepsis, jedwede bakterielle Infektion wie Pneumonie (Pneumokokkenendokarditis der Mitral- oder Aortenklappe) oder Abszesse etc. Auch unsterile intravenöse Injektionen, etwa bei Drogenabhängigen, können eine Endokarditis hervorrufen (Rechtsherzendokarditis). Jede Herzklappe kann befallen sein. Auch angeborene Shuntverbindungen können zum Sitz einer Endokarditis werden. Besonders wichtig, weil empfindlich, sind implantierte Kunstklappen im Herzen.

Typisches Bild: Subfebrile Erkrankung, allgemeines Krankheitsgefühl, Ursache der Temperatur nicht aufzudecken. Findet man ein Herzgeräusch, so ist dieses entweder sofortdiastolisch (Aorteninsuffizienz) oder systolisch (Mitralinsuffizienz, Trikuspidalinsuffizienz). Die Diagnose wird sicher, wenn Mikroembolien oder mykotische Aneurysmen (s. oben) nachweisbar werden. Im Blutbild findet sich eine mäßige Leukozytose, die BSG ist stark beschleunigt. Nach längerem Erkrankungsverlauf kommt es auch ohne schwere Klappendestruktion zur Herzinsuffizienz (Myokardbeteiligung) bzw. Perikarditis, unter Umständen mit Kryoglobulinen (s. Kap. 9.3.6). Bei fortschreitender Klappenläsion ändern sich die Geräusche und es tritt meistens *Herzinsuffizienz* ein (s. 3.4). Das EKG ist uncharakteristisch, die Röntgenuntersuchung hilft nicht weiter. Beweisend sind Blutkulturen (mindestens 8).

Differentialdiagnose:

▶ Rheumatische Herzerkrankung, akutes rheumatisches Fieber,

▶ Fieber unbekannter Ursache (siehe Kap. 1.6),

▶ traumatische Herzklappenfehler (bei akuter Klappendestruktion),

▶ funktionelles Herzgeräusch,

▶ Perikarditis (4.5).

Weiterführende Diagnostik: Bei Verdacht auf Endokarditis muß immer versucht werden, mittels Echokardiographie die Klappenläsion und vor allem die aufgelagerten Vegetationen darzustellen. Unter Umständen wiederholte echokardiographische Untersuchungen sowie ggf. transösophageale Untersuchung! Herzkatheteruntersuchungen sollen nach Möglichkeit vermieden werden. Lediglich präoperativ ist vor indizierter notfallmäßiger Klappenersatzoperation eine selektive Koronarangiographie bei Verdacht auf Koronarerkrankung oder risikobelasteten Individuen notwendig. Unter allen Umständen Katheterpassage der infizierten Klappe vermeiden (Emboliegefahr!).

Besondere diagnostische Schwierigkeiten können Endokarditiden auf Herzklappenprothesen bereiten. Entscheidend ist eine sorgfältige bakteriologische Diagnostik, unter Umständen Blutkulturen nach Auslaßversuch. Sorgfältigste echokardiographische Untersuchung mit modernen, hochauflösenden Geräten.

4.3.3 Traumatische Herzklappenfehler

Klappensegel oder Chordae tendinae können abreißen bei stumpfem Thoraxtrauma oder bei scharfen (Stich-, Schuß-)Verletzungen. Manchmal reichen dazu schon minimale Traumata. Es resultiert eine meistens perakute und gewöhnlich sehr schwere Aorten- oder Mitralinsuffizienz. Seltener sind Trikuspidalklappenverletzungen. Diese sind nicht entfernt so dramatisch wie das Bild der schweren Linksherzinsuffizienz mit massiver Lungenstauung bei Aorten- oder Mitralklappenverletzung. Bei akuter Mitralinsuffizienz schwerste Lungenstauung, unter Umständen mit systolischer Stromumkehr im kleinen Kreislauf.

Typisches Bild: Nach Thorax- oder Polytrauma Tachypnoe, Dyspnoe, Orthopnoe. Herzgeräusch einer Aorteninsuffizienz, Mitralinsuffizienz oder Trikuspidalinsuffizienz (ohne Lungenstauung). Tachykardie. Aufweitung der Blutdruckamplitude bei Aorteninsuffizienz. Protodiastolischer Galopp, bei Aorteninsuffizienz Austin-Flint-Geräusch, bei Mitralinsuffizienz protodiastolisches Rumpeln. Im EKG Linksbelastungszeichen. Röntgenologisch zunehmende Herzvergrößerung und Lungenstauung.

Differentialdiagnose:
▶ Präexistenter Klappenfehler,
▶ bakterielle Endokarditis mit rascher Klappendestruktion (s. 4.3.2),
▶ relative Mitral- oder Trikuspidalinsuffizienz bei Kammerdilatation infolge sonstiger Herzerkrankung oder Myokardkontusion durch traumatische Koronararterienverletzung,
▶ Myokardischämie durch traumatische Koronararterienverletzung.

Weiterführende Diagnostik: EKG zum Ausschluß von Myokardschäden und/oder Ischämie obligat. Die Echokardiographie ist die entscheidende Untersuchungsmethode. Hiermit kann auch die besonders wichtige Unterscheidung von einem funktionellen Erstgeräusch und von einer bakteriellen Endokarditis gelingen. Sicherheitshalber sollen jedoch Blutkulturen abgenommen werden. Mit der echokardiographischen Untersuchung, unter Umständen auch mittels CT muß eine konkomitante Aortenverletzung ausgeschlossen werden (siehe 4.6.1). Herzkatheter und Koronarangiographie sind bei jugendlichen Patienten bei guter echokardiographischer Technik präoperativ entbehrlich, bei Koronar- oder Koronarrisikopatienten aber, wenn in der traumatisierten Situation ausführbar, indiziert.

4.3.4 Mitralklappenprolaps

Prolapse bzw. Aneurysmen bevorzugen das posteriore Mitralsegel; ursächlich spielen Auflockerung des Segelgewebes, Sehnenfadenabriß oder -verlängerung sowie Deformierung oder Auflockerung des Mitralringes eine Rolle. Der Mitralklappenprolaps kann Sekundärphänomen bei einem Marfan-Syndrom (Gewebelockerung) sein; er wird auch bei Aortenstenose oder muskulärer Subaortenstenose (Druckbelastung), seltener bei rheumatischer Herzerkrankung beobachtet. Öfter findet man ihn bei Vorhofseptumdefekt oder bei einer Kardiomyopathie.

Klinisch findet man ventrikuläre Extrasystolen oder Arrhythmien bis hin zur Kammertachykardie; bei familiären Formen ist ein plötzlicher Herztod häufig. Die resultierende spätsystolische Mitralinsuffizienz ist durch ein spätsystolisches Krescendogeräusch charakterisiert, welches von einem telesystolischen Klick vielfach eingeleitet wird. Das Geräusch ändert sich in Abhängigkeit von der Kammergröße (lauter bei kleinerer Kammer, unter Umständen verschwindend bei Zunahme der Kammergröße): Es ist lauter im Stehen oder im Valsalva-Preßversuch, leiser oder nicht nachweisbar im Liegen oder bei Beinhochlagerung. Oft wird ein atypischer Herzschmerz angegeben. Die Mitralinsuffizienz ist hämodynamisch meist gering. Ein operativer Klappenersatz ist nur sehr selten erforderlich.

Ein Prolaps kann – selten – an der Trikuspidalklappe auftreten und zeigt dann analoge typisch rechtskardiale Befunde.

Typisches Bild: Meistens jüngere Frauen mit atypischen Thoraxschmerzen, ventrikulären Extrasystolen und einem auffälligen Herzgeräusch mit oder ohne telesystolischem Klick. Manchmal Schwindel, selten Synkopen. Oft wird das Syndrom als Zufallsbefund bei echokardiographischen Untersuchungen entdeckt.

Differentialdiagnose:
▶ Rheumatische Herzerkrankung, Mitralinsuffizienz (s. 4.3.1).

4.3.5 Degenerative Herzklappenfehler

Klappenfehler ohne spezifische Ätiologie können im Alter infolge von atheromatösen arteriosklerotischen oder sonstigen degenerativen Gewebsveränderungen vorkommen. Die Klappensegel werden sklerotisch verdickt und verhärtet und können in unterschiedlichem Umfang verkalken. Die hämodynamischen Auswirkungen können erheblich sein, manchmal werden aber auch nur funktionelle Herzgeräusche hervorgerufen. Die diagnostische Differenzierung ist oft schwierig, insbesondere die Abgrenzung von rheumatischen oder angeborenen Klappenveränderungen in späten Stadien.

4.3.5.1 Aortenklappensklerose und -stenose

Sklerotische Verdickungen der Aortenklappen bewirken zunächst noch keine Strombehinderung. Die Steifigkeit der Klappensegel kann jedoch Turbulenz und damit ein Ausflußbahngeräusch (Sklerosegeräusch) erzeugen. Schreiten die Veränderungen fort und treten schließlich – meistens – Kalzifizierungen der Klappen und unter Umständen auch der angrenzenden Aortenwand auf, so können sich Aortenklappenstenosen bis hin zu schwerster Ausflußbahnobstruktion entwickeln. Wegen der Versteifung der Klappensegel ist häufig eine geringfügige Schließunfähigkeit in Form eines leisen, hochfrequenten Sofortdiastolikums erkennbar. Eine differentialdiagnostische Abgrenzung von rheumatischen oder kongenital bikuspidalen Klappenstenosen ist in diesem Stadium weder klinisch noch pathologisch-anatomisch möglich.

Typisches Bild: Beim „Sklerosegeräusch" findet man neben dem typischen spindelförmigen Ausflußbahngeräusch über der Apex am linken und am rechten Sternalrand manchmal ein ganz leises, hochfrequentes Sofortdiastolikum. Die Blutdruckamplitude ist hoch (Elastizitätsverluste der Aorta). Die ansteigende Flanke des Karotispulses ist normal.

Bei Aortenstenose ergibt sich das Vollbild dieses Klappenfehlers wie oben beschrieben (4.3.1.3). Die Patienten sind betagt, gewöhnlich über 70 Jahre.

Differentialdiagnose:
▶ Rheumatische Aortenstenose (4.3.1.3),
▶ kongenitale bikuspidale Aortenklappe (5.1.2),
▶ funktionelles Herzgeräusch.

Weiterführende Diagnostik: Die Differenzierung nach der Ätiologie ist meistens unerheblich. Wichtig ist die Erkennung des stenosierenden Prozesses und dessen Quantifizierung. Hierzu ist am besten die Echokardiographie geeignet.

4.3.5.2 Mitralringverkalkung

Im höheren Alter, meistens über 70 Jahre, insbesondere bei Patienten mit Diabetes mellitus oder Arteriosklerose, kann der Mitralklappenring, also das fibröse Herzskelett, mit dem Ansatz bzw. den Basen der Mitralklappensegel verkalken. Hierdurch wird die Beweglichkeit der Segel behindert, die meistens auch sklerotisch-fibrös verdickt und manchmal eingerollt sind. Es resultiert eine Mitralinsuffizienz bzw. -stenose oder ein kombinierter Fehler, der sich von der rheumatischen Mitralerkrankung nur durch das alleinige Vorkommen im hohen Alter und durch den verkalkten Klappenring unterscheidet. Differenzierend hilfreich ist das Fehlen eines Mitralöffnungstones bei der Mitralringverkalkung. Die Mitralinsuffizienz kann schwer sein, die Mitralstenose ist meistens nur leicht.

Typisches Bild: Symptomatik und klinische Befunde unterscheiden sich nicht von denjenigen einer rheumatischen Mitralinsuffizienz.

Differentialdiagnose:
▶ Rheumatischer Mitralklappenfehler (4.3.1.1, 4.3.1.2),
▶ relative Mitralinsuffizienz bei Kammerdilatation,
▶ Mitralklappenprolapssyndrom (4.3.4),
▶ Trikuspidalinsuffizienz, relativ oder organisch (4.3.1.5),
▶ funktionelles Herzgeräusch.

Weiterführende Diagnostik: Die Verkalkung des Mitralklappenringes ist mit einem guten Durchleuchtungsgerät oft klar zu erkennen. Sicher wird die Ringverkalkung stets mit dem Echokardiogramm dargestellt. Hiermit gelingt auch die manchmal wichtige Abgrenzung einer bakteriellen Endokarditis als Ursache der Mitralinsuffizienz anhand des Nachweises von aufgelagerten Klappenvegetationen.

4.4 Endokarderkrankungen

Außer rheumatischer Herzerkrankung und den bakteriellen Endokarditiden kommen Erkrankungen des parietalen Endokards vor, die eine oder mehrere Herzklappen mitbetreffen können. Eine

Endokardverdickung oder -fibrosierung verursacht komplexe Störungen, je nach Ausprägung auch eine Behinderung der systolischen Kammerkontraktion oder der diastolischen Kammerdilatation, unter Umständen im Sinne einer restriktiven Kardiomyopathie. Auf dem veränderten muralen Endokard entstehen besonders gern Thromben, die Embolien verursachen können (Lungenembolie bei Rechtsherzerkrankung, arterielle Embolien bei Linksherzendokarditis). Wenn der Endokardprozeß Herzklappen miterfaßt, so resultieren meist leichte Stenosierungen oder leichte Insuffizienzen. Dementsprechend werden Auskultationsbefunde erhoben, die von funktionellen Geräuschen oft nicht leicht abgegrenzt werden können. Kommt es zu einer Klappeninsuffizienz, so kann diese auch höhere Grade erreichen, wohingegen Klappenstenosen meistens geringfügig bleiben. Bei Beteiligung der Semilunarklappen entstehen typische Ausflußbahngeräusche, bei Erkrankung der AV-Klappen holo- oder spätsystolische Geräusche. Hier hört man dann auch ein diastolisches Rumpeln, da die verdickte oder versteifte AV-Klappe im einströmenden diastolischen Blut Turbulenzen erzeugt. Für die Differenzierung von Ein- und Ausflußbahngeräuschen und für die Zuordnung zum rechten oder linken Herzen gelten die oben besprochenen Kriterien (2.2.10, 2.2.11). Oft hört man einen protodiastolischen Galopp als Ausdruck der systolischen und/oder diastolischen Kammerfunktionsstörung. Die Symptomatik wird meistens von der Grunderkrankung dominiert, die Endokardbeteiligung tritt nur durch Embolien oder bei sehr starker Entwicklung klinisch in Erscheinung.

Krankheitsbilder

Hypereosinophiles Syndrom: Bei Eosinophilie jedweder Genese kann durch Kontakt der eosinophilen Leukozyten mit dem Endokard eine Fibrosierung mit thrombotischen Auflagerungen im rechten und im linken Herzen eintreten. Das Myokard ist nicht beteiligt. Manchmal lenken arterielle Embolien die Aufmerksamkeit auf die Erkrankung des Endokards, meist bleibt dies aber asymptomatisch. Die Symptome werden durch die Grunderkrankung bestimmt. Herzgeräusche sind in aller Regel funktionell. Herzinsuffizienz ist sehr selten.

Karzinoidsyndrom (siehe 28.5.3): Weißlich-speckige Ablagerungen finden sich auf der dem Blutstrom abgewandten Seite der Trabekel und der Herzklappen, vorwiegend im rechten Herzen, beim Karzinoidsyndrom. Die Ablagerungen an den Klappenbasen und -segeln versteifen diese und führen zu funktionellen Geräuschen mit gewöhnlich leichter Trikuspidal- oder Pulmonalstenose. Die Symptomatik wird auch hier durch die Grunderkrankung bestimmt. Die damit verbundenen Kreislaufsymptome werden durch die Freisetzung vasoaktiver Substanzen in der Peripherie und nur äußerst selten durch die Endokardbeteiligung hervorgerufen. Embolien kommen nicht vor.

Angeborene Endokardfibroelastose: Es handelt sich um eine vorwiegend im Neugeborenen- und Kindesalter vorkommende Endokardfibrose, die meistens mit einer Hypoplasie der betroffenen Herzkammer verbunden ist. Im Erwachsenenalter ist das Krankheitsbild sehr selten und dann vorwiegend linksventrikulär lokalisiert. Klinisch resultiert eine Herzinsuffizienz wie bei restriktiver Kardiomyopathie.

Endokarditis bei systemischem Lupus erythematosus (s. Kap. 9): Es handelt sich um eine vorwiegend rechtsseitige parietale Endokarditis, meist mit Beteiligung der Trikuspidalklappe. Die Symptome der Grunderkrankung bestimmen das Bild. Fieber ist häufig. Ein funktionelles, unter Umständen auch ein Trikuspidalinsuffizienzgeräusch, kann gehört werden. Der Jugularvenenpuls ist im Falle einer Trikuspidalinsuffizienz typisch verändert (s. 1.2). Es kann sich eine Rechtsherzinsuffizienz mit Erhöhung des zentralen Venendrucks ausbilden. Selten ist die Erkrankung an der Mitralklappe und am linken Ventrikel.

Seltenere Formen von eosinophilen Endokarditiden können auch bei bestimmten Tropenerkrankungen vorkommen.

Differentialdiagnose:
▶ Rheumatische Herzerkrankung mit Klappenfehler (4.3.1),
▶ bakterielle Endokarditis (4.3.2),
▶ Kardiomyopathie (4.2) mit diastolischer und/oder systolischer Funktionsstörung,
▶ Lungenembolie (4.7.1),
▶ funktionelles Herzgeräusch.

Weiterführende Diagnostik: Neben der Identifizierung der Grunderkrankung ist der Nachweis der Endokardverdickung und von thrombotischen Endokardauflagerungen von hoher Bedeutung. Dies gelingt mit guter echokardiographischer Technik in vielen Fällen. Eine endgültige Klärung wird jedoch nur durch die Endomyokardbiopsie erreicht.

4.5 Perikarderkrankungen

4.5.1 Pericarditis sicca

Eine Herzbeutelentzündung unterschiedlicher Genese ohne wesentlichen Perikarderguß führt zu epi- oder perikardialen Fibrinausschwitzungen und damit zu Schmerzen und Reibegeräuschen. Nicht selten und vor allem nicht vorhersehbar kann sich aus der trockenen Perikarditis eine Pericarditis exsudativa, unter Umständen mit Herzbeuteltamponade, entwickeln (4.5.2). Da eine solche Entwicklung nicht vorhersehbar ist, sind Diagnose und Differentialdiagnose einer Perikarditis stets von größter Wichtigkeit und müssen auch von einer sorgfältigen Beobachtung des Verlaufs gefolgt sein. Sehr häufig erkranken Perikard und Myokard gleichzeitig. Daher muß bei der Diagnose Perikarditis immer auch eine Myokarditis (s. 4.2.1) ausgeschlossen werden.

Typisches Bild: Im Rahmen einer der oben genannten Grunderkrankungen oder spontan nach kurzem fieberhaften Infekt tritt retrosternaler, linkspräkordialer Schmerz auf, der lageabhängig wechselt und manchmal eine atemabhängige Komponente zeigt. Bei der Untersuchung fällt das typische 3-Komponenten-Perikardreiben auf. Dies ist allerdings oft flüchtig oder überhaupt schwer zu hören. Es muß bei Verdacht auf Perikarditis daher das Geräusch aktiv gesucht werden, unter Umständen durch Umlagerung des Patienten mit verschiedenen Haltungen, auch Knie-Ellenbogen-Lage. Im EKG findet sich im Akutstadium eine ST-Hebung in den Ableitungen der Frontal- und Horizontalebene. Es folgt eine Evolution mit T-Negativierung und ST-Senkung. Typisch ist die diffuse Ausbreitung.

Differentialdiagnose:
▶ Virale Perikarditis (Komplementbindungsreaktionen).
▶ Urämische Perikarditis (Nierenfunktionsprüfung!).
▶ Rheumatische Perikarditis (akutes rheumatisches Fieber!).
▶ Postinfarktsyndrom (Dressler-Syndrom): Autoimmunerkrankung 1–30 Tage nach akutem Myokardinfarkt oder nach kardiochirurgischen Eingriffen: Sturzsenkung, Eosinophilie, unter Umständen Pneumonitis, Pleuritis und zentralnervöse Symptome; rasches Ansprechen auf Glukokortikoide.

▶ Morbus Boeck (Tuberkulintest negativ, Lymphome, Thoraxröntgen).
▶ Tumoren mit Einbruch in das Perikard (z.B. Bronchialkarzinom).
▶ Lokalisierte Perikarditis nach Herzschrittmacherimplantation (Sondenpenetration).

Weiterführende Diagnostik: Die ätiopathogenetische Diagnose ist von großer Bedeutung. Sie wird aus dem klinischen Gesamtbild gestellt, nachdem die Diagnose Perikarditis gesichert ist. Eine definitive Klärung durch Perikardpunktion ist hierbei nicht möglich.

4.5.2 Pericarditis exsudativa

Eine exsudative Perikarditis wird dann diagnostiziert, wenn die normale perikardiale Flüssigkeitsmenge von ca. 50 ml überschritten und der Perikardspalt (Echokardiographie) weiter als 2 mm wird. Jeder Erguß kann, wenn der Herzbeutel nicht nachgibt, zur lebensbedrohlichen Behinderung der Herzaktion (Tamponade) führen. Das Perikard wird dann bei zunehmender Flüssigkeitsmenge Raum geben können, wenn es miterkrankt ist und die Ergußbildung nicht zu rasch ist. Unter Umständen können sehr große Ergußmengen ohne Tamponade im Herzbeutel angesammelt werden (bis zu 2 l). Andererseits können schon kleine Ergüsse (150 ml) zur tödlichen Tamponade führen.

Typisches Bild:
Perikarditis ohne Tamponade: Die Symptomatik wird von der Grunderkrankung bestimmt. Die Ergußbildung selbst ist oligo- oder asymptomatisch. Bei ursprünglicher Pericarditis sicca kann das Schmerzsyndrom mit der Ergußentwicklung verschwinden (auch das Perikardreiben!). Die Herzdämpfung wird verbreitert, der Herzspitzenstoß nicht mehr fühlbar. Die Herztöne können leise werden. Manchmal hört man bei bestimmter Körperlage noch das Perikardreiben. Im EKG elektrischer Alternans (nicht obligat!). Im Thoraxröntgenbild globale Herzvergrößerung oder zeltförmige Deformierung der Herzsilhouette.

Perikarditis mit Tamponade: Die Entwicklung des Krankheitsbildes und die Symptomatik werden durch die Grunderkrankung bestimmt. Zusätzlich bestehen Blässe, Dyspnoe und Leistungsschwäche. Der Jugularvenendruck steigt an und zeigt inspiratorisch einen Anstieg anstelle des normalen Kollapses (Kußmaul-Venenpuls). Der Blutdruck ist niedrig, die Druckamplitude eng und man tastet einen Pulsus paradoxus. Echokardiographisch findet man bei der Tamponade eine Kompression des rechten Herzens, die inspiratorisch zunimmt; der Erguß und die Zeichen der Tamponade sind echokardiographisch leicht nachweisbar. Ist eine Tamponade nachgewiesen, so muß umgehend das Perikard punktiert werden!

Differentialdiagnose:
▶ Hämoperikard (postoperativ, unter Antikoagulanzientherapie, Tumoren, Verletzungen),
▶ Aneurysma dissecans der Aorta (4.6.1),
▶ Ruptur der freien Herzwand nach akutem Myokardinfarkt,
▶ Pyoperikard (bakterielle Infektionen, Sepsis),
▶ urämische Perikarditis (chronische Niereninsuffizienz, auch unter Dialyse!),
▶ Strahlenperikarditis (nach Strahlentherapie des Mammakarzinoms oder von Mediastinaltumoren),
▶ virale Perikarditis,
▶ tuberkulöse Perikarditis,
▶ chylöse Perikarditis,
▶ rheumatische Perikarditis,
▶ idiopathischer Perikarderguß,
▶ Begleitperikarderguß bei Vorhofseptumdefekt.

Weiterführende Diagnostik: Die Echokardiographie sichert sofort die Diagnose und gibt quantitativen Aufschluß über die Ergußmenge wie auch über eine eventuelle Behinderung der Herztätigkeit (Tamponade). Zur Sicherung der Ätiopathogenese soll mit der Perikardpunktion nicht gezögert werden (1.11).

4.5.3 Pericarditis constrictiva

Hierbei handelt es sich um Spätstadien einer über Jahre, meistens Jahrzehnte hinweg fortschreitenden Perikarderkrankung. Sie ist gewöhnlich Folge einer tuberkulösen Perikarderkrankung, kann aber – selten – auch einmal auf eine virale oder rheumatische Perikarditis zurückgehen. Es kommt zu einem das Herz umschließenden, langsam fortschreitenden Narbenschrumpfungsprozeß, der das Herz ummauert (constrictiva) und meistens auch mit Verkalkungen des Perikards einhergeht (Pericarditis constrictiva calcarea). Der fibrosierend kalzifizierende Prozeß kann in das Myokard eindringen und dieses partiell zerstören. Es kommt hierbei zu schwersten chronischen Stauungszuständen.

Typisches Bild: Sehr langsame Leistungsabnahme, Dyspnoe, Zyanose. Erhöhter Venendruck mit Kußmaul-Venenpuls. Stark gestaute Leber, unter Umständen Cirrhose cardiaque. Aszites, Beinödeme, Anasarka. Arterielle Hypotonie mit Pulsus paradoxus. Das Herz ist palpatorisch auffällig ruhig. Auskultatorisch hört man höchstens einen besonders lauten protodiastolischen Galopp („knock"). Im EKG Niedervoltage. Röntgenologisch wird die Diagnose meist rasch, ja oftmals überhaupt erst gestellt durch Nachweis der das Herz umgebenden Kalkspangen. Laborchemische Untersuchungen decken nicht selten eine exsudative Enteropathie auf.

Differentialdiagnose:
▶ Chronische Herzinsuffizienz bei Kardiomyopathie (4.2),
▶ Leberzirrhose,
▶ Cor pulmonale.

Weiterführende Diagnostik: Die Diagnose kann aus dem klinischen Bild zusammen mit dem Röntgenbild gewöhnlich leicht gestellt werden. Wenn jedoch keine Verkalkungen vorliegen, so kann die Diagnose äußerst schwierig werden. Die Konstriktion kann an den typischen hämodynamischen Veränderungen mittels Rechtsherzkatheter nachgewiesen werden: „Dip-" und „Plateau-Phänomen" im rechten und linken Ventrikel und Angleich der Druckhöhe in der Diastole zwischen linkem Vorhof, linkem Ventrikel, Pulmonalarterie, rechtem Ventrikel und rechtem Vorhof. Eine Differenzierung´ nach dem Ort der Konstriktion (Perikard, Myokard, Endokard) gelingt manchmal mittels Magnetresonanztechnik. Gelegentlich ist aber auch eine explorative Thorakotomie nicht zu umgehen.

4.6 Erkrankungen der Aorta

4.6.1 Aortendissektion (s. auch Kap. 22.4)

Beim Aneurysma dissecans aortae kommt es zu einer Aufspaltung der Aortenwand in der Media nach Endokardeinriß mit Abhebung einer mehr oder weniger langen Endothelstrecke. Dabei kann die Aortenwand vollständig zerreißen mit unmittelbar tödlicher Blutung; es können auch Sickerblutungen in die Nachbarschaft eintreten oder Gefäßabgänge von der Aorta abgeschert werden. Der

Prozeß kann von der Aortenklappe bis zu den zerebralen oder femoralen Verzweigungen der Aorta
ausgedehnt sein. Dissektion kommt vor bei Hypertonie, bei Gsell-Erdheim-Medianekrose und bei
Marfan-Syndrom (hier speziell in der Schwangerschaft).

Typisches Bild: Plötzlich auftretende, heftigste
Thoraxschmerzen, die besonders zentral retrosternal lokalisiert sind und in den Rücken ausstrahlen.
Die Dissektion kann aber auch oligosymptomatisch bleiben. Bei der Untersuchung findet man,
wenn die Aortenbogengefäße beteiligt sind einen
seitendifferenten Blutdruck und dementsprechend
eine Pulsdifferenz. Ist die Aortenwurzel beteiligt,
so kann die Aortenklappe destabilisiert werden
und eine Aorteninsuffizienz auftreten. In diesen
Fällen entwickelt sich nicht selten ein Hämoperikard (Perikardumschlagsfalte in der Nähe des Abgangs des Truncus brachiocephalicus), unter Umständen mit Herzbeuteltamponade. Das EKG ist
unverändert. Röntgenologisch findet sich nicht selten eine Verbreiterung der Aorta.

Differentialdiagnose:
▶ Akuter Myokardinfarkt (4.1.1),
▶ Aortenklappeninsuffizienz (rheumatisch oder
durch bakterielle Endokarditis),
▶ Apoplexie,
▶ Neuritis, Neuropathie,
▶ Perikarditis (4.5),
▶ Pleuritis,
▶ Takayasu-Aortenbogenarteriitis,
▶ Mediastinaltumor.

Weiterführende Diagnostik: Die Diagnose wird aus
dem klinischen Bild vermutet. Sie ist so gut wie
sicher, wenn Pulsdifferenzen oder seitendifferenter
Blutdruck zusammen mit Aorteninsuffizienz beobachtet werden. Endgültig gesichert wird die Aortendissektion durch Echokardiographie. Hier ist
die Transösophagealtechnik am aussagekräftig-
sten. Allerdings können hiermit die Abgänge der
Kopf-Hals-Gefäße nicht immer eindeutig beurteilt
werden, auch nicht die Partien der Aorta distal
des Zwerchfellhiatus. Mit der Kontrastcomputertomographie oder der Magnetresonanztechnik
kann die Dissektion gut nachgewiesen werden. Insbesondere die Computertomographie hat die früher obligate Angiographie (Risiko!) weitgehend
verdrängt. Bei Unklarheiten über Abgänge wichtiger Gefäße muß jedoch noch immer aortogra-

phiert werden (Vorsicht): Verletzte Gefäßwand,
falsche Gefäßlumina). Vielfach wird daher besser
die Subtraktionstechnik angewandt, entweder intravenös oder intraarteriell mit sehr kleinen Kon-
trastmittelmengen.

Das Thoraxröntgenbild hat seinen früheren
Stellenwert praktisch ganz eingebüßt. Selbst wenn
ein verdächtiger Befund (Verbreiterung des Mediastinums) erhoben wird, so müssen stets die oben
genannten bildgebenden Verfahren eingesetzt werden.

4.6.2 Aneurysmen der Aorta (s. auch Kap. 22)

Aussackungen der Aortenwand als Aneurysma
können in jedem Abschnitt der Aorta vorkommen.
Für die verschiedenen Grunderkrankungen gibt es
jedoch gewisse Prädilektionsstellen. Außerdem
stößt der Untersucher ebenfalls lokalisationsabhängig auf diese Diagnose. Daher werden die verschiedenen Typen von Aneurysmen anhand der
unterschiedlichen Lokalisationen behandelt.

Ein Aneurysma ensteht dann, wenn entweder
die Aortenwand als ganzes geschwächt ist (z.B.
Marfansyndrom) oder wenn lokal wirkende Pathomechanismen vorliegen (z.B. poststenotische
Ektasie bei Aortenstenose).

Mykotische Aneurysmen bei bakterieller Endokarditis können sich in jedem Abschnitt der Aorta
entwickeln, da sie von septischen Embolien in die
Vasa vasorum ausgehen. Sie befinden sich jedoch
selten an der Aorta, viel häufiger an peripheren
Arterien und werden daher hier nicht weiter behandelt.

4.6.2.1 Aorta ascendens

Dies ist die häufigste Lokalisation für Aortenaneurysmen. Meistens werden sie als Begleitphänomen bei unterschiedlichen Herz- bzw. Gefäßerkrankungen zufällig entdeckt, weil sie meist
asymptomatisch sind. Manchmal können sie jedoch auch mit dramatischer Symptomatik in Erscheinung treten (Aneurysma dissecans aortae,
4.6.1).

Typisches Bild: Im Rahmen der Abklärung eines
Herzklappenfehlers, einer Hypertonie oder nach
Herzoperationen fällt röntgenologisch eine Verbreiterung des Mediastinums mit bogiger Ausbuchtung nach rechts in Hilushöhe auf. Manchmal

wird eine Aortenklappeninsuffizienz *rechts* vom Sternum hörbar, was auf ein Aorta-ascendens-Aneurysma als Ursache der Insuffizienz hindeutet. Symptome treten nur auf, wenn die Aortenwand mechanisch beschädigt ist (Dissektion) oder wenn die Abgänge der Koronararterien eingeengt werden (Angina pectoris, ischämische ST/T-Veränderungen).

Differentialdiagnose:

▶ Poststenotische Ektasie der Aorta ascendens bei Aortenstenose (4.3.1.3),
▶ Marfan-Syndrom mit oder ohne Aortendissektion (4.6.1),
▶ Aortenaneurysma nach Aortotomie,
▶ Aorta-ascendens-Aneurysma bei Lues,
▶ arteriosklerotische Ektasie der Aorta ascendens,
▶ Mediastinaltumor.

Weiterführende Diagnostik: Ein Aneurysma muß genau untersucht und ätiopathogenetisch geklärt werden, damit die durch Rupturen gefährdeten Formen ausgeschlossen werden können. Dies gelingt in der Regel ohne Schwierigkeiten beim Marfan-Syndrom aus den somatischen Zeichen der Erkrankung (siehe Kap. 48). Bei Zustand nach Operationen mit der Herz-Lungen-Maschine (Aortotomie) kann die Diagnose sehr schwierig sein. In jedem Falle müssen bildgebende Verfahren eingesetzt werden: Mit der Echokardiographie kann gewöhnlich nur von transösophageal her eine hinreichende Darstellung erzielt werden. Meistens wird man auf eine Kontrastcomputertomographie oder eine Aortographie mit oder ohne Subtraktionstechnik nicht verzichten können. Sowohl echokardiographisch wie angiographisch wird eine dabei bestehende Aortenklappeninsuffizienz sogleich quantitativ miterfaßt.

Rupturgefährdet sind in erster Linie die Aneurysmen nach Aortotomie, bei Marfan-Syndrom und mit einigem Abstand die sehr ausgeprägte poststenotische Ektasie bei kongenitalen Aortenstenosen.

4.6.2.2 Arcus aortae

In diesem Abschnitt der Aorta sind Aneurysmen sehr selten. Meistens handelt es sich um ein Aneurysma dissecans (4.6.1). Bei angeborenen Aortenmißbildungen mit Hypoplasie des Arcus aortae kommen jedoch traubenförmige Aneurysmen im distalen Bereich des Arcus aortae vor. Sie gehören zum Komplex der Aortenisthmusstenose. Das sog. Kinking der Aorta kann den distalen Arcus aortae mit einbeziehen, ist aber eine Veränderung der Aorta thoracalis descendens.

Aneurysmen des Arcus aortae sind diagnostisch am besten mit der transösophagealen Echokardiographie zu erfassen und müssen wegen ihrer Seltenheit und besonderen Erscheinungsformen stets angiographisch gesichert werden.

4.6.2.3 Aorta thoracalis descendens

In diesem Bereich sind angeborene und erworbene Aneurysmen nicht selten. Bezüglich der klinischen Erscheinungsformen und der klinischen Bedeutung gilt das für die Aneurysmen der Aorta ascendens Gesagte. Sie sind oft asymptomatisch und bedürfen stets einer sehr genauen anatomischen Beschreibung, um eventuelle Rupturgefahren und damit die Indikationen zum chirurgischen Eingriff klären zu können.

Differentialdiagnose:

▶ Aortenisthmusstenose: Typisch ist die Epsilonfigur im Thoraxröntgenbild, bedingt durch Aortenknopf, stenotische Einziehung und poststenotische Ektasie. Die letztere ist auf gut belichteten Röntgenaufnahmen leicht erkennbar und ist fusiform. Bei längerstreckiger oder bei präduktaler Aortenisthmusstenose können multiple Aneurysmen der Aorta, der abgehenden Gefäße (Interkostalarterien) oder des Arcus aortae und seiner großen abgehenden Gefäße vorkommen (4.6.3).
▶ Traumatisches Aortenwandaneurysma (nach stumpfem Thoraxtrauma, Autounfall!),
▶ Arteriosklerotische Aortenektasie,
▶ Kinking der Aorta (Elongation und Ektasie mit Verwerfung der Aorta am Übergang vom Arcus zur Aorta thoracalis descendens),
▶ Mediastinaltumor.

Weiterführende Diagnostik: Mit der Thoraxröntgenaufnahme ist nur eine orientierende Klärung möglich. Auch mit der transösophagealen Echokardiographie kann die oftmals komplizierte Anatomie nicht immer aufgedeckt werden. Jedoch kann bei Aortenverletzungen, bei der einfachen Ektasie und beim Kinking hiermit bereits die entscheidende Information gewonnen werden. Bei angeborenen Mißbildungen Angiographie mit oder ohne Subtraktionstechnik (Vorsicht: Spinalarterien, Rückenmarkschädigung!). Eine sehr gute Gesamtdarstellung der Aorta gelingt mit der Magnet-resonanztechnik.

4.6.2.4 Aorta abdominalis

In diesem Bereich sind arteriosklerotische Aneurysmen sehr häufig. Sie sind meistens distal von den Nierenarterienabgängen lokalisiert, können aber weiter nach kranial ausgedehnt sein. Sie enden gewöhnlich an oder mit der Bifurkation der Aorta, können sich aber in die Iliakalarterien hinein erstrecken. Die arteriosklerotischen Aneurysmen sind gewöhnlich von Thromben ausgekleidet. Sie können daher embolisieren und – vor allem – mehrzeitig oder einzeitig rupturieren. Arteriosklerotische Bauchaortenaneurysmen sind stets mit einer schweren, fortgeschrittenen koronaren Herzkrankheit verbunden.

Typisches Bild: Das Bauchaortenaneurysma wird entweder wegen rezidivierender Abdominal- oder Rückenschmerzen oder als Zufallsbefund entdeckt. Es ist palpatorisch meist gut zu beschreiben. Oft ist es mit einer Claudicatio intermittens verbunden (Embolien in die Beinarterien oder begleitende stenosierende Arteriosklerose). Angina pectoris und/oder abgelaufene Infarkte sind ebenfalls häufig, zumindest finden sich im EKG meistens koronartypische Veränderungen (Infarkt, Ischämie).

Differentialdiagnose:
▶ Aneurysma dissecans (4.6.1),
▶ Leriche-Syndrom (Verschluß der Aortenbifurkation),
▶ Arteriosklerose mit Ulzerationen, aber ohne Aneurysmabildung,
▶ Abdominaltumoren (s. Kap. 28.5.3),
▶ Ileus (s. Kap. 28.5.1),
▶ Retroperitoneale Lymphome oder Tumoren (s. Kap. 28.7.2).

Weiterführende Diagnostik: Röntgenologisch sind auf der Abdomenübersichtsaufnahme oft die typischen Aortenwandverkalkungen erkennbar, jedoch nicht das Lumen und eventuell wandhaftende Thromben. Auch echokardiographisch ist die Bildauflösung oft nicht gut genug. Daher sind Kontrastcomputertomographie oder Angiographie mit oder ohne Subtraktionstechnik indiziert. Vor einem operativen Eingriff muß eine Koronarangiographie zur Sicherung des Koronarstatus ausgeführt werden.

4.6.3 Aortenisthmusstenose

Es handelt sich um eine angeborene Mißbildung der Aorta, meist in Form einer membranösen, kurzstreckigen, exzentrischen Stenose. Manchmal ist aber auch ein längerstreckiges Segment der Aorta hypoplastisch, unter Umständen unter Einbeziehung des Arcus aortae. Im Erwachsenenalter liegt gewöhnlich die „postduktale" Form vor. Bei Kindern findet sich auch eine Lokalisationsform vor der Einmündung des Ductus arteriosus (Botalli), in der Regel kombiniert mit komplexen Mißbildungen. Bei der membranösen Form ist in ca. 20% der Fälle eine bikuspide Deformierung der Aortenklappe mit unterschiedlich ausgeprägter Aortenstenose und/oder -insuffizienz assoziiert.

Infolge gestörter Blutdruckregulation (poststenotische Lage der Nieren!) besteht eine arterielle Hypertonie im prästenotischen Segment (Aorta ascendens und Arcus aortae, also unter Einschluß des Gehirnkreislaufs, des Koronarkreislaufs und der Arme). Poststenotisch besteht eine fusiforme Ektasie der Aorta thoracalis descendens, in der gesamten unteren Körperhälfte ist der Druck niedrig und die arterielle Druckkurve gedämpft. Die Stenose wird überbrückt durch oft sehr ausgeprägte und zahlreiche Kollateralen über die Interkostalarterien (Stromumkehr: Blutfluß von den Aa. subclaviae durch die Aa. thoracicae internae in die Interkostalarterien und über diese in die Aorta thoracalis descendens).

Typisches Bild: Meistens handelt es sich um junge Männer mit sehr guter körperlicher Leistungsfähigkeit und athletischem Oberkörper, jedoch kleiner, unterentwickelter unterer Körperhälfte. An beiden Armen besteht eine Hypertonie, die jedoch seitendifferent sein kann, wenn der Abgang der A. subclavia sinistra in die Stenose einbezogen ist (am linken Arm niedrigerer Druck). Es finden sich keine oder nur schwache Pulse der Femoralarterien und der Beinarterien. Lebhafte Pulsationen der Interkostalarterien sind in den Zwischenrippenräumen tastbar. Man hört ein Stenosegeräusch infraskapulär paravertebral links, das präkordial oft als spätsystolisches Geräusch spürbar ist. Am Herzen selbst systolisches Austreibungsgeräusch (funktionell). Nur bei begleitender bikuspidaler Aortenklappendeformität tritt deren typisches Befundbild hinzu (4.8.1.2).

Im EKG findet sich Linksherzhypertrophie (unter Umständen mit Linksherzschädigungszeichen) meistens mit rechtstypischer Achseneinstellung. Auf der Thoraxröntgenaufnahme typische Epsilonfigur (s. oben), Linksherzbetonung, Ektasie der Aorta thoracalis descendens und Rippenusuren.

Differentialdiagnose:
▶ Arterielle Hypertonie,
▶ Mitralklappenprolapssyndrom bei Hypertonie,
▶ Hypertrophe nicht-obstruktive Kardiomyopathie.

Weiterführende Diagnostik: Das klinische Bild ist so charakteristisch, daß die Differentialdiagnose leicht fällt. Bei jeder Aortenisthmusstenose besteht eine Operationsindikation. Daher ist eine genaue Abklärung mittels Herzkatheter und Angiographie erforderlich. Bei qualitativ sehr guter transösophageal-echokardiographischer Darstellung einer membranösen Stenose und bei sicherem Ausschluß begleitender Anomalien kann jedoch auch ein Eingriff auf dieser Basis ausgeführt und unter Umständen eine Katheterballondilatation der Isthmusstenose vorgenommen werden.

4.7 Erkrankungen der Pulmonalarterie bzw. des Lungenkreislaufs

Störungen bzw. Erkrankungen des kleinen Kreislaufs können sowohl als eigenständiges Phänomen als auch zusammen mit oder als Folge von Linksherzerkrankungen oder infolge von Lungenerkrankungen vorkommen. Es sind daher bei der ohnehin schwierigen Diagnostik dieser Erkrankungen vielfach Überlagerungen mit Symptomen oder Befunden von Seiten des linken Herzens und des großen Kreislaufs bzw. der Lungen zu berücksichtigen.

4.7.1 Lungenembolie

Lungenembolien sind außerordentlich häufig. Sie rezidivieren so gut wie immer! Sie kommen zustande durch Verschleppung von Fremdpartikeln, meist Thromben, über die venöse Strombahn und das rechte Herz (seltener aus dem rechten Herzen) in die Lungenstrombahn. Art und Größe des embolisierenden Materials bestimmen die Symptomatik. Die Größe kann variieren von der Partikelgröße gerade oberhalb des Querschnitts der

Lungenarteriolen bis hin zur vollständigen Verlegung des Hauptstammes der rechten Pulmonalarterie und der Ausflußbahn des rechten Herzens. Die Symptomatik ist dementsprechend außerordentlich variabel und reicht von Null bis zum plötzlichen Tod.

Der Verlauf wird zusätzlich durch die sehr hohe Rezidivneigung vor allem der Thromboembolie beeinflußt (auch kleinste Embolien können, wenn sie oft genug rezidivieren, zu einer Verlegung der Lungenstrombahn und damit zur Pulmonalhypertonie führen!).

Als embolisierendes Material kommt in Frage: Thromben aus den großen Körpervenen gewöhnlich der unteren Körperhälfte (95% Bein- bzw. Beckenvenen), Fettpartikel aus dem Knochenmark (Fettembolie nach Traumen, Operationen etc.), Luft (nach Eröffnung herznaher Venen, über 150 ml bereits tödlich!), Tumorpartikel (z.B. Hypernephrom), Fremdkörper wie abgescherte Venenkatheter, V.-cava-Schirmfilter u.ä. Lungenembolien ereignen sich besonders gern bei bettlägrigen Patienten, bei Herzinsuffizienz, bei chirurgischen Patienten, insbesondere wenn Eingriffe im Bereich des Beckens, der Hüften oder der Beine vorgenommen werden.

Die Diagnostik der Lungenembolie schließt immer auch die Suche nach dem Ursprungsort ein, der in 35% jedoch nicht nachweisbar ist.

Das individuell sehr unterschiedliche Krankheitsbild der Lungenembolie kann in 4 Erscheinungsformen beschrieben werden:

▶ Kleine, oligosymptomatische Embolie (bis Lungensegmentarterienverschluß),
▶ mittelgroße Embolie (bis Lungenlappenarterienverschluß, oft mit Lungeninfarkt),
▶ massive Lungenembolie (doppelseitig) und
▶ chronisch rezidivierende Embolie mit Pulmonalhypertonie.

4.7.1.1 Kleine Lungenembolie

Der oder die thromboembolischen Verschlüsse okkludieren nicht mehr als eine oder wenige Lungensegmentarterien. Sie verlaufen in der Regel unter unspezifischen und nur geringen Symptomen. Die Symptomatik wird im allgemeinen durch Rezidive bestimmt.

Typisches Bild: Transitorische Tachykardie, subfebrile Temperatur, Husten, jedoch keine Hämoptoe. Klinisch ist kein wegweisender Befund zu erheben, allenfalls hört man ein funktionelles Herzgeräusch. Im EKG ebenfalls keine Besonderheit. Nur bei zahlreichen Rezidiven können die Zeichen der Rechtsherzbelastung oder eine Achsendrehung im EKG erkennbar werden. Auf der Thoraxröntgenaufnahme keine wegweisenden Befunde, höchstens geringer Zwerchfellhochstand einseitig. Laborchemisch BSG-Beschleunigung, manchmal thrombophile Zustände ursächlich verantwortlich (AT-3-Mangel u.ä.; s. Kap. 8.2.3).

Differentialdiagnose:
▶ Fieber unbekannter Ursache (s. Kap. 1.6),
▶ bronchopulmonale Infektion,
▶ Fettembolie.

Weiterführende Diagnostik: Erfassung von Achsenbewegungen vom seriell aufgenommenen EKG. Nachweis einer Emboliequelle. Definitive Klärung mittels Lungenszintigraphie, und zwar mit kombinierter Perfusions-/Inhalationsszintigraphie nach vorausgegangener Thoraxröntgenaufnahme.

4.7.1.2 Mittelgroße Lungenembolie

Hier ist die Symptomatik deutlicher. Das Ereignis wird entweder als Zustand von Angst, Unruhe, Tachykardie (manchmal auch mit pektanginösen Beschwerden) oder auch nur unspezifisch oligosymptomatisch empfunden. Nicht selten folgt auf mittelgroße Lungenembolien, die eine oder mehrere Lungenlappenarterien verschließen können, ein Lungeninfarkt, insbesondere bei bestehender Linksherzinsuffizienz. Kommt es zum Lungeninfarkt, so tritt pleuritischer Schmerz auf (frühestens 3 h nach der Embolie) und kann Makrohämoptoe beobachtet werden.

Typisches Bild: Tachykardie, subfebrile Temperaturen. Oft definiertes Ereignis mit Dyspnoe, Angst, Angina pectoris. Pleuritische Schmerzen (nur bei Infarkt und frühestens 3 h nach Embolie, s. oben). Tachypnoe. Im Jugularvenenpuls überhöhte A-Welle oder erhöhter Venendruck. Pleurareiben bei Infarkt. Am Herzen systolisches Austreibungsgeräusch (funktionell), Betonung des Pulmonalklappenschlußtones, Pulmonalisklick. Im EKG Rechtsbelastungszeichen, Achsendrehung mit der Embolie nach rechts und nach der Embolie nach links. Röntgenologisch Volumenverminderung des betroffenen Lungenlappens (Zwerchfellhochstand, Verschiebung der kleinen Fissur). Manchmal Westermarck-Zeichen positiv. Plattenatelektasen oder, bei Infarkt, keilförmige Lungenverschattung,

die die Pleura erreicht. Oft doppelseitig Infiltrate nachweisbar.

Differentialdiagnose:
▶ Pneumonie (s. Kap. 1.2.3.5),
▶ Angina pectoris, Myokardinfarkt (s. 4.1),
▶ Goodpasture-Syndrom (s. Kap. 38.2),
▶ verschiedene infiltrative Lungenerkrankungen (s. Kap. 15.8.3),
▶ Pleuritis (s. Kap. 13).

Weiterführende Diagnostik: Es besteht eine arterielle Hypoxie, die durch Sauerstoffinhalation nicht behoben werden kann (intrapulmonaler Shunt). Zur Sicherung der Diagnose kombinierte Perfusions-/Inhalationsszintigraphie der Lungen nach vorausgegangener Thoraxröntgenaufnahme. Bei Rezidiven unter Therapie Sicherung der Diagnose mittels Pulmonalisangiographie mit oder ohne Subtraktionstechnik zur Vorbereitung der Implantation eines V.-cava-Schirmfilters. Die Echokardiographie kann wichtige zusätzliche Informationen liefern: Nachweis von Thromben in der Pulmonalarterie, Restthromben im rechten Ventrikel, Rechtsherzbelastungszeichen.

4.7.1.3 Massive Lungenembolie

Dieses in ca. 40% der Fälle tödliche, perakute Krankheitsbild entsteht durch Verlegung beider Pulmonalarterienstämme oder des Hauptstammes der Pulmonalarterie durch einen großen Thrombembolus. Wird das akute Ereignis überlebt, so kann der Embolus fragmentieren und das Bild einer multizentrischen mittelgroßen Lungenembolie entstehen. Bleiben mehr als 60% der Lungenstrombahn akut verlegt, so resultiert eine akute, schwerste Rechtsherzbelastung bis hin zum Schock.

Typisches Bild: Kollaps, Synkope, Hypotonie und Schock, Kammerflimmern. In weniger dramatischen Fällen akute, schwerste Dyspnoe, Tachykardie, Zyanose, Hypotonie, Vorhofflimmern, akute Rechtsherzinsuffizienz mit Venendruckerhöhung und allen Rechtsherzbelastungszeichen. Im EKG Achsendrehung, Rechtsherzbelastung, Rechtsschenkelblock. Röntgenologisch leere Lungenfelder, Westermarck-Zeichen positiv.

Differentialdiagnose:
▶ Akuter Myokardinfarkt (4.1.1),
▶ plötzlicher Herztod (3.1),
▶ Aortendissektion (4.6.1),
▶ schwere doppelseitige Pneumonie.

Weiterführende Diagnostik: In der Akutsituation Echokardiographie oder direkt Herzkatheteruntersuchung mit Pulmonalisangiographie. Unter Umständen Versuch der Katheterfragmentation oder Extraktion des thrombotischen Materials. Einen hinreichenden Restkreislauf erhalten, intrapulmonale Fibrinolysetherapie oder sofortige Pulmonalisembolektomie! Bei der massiven Lungenembolie keine Zeit verlieren mit Lungenszintigraphie!

4.7.2 Cor pulmonale

Bei destruierenden (Emphysem, Asthma bronchiale) oder chronisch fibrosierenden Lungenerkrankungen (Lungenfibrose, Silikose, Tuberkulose) sowie bei Tumoren, die die Pulmonalarterie komprimieren oder infiltrieren, bei chronischer Hypoxie, im akuten Atemnotsyndrom (ARDS) und unter mechanischer Beatmung kann eine Widerstandserhöhung im kleinen Kreislauf, manchmal verstärkt durch eine konkomitante Erhöhung des Herzminutenvolumens, zur Pulmonalhypertonie mit Rechtsherzbelastung und schließlichem Rechtsherzversagen führen. Dieser Zustand wird als Cor pulmonale bezeichnet.

Typisches Bild: Symptomatik und Befund werden von der Grunderkrankung bestimmt (s. Kap. 15). Die Pulmonalhypertonie ist oft nur sehr schwer zu erkennen, insbesondere dann, wenn Thoraxdeformierungen vorliegen oder sehr starke intrathorakale Druckschwankungen mit der Atmung vorkommen. Selbst bei direkter Druckmessung mit dem Herzkatheter treten Schwierigkeiten auf (Abhilfe: Gleichzeitige Druckmessung im Ösophagus und Differenz bilden!).

Bei entsprechender Thoraxanatomie wird der rechte Ventrikel vermehrt tastbar, unter Umständen im Epigastrium. Auskultatorisch ist die Pulmonalklappenschlußkomponente betont, manchmal findet sich ein Pulmonalisklick exspiratorisch. Im Jugularvenenpuls unter Umständen erhöhte CV-Welle bei Trikuspidalinsuffizienz (s. 4.3.1.5). Im EKG Rechtsherzbelastung, oft Sagittaltyp. Inkompletter oder kompletter Rechtsschenkelblock. Röntgenologisch zentral vergrößerte Pulmonalgefäße, Peripherie leer.

Differentialdiagnose:
▶ Lungenerkrankung ohne Pulmonalhypertonie,
▶ Mitralstenose (4.3.1.1),
▶ Vorhofseptumdefekt (5.2.1),

▶ Lungenvenenthrombose bei Lungentumoren,
▶ Ebstein-Anomalie (5.5.3).

Weiterführende Diagnostik: Die Rechtsherzbelastung ist echokardiographisch manchmal faßbar, bei Emphysemthorax jedoch sehr schwierig. Am sichersten ist die Rechtsherzkatheterdruckmessung (s. oben). Im Vordergrund steht die Diagnostik der zugrundeliegenden Lungenerkrankung. Hat diese eine bronchospastische Komponente, so ist ein Rückgang der Rechtsherzbelastung mit deren Besserung zu erwarten.

4.7.3 Primärvaskuläre Pulmonalhypertonie

Primärvaskuläre Ursachen für eine pulmonale Widerstandserhöhung sind:

▶ Eisenmenger-Reaktion bei angeborenem Links-rechts-Shunt (5.3),
▶ Medikamentenwirkungen (Appetitzügler Aminorex fumarat, nicht mehr im Handel),
▶ idiopathisch,
▶ Bilharziose.

Die Bilharziose ist weltweit häufigste Ursache der primärvaskulären Pulmonalhypertonie!

Es handelt sich um eine Infektion mit Schistosoma Mansoni. Vorkommen im östlichen Mittelmeerraum, in Nord- und Ostafrika. Es kommt zur Verlegung der Pulmonalstrombahn durch die Eier des Parasiten.

Typisches Bild: Unabhängig von der Grunderkrankung mit Ausnahme der Eisenmenger-Reaktion (s. dort) beobachtet man mit zunehmender Widerstandserhöhung und pulmonaler Drucksteigerung eine Abnahme der Leistungsfähigkeit, Belastungsdyspnoe, Tachykardie, bei Anstrengung Synkopen, zunächst Blässe, später Zyanose, Hypertonie. Im Jugularvenenpuls erhöhte A-Welle, bei Trikuspidalinsuffizienz monophasischer Venenpuls mit Leberpulsationen. Venen- und Leberpulsationen können den ersten Hinweis auf das Bestehen dieser Erkrankung geben! Am Herzen vermehrte rechtsventrikuläre, parasternale Pulsationen, Pulmonalarterienimpuls tastbar, Pulmonalisklick, betonte Pulmonalklappenschlußkomponente des 2. Tones, Ausflußbahngeräusch (funktionell) am linken Sternalrand. Seltener ist ein Pulmonalklappeninsuffizienzgeräusch zu hören. Im EKG rechtsventrikuläre Hypertrophie und Rechtsherzschädigung, Rechtsschenkelblock. Auf der Thoraxröntgenaufnahme vergrößerte zentrale Pulmonalgefäße und Abnahme der Gefäßdichte nach peripher hin.

Differentialdiagnose:
▶ Cor pulmonale (4.7.2),
▶ rezidivierende Lungenembolie (4.7.1),
▶ Pericarditis constrictiva (4.5.3).

Weiterführende Diagnostik: Sicherung der Diagnose durch Rechtsherzsondierung und direkte pulmonalarterielle Druckmessung. Echokardiographisch kann die Pulmonalisdruckhöhe nicht hinreichend genau abgeschätzt werden. Widerstand und Druck müssen jedoch für die einzuleitende Therapie näher bekannt sein. Vorsicht bei der Katheteruntersuchung! Arrhythmiegefahr! Ausschluß einer Bilharziose.

4.7.4 Pulmonalisektasie

Vor allem bei Jugendlichen findet man eine benigne angeborene Ektasie des Hauptstammes der Pulmonalarterie, die klinisch bedeutungslos ist, differentialdiagnostisch jedoch Schwierigkeiten bereiten kann.

Typisches Bild: Asymptomatische junge Patienten mit normaler Leistungsfähigkeit und vollständig normalem Untersuchungsbefund. Es findet sich allenfalls ein Pulmonalisklick exspiratorisch, manchmal auch ein leises, funktionelles Ausflußbahngeräusch am linken Sternalrand. Das EKG ist normal. Auf der Thoraxröntgenaufnahme findet man eine isolierte Ektasie der Pulmonalarterie bei sonst ganz unauffälligen Pulmonalgefäßen.

Differentialdiagnose:
▶ Pulmonalstenose (5.1.1),
▶ Pulmonalhypertonie (4.7.3),
▶ Morbus Boeck,
▶ Hiluslymphome,
▶ Mediastinaltumor.

Weiterführende Diagnostik: Zum Ausschluß einer Pulmonalhypertonie: Echokardiographie. Definitive Klärung mittels Subtraktionsangiographie.

4.7.5 Pulmonalisaststenose

Es handelt sich um eine seltene angeborene Fehlbildung der Pulmonalarterie mit einer oder mehreren zentral oder peripher gelegenen zirkulären, oft exzentrischen Einengungen der Pulmonalarterie oder ihrer Äste ohne oder mit Pulmonalhypertonie

(höhergradig, doppelseitig, multipel). Öfters auch Hypo- oder Aplasie einzelner Lungenarterienäste. Wenn keine Pulmonalhypertonie besteht, so wird die Erkrankung gewöhnlich als Zufallsbefund bei der Pulmonalisangiographie im Rahmen der Abklärung angeborener Herzfehler entdeckt. Besteht eine Pulmonalhypertonie, findet man auch deren typisches klinisches Bild (s. 4.7.3) mit entsprechender Differentialdiagnose. Zur Abklärung ist immer die Pulmonalisangiographie mit selektiver Sondierung erforderlich.

4.8 Herztumoren

Herztumoren sind insgesamt nicht häufig. Als primäre Herztumoren kommen Myxome im Erwachsenenalter vor. Sekundär können Tumoren aus der Nachbarschaft einwachsen oder Metastasen andersartiger Primärtumore absiedeln. Sehr selten sind primäre Tumoren spezifischer Lokalisation, etwa im Reizleitungssystem. Diese entziehen sich meistens der Diagnostik.

Auch einwachsende Tumoren oder Metastasen sind diagnostisch nur sehr schwer zu fassen. Am sichersten gelingt dies mit der Computertomographie. Bei Einbruch in den linken Vorhof gelingt die beste Darstellung mit der transösophagealen Echokardiographie.

Im folgenden soll eine kurze Darstellung der Befunde bei **Vorhofmyxom** gegeben werden, da dieses als spezifischer und nicht seltener Tumor differentialdiagnostisch bedeutsam ist:

Vorhofmyxome sind lockere, oft durch Einblutungen oder thrombotische Auflagerungen veränderte, vielfach gestielt dem Vorhofseptum entspringende Tumoren. Sie sitzen entweder fest auf oder pendeln an einem Stiel. Sie entwickeln sich in den linken oder rechten Vorhof und damit in die nachgeschaltete Mitral- oder Trikuspidalklappe, unter Umständen bis in die Kammer hinein. Dementsprechend treten Funktionsstörungen der Mitral- oder Trikuspidalklappe wie bei Mitral- oder Trikuspidalinsuffizienz oder -stenose auf. Das Bild ist aber typischerweise wechselnd in Abhängigkeit von der Körperlage und anderen die Blutstromverhältnisse beeinflussenden Faktoren.

Typischerweise gehen von Vorhofmyxomen häufig Embolien aus (arteriell bei linksseitigem, pulmonal bei rechtsseitigem Sitz).

Typisches Bild: In jedem Alter auftretende Dyspnoe, Leistungsschwäche, oftmals von intermittie-

rendem Charakter. Auskultationsbefunde wie bei
Mitral- oder Trikuspidalklappenfehlern. Rezidivierende arterielle Embolien. Ungeklärte BSG-Beschleunigung. Unter Umständen Synkopen.

Differentialdiagnose:

▶ Mitralinsuffizienz, Mitralstenose;

▶ Trikuspidalinsuffizienz, Trikuspidalstenose;

▶ Herzinsuffizienz unbekannter Ursache;

▶ angeborene Herzfehler ohne nähere Spezifizierung;

▶ funktionelles Herzgeräusch.

Die Diagnose wird mit der Echokardiographie
meistens rasch und vollständig gestellt. Bei qualitativ guter echokardiographischer Untersuchung ist
eine Herzkatheteruntersuchung entbehrlich. Eine
Operation ist stets sofort indiziert.

5 Angeborene Herzfehler

Aus der Fülle der angeborenen Herzgefäßmißbil-
dungen sollen hier nur einzelne Formen aufgeführt
werden, die im Erwachsenenalter angetroffen werden können. Einige (Aortenisthmusstenose, periphere Pulmonalstenose) wurden aus praktisch diagnostischen Gründen bereits weiter oben behandelt (4.6.3, 4.7.5). Die oft angeborenen Formen
der Kardiomyopathie (hypertrophe obstruktive
und nicht-obstruktive Kardiomyopathie und die
rechtsventrikuläre Dysplasie) sowie das Mitralklappenprolapssyndrom wurden in Abschnitt
4.2.2, 4.3.3, 4.2.5 u. 4.3.4 besprochen.

Die im folgenden behandelten Herzgefäßmiß-
bildungen werden nach differentialdiagnostischen
Gesichtspunkten eingeteilt. Von den vielfachen
Kombinationen einzelner Mißbildungen werden
nur die für das Erwachsenenalter wichtigsten beschrieben.

5.1 Angeborene Herzfehler ohne Zyanose und ohne Shunt

5.1.1 Pulmonalstenose

Angeborene Stenosen der Ausflußbahn des rechten
Herzens sind häufig. Sie können valvulär (isoliert
oder mit Vorhofseptumdefekt), subvalvulär, infun-

dibulär (meistens im Rahmen einer Tetralogie von
Fallot) oder membranös supravalvulär (selten, s.
auch 4.7.5) vorkommen.

Typisches Bild: Bei der isolierten Pulmonalstenose
sind Symptomatik und Verlauf vom Schweregrad
abhängig. Leichtere Stenosen (Gradienten bis 60
mmHg) können bis ins Erwachsenenalter unbemerkt bleiben. Höhergradige Stenosen bedingen
Leistungsschwäche, Dyspnoe, selten Synkopen.
Rechtsherzinsuffizienz kommt nur bei sehr schweren Formen vor. Der klinische Befund zeigt im
Jugularvenenpuls eine überhöhte A-Welle, der Karotispuls ist normal. Präkordial fühlt man den he-
benden rechtsventrikulären Impuls und ein systolisches Schwirren im 2. linken Interkostalraum. Auskultatorisch folgt auf den normalen 1. Herzton bei
der valvulären Pulmonalstenose ein Klick, dann
das systolische Austreibungsgeräusch, oft sehr laut
und stets am linken oberen Sternalrand lokalisiert.
Es endet mit dem 2. Ton (Aortenklappenschlußkomponente!). Die verspätete Pulmonalklappenschlußkomponente ist oft nicht hörbar. Bei subvalvulären Stenosen fehlt der Klick, bei supravalvulären Stenosen ist die Pulmonalklappenschlußkomponente paukend laut. Im EKG finden sich die
Zeichen der rechtsventrikulären Druckbelastung,
in Spätstadien können supraventrikuläre Tachykardien, Vorhofflimmern oder Vorhofflattern eintreten. Röntgenologisch ist das Bild meistens leicht
zu deuten: Der Pulmonalishauptstamm ist erweitert (poststenotische Ektasie), während die
Lungengefäße symmetrisch verkleinert sind und
die Lungendurchblutung insgesamt reduziert ist.
Nur bei der supravalvulären Stenose fehlt die Ektasie des Hauptstamms.

Differentialdiagnose:

▶ Vorhofseptumdefekt (manchmal assoziiert,
5.2.1),

▶ Aortenstenose (5.1.2),

▶ Pulmonalhypertonie (4.7.3),

▶ funktionelles Geräusch,

▶ Mediastinaltumor, Hiluslymphom.

Weiterführende Diagnostik: Die endgültige Diagnose kann echokardiographisch gestellt und mit
der Doppler-Technik quantifiziert werden. Eine
Herzkatheteruntersuchung kommt nur in Betracht, wenn eine Klappensprengung vorgesehen
ist oder wenn begleitende Mißbildungen etwa der
Pulmonalarterienäste vorliegen.

5.1.2 Aortenstenose

Neben den erworbenen Formen der valvulären
Aortenstenose (4.3.1.3) gibt es die angeborene bikuspidale Klappenstenose und neben der subvalvulären muskulären Ausflußbahnstenose (4.2.3)
die subvalvuläre membranöse Aortenstenose in
Form einer halbmondförmig die Ausflußbahn vom
Septum her einengenden Membran. Supravalvulär
können angeborene Stenosen durch membranar-
tige, konzentrische Einengung der Aorta nahe
oberhalb der Abgänge der Koronararterien im
Rahmen eines Vitamin-D_3-Hypervitaminose-
Syndroms bei der Mutter vorkommen.

Anpassungsvorgänge des Herzens und klinischer Verlauf sind bei den 3 unterschiedlichen Lokalisationen – valvulär, subvalvulär und supravalvulär – grundsätzlich gleich. Unterschiede ergeben
sich lediglich aus der dynamischen Natur der subvalvulären muskulären Stenose und der Einbeziehung des Koronarkreislaufs in den Hochdruckbe-
reich bei der supravalvulären Stenose.

Typisches Bild: Dieses unterscheidet sich bei angeborenen und erworbenen valvulären Stenosen
kaum. Lediglich der Aortenklappenöffnungsklick
ist bei den bikuspidalen Klappen gewöhnlich lauter, da die Klappensegel größer sind und lange
gut beweglich bleiben. Die Aorteninsuffizienz ist
bei der angeborenen valvulären Aortenstenose
stets nur geringfügig. Die Patienten mit supravalvulärer Aortenstenose zeigen meist eine typisch
kantige Schädelform. Überdies findet sich das
Krankheitsbild seltener. Der Auskultationsbefund
ist allerdings für die einzelnen Typen charakteristisch verschieden (s. Tab. 17.1).

Differentialdiagnose:
▶ Funktionelles Herzgeräusch,
▶ koronare Herzerkrankung (4.1),
▶ Aortenisthmusstenose (4.6.3),
▶ Ventrikelseptumdefekt (5.2.3).

Weiterführende Diagnostik: Die endgültige Klärung gelingt mit der Echokardiographie; eine genaue Auflösung wird mit der transösophagealen
Technik erreicht, die meistens auch eine genaue
Lokalisation der subvalvulären Membran zuläßt.
Mit der Doppler-Technik kann eine gute Quantifizierung erreicht werden. Herzkatheter und
Angiographie sind nur bei komplizierten Verhältnissen und bei Operationsindikation erforderlich.

5.1.3 Sinus-Valsalvae-Aneurysma

Aneurysmen der Sinus Valsalvae können vor allem
im nichtkoronaren oder im rechtskoronaren Sinus
vorkommen. Sie entwickeln sich langsam und zeigen als typische Komplikation zwischen dem 18.
und 25. Lebensjahr nach sonst asymptomatischem
Verlauf ein plötzliches Ereignis durch Ruptur in
eine der benachbarten Strukturen (rechter Vorhof,
rechter Ventrikel, linker Ventrikel, Koronarsinus).

Typisches Bild: Die Kranken sind vollständig
asymptomatisch, solange eine Ruptur nicht erfolgt
ist. Hier kann die Erkrankung nur als Zufallsbefund entdeckt werden. Nach der Ruptur bestimmen Lokalisation und Größe des Shunts das Bild.
Meistens ist aber auch hier mit nur wenigen
Symptomen unspezifischer Art zu rechnen. Als Befund des in das Niederdrucksystem rupturierten
Aneurysmas findet sich eine vergrößerte
Blutdruckamplitude und ein kontinuierliches Geräusch am linken und/oder rechten Sternalrand
und ein Sofortdiastolikum (wie bei Aorteninsuffizienz bei Ruptur in die linke Kammer). Elektrokardiographisch und röntgenologisch sind keine
wichtigen Hinweise zu gewinnen.

Differentialdiagnose:
▶ Aortenklappeninsuffizienz (4.3.1.4),
▶ Aneurysma dissecans aortae (4.6.2),
▶ Ductus Botalli apertus, aortopulmonales Fen-
ster (5.2.4 u. 5.2.5),
▶ koronare AV-Fistel,
▶ Marfan-Syndrom.

Weiterführende Diagnostik: Zunächst transthorakale, dann zumeist transösophageale Echokardiographie erforderlich, oftmals mit Kontrasttechnik.
Bei den manchmal komplizierten Shuntverbindungen sollte immer die endgültige Klärung mittels
Herzkatheter und Aortographie erfolgen.

5.1.4 Bland-White-Garland-Syndrom

Bei dieser Mißbildung handelt es sich um einen
anomalen Ursprung der rechten Koronararterie
aus der Pulmonalis. Dementsprechend ist die arterielle Versorgung des arbeitenden Herzmuskels ungenügend. Die Kinder und Jugendlichen zeigen das
typische Bild einer Angina pectoris, die belastungsabhängig ist und bis zu Innenschichtnekrosen fortschreiten kann. Es kann das Vollbild einer koronaren Herzerkrankung (4.1) entstehen. Eine Klärung

ist nur mittels selektiver Koronarangiographie möglich.

Zu diesem Komplex gehören auch koronare Verzweigungsanomalien mit arteriovenösen Fisteln. Auch diese werden nur mittels selektiver Koronarangiographie aufgedeckt.

5.1.5 Korrigierte Transposition

Eine sehr eigentümliche und seltene Mißbildung ist die korrigierte Transposition. Die betroffenen Kinder erreichen stets das Erwachsenenalter. Die Mißbildung gibt oft zu großen differentialdiagnostischen Schwierigkeiten Anlaß.

Die Fehlbildung besteht darin, daß die beiden großen Gefäße transponiert sind, d.h., die Pulmonalis liegt nicht rechts und ventral, sondern links, die Aorta nicht rechts und dorsal, sondern links und ventral; die beiden großen Gefäße liegen also parallel. An die Aorta angeschlossen ist ein anatomisch rechter, aber aus dem linken Vorhof gespeister Ventrikel, während die Pulmonalarterie von einem anatomisch linken Ventrikel versorgt wird, der an den rechten Vorhof mit einer Mitralklappe angeschlossen ist. Diese Mißbildung kann mit anderen Mißbildungen assoziiert sein (Ebstein-Anomalie, Septumdefekte etc.). Bei isoliertem Vorkommen sind die betreffenden Patienten asymptomatisch und leistungsfähig. Es besteht aber ein auffälliger Befund.

Typisches Bild: Arterielle und venöse Pulse sowie der Blutdruck sind normal. Man palpiert über dem Herzen einen schwer deutbaren Spitzenstoß, vor allem aber den 2. Herzton (Aortenklappenschlußkomponente). Manchmal hört man ein funktionelles Herzgeräusch. Im EKG finden sich Leitungsstörungen verschiedener, oft schenkelblockähnlicher Art. Auf der Thoraxröntgenaufnahme fällt das Fehlen des Pulmonalissegmentes links und der Aorta ascendens bei auffällig geradlinig begrenztem Mediastinum beidseits auf.

Differentialdiagnose:
▶ Kardiomyopathie (4.2),
▶ koronare Herzkrankheit (4.1).

Weiterführende Diagnostik: Echokardiographie und angiographische Darstellung der großen Gefäße und der Ventrikelanatomie entscheiden die Diagnose.

5.2 Angeborene Fehler ohne Zyanose, aber mit Links-rechts-Shunt

5.2.1 Vorhofseptumdefekt

Drei Typen von Vorhofseptumdefekt werden unterschieden: Defekt des Septum secundum (häufigste Form), Ostium-primum-Defekt (dem Kammerseptum aufsitzend, meist assoziiert mit Mißbildungen der Mitral- oder Trikuspidalklappe), sowie der Sinus-venosus-Defekt. Alle 3 Formen können mit partieller Transposition von Lungenvenen mit Einmündung in den rechten Vorhof oder die obere Hohlvene (selten in die untere Hohlvene) verbunden sein. Es ergibt sich ein Kurzschluß von arterialisiertem Lungenvenenblut über den Defekt und ggf. die transponierte Vene in den rechten Vorhof mit Rezirkulation durch den kleinen Kreislauf.

Typisches Bild: In der Kindheit nicht selten Pneumonie, bronchopulmonale Infektionen, auch Tuberkulose. Reduzierte Leistungsfähigkeit. Zwischen dem 20. und 40. Lebensjahr Auftreten von hartnäckigen supraventrikulären Arrhythmien, unter Umständen auch Herzinsuffizienz. Bei der Untersuchung lebhafter Venenpuls, lebhafter präkordialer Puls mit rechtsventrikulärer Betonung. Auskultatorische Spaltung des 1. und vor allem fixierte Spaltung des 2. Herztones mit lauter Pulmonalklappenschlußkomponente. Systolisches Austreibungsgeräusch am linken Sternalrand, protodiastolischer Galopp und diastolisches Rumpeln (relative Trikuspidalstenose) am unteren Sternum. Im EKG inkompletter oder kompletter Rechtsschenkelblock. Röntgenologisch Überfüllung der Lungengefäße, große Pulmonalarterie, großer rechter Ventrikel und Vorhof.

Differentialdiagnose:
▶ Kardiomyopathie (4.2),
▶ rheumatische Herzerkrankung (4.3),
▶ bakterielle Endokarditis (Rechtsherzendokarditis, 4.3.2),
▶ Pulmonalhypertonie (4.7.1).

Weiterführende Diagnostik: Echokardiographisch (insbesondere mit Kontrasttechnik, auch im Negativkontrast) kann der Vorhofseptumdefekt dargestellt und der Shunt quantitativ erfaßt werden. Bei Begleitmißbildungen Herzkatheter erforderlich (Lungenvenenanomalien, persistierende linke obere Vene).

5.2.2 Anomale Lungenvenendrainage

Als isolierte Mißbildung sind anomal drainierende Lungenvenen im Erwachsenenalter selten. Meistens sind sie begleitende Mißbildungen eines Vorhofseptumdefektes. Sie erzeugen keine eigenständigen Symptome, können aber auf dem Thoraxröntgenbild auffällige, unter Umständen schwer deutbare Strukturen bilden, z.B. das Scimitarsyndrom, bei dem die gesamte rechte Lungenvene in einem gemeinsamen Venenstrang transdiaphragmal in eine Lebervene oder die untere Hohlvene drainiert. Es ergibt sich im Röntgenbild eine säbelförmige Struktur rechtsparakardial.

Eine endgültige Klärung ist nur mittels selektiver Katheterisierung und angiographischer Technik möglich.

5.2.3 Ventrikelseptumdefekt

Defekte des Kammerseptums kommen zumeist einzeln, seltener multipel vor. Singuläre Kammerseptumdefekte liegen meistens im Septum membranaceum unterhalb der Aortenklappe. Bei großen Defekten kann der Links-rechts-Shunt Teile der Aortenklappe in den Defekt hineinziehen und eine Aorteninsuffizienz bewirken. Bei kleinen Defekten können Septum-membranaceum-Aneurysmen bestehen.

Der vom Druckunterschied zwischen den beiden Herzkammern abhängige Links-rechts-Shunt fließt aus dem subaortalen Bereich der linken Kammer direkt in die Ausflußbahn des rechten Herzens. Dabei wird das Cavum der rechten Kammer nicht berührt. Daher ist diese auch nicht vergrößert. Alle im Shuntkreislauf liegenden Herz- bzw. Gefäßabschnitte sind entsprechend der Shuntgröße erweitert: die Pulmonalarterie, Hauptstamm und Verzweigungen, die Lungenvenen, der linke Vorhof und die linke Kammer.

Typisches Bild: In der Kindheit und Jugend verschließen sich viele Kammerseptumdefekte spontan. Sehr große Defekte führen frühzeitig zu schwerer Herzinsuffizienz. Im Jugend- und Erwachsenenalter findet man daher meistens nur kleinere, höchstens mittelgroße Defekte. Aus der Anamnese mögen bronchopulmonale Infektionen bekannt sein. Die Leistungsfähigkeit ist normal oder nur leicht reduziert.

Klinische Untersuchung: Der Befund ist charakterisiert durch einen normalen Venen- und Arterienpuls bei normalem Blutdruck. Das Herz ist bei größeren Shunts nach links verbreitert, bei kleinen normal groß. Man hört über dem gesamten Präkordium ein holosystolisches, spindelförmiges Regurgitationsgeräusch, das mit einem normalen 1. Herzton beginnt und mit dem ebenfalls normalen, physiologisch spaltenden 2. Herzton endet. Unter Umständen ist P2 etwas laut. Über der Herzspitze hört man einen 3. Herzton und das diastolische Rumpeln einer relativen Mitralstenose. Im EKG Zeichen der Linksbelastung. Röntgenologisch Pulmonalhyperämie, Vergrößerung des linken Vorhofes und des linken Ventrikels.

Differentialdiagnose:
▶ Vorhofseptumdefekt (5.2.1),
▶ kombiniertes Aortenvitium bei begleitender Aorteninsuffizienz (4.3.1.4),
▶ Mitralinsuffizienz, Trikuspidalinsuffizienz (4.3.1.2 u. 4.3.1.5).

Weiterführende Diagnostik: Echokardiographisch ist der Defekt leicht darzustellen, mit Kontrastechokardiographie sehr gut zu lokalisieren und mit der Farb-Doppler-Technik auch quantitativ zu erfassen. Nur bei begleitenden Mißbildungen kann zur Klärung eine Herzkatheteruntersuchung erforderlich werden.

5.2.4 Ductus Botalli apertus

Im fetalen Kreislauf besitzt der Ductus Botalli apertus eine sehr wichtige Funktion, indem er das von der Nabelschnurarterie über den Ductus omphaloentericus, die untere Hohlvene und den rechten Vorhof und Ventrikel kommende arterialisierte Blut von der Pulmonalarterie in die Aorta leitet. Gleichzeitig wird der Systemkreislauf über das Foramen ovale vom rechten zum linken Vorhof hin über die linke Kammer mit arterialisiertem Blut versorgt. Nach der Geburt sinkt mit dem ersten Atemzug und der Belüftung der Lungen der pulmonalarterielle Gefäßwiderstand. Damit nimmt die Lungendurchblutung zu, und das Foramen ovale wird durch das Septum secundum verschlossen. Der Ductus Botalli apertus degeneriert und verschließt sich innerhalb von einigen Tagen bis Wochen. Bleibt der Ductus offen, so resultiert bei steigendem Druck im großen Kreislauf und fallendem Druck im kleinen Kreislauf ein Links-rechts-Shunt. Da zwischen Aorta und Pulmonalarterie systolisch wie diastolisch ein Druckgradient besteht, fließt der Shunt kontinuierlich. Es resultiert ein kontinuierliches Geräusch, das am besten links infra- und supraklavikulär gehört wird. Die im Shuntkreislauf liegenden Herz- bzw. Gefäßabschnitte sind entsprechend der Shuntgröße vergrößert: die Pulmonalarterie und ihre Verzweigungen, die Lungenvenen, der linke Vorhof, der linke Ventrikel und die Aorta ascendens mit Arcus aortae.

Typisches Bild: Verringerte Leistungsfähigkeit, Belastungsdyspnoe bei großem Shunt. Venendruck und -puls normal. Arterielle Druckamplitude vergrößert, systolischer Druck erhöht, diastolischer Druck erniedrigt. Kontinuierliches, an- und abschwellendes Geräusch links infra- und supraklavikulär, unter Umständen auch präkordial hörbar. Bei großem Shunt ist das Geräusch manchmal durch mehrere klickähnliche Töne angereichert („Eddie-Töne"). Linker Ventrikel vergrößert, rechter Ventrikel normal. Erster und 2. Herzton normal, manchmal P2 paukend auch ohne Pulmonalhypertonie (große Pulmonalklappe). Über der Herzspitze 3. Herzton und diastolisches Rumpeln einer relativen Mitralstenose. Im EKG Linksbelastungszeichen. Röntgenologisch vergrößerter linker Ventrikel und linker Vorhof sowie erweiterte Aorta ascendens und Aortenknopf. Auf der Seitaufnahme Taussig-Dreieck ausgefüllt.

Differentialdiagnose:
▶ Aortopulmonales Fenster (5.2.5),
▶ koronare AV-Fistel,
▶ rupturiertes Sinus-Valsalvae-Aneurysma (5.1.3),
▶ kombinierter Aortenklappenfehler (4.3.1.4).

Weiterführende Diagnostik: Auch diese Shuntverbindung kann echokardiographisch gut dargestellt werden. Es ist jedoch empfehlenswert, eine Herzkatheteruntersuchung mit direkter Passage des Ductus auszuführen, da eine operative Unterbrechung stets indiziert ist.

5.2.5 Aortopulmonales Fenster

Bei dieser seltenen angeborenen Mißbildung besteht ein großer Links-rechts-Shunt auf der Ebene der großen Gefäße durch einen Defekt im Septum spirale. Die Kommunikation liegt nahe oberhalb der Sinus Valsalvae zwischen Aorta und Pulmonalarterie. Es ergibt sich ein Bild, das dem des Ductus Botalli apertus außerordentlich ähnlich ist. Das kontinuierliche Geräusch ist aber deutlich lauter und immer präkordial als Schwirren (systolisch und diastolisch!) tastbar. Auf der Röntgenaufnahme fällt die Vergrößerung der Pulmonalar-

terie und vielleicht auch der Aorta ascendens, nicht aber des Aortenknopfes auf. Linker Ventrikel, linker Vorhof und manchmal auch das rechte Herz sind wegen des meist sehr großen Shunts mit sekundärer Rechtsherzbelastung typisch erweitert.

Differentialdiagnose: Wie bei Ductus Botalli apertus. Die Sicherung der Diagnose erfolgt mit der transthorakalen und transösophagealen Farb-Doppler-Echokardiographie.

5.3 Angeborene Herzfehler mit Zyanose und Rechts-links-Shunt durch Eisenmenger-Reaktion

In Abschnitt 5.3 bis 5.5 werden die angeborenen Herzfehler mit Zyanose besprochen. Zwei Typen sind zu unterscheiden: Herzfehler, bei denen die Zyanose sekundär eintritt infolge Shuntumkehr bei Eisenmenger-Reaktion im Lungengefäßbett (5.3), und Herzfehler, bei denen von vorneherein ein obligater Rechts-links-Shunt besteht (5.4 und 5.5). Der Rechts-links-Shunt kann dabei mit einer pulmonalen Hyperämie (5.4) oder mit einer pulmonalen Minderdurchblutung (5.5) einhergehen.

5.3.1 Vorhofseptumdefekt

Bei sehr großen Shuntvolumina kann eine sekundäre Widerstandserhöhung entweder im Sinne einer Eisenmenger-Reaktion (Persistenz des fetalen pulmonalen Gefäßmusters) oder durch sekundäre Pulmonalsklerose im Erwachsenenalter eintreten. Die Widerstandserhöhung führt zur Drucksteigerung in der Pulmonalarterie und damit zur Rechtsherzbelastung. Der Pulmonalklappenschlußton wird lauter, die rechte Herzkammer und der rechte Vorhof größer. Auf Vorhofebene kommt es zur Shuntumkehr, zunächst nur temporär, dann permanent. Mit dem Rechts-links-Shunt können arterielle, paradoxe Embolien eintreten. Bei längerem Bestehen der Zyanose entwickeln sich symmetrische Trommelschlegelfinger und -zehen.

5.3.2 Ventrikelseptumdefekt

Durch Eisenmenger-Reaktion im pulmonalen Gefäßbett kann es bei mittleren und großen, manchmal auch bei kleinen Shuntverbindungen zu pulmonaler Widerstandserhöhung mit Pulmonalhypertonie und Shuntumkehr kommen. Der typische Geräuschbefund des Ventrikelseptumdefektes verändert sich dabei: Der 3. Herzton mit diastolischem Rumpeln über der Herzspitze verschwindet, die Pulmonalklappenschlußkomponente wird lauter. Das Geräusch kann einen schwer deutbaren Charakter annehmen. Es entwickelt sich eine Rechtsherzvergrößerung und Rechtsherzinsuffizienz. Im EKG können sekundär Zeichen der Rechtsherzbelastung und Rechtsschenkelblock auftreten.

Der chronische Rechts-links-Shunt führt zu symmetrischen Trommelschlegelfingern und -zehen. Arterielle Embolien können vorkommen.

5.3.3 Ductus Botalli apertus

In analoger Form wie bei Vorhofseptumdefekt und Ventrikelseptumdefekt kann es zur sekundären pulmonalen Widerstandserhöhung mit Pulmonalhypertonie auch beim Ductus Botalli mit ursprünglichem Links-rechts-Shunt kommen. Auch hier verändert sich das Krankheitsbild durch auftretende Zyanose und Entwicklung einer Rechtsherzbelastung, unter Umständen Rechtsherzinsuffizienz.

Die chronische Zyanose führt beim einfachen Ductus Botalli zu symmetrischer Ausbildung von Trommelschlegelfingern und -zehen. Bei gleichzeitigem Vorliegen einer Aortenisthmusstenose können die Trommelschlegelfinger auf die obere Körperhälfte beschränkt sein.

5.4 Angeborene Herzfehler mit Zyanose und obligatem Rechts-links-Shunt (mit pulmonaler Hyperämie)

5.4.1 Truncus arteriosus communis

Bei dieser Mißbildung fehlt die Trennung von Aorta und Pulmonalarterie. Ein gemeinsamer Stamm entspringt aus einer gemeinsamen, oft mehrzipfligen Semilunarklappe aus dem linken und rechten Ventrikel, meistens mit großem Septumdefekt oder als singulärer Ventrikel ausgebildet. Die Pulmonalarterie geht in verschiedenen Varianten direkt von dem gemeinsamen Truncus ab

und kann im Abgang stenosiert sein. Der obligate Rechts-links-Shunt besteht durch die direkte Verbindung zwischen rechtem Herzen und dem Truncus.

Typisches Bild: Von Geburt an bestehende Zyanose, symmetrische Verteilung mit Trommelschlegelfingern und -zehen. Reduzierte Leistungsfähigkeit. Rezidivierende bronchopulmonale Infektionen. Bei der Untersuchung lebhafter Venenpuls, große Amplitude des normal konfigurierten Arterienpulses. Herz palpatorisch uncharakteristisch verändert. Auskultatorisch normaler 1. und nichtspaltender 2. Herzton. Frühsystolisches, funktionelles Austreibungsgeräusch. Häufig kurzes, leises, sofortdiastolisches Dekrescendogeräusch. Elektrokardiographisch meist uncharakteristische Erregungsausbreitungsstörungen, oft vom Schenkelblocktyp. Röntgenologisch fällt die pulmonale Hyperämie mit Fehlen des Pulmonalarteriensegments auf. Oft ist der große Truncus direkt erkennbar.

Sicherung der Diagnose mittels transthorakaler und transösophagealer Farb-Doppler-Echokardiographie und durch Herzkatheter mit Angiographie. Die Darstellung der Abgangsverhältnisse der Pulmonalarterie vom Truncus arteriosus communis kann äußerst schwierig sein.

5.4.2 „Double outlet" rechter Ventrikel

Bei dieser seltenen Mißbildung bestehen Verhältnisse ähnlich wie bei der Transposition der großen Gefäße. Die Aorta ist jedoch so weit nach rechts transponiert, daß sie allein aus dem rechten Ventrikel entspringt und nicht mehr über dem Septum reitet. Die Pulmonalarterie entsteht ebenfalls aus dem rechten Ventrikel und ist, wie normal, an den Ausflußtrakt angeschlossen. Die linke Herzkammer ist durch einen Ventrikelseptumdefekt mit der rechten verbunden, manchmal ist sie hypoplastisch. Die rechte Herzkammer erledigt die gesamte Pumparbeit.

Es besteht ein obligater Rechts-links-Shunt durch die direkte Füllung der Aorta mit venösem Blut. Dementsprechend finden sich Trommelschlegelfinger und -zehen sowie die Neigung zu arteriellen Embolien.

Die Diagnose ist sehr schwierig, vor allem in der Abgrenzung von der Transposition in ihren verschiedenen Spielarten. Der klinische Befund ist außer dem Bild der obligaten Zyanose mit pulmonaler Hyperämie (Röntgen) und der veränderten, doch meistens nicht näher deutbaren Verhältnisse an den großen Gefäßen auf der Thoraxröntgenaufnahme nicht spezifisch. Elektrokardiographisch findet sich eine Rechtsherzbelastung oder Rechtsschenkelblock. Die endgültige Klärung erfordert immer Herzkatheter und Angiokardiographie.

5.4.3 Transposition der großen Arterien

Diese im Erwachsenenalter äußerst ungewöhnliche Mißbildung beruht auf einer Verlagerung der Aorta in die Position der Pulmonalarterie (Anschluß an den Ausflußtrakt der rechten Kammer) und der Pulmonalarterie in die Position der Aorta (Direktanschluß an die linke Kammer). Das Erwachsenenalter kann nur erreicht werden, wenn bei dieser Mißbildung eine Mischung arteriellen und venösen Blutes auf Vorhof- und Ventrikelebene stattfindet. Nicht selten findet sich ein singulärer Ventrikel. In diesen Fällen ergibt sich eine chronische, obligate Zyanose mit pulmonaler Hyperämie.

Der klinische Befund ist wegweisend, es findet sich ein meistens uncharakteristisches Austreibungsgeräusch, manchmal ein holosystolisches Geräusch bei Kammerseptumdefekt. Der 1. Herzton ist normal, der 2. Herzton kann auffällig laut sein wegen der ventralen Lage der Aorta. Auch elektrokardiographisch ist das Bild untypisch. Röntgenologisch ist gewöhnlich außer der pulmonalen Hyperämie und der abnormen Lage der Aorta eine endgültige Aussage nicht zu treffen. Transthorakale und transösophageale Echokardiographie und meistens auch die Herzkatheterdiagnostik müssen zur Klärung eingesetzt werden.

5.5 Angeborene Herzfehler mit Zyanose und obligatem Rechts-links-Shunt (mit pulmonaler Minderdurchblutung)

5.5.1 Fallot-Tetralogie

Die Fallot-Tetralogie ist die häufigste Ursache einer obligaten Zyanose bei Jugendlichen und Erwachsenen. Sie besteht aus einem Kammerseptumdefekt, über dem eine weite Aorta „reitet", zusammen mit einer meistens infundibulären, seltener valvulären Pulmonalstenose. Der Rechts-links-Shunt ergibt sich durch das Überreiten der Aorta und den behinderten Abfluß des venösen Blutes in den Lungenkreislauf.

Bei der klinischen Untersuchung findet sich die chronische Zyanose mit Trommelschlegelfingern und -zehen symmetrischer Verteilung. Venen- und Arterienpulse sind unauffällig, manchmal ist die Blutdruckamplitude etwas vergrößert. Das Herz zeigt einen vermehrten rechtsventrikulären Impuls. Auskultatorisch hört man ein holosystolisches Geräusch. Die Pulmonalklappenschlußkomponente des 2. Tones fehlt. Elektrokardiographisch bestehen oft Rechtsherzbelastungszeichen, unter Umständen Rechtsschenkelblock, nicht selten mit abnormer Achseneinstellung (überdrehter Links- oder Rechtstyp). Röntgenologisch fällt sofort das Fehlen des Pulmonalissegments und die allgemeine pulmonale Minderdurchblutung auf.

Durch die meist muskuläre Natur der infundibulären Stenose kann eine Variation in der Tiefe der Zyanose bis hin zu zyanotischen, synkopalen Anfällen eintreten.

Endgültige Klärung echokardiographisch und durch Herzkatheter, da stets eine Operationsindikation besteht.

5.5.2 Trikuspidalstenose

Eine angeborene Trikuspidalstenose im Erwachsenenalter ist sehr selten. Sie besteht in einer Persistenz des Foramen ovale und daher obligatem Rechts-links-Shunt. Die rechte Herzkammer ist meist verkleinert, die Pulmonaldurchblutung obligat vermindert. Das klinische Bild der chronischen Zyanose ist charakterisiert durch einen besonders hohen Venendruck. Das EKG zeigt eine Linksdominanz, manchmal auch Rechtsschenkelblock. Röntgenologisch fällt bei der symmetrischen pulmonalen Hypovolämie die meist sehr starke Vergrößerung des rechten Vorhofs auf.

Klärung durch Echokardiographie und Herzkatheter.

5.5.3 Ebstein-Anomalie

Diese Mißbildung ist charakterisiert durch eine Verlagerung der Trikuspidalklappe aus der Ebene des Klappenringes in das Cavum der rechten Kammer. Damit gehören Teile des rechten Ventrikels funktionell zum Vorhof, die Trikuspidalklappe wird schlußunfähig und die Pumpleistung der rechten Restkammer ist ungenügend. Hieraus ergibt sich eine obligate Zyanose durch Rechts-links-Shunt auf Vorhofebene (Septum secundum) und eine pulmonale Minderdurchblutung. Patienten mit Ebstein-Anomalie neigen besonders zu komplizierten und schwer zu behandelnden Herzrhythmusstörungen.

Klinisch findet man eine chronische Zyanose, unter Umständen mit Trommelschlegelfingern und -zehen. Der Venendruck ist entweder erhöht oder die Venenpulsation ist sehr lebhaft. Der arterielle Blutdruck ist niedrig. Am Herzen hört man eine Spaltung des 1. Tones und ein Austreibungsgeräusch über der Ausflußbahn des rechten Herzens; die Pulmonalklappenschlußkomponente ist leise oder fehlt. Im EKg auffällig spitze P-Wellen mit hoher Amplitude. Rechtsventrikuläre Erregungsausbreitungsstörungen, Schenkelblock. Röntgenologisch fällt das sehr große, oft globulär deformierte Herz auf, das ganz vom rechten Vorhof dominiert wird, bei sehr kleinem Pulmonalissegment und „leeren" Lungenfeldern.

Die Sicherung der Diagnose erfolgt mittels Herzkatheter und endokavitärer EKG-Ableitung.

6 Literatur

Braunwald E (1980) Heart disease. Saunders, Philadelphia

Cohn PF (1985) Diagnosis and therapy of coronary artery disease. Nijhoff, Boston

Fozzard HA, Haber E, Jennings RB, Katz AM, Morgan HE (1986) The heart and cardiovascular system. Raven, New York

Grossman W (1986) Cardiac catheterization and angiography. Lea & Febiger, Philadelphia

Hanrath P, Bleifeld W, Soquet J (1982) Cardiovascular diagnosis by ultrasound. Nijhoff, Den Haag

Just H, Heintzen P (1986) Angiocardiography. Springer, Berlin Heidelberg New York Tokyo

Karlson P, Gerok W, Groß W (1972) Pathobiochemie.

Kaufmann W (1986) Diagnostische Entscheidungsprozesse in der inneren Medizin. Schattauer, Stuttgart

Levine S, Harvey WP (1959) Clinical auscultation of the heart. Saunders, Philadelphia

Löllgen H (1983) Kardiopulmonale Funktionsdiagnostik. Documenta Geigy

Mengden HJ v (1983) Vom EKG zur Diagnose. Thieme, Stuttgart

Perloff JK (1970) The clinical recognition of congenital heart disease. Saunders, Philadelphia

Roberts WC (1987) Adult congenital heart disease. Davies, Philadelphia

Schumacher G, Bühlmeyer K (1980) Diagnostik angeborener Herzfehler. Perimed, Erlangen

Seipel L (1987) Klinische Elektrophysiologie des Herzens. Thieme, Stuttgart

Kapitel 18   Schmerzen im Bereich des Herzens, Angina pectoris

K.D. GROSSER

Nach Häufigkeit und Gefährdungsgrad steht hierbei die koronare Herzerkrankung an der Spitze der Ursachen für die Entwicklung einer myokardialen Ischämie. Alle anderen Erkrankungen, die zur Ischämie führen, sind demgegenüber vergleichsweise selten (s. Tabelle 18.2, 4.–11.).

Bei bestehender Koronarsklerose – seltener ohne diese Erkrankung – können eine Reihe von Faktoren bzw. Krankheiten eine Myokardischämie verstärken oder verursachen, z.B. Hypertonie, Herzrhythmusstörungen, koronare Embolie, koronarer Gefäßspasmus.

10 bis 20% der Thoraxschmerzen mit ähnlicher Charakteristik und Lokalisation werden durch extrakardiale Erkrankungen verursacht. Meist gelingt es durch eine sorgfältige Anamnese und spezielle Untersuchungsverfahren kardiale Ursachen von anderen Erkrankungen abzugrenzen (s. Tabelle 18.1 und Kap. 14).

Schmerzen in der Herzgegend können durch eine Vielzahl von kardialen Erkrankungen verursacht werden (Tabelle 18.1). Dabei reicht die Skala von lebensbedrohlichen Zuständen wie dem Myokardinfarkt bis zu psychosomatischen kardialen Manifestationen. Außerdem können auch nichtkardiale Krankheitszustände zu Herzbeschwerden führen, die in die differentialdiagnostischen Erwägungen vor allem dann mit einbezogen werden müssen, wenn die speziellen kardiologischen Untersuchungen keinen pathologischen Befund ergeben (s. Kap. 14).

Der von Heberden 1772 eingeführte Begriff Angina pectoris bezeichnete ursprünglich ein klinisches Syndrom mit anfallsweise auftretenden thorakalen Schmerzen. Im heutigen klinischen Sprachgebrauch beschränkt sich diese Bezeichnung auf Schmerzzustände, die durch eine myokardiale Ischämie entstehen.

Tabelle 18.1. Differentialdiagnosen bei Angina pectoris

Kardiale Ursachen	Myokardinfarkt
	Funktionelle Herzbeschwerden
	Mitralklappenprolaps-Syndrom
	Kardiomyopathie
	Perimyokarditis
	Syndrom X
	Aortenstenose
	Schwere Aorteninsuffizienz
	Aneurysma dissecans
Extrakardiale Ursachen	Pleuritis
	Ösophagitis
	Hiatushernie
	Mediastinitis
	Interkostalneuralgie
	Rippenfrakturen
	Vertebragene radikuläre Schmerzen
	Gastritis – Magengeschwür
	Trockene Bronchitis
	Cor pulmonale
	HWS-Syndrom
	Tietze-Syndrom

Tabelle 18.2. Vom Herzen und den großen Gefäßen ausgehende Schmerzen

1. Koronare Herzerkrankung
   - Stabile Angina pectoris
   - Instabile Angina pectoris
   - Variante Angina pectoris (Prinzmetal-Angina)
   - Myokardinfarkt
2. Small vessel disease
3. Syndrom X
4. Perikarditis, Perikarderguß
5. Kardiomyopathie
   - Kongestive (dilatative) Kardiomyopathie (CM)
   - Hypertrophische obstruktive Kardiomyopathie (HOCM)
   - Hypertrophische nichtobstruktive Kardiomyopathie (HNOCM)
   - Latente Kardiomyopathie
6. Mitralklappenprolaps-Syndrom
7. Aortenklappenfehler
8. Mitralstenose
9. Funktionelle Herzbeschwerden
10. Aneurysma dissecans der Aorta
11. Perforiertes Sinus-Valsalvae-Aneurysma

1 Koronare Herzkrankheit

1.1 Stabile Angina pectoris

Bei der stabilen Angina pectoris treten anfallsartig retrosternale Schmerzen mit oder ohne Ausstrahlungen auf, die durch körperliche oder psychische Belastung ausgelöst werden können. Der Anfall dauert 1–30 min und geht bei Beendigung der Belastung zurück. Durch Gabe von Nitrokörpern kann der Schmerzzustand behoben werden.

Die stabile Angina pectoris wird vorwiegend durch eine stenosierende Koronarsklerose verursacht. Charakteristisch ist die belastungsabhängige Auslösung, d.h. in Ruhe kann der Bedarf an Sauerstoff durch die Blutzufuhr gedeckt werden, bei Belastung steigt der Bedarf an, und es entwickelt sich ein Mißverhältnis zwischen Bedarf und Angebot infolge des stenosierenden Prozesses an den Koronararterien. Daraus resultiert eine Ischämie im Versorgungsbereich der stenosierten Kranzarterie mit der typischen Schmerzsymptomatik. Zusätzlich tritt in dem stenosierten Bereich des Gefäßes nicht selten eine Verkrampfung (Spasmus) auf, wodurch die Gefäßlichtung noch stärker eingeengt wird. In seltenen Fällen kann auch ein Spasmus

allein ohne koronarsklerotische Veränderung des Herzkranzgefäßes einen Angina-pectoris-Anfall auslösen. Außerdem kann es bei hochgradiger Aortenklappenstenose, seltener bei Aorteninsuffizienz, bei Mitralstenose, bei Kardiomyopathien, bei Tachykardien, Hypotonie, Hypertonie sowie bei schwerer Anämie zu Angina-pectoris-Anfällen kommen (s. unten).

Durch eine sorgfältige *Anamnese* mit Fragen zum Risikoprofil (s. Tabelle 18.3) gelingt in vielen Fällen die wahrscheinliche Diagnose „stabile Angina pectoris". Sowohl die Familienanamnese als auch die frühere und gegenwärtige eigene Anamnese einschließlich der Frage nach Risikofaktoren (Nikotin, Hypertonie, Hyperlipidämie, Stoffwechselstörung wie Diabetes mellitus und Hyperurikämie) sind von großem Informationswert. Außerdem ist die ausführliche Erfassung der Schmerzanamnese von ausschlaggebender Bedeutung (s. Tabelle 18.4).

Besteht keine familiäre Belastung und fehlen jegliche Risikofaktoren, so ist die Krankheit zwar nicht auszuschließen, aber unwahrscheinlich. Mit jedem Risikofaktor nimmt – bei entsprechender Symptomatik – ihre Wahrscheinlichkeit zu. Mit den typischen Herzbeschwerden gehen oft Allgemeinerscheinungen wie Müdigkeit, Leistungsabfall, schnelle Erschöpfbarkeit, hohe Reizbarkeit und Unlustgefühle einher. Bei der Information über Schmerzzustände spielen die Lokalisation, die Ausstrahlung und die auslösenden Faktoren eine wichtige Rolle. Ein scharf umschriebener Schmerzpunkt spricht eher für funktionelle Be-

Tabelle 18.3. Fragen zum Risikoprofil bei Kranken mit Angina pectoris

Familien-anamnese:	Vorkommen von Hypertonie Myokardinfarkt Schlaganfall Periphere Durchblutungsstörungen Diabetes mellitus, Gicht Alter und Todesursachen der Vorfahren und Geschwister
Eigen-anamnese:	Hinweise für Hypertonie Rhythmusstörungen Arterielle Durchblutungsstörungen Fettstoffwechselstörungen Herzbeschwerden Atemnot

Medikamenteneinnahme; Nikotin; Kaffee; Alkohol

Toleranz von Extrembelastungen

Schlafstörungen, Leistungsverhalten (Leistungsknick), schnelle Ermüdbarkeit, berufliche und familiäre Belastungen, Sexualverhalten, Urlaub, Freizeit, Belastung

Tabelle 18.4. Schmerzangaben bei stabiler Angina pectoris

Lokalisation:	Retrosternal, selten im Epigastrium oder linksthorakal
	Ausstrahlung nach rechts und links thorakal
	Linker Arm, Hals, Unterkiefer
	Rechter Arm, Rücken, Nackenbereich
	Epigastrium
Charakter:	Beengend, drückend, ziehend, brennend, stechend
Intensität:	Individuell unterschiedlich
	Vom leichten Organgefühl bis zum stärksten Schmerz
Schmerzdauer:	1–30 min
Auslösende Faktoren:	Körperliche Belastung
	Sport
	Kälte
	Gehen gegen den Wind
	Reichliche Mahlzeiten, Emotion (Freude Trauma, Schmerz)
	Furcht, Ärger, Koitus
Nitrowirkung:	Besserung innerhalb von 45 s bis 5 min nach Einnahme

schwerden, ein Nachlassen des Schmerzes während der Belastung spricht gegen eine Durchblutungsstörung. Das Ansprechen auf Nitrokörper kann auch diagnostisch gewertet werden, allerdings sprechen auch Schmerzen im Ösophagusbereich, bei Magen-Darm-Spasmen und bei leichten Gallenkoliken auf Nitrokörper an. Auch leichtgradige Schmerzen müssen ernst genommen werden, da die Schmerzintensität nicht vom Stenosegrad abhängen muß. Diese Beschwerden werden nicht als Schmerz, sondern als Druckgefühl empfunden mit Beklemmung und der Schwierigkeit durchzuatmen, auch als retrosternales Würgen.

In der Regel hängen allerdings die Beschwerden vom Status der Koronararterien ab. Je ausgeprägter die koronarsklerotischen Veränderungen sind, um so geringere Belastungen führen zu Angina pectoris. Schmerzen, die erst verspätet nach Belastungen auftreten, und Beschwerden, die am Abend nach der Tagesarbeit verspürt werden, beruhen meist nicht auf einer Ischämie.

Als Sonderform findet sich bei einigen Kranken das sog. „Walk-through" – oder „Second-wind"-Phänomen, bei dem nach Auftreten eines starken Schmerzgefühls zu Beginn der Belastung längere Belastungen beschwerdefrei möglich sind; bei diesen Kranken wird ein überwiegender Spasmus des Gefäßes angenommen, der sich nach den ersten Belastungen auflöst.

Angina pectoris nach einem Herzinfarkt ist ein wichtiger Hinweis auf eine Mehrgefäßerkrankung und bedarf sorgfältiger Abklärung zur Verhinderung eines Zweitinfarkts. Außerdem kann es nach Thrombolysetherapie eines Myokardinfarkts bei guter Reperfusion und erhaltenem Myokardgewebe ebenfalls zum Auftreten von Angina pectoris kommen; auch hier muß die sofortige koronarangiographische Abklärung erfolgen.

Die *klinische Untersuchung* trägt wenig zur Diagnose bei. Zu achten ist auf Risikofaktoren, z.B. Hypertonie und dadurch bedingte Folgezustände (zerebrale Durchblutungsstörungen, Schlaganfall), und auf arterielle Durchblutungsstörungen. Außerdem ist auf andere pathologische Herzbefunde zu achten, die als Hinweise auf das Vorliegen von Herzklappenfehlern oder einer Kardiomyopathie dienen können.

Im Anfall ist der Kranke ängstlich, unruhig, kaltschweißig. Es bestehen eine Tachykardie und meist eine Hypertonie. Auskultatorisch sind ein 3. Herzton und/oder ein systolisches Geräusch (Durchblutungsstörung des Papillarmuskels) zu hören. Die Laboruntersuchungen geben Hinweise auf die Risikofaktoren, z.B. Fettstoffwechselstörungen (der Gesamtcholesterinwert sollte nicht höher als 200 mg % sein), auf Diabetes mellitus und Hyperurikämie. Durch Enzymuntersuchung und Elektrokardiogramm muß ein Myokardinfarkt ausgeschlossen werden.

Die Thoraxröntgenuntersuchung dient zum Ausschluß anderer Herzkrankheiten, die mit Herzgrößen- und Herzformveränderungen einhergehen. Manchmal entdeckt man Verkalkungen der Herzkranzgefäße im Röntgenbild.

Für die weitere Diagnostik stehen eine Reihe von Untersuchungen zur Verfügung, wobei zunächst die nichtinvasiven und anschließend die invasiven Methoden eingesetzt werden.

Nach wie vor ist die erste und wichtigste Untersuchung das *Ruhe- und Belastungs-EKG*. Das Ruhe-EKG ist im anfallsfreien Intervall häufig normal. In 20–30% der Fälle werden Veränderungen, z.B. ST-Streckensenkungen, negative T-Wellen, pathologische Q-Zacken oder R-Verlust, als Ausdruck eines abgelaufenen Myokardinfarkts erfaßt. Das normale Ruhe-EKG schließt also die stenosierende Koronarsklerose nicht aus, und die pathologischen Befunde erlauben – außer Hinweise auf einen Myokardinfarkt – keine spezifische Aussage.

Aus diesem Grund muß zur Diagnostik ein Belastungs-EKG gefordert werden (bezüglich Durchführung, Kontraindikation und Abbruchkriterien siehe Kap. 17.1.4.2). Kommt es unter Belastung

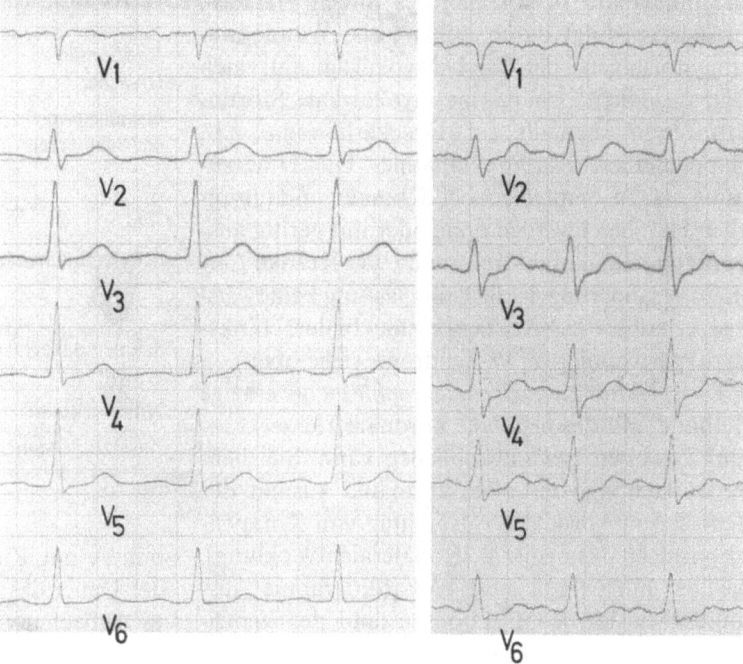

Abb. 18.1. *Linke Seite* Ruhe-EKG eines 54jährigen Patienten mit stabiler Angina pectoris. Es zeigt sich ein normaler Kurvenverlauf. *Rechte Seite* Registrierung eines EKGs nach einer Belastung von 75 W, 2 min. Deutliche ST-Streckensenkung in den Ableitungen V4–V6 als Ausdruck der Mangeldurchblutung

zu Angina pectoris, so spricht man von einem klinisch-positiven Arbeitsversuch. Bei ST-Streckenänderung, z.B. horizontal verlaufender ST-Streckensenkung, muldenförmig verlaufender ST-Streckensenkung, deszendierend verlaufende ST-Streckensenkung (von mindestens 0,1–0,2 mV = subendokardiale Ischämie) oder bei Auftreten einer monophasischen ST-Streckenanhebung (= transmurale Ischämie), spricht man von einem elektrokardiographisch-positiven Belastungsversuch (Abb. 18.1).

Das Belastungs-EKG ist nicht verwertbar bei Schenkelblockbildern, Linksherzhypertrophie, WPW-Syndrom, bei Digitalisbehandlung und Hypokaliämie.

Die Sensitivität des Belastungs-EKGs wird unterschiedlich angegeben liegt jedoch im Durchschnitt bei 80%. Sie hängt entscheidend vom Gefäßbefall ab und ist bei Dreigefäßerkrankungen am höchsten. Die Spezifität (Ausschluß einer Herzkrankheit) schwankt ebenfalls und liegt bei durchschnittlich 80%. Frauen im Alter von 20–50 Jahren weisen zu rund 20% ein falsch-positives Belastungs-EKG auf.

In Verbindung mit unter Belastung auftretenden Schmerzen nimmt die diagnostische Aussagekraft des Belastungs-EKGs zu.

Die *Echokardiographie*, besonders die zweidimensionale Echokardiographie, zeigt bei Kranken nach Herzinfarkt lokalisierte Dyskinesien bzw. eine aneurysmatische Ausbuckelung. Sie dient au-

ßerdem der Erfassung anderer kardialer Erkrankungen, z.B. Mitralklappenprolaps-Syndrom, Kardiomyopathien oder Herzklappenfehler.

Durch die *Thalliumszintigraphie* (s. auch Kap. 17.1.7) erhält man Auskunft über einen abgelaufenen Myokardinfarkt (Speicherdefekt in Ruhe). Mit Hilfe der Belastungsszintigraphie stellt man eine durch Belastung induzierte Ischämie dar, wobei in dem betroffenen Areal zunächst eine Aussparung von Aktivität und 3–4 h später eine Umverteilung in dem ischämischen Bezirk registriert wird (Redistribution). Bei hämodynamisch wirksamen Koronarstenosen ($\geq 70\%$) liegt die Erfassungsquote der Ischämie bei 90%. Indiziert ist die Untersuchung bei Kranken mit Veränderung im Ruhe-EKG, wenn eine Beurteilung des Belastungs-EKGs nicht möglich ist: Schenkelblockbildung, Digitalisbehandlung, WPW-Syndrom, Linksherzhypertrophie oder atypische pathologische EKG-Veränderung, sowie besonders bei Frauen oder bei Patienten ohne Risikofaktoren.

Die Untersuchung sollte unterbleiben, wenn ohnehin eine Koronarangiographie geplant ist (z.B. typische Schmerzsymptomatik, mehrere und ausgeprägte Risikofaktoren, Angina pectoris bei abgelaufenem Myokardinfarkt, deutlich positives Belastungs-EKG).

Die Messung der *Druckwerte in der A. pulmonalis* in Ruhe und Belastung geben indirekt die enddiastolischen Druckwerte des linken Ventrikels wieder. Pathologische Druckwerte sprechen für eine muskuläre Insuffizienz des linken Herzens, entweder bedingt durch ischämische Wandbewegungsstörungen oder durch Myokardausfall nach Nekrose. Nicht ischämische myokardiale Störungen führen ebenfalls zur Druckerhöhung, z.B. Klappenfehler, Kardiomyopathie. Die Untersuchung ist zu empfehlen bei Kranken mit atypischen Herzbeschwerden ohne oder mit gering ausgeprägten Risikofaktoren und für Kranke mit EKG-Veränderungen, die bei Belastung keine Aussage erlauben (z.B. Schenkelblockbilder, Linksherzhypertrophie, WPW-Syndrom; siehe oben).

Die *selektive Koronarangiographie* ist die einzige Methode, mit der man eine koronare Herzerkrankung beweisen bzw. ausschließen kann. Sie dient der Darstellung von Lokalisation und Ausmaß der Stenosierung sowie der Ausbildung von Kompensationsmechanismen (z.B. Kollateralentwicklung). Darüber hinaus gibt die Lävokardiographie Auskunft über den Kontraktionszustand des Ventrikels (Hypokinesie, Akinesie, Aneurysma, Mitralinsuffizienz). Die Indikation zu der Untersuchung sollte aus folgenden Gründen großzügig gestellt werden:

▶ 15–20% der Patienten in größeren Untersuchungskollektiven hatten trotz Beschwerden einen Normalbefund; dazu zählen auch die bis zur Koronarangiographie „medikamentös gut eingestellten" Patienten.
▶ Bei 60 und 80%iger Stenosierung kommt es bei schlechten Kollateralverhältnissen zu belastungsabhängigen Beschwerden. Damit ist das Risiko eines Verschlusses verbunden; das Auftreten von Beschwerden signalisiert also einen hohen und für den Patienten gefährlichen Stenosegrad.
▶ Bei der Eingefäßerkrankung besteht heute die Möglichkeit der Behandlung durch die Angioplastie.
▶ Die Prognose für Kranke mit Mehrgefäßerkrankungen nach Bypassoperation ist deutlich besser als bei medikamentöser Behandlung. Voraussetzung für die Entscheidung zur Bypassoperation ist wiederum die Koronarangiographie.

1.2 Instabile Angina pectoris

Folgende Formen werden als instabile Angina pectoris bezeichnet:
▶ Neu auftretende Angina pectoris
▶ Zunahme der Anfallshäufigkeit, eventuell kom-

Tabelle 18.5. Schmerz bei Myokardinfarkt

Auslösende Ursache:	Häufig keine Ursache (eventuell nach außergewöhnlichen Belastungen)
Lokalisation der Schmerzen	Retrosternal mit oder ohne Ausstrahlungen (wie bei stabiler Angina pectoris) Seltener andere Lokalisation (s. Tabelle 18.4)
Schmerzintensität:	Häufig Vernichtungsschmerz, Todesangstgefühl (in 20–30% mildere Schmerzintensität)
Schmerzdauer:	Länger anhaltend, 4–24 h, keine Besserung durch Ruhe
Nitrowirkung:	Keine oder nur geringe Wirkung
Zusätzlich Atemnot, Übelkeit, Erbrechen, Schock	

biniert mit Zunahme der Schmerzintensität und der Dauer des Anfalls,
▶ Auftreten von Ruhe- und Nachtschmerzen,
▶ nur vorübergehendes oder kein Ansprechen auf Nitrokörper.

Die Anamneseerhebung, die körperliche Untersuchung und die Erfassung der Risikofaktoren gleichen dem Vorgehen bei stabiler Angina pectoris. Da diesem Beschwerdebild hochgradige Stenosen zugrunde liegen und dieser Zustand mit Recht als Präinfarktsyndrom bezeichnet wird, verbieten sich alle Untersuchungen mit Belastungen (EKG, Druckmessung in der A. pulmonalis, Szintigraphie).

In Tabelle 18.5 werden die wichtigsten Schmerzreaktionen aufgeführt. Sie grenzen diesen Zustand eindeutig gegenüber der stabilen Angina pectoris ab, sind aber andererseits identisch mit der Symptomatik bei akutem Myokardinfarkt. Zur Differenzierung gegenüber dem Myokardinfarkt dienen die EKG-Registrierung in Ruhe und die Enzymdiagnostik. Die definitive Klärung geschieht auch hier durch die Koronarangiographie, die möglichst unmittelbar nach Herbeiführung der Schmerzfreiheit erfolgen sollte.

1.3 Atypische (Variant-) oder Prinzmetal-Angina

Bei dieser atypischen Form der Angina pectoris treten die Beschwerden in Ruhe, selten auch bei Belastung, bei sonst gut belastbaren Patienten auf. Als Ursache wird ein Spasmus der Koronararterie

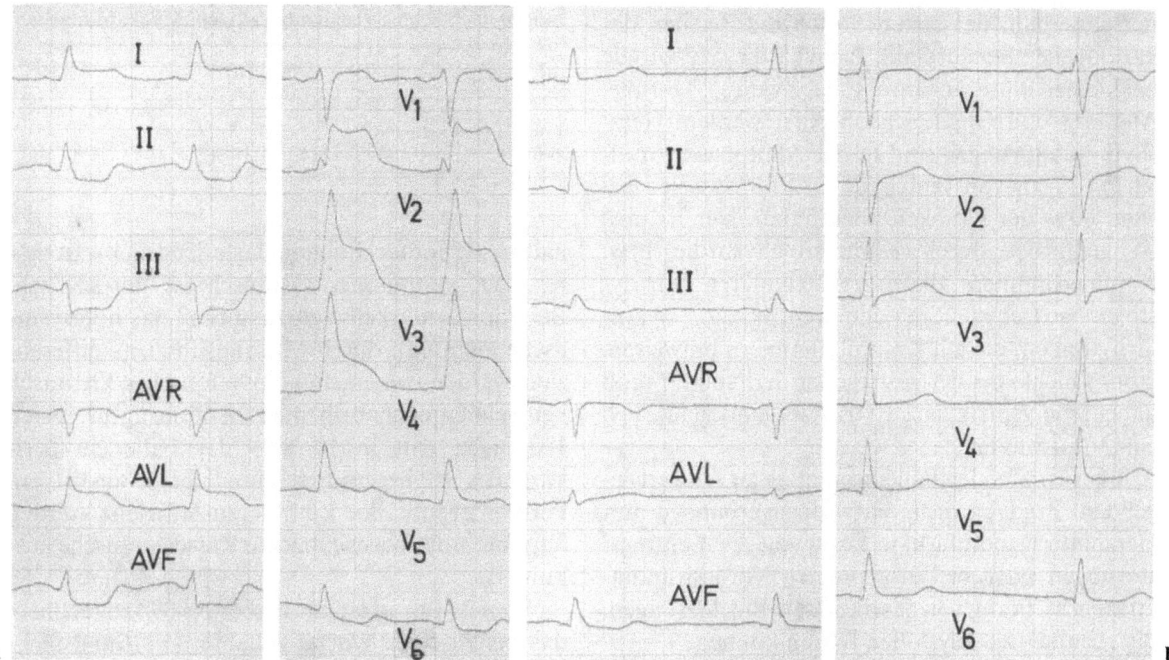

a   b

Abb. 18.2. a EKG bei einer 55jährigen Patientin mit Prinzmetal-Angina-pectoris. **a** Während des Anfalls; **b** 1 h nach dem Anfall normales EKG. Bei der Koronarangiographie konnten keine Stenosierungen festgestellt werden

mit oder ohne Koronarsklerose angenommen. Im EKG sind während des Anfalls als Zeichen der transmuralen Ischämie hochgradige ST-Elevationen, oft verbunden mit Rhythmusstörungen zu registrieren, die wieder voll reversibel sind ohne Folgezustände im EKG (Abb. 18.2). Solche EKG-Veränderungen können bei kontinuierlicher Registrierung auch ohne Schmerzempfindung beobachtet werden (stumme Ischämie).

Differentialdiagnostisch muß – besonders bei der erstmaligen EKG-Registrierung – ein Herzinfarkt ausgeschlossen werden. Auch bei diesen Kranken muß die koronarangiographische Diagnostik erfolgen.

1.4 Myokardinfarkt (s. auch Kap. 17.4.1.1)

Die Diagnose des Myokardinfarkts beruht auf den klinischen Symptomen, dem EKG-Befund und den Blutfermenten. Besonders typisch ist die rasch einsetzende Schmerzsymptomatik, weshalb sich daraus bereits die wahrscheinliche Diagnose ergibt (Tabelle 18.5). Im Unterschied zur stabilen Angina pectoris setzt der Akutschmerz ohne vorausgehende Belastung ein. In der Regel ist seine Intensi-

tät stark, allerdings werden von 20–30% der akut Kranken nur geringere, länger anhaltende Schmerzen angegeben, weshalb dann leicht die Schwere des Zustands verkannt werden kann. Die Schmerzen sind meist im präkardialen Bereich lokalisiert, sie können aber auch isoliert im Bereich des Halses und Unterkiefers auftreten. Beim Hinterwandinfarkt wird der Schmerz gelegentlich am stärksten im Epigastrium verspürt, so daß differentialdiagnostisch auch an akute abdominelle Erkrankungen, wie z.B. perforiertes Ulcus ventriculi, Pankreatitis, Cholezystitis u.a. gedacht werden sollte (s. Kap. 28).

Die Schmerzen reagieren kaum, meist gar nicht auf Nitropräparate. Im Unterschied zu anderen Formen der Angina pectoris sind die Patienten stark betroffen und leiden unter Vernichtungsgefühl oder Todesangst.

Vom Schmerz der stabilen Angina pectoris unterscheidet sich der Infarktschmerz also besonders durch:

▶ seine Dauer,
▶ die gleichbleibende Intensität auch bei Bettruhe,
▶ Nichtansprechen auf Nitrokörper,
▶ Vernichtungsgefühl und Todesangst.

Bei etwa 40% der Patienten entwickelt sich in den ersten 12–24 h eine zunehmende Atemnot als

Ausdruck der Linksherzinsuffizienz. Bei 10% können innerhalb der ersten 5–10 h die Zeichen des kardiogenen Schocks mit Tachykardie, Hypotonie bei kleiner Blutdruckamplitude, Zyanose, Unruhe, Atemnot und Oligurie beobachtet werden. Herzrhythmusstörungen sind in der Akutphase vor allem in Form von ventrikulären Extrasystolen bei rund 80% der Kranken anzutreffen. Der Kranke ist gefährdet durch Kammertachykardie bzw. Kammerflimmern, die von ventrikulären Extrasystolen ausgehen. Spezielle ventrikuläre Warnarrhythmien, die auf Kammerflimmern hinweisen, gibt es nicht; bei der gesteigerten Irritabilität muß daher jede ventrikuläre Extrasystole als gefährlich eingestuft werden.

In etwa 5% der Fälle kommt es zu schwerwiegenden Bradykardien, entweder verbunden mit Herzhinterwandinfarkt in Form von AV-Leitungsstörungen oder bei ausgeprägten Vorderwandinfarkten in Form von faszikulären Blockierungen, die ebenfalls zu Asystolien führen können.

Bei der klinischen Untersuchung macht der Patient einen schwerkranken Eindruck. Er ist unruhig, ängstlich, kaltschweißig und leidet unter den starken Schmerzen. Der Puls ist meist tachykard, bei Hinterwandinfarkt oft bradykard. Der Blutdruck ist meist niedrig.

Bei der Auskultation sind eventuell der 3. Herzton (Insuffizienzzeichen) oder ein betonter Pulmo-

Tabelle 18.6. Zeitpunkt des Auftretens von EKG-Veränderungen nach Schmerzbeginn bei akutem Myokardinfarkt

[h]	[%]	[h]	[%]
1–3	40	7– 9	90
4–6	50	10–12	90–100

nalton (erhöhter Pulmonalarteriendruck) zu hören; ein systolisches Geräusch ist unspezifisch. Bei Papillarmuskelbeteiligung muß das holosystolische Geräusch durch Mitralinsuffizienz differenziert werden von einem holosystolischen Geräusch bei Sehnenfadenabriß oder Septumruptur. Nach 1–3 Tagen tritt in 10–30% der Fälle ein perikardiales Reibegeräusch auf. Sehr selten ist ein Perikarderguß. Bei Linksherzinsuffizienz werden fein- bis mittelblasige feuchte Rasselgeräusche auskultiert.

Vom 2. Tag an ist mit Fieber bis 39° zu rechnen, das bis zu einer Woche anhalten kann und nicht Ausdruck einer zusätzlichen Infektion ist.

Die für einen Infarkt typischen EKG-Veränderungen entwickeln sich langsam (s. Tabelle 18.6), allerdings schließt ein 12 h nach dem Schmerzereignis normales EKG einen Infarkt weitgehend aus. Das klassische Bild eines Vorderwandinfarkts und eines Hinterwandinfarkts zeigen die Abbildungen 18.3 und 18.4.

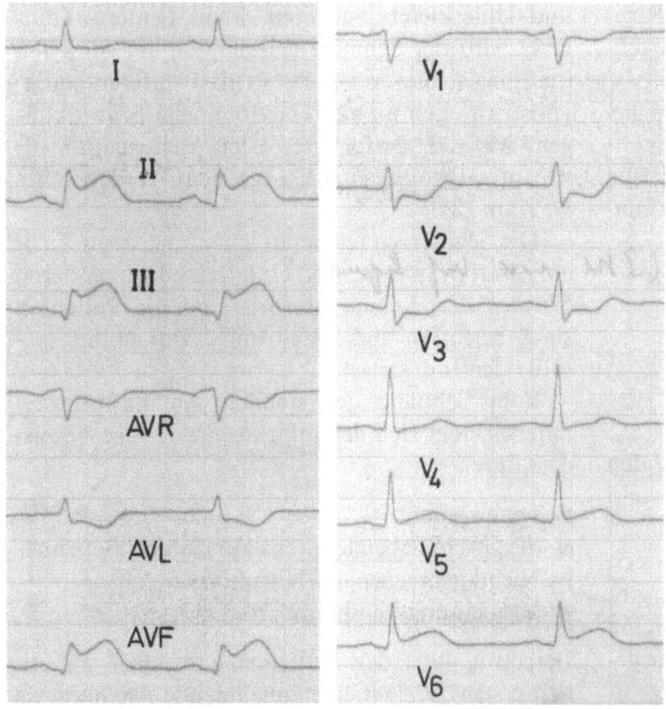

Abb. 18.3. EKG eines 50jährigen Patienten mit akutem Hinterwandinfarkt. In den Ableitungen II, III, aVF, V5 und V6 zeigen sich die infarkttypischen ST-Streckenhebungen; in aVL, V2 und V3 werden spiegelbildliche ST-Streckensenkungen registriert

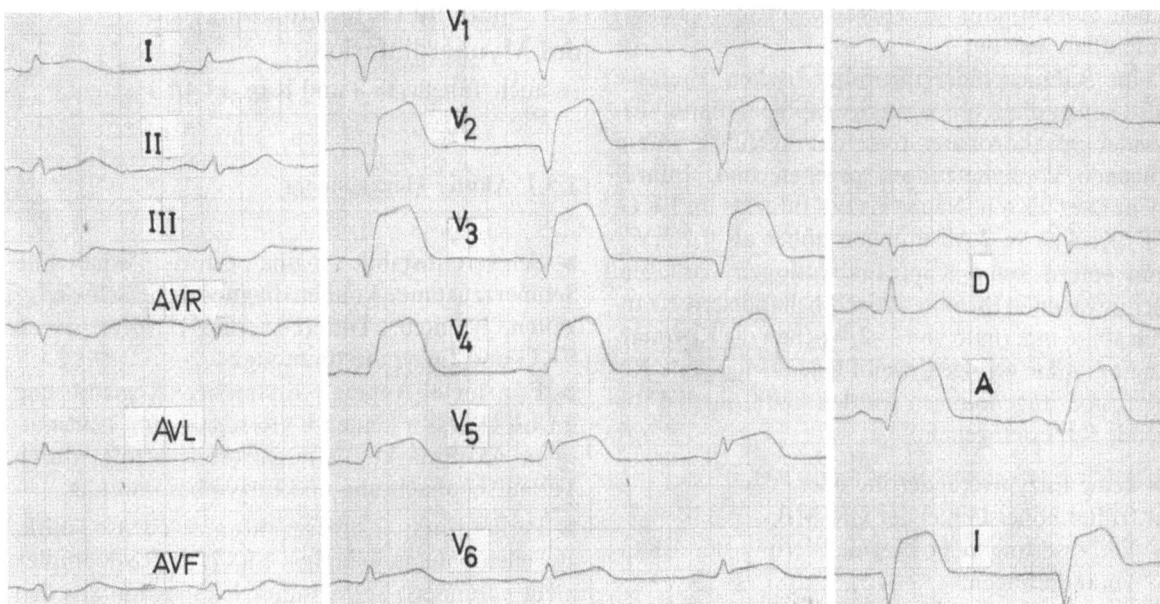

Abb. 18.4. Elektrokardiogramm eines 45jährigen Patienten mit akutem Vorderwandinfarkt. Die infarkttypischen Veränderungen in Form einer monophasischen Deformierung der ST-Strecken ist in Ableitung I, aVR und in den Brustwandableitungen deutlich zu erkennen

Die verschiedenen EKG-Stadien werden unterschiedlich schnell durchlaufen, so daß durch den EKG-Befund nicht das Alter des Infarkts bestimmt werden kann.

Die Infarktlokalisation kann an den betroffenen EKG-Ableitungen erkannt werden. Diesen EKG-Ableitungen können Versorgungsbereiche des Gefäßsystems zugeordnet werden. Dies ist wichtig im Unterschied zur EKG-Registrierung bei Perikarditis, die keine Zuordnung in dieser Form erkennen läßt (s. 2).

Ein Kardinalsymptom der Infarktdiagnose ist der Anstieg der Blutfermente, insbesondere der CK (Kreatininkinase) und ihres Isoenzyms, der MB-Fraktion (CK-MB). Die CK ist nur relativ herzspezifisch, da sie auch bei anderen Muskelverletzungen erhöht sein kann. Die CK-MB ist dagegen spezifisch; ein Anteil von mehr als 10% an der Gesamt-CK gilt als sicherer Hinweis für einen Infarkt. Annäherungsweise kann aus der Höhe dieser Werte auf die Ausdehnung eines Infarkts geschlossen werden. Andere Enzyme wie SGOT (Glutamyloxalat-Transaminase) und LDH (Lactat-Dehydrogenase) werden ebenfalls in typischer Weise erhöht gefunden (s. Tabelle 18.7). Als weiterer Verlaufsparameter kann auch das Myoglobin bestimmt werden, das relativ unspezifisch ist, jedoch sehr früh nach Infarktbeginn ansteigt.

Unspezifische Laborbefunde sind die Leukozytose, eine Hyperglykämie, die bereits am ersten Tag beobachtet wird und eine am 2.–3. Tag nachweisbare Beschleunigung der BSG.

Bei komplizierten Infarkten (z.B. Herzinsuffizienz, Schock, maligne Arrhythmien) werden die kontinuierliche Druckmessung in der A. pulmonalis und die Herzzeitvolumenbestimmung mit der Kälteverdünnungsmethode vorgenommen. Die Messung ist für die Diagnostik der hämodynami-

Tabelle 18.7. Infarktenzyme beim akuten Herzinfarkt

Enzym	Normalbereich [U/l]	Anstiegsbeginn [h]	Gipfel [h]	Maximum [U/l]	Normalisierung [h]
CK-MB	10	4–8	16–32	300	40–60
CPK	50	4–8	16–36	3000	48–72
GOT	14	4–8	18–48	200	48–72
LDH	240	8–10	24–60	4000	240–480

schen Störung und für Therapiekontrollen außerordentlich wichtig.

Im Rahmen einer thrombolytischen Therapie wird sofort die Koronarangiographie mit anschließender intrakoronarer Lyse durchgeführt, sofern folgende Voraussetzungen gegeben sind: Infarkt nicht älter als 6 h, Nachweis des Infarkts im EKG, ST-Strecken in 2 Ableitungen höher als 0,2 mV – und sofern keine Kontraindikationen vorliegen. Bei intravenös thrombolytisch behandelten Kranken sollte innerhalb von 1–2 Wochen die Koronarangiographie erfolgen, wenn eine erfolgreiche Reperfusion angenommen werden kann, für die folgende Kriterien gelten:

▶ keine Enzymveränderung oder
▶ früher hoher Gipfel der CK-MB,
▶ Verbesserung oder Normalisierung der EKG-Veränderungen,
▶ evtl. Wiederauftreten einer Angina pectoris.

Die Frage nach koronarangiographischer Untersuchung bei den nicht thrombolytisch behandelten Patienten wird unterschiedlich beantwortet. So reicht die Skala von der Empfehlung, alle Kranken bis ungefähr 70 Jahre zu untersuchen, bis zur Auffassung, nur Infarktpatienten bis zu ihrem 50. Lebensjahr zu untersuchen, sofern bei ihnen der Verdacht auf eine Mehrgefäßerkrankung besteht. Nach unserer Auffassung sollte jedoch das Lebensalter keine Begrenzung darstellen, wenn eine Angioplastie oder Operation möglich erscheint, da nur mit der Koronarangiographie eine Mehrgefäßerkrankung festgestellt bzw. ausgeschlossen werden kann.

1.5 Spezielle Differentialdiagnose des Myokardinfarkts
(s. auch Tabelle 18.8 und Kap. 17.4.1.1)

1.5.1 Akuter Herzschmerz

▶ Schwere instabile Angina pectoris: Anhaltende Schmerzzustände können diagnostische Schwierigkeiten bereiten. Differenzierung erfolgt durch EKG und Enzymbestimmung.
▶ Prinzmetal-Angina: Erstmalige Registrierung im EKG ergibt keinen Unterschied zum transmuralen Akutinfarkt. Differenzierung erfolgt durch Verlaufsbeobachtung und Enzymbestimmung.
▶ Perikarditis: Schmerz mitunter ebenso stark, zuweilen atemabhängig. EKG: QRS-Komplex nicht verändert, keine Infarktlokalisation aus den betroffenen Ableitungen erkennbar, da meist alle Ableitungen mehr oder weniger stark betroffen sind. CK und CK-MB nicht erhöht.
▶ Myokarditis: Schmerz wird nicht als Vernichtungsschmerz angegeben. Sehr selten infarkttypisches EKG, häufig ST-Streckensenkung und T-Negativierung. Schwierige Differenzierung zu subendokardialen Infarkt.
▶ Lungenembolie: Bei großer Lungenembolie Vernichtungsschmerz; gleichzeitig massive Dyspnoe, Schockzustand, Zeichen der Rechtsherzbelastung (Einflußstauung, Schmerzen im rechten Oberbauch). CK und CK-MB nicht oder nur leicht erhöht. Im EKG Zeichen der Rechtsherzbelastung (Rechtstyp, Rechtsschenkelblock, T-Negativie-

Tabelle 18.8. Differentialdiagnose des Herzschmerzes

Merkmale	Angina pectoris	Herzinfarkt	Funktionelle Herzbeschwerden	Perikarditis
Intensität	Stark	Unerträglich	Lästig	Schwach bis stark
Dauer	1–15 min	Zeitlich nicht begrenzt	Lang anhaltend	Länger anhaltend
Lokalisation	Retrosternal, Ausstrahlungen in Thoraxraum, Hals, linke Schulter/Arm	Retrosternal, in Thoraxraum, Hals, linke Schulter/Arm, Abdomen	Mammillargegend, linker Arm	Retrosternal, linke Thoraxvorderseite
Auftreten	Nach Belastung	Ohne erkennbare Ursache	Ohne erkennbare Ursache, unter körperlicher Belastung Besserung	Ohne erkennbare Ursache, evtl. Fieber
Schilderung	Neigung zur Bagatellisierung	Wortarm	Ausführlich	Wortarm
Nitroglycerin	Besserung	Unverändert	Unverändert	Unverändert
EKG	Im Anfall verändert	Typisch verändert	Nicht verändert bzw. nicht typisch verändert	Meist typisch verändert

rung in den rechtspraekordialen Ableitungen), zu etwa 20% im EKG Zeichen eines Hinterwandinfarkts. pO_2-Spannung sehr niedrig bei niedrigem pCO_2. Beweis durch Lungenszintigramm oder pulmonale Angiographie. Die Zeichen der Rechtsherzbelastung, Tachypnoe und ein erniedrigter pO_2 sind die ersten Hinweise zur Differenzierung.

▶ Aneurysma dissecans: Schwierig bei Einbeziehung der Koronargefäßabgänge, da dann im EKG Infarktbilder erscheinen. Heftigster und abrupter Schmerz, der besonders in den Rücken und Nakken ausstrahlt. Eventuell einseitige Pulsabschwächung. Thoraxbild, Echokardiographie (vom Ösophagus) und Computertomogramm führen zur Diagnose (s. Kap. 22.4)

▶ Pneumothorax: Rechts- oder linksseitiger Thoraxschmerz mit Dyspnoe. Keine eindeutige EKG-Veränderung, keine pathologischen Enzymanstiege. Eventuell auskultatorisch abgeschwächtes Atemgeräusch und tympanitischer Klopfschall. Thoraxröntgenbild beweisend.

▶ Tachykardie: Rhythmusstörungen mit Angina pectoris und Schocksymptomatik. EKG nicht verwertbar; keine pathologischen Enzymwerte.

▶ Perforiertes
oder penetriertes
Ulcus ventriculi
▶ Akute Pankreatitis,
Pankreasnekrose
▶ Mediastinalemphysem
} keine infarkttypischen EKG-Veränderungen, Ausnahme evtl. Pankreatitis.

1.5.2 Schmerzen während des Krankheitsverlaufs

▶ Neu auftretende Schmerzen bei Zweitinfarkt: Diagnostik durch erneute EKG-Veränderung und Enzymanstieg.

▶ Intermittierende Tachykardie: Zuordnung der Schmerzen zu entsprechenden EKG-Registrierungen durch eine kontinuierliche Arrhythmieüberwachung.

▶ Angina pectoris bei Mehrgefäßerkrankungen: Klärung durch baldmöglichste Koronarangiographie.

▶ Angina pectoris nach thrombolytisch erfolgreicher Therapie.

▶ Lang anhaltende Begleitperikarditis mit Schmerz und EKG-Veränderungen, die oft schwierig zu deuten sind. Kein Enzymanstieg. Häufig kleiner Begleiterguß durch Echokardiographie nachweisbar.

▶ Postinfarktsyndrom (Dressler-Syndrom): Nach 2–4 Wochen auftretendes zunehmendes Krankheitsgefühl mit kardialem Schmerz, verbunden mit Fieber und erhöhter BSG. Es entwickelt sich über die Pericarditis sicca eine Pericarditis exsudativa, eventuell auch eine Polyserositis. Das Syndrom beruht auf einer immunologischen Reaktion gegen nekrotisches Myokard wobei Antikörper gegen Herzmuskulatur gebildet werden, die in einem hohen Prozentsatz nachweisbar sind. Die Prognose ist gut.

1.6 Anhang: „Small vessel disease" und Syndrom X

„Small vessel disease"

Veränderungen an den kleinen intramyokardialen Gefäßen bei verschiedenen Erkrankungen (Tabelle 18.9) können im EKG zu Störungen des Erregungsleitungssystems und der Kammermuskulatur führen. Die Kranken leiden an pektanginösen Beschwerden, die nicht auf Nitrokörper ansprechen und meist keine direkte Abhängigkeit von Belastungen aufweisen. Im EKG zeigen sich unspezifische Veränderungen, z.B. T-Inversionen. Röntgenologisch ist das Herz meist vergrößert. Die Koronarangiographie ergibt freie Koronargefäße. Allerdings läßt diese Methode nur eine Beurteilung von Größen zu, die im Durchschnitt größer als 1 mm sind.

Differentialdiagnostisch ist außer der koronaren Herzerkrankung die kongestive Kardiomyopathie abzugrenzen. Die Myokardbiopsie ist dabei in manchen Fällen hilfreich.

Tabelle 18.9. Krankheiten, die mit einer sog. „Small vessel disease" einhergehen können

Diabetes mellitus
Hypertonie
Amyloidose
Kollagenose
– Primär chronische Polyathritis
– Lupus erythematodes disseminatus
– Panarteritis nodosa
– Sklerodermie
Rheumatisches Fieber
Neuromuskuläre Erkrankungen
Skelettmuskelerkrankungen
Transplantatabstoßung
Jervell-Lange-Nielson-Syndrom

Syndrom X

Die Ursache dieses Krankheitsbildes ist nicht bekannt. Häufig bestehen schwere pektanginöse Beschwerden, die nicht selten eine notfallmäßige Versorgung erfordern. Das Ruhe-EKG ist häufig normal. Das Belastungs-EKG zeigt uneinheitliche Befunde von normalem Befund bis zu deutlicher ST-Streckensenkung. Der enddiastolische linksventrikuläre Druck ist oft erhöht. Das Koronarangiogramm ist normal. Die Diagnose wird gestellt durch die Bestimmung der Koronarreserve mit der Argonmethode, die eine deutliche Einschränkung der Koronarreserve unter Belastung ergibt.

2 Erkrankungen des Perikards
(s. auch Kap. 17.4.5)

2.1 Perikarditis

Der Schmerz bei Perikarditis ist nicht selten dem Infarktschmerz ähnlich und davon oft schwer zu unterscheiden (s. Tabelle 18.7). Meist ist die subepikardiale Muskulatur im Sinne einer Perimyokarditis miteinbezogen. Die Schmerzen beginnen oft retrosternal oder linksthorakal und strahlen zum Epigastrium, Hals, Rücken, zu den Schultern und selten in die Arme aus. Sie sind unterschiedlich

stark und reichen von leichtem Druck bis hin zu stärkster Ausprägung mit dem Gefühl eines Messerstichs. Kranke, die zuvor einen Myokardinfarkt erlitten hatten, beschreiben den Schmerz fast gleichartig. Der Schmerz nimmt bei tiefer Atmung oder bei Husten zu. Bewegungen mit Anspannung der Brustmuskulatur können ihn verstärken. Auffallend ist die Schmerzzunahme in liegender Position.

Der charakteristische klinische Befund ist das Perikardreiben, das ohrnah wie ein herzsynchrones Kratzen zu auskultieren und dessen Intensität atemabhängig und stark wechselnd ist. Auch wenn sich ein Erguß ausgebildet hat, kann das Geräusch oft noch nachgewiesen werden. Bei zunehmendem Erguß werden die Herztöne leise, und auch das Reibegeräusch geht zurück.

Von besonderer Bedeutung für die Diagnose ist das Elektrokardiogramm. In etwa 80% der Fälle zeigen sich typische Veränderungen der ST-Strekken ohne Abweichung der QRS-Gruppen. Die ST-Hebungen gehen von einem hochgezogenen Schenkel der S-Zacke aus, wobei der mitunter bogenförmig nach unten konkave Verlauf der ST-Strecke ein wichtiges Kriterium für die Abgrenzung gegen die monophasische Deformierung der ST-Strecke beim Myokardinfarkt darstellt. Die Veränderungen treten mehr oder weniger stark in allen Ableitungen auf; am stärksten ist die ST-Anhebung in den Ableitungen mit den höchsten Ausschlägen. Im Gegensatz zum Infarkt-EKG gelingt keine

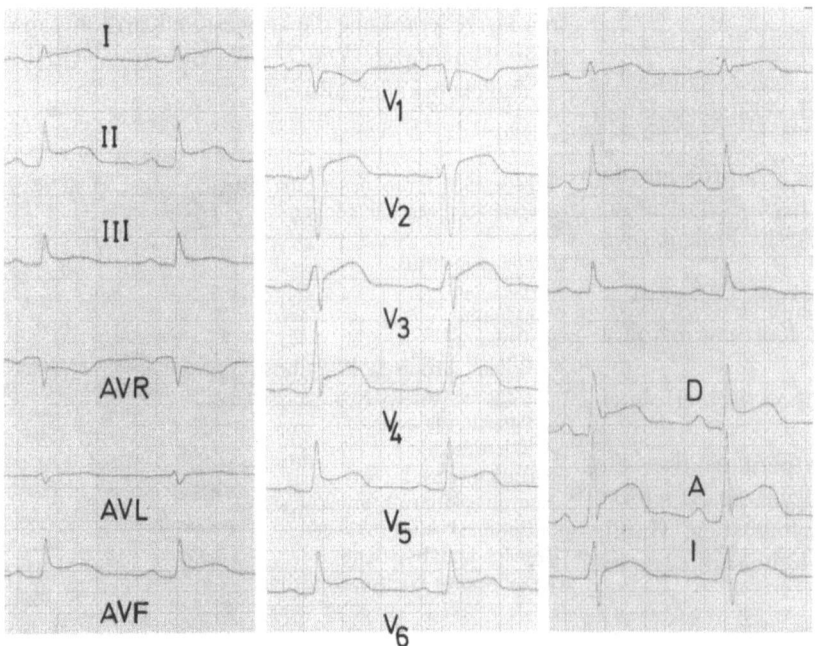

Abb. 18.5. EKG (Standard-, Goldberger-, Wilson- und Nehb-Ableitungen) bei einer 30jährigen Patientin mit Pericarditis sicca. In den Ableitungen I, II, III, aVF, V2–V6 und Nehb D, A, J typische ST-Streckenhebungen. Im Gegensatz zum akuten Herzinfarkt zeigen sich in vielen Ableitungen die Veränderungen, die keine Zuordnung zum Versorgungsgebiet einer Koronararterie zulassen

Tabelle 18.10. Ursache der akuten Perikarditis

Virusinfektionen
Bakterielle Infektionen (z.B. Tuberkulose)
Rheumatisches Fieber
Lupus erythematodes disseminatus
Maligne Erkrankungen (Metastasen)
Niereninsuffizienz
Dressler-Syndrom (Postinfarktsyndrom)
Postkardiotomiessyndrom

Zuordnung zu bestimmten Bereichen der Gefäß-versorgung (Abb. 18.5).

Die Abgrenzung gegenüber dem EKG bei jugendlichen Vagotonikern mit leichten horizontalen ST-Streckenhebungen und hohen T-Wellen (sog. Spurly-repolarisation-Phänomen) kann differentialdiagnostisch schwierig bleiben. Fehlende Klinik und fehlendes Perikardreiben ermöglichen jedoch die Abgrenzung. Im späteren Krankheitsverlauf der Perikarditis entwickeln sich terminal negative T-Wellen, die in gleicher Form auch beim Herzinfarkt auftreten können. Allerdings fehlen immer QRS-Veränderungen. Ein kleiner Perikarderguß findet sich praktisch immer, so daß durch die echokardiographische Untersuchung die Diagnose der Perikarditis bestätigt werden kann.

Die Ursache der akuten Perikarditis ist häufig nicht nachweisbar. Man bezeichnet diese dann als idiopathische Form (= unspezifische Form). Dabei handelt es sich meist um eine benigne Verlaufsform mit katarrhalischen Prodromi und mittelgradigen Allgemeinerscheinungen, wie Abgeschlagenheit, Leistungsabfall und Fieber. Der Präkordialschmerz setzt meist akut ein. Die BSG ist mittelgradig erhöht. Ein kleiner Perikarderguß ist echokardiographisch meist nachweisbar. Einen ähnlichen Verlauf nimmt die Perikarditis bei nachgewiesener Virusinfektion, vor allem bei Coxsackie-B-Infektion.

Als Begleitkrankheit kann die Perikarditis bei verschiedenen Krankheiten angetroffen werden (Tabelle 18.10). Häufig ist die Perikarditis bei Urämie (meist mit starker Ergußbildung) und bei malignen Prozessen; selten sind die tuberkulöse Perikarditis und die Begleitperikarditis bei Systemerkrankungen wie z.B. Lupus erythematodes. Sehr häufig ist die Beteiligung des Perikards bei der kardialen Verlaufsform des rheumatischen Fiebers. Immunologische Reaktionen im Sinne des Dressler-Syndroms werden nach Herzinfarkt, aber auch nach Herzoperation angetroffen. Meist kommt es dabei zu einer Ergußbildung.

2.2 Perikarderguß

Beginnend mit präkordialen Schmerzen entwickelt sich bei zunehmendem Perikarderguß Atemnot. Bei stärkster Ausprägung (Perikardtamponade) kommt es zum Schock. Bei der Perikardtamponade handelt es sich nicht selten um einen hämorrhagischen Erguß bei Sinus-valsalvae-Aneurysma, bei Trauma, bei hämorrhagischer Diathese oder bei Ventrikelwandruptur.

Im Verlauf der stets bedrohlichen Perikardtamponade entwickeln sich rasch Dyspnoe, Schmerzen (auch in den Rücken ausstrahlend) und Einflußstauung mit Hypotension. Die Herztöne werden leise oder sind nicht hörbar.

Im Röntgenbild ist eine kugelige Herzvergrößerung zu erkennen (Bocksbeutelform). Im EKG sieht man eine zunehmende Niedervoltage. Durch die Echokardiographie und anschließende Perikardpunktion wird die Diagnose gesichert.

Einen eher chronischen Verlauf des Perikardergusses findet man bei Herzinsuffizienz, chronischen Entzündungen, Myxödem, nephrotischem Syndrom, Urämie, malignen Prozessen und Kollagenosen. Thorakale Schmerzen sind gering, dafür stehen Dyspnoe und Einflußstauung im Vordergrund der Symptomatik. Im Röntgenbild zeigt sich bei langsamer Entwicklung des Ergusses eine zeltförmige Herzvergrößerung ohne manifeste Lungenstauung. Im EKG wird häufig eine Niedervoltage beobachtet; Folgezustände der Perikarditis wie terminal negative T-Wellen sind nicht selten. Auch hier führen die Echokardiographie und Perikardpunktion zur Diagnose. Bei dieser chronischen Verlaufsform bleiben die Kranken relativ lange ohne belastende Symptome.

Die chronische Perikarditis kann in eine Pericarditis constrictiva mit Perikardverkalkung übergehen. Früher häufig bei tuberkulöser Perikarditis, ist diese Verlaufsform heute selten. Röntgenuntersuchungen und Echokardiographie klären die Diagnose.

3 Kardiomyopathien (s. auch Kap. 17.4.2)

Hypertrophische obstruktive Kardiomyopathie

Die Kranken klagen über Dyspnoe bei Belastung, typische Angina pectoris und rasche Ermüdbarkeit mit Schwindel und Synkopen. Es besteht eine ausgeprägte Hypertrophie vorwiegend des linken Ventrikels mit Einbeziehung der Ausflußbahn des linken Ventrikels. Bei der Kontraktion kommt es dadurch zu einer erheblichen Verengung der Ausflußbahn. In der Diastole wirkt sich eine reduzierte Dehnbarkeit der Kammermuskulatur besonders aus. Bei der Untersuchung fällt das spätsystolische, über dem 3. und 4. ICR links deutlich hörbare Geräusch auf. Bei 20–50% der Patienten sieht man im EKG Q-Zacken kombiniert mit R-Verlust und Hebung der ST-Strecken im Vorderwandbereich (Pseudoinfarkt-EKG).

Die Diagnose wird gesichert durch die Echokardiographie. Besteht aufgrund des Schweregrades die Indikation zur Operation, sollte eine Rechts- und Linksherzkatheteruntersuchung mit Angiographie und Koronarangiographie erfolgen.

Hypertrophische nichtobstruktive Kardiomyopathie

Erst im Spätstadium leiden die Kranken unter Angina-pectoris-Beschwerden. Die Diagnose wird gestellt durch die Echokardiographie.

Kongestive (dilatative) Kardiomyopathie

Meist suchen die Kranken wegen ihrer Beschwerden erst im fortgeschrittenen Krankheitsstadium den Arzt auf. Im Vordergrund stehen dann eine Belastungsdyspnoe und pectanginöse Beschwerden, die zum Teil typisch wie bei koronarer Herzkrankung angegeben werden. Ein Teil der Kranken bemerkt die Beschwerden erstmals in einem engeren zeitlichen Zusammenhang mit einer Grippe. Dies kann zur Fehldiagnose Myokarditis verleiten.

Im EKG findet sich häufig ein Linksschenkelblock. Das Röntgenthoraxbild zeigt zum Zeitpunkt der Beschwerden ein rechts und links deutlich vergrößertes Herz (Dilatation des Herzens). Bei der Untersuchung sind dann Zeichen der manifesten Links- und Rechtsherzinsuffizienz anzutreffen. Ein systolisches Geräusch über der Spitze kann als Ausdruck einer relativen Mitralinsuffizienz gewertet werden. Die kongestive dilatative Kardiomyopathie wird nicht selten fehldiagnostiziert. So müssen differentialdiagnostisch folgende Erkrankungen bedacht werden:

▶ Perikarderguß bzw. Pericarditis constrictiva non calcarea oder die Endomyokardfibrose, sie sind durch die Echokardiographie abzugrenzen.
▶ Die koronare Herzerkrankung: Die stark gestörte Ventrikelfunktion und Dilatation sind durch

die Echokardiographie nicht immer sicher zu differenzieren, weshalb zur endgültigen Klärung eine Koronarangiographie erfolgen muß. Fortgeschrittene Stadien von Herzklappenfehlern, z.B. Mitralinsuffizienz oder Aortenstenose, sind durch Auskultation, Echokardiographie und Röntgenbild auszuschließen.

Latente Kardiomyopathie

Kranke mit latenter Kardiomyopathie leiden unter pectanginösen Beschwerden, die bis zum stärksten Schweregrad reichen können. Sie können typisch oder auch atypisch sein, d.h. in Ruhe bzw. belastungsunabhängig auftretend. Klinische und röntgenologische Untersuchungen, Echokardiographie und Szintigraphie sind unauffällig. Das Koronarangiogramm ist ebenfalls normal. Das Elektrokardiogramm zeigt einen Normalbefund oder unspezifische Veränderungen, z.B. ST-Streckensenkung, T-Wellen-Negativierung. Die Messung der Pulmonalarteriendrücke unter Belastung ist pathologisch erhöht. Daraus ergibt sich die Diagnose. Die wichtigste Differentialdiagnose ist die koronare Herzerkrankung. Da besonders bei Patienten über 40 Jahren auch beide Krankheiten vorliegen können, sollte auf jeden Fall die Koronarangiographie erfolgen.

4 Herzklappenfehler

Mitralklappenprolaps-Syndrom

Bei der Mehrzahl der Kranken sind keine Symptome feststellbar. Ein kleiner Teil klagt über Schwindelzustände, Rhythmusstörungen und uncharakteristische Herzbeschwerden. Bei der Untersuchung finden sich normale Befunde bis auf ein mehr oder weniger stark ausgeprägtes systolisches Geräusch über der Spitze; nur bei starker Ausprägung finden sich alle Zeichen der Mitralinsuffizienz. Die Diagnose wird durch die Echokardiographie, eventuell durch die Lävoangiographie gestellt.

Aortenklappenfehler

Vor allem bei Kranken mit Aortenstenose kommt es im fortgeschrittenen Stadium zu typischen Angina-pectoris-Anfällen. Sie sind Folge der hochgradigen Hypertrophie des linken Ventrikels, d.h.

der dadurch bedingten relativen Koronarinsuffizienz bei normalem Herzkranzgefäßsystem. Bei Überschreiten des kritischen Herzgewichts reicht der normale Gefäßquerschnitt für eine entsprechend erhöhte Durchblutung bei Belastung nicht aus. Man findet dann fast immer im EKG neben den Hypertrophiezeichen Kammerendteilveränderungen in den linkspräkordialen Ableitungen. Mit Hilfe der Echokardiographie und der Dopplerechokardiographie können die Diagnose gestellt und näherungsweise der ventrikuloaortale Druckgradient bestimmt werden. Aus den klinischen Angaben und den letztgenannten Befunden ergibt sich die Indikation für die invasive Untersuchung zur präoperativen Abklärung.

Kranke mit Aorteninsuffizienz leiden stärker an Atemnot als an Herzschmerzen. In einem sehr fortgeschrittenen Stadium kann es zu Angina-pectoris-Anfällen kommen.

Mitralstenose

Nicht häufig, dafür aber sehr ausgeprägt kommt es bei Kranken mit hochgradiger Mitralstenose zu schweren Angina-pectoris-Anfällen, insbesondere wenn eine tachykarde Rhythmusstörung eintritt und dadurch das Herzzeitvolumen und konsekutiv die Koronarperfusion erheblich reduziert werden.

5 Funktionelle Herzbeschwerden

Unter funktionellen Herzbeschwerden versteht man Schmerzsensationen im linksthorakalen Bereich, die nicht auf eine organische Herzkrankheit zurückzuführen sind (andere Bezeichnungen sind: Da-Costa-Syndrom, Effort-Syndrom, Soldatenherz, neurozirkulatorische Asthenie = Herzneurose).

Das Beschwerdebild tritt bei jungen Erwachsenen auf, besonders bei jungen Frauen, ist jedoch auch im höheren Lebensalter anzutreffen. Meist besteht ein Zusammenhang mit früheren, bis in die Gegenwart hineinreichenden oder zur Zeit noch bestehenden psychischen Belastungen familiärer oder beruflicher Art. Angesichts der starken körperlichen Mißempfindungen treten diese psychischen Belastungen im Bewußtsein des Kranken zurück.

Die Kranken kommen mit Beschwerden, die sie selbst auf das Herz beziehen. Am häufigsten sind linksthorakale Schmerzen, meist im Bereich der Herzspitze, Atemnot, Herzklopfen (besonders nachts) in Verbindung mit schneller Ermüdbarkeit und Schlaflosigkeit.

Die Intensität reicht vom vorübergehenden Druckgefühl bis zu stärksten Schmerzzuständen, die zur Beeinträchtigung der Arbeitsfähigkeit führen können. Die Schmerzen sind in der Regel nicht von körperlichen Belastungen abhängig, sie werden sogar durch körperliche Belastungen gebessert, weshalb sich der Kranke während und nach körperlichen Anstrengungen sogar beschwerdefrei fühlt. Dagegen wird über eine Zunahme der Beschwerden unter emotionalen Belastungen Klage geführt.

In Verbindung mit diesen Beschwerden werden Palpitation, Herzrhythmusstörungen in Form von Extrasystolie und Luftnot in Ruhe angegeben. Besonders das Gefühl nicht durchatmen zu können, belastet die Kranken. Auf Befragen erfährt man weitere Mißempfindungen, die oft spontan nicht geäußert werden, z.B. Müdigkeit, Schwindelgefühl, Magen- und Darmbeschwerden, Hyperventilationssyndrom mit Parästhesien im Gesicht und an den Extremitäten.

Der Kranke wirkt angespannt, manchmal verkrampft und ängstlich und bietet einen unruhigen Eindruck. Die Beschwerden werden meist wortreich geschildert, was oft im Kontrast steht zum Eindruck von Kranken mit koronarer Herzerkrankung, die häufig dissimulieren (s. Tab. 18.8).

Die Diagnose erfordert den Ausschluß organischer Ursachen, d.h. die Beschwerden dürfen erst dann als funktionell eingeordnet werden, wenn organisch-pathologische Ursachen ausgeschlossen worden sind. Die Skala der Untersuchung kann im Einzelfall vom Belastungs-EKG bis zur Koronarangiographie reichen. Die wichtigste Differentialdiagnose ist die koronare Herzkrankheit. Die Schwierigkeit liegt besonders in der nicht seltenen Kombination von funktionellen Herzbeschwerden und ischämisch bedingten Beschwerden.

6 Aneurysmen

6.1 Aneurysma dissecans der Aorta
(s. auch Kap. 17.4.6.1 u. Kap. 22.4)

Das akut auftretende dissezierende Aortenaneurysma verursacht sehr starke, perakut einsetzende substernale Schmerzen, die besonders in den

Hals und in den Rücken, seltener in die Arme und etwas später in das Abdomen ausstrahlen. Der Schmerz läßt sich kaum von dem des Myokardinfarkts unterscheiden, insbesondere wenn eine Koronararterie von der Dissektion mit betroffen ist. Einige Merkmale sind differentialdiagnostisch wichtig, weil sie beim Myokardinfarkt fehlen:

▶ In 50–60% der Fälle führt die Dissektion im proximalen Bereich der Aorta ascendens zur akuten Aorteninsuffizienz.
▶ Bei Einbeziehung des Abgangs des Truncus brachiocephalicus erfolgt eine Einengung mit rechtsseitiger Pulsabschwächung oder Pulslosigkeit.
▶ Die Einbeziehung der A. carotis führt durch Minderperfusion zu entsprechenden neurologischen Ausfällen, z.B. Halbseitenlähmung oder Erblindung eines Auges.

Bei der klinischen Untersuchung findet man einen stabilen Blutdruck und nicht selten eine Hypertonie – im Unterschied zum erniedrigten arteriellen Druck bei Myokardinfarkt. Die Heftigkeit der Schmerzen, die kaum auf Morphium und/oder entsprechend starke Analgetika ansprechen, ist ebenfalls für die Diagnosestellung von Bedeutung. Das EKG ist unspezifisch bis auf die Fälle, in denen eine Herzkranzarterie mit betroffen ist. Die Thoraxröntgenaufnahmen zeigen in einigen Fällen eine Ausweitung bzw. Vorbuckelung in dem betroffenen Bezirk im Sinne einer Mediastinalverbreitung. Gerade in der Akutphase zu Beginn der Dissektion ist das Röntgenbild oft unauffällig, insbesondere wenn keine Vergleichsaufnahmen vorliegen. Ein normales Röntgenbild schließt also ein dissezierendes Aortenaneurysma nicht aus. Für die weitere Diagnostik ist am wichtigsten und schonendsten die zweidimensionale Echokardiographie (Schallkopf im Ösophagus), eventuell in Verbindung mit der Doppler-Echokardiographie. Wird dadurch der Verdacht bestätigt, schließt sich eine Computertomographie oder eine Angiographie an. Aus Gründen der Risikominderung wird die Angiographie als Durchlaufangiographie mit Injektion in die A. pulmonalis durchgeführt.

Differentialdiagnostisch ist auch die bakterielle Endokarditis der Aortenklappe abzugrenzen, wo sich umschriebene Aneurysmen im proximalen Bereich der Aorta ascendens bilden können (Aneurysma spurium oder fusiforme). Auch beim Marfan-Syndrom bzw. Marfan-ähnlichen Zuständen, Ehlers-Danlos-Syndrom, Osteogenesis imperfecta und bei der Homocystinurie können sich Aneurysmen entwickeln. Schließlich kann ein Aortenaneurysma auch bei schwerer Hypertonie und Aortensklerose sowie bei Medianekrose Erdheim-Gsell auftreten.

6.2 Perforiertes Sinus-Valsalvae-Aneurysma

Bei diesem sehr seltenen Krankheitsbild, das meist in der 3. Dekade auftritt, kommt es plötzlich zu stärksten restrosternalen Schmerzen, die gewöhnlich mit einem Schock verbunden sind. Auskultatorisch ist ein systolisch/diastolisches Geräusch zu hören. Das EKG ist uncharakteristisch. Im Röntgenbild sieht man eine Verbreiterung des Herzens sowie eventuell eine Dilatation des betroffenen Sinus.

Elektrokardiographische Untersuchungen können entscheidende diagnostische Hinweise bringen; die Diagnose ist durch die Herzkatheteruntersuchung zu sichern.

Wahrscheinlich besteht eine familiäre Belastung mit Erkrankungen des Marfan-Formenkreises.

Kapitel 19   Herzrhythmusstörungen

B. Lüderitz

INHALT

Tabelle 19.1. Ursachen von Herzrhythmusstörungen

Ischämie (koronare Herzkrankheit)
Infektion (Myokarditiden)
Intoxikation (Glykoside, Alkohol, Nikotin)
Elektrolytstörungen (Hyper-, Hypokaliämie)
Endokrine Erkrankungen (Hyper-, Hypothyreose)
Mechanische Faktoren (Herzfehler, Trauma)
Schrittmacherfunktionsstörungen

Vielfältige Ursachen können kardialen Arrhythmien zugrundeliegen (Tabelle 19.1): Häufig sind sie entzündlich (z.B. Myokarditis) oder mechanisch bedingt (z.B. Mitralstenose); sie können ischämische (z.B. Myokardinfarkt) oder metabolische Ursachen (z.B. Schilddrüsendysfunktion) haben oder auch toxisch induziert sein (z.B. Glykosidintoxikation); ferner kommen elektrische Ursachen in Frage (z.B. Schrittmacherfehlfunktion); besonders sei auf Elektrolytstörungen (z.B. Hypo- und Hyperkaliämie) hingewiesen. Neuerdings werden auch psychogene Ursachen (Depressionen) im Zusammenhang mit dem Auftreten ventrikulärer Arrhythmien diskutiert. Eine schematische Übersicht über das Reizbildungs- und Erregungsleitungssystem des Herzens gibt die Abb. 19.1.

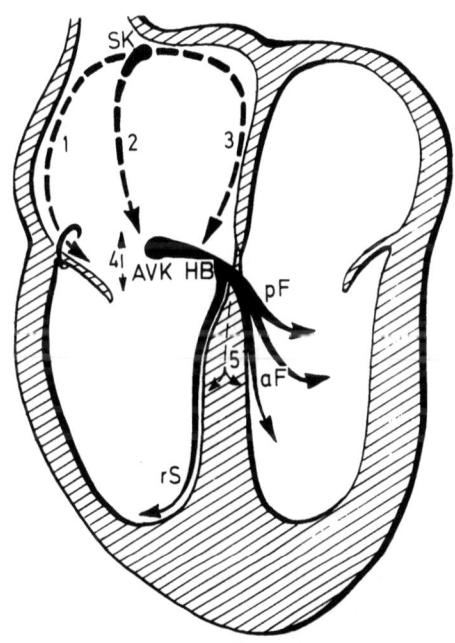

Abb. 19.1. Schematische Darstellung des Reizbildungs- und Erregungsleitungssystems des Herzens. *SK* Sinusknoten, *AVK* Atrioventrikularknoten, *HB* His-Bündel, *rS* rechter Schenkel, *aF* anteriorer Faszikel, *pF* posteriorer Faszikel des linken Schenkels. *1* Thorel-Bündel, *2* Wenckebach-Bündel, *3* James-Bündel, *4* Kent- und Paladino-Fasern, *5* Mahaim-Fasern. (Nach Knieriem u. Mecking 1983)

1 Methoden und Ergebnisse der Oberflächenelektrokardiographie

Ruhe-EKG. Nachdem Einthoven 1903 die apparativen Voraussetzungen zur Registrierung des Erregungsablaufs am Herzen geschaffen hatte, sind zahlreiche Verbesserungen hinsichtlich der EKG-Registriertechnik und -Auswertung beschrieben worden.

Die bipolaren Extremitätenableitungen (sog. Standardableitungen) sind ergänzt worden durch die Brustwandableitungen nach Wilson (1933) und die unipolaren Goldberger-Ableitungen (1942).

▶ *Ösophagus-EKG:* Das Ösophagus-EKG, das bereits 1906 erstmals am Patienten abgeleitet wurde, läßt sich zur Analyse von Vorhofbelastung, ektopischen Reizbildungen und Leitungsaberrationen einsetzen.

Unter Beibehaltung konventioneller Ableitungssysteme sind in den letzten Jahren zahlreiche sinnvolle technische Weiterungen einer breiten Anwendung zugeführt worden:

▶ *Telemetrie:* Bereits Einthoven hatte eine telefonische EKG-Übermittlung vorgenommen. Heute ist es möglich, die elektrokardiographischen Potentiale auf ein Telefonsystem zu übertragen und über das normale Fernsprechnetz weiterzuleiten.

Das Verfahren erlaubt es dem Arzt oder auch dem Patienten, ein EKG dorthin zu übermitteln, wo eine sachkundige EKG-Beurteilung bei Arrhythmien möglich ist. Das telefonisch weitergeleitete EKG kann auf einem Monitor oder auf einem EKG-Registriergerät gespeichert werden. Die EKG-Telemetrie erlaubt eine zeitlich und örtlich unabhängige drahtlose Aufnahme von Elektrokardiogrammen und hat besonders für die umweltorientierte EKG-Diagnostik (am Arbeitsplatz, während körperlicher Belastung etc.) Bedeutung erlangt. Rhythmusstörungen sind telemetrisch in aller Regel ausreichend erfaßbar. Die EKG-Telemetrie ist heute für die Erkennung von Arrhythmien in der Präventiv- und Rehabilitationsmedizin sowie für die rechtzeitige Identifikation bedrohlicher Rhythmusstörungen in der Intensivmedizin unentbehrlich.

▶ *Automatische EKG-Auswertung:* In letzter Zeit wurden die Bemühungen verstärkt, die EKG-Auswertung Computern zu übertragen. Die Formanalyse ist für automatische Auswertesysteme derzeit problemloser als die Identifikation von Herzrhythmusstörungen. Ausgangspunkt für die systematische Vermessung der einzelnen Kurvenabschnitte ist ein errechnetes Mittelwert-EKG bzw. ein repräsentativer Herzzyklus. Die Summe der Störeinflüsse liegt beim EKG in Bezug auf die Variation zwischen gesunden Personen in einer Größenordnung, die eine Bewertung eines einzelnen EKG-Werts außerordentlich schwierig erscheinen läßt. Erhebliche Probleme bedeuten für den Computer P- und T-Wellen, die flach zur Isoelektrischen an- oder absteigen. Häufig wird damit bereits die Erkennung eines Sinusrhythmus unmöglich.

Ventrikuläre Extrasystolen lassen sich wegen ihrer großen morphologischen Abweichungen von den normalen QRS-Komplexen relativ leicht com-

putermäßig erkennen. Komplette Schenkelblockbilder sind ebenfalls problemlos zu charakterisieren. Erheblich schwieriger gestaltet sich hingegen die Erkennung eines linksanterioren Hemiblocks oder eines inkompletten Rechtsschenkelblocks.

Schrittmacherimpulse sind durch den Rechner wegen des kurzen steilen Anstiegs des Signals ohne Schwierigkeiten zu diagnostizieren; eine darüber hinausgehende Analyse des Schrittmacher-EKGs überfordert jedoch die bekannten Auswertungsprogramme. Die Erkennung komplizierter Rhythmusstörungen, wie wandernder Schrittmacher, Blockierung II. und III. Grades und AV-Dissoziationen, gehen über die Kapazität der heutigen Computer meist hinaus.

Der derzeit erreichte Entwicklungsstand der Computeranalyse hat bereits ein hohes technisches und wissenschaftliches Niveau erreicht und läßt die Anwendbarkeit der automatischen EKG-Auswertung für zahlreiche Forschungs- und Routinevorhaben sinnvoll erscheinen.

▶ *Langzeit-EKG (Holter Monitoring):* Durch kontinuierliche Langzeit-EKG-Aufzeichnung und zeitgeraffte Analyse wurde die Erkennung vereinzelt auftretender Herzrhythmusstörungen wesentlich erweitert. Die Analysesysteme bestehen prinzipiell aus Aufnahmegerät und Wiedergabeeinheit. Verwendung finden tragbare batteriebetriebene Magnetbandregistriergeräte mit einem Gewicht zwischen 500 und 1200 g, die eine kontinuierliche Aufzeichnung des EKG-Signals auf Tonbandspulen oder -cassetten über lange Zeiträume ermöglichen, ohne hierbei den Probanden in seiner körperlichen Bewegungsfähigkeit wesentlich zu beeinträchtigen. Folgende Forderungen sind an moderne Registriergeräte zu stellen:

▶ Registrierdauer von mindestens 24 h bei Aufzeichnung des vollständigen EKGs;
▶ Aufzeichnung von wenigstens 2 EKG-Ableitungen, getrennte zusätzliche Aufzeichnung eines Zeitkanals;
▶ Möglichkeit der Ereignismarkierung durch den Probanden.
▶ Frequenzbereich der Aufzeichnung zwischen 0,05 und 25 Hz;
▶ Lineare Registrierung im Amplitudenbereich ± 5 mV mit der Möglichkeit, Eichsignale zu geben.

Je nach Analysesystem werden unterschiedliche Merkmale (Vorzeitigkeit, Breite, Höhe, Frequenz, Spektrum, Kontur oder Fläche) eines jeden QRS-Komplexes bei der Analyse beurteilt und mit

Merkmalskonstellationen eines oder mehrerer ge-
speicherter Referenzkomplexe verglichen. Nach
Maßgabe des Grades der Übereinstimmung der
Merkmale erfolgt dann die Unterscheidung normaler und extrasystolischer Komplexe, wobei die
Grenzen häufig einstellbar sind und/oder sich au-
tomatisch einregeln. Das Analyseergebnis wird in
Form von Zahlenwerten oder graphisch in Form
von Trendschreibungen oder Histogrammen ausgegeben. Ausgewählte Abschnitte können zur
Überprüfung und Dokumentation 1:1 auf das
EKG-Papier ausgeschrieben werden. Alle Systeme
sind während der Analyse auf die Mitarbeit eines
qualifizierten Untersuchers angewiesen. Diese
Funktion ist von besonderer Bedeutung bei Differenzierung zwischen ventrikulären Extrasystolen
und aberrierend fortgeleiteten supraventrikulären
Extrasystolen und zur Vermeidung der Fehlinterpretationen von Artefakten. Der Untersucher
kann darüber hinaus gelegentlich Ereignisse erkennen, die der Arrhythmiecomputer übersehen hat.

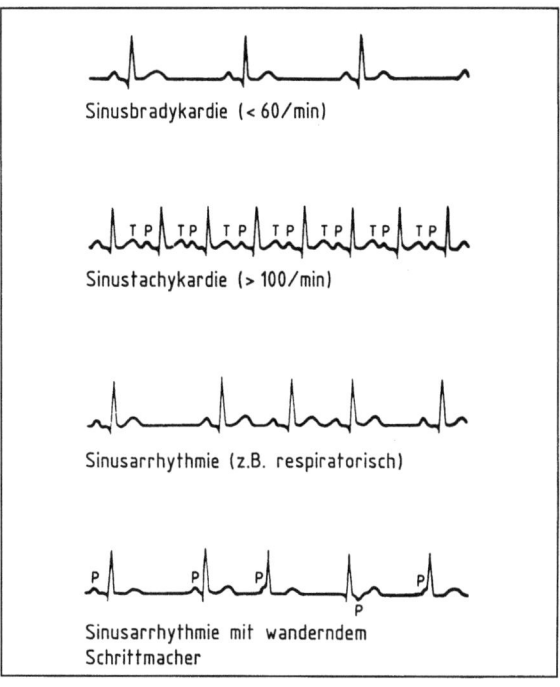

Abb. 19.2. Nomotope Reizbildungsstörungen und wandernder Schrittmacher

2 Tachyarrhythmien

Die wichtigsten Störungen der Herzschlagfolge
sind in den Abb. 19.2–19.6 dargestellt. Die Herzrhythmusstörungen können in abnormer Reizbildung und in Überleitungsstörungen begründet
sein. Es ist daher sinnvoll, zwischen Reizbildungs-
und Erregungsleitungsstörungen zu differenzieren.
Zu den **nomotopen Reizbildungsstörungen** sind die
Sinusbradykardie (Frequenz <60/min), die Sinustachykardie (Frequenz >100/min) und die Sinusarrhythmie zu rechnen (vgl. Abb. 19.2). Die sog.
passiven heterotopen Reizbildungsstörungen treten
bei Verlangsamung oder Ausfall der Reizbildung
im Sinusknoten oder bei Blockierung der AV-
Überleitung auf. Hierhier gehören die Knotener-
satzsystolen und -ersatzrhythmen; ferner die Kam-
merersatzsystolen und -ersatzrhythmen; weiterhin
der sog. wandernde Schrittmacher (Abb. 19.2).
Abzugrenzen sind davon die sog. **aktiven heterotopen Reizbildungsstörungen**, zu denen die Extrasystolen unterschiedlichen Reizursprungs zu
rechnen sind (Abb. 19.3), die paroxysmalen Tachykardien und das Kammerflattern und Kammerflimmern (Abb. 19.4). – Die **supraventrikulären Extrasystolen** sind erkennbar an schmalen Kammerkomplexen und je nach Reizursprung (im AV-

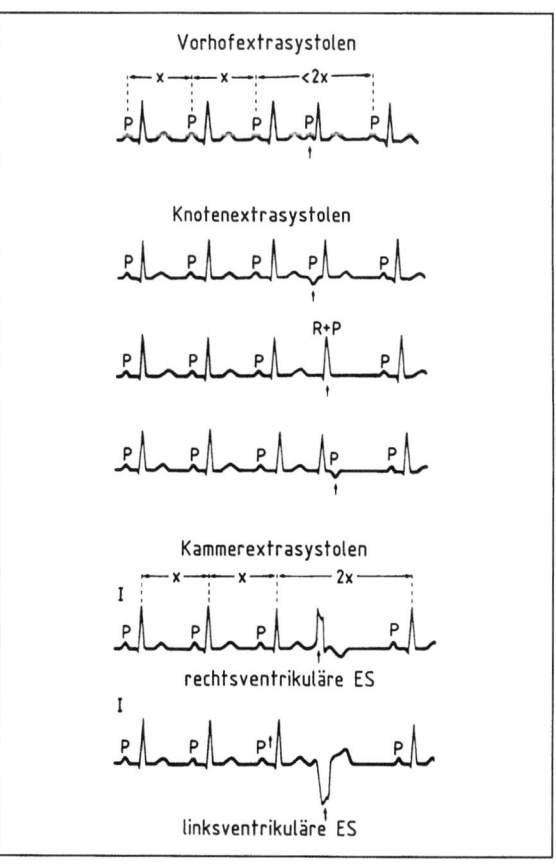

Abb. 19.3. Supraventrikuläre und ventrikuläre Extrasystolie

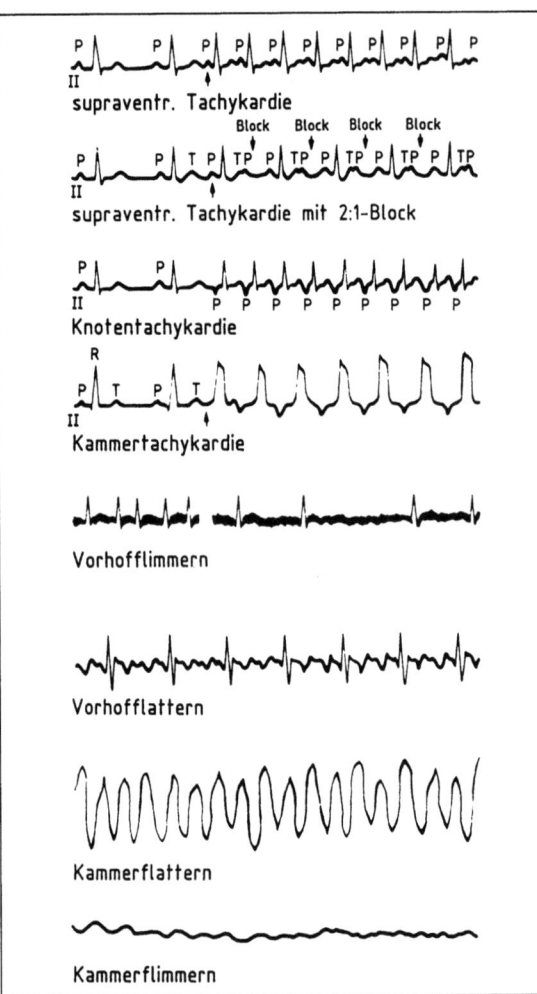

Abb. 19.4. Heterotope Reizbildungsstörungen des Herzens

Besonders gefürchtet ist die **paroxysmale atriale Tachykardie mit Block**, die ein seltenes, aber charakteristisches Zeichen einer digitalogenen Rhythmusstörung darstellt (Abb. 19.4, 2. Registrierung). Diese Störung, die häufig mit wechselnden AV-Blockierungen einhergeht, einschließlich der Wenckebach-Periodik, entsteht in mehr als 70% der Fälle als Nebenwirkung einer Glykosidtherapie. Die paroxysmale supraventrikuläre Tachykardie gilt als ein prognostisch ungünstiges Zeichen, vor allem bei fortgeschrittenem Herzleiden und bei chronischem Cor pulmonale. Die unmittelbare Mortalität beträgt über 50%, wenn die Tachykardie als digitalogene Überdosierungsfolge verkannt wird und Glykoside weitergegeben werden.

Von der supraventrikulären Tachykardie zu unterscheiden sind die **Kammertachykardien** mit den erkennbar deformierten Kammerkomplexen. Das Vorhofflimmern (Abb. 19.4) kann mit langsamer oder schneller Überleitung bzw. tachy- oder bradysystolischer Kammerfrequenz (z.B. bei Mitralstenose) in Erscheinung treten. Das Vorhofflattern ist durch das typische Sägezahnmuster der Vorhofdepolarisationen charakterisiert. Die beiden unteren Registrierungen (Abb. 19.4) zeigen das vital bedrohliche Kammerflattern, das häufig in letales Kammerflimmern übergeht.

Als „**torsade de pointes**" wird eine besondere Form der Kammertachykardie bezeichnet. Es handelt sich um eine bedrohliche Rhythmusstörung mit undulierenden Kammerausschlägen in der QRS-Achse (Abb. 19.5). Gemeinhin wird diese Rhythmusstörung durch eine spät einfallende ventrikuläre Extrasystolie ausgelöst und auch ebenso terminiert. Andererseits kann die Kammertachykardie jedoch auch in Kammerflimmern übergehen. Ursächlich kommen sinuatriale und atrioventrikuläre Blockierungen in Frage, Elektrolytstörungen (z.B. Hypokaliämie) sowie Pharmaka, die die ventrikuläre Repolarisation verlängern (z.B. Antiarrhythmika: Chinidin, Procainamid, oder Psychopharmaka: Phenothiazine, trizyklische Antidepressiva); auch Myokarditiden, koronare Herzkrankheit, Mitralklappenprolaps-Syndrom sowie angeborene Syndrome mit verlängerter QT-Dauer (Jervell-Lange = Nielsen-Syndrom, Romano-Ward-Syndrom) können die Ursache einer solchen Kammertachykardie sein. Durch intrakardiale Stimulation ist es bei entsprechenden Patienten gelegentlich möglich, Torsade-de-pointes-Tachykardien zu provozieren.

Knotenareal) unterschiedlichen P-Wellen. Demgegenüber weisen in aller Regel schenkelblockartig deformierte Kammerkomplexe auf **ventrikuläre Extrasystolen** hin, wobei gelegentlich, je nach Blockbild, eine Differenzierung zwischen rechts- und linksventrikulären Heterotopien möglich ist (Abb. 19.3). Multiplen, vorzeitigen sowie polytopen ventrikulären Extrasystolen kommt naturgemäß ein höherer Krankheitswert zu als vereinzelt auftretenden monotopen Kammerextrasystolen. Meist sind die ventrikulären Extrasystolen von einer kompensatorischen Pause gefolgt, wogegen supraventrikuläre Extrasystolen infolge ihrer Rückleitung zum Sinusknoten zu einer Änderung des Grundrhythmus führen. Paroxysmale supraventrikuläre Tachykardien (Abb. 19.4) geben sich typischerweise durch schmale Kammerkomplexe zu erkennen.

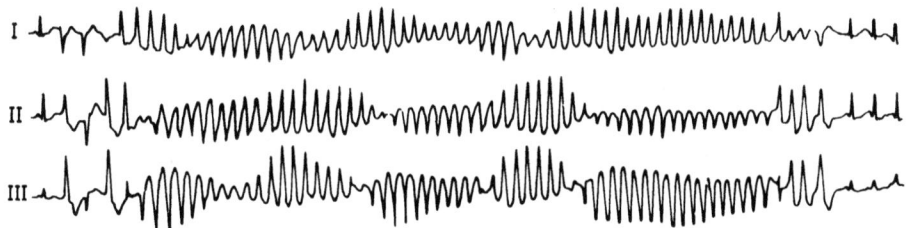

Abb. 19.5. „Torsade de pointes". Zu Anfang und Ende der EKG-Registrierung (Standardableitungen I–III) besteht Sinusrhythmus. Die ersten 4 Herzaktionen der Arrhythmie zeigen eine Tachykardie gefolgt von tachykarden Salven mit weitem QRS-Komplex und undulierender Rotation der QRS-Achse. (Nach Krikler u. Curry 1976)

3 Bradyarrhythmien

Die Differentialdiagnose von Bradyarrhythmien ist in den meisten Fällen durch das Oberflächenelektrokardiogramm möglich. Das klinische Bild wird in der Regel zur Erstellung eines Ruhe-EKGs führen, das in typischen Fällen die Diagnose zuläßt. Wegen der oft nur intermittierend auftretenden Rhythmusstörungen führt häufig aber auch erst die 24-h-Langzeitelektrokardiographie (Bandspeicher-EKG) weiter. Ein Belastungselektrokardiogramm eignet sich zur Objektivierung einer pathologischen Bradykardie, d.h. einer langsamen Herzschlagfolge ohne ausreichende Frequenzzunahme unter Belastung. Eine solche Form der Bradykardie liegt bei den meisten Patienten mit Sinusknotensyndrom vor. Eine unzureichende Frequenzzunahme läßt sich ferner mit dem Atropintest feststellen. Normalerweise führt Atropin (0,5–2,0 mg i.v.) zu einem Frequenzanstieg von über 50% des Ausgangswerts. Ein Frequenzanstieg, der unter 25% liegt, und vor allem das Unterschreiten einer absoluten Herzfrequenz von 90/min nach Atropinapplikation gilt als wichtiger diagnostischer Hinweis für das Vorliegen einer gestörten Sinusknoten-Generatorfunktion.

Zu den nichtinvasiven diagnostischen Maßnahmen gehört der Karotisdruckversuch (Karotissinusmassage). Überdurchschnittliche Frequenzsenkung bzw. Asystolie sprechen für einen hyperaktiven Karotissinusreflex.

Erregungsleitungsstörungen (Abb. 19.6) betreffen die sinuatrialen, intraatrialen, atrioventrikulären und intraventrikulären Verzögerungen bzw. die Unterbrechung der normalen Erregungsausbreitung und können je nach dem Sitz der Störung unterschieden werden. – Die Abb. 19.6 zeigt einen Sinusstillstand mit möglichem supraventrikulären, junktionalen (AV-Knoten-) oder ventrikulären Ersatzrhythmus, der die sonst lebensbedrohliche

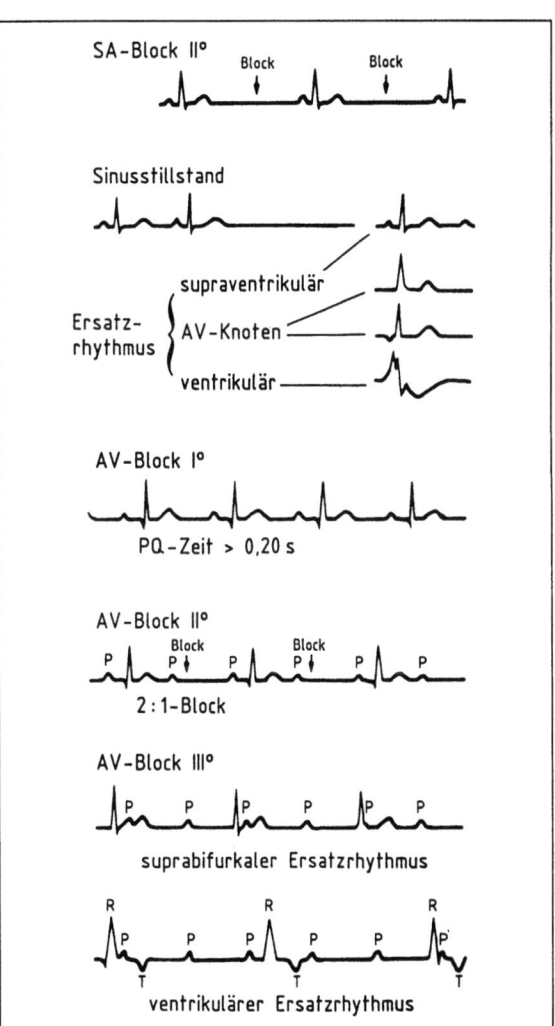

Abb. 19.6. Die wichtigsten Erregungsleitungsstörungen

Rhythmusstörung überbrückt. Der sinuatriale (SA-) Block II. Grades ist nur erkennbar bzw. von einer Bradykardie differenzierbar, wenn intermittierend eine normale Herzschlagfolge beobachtet werden kann.

Der sinuatriale Block II. Grades Typ I (Wenk-kebach) geht mit einer fortlaufenden Zunahme der Leitungsverzögerung bis zum Leitungsausfall ein-her. Die PP-Perioden sind häufig, aber keineswegs regelhaft durch ein Zusammenrücken der P-Zak-ken gekennzeichnet. Allgemein gilt, daß das Pausen-PP-Intervall am längsten ist, aber nicht den doppelten Wert eines der übrigen PP-Intervalle er-reicht, und daß das erste PP-Intervall nach der Pause länger als das letzte vor ihr ist. Der SA-Block II. Grades Typ II ist durch SA-Leitungsaus-fälle bei gleichbleibender Überleitungszeit charak-terisiert.

Der SA-Block I. Grades ist nur durch intrakar-diale Stimulation oder Potentialableitung zu er-kennen.

Die Sinusknotenfunktionsstörungen bzw. die sinuatrialen Blockierungen besitzen besonders im Zusammenhang mit dem Sinusknotensyndrom kli-nische Bedeutung.

Die **atrioventrikulären Blockbilder** umfassen die verschiedenen Formen einer gestörten Erregungs-leitung zwischen Vorhöfen und Ventrikeln. Eine Blockierung kann im AV-Knoten, im His-Bündel und innerhalb der intraventrikulären Faszikel des Erregungsleitungssystems lokalisiert sein. Die ef-fektive Herzfrequenz wird bei höhergradigen Lei-tungsstörungen durch die Automatie eines Ersatz-zentrums distal der Blockierung bestimmt. Je peri-pherer das Ersatzautomatiezentrum, desto niedri-ger wird die Kammerfrequenz in der Regel sein. Hinsichtlich der prognostischen und therapeuti-schen Bedeutung der einzelnen Blockbilder ist die konventionelle Einteilung in AV-Blockierung I., II. und III. Grades (analog zur Einteilung der SA-Blockierungen) oft nicht ausreichend. Wichtiger ist die exakte Lokalisation der durch das Oberflä-chen-EKG nicht objektivierbaren Leitungsstörun-gen durch die His-Bündel-Elektrographie (s.u.).

Die atrioventrikuläre Blockierung I. Grades (PQ-Zeit über 0,2 s) ist häufig Zeichen einer Glykosidüberdosierung. Atrioventrikuläre Blok-kierungen II. und III. Grades können infolge einer hämodynamisch wirksamen Verminderung der ef-fektiven Kammerfrequenz zu Adams-Stokes-An-fällen führen. Die Abb. 19.6 zeigt einen AV-Block II. Grades in Form eines 2:1-Blocks und in den beiden unteren Registrierungen einen totalen AV-Block mit fehlendem Zusammenhang zwischen Vorhof- und Kammeraktionen. Ein suprabifurka-ler Ersatzrhythmus mit Reizursprung oberhalb der Trennung des His-Bündels in die Tawara-Schenkel liegt in seiner Frequenz meist höher als ein peri-

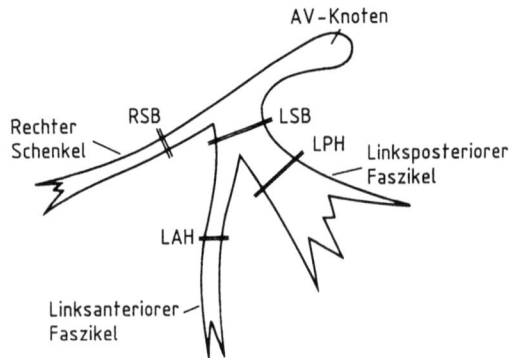

Abb. 19.7. Schematische Darstellung von Hemiblock und faszikulären Blockbildern. *LAH*, Linksanteriorer Hemi-block; *LPH*, Linksposteriorer Hemiblock; *RSB*, Rechtsschenkelblock; *LSB*, Linksschenkelblock

pherer idioventrikulärer Ersatzrhythmus (Abb. 19.6, letzte Registrierung).

Erregungsleitungsstörungen unterhalb des His-Bündels waren lange Zeit lediglich in **Rechts- und Linksschenkelblockierungen** unterschieden wor-den. Heute muß als gesichert gelten, daß der linke Schenkel, zumindest funktionell, möglicherweise aber auch anatomisch aus einem linksanterioren und linksposterioren Anteil besteht. Die isolierte Unterbrechung eines dieser Schenkel wird als He-miblock bezeichnet. Leitungsstörungen des linken Schenkels können also nicht nur als (kompletter) Linksschenkelblock in Erscheinung treten, son-dern auch als linksanteriorer (LAH) und linkspo-steriorer Hemiblock (LPH) (Abb. 19.7 und 19.8). Je nach Ausbreitung einer intraventrikulären Erre-gungsleitungsstörung können **unifaszikuläre, bifas-zikuläre** und **trifaszikuläre Blockierungen** unter-schieden werden. Die unifaszikulären Blockbilder manifestieren sich als Rechtsschenkelblock (RSB), LAH oder LPH. Der linksanteriore Hemiblock ist charakterisiert durch

▶ einen nach links gerichteten Hauptvektor von QRS ($\widehat{A}QRS$) meist zwischen $-30°$ und $-70°$,
▶ durch einen QI, SIII-Typ, und
▶ durch eine normale oder geringfügig verlän-gerte QRS-Dauer.

Die Kriterien des sehr selten isoliert vorkommen-den linksposterioren Hemiblocks sind:

▶ ein nach rechts gerichteter Hauptvektor von QRS in der Frontalebene ($\widehat{A}QRS$ über $+110°$),
▶ eine SI, QIII-Konstellation und
▶ keine wesentliche Verspätung der Ventrikelerre-gung (QRS $<0,12$ s).

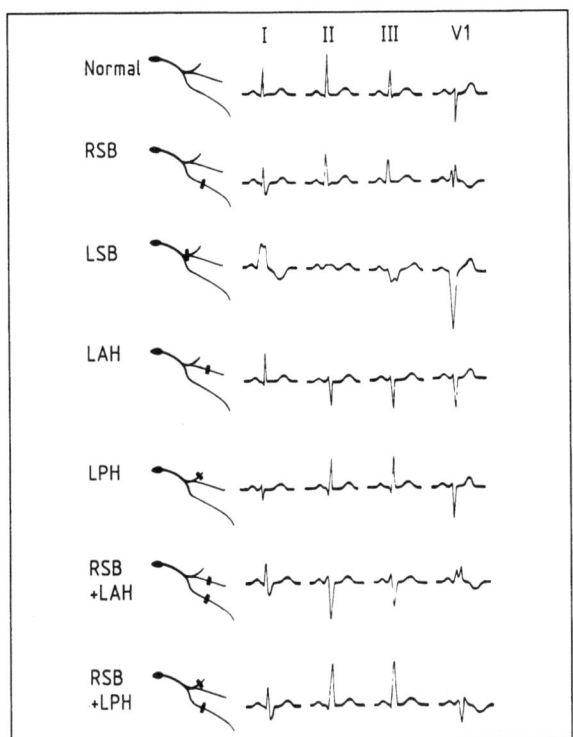

Abb. 19.8. Elektrokardiographische Kriterien verschiedener Blockformen. *RSB* Rechtsschenkelblock, *LSB* Linksschenkelblock, *LAH* linksanteriorer Hemiblock, *LPH* linksposteriorer Hemiblock

Zu den bifaszikulären Blockierungen sind zu rechnen: die Kombination von LAH und LPH = vollständiger Linksschenkelblock, die (relativ häufige) Kombination von LAH und RSB sowie die (seltene) Kombination von LPH und RSB; die beiden letztgenannten sind häufig Vorläufer eines totalen AV-Blocks. Der linksfaszikuläre Block stellt die periphere Form eines totalen atrioventrikulären Blocks dar.

Ätiologisch ist für die Entstehung faszikulärer Blockbilder bei älteren Patienten eine koronare Herzkrankheit oder eine Fibrosierung des Erregungsleitungssystems anzunehmen. Ursächlich kommen ferner eine isolierte Fibrosierung des Erregungsleitungssystems in Frage (Lenègre-Erkrankung) bzw. Fibrosierung und Verkalkung im Bereich von Mitralanulus und muskulärem Septum (Lev'sche-Krankheit). Bei jungen Patienten können diese Leitungsstörungen in Zusammenhang mit Herzfehlern (z.B. Ostium-primum-Defekt) oder Myokarditiden, Myokardiopathien, Amyloidose oder Hämosiderose beobachtet werden.

Die klinische Bedeutung der faszikulären Blockierungen ist in der möglichen Progredienz zu höhergradigen Blockierungen bzw. als prognostisches Kriterium, insbesondere nach Herzinfarkt zu sehen. Bei bifaszikulären Blockformen und unifaszikulären Blockierungen mit AV-Block I. Grades kann die His-Bündel-Elektrographie eine wesentliche Entscheidungshilfe für die Schrittmacherindikation sein (s.u.).

4 Methoden und Ergebnisse der intrakardialen Ableitungen

Erregungsleitungsstörungen können die sinuatrialen, intraatrialen, atrioventrikulären und intraventrikulären Verzögerungen bzw. die Unterbrechung der normalen Erregungsausbreitung betreffen und sind durch elektrophysiologische Techniken je nach Sitz der Störung zu unterscheiden (Abb. 19.9).

Der sinuatriale Block II. Grades ist nur erkennbar bzw. von einer Bradykardie differenzierbar, wenn intermittierend eine normale Herzschlagfolge beobachtet werden kann (s. oben). Der SA-Block I. Grades ist nur durch intrakardiale Stimulation und Potentialableitung zu erkennen (vgl. Tabelle 19.2).

Atriale Ableitungen: Komplizierte Arrhythmien, die auf eine *Störung der Sinusknotenfunktion* zurückgeführt werden (Sinusknotensyndrom, Bradykardie-Tachykardie-Syndrom), lassen sich häufig anhand der konventionellen EKG-Ableitungen nicht klären. Durch die Analyse der Vorhoferregung im Oberflächen-EKG ist nämlich nur eine summarische Beurteilung der Sinusknotentätigkeit möglich, in die die elektrische Generatorfunktion und die sinuatriale Überleitung eingehen. Die SA-Leitungszeit stellt die Latenz zwischen Impulsentstehung im Schrittmacherzentrum des Sinusknotens und dem Auftreten der im EKG darstellbaren Vorhoferregung dar. Diese Latenz kann als Leitungszeit eines funktionellen, anatomisch nicht einheitlichen Überleitungsgewebes verstanden werden.

Die sog. Sinusknotenerholungszeit wird als Maß für die Funktion des Sinusknotens als elektrischer Generator angesehen. Sie ist definiert als der zeitliche Abstand von der letzten künstlich induzierten atrialen Depolarisation bis zum Auftreten der ersten spontan vom Sinusknoten übergeleiteten Vorhoferregung (s. unten). Allerdings erlaubt der komplexe Parameter der Sinusknotenerho-

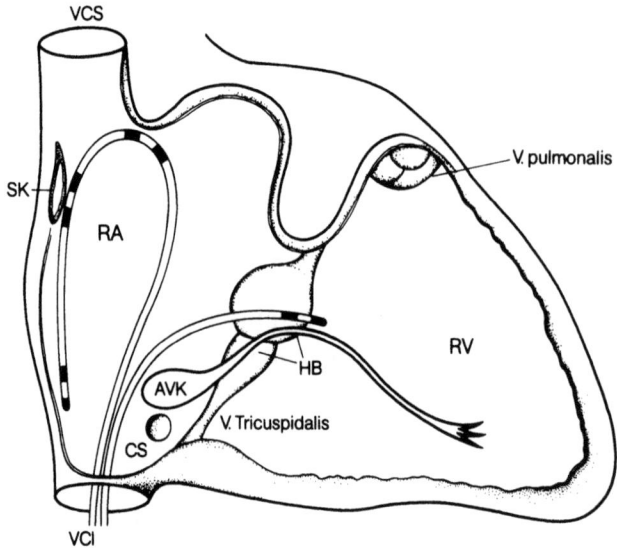

Abb. 19.9. Schematische Darstellung der Elektrodenkatheter im rechten Herzen zur His-Bündel-Elektrographie und Vorhofstimulation. *HB* His-Bündel; *RA* rechter Vorhof; *RV* rechter Ventrikel; *VCS* V. cava superior; *VCI* V. cava inferior; *V. Tricuspidalis* Tricuspidalklappe; *V. pulmonalis* Pulmonalklappe; *SK* Sinusknoten; *AVK* Atrioventrikularknoten; *CS* Koronarsinus

lungszeit nicht in jedem Fall eine Unterscheidung zwischen normaler und gestörter Reizbildung und stellt damit keine allein aussagefähige Meßgröße dar. – Daneben scheinen SA-Blockierungen eine häufige Ursache von Sinusknotenfunktionsstörungen zu sein. Weitere Bemühungen konzentrierten sich daher auch auf die Bestimmung der sinuatrialen Leitungszeit. Bei den Provokationsmethoden durch Vorhofstimulation wird ein mehrpoliger Elektrodenkatheter über die Femoral- oder Kubitalvenen in den rechten Vorhof eingeführt. Das distale Elektrodenpaar liegt der lateralen Wand des rechten Vorhofs an und dient zur Stimulation. Von einem proximalen Elektrodenpaar, das sinusknotennah am Übergang von der V. cava superior zum rechten Vorhof liegt, wird ein bipolares kraniales Vorhofpotential abgeleitet. Einzelstimuli von 2 ms Dauer und doppelter diastolischer

Tabelle 19.2. Invasive elektrographische Methoden

Vorhofstimulation
a) Schnelle atriale Stimulation:
   Sinusknotenerholungszeit
b) Vorzeitige atriale Einzelstimulation:
   Sinuatriale Leitungszeit, Reentry-Diagnostik, Refraktärzeitbestimmung

His-Bündel-Elektrographie (meist verbunden mit Vorhofstimulation):
Diagnostik atrioventrikulärer, paranodaler und intraventrikulärer Leitungsstörungen

Programmierte Ventrikelstimulation
a) Schnelle ventrikuläre Stimulation:
   Präautomatische Pause
b) Vorzeitige ventrikuläre Stimulation:
   Reentry-Diagnostik, Refraktärzeitbestimmung, Therapieeinstellung und Therapiekontrolle

Schwellenreizstromstärke werden auf das distale Elektrodenpaar abgegeben (Abb. 19.9).

His-Bündel-Elektrographie: Bei der heutigen routinemäßig durchgeführten Elektrographie des His-Bündels wird gewöhnlich ein Elektrodenkatheter über die rechte V. femoralis eingeführt und so gelegt, daß die Elektroden kurz unterhalb des septalen Segels dem Ventrikelseptum im rechten Ventrikel anliegen (Abb. 19.9). Bei Verwendung von Kathetern mit 4 oder 6 Elektroden werden durch Selektorschaltung 2 benachbarte Elektroden angewählt, die eine optimale Aufzeichnung der His-Bündel-Potentiale ermöglichen. Zumeist wird die His-Bündel-Elektrographie mit atrialer Stimulation verbunden. Ein transvenöser, vom rechten oder linken Arm (oder über die rechte V. femoralis) in den rechten Vorhof eingeführter Katheter erlaubt die Vorgabe wählbarer Frequenzen.

Die Ableitungen vom His-Bündel erfolgen zusammen mit konventionellen EKG-Ableitungen (Abb. 19.10). Es stellen sich hierbei die elektrodennahen Potentiale des rechten Vorhofs als eine Gruppe von "spikes" dar (A), die innerhalb der P-Dauer des EKGs liegen. Diesen Potentialen folgt nach 60–100 ms ein einzelner „spike" (H) von etwa 15 ms Dauer, der dem Elektrogramm des His-Bündels entspricht. Nach dem „spike" folgt in einem Abstand von 30–50 ms eine Gruppe von Potentialen, die innerhalb des QRS-Komplexes des Elektrokardiogramms liegen und Ausdruck der Depolarisation des elektrodennahen Septummyokards sind.

Die His-Bündel-Elektrographie ist vornehmlich zur diagnostischen Abklärung alterierter Leitungsverhältnisse des spezifischen Erregungslei-

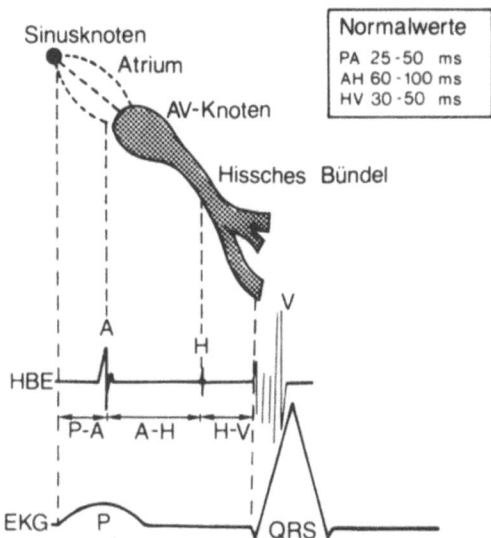

Abb. 19.10. Zeitliche Beziehung zwischen His-Bündel-Elektrogramm (HBE) und Oberflächenelektrogramm (EKG) sowie die Abschnitte des Reizbildungs- und Erregungsleitungssystems des Herzens, die zum entsprechenden Zeitpunkt erregt werden

tungssystems geeignet, die durch das Oberflächen-EKG nicht zu objektivieren sind. Es lassen sich ferner Rückschlüsse auf die orthograde Leitung und auf retrograde Leitungsanomalien gewinnen. Die AV-Blockierungen I. Grades sind meist oberhalb des IIis-Bündels lokalisiert. Die PQ-Verlängerungen im EKG beruhen somit auf einer Zunahme des A-H-Intervalls. Atrioventrikuläre Blockierungen II. Grades scheinen in der Mehrzahl der Fälle proximal des His-Bündels gelegen zu sein, sofern es sich um Blockierungen vom Wenckebach-Typ handelt. Beim sog. Mobitz-II-Typ (AV-Block II. Grades ohne Wenckebach-Periodik) liegt die Blockierung meist distal des His-Bündels. Die Blockierung beim AV-Block II. Grades kann sowohl proximal als auch distal des His-Bündels lokalisiert sein.

Durch die His-Bündel-Elektrographie konnte gezeigt werden, daß supraventrikuläre Rhythmen, die zuvor als mittlerer oder oberer Knotenrhythmus bezeichnet wurden, dem Hisschen Bündel entstammen. Weiterhin ließ sich eine Differenzierung ventrikulärer Extrasystolen von aberrierend geleiteten atrialen Erregungen bei Vorhofflimmern durch das His-Bündel-Elektrogramm (HBE) erreichen. Bei ventrikulären Extrasystolen fehlt ein vorangehendes H-Potential. – Auch supraventrikuläre Tachykardien mit funktionellem Schenkelblock lassen sich mit dem HBE identifizieren.

Besonders wichtig ist die His-Bündel-Elektrographie für die Diagnostik paranodaler atrioventrikulärer Verbindungen geworden. Beim **Lown-Ganong-Levine-Syndrom** (Verkürzung des AV-Intervalls ohne deformierte Kammerkomplexe) finden sich häufig ein verkürztes A-H- und H-V-Intervall. Der Erregungsablauf beim typischen **Wolff-Parkinson-White-Syndrom** ist dadurch gekennzeichnet, daß der His-Bündel-Spike im Bereich der Δ-Welle und damit innerhalb der im Oberflächen-EKG erkennbaren Ventrikelerregung liegt. Dieser Befund wird als Bestätigung eines Erregungsablaufs unter Umgehung der AV-Leitungsbahnen angesehen.

Pharmakologische Ergebnisse, die mit der His-Bündel-Elektrographie gewonnen wurden, haben für differentialtherapeutische Entscheidungen bei verschiedenen Herzrhythmusstörungen Bedeutung gewonnen. Das A-H-Intervall wird beispielsweise durch Atropin, Isoproterenol und Diphenylhydantoin verkürzt, während Verapamil, Digitalis und Propranolol zu einer Verlängerung führen.

Schließlich hat sich die His-Bündel-Elektrographie für die Interpretation unterschiedlicher Schenkelblockbilder als nützlich erwiesen. Mit Hilfe des HBE wurde eine getrennte Analyse der Erregungsleitung im AV-Knoten und im übrigen intraventrikulären Leitungssystem möglich. Durch zusätzliche Frequenzbelastung lassen sich latente intraventrikuläre Leitungsstörungen demaskieren. Damit stellt die His-Bündel-Elektrographie in vielen Fällen eine wertvolle Hilfe für die Indikationsstellung zur Implantation eines elektrischen Schrittmachers dar.

Diese Anwendungsbereiche haben das HBE auch für wissenschaftliche Fragestellungen und für klinische Spezialindikationen zu einer brauchbaren Untersuchungsmethode gemacht, die in den letzten Jahren eine weite Verbreitung gefunden hat. Wegen der seltenen und oft sehr speziellen Fragestellungen ist der Indikationskatalog zur obligaten Durchführung eines HBE jedoch relativ klein. Bei AV-Blockierungen kann das Ergebnis in den meisten Fällen vorausgesagt werden. Somit ist auch die Entscheidung über eine Schrittmacherindikation aufgrund des klinischen Bildes und des Oberflächen-EKGs meist ohne invasive Diagnostik möglich. Bei intraventrikulären Blockierungen ist das HBE nur notwendig, wenn das klinische Bild unklar bleibt. Die für die Klinik wesentliche prognostische Bedeutung eines verlängerten H-V-Intervalls ist bislang nicht eindeutig zu beurteilen.

Ventrikuläre Stimulation und Ableitung: Ventri-kuläre Tachykardien treten in extrasystolischer und permanenter Form auf; gewöhnlich gehen sie mit einer manifesten kardialen Grunderkran-kung (zumeist koronare Herzkrankheit mit Zu-stand nach Myokardinfarkt, Herzwandaneurys-ma) einher. Bei diesen bedrohlichen Rhythmusstö-rungen kann die invasive elektrophysiologische Untersuchung zu folgenden Zwecken eingesetzt werden:

▶ Differentialdiagnose zwischen ventrikulärer Tachykardie und supraventrikulärer Tachykardie mit aberrierender Überleitung,
▶ Auslösung ventrikulärer Tachykardie aus dia-gnostischen Gründen bzw. zur Therapiekontrolle unter antiarrhythmischer Therapie,
▶ Unterbrechung ventrikulärer Tachykardien.

Risiken und Komplikationen: Im Rahmen invasiver elektrophysiologischer Untersuchungen kann es zu folgenden Komplikationen kommen:
▶ Lokale Nachblutungen,
▶ lokale Thrombosen, Thromboembolien, Phle-bitis, Auslösung von Arrhythmie (Akzeleration der Tachykardiefrequenz, Degeneration in Kammer-flimmern).

Größere Nachblutungen sind möglich nach Punk-tion der Femoralregion, insbesondere der A. femo-ralis. Zur Prophylaxe wird nach Abschluß der Untersuchung ein Druckverband angelegt und 6 h Bettruhe in Rückenlage verordnet; nach arterieller Punktion zusätzlich ein Sandsack für 6 h und Bett-ruhe für 24 h. Wegen der nicht auszuschließenden Gefahr der Entstehung lokaler Thrombosen und Thromboembolien empfehlen wir bei mehrstündi-gen elektrophysiologischen Untersuchungen die prophylaktische Gabe von 10 000 IE Heparin i.v. während der Untersuchung. Ebenso kann es in sel-tenen Fällen zu Auftreten einer Phlebitis, vor allem bei längerer Verweildauer der Katheter im Gefäß, kommen.

5 Literatur

Avenhaus H (1971) Rhythmusstörungen des Herzens bei Glykosidtherapie. Dtsch Med J 7:189
Bachmann K (1974) Bedeutung der EKG-Telemetrie. Dtsch Med Wochenschr 99:1878
Blömer H, Wirtzfeld A, Delius W, Sebening H (1975) Das Sinusknotensyndrom. Z Kardiol 64:697

Cremer M (1906) Über die direkte Ableitung der Aktions-ströme des menschlichen Herzens vom Ösophagus und über das EKG des Foetus. Münch Med Wochenschr 53:811
Fontaine G, Grosgogeat Y, Welti J-J, Tardieu B (1978) The essentials in cardiac pacing – an illustrated guide. Marti-nus Nijhoff BV. The Hague
Giraud G, Puech P, Latour H, Hertault E (1960) Variations de potentiel liées à l'activité système auriculoventricu-laire chez l'homme (enregistrement électrocardiographi-que endocavitaire). Arch Mal Coeur 53:757
Knieriem H-J, Mecking D (1983) Anatomie und pathologi-sche Anatomie des spezifischen Reizbildungs- und Erre-gungsleitungssystems sowie des kontraktilen Myokards: In: Lüderitz B (Hrsg) Herzrhythmusstörungen. Sprin-ger, Berlin Heidelberg New York (Handbuch der Inneren Medizin IX/1)
Krikler DM, Curry PVL (1976) Torsade de pointes, an aty-pical ventricular tachycardia. Br Heart J 38:117
Leitner ER v. (1983) Nicht-invasive Verfahren einschließlich Holter-Monitoring. In: Lüderitz B (Hrsg) Herz-rhythmusstörungen. Springer, Berlin Heidelberg New York (Handbuch der Inneren Medizin IX/1)
Lenègre J (1964) Etiology and pathology of bilateral bundle branch block in relation to complete atrioventricular block. Prog Cardiovasc Dis 6:409
Lev M (1964) Anatomic basis for atrioventricular block. Am J Med 37:742
Lüderitz B (Hrsg) (1983) Herzrhythmusstörungen. Hand-buch der Inneren Medizin IX/1. Springer, Berlin Heidel-berg New York
Lüderitz B (ed) (1976) Cardiac pacing, diagnostic and thera-peutic tools. Springer, Berlin Heidelberg New York
Lüderitz B (1986) Herzschrittmacher. Springer, Berlin Hei-delberg New York Tokyo
Meyer J, Heinrich KW, Merx W, Effert S (1974) Computer-analyse des Elektrokardiogramms mit verschiedenen Programmen. Dtsch Med Wochenschr 99:1213
Narula OS (1978) Evaluation of the conduction system of the heart by His bundle recordings. In: Harthorne JW, Thalen HJTh (eds) To pace or not to pace. Martinus Nijhoff BV. The Hague
Netter FH (1971) Heart. CIBA, Vol 5
Orth-Gomér K, Edwards ME, Erhardt L, Sjögren A, Theo-rell T (1980) Relation between ventricular arrhythmias und physiological profile. Acta Med Scand 207:31
Peter T, Harter R, Luxton M, Pring M, McDonald R, Slo-man G (1973) Personal telephone electrocardiogram transmitter. Lancet II:1110
Rosenbaum MB, Elizari MV, Lazzari JO (1970) The hemi-blocks. New concepts of intraventricular conduction ba-sed on human anatomical, physiological and clinical stu-dies. Tampa Tracings, Oldsmar/Fla
Seipel L, Breithardt G, Both A, Loogen F (1974) Messung der sinuatrialen Leitungszeit mittels vorzeitiger Vorhof-stimulation beim Menschen. Dtsch Med Wochenschr 99:1895
Steinbeck G (1983) Invasive Verfahren. In: Lüderitz B (Hrsg) Herzrhythmusstörungen. Handbuch der Inneren Medizin IX/1. Springer, Berlin Heidelberg New York.
Steinbeck G, Körber H-J, Lüderitz B (1974) Die Bestim-mung der sinuatrialen Leitungszeit beim Menschen durch gekoppelte atriale Einzelstimulation. Klin Wo-chenschr 52:1151

Kapitel 20 Hypertonie

K.O. STUMPE

Bluthochdruck ist mit einem erhöhten Risiko für Schlaganfall, Herzinsuffizienz, Herzinfarkt, Claudicatio intermittens und Nierengefäßerkrankungen verbunden. Blutdrucksteigerungen und ihre Komplikationen müssen daher rechtzeitig erfaßt und behandelt werden. Die heute verfügbaren diagnostischen Möglichkeiten erlauben es, eine Erhöhung des Blutdrucks nach Ätiologie und Pathogenese wie auch nach der prognostischen Relevanz besser einzuschätzen und hochdruckbedingte Komplikationen frühzeitig zu erkennen.

1 Definition und Häufigkeit

Nach der Definition der Weltgesundheitsorganisation besteht eine arterielle Hypertonie, wenn bei zwei- oder mehrmaligen Messungen des Blut-

drucks zu wenigstens zwei verschiedenen Gelegenheiten der Druck höher als 160/95 mm Hg liegt. Etwa 80% aller hypertensiven Patienten fallen in die Kategorie der leichten Hypertonie („mild hypertension") mit diastolischen Werten zwischen 90 und 104 mm Hg. Die sogenannte Grenzwerthypertonie ist durch Blutdruckwerte zwischen 140/90 bis 160/95 mm Hg definiert.

Eine isolierte systolische Hypertonie ist durch einen systolischen Druck höher als 160 mm Hg und diastolische Werte unter 95 mm Hg gekennzeichnet; sie wird meist durch einen Verlust der Elastizität der Aorta und der großen Gefäße verursacht (Elastizitätshochdruck bei Aortensklerose bzw. bei der seltenen Mesaortitis luica).

Die Häufigkeit (Prävalenz) der Hypertonie liegt in der Bundesrepublik bei Männern im Mittel bei 18% und bei Frauen bei 11% (einschließlich der behandelten Hypertoniker 23 bzw. 18%). Um den diagnostischen Aufwand der Hochdruckabklärung in Grenzen zu halten, sollte stets davon ausgegangen werden, daß sekundäre Hochdruckformen nur etwa 5% aller Hypertonien ausmachen, wovon 3–5% renal und etwa 1% endokrin bedingt sind. Bei 95% der Hochdruckkranken findet man also keine Ursache; definitionsgemäß liegt dann eine primäre oder essentielle Hypertonie vor.

2 Diagnostik

2.1 Blutdruckmessung

Da der Blutdruck Schwankungen unterliegt, muß er mehrfach unter standardisierten Bedingungen gemessen werden. Die Diagnose Hypertonie sollte außer bei exzessiv erhöhten Werten nie auf der Basis einer einzigen Bestimmung gestellt werden, da die Erstmessung in der Praxis ohnehin fast regelmäßig überhöhte Blutdruckwerte („Sprechstun-

Tabelle 20.1. Ursachen für unterschiedliche Blutdruckbestimmung an beiden Armen

Fehlerhaftes Anlegen der Blutdruckmanschetten
Anatomische Größendifferenz der oberen Extremitäten
Unterschiedlicher Tonus von Muskulatur oder Gefäßen
(z.B. Hemiplegie)
Abgangsstenose einer Aortenbogenarterie
Aortenaneurysma und -dissektion
Takayasu-Erkrankung
Mesaortitis luica
Marfan-Syndrom

Merke: Die normale Differenz beträgt 5–10 und maximal 20 mm Hg

denhochdruck") ergibt. Eine durch die Untersuchungssituation induzierte Druckerhöhung kann auch durch häusliche Blutdruck-Selbstmessungen ausgeschlossen werden; eine kontinuierliche 24-h-Erfassung des Blutdrucks ist nicht nötig.

Der Blutdruck sollte initial an beiden Armen bestimmt werden. Seitendifferenzen des Blutdrucks zwischen rechtem und linkem Arm (s. auch Tabelle 20.1) können erst dann diagnostisch verwertet werden, wenn sie konstant systolisch 20 mm Hg oder diastolisch 15 mm Hg überschreiten. Bei der Erstmessung muß zusätzlich palpatorisch der Radialispuls überprüft werden. Findet man eine sog. „auskultatorische Lücke", wird hierdurch eine fehlerhaft niedrige Messung des systolischen Blutdrucks vermieden. Die Palpation des Radialispulses erlaubt auch, sklerosierte Arterien zu erkennen, bei deren Vorliegen mit der Riva-Rocci-Methode infolge mangelnder Kompressibilität der Gefäße ein überhöhter Blutdruck bestimmt wird (sog. „Pseudohypertonie").

Schließlich muß der Druck auch an beiden Beinen bestimmt werden, entweder unter Verwendung einer 18 cm breiten Blutdruckmanschette, die am Oberschenkel anzulegen ist (Auskultation über der A. poplitea) oder einer Oberarmmanschette, die man unterhalb der Waden anlegt (Palpation der A. tibialis posterior und Bestimmung des systolischen Blutdrucks). Häufig kann dadurch eine Aortenisthmusstenose oder eine arterielle Verschlußkrankheit erkannt werden.

Bei der Erstuntersuchung sollten Blutdruck und Puls nach zweiminütiger Orthostase überprüft werden, weil damit eine orthostatische Hypotonie erkannt werden kann; daraus kann der Verdacht auf ein Phäochromozytom (Folge der Hypovolämie) oder ein Conn-Syndrom (inadäquater Herzfrequenzanstieg wegen Hypokaliämie) nahegelegt werden.

2.2 Basisdiagnostik

Ziel eines diagnostischen Basisprogramms sind:

▶ Erkennung sekundärer Hochdruckformen, insbesondere im Hinblick auf eine kausale, d.h. auch ggf. operative Therapie,
▶ Bestimmung des Schweregrads und Erkennung von Folgeerkrankungen des Hochdrucks sowie zusätzliche kardiovaskuläre Risikofaktoren,
▶ Erfassung von Ausgangsbefunden (Beschwerdebild und Laborwerte) zur Bewertung des Therapieerfolgs und möglicher therapiebedingter Nebenwirkungen.

Die „Deutsche Liga zur Bekämpfung des hohen Blutdruckes" hat für die Basisdiagnostik in der Praxis Empfehlungen erarbeitet, die ein sinnvoll begründetes, stufenweises Vorgehen bei der Abklärung arterieller Blutdrucksteigerungen beinhalten und einen Kompromiß zwischen dem technisch Möglichen und dem klinisch und finanziell Zumutbaren darstellen (Abb. 20.1).

2.3 Anamnese

Frage nach der familiären Hochdruckbelastung: Bei Patienten mit essentieller Hypertonie finden sich häufig Hochdruckerkrankungen oder Folgen eines hohen Blutdrucks wie Schlaganfall oder Herzinfarkt bei Eltern, Großeltern, Geschwistern oder Kindern. Auch bei Patienten mit Hypertonie infolge Nierenarterienstenose oder chronischer Pyelonephritis mit Zystennieren, Nierensteinen oder familiärer Glomerulonephritis (M. Alport oder andere Nephritisformen) ist eine familiäre Häufung von Hochdruckerkrankungen zu beobachten. Phäochromozytome und multiple endokrine Neoplasien (s. unten) können familiär gehäuft vorkommen. Ferner sollte nach familiärer Häufung von kardiovaskulärer Risikofaktoren wie Übergewicht, Diabetes mellitus, Hyperlipidämie und Gicht gefragt werden.

Bei der Eigenanamnese des Patienten sind Angaben über frühere Blutdruckmessungen (Einstellungsuntersuchungen, Musterung, Lebensversicherungsuntersuchungen) wichtig. Auch die Frage nach abgelaufenen Nierenerkrankungen, nach dem Verlauf eventueller Schwangerschaften (EPH-Gestose, Pyelonephritis) sollte immer gestellt werden.

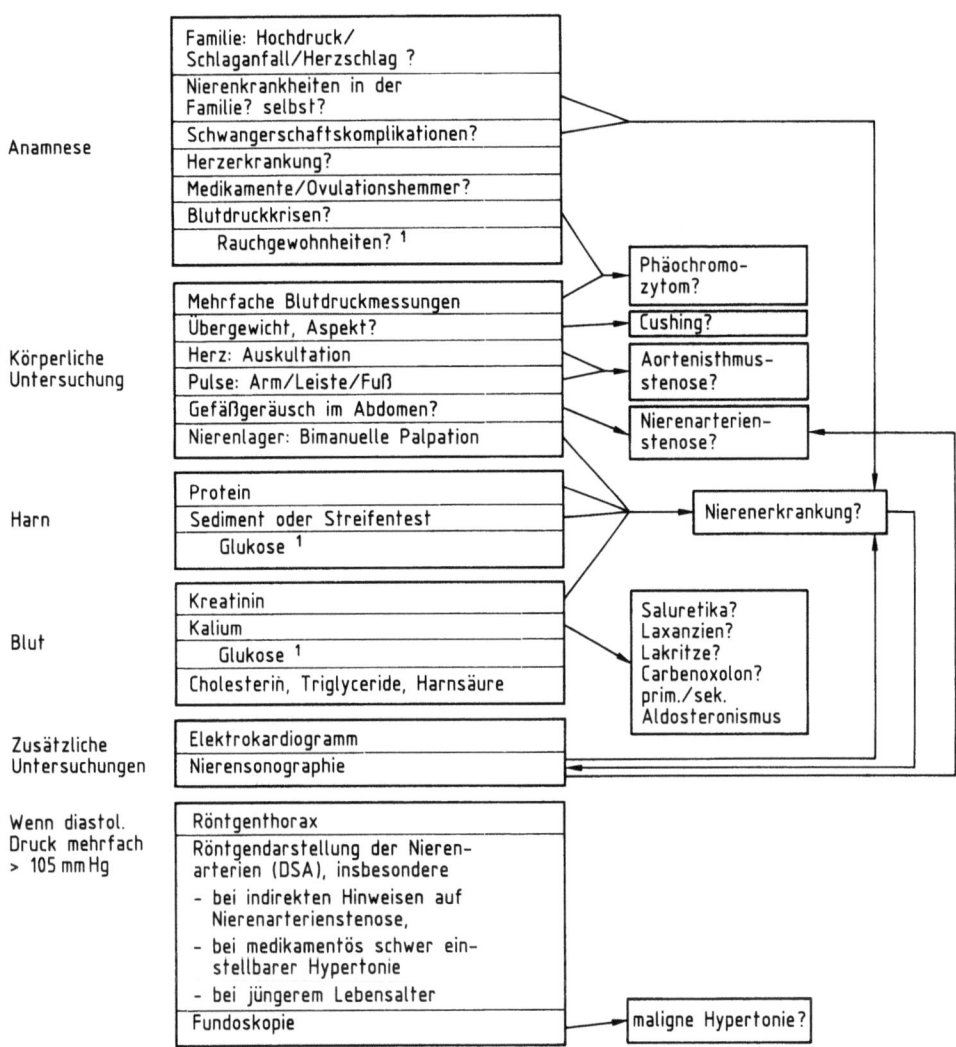

Abb. 20.1. Basisdiagnostik der Hypertonie. *1* Fakultativ zur Erfassung weiterer kardiovaskulärer Risikofaktoren. (Modifiziert nach den Empfehlungen der Deutschen Liga zur Bekämpfung des hohen Blutdrucks)

Besonderen Wert sollte auf die Erhebung der Medikamentenanamnese gelegt werden. Verschiedene Pharmaka können eine Hypertonie auslösen bzw. antihypertensive Medikamente abschwächen:

▶ Ovulationshemmer,
▶ Carbenoxolon,
▶ Glyzyrrhetinsäure enthaltende Genußmittel (Lakritze), Nebennierenrindensteroide,
▶ nichtsteroidale Antirheumatika wie Indometacin, Phenylbutazon oder Salizylsäure,
▶ Kaliummangel induzierende Präparate wie Saluretika, Carbenoxolon, Lakritze oder Laxanzien,
▶ sympathikomimetische Amine and Antidepressiva vom Typ der MAO-Hemmer (Blutdruckkrisen nach Genuß tyraminhaltiger Nahrungsmittel wie Käse und Portwein),
▶ Phenacetinabusus.

Bei der Erhebung der Anamnese ist auch auf weitere Risikofaktoren wie Nikotinabusus und erhöhter Alkoholkonsum zu achten, da bei Alkoholikern die Prävalenz der Hypertonie signifikant erhöht ist und Alkoholkonsum eine Hypertonie verstärken kann.

2.4 Beschwerden und Befunde

Patienten mit primärer Hypertonie sind in der Frühphase der Erkrankung fast immer beschwerdefrei. Symptome wie Herzklopfen, präkordiale Herzstiche, kalte Extremitäten, vermehrte Schweißneigung müssen als unspezifisch bzw. neurovegetativ angesehen werden. Das Symptom

Kopfschmerzen gilt zwar als häufiges Frühsymptom, doch ist es wahrscheinlich, daß Personen mit Kopfschmerzen eher ihren Blutdruck messen lassen und dadurch die Hypertonie aufgedeckt wird. Kopfschmerzen, Nasenbluten, Ohrensausen, Schwindel und kurzzeitige Bewußtlosigkeit treten bei vorher nicht bekannt hypertensiven Patienten nicht häufiger auf als bei Normotonikern.

Beschwerden entstehen in der Regel erst durch die kardiovaskulären Folgeerkrankungen, z.B. pektanginöse Beschwerden bei koronarer Herzkrankheit, Belastungsdyspnoe bei Linksherzinsuffizienz, Claudicatio intermittens bei arterieller Durchblutungsstörung der Extremitäten. Es ist gerade der Mangel an Symptomen, weshalb die Hypertonie häufig zu spät erkannt wird, die Patienten sich nicht krank fühlen und verordnete Therapien meist nur unzuverlässig befolgen.

Auch die drei häufigsten Symptome beim Phäochromozytom, Kopfschmerzen, Palpitation mit oder ohne Tachykardie und starkes Schwitzen, können nicht als spezifisch für diese sekundäre Hochdruckform angesehen werden, da sie auch von normotensiven Personen beobachtet werden. Die Muskelschwäche, die als Folge der Hypokaliämie typisch ist für Patienten mit primärem Aldosteronismus, kann auch bei Kaliummangel anderer Ursache auftreten oder bei endokrinen Erkrankungen wie Cushing-Syndrom oder Hypo- und Hyperthyreose.

Bei sehr schwerer Hypertonie und Auftreten einer Retinopathie werden Kopfschmerzen, Ohrensausen und Schwindel häufiger beobachtet. Die Kopfschmerzen sind gewöhnlich besonders stark beim Aufwachen und werden vor allem im Hinterkopf verspürt. Sie können einen pochenden Charakter haben und dauern einige Stunden an.

2.5 Laboruntersuchungen

Die Basisdiagnostik der Hypertonie sollte einige wenige wichtige Laboruntersuchungen einschließen:

▶ Serumkreatininkonzentration als Maß zur Erfassung einer Retention harnpflichtiger Substanzen und zur Abschätzung der glomerulären Filtrationsrate. Bei erhöhter Serumkreatininkonzentration sollten zusätzlich Harnstoff oder Harnstoff-Stickstoff bestimmt werden.

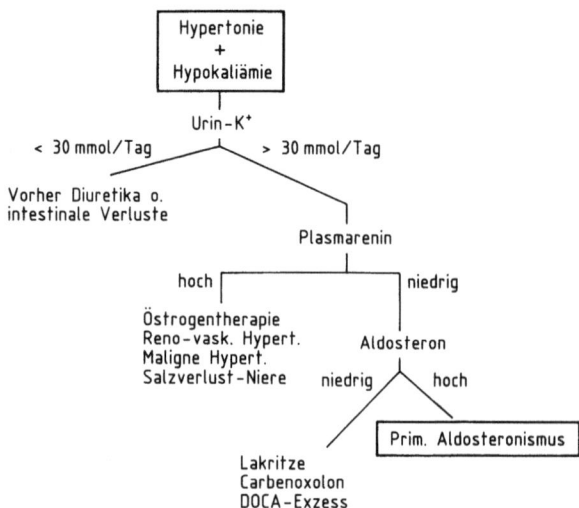

Abb. 20.2. Abklärung der Hypertonie mit Hypokaliämie

▶ Serumkaliumkonzentration: Eine Hypokaliämie ist ein erster Hinweis auf das Vorliegen eines primären Aldosteronismus bzw. anderer seltener Formen der Mineralkortikoidhypertonie. Häufigste Ursache einer Hypokaliämie bei Hypertonie ist allerdings eine vorausgegangene Behandlung mit Diuretika. Auch die Einnahme von Laxanzien, Lakritzen oder von Carbenoxolon kann zu einer Hypokaliämie führen (Abb. 20.2).

▶ Glukose-, Cholesterin-, Triglyzerid- und Harnsäurekonzentration im Blut zur Erfassung von Risikofaktoren.

▶ Urinstatus: Der Morgenurin sollte auf Proteinurie, Erythrozyturie, Leukozyturie und Zylindrurie untersucht werden. Damit sind Aussagen zur Frage einer renoparenchymatösen Hypertonie möglich. Bei unbehandelter Hypertonie kann auch eine erhöhte renale Eiweißausscheidung (> 150 mg/24 h) vorliegen, die in der Regel jedoch 1 g/24 h nicht überschreitet und sich nach Blutdrucknormalisierung fast immer zurückbildet.

Eine bakteriologische Untersuchung des Urins ist bei Vorliegen entsprechender anamnestischer Angaben oder nach Nachweis morphologischer Nierenveränderungen (Sonographie) indiziert.

2.6 Zusätzliche Untersuchungen

▶ Ein Elektrokardiogramm sollte geschrieben werden, um eine Linksherzhypertrophie oder Erregungsrückbildungsstörungen als Folge einer koronaren Herzkrankheit zu erkennen. Bei entsprechenden Veränderungen ist das EKG als spezifisch für die linksventrikuläre Hypertrophie anzusehen und in dieser Beziehung einer Röntgenthoraxaufnahme überlegen. Typisch sind hohe R-Zacken in den linkspräkordialen, tiefe S-Zacken in den rechtspräkordialen Ableitungen, verbunden mit ST-Streckensenkung und T-Wellenabflachung oder T-Inversion. Das Risiko einer klinich manifesten koronaren Herzkrankheit ist bei Nachweis solcher Befunde im Vergleich zu Patienten mit normalem EKG um ein Vielfaches höher.

▶ Die Echokardiographie ist dem EKG überlegen bezüglich der Früherkennung einer Linkshypertrophie, da strukturelle und auch funktionelle kardiale Veränderungen in einem frühen Stadium erfaßt werden können.

▶ Das Röntgenbild des Thorax liefert Informationen über Herzgröße und Stauungszeichen; beim jugendlichen Hypertoniker können Rippenusuren auf eine Aortenisthmusstenose hinweisen.

▶ Mit der Sonographie können Abweichungen der Nierengröße, der Nierenform sowie Tumoren, Nierenzysten, Harnwegsobstruktionen und Steinbildungen erkannt werden. Diese Untersuchung ist deshalb bei jeder persistierenden Hypertonie angezeigt.

▶ Die Untersuchung des Augenhintergrunds ist bei jeder Hochdruckabklärung obligatorisch. Die Fundusuntersuchung erlaubt, die prognostisch ungünstige maligne Verlaufsform zu erkennen, die durch Augenhintergrundveränderungen des Grades III oder IV (Blutungen, Cotton-wool-Exsudate mit oder ohne Papillenödem) charakterisiert ist. Von geringerer diagnostischer Bedeutung sind Veränderungen des Stadiums I und II (Gefäßkaliberveränderungen, Kreuzungsphänomene), die bei jugendlichen Hypertonikern Hinweis auf Dauer und Intensität des Hochdrucks geben können. Vergleichbare Veränderungen lassen sich auch bei Normotensiven im höheren Lebensalter finden.

▶ Röntgenkontrastdarstellung der Nierenarterien: Bei indirekten Hinweisen auf Nierenarterienstenose (Gefäßgeräusch, unterschiedliche Nierengröße in der Sonographie), bei medikamentös schwer einstellbarer Hypertonie und bei Patienten in jüngerem Lebensalter mit deutlich erhöhten diastolischen Blutdruckwerten (> 105 mm Hg) ist eine Röntgendarstellung der Nierenarterien indiziert.

Mit Hilfe des skizzierten Basisprogramms ist es möglich, eine weitgehende diagnostische Abklärung der Hypertonie zu erreichen, besonders im Hinblick auf sekundäre, potentiell chirurgisch heilbare Hochdruckformen. Der endgültige Nachweis einer sekundären Hypertonie gelingt unter Berücksichtigung der klinischen Symptome und Befunde mit Hilfe gezielter Blut- und Urinanalysen und einer speziellen radiologischen Diagnostik.

3 Renale Hypertonie

3.1 Renovaskuläre Hypertonie

Die renovaskuläre Hypertonie ist die häufigste sekundäre Hochdruckform und ist entweder durch rekonstruktive Gefäßchirurgie oder Nephrektomie potentiell heilbar. Etwa 3–5% aller Hypertoniker leiden an einer renovaskulären Hypertonie. Da anatomische Veränderungen der Nierenarterien nicht notwendigerweise zu einer Blutdrucksteigerung führen, sollte zwischen renovaskulärer Erkrankung und renovaskulärer Hypertonie differenziert werden. Letztere erfordert nämlich den Nachweis, daß die anatomische Läsion in einer kausalen Beziehung zur Blutdruckerhöhung steht, was man definitiv nur durch die chirurgische Heilung beweisen kann.

Die Gefäßwandveränderungen können die Nierenarterien auf einer oder beiden Seiten, akzessorische Nierenarterien und extra- und intrarenale Segmentarterien betreffen.

Pathogenese: Etwa 60% der renalen arteriellen Läsionen sind Folge einer Arteriosklerose. Die arteriosklerotisch bedingte renovaskuläre Erkrankung kann bei jüngeren Patienten auftreten, wird aber gewöhnlich erst ab dem 40. Lebensjahr beobachtet; sie ist häufiger bei Männern als bei Frauen. Die arteriosklerotischen Läsionen werden meist im proximalen Drittel der Hauptarterien gefunden und sind häufig bilateral. Arteriosklerotische Läsionen können radiologisch auch beim Normotoniker festgestellt werden; trotzdem gilt die Arteriosklerose der Nierenarterien als hohes Risiko für eine rasche Progredienz und kann innerhalb von 2–3 Jahren zu einer schweren Hypertonie führen.

Die fibromuskuläre Hyperplasie der Nierenarterien macht etwa 30% der renalen Hypertonien aus. Sie tritt gewöhnlich vor dem 40. Lebensjahr auf. Am häufigsten ist dabei die Fibrodysplasie der Media mit muralen Aneurysmen, die in 60–70% der Fälle und meist bei Frauen beobachtet wird. Sie betrifft die beiden distalen Drittel der Hauptarterie und kann sich bis in die renalen Arterienäste erstrecken. Charakteristisch sind irreguläre Stenosen im Wechsel mit kleinen Aneurysmen, wodurch im Arteriogramm perlschnurartige Veränderungen nachweisbar werden.

Fibromuskuläre Nierenarterienstenosen sind häufiger rechtsseitig lokalisiert, während die arteriosklerotisch bedingten Stenosen eher linksseitig gefunden werden. Weitere Ursachen einer renovaskulären Hypertonie sind mit weniger als 1% die a.-v.-Fisteln, arterielle Aneurysmen und Thrombosen.

Klinik: Schon durch sorgfältige Anamnese und körperliche Untersuchung lassen sich differentialdiagnostisch wichtige Merkmale finden, wodurch sich die renovaskuläre von der essentiellen Hypertonie unterscheidet:

▶ Kürzere Dauer der Blutdrucksteigerung,
▶ rascher Blutdruckanstieg bei einer jüngeren Frau (fibromuskuläre Hyperplasie),
▶ rascher Blutdruckanstieg beim älteren Patienten bei Vorliegen einer generalisierten Arteriosklerose,
▶ schwere Hypertonie mit fehlender familiärer Hochdruckbelastung,
▶ abdominelle Stenosegeräusche,
▶ Hypertonie mit begleitender Proteinurie.

Diagnostik mit bildgebenden Verfahren: Die Sonographie der Nieren informiert über Größenveränderungen der Nieren sowie Unterschiede in den Randkonturen und Abweichungen des Nierenhohlraumsystems. Auch intra- und extrarenale Raumforderungen lassen sich feststellen und sind gelegentlich Ursache einer Hypertonie infolge Kompression der Nierenarterie oder ihrer intrarenalen Äste.

Die digitale Substraktionsangiographie (DSA) der Nieren kann heute als Standardverfahren angesehen werden und ist bezüglich der Darstellung von Gefäßen den anderen Methoden (Angiographie, intravenöses Ausscheidungsurogramm und Frühurogramm) überlegen. Um auch kurzstreckige Stenosen der Nierenarterien nachzuweisen, kann eine arterielle Aortographie, am besten im DSA-Verfahren, notwendig sein.

Die Treffsicherheit von isotoper Nephrographie und Nierensequenzszintigraphie ist deutlich geringer als diejenige der DSA; ihre Indikation ist allenfalls bei Kontrastmittelunverträglichkeit gegeben.

Seitengetrennte Bestimmung der Reninaktivität im Nierenvenenblut: Ist eine Nierenarterienstenose angiographisch nachgewiesen, stellen sich 2 entscheidende Fragen: a) Ist die Nierenarterienstenose funktionell relevant, d.h. für die Blutdrucksteigerung verantwortlich zu machen? b) Führt eine Korrektur der Stenose zu einem Abfall bzw. Normalisierung des erhöhten Blutdrucks?

Mit der Bestimmung der Reninaktivität aus dem seitengetrennt gewonnenen Nierenvenenblut lassen sich Informationen über die endokrine Aktivität einer poststenotisch minderperfundierten Niere gewinnen. Nach neueren Untersuchungen ist jedoch die seitengetrennte Bestimmung der Plasmareninaktivität im Nierenvenenblut als prognostischer Parameter für den zu erwartenden Operationserfolg bei einer einseitigen renovaskulären Hypertonie weniger geeignet als die Feststellung der jeweiligen anatomischen (röntgenmorphologischen) Veränderungen.

3.2 Renoparenchymatöse Hypertonie

Praktisch alle Erkrankungen, die zu einer Niereninsuffizienz führen, können auch eine Hypertonie verursachen. Im Hinblick auf eine mögliche operative Korrektur ist zwar davon auszugehen, daß bei den meisten Patienten mit parenchymatösen Nierenerkrankungen beide Organe betroffen sind. Bei Vorliegen einer unilateralen Hydronephrose, einfachen Nierenzysten, traumatisch bedingten Läsionen oder Nierentumoren kann die Nephrektomie auch im Hinblick auf eine Normalisierung des Blutdrucks in Betracht kommen. Die renoparenchymatöse Hypertonie ist selten und macht bei einem nicht selektionierten Krankengut etwa 1–2% der Hypertoniker aus.

Glomerulonephritis: Die verschiedenen Formen der Glomerulonephritis sind in Kap. 38.2 ausführlich beschrieben. Sie gehen in unterschiedlicher Häufigkeit mit einer Hypertonie einher (s. Tabelle 20.2). Für die Beurteilung der Hypertonie ist relevant, daß auch bei einer schweren essentiellen Hypertonie Erythrozyturie und Proteinurie auftreten können, weshalb eine Abgrenzung zur renoparenchymatösen Hypertonie gelegentlich Schwierigkeiten bereitet. Persistieren trotz Blutdrucknormalisierung Proteinurie (>200 mg/24 h) und Erythro-

Tabelle 20.2. Prozentuale Häufigkeit der Hypertonie bei verschiedenen Glomerulonephritisformen. (Nach Bohle et al. 1976)

Glomerulonephritisform	Häufigkeit [%]
Akut endokapillär (Poststreptokokkentyp)	51
Mesangioproliferativ	34
Minimal proliferierend interkapillär	24
Fokal sklerosierend	34
Perimembranös	30
Membranoproliferativ	57
Rapid-progressiv	55

zyturie ($> 2000/min$), so sprechen diese Befunde eher für eine primäre renale Läsion.

Pyelonephritis: Bei der akuten Pyelonephritis mit normaler Nierenfunktion ist eine Hypertonie sehr selten. Bei der chronischen Pyelonephritis wird die Hypertoniehäufigkeit zwischen 30 und 75% angegeben. Die chronische Pyelonephritis ist die häufigste Ursache der einseitigen, nicht vaskularisierten, kleinen Niere beim hypertensiven Patienten. Anamnestisch ist nach häufig rezidivierenden Harnwegsinfektionen zu fragen und auch auf einen möglichen vesikourethralen Reflux zu achten.

Die segmentale Hypoplasie ist die häufigste Ursache einer unilateralen renalen parenchymatösen Hypertonie bei Kindern und jungen Erwachsenen. Frauen sind häufiger betroffen als Männer. Obwohl meist einseitig, kann die Veränderung beide Organe zu einem unterschiedlichen Grad beeinflussen. Angiographisch sollte eine Nierenarterienstenose ausgeschlossen werden, wenn eine Nephrektomie in Betracht kommt.

Chronische Strahlennephropathie: Bei einer Strahlenbelastung der Nieren über 20 Gy (Bestrahlung eines abdominellen Tumors) kann sich nach Monaten oder Jahren eine chronische Strahlennephritis mit Hypertonie entwickeln. Histologisch gleichen die Veränderungen denen der malignen Nephrosklerose mit Intimaproliferation und fibrinoiden Veränderungen. Angiographisch findet man eine generalisierte Einengung des gesamten Gefäßbaums der stark geschrumpften Niere. Angesichts der verbesserten Technik der Strahlentherapie finden sich diese Läsionen heute nur noch selten.

Nierenzysten: Seit Anwendung der abdominellen Sonographie werden zunehmend häufiger einfache renale Zysten sowohl bei hypertensiven Patienten wie auch bei Normotonikern diagnostiziert. Die Häufigkeit wird bei über 50jährigen mit etwa 30% angegeben. Das Serumkreatinin als Maß für das Glomerulumfiltrat ist dabei meist im Normbereich. Einfache renale Zysten verursachen nur dann eine Hypertonie, wenn sie groß genug sind, um eine renale Ischämie zu induzieren. Die perkutane Nadelaspiration der Zyste und eine seitengetrennte Bestimmung der Reninaktivität im Nierenvenenblut ermöglichen den Nachweis einer kausalen Beziehung zwischen Zyste und Hypertonie.

Bei der polyzystischen Nierenerkrankung, die bilateral auftritt, kann eine Hypertonie vorliegen, auch wenn noch keine Niereninsuffizienz besteht.

Nierentumoren: Eine renale Hypertonie kann bei Patienten mit Hämangioperizytom, Wilms-Tumor (Nephroblastom) und weniger häufig bei Patienten mit Hypernephrom und Karzinom des Nierenbeckens auftreten.

Hämangioperizytome sind selten und gutartig und gehen von Zellen des juxtaglomerulären Apparats aus. Die Tumoren sind gewöhnlich klein (1–4 cm) und sezernieren große Mengen von Renin. Die meist jungen Patienten haben eine schwere Hypertonie. Angiographisch läßt sich ein Füllungsdefekt nachweisen. Nach Nephrektomie kommt es zu einem sofortigen Abfall der hohen Plasmareninaktivität sowie der Angiotensin-II- und der Aldosteronkonzentration; danach normalisiert sich der Blutdruck. Auch Wilms-Tumoren können Renin sezernieren.

Die Inzidenz der Hypertonie bei Patienten mit Hypernephrom wird unterschiedlich zwischen 10 und 50% angegeben. Als pathogenetische Mechanismen werden diskutiert: Reninsekretion durch das Tumorgewebe, renale Ischämie aufgrund der Tumorinfiltration und daraus folgender Stimulation des Renin-Angiotensin-Systems, arteriovenöse Shunts (Steal-Mechanismus) sowie eine Polyzythämie.

Hydronephrose: Bei einseitiger Hydronephrose ist der Blutdruck meist normal. Die Sonographie weist auf die Diagnose hin. Eine chirurgische Korrektur führt gewöhnlich zur Normalisierung eines selten erhöhten Drucks.

Traumatische Nierenläsionen: Nach traumatischen Läsionen kommt es vorübergehend oder auf Dauer zu einer Blutdrucksteigerung. Dabei sind ursächlich Stenosierung oder Okklusion der Nierenarterien, Verlegung der Ureteren, parenchymatöse Nierenläsionen oder perirenale Hämatome in Betracht zu ziehen. Das Renin-Angiotensin-System wird stimuliert. Nicht selten wird von den Patienten nur ein blandes Trauma angegeben, und auch eine makroskopische oder mikroskopische Hämaturie ist nicht obligat. Die sich oft erst innerhalb eines Jahres entwickelnde Hypertonie ist gewöhnlich leicht. Bei etwa 80% der dann chirurgisch behandelten Patienten fällt der Blutdruck wieder ab. Bevor die Indikation zur Operation gestellt wird, sollten die Blutdruckwerte über mehrere Monate beobachtet werden, da eine spontane Resorption von Hämatomen mit Blutdrucknormalisierung einhergehen kann.

Renale Hypertonie bei systemischen Erkrankungen: Bei Amyloidose, Panarteriitis nodosa, systemischem Lupus erythematodes, Sklerodermie oder Wegener-Granulomatose kann der Blutdruck erhöht sein. Die Hypertonie kann bei diesen Patienten zum Teil durch renal-vaskuläre und renoparenchymatöse Veränderungen bedingt sein. Auch bei diabetischer Nephropathie und bei der Gichtniere ist die Hypertonie häufig und ausgeprägter, als es dem Grad der Niereninsuffizienz entspricht.

4 Endokrine Hypertonie

4.1 Phäochromozytom

Bei nur 0,05–0,2% aller Patienten mit arterieller Hypertonie liegt ein Phäochromozytom vor. Es erscheint daher nicht notwendig, bei jedem Hypertoniepatienten eine spezielle Phäochromozytomdiagnostik durchzuführen, zumal die klinischen Symptome des Krankheitsbildes meist sehr eindrucksvoll sind. Erst wenn anamnestische Daten und klinische Befunde den dringenden Verdacht nahelegen, sollten gezielte biochemische Untersuchungen vorgenommen und dann bei pathologischem Ergebnis die Lokalisationsdiagnostik eingeleitet werden. Dabei wird man beachten, daß 10% der Phäochromozytome extraadrenal und weitere 10% maligne und mit Metastasenbildung wachsen. *Klinische Symptome und Befunde.* Das klinische Bild (s. Tabelle 20.3) wird wesentlich durch die kardiovaskulären und metabolischen Wirkungen der vermehrten Sekretion von Noradrenalin und/oder Adrenalin bestimmt. Beide Hormone besitzen

Tabelle 20.3. Häufigkeit subjektiver Symptome beim Phäochromozytom. (Nach Gifford et al. 1964)

Symptome	Dauer-hypertonie [%]	Inter-mittierende Hypertonie [%]
Kopfschmerzen	72	92
Schweißausbrüche	69	65
Herzklopfen	51	73
Gesichtsblässe	28	60
Nervosität	28	60
Zittern	26	51
Brechreiz, Erbrechen	26	43
Schwächegefühl	15	38
Brustschmerzen	13	32
Bauchschmerzen	15	16
Sehstörungen	21	3
Gewichtsverlust	15	14
Atemnot	18	11
Hitzegefühl	8	11
Schwindel	3	11

eine vergleichbare biologische Aktivität, wobei Adrenalin metabolisch 20- bis 100mal stärker wirksam ist. Noradrenalin verursacht eine generalisierte Vasokonstriktion, während es durch Adrenalin in einigen Gefäßgebieten zur Vasokonstriktion, in anderen zur Vasodilation kommt.

Differentialdiagnostisch ist beim Hypertoniker ein Phäochromozytom besonders dann in Betracht zu ziehen, wenn die charakteristischen pochenden und schweren Kopfschmerzen geklagt werden, wenn Palpitationen mit oder ohne Tachykardie auftreten und immer wieder exzessives und inadäquates Schwitzen bemerkt wird. Gerade die Kombination dieser drei Symptome unterstützt den Verdacht, besonders wenn sie mehr oder weniger phasenweise während einer intermittierenden Hypertonie bemerkt werden. Dann sind auch vor allem Blässe des Gesichts, Nervosität, Zittern, Brechreiz und Brustschmerzen zu beachten.

Der Blutdruck steigt bei knapp der Hälfte der Patienten in Paroxysmen an, die 1- bis 2mal jährlich oder auch gehäuft mehrmals täglich auftreten können und dann von 2 min bis zu mehreren Stunden andauern. Während dieser Anfälle fällt eine besondere Blässe des Gesichts auf. Bei den Patienten mit Dauerhypertonie können sich gelegentlich orthostatische Hypotonien einstellen, möglicherweise als Folge eines verminderten Blutvolumens sowie einer herabgesetzten sympathischen Reflexaktivität. Auffallenderweise findet sich bei einem Drittel der Patienten mit paroxysmalen Blutdrucksteigerungen und bei 10% der Patienten mit persistierender Hypertonie gleichzeitig eine Cholelithiasis.

Bei der differentialdiagnostischen Beurteilung krisenhafter Blutdruckanstiege hat man – der Häufigkeit nach – zunächst an eine krisenhafte Blutdruckerhöhung im Verlauf einer essentiellen Hypertonie zu denken. Sympathikovasale Anfälle, funktionelle kardiovaskuläre Syndrome mit situativem bzw. emotionell bedingtem Blutdruckanstieg und Blutdruckreaktionen nach Medikation von MAO-Hemmern, von Weckaminen oder nach Genuß von Käse und Wein bei disponierten Personen sind ebenfalls in Betracht zu ziehen. Zerebrale Leiden wie Temporallappenepilepsie oder zerebelläre Tumoren können von Blutdruckparoxysmen begleitet sein. Differentialdiagnostisch sind gegenüber Phäochromozytomparoxysmen auszuschließen: hypoglykämische Krisen (ebenfalls Blässe der Haut), Angina pectoris bzw. paroxysmale Tachykardien oder Tachyarrhythmien, Migräneanfälle, Ménière-Anfälle und schließlich Hyperthyreosen. Pulsfrequenzanstieg, pektanginöse Beschwerden, Palpitationen, Hitzegefühl, Kopfschmerzen, Schlafstörungen oder Schwindel können, was die subjektiven Beschwerdeangaben anbelangt, oft nicht von denen einer Hochdruckkrise unterschieden werden.

Besondere Schwierigkeiten bereitet die Diagnose im Kindesalter da hier das Phäochromozytom bei 90% der Patienten mit einer persistierenden Hypertonie einhergeht.

Auch ohne typische Symptome sollte unter folgenden Bedingungen an die Möglichkeit eines Phäochromozytoms gedacht werden: maligne oder therapieresistente Hypertonie, paradoxe Reaktion des Blutdrucks auf Antihypertensiva wie Betablokker oder Clonidin; Hypertonie in der Schwangerschaft, während der Einleitung einer Anästhsie oder intraoperativ; Patienten mit Neurofibromatosis Recklinghausen oder mit Hippel-Lindau-Syndrom.

Das Phäochromozytom tritt bei etwa 10% der Patienten familiär auf und ist dann in verschiedener Kombination mit anderen endokrinen Neoplasien verbunden, insbesondere mit Karzinomen der Schilddrüse und Adenomen der Nebenschilddrüse. Eine Übersicht über diese sog. MEN-Syndrome gibt Tabelle 20.4.

Laboruntersuchungen: Die Diagnose eines Phäochromozytoms wird durch den Nachweis einer erhöhten Katecholaminsekretion gestellt, d.h. durch

Tabelle 20.4. Multiple endokrine Neoplasien (MEN)

Mit Phäochromozytom

MEN-Typ II (= Sipple-Syndrom)	Medulläres amyloidproduzierendes Schilddrüsenkarzinom Familiäres bilaterales Phäochromozytom Hyperplasie oder Adenom der Parathyreoidea (etwa 50%)
MEN-Typ III	Medulläres Schilddrüsenkarzinom Familiäres bilaterales Phäochromozytom Muköse Neurome Marfanoider Habitus, verdickte Lippen Ganglionneuromatose im Gastrointestinal-Trakt

Ohne Phäochromozytom

MEN-Typ I (= Wermer-Syndrom)	Hyperplasie oder Adenom der Parathyreoidea Zollinger-Ellison-Syndrom Inselzelladenom des Pankreas Hypophysenadenom

Messung der Ausscheigung von Katecholaminen bzw. ihrer Metaboliten Metanephrin und Normetanephrin im 24-h-Harn. Die Sensitivität ist sehr hoch, während die Bestimmung der Vanillinmandelsäure bei 25–30% der Phäochromozytome normal ausfällt.

Tetrazykline, Chinidin, Phenothiazine und MAO-Hemmer sowie Antihypertensiva wie α-Methyldopa oder Reserpin können das Resultat verfälschen, weshalb eine medikamentenfreie Vorperiode von 3–5 Tagen zu empfehlen ist. Außerdem muß auf reichlichen Genuß von Bananen, Nüssen, Vanille oder Bohnenkaffee verzichtet werden.

Die radioenzymatische Bestimmung der Plasmakatecholamine unter standardisierten Bedingungen und Ausschluß aller Streßbelastungen gibt sehr zuverlässige Ergebnisse.

Als Funktionstest ist der Clonidinsuppressionstest angezeigt, wenn bei einem hypertensiven Patienten mit gering erhöhter Plasmakatecholaminkonzentration die Diagnose eines Phäochromozytoms vermutet wird. Beim Normotoniker oder bei nur geringgradig erhöhter Plasmakatecholaminkonzentration aufgrund erhöhter sympathikotoner Aktivität ist die Katecholaminkonzentration 3 h nach Clonidingabe um mindestens 50% vom Ausgangswert in den Normbereich abgefallen, während beim Patienten mit Phäochromozytom die Noradrenalinkonzentration unverändert hoch bleibt. Der Test ist relativ spezifisch. Regitin-, Cold-Pressure- und Histamintest sollten heute nicht mehr durchgeführt werden. Sie sind nicht ohne Risiko und zudem relativ unspezifisch.

Der Glukagontest sollte bei Patienten durchgeführt werden, bei denen die Diagnose eines Phäochromozytoms aufgrund paroxysmaler Blutdruckanstiege mit zwischenzeitlich normalen Blutdruckwerten und bei normalen oder gering erhöhten Plasma- oder Urinkatecholaminkonzentrationen vermutet wird. Der Test ist positiv, wenn die Noradrenalinkonzentration im Plasma innerhalb von 5 min nach intravenöser Gabe von 1 oder 2 mg Glukagon stark ansteigt. Die Empfindlichkeit des Tests liegt bei 80%, in 20% der Fälle werden jedoch falsch-negative Ergebnisse erhoben.

Lokalisationsdiagnostik: Aufwendige Untersuchungsverfahren sollten nur eingesetzt werden, wenn Klinik und Laboranalytik den begründeten Verdacht auf ein Phäochromozytom ergeben. Sonographisch kann der Tumor in einem hohen Prozentsatz lokalisiert werden, sofern er eine Größe von mehr als 1,5–2 cm besitzt. Die sicherste Methode ist die Computertomographie, mit der sich adrenale und extraadrenale einschließlich thorakaler und intrakranieller Tumoren lokalisieren lassen. Kleinere adrenale und extraadrenale Tumoren sowie Metastasen können auch durch Szintigraphie mittels [131]Jod-markiertem Benzyl-Guanidin nachgewiesen werden. Auf invasive Lokalisationsverfahren (Katheterisierung der V. cava kaudal mit Bestimmung der Katecholaminkonzentration) oder angiographischen Verfahren kann heute praktisch verzichtet werden.

4.2 Primärer Aldosteronismus

Ein primärer Aldosteronismus ist selten Ursache eines Hochdrucks (etwa 0,5% aller Hypertoniker). Bei 70–80% der Patienten wird die Erkrankung durch ein solitäres Adenom, bei 20% durch eine idiopathische bilaterale Hyperplasie der Nebennierenrinde verursacht. Die Adenome sind in der Regel klein und wiegen weniger als 6 g; man findet sie bevorzugt links. Frauen sind doppelt so häufig wie Männer betroffen. Die bilaterale Hyperplasie tritt bevorzugt beim männlichen Geschlecht auf. Am häufigsten manifestiert sich der primäre Aldosteronismus zwischen dem 30. und 50. Lebensjahr.

Klinik: Die meisten Patienten leiden an einer diastolischen Hypertonie, die in einigen Fällen sehr ausgeprägt sein kann. Entgegen früherer Ansicht

Tabelle 20.5. Formen des Aldosteronismus

Diagnose	Blut-druck	K+	Renin	Aldo-steron
Primärer Aldosteronismus (bilaterale NNR-Hyperplasie, Adenom, Karzinom)	↑	↓	↓	↑
Nierenarterienstenose, reninsezernierender Tumor	↑	Normal	↑	↑
Lakritze DOCA-Exzeß, Liddle-Syndrom	↑	↓	↓	↓
Laxanzien	Normal	↓	↑	↑

verläuft sie nicht gutartig, da bei einem relativ hohen Prozentsatz der Patienten sich vaskuläre Komplikationen einstellen und auch maligne Verlaufsformen bekannt sind.

Die Aldosteronerhöhung verursacht eine vermehrte renal-tubuläre Resorption von Natrium und eine verstärkte Ausscheidung von Kalium und Wasserstoffionen, woraus sich Hypokaliämie und metabolische Alkalose als wichtige Laborparameter erklären lassen (Tabelle 20.5). Wegen der erhöhten renalen Natrium- und Wasserresorption nehmen Plasma- und Blutvolumen zu. Leitsymptom der Erkrankung ist daher die hypokaliämische Hypertonie, und im Vordergrund der Beschwerden stehen Kopfschmerzen, Polyurie mit Polydipsie, hypokaliämische Muskelschwäche mit tetanischen Erscheinungen.

Laboruntersuchungen: Für die Diagnose sprechen: (Stark) vermindertes Kalium, metabolische Alkalose, leicht erhöhtes Natrium, Polyurie mit Iso- bzw. Hyposthenurie und vermehrte Kaliumausscheidung. Die Diagnose des primären Aldosteronismus wird gesichert durch den Nachweis einer pathologisch erhöhten Plasmaaldosteronkonzentration bei gleichzeitig erniedrigter oder nicht meßbarer Plasmareninaktivität. Renin und Aldosteron müssen dabei sowohl am liegenden Patienten wie auch unter Orthostasebedingungen geprüft werden. Voraussetzung ist eine weitgehende Normalisierung des Serumkaliums.

Findet sich bei niedriger Reninaktivität auch eine niedrige Aldosteronkonzentration, muß an die Möglichkeit eines vermehrten Lakritzkonsums sowie an die chronische Medikation mit Carbenoxolon oder an einen Mineralokortikoidexzeß anderer Genese (s. unten) gedacht werden. Lakritz enthält Glycyrrhizinsäure und Carbenoxolon-Glycyrrhitinsäure, beides Substanzen, die einen Mineralokortikoideffekt besitzen. Werden die Substanzen abgesetzt, kommt es innerhalb weniger Wochen zur Normalisierung des Blutdrucks. Zur Differentialdiagnose der Hypertonie mit Hypokaliämie s. Abb. 20.2.

Bei wenigen Patienten (10%?) findet sich ein sog. normokaliämischer primärer Aldosteronismus, der durch einen häufig therapieresistenten Hochdruck gekennzeichnet ist. Die Reninaktivität ist nicht erhöht, Kalium ist nicht oder nur gering vermindert.

Differenzierung Adenom und bilaterale Hyperplasie: Das unilaterale Adenom ist häufigere Ursache des primären Aldosteronismus. Zur Lokalisation sind Sonographie und Computertomographie einzusetzen, wobei die Diagnostik bei Tumoren mit weniger als 1 cm Durchmesser nicht verläßlich ist. Schwierig ist die CT-Diagnose einer bilateralen adrenalen Hyperplasie, da bei den meisten Patienten die Nebennieren nach Größe und Konfiguration normal erscheinen. Hier kann die Nebennierenszintigraphie mit Jod-131-Cholesterin oder mit (6 β-131-iodomethyl-19-norcholest-5(10)-en-3β-ol) bei etwa 70% der Patienten hilfreich sein.

4.3 Seltene Formen einer Nebennierenrindenhypertonie

Beim **11-β-Hydroxylasedefekt** entwickelt sich auf der Grundlage einer Mehrproduktion von Desoxycorticosteron eine Hypertonie, die bereits beim Neugeborenen nachweisbar ist. Bei gleichzeitiger Verminderung der Cortisol- und Aldosteronbildung ist die ACTH-Sekretion erhöht mit der Folge einer gesteigerten Androgenproduktion und damit verbundenen Virilisierung.

Beim **17-α-Hydroxylasemangel** kommt es infolge stark erhöhter ACTH-Bildung zur Produktion exzessiver Mengen von Desoxycorticosteron und damit zu einem Mineralokortikoidhochdruck. Eine Virilisierung fehlt. In beiden Fällen ist die Reninsekretion vermindert.

Exzessive Mengen an Desoxycorticosteron mit der Folge einer Hypertonie können auch beim **Nebennierenrindenkarzinom** sowie beim **Cushing-Syndrom** infolge tumorbedingter ektoper ACTH-Bildung beobachtet werden.

Der durch **Glukokortikoide heilbare Hyperaldosteronismus** ist eine autosomal-rezessive Erkrankung mit sämtlichen Charakteristika des primären Aldosteronismus. Die Reninaktivität ist supprimiert, die ACTH-Konzentration ist nicht erhöht. Typisch für dieses sehr seltene Krankheitsbild ist die Normalisierung der Aldosteronproduktion, des Blutdrucks sowie der Serumkaliumkonzentration und der Plasmareninaktivität nach Applikation von Glukokortikoiden.

Als **Liddle-Syndrom** (exzessive renale Natriumkonservierung) wird ein seltenes Krankheitsbild beschrieben, das durch Hypertonie, hypokaliämische Alkalose und minimale Aldosteronsekretion gekennzeichnet ist. Letztere resultiert wahrscheinlich aus einer Störung der Nierenfunktion, welche durch exzessive Retention von Natrium- und Kaliumausscheidung in Abwesenheit von Mineralokortikoiden gekennzeichnet ist.

4.4 Cushing-Syndrom

Die Inzidenz der Hypertonie ist beim M. Cushing und bei den meisten Formen von Cushing-Syndrom relativ hoch (s. Tabelle 20.6). Wichtigste Ursache ist die mineralokortikoide, d.h. salzretinierende Wirkung der hohen Cortisolkonzentration. Weitere Faktoren sind eine mineralokortikoide Überproduktion, eine Überaktivität des Renin-Angiotensin-Systems sowie eine gesteigerte vaskuläre Reaktivität auf Pressorsubstanzen wie beispielsweise Noradrenalin. Auch unbekannte hypertensinogene Steroide werden als Ursache diskutiert. Kardiovaskuläre Komplikationen in Folge der Hypertonie sind häufig.

Tabelle 20.6. Inzidenz der Hypertonie beim Cushing-Syndrom in Abhängigkeit von der Ursache. (Nach Gomez-Sanchez 1986)

Ursache	Inzidenz
Morbus Cushing (bilaterale adrenale Hyperplasie)	88
Cushing-Syndrom	
Adrenales Adenom	83
Adrenales Karzinom	100
Ektope ACTH-Bildung	55
Iatrogen	
Steroide	17
ACTH	27

Die Diagnose läßt sich im allgemeinen aufgrund der typischen klinischen Symptomatik leicht stellen. Sie wird durch Bestimmung der Plasmacortisolkonzentration, der 24-h-Ausscheidung von Cortisol sowie mit Hilfe des Dexamethason-Suppressiontests objektiviert. Ein ektopes ACTH-Syndrom aufgrund der Produktion von ACTH oder ACTH-ähnlichen Substanzen in Tumoren (z.B. Lunge, Bronchus, Thymus, Pankreas, Schilddrüse) kann von anderen Formen des Cushing-Syndroms häufig dadurch unterschieden werden, daß die biochemischen Veränderungen der pathologisch gesteigerten Cortisolproduktion stärker hervortreten als die klinische Symptomatik.

4.5 Sonstige endokrin bedingte Hypertonieformen

Hypothyreose: Relativ häufig wird bei Patienten mit Hypothyreose ein erhöhter Blutdruck nachgewiesen; er normalisiert sich gewöhnlich unter Substitutionstherapie. Die Pathogenese der Hypertonie ist nicht bekannt; das Herzzeitvolumen ist erniedrigt und der Gefäßwiderstand erhöht, woraus eine geringe Erhöhung des systolischen und eine deutliche Erhöhung des diastolischen Blutdrucks resultiert.

Hyperparathyreoidismus: Bei etwa 20–50% der Patienten mit primärem Hyperparathyreoidismus findet man eine arterielle Hypertonie, wahrscheinlich als Folge einer vermehrten Freisetzung von Renin aufgrund der Hyperkalziämie. Dementsprechend ist das Plasmarenin gewöhnlich erhöht und normalisiert sich nach chirurgischer Behandlung der Erkrankung.

Akromegalie: Die Akromegalie ist in etwa 30–40% mit einer Hypertonie verbunden, wobei auch hier eine Normalisierung unter Behandlung der Grundkrankheit eintritt.

5 Andere Hochdruckursachen

5.1 Erhöhter intrakranieller Druck

Gesteigerter intrakranieller Druck kann mit einer Erhöhung des Blutdrucks einhergehen. Eine ausgeprägte Hypertonie, auch mit paroxysmalen Blutdrucksteigerungen, wurde bei Patienten mit zerebellären Tumoren beobachtet. Wahrscheinlich kommt es dabei zu einer Irritation des Vasomotorenzentrums im posterioren Hypothalamus sowie der Nachbarregionen des 4. Ventrikels. Die Katecholaminsekretion ist stimuliert, was klinisch und laborchemisch der Situation des Phäochromozytoms entspricht.

5.2 Koarktation der Aorta

Eine Konstriktion des Aortenlumens kann an jeder Stelle im Verlauf des Gefäßes auftreten, ist jedoch am häufigsten direkt hinter dem Abgang der linken A. subclavia an oder unterhalb der Insertion des Ligamentum arteriosum zu beobachten. Bei der infantilen Form der Koarktation betrifft die Einengung ein größeres Segment der Aorta und geht gewöhnlich einher mit schweren kardialen Anomalien einschließlich einem offenen Ductus arteriosus, einem Ventrikelseptumdefekt, einer kongenitalen Aortenstenose und einer bikuspiden Aortenklappe. Liegt die Koarktation proximal des Ductus arteriosus, so entwickeln sich eine pulmonale Hypertonie, Herzinsuffizienz und Zyanose der unteren Körperhälfte. Weniger schwere postduktale Läsionen bleiben gewöhnlich während der Kindheit symptomlos, zeigen aber mit zunehmendem Lebensalter eine erhöhte Mortalitätsrate (Erwachsenenform der Koarktation).

Die Diagnose stützt sich auf einen erhöhten Blutdruck in den oberen Extremitäten bei nicht meßbarem oder niedrigem Blutdruck in den unteren Extremitäten. Auch nach chirurgischer Korrektur einer Koarktation kann der erhöhte Blutdruck persistieren, was auf bereits eingetretene strukturelle Veränderungen der Blutgefäße hinweisen kann. Im Unterschied zu anderen Hochdruckformen entwickelt sich selten eine maligne Hypertonie. Für die Diagnose ist neben der klinischen Symptomatik das Röntgenthoraxbild richtungsweisend: Man findet Rippenusuren als Folge erweiterter Kollateralgefäße, welche auch palpatorisch und auskultatorisch nicht selten erfaßt werden können.

6 Literatur

Übersichten

Ganten D, Ritz E (Hrsg) (1985) Lehrbuch der Hypertonie. Schattauer, Stuttgart New York

Guyton AC (1981) Textbook of medical physiology, 6th edn. Saunders, Philadelphia London Toronto

Isselbacher KJ, Adams RD, Braunwald E, Petersdorf RG, Wilson JD (eds) (1980) Harrison's principles of internal medicine. McGraw-Hill, New York

Laragh JH (ed) (1973) Hypertension manual. Dun-Donnelley, New York

Rosenthal J (Hrsg) (1986) Arterielle Hypertonie. Springer, Berlin Heidelberg New York Tokyo

Originalarbeiten

Acosta JH (1982) Hypertension in chronic renal disease. Kidney Internat 22:702–712

Bohle A, Eichenseher N, Fischbach H et al. (1976) The different forms of glomerulonephritis. Morphological and clinical aspects, analyzed in 2500 patients. Klin Wochenschr 54:59–73

Freis ED (1982) Sounding board – Should mild hypertension be treated? New Engl J Med 307:306–309

Gifford RW Jr, Kvale WF, Maher FT, Roth GM, Priestley JT (1964) Clinical features, diagnosis and treatment of pheochromocytoma. A review of 76 cases. Mayo Clin Proc 39:281–302

Gomez-Sanchez CE (1986) Cushing's syndrome and hypertension. Hypertension 8:258–264

Hayduk K, Helmchen U (1982) Renal hypertension. In: Rosenthal J (ed) Arterial hypertension. Springer, Berlin New York Heidelberg, pp 192–199

Julius S, Hansson L, Andren L, Gudbrandsson T, Sivertsson R, Svenssons A (1980) Borderline hypertension. Acta Med Scand 208:481–489

Kincaid-Smith P (1977) Parenchymatous disease of the kidney and hypertension. In: Genest J, Koiw E, Kuchel O (eds) Hypertension. McGraw-Hill, New York, pp 794–815

Lund-Johansen P (1980) Haemodynamics in essential hypertension. Clin Sci 59:343–354

Page IH (1949) Pathogenesis of arterial hypertension. JAMA 140:451–458

Relman AS (1982) Race and end-stage renal disease. New Engl J Med 306:1290–1292

Stieber J, Döring A, Keil U (1982) Häufigkeit, Bekanntheits- und Behandlungsgrad der Hypertonie in einer Großstadtbevölkerung. MMW 124:747–752

Weidmann P, Beretta-Piccoli C, Steffen F, Blumberg A, Reubi FC (1976) Hypertension in terminal renal failure. Kidney Internat 9:294–301

Kapitel 21   Hypotonie

K.O. STUMPE

Eine arterielle Hypotonie liegt definitionsgemäß vor, wenn der systolische Blutdruck beim Mann unter 110 mm Hg und bei der Frau unter 100 mm Hg liegt. Die diastolischen Grenzwerte sind beim Mann 70 mm Hg, bei der Frau 60 mm Hg. – Die Prävalenz der Hypotonie in der Gesamtbevölkerung der Bundesrepublik Deutschland wird mit 2–4% angegeben. Im ambulanten Krankengut der Allgemeinpraxen ist die Hypotonie mit 10–20% häufiger. In der Regel sind jüngere Frauen 4mal mehr betroffen als Männer mit einem Altersgipfel im 5. Lebensjahrzehnt.

1 Physiologische Daten

Die Höhe des Blutdruckes ist im wesentlichen abhängig vom *Herzzeitvolumen* und vom *systemischen Gefäßwiderstand*. Das Herzzeitvolumen ist das Produkt aus der Herzfrequenz und dem Schlagvolumen. Für jede gegebene Größe des Herzzeitvolumens wird die Höhe des arteriellen Blutdruckes weitgehend durch den Kontraktionsgrad der glatten Muskulatur in den Wänden der Arteriolen bestimmt. Diese Kontraktion wird beeinflußt durch:

▶ metabolische und mechanisch-autoregulatorische Mechanismen,
▶ neurogene vasokonstriktorische Einflüsse, die über den Neurotransmitter Noradrenalin auf α-adrenerge Rezeptoren einwirken,
▶ neurogene vasodilatorische Einflüsse, die über Acetylcholin auf Muskarin-Rezeptoren oder über Noradrenalin auf β_2-Rezeptoren, sowie über Histamin, Serotonin und andere Transmitter wirksam sind, und
▶ zirkulierende und lokal freigesetzte vasoaktive Substanzen wie Katecholamine, Angiotensin II, Bradykinin und Prostaglandine.

In der vaskulären Ursache einer Hypotonie spielen alle diese 4 Mechanismen eine Rolle.

Eine entscheidende Rolle für die Aufrechterhaltung des arteriellen Blutdruckes spielt das *autonome Nervensystem*. Es beeinflußt sowohl das Herzzeitvolumen wie auch die Konstriktion der Widerstandsgefäße (Arteriolen) und der Kapazitätsgefäße (Venolen und Venen). Die afferenten Schenkel der autonomen Reflexbögen, die akut den Blutdruck regulieren, entspringen Dehnungs- bzw. Barorezeptoren im Aortenbogen, im Karotissinus, den Herzkammern und den Vorhöfen. Die Impulse werden über afferente Fasern der Glossopharyngeal- und Vagusnerven in die Medulla oblongata weitergeleitet.

Bei plötzlicher Abnahme des arteriellen Blutdruckes vermindert sich auch die Stimulation der Barorezeptoren, wodurch es reflektorisch zu einer Aktivierung des zentralen sympathischen Tonus und zu einer Hemmung der parasympathischen Aktivität kommt. Als Folge davon kontrahiert sich die glatte Muskulatur der Arteriolen und der

Venen, die Herzfrequenz nimmt zu und die myokardiale Kontraktilität wird verstärkt. Zusätzlich
steigt die Sekretion von Adrenalin, des antidiureti-
schen Hormons (ADH), des adrenokortikotropen
Hormons (ACTH) sowie von Renin und Aldosteron an. Alle diese Effekte tragen dazu bei, den
Blutdruck auf den Normalwert zurückzuführen,
und sie erklären auch einen Großteil der besonders
bei akut einsetzender Hypotonie auftretenden
Symptome.

1.1 Orthostase

Bei Einnahme einer aufrechten Körperhaltung
(Orthostase) kommt es zu einem venösen Pooling
von etwa 700 ml Blut in die unteren Extremitäten.
Der systemische arterielle Blutdruck wird trotzdem aufgrund sympathikotoner Stimulation über
eine venöse und arterielle Konstriktion aufrecht
erhalten. Intakte Venenklappen, Kontraktion der
Beinmuskulatur und niedriger intrathorakaler
Druck sind weitere Fakten, die ein zu starkes venöses Pooling in den unteren Extremitäten verhindern helfen. Als Folge der o.g. kompensatorischen
Mechanismen nimmt der systolische Blutdruck
vorübergehend um etwa 5–15 mm Hg ab, während
der diastolische Blutdruck eher geringgradig ansteigt und der mittlere arterielle Blutdruck praktisch unverändert bleibt.

2 Konstitutionelle Hypotonie

Ein gegenüber der Norm erniedrigter Blutdruck
besitzt nicht in jedem Fall Krankheitswert. Dies
trifft besonders für die sog. konstitutionelle Hypotonie zu, wie sie bei Asthenikern oder Leptosomen
beobachtet werden kann. Meist bestehen dabei
auch keine subjektiven Beschwerden und es fehlen
auch objektivierbare Funktionsstörungen. Zwar
wird von einigen Patienten über Müdigkeit, rasche
Erschöpfbarkeit, Schwindelgefühl, über kalte Extremitäten und ähnliches geklagt; die Beschwerden
korrelieren aber meist nicht mit der Höhe des Blutdrucks oder der Dauer des Blutunterdruckes. Sie
können bei entsprechend vegetativ labilen Personen auch unter den Bedingungen normaler Blut-
drucklage beobachtet werden.

3 Klinik der Hypotonie

3.1 Symptome

Niedrige Blutdruckwerte sind dann als krankhaft
anzusehen, wenn sie mit typischen subjektiven Beschwerden einhergehen und diese sich auf eine verminderte Organperfusion, insbesondere des Gehirns und des Herzens zurückführen lassen. Ein
chronischer Blutunterdruck mit einem systolischen
Wert zwischen 90 und 110 mm Hg kann völlig
symptomlos sein (symptomlose Hypotonie) und
kann nach epidemiologischen Untersuchungen
auch mit einer längeren Lebenserwartung verbunden sein.

Oft treten die Beschwerden eines Blutunterdrucks erst nach zusätzlichen Belastungen auf, beispielsweise bei konsumierenden Erkrankungen, bei
(chronischen) Entzündungen, neoplastischen Prozessen und ähnlichem. Zunächst werden dann
recht unbestimmte und differentialdiagnostisch
vieldeutige Angaben wie Müdigkeit, Leistungsabnahme, verstärkte vegetative Labilität, Schwindelzustände geklagt. Für die Krankheit Hypotonie
sind dann die Folgen reflektorisch gesteigerter
Sympathikusaktivität wie Tachykardie, Tachypnoe, Schweißneigung, kalte und feuchte Haut,
Angstzustände und innere Unruhe charakteristische und typische Befunde. Bei einer vorbestehenden koronaren Herzkrankheit werden die Symptome einer Angina pectoris verstärkt sein, bei vorge-
schädigter zerebraler Durchblutung werden eher
Schwindelzustände oder leichte Ohnmachtszu-
stände im Vordergrund stehen. Dies bedeutet
nichts anderes, als daß vorbestehende Krankheiten
und Organstörungen als Folge einer Minderdurchblutung durch Hypotonie stärker akzentuiert werden, und dies bedeutet außerdem, daß die Hypotonie in zahlreichen Fällen zu einem aufschlußrei-
chen und differentialdiagnostisch wichtigen Symptom werden kann.

3.2 Hypovolämische Hypotonie

Am ausgeprägtesten sind die Symptome der Hypotonie bei Volumenmangel. Entwickelt sich eine
Hypotonie relativ rasch, so treten die Symptome
der gestörten zerebralen Durchblutung stärker in

Tabelle 21.1. Ursachen der Hypotonie bei Volumenmangel

Verluste von Flüssigkeiten und Blut nach außen

1. Blutungen

2. Gastrointestinal bedingter Flüssigkeitsverlust:
   Erbrechen, Diarrhö

3. Renal bedingter Flüssigkeitsverlust:
   Verstärkte Diurese bei Diabetes mellitus, Diabetes insipidus, Polyurie, Diuretikatherapie, abnormer Salzverlust

4. Transkutane Flüssigkeitsverluste:
   Verbrennungen, starke Exsudation, starke Transpiration
   ohne Flüssigkeitsersatz

Sequestrierung von Flüssigkeit und Blut

1. Verlust von Plasma:
   Peritonitis, Pankreatitis, Aszites (Punktion!)

2. Blutverlust:
   Hämatothorax, Gewebeblutungen, Gefäßrupturen,
   hämorrhagische Diathese, hämolytische Krisen

3. Versacken von Blut in das Venensystem:
   Starke Varikosis, Klappeninsuffizienz

4. Intestinale Obstruktion

den Vordergrund; es kommt zu Ohrensausen, Klopfen in den Ohren, Kopfdruck und Kopfschmerz sowie zu Schwindelzuständen, Benommenheit oder Bewußtlosigkeit, letztere besonders, wenn ein plötzlicher Blutdruckabfall regulatorisch nicht genügend kompensiert werden kann. Solche Kollaps- bzw. Ohnmachtsanfälle lassen sich in ihrer Symptomatologie nicht von synkopalen Anfällen anderer Ursachen (s. Kap. 54) unterscheiden, weshalb auch für die Differentialdiagnose des Schwindels die hypotonen Zustände verschiedener Pathogenesen eine besondere Rolle spielen (s. Kap. 55).

Häufigste Ursache der Hypovolämie und damit eines mehr oder weniger akut auftretenden Blutunterdrucks sind Verlust von Blut, Blutplasma oder Wasser und Salz nach außen oder eine innere Sequestrierung dieser Flüssigkeit in eine Körperhöhle (Tabelle 21.1). Mittlerer systemischer Füllungsdruck und venöser Rückfluß zum Herzen nehmen ab mit der Folge einer Verminderung des Herzzeitvolumens und eines Abfalls des arteriellen Drucks. Auch bei Verlust von etwa 10% des Gesamtblutvolumens kommt es nicht zu signifikanten Auswirkungen auf den arteriellen Blutdruck oder das Herzzeitvolumen. Bei größeren Volumenverlusten nehmen zuerst das Herzzeitvolumen und später der Blutdruck ab, wobei beide Parameter auf Null abfallen, wenn etwa 35–45% des Gesamtblutvolumens entfernt worden sind.

Infolge Abnahme des arteriellen Blutdrucks bei Volumenverlust kommt es zu stark wirksamen sympathischen Reflexen, die im wesentlichen 3 Wirkungen ausüben:

▶ Konstriktion der Arteriolen in den meisten Teilen des Organismus mit Anstieg des gesamtperipheren Gefäßwiderstandes,

▶ Konstriktion der Venen und der venösen Reservoirs, so daß trotz Abnahme des Volumens ein adäquater venöser Rückfluß bestehen bleibt, und

▶ Anstieg der Herzfrequenz bis auf 200 Schläge/min.

Die sympathische Stimulation beeinflußt zunächst die zerebralen oder koronaren Gefäße nicht. Auch bleibt die lokale Autoregulation in beiden Gefäßgebieten erhalten, weshalb der Blutfluß durch das Herz und Gehirn praktisch normal bleibt, solange der arterielle Blutdruck nicht unter 70 mm Hg abfällt.

Hypovolämie und Blutdruckabfall können auch durch alleinigen Plasmaverlust entstehen (s. Tabelle 21.1). Beispiel hierfür ist die intestinale Obstruktion, wo infolge der intestinalen Distension Flüssigkeit aus den intestinalen Kapillaren in die intestinalen Wände und das intestinale Lumen austritt. Sie hat einen sehr hohen Eiweißgehalt, weshalb das Gesamtplasmaprotein, der onkotische Druck und damit das Plasmavolumen abfallen. Eine Hypovolämie kann sich auch bei schweren Verbrennungen entwickeln, wenn viel Plasma verloren geht. Zusätzlich zur Volumenabnahme kommt es als Komplikation des Plasmaverlustes noch zu einer Steigerung der Blutviskosität und damit zu einer ungünstigen Beeinflussung der Fließeigenschaft des Blutes, was die Symptome der Hypotonie verstärken kann.

Hypovolämie und Hypotonie infolge von Flüssigkeitsverlusten beobachtet man bei exzessivem Schwitzen, schwerer Diarrhö oder Erbrechen, exzessiver Diurese (Beispiele unbehandelter Diabetes mellitus sowie Diabetes insipidus), bei nephrotischem Syndrom, sowie bei inadäquater Zufuhr von Flüssigkeit und Elektrolyten, was besonders beim älteren Menschen infolge reduziertem Durstgefühl der Fall sein kann.

Abnahme des Blutvolumens mit gleichzeitig erhöhtem peripheren Gefäßwiderstand kann man bei Mangelernährung, Kachexie, Anorexia nervosa und bei lang andauernder Bettruhe beobachten; nach 4wöchiger Bettruhe nimmt beispielsweise das Blutvolumen um 1 000 ml ab. Bei diesem Patientenkreis macht sich die Symptomatik der

Tabelle 21.2. Hypotonie bei kardialer Funktionsstörung

1. Störungen der Herzfrequenz und des Herzrhythmus
2. Verminderung des Auswurfvolumens durch Obstruktion: Aorten- oder Pulmonalstenose, hypertrophe obstruktive Kardiomyopathie, Vorhofmyxom, Herzbeuteltamponade, disseziierendes Aortenaneurysma, Mitral- oder Trikuspidalstenose
3. Verminderte Herzleistung bei gestörter Myokardfunktion: Myokardinfarkt, Myokarditis, Kardiomyopathie, kardiogener Schock, koronare Herzkrankheit
4. Physiologische Hypotonie bei Trainingsbradykardie (Vagotoner Schongang)

Hypotonie besonders bei aufrechter Körperhaltung bemerkbar.

3.3 Hypotonie bei Verminderung des Herzminutenvolumens (kardiogene Hypotonie)

Jede Einschränkung der Herzleistung, eine adäquate Blutmenge auszuwerfen, kann Ursache einer Hypotonie sein (Tabelle 21.2): Kardiale Rhythmusstörungen, erworbene oder angeborene Einschränkung der Auswurfleistung, Myokardinsuffizienz oder intrathorakale Obstruktion (z.B. Herzbeuteltamponade). Reflektorisch kann es wie beim Volumenmangel über den Sympathikus zu einer Gegenregulation kommen, die sich, sofern keine Bradyarrhythmie vorliegt, in einer Zunahme der Herzfrequenz und einer peripheren Vasokonstriktion (herabgesetzte Hauttemperatur) manifestiert. Wie bei anderen Formen der Hypotonie äußert sich ein chronisch erniedrigter Blutdruck mit Allgemeinsymptomen wie körperliche Schwäche, leichte Ermüdbarkeit, Schwindel oder Synkopen. Elektrokardiogramm einschließlich 24-h-Registrierung, Echokardiographie und Röntgenuntersuchungen des Thorax sind gegebenenfalls als diagnostische Maßnahmen heranzuziehen.

3.4 Hypotonie bei Abnahme des peripheren Gefäßwiderstands

Ursache dieser Hypotonie sind meist neurologische Störungen mit Läsionen im Bereich des autonomen Nervensystems. Die wichtigsten primären

und sekundären Formen sind in Tabelle 21.3 zusammengefaßt. Charakteristisches Merkmal sind schwere orthostatische Blutdruckanfälle bis zur Bewußtlosigkeit.

Die sog. **idiopathische** oder **primäre Hypotonie** tritt meist bei Männern über 40 Jahren auf. Es kommt zu schweren orthostatischen Störungen, die häufig einen progredienten Verlauf nehmen. Im Liegen kann der Blutdruck niedrig, normal oder geringgradig erhöht sein, während er im Stehen immer stark abfällt. Versagen der peripheren arteriolären Vasokonstriktion, fehlender Anstieg der Herzfrequenz und verminderter venöser Rückfluß sind die wesentlichen Ursachen für die Unfähigkeit, den Blutdruck im Stehen aufrecht zu erhalten. Neben diesen klinischen Symptomen, die auch unter körperlicher Belastung bestehen bleiben, beobachtet man bei diesem Syndrom Blaseninkontinenz sowie eine Impotenz bei jungen Männern, Störung der Transpiration und andere Störungen im autonomen Nervensystem wie beispielsweise Obstipation.

Patienten mit idiopathischer Hypotonie entwickeln häufig ein komplexes neurologisches Syndrom, das durch Muskelrigidität, Hypokinesie, Tremor, Schluckbeschwerden, Dysarthrie und Koordinationsbeschwerden charakterisiert ist. Dieses Syndrom wird als **Shy-Drager-Syndrom** bezeichnet. Eine primäre autonome Insuffizienz findet sich auch beim sog. **Bradbury-Eggleston-Syndrom**. Diese Störung ist ebenfalls durch eine

Tabelle 21.3. Hypotonie bei neurologischen Funktionsstörungen

1. *Primäre Störungen:*
   Idiopathische (asympathikotone) Hypotonie
   Shy-Drager-Syndrom
   Bradbury-Eggleston-Syndrom
   Riley-Day-Syndrom
2. *Sekundäre Störungen:*
   Polyneuropathie
   Vitamin-B_{12}-Mangel
   Porphyrie
   Diabetes mellitus
   Syringomyelie
   Tabes dorsalis
   Amyloidose
   Multiple Sklerose
   Morbus Parkinson
   Querschnittssyndrom
   Sympathektomie
   Infektiös-toxische Schädigung, z.B. schwere Infektionskrankheiten
   Septischer Schock

orthostatische Hypotonie ohne kompensatorische Tachykardie charakterisiert. Weitere Symptome sind Hypohidrose, Impotenz, gestörte Sphinkterkontrolle. Im Liegen kann der Blutdruck erhöht sein.

Sekundär kann die asympathikotone Hypotonie bei verschiedenen **Neuropathien** in der Folge metabolischer Störungen auftreten, beispielsweise bei Diabetes mellitus und bei Porphyrie. Man beobachtet sie ferner bei Amyloidose, Vitamin-B_{12}-Mangel sowie als Folge anatomischer Läsionen (Syringomyelie, Tabes dorsalis, Querschnittsyndrom und nach Sympathektomie). Ein ähnlicher Mechanismus ist Ursache der schweren Hypotonie im Rahmen eines septischen Schocks.

Spezielle Befunde. Sowohl bei der primären wie auch bei der sekundären asympathikotonen Hypotonie fällt der Blutdruck während des Valsalva-Manövers stärker ab als normalerweise. Im Liegen haben Patienten mit idiopathischer orthostatischer Hypotension und multiplen Defekten im zentralen Nervensystem eine normale Noradrenalinkonzentration im Plasma, die im Stehen oder nach körperlicher Belastung nicht ansteigt. Im Unterschied dazu ist die Noradrenalin-Konzentration im Liegen bei Patienten mit peripherer autonomer Insuffizienz ohne Zeichen einer zentralnervösen Störung erniedrigt und steigt ebenfalls im Stehen oder nach Belastung nicht an. Auch der Anstieg der Plasma-Renin-Aktivität und der Aldosteronsekretion als Antwort auf die Einnahme einer aufrechten Körperhaltung oder auf Salzrestriktion ist abgeschwächt. Dadurch ist eine Zunahme des Plasmavolumens erschwert und kann die gestörte Reflexkontrolle des Gefäßtonus nicht kompensiert werden. Das Blutvolumen ist bei diesen Patienten normal oder nur geringgradig erhöht.

3.5 „Kreislaufregulationsstörungen"

Vagovasale Hypotonie und vagovasale Synkope

Diese Form der akuten Hypotonie, die sich meist als nur kurzzeitige Bewußtlosigkeit (Synkope) manifestiert, ist relativ häufig, besonders bei Jugendlichen und vegetativ labilen Personen. Auslösende Ursachen sind starke emotionelle Erregungen wie beispielsweise heftige Schmerzen, Koliken, Injektionen, K.o.-Schlag, Schreck, der Anblick von Blut, plötzlicher Verlust von Blut (Venenpunk-

tion), chirurgische Manipulation oder Traumen. Die Störung tritt in Zusammenhang mit Hunger, starker Müdigkeit oder beim Aufenthalt in überhitzten und überfüllten Räumen bevorzugt auf. Die Ätiologie dieser auch als „Ohnmacht" bezeichneten Hypotonie ist nicht völlig geklärt, doch kommt es zu einer starken Erregung der parasympathischen Nerven, die zum Herzen, und der vasodilatatorischen Nerven, die zu den Gefäßen der Skelettmuskulatur führen. Hieraus resultiert ein Absinken des arteriellen Blutdrucks und eine Abnahme der Herzfrequenz, also im Unterschied zu den unter 3.2 beschriebenen Hypotonien eine Bradykardie. Eine vorausgehende oder den vagovasalen Blutdruckabfall begleitende Hyperventilation bedingt eine Abnahme im arteriellen pCO_2, was wiederum zu einer zerebralen Vasokonstriktion führt und damit die Gehirnperfusion weiter stört.

Typische Warnzeichen und Symptome sind Blässe, Gähnen, Hyperventilation, Oberbauchbeschwerden, Übelkeit, unsystematischer Schwindel, verschwommenes Sehen oder Schwarzwerden vor den Augen und gestörtes Hören („Ohnmacht"). Im Unterschied zum epileptischen Anfall ist gewöhnlich eine auslösende Ursache der „Ohnmacht" festzustellen.

Andere Ursachen des plötzlichen Blutdruckabfalls, Reflexsynkopen

Die Synkopen sind durch eine plötzliche vagale Herzreaktion (Bradykardie, Hypotonie) gekennzeichnet. Siehe hierzu Übersicht in Kap. 54

Hypersensitives Karotissinussyndrom

Impulse über den N. glossopharyngeus bzw. N. vagus spielen auch bei diesem Syndrom eine Rolle, wo, ausgelöst durch Druck auf den Sinus caroticus, synkopale Anfälle mit bradykarden Arrhythmien, über Sekunden dauerndem Herzstillstand oder – seltener – ein plötzlicher Blutdruckabfall ausgelöst werden können. Ursachen solcher Störungen können plötzliche, heftige Dreh- und Rückwärtsbewegungen des Kopfes (z.B. beim Aufblicken, beim Rasieren oder Fensterputzen) sein.

Miktionssynkope

Ein anderes reflexvermitteltes hypotensives Syndrom ist die sog. Miktionssynkope. Sie tritt typischerweise bei gesunden Männern im mittleren

Lebensalter auf, gewöhnlich wenn sie sich nach längerer Bettruhe erheben und im Stehen die Blase entleeren. Der akute Blutdruckabfall mit Synkope tritt während oder unmittelbar nach der Miktion auf. Die Kreislaufstörung normalisiert sich schnell und vollständig. Prädisponierende Faktoren sind Einnahme von Alkohol, verminderte Nahrungszufuhr, starke Müdigkeit oder Infektionen im oberen Respirationstrakt. Die gesteigerte vagale Stimulation während der Nacht, die Stimulation des Vagus über die Blase während der Miktion und die aufrechte Körperhaltung sind die wichtigsten ursächlichen Faktoren dieses Syndroms.

Hustenschlag

Auch paroxysmales starkes Husten kann einen starken Blutdruckabfall mit Schwindel oder Synkope auslösen ("Hustenschlag"). Man beobachtet diese Störung besonders bei Männern im mittleren Lebensalter, die an einer chronischen Lungenerkrankung leiden. Der Blutdruckabfall resultiert dabei wahrscheinlich sowohl aus reflexvermittelten Mechanismen als auch einer starken Zunahme des intrathorakalen Blutdrucks mit Drosselung der V. cava und einer Abnahme des venösen Rückflusses.

3.6 Endokrin und metabolisch bedingte Hypotonien

Chronische oder episodisch auftretende Hypotonien können bei endokrinologischen oder metabolischen Störungen auftreten, die mit einem verminderten Plasmavolumen, einer veränderten adrenergen Funktion einhergehen. Die wichtigsten Ursachen sind in Tabelle 21.4 zusammengestellt. Typische Beispiele sind die Hypotonien infolge Hypovolämie bei Hypophysenvorderlappeninsuffizienz,

Tabelle 21.4. Endokrin und metabolisch bedingte Hypotonie

Unkontrollierter Diabetes mellitus mit Ketoazidose oder
  hyperosmolarem Koma
Hypophysenvorderlappeninsuffizienz
Primäre und sekundäre Nebennierenrindeninsuffizienz
Hypothyreose
Phäochromozytom (bei Orthostase)
Hyperbradykininämie
Bartter-Syndrom

bei chronischer primärer oder sekundärer Nebennierenrindeninsuffizienz und beim Hypoaldosteronismus. Bei der Nebennierenrindeninsuffizienz kann zusätzlich eine veränderte vaskuläre Reaktion auf Katecholamine im Spiele sein. Ein vermindertes Plasmavolumen ist beim Phäochromozytom die primäre Ursache des orthostatischen Blutdruckabfalls (s. Kap. 20.4.1). Ein starker Blutdruckabfall kann bei Hypoglykämie (Insulinom) beobachtet werden. Seltener wird eine Hypotonie durch vasodilatatorisch wirkende Bradykinine verursacht. Eine solche Hyperbradykininämie kann familiär auftreten und ist durch eine ausgeprägte Tachykardie und kleine Blutdruckamplitude charakterisiert. Es besteht ein Mangel an der die zirkulierenden Peptide abbauenden Enzymkinase. Kinine sind auch für die Hypotonie und Synkopen beim Karzinoidsyndrom mit verantwortlich.

3.7 Medikamentös bedingte Hypotonie

Substanzen, die Katecholamine entspeichern (z.B. Reserpin) oder Medikamente, welche die neuronale Freisetzung von Katecholaminen blockieren (z.B. Guanethidin) verursachen starke Hypotonien, insbesondere unter den Bedingungen einer Orthostase. Diuretika führen, besonders beim älteren Patienten, nicht selten zu einer exzessiven Dehydratation und Hypovolämie. Kalziumantagonisten, besonders in Kombination mit Nitraten oder anderen Vasodilatatoren, wie sie in der Behandlung der koronaren Herzkrankheit eingesetzt werden können, bewirken eine oft ausgeprägte Hypotonie. Auch andere, nicht primär zur Therapie der Hypertonie eingesetzte Präparate wie Tranquilizer, Sedativa, Hypnotika, Antidepressiva, Analgetika oder Bronchodilatatoren können den

Tabelle 21.5. Medikamentösbedingte Hypotonie

Vasodilatatoren (Kalziumantagonisten, ACE-Hemmer)
Sympathikolytika (β-Rezeptorenblocker)
Diuretika
Aldosteronantagonisten
Nitropräparate
Tranquillantien
Antidepressiva
Hypnotika
Antiparkinsonmittel (L-Dopa, Bromocriptin)
Antiarrhythmika
Neurotoxisch wirkende Substanzen, z.B. Vincristin

Blutdruck senken, oft bedingt durch eine Depression des Vasomotorenzentrums. Zentral wirksame dopaminerge Agonisten wie z.B. Bromocriptin, L-Dopa u.a., die zur Behandlung des M. Parkinson eingesetzt werden, können von einer Hypotonie begleitet sein. Das auch neurotoxisch wirksame Zytostatikum Vincristin kann ebenfalls in einigen Fällen zu einem Blutdruckabfall führen. Sämtliche Medikamente, mit denen eine Arrhythmie ausgelöst werden kann, wie Digitalis, Glykoside, Chinidin, Procain, Procainamid, Verapamil, Atropin und β-Rezeptorenblocker können über Rhythmusstörungen zu Hypotonie führen (s. Zusammenstellung Tabelle 21.5).

4 Diagnostische Maßnahmen

4.1 Anamnese

Diagnose und klinische Bewertung der Hypotonie müssen sich stets auf eine sorgfältige Anamnese einschließlich der Abklärung akuter oder chronischer Organerkrankungen, sowie einer möglichen Medikamenteneinnahme stützen. Auch die Beziehung orthostatischer Blutdruckabfälle zu Mahlzeiten, Alkoholkonsum, Husten, Miktion, Stuhlgang oder Bewegungen des Kopfes und Halses müssen registriert werden. Die körperliche Untersuchung sollte sich auf folg. Maßnahmen konzentrieren:

▶ Messung des Blutdruckes am liegenden (3 min Ruhe) und stehenden Patienten.
▶ Messung des Blutdruckes an beiden Armen und Beinen.
▶ Untersuchung auf Gefäßgeräusche im Bereich der Aa. carotis, subclavia, supraorbitalis und temporalis.
▶ Untersuchung auf Zeichen einer Herzerkrankung.
▶ Prüfung der Herzfrequenz und des Blutdrucks nach Karotissinusdruck.

4.2 Besondere Untersuchungen

Durch gewöhnlich nur kurze und wenig aufwendige *Kreislaufteste* können das autonome Nervensystem in seiner Gesamtheit sowie die afferenten und efferenten Bahnen des sympathischen und parasympathischen Nervensystems sowie die Ansprechbarkeit der Gefäße auf vasoaktive Hormone geprüft werden.

Am bekanntesten ist der *Stehversuch nach Schellong* und nach Thulesius und Ferner. In den letzten Jahren hat sich auch die Kreislaufprüfung am Kipptisch bewährt. Das Prinzip der Tests ist gleich: Nach einer längeren (10minütigen) Ruheperiode mit regelmäßigen Messungen von Blutdruck und Herzfrequenz nimmt der Patient rasch eine aufrechte Körperhaltung ein und bleibt je nach Test 3–10 min bewegungslos stehen. Blutdruck und Herzfrequenz nach diesem Lagewechsel werden während der Stehperiode bestimmt. Bei ausgeprägter Hypotonie kann eine Läsion der afferenten zentralen oder efferenten adrenalen Systeme oder auch ein Nichtansprechen der Endorgane vermutet werden. Von besonderer Bedeutung ist die asympathikotone Reaktion, die mit Blutdruckabfall bei unveränderter Herzfrequenz einhergeht.

Störungen der efferenten Sympathikusfunktion lassen sich durch Stimulationsteste wie den *Kälte-Pressor-Test* o.a. überprüfen. Bei normaler Funktion des efferenten Sympathikus wird ein Blutdruckanstieg um 15 mm Hg oder mehr erwartet. Patienten mit gestörter efferenter Sympathikusfunktion reagieren kaum mit einem Blutdruckanstieg. Ist der Test unsicher, sollten gleichzeitig Plasmanoradrenalin und Adrenalin bestimmt werden. Bei gestörter Funktion des efferenten Sympathikus ist die basale Plasmakatecholaminkonzentration erniedrigt und die Stimulation der Katecholamine unter den Testbedingungen herabgesetzt.

Insuffizienz des efferenten Parasympathikus kann ebenfalls eine orthostatische Kreislaufregulationsstörung verursachen, die durch eine ausgeprägte Tachykardie gekennzeichnet ist. Nach Applikation von Atropin (*Atropintest;* 0,02 mg/kg) steigt normalerweise die Herzfrequenz um etwa 20% oder mehr an, eine Reaktion, die bei zentraler oder efferenter parasympathischer Störung vermißt wird. Der Atropintest ist im Alter unzuverlässig, da eine Koronarsklerose mit Schädigung der kardialen Erregungsbildung eine adäquate Reaktion der Herzfrequenz auf die Parasympathikolyse verhindern kann. Außer Störungen der autonomen Reflexbögen kann auch eine verminderte Ansprechbarkeit der Gefäße auf pressorische Substanzen wie Noradrenalin für eine nur mangelhafte reflektorische Gefäßkontraktion bei plötzlichem Aufrichten verantwortlich sein. Durch Infusion von Noradrenalinbitartrat (0,05–0,07 µg/kg/min) kann man die Ansprechbarkeit der peripheren Gefäße testen. Unter normalen Bedingungen steigt der systolische und diastolische Blutdruck um etwa 20 mm Hg an.

5 Literatur

Übersichten

Guyton AC (1981) Textbook of medical physiology, 6th edn. Saunders, Philadelphia

Isselbacher KJ, Adams RD, Braunwald E, Petersdorf RG, Wilson JD (eds) (1980) Harrison's Principles of Internal Medicine, 9th edn. McGraw-Hill, New York

Originalarbeiten

Böhm C (1973) Hypotonie und orthostatisches Syndrom. Krankheitswert und Therapie aus der Sicht der Praxis. Internist 14:511–520

Chobanian AV, Voliger L, Tifft CP, Gavras H, Liang CS, Faxon D (1979) Mineralocorticoid-induced hypertension in patients with orthostatic hypotension. N Engl J Med 301:68–73

Rieckert H (1979) Hypotonie. Springer, Berlin Heidelberg New York

Robertson D, Goldberg MR, Hollister AS, Wade D, Robertson RM (1983) Clonidin raises blood pressure in severe idiopathic orthostatic hypotension. Am J Med 74:193–200

Thulesius O (1976) Pathophysiological classification and diagnosis of orthostatic hypotension. Cardiology 61 [Suppl 1]:180–190

Thulesius O, Ferner W (1972) Diagnose der orthostatischen Hypotonie. Kreislaufforsch 61:742–745

Kapitel 22 Störungen der arteriellen Durchblutung

W. Theiss

1 Allgemeine Diagnostik

Nahezu alle arteriellen Durchblutungsstörungen beruhen entweder auf generalisierten Gefäßerkrankungen (Arteriosklerose, entzündliche Erkrankungen der Arterien) oder kommen durch eine zentrale Embolie mit Unterbrechung der Blutzufuhr zustande. Rein lokale Arterienerkrankungen wie beispielsweise kongenitales Aneurysma oder posttraumatische arteriovenöse Fistel sind demgegenüber selten.

Anamnese. Arterienerkrankungen treten familiär gehäuft auf. Anamnestische Hinweise auf Herzinfarkt, Apoplexie oder periphere arterielle Verschlußkrankheit sowie Stoffwechselstörungen (Diabetes mellitus, Hyperlipoproteinämie), und arterielle Hypertonie sind deshalb wichtig. Unter den exogenen Noxen spielt das Inhalationsrauchen (Zigaretten) die weitaus größte Rolle. In seltenen Fällen läßt sich ein Zusammenhang mit der Einnahme ergotaminhaltiger Präparate feststellen. Örtlich begrenzte Schäden können physikalische Ursachen haben wie bei Erfrierung, scharfen oder stumpfen Gefäßverletzungen oder beim Vibrationstrauma. Beim akuten arteriellen Verschluß muß vor allem nach einer kardialen Emboliequelle bei Herzkrankheit gefahndet werden.

Arterienpalpation und -auskultation. Mit der etagenweise im Seitenvergleich durchgeführten Palpation des Arterienpulses kann häufig bereits eine arterielle Durchblutungsstörung des Extremitätenbereiches, vereinzelt auch im Bereich der hirnversorgenden Arterien diagnostiziert werden. Asymmetrische Pulsabschwächung und zeitliche Verzögerung sind verdächtig auf eine stenosierende Erkrankung; verstärkte Pulsationen weisen auf ein Aneurysma oder eine arteriovenöse Fistel hin.

Um schwache Pulse nicht zu verpassen, sollte die Untersuchung in einem warmen Raum und bei entspannter Körperhaltung durchgeführt werden. Verwechslung mit dem eigenen Fingerpuls kann durch Beachtung der unterschiedlichen Herzfrequenz von Untersucher und Patient vermieden werden (Vergleich mit eigenem Karotispuls oder einem eindeutig tastbaren Puls des Patienten; gleichzeitige Herzauskultation, evtl. durch Hilfsperson). Bei Beachtung dieser Kautelen ist die Spezifität der Arterienpalpation hoch, ihre Sensitivität bei leichterer arterieller Verschlußkrankheit und bei kleineren Aneurysmen eher gering.

Der klinische Wert der *Auskultation* wird häufig überschätzt: Ihre Spezifität wird eingeschränkt durch fortgeleitete (z.B. Aortenklappenstenose) oder akzidentelle (Hyperzirkulation, Anämie, zu starker Stethoskopdruck) Geräusche und durch die Unmöglichkeit, den Ausgangspunkt eines echten Stenosegeräusches exakt zu bestimmen (z.B. harmlose Carotis-externa-Stenose gegen wichtige Carotis-interna-Stenose). Die Sensitivität findet ihre Grenze in zu geringem (weniger als 50% Diameterreduktion) oder zu ausgeprägtem (mehr als 90% Diameterreduktion) Stenosierungsgrad: in diesen Bereichen ist meist kein Geräusch (mehr) hörbar. Mit diesen Einschränkungen kann die Arterienauskultation aber wertvolle Hinweise geben.

Apparative Durchblutungsmessung. Eine apparative, funktionelle Beurteilung von Durchblutungsstörungen kann durch Messung der Pulsatilität, des intravasalen Druckes, des Flußvolumens oder der Flußgeschwindigkeit erfolgen. Die Pulsatilität wird geprüft durch Oszillometrie, mechanische und elektronische Oszillographie sowie Sphygmographie. Alle unblutigen Arteriendruckmessungen werden mit der Manschettenmethode nach Riva-Rocci durchgeführt, im pathologischen Bereich, wo Palpation und Auskultation meist nicht mehr möglich sind, erfolgt die Messung des systolischen Druckes unter Zuhilfenahme von Oszillographie oder Ultraschall-Doppler. Die invasive, blutige Druckmessung erfolgt heute praktisch ausschließlich über elektromechanische Druckwandler. Das Flußvolumen in Extremitäten und Extremitätenabschnitten läßt sich nichtinvasiv durch die verschiedenen Varianten der Venenverschlußplethysmographie messen, das Flußvolumen in Organen oder umgrenzten Gewebebezirken durch Verdünnungs-, Gasaustausch- oder Clearanceverfahren. Dagegen konnte das Flußvolumen in einzelnen Gefäßen bis vor kurzem nur invasiv durch Anlegen eines elektromagnetischen Fühlers registriert werden, wie es heute noch zur Erfolgsbeurteilung intraoperativ getan wird. Neuerdings ist auch eine nichtinvasive Messung des Flußvolumens mittels der sog. Duplexsonographie möglich, bei der gleichzeitig der Gefäßdurchmesser sonographisch und die Flußgeschwindigkeit dopplersonographisch ermittelt werden; das Produkt beider Werte ergibt das Flußvolumen. Die Flußgeschwindigkeit, früher durch Bolusinjektion von Röntgenkontrastmittel oder von Radionukliden nur aufwendig meßbar, wird heute einfach mittels Ultraschall-Doppler ermittelt.

Durchblutungsstörungen können auch indirekt über ihre Auswirkungen wie regionale Unterkühlung oder Sauerstoffuntersättigung beurteilt werden. Entsprechende Meßverfahren sind die verschiedenen Varianten der Thermographie und die transkutane Sauerstoffpartialdruckmessung.

Bildgebende Verfahren. Domäne der bildgebenden Verfahren ist zum einen die präoperative Feinbeurteilung von Gefäßveränderungen im Hinblick auf operative Rekonstruktion, zum anderen die Auffindung dilatativer Gefäßerkrankungen, welche mit Methoden der Durchblutungsmessung nur schlecht oder überhaupt nicht zu erfassen sind. Zur klassischen Angiographie, die trotz moderner Weiterentwicklungen wie Xeroangiographie und digitale Subtraktionsangiographie unverändert einen nicht unerheblichen invasiven Eingriff darstellt, haben sich in neuerer Zeit nichtinvasive Verfahren wie Computertomographie, NMR und vor allem die Sonographie mit hochauflösenden Schallköpfen gesellt.

2 Akute Durchblutungsstörungen

2.1 Akute Ischämie

Die Häufigkeit der verschiedenen Ursachen einer akuten arteriellen Ischämie wird in Abhängigkeit von Patientengut (internistisch-chirurgisch) und Untersuchungsart (klinisch-autoptisch) sehr unterschiedlich angegeben. Die Daten der Tabelle 22.1 können daher nur als grober Hinweis dafür gelten, ob bestimmte Ursachen häufig oder eher selten zu erwarten sind. Im übrigen sollte stets bedacht werden, daß eine akute ischämische Katastrophe nicht nur durch eine plötzliche Veränderung am Gefäßsystem verursacht werden kann, sondern auch durch einen kurzen Blutdruckabfall bei vorbestehender, chronischer Arterienstenose, wie es bei einem kleinen Teil der Herzinfarkte und bei einem großen Teil der Schlaganfälle der Fall ist.

Tabelle 22.1. Ätiologie des akuten Arterienverschlusses

	Thrombo-embolie	Sonstige Embolien	Thrombose	Trauma	Aneurysma dissecans	Spasmus	Kompression
Häufigkeit	70–85%	Selten	15–30%	10–15%	0,5–3%	Selten	Selten
Grund krankheit/ Patho-mechanismus	Herzfehler koronare Herzkrankheit Aneurysma Paradoxe Embolie Engpaß-syndrom	Fremdkörper (Katheterteile Geschosse) Tumor Luft Fett	Arteriosklerose Arteriitiden Aneurysma Trauma Kälteschaden Strahlenschäden Iatrogen (Injektion)	Kompression Spasmus Intimariß	Kompression der Gefäß-abgänge	Trauma Ergotismus Phlegmasia coerulea dolens (?)	Trauma rupt. Aneurysma Phlegmasia coerulea dolens

Tabelle 22.2. Häufigkeit des Organbefalles arterieller Embolien. (Nach Hornbostel et al. 1977)

	Klinisch [%]	Autoptisch [%]
Gehirn	59	27
Extremitäten	34	16
Darm		4
Niere	6	28
Milz		22
Sonstige	1	3

Embolie

Embolien sind mit Abstand der häufigste Grund eines akuten Arterienverschlusses. Fast immer handelt es sich um thrombotisches Material, welches in über 90% der Fälle aus dem Herzen stammt. Während früher rheumatische Vitien ursächlich ganz im Vordergrund standen (Prototyp: Mitralstenose mit Vorhofflimmern), ist heute die koronare Herzkrankheit ätiologisch nahezu gleich wichtig, insbesondere beim älteren Patienten (murale Thrombose bei akutem Herzinfarkt, Herzwandaneurysma, allgemeine Dilatation von linkem Ventrikel und linkem Vorhof); auch die dilatativen Kardiomyopathien gewinnen an Bedeutung. Schließlich kommen die großen Arterien (Aneurysma, atheromatöser Plaque, kostoklaviculäres und popliteales Engpaßsyndrom) als Emboliequelle in Betracht. Selten sind paradoxe Embolien (Passage eines aus den Venen des Körperkreislaufes stammenden Embolus durch ein offenes Foramen ovale) und Embolien aus den Lungenvenen. In etwa 5–10% der Fälle läßt sich die Herkunft eines Embolus nicht klären. Die Prädilektionsorgane arterieller Embolien sind in Tabelle 22.2 dargestellt. Bemerkenswert ist die Häufigkeit klinisch stummer Embolien an Nieren und Milz.

Nichtthrombotische Embolien sind ausgesprochen selten. Genannt werden müssen: Luftembolie (Verletzung großer Halsvenen, Herz-Lungen-Maschine), Fettembolie (multiple Knochenfrakturen, ausgedehntes stumpfes Trauma), Tumorembolie (Vorhofmyxom, Bronchialkarzinom), Cholesterinembolie (aufgebrochene atheromatöse Plaque), Fremdkörperembolie (abgerissene Katheterfragmente, Geschosse).

Thrombose

Die in loco entstandene Thrombose stellt nach der Embolie die zweithäufigste Ursache des akuten Arterienverschlusses dar. Sie geht in über 90% der Fälle von einer vorbestehenden arteriosklerotischen Stenose aus. Auch die entzündlichen Arterienerkrankungen prädisponieren zur Thrombose, vor allem die Endangiitis obliterans (M. Winiwarter-Buerger). Von den peripheren Aneurysmen neigt insbesondere das der Poplitealarterie zum akuten thrombotischen Verschluß. Gelegentlich werden – speziell im Bereich der kleineren Extremitätenarterien – Thrombosen auch durch mechanische, thermische (Erfrierung!), iktinische oder chemische (versehentliche intraarterielle Injektion unverträglicher Medikamente!) Schädigung ausgelöst.

Sonstige Ursachen

Arterienverschlüsse nach stumpfem Trauma werden meist durch **Kompression von außen** (Knochenfragmente, Hämatome) verursacht, wobei häufig zusätzlich ein lokaler Arterienspasmus besteht;

durch Intimaeinriß mit konsekutiver Thrombose kann es auch beim Trauma ohne Fraktur und ohne größeres Hämatom zum akuten Arterienverschluß kommen. Eine der typischen Komplikationen des dissezierenden Aortenaneurysma ist der plötzliche intramurale Verschluß von Arterienabgängen durch das Dissekat, der zu akuter Ischämie von Extremitäten oder inneren Organen führen kann und unter Umständen der erste Hinweis auf das schwere Krankheitsbild ist.

Spasmus als einzige Ursache eines akuten Arterienverschlusses ist selten und wird noch am ehesten beim Ergotismus angetroffen (Migränemittel!); Spasmus bei traumatischem Arterienverschluß ist meist nur eine Teilursache, es sollte gegebenenfalls immer auch nach Kompression und Thrombose gefahndet werden. Bei der Phlegmasia coerulea dolens wird die Ursache der begleitenden, meist schweren arteriellen Minderdurchblutung heute weniger im arteriellen Spasmus als in einer Kompression durch den erhöhten Gewebedruck gesehen. Kompression spielt auch eine Rolle nach Ruptur eines peripheren arteriellen Aneurysma; durch Druck des Hämatoms kann es neben der Blutung zu einer akuten Ischämie kommen.

2.2 Akute nichtischämische Durchblutungsstörungen

Die Mehrzahl der hierher gehörenden Katastrophen (Tabelle 22.3) stellen krisenhafte Exazerbationen von vorbestehenden asymptomatischen oder wenig symptomatischen chronischen Arterienerkrankungen dar.

Die **Ruptur** von Aortenaneurysmen führt zur massiven, meist tödlichen Blutung. Die Ruptur basaler Hirnaneurysmen spielt beim Schlaganfall des jüngeren Menschen durch Subarachnoidalblutung eine Rolle. Dagegen führt die hypertensive Rhexisblutung des meist älteren Menschen zur intrazerebralen Massenblutung des Hypertonikers vor al-

Tabelle 22.3. Akute nichtischämische arterielle Durchblutungsstörungen

Aneurysmaruptur: Aortenaneurysma, basales
  Hirnaneurysma (SA-Blutung)
Hypertensive Massenblutung (apoplektischer Insult)
Akute arteriovenöse Fistel
Traumatische Gefäßruptur und- durchtrennung

lem im Bereich der A. lenticulostriata, eines Astes der A. cerebri media.

Selten wird eine akut, etwa durch Ruptur eines arteriellen Aneurysma in eine benachbarte Vene oder durch gleichzeitige Verletzung von Arterien und Vene entstandene arteriovenöse Fistel als Folge der plötzlichen Volumenbelastung des Herzens zum Notfall. Notfälle durch Arterienverletzung (traumatisches Aneurysma dissecans, Aortenruptur, scharfe Gefäßverletzung und -durchtrennung) stellen ein rein chirurgisches Problem dar und werden hier nur der Vollständigkeit halber erwähnt.

3 Chronische Durchblutungsstörungen

Die überwiegende Mehrzahl der Arterienerkrankungen geht mit einer Lumeneinengung einher, die letztendlich zu einem einheitlichen Ergebnis führt: zur Minderdurchblutung der abhängigen Gewebe, zur Ischämie. Wegen dieses gemeinsamen Endresultates und wegen der großen Bedeutung dieser Erkrankungen ist es sinnvoll, sie zusammenzufassen und der erheblich weniger einheitlichen Gruppe der primär nicht ischämischen arteriellen Erkrankungen gegenüberzustellen (s. „Aneurysma" 3.2 und „arteriovenöse Fisteln, Hämangiome und sonstige Gefäßtumoren" Kap. 23.).

3.1 Chronische Ischämien (arterielle Verschlußkrankheit)

Eine Fülle ätiologisch unterscheidbarer, verschieden lokalisierter und unterschiedlich ausgeprägter Arterienerkrankungen können zu einer Ischämie führen. Der von Ratschow vorgeschlagene Oberbegriff „Arterielle Verschlußkrankheit" hat sich für alle diese Erkrankungen – insbesondere im Extremitätenbereich – durchgesetzt, gleichgültig ob es sich im Einzelfall tatsächlich um einen Verschluß oder um eine Stenose oder nur um eine Wandunregelmäßigkeit handelt. Für klinische Belange sind die Krankheiten nach Lokalisation, Schweregrad und Ätiologie zu differenzieren (Tabelle 22.4).

Die **obliterierende Arteriosklerose** ist mit Abstand die häufigste Ursache der arteriellen Ver-

Tabelle 22.4. Ätiologie der arteriellen Verschlußkrankheit

1. Obliterierende Arteriosklerose
2. Entzündliche Arterienerkrankungen
   a. Endangiitis obliterans (M. Winiwarter-Bürger)
   b. Panangiitiden
      - Lupus erythematodes disseminatus
      - Sklerodermie
      - Dermatomyositis
      - Polyarthritis rheumatica
      - Panarteritis nodosa (Periarteriitis nodosa Kußmaul Maier)
      - Hypersensitivitätsangiitis
      - Allergische Vaskulitis, livedoide Vaskulitis
      - Riesenzellarteriitis (Arteriitis temporalis Horton, Polymyalgia rheumatica)
      - Aortoarteriitis (Takayasu-Syndrom, Pulseless disease)
      - Wegener-Granulomatose (Riesenzellgranulomatöse Angiitis)
   c. Spezifische Arteriitiden (Lues, Tuberkulose)
3. Seltene Ursachen der arteriellen Verschlußkrankheit
   - Kongenitale Stenosen
   - Fibromuskuläre Dysplasie
   - Zystische Adventitiadegeneration
   - Engpaßsyndrome (Schultergürtel, A. brachialis, Kniekehle)
   - Kompression: Exostosen, Kallus, retroperitoneale Fibrose, Tibialis-anterior-Syndrom
   - Trauma: Stumpf, Vibrationstrauma, Hypothenar-Hammer-Syndrom
   - Erfrierung
   - Amyloidose, Oxalose (Urämie)
   - Intoxikation: Arsen, Schwefelkohlenstoff, Amphetamine, LSD
   - Iatrogen: Katheterismus, Fehlinjektion, Ligatur, Bestrahlung

schlußkrankheit. Exakte Zahlenangaben sind wegen der unterschiedlichen Patientenselektion (autoptisch, klinisch-internistisch, Operationsstatistik) problematisch, doch darf davon ausgegangen werden, daß sie in allen Gefäßprovinzen über 90% der Fälle stellt.

Die entzündlichen Arterienerkrankungen auf immunologischer Grundlage lassen sich grob nach der primär hauptsächlich befallenen Gefäßschicht einteilen in Endangiitis obliterans mit Hauptbefall der Intima auf der einen Seite und Panangiitiden mit Befall von Adventitia, Media und Intima auf der anderen Seite. Die **Endangiitis obliterans** (M. Winiwarter-Buerger) ist eine relativ exakt abgrenzbare Erkrankung vor allem der kleineren und mittelgroßen muskulären Extremitätenarterien und -venen, sie wird dementsprechend im Abschnitt Extremitäten besprochen. Demgegenüber stellt die Gruppe der **Panangiitiden** (Tabelle 22.4) einen Sammeltopf teilweise nur schwer voneinander ab-

grenzbarer Erkrankungen mit ganz verschiedener Manifestation dar, welche neben praktisch allen inneren Organen mit unterschiedlicher Häufigkeit auch die Extremitäten betreffen können; hier manifestieren sie sich am häufigsten als akrale Verschlußsyndrome (Lupus erythematodes disseminatus, Sklerodermie, Dermatomyositis, Polyarthritis rheumatica, Panarteriitis nodosa) oder als entzündliche Infiltrationen von Kutis und Subkutis mit sekundärer Nekrose, Einblutung und eventuell Ulkusbildung (Hypersensitivitätsangiitis, allergische und livedoide Vaskulitis, zahlreiche weitere Synonyma, Syndrome und Einzelbeschreibungen). Die Riesenzellarteriitis befällt überwiegend die Äste der A. carotis externa (vor allem die A. temporalis), wo sie sich durch Entzündung, Verhärtung und Schmerz äußert; schwerwiegende Folgen hat der Befall der A. ophthalmica (Erblindung!) und der A. carotis interna mit ihren Ästen (neurologische Ausfälle); auch ein Befall des Aortenbogens und seiner Äste wird beschrieben, hier finden sich Ähnlichkeiten mit der Aortoarteriitis Takayasu. Die Polymyalgia rheumatica stellt eine Spielart der Riesenzellarteriitis dar, die durch überwiegenden Befall der Muskelgefäße vor allem im Schultergürtel- und Halsbereich zu entsprechenden Muskelschmerzen führt. Alle hier angeführten Panangiitiden (Tabelle 22.4) gehen häufig mit Allgemeinsymptomen (subfebrile Temperaturen, Fieber, Nachtschweiß, allgemeine Abgeschlagenheit) und Entzündungszeichen (BKS-Beschleunigung, Leukozytose, Rheumafaktoren, Autoimmunphänomene) einher. Ihre Ätiologie ist ungeklärt, diskutiert werden vor allem Autoimmunprozesse und Reaktionen auf die unterschiedlichsten unbelebten und belebten exogenen Noxen; insbesondere unter den Hypersensitivitätsangiitiden und den allergischen Vaskulitiden werden eine große Anzahl von Arzneimittelreaktionen vermutet. Neben der Endangiitis obliterans und den Panangiitiden spielen die entzündlichen Arterienerkrankungen spezifischer Genese (Lues, Tuberkulose) heute nur noch eine untergeordnete Rolle.

Vasospastische Syndrome (s. Tabelle 22.12) können rein funktionell sein, oft sind sie auch mit organischen Arterienerkrankungen vergesellschaftet. Klinische Bedeutung erlangen sie vor allem im Extremitätenbereich im Rahmen des Ergotismus und der akralen Ischämiesyndrome.

Eine Auflistung weiterer, **seltener Ursachen der arteriellen Verschlußkrankheit** findet sich in Tabelle 22.4. Bei den kongenitalen Stenosen ist vor allem die Coarctatio aortae mit ihrer häufigsten

Form, der Aortenisthmusstenose, und ihren seltenen Varianten zu nennen (Stenose am Aortenbogen, unterhalb des Isthmus oder an der abdominellen Aorta). Die fibromuskuläre Dysplasie betrifft überwiegend Frauen im jüngeren und mittleren Lebensalter und führt durch abschnittweise Proliferation und Rarefizierung der glatten Muskulatur und der fibrösen Elemente vor allem in Media und Intima zum typischen perlschnurartigen Aspekt mit konsekutiver Stenosierung und Dilatation der betroffenen Arterien; Prädilektionsort ist die Nierenarterie (renovaskuläre Hypertonie!), seltener betroffen werden die großen supraaortischen Arterien. Bei der zystischen Adventitiadegeneration entstehen vor allem an gelenknahen Arterien (vor allem A. poplitea) durch mukoide Degeneration des adventitiellen Bindegewebes ein- oder mehrkammerige Zysten, welche das Lumen zunehmend einengen und nicht selten zum akuten thrombotischen Verschluß führen. Engpaßsyndrome und Tibialis-anterior-Syndrom werden im Abschnitt Extremitäten abgehandelt. Stenosierende Arterienerkrankungen können auch Folge verschiedener endogener (Amyloidose, Oxalose) und exogener (Trauma, Intoxikation) Noxen sein.

Schließlich kann es auch ohne Gefäßverengung zur kritischen Ischämie kommen, wenn der Perfusionsdruck zu stark fällt (akrale Nekrosen nach protrahiertem Schock) oder die Viskosität des Gefäßinhaltes aufgrund zellulärer (Polycythämia vera, Kugelzell- und Sichelzellanämie) oder plasmatischer (Kryoglobuline, Kälteagglutinine, Paraproteine) Abnormitäten stark erhöht ist.

3.2 Aneurysma

Unter Aneurysma wird eine umschriebene Erweiterung oder Aussackung einer Arterie verstanden. Je nach Beteiligung der Gefäßwand werden Aneurysma verum, Aneurysma dissecans und Aneurysma spurium (=falsum) unterschieden (Abb. 22.1). Beim Aneurysma verum ist das Gefäß mit seinen Wandschichten dilatiert, der Aneurysmasack enthält also Intima, Media und Adventitia. Beim Aneurysma dissecans wühlt sich das Blut ausgehend von einem Intimaeinriß zwischen den Gefäßwandschichten vor, meist zwischen Intima und Media; der Aneurysmasack wird also nur durch Media und Adventitia gebildet. Das in der Gefäßwand röhrenförmig vordringende Blut („intramurales Hämatom") kann sackartig begrenzt bleiben oder durch einen zweiten, weiter distalen Intimaeinriß wieder Anschluß an das Gefäßlumen gewinnen; anstelle eines intramuralen Hämatoms findet sich nun ein intramuraler, durchströmter Kanal (falsches Lumen, zweites Lumen). Bei Einriß der Außenschicht kommt es zur Ruptur des Aneurysma dissecans. Das An

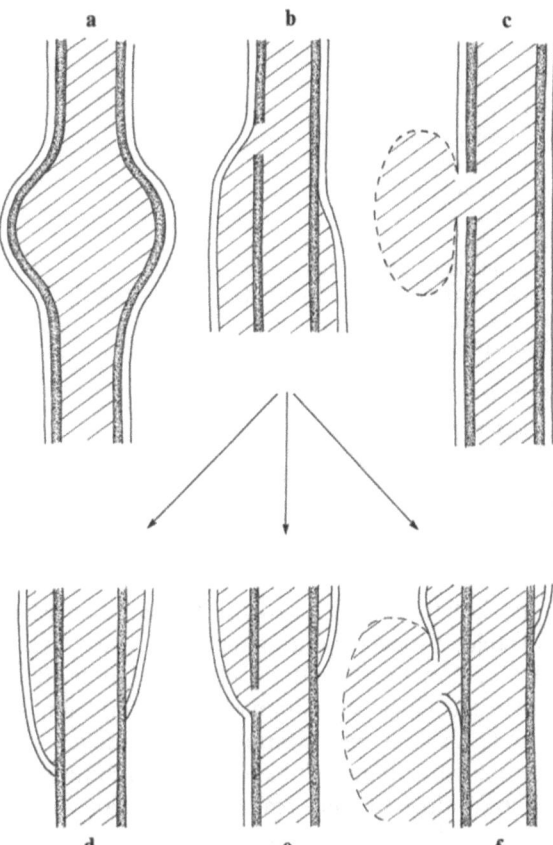

Abb. 22.1. a Aneurysma verum, **b** Aneurysma dissecans, **c** Aneurysma spurium, **d** Aneurysma dissecans mit intramuralem Hämatom, **e** mit falschem Lumen und **f** mit Ruptur

eurysma spurium entwickelt sich als pulsierendes Hämatom nach einer Gefäßverletzung; der „Aneurysmasack" wird nicht durch Gefäßwand gebildet, sondern durch benachbarte Strukturen und durch die äußeren, bindegewebig organisierten Hämatomschichten. Wegen dieses grundlegenden Unterschiedes werden Aneurysma verum und Aneurysma dissecans auch als Aneurysma verum im weiteren Sinne zusammengefaßt und dem Aneurysma spurium gegenübergestellt. Das ist auch angesichts der Ätiologie sinnvoll.

Die Ursachen des Aneurysma verum und des Aneurysma dissecans sind vielfältig (Tabelle 22.5). Sie können angeboren sein oder auf dem Boden einer kongenitalen Wandschwäche allmählich entstehen; häufigste Lokalisation derartiger Aneurysmen sind die basalen Hirnarterien und die Aorta ascendens. Die kongenitale Wandschwäche kann als isolierte Erkrankung oder als Teil einer allgemeinen „Bindegewebsschwäche" auftreten, etwa im Rahmen des autosomal-dominant vererbten **Marfan-Syndroms** (zusammen mit Linsenanomalien, Arachnodaktylie, gotischem Gaumen,

Tabelle 22.5. Ätiologie der Aneurysmen

Aneurysma verum und Aneurysma dissecans

- Kongenitale Wandschwäche
  - isoliert
  - Marfan-Syndrom
  - Ehlers-Danlos-Syndrom
- Arteriosklerose
- Trauma
- Lues
- Nichtluetische Infektionen („mykotisch")
- Nichtinfektiöse Arteriitiden (s. auch Tabelle 22.4)
- Poststenotisch
- Idiopathische Medianekrose (Erdheim-Gsell)

Aneurysma spurium (falsum)

- Anastomosenaneurysma
- Punktion (Katheterismus)
- Trauma (Dezeleration, scharf)

Kyphoskoliose und Thoraxdeformitäten) oder **Ehlers-Danlos-Syndroms** (zusammen mit Cutis laxa und Überstreckbarkeit der Gelenke). Unter den erworbenen Ursachen dominiert heute zahlenmäßig mit Abstand die **Arteriosklerose**, welche im Aortenbereich für etwa 70% und im Extremitätenbereich für über 90% der Aneurysmen verantwortlich zu machen ist. Bevorzugte Lokalisation sind Aorta abdominalis, Leistengegend und Kniekehle. Stumpfe Traumen verursachen im wesentlichen echte Aneurysmen, während Dezelerationstraumen (Verkehrsunfall, Sturz) vor allem im Bereich der Aorta zum Aneurysma dissecans führen. (Scharfe Traumen s. Aneurysma spurium!). Die **metaluische Mesaortitis**, die noch vor 60 Jahren über 80% der Aortenaneurysmen bedingte, ist heute zur Seltenheit geworden; sie betrifft vor allem die thorakale Aorta. Alle nichtluetischen, infektiös bedingten Aneurysmen werden unter dem Überbegriff „**mykotische Aneurysmen**" zusammengefaßt; sie entstehen in der Regel hämatogen, ausgehend von einer bakteriellen Endokarditis oder einem sonstigen septischen Streuherd, und betreffen sowohl die Aorta und ihre großen Äste wie auch mittlere und kleinere Arterien aller Körpergebiete. Nichtinfektiöse, entzündliche Arterienentzündungen (s. Tabelle 22.4) sind in Mitteleuropa ausgesprochen seltene Aneurysmaursachen; andernorts spielen die Takayasu-Arteriitis und der M. Behçet eine gewisse Rolle. **Poststenotische Aneurysmen** können unmittelbar hinter jeder Arterienstenose auftreten, auch bei Arterieneinengung von außen werden sie gefunden (z.B. kostoklavikuläre Enge). Als wichtige Ursache dissezierender

Aneurysmen vor allem der Aorta ist schließlich noch die idiopathische Medianekrose (Erdheim-Gsell) zu nennen.

Erheblich einfacher ist das Ursachenspektrum der fast ausschließlich exogen, meist iatrogenbedingten **falschen Aneurysmen** (s. Tabelle 22.5). Im chirurgischen Patientengut überwiegen die Anastomosenaneurysmen nach Implantation von Gefäßprothesen, die meist an der leistenbeugennahen Anastomose entstehen. Internist und Radiologe sind vor allem mit falschen Aneurysmen nach Arterienpunktion und arteriellem Katheterismus konfrontiert. Unter den nichtiatrogenen Traumen hat das Dezelerationstrauma die größte Bedeutung, das vor allem zum Aorteneinriß im Bereich des Ligamentum arteriosum unmittelbar distal des Abganges der linken A. subclavia mit meist rasch tödlichem Ausgang führen kann. Scharfe Traumen (Schußverletzung Schnitt- und Stichverletzungen) können zu falschen Aneurysmen vor allem im Extremitätenbereich führen.

Wichtigste Komplikation der Aortenaneurysmen ist die Ruptur mit nachfolgendem hämorrhagischem Schock, während bei den peripheren Aneurysmen der thrombotische Verschluß mit akuter Ischämie der abhängigen Gewebsbezirke im Vordergrund steht. Das dissezierende Aneurysma kann durch Verlegung von Gefäßabgängen ebenfalls zu Ischämie, bzw. chronischen Durchblutungsstörungen führen. Weitere Komplikationen können infolge Raumforderung entstehen (Kompression, Verdrängung, Arrosion benachbarter Strukturen). Schließlich können besonders die sackförmigen Aneurysmen Quelle für arterioarterielle Embolien sein.

4 Aortenaneurysma und Durchblutungsstörungen der Aorta
(s. auch Kap. 17.4.6)

4.1 Echtes und dissezierendes Aortenaneurysma

Während früher das luetische weitaus häufiger als das arteriosklerotische Aneurysma war, sind heute weniger als 10% der Aortenaneurysmen luetisch bedingt. Auch der hauptsächliche Sitz der Aneurysmen hat sich verändert: Vor 1950 waren die

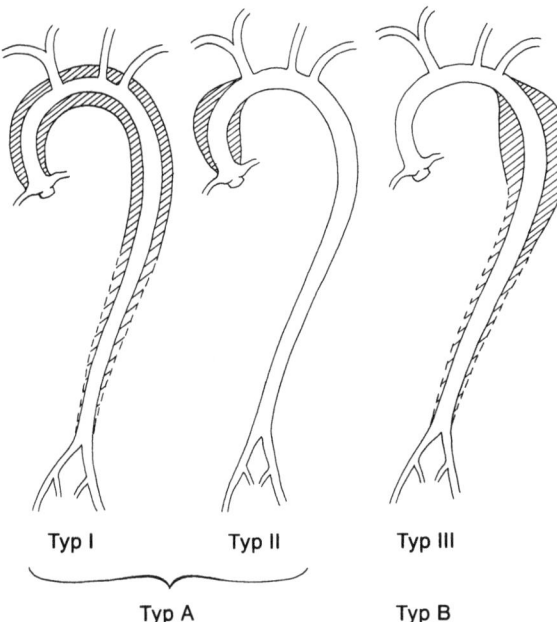

Typ I   Typ II   Typ III

Typ A   Typ B

Abb. 22.2. Einteilung der dissezierenden Aortenaneurysmen

thorakalen Aneurysmen um ein Vielfaches häufiger als die abdominellen, jetzt machen diese etwa zwei Drittel aller Aortenaneurysmen aus. Bevorzugter Sitz der thorakalen Aneurysmen ist der Aortenbogen in allen Abschnitten, seltener betroffen ist die Aorta descendens im Thoraxbereich. Abdominelle Aortenaneurysmen sind zu 95% infrarenal lokalisiert. Sie entwickeln sich meist zur linken Seite hin und greifen häufig auf die Beckenarterien über. Von den selteneren suprarenalen Bauchaortenaneurysmen reicht ein Teil transdiaphragmal bis zur Aorta descendens hinauf (thorakoabdominelle Aortenaneurysmen).

Nahezu 3/4 der dissezierenden Aortenaneurysmen nehmen ihren Ausgang von einem Intimaeinriß im Bereich der Aorta ascendens, meist dicht über den Aortenklappen (kranialer Ursprungstyp, Typ A); der Rest beginnt an der Endstrecke des Aortenbogens distal des Abganges der linken A. subclavia (kaudaler Ursprungstyp, Typ B, Typ III nach DeBakey). Der kraniale Ursprungstyp wird in der Klassifizierung nach DeBakey noch in Typ I (etwa 60%) und Typ II (10–15%) unterteilt, je nachdem, ob die Abgänge der großen supraaortischen Äste mit beteiligt sind (Type I) oder nicht (Typ II) (Abb. 22.2). Darüber hinaus spielt die recht variable Kaudalausdehnung der Dissektion keine Rolle für die Typeneinteilung. Typ I und Typ II haben eine besonders schlechte Prognose mit einer Einmonatsüberlebensrate von ca. 5%,

bedingt vor allem durch die schwere akute Aortenklappeninsuffizienz und die häufige Perforation in das Perikard mit konsekutiver Herzbeuteltamponade. Die Einmonatsüberlebensrate des Typ III beträgt ca. 65%.

Beschwerden: Aortenaneurysmen werden meist noch in einem asymptomatischen Stadium zufällig bei einer Röntgenuntersuchung des Thorax oder bei der Sonographie des Abdomens entdeckt. Schmerzen, Kompression benachbarter Strukturen, Ischämie durch Verlegung von Arterienabgängen, Embolien können klinische Hinweise sein, doch nicht selten fallen Aortenaneurysmen erst durch ihre schwerwiegendste Komplikation, die Ruptur, auf.

Die Schmerzen sind meist unbestimmt, dumpf, manchmal ziehend, vereinzelt pulsierend und je nach Lokalisation des Aneurysma im Brust- oder Bauchraum mehr retrosternal lokalisiert mit Ausstrahlung in Hals, Arm und Rücken oder in der Tiefe des Leibes mit Ausstrahlung in Rücken, Gesäß oder Beine, besonders wenn das Aneurysma die aus dem Wirbelkanal austretenden Nervenwurzeln komprimiert oder zu einer Arrosion der Wirbelsäule führt. Bei Fortschreiten einer Dissektion und bei Ruptur kann sich die Schmerzintensität steigern bis hin zum Vernichtungsschmerz mit Todesangst (Diff.diagnose: Herzinfarkt; s. Kap. 18.)

Durch Kompression benachbarter Strukturen kommt es im Brustbereich zu oberer Einflußstauung, Schluckbeschwerden, Luftnot und Stridor, Heiserkeit durch Rekurrensparese, Horner-Syndrom und im Bauchbereich gelegentlich zu Harnstau durch Ureterenkompression. Die gastrointestinalen Symptome beim abdominellen Aortenaneurysma (Appetitlosigkeit, Übelkeit, Erbrechen, Obstipation und gelegentlich Blutbeimengungen im Stuhl) können sowohl durch Kompression bedingt sein wie auch durch Ischämie bei Einengung oder Verlegung der Abgänge der großen abdominellen Aortenäste oder bei rezidivierenden Embolien. Auf gleichem Wege kann es zu chronischen oder akuten Durchblutungsstörungen der Beine, der Nieren und des Rückenmarkes kommen (Querschnittslähmungen, dissoziierte Empfindungslähmungen, Störungen von Mastdarm, Blase und Sexualfunktionen); analoge Komplikationen beim thorakalen Aortenaneurysma sind zerebrale bzw. Durchblutungsstörungen der oberen Extremitäten.

Eine Besonderheit des dissezierenden Aortenaneurysma ist entsprechend seiner Progredienz das

Kaudalwärtswandern des Schmerzes und der anderen, durch Verlegung der dort entspringenden Aortenäste bedingten Störungen. Ein rasches Verschwinden aller Beschwerden kann auf ein Wiedereintreten des falschen Kanals in das eigentliche Aortenlumen hinweisen. Bei der im Aortenbogen fast regelhaft auftretenden retrograden Dissektion bis in die Aortenwurzel resultiert meist eine akute Aortenklappeninsuffizienz mit entsprechenden Symptomen.

Die sich selbst limitierende, gedeckte Ruptur eines Aortenaneurysma führt je nach Lokalisation unter Umständen nur zu einer paroxysmalen Akzentuierung der oben angeführten Beschwerden. Bei freier Ruptur kommt es zusätzlich zu allen Zeichen des schweren hämorrhagischen Schocks. Der Einbruch in Trachea und Bronchien manifestiert sich mit Blutsturz, der in den Darm mit Blutstuhl. Durchbruch in das Perikard führt zum perakuten Tod unter dem Bild der Herzbeuteltamponade. Bei Ruptur in eine benachbarte Herzhöhle (rechter Vorhof, rechter Ventrikel) oder in eine benachbarte Vene kann eine durch das Shuntvolumen bestimmte akute Herzinsuffizienz zum führenden Symptom werden.

Befunde: Hauptmerkmal der Aneurysmen ist der Befund eines pulsierenden Tumors. Wird der „Tumor" zwischen 2 Finger oder zwischen beide Hände genommen, so läßt sich die expansive Pulsation des Aneurysma deutlich unterscheiden von nur mitgeteilten Pulsationen. Letztere können aber Hinweise geben auf Aneurysmen, die der Palpation nicht direkt zugänglich sind, wie etwa die pulssynchrone Bewegung des Kehlkopfes bei thorakalem Aortenaneurysma (Oliver-Cardarelli-Zeichen). Große thorakale Aneurysmen können aber auch der direkten Palpation zugänglich werden, wenn sie nach Knochenarrosion (meist neben dem Sternum) die knöcherne Thoraxwand durchbrechen.

Indirekte Hinweise auf das Aortenaneurysma können sich bei Einengung oder Verlegung von Arterienabgängen durch Pulsabschwächung oder -ausfall der betroffenen Extremität ergeben (Seitendifferenz der Radialispulse, differente RR-Messung). Oft läßt sich über dem Aneurysma ein systolisches Strömungsgeräusch auskultieren; bei Beteiligung der Aortenklappe beim Aneurysma dissecans kommt es zusätzlich zum typisch gießenden Sofortdiastolikum der Aortenklappeninsuffizienz, bei Perforation in benachbarte Herzhöhlen oder Venen zum systolisch-diastolischen Shuntgeräusch.

Apparative Untersuchungen: Durchblutungsmessende Verfahren können beim Aneurysma allenfalls Zusatzinformationen liefern; entscheidend sind die bildgebenden Untersuchungen. Sie informieren über Lokalisation, Durchmesser und Längsausdehnung, Mitbeteiligung anderer Gefäße sowie über Besonderheiten wie Dissektion oder thrombotische Ablagerungen. Erste Hinweise gibt im Brustbereich bereits die einfache Röntgenübersichtsaufnahme mit Mediastinalverbreiterung und Ausweitung, eventuell auch Doppelkonturierung der Aorta und im Bauchbereich das Sonogramm; bei Verkalkung der Aortenwand wird das Aneurysma auch im Bauchraum bereits auf der Röntgenleeraufnahme erkennbar. Eine definitive Klärung gelingt in der Regel mit dem Computertomogramm, eventuell verbleibende Unklarheiten müssen angiographisch abgeklärt werden.

4.2 Akute Durchblutungsstörungen der Aorta

Akute Ischämien infolge plötzlicher Verlegung des gesamten Aortenlumens durch Embolie oder thrombotischen Verschluß kommen fast nur distal der Nierenarterienabgänge vor und verursachen dann eine Ischämie beider Beine (s. 7.5). Selten reichen sie auch weiter proximal und können dann ein akutes Nierenversagen und/oder eine Darmgangrän durch Verlegung der Abgänge der großen Viszeralarterien auslösen.

4.3 Chronische Durchblutungsstörungen der Aorta

Unter den stenosierenden Erkrankungen der Aorta sind vor allem die kongenitale Aortenstenose (Aortenkoarktation) und die Arteriosklerose zu nennen. Die **Aortenkoarktation** sitzt in etwa 99% am Aortenisthmus (Aortenisthmusstenose), selten im Bereich des Aortenbogens, der Aorta descendens unterhalb des Isthmus oder der Aorta abdominalis. Die Arteriosklerose führt vor allem zu **Abgangsstenosen** der großen Aortenäste (s. 5.), höhergradige arteriosklerotische Stenosen oder Verschlüsse der Aorta selbst treten praktisch nur infrarenal auf (s. 7.). Ebenfalls zu Abgangsstenosen der großen Aortenäste führen dissezierende Aneurysmen und – vor allem im Bereich des Aortenbogens – die Aortoarteriitis Takayasu.

5 Durchblutungsstörungen der hirnversorgenden Arterien

5.1 Beschwerden

Die zerebrovaskuläre Insuffizienz verursacht zum einen bei umschriebener, örtlich begrenzter Durchblutungsstörung schlagartig auftretende, kürzer oder länger anhaltende neurologische Ausfälle (Schlaganfall, apoplektischer Insult, Apoplex) mit oder ohne Bewußtseinstrübung, deren Symptomatologie in enger Abhängigkeit vom betroffenen Hirnareal steht und die sich entsprechend der vaskulären Versorgung des Gehirns in einen Karotistyp und einen Vertebralis-Basilaris-Typ klassifizieren lassen. Zum anderen wird der schleichend entstehende Verfall der höheren Hirnleistungen, wie er unter dem Begriff der Hirnabbausyndrome zusammengefaßt wird, teilweise auch einer – diffusen – Durchblutungsstörung angelastet und der zerebrovaskulären Insuffizienz zugerechnet. Für die umschriebenen Durchblutungsstörungen mit fokalen Ausfällen hat sich eine Einteilung in 4 Stadien als Richtschnur für das therapeutische Vorgehen bewährt (Tabelle 22.6).

5.1.1 Durchblutungsstörungen vom Karotistyp

Am häufigsten treten kontralaterale Hemiparesen auf (80–90%), bei Ischämie im Gebiet der A. cerebri anterior eher beinbetont, im Gebiet der A. cerebri media eher armbetont; eine Fazialisbeteiligung mit zentraler Gesichtslähmung besteht bei etwa 75%. Kontralaterale sensible Störungen in

Form von Hypästhesie oder Mißempfindungen werden bei der Hälfte der Patienten beobachtet. Ist die dominante Hemisphäre betroffen, kann es zu aphasischen Störungen kommen. Seltener sind homonyme kontralaterale Hemianopsie, kontralaterale Apraxie, zerebrale Krampfanfälle. Ein besonders auffälliges Symptom ist die monokuläre Erblindung durch akute Ischämie der Netzhaut auf der Seite der erkrankten Arterie, meist nur flüchtig für wenige Minuten (Amaurosis fugax), manchmal auch bleibend.

5.1.2 Durchblutungsstörungen vom Vertebralis-Basilaris-Typ

Bei Ischämien im Versorgungsbereich der A. cerebri posterior (manchmal auch überwiegend vom Karotissystem versorgt!) kann es zur Hemianopsie and Agnosie kommen. Typisch sind aber vor allem Störungen, die im Hirnstamm und Kleinhirn ihren Ursprung haben: Dysarthrie, Dysphagie, Doppelbilder, Schwindelattacken, plötzliches Zusammensacken meist ohne Bewußtseinsverlust („drop attacks"), schlagartiger Verlust des Gedächtnisses für einige Stunden („transient global amnesia"). Bei ausgedehnteren und längerdauernden Störungen können sog. alternierende Lähmungen auftreten, bei denen herdseitige Hirnnervenlähmungen mit kontralateraler Hemiplegie oder Lähmung einer einzelnen kontralateralen Extremität vergesellschaftet sind (Claude-Syndrom, Benedikt-Syndrom, Raymond-Cestan-Syndrom, Gasperini-Syndrom, Foville-Syndrom, Gubler-Syndrom); sitzt die Läsion weiter kaudal, kommt es zum Wallenberg-Syndrom mit Schwindel, herdseitiger Ataxie und Brennschmerz sowie Parästhesie im Gesicht und kontralateraler disoziierter Empfindungsstörung sowie Fallneigung zur Herdseite.

Zu schwersten Stammhirnsyndromen kommt es bei ausgedehnten Verschlüssen der A. basilaris, die initial zu Übelkeit, Erbrechen, Kopfschmerz und dann rasch zu Bewußtseinsverlust, Streckkrämpfen, Extremitätenlähmungen und multiplen Hirnnervenlähmungen führen; vereinzelt bleibt das Bewußtsein auch erhalten, der Patient kann sich aber aufgrund der Lähmungen nur mittels Augenbewegungen (Augenmuskelkerne kranial der Läsion!) verständigen („Locked-in-Syndrom"). Alle diese neurologischen Ausfälle sind in der Regel unabhängig von äußeren Umständen; vereinzelt sind sie abhängig von Kopfwendungen (Kompression der A. vertebralis durch die Wirbelsäule bei gegen-

Tabelle 22.6. Stadieneinteilung der zerebralen Durchblutungsstörungen

Stadium I:	Asymptomatische Stenose oder Verschluß
Stadium II:	Intermittierende, komplett reversible neurologische Ausfälle von maximal 24 h Dauer (transitorische ischämische Attacke-TIA, Amaurosis fugax)
Stadium III:	Frischer Schlaganfall mit Ausfällen, die länger als 24 h anhalten; danach komplette klinische Rückbildung (IIIa) oder Defektheilung (IIIb)
Stadium IV:	Postapoplektischer Endzustand mit bleibenden neurologischen Ausfällen

seitig hypoplastischer oder aplastischer Vertebral-arterie) oder Armarbeit (Stromumkehr in der A. vertebralis bei zentraler Subklaviastenose: An-zapfsyndrom der A. subclavia, subclavian steal).

5.2 Befunde

Die fachkundige Prüfung von Motilität, Tonus, Sensibilität, Koordination, Reflexverhalten und Sinneswahrnehmung läßt häufig bereits eine exakte Lokalisierung des durchblutungsgestörten Hirnareals zu.

Die Palpation der Arterienpulse ist am Hals weit weniger zuverlässig als im Extremitätenbe-reich, weil zum einen Asymmetrien der Halsweich-teile und Verlaufsvarianten der Halsgefäße häufig Seitendifferenzen vortäuschen und weil zum ande-ren bei der wichtigsten und häufigsten extrakra-niellen Gefäßläsion – der Abgangsstenose der A. carotis interna – selbst bei ihrer stärksten Ausprä-gung wegen der meist kompensatorisch gut durch-bluteten A. carotis externa ein seitengleicher Karo-tispuls vorgefunden wird; das Gleiche gilt für in-trakranielle Verschlüsse von Karotisästen. Zuver-lässiger als im Karotisbereich ist die Pulspalpation an A. radialis bzw. A. brachialis, die wertvolle Hinweise auf eine zentrale Stenose der A. subcla-via und damit auf ein eventuelles Subklavia-anzapfsyndrom ergeben kann.

Auch die Auskultation der Halsgefäße ist pro-blematisch, da einerseits hochgradige Karotisste-nosen wieder ihr Geräusch verlieren können und andererseits am Hals häufig belanglose, akziden-telle (Anämie, Struma) oder vom Herzen her fort-geleitete Geräusche vorkommen.

Während die körperliche Untersuchung in neu-rologisch-topischer Sicht sehr zuverlässige Infor-mationen liefert, bringt sie in vaskulärer Sicht also allenfalls Hinweise. Entscheidend ist grundsätzlich die weiterführende apparative Diagnostik.

5.3 Apparative Untersuchungen

Ultraschall-Doppler: Mit der direkten doppler-sonographischen Untersuchung der extrakraniel-len Gefäßabschnitte der Karotiden, der A. subcla-via und der A. vertebralis ist in den letzten Jahren eine nichtinvasive Untersuchungsmöglichkeit ge-schaffen worden, welche die klinisch wichtigsten Stenosen von mehr als 50% Diameterreduktion mit einer Sensitivität und Spezifität von mehr als 95% erfaßt. Bei Reflexion an bewegten Grenzflä-chen (hier: strömende Erythrozyten) erfahren Ul-traschallsignale eine Frequenzverschiebung (Dop-plereffekt), die der Strömungsgeschwindigkeit der Erythrozyten proportional ist und als akustisches oder graphisches Signal registriert werden kann. Bei zunehmendem Stenosegrad kommt es zunächst zu einer lokalen Flußbeschleunigung, dann zu wahrnehmbaren Turbulenzen und schließlich zu einer Flußminderung. Es läßt sich anhand dieser Charakteristika im Karotisbereich eine approxi-mative Einteilung in leichte, mittelgradige und schwere Stenosen treffen mit einer Diameterreduk-tion von respektive 50–60%, 60–80% und mehr als 80%. Im subklaviovertebralen Bereich, wo eine kontinuierliche Untersuchung der gesamten Ge-fäßstrecke nicht möglich ist, hat sich eine Abstu-fung in leichtere und schwerere Stenosen eingebür-gert. Eindeutig nachweisen läßt sich auch die Fluß-umkehr in der Vertebralarterie bei Subklavia-anzapfsyndrom.

B-Bildsonographie und Duplexsysteme: Mit hoch-auflösenden Sonographiegeräten lassen sich die Karotiden in ihrem extrakraniellen Abschnitt so-wohl im Längsschnitt wie im Querschnitt darstel-len. Dabei können vor allem leichte Stenosen und sogar exulzerierte Plaques mit großer Zuverlässig-keit diagnostiziert werden (Sensitivität und Spezifi-tät bei günstigen Untersuchungsbedingungen über 90%). Häufig wird dieses Abbildungssystem mit gepulstem Ultraschalldoppler kombiniert, um die Treffsicherheit vor allem bei hochgradigen Steno-sen und bei Verschlüssen zu erhöhen (sog. Du-plexsysteme).

Sonstige Durchblutungsmessungen: Wegen der ho-hen diagnostischen Trefferquote hat die Ultra-schall-Dopplersonographie die älteren Verfahren weitestgehend verdrängt (Phonoangiographie, Okuloplethysmographie, Ophthalmodynamome-trie, isolierte Dopplersonographie der Augenwin-kelarterien, Thermographie, Schädelrheographie). Isotopenenzephalographie, Single-photon-emis-sions-Computertomographie (SPECT), Positron-Emissions-Tomographie (PET) und die Bestim-mung der arteriovenösen Differenz von O_2, Glu-kose oder Laktat haben bislang im wesentlichen nur wissenschaftliches Interesse, könnten aber in Zukunft auch klinische Bedeutung erlangen.

Angiographie: Während die Dopplersonographie meist ausreicht, um sich für eine konservative oder operative Behandlung zu entscheiden, wird im Falle der Operation für die endgültige Indikationsstellung und die Planung der Operationsstrategie in der Regel weiterhin eine Angiographie gefordert. Oft genügt hierfür die transvenöse digitale Subtraktionsangiographie, bei unzulänglicher Bildqualität muß auf die arterielle Katheterangiographie zurückgegriffen werden.

Computertomographie: Die kraniale Computertomographie (CCT) ist zur Standardmethode geworden, mit der zwischen ischämischen und hämorrhagischen Insulten differenziert wird und mit der vaskuläre intrakranielle Prozesse von anderen Gehirnveränderungen abgegrenzt werden.

5.4 Akute Durchblutungsstörungen der hirnversorgenden Arterien

Die akute zerebrale Durchblutungsstörung ist praktisch gleichzusetzen mit dem Schlaganfall = Apoplex im weitesten Sinne (Tabelle 22.7). (Transitorische ischämische Attacken siehe chronische Durchblutungsstörungen!). Ursache können Ischämie (ca. 70–80%) oder Blutung sein, bei Ischämie kann die vaskuläre Veränderung extrakraniell (etwa ein Drittel) oder intrakraniell (etwa zwei Drittel) liegen.

Der **ischämische Hirninfarkt** ist mit über 60% durch thrombotischen Gefäßverschluß oder durch akute Minderdurchblutung bei vorbestehender Stenose bei weitem die häufigste Ursache eines Schlaganfalles. Grunderkrankung ist in etwa 98% der Fälle eine Arteriosclerosis obliterans, in selte-

Tabelle 22.7. Ursachen des Schlaganfalles

Ischämische Enzephalomalazie
Intrakranielle Stenose/Thrombose
Extrakranielle Stenose/Thrombose
Thromboembolie
Sonstige Embolien (Luft, Fett, Tumor, septisch)

Enzephalorrhagie
Hypertensive oder arteriosklerotische Massenblutung
Gefäßmißbildungen
Tumoreinblutung
Hämorrhagische Diathese

Subarachnoidalblutung
Kongenitale Aneurysmen oder a.v.-Mißbildungen
Hämorrhagische Diathese

nen Fällen kommen Arteriitiden oder die Einnahme von Ovulationshemmern in Frage. Anamnestisch sind oft prämonitorische transitorische ischämische Attacken oder eine Amaurosis fugax zu erfragen und häufig bestehen arteriosklerotische Veränderungen in anderen Gefäßprovinzen (Koronararterien, periphere arterielle Verschlußkrankheit). Diese Form des Schlaganfalls tritt häufig nachts ein, wenn der Blutdruck niedrig ist.

Der **embolisch bedingte Hirninfarkt** ist demgegenüber deutlich seltener (ca. 10–15%). Häufigste Emboliequelle ist das Herz (Vitien, koronare Herzkrankheit, dilatative Kardiomyopathie); kleinere Embolien kommen auch aus den zuführenden Arterien, meist von Stenosen im Bereich der Karotisbifurkation oder auch von nichtstenosierenden ulzerierten atheromatösen Plaques oder (selten) aus Aneurysmen. Raritäten sind Luft-, Fett, Tumor- und septische Embolien. Wegweisend sind beim embolisch bedingten Apoplex vor allem Hinweise auf eine kardiale Emboliequelle sowie das erheblich niedrigere Durchschnittsalter dieser Patienten (um 45 Jahre).

Die **zerebrale Massenblutung** liegt 13–30% der Schlaganfälle zu Grunde, wobei die höheren Häufigkeitsangaben naturgemäß wegen der großen Letalität dieser Schlaganfallform aus autoptischen Serien stammen, wo diese Patienten überrepräsentiert sind. Ursache ist meist eine Hyalinose der kleinen Gefäße bei Hypertonie, Auslöser oft ein Blutdruckanstieg bei Belastung oder Aufregung. Demgegenüber sind intrazerebrale Massenblutungen bei sackförmigen Aneurysmen, Angiomen, gefäßreichen Tumoren oder generalisierter hämorrhagischer Diathese (Hämophilie, Thrombozytopenie) ausgesprochen selten. Plötzlicher Beginn und meist tiefe Bewußtlosigkeit sind Hinweise auf einen hämorrhagischen Apoplex.

Auch die **Subarachnoidalblutung** kann klinisch unter dem Bilde eines Schlaganfalles verlaufen, wobei häufig starke, plötzliche Kopfschmerzen und meningitische Symptome im Vordergrund und Herdsymptome mehr im Hintergrund stehen. Ursache sind fast immer kongenitale, sackförmige Aneurysmen an den Gefäßen der Hirnbasis, etwa 90% im Bereich der Karotisäste, etwa 10% im vertebrobasilären Stromgebiet. Vereinzelt sind auch arteriovenöse Mißbildungen Ausgang der Blutung, gelegentlich sind sie durch eine allgemeine hämorrhagische Diathese bei normalen Gefäßen verursacht.

5.5 Chronische Durchblutungsstörungen der hirnversorgenden Arterien

Als chronische Durchblutungsstörungen können asymptomatische Stenosen (Stadium I, s. Tabelle 22.6) angesehen werden, wie sie mit der Verfügbarkeit nichtinvasiver Untersuchungsmethoden vor allem im extrakraniellen Bereich zunehmend gefunden werden. Hierzu gehören auch flüchtige neurologische Störungen ohne bleibenden Dauerschaden (transitorische ischämische Attacke-TIA, Amaurosis fugax; Stadium II). Letztere werden zum Teil durch hämodynamisch wirksame Stenosen der hirnversorgenden Arterien bei passagerem Blutdruckabfall, zum anderen durch kleine Plättchenembolien verursacht, die auch von geringergradigen, nur wenig stenosierenden Endothelveränderungen der hirnversorgenden Arterien ausgehen. Grundkrankheit ist in beiden Fällen fast immer eine obliterierende Arteriosklerose. Während beim Apoplex die ursächlichen Veränderungen zu etwa 2/3 intrakraniell zu suchen und recht unterschiedlicher Natur sind, sind im hier zu besprechenden Stadium I und II – schon allein wegen der Diagnostizierbarkeit – praktisch nur die extrakraniellen Gefäßveränderungen von Interesse. Abgesehen von vereinzelten Aneurysmen handelt es sich dabei um unterschiedliche Grade der obliterierenden Arteriosklerose beginnend beim kaum stenosierenden, aber als Emboliequelle wichtigen Plaque über leichte und schwere Stenosen bis zum Arterienverschluß. Hämodynamisch wirksam sind die Stenosen ab einer Diameterreduktion von 50%, von kritischen Stenosen spricht man ab einer Diameterreduktion von 70% und mehr. Stenosen können gelegentlich auch bei arteriosklerotischer Gefäßelongation mit Schlingen- oder Knickbildung („Kinking") zustandekommen (Knickstenosen). Neben der Arteriosklerose spielt die fibromuskuläre Dysplasie, die Aortoarteriitis Takayasu und das dissezierende Aortenaneurysma noch eine gewisse Rolle bei extrakraniellen Verschlüssen hirnversorgender Arterien; andere Ursachen sind ausgesprochene Raritäten.

Tabelle 22.8 zeigt die *topographische Verteilung der extrakraniellen Stenosen* und Verschlüsse der hirnversorgenden Arterien. Über die Hälfte sind im Bereich der Karotisgabel, vor allem am Abgang der A. carotis interna, lokalisiert, wo sie gut zu diagnostizieren (Ultraschall-Doppler) und relativ leicht operativ zu sanieren sind. Bifurkationsferne Stenosen der A. carotis interna - etwa im Bereich

Tabelle 22.8. Relative Häufigkeit extrakranieller Stenosen und Verschlüsse der hirnversorgenden Arterien (nach Vollmar)

Truncus brachiocephalicus	9%
A. carotis communis	9%
Karotisgabel	56%
A. subclavia (vor Vertebralisabgang)	16%
A. vertebralis	10%

der Schädelbasis – sind eher selten. Neben der Karotisgabel werden vor allem die aortenbogennahen Arterien (Truncus brachiocephalicus and A. subclavia) befallen.

5.5.1 Subklaviaanzapfsyndrom („subclavian-steal")

Bei zentraler Stenose oder Verschluß der A. subclavia vor Abgang der A. vertebralis kann die ipsilaterale Vertebralarterie zur hauptsächlichen Kollaterale für die Blutversorgung des Armes werden; die Blutströmung in dieser Vertebralarterie kehrt sich um. Sie bezieht ihrerseits ihr Blut nun meist von der gegenseitigen Vertebralarterie (vertebro-vertebraler Überlauf) oder auch über die A. basilaris, letztlich also über den Circulus arteriosus Willisi aus den Karotiden (karotido-basilarer Überlauf). Der Arm zapft in dieser Situation für seinen Bedarf den Hirnkreislauf an: Subklaviaanzapfsyndrom („subclavian-steal"). Dieser Befund wird links etwa doppelt so häufig beobachtet wie rechts, wo der Anzapf nicht nur bei Befall der A. subclavia, sondern auch bei Veränderungen am Truncus brachiocephalicus gesehen werden kann. In der Mehrzahl der Fälle bleibt die Konstellation asymptomatisch, bei einzelnen Patienten kann es aber zu Erscheinungen der vertebrobasilären Insuffizienz (Schwindel, beidseitige Sehstörungen, „drop attacks") kommen, die typischerweise bei Betätigung des entsprechenden Armes auftreten. Auch eine vorzeitige Ermüdbarkeit des Armes wird gelegentlich beklagt.

5.5.2 Aortenbogensyndrom („pulseless disease", „umgekehrte Aortenisthmusstenose")

Bei aortennahem Befall mehrerer supraaortischer Äste wird vom „Aortenbogensyndrom" gesprochen. Im typischen Fall ist dabei beidseits auch die A. subclavia (oder rechts der Truncus brachiocephalicus) betroffen, an den Armen ist kein Puls mehr zu tasten („pulseless disease"). Bei Befall aller 3 supraaortischen Äste wird im Extremfall die ganze obere Körperhälfte über kaudokraniale Kollateralen versorgt, vor allem über die Interkostalarterien (zu Ästen der A. subclavia und A. axillaris) und über die Kollateralbrücke A. epigastrica inferior – A. thoracica interna; Kollateralweg und entsprechender Tast- und Auskultationsbefund am Thorax entsprechen also der Aortenisthmusstenose. Flußrichtung und Druckgradient gehen aber in umgekehrter Richtung („umgekehrte Aortenisthmusstenose"). Die Symptome hängen vom Schweregrad der Erkrankung und der Güte des Kollateralkreislaufes ab; meist dominieren Schwindel und Ermüdbarkeit der Arme, hinzu kommen können Erscheinungen der Karotisinsuffizienz und Basilarisinsuffizienz. Hauptsächliche Ursache ist in Europa die Arteriosklerose, bei jüngeren Frauen und allgemeinen Entzündungszeichen muß auch an die Aortoarteriitis Takayasu gedacht werden.

6 Durchblutungsstörungen der Abdominalarterien

Stenosierungen und Verschlüsse der großen unpaaren Eingeweideschlagadern (Truncus coeliacus, A. mesenterica superior, A. mesenterica inferior) können charakteristische Durchblutungsstörungen verursachen, deren Symptomatik in diesem Abschnitt besprochen wird. Stenosen der Nierenarterien führen zu arterieller Hypertonie und Niereninsuffizienz (s. Kap. 20.3 und Kap. 38).

6.1 Beschwerden

Aufgrund der guten Kollateralisierung zwischen den Eingeweidearterien untereinander und mit den benachbarten Stromgebieten der Rami oesophagei oralwärts und der A. iliaca interna analwärts bleiben isolierte chronische Stenosen und Verschlüsse im Anfangsteil der Gefäße meist asymptomatisch. Das gleiche gilt für Truncus coeliacus und A. mesenterica inferior selbst bei akutem Verschluß. Symptome verursachen also vor allem die akuten Verschlüsse der A. mesenterica superior und ihrer

Äste, sowie akute und chronische Mehrfachstenosen und -verschlüsse.

Der schwere Schmerz des akuten Verschlusses setzt plötzlich ein, betrifft diffus den ganzen Bauch (Truncus coeliacus: Oberbauch, A. mesenterica inferior: linker Unterbauch), strahlt teilweise in den Rücken aus und ist teils kontinuierlich, teils von wechselnder Intensität ohne Abhängigkeit von äußeren Umständen. Außer allgemeinen Schockzeichen fehlen häufig sonstige Beschwerden; gelegentlich treten Übelkeit und sanguinolentes Erbrechen hinzu (vor allem beim Astverschluß im Bereich des Truncus coeliacus), vereinzelt auch unfreiwilliger Stuhlabgang, eventuell mit Blut (Verschluß der A. mesenterica superior). Nach diesem mehrstündigen Initialstadium kommt es zu einem vorübergehenden Abklingen des Schmerzes im sog. stillen Intervall, bevor nach etwa 12 h aufgrund der Darmnekrose das klassische Endstadium mit paralytischem Ileus, Durchwanderungsperitonitis und Allgemeinintoxikation im unbehandelten Falle zum Tode führen. Betrifft bei peripheren Astverschlüssen die Nekrose bei erhaltener äußerer Darmwand nur die Schleimhaut, so kann das akute Krankheitsbild unter Hinterlassung einer narbigen Darmstenose überstanden werden. Ohne wesentlichen Dauerschaden bleiben im allgemeinen Astverschlüsse im Bereich des Truncus coeliacus, die zu einem Milz- oder Leberinfarkt geführt haben.

Wichtig ist also die Feststellung, daß die schweren Schmerzen mit einem zunächst unauffälligen Lokalbefund konstrastieren, da das Abdomen weich ist und die Darmgeräusche normal sind. Wertvolle Hinweise können daher abdominelle Strömungsgeräusche, periphere Zeichen einer generalisierten Arteriosklerose oder die Feststellung eines embolisierenden Herzleidens sein. Für die Sicherung der Diagnose sind Angiographie oder – beim akuten Verschluß – die prompte Probelaparotomie notwendig.

6.2 Akute viszerale Durchblutungsstörungen

Ursache sind etwa gleich häufig die **Thromboembolie** und die **akute Thrombose** auf dem Boden einer **Arteriosklerose** (seltener: Endangiitis obliterans, Periarteriitis nodosa, fibromuskuläre Dysplasie); andere Verschlußursachen sind ausgesprochen selten (dissezierendes Aortenaneurysma, thrombosiertes Mesenterialarterienaneurysma, Strangulation, Kompression durch Tumoren, stumpfes Trauma). Die Unterbindung der A. mesenterica inferior bei aortoiliakaler Gefäßrekonstruktion bleibt meist ohne nachteilige Folgen, wie überhaupt der Verschluß der A. mesenterica inferior und des Truncus coeliacus aufgrund der guten Kollateralversorgung oft asymptomatisch bleibt. Dagegen verursacht der akute Verschluß der A. mesenterica superior regelhaft ein schweres Krankheitsbild, das wegen der in wenigen Stunden eintretenden Darmgangrän mit nachfolgender Durchwanderungsperitonitis auch heute noch eine Letalität von 80–90% hat. Funktionelle Durchblutungsstörungen mit teilweise ausgedehnten Darmnekrosen können bei Schock (postoperative ischämische Enterokolitis), arteriovenösen Fisteln, Polyzythämie. Digitalisintoxikation und Ergotismus beobachtet werden.

Der akute Totalverschluß einer Nierenarterie durch Embolie ist ein ausgesprochen seltenes Ereignis. Der beidseitige akute Nierenarterienverschluß durch Aortenwanddissektion ist eine der häufigeren Todesursachen beim Aneurysma dissecans der Aorta. Dagegen sind periphere Embolien in Nieren, Milz oder Leber meist ohne wesentliche Folge und stellen einen häufigen Nebenbefund vor allem bei Patienten mit embolisierenden Herzfehlern dar.

6.3 Chronische viszerale Durchblutungs-störungen

Wie erwähnt, bleiben chronische arterielle Durchblutungsstörungen der Abdominalgefäße wegen der vielfältigen Kollateralen meist lange asymptomatisch oder verursachen eher diskrete Störungen.

Hieraus erklärt sich die Diskrepanz zwischen der Häufigkeit, mit der autoptisch Veränderungen an den Mesenterialarterien gefunden werden (bis zu 80%), und der Seltenheit ihrer klinischen Manifestation. Zu ausgeprägten Krankheitsbildern kommt es im Intestinalbereich nur bei fortgeschrittenem Befall mehrerer Gefäße oder bei akuter Exazerbationen der chronischen Grunderkrankungen. Nierenarterienstenosen und chronische Nierenarterienverschlüsse äußern sich vor allem in arterieller Hypertonie und chronischer Niereninsuffizienz.

Ätiologisch dominiert bei weitem die **obliterierende Arteriosklerose**, die vor allem im Anfangsbe-reich der großen Gefäße lokalisiert ist; häufig resultieren Abgangsstenosen sogar noch aus arteriosklerotischen Veränderungen der Aorta selbst („intramurale" Abgangsstenose). Andere Ursachen, wie fibromuskuläre Dysplasie, entzündliche Arteriopathien, konnatale Stenosen, Kompression durch Tumoren oder funktionelle Durchblutungsstörungen bei schwerer Herzinsuffizienz, Ergotismus oder distal arteriovenöser Fisteln spielen nur selten eine Rolle; an sie sollte vor allem bei peripherem Sitz und bei jüngeren Patienten gedacht werden. Eine lokale Besonderheit stellen das Kompressionssyndrom des Truncus coeliacus und das iliofemorale Entzugssyndrom dar.

Angina abdominalis (Angina intestinalis, Dyspragia intermittens angiosclerotica intestinalis)

Alle oben angeführten Erkrankungen resultieren letztendlich in einer chronischen Minderdurchblutung des Darmes, die sich vor allem bei Mehrbelastung während des Verdauungsvorganges als intermittierender, meist postprandialer Schmerz manifestiert. Bei stärkerer Ausprägung kann es zu Nahrungsfurcht, Abmagerung und schließlich zum Vollbild eines Malabsorptionssyndromes kommen mit Wechsel zwischen Durchfall (eventuell blutig!) und Verstopfung, Fettstühlen und Gewichtsverlust bis zur Kachexie. Weitere, aber vieldeutige Symptome sind Meteorismus und Flatulenz. Wegweisend für die Diagnose ist die Trias postprandialer Bauchschmerz, Malabsorption und Gefäßgeräusch. Die Diagnose wird gesichert durch die Arteriographie (auch mit seitlichem Strahlengang, um Abgangsstenosen nicht zu übersehen!)

Kompressionssyndrom des Truncus coeliacus

Relativ häufig findet sich eine Einengung des Truncus coeliacus durch die Zwerchfellzwinge des Hiatus aorticus (Ligamentum arcuatum). Diese Patienten klagen meist nicht über eine typische Angina abdominalis, sondern über intermittierende epigastrische Schmerzzustände, die meist unabhängig von der Nahrungsaufnahme sind. Es ist umstritten, ob diese Beschwerden tatsächlich durch die mechanisch bedingte Flußminderung im Truncus coeliacus bedingt sind; die nach Zwerchfellspaltung beobachtete Besserung könnte auch auf der Durchtrennung autonomnervaler Leitungen beruhen (Ganglion solare, Nn. splanchnici).

Iliofemorales Entzugssyndrom
(iliofemoraler Steal)

Bei Bauchaortenverschlüssen und Verschlüssen der Beckenarterien wird die A. mesenterica inferior über die A. iliaca interna zum wichtigsten Kollateralgefäß für die Blutversorgung der Beine. Bei vermehrtem Blutbedarf beim Gehen wird dem Versorgungsgebiet der A. mesenterica inferior soviel Blut entzogen, daß es zur Minderdurchblutung des Colon descendens und Sigma mit ischämischem Bauchschmerz kommt: Der Patient leidet während des Gehens unter abdominellen Schmerzen, die beim Stehenbleiben rasch abklingen.

7 Durchblutungsstörungen der Extremitätengefäße

7.1 Beschwerden

Typisches Leitsymptom der arteriellen Minderdurchblutung der Extremitäten ist der Schmerz. Charakteristisch für einen akuten embolischen Verschluß an der oberen oder unteren Extremität ist der plötzlich einsetzende heftige „peitschenschlagartige" Schmerz. Bei guter Kollateralisation ist er weniger ausgeprägt und wird u.U. nur als unangenehmes Schweregefühl empfunden oder manifestiert sich sogar nur unter Belastung.

Der Belastungsschmerz ist der typische Schmerz der chronischen arteriellen Verschlußkrankheit, vor allem der unteren Extremität. Er tritt nach einer schmerzfreien Gehstrecke auf (Intervallschmerz), führt beim Weitergehen zu einem Schonhinken (Claudicatio intermittens) und zwingt schließlich zum Stehenbleiben auch an „uninteressanten" Stellen („Schaufensterkrankheit"); nach kurzer Erholungspause klingt er ab. Bei leichteren Formen klingt der Schmerz trotz Weitergehens, eventuell unter Verlangsamung des Gehtempos, ab, der Patient „geht durch den Schmerz hindurch" (walking-through). Entscheidend ist die Belastungsabhängigkeit des Schmerzes; Charakter und Intensität werden sehr unterschiedlich angegeben, bei geringerer Belastung und vor allem an der oberen Extremität wird anstelle des Schmerzes oft nur eine vorzeitige Ermüdung oder ein Schweregefühl empfunden.

Die Lokalisation des Schmerzes korreliert meist mit dem Verschlußtyp: beim Unterschenkeltyp sind die distale Wadenmuskulatur und die Muskulatur der Fußsohle betroffen (oft aber auch Beginn gleich mit Ruheschmerz im Fuß ohne vorangegangenen Claudicationsschmerz!), beim Oberschenkeltyp vor allem die Wadenmuskulatur, beim Beckentyp die Muskulatur des ganzen Beines und bei zentralem Sitz an der infrarenalen Bauchaorta und der A. iliaca communis zusätzlich die Glutaealmuskulatur (Gesäßhinken) und – selten – das Versorgungsgebiet der als Kollaterale dienenden A. mesenterica inferior, was sich in dumpfem, belastungsabhängigem Bauchschmerz manifestieren kann (aortoiliakales oder iliofemorales Anzapfsyndrom). Bei fortschreitender Minderdurchblutung kommt es schließlich zum Ruheschmerz, der typischerweise vor allem im Liegen (Wegfall des hydrostatischen Druckes!) und bei niedrigem systemarteriellem Druck (nachts) auftritt und durch Aufsetzen gemildert wird. Vor allem nach dem Auftreten des Schmerzes richtet sich die klinische Einteilung der peripheren arteriellen Verschlußkrankheit in 4 Schweregrade nach Fontaine (Tabelle 22.9).

Andere Beschwerden, die vom Patienten häufig mit Durchblutungsstörungen in Zusammenhang gebracht werden, sind daneben absolut zweitrangig. Das gilt vor allem für das Kältegefühl, das eigentlich nur beim akuten Verschluß und bei Erkrankungen aus dem vasospastischen Formenkreis (M. Raynaud) eine Rolle spielt; diagnoseweisend sind bei letzterer Abhängigkeit von Kälte- und Nässeexposition, anfallartiger Charakter, akrale Lokalisation und Begleitsymptome wie Abblassen, Taubheitsgefühl und Mißempfindungen. Das Gegenstück hierzu ist der brennende Hand- oder Fußschmerz verbunden mit Rötung und fühlbarer Überwärmung bei der Erythromelalgie. Kein Zusammenhang mit Durchblutungsstörungen besteht in der Regel bei nächtlichen Wadenschmerzen, und auch die nächtlichen Schmerzen und Dysästhesien beim Schultergürtelsyndrom (Brachialgia paraesthetica nocturna) sind weniger Ausdruck einer in-

Tabelle 22.9. Stadieneinteilung der peripheren arteriellen Verschlußkrankheit nach Fontaine

Stadium I:	Asymptomatische Stenose oder Verschluß
Stadium II:	Belastungsschmerz
Stadium III:	Ruheschmerz
Stadium IV:	Nekrose

termittierenden Ischämie als vielmehr einer Druckschädigung des Plexus brachialis. Bei aortoiliaka-
lem Verschlußtyp können beim Mann Potenzstörungen vorranging werden (Leriche-Syndrom).

7.2 Befunde

Hautfarbe und -temperatur. Während der akute,
schlecht kompensierte Arterienverschluß durch
Leichenblässe und -kälte der betroffenen Extremität charakterisiert ist, sind Farbe und Temperatur
bei der chronischen arteriellen Verschlußkrankheit
zunächst normal. Bei Progredienz (Stadium III)
wird die Extremität im akralen Bereich kühl; beim
Herabhängenlassen und auch beim Liegen ist sie
durch die kompensatorische akrale Vasodilatation
tiefrot bis zyanotisch; erst bei Höherlagerung oder
bei Belastung blaßt sie ab und wird wachsfarben
oder blaß marmoriert.

Charakteristisch für das Raynaud-Syndrom ist
der Farbwechsel der Hände im Anfall; der initialen
Blässe folgt eine ausgeprägte Zyanose, die schließlich beim Abklingen des Anfalles der terminalen
Röte mit Wiedererwärmung der Hand weicht.
Grundsätzlich gleichartige Veränderungen bei Beschränkung auf einzelne Finger werden beim Digitus mortuus (Reil) beobachtet. Im Gegensatz zur
anfallsartigen Farbänderung bei diesen Erkrankungen, sind die Verfärbungen bei den funktionellen und organischen Mikroangiopathien (Akrozyanose, Erythrozyanose, Livedo) von längerer
Dauer oder sie bestehen ständig: bei der Akrozyanose dominiert eine livide bis dunkelblaue, teils
diffuse, teils scheckige Verfärbung der Akren, die
bei der Erythrozyanose einen rötlichen bis tiefro-
ten Einschlag erhält. Bei der Livedo (Livedo reticularis, Cutis marmorata) imponieren die Farbver-
änderungen mehr netzartig und scheckig. Häufig
findet sich eine Betonung der Verfärbung im kalten, gelegentlich auch nach Wärmeanwendung (Livedo reticularis e calore). Die Haut ist dabei meist
kühl, häufig feucht.

Trophische Störungen: Bei chronischer, kompensierter peripherer arterieller Verschlußkrankheit
kommt es zunächst zu diskreteren trophischen Störungen wie akraler Atrophie der Haut mit Fälte-
lung und Verminderung oder Verlust der Behaa-
rung, Verdickung und verlangsamtem Wachstum
der Nägel sowie vermehrter Verhornung der Haut
vor allem im Plantarbereich. Später treten akrale

Hautnekrosen auf, oft periungual oder an den Ze-
henkuppen, häufig auch interdigital, eventuell in
Verbindung mit einer Fußmykose. Neben diesen
spontanen Hautnekrosen finden sich oft bela-
stungsinduzierte, schlecht heilende Druckstellen
an der Ferse, über den Metatarsalköpfchen I und
V sowie im Bereich der Knöchel. Prätibiale Ulze-
rea sind seltener und werden insbesonders in Verbindung mit arterieller Hypertonie beobachtet. Bei
Fortschreiten der Läsionen kommt es zu Gangrän
und Absterben ganzer Zehen, des Vorfußes oder
des ganzen Fußes oder noch größerer Extremitätenabschnitte. Die für den Arteriosklerotiker typische trockene Gangrän (trockener Brand) führt
unter Schwarzfärbung, Austrocknung und
Schrumpfung zur lederartigen Mumifizierung mit
relativ scharfer Abgrenzung vom noch vitalen Gewebe und schließlich zum spontanen Abfallen der
demarkierten Nekrose. Beim Diabetiker entsteht
dagegen häufig durch Superinfektion auf dem Boden des abgestorbenen Gewebes die feuchte Gangrän (feuchter Brand) mit Weiterleitung der Entzündung in Unterhautgewebe, Knochen und Sehnenscheiden der benachbarten, noch vitalen, mit
Überwärmung und Rötung reagierenden Gewebe;
unbehandelt kommt es nicht zur Spontandemar-
kation, also Spontanheilung mit Substanzverlust,
sondern zur uneingeschränkten Ausbreitung der
Infektion mit Sepsis und Tod. Im Gegensatz zum
typisch akralen Sitz der Gewebsnekrose bei Erkrankung der großen und kleinen Arterien finden
sich die Gewebsuntergänge bei Mikroangiopathie
(livedoide Vaskulitis, hypertensive Mikroangiopathie, Diabetes mellitus) auch in Form von Unter-
schenkelgeschwüren, die aber im Gegensatz zum
weitaus häufigeren, perimalleolären venösen Ulkus meist prätibial lokalisiert sind.

Im Bereich der oberen Extremität, wo ursächlich vor allem Erkrankungen aus dem Formenkreis
der Kollagenosen und die Endangiitis obliterans
eine Rolle spielen, beginnen die trophischen Störungen häufig in Form einer teigigen Verdickung
der Fingerhaut (Sklerödem, Skleroderm) oder einer Atrophie mit Elastizitätsverlust. Besonders bei
der Sklerodermie können sich zusätzlich flächenhafte Verkalkungen der Unterhaut einstellen (Thi-
bièrge-Weissenbach-Syndrom). Neben periungua-
len, oft kleinsten Nekrosen kommt es zu kleinen
Kuppennekrosen einzelner Finger, die unter geringem Substanzverlust narbig verheilen („Ratten-
biß"). Daneben kann es auch zu ausgedehnterer
Gangrän ganzer Fingerabschnitte oder sogar ganzer Finger kommen.

Pulsstatus und Gefäßgeräusche: Pulsabschwächung und Pulslosigkeit unterhalb von Stenosen und Verschlüssen sowie Pulsverstärkung unmittelbar davor (Anprallpuls) lassen bei seitenvergleichender, etagenweiser Untersuchung häufig bereits eine exakte Lokalisierung der Strombahnbehinderung zu. Dabei können die Pulse nicht nur an den üblichen Stellen (Axille, Ellenbeuge, Handgelenk; Leiste, Kniekehle, Innenknöchel und Fußrücken), sondern bei einiger Übung auch im ganzen Verlauf von Oberarm und Oberschenkel sowie im Schultergürtelbereich und im Unterbauch verfolgt werden. Aneurysmen manifestieren sich dabei durch vermehrte und expansive Pulsationen, arteriovenöse Fisteln häufig durch ein tastbares Schwirren. Letzteres manifestiert sich bei der Auskultation als lautes, systolisch-diastolisches Geräusch, während Stenosegeräusche meist überwiegend systolisch sind.

Sonstiges: Selten führt eine chronische arterielle Minderdurchblutung zu Muskelatrophien. Dagegen verursachen kongenitale und vor Abschluß der Adoleszenz aufgetretene größere arteriovenöse Kurzschlußverbindungen häufig ein verstärktes Wachstum der betroffenen Extremität, oft verbunden mit atypisch lokalisierten, sekundären Varizen (s. Kap. 23.2). Ödeme treten bei der fortgeschrittenen peripheren arteriellen Verschlußkrankheit zum einen in Form statischer, leicht eindrückbarer Ödeme auf, wenn der Patient zur Erleichterung des Ruheschmerzes die Beine regelmäßig, meist auch nachts tief lagert, zum anderen als postischämisches Ödem nach operativer Wiedereröffnung der Strombahn nach schwerer, langdauernder Ischämie.

7.3 Funktionsproben

Gehtest: Der Gehtest dient zum einen der Abgrenzung nichtdurchblutungsbedingter Gehbeschwerden bei uncharakteristischer Schilderung durch den Patienten, zum anderen der Aufdeckung leichterer Durchblutungsstörungen, wenn der Patient typische Beschwerden angibt, der körperliche Untersuchungsbefund in Ruhe aber (noch) normal ist. Gängigste Standardbedingungen sind auf dem Laufband 3,2 km/h und 12,5% Steigung; diese Belastung entspricht etwa 5–6 km/h beim Gehen auf der Ebene, wie es mit einem Doppelschritt pro Sekunde annähernd auch ohne Metronom erreicht

werden kann. Geachtet wird auf Art, Lokalisation und Zeitpunkt der auftretenden Beinbeschwerden sowie auf andere limitierende Beschwerden wie Angina pectoris, Luftnot oder allgemeine Ermüdung. Treten keine Beschwerden auf, so wird der Gehtest nach 5 min abgebrochen und unmittelbar danach überprüft, ob sich Ischämiezeichen (Hautfarbe, Pulsstatus, Gefäßauskultation) eingestellt oder verstärkt haben. Ergänzt werden kann die Untersuchung durch eine vergleichende Druckmessung der Knöchel- und Armarterien.

▶ *Lagerungsprobe nach Ratschow:* Der Patient hebt in Rückenlage (bedarfsweise mit Fremdhilfe) beide Beine senkrecht hoch und führt für 2 min mit den Füßen Rollübungen oder Extensions-Flexions-Bewegungen durch. Bei schweren Durchblutungsstörungen kommt es rasch zum Abblassen der Fußsohlen und zu Schmerzen, die unter Umständen zu vorzeitiger Beendigung der Belastung zwingen. Am Ende der Belastung sitzt der Patient rasch auf, läßt die Beine frei hängen, und es wird das Auftreten der reaktiven Hyperämie und der Wiederauffüllung der entleerten Venen beobachtet, welche beim Gesunden spätestens nach 10 bzw. 20 s deutlich sichtbar werden. Die Lagerungsprobe hat ihre Hauptbedeutung beim akralen Verschlußtyp, wo die Knöchelarteriendruckmessung (Manschette in Fesselhöhe) selbst bei schweren Fällen noch normale Werte ergeben kann.

▶ *Faustschlußprobe:* Der Untersucher komprimiert kräftig A. radialis und A. ulnaris des Patienten, während dieser bei erhobener Hand 20–30 kräftige Faustschlüsse ausführt. Nach Freigabe der komprimierten Arterien röten sich alle Finger und die Innenfläche der Hand beim Gesunden prompt und gleichmäßig, bei Verschlüssen der Hand- und Fingerarterien ist die reaktive Hyperämie deutlich verzögert. Durch Freigabe jeweils nur einer der komprimierten Arterien im Sinne des Allen-Tests lassen sich dabei auch gezielt der distale Abschnitt der A. radialis und der A. ulnaris sowie die Funktion der Hohlhandbögen überprüfen. Wie die Lagerungsprobe nach Ratschow ist auch die Faustschlußprobe entscheidend für die Diagnose akraler Durchblutungsstörungen (8.1)

▶ *Adson-Test und Hyperabduktionsmanöver:* Zur Erfassung einer funktionellen, haltungsabhängigen Einengung des Gefäß-Nerven-Bündels der oberen Extremität in der Skalenuslücke dient der Adson-Test, zur Erfassung einer intermittierenden Kompression durch Halsrippe, kostoklavikuläre Enge oder Processus coracoides/M. pectoralis minor das Hyperabduktionsmanöver und seine Varianten. Indikator für eine Kompression ist in allen Fällen die Abschwächung oder das Verschwinden der peripheren Pulse, sei es bei Palpation der A. radialis oder A. ulnaris am Handgelenk oder bei apparativer Registrierung z.B. durch Unterarmoszillographie. Beim Adson-Manöver hält der Patient bei adduzierten, abgewinkelten Armen die Hände auf seiner Brust und dreht bei tiefer Inspiration den weit nach hinten gebeugten Kopf ganz zur erkrankten Seite. Bei den Hyperabduktionsmanövern hebt der Patient den gestreckten Arm senkrecht über den Kopf oder die Arme werden henkelförmig hochgeschlagen und aktiv oder passiv nach hinten geführt oder die Hände werden hinter dem Kopf verschränkt und dann die Ellbogen weit nach hinten geführt. Ein weiterer Test auf kostoklavikuläre Enge ist das Habt-acht-Manöver mit forcierter Rücknahme der Schultern nach hinten und unten bei hängenden Armen, eventuell verstärkt durch Zug an den Händen oder durch Gewichte.

7.4 Apparative Untersuchungen

Durch kompensatorische Vasodilatation distal eines arteriellen Strömungshindernisses kann das Flußvolumen in Ruhe noch lange normal bleiben, während ein Druckgradient im stenosierten Bereich erheblich früher nachweisbar wird. Dieser Druckgradient tritt in der Regel auch früher auf als Veränderungen der Pulsalität. Aus diesen Gründen und wegen der technischen Einfachheit hat die nichtinvasive Druckmessung mit Ultraschalldoppler die Volumenflußmessung mittels Venenverschlußplethysmographie wie auch die Oszillometrie und ihre Weiterentwicklung bis auf wenige Ausnahmeindikationen weitgehend verdrängt.

▶ *Druckmessung mit Ultraschall-Doppler:* Nach Anlegen einer Blutdruckmanschette und Registrierung des arteriellen Dopplersignals distal der Manschette läßt sich der systolische Druck des unter der Manschette gelegenen Arterienabschnittes analog der palpatorischen Blutdruckmessung bestimmen: Nach suprasystolischer Insufflation der Manschette wird der Druck mit 10 mm Hg/s abgelassen; der Manschettendruck, bei dem erstmals wieder das Dopplersignal wahrnehmbar wird, entspricht dem systolischen Blutdruck. Während die palpatorische und auskultatorische Druckmessung bei Druckwerten unter 70–100 mm Hg (je nach Pulsatilität) versagt, können mit Ultraschall-Doppler Drücke bis hinunter zu 30 mm Hg noch zuverlässig gemessen werden. Durch Anlegen entsprechend dimensionierter Manschetten an Ober- oder

Unterarm und Ober- oder Unterschenkel kann so der systolische Druck an A. brachialis, radialis, ulnaris, femoralis, tibialis anterior (= dorsalis pedis) und tibialis posterior gemessen werden. Für die Beurteilung entscheidend ist vor allem der Vergleich zum jeweils herrschenden systemarteriellen Druck, wie er an einer mutmaßlich nicht durchblutungsgestörten Extremität des Patienten registriert wird (im Regelfall am rechten Oberarm). Das Ergebnis kann dann als Absolutwert, als Differenz des Druckes zwischen kranker und gesunder Extremität oder als Verhältniszahl des Druckes in kranker und gesunder Extremität (Dopplerquotient) ausgedrückt werden. Als pathologisch gelten Seitendifferenzen von mehr als 20 mm Hg und Erniedrigung des Druckes der unteren Extremitäten unter den Wert der (gesunden) oberen Extremität. Gut kompensiert ist der Zustand im allgemeinen bei systolischen Drücken über 80 mm Hg, mit einer Ruheischämie mit Ruheschmerz und Nekrosegefahr muß bei Werten unter 50–60 mm Hg gerechnet werden. Leichte Veränderungen können noch mit normalen Ruhedrücken einhergehen, sie müssen durch Messung nach Belastung aufgedeckt werden (Laufband, Gehtest, Zehenstände, Kniebeugen, Faustschlüsse). Die Methode versagt (wie alle Manschettenmethoden!) bei Mediasklerose und starken Ödemen, wo falsch-hohe Werte gemessen werden.

▶ *Venenverschlußplethysmographie:* Diese aufwendige Meßmethode wird heute in der Regel nur noch bei gutachterlicher oder wissenschaftlicher Fragestellung verwendet oder wenn wegen Mediasklerose oder Ödem die einfachere Druckmessung keine verwertbaren Ergebnisse liefert. Registriert wird dabei die initiale Volumenzunahme nach venösem Stau, aus welcher der Volumenfluß pro Gewebsvolumen und Zeiteinheit errechnet werden kann (ml/min pro 100 ml Gewebe).

▶ *Oszillographie:* Die verschiedenen Varianten der Oszillographie können ebenso wie die Venenverschlußplethysmographie als Alternativmethode zur Druckmessung verwendet werden, wenn diese wegen Mediasklerose oder Ödem nicht eingesetzt werden kann. Ansonsten findet sie fast nur noch in Form der akralen Oszillographie Verwendung, insbesondere im Zusammenhang mit Kälteprovokation bei vasospastischen Erkrankungen.

▶ *Arteriographie:* Bei Minderdurchblutung der Extremitäten ist zur Diagnosesicherung praktisch nie eine Arteriographie erforderlich, da die Diagnose aufgrund der Beschwerden, des Befundes und der nichtinvasiven apparativen Untersuchung in aller Regel mit Sicherheit gestellt werden kann. Eine Arteriographie ist hier also nur zur Planung einer Gefäßrekonstruktion gerechtfertigt. Anders bei Aneurysmen und arteriovenösen Fisteln, wo meist die Arteriographie zur Diagnosesicherung benötigt wird; Sonographie und Computertomographie allein lassen hier im Extremitätenbereich häufig keine endgültige Klärung zu.

7.5 Akute Durchblutungsstörungen der Extremitäten

Etwa 3/4 der akuten Verschlüsse sind durch **Embolien** bedingt. Häufigste Emboliequelle ist das Herz; arterioarterielle Embolien kommen von Aneurysmen, Stenosen, arteriosklerotischen Plaques (Thromben und Cholesterieembolien) oder traumatisierten Arterienabschnitten (evtl. repetitives Mikrotrauma bei Schultergürtelkompressionssyndrom, poplitealem Engpaßsyndrom, Hypothenar-Hammer-Syndrom). Die untere Extremität ist etwa 6mal so häufig betroffen wie die obere; größere Embolien bleiben häufig in Teilungsstellen stecken (Tabelle 22.10). Neben der Bedrohung der Extremität durch die akute Ischämie ist der Patient durch das Tourniquet-Syndrom auch vital bedroht; das gilt natürlich insbesondere beim distalen Aortenverschluß mit ausgedehnter Ischämie beider Beine.

Die zweithäufigste Ursache akuter Extremitätenverschlüsse ist die **Thrombose,** meist auf dem Boden einer vorbestehenden peripheren arteriellen Verschlußkrankheit (Arteriosclerosis obliterans, Endangiits obliterans). Im Gegensatz zur Embolie ist hier fast nie die Beckenetage, sondern meist die Ober- und Unterschenkeletage betroffen. Gelegentlich entsteht die Thrombose auch auf dem Boden eines Aneurysma (A. femoralis communis, A. poplitea) oder nach einem Trauma.

Eine seltene, aber schwerwiegende Ursache des distalen Aortenverschlusses ist schließlich das **Aneurysma dissecans,** das hierbei die Symptomatik einer großen Embolie annehmen kann. Keine differentialdiagnostischen Schwierigkeiten bietet dagegen die Ischämie bei der Phlegmasia coerulea dolens, wo starke Schwellung und Zyanose des gesamten Beines auf Anhieb die richtige Diagnose weisen.

Arterielle Embolie, arterielle Thrombose und dissezierendes Aortenaneurysma mit Arterienverschluß erfordern natürlich ein unterschiedliches therapeutisches Vorgehen. Die wesentlichen differentialdiagnostischen Kriterien zeigt Tabelle 22.11. Im Einzelfall kann insbesondere die Unterscheidung zwischen akuter Thrombose und Embolie schwierig oder unmöglich sein, so vor allem beim älteren herzkranken Arteriosklerotiker.

Tabelle 22.10. Häufigkeit peripherer Embolien

Obere Extremität	Ca. 15%	
A. axillaris		8%
A. brachialis		6%
Untere Extremität	Ca. 85%	
Aortengabel		10%
Iliakagabel		15%
Femoralisgabel		45%
Politeagabel		15%

Tabelle 22.11. Differentialdiagnostische Kriterien bei akutem Verschluß von Extremitätenarterien

	Embolie	Thrombose	Dissezierendes Aortenaneurysma
Vorboten	Keine	Vorbestehend Claudicatio intermitterans	Brust- und Leibschmerzen
Grundkrankheit Sonstige Befunde	Vorhofflimmern Herzfehler Aneurysma	Arteriosklerose (Verkalkungen? andere Extremität?)	Röntgenthorax Pulsierender Tumor in Abdomen
Lokalisation	Gefäßgabelungen	Adduktorenkanal A. poplitea Unterschenkel	Aortengabel
Angiographie	Kuppelphänomen Gefäße glatt	Wandunregelmäßigkeiten	Doppelkontur Septierung

7.6 Chronische Durchblutungsstörungen der Extremitäten

Arterielle Durchblutungsstörungen werden an der oberen Extremität wesentlich seltener (10%) als an den unteren Extremitäten beobachtet. Von den stenosierenden Erkrankungen der großen Extremitätenarterien sind aufgrund ihrer Eigenart die seltenen akralen Ischämiesyndrome und die Mikroangiopathien abzugrenzen (s. 8).

7.6.1 Obere Extremität

An der oberen Extremität treten Obliterationen vor allem im Bereich der Schultergürtelarterien (ca. 25%) und weit peripher davon an den Arterien des Unterarmes und der Hand (ca. 70%) auf. Die dazwischenliegenden Gefäßabschnitte sind weitgehend ausgespart. Während beim peripheren Verschlußtyp die Ätiologie recht bunt ist (s. 8.1), handelt es sich beim Schultergürteltyp hauptsächlich um arteriosklerotische Veränderungen. Sie betreffen vor allem den Truncus brachiocephalicus und den Anfangsteil der A. subclavia vor Abgang der Vertebralarterie, wo sie durch Blutentzug neben Armbeschwerden auch vertebrobasiläre Symptome verursachen können (s. Subklaviaanzapfsyndrom). Stenosierungen der A. subclavia distal des Vertebralisabganges sind erheblich seltener, gelegentlich werden sie beim Schultergürtelkompressionssyndrom angetroffen (s. unten!). Veränderungen an A. axillaris, A. brachialis und A. cubitalis sind selten, neben der Arteriosklerose muß hier vor allem auch an Restzustände nach Traumen oder Embolien gedacht werden. Verschlüsse der distalen Unterarmarterien sind häufig mit Verschlüssen im Handbereich vergesellschaftet und werden deshalb bei den akralen Ischämiesyndromen abgehandelt.

Schultergürtelkompressionssyndrom
(neurovaskuläres Schultergürtelsyndrom)

Auf dem Weg von der oberen Thoraxapertur zum Arm muß das Gefäß-Nerven-Bündel mehrere Engstellen passieren: Durch die erste Enge, die Skalenuslücke, verlaufen nur Arterie und Nerv, während die V. subclavia vor dem M. scalenus anterior zu liegen kommt. Die nachfolgenden Engstellen zwischen Schlüsselbein und erster Rippe (kostoklavikuläre Enge) und unter Processus coracoides/Ansatz des M. pectoralis minor (M. pectoralis-minor-

Enge) passieren Plexus brachialis, A. subclavia und V. subclavia dann gemeinsam. Bei bestimmten Körperhaltungen (vor allem Schultern straff nach unten wie beim Tragen oder Hände über Kopf) kommt es bei prädisponierten Personen zur Kompression von Nerven und Gefäßen mit entsprechender Symptomatik: Dysästhesien (Nerv), vorzeitige Ermüdung des Armes (Arterie) oder Völlegefühl (Venenstau). Während diese Beschwerden meist nur in der betreffenden Körperhaltung vorübergehend auftreten, kann es bei besonders heftiger oder besonders lang anhaltender Kompression auch zum Arterienverschluß oder zur **akuten Venenthrombose (Paget-von-Schroetter-Syndrom)** kommen. Durch die chronisch repetitive Mikrotraumatisierung können sich Stenosen und poststenotische Aneurysmen an der A. subclavia entwickeln, die als solche oder als rezidivierende Emboliequelle eine Minderdurchblutung von Arm und Hand verursachen können.

Neben dem idiopathischen Schultergürtelkompressionssyndrom, bei dem die oben geschilderten Engen die einzige Ursache der Kompression des Gefäß-Nerven-Bündels sind, können zusätzliche Raumforderungen eine Rolle spielen wie Halsrippe, überschießende Kallusbildung nach Schlüsselbein- oder (seltener) Rippenfraktur, sternokostoklavikuläre Hyperostose, Lungenspitzentumor (Pancoast-Tumor). Die große Mehrzahl der Personen, die eine der oben angeführten funktionellen Engstellen besitzen, bleiben asymptomatisch. Lassen sich nicht gleichzeitig organisch fixierte Veränderungen an Arterie, Vene oder Nerv nachweisen, so sollte bei symptomatischen Patienten stets auch nach anderen Urschen der geklagten Beschwerden gefahndet werden (Zervikalsyndrom, Periarthrithis humeroscapularis, Weichteilrheumatismus etc.).

7.6.2 Untere Extremität

Nach klinischem Bild und therapeutischer Konsequenz ist es sinnvoll, die Verschlüsse im Bereich der unteren Extremität nach ihrer Lokalisation in einen aortoilikalen, einen femoropoplitealen und in einen kruralen Typ zu unterteilen (Beckentyp, Oberschenkeltyp, Unterschenkeltyp). Isolierter Befall einer dieser Etagen findet sich bei etwa der Hälfte der Patienten, bei der anderen Hälfte bestehen klinisch relevante Veränderungen in mehreren Etagen. Am häufigsten ist der femoropopliteale Typ (etwa 50%) mit bevorzugter Lokalisation im

Adduktorenkanal, Becken- und Unterschenkeltyp werden etwa in gleicher Häufigkeit gefunden (je 25%).

Ätiologisch dominiert die Arteriosklerose. An zweiter Stelle findet man die Endangiitis obliterans, für die in histologischen Serien von Operationspräparaten im aortoiliakalen Bereich eine Häufigkeit bis zu 10%, im Beinbereich bis zu 20% angegeben wird; nach klinischen Kriterien wird eine Häufigkeit von allenfalls 1–3% aller Fälle von peripherer arterieller Verschlußkrankheit angenommen. Der Anteil aller übrigen Ursachen zusammen dürfte auch allenfalls in dieser Größenordnung liegen. Eine gewisse Rolle spielen dabei vor allem posttraumatische Verschlüsse (A. femoralis communis, A. poplitea), zystische Adentitiadegeneration (A. poplitea), Thrombose arteriosklerotischer Aneurysmen (A. poplitea) und Restzustände nach embolischem Verschluß. Seltene, aber typische Krankheitsbilder sind das Kompressionssyndrom der A. poplitea und das Adduktorenkanal-Outlet-Syndrom.

Kompressionssyndrom der A. poplitea
(Popliteal entrapment)

Beim Kompressionssyndrom der A. poplitea kommt es durch Fehlverlauf der Arterie (medial des medialen Gastrocnemiuskopfes oder durch diesen hindurch) mit oder ohne laterale Fehlinsertion des medialen Gastrocnemiuskopfes zur repetitiven Mikrotraumatisierung der Arterie zwischen Muskel und Dorsalfläche der proximalen Tibia. Es kommt zur Fibrosierung mit progressiver Stenosierung. Thrombotische Auflagerungen können den Prozeß komplizieren, so daß die Erkrankung sich durch rezidivierende periphere Embolien äußern kann. Gelegentlich tritt der zur Diagnose führende Schub nach einer körperlichen Belastung ein. Überwiegend betroffen sind jüngere Männer. Beidseitiger Befall wird bei etwa 1/5 der Patienten beschrieben; bei 3 eigenen Patienten handelte es sich 2mal um beidseitigen Befall.

Adduktorenkanal-Outlet-Syndrom

Bei diesem wohl noch selteneren Engpaßsyndrom kommt es bei extremer sportlicher Betätigung zur Kompressionsschädigung der A. femoralis superficialis an ihrer Austrittsstelle aus dem Adduktorenkanal mit konsekutiver Thrombose. Auch Vene und Nerv können an dieser Stelle geschädigt werden.

7.6.3 Endangiitis obliterans
(M. Winiwarter-Buerger)

Die Endangiitis obliterans betrifft fast ausschließlich jüngere Raucher unter 40 Jahren; Männer überwiegen Frauen mindestens im Verhältnis 10:1. Die Ursache ist ungeklärt, diskutiert werden unter anderem Autoimmunprozesse. Histologisch fallen entzündliche Veränderungen vor allem der Gefäßinnenschichten sowie thrombotische Ablagerungen auf. Betroffen werden die distalen Abschnitte der Extremitätenarterien, wobei die obere Extremität (Unterarm und Hand) nahezu ebenso häufig beteiligt ist wie die untere (Unterschenkel und Fuß). Der Verlauf ist schubweise. Zunächst kommt es zu Claudicationsbeschwerden der Fußsohle und der Wade bzw. zu Raynaud-artigen Beschwerden im Bereich der Hand. Rasch und häufig treten akrale Ulzerationen und Nekrosen an Zehen und Fingern auf, die schließlich bei über einem Viertel der Patienten zum Extremitätenverlust im Hand- oder Unterschenkelbereich führen. Dagegen werden innere Organe und supraaortische Gefäße so gut wie nie befallen, so daß die Prognose quoad vitam gut ist. 10–40% der Patienten leiden unter – oft prämonitorischen – Phlebitiden, im typischen Fall im Sinne einer Phlebitis saltans oder migrans. Keines der angeführten Charakteristika ist absolut spezifisch, die Diagnose stellt sich aus der Summe der Verdachtsmomente.

8 Akrale Ischämiesyndrome und Mikroangiopathien

8.1 Akrale Ischämiesyndrome

Unter der Bezeichnung akrale Ischämiesyndrome lassen sich alle funktionellen, organischen und gemischt funktionell-organischen Durchblutungsstörungen der Hände und Füße subsummieren. Im Gegensatz zur sonst recht eintönigen, weit überwiegend arteriosklerotischen Genese arterieller Durchblutungsstörungen in anderen Gefäßprovinzen, ist hier die Ätiologie ausgesprochen bunt und eine konsequente differentialdiagnostische Abklärung dementsprechend wichtig.

Nach Maurice Raynaud, der sich 1862 als erster ausführlich mit Durchblutungsstörungen im Bereich der Hände befaßte, sind in unterschiedlicher Weise teils die ganze Krankheitsgruppe, teils die überwiegend funktionellen (Morbus Raynaud), teils auch die organischen Durchblutungsstörungen mit vasospastischer Komponente (Raynaud-Syndrom) benannt worden. Um Mißverständnisse zu vermeiden, sollte heute für die rein funktionelle Minderdurchblutung ohne nachweisbare Grundkrankheit der Ausdruck „primär vasospastisches Syndrom" und für vasospastische Erscheinungen bei nachweisbarer Grundkrankheit der Ausdruck „sekundär vasospastisches Syndrom" verwendet werden, möglichst unter zusätzlicher Nennung der Grundkrankheit. Sekundäre vasospastische Erscheinungen können ohne organische Gefäßerkrankung (Ergotamin, Sudeck-Dystrophie, neurogen) oder mit organischer Gefäßerkrankung (vor allem Arteriitiden aus dem Formenkreis der Kollagenosen) auftreten; die vasospastische Komponente kann bei organischen Durchblutungsstörungen aber auch weitgehend fehlen, obwohl selbstverständlich aufgrund der Minderdurchblutung Kälteempfindlichkeit besteht (Arteriosklerose, Endangiitis obliterans, Thromboembolie). Neben vasospastischer Engstellung und organischer Veränderung der Gefäße muß an dritter Stelle noch die durch Viskositätserhöhung des Blutes hämatogen bedingte Minderdurchblutung als Ursache der akralen Ischämiesyndrome angeführt werden.

In Tabelle 22.12 findet sich eine entsprechend gegliederte Übersicht über die Ätiologie der akralen Ischämiesyndrome. Bei den rein funktionellen vasospastischen Erkrankungen dominiert das primär vasospastische Syndrom (M. Raynaud im engeren Sinne) zahlenmäßig bei weitem. Unter den organischen Gefäßerkrankungen finden sich vor allem Arteriosklerose, Endangiitis obliterans und Kollagenosen (Sklerodermie, Lupus erythematodes, primär chronische Polyarthritis), die in etwa gleicher Häufigkeit vertreten sind. Insgesamt seltener sind die hämatogenen Ursachen, bei denen nicht selten die akrale Durchblutungsstörung das erste Symptom der hämatologischen Grunderkrankung darstellt. Im folgenden sollen die wesentlichsten Krankheitsbilder skizziert werden.

Primär vasospastisches Phänomen (M. Raynaud) und Digitus mortuus (Reil)

Beim primär vasospastischen Syndrom ist konstitutionell der kontraktile Tonus der akralen Arterien dauernd erhöht, so daß es bei Kälteexposition

Tabelle 22.12. Ätiologie der akralen Ischämiesyndrome

Funktionell

Primär vasospastisches Syndrom (M. Raynaud)
Paroxysmales Fingerhämatom
Medikamentös: Ergotamin, β-Blocker, Noradrenalin
Sudeck-Dystrophie
Neurogen: Diskopathie, Sympathikusirritation, spinale Affektionen

Organische Gefäßerkrankung (evtl. mit sekundärer Vasospastik)

Arteriosklerose
Endangiitis obliterans
Autoimmunkrankheiten (s. auch Tabelle 22.4)
Thromboembolie: Schultergürtelkompressionssyndrom, Kompressionssyndrom der A. poplitea, Aneurysma, vorgeschaltete Arteriopathie
Cholesterinembolie
Trauma: Vibrationssyndrom, Hypothenar-Hammer-Syndrom, Erfrierung
Exogene Noxen: Polyvinylchlorid, intraarterielle Injektion, Kumarinnekrosen

Hämatogen

Polyzythämie, Thrombozythämie
Kälteagglutinine (idiopathisch, paraneoplastisch, postinfektiös)
Kryoglobuline (Paraproteine, Makroglobuline)
Hyperviskositätssyndrom (Plasmozytom, M. Waldenström)

und häufig auch in emotionalen Streßsituationen zur typischen vasospastischen Attacke kommt. Sie äußert sich in Abblassung bis hin zur Leichenblässe, Kälte, Gefühllosigkeit, Parästhesien und Ungeschicklichkeit der Finger. Betroffen sind – im wesentlichen meist symmetrisch – die Langfinger beider Hände; weniger stark betroffen sind meist Daumen und Zehen. Aber auch ein Absterben einzelner Finger wird gelegentlich beobachtet (Digitus mortuus Reil). Am Ende des Anfalles, der meist 10–20 min dauert, kommt es mit Nachlassen des Arterientonus zunächst zu tiefer Zyanose, dann intensiver Rotfärbung der betroffenen Finger, bevor sie wieder ihre normale Farbe erlangen. Die Erkrankung manifestiert sich meist schon in der Pubertät, seltener im frühen Erwachsenenalter. Betroffen sind in über 80% der Fälle Frauen, meist findet sich eine familiäre Häufung. Trotz der teilweise ausgeprägten Beschwerden kommt es so gut wie nie zu trophischen akralen Störungen.

Bei der klinischen (Faustschlußprobe), dopplersonographischen und angiographischen Untersuchung ergeben sich keine organischen Veränderungen im Bereich der Hand- und Fingerarterien. Beim früher immer wieder postulierten gelegentlichen Übergang eines idiopathischen M. Raynaud

Tabelle 22.13. Unterscheidungskriterien zwischen primärem und sekundärem vasospastischem Syndrom

Primär	Sekundär
Familiäre Belastung	Leere Familienanamnese
Beginn vor 40. Lebensjahr	Beginn nach 40. Lebensjahr
Symmetrischer Befall	Asymmetrischer Befall
Daumen ausgespart	Daumen beteiligt
Keine trophischen Störungen	Akrale oder periunguale Läsionen
Faustschlußprobe normal	Faustschlußprobe pathologisch

in eine organische Gefäßerkrankung handelt es sich wohl im wesentlichen um primär symptomarme Kollagenosen (meist Sklerodermie), denen vor Manifestation organischer oder immunologischer Veränderungen eine viele Jahre umfassende Spanne vorangehen kann, in der die (sekundäre!) Vasospastik einziger Ausdruck der sonst zunächst nicht diagnostizierbaren Grunderkrankung ist. Beim Fehlen einer positiven Familienanamnese sollten Patientinnen mit M. Raynaud deshalb in größeren Abständen regelmäßig kontrolliert werden. Die Diagnose eines primär vasospastischen Syndromes stellt sich aus der Summe der klinischen Befunde und dem fehlenden Nachweis einer Grundkrankheit. Die diagnostischen Hauptkriterien sind in Tabelle 22.13 in Abgrenzung zum sekundär vasospastischen Syndrom aufgelistet.

Paroxysmales Fingerhämatom

Mit dem Digitus mortuus häufig verwechselt wird das paroxysmale Fingerhämatom. Es handelt sich dabei um eine harmlose, spontane oder durch Bagatelltrauma ausgelöste Blutung ungeklärter Genese im Fingerbereich. Sie neigt zum Rezidiv am gleichen Finger, kann aber auch konsekutiv verschiedene Finger befallen und äußert sich in initialem, plötzlichem Schmerz an der Volarseite des betreffenden Fingers, wo alsbald eine durch das Hämatom bedingte, bläulich schimmernde Schwellung sichtbar wird. Im Gefolge kann es zu vermehrter Kälteempfindlichkeit der Finger im Sinne eines sekundär vasospastischen Syndromes kommen. Betroffen sind meist Frauen im mittleren Lebensalter.

Embolisch bedingte akrale Ischämiesyndrome

Mehrfach rezidivierende, kleinere Embolien, die immer wieder die gleiche Extremität betreffen und klinisch nicht selten weniger als akute embolische

Ereignisse imponieren, sondern als langsam progrediente akrale arterielle Verschlußkrankheit, müssen immer den Verdacht auf eine extrakardiale Emboliequelle im Bereich der großen zuführenden Arterien lenken. Sie wird häufig erst nach gezielter Suche nachweisbar. Zu nennen sind hier vor allem Aneurysmen und vorgeschaltete Arteriopathien (vor allem arteriosklerotische Plaques und Stenosen oder Cholesterinembolie aus arteriosklerotischen Atheromen), sowie die Engpaßsyndrome: an der oberen Extremität das Schultergürtelkompressionssyndrom und das sehr seltene Kompressionssyndrom der A. brachialis, an der unteren Extremität das Adduktorenkanal-Outlet-Syndrom und das Kompressionsyndrom der A. poplitea.

Traumatisch bedingte akrale Ischämiesyndrome

Beim Vibrationssyndrom (regelmäßige Arbeit mit Preßlufthammer, Kettensäge, Anklopfmaschine etc.) treten zunächst reversible vasospastische Erscheinungen, nach jahrelanger Exposition schließlich auch organische Stenosen und Verschlüsse an Hand- und Fingerarterien auf. Bei Verwendung des Kleinfingerballens als Schlagwerkzeug (Zimmerer, Schreiner, Automechaniker) kann es durch repetitive Traumatisierung der hier über das Os hamatum laufenden A. ulnaris schließlich zur akuten Thrombosierung der A. ulnaris kommen, die durch periphere Embolisation in den ulnaren, oberflächlichen Hohlhandbogen und in Fingerarterien (vor allem III–V) noch weiter verschlimmert werden kann (Hypothenar-Hammer-Syndrom). Auch Kältetrauma (Erfrierung, Kälte-Nässe-Schaden, Trench-foot) kann neben sekundärer Vasospastik organische Arterienverschlüsse hinterlassen.

Durch exogene Noxen bedingte akrale Ischämiesyndrome

Exogene Noxen können rein funktionelle (Polyvinylchlorid, ergotaminhaltige Präparate, β-Rezeptorenblocker), aber auch organisch fixierte (Polyvinylchlorid) akrale Ischämiesyndrome auslösen. Zu letzteren gehören auch die durch versehentliche intraarterielle Injektion unverträglicher Medikamente ausgelösten meist sehr schwerwiegenden, iatrogenen akralen Ischämien und die sog. Kumarinnekrosen, die nicht nur im subkutanen Fettgewebe von Gesäß und Oberschenkel, sondern auch als akrale Gangrän in Erscheinung treten können.

Hämatogene akrale Ischämiesyndrome

Erhöhte Zellzahl im Blut, vor allem bei Polycythaemia vera und essentieller Thrombozythämie, kann nicht nur zu kleinen Schleimhautinfarkten (Gastrointestinaltrakt), transitorisch ischämischen Attacken und Amaurosis fugax, sondern auch zur akralen Minderdurchblutung im Finger- und Zehenbereich mit Ausbildung periungualer Läsionen und akraler Nekrosen führen. Mehr unter dem Bild eines kälteabhängigen Raynaud-Syndroms treten Erkrankungen mit erhöhtem Kälteagglutinintiter oder mit Kryoglobulinen in Erscheinung. Auffällig ist dabei der gleichzeitige Befall weiterer kälteexponierter Akren (Nase, Ohren), wie er bei vasospastischen Syndromen nicht angetroffen wird, und die stark ausgeprägte, teilweise geradezu schwarzblaue Zyanose, die auf Fingerdruck nicht verschwindet. Kälteagglutinine finden sich chronisch bei der idiopathischen Kälteagglutininkrankheit (lymphoidzellige Neoplasie des lymphoretikulären Systems) und vereinzelt bei sonstigen lymphoproliferativen Erkrankungen, passager erhöhte (polyklonale) Kälteagglutinintiter werden postinfektiös vor allem nach atypischer Pneumonie (Mykoplasmen), aber auch nach Virusinfekten angetroffen; sie führen im Kalten zu Erythrozytenagglutination und damit zur Viskositätserhöhung und Hämolyse. Kryoglobuline gelieren im Kalten und verursachen dadurch die akrale Minderdurchblutung; sie werden bei Paraproteinämien beobachtet, aber auch bei einer Vielzahl chronisch-entzündlicher Prozesse unterschiedlichster Genese. Daneben können kälteunabhängige akrale Durchblutungsstörungen auch ohne Kälteglobuline oder Kryoglobuline beim Hyperviskositätssyndrom bei Plasmozytom und M. Waldenström auftreten (Sludge-Phänomen).

8.2 Mikroangiopathien

Die Endstrombahn umfaßt Arteriolen, Kapillaren und Venolen. Hier werden vor allem die arteriolären Erkrankungen besprochen. Harmlose, funktionelle Dysregulationen sind dabei von teilweise ernsteren, organischen Durchblutungsstörungen abzugrenzen (Tabelle 22.14).

Tabelle 22.14. Mikroangiopathien

Funktionelle
Akrozyanose und Erythrozyanose
Livedo reticularis (Cutis marmorata)
Erythromelalgie

Organisch
Livedoide Vaskulitis (Livedo racemosa, Sommerulcera)
Diabetische Mikroangiopathie
Hypertensive Mikroangiopathie (Ulcus hypertonicum)

Akrozyanose und Erythrozyanose

Es handelt sich um eine konstitutionelle Regulationsstörung mit arteriolärer Engstellung und venolärer Weitstellung im oberen Bereich der Kutis, so daß von einer atonisch-hypertonen Dysregulation gesprochen wird. Sie tritt vor allem bei absinkender Außentemperatur auf und führt im Bereich der distalen Extremitätenpartien zu bläulich-zyanotischer Verfärbung (Akrozyanose), im Bereich des Gesichtes (Erythrocyanosis faciei) und der Unterschenkel (Erythrocyanosis crurum puellarum) mehr zu rötlich-zyanotischer Verfärbung. Betroffen sind vor allem jüngere Mädchen und Frauen. Häufige Begleitsymptome sind Kältegefühl und teigige Schwellung der Haut sowie follikuläre Keratose. Die Störung ist harmlos und hat im wesentlichen kosmetische Bedeutung.

Livedo reticularis (Cutis marmorata)

Der Livedo reticularis liegt die gleiche atonisch-hypertone Dysregulation der Mikrozirkulation zugrunde wie der Akrozyanose und Eryhtrozyanose; betroffen sind hier aber die kleinen Gefäße der unteren Koriumschichten und der Subkutis. Bei Kälte kommt es zur netzartig, fleckigen Zyanose vor allem der Extremitäteninnenseiten und des Rumpfes. Livedo reticularis und Akrozyanose treten meist vergesellschaftet auf.

Erythromelalgie

Die Erythromelalgie ist sozusagen das Gegenstück zu M. Raynaud und Akrozyanose: Bei entsprechend veranlagten Patienten kommt es bei Wärmeexposition zu ausgeprägter Weitstellung von Arteriolen, Kapillaren und Venolen der akralen Extremitätenabschnitte. Es resultieren schmerzhafte Blutfülle mit Rötung und Überwärmung.

Neben der idopathischen Form werden symptomatische Formen beschrieben, z.B. bei Diabetes mellitus, arterieller Hypertonie, Polycythaemia vera.

Livedoide Vaskulitis
(Livedo racemosa, Sommerulcera)

Im Gegensatz zur harmlosen, rein funktionellen Livedo reticularis handelt es sich bei der livedoiden Vaskulitis um eine organische Erkrankung der kleinen Arterien von Kutis und Subkutis mit Intimawucherungen, fibrinoider Nekrose und perivaskulären entzündlichen Infiltraten. Neben der idiopathischen Variante sind symptomatische Formen vor allem bei Kollagenosen, aber auch bei Endangiitis obliterans, Arteriosklerose und essentieller Thrombozytose beschrieben worden. Die Gefäßveränderungen führen im Unterschenkel- und Fußbereich zu blauroten Baum- und Blitzfiguren (Livedo racemosa), strangförmigen Verhärtungen und kleineren Hautinfarkten, die in sehr schmerzhaften, kleinen Hautulzerationen resultieren, die unter Ausbildung einer kleinen, avaskulären Narbe abheilen (Atrophie blanche, ähnlich wie bei chronisch-venöser Insuffizienz). Bei der idiopathischen livedoiden Vaskulitis weisen diese oft jahrelang rezidivierenden Ulzera gelegentlich eine jahreszeitliche Häufung auf („Sommerulzera").

Diabetische Mikroangiopathie

Neben Netzhaut und Niere spielt die diabetische Mikroangiopathie, die im wesentlichen durch Verdickung der kapillären Basalmembran charakterisiert ist, vor allem im Bereich der Füße eine wichtige klinische Rolle. Sie ist – bei unterschiedlicher Mitbeteiligung von diabetischer Makroangiopathie, Neuropathie und Abwehrschwäche – wesentliche Teilursache der diabetischen Gangrän, die

sich bevorzugt an Druckstellen (Metatarsalköpfchen I und V, Knöchel, Ferse), interdigital und periungual manifestiert.

Hypertensive Mikroangiopthie
(Ulcus hypertonicum)

Arterioläre Veränderungen (Wandverdickung, Intimaproliferation, Thrombose) sind die Ursache des Ulcus hypertonicum, das nach langjähriger Hypertonie bevorzugt posterolateral am Unterschenkel auftritt, sehr schmerzhaft ist und meist nur verzögert nach Wochen und Monaten abheilt.

9 Literatur

Bernstein EF (1985) Noninvasive diagnostic techniques in vascular disease. Mosby, St Louis

Bollinger A (1979) Funktionelle Angiologie. Thieme, Stuttgart

Hornbostel H, Kaufmann W, Siegenthaler W (1977) Herz, Gefäße, Atmungsorgane, endokrines System. Thieme, Stuttgart (Innere Medizin in Praxis und Klinik, Bd 1)

Kappert A (1984) Lehrbuch und Atlas der Angiologie. Huber, Bern

Kempczinski RF, Yao JST (1982) Practical noninvasive vascular diagnosis. Year Book Medical Publishers, Chicago

Kriessmann A, Bollinger A, Keller H (1982) Praxis der Doppler-Sonographie. Thieme, Stuttgart

Najarian JS, Delaney JP (1978) Vascular surgery. Thieme, Stuttgart

Vollmar J (1982) Rekonstruktive Chirurgie der Arterien. Thieme, Stuttgart

Wylie EJ, Stoney RJ, Ehrenfeld WK (1980) Manual of vascular surgery, vol 1. Springer, Berlin Heidelberg New York

Wylie EJ, Stoney RJ, Ehrenfeld WK (1985) Manual of vascular surgery, vol 2. Springer, Berlin Heidelberg New York

Kapitel 23   Arteriovenöse Fisteln, Hämangiome und sonstige Gefäßtumoren

W. Theiss

Wegen pathogenetischer Verwandtschaft, teilweise ähnlichem klinischem Aspekt und häufiger Vergesellschaftung im Rahmen komplexer kongenitaler Mißbildungen werden die kongenitalen arteriovenösen Fisteln und Hämangiome gemeinsam behandelt. Mit eingeschlossen in dieses Kapitel werden außerdem die erworbenen arteriovenösen Fisteln und die Gefäßgeschwülste.

1 Diagnostik

Beschwerden: Insbesondere bei den arteriovenösen Fisteln muß zwischen lokalen Beschwerden und den Allgemeinbeschwerden, die durch das vom Herzen zu bewältigende Shuntvolumen bedingt sind, unterschieden werden. Lokale Beschwerden können bei Hämangiomen und atypischen Varizenpolstern (im Rahmen von arteriovenösen Fisteln) vor allem dann auftreten, wenn sie an exponierten Stellen (Gelenkbeugen, Handinnenfläche, Augenlider, Mund) lokalisiert sind, wo sie Bewegungen beeinträchtigen oder bei Bagatellverletzungen rezidivierend bluten. Im Vordergrund steht aber meist die kosmetische Beeinträchtigung. Bei arteriovenösen Fisteln können zusätzlich pulsatile Sensationen lästig werden; so wird im Kopfbereich das Fistelgeräusch oft auch vom Patienten als lästi-

ges Dauergeräusch wahrgenommen. Trophische Störungen sowohl durch Ischämie distal der arteriovenösen Shuntstelle als auch durch venösen Stau distal der arterialisierten Venen können bei der arteriovenösen Fistel im Extremitätenbereich vordergründig werden. Verdrängungserscheinungen durch Hämangiome oder arteriovenöse Fisteln werden vor allem bei intrakraniellem Sitz beobachtet.

Die hauptsächlichen Beschwerden bei größeren arteriovenösen Fisteln sind meist durch ihre kardiovaskulären Fernwirkungen verursacht: Die chronische Volumenbelastung des Herzens, zunächst nur als Palpitationen empfunden, führt zu zunehmender Linksinsuffizienz mit Belastungsdyspnoe, Belastungshusten und schließlich zur globalen Herzinsuffizienz.

Befunde: Nachdem das Gros der Hämangiome die Haut betrifft, sind sie überwiegend bereits durch bloße Inspektion zu diagnostizieren; bedingt durch ihren Blutgehalt imponieren sie als hellrote, dunkelrote, blaurote unterschiedlich große Flekken, die teils im Niveau der Haut bleiben, teils darüber erhaben sind. Durch Druck sind sie leicht entleerbar, beim Loslassen kommt es zu prompter Wiederauffüllung. Die Konsistenz ist teils prall, teils schwammartig und wird insbesondere in abhängigen Partien aufgrund des hydrostatischen Druckes von der Körperhaltung mitbestimmt. Bei der arteriovenösen Fistel dominieren häufig atypische Varizen das Bild, die bei der umschriebenen direkten Fistel (Typ I) und beim umschriebenen Längsachsenkurzschluß (Typ III) unter Umständen bereits sichtbar pulsieren (Abb. 23.1). Zu den Varizen gesellen sich bei schweren Formen auch die trophischen Hautstörungen der chronischen venösen Insuffizienz.

▶ *Pathologische Pulsationen und Geräusche, Nicoladoni-Branham-Test.* Während die multiplen Querachsenkurzschlüsse (Typ II) sich meist nur durch indirekte Zeichen andeuten, sind die umschriebene direkte Fistel (Typ I) und der umschriebene Längs-

Typ I   Typ II   Typ III

direkter   multiple   umschriebener
Shunt   Querachsen-   Längsachsen-
                         kurzschlüsse   kurzschluß

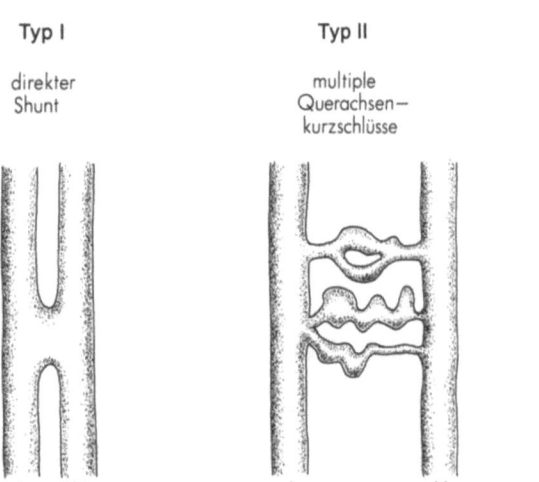

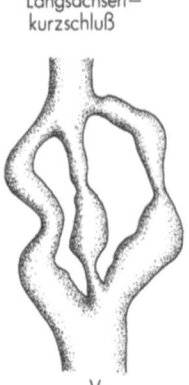

A   V   A   V   V

Abb. 23.1. Einteilung der AV-Fisteln. (Nach Vollmar 1982)

achsenkurzschluß (Typ III) in der Regel an der vermehrten Pulsation der zuführenden Arterie und häufig auch der ableitenden Venen, dem umschriebenen, deutlich tastbaren Schwirren und dem pathognomonischen kontinuierlichen, systolisch akzentuierten Maschinengeräusch leicht als arteriovenöse Fistel zu erkennen. Lassen sich durch Kompression der zuführenden Arterie alle Phänomene zum Verschwinden bringen, ist die Diagnose gesichert (Auslöschphänomen). Bei großen Fisteln führt die Kompression der zuführenden Arterie oder der Fistel selbst außerdem zu einer Verlangsamung der Herzaktion und einem Blutdruckanstieg (Nicoladoni-Branham-Test).

Apparative Untersuchungen
▶ *Dopplersonographisch* läßt sich bei großen arteriovenösen Fisteln über der zuführenden Arterie eine Zunahme vor allem des diastolischen Flusses nachweisen, was vor allem bei klinisch schwer zugänglicher Lokalisation (intrakraniell!) von Bedeutung sein kann. Bei Lokalisation im Extremitätenbereich läßt sich zusätzlich die Fistel selbst als hochfrequentes, kontinuierliches, zischendes Signal darstellen und über den abführenden Venen können erhöhter Fluß und Turbulenzen gezeigt werden.

Bei verstecktem Sitz (intrakraniell, parenchymatöse Abdominalorgane) lassen sich Hämangiome und arteriovenöse Fisteln unter Umständen nur *angiographisch* nachweisen. Die Angiographie ist außerdem meist unabdingbar zur Planung der chirurgischen Sanierung.

In der Regel geben der klinische Lokalbefund und einfache Untersuchungen wie Elektrokardio-gramm, Röntgenbild und Echokardiogramm bereits einen ausreichenden Eindruck von der hämodynamisch-kardialen Bedeutung einer arteriovenösen Fistel. In Grenzfällen kann die *direkte Messung der Shuntvolumina* von Bedeutung sein.

2 Arteriovenöse Fisteln

2.1 Angeborene arteriovenöse Fisteln und Einteilungsprinzipien

Je nach Art der arteriovenösen Kurzschlußverbindung resultieren klinisch typische Bilder, so daß sich die von Vollmar eingeführte Unterteilung in 3 Typen durchgesetzt hat (Abb. 23.1 und Tabelle 23.1).

Beim Typ I besteht eine isolierte, direkte Seit-zu-Seit-Verbindung mit meist großem Shuntvolumen und entsprechenden hämodynamischen Fernwirkungen auf das Herz; die lokalen Erscheinungen sind zwar diagnostisch wichtig, treten aber beim klinischen Gesamtbild eher in den Hintergrund. Kongenital sind diese Formen mit Ausnahme des Ductus arteriosus apertus (Botalli) ausgesprochen selten und betreffen dann vor allem die mittelgroßen Arterien (Aa. femoralis, brachialis, carotis). Typ I ist vor allem der Prototyp der erworbenen arteriovenösen Fistel.

Häufigste angeborene Form ist der Typ II. Er ist charakterisiert durch indirekte, fast immer multiple Querachsenkurzschlüsse, die in der Regel ein

Tabelle 23.1. Arteriovenöse Fisteln

1. Angeboren

Typ I: Umschriebene direkte Fistel (Typ Ductus Botalli)
Typ II: Multiple Querachsenkurzschlüsse (Typ F.P. Weber)
Typ III: Umschriebener Längsachsenkurzschluß (tumoröser Typ, Rankenangiom)

2. Erworben (alle Typ I)

Penetrierende Verletzung: Knochensplitter, Stich, Schuß
Iatrogen: Katheterismus, Operation
Spontan: Aneurysmaruptur, gefäßreiche Tumoren

ganzes, mehr oder weniger ausgedehntes Gefäßgebiet (oft eine ganze Extremität oder eine ganze Körperhälfte!) betreffen. Klinisch imponieren sie als hämangiomatöse Durchsetzung ganzer Weichteil- oder Skelettabschnitte; die zwar multiplen, aber kleinen arteriovenösen Kurzschlußverbindungen offenbaren sich lokal meist nicht direkt, sondern müssen angiographisch gezielt gesucht werden. Indirekte Hinweise sind „atypische" Varizen (d.h. Varizen in atypischer Lokalisation, in atypischem Lebensalter, häufig beetartig, gelegentlich pulsierend) und gelegentlich Größenzunahme bis zum Riesenwuchs der betroffenen Extremität (F.P. Weber-Syndrom). Hauptsächlicher Sitz sind die Extremitäten. Häufig ist eine Kombination mit anderen Gefäßmißbildungen (s. Abschnitt 4). Fernwirkungen auf das Herz hängen vom Gesamtkurzschlußvolumen ab.

Der lokalisierte Längsachsenkurzschluß des Typ III ist nach langsamer Progredienz oft erst im mittleren und höheren Lebensalter voll ausgeprägt und führt dann unter umschriebener Aufweitung der zuführenden Arterien und ableitenden Venen zum Bild eines pulsierenden Gefäßtumors. Bevorzugter Sitz ist der Kopfbereich einschließlich Gehirn. Bei Befall der A. temporalis superficialis kann es zur monströsen Ausweitung der Kopfschwartengefäße kommen, der eindrucksvollsten Form des Typs III, die früher als Rankenangiom (Angioma racemosum, Angioma oder Aneurysma cirsoideum) bezeichnet wurde. Fernwirkungen auf das Herz sind beim Typ III eher selten.

2.2 Erworbene arteriovenöse Fisteln

Angeborene und erworbene arteriovenöse Fisteln werden etwa gleich häufig angetroffen. Aufgrund ihrer meist traumatischen Genese findet sich in

und nach Kriegen aber jeweils eine Zunahme der erworbenen Fisteln um ein Vielfaches, so daß sie dann zahlenmäßig weit überwiegen. Über 95% der erworbenen arteriovenösen Fisteln entstehen durch Trauma: scharfe Knochenfragmente nach Fraktur (Schädelbasis, Extremitäten), Stichverletzungen, Schußverletzungen. Auch die iatrogenen Fisteln gehören hierher. Sie entstehen meist durch gleichzeitige scharfe Verletzung von benachbarter Arterie und Vene (Punktion: Katheterismus, Arteriographie; Skalpell oder scharfe Haken: intraoperativ). Auch nach Sammelligatur von Arterie und Vene kann es zur Fistel kommen (Strumektomie, Lungenlappenresektion, Splenektomie etc.). Gezielt werden arteriovenöse Fisteln zur Dialyse bei chronischer Niereninsuffizienz (Ciminofistel) oder im Rahmen von Gefäßrekonstruktionen zur Verbesserung der Offenquoten (venöse Thrombektomie im Beckenbereich, femorokruraler Bypaß) angelegt. Selten entstehen arteriovenöse Fisteln spontan etwa durch Ruptur eines Aneurysma in eine Vene (meist mykotisches oder syphilitisches Aneurysma, seltener beim arteriosklerotischen Aneurysma) oder in gefäßreichen Tumoren. Entsprechend dem Entstehungsmechanismus können erworbene arteriovenöse Fisteln zwar überall lokalisiert sein, es findet sich aber eine ausgesprochene Häufung in exponierteren Körperpartien, also unterer Extremität (Leiste, Oberschenkel, Kniekehle), oberer Extremität (Schultergürtel und Oberarm) und Kopfbereich.

3 Naevus Teleangiectaticus und Hämangiome

Es handelt sich um kongenitale Entwicklungsstörungen, die zu 75% der Fälle schon bei der Geburt auffallen (Tabelle 23.2). Die früher auch als plane Hämangiome bezeichneten Feuermäler werden, da keine Gefäßproliferate bestehen, zu den Naevi gerechnet und von den Hämangiomen im eigentlichen Sinne abgegrenzt. Letztere sind Geschwülste im Sinne eines vaskulären Hamartoms.

Naevus teleangiectaticus (Feuermal, Weinfleck, Naevus flammeus, früher: planes Hämangiom)

Beim Naevus teleangiectaticus handelt es sich um angeborene Kapillarektasien in Kutis und Subkutis, die aufgrund ihrer Blutfülle als scharf begrenzte, blaßrote bis tief dunkelrote Flecken imponieren, die das Hautniveau nicht überragen. Nach ihrem biologisch völlig unterschiedlichen Verhal-

Tabelle 23.2. Naevus teleangiectaticus and Hämangiome

1. *Naevus teleangiectaticus* (Naevus flammeus, Feuermal, Weinflecke)
   Naevus flammeus lateralis
   Naevus flammeus medialis (Storchenbiß, Lachsmal)
2. *Hämangiome* (Blutschwamm)
   Histologische Typisierung:
       kapillär, kavernös, gemischt
   klinische Typisierung der Hämangiome des Integuments:
       Plan und planotuberös (intrakutan, überwiegend kapillär)
       Nodös und tuberonodös (intra- und subkutan, überwiegend kavernös)
3. *Sonderformen und Syndrome*
   Angiokeratom Mibelli
   Kasabach-Merritt-Syndrom
   Hämangiomatose Rendu-Osler-Weber (M. Osler-Rendu)
   Hippel-Lindau Syndrom
   Sturge-Weber-Krabbe Syndrom
   Maffucci-Syndrom

thrombosierung zur Verbrauchskoagulopathie mit Thrombozytopenie und Fibrinogenmangel mit entsprechender Blutungsneigung kommen (Kasabach-Merritt-Syndrom). Bei der autosomal-dominant vererbten Hämangiomatose (M. Osler-Rendu) sind multiple, punktförmige Teleangiektasien in der Nähe der Haut-Schleimhaut-Übergänge (Mund, Nase, After, Urogenitaltrakt) mit multiplen, meist kapillären linsen- bis erbsgroßen Hämangiomen vor allem des Magen-Darm-Traktes und der Leber vergesellschaftet; führendes klinisches Symptom sind rezidivierende Blutungen vor allem im Bereich der Schleimhäute. Beim Sturge-Weber-Krabbe-Syndrom handelt es sich um einen blassen Naevus flammeus des Gesichts (meist im Versorgungsgebiet des Stirnastes des N. trigeminus), ein Glaukom des gleichseitigen Auges bei Aderhauthämangiom und Hämangiome der Meningen. Das Hippel-Lindau-Syndrom ist durch Hämangiome der Retina und des Kleinhirns charakterisiert; öfters bestehen zusätzlich Hämangiome der Haut. Bei der Haemangiomatosis chondro-dystrophica (Maffucci-Syndrom) sind Hämangiome der Haut mit Knorpel-Knochen-Dysplasien der Extremitäten vergesellschaftet.

ten unterscheidet man den Naevus teleangiectaticus medialis vom Naevus teleangiectaticus lateralis. Der Naevus teleangiectaticus medialis ist im Bereich der Mittellinie oder paramedian, meist an Stirn, Nasenwurzel oder im Nacken (Storchenbiß) lokalisiert, seine Farbe ist eher blasser (Lachsmal), seine Begrenzung nicht ganz scharf und er neigt zur Spontanrückbildung während der ersten Lebensjahre. Der Naevus teleangiectaticus lateralis, der häufig dem Innervationsgebiet bestimmter Nerven folgt, ist dagegen oft tiefrot und scharf begrenzt, in etwa 3/4 der Fälle ist er im Sinne komplexer Angiophakomatosen mit weiteren Gefäßmißbildungen wie Angiomen und arteriovenösen Fisteln vergesellschaftet (s. 4!) und neigt nur wenig zur Spontanrückbildung.

4 Angiodysplasie mit Riesenwuchs

Die Angiodysplasien mit Riesenwuchs stellen komplexe Mißbildungen dar, bei denen Hämangiome der Haut und der Weichteile, atypische Varizen und arteriovenöse Fisteln in unterschiedlicher Kombination gemeinsam mit Riesenwuchs der betroffenen Extremität(en) auftreten. Nach den Erstbeschreibern Klippel und Trenaunay (1900) sowie F.P. Weber (1905 und 1918) wird der Symptomenkomplex häufig mit dem Namen aller 3 Autoren belegt, obwohl F.P. Weber ein Charakteristikum beschrieb, welches das nach ihm zu benennende Syndrom klar vom Klippel-Trenaunay-Syndrom abgrenzt: Das Vorhandensein multipler arteriovenöser Fisteln.

Hämangiom (Blutschwamm)

Nach dem histologischen Aspekt wird zwischen dem kapillären Hämangiom (Haemangioma capillare aut simplex) und dem kavernösen Hämangiom (Haemangioma cavernosum aut venosum) unterschieden; häufig sind auch histologische Mischtypen (kapillär-kavernöses Hämangiom, Haemangioma mixtum). Im Bereich der Haut wird das im Niveau der Kutis liegende plane oder sie leicht überragende planotuberöse, meist kapilläre Hämangiom von dem teils subkutan, teils intrakutan liegenden nodösen oder tubernodösen, meist kavernösen Hämangiom abgegrenzt. Bevorzugte Lokalisation für beide Gruppen sind Kopf und Hals (etwa Hälfte der Fälle), dann folgen Rumpf und Extremitäten. Von den inneren Organen werden vor allem Leber und Magen-Darm-Kanal sowie die Nieren betroffen.

Klippel-Trenaunay-Syndrom

Meist dysproportionierter Riesenwuchs einer oder mehrerer Extremitäten mit multiplen, atypischen Varizen. Fast immer bestehen zusätzliche Hämangiome der Haut und/oder Weichteile der betroffenen Extremität.

F.P. Weber-Syndrom

Meist proportionierter Riesenwuchs einer oder mehrerer Extremitäten bei multiplen arteriovenösen Fisteln vom Typ II (Querachsenkurzschlüsse). Bei etwa der Hälfte der Fälle bestehen zusätzliche Hämangiome und atypische Varizen.

Sonderformen

Das oft an Handrücken und Hoden lokalisierte, hirsekorngroße Angiokeratom (Mibelli) zeichnet sich durch seine oberflächliche Verhornungstendenz aus. In sehr ausgedehnten kavernösen Angiomen kann es durch ständige Mikro-

5 Gefäßtumoren

Sieht man von den als Hamartomen einzustufenden Hämangiomen ab, so sind echte Gefäßtumoren selten. Zu nennen sind hier vor allem der gutartige Glomustumor, der meist gutartige Karotisglomustumor (Chemodektom) und die hochmalignen, verschiedenen Hämangiosarkome.

Glomustumor

Ausgangspunkt der Glomustumoren sind die epitheloidzellhaltigen, arteriovenösen Knäuelanastomosen (Glomusorgan, Hoyer-Grosser-Organe). Ihre hauptsächliche Lokalisation sind dementsprechend das Nagelbett und die Fingerbeeren. Die kleinen Tumoren sind häufig weder sicht- noch tastbar und manifestieren sich lediglich durch ihre umschriebene Druck- oder Temperaturschmerzhaftigkeit. Differentialdiagnostisch sind subunguale Melanomknötchen, sowie septische Metastasen im Kapillarnetz der Finger bzw. Zehen abzugrenzen.

Karotisglomustumor
(Glomustumor der Karotis, Chemodektom)

Der Karotisglomustumor hat trotz des ähnlichen Namens keine Verwandtschaft mit dem oben beschriebenen Glomustumor. Der Karotisglomustumor geht von dem in der Adventitita der Karotisgabel gelegenen Glomus caroticum aus, einem nichtchromaffinen Paraganglion. Wegen seiner als Chemorezeptoren interpretierten Epitheloidzellen wird der hiervon ausgehende Karotisglomustumor auch als Chemodektom bezeichnet. Er imponiert als lateraler Halstumor und muß somit in die Differentialdiagnose aller dort lokalisierten Tumoren und Fisteln einbezogen werden (Lymphom, ekto-

per Strumaknoten, Zyste); wegen der mitgeteilten arteriellen Pulsationen wird er gelegentlich auch mit einem Karotisaneurysma verwechselt. Das Gros der Karotisglomustumoren ist gutartig, vereinzelt wurde aber auch eine Metastasierung beobachtet, so daß die chirurgische Sanierung zwingend ist. Diagnostisch wegweisend ist die Karotisangiographie.

Hämangiosarkome

Hämangiosarkome sind sehr seltene Gefäßtumoren, die nach ihrem feingeweblichen Ausgangsort in Hämangioendotheliosarkom, Hämangioleiomyosarkom und Hämangioperizytosarkom unterteilt werden können. Sie weisen keine topographischen Präferenzen auf und können sich als Raumforderung oder – bei primär endophytischem Wachstum – als arterielle Verschlußkrankheit manifestieren.

Seltene Blutgefäßtumoren
(histologisch abgrenzbare, gutartige)

Der Vollständigkeit halber seien noch aufgeführt: Hämangioperizytom, Angiomyom, sklerosierendes Hämangiom (Histozytom), Gemmangiom.

6 Literatur

Kappert A (1984) Lehrbuch und Atlas der Angiologie. Huber, Bern
Schobinger RA (1977) Periphere Angiodysplasien. Huber, Bern
Vollmar J (1982) Rekonstruktive Chirurgie der Arterien. Thieme, Stuttgart

Kapitel 24 Störungen der venösen Durchblutung und des Lymphabflusses

W. Theiss

Tabelle 24.1. Symptome bei tiefer Venenthrombose

- Schmerz an thrombosierten Venen
  Fußsohle (Payr)
  Zwischen Gastroknemiusköpfen (Neuhof)
  Dehnung der V. poplitea durch Überstrecken des Knies (Sigg)
  Adduktorenkanal
  Leiste (Rielander)

- Wadenschmerz und -fülle (subfasziales Ödem)
  Bei Schütteln und Druck
  Bei Kompression mit Blutdruckmanschette (Lowenberg)
  Bei Dorsalflexion des Fußes (Homans)

- Schwellung (epifasziales Ödem)

- Verstärkte Venenzeichnung (Pratt-Warnvenen)

- Zyanotische Verfärbung im Stehen

- Allgemeinsymptome
  Subfebrile Temperatur (Michaelis)
  Kletterpuls (Mahler)
  Konstant erhöhte Pulsfrequenz

Wegen ihrer klinischen Ähnlichkeiten bei akuter wie auch bei chronischer Erkrankung werden die Störungen der venösen Durchblutung und des Lymphabflusses gemeinsam besprochen. Die akuten Krankheitsbilder sind beherrscht von den Leitsymptomen Schmerz und Entzündung, die chronischen vom Hauptmerkmal Schwellneigung. Bei der tiefen Venenthrombose treten beide Komplexe im Verein auf.

Nachdem vor allem die Extremitäten betroffen sind, reduziert sich das Thema weitgehend auf die akut, schmerzhaft entzündete Extremität und die chronisch geschwollene Extremität.

1 Diagnostik

1.1 Beschwerden und klinische Befunde

▶ *Schmerz:* Lymphangitis und Thrombophlebitis sind in der Regel von ausgeprägter Berührungsempfindlichkeit und Spontanschmerz begleitet, die sich im wesentlichen auf die sicht- und fühlbar entzündeten Areale beschränken. Ähnliches gilt für das Erysipel. Demgegenüber ist der Schmerz der tiefen Venenthrombose weniger ausgeprägt, dumpfer und nicht so exakt begrenzt; oft wird er mehr als Schweregefühl oder Völlegefühl empfunden oder einfach muskelkaterartig; bei rasch entstandener, ausgedehnter Thrombose kann er aber als typischer „Berstungsschmerz" sehr intensiv sein. Betont wird er bei Belastung der Extremität und bei bestimmten Funktionsprüfungen, mit denen sich die Namen zahlloser Phlebologen verbinden (Auswahl in Tabelle 24.1) und die sich letztlich alle darauf reduzieren, daß Druck auf thrombosierte tiefe Venen oder auf ödematös gestaute Muskellogen Schmerz auslöst. Kein Schmerz findet sich dagegen bei der blanden Varikosis und beim Lymphödem; auch beim postthrombotischen Syndrom fehlen echte Schmerzen meist, beklagt werden eher Völlegefühl und Schwere. Ganz selten kommt es beim postthrombotischen Syndrom zur „Claudicatio venosa", einem beim Gehen auftretenden, heftigen muskulären Schmerz, der durch

starken Blutstau der in der Faszie volumenbe-
schränkten Muskulatur bedingt ist und den Patienten nach unterschiedlich langer Gehstrecke zum
Stehenbleiben zwingt.

▶ *Schwellung*: Phlebitis und Lymphangitis führen
allenfalls zu einer umschriebenen strangartigen,
entzündlichen Schwellung im Verlauf der betroffenen Vene oder des betroffenen Lymphgefäßes.
Beim Erysipel ist die entzündliche, rötlich bis dü-
sterrot verfärbte Schwellung flächenhafter und
umfaßt meist socken- oder strumpfartig die ganze
Extremitätenzirkumferenz. Wie bei Phlebitis und
Lymphangitis ist sie auf die Oberfläche beschränkt
und mehr oder weniger scharf von der benachbarten, gesunden Haut abgegrenzt. Ausgeprägte Beinödeme treten bei unkomplizierter primärer Varikosis nur in fortgeschrittenen Stadien mit multiplen,
großen Perforansinsuffizienzen und sekundärer
Klappeninsuffizienz der tiefen Venen auf; die vermehrte Blutfülle aufgrund der erhöhten venösen
Kapazität bedingt aber eine Volumenzunahme der
betroffenen Extremität im Stehen und Sitzen, die
durch Hochlagern prompt zu beseitigen ist. Die
tiefe Venenthrombose größerer, proximaler Extremitätenvenen führt sowohl zum subfaszialen
Ödem der Muskulatur (vermehrte Konsistenz, verringertes Ballottement) wie auch zum epifaszialen
Ödem, welches weich, leicht eindrückbar und del-
lenbildend ist. Dagegen ist das chronische Ödem
des postthrombotischen Syndroms und mehr noch
das chronische Lymphödem aufgrund allmählich
zunehmender Fibrosierungsvorgänge eher derb.

Charakteristisch für das primäre Lymphödem
ist sein Beginn am Fußrücken, der beim harmlosen
Lipödem (= Fettbein) immer ausgespart bleibt; die
Haut der wurstförmig verdickten Zehen wird un-
elastisch und läßt sich nicht mehr in Falten abheben. Bei fortschreitendem Lymphödem kommt es
dann zur typischen Säulenform des Beines, in Extremfällen mit lappenartig überhängenden Haut-
wülsten (Elephantenbein, Elephantiasis). Liegt
beim sekundären Lymphödem das Abflußhinder-
nis zentral (retroperitoneale Lymphknotenmetastasen, Bestrahlung oder Ausräumung der Axilla
beim Mammakarzinom) so beginnt die Schwellung
häufig im zentralen Extremitätenabschnitt (rhizo-
meles Lymphödem).

Über die Differentialdiagnose der Extremitätenschwellung unterrichtet Tabelle 24.2. Als erste
Orientierungshilfe dient die Einteilung in einseitige
(lokal bedingte) und zweiseitige (allgemein bedingte) Schwellungszustände. Einschränkend muß

Tabelle 24.2. Differentialdiagnose der Extremitätenschwellung

Postthrombotisches Syndrom	
Venenkompression:	Tumor, Hämatom, Baker-Zyste, retroperitoneale Fibrose
Lymphödem:	primär oder sekundär
Entzündliche Schwellung:	Erysipel, Phlegmone
Posttraumatische Schwellung	
Statisches Ödem:	Paresen, langes Sitzen und Stehen
Abschnürung:	Bandagen, enge Kleidung, Selbststau-Artefakt
Lipödem	
Myxödem:	Hypothyreose
Generalisierte Ödeme:	kardial, nephrogen, Eiweißmangel

aber gesagt werden, daß zum einen lokale bedingte
Schwellungszustände natürlich auch gleichzeitig
beidseits auftreten können und daß zum anderen
allgemein bedingte Schwellungszustände wegen
der asymmetrischen venösen Entsorgung der Beine
(Venensporn, Überkreuzung der linken V. iliaca
communis durch die rechte A. iliaca communis)
häufig eine deutliche Linksbetonung aufweisen.

▶ *Hautfarbe und Temperatur*: Phlebitis,
Lymphangitis und Erysipel sind durch entzündliche Rötung und Überwärmung gekennzeichnet.
Bei tiefer Venenthrombose und postthromboti-
schem Syndrom kommt es zu einer diskreten Zyanose der betroffenen Extremität, die im Liegen allenfalls während der Akutphase manifest und
sonst erst im Stehen deutlich erkennbar ist („Strö-
mungszyanose"); aufgrund der vermehrten Blutfülle ist die betroffene Extremität leicht über-
wärmt. Täuschend ähnliche zyanotische Verfärbungen treten aufgrund von Tonusveränderungen
im Bereich der Mikrozirkulation nach Extremitä-
tentrauma auf, in besonders extremer Form bei
der Sudeck-Dystrophie; nach anfänglicher Überwärmung ist die Extremität hier aber später eher
kühl. Beim reinen Lymphödem ist die Extremität
blaß und kühl, da die Wassereinlagerung in den
oberflächlichen Hautschichten bezüglich Blutfarbe
und -temperatur wie ein Filter wirkt.

▶ *Venenzeichnung*: Primäre Varikosis und die damit verbundene pathologische Venenzeichnung
sind zu häufige Befunde, als daß man Beschwerden
in den Extremitäten jeweils von vornherein damit
in Verbindung bringen könnte. Tritt eine verstärkte Venenzeichnung jedoch an ungewöhnlicher

Stelle auf, können daraus wertvolle Hinweise auf eine thrombotische Verlegung der tiefen Venen gewonnen werden. Beispiele: Präpubisch zur Gegenseite überkreuzende oder im Leistenbereich zum unteren Abdomen ziehende Venen bei der Beckenvenenthrombose; vermehrte Venenzeichnung im Schulterbereich und der oberen Thoraxwand bei der Thrombose der V. subclavia; vermehrt hervortretende prätibiale Venen (Pratt-Warnvene) bei Unter- und Oberschenkelvenenthrombose.

▶ **Trophische Hautveränderungen und Ulzera:** Die chronische venöse Stauung (bei lokaler wie auch bei kardialer Ursache!) führt zu typischen Hautveränderungen wie Hämosiderose, Dermatosklerose mit Elastizitätsverlust und Hyperkeratose. Häufig treten Epidermitis, Stauungsekzem und bakterielle oder mykotische Superinfektion komplizierend hinzu. Kleine Hautinfarkte heilen unter Hinterlassung kleiner avaskulärer Narben ab (Atrophie blanche), die isoliert oder netzartig in Feldern angeordnet sein können. Bevorzugte Lokalisation dieser Veränderungen ist der Hautbezirk hinter dem Innenknöchel, sie können aber auch in der Gegend des Außenknöchels, prätibial oder am Fußrücken vorkommen; bei starker Ausprägung umfassen sie manschettenartig den ganzen Unterschenkel. Oft nach Bagatellverletzungen kommt es schließlich über eine schlecht heilende Wunde zum venösen Beingeschwür, dessen typischer Sitz ebenfalls hinter dem Innenknöchel ist, oft im Bereich einer Cockett-Perforansinsuffizienz, und das auch bei großer Ausdehnung und Tiefe relativ wenig schmerzt, sofern in seiner Umgebung keine ausgeprägte Hypodermitis besteht. Typischer Sitz, umgebende Hautveränderungen und die anamnestische Angabe chronischer Venenprobleme lassen häufig auf Anhieb eine Abgrenzung von Beinulzera sonstiger Genese zu; vereinzelt kann sich die Differentialdiagnose aber ausgesprochen schwierig gestalten (Tabelle 24.3).

In schweren Fällen von Lymphödem kann es zu ausgeprägten, teils flächenhaft warzenartigen Hyperkeratosen kommen, die unter Krustenbildung nässend zerfallen und zu Erosionen und Rhagaden prädisponieren.

1.2 Apparative Untersuchungen

Während die hier zu besprechenden akuten Entzündungen, die primäre Varikosis und das Lymphödem aufgrund ihres typischen klinischen

Tabelle 24.3. Differentialdiagnose der Beingeschwüre

Venös:	postthrombotisches Syndrom, primäre Varikosis
Ischämisch:	Periphere arterielle Verschlußkrankheit; diabetische und hypertensive Mikroangiopathie; livedoide Vaskulitis
Kollagenose:	Systemischer Lupus erythematodes, Sklerodermie, Periarteriitis nodosa
Infektiös:	Tuberkulose, Lues, Leishmaniose, Lepra
Neoplastisch:	Basaliom, Sarkom
Hämatogen:	Polyzythämie, Kugel- und Sichelzellanämie
Posttraumatisch:	mechanisch, thermisch, aktinisch; Artefakt
Trophoneurotisch:	Tabes dorsalis, Neuropathie

Bildes allein durch die körperliche Untersuchung mit großer Sicherheit diagnostiziert werden können, müssen bei Verdacht auf tiefe Venenthrombose oder postthrombotisches Syndrom Durchgängigkeit und Klappenfunktion der tiefen, subfaszialen Venen stets apparativ überprüft werden. Selbst von erfahrenen Untersuchern werden sonst bei rein klinischer Diagnose für die tiefe Venenthrombose 30–50% falsch-positive und falsch-negative Ergebnisse angegeben!

▶ **Ultraschall-Doppler:** Wie bei den Arterien läßt sich auch an den Venen durch die Frequenzverschiebung von Ultraschall, der an bewegten Grenzflächen (Erythrozytenmembran) reflektiert wird, über den Dopplereffekt die Strömungsgeschwindigkeit ermitteln. Diese weist bei unbehindertem Abstrom spontane, atemsynchrone Schwankungen („s-sounds" = spontaneous sounds) und durch Kompression induzierte Flußspitzen („a-sounds" = augmented sounds) auf, welche bei Verlegung der tiefen Venen verschwinden oder nur in veränderter Form nachweisbar sind. Bei Ableitung in der Leistengegend (V. femoralis), der Kniekehle (V. poplitea) und hinter dem Innenknöchel (V. tibialis posterior) lassen sich bei einer Spezifität um 70–90% Thrombosen im Becken- und Oberschenkelbereich mit einer Sensitivität von über 90% und im Unterschenkelbereich von 50–75% nachweisen. Mit mindestens gleich großer Sicherheit wie im Beckenbereich lassen sich dopplersonographisch auch tiefe Venenthrombosen des Schultergürtels feststellen. Beim postthrombotischen Syndrom finden sich neben analogen Abflußbehinderungen auch Klappenschäden, die sich durch pathologische Refluxphänomene ebenfalls mit direktionalem Ultraschall-Doppler nachweisen lassen.

▶ *Sonstige nichtinvasive Untersuchungsmethoden der Venen:* Aufgrund der einfachen Handhabung und des geringen apparativen Aufwandes hat die Ultraschalldoppleruntersuchung im deutschsprachigen Raum die Venenverschlußplethysmographie verdrängt, die bei zentralen Thrombosen ähnliche Sensitivität und Spezifität besitzt, bei peripheren Thrombosen aber schlechter abschneidet. Thermographie und Lichtreflexionsrheographie sind in der Thrombosediagnostik zu unzuverlässig. Der Radiofibrinogentest wird vor allem als Screeningtest bei wissenschaftlichen Fragestellungen (Thromboseprophylaxe) eingesetzt, andere Isotopenmethoden (Plasmin-uptake-Test, Plasminogen-uptake-Test) finden sich noch in Erprobung. Die Venendruckmessung unter Belastung (Phlebodynamometrie) eignet sich besonders zur objektiven Beurteilung postthrombotischer Zustände bei Begutachtung oder wissenschaftlicher Fragestellung.

▶ *Phlebographie:* Angesichts der oben angeführten Unsicherheiten sollte bei ausreichendem klinischem und nichtinvasiv apparativem Verdacht sowie bei unklaren Fällen im Regelfall die definitive Diagnosesicherung mittels Phlebographie angestrebt werden. Diese erfolgt an der unteren Extremität meist nach Kontrastmittelinjektion in eine Fußrückenvene als aszendierende Phlebographie mit Anfertigung von Zielaufnahmen unter Durchleuchtungskontrolle (Phleboskopie), seltener als retrograde Preßphlebographie nach Kontrastmittelinjektion in die V. femoralis in der Leistenbeuge (zur Darstellung von Klappeninsuffizienzen und Perforansinsuffizienzen). An der oberen Extremität wird die Untersuchung meist ohne Durchleuchtung als Serienphlebographie ausgeführt.

▶ *Untersuchung des Lymphabflusses:* Während bei der Diagnostik von Lymphknotentumoren die Lymphangiographie eine Routinemethode darstellt, ist bei Lymphödemen die Injektion öliger Kontrastmittel kontraindiziert, da sie zu ausgeprägten Verschlimmerungen des Stauungszustandes führen kann. Einen Ausweg bilden hier vielleicht neuere wasserlösliche Kontrastmittel, aber meist wird man sich mit der klinischen Diagnose begnügen. Eine gewisse Zusatzinformation gibt die interdigitale Injektion von Methylenblau, die im typischen Falle das Lymphödem durch löschblattartiges Auslaufen des initialen Farbdepots sowie durch Wiederauftauchen des Farbstoffes in größerem Abstand vom Injektionsort („dermal backflow") anzeigt (Farbstofftest, Methylenblautest). Bei spezieller Fragestellung (operative Sanierung durch Lymphgefäßtransplantation oder lymphatikovenöse Anastomose) lassen sich mit Isotopenmethoden die Lymphbahnen darstellen und der Lymphstrom quantifzieren.

2 Akute Erkrankungen

2.1 Phlebitis und Varikophlebitis

Die akute Entzündung oberflächlicher, epifaszialer Venen kann sich an primär gesunden Venen abspielen (Phlebitis, Thrombophlebitis); weit häufiger tritt sie aber an varikös veränderten Venen auf (Varikophlebitis). Häufigste Lokalisation ist dementsprechend die untere Extremität. Weitere prädisponierende Faktoren sind Bettlägerigkeit und Adipositas, vereinzelt sind größere körperliche Belastungen der Auslöser. Eine zunehmende Bedeutung erlangen die iatrogenen Phlebitiden nach intravenöser oder paravenöser Injektion venenirritierender Medikamente und vor allem nach intravenösen Verweilkanülen, Kathetern und passageren Herzschrittmachersonden. Oberflächliche Phlebitiden verursachen keine Lungenembolien; auch eine bleibende venöse Abflußbehinderung ist nicht zu erwarten, da die venöse Drainage der Extremitäten im wesentlichen über die tiefen, subfaszialen Venen erfolgt. Obwohl schmerzhaft, ist die oberflächliche Thrombophlebitis also eine harmlose Erkrankung, solange sie nicht infiziert ist (septische Thrombophlebitis) und nicht auf die tiefen Venen übergreift. Letzteres wird im wesentlichen nur bei Befall des Mündungsbereiches der V. saphena magna und parva beobachtet.

Septische Phlebitis

Septische, bakteriell infizierte Phlebitiden führen neben den entzündlichen Lokalsymptomen zu allgemeinen septischen Erscheinungen im Sinne von Fieber, Schüttelfrost, Tachykardie und serologischen Entzündungserscheinungen. Aufgrund septischer Streuung (Lungenabszesse, Hirnabszesse) können sie akut lebensbedrohlich werden. Ursächlich kamen früher hauptsächlich benachbarte infizierte Wunden, Ulzera etc. in Frage; heute dominieren iatrogene Komplikationen nach Katheterismus, vor allem bei abwehrgeschwächten Patienten.

Phlebitis saltans, Phlebitis migrans

Chronisch rezidivierende, spontan auftretende Phlebitiden an primär gesunden Venen können unter dem Bilde der Phlebitis saltans (Befall unterschiedlicher Extremitäten in zufälliger Reihenfolge) oder der Phlebitis migrans („Wandern" der Phlebitis während Wochen und Monaten im Bereich der gleichen Extremität) auftreten. Sie sollten immer den Verdacht auf eine Grundkrankheit nahelegen. Am häufigsten handelt es sich um eine venöse Manifestation der Endangiitis obliterans (M. Winiwarter-Buerger), jüngere Männer mit Nikotinabusus stellen daher das Hauptkontingent. Seltenere Ursachen sind Lupus erythematodes und M. Behçet. Ausgesprochene Seltenheiten sind – entgegen landläufiger Meinung – paraneoplastische Phlebitiden.

Morbus Mondor

Relative blande verlaufende Thrombophlebitiden im Bereich der V. thoracicoepigastrica oder im Bereich anderer Venen der lateralen Thoraxwand werden als Mondor-Krankheit bezeichnet. Sie unterscheiden sich von anderen Phlebitiden im wesentlichen durch die ungewöhnliche Lokalisation; Grunderkrankungen finden sich im typischen Falle nicht.

2.2 Akute tiefe Venenthrombose

Von der harmlosen, oberflächlichen Thrombophlebitis muß der weitaus bedeutsamere thrombotische Verschluß tiefer subfaszialer Extremitätenvenen und größerer Organvenen klar abgegrenzt werden: Die akute tiefe Venenthrombose stellt wegen der Gefahr einer Lungenembolie stets eine vitale Bedrohung dar und führt – da sie meist die venöse Hauptachse einer Extremität betrifft – in der Mehrzahl der ausgedehnteren Thrombosen zu chronischen venösen Stauungszuständen im Sinne des postthrombotischen Syndromes.

2.2.1 Becken-Bein-Venenthrombose

Weit über 90% aller tiefen Venenthrombosen spielen sich im Becken- und Beinbereich ab. Exakte Inzidenzzahlen fehlen, da zum einen viele tiefe Venenthrombosen klinisch unbemerkt bleiben, zum anderen vor allem in der älteren Literatur oberflächliche Thrombophlebitis und tiefe Venenthrombose trotz unterschiedlicher Bedeutung oft nicht ausreichend auseinander gehalten werden. Es handelt sich aber auf jeden Fall um eine häufige Erkrankung, nachdem bereits im mittleren Erwachsenenalter 1–2% der Bevölkerung an einem

Tabelle 24.4. Prädisponierende Faktoren für tiefe Venenthrombose

Immobilisierung: Bettruhe, Gips, Schiene, langes Sitzen, Herzinsuffizienz, Muskelparesen
Trauma, Operation
Malignom
Hyperkoagulabilität: Mangel an Antithrombin III, Protein C, Protein S; Hypofibrinolyse; Thrombozythämie
Erhöhte Viskosität: Polyzythämia vera, Polyglobulie
Schwangerschaft, Östrogentherapie
M. Cushing, Kortisontherapie
Adipositas
Varikosis
Beckenvenensporn
Früher durchgemachte tiefe Venenthrombose
Alter

postthrombotischen Syndrom leiden. Klinisch folgenlos und unbemerkt ablaufende Venenthrombosen sind sicherlich noch um ein Vielfaches häufiger: mit dem sehr empfindlichen Radiofibrinogentest finden sich bei bettlägerigen internistischen und chirurgischen Patienten in 20–60% der Fälle Beinvenenthrombosen (vor allem im Unterschenkelbereich) und bei etwa 60% aller über 50jährigen lassen sich radiologisch im Beckenbereich Phleboliten nachweisen, von denen angenommen wird, daß sie Überbleibsel alter Thrombosen sind.

Eine eigentliche Ursache läßt sich meist nicht ermitteln, häufig finden sich aber prädisponierende Faktoren (Tabelle 24.4), die sich mehr oder weniger klar der Virchow-Trias zuordnen lassen: Stase, Hyperkoagulabilität und Gefäßwandalteration. Nach der Häufigkeit mit Abstand am wichtigsten sind Bettruhe, insbesondere nach Trauma oder Operation. Bei ambulant erworbener tiefer Venenthrombose lassen sich bei etwa der Hälfte der Patienten keine prädisponierenden Momente eruieren.

Wird eine tiefe Venenthrombose klinisch manifest, so ist gewöhnlich mehr als eine Etage (Unterschenkel, Oberschenkel, Becken) betroffen. Etwa 2/3 nehmen ihren Ausgang vom Unterschenkel (aszendierender Typ), etwa 1/3 vom Becken (deszendierender Typ). Dabei findet sich der deszendierende Typ besonders nach abdominellen Eingriffen und Hüftgelenkoperationen sowie peripartal.

2.2.2 Phlegmasia coerulea dolens

Bei sehr ausgedehnter und sich rasch entwickelnder Massenthrombose aller tiefer Becken-Bein-Venen kann es neben dem venösen Stau auch zur echten Ischämie mit drohender Gangrän kommen.

Der Pathomechanismus ist umstritten; diskutiert wird eine Kompression der Arteriolen, Kapillaren und Venolen durch den massiv erhöhten subfaszialen Druck (im Sinne eines Kompartmentsyndroms); auch ein reflektorischer Arteriospasmus oder eine begleitende arterielle Thrombose sind postuliert worden. Bei dem sehr seltenen Krankheitsbild ist das ganze Bein massiv geschwollen, stark spontan- und berührungsschmerzhaft, zyanotisch verfärbt und eher kühl bis kalt. Ohne prompte Therapie (in der Regel venöse Thrombektomie) drohen Extremitätenverlust und hypovolämischer Schock, bei verzögerter Wiederherstellung der Zirkulation ist der Patient durch die Entwicklung eines Tourniquetsyndroms mit Hyperkaliämie und akutem Nierenversagen gefährdet.

2.2.3 Tiefe Venenthrombose der oberen Extremität

Fast alle tiefen Venenthrombosen der oberen Extremität entstehen entweder im Rahmen eines Schultergürtelkompressionssyndroms oder sie sind iatrogene Komplikationen nach venösen Verweilkathetern und Sonden. Sitz der beim Schultergürtelkompressionssyndrom auftretenden Thrombose ist die V. subclavia im Bereich der kostoklavikulären Enge oder unmittelbar zentral davon ventral des Ansatzes des M. scalenus anterior an der ersten Rippe. Durch peripheres, appositionelles Wachstum wird häufig noch die V. axillaris mitbetroffen; zentralwärts wächst die Thrombose dagegen so gut wie nie über die V. subclavia hinaus, wohl wegen des Spüleffektes durch die V. jugularis interna. Auslöser dieser Form des Subklaviavenenthrombose sind häufig größere Belastungen im Schultergürtelbereich wie langes, schweres Tragen (Rucksack, Schultertasche), sportliche Betätigung (Gewichtheben, Tennis, Squash) oder längere Arbeit über Kopf (Effortthrombose, Paget-von Schroetter-Syndrom); seltenere Ursachen sind Kompression durch überschießende Kallusbildung nach Schlüsselbeinfraktur oder durch Tumoren im Bereich der Pleurakuppe (Pancoast-Tumor) (s. auch Schultergürtelkompressionssyndrom).

Fast genauso häufig wie Effortthrombosen werden mit Zunahme der Intensivmedizin die iatrogenen Thrombosen gesehen. Häufigste Ursache sind lange liegende, zentrale Infusionskatheter, seltener sind Dialysekatheter, Einschwemmkatheter zum kardiologischen Monitoring oder Herzschrittmachersonden der Ausgangspunkt dieser Thrombosen. Häufig kündigt sich die tiefe Venenthrombose zunächst mit einer oberflächlichen Phlebitis in der Nachbarschaft der Punktionsstelle an. Bei zentraler Punktion (V. subclavia, V. jugularis interna) kann die tiefe Thrombose aber auch plötzlich und bei völlig reizfreier Punktionsstelle auftreten, sie nimmt in diesem Fall häufig vom zentralen Katheterende als „Ärmelthrombus" oder als murale Thrombose ihren Ausgang. Symptome macht nur ein Bruchteil dieser Thrombosen. Sie betreffen neben der V. subclavia dann häufig auch Venenabschnitte, wo spontane Venenthrombosen fast nie beobachtet werden: V. brachialis, V. jugularis interna, V. anonyma, obere Hohlvene. Mit klinisch manifesten tiefen Venenthrombosen muß bei zentralen Venenkathetern in bis zu 1% der Patienten gerechnet werden, asymptomatische Thrombosen sind 10- bis 20mal häufiger.

2.2.4 Kavathrombose

Thrombosen der unteren Hohlvene entwickeln sich gewöhnlich über eine proximale Ausbreitung von Becken-Bein-Venenthrombosen. Eine solche Progredienz wird durch zusätzliche Rücken- und Flankenschmerzen, durch Genital- und Bauchwandödeme sowie zusätzliche Nierensymptomatik (Proteinurie) signalisiert. Thrombosen der oberen Hohlvene können durch zentralen Katheterismus entstehen. Jede Kavathrombose sollte zur Suche nach lokalen Thromboseursachen zwingen: Malignome (hypernephroides Karzinom, sowie insbesondere bei oberer Einflußstauung, Bronchialkarzinome und Lymphome); retroperitoneale Fibrose – auch mit Ausbreitung ins Mediastinum; chronische Entzündungen des Retroperitoneums und Mediastinums, Mykosen, Echinokokkus u.a.

Sonographie des Abdomens, Thoraxaufnahmen und Computertomographie sind bei diesen ernsten Komplikationen einer Thrombose dringend angezeigt.

2.2.5 Septische Thrombosen

Wie bei oberflächlichen Venen können sich auch an tiefen Venen oder in unmittelbarer Nachbarschaft von entzündlichen Prozessen (infizierte Wunden, bakterielle Entzündungen im Nasen-Rachen-Raum, Furunkel) septische Thrombosen entwickeln. Sie machen sich weniger durch den venösen Stau, als vielmehr durch die septischen Komplikationen bemerkbar. Sonderformen sind die septischen Thrombosen der Hirnsinus und die puerperale septische Ovarialvenenthrombose. Thrombose der Pfortader: s. 32. Thrombose der Nierenvenen: s. 38.2.5.

2.3 Lymphangitis und Erysipel

Die Lymphangitis entsteht bei lokalen bakteriellen Infekten (Furunkel, Abszeß, infizierte Wunde, Ulkus) und gibt sich als subkutan liegender, dünner, geröteter Strang zu erkennen, der im typischen Fall zu einem entzündlich geschwollenen Lymphknoten zieht. Der entzündliche Strang ist dünner als bei Phlebitis, bleibt meist im Niveau der Haut und ist weniger druckempfindlich.

Bei mehr flächenhafter Ausbreitung der bakteriellen Entzündung in den Lymphspalten der Lederhaut kommt es zum Erysipel (Wundrose, Rotlauf). Die klassische, streptokokkenbedingte Form mit flammender, scharf begrenzter, leicht erhabener Rötung des befallenen Haut- oder Schleimhautareals und hohem Fieber mit Schüttelfrost ist heute meist weniger dramatischen Verläufen mit teilweise auch verändertem Erregerspektrum gewichen. Eine verwandte Erkrankung ist der durch Erysipelothrix rhusiopathiae bedingte Schweinerotlauf (Erysipeloid), wie er gelegentlich bei Fleischern, Tierärzten oder Köchen zur Beobachtung kommt.

Das Erysipel neigt zum Rezidiv und kann dann bei zunehmender Verödung von Lymphspalten und Lymphbahnen zum sekundären Lymphödem führen. Umgekehrt neigen Patienten mit primärer Störung des Lymphabflusses vermehrt zum Erysipel. Häufig lassen sich bei einseitigem Erysipel auch an der nicht erkrankten Extremität Hypoplasien und Dysplasien der Lymphgefäße nachweisen, so daß in vielen Fällen das Erysipel wohl nicht Ursache eines Lymphödems ist, sondern Auslöser für die Manifestation eines bis dahin klinisch inapparenten primären Lymphödems.

3 Chronische Erkrankungen

3.1 Primäre Varikosis

Die primäre Varikosis stellt eine anlagemäßige Wandschwäche der oberflächlichen, epifaszialen Venen dar, die sich im Laufe des Lebens allmählich zunehmend manifestiert und in westlichen Industrienationen im mittleren Erwachsenenalter nahezu 2/3 aller Männer und Frauen gleichermaßen betrifft.

Die betroffenen Venen sind sackförmig oder zylindrisch-tubulär erweitert und häufig geschlängelt. Nach ihrer zunehmenden Bedeutung kann man zwischen den rein intradermalen und harmlosen Ektasien (Besenreiser, Pinselfiguren) und den eigentlichen, subdermal gelegenen Varizen und deren Untergruppen retikuläre Varizen, Seitenastvarizen und Stammvarikosis (V. saphena magna et parva) unterscheiden. Eine Insuffizienz der Venenklappen kann anlagemäßig bedingt sein oder auf einer Agenesie beruhen, sie tritt aber besonders bei Seitenast- und Stammvarikosis auf, vor allem an der Mündungsklappe der V. saphena magna. Folge davon kann eine Ausweitung und Klappeninsuffizienz auch der die epifaszialen mit den subfaszialen Venen verbindenden Vv. perforantes sein.

Bei schwerer primärer Varikosis kommt es dann schließlich auch zur Überdehnung der tiefen, subfaszialen Leitvenen mit relativer Klappeninsuffizienz. Diese Veränderungen entwickeln sich aber keineswegs mit gesetzhafter Notwendigkeit in der geschilderten Reihenfolge; so können isolierte größere Perforansinsuffizienzen auch bei im übrigen geringer, etwa rein retikulärer Varikosis auftreten und eine ausgedehnte Stammvarikosis kann auch einmal ohne nennenswerte Perforansinsuffizienzen einhergehen. Besser als eine Angabe in „Stadien" ist daher eine Beschreibung des jeweiligen Varizentyps, seiner Ausdehung und der Abwesenheit oder des Vorhandenseins von Perforansinsuffizienzen sowie deren Lokalisation (Prädilektionsorte von peripher nach zentral: Cockett-, Boyd- und Dodd-Perforanten).

Außer einem gewissen Völle- oder Schweregefühl der Beine bei längerem Stehen oder Sitzen verursacht die blande Varikosis entgegen landläufiger Meinung kaum Beschwerden. Diese treten erst bei Komplikationen auf: Phlebitis, Varizenruptur, trophische Störungen.

Komplikationen: Häufigste Komplikation der primären Varikosis ist die akute Entzündung (s. Varikophlebitis!). Gelegentlich kann ein Varixknoten spontan oder durch Bagatelltrauma ruptieren und zu einem subkutanen Hämatom oder einer freien Blutung führen; so stark letztere im Sitzen oder Stehen zunächst auch sein mag (orthostatischer Druck im Stehen ca. 100 mmHg!), kommt sie durch Beinhochlagerung und leichten Druck doch leicht zum Stehen. Findet die Varizenruptur in trophisch gestörter Haut statt und wird nachfolgend die Kompressionsbehandlung vernachlässigt, kann es zu Wundheilungsstörung und chronischer Ulkusbildung kommen. Ausgeprägtere trophische Hautstörungen mit Stauungspigmentation, Dermatosklerose und Stauungsekzem sind bei der rein primären Varikosis aber eher die Ausnahme und nur bei sehr ausgeprägten Formen zu finden.

3.2 Postthrombotisches Syndrom

Die nach unbehandelter oder konservativ behandelter akuter tiefer Venenthrombose in aller Regel persistierende venöse Abflußbehinderung führt zur chronischen venösen Hypertonie der betroffenen Extremität mit allmählicher Ausbildung des postthrombotischen Syndromes. Aufgrund der größeren hydrostatischen Belastung ist es an der unteren Extremität naturgemäß gravierender als an der oberen.

So kommt es nach Abklingen der Akutphase bei Schultergürtelvenenthrombose mit zunehmender Kollateralisierung meist zu einer deutlichen Abnahme der initialen Armschwellung, und nach einigen Monaten leidet der Patient in der Regel nur noch an einer geringen Schwellneigung, die nur gelegentlich von einem gewissen Schwere- und Völlegefühl des Armes begleitet ist. Zu trophischen Störungen und einer echten Gebrauchsminderung kommt es am Arm im Rahmen eines postthrombotischen Syndroms so gut wie nie.

Dagegen ist nach ausgedehnteren tiefen Venenthrombosen der unteren Extremität die Ausbildung eines ausgeprägten postthrombotischen Syndroms eher die Regel; dies gilt insbesondere bei Vernachlässigung der Kompressionstherapie. Etwa 80% der Patienten klagen über Schwellneigung mit Schwere- und Völlegefühl bis hin zu echten Schmerzen bei längerem Stehen oder Sitzen. Trophische Störungen der Haut mit Hämosiderose (bräunliche Pigmentierung), Elastizitätsverlust und Atrophie der Haut, Hyperkeratose, Stauungsekzem und Atrophie blanche treten im Laufe der Jahre bei etwa einem Viertel der Patienten auf. Die Entwicklung eines Ulcus cruris wird heute – wohl aufgrund der doch recht weitgehend praktizierten Sekundärprophylaxe mit Antikoagulanzien und der Kompressionsbehandlung – nur noch in etwa 5–10% der Fälle beobachtet, während noch Ende der 40er Jahre in etwa 25% damit gerechnet werden mußte. Recht unterschiedlich stark ausge-

Tabelle 24.5. Ursache der chronischen venösen Insuffizienz

Fortgeschrittene primäre Varikosis
Postthrombotisches Syndrom
Kongenitale Klappenagenesie und -hypoplasie

prägt und oft von einer präexistenten primären Varikosis nur schwer abzugrenzen sind die im Rahmen des postthrombotischen Syndroms auftretenden sekundären Varizen; relativ typisch sind die paraplantaren Kölbchenvenen (Corona phlebectatica paraplantaris), Perforansinsuffizienzen ohne größere benachbarte Varizen und präpubische Kollateralen sowie suprainguinale Kollateralnetze. Die Differentialdiagnose des postthrombotischen Syndromes ergibt sich im wesentlichen aus seinen Hauptsymptomen Schwellneigung (s. Tabelle 24.2) und Beingeschwür (s. Tabelle 24.3) sowie in der Abgrenzung gegenüber der chronischen venösen Insuffizienz bei ausgeprägter primärer Varikosis.

3.3 Chronische venöse Insuffizienz

Beim postthrombotischen Syndrom kann im Laufe der Jahre eine so weitgehende Spontanrekanalisation der tiefen Venen eintreten, daß sich keine Abflußbehinderung mehr nachweisen läßt. Es kommt dabei jedoch zu einer ausgeprägten Schädigung der Venenklappen, die sich dann nicht mehr von einer Klappeninsuffizienz bei fortgeschrittener primärer Varikosis oder bei kongenitaler Klappenagenesie oder -hypoplasie abgrenzen läßt. Wird in der Anamnese keine tiefe Venenthrombose angegeben, so läßt sich in solchen Fällen also keine eindeutige ätiologische Differenzierung zwischen den drei angeführten Krankheitsbildern mehr treffen. Für diese Zustände mit oberflächlicher Varikosis und reiner Klappeninsuffizienz der tiefen Venen ohne Abflußbehinderung empfiehlt sich dann der neutrale Überbegriff „chronische venöse Insuffizienz" mit zusätzlicher, deskriptiver Angabe der Einzelbefunde (Tabelle 24.5).

3.4 Lymphödem

Nach ihrer Genese lassen sich die Lymphödeme in die zwei großen Gruppen „primär" und „sekundär" einteilen (Tabelle 24.6).

Tabelle 24.6. Einteilung der Lymphödeme

Primäre Lymphödeme

Familiär (kongenital: Nonne-Milroy;
   nichtkongenital: Meige)
Sporadisch

Sekundäre Lymphödeme

Neoplastisch: Lymphknotenbefall, -exstirpation,
   -bestrahlung
Entzündlich: Erysipel, Lymphangitis, Phlebitis;
   Filaria Bancrofti
Posttraumatisch und postoperativ: Ablederung, Narben

Primäre Lymphödeme

Die familiären Lymphödeme stellen nur wenige Prozent der primären Lymphödeme. Betroffen sind jeweils eines oder beide Beine. Beim **kongenitalen Typ** (Nonne-Milroy) bestehen die Ödeme bereits bei Geburt und verschlimmern sich im Laufe des Lebens, beim nichtkongenitalen Typ (Meige) manifestieren sie sich während der Adoleszenz. Das **Syndrom der „gelben Nägel"** ist durch symmetrische Lymphödeme der Beine, Pleuraergüsse und Nageldystrophie gekennzeichnet; es manifestiert sich gewöhnlich erst im höheren Alter.

Weitaus häufiger sind die **sporadischen primären Lymphödeme**, die zu fast 90% das weibliche Geschlecht betreffen. Sie manifestieren sich meist im jugendlichen Alter (Lymphoedema praecox); Beginn nach dem 40. Lebensjahr (Lymphoedema tardum) legt differentialdiagnostisch immer den Verdacht auf ein sekundäres Lymphödem (Malignom!) nahe. Die sporadischen primären Lymphödeme beginnen meist an einem Bein, häufig nach einem Bagatelltrauma; bei etwa der Hälfte der Patienten folgt Monate bis Jahre später das andere Bein nach.

Ursache der primären Lymphödeme sind vor allem Hypoplasie und zahlenmäßige Verminderung, vereinzelt auch Aplasie der lymphatischen Sammelrohre. Bei einem Zehntel der Fälle findet sich eine Hyperplasie mit unterschiedlich stark ausgeprägter Aussackung der Sammelrohre und stark verlangsamter Lymphpassage.

Sekundäre Lymphödeme

Sekundäre Lymphödeme werden in Europa am häufigsten im Zusammenhang mit **Malignomen** beobachtet. Sie treten dementsprechend meist im höheren Lebensalter auf und sind in der Regel einseitig. Betroffen sind die obere (Mammakarzinom!) ebenso wie die untere Extremität (Urogenitalkarzinome). Gelegentlich ist das Lymphödem das erste Symptom des Malignoms, weitaus häufiger tritt es erst aufgrund der Therapie (Lymphknotenausräumung, Bestrahlung) oder bei weit fortgeschrittener Erkrankung auf.

Nicht selten ist eine Neigung zu Erysipel und Lymphangitiden Ausdruck einer primären Schwäche des Lymphsystems im Sinne eines primären Lymphödems. Umgekehrt können **rezidivierende Erysipele** und Lymphangitiden aber auch Ursache eines sekundären Lymphödems sein. Auch ausgedehnte Thrombophlebitiden mit mehr flächenhafter Entzündung können die Lymphgefäße mitbetreffen, so daß ebenso wie beim entzündlich komplizierten postthrombotischen Syndrom eine sekundäre, lymphatische Schwellneigung bei diesen primär venösen Erkrankungen auftreten kann. Die **tropische Elephantiasis** – die weltweit häufigste Form des sekundären Lymphödemes – tritt nach Befall der Lymphbahnen mit Filaria Bancrofti auf, einem Wurm, dessen Larven durch verschiedene Mücken übertragen werden.

Schließlich können auch ausgedehnte Verletzungen und größere Operationsnarben (vor allem bei ungünstiger Schnittführung!) durch Schädigung der lymphatischen Sammelrohre zum sekundären Lymphödem führen.

Häufigste *Komplikation* sind rezidivierende Erysipele, die von kleinen Hautschrunden, Bagatellverletzungen oder einer Fußmykose ausgehen. Schon nach kleineren Verletzungen kann es zu oft tagelangem Lymphfluß kommen (Lymphfisteln). Bei schweren Formen tritt eine schmutzig-braune Hyperkeratose mit warziger Papillomatose auf, die bei Mazeration und Zersetzung wiederum zur Eintrittspforte für Streptokokkeninfekte werden können. Eine ernste, seltene Komplikation ist die Entwicklung einer angioplastischen Sarkomatose auf dem Boden eines Lymphödemes (Stewart-Treves-Syndrom).

Zur Differentialdiagnose lokalisierter Ödeme (Quincke-Ödem, Melkersson-Rosenthal-Syndrom, Hereditäres angioneurotisches Ödem, Lipödem) s. 39.4.2.

4 Literatur

Bernstein EF (1985) Noninvasive diagnostic techniques in vascular disease. Mosby, Saint Louis

Földi M, Casley-Smith JR (1983) Lymphangiology. Schattauer, Stuttgart

Haid-Fischer F, Haid H (1985) Venenerkrankungen. Thieme, Stuttgart

Kappert A (1984) Lehrbuch und Atlas der Angiologie. Huber, Bern

Koller F, Duckert F (1983) Thrombose und Embolie. Schattauer, Stuttgart

Kriessman A, Bollinger A, Keller H (1982) Praxis der Doppler-Sonographie. Thieme, Stuttgart

Loo J van de, Prentice CR, Beller FK (1983) The thromboembolic disorders. Schattauer, Stuttgart

Wuppermann T (1986) Varizen, Ulcus cruris und Thrombosen. Springer, Berlin Heidelberg New York Tokio

Kapitel 25 Schluckstörungen, Globusgefühl, Singultus

G. Lux

1 Begriffsbestimmungen

Die Funktionsabläufe des Schluckaktes erfolgen in 3 Phasen: Die orale Phase dient der willkürlichen Einleitung, die pharyngeale und die ösophageale Phase laufen reflektorisch ab. Störungen des Schluckaktes werden als Dysphagie, Aphagie und Odynophagie bezeichnet.

▶ **Dysphagie:** Jede Störung des Schluckaktes, die den Transport von Speichel oder Speisen erschwert oder unmöglich macht und ohne Schmerzen einhergeht, wird unter dem Begriff Dysphagie zusammengefaßt. Die echte Dysphagie tritt während des Essens auf und entwickelt sich innerhalb eines Zeitraumes von 10–15 s nach Auslösen des Schluckaktes. Die Dysphagie kann Flüssigkeiten und feste Speisen in gleicher Weise oder in unterschiedlicher Ausprägung betreffen. Wesentlich zur Differentialdiagnose sind die Lokalisation der Dysphagie, die Zeit, die nach dem Auslösen des Schluckaktes vergeht und die Begleitsymptome, wie z.B. Husten.

▶ **Odynophagie:** Ebenfalls eine Schluckstörung, die jedoch im Gegensatz zur Dysphagie mit Schmerzsensationen einhergeht. Die Ursache dieser Schmerzen sind häufig muskuläre Kontraktionen der Speiseröhre, entweder vor einer Stenose oder als lokale Kontraktionen (sog. tertiäre Kontraktionen) bei einem primären oder sekundären Ösophagusspasmus. Schmerzen werden auch bei einem sog. hypersensitiven Ösophagus angegeben. Hierbei besteht eine Überempfindlichkeit der Schleimhaut des distalen Ösophagus gegenüber osmotisch wirksamen Speisen oder gegenüber (Magen-) Säure.

▶ **Von einer Aphagie** wird gesprochen, wenn es plötzlich zur vollständigen Behinderung des Schluckaktes kommt. Ein typisches Beispiel bildet das sog. Steak-house-Syndrom, bei dem es zu einer plötzlichen Bolusobstruktion im Bereich einer präformierten Ringbildung zwischen Hiatushernie und Ösophagus (Schatzki-Ring) kommt.

Husten und Hustenreiz kommen besondere differentialdiagnostische Bedeutung als Begleitsymptome der Dysphagie zu. Immer sollte hierbei an das Vorliegen einer ösophagotrachealen Fistel gedacht werden, die sich beim Ösophaguskarzinom oftmals anhand der Symptome über Wochen zurückverfolgen läßt. Selten ist ein sensitiver linker Hauptbronchus die Ursache eines Hustenreizes mit Dysphagie. Weiterhin können entzündungsbedingte Adhäsionen im Bereich des Ösophagus und des Bronchialsystems bei schlecht gekauten Bissen Hustenanfälle auslösen. Kommt es unmittelbar nach Auslösen des Schluckaktes zu Hustenanfällen, sollte immer an zentralnervöse Schluckstörungen gedacht werden, wie sie bei zerebrovaskulären Insulten auftreten. Auch eine hohe Striktur bzw. selten ein primärer Ösophagusspasmus kann bei hastigem Trinken zu Aspiration und Hustenanfällen führen.

▶ **Das Globusgefühl** muß vom echten Dysphagiesyndrom getrennt werden. Der Schluckakt bei dieser psychisch ausgelösten Störung ist nicht gestört, das Symptom bessert sich sogar durch wiederholtes Auslösen des Schluckaktes. Dem Globusgefühl können jedoch Neoplasien im Rachenraum zugrunde liegen. Selten findet sich auch ein vor längerer Zeit verschluckter Fremdkörper im Bereich der oberen Ösophagusenge. Bei diesen Patienten sollten endoskopisch Magenschleimhautheterotopien im Bereich des oberen Ösophagus ausgeschlossen werden. Ebenfalls nicht zu den echten Dysphagien zählen Funktionsstörungen der Speicheldrüsen; hierbei läßt sich die Dysphagie durch reichliches Trinken zu den Mahlzeiten bessern (Xerostomie). Schluckstörungen unter Streßsituationen sind ebenfalls bekannt, werden aber nicht zu dem echten Dysphagiesyndrom gezählt.

2 Ursachen des Dysphagiesyndroms

2.1 Oropharyngeale Dysphagie
(Tabelle 25.1)

Der Eintritt der Speisen aus dem Rachenraum in den Ösophagus ist gestört. Häufig sind flüssige Speisen bevorzugt, nicht selten begleiten Husten und Niesanfälle sowie das Austreten von Flüssigkeit durch die Nase den Schluckakt. Geachtet werden sollte bei diesen Patienten auf begleitende Sprachstörungen. Bei Schluckstörungen, die akut, evtl. auch bei mehreren Personen auftreten und von Akkomodationsstörungen mit Doppelbildern und Brechdurchfall begleitet sind, muß immer an einen **Botulismus** gedacht werden. Die Ursachen einer pharyngoösophagealen Dysphagie sind zumeist zentralnervös oder myogen, seltener durch lokale Erkrankungen ausgelöst. Die Funktion der zentralen Hirnnerven (Nn. facialis, hypoglossus,

Tabelle 25.1. Ursachen der oropharyngealen Dysphagie

Neuromuskuläre Störungen
    Zerebrovaskulärer Insult mit Pseudobulbärparalyse
    M. Parkinson
    Amyotrophe Lateralsklerose
    Hirnstammtumoren
    Multiple Sklerose
    Poliomyelitis
    Tabes dorsalis
    Myasthenia gravis
    Bulbärparalyse
    Schlundkrämpfe bei Tetanus
    Botulismus
Zenker-Divertikel
Struma
Osteophytenbildung der HWS
Xerostomie
Krikopharyngeale Dysphagie

glossopharyngeus, vagus) kann durch Hirntumoren, Bulbärparalyse, Poliomyelitis, Botulismus, amyotrophische Lateralsklerose, multiple Sklerose oder durch Unterbrechung der peripheren Nervenanteile gestört werden. Muskelerkrankungen wie Myasthenia gravis können ebenfalls den Schluckmechanismus beeinträchtigen, die Dysphagie verstärkt sich im Laufe des Tages bzw. nach wiederholtem Auslösen des Schluckaktes. Lokalmechanische Beeinträchtigungen können durch Lymphknoten, ausgeprägte Struma oder durch Osteophytenbildung der zervikalen HWS auftreten. Eine Unterfunktion der Speicheldrüsen bzw. eine medikamentös bedingte Xerostomie bessert sich durch wiederholtes Trinken zu den Mahlzeiten.

Schluckstörungen durch ein **Zenker-Divertikel** manifestieren sich durch eine Zunahme während der Mahlzeit, eine Vorwölbung im Halsbereich und nicht selten durch nächtliches Regurgitieren. Die Ursache des Zenker-Divertikels wurde lange Zeit in einer Dysfunktion des oberen Ösophagussphinkters gesehen, ein Zusammenhang kann jedoch nach wie vor nicht als gesichert angenommen werden.

Sehr selten sind Funktionsstörungen des oberen Ösophagussphinkters, bei denen wie bei der Achalasie am unteren Ösophagussphinkter die Relaxation inkomplett verläuft oder bei denen eine vorzeitige Kontraktion des oberen Ösophagussphinkters zu einer oropharyngealen Dysphagie führt. Sobald die Pharynxmuskulatur den Bolus zum Ösophaguseingang transportiert hat, macht eine vorzeitige Kontraktion des oberen Ösophagussphinkters die Passage unmöglich. Derartige Störungen finden sich sehr selten, sie lassen sich jedoch durch eine zervikale Myotomie im Bereich des oberen Ösophagussphinkters gut beheben.

2.2 Ösophageale Dysphagie

Eine große Zahl an Veränderungen können zu Schluckstörungen im Bereich der Speiseröhre führen (Tabelle 25.2). Strikturen führen zur Dysphagie, wenn ihr Durchmesser unter 12 mm liegt. Im Gegensatz zur oropharyngealen Dysphagie sind bei tumorösen oder entzündlichen, d.h. organischen Stenosen der Speiseröhre zunächst feste Speisen von der Dysphagie betroffen. Erste Beschwerden finden sich bei hastigem Kauen („Stekkenbleiben des Bissens"), bei Aufnahme von typi-

Tabelle 25.2. Ursachen der ösophagealen Dysphagie

Neoplastische Stenosen
   Ösophaguskarzinom
   Kardiakarzinom
   Ösophagustumoren, benigne (Leiomyom)
Entzündliche Stenosen
   Peptische Stenosen
   Barrett-Ösophagus
   Zustand nach Ösophagusverätzung
   Zustand nach Bestrahlung
Ringmembranbildung
   Schatzki-Ring
   Ösophagusmembranen (Plummer-Vinson-Syndrom, Pat-
   terson-Kelly-Syndrom)
Divertikel
   Zenker-Divertikel
   Traktionsdivertikel
   Epiphrenisches Divertikel
Gefäßmißbildungen
   Dysphagia lusoria
   Aortenaneurysma
Veränderungen der HWS
   Osteophytenbildung
Mediastinaltumoren/Bronchialtumoren
Postoperative Zustände nach
   trunkulärer Vagotomie
   Fundoplicatio
Neuromuskuläre Dysphagien
   Autonome Polyneuropathie
   Achalasie
   Ösophagospasmus (primär, sekundär)
   Sklerodermie, u.a. Kollagenosen
   Chagas-Erkrankung
   Dystrophia myotonica
Fremdkörper

schen Speisen wie z.B. Äpfeln, bei Gebißschäden oder bei Essen unter psychischer Belastung. Membranöse Ringbildungen besonders im oberen Ösophagus sind nicht einfach nachzuweisen. Postkrikoidale Membranen (Webs) werden beim **Plummer-Vinson-Syndrom** als Ursache der Schluckbeschwerden angenommen. Dieses Syndrom tritt vorwiegend bei Frauen auf und geht mit einer mikrozytären Eisenmangelanämie, Zungenbrennen, Cheilosis, Nageldeformierungen und Hyperkeratosen der Speiseröhre einher. Bei dieser Erkrankung wird ein erhöhtes Karzinomrisiko der Speiseröhre diskutiert.

Mit Endoskopen, die einen geringeren Durchmesser als die Stenose aufweisen, sind Ringbildungen oft nicht leicht nachzuweisen. Auch die Dysphagia lusoria ist besser radiologisch als endoskopisch zu diagnostizieren. Die Dysphagia lusoria wird in der Regel durch eine A. subclavia dextra, die atypisch aus der Aorta descendens abgeht, verursacht. Bei der Überkreuzung der Arterie mit der Speiseröhre kommt es zur dorsalen Einengung

und damit zur Dysphagie. Eine Reihe von Gefäßmißbildungen im Aortenbogenbereich können zur Dysphagia lusoria führen.

Eine der häufigsten Ursachen der Dysphagie und Odynophagie ist die gastroösophageale **Refluxkrankheit.** Typischerweise kann das oft über Jahre bestehende Sodbrennen durch die Dysphagie abgelöst werden. Die kurzstreckige peptische Stenose läßt häufig auch feste Speisen durch reichliches Nachtrinken passieren. Im Gegensatz dazu findet sich bei den nicht selten langstreckigen Tumorstenosen der Speiseröhre infolge des langsamen Wachstums eine Schluckstörung erst, wenn über 3/4 der Speiseröhrenzirkumferenz vom Tumorgeschehen erfaßt sind. Die Dysphagie ist beim Ösophaguskarzinom oft erstes Hinweissymptom und durch eine rasche Progredienz innerhalb von 4–12 Wochen gekennzeichnet. Da Flüssigkeiten zunächst noch passieren können, ernähren sich die Patienten von kalorienreichen Getränken wie Bier, oft angewärmt, Rotwein mit Dextrose und rohen Eiern. Schmerzen werden retrosternal und interskapular angegeben.

Die häufigste funktionelle Ursache der Dysphagie ist die **Achalasie.** Die Inzidenz der Achalasie beträgt 4 auf 100 000 Einwohner und Jahr. Ursache ist die fehlende Erschlaffung des unteren Ösophagussphinkters. Im Gegensatz zu organischen Stenosen (z.B. auch Ösophaguskarzinom) betrifft die Dysphagie flüssige und feste Speisen gleich stark. Nachtrinken von Flüssigkeiten erhöht den hydrostatischen Druck, so daß die Schluckstörung gebessert werden kann. Typisch ist ebenfalls, daß eine Reihe von Manipulationen, wie z.B. Durchführen eines Valsalva-Manövers oder Überstrekken der Wirbelsäule die Dysphagie bessern. Diese Maßnahmen verhindern allerdings in der Regel, daß der Patient noch an Mahlzeiten gemeinsam mit anderen Personen teilnimmt. Bei der Achalasie dient die zumeist dilatierte Speiseröhre zunächst als Ersatzmagen, d.h., der Patient kann, wenn er langsam ißt, eine vollständige Mahlzeit aufnehmen, wobei allerdings die Beschwerden im Laufe der Mahlzeit zunehmen. Typischerweise kann der Patient mit Achalasie Luft nicht aufstoßen, radiologisch findet sich häufig keine Magenblase als Nachweis von Luft im Magen. Bei der Achalasie kommt es häufig zum Regurgitieren von Speisen, die sich nicht selten morgens auf dem Kopfkissen finden. Die regurgitierten Speisen schmecken, da sie aus dem Ösophagus stammen, weder sauer noch gallig. Durch das nächtliche Regurgitieren kann es zur Aspiration und damit zu bronchopulmonalen Infekten kommen. Gewichtsverlust ist bei der Achalasie nur in sehr späten und ausgeprägten Stadien zu finden.

Die zweithäufigste funktionelle Störung der Speiseröhre ist der **primäre Ösophagusspasmus**, bei dem lokale Kontraktionen zur Dysphagie und Odynophagie führen. Die Beschwerden treten intermittierend nach zu heißen oder nach zu kalten Speisen und unter psychischer Belastung auf (Differentialdiagnose: Angina pectoris). Da die Speiseröhre keine Dilatation aufweist, finden sich auch keine nächtlichen Regurgitationen. Hin und wieder können hastig getrunkene Flüssigkeiten unter Druck in den Rachen zurückgespritzt werden. Finden sich Synkopen in Abhängigkeit zum Schluckakt, so sollte an vagovagale Reflexbögen gedacht werden, die sowohl beim Ösophagusspasmus als auch bei der Achalasie beschrieben sind.

Eine **gestörte Transportfunktion** der Speiseröhre tritt bei Beeinträchtigung der Muskulatur, wie z.B. bei Kollagenosen, Sklerodermie, Amyloidose oder bei Polyneuropathie, z.B. im Rahmen eines Diabetes oder eine Alkoholpolyneuropathie auf. Die Dysphagie ist in den genannten Fällen jedoch selten ausgeprägt.

Medikamente können Ulzera verursachen, z.B. Tetrazyklinkapseln (nicht Tabletten). Man findet in aller Regel eine Odynophagie, ähnlich bei Entzündungen im Rahmen von Virusinfekten, wie z.B. bei der Herpesösophagitis. Ulzera werden besonders bei Einnahme der Medikamente im Liegen und ohne reichliche Flüssigkeitszufuhr induziert.

2.3 Gastrale Dysphagie

Auch Magenausgangsstenosen, Tumorstenosen des Magens bzw. Sanduhrstenosen können zur Passagestörung und damit zur „Dysphagie" führen. Ähnlich der Achalasie nimmt die Schluckstörung im Laufe einer Mahlzeit zu. Typischerweise ist die Dysphagie nicht eng mit dem Schluckakt korreliert.

3 Diagnostisches Vorgehen bei Schluckstörungen

Dysphagie und Odynophagie gehören zu den Symptomen, die einer sofortigen Klärung bedürfen. Die wichtigsten Hinweise ergeben sich aus der

Tabelle 25.3. Beschwerdebild – Differenzierung der Dysphagie

- Enger zeitlicher Zusammenhang von Beschwerden und Schluckakt: Echtes Dysphagiesyndrom
- Kloßgefühl ohne Behinderung der Passage, Besserung durch wiederholten Schluckakt: Globus hystericus wahrscheinlich (nach Ausschluß von Tumoren im HNO-Bereich)
- Transportstörungen besonders von Flüssigkeiten aus dem Rachen in die Speiseröhre: Oropharyngeale Dysphagie
- Schwierigkeiten, den Schluckakt zu initiieren: Häufig bei neuromuskulären Erkrankungen (z.B. Zustand nach zerebrovaskulärem Insult)
- Besserung der Dysphagie durch Trinken: Häufig mangelnde Speichelproduktion (spontan oder medikamentös) im Sinne einer Xerostomie
- Akute oropharyngeale Dysphagie, gleichzeitig Übelkeit, Erbrechen, Enteritis, Doppelbilder, Auftreten bei mehreren Personen: dringender Verdacht auf Botulismus
- Austreten von Flüssigkeit nach dem Schluckakt aus der Nase, gleichzeitig Niesattacken, Hustenreiz: Verdacht auf Lähmung des Gaumensegels, Mißbildung im Bereich des weichen Gaumens (nasale Sprache?), neurologische Störung
- Dysphagie während des Tages zunehmend, gleichzeitige Muskelschwäche, rasche Ermüdbarkeit, Muskelschwund: Primäre Muskelerkrankung (z.B. Myasthenia gravis) wahrscheinlich
- Störung der Speiseröhrenpassage: Ösophageale Dysphagie
- Hustenreiz 1–2 s nach dem Schluckakt: Ösophagotracheale Fistel, bei gleichzeitiger Heiserkeit neurologische Störungen mit Rekurrensparese möglich
- Steckenbleiben der Speisen unmittelbar nach dem Schluckakt: Wahrscheinlich hohe organische Stenose
- Regurgitation von Flüssigkeiten 2–10 s nach Auslösen des Schluckaktes: Diffuser Ösophagusspasmus mit Retroperistaltik wahrscheinlich
- Regurgitation nach Minuten oder Stunden bei gleichzeitiger Zunahme der Dysphagie im Laufe der Mahlzeiten: Zenker-Divertikel, Achalasie
- Besserung der Beschwerden durch Nachtrinken von Flüssigkeiten: Achalasie, evtl. peptische Stenose
- Spontane retrosternale Schmerzen: Diffuser Ösophagusspasmus, Ösophaguskarzinom
- Schmerzen bei heißen Getränken, hyperosmolaren Speisen, konzentriertem Alkohol oder Fruchtsäften: Refluxösophagitis mit sog. hypersensitivem Ösophagus
- Plötzlich auftretende Aphagie bei hastigem Essen: Verdacht auf Steakhousesyndrom

Anamnese; eine gezielte Befragung ist in der Lage, 90% der Schluckstörungen zu klären (Tabelle 25.3). Die Sicherung der Diagnose gelingt dann durch endoskopische und radiologische Untersuchungen der Speiseröhre. Nur in Ausnahmefällen müssen zur Sicherung der Diagnose weitere Funktionsuntersuchungen wie z.B. die Ösophagusmanometrie herangezogen werden.

Bei der Beschreibung der Beschwerden interessiert zunächst, mit welchem Zeitintervall nach Auslösen des Schluckaktes die Schluckstörung auftritt. Ein Intervall von 1–2 s spricht für eine Störung im oberen, von 3–4 s im mittleren und ein längeres Intervall im unteren Drittel der Speiseröhre. Auch die Lokalisation der Beschwerden hinter dem Sternum kann relativ verläßlich zur Lokalisation der zugrunde liegenden Störung herangezogen werden. Ausgenommen sind hiervon Beschwerden, die sich kranial des Sternums oder retroaurikulär lokalisieren. So kann ein Kardiakarzinom auch einmal zunächst Beschwerden im Bereich der Kieferwinkel vortäuschen. Eine Reihe von gezielten Fragen helfen, die Ursache der Schluckstörung weiter abzugrenzen (Tabelle 25.3).

Die klinische Untersuchung ist in der Differentialdiagnose der Schluckstörung weniger ergiebig. Immer geachtet werden sollte jedoch auf neuromuskuläre Störungen und auf eine sorgfältige Inspektion der Mund- und Rachenhöhle sowie auf Lymphome und Tumoren im Halsbereich. Kollagenosen wie z.B. Sklerodermie können sich ebenfalls an der Haut manifestieren.

Von den Sonderuntersuchungen bei Dysphagie sind Ösophagusbreischluck und Ösophagogastroskopie entscheidend. Vor einer radiologischen Untersuchung der Speiseröhre mit Kontrastmittel sollte jedoch eruiert werden, ob Aspirationsgefahr besteht. In diesem Falle sind zunächst wasserlösliche Kontrastmittel zu verwenden (Nachweis einer Ösophagotrachealfistel). Neben der Lokalisation von Stenosen gelingt durch die Röntgenuntersuchung eine bessere Beurteilung der peristaltischen Aktivität der Speiseröhre. Membranöse Ringbildungen, insbesondere im kranialen Teil der Speiseröhre lassen sich oftmals ebenso wie Funktionsstörungen im Bereich des oberen Ösophagussphinkters nur kinematographisch nachweisen. Eine Untersuchung der HWS in 3 Ebenen kann das Vorliegen von Osteophyten im Bereich der zervikalen HWS aufdecken.

Die Endoskopie des oberen Verdauungstraktes zeigt gegenüber der Röntgenuntersuchung Vorteile bei der Klärung von Erosionen und Ulzera in der Speiseröhre, sowie bei entzündlichen Veränderungen und bei Stenosen. Zudem können Stenosen oftmals über einen endoskopisch gelegten Führungsdraht (Instrumentarium nach Gilliard oder nach Eder-Puestow) sicher dilatiert werden. Der wesentliche Vorteil der Endoskopie besteht in der Möglichkeit, Biopsiematerial zu entnehmen und dadurch eine morphologisch fundierte Diagnose zu erstellen. Die Ösophaguszytologie setzt reiche Erfahrung mit der Methode voraus. Bei der Achalasie muß ein Kardiakarzinom durch Inversion im Magen mit retrograder Inspektion der Kardia ausgeschlossen werden. Das Karzinom bei der Achalasie findet sich häufig proximal der funktionellen Stenose im Bereich des dilatierten Ösophagus.

Funktionsuntersuchungen wie Ösophagusmanometrie, Bernstein-Test, Szintigraphie oder pH-Metrie sind selten indiziert. Die Ösophagusmanometrie ist allerdings dann notwendig, wenn die Genese einer Schluckstörung mit Anamnese, Ösophagusbreischluck und Endoskopie nicht geklärt ist.

4 Singultus

Singultus (Schluckauf) stellt ein nicht seltenes Symptom dar, das in der Regel nur kurze Zeit anhält. Bedeutung erlangt der Singultus zumeist nur dann, wenn er sich als refraktär gegenüber den üblichen Therapieversuchen erweist.

Der Singultus ist als Symptom derart typisch, daß eine Verwechslung nicht vorkommen dürfte. Beim Singultus führt ein intermittierend einsetzender, nicht willkürlich steuerbarer, plötzlicher Spasmus zumeist des linksseitigen Zwerchfelles zu einem im Vergleich zur normalen Atemexkursion sehr viel schnellerem Inspirium unter gleichzeitiger Hemmung der Expiration.

Nach einem Intervall von ca. 35 ms kommt es zu einem Verschluß der Glottis, wodurch eine für den Gasaustausch ausreichende Verschiebung von Atemvolumina verhindert wird und der typische „hicksende" Laut entsteht. Die Frequenz des Singultus ist unterschiedlich und kann bis 100/min betragen. Mit zunehmender respiratorischer Azidose kommt es auch zum Absinken der Häufigkeit des Singultus, eine Tatsache, die therapeutisch durch Rückatmung in eine Plastiktüte genutzt werden kann.

Ursachen (Tabelle 25.4): Bei manchen Personen kann Schluckauf durch plötzlichen Temperaturwechsel, Frösteln, kalte Füße oder durch rasches Trinken von eisgekühlten oder sehr heißen Geträn-

Tabelle 25.4. Ursachen des Singultus

1. Idiopathisch		Pleuropulmonal	
2. Psychogen		Tumoren	Lungenkarzinom
3. Zentralnervös		entzündlich	Pleuropneumonie
Infektös-toxisch	Meningitis		basale Pleuritis
	Enzephalitis		Lungeninfarkt
	Herpes zoster		Laryngobronchitis
	Malaria	Kardial	
	Syphilis	entzündlich	Perikarditis
	Coma hepaticum	kongestiv	Koronarinsuffizienz
	Coma uraemicum		Koronarinfarkt
	Coma diabeticum		Herzdilatation
	Gicht (schwere Form)		Schrittmacherdislokation
	Alkoholintoxikation		
	Kernikterus des Neugeborenen	Ösophagal	
Tumoren	Hirnstammganglio-neuroblastome	Tumoren	Ösophaguskarzinom
	Rückenmarktumoren	entzündlich	Ösophagitis
Sonstiges	Schädel-Hirn-Trauma	sonstige	Ösophagospasmus
	Intrazerebrale Blutung		Axiale Hiatushernie
	Zerebrovaskuläre Insulte		Paraösophagealhernie
	Epilepsie	Abdominal	
4. Peripher		Tumoren	Magenkarzinom
Zervikal			Lebertumoren
Tumoren	Schilddrüsenneoplasma		Lebermetastasen
	Struma		Peritonealkarzinose
	Lymphome	Verdrängung	Magendilatation
sonstiges	Uncovertebralarthrose		Ileus
Mediastinal			Subphrenischer Abszeß
Tumoren	Mediastinaltumoren	entzündlich	Peritonitis
	Lymphome	sonstiges	Intraabdominale Blutung
	Aortenaneurysma		Aortenaneurysma
entzündlich	Mediastinitis		Prostataresektion
			„Gallenwegserkrankungen"

ken ausgelöst werden. Bekannt ist auch das Auftreten eines Singultus unter psychischer Belastung. Eine Reihe von intraabdominellen, thorakozervikalen und zentralnervösen einschließlich infektiös-toxischen Ursachen können einen Singultus auslösen. Beschrieben sind auch epidemisch auftretende Fälle von Singultus, wobei eine blande Enzephalitis oder ein Streptokokkeninfekt diskutiert werden. Am häufigsten wird man sich jedoch mit der Diagnose eines „idiopathischen" Singultus zufrieden geben müssen.

Zentralnervöse Ursachen des Singultus können infektiös-toxisch bedingt sein, wie eine Meningitis oder Enzephalitis. Beim Herpes zoster findet sich der Singultus nicht selten als Frühsymptom. Bei einer Reihe von komatösen bzw. toxischen Zuständen ist das Auftreten eines Singultus bekannt, so beim Leberkoma, beim diabetischen Koma oder bei der Alkoholintoxikation. Raumfordernde Prozesse im Bereich des ZNS lösen ebenso wie Schädel-Hirn-Traumen oder intrakranielle Blutungen Singultusperioden aus.

Periphere Ursachen des Singultus können im Halsbereich, thorakal oder intraabdominal lokalisiert sein. Am Hals sind es vor allem Raumforderungen wie eine Struma oder Lymphome, die ebenso wie im Thoraxbereich Lungenkarzinome oder Mediastinaltumoren durch Verdrängung zur Reizung afferenter Fasern des Singultusreflexes führen. An der Speiseröhre werden sowohl neoplastische als auch entzündliche Veränderungen mit Singultus in Zusammenhang gebracht. Bei den intraabdominell gelegenen Ursachen dürfte die Magendilatation am häufigsten zu finden sein. Beim Magenkarzinom, ebenso bei Lebertumoren und Lebermetastasen sowie Peritonealmetastasen kann der Singultus ein präfinal auftretendes Symptom darstellen.

Bei der Vielzahl der Bedingungen, bei denen ein Singultus beobachtet wird, liegt es nahe, daß es sich durchaus um ein synchron auftretendes Symptom handeln kann, ohne daß ein kausaler Zusammenhang erwiesen ist bzw. beweisbar sein dürfte.

5 Literatur

Humphries TJ (1982) Usefulness of esophageal motility in the clinical practice of gastroenterology in a community hospital (abstract). Gastroenterology 82:1088

Lux G (1984) Schluckstörung, Schluckschmerz, Sodbrennen. In: Demling L (Hrsg) Klinische Gastroenterologie, Thieme, Stuttgart, S 266–274

Lux G (1985a) Leitsymptom Singultus. Dtsch Ärztebl 82:1429

Lux G (1985b) Ösophagusmanometrie. In: Blum AL, Siewert JR, Ottenjann R, Lehr L (Hrsg) Aktuelle gastroenterologische Diagnostik. Springer, Berlin Heidelberg New York Tokyo, S 432–444

Lux G, Luther M (1974) Synkope beim Schluckakt. Dtsch Med Wochenschr 99:526

Rösch W (1983) Leitsymptom Dysphagie. Dtsch Ärztebl 80:46

Tytgat GN, v.d. Brandt-Grädel J, Tio TL (1985) Dysphagie und Sodbrennen. In: Blum AL, Siewert JR, Ottenjann R, Lederer L (Hrsg) Aktuelle gastroenterologische Diagnostik. Springer, Berlin Heidelberg New York Tokyo, S 3–33

Kapitel 26 Erbrechen

G. Lux

Übelkeit und Erbrechen sind häufige Begleitsymptome in der Regel ernst zu nehmender Erkrankungen. Obwohl zwar beim Brechakt der Gastrointestinaltrakt immer betroffen ist, können darüber hinaus zahlreiche andere Ursachen eine Rolle spielen: zentralnervöse, hormonelle, infektiöse, toxische oder medikamentöse Störungen und Einflüsse. Dem *Erbrechen* (Vomitus) gehen in der Regel *Übelkeit* (Nausea) und *Brechreiz* voraus.

Übelkeit findet sich bei einer Reihe von Reizen, die primär das Gleichgewichtsorgan (Labyrinth) und gastrointestinale Organe betreffen können. Auch bei psychischen Belastungen kann es zu Übelkeit kommen. Übelkeit selbst kann wegen des erhöhten vagalen Tonus mit Speichelfluß einhergehen.

Erbrechen schließlich befördert Mageninhalt unter Überdruck in die Mundhöhle.

Unter *Ruminieren* (Meryzismus) versteht man das ohne Übelkeit einhergehende Zurückfließen von Mageninhalt in die Mundhöhle, erneutes Kauen und wieder verschlucken. Rumination beginnt ca. 15–30 min nach Nahrungsaufnahme und hält ca. 1 h an.

1 Ätiologie

Im Brechzentrum der Medulla oblongata laufen afferente Fasern (vagal, sympathisch) aus dem Gastrointestinaltrakt und anderen Körperregionen zusammen. Von hier aus bewirken afferente Bahnen über die Nn. phrenici zum Zwerchfell und über Spinalnerven zur Bauchwandmuskulatur bzw. über viszerale Bahnen zum oberen Gastrointestinaltrakt den Brechakt. Dabei kontrahiert sich der Pylorus, der proximale Magenfundus und der untere Ösophagussphinkter erschlaffen; nach Schluß der Glottis kommt es durch Kontraktion des Zwerchfelles und der Bauchwandmuskulatur zu einer Erhöhung des intraabdominellen Druckes und damit zum Hochpressen von Mageninhalt. Die dem Brechzentrum benachbarte Chemorezeptortriggerzone kann durch verschiedene Medikamente, metabolische Störungen und Afferenzen vom Labyrinth stimuliert werden und auf das Brechzentrum einwirken. Entsprechend der Vielzahl der Reflexbahnen sind eine ganze Reihe von Ursachen für das Symptom Erbrechen denkbar.

Die häufigsten gastrointestinalen Ursachen des Erbrechens sind die akute Gastroenteritis durch Bakterien oder Toxine. Postoperativ sind Erbrechen und Übelkeit sowohl nach Magenresektion als auch nach Vagotomie bekannt. Beim akuten Abdomen, besonders bei Peritonitis kommt es zu Erbrechen; Beispiele: akute Cholezystitis, Choledocholithiasis, Pankreatitis oder Appendizitis. Bei Frauen im gebärfähigen Alter sollte an das Vorliegen einer Gravidität gedacht werden. Eine Reihe von Medikamenten führt zu Übelkeit, wie Digitalispräparate bei Überdosierung, Acetylsalizylsäure oder Sulfonylharnstoffe.

Das morgendliche Erbrechen findet sich am häufigsten beim chronischen Alkoholiker. Zentralnervöse Ursachen des Erbrechens sind bei Migräne, Veränderungen des Gleichgewichtsorgans oder bei intrakranieller Druckerhöhung möglich. Bei der Anorexia nervosa spielen psychische Faktoren eine Rolle, nicht selten wird das Erbrechen vom Patienten selbst induziert. Eine Übersicht über Ursachen von Übelkeit und Erbrechen zeigt Tabelle 26.1.

Tabelle 26.1. Ursachen von Erbrechen und Übelkeit

Gastrointestinale Störungen

Ösophagus: Ösophagusspasmus, Achalasie, Ösophagitis, Striktur, Neoplasie
Magen/Dünndarm: Akute Gastroenteritis, Ulkus, Karzinom; postoperative Störung (blinde Schlinge)
Dünndarm/Dickdarm: Appendizitis, Peritonitis, Obturation und Ileus, Mesenterialgefäßinsuffizienz
Leber/Gallenwege/Pankreas: Hepatitis, Leberzellinsuffizienz, Cholelithiasis, Cholezystitis, Pankreatitis

Neurologisch-psychiatrische Ursachen

Psychogenes Erbrechen, Depression, Anorexie
Hirndrucksteigerung, raumfordernde Prozesse, Meningitis, Insult
M. Menière, Migräne

Infektionen

Initiale und Begleitreaktionen bei viralen und bakteriellen Infektionen, besonders beim Kind

Hormonelle und Stoffwechselstörungen

Schwangerschaft
Diabetisches und urämisches Koma, Addison-Krise, Hyperparathyreoidismus

Kardiopulmonale und renale Ursachen

Hypertensive Krise, kardiogener Schock
Schwere respiratorische Insuffizienz, Pneumonie
Niereninsuffizienz, Steinkoliken, Elektrolytstörungen

Toxische und medikamentöse Ursachen

Medikamente wie Digitalis, Sulfonamide, Antirheumatika, Methylxanthine, Diuretika, Sulfonylharnstoffe und besonders Zytostatika.
Exogene inhalative Gifte, Nahrungsmittelunverträglichkeit

2 Anamnestische Angaben und subjektive Beschwerden

Die Differentialdiagnostik des Erbrechens setzt eine genaue *Anamnese* voraus. Zunächst ist nach der zurückliegenden Nahrungsaufnahme und danach zu fragen, ob andere Personen nach der gleichen Mahlzeit erbrochen haben. Erbrechen etwa 1 h nach dem Essen findet sich häufig bei Magenentleerungsstörungen bzw. bei Magenausgangsstenose; es ist abends verstärkt. Nächtliches Erbrechen deutet am ehesten auf ein Ulcus duodeni hin. Morgendliches Erbrechen gilt als typisch für den chronischen Alkoholismus, findet sich jedoch auch bei Gravidität und Urämie. Sofort nach Nahrungsaufnahme einsetzendes Erbrechen spricht für eine akute Gastritis sowie auch für psychogenes Erbrechen.

Erbrechen mit Erleichterung findet sich beim peptischen Ulkus, heftiges Erbrechen ohne Erleichterung mit abdominellen Schmerzen deutet auf Erkrankungen der Gallenwege und des Pankreas hin. Nahrungsunabhängig, oft in Perioden einsetzendes Erbrechen mit Diarrhö findet sich bei der akuten Gastroenteritis durch Bakterien, Enterotoxine oder toxische Noxen. Nahrungsabhängiges Erbrechen mit Augenflimmern und heftigen z.T. einseitigen Kopfschmerzen begleitet häufig Migräneanfälle. Gleichzeitiges Ohrensausen, Drehschwindelattacken oder Schwerhörigkeit deuten auf eine Affektion des Gleichgewichtsorgans hin (Menière-Krankheit).

Erbrechen im Schwall ohne Übelkeit und meist ohne Beziehung zur Nahrungsaufnahme findet sich als Ausdruck eines gesteigerten intrakraniellen Druckes (Tumor, Entzündung, Insult, Trauma).

Bei der Medikamentenanamnese sollte immer an Digitalispräparate (Xanthopsie, Erregungsrückbildungsstörungen im EKG, Bradykardie) gedacht werden. Auch Acetylsalicylsäure und Antirheumatika können ebenso wie Methylxanthin, Opiate, Diuretika, Östrogene, Sulfonamide und Sulfonylharnstoffe zum Erbrechen führen. Auch sollte nach Pflanzenschutzmitteln, blei- oder arsenhaltigen Substanzen (berufliche Exposition) geforscht werden.

Immer sollte das Erbrochene inspiziert werden. Ösophageales Erbrechen befördert unverdaute Speisen. Blutbeimengungen oder Hämatin sprechen für eine primäre Blutungsquelle im Bereich des oberen Verdauungstraktes oder für wiederholtes heftiges Erbrechen mit Einrissen an der Kardia (Mallory-Weiss-Syndrom). Galliges Erbrechen (offener Pylorus) findet sich beim Syndrom der zuführenden Schlinge oder nach Vagotomie, nicht jedoch bei Duodenalstenose. Kotiges Erbrechen (Miserere) gilt als Zeichen des Ileus bzw. einer gastrokolischen Fistel.

Psychogenes Erbrechen, z.B. bei der Anorexia nervosa, ist selten ein primäres Symptom, sondern wird eher nach eingehendem Befragen manifest, da der Patient in der Regel heimlich erbricht.

Anhaltendes heftiges Erbrechen kann zu ausgeprägten Elektrolytstörungen mit Hypokaliämie, Hyponatriämie und metabolischer Alkalose führen.

Weitere Komplikationen sind Schleimhauteinrisse im Kardiabereich (Mallory-Weiss-Syndrom) sowie Ruptur des Ösophagus (Boerhaave-Syndrom). Erbrechen mit nachfolgender Aspiration und Entwicklung einer Aspirationspneumonie (Pneumonitis acida) kann bei eingeschränktem Sensorium beobachtet werden.

3 Untersuchungsbefunde

Bei der *klinischen Untersuchung* sollte zunächst auf den Hautturgor (Exsikkose) und auf den Ernährungszustand geachtet werden. Eine Kachexie findet sich bei Malignomen und bei der Anorexia nervosa.

Ikterus, Nebennierenrindeninsuffizienz und Hypopituitarismus zeigen sich an der Hautfarbe. Bei der Überprüfung des Kreislaufes ist auf Rhythmusstörungen und auf hypertensive Krisen zu achten. Nackensteifigkeit, Lichtempfindlichkeit und ein positives Kernig- bzw. Lasègue-Zeichen finden sich beim Meningismus. Im Zweifelsfalle sollte der Augenhintergrund zum Ausschluß einer Stauungspapille gespiegelt werden.

Bei der Untersuchung des Abdomens können Narben von vorhergegangenen Operationen bzw. Hernien aufschlußreich sein. Findet sich ein akutes Abdomen mit peritonitischen Zeichen, so sind Übelkeit und Erbrechen im Rahmen des akuten Abdomens erklärbar.

Weitere diagnostische Maßnahmen: Beim plötzlich aufgetretenem Erbrechen und Reduzierung des Allgemeinzustandes sind zunächst notfallmäßig Elektrolyte einschließlich Kalium, Natrium und Chlorid, Kreatinin oder Harnstoff-N, Blut-pH, Hb, Hk und Leukozyten zu bestimmen. Fin-

den sich Hinweise auf eine Überdigitalisierung müßte die Bestimmung des Digoxin- bzw. Digotoxinspiegels veranlaßt werden. Bei einer abdominellen Symptomatik empfiehlt sich die Bestimmung der Amylase bzw. der Lipase, in Sonderfällen spezielle toxikologische Analysen. Auch ein Schwangerschaftstest kann zur Klärung des Erbrechens beitragen. Je nach Begleitsymptomen empfiehlt sich die Spiegelung des oberen Verdauungstraktes mit der Frage Magenausgangsstenose, Ulkus, Malignom, Divertikel, Stenosen. Eine endoskopische Untersuchung des Dickdarmes dürfte seltener indiziert sein, jedoch können Stenosen des Kolon als Ursache eines Ileus mit Erbrechen auftreten. Rasch kann mit der Abdomenübersichtsaufnahme der Hinweis auf einen Ileus erbracht werden. Nach der Spiegelung des oberen Gastrointestinaltraktes bzw. des Kolons kann eine fraktionierte Darstellung der Dünndarmanteile indiziert sein. Entsprechend den evtl. vorhandenen neurologischen Symptomen sollten die Indikation zu Laboruntersuchungen bzw. Schädeltomographie gestellt werden.

4 Literatur

Blum AL, Siewert JR (1981) Erbrechen. In: Allgöwer M, Harder F, Hollender LF, Peiper HJ, Siewert JR (Hrsg) Chirurgische Gastroenterologie. Springer, Berlin Heidelberg New York, S 11

Demling L (1984) Klinische Gastroenterologie. Thieme, Stuttgart

Demling L, Lux G (1984) Magenmotilität. In: Demling L (Hrsg) Klinische Gastroenterologie. Thieme, Stuttgart, S 291–304

Feldman M, Fordtram JS (1978) Vomiting. In: Sleisenger MH, Fordtram JS (eds) Gastrointestinal disease. Saunders, Philadelphia, pp 200–216

Fitzgerald O, Walsh N (1977) Emotional dysphagia and vomiting (including anorexia nervosa). In: Almy TP, Fielding JF (eds) Clinics in gastroenterology. The GI tract in stress und psychological disorders. Saunders, London, pp 557–568

Pinder RM, Brogden RN, Sawyer PR, Speight TM, Avery GS (1976) Metoclopramide: a review of its pharmacological properties and clinical use. Drugs 12:81

Rösch W (1986) Erbrechen, Singultus, Sodbrennen und Schluckbeschwerden. In: Zöllner N, Hadern W (Hrsg) Vom Symptom zur Diagnose. Karger, München, S 260–275

Wang SC, Borison HL (1952) A new concept of organisation of the central emetic mechanism: recent studies on the sites of active apomorphine, copper sulfate, and cardiac glycosines. Gastroenterology 22:1–12

Wrable LD, Rosenthal R, Webb WL (1982) Psychogenic vomiting: a review. Am J Gastroenterol 77:318–321

Kapitel 27 Magen-Darm-Blutung

G. Lux

Die akute gastrointestinale Blutung stellt kein seltenes Ereignis dar – man rechnet etwa mit 100 Krankenhauseinweisungen pro 100 000 Einwohner und Jahr. Die Letalität der gastrointestinalen Blutung wird zwischen 3,8 und 17% angegeben und dürfte im Mittel bei etwa 10% liegen. Die Letalität korreliert mit dem Alter, Patienten über 60 Jahre sind deutlich mehr gefährdet als jüngere Patienten.

1 Leitsymptome

Leitsymptome der akuten gastrointestinalen Blutung sind Bluterbrechen (*Hämatemesis*), Teerstuhl (*Meläna*), rote Enddarmblutung (*Hämatochezie*) sowie abhängig von Ausmaß und Zeitverlauf, Allgemeinsymptome mit Schwindel- und Schwächegefühl sowie Schocksymptomatik.

▶ **Bluterbrechen:** Bluterbrechen kann bei akuten Blutungen proximal des Treitz-Bandes auftreten. Im sauren Milieu des Magens entsteht Hämatin, das Blut nimmt ein kaffeesatzartiges, schwarzbraunes Aussehen an. Wird die Säure durch größere Blutmengen gepuffert oder bestehen eine Hypo- bzw. Achlorhydrie, so erscheint das erbrochene Blut dunkelrot mit Blutkoagel. Eine größere Blutung in den Magen bedingt häufig Erbrechen als Hämatemesis; bei Blutungen jenseits des Pylorus kann Blut in die tieferen Dünndarmabschnitte transportiert worden sein, so daß sich kein Blut im Magen – auch nicht durch das Legen einer Magensonde – nachweisen läßt.

▶ **Teerstuhl:** Gelangen mehr als 100 ml Blut in den Gastrointestinaltrakt, so kann dies bereits zu Teerstühlen führen. Die schwarze Farbe des Stuhles entsteht während der Passage durch die Einwirkung von intestinalen Bakterien; während dieses Prozesses bilden sich Porphyrinabbauprodukte und Sulfide. Obwohl Teerstuhl in der Regel bei Blutungen aus den oberen Abschnitten des Gastrointestinaltraktes auftritt, kann die Blutungsquelle bei Teerstuhl auch im Bereich des Kolons liegen. Das Vorhandensein von Teerstuhl ist nicht mit einer anhaltenden Blutung gleichzusetzen, da besonders bei Blutungen über 1 l der Teerstuhl über mehrere Tage anhalten kann. Der schwarze, klebrig-glänzende und durch den eindeutigen Geruch charakterisierte Teerstuhl darf nicht verwechselt werden mit schwarzen Stühlen durch Eisen- oder Wismutpräparate, Kohletabletten oder durch den Genuß von Blaubeeren.

▶ Die **rote Enddarmblutung** (Hämatochezie) kann bei massiven Blutungen aus dem oberen Verdauungstrakt auftreten, dennoch liegt die Blutungsquelle zumeist in den kolorektalen Darmabschnitten. Stuhl durchmischt mit Blut weist auf eine Blutungsquelle proximal des Rektums hin, Blutauflagerungen auf dem Stuhl haben ihre Ursache meist in Blutungen aus dem Analbereich.

▶ **Allgemeine Symptome** mit Schwindel- und Schwächegefühl, Schocksymptomatik, Hämoglobinwerte unter 10 g%, Harnstoff-N über 40 mg% und ein zentraler Venendruck um 0 cm H_2O zeigen einen lebensbedrohlichen Blutverlust von über 20% des zirkulierenden Blutvolumens an. Bei chronischen Blutungen findet eine Adaptation an die niedrigen Hämoglobinwerte statt, so daß diese besser toleriert werden als bei plötzlich einsetzenden Blutungen. Nicht selten fällt die gastrointestinale Blutung zunächst durch Kreislaufsymptome mit Kollapsneigung und Hypotonie auf.

2 Blutungsquellen

Die akute Blutung stammt zu etwa 85% aus Speiseröhre, Magen und Duodenum. In nahezu 2/3 der Fälle bilden peptische Läsionen die Blutungsquelle, wobei Magen- und Duodenalulkus etwa gleich häufig vertreten sind. Jedes 10. peptische Geschwür macht sich zunächst durch akute Blutung ohne Schmerzsymptomatik bemerkbar. Immer sollte jedoch, insbesondere bei atypischer Lokalisation, an ein Magen-(früh)-karzinom vom ulzerierenden Typ gedacht werden. Bei jedem 4.–5. Magenkarzinom bildet die Blutung den ersten diagnostischen Hinweis. Magenerosionen finden sich meist als Folge von Alkohol- und/oder Medikamentenmißbrauch bzw. bei gravierenden Erkrankungen wie Polytrauma, Leber- oder Nierenfunktionsstörungen. Erosive Defekte überschreiten im Gegensatz zum Ulkus die Muscularis mucosae nicht und können demzufolge nach 1–2 Tagen abgeheilt sein. Ösophagus- und Fundusvarizen als Ausdruck einer portalen Hypertension bilden die Ursache einer zumeist massiven gastrointestinalen Blutung. Isolierte Magenfundus-Varizen ohne gleichzeitige Ösophagusvarizen sind häufig Folgen einer Milzvenenthrombose auf dem Boden von Pankreasprozessen. Beim Mallory-Weiss-Syndrom führt heftiges Erbrechen zu Einrissen der Magenschleimhaut am oberen gastroösophagealen Übergang. Nur selten ist eine gastrointestinale Blutung im Bereich der Gallenwege (Hämobilie) oder des Pankreasgangsystems (Wirsungorrhagie, Haemosuccus pancreaticus) lokalisiert. Malignome und Polypen bluten selten klinisch relevant. Die Perforation eines Aortenaneurysmas bzw. eine Arrosionsblutung bei aortaler Gefäßplastik verläuft in der Regel foudroyant.

▶ Die **massive transanale Blutung** (s. Tabelle 27.1) beim älteren Patienten entwickelt sich zumeist auf dem Boden einer Angiodysplasie, einer Divertikulose oder einer ischämischen Darmschädigung, bei jüngeren Patienten lassen sich häufig ein Meckel-Divertikel oder entzündliche Darmerkrankungen nachweisen. Auch eine antibiotikainduzierte pseudomembranöse Kolitis kann eine massive rote Enddarmblutung auslösen. Die Divertikelblutung

Tabelle 27.1. Massive kolorektale Blutungen. Häufigste Blutungsquelle – Abhängigkeit vom Alter

Kinder/ Jugendliche	Erwachsene < 60 Jahre	Erwachsene > 60 Jahre
Meckel-Divertikel Juvenile Polypen Entzündliche Darmerkrankungen	Divertikel Entzündliche Darmerkrankungen Angiodysplasie	Angiodysplasie Divertikulose Ischämische Kolitis

ist zumeist im linken Kolon lokalisiert, ihr liegt eine Ruptur der relativ großlumigen Vasa recta zugrunde. Bei der sog. Angiodysplasie, zumeist im rechten Kolon lokalisiert, handelt es sich um eine degenerative arteriovenöse Veränderung, die vorwiegend von submukösen Gefäßen ihren Ausgang nimmt. Der Nachweis der Angiodysplasie bleibt in der Regel der Angiographie vorbehalten. Da bei allen Patienten über 60 Jahren in etwa 50% eine Kolondivertikulose und in 25% eine vaskuläre Gefäßektasie des rechten Kolons gefunden werden kann, darf bei einem derartigen Nachweis nicht immer auf eine aktuelle Blutungsquelle geschlossen werden. In letzter Zeit werden zunehmend Gefäßstümpfe auch ohne peptische Ulzera sowohl im Kolon als auch im oberen Verdauungstrakt gefunden. Die wohl bekannteste Lokalisation eines sog. Gefäßstumpfes bildet die Exulceratio simplex Dieulafoy an der Hinterwand des proximalen Magenkorpus.

3 Anamnese und klinischer Befund

Bei der akuten gastrointestinalen Blutung sollte man immer mit einer *Medikamentenanamnese* beginnen. Insbesondere muß nach Salizylaten, Antirheumatika, Kortikosteroiden, Antikoagulanzien und Zytostatika gefragt werden. Daneben sind auch die Medikamente von Bedeutung, die zu einer Schwarzfärbung des Stuhles führen können (s. oben).

Sind anamnestisch *intestinale Blutungen* bekannt, so lassen diese einen gewissen Schluß auf die aktuelle Blutungsquelle zu. Gerade bei Alkoholikern mit Leberzirrhose und vorausgegangener Ösophagusvarizenblutung muß jedoch immer auch an das Vorliegen eines peptischen Ulkus, insbesondere vor dem Legen einer Ballonsonde, gedacht werden.

Schmerzen im Epigastrium, die in den Tagen oder Wochen vor der Blutung begannen, sind auf ein peptisches Ulkus in Magen oder Duodenum verdächtig. Bei anhaltenden Oberbauchbeschwerden mit einem deutlichen Gewichtsverlust kann sich ein Magenkarzinom finden. Retrosternale Schmerzen lassen am ehesten an eine Refluxösophagitis denken. Treten die Schmerzen nach heftigem Erbrechen auf, so kann dies ein Hinweis auf ein Mallory-Weiss-Syndrom sein. Rezidivierende abdominelle Schmerzen, möglicherweise in Zusammenhang mit der Nahrungsaufnahme (Angina abdominalis) können bei ischämischen Schädigungen – Mesenterialvenenthrombose oder ischämische Kolitis – auftreten.

Erbrechen von großen Mengen teilweise koaguliertem Blut ohne vorausgehende Übelkeit ist charakteristisch für eine Blutung aus Ösophagus- oder Fundusvarizen. Kommen bei dem Erbrechen zunächst Speisen ohne Blut gefolgt von Hämatemesis, gilt dies als nahezu pathognomonisch für ein Mallory-Weiss-Syndrom. *Gewichtsabnahme* in der Anamnese lenkt den Verdacht auf ein Malignom. *Dysphagische Beschwerden* lassen am ehesten an eine Refluxösophagitis oder ein Ösophaguskarzinom denken. Bei *Äthylismus* besteht immer der Verdacht auf eine Ösophagus-Fundus-Varizenblutung. Finden sich *Fieberschübe* und akute *blutige Diarrhöen*, sollte an eine infektiöse Ursache wie Typhus, Shigellose oder Amoebiasis (bei Auslandsaufenthalt) gedacht werden.

Auf die orientierende *klinische Untersuchung* sollte auch bei der akuten gastrointestinalen Blutung nicht verzichtet werden. Neben der Bestimmung der Kreislaufparameter mit Blutdruck und Pulsfrequenz sollte zunächst der Allgemeinzustand des Patienten geprüft werden. Eine Reihe von klinischen Zeichen könnte auf Leberererkrankungen und/oder Äthylismus hinweisen: Spider naevi, Palmarerythem, Flapping tremor, Aszites, Caput Medusae, Ikterus, Rhinophym; eine Hepatosplenomegalie ist verdächtig auf einen Leberparenchymschaden. Eine hämorrhagische Diathese zeigt sich an diffusen Hauteinblutungen. Seltenere Erkrankungen bei gastrointestinalen Blutungen lassen sich ebenfalls bei der klinischen Untersuchung entdecken: Peutz-Jeghers-Syndrom an der perioralen Pigmentierung, M. Osler-Weber-Rendu an den Teleangiektasien im Bereich der Schleimhäute sowie das Ehlers-Danlos-Syndrom. Bei der Inspektion des Nasen-Rachen-Raumes sollte auf eine Blutstraße an der Rachenhinterwand (Epistaxis) oder auf Hämangiome geachtet werden. Bei

Patienten mit einer Angiodysplasie des Kolons lassen sich in der Regel noch andere degenerative Gefäßveränderungen und in über 20% eine Aortenstenose mit Systolikum nachweisen.

4 Perorale Notfallendoskopie

Nach Stabilisierung der Kreislaufverhältnisse wird über das weitere diagnostische bzw. therapeutische Vorgehen mit Notfallendoskopie bzw. falls erforderlich, Notfallangiographie entschieden. Eine radiologische Kontrastmitteldarstellung des oberen Verdauungstraktes als erste Methode ist kontraindiziert, da sie erstens beim Nachweis von Ulzera nicht zwischen aktuellen oder potentiellen, d.h. nichtblutenden Läsionen unterscheiden kann und da zweitens eine vorherige Gabe von Bariumsulfat die perorale Notfallendoskopie für Stunden unmöglich macht.

Indikation, Kontraindikation und Komplikationen der Notfallendoskopie: Nachdem in einer Reihe von Studien gezeigt werden konnte, daß nur durch die direkte Inspektion eine verläßliche Identifizierung einer Blutungsquelle möglich ist, kommt der Notfallendoskopie zentrale Bedeutung zu. Sie ist bei allen gastrointestinalen Blutungen mit klinischen und/oder laborchemischen Zeichen des Blutverlustes indiziert und sollte innerhalb eines Zeitraumes von 24 h nach Blutungsbeginn durchgeführt werden, da die Zahl der identifizierten Blutungsquellen, insbesondere bei einer Blutung aus akuten Erosionen, mit zunehmendem Intervall zwischen Manifestation der Blutung und Durchführung der endoskopischen Untersuchung steil abfällt.

Der hämorrhagische Schock stellt praktisch die einzige Kontraindikation der Notfallendoskopie dar. Im Einzelfall wird man jedoch auch hier abwägen müssen, ob sich aus der endoskopischen Identifizierung der Blutungsquelle therapeutische Konsequenzen ableiten und eventuell eine intraoperative Notfallendoskopie sinnvoll erscheint. Wie bei der regulär durchgeführten Ösophago-Gastro-Duodenoskopie bilden frische Herzinfarkte und Aortenaneurysma relative Kontraindikationen. Die Art der Komplikationen unterscheidet sich nicht von denen der Routineendoskopie, die instabilen Kreislaufverhältnisse bedingen jedoch eine höhere Komplikationsrate. In einer Umfrage von über nahezu 100 000 Ösophago-Gastro-Duodenoskopien ereigneten sich 50% aller Komplikationen bei den 5% der Untersuchungen, die als Notfallendoskopien deklariert waren.

Auf eine Prämedikation wird bei der peroralen Notfallendoskopie wegen Aspirationsgefahr bzw. Beeinträchtigung der Kreislaufverhältnisse verzichtet. Eine Eiswasserspülung des Magens hat sich ebenfalls in der Regel als überflüssig erwiesen; bei der Spülung gesetzte Läsionen der Magenschleimhaut können mit der eigentlichen Blutungsquelle verwechselt werden. Die Spiegelung erfolgt mit einem üblichen Vorausblickendoskop, selten wird sich die Indikation ergeben, die Papille zum Ausschluß einer Hämobilie mit einem Seitblickduodenoskop zu inspizieren. Die Notfallkoloskopie ist nur selten indiziert; hierbei finden die langen Koloskope Verwendung, mit denen das Zökum erreicht werden kann.

Ergebnisse der peroralen Notfallendoskopie: Die wesentliche Aufgabe der Notfallendoskopie besteht in der Entscheidung, ob es sich um eine aktive, d.h. noch anhaltende Blutung handelt oder ob diese zum Stillstand gekommen ist. Hieraus ergibt sich zumeist die Entscheidung, ob der endoskopische Befund eher eine konservative Therapie oder ein operatives Vorgehen (notfallmäßig, elektiv) ratsam erscheinen läßt. Im Falle einer Operation bestimmen Art und Lokalisation der Blutungsquelle mit das intraoperative Vorgehen. Besteht der Verdacht auf ein Malignom, kann die Entnahme von Biopsiematerial zur Schnellschnittdiagnostik sinnvoll sein.

Als aktuelle Blutungsquelle bezeichnet man noch aktiv blutende Läsionen. Nach Forrest unterteilt man die aktiven Blutungen in die arteriell spritzende Blutung (Forrest Ia) und die Sickerblutung (Forrest Ib). Blutungen mit den Zeichen der stattgehabten Blutung (Hämatinbelag, wandadhärentes Koagel) werden als Forrest-II-Läsionen bezeichnet. Blutungsquellen ohne die Zeichen der vorangegangenen Blutung werden als potentielle Blutungsquellen (Forrest III) bezeichnet.

Nach eigenen Erfahrungen findet sich eine aktuelle Blutungsquelle (Forrest I und Forrest II) in über 60% von 1424 Notfallendoskopien, bei 25% der Patienten findet sich eine Forrest-III-Blutungsquelle. Kombinierte Läsionen zeigen sich bei ca. 20% der durchgeführten Notfallendoskopien. Bei den 878 verifizierten Blutungsquellen handelte es sich in über 2/3 der Fälle um peptische Läsionen. Ösophagus- und Fundusvarizen stellten in 15%, Magenerosionen in 10% und Karzinome in ca. 5% die Ursache der Blutung dar.

Prognose, Allgemeinsymptome, endoskopischer Befund: An der diagnostischen Wertigkeit der Notfallendoskopie bestehen kaum Zweifel; ein positiver Effekt der Notfallendoskopie auf die Prognose hat sich jedoch zumindest in prospektiven Studien bislang nicht sichern lassen. Als Bedingungen einer ungünstigen Prognose gelten ein Alter über 75 Jahre, schwere Begleiterkrankungen, Aszites, Erniedrigung des Quickwertes, systolischer Blutdruck unter 100 mmHg (eine Stunde nach stationärer Aufnahme) und anhaltende Blutung (rotes Blut in der Magensonde). Auf die Tatsache, daß eine anhaltende Blutung bei stationärer Aufnahme mit einer 4- bis 12mal höheren Letalität einhergeht als bei sistierter Blutung, wurde bereits vor 2 Jahrzehnten hingewiesen. Die überwiegende Mehrzahl der Patienten mit einer gastrointestinalen Blutung hat von der Notfallendoskopie keine Verbesserung der Prognose zu erwarten, da nur etwa 15–25% der Patienten aktiv während der Untersuchung bluten. Besondere Bedeutung hat jedoch in letzter Zeit das sog. sichtbare Gefäß erlangt, das bei 18–48% der Patienten mit einer Ulkusblutung nachweisbar ist. Ein sichtbares Gefäß geht in 56–85% mit einer Rezidivblutung einher. Als sichtbares Gefäß gelten ein erhabener roter oder schwarzer Punkt im Bereich des Ulkuskrater, der sich nicht abspülen läßt und in dessen Umgebung sich häufig das frischeste Koagel im Bereich des Ulkusgrundes befindet. Als ungünstig gelten auch Ulzera, die endoskopisch nur bedingt einsehbar und beurteilbar sind und solche an der Bulbushinterwand, da auch hier eine erhöhte Rezidivblutungsrate erwartet werden kann.

5 Röntgen- und Laboruntersuchungen

Notfallangiographie: In der Diagnostik massiver kolorektaler Blutungen kommt den angiographischen Methoden besondere Bedeutung zu. Zum Nachweis einer aktuellen Blutung mit Austritt des Kontrastmittels in das Darmlumen ist jedoch eine Blutungsintensität – je nach Selektivität der Darstellung – von mehr als 0,5–1,5 ml/min erforderlich.

Weitere diagnostische Maßnahmen: Auch durch die konsekutive Bestimmung der Hämoglobin- und Erythrozyten-Konzentration läßt sich die Blutungsintensität abschätzen. Die Hämoglobinkonzentration fällt erst 8–16 h nach Blutungsbeginn ab. Ein Hämoglobinwert unter 10 g% und ein Harnstoff-N über 40 mg% finden sich bei relevanten Blutverlusten über 20% des zirkulierenden Blutvolumens. Besonders bei Ösophagusvarizenblutung und Blutgerinnungsstörungen empfehlen sich Untersuchungen der Blutgerinnung. Selten werden bei der oberen Gastrointestinalblutung weitere Untersuchungsmethoden erforderlich. Bei Verdacht auf eine Blutung in das Gallenwegs- oder Pankreasgangsystem kann eine Ultraschalldarstellung oder Computertomographie Hinweise geben, die dann durch ERCP und/oder Angiographie erhärtet werden.

Szintigraphische Nachweismethoden sind in der Lage, Blutungsquellen durch eine Blutungsrate von 0,05–0,1 ml/min nachzuweisen. ^{99m}Tc-Schwefelkolloid ist rasch verfügbar und eignet sich bei akuten Blutungen. ^{99m}Tc-markierte Erythrozyten brauchen länger zur Herstellung, überleben aber in der Blutbahn bis 24 h und erfassen deshalb auch rezidivierende Blutungen. Wichtig ist jedoch, daß die Zuordnung einer Blutung nur zur Körperoberfläche und nicht zu einem bestimmten Darmabschnitt möglich ist. Szintigraphische Methoden müssen deshalb immer durch in Hinblick auf Artdiagnose und Lokalisation spezifischere Methoden (Angiographie, Endoskopie) ergänzt werden. Die Intestinoskopie – partiell oder total – ist in ihrer Aussage eingeschränkt, da der Darm ziehharmonikaartig über das Endoskop aufgefädelt zu rasch und unkontrolliert über die Instrumentenspitze gleitet, um kleinere Blutungsquellen zu identifizieren. Da die Intestinoskopie sehr aufwendig (für Arzt und Patient) ist, sollte man im Zweifelsfalle eine intraoperative Endoskopie anstreben, bei der man als zusätzliches diagnostisches Hilfsmittel die Diaphanoskopie bei der Suche nach Gefäßveränderungen zur Verfügung hat.

6 Rote Enddarmblutung

Die peranale Blutung bildet ein Symptom nahezu aller entzündlichen oder neoplastischen Erkrankungen im kolorektalen Bereich. Die kolorektale Blutung nimmt jedoch nur in Ausnahmefällen ein lebensbedrohliches Ausmaß an. In der Regel genügt deshalb eine Spiegelung während des blutungsfreien Intervalles nach ordnungsgemäß durchgeführter Vorbereitung durch Darmreinigung. Bei massiven transanalen Blutungen wird

die Aussage der Koloskopie oft durch Blut und Blutkoagel eingeschränkt. Nur die mit dem starren Instrument durchgeführte Proktorektoskopie ermöglicht ein ausreichendes Absaugen der Blutkoagel, so daß zumindest eine aktive Blutung aus dem proktorektalen Bereich ausgeschlossen werden kann. In jedem Falle muß auch bei der roten Enddarmblutung ein massiv blutendes Ulcus duodeni ausgeschlossen werden. Allgemein hat sich das Vorgehen bewährt, bei ausgeprägten kolorektalen Blutungen die Lokalisationsdiagnostik mit Radionukliden (mit ^{51}CR oder ^{99m}Tc markierten Eigenerythrozyten) vor der Angiographie durchzuführen. Bei jungen Patienten mit rezidivierenden roten Enddarmblutungen findet sich nicht selten ein Meckel-Divertikel, dessen Nachweis in der ^{99m}Tc-Szintigraphie oder im Dünndarmdoppelkontrast möglich ist. Bei der Polypektomieblutung ist die Koloskopie erstes Untersuchungsverfahren, da die Lokalisation der Blutungsquelle bereits bekannt ist und die Endoskopie dem Versuch der Hämostase gilt.

7 Diagnostische und therapeutische Maßnahmen

Endoskopische Blutstillung: Heute kann die Frage der Diagnostik gastrointestinaler Blutungen nicht mehr getrennt werden von der endoskopischen Therapie mit Laser- oder Elektrokoagulation bzw. durch Unterspritzung. Ob mit der endoskopischen Hämostase die Prognose, gemessen an Transfusionsrate, Hospitalisationsdauer, Rezidivblutungsrate und Letalität verbessert wird, ist noch offen, d.h. die Laserkoagulation bei blutenden Ulzera sowie bei sichtbaren Gefäßstümpfen bleibt nach wie vor umstritten. Im Gegensatz dazu empfiehlt sich die endoskopische Sklerosierung blutender Ösophagusvarizen als Methode der Wahl, entweder als solitäre Maßnahme oder in Kombination mit medikamentösen Maßnahmen oder mit einer Ballontamponade.

Diagnostisches Vorgehen bei gastrointestinaler Blutung: Die erste Maßnahme bei gastrointestinaler Blutung gilt in jedem Falle der Stabilisierung der Kreislaufverhältnisse. Die weiteren Maßnahmen laufen zunächst parallel mit Erhebung der Kurzanamnese und des klinischen Untersuchungsbefundes sowie der Bestimmung des Hämatokrits

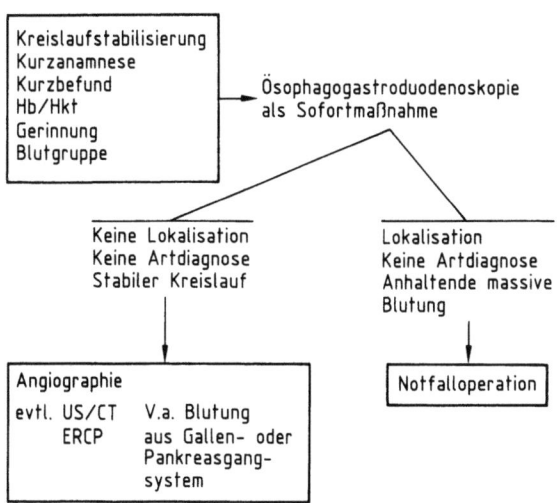

Abb. 27.1. Diagnostisches Vorgehen bei Hämatemesis

Hämotochezie (Abb. 27.3): Bei der akuten Enddarmblutung wird man zunächst die Proktorektosigmoidoskopie durchführen. Findet sich keine Blutungsquelle, so folgt die endoskopische Untersuchung des oberen Verdauungstraktes. Das alleinige Legen einer Magensonde zum Ausschluß einer oberen gastrointestinalen Blutung erscheint weder ökonomisch noch diagnostisch ausreichend. Hält die Blutung an und ist eine Lokalisationsdiagnostik nicht gelungen, so folgen in der Regel szintigraphische Methoden zur Lokalisation der Blutungsquelle und die Angiographie. Bei einigermaßen stabilen Kreislaufverhältnissen wird man eine Notfallkoloskopie versuchen. Häufig ist jedoch eine ausreichende Aussage insbesondere bei massiven Blutungen nicht möglich. Lassen sich die Verhältnisse nicht stabilisieren und deutet alles auf eine kolorektale Blutung hin, wurde sowohl die

und/oder der Hämoglobinkonzentration sowie der Bestimmung der Blutgruppe mit Bereitstellung von 2 oder mehr Blutkonserven. Das weitere Vorgehen hängt davon ab, ob Hämatemesis, Meläna oder Hämatochezie vorliegt.

Hämatemesis (Abb. 27.1): Bei Bluterbrechen findet sich in der Regel eine aktuelle Blutung. Die erste diagnostische Maßnahme besteht in der sofortigen Ösophagogastroduodenoskopie. Da die Blutungsquelle in der Regel im endoskopisch einsehbaren Bereich liegt, kann sie auch meistens nachgewiesen werden. Stabilisieren sich die Kreislaufverhältnisse, so erfolgt bei nicht lokalisierter Blutungsquelle die endoskopische Untersuchung des oberen Verdauungstraktes im Intervall. Nur selten werden weitere Maßnahmen wie Angiographie, ERCP, Sonographie oder Computertomographie erforderlich werden. Bei anhaltender spritzender Blutung reicht die endoskopische Lokalisation zumeist zur weiteren chirurgischen Therapie aus.

Meläna (Abb. 27.2): Bei Vorliegen von Teerstuhl besteht in der Regel keine größere aktuelle Blutung, so daß sich die Diagnostik zeitlich nicht auf die Akutsituation beschränkt. Erbringt die endoskopische Untersuchung – innerhalb der ersten 24 h durchgeführt – keine Blutungsquelle, bleibt zumeist Zeit zur ordnungsgemäß vorbereiteten Koloskopie. Läßt sich auch hier eine Blutungsquelle nicht nachweisen, so folgen weitere Maßnahmen in Abhängigkeit des Alters und der Vorgeschichte des Patienten.

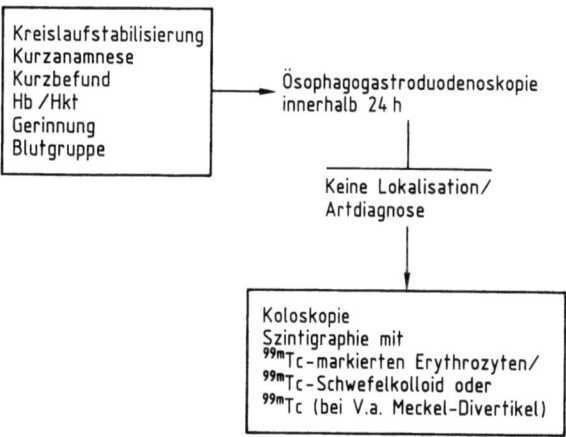

Abb. 27.2. Diagnostisches Vorgehen bei Meläna

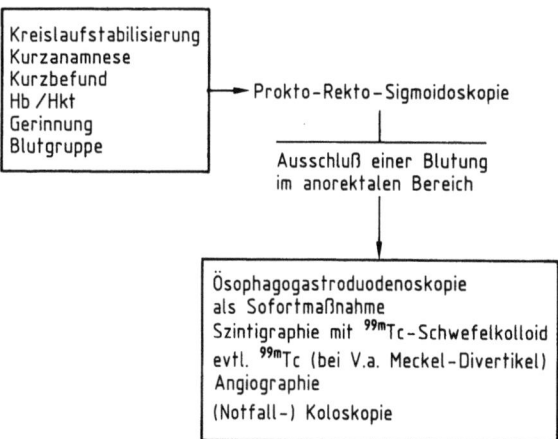

Abb. 27.3. Diagnostisches Vorgehen bei Hämatochezie

Hemikolektomie rechts – die meisten Angiodysplasien bei alten Patienten liegen im rechten Kolon
– oder die Kolektomie mit ileorektaler Anastomose empfohlen. Sinnvoll erscheint auch hier eine
intraoperative Endoskopie.

8 Literatur

Conn HO (1986) To scope or not to scope. N Engl J Med
    304:967
Erickson RA, Glick ME (1986) Why have controlled trials
    failed to demonstrate a benefit of esophagoduodenos-
    copy in acute upper gastrointestinal bleeding. A probabi-
    lity model analysis. Dig Dis Sci 31:673

Forrest JAH, Finlayson NDL, Shearman DJC (1974) En-
    doscopy in gastrointestinal bleeding. Lancet II:394
Frühmorgen P (1984) Gastrointestinale Blutung. In: Dem-
    ling L (Hrsg) Klinische Gastroenterologie. Thieme,
    Stuttgart, S 442–453
Hunt PS (ed) (1980) Gastrointestinal haemorrhage. Living-
    stone, New York
Ottenjann R (1985) Gastrointestinale Blutung. In: Blum
    AL, Siewert JR, Ottenjann R, Lehr L (Hrsg) Aktuelle
    gastroenterologische Diagnostik. Springer, Berlin Hei-
    delberg New York Tokyo, S 147–154
Rutgeerts P, Vantrappen G, Geboes K et al. (1981) Safety
    and efficacy of neodymium-YAG laser photocoagula-
    tion: an experimental study in dogs. Gut 22:38
Storey DW, Bown SG, Swain CP, Salmon PR, Kirkham
    JS, Northfield TC (1981) Endoscopic prediction of re-
    current bleeding in peptic ulcers. N Engl J Med 305:915
Wara P (1985) Endoscopic prediction of major rebleeding
    – a prospective study of stigmata of hemorrhage in blee-
    ding ulcer. Gastroenterology 88:1209

Kapitel 28 Beschwerden und Schmerzen im Bereich des Abdomens

P.G. SCHEURLEN und G. FEIFEL

1 Bemerkungen zu Klinik und Diagnostik

Abdominalbeschwerden sind gewöhnlich nicht das einzige Symptom einer gastrointestinalen Erkrankung; sie treten häufig gemeinsam mit anderen Symptomen („Beschwerden") wie Erbrechen, Diarrhö, Obstipation, Fieber u.a. auf; sie sind daher oft kein spezifisches Symptom und müssen differentialdiagnostisch jeweils im Zusammenhang mit anderen Befunden und Störungen gewichtet werden. Leichte Beschwerden und Schmerzen aller Schweregrade sind zudem beeinflußt durch die subjektive, individuell verschieden stark ausgeprägte Empfindlichkeit und Toleranz. Daraus folgt auch, daß sie oft der erste und wichtigste Grund für den Patienten sind, den Arzt aufzusuchen.

1.1 Schmerzcharakter

Krampfartige, kolikförmige, intermittierend auftretende und in ihrer Intensität zu- und abnehmende Schmerzen entstehen durch Dehnung der Hohlorgane, durch Muskelkontraktion und Spasmen, durch schmerzhafte Hyperperistaltik des Darms oder durch (abrupte) Anspannung der Kapsel von Organen (z.B. Leber und Niere). Diese sog. **viszeralen Schmerzen** sind eher schlecht lokalisierbar, werden meist als quälend, dumpf und besonders unangenehm empfunden. Die Schmerzen sind bevorzugt im mittleren Oberbauch und der Nabelgegend lokalisiert. Sie können, fortgeleitet in den entsprechenden Neurosegmenten, zum Rücken ausstrahlen und sich dabei durch eine besondere Hyperästhesie der Haut (Head-Zonen) bemerkbar machen. Der Patient ist unruhig, fühlt sich in seinem Allgemeinbefinden stark beeinträchtigt, insbesondere wenn zusätzlich vegetative Reaktionen wie Schweißausbruch und Schocksymptome hinzutreten.

Gegenüber diesen viszeralen Schmerzen ist der **somatische Schmerz** eher brennend, stechend, scharf und direkter lokalisierbar. Er entsteht durch Mitreaktion des parietalen Peritoneums (z.B. chemische oder bakterielle Entzündungen, Tumorinfiltration) und des Mesenteriums. Gewöhnlich handelt es sich um einen länger anhaltenden, nicht kolikförmigen Dauerschmerz. Während der Patient bei viszeralen Schmerzen unruhig ist, vermeidet der Patient mit somatischen Schmerzen möglichst jede Bewegung, da alle zusätzlichen Belastungen wie beispielsweise Pressen, Husten, Niesen und auch Palpation die Schmerzen verstärken können. In der Regel kommt es durch Irritation zur Hyperperistaltik des Darms und zu verstärkter Muskelkontraktion der Bauchwand (Abwehrspannung).

Die Schmerzen können in ihrem Charakter wechseln, z.B. bei akuter Appendizitis, die gewöhnlich zunächst mit einem viszeralen und bevorzugt in der Periumbilikalregion empfundenen Schmerz beginnt und sich später mit einem lokalisierbaren kontinuierlichen Schmerz im rechten Unterbauch manifestiert, der sich bei stärkerer peritonealer Reaktion intensiviert.

1.2 Schmerzauslösung

Bei Erkrankungen des oberen Gastrointestinaltrakts, z.B. Refluxösophagitis, Gastritis, Ulcus ventriculi, akuten Erkrankungen der Gallenwege, Pankreatitis u.a., sowie bei schwereren Durchblutungsstörungen werden Beschwerden durch Nahrungsaufnahme ausgelöst bzw. verstärkt. Andere Krankheiten können durch Nahrungsaufnahme gemildert werden, beispielsweise der Schmerz des Duodenalgeschwürs.

Bewegungsabhängige Beschwerden beobachtet man bei Läsionen der Bauchwand, z.B. bei Leistenhernie, bei schweren peritonealen Entzündungen, beim aortoiliakalen Anzapfsyndrom. Gelegentlich spielt die Körperlage bei der Schmerzauslösung eine Rolle. Als Beispiel seien Inguinalhernien genannt, deren Symptomatik im Stehen gewöhnlich etwas stärker ist. Umgekehrt können Beschwerden im Liegen zunehmen, beispielsweise bei Hiatushernie oder Refluxkrankheit sowie besonders bei akuter Pankreatitis und bei Milzinfarkten bzw. Perisplenitis.

Atemabhängige Schmerzen sprechen für subphrenische Prozesse bzw. akute Milz-, Leber- und Gallenblasenerkrankungen, wobei die Schmerzen dann auch durch tiefe Inspiration verstärkt werden.

Segmental begrenzte Schmerzen können Zeichen einer Wirbelsäulenerkrankung sein und damit ebenfalls bewegungs- und lageabhängig auftreten.

1.3 Schmerzlokalisation

Auf die Unterschiede zwischen viszeralem und somatischem Schmerz wurde bereits hingewiesen. Diffuse, allgemeine und nicht streng lokalisierte Schmerzen sind für ausgedehnte peritoneale Entzündungen typisch. Auch bei schweren Störungen der Darmfunktion, insbesondere beim paralytischen Ileus, sowie bei akuten vaskulären Erkrankungen und bei den durch Stoffwechselstörungen verursachten Beschwerden (s. 8.2) kann der Patient die Schmerzen nicht lokalisieren. Bei einigen Erkrankungen lassen sich bestimmte Regionen der Schmerzsensationen abgrenzen, wie in den folgenden Abschnitten ausgeführt wird. Abdominalerkrankungen können fortgeleitete Schmerzen, z.B. im Thoraxbereich oder im Rücken, verursachen wie umgekehrt extraabdominale Krankheiten Be schwerden im Bauchraum hervorrufen können (s. 8.4 und 8.5).

1.4 Schmerzbeginn und Intensität

Ein wichtiges Kriterium für die differentialdiagnostische Beurteilung von Abdominalschmerzen sind Art und Stärke ihres Auftretens. Schlagartiger und heftiger Schmerzbeginn ohne Prodromi erweckt den Verdacht auf eine Organruptur oder Obstruktion (s. 3). Bedrohliche abdominelle Notfälle sind dabei immer mit einer raschen Verschlechterung des Allgemeinzustands verbunden (z.B. Aortenruptur, Mesenterialinfarkt).

Der allmählich einsetzende und mit Vorboten verbundene Schmerz deutet auf eine intraabdominale Organentzündung (z.B. Pankreatitis, Ulcus ventriculi, M. Crohn) oder Tumorentwicklung hin. Als direktes Maß für die Schmerzintensität gelten der Gesichtsausdruck, die Beeinträchtigung der täglichen Arbeit, schmerzbedingtes nächtliches Erwachen und Schonhaltung.

1.5 Schmerzen mit Erbrechen (s. auch Kap. 26)

Bei einer großen Zahl von Baucherkrankungen kommt es zu Erbrechen. Es kann durch Entzündungen oder Stenosen in den oberen Magen-Darm-Abschnitten, durch stärkeren Reflux oder durch plötzliche schwallartige Entleerung von Magen und Dünndarminhalt (z.B. Syndrom der zuführenden Schlinge) verursacht sein. Frühzeitiges Erbrechen ist Symptom des hohen Dünndarmileus. Reflektorisch tritt Erbrechen auf bei Koliken, bei Cholezystitis, Appendizitis, akuter Pankreatitis, akuter Pyelitis u.a. sowie insbesondere bei Peritonitis und beim akuten Abdomen. Gelegentlich werden Beschwerden durch Erbrechen gelindert, z.B. bei Ulkuskrankheit, beim Syndrom der zuführenden Schlinge, bei Magenausgangsstenosen, nicht jedoch bei den mit reflektorischem Erbrechen einhergehenden akuten Erkrankungen (s. oben). In der Regel folgt das Erbrechen dem akuten Bauchschmerz mehr oder weniger rasch (Peritonitis, Appendizitis, distaler Darmverschluß). Bei wenigen perakuten Erkrankungen treten beide Leitsymptome gleichzeitig auf (Gallensteinileus, Strangulation).

1.6 Grundprogramm für Untersuchungen bei abdominellen Schmerzen und Mißempfindungen

Allgemeinbefunde: Befinden des Patienten, Körperhaltung (Schmerzreaktion), Gewichtsabnahme, Exsikkose, Ikterus (Haut, Skleren), Fieber, Atmung, klinische Schocksymptome

Abdomen
Inspektion: Meteorismus, Hernien, Narben nach Operationen (welche?), sichtbare Tumorbildung, peristaltische Wellen, ausladende Flanken, Aszites, verstärkte Venenzeichnung.

Palpation und Perkussion: Lokalisation der Schmerzen, Druck-, Klopfschmerz, Loslaßschmerz, Abwehrspannung, Organvergrößerung, Resistenz, Flankenklopfschall, tympanitischer Klopfschall, Zystom-Aszites

Auskultation: Darmgeräusche, Gefäßgeräusche

Rektaluntersuchung
Laborbefunde: BSG, Leukozyten und Hämoglobin, Enzyme (Transaminasen, alkalische Phosphatase, Amylase), Bilirubin, Blutzucker, Kalium, Kreatinin u.a., Stuhl (Konsistenz, Farbe, Blutbeimengung), Urin.

Sonographie
Endoskopische Untersuchungen.
Röntgenuntersuchung: Übersicht, CT, Gefäßdarstellung.
Weitere Untersuchungen je nach spezieller Fragestellung, z.B. bakteriologische Untersuchungen, Nachweis von Wurmeiern, Stoffwechseluntersuchungen, z.B. Porphyrine, Cortisol u.a.

2 Peritonitis

2.1 Verlaufsformen

Peritoneum und Peritonealflüssigkeit sind an der unspezifischen Abwehr von Entzündungserregern beteiligt. Reicht die Entzündung eines Organs bis an den Peritonealüberzug, so entsteht eine lokale Peritonitis, z.B. bei Penetration eines Ulkus oder Karzinoms, bei Appendizitis, Cholezystitis, Divertikulitis u.a. Klinisch imponieren mehr oder weniger starke, jedoch regional begrenzte und lokalisierbare Schmerzen. Typisch sind eine umschriebene Druckempfindlichkeit und Abwehrspannung bzw. Perkussionsschmerz als Zeichen der reflektorischen Anspannung der Bauchwandmuskulatur. Hyperperistaltik oder schließlich Paralyse des Darms sind Zeichen der funktionellen Beeinträchtigung der Darmfunktion. Aus einer lokalen Peritonitis kann sich eine diffuse Peritonitis entwickeln, wenn die Abwehrbarriere durchbrochen wird, sei es bei massiver Organerkrankung oder bei geschwächter Abwehrlage des Patienten. Darüber hinaus kann eine diffuse Peritonitis im Rahmen einer systemischen Entzündung oder Erkrankung entstehen.

Für die Differentialdiagnose und für möglicherweise rasch zu entscheidende therapeutische Maßnahmen ist die Unterscheidung zwischen akuter und chronischer Peritonitis wichtig, insbesondere im Hinblick auf die Feststellung eines „akuten Abdomens" (s. 3).

2.2 Akute diffuse Peritonitis

Die akute diffuse Peritonitis geht gewöhnlich mit stärkeren Schmerzen einher. Sie können, wenn die Erkrankung sich aus einer lokalen Peritonitis entwickelt, zunächst lokal verstärkt sein, gehen aber dann in einen diffusen kontinuierlichen und nicht mehr lokalisierten Schmerz über. Die Schmerzen können in Ruheposition noch gering sein, werden aber bei Berührung des Abdomens (Palpation!) oder stärkerer Bewegung verstärkt. Reflektorisch treten Muskelanspannung („brettharter Bauch") und gestörte Darmfunktion hinzu. Die Entwicklung eines paralytischen Ileus ist häufig (s. 5.1), auskultatorisch sind keine Darmgeräusche wahrnehmbar. Der Leib ist aufgetrieben, der Klopfschall tympanitisch, die Leberdämpfung kann nicht mehr abgegrenzt werden. Sowohl im Darmlumen als auch in der Peritonealhöhle bildet sich ein Exsudat, das je nach Art und Ausmaß der Entzündung serös, fibrinös oder eitrig sein kann.

Der Patient klagt über Übelkeit und Erbrechen, das nicht selten gallig ist. Infolge erheblicher Flüssigkeits- und Elektrolytverschiebung kommt es zur Exsikkose, der Blutdruck fällt ab, der Puls ist klein und schwach, und es kann sich ein Schock entwickeln. Der Patient vermeidet jede Bewegung, versucht durch Anziehen der Beine zu entlasten. Die Atmung ist flach, und es kann, wenn die Entzündung in Zwerchfellnähe ausgeprägt ist, ein hart-

Tabelle 28.1. Leitsymptome des akuten Abdomens

Schmerzen (lokal? Loslaßschmerz?)
Abwehrspannung
Erbrechen
Schlechter Allgemeinzustand
Evtl. Schocksymptomatik
Peristaltikänderung
Meteorismus

näckiger Singultus entstehen. Frühzeitig ist das Sensorium eingeschränkt. Ängstliches Aussehen, kalter Schweiß, eingefallene Wangen und spitze kalte Nase (Facies abdominalis oder hippocratica) deuten unverkennbar auf die schwere Erkrankung hin, die rasch zu einem Verfall führt. Klinisch sind die Symptome des aufgetriebenen Leibes, der Darmparalyse, der Empfindlichkeit gegenüber leichtem Klopfen (Perkussion) unschwer zu deuten. Die Temperatur ist meist sehr hoch, kann aber auch normal sein. Die Leukozyten steigen stark an oder bleiben auffallend niedrig. Bei der Punktion des Bauchraums findet sich ein trübes Exsudat, das der bakteriologischen Untersuchung zugeführt werden sollte. Beimengung von Blut, Galle und Erhöhung der Amylase können auf die Genese der Peritonitis hinweisen (s. Tabelle 28.2).

Ursachen einer akuten diffus-eitrigen Peritonitis: Bakterielle Entzündung bei Perforation eines Ulkus, Karzinoms, einer Kolitis, Divertikulitis, schwere Cholezystitis, bei Bauchwandtrauma mit Organruptur, Darmgangrän (Ischämie, penetrierendes Karzinom) u.a.

2.3 Besondere Formen einer chronischen diffusen Peritonitis

Der Verlauf ist eher schleichend und die Symptomatik gewöhnlich gering; stärkere Allgemeinreaktionen bzw. Schocksymptome fehlen. Die Infektion kann hämatogen, lymphogen oder transmural entstehen.

▶ **Tuberkulöse Peritonitis:** Die Erkrankung ist heute selten. Sie beginnt gewöhnlich ganz allmählich mit zunehmenden (unangenehmen) diffusen Leibschmerzen. Der Verlauf ist chronisch. Im Vordergrund stehen eher unspezifische Allgemeinsymptome wie Abnahme von Appetit und Gewicht, leichte Temperaturen, mäßige Druckempfindlichkeit des etwas geblähten Leibes. Das vermehrte

Tabelle 28.2. Kriterien zur Untersuchung der Lavageflüssigkeit bei Peritonitisverdacht

Makroskopisch	Mikroskopisch	Biochemisch	Mikrobiologisch	Interpretation
Klar, geruchlos	<300 Leukozyten/mm³	Kein Enzymnachweis	Steril	Normal
Hämorrhagisch	Tumorzellen	Eiweiß >3,5 g%	Steril	Peritonitis carcinomatosa
Trübe	Lymphozyten	Eiweiß >3,5 g%	Tbc	Peritonitis tuberculosa
Opalbräunlich	>500 Leukozyten/mm³ Detritus	Amylase Lipase Exsudat	Steril (Erregernachweis)	Pankreatitis (Durchwanderungsperitonitis)
Trübe, eitrig, übelriechend	>500 Leukozyten/mm³ Faserbestandteile	Exsudat Amylase	Erregernachweis	Eitrige Peritonitis
Klar-opal	>500 Leukozyten/mm³ davon >25% Granulozyten	Transsudat	Erreger 90% aerob	Spontane Peritonitis

Peritonealexsudat ist trüb-fibrinös oder – selten – bei tuberkulösen Abszessen käsig eitrig. Die Peritonitis kann hämatogen (z.B. bei Lungentuberkulose) oder lymphogen (z.B. bei intraabdominaler Lymphknotentuberkulose) entstehen.

▶ **Peritonitis bei bakteriellen Infektionen:** Eine auf hämatogenem Wege entstandene bakterielle Peritonitis ist beim Erwachsenen eher selten. Beim Kind kann die Erkrankung bei Coliinfektionen der Harnwege oder bei Pneumokokkeninfektionen auftreten. Eine sog. **spontane Peritonitis** wird bei Kranken mit alkoholischer Leberzirrhose und Aszites in ca. 10% der Fälle beobachtet. Ihre Erkennung ist einfach (Aszitesbakteriologie), die Therapie konservativ mit Antibiotika. Auch die **Peritonitis bei chronischer Peritonealdialyse** läßt sich einfach durch Zellzählung mit mikrobiologischer Untersuchung der (trüben) Dialysatflüssigkeit erkennen. Die häufigsten Keime bei dieser Sonderform sind Staphylokokken und Streptokokken, selten gramnegative Keime (s. Tabelle 28.2).

▶ **Maligne Erkrankungen:** Eine diffuse Metastasierung in die Bauchhöhle ist oft schmerzlos. Hinweise können neben allgemeinen Tumorsymptomen eine Zunahme des Leibesumfangs und meist blutiger Aszites sein.

▶ **Seröse Peritonitis bei Lupus erythematodes und anderen Kollagenkrankheiten:** Selten kann bei Lupus erythematodes, aber auch bei primär chronischer Polyarthritis eine gering ausgeprägte und beschwerdearme seröse Peritonitis bestehen. Vereinzelt kann die sog. „Lupusperitonitis" auch akut verlaufen.

Differentialdiagnostisch sind metabolisch-toxische Ursachen (Ketoazidose, Bleivergiftung u.a.)

und Einblutungen unter Antikoagulanzientherapie, welche das Bild einer Peritonitis imitieren können (*Pseudoperitonitis*), auszuschließen (s. 8.2).

3 Akutes Abdomen

Unter der Bezeichnung „akutes Abdomen" werden Krankheiten bzw. Krankheitssymptome zusammengefaßt mit dem pragmatischen Ziel, angesichts der Akuität einer Abdominalerkrankung eine möglichst rasche Entscheidung zwischen chirurgischer und konservativer Therapie zu treffen. Ob ein Eingriff sofort notwendig ist oder ob abgewartet werden kann, hängt von der raschen Erfassung der Primärsymptome und der Entwicklung in den ersten 24 h ab. Deshalb sind eine stetige Beobachtung und eine wiederholte Untersuchung des Patienten notwendig. Dauernde Kontrollen sind vor allem auch deshalb nötig, weil die Ursachen eines akuten Abdomens zu Beginn selten klar erkennbar sind.

3.1 Leitsymptome und Diagnostik

Neben den bekannten Leitsymptomen des akuten Abdomens (Tabelle 28.1) sind selbstverständlich alle relevanten Besonderheiten zu erfassen. Im Mittelpunkt stehen eine ausführliche Schmerzanalyse und die vollständige körperliche Untersuchung. Zur differentialdiagnostischen Abklärung ist die Erfassung von Symptomen und Befunden thorakaler Erkrankungen (Herzinfarkt, Perikarditis, Lungeninfarkt, basale Pleuritis) obligat. Die Diagnostik hat insbesondere auch Voroperationen zu berücksichtigen (Fremdanamnese). Die genaue Erfassung der Stuhlgewohnheiten, der Zyklusanamnese und der Arzneimittelanamnese sind unverzichtbar.

Die *Erstuntersuchung* umfaßt:

▶ Inspektion, Palpation und Auskultation des Abdomens (Beschaffenheit der Bauchdecke, lokale Resistenz, Défense, palpabler Tumor, Bruchpforten, Darmgeräusche),
▶ Rektaluntersuchung;
▶ Temperatur: rektal und axillär;
▶ Kreislaufuntersuchung;
▶ Perkussion und Auskultation der Thoraxorgane;
▶ EKG;
▶ Laboruntersuchungen: Leukozyten, BSG, Hb, HKT, Amylase, Kreatinin, Elektrolyte, Blutzucker, Gerinnungsstatus;
▶ Sonographie;
▶ Röntgen (Ausschluß freier Luft im Stehen oder in linker Seitenlage), Lungenübersicht.

3.2 Einteilung des akuten Abdomens nach Dringlichkeit

Unter Heranziehung von Schmerzbeginn, Schmerzintensität und Allgemeinzustand lassen sich 3 Formen des akuten Abdomens abgrenzen, deren rasche Erkennung von vitaler Bedeutung für den Patienten ist:

▶ **perakutes Abdomen,**
▶ **akutes Abdomen,**
▶ **unklares Abdomen.**

Unvermittelt, d.h. ohne vorangehende Beschwerden auftretende schwere, vernichtende Schmerzen, lassen in Zusammenhang mit einer bedrohlichen Verschlechterung des Allgemeinzustands – nicht selten mit Kreislaufinsuffizienz und Schock – an folgende, ein **perakutes Abdomen** auslösende Krankheiten denken:

▶ Ruptur eines Aortenaneurysmas,
▶ Leber- oder Milzruptur,
▶ Ruptur einer Pankreaspseudozyste,
▶ Mesenterialinfarkt,
▶ Strangulation des Darms (Volvulus),
▶ inkarzerierte Hernie,
▶ Zustand nach Abdominaltrauma.

Die zweite Gruppe umfaßt Erkrankungen des **akuten Abdomens** im eigentlichen Sinne; sie ist in der Praxis am häufigsten. Entzündungszeichen und peritoneale Abwehr stehen im Vordergrund. Bei ihrer Verkennung droht innerhalb von Stunden der Übergang in eine regionale bzw. diffuse Peritonitis:

▶ akute Appendizitis,
▶ gastroduodenale Ulkusperforation,
▶ akute Cholezystitis,
▶ Divertikulitis (Perforation),
▶ Pankreasnekrose,
▶ hohe Dünndarmobstruktion,
▶ Tubarruptur.

Die rasche Entscheidung zur operativen Sanierung steht beim akuten Abdomen im Mittelpunkt, wenn auch – im Vergleich zur ersten Gruppe – ein längerer Zeitraum zur Abklärung zur Verfügung steht.

Das sog. **unklare Abdomen** umfaßt somatische und funktionelle Störungen intraabdomineller Organe ohne zwingende Indikation zum chirurgischen Eingriff:

▶ akute Entzündungen oder Koliken: biliär, urogenital, intestinal,
▶ akute, ödematöse Pankreatitis,
▶ Ulcus pepticum,
▶ Colon irritabile,
▶ Divertikulitis,
▶ intestinale Pseudoobstruktion,
▶ Lymphadenitis,
▶ (akute) Stauungsleber,
▶ Milzinfarkt,
▶ akute Porphyrie.

Die wichtigste primärärztliche Aufgabe besteht darin, mit Hilfe von Anamnese, Schmerzanalyse und klinischer Untersuchung Patienten mit akutem, operationsbedürftigem Abdomen aus der großen Zahl von funktionellen Störungen mit Bauchschmerzen herauszufinden.

4 Beschwerden bei Erkrankungen im Oberbauch

4.1 Ösophagus

Wichtigstes Symptom der Erkrankung des Ösophagus ist die Dysphagie, die schmerzhaft gesteigert sein kann, wobei die Beschwerden bei Störungen im unteren Ösophagus bzw. am Übergang von Ösophagus zum Magen oberhalb des Xiphoids lokalisiert werden (s. auch Kap. 25).

▶ **Achalasie:** Im Vordergrund steht die Dysphagie, die nach Speisenaufnahme, besonders nach kalten Speisen, zunimmt und mit retrosternalen Schmerzen verbunden sein kann. Bei stärkerer Dilatation kommt es zur Regurgitation.

▶ **Refluxkrankheit und Ösophagitis:** Die Beschwerden sind im Epigastrium oder retrosternal lokalisiert und gehen häufig mit Sodbrennen einher. Der brennende Schmerz kann bis zum Hals oder den Armen ausstrahlen. Er wird durch Mahlzeiten, säurehaltige Flüssigkeiten u.ä. verstärkt bzw. andererseits durch Antazida eher gelindert. Bemerkenswert ist, daß die Beschwerden bei längerem Liegen zunehmen (Regurgitation!), weshalb die Patienten frühmorgens oder schon in der Nacht über Sodbrennen klagen (sog. „Nachtbrenner"). Wenn gleichzeitig noch vermehrt Luft geschluckt wird, kann schmerzhaftes Aufstoßen auch tagsüber einsetzen („Tagrülpser").

▶ **Karzinom:** Besonders beim älteren Patienten sind Dysphagie und von der Nahrungsaufnahme abhängige Beschwerden auf ein Karzinom verdächtig. Sie können bei tiefsitzenden Karzinomen zum Epigastrium ausstrahlen; bei höher lokalisierten Karzinomen können Schmerzen zu den Schulterblättern ausstrahlen. Häufig besteht ein süßlicher Fötor.

4.2 Magen

▶ **Hiatushernie:** Die Störung bleibt oft asymptomatisch. Es können Druckgefühl oder Oberbauchbeschwerden angegeben werden, die nach den Mahlzeiten zunehmen. Da die Ösophagitis häufigste Komplikation der (axialen) Gleithernie ist, wird oft Sodbrennen, besonders bei längerem Liegen und nach opulenten Mahlzeiten, angegeben.

▶ **Kaskadenmagen:** In den meisten Fällen werden durch diese Lageanomalie keine Beschwerden hervorgerufen. Bei Luftschluckern bzw. unmittelbar nach größeren Mahlzeiten wird über Druck im Oberbauch geklagt, der in die Herzgegend ausstrahlen kann. Gelegentlich werden Rhythmusstö-

rungen provoziert, weshalb differentialdiagnostisch auch eine Angina pectoris abgegrenzt werden muß (Roemheld-Syndrom).

▶ **Gastritis:** Akute Störungen können durch exogenen Faktoren wie Steroide oder nichtsteroidale Antirheumatika, schädigende Noxen in Nahrungsmitteln und Getränken, bei Infektionskrankheiten oder durch Virusinfektionen u.a. bedingt sein. Im allgemeinen kommt es zu unangenehm empfundenen Beschwerden mit Blähungen, Druck- und Völlegefühl im Oberbauch, die nach Mahlzeiten zunehmen. Erbrechen ist häufig und lindert gelegentlich die Beschwerden.

Bei der chronischen Gastritis vermißt man eine Korrelation zwischen subjektiven Beschwerden und bioptischen bzw. histologischen Befunden. Nüchternschmerz, Nachtschmerz oder Obstipation können eine Abgrenzung gegenüber der Ulkuskrankheit schwierig machen.

Neuerdings wird als häufige Ursache der Antrumgastritis eine bakterielle Besiedlung mit Campylobacter pylori diskutiert.

▶ **Hypertrophische Gastropathie** (Ménétrier-Krankheit): Wie bei anderen Formen von Gastritis werden uncharakteristische Oberbauchbeschwerden angegeben. Weitere Symptome können Appetitlosigkeit, Gewichtsabnahme und Erbrechen sein. Infolge erhöhten Eiweißverlusts durch die Schleimhaut der hypertrophierten Falten kann sich eine Hypoproteinämie mit Ödembildung entwickeln.

▶ **Reizmagen:** Unter dem Begriff können „funktionelle" Magenbeschwerden zusammengefaßt werden, die sich als Druckgefühl, als Völlegefühl mit „Luft im Magen", als passagere und unangenehme Beschwerden nach vermehrtem Alkohol-, Kaffee- oder Nikotingenuß äußern. Motilität und Sekretionsverhalten können verändert sein. Meist finden sich gleichzeitig andere Allgemeinsymptome wie Leistungsminderung, Neigung zu Kopfschmerzen und zu Schlaflosigkeit („psychovegetatives Syndrom").

4.2.1 Ulkuskrankheit

▶ **Ulcus ventriculi:** Die in das Epigastrium lokalisierten Schmerzen werden durch Mahlzeiten ausgelöst und sind im allgemeinen nach Beendigung einer Mahlzeit am stärksten. Sie können aber auch im Nüchternzustand anhalten. Der zeitliche Ablauf ist also nicht so typisch wie beim Ulcus duodeni. Zu beachten ist, daß das Ulcus ventriculi häufiger als das Ulcus duodeni auch beschwerdefrei verlaufen kann.

▶ **Ulcus duodeni:** Gewöhnlich treten im Frühjahr und Herbst mehrwöchige Perioden von Schmerzen auf, die in den Oberbauch bzw. rechten Oberbauch lokalisiert werden und durch Palpation erheblich verstärkt werden können. Die Beschwerden sind im Nüchternzustand, d.h. 2–4 h nach Mahlzeiten stärker und können durch Nahrungsaufnahme gelindert werden („food relief"). Beim unkomplizierten Ulcus duodeni tritt, im Unterschied zum Ulcus ventriculi, gewöhnlich keine Übelkeit auf; dafür wird, bedingt durch die erhöhte Säureproduktion, eher über Sodbrennen und auch Regurgitation saurer Flüssigkeit in den Mund geklagt.

▶ **Zollinger-Ellison-Syndrom:** Die vorgenannten Beschwerden sind bei dieser seltenen Störung besonders ausgeprägt. Weitere Symptome sind starke wäßrige Diarrhöen und Malabsorption. Die Diagnose wird durch Nachweis einer erhöhten Gastrinkonzentration bzw. einer hohen BAO geführt (s. Kap. 34.1).

▶ **Akute Ulkusblutung:** In sehr vielen Fällen von akuter Ulkusblutung werden (lokale) Beschwerden vermißt; im Vordergrund stehen die Symptome des plötzlichen Blutverlusts.

▶ **Penetration:** Eher langsame Zunahme der Schmerzen und Entwicklung eines Dauerschmerzes, welcher bei Penetration ins Pankreas häufig auch in den Rücken ausstrahlt. Durch Nahrungsaufnahme kann Linderung eintreten. Die Amylasen können bei Penetration ins Pankreas erhöht sein.

▶ **Perforation:** Im Unterschied zur Penetration beginnen die Schmerzen sehr plötzlich und steigern sich, besonders im Anschluß an die Nahrungsaufnahme. Sie sind scharf, stechend („Dolchstoß") und nehmen manchmal den Charakter von Vernichtungsschmerzen an. Sie sind in den Oberbauch lokalisiert, strahlen aber auch zu den Schulterblättern aus. Wie bei akuter Pankreatitis versucht der Patient, eine Schonhaltung einzunehmen und alle Bewegungen zu vermeiden. Zeichen der Peritonitis sind Abwehrspannung, schmerzhafte Palpation, aufgetriebener Leib und fehlende Darmgeräusche. Differentialdiagnostisch sind akuter Herzinfarkt, basale Pneumonie, akute Cholezystitis, akute Pankreatitis abzugrenzen.

Gelegentlich wird eine Perforation übersehen, besonders beim älteren Menschen und dann, wenn – wie bei einem Drittel der Patienten – ein peptisches Ulkus nicht bekannt ist, also u.U. zuvor keine entsprechenden Beschwerden bestanden. Ein Schock unklarer Genese, besonders wenn er beim älteren Menschen oder nachts auftritt, sollte stets den Verdacht auf eine Magenperforation lenken, insbesondere wenn anamnestisch ein Ulkus oder die Verabreichung von Steroiden bzw. Antirheumatika bekannt sind. Stets handelt es sich um ein Krankheitsbild mit vitaler Bedrohung.

▶ **Magenausgangsstenose:** Die bei chronischen Duodenalgeschwüren sich entwickelnde Magenausgangsstenose kündigt sich frühzeitig durch Völlegefühl, häufig Übelkeit und Erbrechen und eine verstärkte Säureproduktion an.

4.2.2 Tumoren des Magens

Nur bei einem Viertel der Patienten beobachtet man vorausgehend Symptome, die auf eine Geschwürserkrankung hinweisen können. Meist werden aber nur leichte Beschwerden bzw. ein Unbehagen in der Magengegend oder Völlegefühl angegeben. Appetitlosigkeit, Widerwillen gegen bestimmte (fleischhaltige) Speisen und Gewichtsabnahme sind besonders zu beachten. Bei mehr als einem Drittel der Patienten kommt es zu Erbrechen, besonders wenn sich der Tumor in Pylorusnähe entwickelt. Hochsitzende Karzinome können Dysphagie verursachen.

Auch beim **Magenfrühkarzinom** können ähnliche Beschwerden in leichter Form auftreten; meist wird die Diagnostik erst eingeleitet, wenn der Tumor bereits ausgedehnt ist. Völlegefühl oder Appetitlosigkeit bei fehlenden anderen Beschwerden sollten daher stets Anlaß für eine eingehende Untersuchung des Magens sein.

Das **maligne Lymphom** des Magens hat an Häufigkeit deutlich zugenommen. Oft sind die Patienten völlig beschwerdefrei oder klagen allenfalls über etwas Völlegefühl und Widerwillen gegen Fleisch. Man vermißt auch im allgemeinen eine stärkere Appetitlosigkeit und Gewichtsabnahme. Bei etwa 20% der Patienten kommt es zu (leichten) Blutungen, bei etwa 10% zur Perforation, eine Komplikation, die beim Karzinom seltener beobachtet wird. Endoskopisch können polypoide Veränderungen, Erosionen oder Ulzera festgestellt werden. Für Diagnostik und therapeutische Entscheidung ist wichtig, daß selbst bei sachgerechter Biopsie die Trefferquote nicht mehr als 70% beträgt.

Gutartige Tumoren werden gewöhnlich nur zufällig entdeckt, da kaum einmal nennenswerte Symptome oder Beschwerden verursacht werden; allenfalls wird bei (größeren) Neubildungen Druck- oder Völlegefühl geklagt. Bei unvermittelt auftretenden akuten gastrointestinalen Blutungen sollte auch an gutartige Neubildungen gedacht werden, z.B. Neurinome.

4.2.3 Beschwerden nach Magenoperation

Postoperative Beschwerden nach Eingriffen am Magen resultieren entweder aus der Beeinträchtigung der Reservoirfunktion, aus Störungen der Magenentleerung oder aus erfolgloser chirurgischer Therapie. Dementsprechend kann ein breites Beschwerdespektrum vorliegen. Ziel der Untersuchung muß es sein, charakteristische Symptome der Primärerkrankung (präoperativer Zustand) mit operationsspezifischen Veränderungen zu vergleichen und mögliche operationstechnische Mängel zu erfassen bzw. auszuschließen.

Nach *Antirefluxoperation* kann es gelegentlich trotz richtiger Indikation und korrekter Technik zu einer Superkontinenz (Unmöglichkeit aufzustoßen) und zu einer passageren Dysphagie kommen. Persistierende Refluxsymptome erwecken den Verdacht auf eine ungenügende Manschettenbildung. Diarrhö, Magenstase und Blähungen sind Ausdruck einer Denervation. Die apparative Diagnostik erfolgt, wie nach anderen Magenoperationen auch, durch radiologische und endoskopische Untersuchung.

Die *Magenteilresektion,* die Gastrojejunostomie und Pyloroplastik sind bei 15–30% der Patienten von einem **Dumpingsyndrom** gefolgt mit postprandialer Übelkeit, Wärme-, Schwäche- und Völlegefühl sowie Herzklopfen. Nicht selten kommt es zu kolikartigen Leibschmerzen und Durchfällen. Durch sorgfältige Analyse des Beschwerdekomplexes läßt sich das postprandiale Frühsyndrom von einem Spätsyndrom (1–3 h nach Nahrungsaufnahme) unterscheiden. Letzteres zeigt die klassischen Symptome der Hypoglykämie. Mechanische Störungen im Bereich der Anastomose können zum **Afferent-loop-Syndrom** (galliges Erbrechen) oder zum **Efferent-loop-Syndrom** (Speisenretention) führen.

Nach vollständigem Verlust des Magenreservoirs können die genannten Beschwerden besonders ausgeprägt sein. Beim gastrektomierten Patienten können durch mangelhafte Nahrungsaufnahme – eventuell bedingt durch Furcht vor epigastrischen Schmerzen und Druckgefühl – ein erheblicher Gewichtsverlust und Mangelzustand eintreten. Hierbei gilt es, funktionelle Störungen zu analysieren und eine Tumorprogression auszuschließen.

Auch nach nicht resezierenden Magenoperationen (*Vagotomie*verfahren) kommt es – zumindest in den ersten Monaten postoperativ – bei ca. 5–20% der Patienten zu Folgeerscheinungen der vagalen Denervation. Die sog. Postvagotomiedysphagie verliert sich im 2.–3. postoperativen Monat. Bei kompletter gastraler Denervierung ist eine temporäre Magenstase mit Völlegefühl, Aufstoßen und gelegentlichem Erbrechen häufig. Durch entsprechende Untersuchungen ist sicherzustellen, daß keine Magenausgangsstenose vorliegt. Eine Postvagotomiediarrhö wird fast nur nach trunkulärer Vagotomie beobachtet.

Berichtet der Patient über die identischen Beschwerden wie präoperativ, so ist eine vollständige Überprüfung eventuell auch durch Funktionstests notwendig. Dabei ist eine inkomplette Vagotomie bzw. eine nicht adäquate Resektion als Ursache eines Rezidivgeschwürs auszuschließen.

4.3 Duodenum

Störungen der Duodenalpassage können sich in Völlegefühl des Magens, aufgeblähtem Leib und Druckgefühl im mittleren und rechten Oberbauch äußern. Sie sind seltener durch intraluminale Ursachen, häufiger durch Passagebehinderung von außen durch Stenosen, Gefäße oder Tumoren bedingt. Bei stärkerer Beeinträchtigung kommt es zeitweise zu Erbrechen.

▶ **Duodenalpolypen:** Selten treten Schmerzen auf. Erstes Symptom sind oft leichte (okkulte) Blutungen, die zur Anämie führen können.

▶ **Duodenaldivertikel:** In etwa 90% der Fälle bilden sich die Divertikel im Bereich der Pars descendens aus. Beschwerden entwickeln sich bei Divertikulitis; die enge topographische Beziehung zur Papille bringt es mit sich, daß Gallengang und Pankreasgang sich in das Divertikel entleeren können und daß – sehr selten – sich eine rezidivierende Pankreatitis oder Cholangitis entwickeln.

▶ **Papillenkarzinom:** Der Tumor wächst im allgemeinen langsam, weshalb oft Symptome der Cholestase oder Pankreatitis bereits Jahre bestehen können. Gleiches gilt für die Adenomyomatose im Bereich der Papille.

▶ Weitere benigne und maligne Tumoren s. 5.3; Gastrinom s. 4.7.3.

4.4 Gallenwege und Gallenblase

Die Beschwerden sind im Oberbauch, vor allem im rechten Oberbauch lokalisiert und können von hier aus zur rechten Schulter ausstrahlen. Bei stärkeren Schmerzen ist reflektorisch die Atmung eingeschränkt, d.h. die Patienten können nicht voll durchatmen. Die Symptomatik der Beschwerden reicht von in Intervallen auftretenden Kolikschmerzen bis zu Dauerschmerzen oder mehr oder weniger starkem Druckgefühl. Die enge funktionelle und topographische Beziehung zwischen den Organen des Oberbauchs macht es verständlich, daß nur in typischen Fällen das Beschwerdebild einer bestimmten Diagnose zugeordnet werden kann.

▶ **Gallensteinkrankheit:** Die Cholelithiasis kann über Jahre stumm bleiben oder nur ein leichtes Druckgefühl hervorrufen. Ein plötzlicher Verschluß der Gallenwege führt zu phasenhaft verstärkten Kolikschmerzen, die bei 2/3 der Fälle in der Mitte des Oberbauchs, bei 1/3 mehr auf der rechten Seite verspürt werden und zur Schulter ausstrahlen können. Erbrechen, Übelkeit, Bradykardie und Rhythmusstörungen können das akute Krankheitsbild begleiten, weshalb differentialdiagnostisch stets ein Herzinfarkt auszuschließen ist. Schüttelfröste sind möglich. Als Zeichen der gestörten Darmfunktion kommt es zu Meteorismus und zu Obstipation. Diätfehler oder opulente Mahlzeiten, insbesondere abends, können die Beschwerden auslösen, die dann spätabends oder nachts einsetzen. Gelegentlich werden die Beschwerden durch Husten oder Niesen provoziert. Während Choledochus- und Gallenblasensteine Koliken auslösen, werden beim Zystikusstein eher dumpfe Schmerzen empfunden.

Wichtiger Hinweis sind ein leichter Ikterus, eine dunkle Verfärbung des Urins (nach 1–2 Tagen) und bei typischem Verschluß ein heller Stuhl. Stärkerer Ikterus entwickelt sich gewöhnlich bei komplizierender Cholangitis.

Palpatorisch findet sich ein starker Druckschmerz, besonders bei tiefer Inspiration. Loslaßschmerz oder Abwehrspannung werden bei der unkomplizierten Cholelithiasis vermißt. Kommt es zu einer Perforation, so entwickelt sich die Peritonitis gewöhnlich langsamer als bei der Ulkusperforation, weshalb dann zwischen Kolik und peritonitischem Schmerz stets ein längeres, schmerzfreies Intervall besteht.

Differentialdiagnostisch sind Nierensteinkolik, Duodenalulkus, Herzinfarkt, akute Erkrankungen der Gallenblase sowie akute Pankreatitis auszuschließen, wobei zu bedenken ist, daß letztere häufig auf dem Boden eines Steinleidens entsteht.

▶ **Cholezystolithiasis, Cholezystitis und Gallenblasenempyem:** Die Cholezystolithiasis kann, muß aber nicht Koliken auslösen. Im allgemeinen sind die Schmerzen gut lokalisierbar. Sie reichen von unangenehmem, kontinuierlichem, lästigem Druck im rechten Oberbauch bis hin zu Koliken, die bei Entzündungen der Gallenblasenwand häufiger und verstärkt sind. Das Krankheitsgefühl ist oft wenig ausgeprägt, kann sich aber verstärken, wenn die Entzündung zunimmt, besonders beim Gallenblasenempyem. Hohes Fieber mit Schüttelfrösten, Ikterus und Leukozytose weisen auf die schwere Erkrankung hin. Im Unterschied zur bakteriellen Cholangitis ist die Gallenblasenregion druck- und klopfempfindlich. Abwehrspannung und Loslaßschmerz, nicht selten auch eine palpable Resistenz entsprechen dem entzündlichen Prozeß, der schließlich zu Peritonitis und Ileus, also einem akuten Abdomen, führen kann.

Differentialdiagnostisch sind bei diesen oft akut einsetzenden Komplikationen vor allem die gedeckte Perforation eines Ulcus duodeni, eine retrozäkale Appendizitis und regionale Darmentzündungen auszuschließen.

▶ **Gallenblasenkarzinom:** Beim **Gallenblasenkarzinom** können Schmerzen fehlen oder sich die Beschwerden eher schleichend entwickeln. Die gestaute vergrößerte Gallenblase kann als schmerzloser Tumor getastet oder gelegentlich sichtbar werden (Courvoisier-Zeichen). Ein leichter Ikterus ist möglich.

▶ **Cholangitis:** Es kann ein dumpfer und unangenehmer Schmerz in der Mitte und im rechten Oberbauch bestehen; Beschwerden können aber auch völlig fehlen. Eine stärkere Leukozytose, Fieber mit Schüttelfrösten und ausgeprägtes Krankheitsgefühl zeigen eine bakterielle Entzündung an (s. Differentialdiagnose Gallenblasenempyem).

Postcholezystektomie-Syndrom

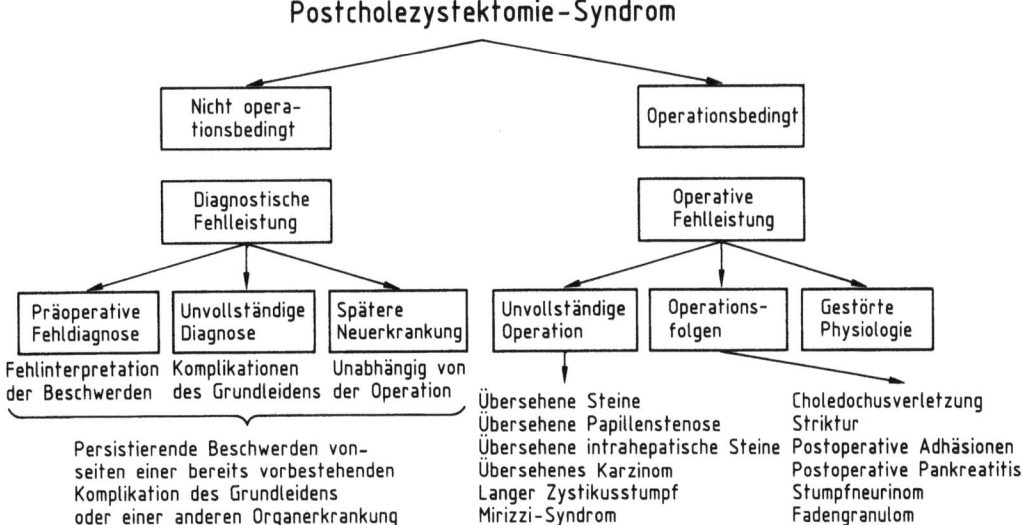

Abb. 28.1. Denkschema zur systematischen Erfassung der verschiedenen Ursachen für Nach- oder Neubeschwerden nach Cholezystektomie. (Nach Eisenburg 1974)

Die eitrige obstruktive Cholangitis erfordert eine rasche Entlastung der Gallenwege, da sonst eine Cholangiosepsis mit hoher Letalität eintritt. Die Klärung der Situation bei diesen akut schwerkranken, ikterischen Patienten erfolgt endoskopisch.

▶ **Sklerosierende Cholangitis** (s. Kap. 33.8)

▶ **Caroli-Syndrom:** Als seltene Anomalie der intrahepatischen Gallengänge finden sich sackförmige Erweiterungen. Symptome machen sich im allgemeinen erst im mittleren Lebensalter bemerkbar, wenn sich in den Divertikeln Entzündungen und multiple Steine gebildet haben. Da mit dem Krankheitsbild häufig eine Leberfibrose mit portaler Hypertonie kombiniert ist, können auch Blutungen aus Ösophagusvarizen das erste Symptom dieser Störung sein.

4.5 Beschwerden nach Cholezystektomie (Postcholezystektomiesyndrom)

Es handelt sich um einen Komplex verschieden starker, teils schmerzbedingter, teils dyspeptischer Beschwerden, die nach Cholezystektomie beobachtet werden können. Wichtig ist die Tatsache, daß etwa 50% der sog. Postcholezystektomiesyndrome auf organische Ursachen zurückgeführt werden können. Hieraus ergibt sich die Konsequenz, daß eine Einordnung der vielfältigen Beschwerden als „Funktionsstörung", „Dyskinesie"

o.ä. erst nach gründlicher diagnostischer Abklärung erfolgen darf (Abb. 28.1).

In den ersten Monaten nach Cholezystektomie sind leichte Beschwerden, teilweise noch operationsbedingt, keine Seltenheit: Dyspepsie, Druckgefühl im Oberbauch, Änderung der Stuhlgewohnheiten, geringe Schmerzen. Eine rasche Abklärung erfordern dagegen starke Schmerzen, insbesondere erneuter Kolikschmerz, in den Rücken ausstrahlende Schmerzen, Fieber und Ikterus.

Unter den vielfältigen Ursachen eines Postcholezystektomiesyndroms sind operationsbedingte von nicht operationsbedingten zu unterscheiden. In erster Linie sind ein Residualstein und eine Papillenstenose auszuschließen. An zweiter Stelle steht die Diagnostik entzündlicher Veränderungen (Cholangitis, Pankreatitis). Klinisch-chemische Untersuchungen, Sonographie und ERCP sind zuverlässige Hilfen bei der Abklärung.

Differentialdiagnostisch sind andere, möglicherweise bereits vor der Cholezystektomie bestehende Beschwerden durch entzündliche Dickdarmerkrankungen, Pankreatitis sowie funktionelle Beschwerden wie Colon irritabile oder Obstipation auszuschließen (Persistenz präoperativer Beschwerden).

4.6 Akute Leberschwellung

Beschwerden von seiten der Leber entstehen nur bei Anspannung der Leberkapsel und werden daher nur bemerkt, wenn das Organ sich (akut) vergrößert. Die Patienten klagen über einen subjektiv äußerst unangenehmen, bedrohlich wirkenden Schmerz, der das Allgemeinbefinden deutlich beeinträchtigt. Die Leber ist druck- und klopfempfindlich und läßt sich palpatorisch ohne Schwierigkeiten vergrößert nachweisen. In der Regel besteht ein (leichter) Ikterus; Transaminasen, alkalische Phosphatase und γ-GT sind mehr oder weniger stark und in Abhängigkeit von der Art der Erkrankung erhöht.

Ätiologisch kommen verschiedene Krankheiten in Betracht:

▶ **Akute Rechtsherzinsuffizienz** mit relativ rasch auftretendem „Tumorgefühl" im rechten Oberbauch.

▶ **Akute Fettleber:** Auch hier können sich relativ schnell starke Schmerzen entwickeln. Differentialdiagnostisch sind entzündliche Erkrankungen der Gallenblase abzugrenzen, zumal auch bei der akuten Fettleber Fieber und Leukozytose vorhanden sein können (s. Kap. 33.4.1).

▶ **Virushepatitiden** verursachen selten einen akuten Spannungsschmerz. In den ersten Wochen der Erkrankung wird oft über ein Druckgefühl im rechten Oberbauch geklagt. Weitere Befunde s. Kap. 33.3.

▶ Auch beim **Leberabszeß** kann eine akute Leberschwellung mit Schmerzen, z.B. beim Amöbenabszeß, und bei **Echinokokkose** auftreten. Unvermittelt kann es zu akuten Exazerbationen mit heftigen Schmerzen und Schocksymptomatik kommen, möglicherweise bedingt durch eine akut einsetzende Thrombose der Lebervenen, bzw. durch anaphylaktische Reaktion bei perforierten Echinokokkenzysten (s. Kap. 33.14.4).

▶ **Sepsis:** Die akute Leberschwellung bei Sepsis und damit Beschwerden im rechten Oberbauch entwickeln sich im allgemeinen erst, nachdem andere Zeichen der Erkrankung (Fieber, Leukozytose, evtl. Schock) aufgetreten sind.

▶ **Einblutungen in die Leber,** z.B. bei Metastasen oder Abszessen, sowie subkapsuläre Blutungen können plötzlich einsetzende Schmerzen verursachen. Die nur allmähliche Lebervergrößerung durch Metastasen allein bleibt im allgemeinen beschwerdefrei.

▶ **Budd-Chiari-Syndrom:** Typisch ist ein schmerzhafter „Lebertumor". Ausmaß und Akuität der Thrombenbildung bestimmen den Verlauf, der foudroyant und tödlich oder protrahiert sein kann

und dementsprechend mit starken Leberschmerzen oder nur mit einem dumpfen Druckgefühl im rechten Oberbauch einhergeht. Weitere Symptome s. Kap. 32.

4.7 Pankreas

Nach klinischen Gesichtspunkten kann zwischen einer akuten Pankreatitis, einer chronisch-rezidivierenden Pankreatitis und einer chronischen Pankreatitis mit Pankreasinsuffizienz unterschieden werden. Klinisch stehen bei den unterschiedlichen Verlaufsformen der Pankreasentzündungen einmal die typischen Beschwerden, zum anderen die Funktionsstörung und schließlich die Enzymgleisung im Vordergrund: bei der akuten Pankreatitis Schmerzen und Enzymgleisung, bei der chronischen Verlaufsform die Funktionseinschränkung.

4.7.1 Akute Pankreatitis und Pankreasnekrose

Wichtigstes Symptom ist der oft heftige und plötzlich perakut einsetzende Schmerz, der bohrend, stechend oder dumpf und im Oberbauch lokalisiert ist. Die Schmerzen beginnen oft akut, halten über lange Zeit an und können dabei noch an Intensität anwachsen. Die Patienten bevorzugen eine gebückte Haltung in Hockstellung. Koliken treten nicht auf, mit Ausnahme bei der sehr häufigen durch Steine ausgelösten „biliären Pankreatitis". Im allgemeinen fehlen auch peritoneale Reaktionen. Die Beschwerden sind meist in der Mitte des Oberbauchs lokalisiert; seltener werden Schmerzen im rechten oder linken Oberbauch angegeben oder ist das ganze Abdomen schmerzhaft. Auslaufendes Pankreassekret kann rasch einen ubiquitären Schmerz und retroperitoneale Schmerzen hervorrufen, wobei ein besonderer Druckschmerz im linken Kostovertebralwinkel auffällt.

Andere wichtige und häufige Symptome der akuten Pankreatitis sind Übelkeit, Erbrechen, Meteorismus und Subileus (geblähter Leib), Druckempfindlichkeit des Oberbauchs sowie nicht selten eine linksseitige hämorrhagische Pleuritis. Bei schweren und perakuten Verläufen kommt es rasch zum Schock (Kontrolle der Diurese!), wobei zusätzlich nicht selten eine rot-zyanotische Verfärbung des Gesichts und eine bläuliche Verfärbung der periumbilikalen Region (Cullen-Zeichen) auffallen können. Die Schmerzen können aber bei perakutem Verlauf gelegentlich auch sehr gering bleiben. Um so mehr ist dann auf die Entwicklung eines Schocks zu achten, bei dessen Differentialdiagnose stets an eine „stumme" akute Pankreatitis zu denken ist.

Die Amylasen sind im Serum und besonders im Urin stark erhöht; allerdings kann die Amylasenerhöhung gelegentlich auch ausbleiben, z.B. bei akuter hämorrhagischer Pankreatitis. Sicherer ist die etwas aufwendigere Bestimmung der Lipase im Serum, die jedoch im Unterschied zur Amylasenerhöhung nicht so eindeutig mit dem Fortgang der Erkrankung korreliert. Weitere Laborbefunde der akuten Entzündung sind Leukozytose (gelegentlich leukämoide Reaktion), starke Erhöhung der BSG, Hyperglykämie, Erhöhung von alkalischer Phosphatase, Transaminasen, LDH. Röntgenologisch fallen auf der Übersichtsaufnahme gelegentlich atonische Jejunumschlingen auf.

Auslösende Ursachen der akuten Pankreatitis sind häufig präpapilläre Konkremente („**biliäre Pankreatitis**"). Ikterus und Erhöhung der cholestatischen Enzyme weisen neben den Kolikschmerzen auf die Erkrankung hin, die durch Sonographie und gegebenenfalls zusätzlich ERC gesichert werden kann.

Unmittelbar auslösende Ursachen sind **Alkoholabusus** sowie voluminöse Mahlzeiten. Weitere Ursachen: Medikamente wie Chlorothiazide, Furosemid, Sulfonamide, Azathioprin, L-Asparaginase. Hyperlipoproteinämie. Hyperparathyreoidismus. Schließlich ist bei jeder ätiologisch unklaren akuten Pankreatitis an ein **Pankreaskarzinom** zu denken, bei welchem der Marker Ca 19-9 besonders stark erhöht ist (Erhöhung mäßigen Grades auch bei der akuten Pankreatitis).

Differentialdiagnose: Starke Enzymentgleisung, Schmerz und Meteorismus mit Übelkeit und Erbrechen sind typisch, besonders wenn eine der auslösenden Ursachen (Cholelithiasis oder Alkoholabusus) bekannt sind. Trotzdem sind jeweils auszuschließen: eine Ulkusperforation des Magens, die Penetration eines Ulkus in das Pankreas, Herzinfarkt, basale Pleuritis, akuter Milzinfarkt, Gallenstein- bzw. Gallenwegserkrankung.

4.7.2 Chronische Pankreatitis, Zysten, Karzinom

Die **chronische Pankreatitis** ist bestimmt einerseits durch die bei fortschwelender Erkrankung sich entwickelnde Funktionsstörung des Organs und andererseits durch die in mehr oder weniger gro-

ßen Intervallen auftretenden rezidivierenden akuten Schübe, Schmerzen und Amylaseanstiege. Als Regel kann gelten, daß mit Fortschreiten der Erkrankung die Schmerzintensität während der einzelnen Rezidive abnimmt. Dies bedeutet, daß zunächst in Art und Lokalisation typische Schmerzattacken wie bei akuter Pankreatitis beobachtet werden können. Häufig geben die Patienten an, daß Beschwerden nur nach Mahlzeiten bzw. durch Diätfehler (zu fette, geröstete oder gebratene Speisen, Kohlgemüse u.a.) ausgelöst werden, wobei gleichzeitig mit den Beschwerden auch Meteorismus und leichte Übelkeit geklagt werden. Dies kann dazu führen, daß die Patienten Angst vor der Nahrungsaufnahme bekommen und schon deshalb an Gewicht abnehmen; die Gewichtsabnahme ist außerdem durch die sich entwickelnde Insuffizienz bestimmt mit der Folge gestörter Fettverdauung (Fettstühle – Steatorrhö – und Mangel an fettlöslichen Vitaminen). Bei einem Drittel der Patienten entwickelt sich später ein pankreatogener Diabetes.

Ursache der chronisch-rezidivierenden Pankreatitis sind besonders der chronische Alkoholabusus sowie entzündliche Erkrankungen der Gallenwege, Hyperparathyreoidismus, Hyperlipoproteinämie (s. oben).

Die Diagnose stützt sich einmal auf die rezidivierende (meist nur leichte) Fermententgleisung, die zunehmende Funktionseinschränkung und die durch Sonographie bzw. ERP nachweisbaren morphologischen Organveränderungen. Differentialdiagnose Karzinom. Funktionsanalysen s. Kap. 34.2.

Zysten (Retentions- oder postnekrotische Pseudozysten) können gelegentlich aufgrund ihrer Größe palpiert werden und mechanisch bedingte Beschwerden (Druck- und Völlegefühl) sowie Cholestasesymptome (intermittierender Ikterus) auslösen. Bei Fistelung oder Ruptur in die freie Bauchhöhle entwickelt sich ein pankreatogener Aszites und u.U. ein schwerer Schockzustand. In kurzen Zeiträumen rezidivierende Schmerzen sind weniger für eine chronische Pankreatitis als vielmehr für Pseudozysten und eine Verlegung der Gallengänge charakteristisch. Nachweis: Sonographie.

Beim **Pankreaskarzinom** fehlen Frühzeichen; der Tumor bleibt häufig lange Zeit unentdeckt, da auch keine Schmerzen auftreten oder allenfalls dann bemerkbar werden, wenn der Tumor sich in der Nähe der Papille entwickelt und es dadurch zu einer Abflußstörung mit den Symptomen der akuten Pankreatitis und/oder Cholestase (primär extrahepatischer Ikterus) kommt. Verschluß-ikterus, Rückenschmerzen, Gewichtsabnahme können somit unbestimmte Hinweissymptome auf den Tumor sein. Gelegentlich findet sich auch ein palpabler Gallenblasentumor (Courvoisier-Zeichen). Kommt es zu Beschwerden, so sind sie eher dumpf und unbestimmt. Häufig wird die Verdachtsdiagnose Pankreastumor erst dann gestellt, wenn bereits Allgemeinsymptome wie Gewichtsabnahme und Inappetenz aufgetreten sind; nicht selten wird heute dank der großen Verbreitung sonographischer Untersuchungen ein Pankreaskarzinom zufällig entdeckt.

Für die Diagnose des Pankreaskarzinoms sind ERCP (Nachweis von Stenosen oder Obstruktionen im Pankreasgangsystem), CT und Tumormarker (Ca 19-9) einzusetzen.

4.7.3 Endokrin aktive Tumoren des Pankreas

Die endokrin aktiven Tumoren des Pankreas verursachen in der Regel keine Schmerzen. Auch entwickelt sich keine Pankreatitis.

Die Tumoren stammen von den sogenannten hellen Zellen (argentaffine Zellen) ab, die als gemeinsames Merkmal die Fähigkeit zur Bildung von Aminen und Peptiden, und damit Polypeptidhormonen besitzen (APUD-Zellen: „amine and precursor uptake and decarboxylation").

Je nach bevorzugter Produktion des oder der Peptidhormone stehen im Vordergrund der klinischen Symptomatik die endokrinen Störungen. Vorwiegend im Pankreas lokalisiert sind: Insulinom, Gastrinom, Vipom, Glukagonom. Das Pankreaskarzinoid ist sehr selten.

▶ **Insulinom (Inselzelladenom):** Der Tumor ist nur selten maligne und tritt fast immer solitär auf. Diffuse Hyperplasien sind beim Erwachsenen selten. Die klinische Symptomatik ist bestimmt durch die Zeichen der Hypoglykämie wie Schweißneigung, Heißhunger, Herzklopfen, psychische Reizbarkeit, neurologische und zentralnervöse Störungen. Gewichtszunahme ist häufig.

▶ **Gastrinom (Zollinger-Ellison-Syndrom):** Der bevorzugt innerhalb des Pankreas wachsende Tumor kann multipel oder solitär (letzteres besonders bei den meist malignen, außerhalb des Pankreas wachsenden Tumoren) auftreten. Bevorzugte ex-

trapankreatische Lokalisation ist das Duodenum. Der Tumor produziert Gastrin, verursacht also eine starke Stimulation der Magensaftsekretion mit Hyperplasie der Belegzellen und rezidivierenden Ulzera im Magen und oberen Verdauungstrakt. Gastroskopisch nachgewiesene multiple Läsionen sind stets auf ein Gastrinom verdächtig. Wegen der starken Säureproduktion ist die Lipasefunktion gestört, und es kommt zu einer Steatorrhö.

Nachweis: Serumgastrinbestimmung und Magensekretionsanalyse. Auf eine genaue Lokalisationsdiagnostik sollte nicht verzichtet werden, auch wenn angesichts der frühzeitigen Metastasierung ein operativer Eingriff für gewöhnlich nicht sinnvoll ist.

▶ **Vipom (Verner-Morrison-Syndrom; WDHA – „watery diarrhea, hypokalemia, achlorhydria"):** Der Tumor wächst solitär und in den meisten Fällen im Pankreas. Nahezu die Hälfte der Tumoren ist maligne. Typisch für das durch die vasoaktiven intestinalen Polypeptide (VIP) hervorgerufene Krankheitsbild sind sehr schwere, wäßrige Diarrhöen (etwa 5000 ml täglich), die eine Hypokaliämie sowie Dehydratation (Krämpfe) verursachen. Die Patienten leiden unter einer schweren Adynamie, unter Herzrhythmusstörungen, gelegentlich unter Flushs und urtikariellen Erythemen (in 75% wird eine Hyperkalzämie beobachtet, s. unten).

Nachweis: Magensekretionsanalyse, radioimmunologische Plasma-VIP-Bestimmung.

▶ **Glukagonom:** Der solitär, innerhalb des Pankreas und meist maligne wachsende Tumor produziert vermehrt Glukagon mit der Folge einer pathologischen Glukosetoleranz bzw. eines leichten Diabetes mellitus. Im Vordergrund der Symptomatik stehen hartnäckige Ekzeme, die mit stärkerer Blasenbildung einhergehen und vorwiegend im Bauchbereich sowie der unteren Körperhälfte lokalisiert sein können.

▶ **MEN-Syndrome:** Insulinom, Gastrinom, Vipom and Glukagonom können in Kombination mit anderen endokrinen Störungen auftreten, worauf die Bezeichnung MEN („multiple endocrine neoplasia") beruht. Die Syndrome sind selten, im Hinblick auf mögliche therapeutische Konsequenzen jedoch beachtenswert (s. auch Kap. 20.4.1) und Tabelle 20.4).

Das MEN-Syndrom Typ I (Wermer-Syndrom) wird bestimmt durch eine Überfunktion der Parathyreoidea (Hyperkalzämie, Steinbildung), vermehrte Bildung der genannten Apudome des Pankreas sowie Störungen der Hypophyse. Bei der Hälfte der Patienten mit MEN Typ I liegt ein Gastrinom vor, weshalb bei Nachweis eines Gastrinoms auch nach anderen endokrinen Störungen zu suchen ist.

Beim MEN-Syndrom Typ II (Sipple-Syndrom) sind vorwiegend Nebennierenmark (Phäochromozytom), Nebenschilddrüse und Schilddrüse betroffen.

4.8 Milz

Eine Splenomegalie leichteren Grades verursacht im allgemeinen keine Beschwerden. Bei stärkerer Vergrößerung der Milz, besonders wenn die Größenzunahme sich rasch entwickelt, kann ein Druck- oder Völlegefühl im linken Oberbauch auftreten. Ausführlich s. Kap. 7.

4.8.1 Splenomegalie bei Tumoren

Die stärkste Milzvergrößerung wird bei chronischer myeloischer Leukämie bzw. bei Osteomyelofibrose beobachtet. Nicht selten bemerken die Patienten nicht oder nur wenig, daß sich im linken Ober- und Mittelbauch ein großer Milztumor entwickelt hat. Gelegentlich wird ein Druckgefühl angegeben, besonders beim Bücken. Bei stärkerer mechanischer Beeinträchtigung des Dickdarms kann sich eine Obstipation einstellen.

Die Splenomegalie bei malignen Lymphomen ist im allgemeinen nicht stark ausgeprägt. Auch isolierte Milztumoren wie gutartige Lymphangiome, Hämangiome oder die Milzzysten machen sich selten einmal durch Beschwerden bemerkbar. Die Milzvergrößerung bei portaler Hypertension verursacht ebenfalls in der Regel keine Beschwerden.

Bei jeder Untersuchung sollte palpatorisch nach einer Vergrößerung der Milz gesucht werden (*Cave:* zu tiefe Palpation!). Mit der Sonographie kann die Milzgröße ausgemessen und können Strukturunterschiede erfaßt werden. Gegebenenfalls ist eine zusätzliche computertomographische Analyse (Differentialdiagnose Tumor/Abszeß) durchzuführen.

4.8.2 Milzinfarkt, Entzündungen, Abszesse

Bei starker Splenomegalie können sich **Infarkte** entwickeln, die zu einer Perisplenitis führen können. Es kommt dann zu meist atemabhängigen, zur linken Schulter ausstrahlenden Schmerzen, die differentialdiagnostisch gegen eine basale Pneumonie bzw. Embolie oder eine Pleuritis abzugrenzen sind. Über der gewöhnlich vergrößerten Milz kann Reiben auskultiert werden. Das Abdomen ist weich. Darmgeräusche sind vorhanden. Der Schulterschmerz ist im Liegen stärker.

Bei **Milzruptur** entwickeln sich heftige Schmerzen, die zur linken Schulter ausstrahlen und die Atmung beeinträchtigen. Stets droht ein hämorrhagischer Schock. Ursachen: Trauma, chronische myeloische Leukämie, Sepsis, z.B. im Verlauf einer bakteriellen Endokarditis.

Verschiedene **Infektionskrankheiten** gehen mit einer Milzvergrößerung einher, die jedoch im allgemeinen subjektiv unbemerkt bleibt und allenfalls palpatorisch bzw. sonographisch nachgewiesen werden kann. Eine Ausnahme hiervon bildet die viszerale Leishmaniose (Kala-Azar), bei der eine erhebliche Hepatosplenomegalie beobachtet werden kann.

Schmerzen in der Milzregion, ausgelöst durch eine entzündliche Mitreaktion der Milzkapsel, können bei Milzabszessen, beispielsweise im Rahmen einer Sepsis, beobachtet werden (*Beachte:* hohes Fieber, Leukozytose, hohe BSG).

4.9 Subphrenischer Abszeß

Abdominal- und atemabhängige Pleuraschmerzen gehören zum Krankheitsbild des subphrenischen Abszesses. Die Schmerzen können zu den Schultern ausstrahlen und auch Luftnot verursachen (Schonhaltung). Die Beweglichkeit der Zwerchfelle ist herabgesetzt. Gelegentlich findet sich röntgenologisch eine Luftsichel (Differentialdiagnose: Perforation). Der Leberrand ist druckempfindlich (Differentialdiagnose: Kapseldehnungsschmerz bei akuter Leberschwellung). Die Temperatur ist erhöht, septische Temperaturen sind häufig. Die Leukozyten sind vermehrt.

Subphrenische Abszesse können von entzündlichen Erkrankungen der Oberbauchorgane, z.B. Leberabszeß, Milzabszeß oder anderen akuten Erkrankungen wie perforiertes Ulkus, Darmperforation u.a. ausgehen. Dabei kann zwischen der Baucherkrankung und der Entstehung des subphrenischen Abszesses ein schmerzfreies Intervall liegen. Subphrenische Abszesse können sich auch aus retroperitonealen Infektionen (Entzündungen oder Perforation des Duodenums, Nierenabszesse, perinephritische Abszesse) oder von einer basalen Pleuritis bzw. einem Empyem ausgehend entwikkeln.

5 Darm und Unterleibserkrankungen

5.1 Ileus (intestinale Obstruktion)

Kardinalsymptome des Ileus sind Schmerzen, Erbrechen, Meteorismus und fehlender Abgang von Stuhl und Winden. Je nach Ursache eines Ileus können diese Krankheitszeichen unterschiedlich stark ausgeprägt sein. Sie erfordern eine möglichst rasche Diagnose, da jeder nicht adäquat behandelte Ileus über kurz oder lang zu erheblichem Wasser- und Elektrolytverlust, zu Peritonitis und in den Schock (septischer Schock) führen kann (s. „Akutes Abdomen", 3).

Tabelle 28.3. Ursachen des Ileus

A. *Mechanischer Ileus*

1. Obturation: Stenose bzw. Striktur (z.B. nach Kolitis, M. Crohn, Operation, Strahlentherapie)
   Maligne Tumoren, Polypen
   Gallensteine, Fremdkörper
   Askariden
   Divertikulitis
   Kompression des Darms durch Briden

2. Strangulation: Hernien (Leisten-, Femoralhernien) mit Inkarzeration
   Volvulus
   (z.B. Zäkumvolvulus bei Kindern, Sigmavolvulus beim alten Menschen)
   Invagination (selten: Tumoren)
   Briden

B. *Funktioneller Ileus*

1. Paralytischer Ileus: Entwicklung aus mechanischem Ileus
   Postoperativ
   Lokale und diffuse Peritonitis (bakteriell, chemisch)
   Hypokaliämie
   Urämie
   Reflektorisch bei Steinkoliken, als Begleitreaktion bei schwerem Infarkt, Pneumonie
   Ischämie (toxisch)

2. Spastischer Ileus: Schwermetallintoxikation
   Porphyrie

Nach der Ursache lassen sich unterscheiden (s. Tabelle 28.3):

▶ mechanischer Ileus infolge von Obturation des Darmlumens oder/und Strangulation;
▶ funktioneller Ileus in Form des paralytischen Ileus und des sehr seltenen spastischen Ileus.

5.1.1 Mechanischer Ileus

Ursachen eines mechanischen Ileus können Verlegungen des Darmlumens durch Stenosen bzw. Strikturen, durch Tumoren, durch Gallensteine oder Fremdkörper, durch starke Divertikulitis, durch Askariden oder Kompression des Darmlumens von außen durch Briden oder maligne Tumoren sein. Beim Strangulationsileus kommt es nicht nur zu einer Verlegung der Darmpassage, sondern zusätzlich zu einer Drosselung der Mesenterialgefäße mit Ischämie der Darmwand und deren Folgen wie Darmwandnekrose oder Perforation.

Ursachen des mechanischen Ileus im Bereich des Dünndarms sind Hernien (Leisten- und Femoralhernie), Briden, entzündliche Stenosen (M. Crohn), Tumoren und selten Askaridenknäuel. Bei inkarzerierten Hernien und Briden bildet sich gewöhnlich ein Strangulationsileus aus. Bei der Untersuchung des Patienten ist daher besonders auf Narben nach vorausgehenden chirurgischen Eingriffen, sowie auf Hernien zu achten und bei Erhebung der Anamnese nach früheren entzündlichen Darmerkrankungen zu fragen. Ein Dünndarmileus wird seltener durch gutartige oder bösartige Tumoren verursacht.

Häufigste Ursachen des mechanischen Dickdarmileus sind Tumoren (Dickdarmkarzinom, große Polypen), ausgeprägte Divertikulitis oder ein Volvulus (z.B. Strangulation durch Sigmavolvulus beim alten Menschen). Seltenere Ursachen eines Dickdarmileus sind Stenosen und Briden als Folge entzündlicher Erkrankungen, Operationen oder Bestrahlung. Ein mechanischer Dickdarmileus entwickelt sich gewöhnlich langsamer und kann sich durch zunehmende Obstipation, Stuhlunregelmäßigkeit und anwachsende Beschwerden (z.B. bei Tumoren) ankündigen. Auch dem Dickdarmvolvulus können Obstipation und Stuhlunregelmäßigkeiten vorausgehen. Zu beachten ist, daß dieses gerade bei alten Menschen etwas häufigere Krankheitsbild mit einer nur blanden Beschwerdesymptomatik einhergehen und deshalb übersehen werden kann.

Tabelle 28.4. Symptomatik bei mechanischem und paralytischem Ileus

	Mech. Ileus (z.B. Strangulation bei inkarzerierter Hernie) Dünndarm	Mech. Ileus (z.B. Obturation durch malignen Tumor) Dickdarm	Paralyt. Ileus
Schmerzlokalisation	Mittelbauch	Obturierter Kolonbereich	Gesamter Bauch
Akuität und Art der Schmerzen	Heftig, Koliken alle 3–4 min, Intervall schmerzfrei bzw. bei Strangulation heftiger Dauerschmerz	Mäßig stark, alle 6–10 min Koliken, später Dauerschmerz	Keine Koliken, zunehmend, eher geringerer Schmerz
Erbrechen	Singultus, frühzeitiges starkes Erbrechen (Magensaft, Galle)	Später (12–24 h), fäkulent	Spät (nach 24 h)
Meteorismus	Fehlend oder bei tiefem Dünndarmileus stark	Stark, besonders Flanken	Stark
Windabgang	Anfangs noch möglich	Fehlend, evtl. Obstipation mit blutig-schleimigem Durchfall	Fehlt
Auskultation	Spritzende Darmgeräusche, Hyperperistaltik	Peristaltik gering	Totenstille (Herzschlag hörbar)
Röntgen Abdomenleeraufnahme	Kleine Spiegel, zahlreich (fehlen u.U. bei Strangulation)	(Einzelne) große Spiegel mit Haustren	Globale Darmerweiterung, Aszites

Schmerzen und andere Symptome unterscheiden sich je nach Lokalisation des Ileus (s. Tabelle 28.4). Beim Dünndarmileus, der meist auch mit den Symptomen einer Strangulation einhergeht, z.B. bei inkarzerierten Hernien, treten in 3- bis 4minütigem Abstand Koliken auf, die anfangs jeweils durch schmerzfreie Intervalle unterbrochen werden. Äußerlich ist die Hyperperistaltik (Stenoseperistaltik) oft sichtbar; sie kann auskultatorisch durch hochgestellte, spritzende Geräusche nachgewiesen werden. Typischerweise kommt es sehr früh zu einem starken Erbrechen von Magensaft und Galle, verbunden mit Singultus. Der mechanische Dickdarmileus entwickelt sich eher allmählich nach Prodromi einer mehr oder weniger langen und zunehmenden Obstipation. Die Beschwerden sind etwas geringer, die Koliken folgen in größeren Abständen. Erbrechen setzt gewöhnlich erst später ein; das Erbrochene riecht fäkulent. Beim Dickdarmileus ist der Meteorismus ausgeprägter, besonders im Bereich der Flanken; er kann beim hochsitzenden Dünndarmileus fehlen oder gering bleiben. Röntgenologisch lassen sich auf der Abdomenleeraufnahme beim Dünndarmileus gewöhnlich zahlreiche kleine Spiegel, beim Dickdarmileus (einzelne) große Spiegel mit der typischen Haustrierung des Kolons nachweisen.

Bei Fortdauer eines mechanischen Ileus kann die ursprüngliche Hypermotilität allmählich erlah-

men und sich eine Darmparalyse entwickeln. Die ursprünglichen, im Intervall auftretenden Kolikschmerzen gehen in einen Dauerschmerz über, der besonders heftig bei Strangulation ist. Wird die Diagnose verfehlt, entwickeln sich rasch ein paralytischer Ileus und/oder Peritonitis.

Beim **Chilaiditi-Syndrom**, d.h. der passageren oder dauernden Interposition des Kolons, bzw. – seltener – des Dünndarms zwischen Leber und Zwerchfell können kolikartige Schmerzen mit Ausstrahlung zum Thorax sowie Meteorismus und Obstipation bestehen. Selten nur kommt es zu Ileuserscheinungen.

5.1.2 Funktioneller Ileus

Häufigste Form des funktionellen Ileus ist der paralytische Ileus. Er kann unmittelbar nach Operationen, besonders bei länger dauernder Operation oder größeren Eingriffen auftreten. Weitere Ursachen sind: lokale bzw. diffuse Peritonitis (s. 2), z.B. bei Entzündungen, bei Darmperforation, Pankreatitis, Ulkusperforation, Colitis ulcerosa mit toxischem Megakolon u.a. Differentialdiagnostisch ist eine **intestinale Pseudoobstruktion** primär nicht von einem mechanischen Ileus zu unterscheiden. Diese gefährliche Darmparalyse tritt im Gefolge schwerer Grunderkrankungen (Herzinfarkt,

Trauma), aber auch post partum auf. Die Behandlung der Wahl besteht in endoskopischer Dekompression. Ein paralytischer Ileus kann sich reflektorisch bei Galle- oder Nierenkoliken, bei Adnextorsionen sowie bei Erkrankungen des Retroperitoneums (z.B. traumatische Hämatome) sowie als Begleitreaktion bei schwerem Herzinfarkt, ausgedehnter Pneumonie oder schweren Abdominal- und Wirbelkörpertraumen entwickeln. Bei älteren Menschen ist auch an arterielle bzw. seltenere venöse Durchblutungsstörungen zu denken. Die gelegentlich kolikartig beginnenden Beschwerden können sich beispielsweise im Verlauf einer schweren Herzinsuffizienz oder schwereren körperlichen Belastung erstmals manifestieren; ein ungeklärter, gelegentlich intermittierender Meteorismus kann dabei erstes Hinweissymptom sein. In der Hälfte der Fälle sind die Beschwerden durch eine Sklerose der A. mesenterica superior (Angiographie!) verursacht. Seltener sind arterielle Embolien. Jeder unklare paralytische Ileus muß auch an eine Hypokaliämie denken lassen.

Auf die Entwicklung eines paralytischen Ileus als Folge eines mechanischen Ileus wurde bereits hingewiesen.

Ein nichtmechanischer, spastischer Ileus ist selten und wird praktisch nur bei Schwermetallintoxikationen beobachtet.

5.2 Entzündliche Darmerkrankungen

5.2.1 Morbus Crohn

Völlegefühl, Ziehen, Druck und krampfartige Beschwerden unterschiedlicher Intensität und Dauer sind neben der Diarrhö das häufigste Symptom des M. Crohn. Die Beschwerden treten oft rezidivierend gemeinsam mit Fieber auf und halten dann einige Tage oder Wochen an. Bevorzugte Lokalisation bleibt dabei der rechte Unterbauch, vor allem bei Befall der Ileozäkalregion. Daneben können auch periumbilikale, eher kolikartige Beschwerden bzw. schmerzhafte Peristaltik bei Stenose auftreten, wie überhaupt die Beschwerden durch verstärkte Darmtätigkeit intensiviert werden. Bei schwereren Entzündungen bzw. Stenosierungen kommt es neben Kolikschmerzen auch zu gehäuftem Erbrechen.

Palpatorisch läßt sich die entzündete Darmschlinge oft als druckschmerzhafter bzw. walzen-

förmiger Tumor feststellen. Rasch zunehmende Schmerzen können Zeichen einer Perforation und Peritonitis sein (stärkerer Palpationsschmerz, Abwehrspannung, allgemeine Symptomatik des akuten Abdomens).

Differentialdiagnostisch ist wichtig, daß der M. Crohn gar nicht selten eine ,,verschleppte Diagnose'' ist, zumal die Hauptsymptome Durchfall, Schmerzen, Fieber auch bei einer Reihe anderer (entzündlicher) Darmerkrankungen auftreten können (s. Kap. 29.3). Frühzeitig sollte daher eine Kolonoskopie durchgeführt werden.

5.2.2 Colitis ulcerosa

Je nach Lokalisation und Ausbreitung der Erkrankung können Schmerzen und Tenesmen im Bereich des ganzen Kolonrahmens bestehen und entsprechend auch mit stärkerer Druckempfindlichkeit der dann gewöhnlich palpablen Darmschlingen verbunden sein. In der Regel sind die Beschwerden etwas geringer als bei der Crohn-Krankheit, während umgekehrt blutige Diarrhöen eher für eine Colitis ulcerosa sprechen. Trotzdem ist die klinische Differentialdiagnose beider Erkrankungen schwierig und oft nicht eindeutig zu stellen, insbesondere was Beschwerden und Schmerzen anbelangt. In beiden Fällen weist eine starke Akzentuierung der Schmerzen auf eine Verlegung des Darmlumens (Stenose, Striktur), eine Perforation mit Peritonitis oder ein toxisches Megakolon mit paralytischem Ileus hin (s. 5.1).

Die Differentialdiagnose zwischen beiden Erkrankungen kann erleichtert werden, wenn perianale Fisteln (M. Crohn), ,,skip-lesions'' (M. Crohn), schwere blutige Diarrhöen (eher Colitis ulcerosa) oder Pseudopolypen (eher Colitis ulcerosa) nachgewiesen werden. Trotzdem ist bei Begrenzung beider Erkrankungen auf Kolon und Rektum eine klare Differentialdiagnose in den allermeisten Fällen nicht möglich, sondern erfordert exakte endoskopische Kontrollen.

Weitere Differentialdiagnosen: Kolorektales Karzinom (s. 5.3), Divertikulitis (s. 5.2.3).

Bei akuter Exazerbation einer Colitis ulcerosa bzw. (seltener) eines M. Crohn sind differentialdiagnostisch auch andere, akute entzündliche Darmerkrankungen wie Amöbenkolitis, Shigellose, Salmonellose Campylobacter-jejuni-Infektion und pseudomembranöse Enterokolitis abzugrenzen (s. Kap. 29.3).

5.2.3 Divertikulitis

Die banale Divertikulose macht im allgemeinen keine oder nur geringe Beschwerden, wie Meteorismus, Obstipation oder gelegentliche Durchfälle. Bei entzündlicher Reaktion kommt es zu bohrenden oder ziehenden Schmerzen, vor allem im mittleren oder linken Unterbauch. Starke Schmerzen weisen jeweils auf eine Peridivertikulitis bzw. lokale Peritonitis hin. In solchen Fällen findet man eine deutliche Druckempfindlichkeit und auch Abwehrspannung. Der Schmerz kann im Hypogastrium beginnen und sich zur linken Fossa iliaca hinziehen (sog. Linksappendizitis). Gelegentlich werden die Beschwerden nach Defäkation etwas geringer. Palpatorisch können peridivertikuläre Abszesse als kleine druckempfindliche Resistenzen getastet werden. Die Divertikelperforation geht mit den Zeichen der Peritonitis einher.

Die für die Divertikulitis charakteristischen Beschwerden bzw. krampfartigen Schmerzen können beim älteren Menschen nur gering ausgeprägt bleiben, weshalb dann auch die sich entwickelnde Peritonitis übersehen werden kann.

Differentialdiagnostisch ist jeweils das kolorektale Karzinom abzugrenzen (Koloskopie, CEA-Bestimmung!). Wie bei diesem kann gelegentlich Blut im Stuhl nachgewiesen werden, und es kann infolge stärkerer Beeinträchtigung zu einer Gewichtsabnahme kommen. Meteorismus, Obstipation, gelegentlich im Wechsel mit Durchfällen sind ebenfalls bei beiden Erkrankungen häufig.

5.2.4 Infektiöse Darmerkrankungen

▶ **Yersinia enterocolitica:** Die Erkrankung kann als Kolitis mit bevorzugter Lokalisation im Bereich des Colon descendens oder als Lymphadenitis mit bevorzugter Lokalisation im Ileozäkalbereich auftreten und dementsprechend eine akute Exazerbation eines M. Crohn imitieren.

▶ **Giardiasis:** Die gewöhnlich afebril verlaufende Erkrankung ist durch Durchfälle und meist krampfartige Bauchschmerzen sowie Gewichtsverlust und Malabsorption gekennzeichnet. Die Erkrankung verläuft oft schleichend.

▶ **Intestinale Tuberkulose:** Diarrhö, Abdominalschmerzen, Fieber und Gewichtsverlust finden sich auch bei der abdominalen Tuberkulose, sowohl in Form der Peritonealtuberkulose wie auch der im rechten Unterbauch lokalisierten regionalen Tuberkulose. Die Erkrankung ist bei uns selten geworden. Vorausgehende tuberkulöse Affektionen erleichtern die Diagnose; Nachweis endoskopisch bzw. radiologisch.

▶ **Amöbiasis (Amöbenuhr):** Auch hier können (kolikartige) Abdominalschmerzen, gelegentliche Durchfälle und Fieber die Differentialdiagnose zum M. Crohn erschweren. Wenn die Amöbiasis sich im Bereiche des Endileums abspielt, wird die Diagnose noch dadurch erschwert, daß Parasiten sich im Stuhl meist nicht nachweisen lassen. Diagnose durch Serologie, Koloskopie.

▶ **Die banale Gastroenteritis** (virale Gastroenteritis) kann mit Diarrhöen, diffusen, krampfartigen abdominalen Schmerzen, Temperaturerhöhung, Erbrechen und allgemeinem Unwohlsein verlaufen. Auskultatorisch läßt sich eine vermehrte Peristaltik mit plätschernden Darmgeräuschen nachweisen.

Weitere infektiöse Darmerkrankungen s. Kap. 29.3.

5.2.5 Entzündungen im rechten Unterbauch

▶ **Akute Appendizitis:** Es bestehen mehr oder weniger starke, in ihrer Intensität allmählich zunehmende, anhaltende Schmerzen im rechten Unterbauch. Zu Beginn der Erkrankung können, besonders beim Kind, auch periumbilikale Schmerzen oder Koliken imponieren, die sich innerhalb von Stunden zum rechten Unterbauch verlagern. Der Druckschmerz ist am McBurney-Punkt lokalisiert, wo auch Klopf- und Loslaßschmerz nachgewiesen werden. Bei der rektalen Untersuchung wird der Schmerz mehr rechts als links angegeben. Bei hochgeschlagener Appendix tritt rechtsseitiger Flankenschmerz auf, der bei Anspannung des M. iliopsoas zunimmt. Das Rovsing-Zeichen ist positiv, d.h. bei starkem Druck auf das Colon descendens nehmen die Schmerzen im Bereich der Appendix zu. Rektal ist die Temperatur deutlich höher als axillar. Schmerzen sind das erste Symptom der Erkrankung. Bald stellen sich dann Übelkeit, Erbrechen und Fieber ein. Die Darmfunktion ist gestört (Obstipation). Starker Druckschmerz und Abwehrspannung sind charakteristisch. Die Leukozyten sind erhöht.

Differentialdiagnostisch sind Harnleiterkolik, Gallensteinkolik und Adnexitis abzugrenzen.

▶ **Ileitis terminalis (Infektion durch Yersinia pseudotuberculosis):** Wie bei der akuten Appendizitis treten plötzlich und unvermittelt Schmerzen im rechten Unterbauch auf, die in ihrer Intensität wechseln. Im Unterschied zur Appendizitis ist der Fieberanstieg stärker, und es entwickeln sich Diarrhöen. Innerhalb weniger Tage kommt es zur spontanen Rückbildung. Keine Operationsindikation.

▶ **Perityphlitischer Abszeß:** Die Erkrankung entwickelt sich wenige Tage nach einer Appendizitis. Man tastet eine schmerzhafte Resistenz im rechten Unterbauch (rektale Untersuchung!). Die Temperatur ist erhöht, es kann ein Subileus vorhanden sein. Für die Diagnose wichtig sind anamnestische Hinweise auf eine früher durchgemachte akute Appendizitis oder einen M. Crohn (s. dort).

▶ **Akute Entzündung des Meckel-Divertikels:** Im Unterschied zur akuten Appendizitis verlagert sich der Schmerz bei Linkslage des Patienten nach links. Gewöhnlich ist der Dünndarm gebläht.

5.3 Tumorbildungen im Bereich des Darms und im Bauchraum

Adenome, Karzinome und Sarkome des Dünn- und Dickdarms verursachen oft lange Zeit keine Beschwerden. Allgemeine Tumorzeichen wie Gewichtsabnahme, Leistungsabfall, Müdigkeit und Anämie infolge chronischer und oft nicht beachteter Darmblutungen geben dann erst Anlaß zu genauer Diagnostik. Manchmal sind es unbestimmte Beschwerden wie Druckgefühl und Meteorismus (Zunahme des Bauchumfangs bei Abnahme des Körpergewichts), unklare Obstipation oder gelegentliche Diarrhöen, die als Frühsymptome eines Tumors beobachtet werden. Kolikschmerzen, insbesondere bei Lokalisation des Tumors im Dickdarm, weisen auf die Passagebehinderung durch größere Tumoren hin.

Die Frühdiagnose eines maligne wachsenden Tumors wird daher oft versäumt, weshalb der frühe Nachweis von Blutspuren (Test), besonders bei unbestimmten Abdominalbeschwerden, Wechsel im Stuhlverhalten, eine ungeklärte Gewichtsabnahme und Anämie stets Anlaß zu eingehender Diagnostik (endoskopische Untersuchungen) sein sollten.

▶ **Dünndarmtumoren:** Schmerzen in Form von Koliken sind selten; nur größere Tumoren (z.B. Sarkome) können Subileuserscheinungen verursa-

chen. Häufiger als in anderen Darmabschnitten ist das Sarkom (Myosarkom); etwa in gleicher Häufigkeit treten Adenokarzinome auf. Karzinoide (s. unten) finden sich bevorzugt im Ileum bzw. an der Appendix. Da das Wachstum der Tumoren oft symptomlos bleibt, werden sie gelegentlich erst festgestellt, wenn sich infolge Torsion ein Ileus entwickelt oder es zur Perforation gekommen ist.

▶ **Dickdarmtumoren:** Bevorzugte Lokalisation sind die unteren Dickdarmabschnitte.

Gutartige Tumoren: Mehr als 75% der Adenome sind im Rektosigmoid lokalisiert. Sie sind im allgemeinen symptomlos mit Ausnahme einer verstärkten Blutungsneigung; wegen des erhöhten Karzinomrisikos ist jeweils eine eingehende (endoskopische) Diagnostik und gegebenenfalls Therapie erforderlich (s. Tabelle 29.8).

Häufigste Lokalisation des **Karzinoms** sind Rektum, Rektosigmoid und Zäkum. Beschwerden werden bemerkt, wenn eine Passagebehinderung auftritt, insbesondere bei den linksseitig lokalisierten Tumoren. Geblähter Leib und Zunahme des Bauchumfangs, Druckgefühl und vermehrte Spannung des Leibes können Hinweissymptome sein. Sie fehlen häufiger beim rechtsseitigen Karzinom, zu dessen ersten Symptomen Blut- und Schleimabgang gehören. Stuhlunregelmäßigkeiten (auch Blutabgang) werden eher beim linksseitigen Karzinom und vor allem beim Rektumkarzinom beobachtet; ihre Bedeutung kann aber verkannt werden, da sie ohnehin beim älteren Menschen häufiger sind. Das Rektumkarzinom manifestiert sich gelegentlich auch durch eine hartnäckige Proktitis. Bei stärkerer Behinderung der Darmpassage entwickeln sich Subileussymptome, auf die eine verstärkte Dünndarmperistaltik beim rechtsseitigen Karzinom und ein überblähter Kolonrahmen beim Rektum- und Sigmakarzinom hinweisen.

Klinische Hinweissymptome können ein palpabler oder gar sichtbarer Tumor (insbesondere beim Rechtskarzinom), vermehrte Darmsteife oder ein walzenförmiger Tumor beim Sigmakarzinom (Differentialdiagnose Divertikulitis) sein. Allgemeine Tumorsymptome können fehlen! Auch Laborparameter einschließlich CEA-Bestimmung können im Normbereich liegen. Wichtigstes und häufigstes Verdachtssymptom ist der Nachweis von okkultem Blut im Stuhl.

Das Dickdarmkarzinom ist der zweithäufigste Tumor. Bei jedem Verdacht sollte eine eingehende Untersuchung (Rektaluntersuchung, Rektoskopie, Koloskopie) erfolgen.

▶ **Maligne Lymphome** (M. Hodgkin, Non-Hodgkin-Lymphome) sind in den meisten Fällen in der Mesenterialwurzel lokalisiert und verursachen kaum einmal Beschwerden. Bei intraluminalem Wachstum (selten) können die Beschwerden einer mechanischen Behinderung der Darmpassage auftreten (s. oben).

▶ **Karzinoid:** Karzinoide Tumoren wachsen langsam und metastasieren früh bzw. wachsen primär multipel. Bevorzugte Lokalisation sind Ileum und Appendix (1/3), sehr selten Magen, Choledochus und Pankreas. Abdominalbeschwerden gehören nicht zum typischen Krankheitsbild der meist kleinen Tumoren, weshalb klinisch der Verdacht erst gegeben ist, wenn die Symptomatik der vermehrten Produktion von Serotonin (sowie Prostaglandin, Histamin und Kallikrein) bemerkt wird: Flush, Diarrhö, kardiale Symptome wie paroxysmale Tachykardie, Bronchokonstriktion. Eine erhöhte Serotoninproduktion und damit die entsprechende klinische Symptomatik sind bei Tumoren des Magen-Darm-Trakts erst dann zu erwarten, wenn eine stärkere Metastasierung eingetreten ist; Serotonin aus solitären Karzinoiden des Magen-Darm-Trakts gelangt über das Pfortadersystem zur Leber und wird inaktiviert. Außerhalb des Pfortadersystems gelegene Karzinoide der Lunge oder Ovarien (Teratome) entwickeln ein typisches Karzinoidsyndrom schon vor der Metastasierung. Nachweis: 5-Hydroxyindolessigsäure im Urin.

5.4 Reizkolon (Colon irritabile)

Gestörte Motilität und Sekretion im Kolon verursachen intermittierende, variable Abdominalschmerzen, Diarrhö oder Obstipation mit Meteorismus. Die oft lange Vorgeschichte enthält Hinweise auf dyspeptische Beschwerden oder postprandiales Völlegefühl sowie andere funktionelle Störungen. Der Beschwerdekomplex ist bei jüngeren Menschen häufiger; beim älteren Menschen sollte man differentialdiagnostisch stets an ein Kolonkarzinom denken.

Die Colica mucosa (Hypersekretion von Schleim) kann als Untergruppe des Colon irritabile verstanden werden. Es handelt sich um eine Diagnose per exclusionem. Der linke Kolonrahmen ist druckempfindlich. Bei Endoskopie kommt es verstärkt zu Spasmen und krampfartigen Schmerzen.

5.5 Bauchwandhernien

▶ **Leistenhernie:** Sie entwickelt sich zunächst ohne wesentliche Beschwerden. Es wird ein Ziehen in der Leistengegend bemerkt, das in den Oberschenkel ausstrahlen kann. Gewöhnlich sind die Beschwerden im Stehen oder beim Gehen etwas stärker. Manchmal werden Beschwerden bei der Miktion oder eine hartnäckige Obstipation angegeben.

Der Hernieninhalt besteht meist aus Dünndarm oder Netz, seltener aus Dickdarm. Eine Hernie kann dauernd oder nur passager vorhanden sein. Bei der Untersuchung tritt die reponible Hernie deutlicher beim Pressen oder Husten hervor.

Plötzliche Schmerzen in der Leistengegend können auf eine Einklemmung (Inkarzeration) hinweisen. Die Schmerzen strahlen in den unteren Rücken aus, werden durch Pressen ausgelöst oder verstärkt und können andererseits beim liegenden Patienten durch Anziehen der Beine gemildert werden. Beim alten Menschen kann die Schmerzzreaktion vermindert sein! Auf die Symptome des Ileus (s. 5.1) ist zu achten.

Differentialdiagnostische Hinweise: Bei der Palpation sollten kleinere Hernien gegenüber Lymphomen weicher Konsistenz abgegrenzt werden. Die Beschwerden einer reponiblen Hernie können denen einer beginnenden Koxarthrose ähnlich sein.

▶ **Epigastrische Hernie:** Bei nicht zu adipösen Patienten in der Linea alba tastbar. Differentialdiagnose: epigastrische Ulkusschmerzen.

5.6 Gynäkologische Erkrankungen

▶ **Akute Adnexitis** (Salpingitis, Salpingo-Oophoritis). Plötzliche Schmerzen im rechten/linken Unterbauch, Druckschmerz, febrile Temperaturen. Obstipation (seltener Diarrhö), Übelkeit, evtl. Erbrechen.

Bei chronischem Verlauf subfebrile Temperaturen, Schweregefühl und Druckempfindlichkeit im Unterbauch. BSG (und Leukozyten) erhöht.

▶ **Stielgedrehte Ovarialzyste:** Charakteristisch sind plötzliche, sehr heftige, phasenweise kolikartige Schmerzen, die mit einer starken peritonealen Reizung, mit Erbrechen und Schock einhergehen. Die Abwehrspannung kann dabei relativ gering bleiben.

▶ **Tubenruptur bei Extrauteringravidität:** Es kommt zu einem rasch zunehmenden, stechenden Schmerz, der sich bis zum Dauerschmerz einer Peritonitis (Darmparalyse!) steigert. Im allgemeinen fehlt die Bauchdeckenspannung, jedoch besteht eine stärkere Druckschmerzhaftigkeit. Bei erheblichen Blutungen werden auch Schulterschmerzen angegeben, und es entwickelt sich ein hämorrhagischer Schock.

▶ **Endometriose:** Entsprechend der heterotopen Lokalisation von Endometriumgewebe kann es zu mehr oder weniger starken Schmerzen im Unterleib, suprapubisch und im Sakralbereich kommen. Betroffen sind vor allem Frauen zwischen 25 und 40 Jahren. Häufig ist ein Zusammenhang zwischen Schmerzen und Periode zu eruieren.

6 Beschwerden bei Erkrankungen der Gefäße

6.1 Akute intestinale Ischämie
(s. auch Kap. 22.6 u. Kap. 36.7)

Der Verschluß größerer arterieller Gefäße löst schwere und meist plötzlich (kolikartig) einsetzende Schmerzen aus. Sie können in der Nabelgegend lokalisiert sein, sind aber wegen ihrer Intensität meist vom Patienten nicht genau zu begrenzen. Das akute Krankheitsbild kann sich sehr dramatisch mit Erbrechen, Schweißausbruch und starker Unruhe entwickeln und rasch zum kompletten Bild eines akuten Abdomens mit Durchwanderungsperitonitis führen (s. 2.2). Besonders schwere Verläufe finden sich bei Verschluß der A. mesenterica superior; die Letalität ist sehr hoch.

Die rasch einsetzende Störung der Darmfunktion geht zunächst mit Darmspasmen einher, denen rasch eine Darmparalyse mit Ileus und einem anhaltenden starken Dauerschmerz folgt. Die schwere Hämorrhagie der Darmwand kann, muß aber nicht blutige Durchfälle verursachen.

Nahezu 90% aller akuten Darmischämien entstehen auf der Grundlage einer Arteriosklerose; diagnostisch hilfreich ist daher der Nachweis anderer Manifestationen dieser Gefäßerkrankung. Als weitere Ursachen sind in Betracht zu ziehen: Aortenaneurysma, Embolien (Herzklappenfehler, Herzwandthrombose), lokale Thrombose, Tumorembolien oder -verschlüsse. Auch bei schwerem Schock kann der plötzliche Blutdruckabfall bei vorbestehenden Gefäßerkrankungen eine akute Darmischämie auslösen.

6.2 Intestinale Angina

Bei inkomplettem Verschluß mittelgroßer oder kleiner Arterien sind die Spontanschmerzen gewöhnlich geringer. Eine Darmparalyse ist selten. Bevorzugt treten solche Beschwerden nach Mahlzeiten (innerhalb einer halben Stunde) auf, wobei die Bauchschmerzen mit Völlegefühl, Meteorismus und Diarrhöen einhergehen können. Die gewöhnlich eher dumpfen oder auch krampfartigen Schmerzen sind bei Horizontallagerung milder. Weil Mahlzeiten die Beschwerden auslösen, kann sich bei den Patienten eine Furcht vor dem Essen einstellen bzw. es werden nur noch kleinere Mahlzeiten eingenommen. Gewichtsverlust ist unvermeidlich, zumal infolge der ischämisch bedingten Funktionsstörung des Dünndarms sich zusätzlich eine Malabsorption mit Steatorrhö entwickeln kann.

Je nach Art der Erkrankung und damit abhängig von der Größe der befallenen Gefäße (Arterien, Arteriolen) ist die Ischämie mehr oder weniger stark ausgeprägt bis hin zur Gangränbildung und Perforation. Wenn die Symptomatik leicht bleibt, können Meteorismus und Blut im Stuhl auf die Erkrankung hinweisen (*Beachte*: im Röntgenbild geblähte Darmschlingen). In jedem Fall muß auskultatorisch nach Stenosegeräuschen gesucht werden.

Ursächlich sind neben der Arteriosklerose folgende Erkrankungen in Betracht zu ziehen.

Panarteriitis nodosa (Abdominalbeschwerden bei fast 2/3 der Patienten; segmentale Ischämie mit Perforation möglich).

M. Schoenlein-Henoch (anaphylaktoide Purpura): Abdominalschmerzen, gastrointestinale Blutungen und auch Ischämiereaktionen; letztere treten bei der Hälfte der Patienten auf.

Lupus erythematodes disseminatus: Die Abdominalbeschwerden sind Folge einer Entzündung der kleinen Gefäße; die Beschwerden können auch Symptom einer Serositis sein.

Takayasu-Krankheit: Bei der Hälfte der Patienten sind die Aorta descendens und ihre Gefäßabgänge betroffen. Darmischämien sind daher möglich. Es scheint eine häufigere Beteiligung der Mesenterialgefäße bei M. Crohn vorhanden zu sein.

Ergotismus bei zu hohem Gebrauch ergotaminhaltiger Präparate (z.B. Migränetherapie).

6.3 Regionale Durchblutungsstörungen

▶ Kompression der A. coeliaca: Es handelt sich um eine seltene, gewöhnlich bei jüngeren Frauen auftretende Störung, die postprandiale Beschwerden bzw. Übelkeit und Erbrechen verursacht. Angiographisch kann gelegentlich eine Einengung des Gefäßes durch den Zwerchfellschenkel nachgewiesen werden.

▶ Arteriomesenteriale Duodenalkompression: Bei dieser Störung kann es zu postprandialen Oberbauchbeschwerden, zu Übelkeit und Erbrechen kommen. Die Störung wird durch eine Einengung des distalen Duodenums zwischen A. mesenterica superior und Retroperitoneum verursacht. Bevorzugt sind untergewichtige Personen. Lageänderung (Knie-Ellbogen-Position) kann die Beschwerden beseitigen.

6.4 Aneurysma und Aneurysma dissecans
(s. auch Kap. 22.4. u. Kap. 6)

Die Diagnose kann bei der Palpation (expansive Pulsation) oder noch besser sonographisch gestellt werden, auch in Fällen, wo noch keine Abdominalbeschwerden aufgetreten sind.

Die häufigen sackförmigen Aneurysmen sind meist unterhalb des Abgangs der Nierenarterie lokalisiert; auskultatorisch läßt sich Schwirren feststellen. Aortenaneurysmen können zu Kompression von Ureteren oder Gefäßen führen und dementsprechend die Symptomatik einer akuten Harnstauung oder einer Darmischämie hervorrufen; eine Darmischämie entwickelt sich auch, wenn es zu einer Stenose am Abgang der großen Arterien kommt.

Das dissezierende Aneurysma entwickelt sich meist aus der Brustaorta; uncharakteristische ziehende Beschwerden können dem akuten Ereignis der Dissektion mehrere Tage vorausgehen und dann an Intensität zunehmen. Ein Viertel der Patienten spürt abdominale Schmerzen, besonders in der Oberbauchregion; die Schmerzen können bis zur Unerträglichkeit gesteigert und dann nicht nur im Bauchraum selbst, sondern auch im Rücken,

besonders in der Sakralregion lokalisiert sein und/oder in die unteren Extremitäten ausstrahlen, womit sich dieses akute Krankheitsbild gegenüber der Symptomatik eines frischen Myokardinfarkts abgrenzen läßt. Gewöhnlich sind die Beschwerden im Liegen stärker und werden durch Aufsitzen bzw. bei gebückter Haltung gelindert (Differentialdiagnose: akute Pankreatitis). Aneurysmen können in verschiedene Richtungen rupturieren, sowohl in den Retroperitonealraum wie auch in die freie Bauchhöhle oder in den Dünndarm.

6.5 Erkrankungen der Venen

Venöse Thrombosen sind seltener als arterielle Erkrankungen (10% der mit Ischämie einhergehenden Erkrankungen) und daher im Zusammenhang mit der Differentialdiagnose der Abdominalbeschwerden weniger bedeutsam. Das Beschwerdebild gleicht, sofern eine Ischämie besteht, in Abhängigkeit von Akuität und Ausdehnung des Gefäßverschlusses demjenigen der arteriellen Verschlußkrankheiten, verläuft aber in der Regel langsamer und blander. Die venösen Durchblutungsstörungen können lange Zeit stumm bleiben und werden eher indirekt manifest durch die Symptome der (akuten) Cavathrombose bzw. Pfortaderthrombose.

Der Nachweis erfolgt durch Sonographie und entscheidend durch Computertomographie.

Ursachen: Intraabdominelle Entzündungen, vorausgehende Operationen, Antithrombin-III-Mangel, Polyzythämie, Ormond-Erkrankung, paroxysmale nächtliche Hämoglobulinurie (PNH). Pfortaderthrombose (s. Kap. 32).

7 Beschwerden bei Erkrankungen der Niere, ableitenden Harnwege und des Retroperitoneums

Die Beschwerden sind hauptsächlich im Rücken, in der Lendengegend sowie im Unterbauch lokalisiert oder strahlen bei stärkerer Beteiligung der retroperitonealen Organe auch in die Oberschenkel aus. Die Beschwerden können dumpf, stechend, kontinuierlich sein oder in Gestalt von Koliken (z.B. bei Steinerkrankung) auftreten. Das Fehlen von Beschwerden oder Schmerzen spricht nie gegen eine der nachfolgend besprochenen Krankheiten, die deshalb meist durch andere Hinweissymptome oder klinisch relevante Befunde erkannt werden (s. Kap. 38).

7.1 Krankheiten der Nieren und ableitenden Harnwege

▶ **Akute Glomerulonephritis:** Beginn gelegentlich mit dumpfen, in der Nierengegend lokalisierten Schmerzen, die als außerordentlich unangenehm empfunden und nicht selten mit banalen „Kreuzschmerzen" verwechselt werden. Das Nierenlager ist klopfempfindlich; bei der Palpation wird Druckschmerz angegeben. Akut einsetzende Schmerzen können auf einen Niereninfarkt hinweisen. Für die Differentialdiagnose der parenchymatösen Nierenerkrankungen (s. Kap. 38.2.2).

▶ **Akute Pyelitis, Urolithiasis:** Im akuten Krankheitsbild sind die Schmerzen gewöhnlich einseitig lokalisiert oder in ihrer Intensität seitendifferent. Sie können sich bis zu Koliken steigern, wobei Erbrechen nicht selten ist und sich gelegentlich auch ein paralytischer Ileus entwickelt. Differentialdiagnostisch muß an eine retroperitoneal gelegene Appendizitis, an eine akute Cholezystitis, eine Gallensteinkolik und an von der Wirbelsäule ausstrahlende Schmerzen gedacht werden. Die Entzündung ist in der Regel von hohem Fieber begleitet; Leukozyturie und Leukozytose fehlen praktisch nie.

Ureterstau mit Kolikschmerzen kann gelegentlich bei Papillennekrose auftreten. Auch die **akute Harnverhaltung**, z.B. bei Prostatahypertrophie, verursacht nicht selten plötzlich auftretende Schmerzen, die gewöhnlich in die Mitte des Unterbauchs lokalisiert werden und später mit einem dumpfen Druckgefühl in beiden Nierenlagern einhergehen. Eine palpatorisch oder perkutorisch vergrößerte Harnblase sowie vorausgehende Beschwerden einer Prostataerkrankung erleichtern die Diagnose (Dysurie, Blasenentleerungsstörung, gehäufte Miktionen). Beim älteren und chronisch kranken Patienten können die Beschwerden gering ausgeprägt bleiben. Palpation, Biopsie und eventuell Computertomographie sind für die genaue Zuordnung der Erkrankung (Hypertrophie, Karzinom) notwendig.

▶ **Zystitis:** Schmerzen hinter der Symphyse, perianale Blasentenesmen, Dysurie, Pollakisurie u.a.

7.2 Retroperitoneale Erkrankungen, Hämatome, M. Ormond

▶ **Verschluß der V. cava inferior:** Retroperitoneale Fibrose (s. unten), Tumorbildungen und retroperitoneale Ödeme können die V. cava inferior einengen. Es entwickeln sich Beinödeme oder bei hochsitzenden Verschlüssen zusätzliche Symptome einer Nierenstauung (Klopfschmerz des Nierenlagers, Proteinurie). Häufig sind Flankenschmerzen sowie Rücken- und Abdominalschmerzen. Bei chronischer Stauung kann sich ein Umgehungskreislauf über die Bauchwandvenen (lateral) entwickeln.

▶ **Retroperitoneale Hämatome** verursachen ähnliche Beschwerden. Je nach Intensität und Ausdehnung der Blutung können sich bei chronischen Verläufen eine Anämie, bei akuter Blutung Schocksymptome entwickeln.

▶ **Retroperitoneale Fibrose (Ormond-Krankheit).** Bei dieser Erkrankung kommt es allmählich zu einer Fibrosierung des retroperitonealen Gewebes. Daraus folgen mechanische Kompression der Ureteren und damit Entwicklung einer Hydronephrose bzw. progredienten Niereninsuffizienz; Einengung der V. cava inferior mit Cavathrombose und Störung des Lymphabflusses (s. unten); Funktionsstörung des Darms mit Subileus bei Störungen der arteriellen Durchblutung. Flankenschmerz und klopfschmerzhaftes Nierenlager können erste Zeichen der Erkrankung sein, die sich aber oft zunächst nur mit uncharakteristischen Symptomen wie Schwäche, Gewichtsabnahme, Appetitverlust, subfebrilen Temperaturen und Anämie manifestiert. Da die Ormond-Krankheit als paraneoplastische Reaktion auftreten kann, ist stets nach malignen Erkrankungen zu suchen.

8 Primär extraabdominale Erkrankungen

8.1 Erkrankungen der Bauchwand

Entzündungen der Bauchwandmuskulatur oder der Venen der Bauchwand (z.B. Mondor-Krankheit) sind durch Spontan- und lokale Druckschmerzen zu erkennen.

Bei **Infektionen** durch Coxsackie-B-Virus treten oft gemeinsam mit den Thoraxwandschmerzen (Pleurodynie) auch krampfartige Schmerzen der Bauchwandmuskulatur auf. Die Schmerzen beginnen meist plötzlich und gehen manchmal mit einer auffallenden Hyperästhesie und Parästhesie der Haut einher.

Trichinose: Während im akuten Stadium nach Invasion Diarrhoe, Erbrechen und Abdominalschmerzen vorherrschen, entwickeln sich später Muskelschmerzen, die durch die Larveninvasion in die Muskulatur und eine dadurch ausgelöste Myositis bedingt sind. Fieber, Konjunktivitis, periorbitales Ödem, Myokarditis, Lungenbeteiligung (Hämoptoe) und starke Beeinträchtigung des Allgemeinzustandes sind weitere Hinweise auf die Erkrankung. Bei der Diagnosestellung hilft nicht selten eine Muskelbiopsie mit Nachweis der Larven oder Zysten. Die Eosinophilen sind erhöht.

8.2 Stoffwechselkrankheiten und endokrine Störungen

Die bei einer akuten Exazerbation von Stoffwechselerkrankungen auftretenden Abdominalbeschwerden sind meist diffus. Die Bauchdecken bleiben gewöhnlich weich, auch wenn die Intensität der Schmerzen gelegentlich denen eines akuten Abdomens entspricht.

▶ **Diabetes mellitus:** Während eines hyperglykämischen Komas kann es zu der sog. Pseudoperitonitis diabetica kommen, die durch heftige und auch kolikartige Abdominalschmerzen gekennzeichnet ist. Die Bauchdecken können weich sein, was die Unterscheidung gegenüber einer (lokalen) Peritonitis ermöglicht und insbesondere im Hinblick auf die differentialdiagnostische Abgrenzung einer lokalen Entzündung bei entgleistem Diabetes mellitus (z.B. Appendizitis, akute Pyelitis) als *Folge* oder als *Ursache* der Stoffwechselentgleisung wichtig ist, zumal auch das diabetische Koma mit einer hohen Leukozytose einhergeht.

Bei der Differentialdiagnose ist auf das gehäufte Auftreten arteriosklerotischer Veränderungen und dadurch ausgelöster abdominaler Durchblutungsstörungen (s. 6.2) zu achten.

▶ **Akute Porphyrie** (s. Tabelle 28.5): Abdominalschmerzen können bei den drei hepatischen Porphyrien (akute intermittierende Porphyrie – AIP, hereditäre Koproporphyrie – HKP, Porphyria variegata-PV) auftreten. Sie sind Zeichen einer wahrscheinlich toxischen Schädigung des autonomen Nervensystems, am ausgeprägtesten bei der AIP. Bei der Porphyria variegata wechseln Anfälle mit den bei dieser Porphyrie auftretenden Hautveränderungen. Zusätzlich zu den Abdominalschmerzen beobachtet man Erbrechen und Obstipation und bei der AIP eine auffallende Muskelschwäche (motorische Polyneuropathie, s. Kap. 58.2.7). Biochemische Parameter der Stoffwechselkrisen sind Ausscheidung von Porphobilinogen und Δ-Aminolaevulinsäure im Urin. Zu achten ist darauf, daß die PBG-Ausscheidung oft auf die Attacken selbst beschränkt bleibt, insbesondere bei der HKP und PV.

Differentialdiagnostisch bedeutsam ist die Abgrenzung gegenüber der Appendizitis (ebenfalls Übelkeit und Erbrechen), zumal sowohl bei der Appendizitis wie bei AIP eine leichte Leukozytose und eine Temperaturerhöhung beobachtet werden können. Diagnostisch ist auch wichtig, daß bei der AIP dem Anfall psychische Veränderungen wie erhebliche Unruhe und Angst einige Tage vorausgehen und während der Attacken selbst depressive Verstimmungen und auch Halluzinationen vorherrschen können. Anamnestisch ist stets nach auslösenden Ursachen zu fragen, in erster Linie nach der Einnahme von Medikamenten wie Barbiturate, Sulfonamide, Meprobamat, Pyrazolon, Ergotamin, synthetische Östrogene oder Progesteron, Tolbutamid u.a.

▶ **Hyperlipoproteinämie:** Abdominalkoliken können besonders durch fettreiche Mahlzeiten ausgelöst werden. Bei der Diagnosestellung ist zu berücksichtigen, daß die Hyperlipoproteinämie auch durch eine akute Pankreatitis kompliziert sein kann. Auch beim Zieve-Syndrom sind Abdominalbeschwerden möglich.

▶ **Endokrine Erkrankungen:** Eine der diabetischen Pseudoperitonitis entsprechende Symptomatik wird in der Addison-Krise beobachtet. Seltener finden sich Abdominalbeschwerden beim Hyperparathyreoidismus (Differentialdiagnose Pankreatitis bei Hyperparathyreoidismus), wobei in erster Linie auch an die hier häufigere Ulkuskrankheit zu denken ist. Gelegentlich werden Kolikbeschwerden bei Hypokalziämie mit Tetanie beobachtet.

8.3 Sonstige Krankheiten

▶ **Intoxikationen:** Blei, Thallium und Arsen verursachen Darmkoliken (Ursachen des seltenen spastischen Ileus).

▶ **Blutkrankheiten:** Hämolytische Krisen (typisches Beispiel: paroxysmale nächtliche Hämoglobinurie-PNH) verursachen Rücken- und Flankenschmerzen sowie bei Splenomegalie Beschwerden in der Milzregion. Kolikschmerzen werden gelegentlich bei thrombozytopenischen oder durch Antikoagulantien ausgelösten Blutungen sowie beim retroperitonealen Hämatom (z.B. auch infolge Wirbelfrakturen bei Hämophilie) beobachtet. Auf die akuten abdominalen Krisen bei M. Schoenlein-Henoch wurde in 6.2 hingewiesen. Ähnliche akute Schmerzen werden, bedingt durch Histaminfreisetzung, bei der seltenen Mastozytose beobachtet.

▶ **Angioneurotisches Ödem** (C1-Esterasemangel): Abdominalschmerzen mit Erbrechen und Durchfall als Folge eines Ödems der Darmwand können einziges Symptom dieser autosomal dominant vererbten Störung sein oder gemeinsam mit Urtikaria (Gesicht, Extremitäten) und Ödembildung im Respirationstrakt auftreten. Die Symptome dauern meist nur wenige Tage an.

8.4 Erkrankungen der Thoraxorgane

▶ **Herzinfarkt:** Die Schmerzen strahlen manchmal ins Epigastrium aus und sind dann differentialdiagnostisch gegenüber denen einer Ulkusperforation, akuten Cholezystitis bzw. Cholelithiasis abzugrenzen. Andererseits können bei diesen Krankheiten ebenfalls Präkordialschmerzen vorhanden sein. Gleiches gilt für die präkordiale Lokalisation der Schmerzen bei akuter Pankreatis bzw. Pankreasnekrose; dabei kann, wie beim Herzinfarkt, eine Zyanose bemerkbar werden, die jedoch im

Tabelle 28.5. Übersicht über hepatische und erythropoetische Porphyrien

	Erbgang	Licht-empfind-lichkeit der Haut	Abdominal-schmerzen PNP	Urin	Stuhl	Bemerkungen
Hepatische Porphyrien						
Akute intermittie-rende Porphyrie (AIP)	Autosomal-dominant	−	+	Im Anfall: ALA + + + PBG + + +	−	Häufigste Form der Porphyrie
Hereditäre Koproporphyrie (HKP)	Autosomal-dominant	+	+	ALA + + + PBG + + + Kopro-porphyrin III	Kopro-porphyrin III	
Porphyria variegata (PV)	Autosomal-dominant	+	+	Im Anfall: ALA +, PBG +, Kopro-porphyrin	Kopro-porphyrin und Proto-porphyrin	Sehr häufige Beobachtungen bei der weißen Bevölke-rung Südafrikas
Porphyria cutanea tarda	(Autosomal-dominant?)	+	−	Uroporphyrin	Isoko-proporphyrin	
Erythropoetische Porphyrien						
Kongenitale erythropoetische Porphyrie	Autosomal-rezessiv	+ +	−	Uroporphyrin und Kopro-porphyrin	Kopro-porphyrin	Sehr selten
Erythropoetische Protoporphyrie	Autosomal-dominant	+	−	−	Proto-porphyrin	Selten

ALA Δ-Aminolaevulinsäure, *PBG* Porphobilinogen.

Unterschied zu den kardialen und pulmonalen Erkrankungen nicht mit einer Dyspnoe einhergeht.

▶ **Pneumonie, Lungenembolie und Lungeninfarkt, Pleuritis:** In den Oberbauch ausstrahlende Schmerzen werden besonders bei basal lokalisierten Krankheiten beobachtet. Die Schmerzintensität ist atemabhängig. Gewöhnlich ist die Bauchatmung im Gegensatz zu akuten abdominalen Erkrankungen wie Ulkusperforation oder Cholezystitis nicht eingeschränkt, sondern eher kompensatorisch verstärkt.

8.5 Neurologische Krankheiten und Erkrankungen der Wirbelsäule

▶ **Herpes zoster:** Vor Auftreten der Effloreszenzen wird meist über heftige Schmerzen und Hyperästhesie geklagt. Die Schmerzen sind nicht bewegungsabhängig, sie sind einseitig und gewöhnlich segmental begrenzt. Segmental lokalisierte Schmerzen können auch Symptome einer Radikulitis sein.

▶ **Akute Meningitis:** Bei der akuten (Meningokokken-) Meningitis klagen die Patienten über Bauchschmerzen („brettharter Bauch"). Besonders bei der Meningitis des Kindesalters sind die Leibschmerzen oft das erste Symptom der Erkrankung.

▶ **Krisen der Tabes dorsalis:** Die heftigen, stechenden und bohrenden, gelegentlich kolikartigen Schmerzattacken sind differentialdiagnostisch gegenüber den akuten Schmerzen eines Duodenalulkus bzw. einer -perforation, Gefäßerkrankung u.a. abzugrenzen. Die Differentialdiagnose kann dadurch erschwert sein, daß auch in der Krise heftiges Erbrechen einsetzen kann.

▶ **Erkrankungen der Wirbelsäule:** Ähnlich der Schmerzlokalisation des Herpes zoster können auch hier segmental ausstrahlende Schmerzen auftreten, z.B. bei Wirbelblockierung, Diskushernie, M. Bechterew, Wirbelkörpermetastasen sowie Frakturen. Sehr häufig entwickelt sich bei einer plötzlichen Wirbelfraktur ein paralytischer Ileus. Retroperitoneale Metastasen können ebenfalls Schmerzen mit Lokalisation in der Bauchwand auslösen.

8.6 Endogene Depression

Besonders schwierig ist die Bewertung von Leibschmerzen als Symptom einer endogenen Depression. Die Beschwerden reichen von einer banalen Obstipation, Subileuserscheinungen oder den Symptomen eines irritablen Kolons bis hin zu organfixierten Beschwerden im Sinne einer Appendizitis, („chronische Appendizitis") Adnexitis u.a. Für die Diagnose entscheidend sind weitere Hinweise auf eine Depression, z.B. Klagen über Schlaflosigkeit, verstärkte Müdigkeit, Lustlosigkeit, Leistungsabfall u.a. Bei der Diagnosestellung ist zu berücksichtigen, daß die gewöhnlich über längere Zeit geklagten Beschwerden nicht mit Funktionsstörungen abdominaler Organe oder dadurch bedingter Gewichtsabnahme einhergehen. Andererseits erfordern die manchmal anhaltenden Klagen eine eingehende und u.U. aufwendige Diagnostik bis hin zu einer diagnostischen Laparotomie.

9 Literatur

Ammann R (1979) Langzeitverlauf und Therapie der chronischen Pankreatitis. Internist (Berlin) 20:392–398

Becker HD, Caspary WF (1980) Postgastrectomy and postvagotomy syndromes. Springer, Berlin Heidelberg New York

Blum A, Siewert R (1979) Postsurgical syndromes. Clinics in gastroenterology. Saunders, London Philadelphia Toronto

Blum AL, Siewert JR (1984) Refluxkrankheit der Speiseröhre. In: Demling L (Hrsg) Klinische Gastroenterologie. Thieme, Stuttgart New York

Bockus HL (1974) Symptomatology: abdominal pain and discomfort. In: Bockus HL (ed) Gastroenterology, vol 1. Saunders, Philadelphia, pp 48–70

Demling L, Lux G, Domschke W (1983) Therapie postoperativer Störungen des Gastrointestinaltrakts. Thieme, Stuttgart New York

Eisenburg J (1974) Der Wiederholungseingriff an den Gallenwegen aus internistischer Sicht. Chirurg 45:150–158

Feifel G, Finke U (1982) Peritonitis – Diagnostik. In: Siewert JR, Blum AL, Farthmann EH, Lankisch PG (Hrsg) Notfalltherapie. Springer, Berlin Heidelberg New York, S 630–637

Goebell H, Hotz J, Farthmann EH (Hrsg) (1984) Der chronisch Kranke in der Gastroenterologie. Springer, Berlin Heidelberg New York

Gray DWR, Collin J (1987) Non-specific abdominal pain as a cause of acute admission to hospital. Br J Surg 74:239–242

Hansen WE (1987) Internistische Gastroenterologie. Springer, Berlin Heidelberg New York

Jänig W (1982) Viszeraler Schmerz – sympathisches Nervensystem und Schmerz. Diagnostik 15:1123–1134

Otte M (1979) Pankreasfunktionsdiagnostik. Internist (Berlin) 20:321–340

Schuster HP (1985) Pseudoperitonitis. Therapiewoche 35:1489–1492

Siewert JR, Weiser HF, Blum AL (1981) Postoperative Syndrome. In: Blum AL, Siewert JR (Hrsg) Refluxtherapie. Springer, Berlin Heidelberg New York, S 519–542

Siewert JR, Hinder RA, Blum AL (1984) Der operierte Magen und seine Folgezustände. In: Demling L (Hrsg) Klinische Gastroenterologie. Thieme, Stuttgart New York

Sleisinger MH, Fordtran IS (1983) Gastrointestinal disease, 3rd edn. Saunders, Philadelphia

Spiro HM (1983) Clinical gastroenterology, 3rd edn. MacMillan, London

Stiehl A (1984) Klinik und Ursachen von chronischen Beschwerden nach Cholezystektomie (Postcholezystektomiesyndrom). In: Goebell H, Hotz J, Farthmann EH (Hrsg) Der chronisch Kranke in der Gastroenterologie. Springer, Berlin Heidelberg New York, S 264–269

Witte J, Feifel G (1981) Erfolgskontrollen nach chirurgischer Therapie. In: Blum AL, Siewert JR (Hrsg) Refluxtherapie. Springer, Berlin Heidelberg New York, S 509–518

Kapitel 29   Diarrhö

M.U. SCHNEIDER

Unter der in den westlichen Industrieländern üblichen faserarmen Kost haben Gesunde 3–20 Darm-
entleerungen/Woche, wobei das mittlere Stuhlge-
wicht/Tag in aller Regel 200 g nicht überschreitet.

Eine *Diarrhö* liegt definitionsgemäß dann vor,
wenn konsistenzverminderte Stühle gehäuft abgesetzt werden, mit einer Frequenz von 3/Tag und
mehr bei einem mittleren Stuhlgewicht über 250 g/
Tag. Streng abzugrenzen von der eigentlichen
Diarrhö sind erhöhte Stuhlgewichte infolge einer
faserreichen Kost, das fraktionierte Absetzen häufiger kleiner Stühle von normaler Konsistenz und
normalem Gesamtgewicht/Tag sowie die Stuhlin-
kontinenz, die sich postoperativ sowie bei analen
Erkrankungen (Tumoren, Entzündungen, Hämorrhoiden) manifestieren kann.

Das Symptom Diarrhö deutet in erster Linie
auf eine Darmerkrankung hin, findet sich jedoch
auch bei einer Vielzahl extraintestinaler Erkrankungen, wobei pathogenetisch verschiedene osmotische und sekretorische Mechanismen, Mukosa-
schädigungen sowie Motilitätsstörungen zu unterscheiden sind. Da zahlreichen Durchfallerkrankungen mehrere dieser Pathomechanismen zugrunde liegen, ist eine Differentialdiagnostik der
Diarrhö ausschließlich anhand der Pathomechanismen problematisch. Geeigneter erscheint vielmehr eine Einteilung, die zum einen von der
Diarrhömanifestation (akut/chronisch) und dem
Stuhlbefund selbst ausgeht (s. Abschn. 1) und zum
anderen nach rein funktionellen Störungen (s.
Abschn. 2), Infektionen (s. Abschn. 3), Intoxikationen (s. Abschn. 4), primär nichtinfektiös bedingten intestinalen Erkrankungen (s. Abschn. 5)
sowie primär extraintestinalen Erkrankungen (s.
Abschn. 6) ordnet.

Tabelle 29.1. Differentialdiagnose der akuten Diarrhö

Stuhlbefund	Differentialdiagnostisch weiterführende Befunde	Diagnosen
Profuse, wäßrige Diarrhöen häufig grünlich Reiswasserstuhl	Häufigste Ursache der Reisediarrhö Vorwiegend Säuglinge und Kleinkinder Heftiges, wasserklares Erbrechen Postantibiotisch, vorwiegend Kleinkinder Unstillbares Erbrechen	ETEC-Enteritis (E. coli) EPEC-Enteritis (E. coli) Cholera Staphylococcus-aureus-Enterokolitis
	Heftiges Erbrechen, afebril Sehstörungen, Hirnnervenparese, Tetraplegie afebril	Staphylococcus aureus-Enterotoxin Botulismus (Clostridium botulinum-Enterotoxin) Clostridium perfringens-Enterotoxin Bacillus-cereus-Enterotoxin
Wäßrig-schleimig-breiige Diarrhöen häufig grünlich	häufig Atemweginfekte Keratokonjunktivitis Bostoner Exanthem	Rotaviren Adenoviren ECHO-Viren
	bei Massivbefall: Steatorrhö	Lambliasis (häufig chronische Verläufe)
	Diarrhöen 0,5–2 h nach Pilzmahlzeit Diarrhöen 6–12 h nach Pilzmahlzeit	aufgewärmte Speisepilze Pilze mit lokaler Giftwirkung Giftpilze (2 Phasenwirkung)
	Oligurie/Anurie Miosis, Salivation, Bradykardie Verzehr ungekochter Kartoffeln	Organische bzw. anorganische Arsenverbindungen Organophosphate Solanin
	Säuglinge nach Exposition Erwachsene nach Eiern, Fisch, Obst	Kuhmilchallergie Nahrungsmittelallergie
	Nasenverstopfung Erbrechen, Arrhythmie, Farbsehen	Guanethidin Herzglykoside

1 Diarrhömanifestation, Stuhlbefunde und differentialdiagnostisch weiterführende Befunde

Für die klinische Praxis ist die Unterteilung der Diarrhö in akute bzw. chronische Formen von Bedeutung. Eine akute Diarrhö liegt definitionsgemäß dann vor, wenn Durchfälle akut auftreten und innerhalb der folgenden 2–3 Wochen sistieren. Chronische Diarrhöen hingegen persistieren über einen Zeitraum von 4 Wochen und länger. Differentialdiagnostisch relevante Stuhlbefunde sowie weiterführende anamnestische und klinische Befunde sind in Tabelle 29.1 für die mit akuten und in Tabelle 29.2 für die mit chronischen Diarrhöen einhergehenden Erkrankungen zusammengestellt. Diesen Tabellen sind – ausgehend vom Stuhlbefund – die Differentialdiagnosen der einzelnen in den nachfolgenden Abschnitten dargestellten Erkrankungen zu entnehmen. Bei Erstmanifestation einer Diarrhö (Erkrankungsbeginn) sind daher grundsätzlich akute wie chronische Durchfallerkrankungen differentialdiagnostisch zu berücksichtigen.

Einige weitere grundsätzliche Sachverhalte sollten im Zusammenhang mit Diarrhöen stets beachtet werden: *Organisch* bedingte Durchfallerkrankungen führen in aller Regel zu einer Reduktion des Körpergewichtes und treten auch nachts auf, wobei die Patienten durch den Stuhldrang aufwachen. *Funktionell* bedingte Diarrhöen hingegen gehen mit Gewichtskonstanz einher, sind in aller Regel auf die Tages- und Abendstunden beschränkt und bessern sich unter Ruhebedingungen (Wochenende, Urlaub).

Ein *Wechsel im Stuhlverhalten* mit alternierenden Diarrhöen und normalem bzw. obstipiertem Stuhl kann sowohl bei funktionellen Störungen als

Tabelle 29.1 (Fortsetzung)

Stuhlbefund	Differentialdiagnostisch weiterführende Befunde	Diagnosen
Erbsbreistühle	Kontinua (~40° C), rel. Bradykardie Leukopenie, Roseolen	Typhus abdominalis Paratyphus A, B und C
Wäßrig-schleimig-blutige Diarrhöen 30–50 Stühle/Tag Eiter, Epithelien, fader Geruch Eiter, fauliger Geruch	Heftige Tenesmen, gelegentlich Polyneuropathie wie Shigellose (außer Polyneuropathie) gelegentlich Arthritiden Postantibiotisch	Shigellose (Bakterienruhr) EIEC-Enteritis (E. coli) Campylobacterenteritis Antibiotikainduzierte pseudomembranose Kolitis (Clostridium difficile) Enteritis-infectiosa-Salmonellosa
häufig grünlich, Blut nur bei 10% nur gelegentlich blutig	gelegentlich appendizitische Prodroma und Arthralgien	Yersinienenterokolitis
Himbeergelee	Tropenaufenthalt, Leberabszeß Tropenaufenthalt	Amöbiasis Balantidium-coli-Enterocol.
	Eosinophiles Lungeninfiltrat Muskelschmerzen Exanthem, Eosinophilie Exanthem, Pneumonie Exanthem, Anämie	Askaris Lumbricoides Trichinella spiralis Ancylostoma duodenale Strongyloides stercoralis Schistosoma mansoni

(rechts: häufig chronische Verläufe)

schwärzlich, blutig	Salivation, Anurie Hämolyse Hämolyse, Cholestase Hämorrhagie, toxische Herzinsuffizienz	Quecksilberintoxikation Arsenwasserstoffintoxikation Kupferintoxikation Eisenintoxikation
tiefschwarz, blutig nach initialen Diarrhöen: Obstipation	Ataxie, Tremor (nach 2 Tagen) Haarausfall (nach 2 Wochen) Verzehr ungekochter grüner Bohnen	Thalliumintoxikation Bohnentoxin (Phasin)-Intoxikation
~36–48 h nach Pilzmahlzeit	Leberversagen, Hämorrhagien	Amantia phalloides
	Arteriosklerose, Arrythmie	Ischämische Kolitis
	Anamnese Anmanese	Colchizin Goldverbindungen

auch bei stenosierenden malignen Darmtumoren auftreten und erfordert grundsätzlich eine sorgfältige Diagnostik.

Voluminöse Stühle sprechen für eine Störung der Nahrungsdigestion bzw. eine erhebliche Einschränkung der Absorption von Nahrungsendprodukten. Die zugrundeliegenden Erkrankungen sind dementsprechend vorrangig im Bereich des Dünndarms oder Pankreas zu suchen. Derartige Malassimilationsstühle sind frei von Blutbeimengungen, enthalten in aller Regel unverdaute Nahrungsreste sowie erhöhte Fettkonzentrationen und werden ohne wesentliche Schmerzen entleert.

Im Gegensatz dazu sind multiple, kleine, von erheblichem *Stuhldrang und Tenesmen* begleitete Darmentleerungen meist mit Erkrankungen des linksseitigen Kolons bzw. Rektums verbunden und enthalten Schleim sowie Blutbeimengungen. Die Entleerung *blutiger Diarrhöen* weist – nach Ausschluß hämorrhoidaler bzw. vaginaler Blutungen – auf das Vorliegen einer chronisch entzündlichen, infektiösen bzw. tumorösen Erkrankung hin. Akut einsetzende blutige Diarrhöen können Symptom einer oberen gastrointestinalen Blutung sein. *Eiter und Epithelien* sprechen mehr für eine infektiöse Diarrhöursache. Diarrhöen, die trotz Nahrungskarenz persistieren deuten auf einen sekretorischen und solche, die bei Fasten sistieren auf einen osmotischen Pathomechanismus hin. Weitere Hinweise s. Tabelle 29.1 und 29.2.

Einer ganzen Reihe *extraintestinaler Symptome* kommt eine Schlüsselfunktion in der klinischen Differenzierung der Diarrhöen zu: Arthritiden deuten auf einen M. Whipple, M. Crohn bzw. eine Colitis ulcerosa hin. Eine Bluteosinophilie sollte an eine Wurminfektion, eine Hyperpigmentierung

Tabelle 29.2. Differentialdiagnose der chronischen Diarrhöen

Stuhlbefund	Differentialdiagnostisch weiterführende Befunde	Diagnose	
Wäßrig-schleimig-breiige Diarrhöen im Wechsel mit Obstipation Schafskotstuhl	Inkonstanz der Beschwerden, Besserung unter Ruhe, Körpergewicht konstant keine abdominellen Schmerzen	Colon irritabile Nervöse Diarrhöen	
	Mg im Stuhl erhöht Lilaverfärbung von Stuhl/Urin (Alkalisierung) Pseudomelanosis coli	Laxanzienabusus	Mg-Sulfat Phenolphthalein Antrachinone
	Anämie, Meteorismus, Subileus Gewichtsabnahme	Kolorektales Karzinom Dünndarmmalignome	
	Gashaltige submuköse Zysten	Pneumatosis cystoides intestinalis	
Wäßrig-schleimig-breiige Diarrhöen	Segmentäre disproportionale Entzündung, Fisteln	M. Crohn	
	Hochgradige Hypokaliämie	Villöses Adenom	
	Anamnese: Diarrhömanifestation postoperativ	Vagotomie BI- und BII-Resektion, Gastrektomie Dünndarmresektion	
	Diabetes mellitus mit peripherer Polyneuropathie	Diabetische Gastroenteropathie	
60% mit Steatorrhö häufig mit Steatorrhö Mit Steatorrhö	Struma, Glanzaugen, Unruhe, KG↓ Tetanie Hyperpigmentierung, Adynamie Urticaria pigmentosa Gastroduodenale Ulzera Gastrale Hypo-/Achlorhydrie Flush, Asthmabronchiale Anfälle Struma nodosa Hypertonus	Hyperthyreose Hypoparathyreoidismus M. Addison Systemische Mastozytose Zollinger-Ellison-Syndrom Verner-Morrison-Syndrom Karzinoid Medulläres Schilddrüsenkarzinom Phäochromozytom	
Stuhl-pH↓	Diarrhö nach peroraler Zufuhr der entsprechenden Zucker	Laktoseintoleranz Saccharose-Isomaltose-Intoleranz	
	Dysphagie Infektanfälligkeit	Progressive systemische Sklerose Defektimmunopathien	

der Haut an einen M. Addison, einen M. Whipple sowie eine Zöliakie und rezidivierende gastroduodenale Ulzera an ein Zollinger-Ellison-Syndrom denken lassen. Eine erhöhte Infektanfälligkeit weist auf die Möglichkeit eines Immundefektsyndroms, anfallsweise Flushzustände auf ein Karzinoid und die antibiotische Beeinflußbarkeit von Diarrhöen auf eine ursächliche bakterielle Dünndarmüberwucherung, einen M. Whipple bzw. eine tropische Sprue hin. Bei abdominellen Operationsnarben ist anamnestisch speziell nach vorangegangenen Vagotomien sowie Magen-, Dünndarm- oder Pankreasresektionen zu fragen.

Das Auftreten von Diarrhöen nach speziellen Nahrungsmitteln macht eine Nahrungsmittelallergie und ein vorangegangener Tropenaufenthalt bakterielle oder parasitäre Erkrankungen als Ursache der Diarrhöen wahrscheinlich. Bieten Patienten eine komplexe Symptomatik mit massivem Gewichtsverlust, Beinödemen, gesteigerter neuromuskulärer Erregbarkeit und multiplen Vitaminmangelzuständen, ergibt sich der dringende Verdacht auf Vorliegen einer generalisierten Malabsorption, die in aller Regel durch eine morphologische Alteration des Resorptionsepithels (z.B. Zöliakie, M. Whipple, tropische Sprue) bedingt ist.

Tabelle 29.2. (Fortsetzung)

Stuhlbefund	Differentialdiagnostisch weiterführende Befunde	Diagnose
Wäßrig-schleimig-blutige Diarrhöen	Kontinuierliche Entzündung der Mukosa	Colitis ulcerosa
	Osteome, Weichteiltumore (Gardner Syndrom)	Adenomatöse Polyposen
	Hyperpigmentierung der Lippen (Peutz-Jeghers Syndrom)	Hamartöse Polyposen
	Alopezie, Onychodystrophie (Cronkhite Canada-S.)	
	Anämie, Gewichtsabnahme	Rektum-, Kolon-, Dünndarmkarzinom
	Arteriosklerose	Ischämische Kolitis Autoimmunvaskulitiden
	nach Strahlentherapie	Strahlenkolitis
	s. akute Diarrhö	chronische Verläufe von: Shigellose, Tuberkulose, Amöbiasis, Balant. coli-Enteritis, Wurminfekten
Steatorrhö voluminöse, helle, fettige, übelriechende Stühle	Diabetes mellitus chronische pulmonale Infekte Anamnese	Erkrankungen mit exokriner Pankreasinsuffizienz (chronische Pankreatitis, Pankreaskarzinom, Mukoviszidose, Pankreas-Resektion)
Stuhl-pH ↓	Ikterus Anamnese (Postoperative Diarrhöen) Explosionsartiges Erbrechen nach BII-Resektion Subileuszustände	Erkrankungen mit Mangel an konjugierten Gallensäuren (z.B. Verschlußikterus, Blind-Sack-Syndrom, Afferent-Loop-Syndrom, enterokolische Fisteln, Ileumresektion, Ileitis term. Crohn, Strikturen)
voluminöse, lockere, schaumige, saure, übelriechende Stühle	Zottenatrophie Tropenaufenthalt, Zottenalterationen Polyarthritiden	Zöliakie Tropische Sprue Morbus Whipple
	Chylöser Aszites	Diffuses intestinales Lymphom Intestinale Lymphangiektasie Abetalipoproteinämie
	Proteinurie, Niereninsuffizienz	Amyloidose

2 Funktionelle Störungen

Eine Vielzahl von intestinalen und extraintestinalen Erkrankungen sowie operativen Folgezuständen führt über faßbare strukturelle bzw. metabolische Veränderungen zu Störungen intestinaler Funktionsabläufe mit konsekutiver Diarrhömanifestation. Unter „funktionellen Störungen" im eigentlichen Sinne sind im Gegensatz dazu Syndrome ohne verifizierbare morphologische und/oder metabolische Alterationen zu verstehen. Sie sind häufiger als die organischen Veränderungen und werden daher vorangestellt.

2.1 Colon irritabile

Unter Colon irritabile (synonym: Reizdarmsyndrom, spastisches Kolon) versteht man definitionsgemäß vom Kolon ausgehende Schmerzen und Funktionsstörungen, denen keine morphologisch faßbaren Veränderungen zugrunde liegen. Das Colon irritabile betrifft Kinder und Erwachsene aller Altersgruppen und wird bei Frauen 2- bis 3mal häufiger als bei Männern beschrieben. Als auslösende Ursachen werden Kindheitserfahrungen in Form einer übertriebenen Umsorgung kindlicher Darmbeschwerden durch die Mutter, emotionelle Konflikte, kurzzeitig zurückliegende Streßsituationen, Nahrungsmittel wie Weizenmehl, Fruktose und Sorbit sowie vorangegangene infektiöse Kolitiden diskutiert.

Klinisch stehen abdominelle, häufig im Bereich des Kolons (beide Flexuren, Sigma) lokalisierte Schmerzen (80–90%) sowie Stuhlunregelmäßigkeiten mit Wechsel zwischen schleimigen Diarrhöen und Obstipation im Vordergrund (Differentialdiagnose Tumor). Typisch sind hierbei sog. Schafskotstühle sowie die Manifestation der Diarrhöen während der Tagesstunden. Der Schleim wird meist mit dem Stuhl vermischt, gelegentlich aber auch als zusammenhängende zähe Masse entleert. Weitere Beschwerden: Blähungen, Aufstoßen, Sodbrennen, Übelkeit, Völlegefühl, Kopfschmerz, Ein- und Durchschlafstörungen, Herzklopfen sowie Tenesmen im Bereich der Blase (bei normalem Urinbefund). Das Körpergewicht ist konstant. Charakteristisch ist die Inkonstanz der Beschwerden mit täglichen Variationen hinsichtlich Qualität, Intensität und Lokalisation sowie ihre Besserung unter Ruhebedingungen. Selten werden die Beschwerden kurz und prägnant dargestellt: Vielmehr beeindrucken diese Patienten durch lange, häufige handgeschriebene Beschwerdenlisten.

Diagnostisch sind organische Veränderungen auszuschließen. Trotz fehlender pathologischer Befunde unterzieht sich ein Großteil der Patienten wegen Beschwerdepersistenz Wiederholungsuntersuchungen evtl. sogar Probelaparotomien. Analysen der Motilität bzw. myoelektrischen Aktivität des Kolons tragen entgegen früheren optimistischen Beurteilungen nicht zur Diagnosesicherung des Colon irritabile bei.

2.2 Nervöse Diarrhöen

Bei den nervösen Diarrhöen handelt es sich pathogenetisch um eine psychosomatische Regulationsstörung. Nervöse Diarrhöen sind von schleimigbreiiger Konsistenz und manifestieren sich typischerweise bei Angst- und Spannungszuständen (z.B. Versagensangst, Existenzangst). Sie treten häufig im Wechsel mit Obstipation auf und unterscheiden sich vom Colon irritabile durch das Fehlen von abdominellen Schmerzen.

3 Infektionen

Infektionskrankheiten des Intestinaltraktes werden durch eine Vielzahl bakterieller, viraler und parasitärer Krankheitserreger hervorgerufen.

3.1 Bakterielle Infektionen

Enteropathogene Bakterien induzieren Diarrhöen über verschiedene Pathomechanismen (Tabelle 29.3):

▶ eine strukturelle Schädigung der Darmmukosa durch direkte Invasion oder Adhäsion mit konsekutiver Reduktion der intestinalen Flüssigkeitsabsorption und Steigerung der Darmmotilität.
▶ eine intraluminale Enterotoxinproduktion mit konsekutiver Steigerung der Flüssigkeitssekretion und Darmmotilität bzw.
▶ eine Kombination beider Mechanismen.

In Abhängigkeit davon manifestieren sich Diarrhöen klinisch mit (strukturelle Mukosaschädigung) oder ohne Blutbeimengungen.

3.1.1 Salmonellosen

Bei den Salmonelleninfektionen muß zwischen den zyklischen Infektionskrankheiten Typhus und Paratyphus und der lokalen Salmonelleninfektion des Dünndarms (Enteritis infectiosa) unterschieden werden.

Typhus und Paratyphus

Die Typhuserreger (Salmonella typhi bzw. Salmonella paratyphi A, B und C) gelangen nach peroraler Aufnahme über die Darmwand und das Lymphgefäßsystem ins Blut. Hiermit beginnt das Generalisationsstadium (1. Woche), das klinisch durch Fieber (Kontinua um 40 °C, relative Bradykardie und Leukopenie), Splenomegalie, sowie durch die Ausbildung von Roseolen (knötchenförmige RHS-Proliferationen mit histiozytären Makrophagen) charakterisiert ist. Der weitere Erkrankungsverlauf wird von einer zunehmenden Desensibilisierung des infizierten Organismus mit Übergang der Allgemeininfektion in eine Lokalinfektion des Darms bestimmt. In diesem Stadium der Organmanifestation (2. und 3. Woche) befallen die Typhuserreger die Peyer-Plaques und Solitär-follikel des Dünndarms (terminales Ileum) und der Ileozökalregion mit konsekutiven Lymphfollikel-nekrosen und Schleimhautulzerationen. Erst mit Beginn des Organstadiums treten oft nach voraus-gehender Obstipation bei etwa 30% aller Patienten akute Diarrhöen in Form erbsbreiartiger Stühle auf, folgen also im Unterschied zu anderen Darm-infektionen dem Fieber nach.

Mittelschwere Erkrankungen klingen innerhalb von 3–4 Wochen ab, schwere Erkrankungsverläufe können bis zu 3 Monaten andauern und mit me-ningealen Reizzuständen, Kopfschmerzen, Som-nolenz („Status typhosus"), Bronchopneumonien und Pyelonephritiden einhergehen.

Wesentliche Komplikationen im Stadium der Organmanifestation sind die Blutung und die Dünndarmperforation mit nachfolgender Perito-nitis, sowie bakteriämische Metastasen. Die Dia-gnosesicherung erfolgt durch die Erregerisolierung aus dem Blut (Generalisationsstadium) und Stuhl (Organstadium) sowie den Nachweis eines Titeran-stieges spezifischer agglutinierender Antikörper (Gruber-Widal-Reaktion), die vom 10. Erkran-kungstag an positiv wird, bei antibiotischer Vorbe-handlung allerdings unzuverläßig ist.

Der Paratyphus verläuft in aller Regel milder mit einem kürzeren und weniger fieberhaften Ge-neralisationsstadium. Akute Diarrhöen treten durchschnittlich bereits 3 Tage nach Fiebermani-festation auf und sind häufiger und dünnflüssiger als beim Typhus. Roseolen sind in großer Zahl nachweisbar.

Enteritis infectiosa Salmonellosa

Bei den Erregern der infektiösen Gastroenteritis handelt es sich (ebenso wie bei den Typhus- und Paratyphusbakterien) um gramnegative, sporen-lose, begeißelte und aerob wachsende Stäbchen-bakterien aus der Familie der Enterobacteriaceae. Von den mehr als 2000 bekannten Salmonellaarten verursachen einige wenige Arten die Mehrzahl der Erkrankungen. In der Bundesrepublik stellt Sal-monella typhi-murium mit einer Häufigkeit von 35–45% den wichtigsten Erreger dar. Weitere, in unseren Breiten häufig isolierte Arten sind Salmo-nella enteritidis, Salmonella infantis, Salmonella panama, Salmonella oranienburg und Salmonella bovis morbificans. 6–72 h nach Aufnahme salmo-nellakontaminierter Speisen entwickelt sich eine granulozytär-hämorrhagische Lokalinfektion des

Dünndarms. Klinisch beginnt die Erkrankung als akute Gastroenteritis mit Fieber (39–40 °C), Er-brechen und wäßrigen Durchfällen, die in ca. 10% aller Fälle Blutbeimengungen aufweisen. Die von heftigen Tenesmen begleiteten Diarrhöen sistieren bei komplikationslosen Verläufen – ebenso wie das Fieber – innerhalb von 3–4 Tagen. Wesentliche Komplikationen sind die Exsikkose mit konsekuti-vem Kreislauf- und Nierenversagen, die Durch-wanderungsperitonitis und Salmonellensepsis. Die Diagnosesicherung erfolgt durch den Erregernach-weis im Stuhl, in aller Regel bereits zu Beginn der Erkrankung. Für diagnostisch problematische Fälle mit niedriger Keimzahl im Stuhl stellt die Entwicklung monoklonaler Antikörper gegen Sal-monellaantigen möglicherweise einen richtungs-weisenden Fortschritt dar.

3.1.2 Shigellose (bakterielle Ruhr)

Shigellen sind gramnegative, sporenlose, unbeweg-liche Stäbchenbakterien, die sich in 4 Untergrup-pen unterteilen: Shigella dysenteriae ist seit dem 2. Weltkrieg aus Mitteleuropa praktisch ver-schwunden, während die übrigen Shigellen (Shigel-lae flexneri, boydii und sonnei) in Gegenden mit mangelhafter Hygiene noch endemisch sind. Shi-gellen werden fäkal-oral von Mensch zu Mensch sowie durch kontaminierte Nahrung und Gegen-stände übertragen. Klinisch entwickeln sich inner-halb von 24–72 h nach Infektion Fieber (39–40 °C) sowie akute, blutig-schleimige, Eiter und Epithe-lien enthaltende, süßlich-fade riechende Diar-rhöen, die von heftigen Tenesmen begleitet sind und eine Frequenz von 30–50/d erreichen können. Weitere Symptome: Druckschmerzhaftigkeit des Kolons, Exsikkose (starker Durst!) und Hypoto-nie. Mittelschwere Erkrankungen klingen nach ca. 10 Tagen ab. Schwere Erkrankungen verlaufen in 1–12% letal.

Wesentliche Komplikationen sind die Darmper-foration, periproktitische Abszesse sowie eine Polyneuropathie, die durch enteral resorbiertes Shigellaenterotoxin hervorgerufen wird. Chroni-sche Verläufe mit intermittierendem Fieber und blutig-schleimigen Diarrhöen sind möglich. 1–3% aller Patienten entwickeln bei entsprechender Dis-position (HLA-B27) ein Reiter-Syndrom.

Die Diagnosesicherung erfolgt durch den Erre-gernachweis im Stuhl, wobei der Stuhl sofort nach Abnahme auf Nährböden auszustreichen ist. Serologische Untersuchungen (Hämagglutinationstest) sind nur bei Shigella dysenterica ausreichend sensitiv.

3.1.3 Escherichia-coli-Enteritiden

Kolibakterien sind gramnegative, meist plumpe und unbewegliche sporenlose Stäbchen aus der Familie der Enterobacteriaceae und stellen mit Keimzahlen von 10^6–10^7/g Stuhl einen geringen Anteil an der Gesamtflora des Darms dar.

Hinsichtlich ihres Pathomechanismus sind 3 verschiedene Escherichia-coli-Arten zu unterscheiden (Tabelle 29.3). Am besten sind bislang die enterotoxinbildenden Escherichia-coli-Stämme (ETEC) charakterisiert, die ein hitzestabiles (ST) und hitzelabiles (LT) mukosaschädigendes Enterotoxin produzieren und zur Induktion von Diarrhöen über spezielle Oberflächenstrukturen an der Kolonmukosa anhaften müssen.

Enteroinvasive Escherichia-coli-Stämme (EIEC) sind pathogenetisch mit Shigellen vergleichbar, während für die enteropathogenen Escherichia-coli-Stämme (EPEC) eine Mukosaadhäsion mit nachfolgender struktureller Mukosaschädigung ermittelt wurde.

Klinisch manifestiert sich die **ETEC-Enteritis** in Form akuter profuser, wäßriger Diarrhöen und subfebriler Temperaturen, u.U. Kopfschmerzen und Leibschmerz ohne Tenesmen. **EPEC-Enteritiden** betreffen ganz überwiegend Säuglinge und Kleinkinder und induzieren nach einer Inkubationszeit von 1–10 Tagen profuse, wäßrige Diarrhöen und Erbrechen. EIEC-Enteritiden sind vom klinischen Bild her nicht von der Shigellenenteritis zu unterscheiden.

Wesentliche Komplikationen sind bei der ETEC- und EPEC-Enteritis die Exsikkose und Azidose mit nachfolgendem Kreislaufversagen und bei der EIEC-Enteritis die Darmperforation. Cholangitis, Meningitis und Kolisepsis können bei

Tabelle 29.3. Enteropathogene Bakterien: Pathomechanismen und Stuhlbefund

	Pathomechanismen			Diarrhö	
	Mukosaschädigung		Intestinal gebildetes Enterotoxin	Wäßrig-schleimig	Blut-beimengungen
	Mukosa-invasion	Mukosa-adhäsion			
Salmonellen (Enteritis infectiosa)	+	+	−	+	10%
Shigellen	+[a]	−	+[b]	+	+
Escherichia coli:					
ETEC	−	−	+	+	−
EPEC	−	+	?	+	gelegentlich
EIEC	+	−	+	+	+
Campylobacter jejuni	+	−	+[c]	+	+
Yersinien					
Y. pseudotuberkulosis	?	?	?	+	gelegentlich
Y. enterocolitica	+	−	+	+	gelegentlich
Clostridium difficile	−	−	+[d]	+	+[e]
Vibrio cholerae	−	−	+[f]	+	−
Staphylococcus aureus (Enterokolitis)	−	−	+	+	−
Mykobakterien	+	−	−	+	+

[a] Plasmidvermittelt.
[b] Nur Shigella dysenterica.
[c] Choleratoxinähnlich.
[d] Antibioseinduzierte Überwucherung des Kolons mit Clostridium difficile und konsekutiver Akkumulation von Clostridium-difficile-Enterotoxin.
[e] Infolge Pseudomembranbildung.
[f] Stimulation des intestinalen Adenylcyclase-cAMP-Systems: exzessive Hypersekretion von Wasser und Elektrolyten.

sämtl. Escherichia-coli-Infektionen den Verlauf komplizieren.

Die Diagnosesicherung erfolgt durch Keimisolierung und Anzüchtung („bunte Reihe"). Definierte pathogene Stämme werden serologisch identifiziert. Die Charakterisierung von EIEC-Stämmen anhand ihrer zytotoxischen Potenz und den direkten Nachweis ihres Genoms im Stuhl mittels DNS-Hybridisierung bleibt vorerst auf Speziallaboratorien beschränkt.

3.1.4 Campylobacterenteritis

Campylobacter sind gramnegative, mikroaerophile Stäbchenbakterien. Von den 3 menschenpathogenen Arten (Campylobacter jejuni, intestinalis und fetus) kommt Campylobacter jejuni in den westlichen Ländern als Erreger akuter Durchfallerkrankungen zunehmend größere Bedeutung zu, wobei Säuglinge und Kinder bis 5 Jahre am häufigsten erkranken. Die Übertragung erfolgt über Fleisch- und Milchprodukte sowie verunreinigtes Trinkwasser.

Klinisch imponieren bis zu 20 wäßrige, meist faulig riechende Stühle/Tag, die nach einer Inkubationszeit von 3–11 Tagen plötzlich einsetzen und am 2.–3. Tag der akuten Erkrankung Blut-, Schleim- und Eiterbeimengungen enthalten. Gleichzeitig bestehen Fieber (39–40 °C), Brechreiz, Kopf- und Muskelschmerzen, sowie manchmal heftige abdominelle Koliken. Die Symptome klingen meist innerhalb einer Woche ab.

Komplikationen können in Form von Septikämien, Arthritiden, Pneumonie, Meningitis und Pankreatitis auftreten. Sehr selten werden ein Reiter- bzw. Guillain-Barré-Syndrom beobachtet.

Die Diagnosesicherung erfolgt durch den Erregernachweis im Stuhl (Enteritis) oder Blut (Septikämie) bzw. den Nachweis spezifischer Antikörper (Widal-Reaktion, KBR, indirekte Immunfluoreszenz, ELISA-Technik).

3.1.5 Yersinienenterokolitis

Die Erreger der Yersiniose (Yersiniae enterocolitica und pseudotuberculosis) sind gramnegative, begeißelte Stäbchenbakterien aus der Familie der Enterobacteriaceae. Die Infektion des Menschen erfolgt bei beiden Erregern wahrscheinlich über eine orale Keimaufnahme (Schmierinfektion, kontaminierte Lebensmittel). Neben einer enteralen, als zyklische Infektion einzustufenden Verlaufsform, kann sich die Yersiniose als Enterokolitis manifestieren, wobei nach neueren Erkenntnissen zumindest für die Enteritis durch Yersinia enterocolitica eine plasmidkontrollierte Mukosainvasion und Enterotoxinbildung verantwortlich zu sein scheint.

Klinisch stehen bei der enteritischen Verlaufsform akute, wäßrige, gelegentlich blutige Stühle, kolikartige Bauchschmerzen und Fieber (38–40 °C) im Vordergrund. Prodroma in Form eines akuten Abdomens bzw. einer appendizitischen Symptomatik sind häufig. Die Symptome klingen innerhalb von 2 Wochen ab. Komplikationen treten in Form von Arthritiden (20%) oder selten als Erythema nodosum, Karditis, Glomerulonephritis, Reiter-Syndrom bzw. als Leber- oder Lungenabszeß auf.

Die Diagnosesicherung erfolgt bei der enteritischen Form durch die Erregerisolierung aus dem Stuhl. Der Nachweis agglutinierender Antikörper 1–2 Wochen nach Erkrankungsbeginn hat die Kreuzreaktion mit Brucellaarten zu berücksichtigen.

3.1.6 Clostridienenterokolitiden

Clostridien sind anaerobe, grampositive, sporenbildende Stäbchen, die ganz unterschiedliche intestinale Erkrankungen hervorrufen können:

▶ **Lebensmittelvergiftung durch Clostridium-perfringens-Enterotoxin:** 10 h nach Aufnahme kontaminierter Nahrung treten Übelkeit, kolikartige abdominelle Schmerzen und wäßrige Durchfälle auf. Fieber und Erbrechen sind ungewöhnlich. Der Krankheitsverlauf ist milde.

▶ **Antibiotikainduzierte pseudomembranöse Kolitis durch Clostridium difficile:** Klinisch imponieren schwere Erkrankungen mit akuten profusen wäßrig-schleimig-blutigen Diarrhöen, Fieber über 39 °C und krampfartigen abdominellen Schmerzen, die noch bis zu 3 Monaten nach Beendigung der Antibiotikatherapie auftreten können. Komplikationen, besonders beim Kleinkind, sind die Kolonperforation und das toxische Megakolon.

Die Diagnosesicherung erfolgt endoskopisch (Pseudomembran!) sowie durch die Isolierung von toxinbildendem Clostridium difficile über Anreicherungskulturen und den Nachweis des Toxins im Stuhl.

▶ **Enterocolitis necroticans:** Die seltene Erkrankung wurde in Europa lediglich nach dem 2. Weltkrieg beobachtet. Vereinzelte Fälle wurden zuletzt aus Neuguinea berichtet. Ursächlich wird das β-Toxin von Clostridium perfringens, Typ C, angeschuldigt. Es kommt zur Ablösung der Mukosa im Dünndarm. Blutige Durchfälle, Erbrechen, Peritonitis und Schock kennzeichnen das mit hoher Letalität einhergehende Krankheitsbild.

▶ **Enterokolitis bei Neutropenie:** Die Erkrankung wurde bei Patienten mit Leukämie während der durch Zytostatika induzierten Knochenmarkaplasie beobachtet. Vorwiegend im Bereich des Zökums und Colon ascendens kommt es zu ausgeprägten Nekrosen. In der Darmwand läßt sich Clostridium septicum nachweisen. Die Peritonitis steht im Vordergrund des klinischen Bildes.

3.1.7 Cholera

Die Erreger der Cholera, in erster Linie Vibrio cholerae und Vibrio EL-Tor, sind gramnegative, unipolar begeißelte Kommabakterien, die aus ihren heutigen Endemiegebieten (Indien, Südostasien) eingeschleppt und fäkal-oral bzw. über kontaminierte Nahrung auf den Menschen übertragen werden. Cholera ist eine Lokalinfektion des proximalen Dünndarms und der klassische Vertreter der sekretorischen Diarrhöen.

Klinisch treten nach einer Inkubationszeit von 18 h bis zu 6 Tagen akut profuse, wäßrige, geruchlose Diarrhöen auf, die schließlich nur noch kleine Schleimflocken enthalten (Reiswasserstuhl). Kurz nach Manifestation der Diarrhöe erbrechen die schmerz- und fieberfreien Patienten zunehmend klare Flüssigkeit. Infolge der enormen Wasser- (1 l/h innerhalb der ersten 24 h) und Elektrolytverluste (bis zu 35 g NaCl/Tag) entwickeln sich Exsikkose, Hypotonie und Tachypnö sowie schmerzhafte Muskelkrämpfe. Die Erkrankungsdauer variiert zwischen 12 h und ca. 7 Tagen. Im Unterschied zu anderen Infektionen ist die Temperatur nicht erhöht und steigt erst an, wenn sekundäre bakterielle Infektionen (Salmonellen und Shigellen) eingetreten sind.

Die Diagnosesicherung erfolgt durch den mikroskopischen (Dunkelfeld/Immunfluoreszenz) oder kulturellen Erregernachweis im Stuhl.

3.1.8 Staphylococcus-aureus-Enterokolitis

Die Staphylococcus-aureus-Enterokolitis manifestiert sich überwiegend im Kleinkindalter, wobei pathogenetisch eine antibioticabedingte Überwucherung des Kolons durch Enterotoxin-bildenden Staphylococcus aureus zugrunde liegt.

Klinisch imponieren akute, choleraähnliche Diarrhöen und unstillbares Erbrechen (Triggerung des Brechreflexes).

Die Diagnosesicherung erfolgt durch den Erregernachweis im Stuhl (häufig Reinkulturen von Staphylococcus aureus!)

3.1.9 Tuberkulose

Die selten gewordene Tuberkulose des Intestinaltraktes entsteht entweder durch perorale Zufuhr erregerhaltiger Nahrung (Mycobacterium bovis), Verschlucken tuberkulösen Sputums (M. tuberculosis) oder durch hämatogene Streuung (M. tuberculosis) der Erreger, die in die Mukosa eindringen. Die Darmtuberkulose ist überwiegend im Ileozäkalbereich lokalisiert und manifestiert sich hier in Form hypertropher, ulzerierender und mitunter stenosierender Tumoren bzw. konfluierender Ulzera.

Klinisch stehen neben Fieber, Gewichtsabnahme und abdominellen Schmerzen bei stenosierenden Verläufen intermittierende Subileuszustände mit manchmal palpabler Resistenz (Diff. diagnose M. Crohn) und beim Vorliegen flacher Ulzera eher chronische, schleimig-eitrige Diarrhöen im Vordergrund. Die Diagnosesicherung erfolgt durch den Erregernachweis im Stuhl. Eine gleichzeitige Lungentuberkulose hat richtungsweisende Bedeutung.

3.2 Virale Infekte

Virusenteritiden werden durch **Entero-, Adeno- und Rotaviren** hervorgerufen (Tabelle 29.4). Die Viren werden durch Schmier- bzw. Tröpfcheninfektion übertragen, vermehren sich primär in den Zellver-

Tabelle 29.4. Virusenteritiden

Gruppe	Epidemiologie	Klinik		Komplikationen
		Intestinal	Extraintestinal	
Enteroviren[a]				
Echoviren	Weltweit vorwiegend Kinder Sommermonate	Wäßrige Diarrhöen (gelegentlich grünlich)	Akute Infekte des Respirationstraktes Fieber Exanthem	Lymphozytäre Meningitis (mit/ohne Exanthem)
Adenoviren[b]	Ubiquitär	Bei ca. 50% der Erkrankungen: wäßrig-schleimige Diarrhöen abdominelle Koliken	Fieber Akute Infekte des Respirationstraktes Konjunktivitis Keratokonjunktivitis	Keratitis
Rotaviren				
Norwalk-Agens	Weltweit vorwiegend Kinder[c]	wäßrig-breiige Diarrhöen massives Erbrechen abdominelle Koliken	Fieber Akute Infekte des Respirationstraktes	Meningitis Enzephalitis

[a] Infektiöse Enteritiden nur durch die 3. große Gruppe der Enteroviren, die *Enteric cytopathogenic human orphan viruses*.
[b] Fälle mit selektiv gastrointestinaler Symptomatik wurden beschrieben.
[c] Ursache von 25% (bis 1 Jahr), 60% (1–3 Jahre) bzw. 20–40% (4–6 Jahre) aller Diarrhöen im Kindesalter.

bänden der Dünndarmzotten und sind nach dem Virus-induzierten Zerfall innerhalb von 1–2 Tagen im Stuhl nachweisbar. Latente Infektionen ohne Manifestation von Diarrhöen sind infolge der hohen Proliferationsrate der Dünndarmmukosazellen häufig.

Virusbedingte Enteritiden sind im allgemeinen durch einen akut einsetzenden und kurzen Krankheitsverlauf gekennzeichnet. Im Vordergrund stehen reichliche, wäßrige Diarrhöen und Fieber. Wesentliche Angaben zur Epidemiologie, intestinalen und extraintestinalen Symptomatik und zu den Komplikationen sind tabellarisch zusammengestellt (Tabelle 29.4). Die *Diagnosesicherung* erfolgt durch Virusisolierung aus dem Stuhl und Rachenspülwasser sowie den Nachweis eines Titeranstiegs spezifischer Antikörper um 2–3 Stufen innerhalb von 8–14 Tagen nach Erkrankungsbeginn.

3.3 Parasitäre Enterokolitiden

Parasitäre Darmerkrankungen sind in den tropischen und subtropischen Ländern häufig und infolge des Reisetourismus auch in unseren Breiten bei der Differentialdiagnose der Diarrhöen zu berücksichtigen. Latente Infektionen sind weit häufiger als akute Erkrankungen. Die zu berücksichtigenden Parasitenarten gehören zu den Protozoen und Helminthen. In pathogenetischer Hinsicht ähneln Protozoeninfekte (Tabelle 29.5) Bakterienbzw. Virusinfektionen, wobei die Erreger nach ihrer Übertragung (verunreinigte Nahrung, fäkaloral) an der Darmmukosa haften (**Lamblia intestinalis**) oder in diese eindringen (**Entamöba histolytica, Balantidium coli**), und sich vermehren. Dementsprechend sind die Diarrhöen unblutig (Lamblia intestinalis) oder blutig. Eine Sonderstellung nimmt Entamöba histolytica ein, die als gewebeaggressive (Magna-) Form auf hämatogenem Wege extraintestinale Organe befallen kann.

Im Gegensatz dazu vermehren sich **Helminthen** (Hymenolepis nana, Ascaris lumbricoides, Trichinella spiralis, Ancylostoma duodenale, Necator americanus, Strongyloides stercoralis, Schistosoma mansoni, Opisthorchis felineus) mit Ausnahme von Strongyloides stercoralis im Darmlumen nicht, so daß das Ausmaß der Symptomatik mit der Anzahl der aufgenommenen Würmer korreliert. Neben schleimhautinvasionsbedingten schleimig-blutigen Diarrhöen und Zeichen der Beteiligung extraintestinaler Organsysteme (Lunge, Haut, Skelettmuskulatur, Gallen- und Pankreasgangsystem, Leber) können sich bei einem Massivbefall Symptome des unmittelbaren Nahrungsentzugs (vor allem Proteine und Vitamine), der Intoxikation durch die Stoffwechselprodukte der Würmer und der Allergisierung des Organismus (Eosinophilie) manifestieren.

Tabelle 29.5. Parasitäre Enterokolitiden mit Diarrhöen. (*KBR* Komplementbindungsreaktion, *IHA* Immunhämagglutination, *IF* Immunfluoreszenz.)

Parasit	Lokalisation	Klinische Symptomatik		Diagnosesicherung			
		Intestinal	Extraintestinal	Mikroskopie	KBR	IHA	IF
Protozoen							
Lamblia intestinalis	Dünndarm	Voluminöse wäßrig-breiige Diarrhöen (gelegentlich stechender, fauliger Geruch) Meteorismus Malabsorption (Massivbefall)	Subfebrile Temperaturen Gewichtsverlust	Lamblien in Biopsien aus dem absteigenden Duodenum Lamblienzysten in frischem Stuhl			
Entamoeba histolytica	Dickdarm	Wäßrig-schleimig-blutige Diarrhöen (Himbeergeleestuhl) heftige abdominelle Koliken	Fieber (schwere Verläufe) Abszesse (Leber, Pleura, Lunge, Gehirn, Vagina, perianale Hautregion)	Bewegliche Gewebe (Magna)-Formen im Nativpräparat (warmer Stuhl, rektales Abstrich-Material)	+	+	+
		häufig: Rezidive und Übergang in chronische Verläufe (Wechsel zwischen Diarrhöe und Obstipation)					
Balantidium coli	Dickdarm	Wäßrig-schleimig-blutige Diarrhöen (häufig scharf-penetranter Geruch)	Kein Fieber Nur ganz vereinzelt Infekte des Urogenitaltraktes	Balantidium coli im Nativpräparat (frischer Stuhl)			

Die Diagnosesicherung erfolgt durch den mikroskopischen Nachweis der Erreger (Protozoen) bzw. Eier/Larven (Helminthen mit Ausnahme von Trichinella spiralis) in Duodenalbiopsien (Lamblia intestinalis) bzw. Stuhl (übrige Parasiten). Für Trichinella spiralis stehen serologische Nachweismethoden (KBR, IHA-Test, Immunfluoreszenz) zur Verfügung.

3.4 Reisediarrhö

Wichtigste Ursache von Durchfallerkrankungen während oder im Anschluß an Aufenthalte in Entwicklungsländern ist die sog. Reisediarrhö. Neben vegetativen Einflüssen wie Klima- und Nahrungswechsel sowie vermehrter körperlicher Belastung kommt bakteriellen und viralen Erregern wesentliche pathogenetische Bedeutung zu. Die am häufigsten isolierten Keime waren dabei enterotoxische Escherichia-coli-(ETEC)-Stämme, die ca. 40% aller Infektionen induzierten, während Salmonellen, Shigellen, Campylobacter, Aeromonas hydrophila und Lamblien für etwa 20–30% und Vibrio cholerae sowie Rotaviren für 5% aller reisebedingten Durchfallerkrankungen verantwortlich

waren. Neuere Untersuchungen zeigten darüber hinaus, daß Reisediarrhöen in einer Häufigkeit von ca. 30% durch mehrere Erreger gleichzeitig induziert werden.

4 Intoxikationen

Durchfälle infolge von Intoxikationen treten nach Aufnahme extrakorporal gebildeter Bakterientoxine, Pflanzenschutzmitteln, verschiedener Schwermetallverbindungen und bestimmter Nahrungsmittel auf. Sie setzen im Unterschied zu Infektionen (z.B. Salmonellosen) wenige Stunden nach der Intoxikation ein.

4.1 Extrakorporal gebildete Bakterientoxine

Intoxikationen mit extrakorporal gebildeten Bakterientoxinen werden durch die Exotoxine der in kontaminierten Lebensmitteln wachsenden Erreger Staphylococcus aureus (Phagengruppe III, IV),

Tabelle 29.6. Diarrhöen infolge von Intoxikationen mit exogen gebildeten Bakterientoxinen

Erreger	Enterotoxine	Symptomatik	
		Intestinal	Extraintestinal
Staphylococcus aureus (Phagengruppe III, IV)	Antigentypen: A, B, C_1, C_2, D, E (Intoxikationen überwiegend durch A und D)	2–6 h nach Intoxikation: heftiges Erbrechen profuse, wäßrige Diarrhöen abdominelle Koliken	Afebril
Clostridium botulinum	Antigentypen: A, B, C, D, E, F (Intoxikationen überwiegend durch A, B und E) Resistent gegen Magensäure und proteolytische Enzyme Inaktivierung durch 10minütiges Kochen	Vor Manifestation der neurologischen Symptomatik bei 30–60% der Patienten: wäßrige Diarrhöen, Erbrechen	18–36 h nach Intoxikation: Sehstörungen Hirnnervenlähmung Tetraplegie mit Lähmung der Atemmuskulatur
Clostridium perfringens Typ A	Hitzelabil	8–24 h nach Intoxikation: profuse wäßrige Diarrhöen abdominelle Koliken selten: Erbrechen	Afebril
Bacillus cereus	Hitzelabil	6–12 h nach Intoxikation: profuse wäßrige Diarrhöen abdominelle Koliken	Afebril

Clostridium botulinum, Clostridium perfringens Typ A sowie Bacillus cereus hervorgerufen (Tabelle 29.6). Die Toxine werden dabei mit der Nahrung peroral aufgenommen.

Die häufigste aller derartigen echten Lebensmittelvergiftungen ist die Intoxikation mit den Enterotoxinen von Staphyloccocus aureus, die bereits bei einer Konzentration von 1 µg/100 g Nahrung klinische Symptome induzieren.

Die Exotoxine von Clostridium botulinum stellen die stärksten biologischen Gifte überhaupt dar. Von den inzwischen charakterisierten Antigentypen A bis F werden die Intoxikationen beim Menschen überwiegend durch die Typen A, B und E hervorgerufen. Die Toxine blockieren irreversibel die neuromuskulären Synapsen der Willkürmotorik und des cholinergen autonomen Nervensystems. Sonderformen des Botulismus sind der Wundbotulismus und der Säuglingsbotulismus, bei dem Sporen von Clostridium botulinum mit der Nahrung (Honig) ins Intestinum gelangen und dort über ihre Auskeimung zur Toxinbildung führen.

Intoxikationen mit dem hitzelabilen Enterotoxin von Clostridium perfringens Typ A führen wie die meisten anderen Enterotoxine über die Blokkierung der intestinalen Flüssigkeits- und Elektrolytabsorption zu wäßrigen Diarrhöen, während Intoxikationen mit dem hitzelabilen Enterotoxin von Bacillus cereus über die Stimulation des intestinalen Adenylcyclase-cAMP-Systems profuse, wäßrige Diarrhöen induzieren.

Die Diagnosesicherung erfolgt in allen Fällen durch den Nachweis großer Erregermengen ($>10^5$/g) in den Nahrungsresten. Der Nachweis von Clostridium botulinum-Toxin im Stuhl gelingt in ca. 60% aller Botulismuserkrankungen.

4.2 Pflanzenschutzmittel

Organophosphate induzieren je nach Toxizität und Dosis innerhalb von 0,5–8 h nach peroraler oder perkutaner Aufnahme akute, wäßrige Diarrhöen, Erbrechen und abdominelle Koliken sowie Miosis, Salivation, Bradykardie, Bronchospasmen und tonisch-klonische Krämpfe. Beweisend sind der Giftnachweis sowie der Abfall der Cholinesterase im Serum unter 60% der Norm.

4.3 Schwermetalle

Organische und anorganische Arsenverbindungen führen unmittelbar nach oraler Aufnahme zu Erbrechen und nach 2–3 h zu reiswasserähnlichen

Diarrhöen, abdominellen Koliken und Nierenversagen. Alle anderen Schwermetallvergiftungen mit organisch/anorganischen Eisen-, Kupfer-, Quecksilber- bzw. Thalliumverbindungen sowie Arsenwasserstoff induzieren neben mehr oder weniger charakteristischen extraintestinalen Organläsionen blutige Diarrhöen, die auf ausgedehnte ulzeröse Schleimhautläsionen zurückzuführen sind.

Die Diagnosesicherung erfolgt durch Bestimmung der Schwermetallkonzentrationen im Serum.

4.4 Nahrungsmittel

Neben pathogenen Darmkeimen bzw. extrakorporal gebildeten Bakterientoxinen vermögen eine Reihe von nahrungsmitteleigenen Toxinen Diarrhöen zu erzeugen. Hierzu gehören die Toxine Phasin (ungekochte, grüne Bohnen) und Solanin (ungekochte Kartoffeln), die innerhalb weniger Stunden wäßrig-schleimig-blutige (Phasin) bzw. wäßrig-schleimige Diarrhö (Solanin) induzieren; 15minütiges Kochen beseitigt in beiden Fällen die Toxizität.

Hier einzuordnen sind ferner die **Pilzintoxikationen**, bei denen gastroenteritische Symptome (wäßrige Diarrhöen, Erbrechen, abdominelle Schmerzen) infolge toxischer Eiweißzersetzungsprodukte (unsachgemäße Lagerung/Aufwärmen; alle Speisepilze) bzw. Pilztoxinen mit lokaler Reizwirkung auf den Magen-Darm-Trakt (dickschäliger Kartoffelbovist, Schwefelkopf, Täublinge, Birkenreizker) innerhalb von 0,5–2 h nach der Pilzmahlzeit auftreten.

Wäßrige Diarrhö, Erbrechen und abdominelle Koliken 6–12 h nach einer Pilzmahlzeit sind stets alarmierend und weisen auf die Möglichkeit einer Intoxikation mit hochgiftigen Pilzen (Frühjahrslorchel, grüner und weißer Knollenblätterpilz) hin.

4.5 Diarrhöen als Medikamentennebenwirkung

Das indirekte Sympathikomimetikum Guanethidin kann über eine Steigerung der Darmmotilität wäßrige Diarrhöen induzieren. Charakteristischerweise können gleichzeitig Nasenverstopfung und Bradykardie auftreten. Wäßrige Diarrhöen werden gelegentlich auch als Nebenwirkung einer Digitalistherapie beobachtet. Sie sind wahrscheinlich auf eine laxierend wirkende Hemmung der (Na^+/K^+)-ATPase in den Dünndarmepithelien zurückzuführen.

Wäßrige Diarrhöen häufig im Wechsel mit Obstipation finden sich ferner im Rahmen eines Laxanzienabusus, der von den Patienten gelegentlich nicht zugegeben wird. Er sollte grundsätzlich als Ursache unklarer Diarrhöen in Betracht gezogen werden, insbesondere, wenn es sich um weibliche Patienten mit lange bestehenden unklaren abdominellen Beschwerden handelt. Grund hierfür sind inadäquate und potentiell gefährdende diagnostische und therapeutische Maßnahmen, denen diese Patienten immer wieder unterzogen werden.

Diagnostisch hilft der Nachweis einer erhöhten Magnesiumkonzentration im Stuhl (Magnesiumsulfateinnahme), einer Violettfärbung von Stuhlwasser und Urin nach Alkalisierung (phenolphthaleinhaltige Laxanzien) bzw. der endoskopische Befund einer Pseudomelanosis coli (anthrachinonhaltige Abführmittel) weiter.

Breiig-fettige Diarrhöen können durch Neomycin, Kanamycin, Paromomycin und Chlortetrazykline über eine Präzipitation von Gallensäuren induziert werden.

Wäßrig-blutige Diarrhöen treten gelegentlich als Nebenwirkung einer Colchicin- bzw. Goldtherapie auf, wobei Colchicin über die Mitosehemmung vor allem schnell proliferierender Gewebe (z.B. Darmmukosa) und Goldpräparate über eine toxische Mukosaschädigung zur Entwicklung von Schleimhautläsionen führen. Alkylanzien können bei längerdauernder Applikation Kolitis und Enteritis verursachen. Unter Vincristin kann es nicht nur zu Obstipation, sondern – selten – auch zu Diarrhöen kommen.

5 Primär nichtinfektiös bedingte intestinale Erkrankungen

5.1 Colitis ulcerosa

Die Colitis ulcerosa ist eine ätiologisch unklare chronische Entzündungskrankheit des Kolons, die in unseren Breiten mit einer Inzidenz von ca. 5/100 000 Einwohnern auftritt. Die Erkrankung ma-

Tabelle 29.7. Endoskopische und histologische Befunde zur Differenzierung zwischen Colitis ulcerosa und M. Crohn

	Colitis ulcerosa	Morbus Crohn
Endoskopie:		
Rektumbefall	100%	~50%
Ausdehnung	kontinuierlich	diskontinuierlich, segmental
Vulnerabilität	gesteigert	selten Kontaktblutungen
Ulzera	multipel, konfluierend, oberflächlich	solitär, teilweise tief, von normaler Mukosa umgeben
Fissuren	0	~35%
Fistelbildung	0	~35%
Pseudopolypen	häufig	0
Pflastersteinrelief	0	häufig
Schleimhautsegel	häufig	0
Histologie:		
Entzündung	auf die Mukosa beschränkt	disproportioniert, transmural
Granulome	0	~20%

nifestiert sich primär im Bereich des Rektums und dehnt sich von hier kontinuierlich oralwärts aus, wobei in 34% aller Fälle das Rektum allein, in 38% das linksseitige Kolon, in 12% das Kolon bis zur rechten Flexur und in 16% aller Erkrankungen das gesamte Kolon betroffen ist. Das terminale Ileum kann in Form der sog. Back-wash-Ileitis befallen sein.

Die klinische Symptomatik variiert mit dem Grad des Kolonbefalls. Bei alleiniger Proctitis ulcerosa werden bei unbeeinträchtigtem Allgemeinbefinden mit Blut und Schleim vermengte Stühle abgesetzt. Erst bei linksseitigem oder totalem Kolonbefall manifestieren sich chronische, schleimigblutige Diarrhöen sowie Fieber, Anämie und Gewichtsverlust. Lokale Komplikationen treten in Form von Strikturen (7%), Fissuren, perianalen Abszessen und rektovaginalen Fisteln (5%) bzw. eines toxischen Megakolons (2–13% aller Patienten mit fulminanten Verläufen) auf. Hinsichtlich des viel diskutierten erhöhten Karzinomrisikos erfordern neuere Untersuchungen, die bei Totalbefall des Kolons und Erkrankungsdauern zwischen 10 und 20 bzw. über 20 Jahren Karzinomraten von 1,5 bzw. 3,0% fanden, jährliche koloskopische Kontrollen. Massive, transfusionsbedürftige Blutungen komplizieren 2–3% aller Erkrankungen. Systemische Komplikationen werden in Form von Arthritiden (7%), Pyodermien (2%), Iritiden (1%), Pericholangitiden und Erythema nodosum (3,3%) beschrieben, eine Sakroileitis wird bei ca. 5% der Patienten beobachtet.

Die Diagnosesicherung und Abgrenzung gegenüber dem M. Crohn erfolgt endoskopisch-histologisch (Stufenbiopsie!) anhand charakteristischer Befunde (Tabelle 29.7).

5.2 Morbus Crohn

Der Morbus Crohn ist eine ätiologisch unklare chronische, vernarbende, segmentäre Entzündung aller Darmwandschichten, die sich in den westlichen Ländern mit einer Inzidenz von 2–4/ 100 000 Einwohnern manifestiert. Distaler Dünndarm (35%) und Kolon (25%) können isoliert oder gemeinsam (40%) betroffen sein.

Klinisch stehen chronische, wäßrig-breiige Diarrhöen (praktisch alle Patienten), abdominelle Schmerzen (ca. 60%), Gewichtsverlust (ca. 20%) und perianale Abszesse bzw. Fisteln (ca. 35%) im Vordergrund. Blutbeimengungen in den Diarrhöen sind eher selten und auf ausgedehnte Erkrankungen mit intensivem Befall des distalen Kolons beschränkt. Die Ausbildung von Fisteln/Darmstenosen werden bei ca. 35%/44% aller Patienten mit Ileocolitis Crohn und 17%/35% aller Patienten mit Ileitis terminalis Crohn beobachtet. Systemische Komplikationen treten in Form von Arthritiden (7,3%), Pyodermien (1,4%), Iritiden (0,2%), sklerosierenden Cholangitiden (0,6%) bzw. eines Erythema nodosums (2,8%) auf. Eine ankylosierende Spondylitis wurde bei 20% aller Crohn-Patienten diagnostiziert, von denen etwa die Hälfte symptomatisch war. Massive intestinale Blutungen sind selten und in aller Regel durch solitäre, tiefe, gefäßarrodierende Ulzera bedingt.

Die Diagnosesicherung erfolgt endoskopisch-histologisch (Tabelle 29.7).

5.3 Chronisch ulzeröse, nicht granulomatöse Jejunoileitis

Hierbei handelt es sich um eine sehr seltene, ätiologisch unklare segmentale Entzündung des Dünndarms, bei der multiple Schleimhautulzera von wechselnden Arealen intakter bzw. zottenatrophierter Mukosa umgeben sind. Die Erkrankung manifestiert sich u.a. bei einer Minorität von Sprue-Patienten, die unter glutenfreier Kost in Remission und dann im weiteren Verlauf durch Gluten-Entzug nicht mehr therapierbar sind. Klinisch stehen chronische, häufig schwere, wäßrig-fettige Diarrhöen (Steatodiarrhöen) sowie abdominelle Schmerzen, Fieber, Beinödeme und Gewichtsverlust im Vordergrund.

Komplikationen manifestieren sich in Form von Blutungen aus arrodierten Gefäßen bzw. Stenosierungen oder Perforationen der betroffenen Dünndarmabschnitte.

Zur Diagnosesicherung ist die evtl. intraoperativ durchzuführende Enteroskopie (Jejunoskopie) erforderlich.

5.4 Dünndarmtumoren

Dünndarmtumore stellen nur ca. 1–5% aller Tumoren des Gastrointestinaltraktes dar, wobei in autoptischen Statistiken die gutartigen Tumore (Polypen mit und ohne Adenomanteile, Leiomyome, Lipome, Angiome, Fibrome, Neurinome und Adenomyome) die Malignome (Karzinome, Sarkome, Lymphome und Karzinoid) überwiegen. Mit Ausnahme des Karzinoids und der stenosierenden Dünndarmmalignome, die klinisch mit abdominellen Schmerzen, Gewichtsverlust, intestinaler Blutung sowie Änderung der Darmfunktion (Wechsel zwischen Diarrhö und Obstipation) imponieren, haben sie keine Bedeutung für die Differentialdiagnose der Diarrhö.

5.5 Kolon- und Rektumtumoren

5.5.1 Primär benigne Tumoren mit/ohne Entartungstendenz

Von den primär gutartigen Kolon- und Rektumtumoren (Adenome, Hamartome, Lipome, Fibrome, Myome, Neurinome und Endometriome) sind nur bestimmte Adenome und Hamartome für die Differentialdiagnose der Diarrhö von Bedeutung.

Villöses Adenom

Das villöse Adenom ist mit 3,6% aller Adenome (tubuläre Adenome 77,6%, tubulo-villöses Adenom 15,8%) relativ selten. Bevorzugter Sitz sind Rektum und Sigma. Etwa 30% aller extirpierten villösen Adenome weisen bereits invasives Karzinomwachstum auf.

Klinisch stehen chronische, teilweise wäßrig-schleimige und gelegentlich Blutbeimengungen enthaltende Diarrhöen im Vordergrund, die häufig zu einer ausgeprägten Hypokaliämie führen.

Polyposissyndrome

Bei den seltenen Polyposissyndromen (Tabelle 29.8), die durch das Auftreten multipler, primär benigner und vorwiegend im Kolon lokalisierter Polypen charakterisiert sind, ist zwischen den grundsätzlich familiär auftretenden und durch hohe Entartungsraten belasteten adenomatösen Polyposen und den sog. hamartösen Polyposen zu unterscheiden, die keine wesentlich erhöhte Kolonkarzinominzidenz aufweisen.

Klinisch imponieren neben verschiedenen charakteristischen extraintestinalen Symptomen (Tabelle 29.8) chronische, wäßrig-schleimige, teilweise Blutbeimengungen enthaltende Diarrhöen. Das zusätzliche Auftreten von krampfartigen abdominellen Schmerzen, stärkeren Blutungen und Gewichtsabnahmen lassen eine maligne Entartung vermuten.

Die Diagnosesicherung erfolgt bei allen intestinalen Polypen histologisch nach endoskopischer Polypektomie bzw. chirurgischer Polypenextirpation.

Tabelle 29.8. Polyposissyndrome

Polyposissyndrome	Histologie	Lokali-sation	Extraintestinale Symptome	Maligne Entartung
1. *Adenomatös*				
Familiäre Polyposis coli	Adenom	K	–	>95%: Kolorektale Karzinome
Gardner-Syndrom	Adenom	K, (D)	Osteome, Epidermoidzysten, Fibrome, Zahnanomalien)	>95%: Kolorektale Karzinome
Turcot-Syndrom	Adenom	K	ZNS-Tumore (Glioblastome)	Gehäuft: Kolorektale Karzinome, Schilddrüsenkarzinome
2. *Hamartös:*				
Peutz-Jeghers-Syndrom	Hamartome	D (K, M)	Hyperpigmentierung der Lippen und Wangenschleimhaut	2–3%: Gastrointestinaltrakt-karzinome
Juvenile Polyposis	Juvenile Polypen	K	–	–
Generalisierte gastro-intestinale juvenile Polyposis coli	Juvenile Polypen	K, D, M	–	–
Cronkhite-Canada-Syndrom	Juvenile Polypen	K, D, M	Alopezie, Onychodystrophie, Malabsorption, Hyperpigmentierung	–

K, Kolon; *D*, Dünndarm; *M*, Magen; ( ) selten

5.5.2 Maligne Tumoren

Das kolorektale Karzinom ist überwiegend im Rektum (50%) und Sigma (17%) lokalisiert. Die übrigen Kolonabschnitte sind vergleichsweise weniger häufig betroffen: Colon descendens und linke Flexur 7%, Colon transversum 4%, rechte Flexur und Colon ascendens 6% sowie Zökum mit 7%.

Die klinische Symptomatik wird durch die Tumorlokalisation beeinflußt: während beim rechtsseitigen Kolonkarzinom mit fehlender Passagebehinderung Anämie und Gewichtsabnahme im Vordergrund stehen, bestimmen beim frühzeitig passagebehindernden Karzinom des Rektums und linksseitigen Kolons Stuhlunregelmäßigkeiten in Form wechselnder Obstipation und Diarrhöen das klinische Bild. Weitere wichtige Symptome sind ungeklärte Fieberzustände und Blutbeimengungen im Stuhl.

Die Diagnosesicherung erfolgt endoskopisch-histologisch. Darmabschnitte proximal endoskopisch nicht passierbarer Stenosen sind zusätzlich radiologisch abzuklären. Durch digital-rektale Untersuchung und Rektoskopie sind ca. 60% aller kolorektalen Karzinome zu erfassen.

5.6 Maldigestions- und Malabsorptionssyndrome

Unter **Maldigestion** versteht man definitionsgemäß eine Störung der Verdauungsfunktion, wobei ursächlich eine Verminderung/Inaktivierung pankreatischer Verdauungsenzyme bzw. digestiver Dünndarmmukosaenzyme oder eine Reduktion intraluminaler Gallensäuren zu unterscheiden sind.

Malabsorption ist im Gegensatz dazu eine Störung der Resorption digestierter Nahrungsendprodukte infolge einer morphologischen Veränderung bzw. resektiven Verminderung des Resorptionsepithels oder einer Behinderung im Bereich der Abtransportwege.

Maldigestion und Malabsorption werden unter dem Oberbegriff **Malassimilation** zusammengefaßt. Bei Erkrankungen der Dünndarmschleimheit lassen sie sich nicht exakt voneinander abgrenzen, da in der Bürstensaummembran der Dünndarmmukosa sowohl digestive Enzyme als auch spezifische Transportsysteme für die Nahrungsendprodukte lokalisiert sind. Störungen der Digestion und Absorption kommen bei zahlreichen Erkrankungen des Intestinaltraktes, der Gallenwege, der

Tabelle 29.9. Malassimilationserkrankungen

Erkrankung/Anomalie	Pathomechanismen	Stuhlbefund	Diagnosesicherung
Chronische Pankreatitis Pankreasresektion Pankreaskarzinom Zystische (Pankreas) Fibrose] * Zollinger-Ellison-Syndrom] **	Verminderte Lipasesekretion (*) Säureinaktivierung der Lipase (**) ↓ Verminderte/aufgehobene Lipolyse ↓ ↓ Steatorrhö/Hydroxyfettsäure- diarrhö	Steatorrhö: voluminöse, breiige, helle, fettige, übelriechende Stühle	Sekretin-Pankreozymin- Test (*) Serumgastrin (RIA) basal/nach Sekretinsti- mulation (**)
Verschlußikterus Intrahepatische Cholestase Leberzirrhose] * Blindsack-Syndrom Afferent-Loop-Syndrom Divertikel, Strikturen] ** Diabetes mellitus, Sklerodermie Enterokolische Fistel Ileumresektion Ileitis terminalis Crohn] ***	Mangel an intraluminalen Gallen- säuren infolge: – verminderter Sekretion (*) – bakterieller Dekonjugation (bak- terielle DD-Überwucherung) (**) – enteralem Verlust (***) ↓ Unzureichende Resorption der Triglyzeridspaltprodukte/En- terale Gallensäureausscheidung ↓ Fettsäurediarrhö/Chologene Diarrhö	Steatodiarrhö Milde Steatorrhö: Ileumresektion < 100 cm	Endoskopie, Ultra- schall, Röntgen, Labor (*, **) H$_2$-Atemtest (**, ***)
Laktoseintoleranz Saccharose-Isomaltose- Intoleranz] * Trehaloseintoleranz Glukose-Galaktose-Intoleranz	Disaccharidasemangel der Dünn- darmmukosa (*) ↓ Spaltung der Disaccharide im Ko- lon in kurzkettige Fettsäuren, CO$_2$ und H$_2$	Wäßrige, saure Diarrhöen	Laktosetoleranztest (*) (bei pathologischem Be- fund: Resorptionsprüfung der beiden Monosaccharide) H$_2$-Atemtest (*)

*, **, *** Erkrankung/Anomalie; (*), (**), (***) korrespond. Pathomechanismus bzw. Diagnosesicherung.

Leber, des Pankreas sowie anderen systemischen Erkrankungen vor und führen über unterschiedliche Pathomechanismen zur Entstehung chronischer, wäßriger bzw. wäßrig-breiig-fettiger Diarrhöen (Tabelle 29.9).

5.7 Exsudative Gastroenteropathie mit Eiweißverlust

Der exsudativen Gastroenteropathie liegt pathogenetisch ein Verlust von Proteinen, Lipiden und Elektrolyten aus dem Blut- oder Lymphgefäßsystem in den Verdauungstrakt zugrunde, wobei die intraluminale Akkumulation von Proteinen über deren osmotischen Effekt zur Entwicklung von chronischen, wäßrigen Diarrhöen führt. Die weitere klinische Symptomatik wird durch die Hypoproteinämie (Ödeme, seröse Ergüsse, Dystrophie,

Infektanfälligkeit) und die zugrunde liegende Erkrankung (*idiopathisch:* intestinale Lymphangiektasie; *sekundär:* Lymphome, entzündliche Darmerkrankungen, Zöliakie, tropische Sprue, Kollagensprue, M. Whipple, M. Ménétrier, intestinale Polypen, Polyposen und Karzinome, ischämisch und strahlenbedingte Enterokolitis, vaskuläre Stauung infolge portaler Hypertension oder Rechtsherzinsuffizienz) bestimmt.

Die Diagnosesicherung eines intestinalen Eiweißverlustes erfolgt verläßlich anhand der fäkalen Wiederfindung von intravenös appliziertem ^{51}Cr-Albumin.

5.8 Ischämische Kolitis

Der ischämischen Kolitis liegt pathogenetisch eine inadäquate arterielle Blutzufuhr infolge Verlegung des Gefäßlumens (Embolie, Thrombose), Wand-

Tabelle 29.9 (Fortsetzung)

Erkrankung/Anomalie	Pathomechanismen	Stuhlbefund	Diagnosesicherung
Sprue (Zöliakie, glutensensitive Enteropathie)	Saure Peptide der Gliadin-Fraktion des Glutens ↓ IgA-Anti-Gliadin AK? Totale Zottenatrophie ↓ Generalisierte Malabsorption (Fette, Kohlenhydrate, Proteine, Vitamine, Mineralien)	Steatorrhö: voluminöse, lokkere, saure, übelriechende Stühle	Dünndarmbiopsie (Zottenatrophie) D-Xylose-Test
Kollagensprue	?	Steatorrhö (wie Sprue)	Dünndarmbiopsie (Kollagen in der Lamina propria)
Tropische Sprue	Infektiöses Agens (bakteriell)? ↓ Veränderung der Zottenstruktur ↓ Generalisierte Malabsorption	Steatorrhö (gelegentlich mit Blutbeimengungen)	Dünndarmbiopsie: Verkürzung + Rundzellinvasion d. Zotten; Verdickung der Basalmembran
Morbus Whipple	Bakterielles Agens (Whipple-Bakterien)? ↓ Veränderung der Zottenstruktur ↓ Generalisierte Malabsorption	Steatorrhö (wie Sprue)	Dünndarmbiopsie: PAS-positive Makrophagen; Whipple-Bakterien (EM)
Primäres intestinales Lymphom	Verlegung der Lymphabflüsse	Steatorrhö	Explorative Laparotomie
Intestinale Lymphangiektasie	Dilatation und funktionelle Verlegung der Lymphabflüsse	Steatorrhö	DD-Biopsie
Amyloidose	Verlegung/Verlängerung der Transportwege durch perikollagene (Amyloid L) bzw. periretikuläre Ablagerung von Amyloid A in der Dünndarmsubmukosa	Steatorrhö	Tiefe Rektumbiopsie
Abetalipoproteinämie (Kongenital)	Störung der Chylomikronen (Ummantelung mit Proteinen)	Steatorrhö	Chylomikronenanalyse

verdickung mit Lumeneinengung (Arteriosklerose, Arteriitiden, Kollagenosen), Kompression von außen (Tumor, Volvulus), traumatischer Gefäßläsion oder systemischer Minderperfusion infolge Herzinsuffizienz zugrunde. In Abhängigkeit von Schweregrad und Dauer der Minderperfusion finden sich oberflächliche, lineare Schleimhautulzerationen bzw. ausgedehnte Nekrosen der gesamten Darmwand. Vorzugsweise sind die linke Flexur und der rektosigmoidale Übergang betroffen.

Klinisch bestehen zunächst krampfartige abdominelle Schmerzen. Im weiteren Verlauf treten akute schleimig-blutige Diarrhöen auf. Eine persistierende peritoneale Reizung deutet auf einen irreparablen Gewebeuntergang hin. Die Diagnosesi-

cherung erfolgt endoskopisch und angiographisch (Mesenterikographie).

5.9 Strahlenkolitis

Die Strahlentherapie von Tumoren im kleinen Becken (insbesondere gynäkologische Malignome) bedingt eine Mitbestrahlung mehr oder weniger ausgedehnter Dünn- und Dickdarmabschnitte, wobei der rektosigmoidale Übergang besonders betroffen ist. Während bei Strahlendosen zwischen 40 und 45 Gy am Darm keine Dauerschäden beobachtet wurden, ist bei Dosen von 70 Gy bereits bei 36% der Patienten mit Strahlenkomplikationen zu rechnen. Nach dem Auftreten der Symptome sind Frühreaktionen (gegen Ende der Bestrahlungsserie) und Spätreaktionen (3 Monate bis zu vielen Jahren nach Radiatio) zu unterscheiden.

Klinisch stehen bei der radiogenen Frühreaktion häufiger Stuhldrang sowie wäßrig-schleimige, gelegentlich blutige Diarrhöen im Vordergrund. Endoskopisch findet sich eine samtartig verdickte, entzündlich gerötete Schleimhaut mit punktförmigen Blutungen.

Die radiogene Spätreaktion manifestiert sich als fibrosierende, mitunter ulzerierende Proktosigmoiditis, bei der klinisch die Symptome der Darmstenose dominieren. Blutungen aus den teilweise tiefen Ulzera und eine Malabsorption bei ausgeprägter radiogener Mitschädigung des Dünndarms können das Krankheitsbild komplizieren.

Die Diagnosesicherung erfolgt endoskopisch-radiologisch. Tumorrezidive sind immer auszuschließen.

5.10 Pneumatosis cystoides intestinalis

Die zystische intestinale Pneumatose ist eine ausgesprochen seltene Veränderung, bei der gashaltige Zysten in der Submukosa oder Subserosa des Intestinaltraktes, gelegentlich auch im Omentum majus sowie im viszeralen und parietalen Peritoneum vorliegen. Pathogenetisch kommen iatrogene infektiöse Ursachen in Betracht, wobei das Eindringen gasbildender Clostridien über Ulzerationen in Lymphspalten die Entwicklung zystischer Pneumatosen u.a. bei chronisch entzündlichen Darmerkrankungen und systemischen Kollagenosen erklärt.

Hinsichtlich der Differentialdiagnose der Diarrhö ist die Erkrankung erwähnenswert, weil die Patienten gelegentlich über Stuhlunregelmäßigkeiten mit Wechsel zwischen Obstipation und wäßrig-breiigen Diarrhöen klagen.

5.11 Postoperative Diarrhöen

Diarrhöen können in unterschiedlicher Form nach einer Vielzahl operativer Eingriffe auftreten (s. auch Kap. 28.4.2.3).

Vagotomie

Klinisch relevante Diarrhöen werden mit einer Häufigkeit von 1–4% nach proximal-gastraler Vagotomie ohne Drainage, von 4–20% nach selektiv-gastraler Vagotomie und von 20–30% nach trunkulärer Vagotomie mit Drainageoperation beobachtet. Die Postvagotomie-Diarrhöen sind ätiologisch unklar, chronisch, von wäßrig-dünnflüssig-breiiger Konsistenz, beimengungsfrei und treten entweder kontinuierlich oder intermittierend auf.

BI- und BII-Resektion, totale Gastrektomie

Postoperative Diarrhöen treten überwiegend nach kompletter bzw. distaler Magenresektion (Entfernung von Antrum und Pylorus) in Form des sog. Frühdumpingsyndroms auf, das pathophysiologisch durch einen zu raschen Einstrom der Nahrung in den oberen Dünndarm mit konsekutivem osmotischen Nachfließen von Flüssigkeit ins Darmlumen bedingt ist. Die Literaturangaben zur Häufigkeit des Dumpingsyndroms sind uneinheitlich (15–50%). Die Diarrhöen sind chronisch und wäßrig-breiig. Partielle und totale Gastrektomie können darüber hinaus durch eine fehlende Synchronisation der unmittelbar postprandialen exokrinen Pankreassekretion (pankreatiko-zibale Asynchronisation) zu breiig-fettigen Durchfällen (Steatorrhö) führen.

Eine weitere Ursache für Diarrhöen nach BII-Resektion ist das sog. Afferent-loop-Syndrom, bei dem es infolge einer inadäquat funktionierenden Gastroenterostomie zu einer Ansammlung und Stase von Gallen- und Pankreassekreten sowie Nahrung in der zuführenden Schlinge kommt. Als Folge der Sekretstase kann sich eine bakterielle Überwucherung mit konsekutiver Gallensäurendekonjugation und chronischer Fettsäurediarrhö ausbilden.

Dünndarmresektionen

Diarrhöen nach Dünndarmresektionen manifestieren sich entweder im Rahmen des sog. Blindsack-Syndroms (Sekretstase in einem ausgeschalteten Dünndarmsegment mit bakterieller Überwucherung und konsekutiver bakterieller Gallensäurendekonjugation) oder beim „Kurzdarmsyndrom" im Anschluß an ausgedehnte Ileumresektionen, mit einem, die Neusynthesekapazität der Leber überschreitenden enteralen Gallensäureverlust. In beiden Fällen entwickelt sich infolge des intraluminalen Mangels an konjugierten Gallensäuren eine Steatodiarrhö. Bei den Patienten mit ausgedehnten Ileumresektionen (mehr als 100 cm) werden die Diarrhöen durch die zusätzliche chologene Komponente noch verstärkt.

6 Primär extraintestinale, mit Diarrhöen einhergehende Erkrankungen

6.1 Stoffwechselerkrankungen

Diabetes mellitus

Chronische Diarrhöen bei Patienten mit Diabetes mellitus können ursächlich durch eine exokrine Pankreasinsuffizienz im Rahmen von Pankreatopathien (chronische Pankreatitis, Pankreaskarzinom, Zustand nach partieller Pankreasresektion) bedingt sein. Ganz überwiegend stellen sie jedoch eine beschwerliche Komplikation der diabetischen Neurogastroenteropathie dar, die sich bei Diabetikern aller Altersgruppen manifestieren kann, bevorzugt allerdings jüngere Männer (20–40 Jahre) mit juvenilem, schwer einstellbarem Diabetes mellitus und bereits bestehender peripherer Polyneuropathie betrifft. Pathogenetisch scheint eine Störung des autonomen intestinalen Nervensystems mit Reduktion des interdigestiven myoelektrischen Komplexes, verzögertem intestinalem Transit und konsekutiver bakterieller Dünndarmüberwucherung vorzuliegen.

Klinisch treten die reichlichen, wäßrigen Diarrhöen häufig überfallartig postprandial oder während der Nacht auf („diabetische nächtliche Diarrhö"). Der Schweregrad der Diarrhö variiert mit intermittierenden Phasen erheblicher Verbesserung bzw. Verschlechterung und zusätzlicher Steatorrhö.

Die Diagnosesicherung erfolgt durch den Nachweis einer intestinalen Motilitätsstörung sowie einer neuralen Degeneration der Meissner-Plexus in der Kolonschleimhaut bei Patienten mit Diabetes mellitus.

Störungen des Fett- und Kohlenhydratstoffwechsels

Hierbei handelt es sich um eine Vielzahl von Erkrankungen, die mit einer Maldigestion von Fetten und Kohlenhydraten einhergeht (s. 5.6, Tabelle 29.9).

6.2 Endokrine Störungen

6.2.1 Nicht tumorbedingte endokrine Störungen

Hyperthyreose

Bei der Hyperthyreose kommt es zu chronischen, wäßrig-breiigen, bei bis zu 60% der Patienten fettigen Diarrhöen. Pathogenetisch sind die Diarrhöen auf einen massiv beschleunigten intestinalen Transit mit verminderter Flüssigkeitsabsorption zurückzuführen, der – zusammen mit einer hyperphagiebedingten Steigerung der peroralen Fettzufuhr – auch für die Steatorrhö verantwortlich ist.

Die Diagnosesicherung erfolgt durch den Nachweis erhöhter peripherer Schilddrüsenhormonkonzentrationen (T_3 und/oder T_4) im Serum bei gleichzeitig fehlendem TSH-Anstieg nach TRH-Stimulation (s. Kap. 46.1).

Hyper- und Hypoparathyreoidismus

Chronische Diarrhöen bei primärem Hyperparathyreoidismus sind auf Patienten beschränkt, die infolge der Grunderkrankung eine chronische Pankreatitis mit konsekutiver Maldigestion entwickelt haben.

Die Pathogenese der chronischen Diarrhöen beim Hypoparathyreoidismus ist letzlich nicht eindeutig geklärt. Sie manifestieren sich meist in Form einer Steatorrhö.

Die Diagnosesicherung erfolgt anhand erniedrigter Parathormonkonzentrationen im Serum (s. Kap. 42).

Morbus Addison

Neben den Leitsymptomen Hyperpigmentierung und Adynamie können im Rahmen einer primären Nebennierenrindeninsuffizienz chronische Durch-

Tabelle 29.10. Endokrinaktive, diarrhogene Pankreastumoren. (Nach Domschke S und Domschke W, 1984)

Tumor (syndrom)-Bezeichnung	Hormonprodukte	Leitsymptome	Intra-pankreatische Lokalisation	Malignität
a. Gastrinom	Gastrin	Gastrale Hypersekretion Rezidivierende Gastro-duodenalulzera Steatorrhö	80–95%	solitäre Tu: 60–70% Multiple Tu: >90%
b. Verner-Morrison-Syndrom synonym: WDHA (Watery-Diarrhea-Hypokalemia-Achlorhydria)-Syndrome VIPom	Vasoaktives intestinales Peptid (VIP) Pankreatisches Polypeptid (PP) Prostaglandin E	Wäßrige Diarrhö Hypokaliämie Gastrale Hypo- bzw. Achlorhydrie	90–95%	40%
c. Somatostatinom	Somatostatin	Steatodiarrhö Diabetes mellitus Gastrale Hypochlorhydrie		
d. Multiple endokrine Adenomatose (MEA) Typ I (Wermer-Syndrom) Typ II (Sipple-Syndrom)	Insulin, Gastrin, Glukagon, Nebenschilddrüsen- und Hypophysenhormone Schilddrüsen- und Nebennierenmarkhormone gelegentlich Insulin und Gastrin	variabel, je nach Überwiegen einer Tumorkomponente		

fälle und Steatorrhö auftreten, die beim Kleinkind einziges Symptom der Erkrankung sein können. Ihre Ätiologie ist letztlich nicht geklärt. Im Zusammenhang mit der erhöhten Infektanfälligkeit ist jedoch eine bakterielle Dünndarmüberwucherung kausal denkbar.

Die Diagnosesicherung erfolgt durch Nachweis eines pathologisch niedrigen Ketosteroidanstiegs nach ACTH-Stimulation.

Systemische Mastozytose

Die systemische Mastozytose ist durch eine exzessive Mastzellproliferation in der Haut (Urticaria pigmentosa), den Knochen, Lymphknoten und parenchymatösen Organen charakterisiert.

Die klinische Symptomatik basiert auf der intermittierenden Freisetzung von Histamin aus den Mastzellen und besteht in Pruritus, Flush-Syndrom, Asthmaanfällen, Tachykardien und Kopfschmerzen. Gastrointestinale Symptome manifestieren sich bei ca. 50% aller Patienten in Form von Erbrechen, abdominellen Schmerzen, peptischen Ulzera und chronischen, wäßrig-breiigen Diarrhöen. Darüber hinaus wurden bei einigen Patienten Malabsorptionssyndrome mit Steatorrhö beschrieben.

Die Diagnosesicherung erfolgt durch den histologischen Nachweis einer Mastzellinfiltration des Coriums im Bereich der urtikariellen Hautläsionen und wird durch den Befund erhöhter Histaminkonzentrationen im Serum und in der Darmmukosa erhärtet.

6.2.2 Tumorbedingte Endokrinopathien

Endokrinaktive Pankreastumoren

Die überwiegende Mehrzahl der seltenen, endokrinaktiven Tumoren des Gastrointestinaltraktes ist im Pankreas lokalisiert und geht in aller Regel von hormonkompetenten Zellen des pankreatischen Inselapparates aus. Ihre klinische Symptomatik ist mit Ausnahme des Gastrinoms wenig spezifisch, so daß beim Vorliegen der in Tabelle 29.10 aufgeführten Leitsymptome zur weiterführenden differentialdiagnostischen Abklärung entsprechende Hormonuntersuchungen in Speziallaboratorien veranlaßt werden sollten. Grund hierfür ist die Tatsache, daß nur durch Früherkennung und umgehende operative Therapie die Überlebenschancen der Patienten zu verbessern sind. Chronische Diarrhöen treten in Form einer Steatorrhö beim Gastrinom bzw. Somatostatinom und in Form wäßriger Durchfälle beim Verner-Morrison-Syndrom auf.

Karzinoid

Das Karzinoid wächst im allgemeinen langsam, metastasiert spät und kommt beim Menschen im gesamten Gastrointestinaltrakt, Bronchialsystem, Hoden bzw. Ovarien vor. Häufigste Lokalisationen sind Appendix und terminales Ileum. Über die an eine Lebermetastasierung gebundene Produktion und schubweise Freisetzung von Serotonin (Steigerung der Darmmotorik) und Kallikrein (vasoaktive und bronchokonstriktorische Wirkung) werden die charakteristischen klinischen Symptome (anfallsweise auftretende wäßrige Diarrhöe, abdominelle Koliken, Flush, Asthmaanfälle) induziert.

Wesentliche Komplikation ist die Entwicklung einer Endokardfibrose mit valvulärer Insuffizienz oder Stenose, die ausschließlich das rechte Herz betrifft.

Die Diagnosesicherung erfolgt durch den Nachweis einer gesteigerten Ausscheidung (>25 mg) der 5-Hydroxyindolessigsäure (Endprodukt des Serotoninabbaus) im 24-h-Urin. In Zweifelsfällen kann eine Provokation der 5-HIES Ausscheidung mit Reserpin (2–5 mg i.m.) erfolgen.

Medulläres Schilddrüsenkarzinom

Chronische Diarrhöen infolge eines metastasierenden medullären Schilddrüsenkarzinoms sind wäßrig, häufig explosionsartig und treten bei ca. 30% dieser Patienten auf. Pathogenetisch wird eine Prostaglandin und/oder Kalzitoninsekretion angenommen.

Phäochromozytom

Das Phäochromozytom ist ein seltener, Katecholamin (Dopamin, Adrenalin und Noradrenalin) – produzierender Tumor, der von den chromaffinen Zellen des sympathoadrenalen Systems abstammt, zu 95% in den sympathischen Nervengeflechten der Bauch- und Beckenregion einschließlich des Nebennierenmarks (ca. 80%) lokalisiert ist und mit einer Häufigkeit von ca. 5% maligne entartet.

Neben den klinischen Leitsymptomen Hypertonie, Kopfschmerzen, Schweißausbrüche und Herzklopfen treten gastrointestinale Symptome in Form von Erbrechen (ca. 40%) und abdominellen Schmerzen (ca. 20%) auf. Chronische, wäßrige Diarrhöen infolge einer gesteigerten Darmmotilität und gastrointestinale Blutungen sind weitere, seltener beschriebene Symptome.

Die Diagnosesicherung erfolgt durch den Nachweis einer pathologisch gesteigerten Ausscheidung des Katecholaminmetaboliten Vanillinmandelsäure im 24-h-Urin (s. auch Kap. 20.4.1)

6.3 Immunologisch bedingte Störungen

Die Immunopathien umfassen eine Vielzahl von Erkrankungen, die sich anhand der zugrundeliegenden Pathomechanismen in Allergien, systemische Autoimmunkrankheiten sowie Defektimmunopathien unterteilen lassen und für die Differentialdiagnose der Diarrhöen von Bedeutung sind.

6.3.1 Allergien

Kuhmilchallergie

Die Kuhmilchallergie manifestiert sich in aller Regel im Säuglingsalter, wobei 68% der Säuglinge innerhalb von 7 Tagen und die restlichen im Zeitraum von 1–4 Monaten nach der ersten Kuhmilchexposition gastrointestinale (akute, wäßrig-schleimig-breiige Diarrhöen, Malabsorption, rezidivierendes Erbrechen, abdominelle Koliken, intestinale Blutungen) und extraintestinale Symptome (u.a. Asthma, Rhinitis, urtikarielle Exantheme) entwickeln.

Die Diagnosesicherung ist vorerst nur für die IgE-vermittelte Kuhmilchallergie durch In-vivo-Allergietestung mit Milchantigenpräparationen bzw. dem radioimmunologischen Nachweis von IgE-Antikörpern gegen Milchantigene möglich. Praktische Bedeutung kommt im wesentlichen dem Auslaßversuch zu.

Nahrungsmittelallergien

Nahrungsmittelallergien manifestieren sich vorwiegend während der ersten Lebensjahre, treten in neuerer Zeit jedoch zunehmend auch bei Erwachsenen auf, wobei häufig gleichzeitig Allergien gegen Umweltallergene bestehen. Auslösend sind

Früchte (insbesondere Erdbeeren und Zitrusfrüchte), tierische und pflanzliche Eiweiße (Eier, Fisch), Nüsse und Mehl. Die Symptomatik entspricht der der Kuhmilchallergie, wobei akute, heftige, wäßrig-breiige Durchfälle meist im Vordergrund stehen.

Die Diagnosesicherung erfolgt durch Reexposition mit den in Frage kommenden Nahrungsmitteln nach zwischenzeitlicher Nahrungskarenz sowie dem Nachweis spezifischer IgE-Antikörper.

6.3.2 Autoimmunkrankheiten

Von den bekannten, ätiologisch letztlich unklaren Autoimmunkrankheiten sind für die Differentialdiagnostik der Diarrhö die Panarteriitis nodosa, das Churg-Strauss-Syndrom, das Schoenlein-Henoch-Syndrom, der systemische Lupus erythematodes, die progressive systemische Sklerose und der Morbus Behçet von Relevanz (s. auch Kap. 9.3).

Panarteriitis nodosa

Die Panarteriitis nodosa ist eine nekrotisierende Entzündung der kleinen und mittleren Arterien, die den Gastrointestinaltrakt bei 50–70% der erkrankten Patienten betrifft.

Ischämisch bedingte, abdominelle Koliken und chronische, wäßrig-blutige Diarrhöen sind die intestinalen Hauptsymptome. Infolge Minderperfusion des Dünndarms kann sich darüberhinaus eine Malabsorption manifestieren. Extraintestinal sind die Nieren (70%: Hypertonie), die Skelettmuskulatur (60%), das periphere Nervensystem (50%), die Haut (50%), das Herz (35%) und das ZNS (20%) betroffen.

Churg-Strauss-Syndrom

Beim Churg-Strauss-Syndrom handelt es sich – ebenso wie bei der Panarteriitis nodosa – um eine systemische, nekrotisierende Vaskulitis. Die Erkrankung betrifft Arterien und Venen aller Größen und beteiligt typischerweise das Lungengefäßsystem. Ein weiteres Charakteristikum ist die intra- und extravaskuläre Granulombildung, die bei der Diagnosestellung (rektale Biopsie) richtungsweisend ist. In der intestinalen Symptomatik dominieren chronische, wäßrig-blutige Diarrhöen.

Weitere seltenere intestinale Symptome sind Erbrechen, Aszites und Steatorrhö.

Morbus Schoenlein-Henoch

Der Morbus Schoenlein-Henoch gehört zu den immunkomplexinduzierten Vaskulitiden, wobei typischerweise die kleinen Gefäße im Bereich der Haut (nicht thrombozytopenische Purpura: Streckseiten der Extremitäten, gelenknahe Hautregionen, Gesäß), der Gelenke (Polyarthritis: Fuß-, Knie-, Hand- und Fingergelenke) und des Intestinaltraktes betroffen sind. Polyarthritis und viszerale Manifestationen dominieren gewöhnlich, wobei 50–60% der Kinder über 2 Jahre und 30–70% der Erwachsenen gastrointestinale Symptome in Form chronischer, wäßrig-blutiger Diarrhöen, abdomineller Schmerzen und Erbrechen entwickeln.

Systemischer Lupus erythematodes

Gastrointestinale Symptome werden in Form von rezidivierendem Erbrechen (36%), persistierenden wäßrig-breiigen, gelegentlich blutigen Diarrhöen (21%) und abdominellen Schmerzen (25%) beobachtet. Als Folge der verminderten intestinalen Perfusion kann sich darüber hinaus eine Malabsorption mit Steatorrhö entwickeln.

Morbus Behçet

Der M. Behçet manifestiert sich in Form polyarthritischer, kardiopulmonaler, viszeraler bzw. zentralnervöser (meningoenzephalitischer) Symptome. Der Gastrointestinaltrakt ist mit einer Häufigkeit von 35–75% betroffen. Leitsymptom ist die ausgeprägte orale Aphthosis. Multiple Ulzerationen finden sich ferner in aphthoider Form im terminalen Ileum und als runde, tiefe, unterminierte und von normaler Mukosa umgebene Ulzera im Kolon.

Klinisch imponieren von seiten des Intestinaltraktes neben oralen und abdominellen Schmerzen chronische, wäßrig-breiige und gelegentlich blutige Stühle.

Sklerodermie (Progressive systemische Sklerose)

Gastrointestinale Symptome bestehen in Form einer Dysphagie sowie chronischer, wäßrig-breiiger, gelegentlich auch fettiger Stühle und sind auf eine hochgradige Störung der intestinalen Motilität zurückzuführen, die u.a. zu einer bakteriellen Dünndarmüberwucherung führt.

Tabelle 29.11. Defektimmunopathien mit gastrointestinaler Symptomatik

Defektimmunopathie	Immundefekt	Gastrointestinale Symptomatik	Erregernachweis im Dünndarm
Infantile Agammaglobulin- ämie (Morbus Bruton)	– Fehlen bzw. hochgradige Reduktion aller Antikörper – Fehlen der B-Zellen	Wäßrig-breiige Diarrhöen Malabsorption selten: Steatorrhö	Lamblien Bakterielle Überwucherung
Selektiver IgA-Mangel (= häufigste Defektimmuno- pathie: Inzidenz 1/500–1/700; in aller Regel keine erhöhte Morbidität)	IgA-Mangel (unterschiedlich ausgeprägt)	Selten: Malabsorption	
Variables Immunde- fektsyndrom	– Fehlen bzw. unterschiedlich ausgeprägte Reduktion aller Antikörper – Partielle/globale T-Zellin- suffizienz	Wäßrig-breiige Diarrhöen Malabsorption Perniziöse Anämie	Lamblien Bakterielle Überwucherung (Anaerobier)
Wiskott-Aldrich-Syndrom	– kombinierter B- – und T-Zelldefekt	Schwere wäßrig-breiig-blutige Diarrhö Malabsorption	Lamblien Bakterielle Überwucherung
DiGeorge-Syndrom (Thymusaplasie)	T-Zelldefekt	Wäßrig-breiige Diarrhöen Malabsorption	Candidiasis Lambliasis Bakterielle Überwucherung
AIDS (Acquired immunodefi- ciency syndrome)	T-Zelldefekt (Reduktion des Helper/Suppressorzellverhält- nisses)	Schwere wäßrige Diarrhöen	Cryptosporidien Mischinfektionen

6.3.3 Defektimmunopathien

Die insgesamt seltenen Defektimmunopathien (Tabelle 29.11) führen über isolierte oder kombinierte
Defekte der humoralen bzw. zellulären körpereigenen Abwehr u.a. zur Überwucherung des Dünndarms mit bakteriellen, fungalen, viralen und para-
sitären Krankheitserregern. Hieraus resultieren
häufig chronische Diarrhöen und Malabsorption.
Der unterschiedliche Schweregrad der verschiedenen Immundefekte und die variable Präsenz kompensatorischer Immunphänomene und anderer
protektiver Faktoren (Mukus, sekretorische
Enzyme, Komplementsystem, retikuloendothelia-
les System, Gewebemastzellen) bedingen dabei,
daß nur ein Teil dieser Patienten Infekte bzw.
Diarrhöen und Malabsorption entwickeln.
  Zum Krankheitsbild AIDS s. Kap. 1.4.4.

7 Literatur

Alexander M, Knothe H (1985) Shigellosen (bakterielle
  Ruhr). In: Hornbostel H, Kaufmann W, Siegenthaler
  W (Hrsg) Innere Medizin in Praxis und Klinik, Bd III.
  Thieme, Stuttgart, S 13:213

Alexander-Williams J, Hoare AM (1980) Postgastrektomie-
  Syndrome. In: Siewert R, Blum AL (Hrsg) Postoperative
  Syndrome. Springer, Berlin Heidelberg New York, S 113
Arena JM (1970) Poisoning: toxicology, symptoms, treat-
  ments. Thomas, Fort Lauderdale
Blaser MF (1986) Bacterial gastrointestinal infections. In:
  Kern F, Blum AL (eds) The gastroenterology annual
  3. Elsevier Science Publishers BV, Amsterdam, p 317
Caspary WF (1984) Maldigestions- und Malabsorp-
  tionssyndrome im Erwachsenenalter. In: Demling L
  (Hrsg) Klinische Gastroenterologie, Bd I. Thieme, Stutt-
  gart, S 495
Cubbs TR, Fauci AS (1981) Systemic necrotizing vasculitis
  of the polyarteriitis nodosa group. In: Cubbs TR, Fauci
  AS (eds) The vasculitides. Saunders, Philadelphia, p 26
Domschke S, Domschke W (1984) Endokrin aktive Pan-
  kreastumore. In: Demling L (Hrsg) Klinische Gastroen-
  terologie, Bd II. Thieme, Stuttgart, S 510
Du Pont HL (1985) Acute non-parasitic diarrhea. In: Berk
  JE (ed) Gastroenterology, vol 3. Saunders, Philadelphia,
  p 1983
Fahrlander H (1984) Colon irritabile. In: Demling L (Hrsg)
  Klinische Gastroenterologie, Bd I. Thieme, Stuttgart,
  S 757
Gerrard JW (1979) Food allergy: advances in recognition,
  diagnosis and treatment. In: Frazier CA (ed) Bi-annual
  review of allergy. Huber, Bern, p 159
Hanauer SB, Kraft SC (1985) Gastrointestinal manifesta-
  tions of the vasculitis syndromes: In: Berk JE (ed) Gastroenterology, vol 7. Saunders, Philadelphia, p 4525
Jeffries GH (1978) Protein metabolism and protein-losing
  enteropathy. In: Sleisenger MH, Fordtran JS (eds) Gastrointestinal diseases. Saunders, Philadelphia, p 354

Koelz HR, Gewertz BL (1980) Postvagotomiesyndrome. In:
   Siewert R, Blum AL (Hrsg) Postoperative syndrome.
   Springer, Berlin Heidelberg New York, S 93

Kraft SC, Kirsner JB (1985) Immunology in gastroenterology. In: Berk JE (ed) Gastroenterology, vol 7. Saunders, Philadelphia, p 4487

Kümmerle F (1963) Die chirurgischen Erkrankungen des
   Dünndarms, Enke, Stuttgart

Lindner E (1978) Vergiftungen durch Nahrungsmittel. In:
   Hornbostel H, Kaufmann W, Siegenthaler W (Hrsg) Innere Medizin in Praxis und Klinik, Bd IV. Thieme, Stuttgart, S 18.84

Nauck EG (1975) Lehrbuch der Tropenkrankheiten, 4. Aufl.
   Thieme, Stuttgart

Reifferscheid M, Langer S (1984) Kolon- und Rektumtumoren. In: Demling L (Hrsg) Klinische Gastroenterologie,
   Bd I. Thieme, Stuttgart, S 668

Roseman DM, Sleisenger MH (1978) Systemic disease and
   the gut. In: Sleisenger MH, Fordtran JS (eds) Gastrointestinal diseases. Saunders, Philadelphia, p 454

Taylor DN, Echeverria P, Blaser MJ, Pitarangsi Ch, Blacklow N, Cross J, Weniger BG (1985) Polymicrobial aetio-
   logy of traveler's diarrhea. Lancet I:381–383

Welch CE, Hedberg SE (1975) Polypoid lesions of the gastrointestinal tract, 2nd edn. Saunders, Philadelphia

Kapitel 30 Obstipation

G. Lux

In den Industrienationen bildet die Obstipation ein häufiges Symptom. Situationen wie Streß oder Reisen können das Symptom vorübergehend auslösen. Man kann davon ausgehen, daß sich 10% der Amerikaner und Mitteleuropäer als obstipiert bezeichnen, wobei vorwiegend Frauen betroffen sind. Nahezu keine andere Störung des Wohlbefindens neigt derart zur Selbstmedikation wie die Obstipation, wobei durch die gängigen Laxanzien über Kaliumverlust und Schädigung des Nervenplexus das Symptom in aller Regel langfristig noch verstärkt wird. In der Bundesrepublik wurden 1975–1976 Laxanzien im Werte von 47 Mill. DM gekauft.

Definition

Unter Obstipation wird von Patient zu Patient Unterschiedliches verstanden: Abnahme des Stuhlvolumens, Zunahme der Stuhlkonsistenz, Schwierigkeiten bei der Stuhlentleerung, Gefühl der inkompletten Stuhlentleerung oder aber zu seltener Stuhldrang. Konsistenz, Entleerungsstörungen oder das Gefühl der inkompletten Stuhlentleerung lassen sich nur mit Schwierigkeiten objektivieren. Meßbar ist dagegen das Stuhlvolumen, ausgedrückt als Stuhlgewicht: Nach Untersuchungen an kolongesunden Patienten beträgt das normale Stuhlgewicht zwischen 35 und 225 g pro Tag. Die Stuhlfrequenz bei Normalprobanden liegt bei 3-bis 5mal pro Woche. Stuhlgewicht und Stuhlfrequenz hängen jedoch weitgehend von einer normalen Ernährung ab, weshalb das Stuhlgewicht unter einer faserreichen Kost von mindestens 15 g Rohfaser pro Tag und ausreichender Flüssigkeitszufuhr bestimmt werden sollte. Eine verzögerte Darmpassage und verlängerter Aufenthalt des Darminhaltes im Kolon haben eine vermehrte Wasserresorption zur Folge. Zufuhr von Ballaststoffen kann zu einer Verkürzung der Darmpassage führen.

Unter der Voraussetzung einer ausreichenden Zufuhr an Ballaststoffen und Flüssigkeit sprechen wir von Obstipation bei verminderter Stuhlfrequenz (unter 3mal/Woche) und vermindertem Stuhlgewicht (unter 35 g). Diese scheinbar vereinfachte Definition hat den Vorteil, leicht bestimmbare und objektivierbare Parameter zu berücksichtigen.

Als pathogenetische Faktoren der Obstipation kommen funktionelle Störungen sowohl mit einer Reduktion der Peristaltik als auch mit einer verstärkten Aktivität, Störungen der Stuhlentleerung wie mechanische Hindernisse im Bereich des Gastrointestinaltraktes in Frage, wobei die Störungen sowohl primär den Darm betreffen als auch Folgen von systemischen Störungen sein können.

Es gibt Patienten, die über Obstipation klagen, obwohl sie täglich Stuhlgang bzw. mehr als 5 Stuhlgänge pro Woche aufweisen. Andererseits bezeichnen sich Männer und Frauen mit einer Stuhlfrequenz von 1mal in 2–3 Wochen oder noch seltener auf Befragen als normal. In einer englischen Umfrage hat sich gezeigt, daß ein Großteil der Normalbevölkerung wiederholt über Obstipation berichtet, ohne sich deshalb krank zu fühlen oder den Arzt aufzusuchen.

Ein und dieselbe Symptomatik kann somit Krankheitsgefühl erzeugen oder mit Normalbefinden einhergehen. Häufig sind psychische Einflüsse oder eine bestimmte psychische Verhaltensweise Voraussetzung, um „Obstipation" als Leiden zu empfinden.

Das Gefühl, unter Obstipation zu leiden, führt in einer Reihe von Fällen zum Laxanzienabusus. Zum Teil liegt diesem Verhalten die Vorstellung zugrunde, daß täglicher Stuhlgang die Voraussetzung für körperliche Gesundheit bildet, eine Denkweise, die nicht selten in der Familie von einer Generation auf die folgende weitergegeben wird. Die Vorstellung, daß der Stuhl giftige Stoffe enthalte, führte im Mittelalter zum häufigen Gebrauch von Klistieren. Heute sind sog. Blutreinigungstees eine gängige Erscheinung.

1 Ursachen

Bei der häufigsten Form der Obstipation liegen weder endokrine, medikamentöse, neurologische Ursachen noch darmeigene Erkrankungen zugrunde. Die als **habituelle Obstipation** bezeichnete Form ist im wesentlichen durch die Lebensgewohnheiten der modernen Industriegesellschaft bedingt. Neben dem Bewegungsmangel beeinflussen auch die Eßgewohnheiten die Darmfunktion. Körperliche Aktivität und die Betätigung der Bauchmuskulatur stimulieren die Propulsion im Kolonbereich. Unregelmäßige Nahrungsaufnahme kann den Tag-Nacht-Rhythmus stören. Der Mangel an Ballaststoffen und die besonders bei älteren Patienten reduzierte Flüssigkeitsmenge führt zu einer Verlängerung der Stuhlpassagezeit. Verminderte Füllung des Darms führt nach dem La-Place-Gesetz zu einer Erhöhung des Druckes besonders im Sigmabereich. Die hierdurch verursachte Obstipation wird deshalb auch als hypertone Form der habituellen Obstipation bezeichnet. Dem wird gegenübergestellt die atonische Obstipation, die sich besonders bei älteren Patienten findet. Dagegen abzugrenzen ist die Dyschezie, die gewissermaßen als Folge der modernen Lebensumstände mit häufig unterdrücktem Defäkationsreiz gilt. Die aufgeführten Unterformen der habituellen Obstipation können gemeinsam bzw. im Wechsel auftreten; eine Differenzierung anhand manometrischer Befunde ist weder sinnvoll noch möglich. Das Symptom Obstipation sollte nicht gleichgesetzt werden mit dem Krankheitsbild des irritablen Darmes.

Dem Symptom Obstipation kann weiterhin eine Reihe von gastrointestinalen und systematischen Erkrankungen zugrunde liegen.

Zahlreiche Medikamente (Tabelle 30.1) können eine Obstipation verursachen. Hierzu gehören in

Tabelle 30.1. Allgemeine Ursachen der Obstipation

Medikamentöse Ursachen:	Laxanzien (Hypokaliämie)
	Analgetika
	Antazida ($CaCO_3$, $Al_2(OH)_3$)
	Anticholinergika
	Antikonvulsiva
	Antidepressiva
	Diuretika
	Antiparkinsonmedikamente
	Ganglienblocker
	Opiate
	Sedativa
	Eisenpräparate
Stoffwechsel-erkrankungen:	Diabetes mellitus
	Akute Porphyrie
	Hypokaliämie
	Dehydratation
Endokrinopathien:	Hypopituitarismus
	Hypothyreoidismus
	Hyperkalzämie
	Phäochromozytom
Neurogene Ursachen:	
Intestinal:	Aganglionose (M. Hirschsprung)
	Primäre Pseudoobstruktion
	Chagas-Erkrankung
	Ganglioneuromatose
Spinal:	Tumor der Cauda equina
	Menginozele
	Paraplegie
	Tabes dorsalis
	Multiple Sklerose
Zerebral:	M. Parkinson
	Zerebrale Tumoren
	Shy-Drager-Syndrom
Psychiatrische Ursachen:	Anorexia nervosa
	Endogene Depression

erster Linie die Laxanzien selbst. Besonders Phenolphtalein- und anthrachinonhaltige Laxanzien führen über Hypokaliämie und Motilitätsstörungen des Darmes wiederum zur Obstipation. Von entscheidender Bedeutung ist die laxanzienbedingte Schädigung der Plexus myentericus und submucosus, da diese morphologischen Veränderungen teilweise reversibel sind. Weitere Medikamente, die zur Obstipation führen, sind Analgetika, kalzium- und aluminiumhaltige Antazida, Anticholinergika, Antikonvulsiva, antidepressorisch wirkende Substanzen sowie Opiate und Psychopharmaka. Kodeinhaltige Analgetika bzw. Grippemittel führen ebenfalls zur Obstipation.

Eine Reihe von Endokrinopathien und Stoffwechselerkrankungen (Tabelle 30.1) können mit Obstipation einhergehen. Beim Diabetes mellitus

Tabelle 30.2. Intestinale Ursachen der Obstipation

Extraluminale Obstruktion:	Tumor, Hernien, Volvulus
Luminale Obstruktion:	Tumor, Strikturen, Fremdkörper
Funktionelle Störungen:	Irritabler Darm Divertikulitis Sklerodermie
Rektoanale Erkrankungen:	Analfissur, Analabszeß
Entzündungen:	Cholezystitis Adnexitis Appendizitis Tubenstenose Typhus u.a.

sind gastrointestinale Störungen in der Regel nur im Rahmen der Polyneuropathie nachweisbar. Die Hypokaliämie verursacht Obstipation durch Beeinträchtigung der myogenen Aktivität des Gastrointestinaltraktes. Unter den Endokrinopathien sind besonders hervorzuheben die Schilddrüsenunterfunktion und der Hyperparathyreoidismus.

Neurologische Erkrankungen (Tabelle 30.1) können zur Obstipation führen. Veränderungen des Rückenmarks gehen häufig mit Obstipation bei selten gleichzeitiger Inkontinenz einher. Unter den zerebralen Erkrankungen sind zu nennen: M. Parkinson, Gehirntumoren, zerebrovaskuläre Erkrankungen und das seltene Shy-Drager-Syndrom. Auch beim Ausfall der willkürlichen Bauchmuskulatur findet sich nicht selten eine ausgeprägte Obstipation.

Zu den Erkrankungen des Gastrointestinaltraktes (Tabelle 30.2), die mit Obstipation einhergehen, zählen Tumoren, Hernien, Rektumprolaps sowie Strikturen. Nicht selten sind Analerkrankungen mit Schmerzen bei der Defäkation Ursache der Stuhlverhaltung. Funktionelle Veränderungen finden sich besonders beim irritablen Darmsyndrom, bei der Divertikulose mit entzündlich bedingter Stenose und bei der viszeralen Verlaufsform der Sklerodermie.

2 Anamnese, klinischer Befund, Spezialuntersuchungen

Angesichts der vielfältigen Ursachen sind sorgfältige *Anamnese und Untersuchung* des Patienten erforderlich. Die Anamnese muß zunächst klären, welche Beschwerden der Patient als Obstipation

bezeichnet. Wichtig ist die Frage, ob sich die Stuhlgewohnheiten geändert haben ohne daß eine erkennbare Änderung der Lebensgewohnheiten vorliegt. Eine neuerdings aufgetretene Obstipation, evtl. in Kombination mit Blutauflagerungen auf dem Stuhl und Gewichtsabnahme ist immer dringend verdächtig auf ein kolorektales Karzinom. Schmerzen, die beim Stuhlgang an Intensität zunehmen und im Laufe der folgenden Minuten nachlassen, finden sich bei der Analfissur. Wesentlich ist ferner eine genaue Medikamentenanamnese. Ein nahezu kriminalistischer Spürsinn ist oftmals von Nöten, um einen Laxanzienabusus aufzudecken. Im Zweifelsfalle empfiehlt sich der Nachweis von Laxanzien im Urin. Kodeinhaltige Kopfschmerztabletten und Antitussiva können ebenfalls zu Obstipation und abdominellen Schmerzen führen. Weiterhin sollte man die tägliche Trinkmenge vom Patienten möglichst genau definieren lassen.

Die *klinische Untersuchung* erbringt häufig wenig Hinweise zur weiteren Differenzierung der Obstipation. Beim irritablen Darmsyndrom wird die Schmerzsymptomatik in der Regel als diffus angegeben, d.h. der Patient umfährt zur Schmerzlokalisation häufig mit der Handfläche den gesamten Kolonrahmen. Die Palpation des Abdomens dient zum Ausschluß von größeren raumfordernden Prozessen.

Die *Inspektion des Stuhles* gehört wie bei allen gastroenterologischen Erkrankungen zu einer vollständigen Untersuchung. Trockener Stuhl weist auf eine distale Obstipation hin. Wechsel von Obstipation und Diarrhö kann Zeichen eines obstruierenden Kolontumors sein. Blutauflagerungen erfordern immer eine weiterführende kolorektale Diagnostik. Der makroskopische Blutnachweis erübrigt selbstverständlich die Durchführung eines Testes auf okkultes Blut. Schleimauflagerungen auf dem Stuhl oder bleistiftartige Stühle lassen keine weiteren differentialdiagnostischen Unterscheidungen zu. Sogenannter Schafkotstuhl gilt als typisch für das Vorliegen eines irritablen Darmes mit spastischer Obstipation. Notwendige Laboruntersuchungen sind: Elektrolyte mit Serumkalium, Blutkörperchensenkung, Bestimmung der Leukozyten. Der Hämokkulttest empfiehlt sich, wenn makroskopisch sichtbare Blutauflagerungen auf dem Stuhl nicht angegeben werden.

Selbstverständlich sollten durch eine Analinspektion mit rektal-digitaler Untersuchung perianale Thrombosen, Fissuren, Hämorrhoiden oder tiefsitzende Karzinome ausgeschlossen sein.

An *Spezialuntersuchungen* wird häufig die Abdomenleeraufnahme zum Ausschluß eines Megakolons (s. unten) empfohlen. Statt Proktorektosigmoidoskopie und Kolondoppelkontrasteinlauf
empfiehlt sich heute die *Ileokoloskopie*. Eine Pseu-
domelanose der Kolonschleimhaut weist auf Laxanzienabusus mit Anthrachinonen hin. Stenosen
und Strikturen können mit der Ileokoloskopie
ebenso nachgewiesen werden wie Neoplasien, die
sich bei der Obstipation häufiger im linken Kolon
finden. In etwa 10% gehen Colitis ulcerosa bzw.
M. Crohn mit einer Obstipation einher. Der Kolondoppelkontrasteinlauf kann evtl. durch die radiologische Darstellung des Dünndarmes ergänzt
werden. Nie sollte auf eine gynäkologische Untersuchung verzichtet werden.

Nur bei besonderem Verdacht sind die Bestimmung der Porphyrine im Urin oder spezielle Hormonanalysen (Ausschluß von Schilddrüsenunterfunktion bzw. Hypophysenunterfunktion) nötig.
Eine Mukoviszidose ist häufig mit chronisch rezidivierenden Bronchitiden verbunden. Die Rek-
tumbiopsie mit Bestimmung der Cholinesterase ist
nur sinnvoll bei Patienten, bei denen die Obstipation seit Kindheit besteht und bei denen radiologisch Hinweise auf eine Aganglionose des Kolons
gefunden werden. Bei der Vielzahl der neurologischen Erkrankungen sollte im Zweifelsfalle eine
neurologische Konsiliaruntersuchung angestrebt
werden.

Die Passagezeit mit röntgendichten Markern ist
relativ einfach durchzuführen. Dabei werden 20
Marker (z.B. kleine Scheiben eines Angiographie-
katheters) oral gegeben. Die Passagezeit gilt als
abgeschlossen, wenn 80% der geschluckten Pellets
wieder im Stuhl ausgeschieden werden (radiologische Kontrolle des Stuhles). Bei besonderer Fragestellung kann eine Abdomenleeraufnahme Auskunft darüber geben, ob sich die Marker im Rektosigmoid ansammeln (Hinweis für Dyschezie)
oder ob sie sich gleichmäßig über das gesamte Kolon verteilen. Die Bestimmung der intestinalen
Transitzeit mit röntgendichten Markern kann die
Angaben des Patienten im Zweifelsfalle objektivieren.

Eine Analsphinktermanometrie zeigt im Regel-
falle eine normale Erschlaffung des M. sphincter
ani internus nach Balloninsufflation im Rektum.
Beim M. Hirschsprung bleibt die Relaxation des
M. sphincter ani internus aus. Weiterhin ergeben
sich in der Analsphinktermanometrie Hinweise auf
neurale Läsionen, auf Sklerodermie oder auf das
Vorliegen einer Myotonie bzw. Dermatomyositis.
Die Analsphinktermanometrie wird in der Regel

Speziallabors vorbehalten bleiben, ebenso wie die
radiologische Analyse der Stuhlentleerung.

3 Pragmatisches Vorgehen

Die Häufigkeit der Obstipation und das Überwiegen der habituellen Form erlauben es, bei Patienten mit einer jahrelang bestehenden Obstipation
ohne Änderung der Stuhlgewohnheiten auf eine
ausführliche Diagnostik zunächst zu verzichten.
Bei Patienten über 45 Jahre ist jedoch ein Test
auf okkultes Blut im Stuhl durchzuführen. Läßt
sich durch Ballaststoffe wie z.B. Kleie und reichliche Flüssigkeitszufuhr kein ausreichender Therapieerfolg erreichen oder finden sich Alarm-
symptome wie Wechsel der Stuhlgewohnheiten,
Blutauflagerungen auf dem Stuhl oder neu aufgetretene Schmerzen, so sollte in jedem Falle eine
ordnungsgemäße kolorektale Diagnostik (endoskopisch, radiologisch) erfolgen. Spezialuntersuchungen wie Analsphinktermanometrie oder Bestimmung der Transitzeit sind nur bei wenigen Patienten notwendig.

4 Pseudoobstruktion des Gastro-
intestinaltraktes (s. Tab. 30.3)

Hierbei handelt es sich um ein Krankheitsbild mit
Ileussymptomatik ohne nachweisbare mechanische Obstruktion. Der Pseudoobstruktion des Magen-Darm-Traktes liegen Krankheitsbilder mit
unterschiedlicher Ätiologie zugrunde. Eine Unterteilung der gastrointestinalen Pseudoobstruktion
in eine intestinale Pseudoobstruktion und eine
Pseudoobstruktion des Kolons jeweils mit akuter
und chronischer Verlaufsform sowie primären und
sekundären Formen erscheint aus klinischen und
therapeutischen Gründen gerechtfertigt.

Die intestinale Pseudoobstruktion geht mit Motilitätsstörungen im gesamten Gastrointestinaltrakt einher, wobei der Dünndarm bevorzugt betroffen wird. Die akute intestinale Pseudoobstruktion entspricht dem paralytischen Ileus und tritt
in der Regel als Sekundärerkrankung auf. Bei der
chronischen intestinalen Pseudoobstruktion, die
sich häufig über Jahre erstrecken kann, bestehen
die Symptome in Übelkeit und Erbrechen, postprandial verstärkt, krampfartigen Oberbauchbe-

Tabelle 30.3. Sekundäre Formen der chronischen intestinalen Pseudoobstruktion. (Aus Faulk 1978)

Erkrankungen der Darmmuskulatur

Kollagenosen
  Sklerodermie
  Dermatomyositis
  Polymyositis
  Systemischer Lupus erythematosus
Amyloidose
Primäre Muskelerkrankungen
  Myotonische Dystrophie
  Progressive Muskeldystrophie
Sprue

Endokrine Erkrankungen

Myxödem
Diabetes mellitus
Hypoparathyreoidismus
Phäochromozytom

Neurologische Erkrankungen

M. Parkinson
M. Hirschsprung
M. Chagas
Familiäre autonome Dysfunktion

Pharmakologische Ursachen

Phenothiazine
Trizyklische Antidepressiva
Antiparkinsonmedikamente
Ganglienblocker
Clonidin
Pilzvergiftungen

Verschiedenes

Jejunaler Bypass
Jejunumdivertikulose
Psychosen
Cathartic colon

schwerden, Meteorismus und z.T. ausgeprägter Obstipation. Diarrhö und Steatorrhö sind ebenfalls möglich und werden als Folge einer bakteriellen Überwucherung des Dünndarmes erachtet.

Bei der klinischen Untersuchung fallen ein meteoristisch aufgetriebener Leib, eine allenfalls geringe Druckschmerzhaftigkeit des Abdomens sowie eine reduzierte, z.T. aber auch eine gesteigerte Darmperistaltik auf. Eine klinische Differenzierung gegenüber dem mechanischen Ileus kann im Einzelfalle schwierig sein. Beim mechanischen Ileus ist jedoch die Symptomatik meist ausgeprägter, Diarrhöen fehlen vollständig. Peritonitische Zeichen sprechen eher für einen mechanischen Ileus und lassen eine chronische intestinale Pseudoobstruktion unwahrscheinlich werden.

5 Literatur

Anuras S, Shirazi S (1984) Colonic pseudoobstruction. Am J Gastroenterology 79:525

Blum AL (1985) Obstipation. In: Blum AL, Siewert JR, Ottenjann R, Lehr L (Hrsg) Aktuelle gastroenterologische Diagnostik. Springer, Berlin Heidelberg New York Tokyo, S 52–61

Faulk DL, Anuras S, Christensen J (1978) Chronic intestinal pseudoobstruction. Gastroenterology 74:922

Riemann JF (1984) Obstipation und Diarrhoe. In: Demling L (Hrsg) Klinische Gastroenterologie. Thieme, Stuttgart, S 737–756

Rösch W (1986) Obstipation und Diarrhoe. In: Zollner N, Hadorn W (Hrsg) Vom Symptom zur Diagnose. Karger, Basel, S 276–285

Schmidt H, Lux G, Lederer PC (1986) Pseudoobstruktion. Leber Magen Darm, S 316–322

Kapitel 31 Aszites

E.-H. Egberts und W. Dölle

Als Aszites wird die Ansammlung freier Flüssigkeit in der Bauchhöhle bezeichnet. Pathogenetisch spielen verschiedene Faktoren eine Rolle:

▶ Erhöhter hydrostatischer Druck im Splanchnikusgebiet bei portaler Hypertension.
▶ Senkung des intravasalen kolloidosmotischen Druckes bei Hypalbuminämie.
▶ Gesteigerte Kapillarpermeabilität bei entzündlichen oder neoplastischen Erkrankungen des Peritoneums.
▶ Behinderung des Lymphabflusses.

Mehrere dieser Faktoren können gemeinsam vorliegen. Zusätzlich wird die Aszitesbildung jeweils durch Hypovolämie und sekundären Hyperaldosteronismus gefördert.

1 Klinische Befunde

▶ *Beschwerden und Symptome:* Kleine Aszitesmengen bleiben asymptomatisch. Bei stärkerer Flüssigkeitsansammlung nimmt der Bauchumfang zu und die Patienten klagen über Völle- und Spannungsgefühl. Bei großem Aszites, besonders bei prall gespanntem Abdomen, treten Appetitlosigkeit und Übelkeit auf. Infolge der Druckerhöhung entwickelt sich ein gastroösophagealer Reflux mit Sodbrennen und Atemnot infolge Atelektasenbildung. Letztere kann auch durch einen Pleuraerguß begünstigt sein, welcher vorwiegend rechtsseitig bei etwa 10% der Patienten auftritt. Hernien (Nabel- und Leistenhernien) treten stärker hervor.

Ausladende Flanken und verstrichener, tiefstehender Nabel sind typisch. Ab etwa 1,5 l Flüssigkeit ist eine lageabhängige Flankendämpfung vorhanden, und es läßt sich perkutorisch eine in der Flüssigkeit laufende Welle erzeugen. Kleine Aszitesmengen von etwa 200–500 ml lassen sich durch Perkussion in Knie-Ellbogen-Lage nachweisen. Bei Adipositas ist die Untersuchung erschwert und das Ergebnis nicht immer eindeutig. Bei einem Maximum der abdominalen Vorwölbung unterhalb des Nabels und bei fehlender Flanken- oder nachweisbarer Klopfschalldämpfung mehr in der Mitte des Abdomens, sind in erster Linie Tumoren des inneren weiblichen Genitale wie Zysten und Kystome des Ovars, aber auch eine Retentionsblase oder eine Schwangerschaft in Betracht zu ziehen.

▶ *Untersuchung der Aszitesflüssigkeit:* Bei unklarer Aszitesursache ist die Probepunktion Methode der Wahl. Blutiger Aszites (über 50000 Erythrozyten/mm^3; Hämatokrit über 0,5%) findet man bei Pfortaderthrombose, Endometriose und insbesondere bei malignen Tumoren (Tabelle 31.1). Bei unsicherer Ausgangslage sollte eine artifizielle Blutbeimengung durch kontralaterale Punktion jeweils ausgeschlossen werden. Chylöser Aszites wird bei metastasierenden Prozessen im Bereich der Lymphbahnen, sowie verschiedenen Infektionen und beim nephrotischen Syndrom angetroffen.

Mit Hilfe des spezifischen Gewichtes, der Rivalta-Probe oder genauer durch die quantitative Eiweißbestimmung in der Flüssigkeit wird zwischen Exsudat (Rivalta positiv, spezifisches Gewicht größer 1018, Proteingehalt größer 25 oder 30 g/l) und Transsudat (Rivalta negativ, spezifisches Gewicht kleiner 1016, Proteingehalt kleiner 25 oder 30 g/l) unterschieden.

Diese Unterteilung hat aber nur einen beschränkten differentialdiagnostischen Wert, da sich die Proteinkonzentrationen im Aszites bei verschiedenen Krankheiten oft wenig unterscheiden (Tabelle 31.1).

2 Ursachen des Aszites

Häufigste Ursache (über 90%) eines Aszites sind Leberzirrhose, maligne Tumoren oder wesentlich seltener eine Herzinsuffizienz. Darüber hinaus können eine große Zahl anderer sowie seltenere Krankheiten mit einer Aszitesbildung einhergehen (Tabelle 31.2).

2.1 Leberzirrhose

Verminderte Albuminsynthese, Abnahme des onkotischen Druckes, sowie gestörter Aldosteronabbau (Hyperaldosteronismus) sind die hauptsächlichen Ursachen eines Aszites bei Leberzirrhose, der sich bei etwa 2/3 der Patienten im Laufe der Erkrankung entwickelt. Er ist stets als ungünstiges prognostisches Zeichen zu werten, da 5 Jahre nach seinem Auftreten nur noch 30% der Patienten überleben. Die typischen Merkmale der Aszitesflüssigkeit sind in Tabelle 31.1 aufgeführt.

Bei Leberzirrhose ist ein blutiger Aszites eher selten (etwa 5%) und weist dann auf ein Hepatom oder ein Trauma hin.

2.2 Spontane bakterielle Peritonitis

Bei etwa 10% der Patienten mit Leberzirrhose und starkem Aszites entwickelt sich eine spontane bakterielle Peritonitis. Sie ist prognostisch ungünstig und hat ihre Ursache sehr wahrscheinlich in einer verstärkten Durchtränkung und damit erhöhten Durchlässigkeit der Darmwand. Infektionen mit gramnegativen Keimen (vor allem Escherichia coli), aber auch grampositive Erreger (Pneumokokken) sind häufig.

Abdominelle Schmerzen, Fieber, Hypotonie und Enzephalopathie sind charakteristisch, können aber nur sehr diskret ausgeprägt sein oder ganz fehlen, so daß jede Verschlechterung bei Zirrhosekranken mit Aszites differentialdiagnostisch auf eine spontane bakterielle Peritonitis verdächtig ist. Die Diagnose wird aus dem Aszitespunktat (Tabelle 31.1) gestellt. Typisch sind Eiweißkonzentrationen unter 10 g/l, Granulozyten über 500/mm^3, pH unter 7,35 und eine Differenz von mehr als 0,1 zwischen arteriellem pH und pH des Aszites. Normale Werte schließen diese Diagnose aus. Die LDH ist im Aszites bei Infektionen häufig über 400 IE/dl erhöht. Differentialdiagnostisch muß daher auch ein maligner Tumor ausgeschlossen werden. Während bereits mit der Gramfärbung bei der Hälfte der Fälle der Keimnachweis möglich ist, sind Kulturen fast ausnahmslos positiv, wobei in der Regel eine Monoinfektion vorliegt.

Sekundäre bakterielle Peritonitis

Eine sekundäre Peritonitis infolge Darmperforation bei vorbestehendem Aszites ist klinisch nicht gegenüber einer spontanen bakteriellen Peritonitis abzugrenzen. Das sicherste Zeichen ist der Nachweis von freier Luft im Abdomen, die aber oft fehlen kann. Als Hinweis für eine sekundäre Peritonitis können höhere Eiweißkonzentrationen um 25 g/l, Glukosekonzentrationen unter 100 mg% und LDH-Konzentrationen über 400 E/l gelten. Während bei der spontanen bakteriellen Peritonitis in der Regel nur *ein* Keim in der Kultur anzüchtbar ist, findet man bei Perforationen meistens eine Mischinfektion, häufig mit Anaerobien.

2.3 Lebervenenstauung

Akute mechanisch oder funktionell bedingte Stauungen der Lebervenen verursachen eine schmerzhafte Lebervergrößerung, begleitet von Transaminasen und Bilirubinerhöhung wechselnden Ausmaßes, sowie Aszites. Erhöhter sinusoidaler Druck treibt Plasma in den Dissé-Raum und bei Überschreiten der Kapazität für die hepatische Lymphdrainage tropft eiweißreiche Flüssigkeit von der Leberoberfläche in die Bauchhöhle. Diese Vorstellungen von der „weinenden Leber" erklärt

Tabelle 31.1. Differentialdiagnose des Aszitespunktats

Aszites, Ursachen	Aussehen				Eiweißgehalt		Zellzahl Granulozyten/mm³	
	serös	trüb	blutig	chylös	Transudat <25 g/l	Exsudat >25 g/l	<500	>500
Herzinsuffizienz	+++				+	+++	+++	
Budd-Chiari	+++				++	++	+++	(+)
Leberzirrhose	+++	+	(+)	(+)	+++	+	+++	(+)
Spontane bakterielle Peritonitis	+	+++	(+)		+++	(+)	(+)	+++
Massive Lebermetastasen	+++		+		+++			
Hepatom	++		++		+++	(+)	+++	
Peritonealkarzinose	+	+++	+		(+)	+++	+++	+
Peritonitis tuberculosa	++	++	+		(+)	+++	überwiegend lymphozytär	
Bakterielle Peritonitis	(+)	+++				+++		+++
Pankreatogen	++	++	+		(+)	+++	++	++
Nephrotisches Syndrom	+	++		++	+++	(+)	überwiegend lymphozytär <250	
Myxödem	+++					+++	<250 +++	
Chylus	+	+		++	+	+++	überwiegend lymphozytär <250	

(+) sehr selten <10%, + gelegentlich =25%, ++ häufig =50%, +++ überwiegend >75%

den hohen Eiweißgehalt im Aszites bei venöser Abflußhinderung.

Herzinsuffizienz

Bei einer akuten Rechtsherzinsuffizienz findet man in etwa 7% und bei der chronischen in etwa 20% einen überwiegend eiweißreichen Aszites, periphere Ödeme können fehlen. Die Leber ist mehr als 11 cm in 90% und bei der Hälfte der Patienten 5 cm unterhalb des rechten Rippenbogens tastbar. Eine Milzvergrößerung findet man bei ca. 20%.

Weitere Befunde: Verlängerung der Prothrombinzeit bei 70–80%, Hyperbilirubinämie bei etwa 75%, geringe Erhöhung der alkalischen Phosphatase (bei 10%). Manchmal sehr starke Erhöhung der SGOT bei akuter Rechtsherzinsuffizienz; bei chronischer Rechtsherzinsuffizienz nur in etwa 5% der Fälle. Verminderung von Serumalbumin und demzufolge auch im Aszites. Da sich bei dieser Form der portalen Hypertension keine Kollateralen ausbilden, treten Ösophagusvarizen und Enzephalopathie nicht auf.

Budd-Chiari-Syndrom

Aszites ist das wichtigste Symptom. Der Eiweißgehalt ist nur in der Hälfte der Fälle erhöht. Weitere Befunde s. Kap. 32.4.

Pfortaderverschluß

Nur bei der akuten Thrombose kommt es zu einem nicht sehr ausgeprägten vorübergehenden Aszites, der sich mit Ausweitung der Kollateralen wieder zurückbilden kann. Bei persistierendem Aszites ist meistens eine zusätzliche Leberschädigung anzunehmen (Aszites aufgrund von Hypalbuminämie und Hyperaldosteronismus).

LDH IE/l		Cholesterol mg/dl		pH-Wert		Andere Untersuchungen im Aszites
<400	>400	<48	>48	<7,35	>7,35	
+++	(+)	++	++			
+++		++	++			
+++	(+)	+++	(+)	(+)	+++	
++	++			+++	(+)	pH-Wert: Blut-Aszites >0,1 +++ Gramfärbung ++ Kultur +++
+++						Tu-Zellen +
	+++	++	++			Tu-Zellen +
++	++	(+)	+++	+	+++	Peritonealbiopsie ++ Tu-Zellen ++ CEA >10 mg/ml ++
	+++	(+)	+++			Ziehl-Neelsen (+) Peritonealbiopsie ++ Kultur ++
	+++		+++			
	+++	(+)	+++			Aszites/Serumamylase, Lipase >1 +++ Aszites/Serum LDH >0,6 +++
+++		+++				Triglyzeride >110 mg/dl ++ Aszites/Serum Triglyzeride >1 ++
+++			+++			
+++			+++			Triglyzeride >110 mg/dl +++ Aszites/Serum Triglyzeride >1 +++

3 Neoplastische Erkrankungen des Peritoneums

Peritonealkarzinose

Die Peritonealkarzinose ist eine der häufigsten Ursachen für einen massiven Aszites und wird in erster Linie durch metastasierende Adenokarzinome hervorgerufen. Alle anderen malignen Tumoren können ebenfalls das Peritoneum infiltrieren, verursachen aber wesentlich seltener Aszites. Durch Obstruktion subdiaphragmatischer Lymphgefäße wird die peritoneale Drainage behindert und durch vom Tumor produzierte chemische Mediatoren die Kapillarpermeabilität erhöht, so daß vermehrt Exsudat in die Bauchhöhle gelangt. Trübes, gelegentlich blutiges Exsudat (Tabelle 31.1) mit einem Aszites/Serumquotienten für Protein von mehr als 0,5 und hoher LDH-Aktivität (Aszites/Serumquotient größer 0,6) und eine Cholesterolkonzentration über 48 mg/dl sind kennzeichnend für eine Peritonealkarzinose. Der Nachweis von Tumorzellen im Exsudat oder in Peritonealbiopsie und ein CEA-Spiegel von mehr als 10 ng/ml, bzw. dem doppelten Wert wie im Serum, sind beweisend für einen malignen Aszites, aber nur bei etwa 50% positiv. Hingegen soll eine Fibronektinkonzentration von mehr als 75 µg/ml nur bei malignem Aszites vorkommen und damit eine klare Trennung von anderen Aszitesursachen ermöglichen. Eine zweifelhafte Diagnose wird durch laparoskopische Biopsie geklärt.

Pseudomyxoma peritonei

Schleimproduzierende Tumoren des Ovars oder der Appendix können zum seltenen Pseudomy-

Tabelle 31.2. Aszitesursachen

Portale Hypertension

Leberzirrhose
    Spontane bakterielle Peritonitis
    Sekundäre bakterielle Peritonitis
Lebervenenstauung
    Herzinsuffizienz
    Budd-Chiari-Syndrom
Pfortaderverschluß
Malignome
    Hepatozelluläres Karzinom
    Lebermetastasen

Neoplastische Erkrankungen des Peritoneums

Peritonealkarzinose
Pseudomyxoma peritonei
Mesotheliom

Entzündliche Erkrankungen des Peritoneums

Infektionen
    bakteriell
    tuberkulös
    Pilze
    Parasiten
Vaskulitis
    Lupus erythematodes
    Purpura Schönlein-Henoch

Hypalbuminämie

Malnutrition
Exsudative Gastroenteropathie
Nephrotisches Syndrom

Gynäkologische Erkrankungen

Ovarialtumoren
Ovarielles Hyperstimulationssyndrom
Endometriose

Varia

Chylöser Aszites
Pankreatogener Aszites
Biliärer Aszites
Nephrogener Aszites
    Dialyseassoziierter Aszites
    Urinöser Aszites
Myxödem
Eosinophiler Aszites

xoma peritonei führen, bei dem die Bauchhöhle mit gelb-grünlichen fadenziehenden oder gelatinösen Schleimmassen angefüllt ist. Klinische Merkmale sind eine massive Zunahme des Bauchumfanges und tastbare Tumoren. Abdominelle Schmerzen infolge intestinaler Obstruktion treten oft im Verlauf der Erkrankung auf. Der Allgemeinzustand wird zunächst jedoch nicht wesentlich beeinträchtigt.

Mesotheliom

Mesotheliome des Peritoneums sind eine seltene Aszitesursache. Bei der Hälfte der Kranken besteht gleichzeitig eine Lungenasbestose mit Pulmonalfibrose, hyalinen Pleuraplaques und Asbestkörpern im Lungengewebe. Häufig ist anamnestisch eine Exposition für Asbestfasern zu eruieren. Der Aszites ist eiweißreich und gelegentlich hämorrhagisch. Wenn sich Hyaluronsäurekonzentrationen im Aszites von über 120 µg/ml nachweisen lassen, ist das Vorliegen eines Mesothelioms zwar wahrscheinlich, doch finden sich bei der Mehrzahl eher niedrigere Werte. Der CEA-Spiegel ist nicht erhöht. Die Abgrenzung zur Peritonealkarzinose kann schwierig sein, wenn sich nicht Asbestfasern im Peritonealgewebe nachweisen lassen (in 1/3 der Fälle positiv). Typische histologische Befunde fehlen, weshalb oft elektronenmikroskopische und immunhistologische Zusatzuntersuchungen erforderlich sind.

4 Entzündliche Erkrankungen des Peritoneums

Bakterielle Peritonitis

Bei der eitrigen Peritonitis stehen die klinischen Zeichen eines akuten Abdomens mit hohem Fieber infolge eines perforierten Hohlorganes oder eine Abszedierung im Vordergrund. Die Exsudatmengen (Tabelle 31.1) sind eher gering und enthalten überwiegend Granulozyten in sehr großer Anzahl, die Gramfärbung ist häufig positiv und in der Kultur lassen sich meistens mehrere verschiedene Keime nachweisen. Weitere Befunde s. 28.2

Peritonealtuberkulose

Die Peritonealtuberkulose zählt heute zu den seltenen Manifestationsformen einer extrapulmonalen Tuberkulose und ist deshalb eine wenig häufige Ursache für einen Aszites (Tabelle 31.1). Uncharakteristische und variable Beschwerden führen oft erst nach Monaten zur richten Diagnose. Verdächtig sind diffuse abdominelle Beschwerden, Fieber, Verschlechterung des Allgemeinzustandes und Aszites, das hervorstechendste klinische Symptom, dessen Volumen wenige Milliliter bis mehrere Liter betragen kann. Hoher Eiweiß- und Zellgehalt mit über 75% Lymphozyten lassen die Flüssigkeit häufig trübe erscheinen. Gelegentlich ist der Aszites blutig. Am schnellsten kann die Diagnose laparoskopisch oder mittels Peritonealbiopsie gestellt werden. Der mikroskopische Nachweis säurefester Stäbchen im Punktat gelingt nur ausnahmsweise. Kulturen sind in etwa 80% positiv, wenn 1 l Aszitesflüssigkeit für die bakteriologische Untersuchung zur Verfügung gestellt wird. Nur vereinzelt liegt gleichzeitig eine Lungentuberkulose vor, während bei etwa einem Drittel synchron eine Pleuritis tuberculosa besteht. Der Tuberkulintest ist bei Austestung bis Stärke 100 nahezu immer positiv.

Peritonitis durch Pilze bzw. Parasiten

Peritoneale Infektionen mit Aszitesbildung durch Pilze oder Parasiten stellen ausgesprochene Raritäten dar.

5 Hypalbuminämie

Malnutrition und exsudative Enteropathie mit unkomplizierter Hypalbuminämie gehen nur selten mit Aszites einher, im Vordergrund stehen generalisierte Ödeme, besonders in den abhängigen Körperpartien. Der Eiweißverlust über den Darm kann durch die α_1-Antitrypsinausscheidung oder mit ^{51}Chrom-markiertem Albumin nachgewiesen werden.

Nephrotisches Syndrom

Beim nephrotischen Syndrom (Ödeme, Proteinurie, Hypoproteinämie, Hypercholesterinämie) wird ein Aszites in der Hälfte der Fälle gefunden. Neben der Hypalbuminämie trägt eine eingeschränkte Natriumexkretion der Niere zur Ödembildung bei. Die Eiweißkonzentration ist niedrig. Aus ungeklärter Ursache findet sich häufig ein chylöser Aszites (Tabelle 31.3), wobei die Cholesterolkonzentrationen im Gegensatz zu anderen chylösen Aszitesformen unter 48 mg/dl liegt. Bei geringer Zellzahl überwiegen Lymphozyten, die LDH-Aktivität ist ebenfalls niedrig.

6 Gynäkologische Erkrankungen

Ovarialtumoren

Verschiedene benigne Tumoren des Ovars wie z.B. Teratome, Leiomyome und Zystadenome können mit Aszites und Pleuraerguß einhergehen, wobei die Flüssigkeitsansammlungen mit Entfernung des Tumors verschwinden. In der Regel handelt es sich dabei um Exsudate, aber auch eiweißarme Ergüsse kommen vor. Diese Veränderungen werden bei Vorliegen eines ovariellen Fibroms als Meigs-Syndrom bezeichnet, bei anderen Tumoren faßt man diesen Symptomenkomplex unter dem Begriff Pseudo-Meigs-Syndrom zusammen.

Ovarielles Hyperstimulationssyndrom

Das ovarielle Hyperstimulationssyndrom tritt bei 1–2% der mit Clomiphen oder mit humanem Menopausengonadotropin behandelten Patienten auf und kann mit massivem Aszites, Pleuraerguß, Elektrolytimbalanzen, Oligurie und Schock einhergehen. Dieses Syndrom ist auf eine vermehrte Kapillarpermeabilität der ovariellen Gefäße zurückzuführen.

Endometriose

Über Monate anhaltende Dysmenorrhö, persistierende Schmerzen im Unterbauch, Zunahme des Leibesumfanges, Übelkeit und Durchfall kennzeichnen das Beschwerdebild bei peritonealer Endometriose. Häufig läßt sich im Becken ein Tumor tasten und in etwa 50% tritt gleichzeitig ein rechtsseitiger Pleuraerguß auf. Der Aszites ist regelmäßig dunkelbraun gefärbt. Vereinzelt wurden auch Fälle von Peritonealendometriose beschrieben, bei denen ein akutes Hämatoperitoneum auftrat.

7 Sonstige Ursachen

7.1 Chylöser Aszites (s. Tabelle 31.3)

Chylöser Aszites besteht aus fett- und cholesterin-
reicher Lymphe, der nur in etwa 50% makroskopisch aufgrund einer milchigen Trübung richtig erkannt wird. Bei einem Triglyzeridgehalt von mehr
als 110 mg/dl und einem Aszites/Plasmaquotienten
von mehr als 1 handelt es sich um ein chylöses
Exsudat, während Triglyzeridwerte unter 50 mg/dl
eine chylösen Erguß ausschließen. Bei Fettkonzentrationen zwischen 50 und 110 mg/dl ist nur mit
Hilfe der Lipidelektrophorese zum Nachweis von
Chylomykronen eine Differenzierung möglich. Die
Flüssigkeit ist steril und enthält Lymphozyten in
geringer Anzahl. Chronischer chylöser Aszites ist
schmerzlos und geht mit Gewichtsverlust einher
sowie mit Hypoproteinämie und Mangelernährung.

Beim Erwachsenen sind maligne Neoplasien die
häufigste Ursache, in etwa der Hälfte der Fälle
besteht ein malignes Lymphom, an 2. Stelle stehen
verschiedene Infektionen. Beim nephrotischen
Syndrom tritt chylöser Aszites mit sehr unterschiedlicher Häufigkeit auf (s. oben).

Bei Kindern sind kongenitale Mißbildungen des
Lymphsystems die Hauptursache.

Tabelle 31.3. Krankheiten, die mit chylösem Aszites einhergehen können

Maligne Erkrankungen
  Lymphom
  Leukämie
  Karzinom: Magen
             Pankreas
             Ovar
             Mamma
             Kolon
             Bronchus
  Infektionen: Tuberkulose
             Filariasis
             Dysenterie
Thrombose linke V. subclavia
Nephrotisches Syndrom
Trauma
Leberzirrhose
Exsudative Gastroenteropathie
Kongenitale Lymphangiektasie (Hauptursache bei Kindern)
Lungenfibrose
Intestinale Obstruktion
Pankreatitis

Eine Sonderform ist die akute chylöse Peritonitis, die mit krampfartigen abdominellen Schmerzen häufig nach einem opulenten Mahl beginnt.
In der Hälfte der Fälle bleibt die Ursache unklar,
bei etwa 20% liegt eine intestinale Obstruktion
und bei den übrigen ein Trauma mit Ruptur der
Cysterna chyli vor.

7.2 Pankreaserkrankungen

Hohe Amylaseaktivität und hohe Eiweißkonzentrationen sind kennzeichnend für einen pankreato-
genen Aszites (s. Tab. 31.1), der bei akuter Pankreatitis in 10–15% der Fälle auftritt und sich nach
Abklingen des akuten Schubes wieder zurückbildet. Demgegenüber ist der sehr seltene chronische
pankreatogene Aszites durch eine eher langsame
Zunahme des Bauchumfanges charakterisiert;
über Schmerzen wird nur ausnahmsweise geklagt.
In 15–30% besteht gleichzeitig ein Pleuraerguß.
Mögliche Ursachen dieses Aszites sind eine Perforation des Pankreasganges oder einer Zyste mit
Verbindung zur Bauchhöhle bzw. Pleura, wie sie
im Rahmen einer akuten oder einer chronischen
Pankreatitis auftreten kann.

Während bei der akuten Pankreatitis die entzündliche Reaktion im allgemeinen zur Abkapse-
lung und damit Pseudozystenbildung führt, fehlt
diese Rekation bei chronischer Pankreatitis, so
daß es eher zu einer Fistelbildung in die Bauchhöhle kommt (Nachweis durch ERP). Bleibt die
Sekretion des Pankreas hoch, entwickelt sich gewöhnlich ein starker Aszites. Da die Enzyme im
Pankreassekret nicht aktiviert sind, bleiben eine
akute entzündliche Peritonealreaktion und damit
Schmerzen aus.

Bei der chronischen Verlaufsform sind Amy-
lase- und Lipaseaktivität im Aszites exzessiv, im
Serum oft nur wenig erhöht und sind als Folge
der peritonealen Amylase- und Lipaseresorption
zu interpretieren. Der Quotient Aszites/Serum-
amylase und Lipase ist aber immer größer als 1
(s. Tabelle 31.1).

7.3 Biliärer Aszites

Im Gegensatz zur akuten biliären Peritonitis, bei
der alle Zeichen einer eitrigen Bauchfellentzün-
dung vorliegen, kommt es vereinzelt nach chirurgi-

schen Eingriffen an den Gallenwegen, mitunter erst nach wochenlanger Latenz, durch ein Leck im Gallenwegsystem zum chronischen Austritt von Galle in die freie Bauchhöhle. Typisch sind Übelkeit, Ikterus, acholischer Stuhl und allmähliche Zunahme des Bauchumfanges. Die Aszitesflüssigkeit ist grünlich gefärbt und weist eine sehr hohe Konzentration direkten Bilirubins auf, dessen peritoneale Resorption zur Gelbsucht führt. Entzündliche Veränderungen fehlen und die Flüssigkeit ist steril.

7.4 Nephrogener Aszites

Dialyseassoziierter Aszites

Eine seltene Komplikation bei chronischer Hämodialyse ist das Auftreten eines therapierefraktären Aszites ungeklärter Ursache. Typischerweise handelt es sich dabei um ein eiweißreiches Exsudat mit variablen Leukozytenzahlen, wobei die Lymphozyten mit mehr als 80% überwiegen. Bevor die Diagnose gestellt werden kann, müssen andere Aszitesursachen ausgeschlossen werden.

Urinöser Aszites

Urinöser Aszites ist vereinzelt nach operativen Eingriffen im Becken infolge ureteroperitonealer Fisteln beschrieben worden. Die Diagnose kann äußerst schwierig sein, wenn die Harnstoff- und Kreatininwerte im Aszites nicht höher als im Serum liegen, was zunächst nicht immer der Fall sein muß. Nach einiger Zeit kommt es jedoch zu Fibrinniederschlägen auf dem Peritoneum, wodurch die peritoneale Resorption der harnpflichtigen Substanzen verhindert wird, so daß dann deren Konzentrationen im Aszites ansteigen. Die Fi-

stel läßt sich im i.v.-Pyelogramm durch Kontrastmittelaustritt in das Peritoneum nachweisen.

7.5 Myxödem

Das Myxödem stellt eine ungewöhnliche Ursache eines Aszites (Tabelle 31.1) dar und kann mit Perikard- und Pleuraergüssen vergesellschaftet sein. Dabei handelt es sich um ein zellarmes Exsudat, meist mit mehr als 40 g Eiweiß pro Liter und hohem Cholesteringehalt. Der Aszites kann bereits bestehen ehe das klinische Bild einer Hypothyreose voll ausgebildet ist. Die In-vitro-Parameter zeigen stets eine Unterfunktion an. Während eine diuretische Therapie nur wenig wirksam ist, kommt es 2–3 Wochen nach Substitution von Schilddrüsenhormonen zur raschen Ausschwemmung des Aszites und der Ergüsse anderer Körperhöhlen.

7.6 Eosinophiler Aszites

Ein hoher Gehalt oder sogar Überwiegen eosinophiler Zellen im Aszites wird bei eosinophiler Gastroenteritis angetroffen. Laparoskopisch findet sich eine ödematöse Serosa, die mit Eosinophilen, Lymphozyten und Plasmazellen infiltriert ist. Isolierte Fälle mit eosinophilem Aszites wurden bei rupturierter Echinokokkuszyste, Peritonealdialyse, Lymphom, Vaskulitis und beim hypereosinophilen Syndrom gefunden.

Literatur s. Kap. 32: Portale Hypertension

Kapitel 32   Portale Hypertension

E.-H. EGBERTS und W. DÖLLE

Unter portaler Hypertension versteht man eine vorübergehende oder dauernde Erhöhung des Blutdrucks im Stammgebiet der V. portae und in allen zuführenden großen Venen mit einem Druckanstieg von normal 5 mmHg auf über 15 mmHg. Ursache ist eine Abflußbehinderung oder wesentlich seltener eine Zunahme des Blutflusses.

1 Klinische Befunde und Komplikationen der portalen Hypertension

Folge der Druckerhöhung im Pfortadergebiet ist ein Rückstau von Blut, wodurch die Funktion der vorgeschalteten Organe beeinträchtigt werden und sich Komplikationen entwickeln können:

Bei Vergrößerung der Milz kann ein Hypersplenismus mit Thrombozytopenie, Leukozytopenie und Anämie entstehen. Bei Stauungshyperämie der Magenschleimhaut kann es zur hämorrhagischen Gastritis kommen. Im Darm kann die Resorption beeinträchtigt werden und häufig besteht ein Meteorismus. Der erhöhte kapilläre Filtrationsdruck begünstigt die Transsudation von Flüssigkeit in die Bauchhöhle und bedingt wesentlich mit die Entwicklung eines Aszites.

Über die Eröffnung bzw. Ausbildung von Kollateralen kann das Blut unter Umgehung des Strömungshindernisses und der Leber zum Herzen geleitet werden, sofern nicht ein Rückstau von Blut infolge Rechtsherzinsuffizienz vorliegt. Der Kollateralkreislauf wird durch eine vermehrte Gefäßzeichnung an der vorderen Bauchwand unmittelbar sichtbar. Sehr selten sind dabei radialwärts vom Nabel sich ausbreitende prominente Venen ("Caput medusae"). Sie sind stets Hinweis auf eine besonders ausgeprägte Kollateralisation über Periumbilikalvenen oder treten bei Persistenz einer offenen Umbilikalvene auf und können dann mit einem venösen Strömungsgeräusch oder tastbarem Schwirren einhergehen (Cruveilhier-von Baumgarten-Syndrom). Auch im Narbengewebe vorangegangener Laparotomien und besonders über den Plexus hämorrhoidalis (Hämorrhoiden) können sich Kollateralen entwickeln. Weitere Umgehungskreisläufe, z.B. über die linke Nierenvene, sind nur radiologisch darstellbar.

Der Rückstau von Blut in den ösophagogastrischen Venen (Varizen) ist stets mit einem sehr hohen Blutungsrisiko verbunden. Wichtigste Untersuchung ist die Endoskopie, mit der Größe, Ausdehnung und Blutungsneigung beurteilt werden können. Ösophagusvarizen können aber in seltenen Fällen auch durch Verschluß der oberen Hohlvene, meist infolge eines malignen Tumors, entstehen ("Downhill-Varizen"), wobei hier der Blutstrom kraniokaudal und hepatopetal gerichtet ist.

Über die Umgehungskreisläufe gelangt portalvenöses Blut in den großen Kreislauf, ohne zuvor das Stoffwechselorgan Leber passiert zu haben. Dies kann zu einer Abnahme der Leberdurchblutung mit Einschränkung der hepatozellulären Funktionen führen mit der Folge einer portosystemischen Enzephalopathie. Diese manifestiert sich als neuropsychiatrisches Syndrom, das von diskreten zerebralen Funktionsstörungen bis hin zum Koma reicht. Andere metabolische Enzephalopathien mit ähnlicher Symptomatik können durch den Nachweis erhöhter Ammoniakspiegel im Blut abgegrenzt werden.

2 Lokalisation der Abflußbehinderung

Die Auswirkungen der portalen Hypertension werden entscheidend mitbestimmt von der zugrundeliegenden Krankheit und damit von der Lokalisation des Strömungshindernisses (Block).

Sonographisch lassen sich gestaute Gefäße und in etwa 70% ein portosystemischer Umgehungskreislauf nachweisen. Die Methode der ersten Wahl zur Darstellung von Abflußbehinderungen im Pfortadersystem ist die indirekte Splenoportographie mittels Zöliakographie. Bei ungenügender Kontrastierung der Pfortader oder Milzvene durch retrograden Blutfluß oder durch Kontrastmittelverdünnung infolge sehr ausgeprägter Kollateralisation können Computertomographie nach Kontrastmittelgabe und auch die Doppler-Ultraschalluntersuchung zur Klärung der Verhältnisse beitragen.

Die Lokalisation des Blocks und die quantitativen Bestimmungen des Ausmaßes eines Strömungshindernisses erfolgen mit Hilfe von Druckmessungen. Der Druck im eingekeilten Lebervenenkatheter (WHVP = Wedged hepatic venous pressure) reflektiert die Druckverhältnisse im sinusoidalen Bereich, wobei als Bezugspunkt meist der Druck des frei in einer Lebervene flottierenden Katheters (FHVP = Free hepatic venous pressure) gewählt wird. Als normal werden Werte bis zu 5 mmHg (WHVP-FHVP) angesehen. Höhere Werte weisen auf ein sinusoidal- oder postsinusoidal gelegenes Strömungshindernis hin. Dabei sind der Druck in der Pfortader (Normalwert 3,7–14,8 mmHg) und in allen zuführenden großen Venen ebenfalls sowie auch der Milzinnendruck (Normalwerte bis 17 mmHg) erhöht.

Bei präsinusoidalem oder prähepatisch gelegenem Block ist der Druck im okkludierten Lebervenenkatheter normal, der Pfortader- oder Milzinnendruck jedoch erhöht. Dabei wird ein Druckgradient zwischen Pfortader und Lebervenenverschlußdruck bis 5 mmHg als normal angesehen.

Bei einem auf die Milzvene begrenzten Strömungshindernis durch Thrombose oder Kompression ist allein der Milzinnendruck erhöht.

3 Prähepatischer und präsinusoidaler intrahepatischer Block

Bei erhöhtem Blutzufluß und bei prähepatischen oder auf die Milzvene beschränkten (segmentalen) Blockformen ist die Leberfunktion normal; bei intrahepatischem präsinusoidalen Strömungshindernis kann sie in geringem Maße beeinträchtigt sein. Blutung und Hypersplenismus sind häufiger Komplikationen, während eine Enzephalopathie nur selten und ein Aszites in der Regel nicht ohne zusätzliche Faktoren wie u.a. eine Herabsetzung der onkotischen Druckes auftreten. Blutungen werden, rechtzeitiger und ausreichender Blutersatz vorausgesetzt, in der Regel gut überstanden (Tabelle 32.1).

Milzvenenverschluß

Isolierter Milzvenenverschluß (Ursachen s.u. bei Pfortaderthrombose) führt zu einem Anstieg des Milzinnendrucks. Liegt die Obstruktion distal von der Einmündung der V. gastrica sinistra, so entwickeln sich besonders ausgeprägte Magenfundusvarizen, über die das Milzvenenblut zur Pfortader gelangt, während Ösophagusvarizen nur gering im distalen Teil der Speiseröhre ausgebildet sind. Angiographisch kann das Strömungshindernis lokalisiert werden.

Pfortaderverschluß bei Kindern

Der Pfortaderverschluß ist bei Kindern die häufigste Ursache einer portalen Hypertension, bedingt durch Thrombosen der Pfortader infolge von Nabelveneninfektionen, Omphalitis, Trauma und abdominellen Infektionen. Sehr seltene Ursachen sind angeborene Fehlbildungen wie Atresie, Hypoplasie oder hochgradige Ektasien. Periumbilikale Kollateralen fehlen, weil der Verschluß distal der Einmündung der Nabelvene liegt. Ösophagusvarizenblutungen treten bei neonatalem Pfortaderverschluß ab dem 2. Lebensjahr auf und sind am häufigsten zwischen dem 10. und 15. Lebensjahr. Die Milz ist immer vergrößert, ein Hypersplenismus mit Leukozytopenie und Thrombozytopenie häufig. Erst jenseits des 60. Lebensjahres kommt es zu einer Einschränkung der Leberfunktion mit Aszites und Enzephalopathie.

Tabelle 32.1. Differentialdiagnose der portalen Hypertension

Krankheit	Abfluß-hindernis	Blockformen	Druck Leber-vene	Druck Pfort-ader	Leber-funk-tion	Blutung	Hyper-splenie	Aszites	Enze-phalo-pathie	Wesentliche zusätzliche Untersuchungen
Milzvenenthrombose oder Kompression	Milzvene	Prähepatisch intrahepatisch	=	=	=	+	+	0	0	Spleno-portographie
Pfortaderthrombose oder Kompression	Pfortader	Prähepatisch intrahepatisch	=	↑	=	+	+	(+)	(+)	
Arterioportale Fistel Idiopathische tropische Splenomegalie Hochgradige Splenomegalie ohne Lebererkrankung Cruveilhier-von Baumgarten-Krankheit	Pfortaderäste Portalfeld	Intrahepatisch präsinusoidal	=	↑	=	+	+	0	0	
Idiopathische portale Hypertension Kupfer, Arsen, Vinylchlorid, Methotrexat, Mercaptopurin, Azathioprin Noduläre regenerative Hyperplasie Schistosomiasis Myeloproliferative und lymphoretikuläre Erkrankung Granulome Frühstadium der primär biliären Zirrhose Kongenitale Leberfibrose	Portalfeld	Intrahepatisch präsinusoidal	=	↑	=/↓	+	+	0	0	Leberhistologie
Fulminante Hepatitis Hypervitaminose A Alkoholische Lebererkrankung Chronisch aktive Hepatitis Leberzirrhose	Parenchym	Intrahepatisch sinusoidal und postsinusoidal	↑	↑	↓	+	+	+	+	Laparoskopie Leberhistologie
Lebervenenverschlußkrankheit	Kleine Lebervenen	Intrahepatisch postsinusoidal	↑	↑	↓	+	+	+	+	Leberhistologie Lebervenographie Kavographie
Budd-Chiari-Syndrom	Große Lebervenen	Posthepatisch suprahepatisch	↑	↑	↓	+	+	+	+	
Rechtsherzinsuffizienz	Rechtes Herz	Posthepatisch	↑	↑	↓	0	(+)	+	0	Zentraler Venendruck

Pfortaderverschluß bei Erwachsenen

Die Thrombose der Pfortader beim Erwachsenen kann infolge abdomineller Infektionen, postoperativ, nach Traumen, durch Tumorinvasion und bei Hyperkoagulabilität (z.B. Polycythämie vera) auftreten. Vielfach bleibt die Ursache jedoch unklar. Bei etwa der Hälfte der Patienten kommt es zu rezidivierenden gastrointestinalen Blutungen und bei knapp 20% ist die Splenomegalie mit Hypersplenismus das führende klinische Symptom. Die Leberfunktion ist zunächst nicht beeinträchtigt. Das Strömungshindernis kann sonographisch erkannt oder mit der Splenoportographie lokalisiert werden. Im Bereich des Strömungshindernisses werden Kollateralen sichtbar, während die Kontrastierung der Pfortader und ihrer Leberäste ausbleibt.

Die Kontrastierung der Pfortader fehlt auch bei hepatofugalem Blutstrom, der bei Zirrhose oder auch beim Budd-Chiari-Syndrom vorkommen kann. Entscheidend ist die Messung des Lebervenenverschlußdrucks, der bei präsinusoidal gelegenen Strömungshindernissen normal, bei allen anderen Blockformen jedoch erhöht ist.

Arteriovenöse Fisteln

Sehr selten sind die bei hereditärer hämorrhagischer Teleangiektasie (M. Osler) beobachteten arteriovenösen Fisteln im Splanchnikusgebiet. Erworbene arteriovenöse Fisteln entstehen durch Trauma, maligne Tumoren oder auch gelegentlich durch Ruptur eines arteriellen Aneurysmas in eine Vene. Dem stark vermehrten Blutfluß setzt das intrahepatische Gefäßsystem einen Widerstand entgegen, der durch reaktive Wandverdickung der portalen Venolen zunimmt, weshalb auch nach Beseitigung der Fistel die portale Hypertension bestehen bleibt. Bei großen Fisteln kann ein Strömungsgeräusch hörbar sein. Die Diagnose ist mittels Arteriographie und Computertomographie mit Kontrastmittelgabe möglich.

Cruveilhier-von Baumgarten-Krankheit

Hierbei bleibt der physiologische Verschluß der Nabelvene in der postpartalen Periode aus. Die daraus resultierende Hypoplasie der Leber und ihres Gefäßsystems führt zum Pfortaderhochdruck. Mächtige variköse Kollateralen zwischen den Bauchwandvenen und der Pfortader in Gestalt des Caput medusae sind typisch.

Beim Cruveilhier-von-Baumgarten-Syndrom liegt eine Kollateralisation als Folge eines intra- oder posthepatischen Blockes vor und es besteht keine Hypoplasie der Leber.

Idiopathische tropische Splenomegalie

Sie wird in endemischen Malariagebieten angetroffen und geht mit sinusoidaler Lymphozytose, Kupferzellhyperplasie und erhöhten IgM- und Malariaantikörpern einher. Der splenale Blutfluß kann bis auf das Fünffache der Norm ansteigen und dadurch eine portale Hypertension verursachen. Gastrointestinale Blutungskomplikationen sind häufig.

Idiopathische portale Hypertension

Unter den Begriffen „primäre idiopathische portale Hypertension", „nicht zirrhotische portale Fibrose" und „nicht zirrhotische portale Hypertension" werden ätiologisch unklare, vorwiegend präsinusoidale Blockformen mit zusätzlicher sinusoidaler Abflußbehinderung zusammengefaßt. In Japan und Indien wird diese Form der portalen Hypertension bis zu 30% gefunden. In der westlichen Welt kommt sie nur sehr selten nach chronischer Arsenzufuhr, Exposition gegenüber Kupfersalzlösungen, wie sie Weinbauern zum Besprühen der Reben verwenden, und bei Exposition gegenüber Dämpfen von Vinylchloridmonomeren vor. Über Einzelfälle nach langdauernder zytostatischer Therapie mit Methotrexat, 6-Mercaptopurin und Azathioprin wurde ebenfalls berichtet.

Charakteristisch sind eine glatte Leberoberfläche gelegentlich mit fleckförmigen Kapselverdikkungen, offene Pfortader, weitgehend normaler Leberblutfluß und nur wenig beeinträchtige Leberfunktion.

Die histologisch nachweisbare deutliche Sklerosierung der terminalen Pfortaderäste betrifft nicht immer alle Leberareale, weshalb sie u.U. bei der Leberblindbiopsie verfehlt werden. Die portale Venographie zeigt eine Einengung und Rarefizierung sowie Irregularitäten der kleinen Pfortaderäste mit venösen Geflechten anstelle einzelner größerer Pfortaderäste, sowie intrahepatische venovenöse Shunts. Chronische Splenomegalie und wiederholte gastrointestinale Blutungen bestimmen das klinische Bild, wobei die Prognose wesentlich günstiger als bei den Komplikationen der zirrhotischen portalen Hypertension ist.

Noduläre regenerative Hyperplasie und partielle noduläre Transformation

Diese seltene Krankheit ist gekennzeichnet durch eine diffuse knotige Umwandlung des Leberparenchyms ohne fibröse Septen mit Atrophie und Fibrose der Portalfelder. Zahl und Größe der terminalen Pfortaderäste sind vermindert. Obligat ist eine Splenomegalie. Erhöhte Leberdurchblutung und diffuse Nodularität führen zu einer Druckerhöhung auch im sinusoidalen Bereich. Eine portale Hypertension entwickelt sich bei 70% der Patienten, wobei die Leberfunktion bis auf eine Erhöhung der alkalischen Phosphatase unauffällig ist. Varizenblutungen sind selten.

Die Diagnose läßt sich laparoskopisch und bioptisch sichern. Bei der partiellen nodulären Transformation, bisher bei 8 Fällen beschrieben, sind die Veränderungen auf den Leberhilus begrenzt und komprimieren die Pfortader, während die übrige Leber normal oder atrophisch ist. Die Diagnose ist nur laparoskopisch zu stellen.

Schistosomiasis

Schistosomiasis ist weltweit gesehen die häufigste Ursache einer portalen Hypertension. Periportale Entzündung und Granulombildung als Reaktion auf eingeschwemmte Eier von Schistosoma mansoni und japonicum obliterieren die Pfortaderäste und bewirken einen präsinusoidalen Block. Hepatosplenomegalie, rezidivierende Ösophagusvarizenblutungen, die nicht durch eine Enzephalopathie kompliziert werden, ein meist klinisch asymptomatischer Hypersplenismus und eine weitgehend erhaltene Leberfunktion sind charakteristisch.

Hämatologische Erkrankungen

Myeloproliferative und lymphoretikuläre Erkrankungen wie Osteomyelofibrose, akute und chronische Leukämien und Lymphome sowie Mastozytose können durch Infiltration der Periportalfelder und besonders über einen gesteigerten Blutfluß bei Splenomegalie zur portalen Hypertension und zu Ösophagusvarizenblutungen führen.

Granulome

Sehr selten kann eine portale Hypertension bei Sarkoidose durch Granulome entstehen, die vorwiegend periportal angesiedelt sind und einen präsinusoidalen Block verursachen. Vereinzelt erhöht gemessene Werte des Lebervenenverschlußdruckes weisen auf eine zusätzliche sinusoidale oder postsinusoidale Komponente hin. Manifeste Ösophagusvarizen wurden nur vereinzelt beschrieben, Blutungen stellen eine Rarität dar.

Bei Lebertuberkulose ist in wenigen Fällen eine portale Hypertension beobachtet worden.

Primär biliäre Zirrhose

Ein präsinusoidaler Block mit Pfortaderhochdruck kann im Frühstadium der primär biliären Zirrhose durch Zellinfiltrationen und Fibrose der Periportalfelder auftreten, ohne daß bereits eine zirrhotische Umwandlung der Leber erfolgt ist. Da in diesem Stadium die hepatozelluläre Funktion nur gering beeinträchtigt ist, gehen die gelegentlich auftretenden Ösophagusvarizenblutungen nicht mit einer Enzephalopathie einher.

Kongenitale Leberfibrose

Bei der kongenitalen Leberfibrose mit autosomalrezessivem Erbgang besteht eine Hypoplasie der kleinen Pfortaderäste, die den entscheidenden pathogenetischen Faktor für die Entwicklung einer portalen Hypertension vom präsinusoidalen Typ darstellt. Zusätzlich finden sich breite Bindegewebssepten mit Umschnürung einzelner Leberläppchen ohne Regeneratbildung sowie eine Hyperplasie und Dilatation der intralobulären Gallengänge. Eine Kombination mit Zysten in den Nieren oder Schwammnieren ist häufig. Bis zu einem Drittel der Patienten bekommt Ösophagusvarizenblutungen.

4 Sinusoidaler und postsinusoidaler Block

Zwischen sinusoidalen und postsinusoidalen Widerstandserhöhungen kann mit Hilfe der Druckmessungen nicht differenziert werden. Lebervenenverschlußdruck und Pfortaderdruck sind erhöht. Die hepatozelluläre Funktion ist beeinträchtigt, so daß Aszites und Enzephalopathie sowie das seltene hepatorenale Syndrom als weitere Komplikationen zu gastrointestinalen Blutungen und Hypersplenismus hinzutreten können (Tabelle 32.1).

Fulminante Hepatitis

Fulminante Virushepatitiden und toxische Hepatitiden können durch Verlegung der Sinusoide mit nekrotischen Leberzellen den sinusoidalen Abfluß behindern. Klinisch stehen ein endogenes Leberkoma, Kreislaufinsuffizienz, Verkleinerung der Leber, Aszites und gastrointestinale Blutungen im Vordergrund. Maximale Erhöhungen der Transaminasen sind sofort nachweisbar, während sich die Zeichen der aufgehobenen exkretorischen und synthetischen Leberfunktion innerhalb der ersten Tage entwickeln. Die Prognose ist mit einer Letalität von über 80% äußerst schlecht.

Hypervitaminose A

Retinolvergiftungen durch Nahrungszufuhr oder nach therapeutischer Verabfolgung gehen mit einer erheblichen Größenzunahme der Ito-Zellen (Lipozyten) einher, in denen das Vitamin A gespeichert wird. Es kommt dadurch zu einer sinusoidalen Widerstandserhöhung, die so ausgeprägt sein kann, daß vereinzelt Ösophagusvarizenblutungen beobachtet wurden. Bei anhaltender Vitamin-A-Zufuhr können sich eine perisinusoidale Fibrose und schließlich eine Leberzirrhose entwickeln.

Alkoholische Lebererkrankung

Schwellung der Hepatozyten durch Fetteinlagerung, Akkumulation von Kollagenbündeln im Dissé-Raum und eine Sklerose der terminalen Lebervenen sind die Ursache für die portale Hypertension bei alkoholischer Leberkrankheit noch vor Ausbildung einer Zirrhose. Während die alkoholische Fettleber in der Regel symptomarm ist und nur ausnahmsweise mit einer ausgeprägten Leberfunktionsstörung und Aszitesformation einhergeht, ist die akute alkoholtoxische Hepatitis ein dramatisches Krankheitsbild mit einer Letalität um 20%. Schweres Krankheitsgefühl, Ikterus (100%), Aszites (80%), Enzephalopathie (55–70%) können zusätzlich durch prognostisch ungünstige gastrointestinale Blutung (8%), kompliziert werden.

Chronisch aktive Hepatitis

Durch Vermehrung intralobulären Bindegewebes und Infiltration der Portalfelder wird bereits eine portale Hypertension durch sinusoidale Abflußbehinderung mit zusätzlicher präsinusoidaler Komponente verursacht, bevor sich eine Zirrhose entwickelt hat. Bei über 40% dieser Patienten sind Ösophagusvarizen nachweisbar und bei etwa einem Drittel sind Blutungen daraus Anlaß für den Beginn der ärztlichen Behandlung.

Leberzirrhose

Leberzirrhosen stellen in der industrialisierten Welt mit 80–90% die weitaus überwiegende Ursache für eine portale Hypertension dar. Die Komplikationen Aszites, Ösophagusvarizenblutungen und Enzephalopathie sind häufig. Verminderung und Distorsion des gesamten sinusoidalen Gefäßbettes tragen zu Widerstandserhöhungen bei, ebenso wie die postsinusoidale Kompression der terminalen Lebervenen durch Regeneratknoten. Bei einigen Zirrhosen wie bei Hämochromatose, M. Wilson, primär biliärer Zirrhose und chronisch aktiver Hepatitis kommt es infolge einer ausgeprägten Fibrose in den Portalfeldern zusätzlich zu einer präsinusoidalen Abflußbehinderung.

Endophlebitis obliterans venae hepaticae

Lebervenenverschlußkrankheit (VOD = Veno occlusive disease): Subendotheliale Sklerose mit sekundärer Thrombose intrahepatischer Venen und terminaler Venulen können durch pflanzliche Pyrrolizidinalkaloide hervorgerufen werden, die in Senecio ilicifolas, Senecio burchelli, Heliotropium lasiocarpine und Crotalaria fulva enthalten sind. Mit Buschtees oder verunreinigtem Getreide zugeführt können sie besonders bei Kindern und Jugendlichen in Jamaika, Südafrika, Ägypten und Indien einen Verschluß der Zentralvenen mit postsinusoidaler Blockierung und zentrolobulärer Fibrose verursachen. Während bei etwa der Hälfte eine Rückbildung innerhalb weniger Wochen erfolgt, sterben etwa 20%, und bei einem Drittel bildet sich eine Zirrhose aus. Die Symptomatologie entspricht dem Budd-Chiari-Syndrom (s. unten).

Die Differentialdiagnose ist angiographisch durch den Nachweis des Verschlusses der kleinen Lebervenen möglich. In Europa wurden sporadische Fälle beobachtet; Strahlentherapie und zytostatische Behandlung (Dacarbazin, Thioguanin) sind dabei möglicherweise ätiologisch wichtig.

Budd-Chiari-Syndrom

Der Verschluß posthepatischer Lebervenen verursacht eine postsinusoidale supra- oder posthepatische Abflußbehinderung, die im Sektionsgut in 0,15% gefunden wird. 3 Typen des extrahepatischen Lebervenenverschlusses können unterschieden werden: I = isolierter Befall der Lebervenen, II = Leberbefall und Kavastenose, III = isolierte Kavastenose oder -verschluß.

Hämatologische Erkrankungen (18%) wie Polycythämia vera (10%), paroxysmale nächtliche Hämoglobinämie (7%), myeloproliferative Erkrankungen (1%) sind die häufigsten Ursachen, gefolgt von Schwangerschaft (10%), oralen Kontrazeptiva (9%), Tumoren (9%) wie hepatozellulären (3%), renalen (2%) und adrenalen (2%) Karzinomen und Leiomyosarkomen der V. cava (2%), Infektionen der Leber (10%) durch Amöben (8%), Aspergillus (1%) und Echinokokkus (1%), Entzündungen der Vene (2%), Trauma (2%) und seltenen anderen Erkrankungen. Die Ursache bleibt in 30% unbekannt. Membranbildungen im hepatischen Anteil der V. cava werden als häufigste Ursache (30%) bei Orientalen mit Budd-Chiari-Syndrom angetroffen, wobei meist die rechte Lebervene offen und die linke fibrös verschlossen ist.

Bei akutem Verlauf ist der Patient schwerkrank. Leibschmerzen, Erbrechen, Hepatomegalie, Aszites, der manchmal blutig ist, und ein nicht sehr ausgeprägter Ikterus sind charakteristisch. Bei totalem Lebervenenverschluß tritt der Tod schnell unter den Zeichen des Leberzerfallskomas ein.

Häufiger ist die oft längere Zeit symptomlose chronische Form, bei der allmählich Aszites (85%), abdominelle Schmerzen, besonders im rechten Oberbauch (66%), vergrößerte Leber (77%) mit Druckschmerzhaftigkeit und Splenomegalie (40%) auftreten. Der hepatojuguläre Reflux ist negativ. Bei gleichzeitigem Verschluß der Vena cava treten Beinödeme (56%) auf und die Venen der vorderen seitlichen Bauchwand sind erweitert mit nach oben gerichteter Blutströmung. Eine charakteristische Konstellation der Laborbefunde gibt es nicht. In unterschiedlichem Ausmaß sind die folgenden klinisch-chemischen Parameter meist nur geringer verändert: Prothrombinzeit (90%), alkalische Phosphatase (85%), Transaminasen (74%), Bilirubin (68%), Albumin (50%).

Durch Angiographie der Lebervenen und der V. cava ist der Verschluß darzustellen. Werden dabei schrittweise die hepatovenösen, kavalen und atrialen Druckwerte registriert, kann ein suprahepatisches Strömungshindernis genau lokalisiert und u.U. einer operativen Korrektur zugänglich gemacht werden. Weniger zuverlässig ist die Szintigraphie. Der vergrößerte Lobus caudatus kann auch als Tumor im Epigastrium getastet oder sonographisch nachgewiesen werden. Bei der Ultraschalluntersuchung kann eine fehlende Darstellung der Lebervenen oder eine Demonstration von Kollateralen zwischen V. cava inferior und dem meistens vergrößerten Lobus caudatus auf ein Budd-Chiari-Syndrom hinweisen. Entscheidend für die Diagnose ist der makroskopische Aspekt einer Muskatnußleber und der histologische Nachweis einer Stauung in den Zentralvenen, ggfs. mit Brückennekrosen und zirrhotischem Umbau.

Die Prognose hängt vom Ausmaß der Thrombose und deren Fortschreiten ab. Im ersten Jahr nach Diagnosestellung sterben 20–40% der Patienten und nach 5 Jahren leben nur noch 25–50%. Eine gastrointestinale Blutung stellt häufig das terminale Ereignis dar.

5 Literatur (zu Kap. 31 und 32)

Bender MD, Ockner RK (1983) Ascites. In: Sleisenger MH, Fordtran JS (eds) Gastrointestinal disease, 3rd edn. Saunders, Philadelphia, p 335
Benhamou JP, Lebrec D (1985) Portal hypertension. Clin Gastroenterol 14
Crossley IR, Westaby D, Williams R (1985) Portal Hypertension. In: Wright R, Millward-Sadler GH, Alberti KGMM, Karran S (eds) Liver and biliary disease, 2nd edn. Saunders, Philadelphia, pp 1283
Dölle W (1986) Portale Hypertonie. In: Hornborstel H, Kaufmann W, Siegenthaler W (Hrsg) Innere Medizin in Praxis und Klinik, Bd. IV, 3. Aufl. Thieme, Stuttgart, s 15.273
Garcia-Tsao G, Conn HO, Lerner E (1984) The diagnosis of bacterial peritonitis: comparison of pH, lactate concentration und leukocyte count. Hepatology 5:91–96
Jüngst D, Gerbes AL, Martin R, Paumgarnter G (1985) Value of ascitic lipids in the differentiation between cirrhotic and malignant ascites. Hepatology 6:239–243
Krestin GP, Neufang KFR, Schellong H, Heuser L, Wimmer G (1986) Portohepatische Angiografie mit intraarterieller digitaler Subtraktionstechnik. Med Klinik 81:380–384
Okuda K, Kono K, Ohnishi K et al. (1984) Clinical study

of eighty-six cases of idiopathic portal hypertension and comparison with cirrhosis with splenomegalie. Gastroenterology 86:600–610

Reynolds TB (1982) Portal hypertension. In: Schiff L, Schiff ER (eds) Diseases of the liver, 5th edn. Lippincott, Philadelphia, p 393

Rocco VK, Ware JA (1986) Cirrhotic ascites. Rev Ann Intern med 105:573–585

Satz N, Ammann R (1978) Pankreatogener Aszites. Schweiz Med Wochenschr 108:980–988

Schiff L, Schiff ER (1982) Diseases of the liver, 5th edn. Lippincott, Philadelphia

Schwartzkopff W (1986) Wertigkeit der Trans- und Exsudat-klassifizierung für die Diagnose und Pathogenese des Aszites. Med Welt 37:161–169

Sherlock S (1985) Diseases of the liver und biliary system 7th edn. Blackwell Scientific, Oxford S 117, S 135

Sleisenger MH, Fordtran JS (1983) Gastrointestinal disease, 3rd edn. Saunders, Philadelphia

Wilkinson SP, Williams R (1985) Ascites und renal disorders. In: Wright R, Millward-Sadler GH, Alberti KGMM, Karran S (eds) Liver and biliary disease, 2nd edn. Saunders, Philadelphia, pp 1341

Wright R, Millward-Sadler GH, Alberti KGMM, Karran S (1985) Liver and biliary disease 2nd edn. Saunders, Philadelphia

Kapitel 33   Ikterus

M. SCHEURLEN und W. DÖLLE

Der Ikterus stellt eines der auffälligsten Krankheitszeichen dar. Oberhalb einer Bilirubinserumkonzentration von 2 mg/dl (etwa 34,2 µmol/l) verfärben sich Skleren und Haut gelb. Ein Ikterus kann Folge einer ganzen Reihe ätiologisch und pathogenetisch unterschiedlicher Krankheitsprozesse sein, die in diesem Kapitel zusammenfassend besprochen werden – gemeinsam mit Lebererkrankungen, bei denen der Ikterus ein nicht obligater Nebenbefund sein kann.

Je nach Art der dem Ikterus zugrundeliegenden Erkrankung gelangt das im Rahmen des physiologischen Turnover von Hämoglobin und anderer Häm enthaltender Enzyme gebildete Bilirubin vorwiegend in unkonjugierter („indirekter") oder konjugierter, d.h. in der Leber an Glukuronsäure gekoppelter („direkter") Form ins Blut:

a) Bei Zerstörung oder vermehrtem Abbau von Erythrozyten (Hämolyse, Resorption großer Blutergüsse) fällt vorwiegend unkonjugiertes Bilirubin an (s. 2.1).

b) Bei Störungen der Aufnahme von Bilirubin in die Leberzelle bzw. der Bilirubinkonjugation ist gleichfalls das unkonjugierte Bilirubin erhöht (s. 2.2 und 2.3).

c) Störungen im Bereich der Leberzelle können zu einer Erhöhung sowohl des konjugierten als auch des unkonjugierten Bilirubins führen. Erhöht ist dabei besonders das konjugierte Bilirubin („hepatozellulärer Ikterus"; s. 3).

d) Defekte bei der Ausscheidung des Bilirubins werden unter dem Oberbegriff „posthepatischer" Ikterus zusammengefaßt: Entweder ist bereits auf zellulärer Ebene die Abgabe von Bilirubin in die Gallekapillaren gestört, oder durch eine Obstruktion der ableitenden Gallenwege ein Abfluß der Galle in den Dünndarm nicht möglich. Die daraus resultierende Bilirubinerhöhung betrifft in erster Linie das direkte Bilirubin („cholestatischer" Ikterus; s 7).

1 Diagnostisches Vorgehen

Im Interesse einer raschen und ökonomischen Diagnosefindung empfiehlt sich ein Vorgehen, das dem Schema in Abb. 33.1 entspricht. Im einzelnen stehen folgende Informationsquellen zur Verfügung:

1.1 Anamnese

Folgende Punkte sollten besonders berücksichtigt werden:

▶ Leiden Familienangehörige oder nahe Verwandte des Patienten an Leberkrankheiten bzw. an mit Ikterus einhergehenden Erkrankungen? Sowohl der M. Wilson als auch ein Teil der hämolytischen Anämien treten familiär gehäuft auf. Eine genetische Prädisposition besteht weiterhin für

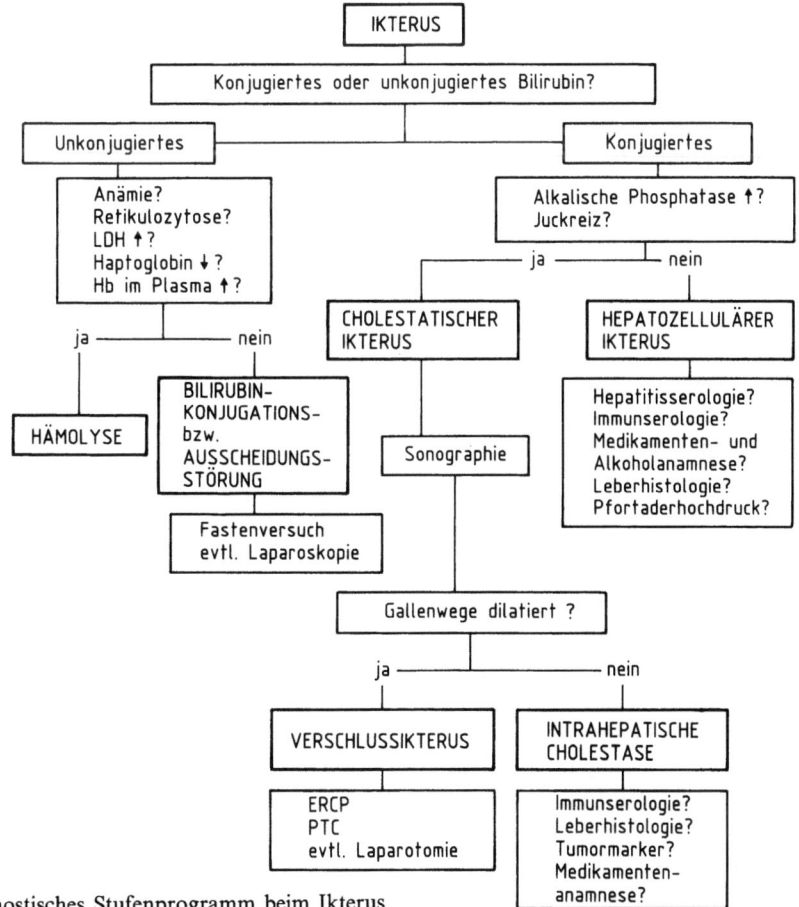

Abb. 33.1. Diagnostisches Stufenprogramm beim Ikterus

chronisch entzündliche Darmerkrankungen, die mit einer primär sklerosierenden Cholangitis einhergehen können.

▶ Ist die Gelbsucht akut aufgetreten oder handelt es sich um einen rezidivierenden Ikterus? Ist der Prozeß langsam schleichend mit allmählicher Zunahme der Gelbfärbung der Haut? Die Antwort auf diese Frage erlaubt häufig eine Abgrenzung zwischen akuten (akute Hepatitis, akuter Gallengangverschluß), chronischen bzw. akut rezidivierenden (chronische Hepatitiden, rezidivierende Gallensteinabgänge, chronisch-rezidivierende Pankreaskopfpankreatitiden) und langsam progredienten Erkrankungen (z.B. primär biliäre Zirrhose).

▶ Ist bei Personen, mit denen der Patient Kontakt hatte, gleichfalls ein Ikterus oder eine Lebererkrankung aufgetreten? Mit dieser Frage soll eine Ansteckungsquelle bei einer akuten infektiösen Hepatitis identifiziert werden.

▶ Hat der Patient kürzlich eine Reise ins Ausland unternommen? Reisen in Länder mit mangelhaften hygienischen Verhältnissen bringen die Gefahr einer Ansteckung mit einer infektiösen Hepatitis, Gelbfieber, Amöbenabszeß oder andere Krankheiten mit sich.

▶ Hat der Patient Bluttransfusionen bekommen? Infektiöse Hepatitiden, vorwiegend vom Non-A-Non-B-Typ (NANB), seltener B-Hepatitiden können durch Bluttransfusionen bzw. Blutprodukte übertragen werden. Welche Medikamente werden oder wurden eingenommen? Lebertoxische Medikamente können ein ikterisches Krankheitsbild hervorrufen.

▶ Wieviel Alkohol trinkt der Patient? Wird ein intravenöser Drogenabusus betrieben? Sofern der Patient auf diese Fragen wahrheitsgemäß antwortet, können zum einen alkoholinduzierte Lebererkrankungen (Alkoholhepatitis, alkoholische Leberzirrhose), zum anderen eine infektiöse Hepatitis nach Gebrauch kontaminierter Injektionsnadeln erfaßt werden.

▶ Geht der Ikterus mit Dunkelfärbung des Urins einher? Mit diesen Fragen kann eine konjugierte von einer unkonjugierten Hyperbilirubinämie abgegrenzt werden (Ausnahme: schwere Hämolyse mit Hämoglobinurie, die gleichfalls eine Dunkelfärbung des Urins verursachen kann).

▶ Welche Begleitsymptome bestehen neben der Gelbfärbung der Haut? Hat der Patient Fieber? Ist das Auftreten des Ikterus von Oberbauchschmerzen begleitet? Sind diese Schmerzen kolikartig oder dumpf? Besteht Juckreiz? Hat der Pa-

tient an Gewicht verloren? Hat der Leibesumfang zugenommen? Wurden Teerstühle abgesetzt?

1.2 Körperliche Untersuchung

▶ Die normale Leber kann in tiefer Inspiration gerade eben unter dem rechten Rippenbogen getastet werden. Der Leberunterrand ist scharf, die Organkonsistenz weich. Eine vergrößerte oder verkleinerte Leber, eine Konsistenzvermehrung des Organs oder eine unregelmäßige Oberfläche deuten auf eine Erkrankung des Organs hin.

▶ Eine tastbare Gallenblase bei einem Patienten mit Verschlußikterus kann Hinweis auf einen Gallenwegtumor sein (Courvoisier-Zeichen). Eine Druckempfindlichkeit im Bereich der Gallenblase weist auf eine Cholezystitis hin.

▶ Es muß nach Zeichen der chronischen Lebererkrankung gesucht werden: Lebersternchen (Spider naevi), Lacklippen, Weißnägel, Palmarerythem, Dupuytren-Kontraktur, Weißflecken der Haut und Trommelschlegelfinger können häufig bei Patienten mit chronischen Lebererkrankungen beobachtet werden. Liegen sie in Kombination vor, sind sie nahezu pathognomonisch.

▶ Zeichen der hepatozellulären Insuffizienz sind Gynäkomastie, Verlust der männlichen Sekundärbehaarung und Hodenatrophie. Als Folge der gestörten Synthese von Gerinnungsfaktoren werden Ekchymosen beobachtet. Eine hepatische Enzephalopathie mit dem charakteristischen Zeichen der „Asterixis" (flapping tremor) entsteht durch eine verminderte Entgiftungskapazität der Leber oder durch Umgehungskreisläufe bei Pfortaderhochdruck (Passage von toxischen Substanzen aus dem Darm an der Leber vorbei in die systemische Zirkulation).

▶ Ein Pfortaderhochdruck bei chronischen Lebererkrankungen führt zu Aszites und Splenomegalie. Gelegentlich können Umgehungskreisläufe als erweiterte Venen auf der Bauchwand sichtbar werden. Bedingt durch ein Hypersplleniesyndrom kann es zur Leukozytopenie und/oder Thrombozytopenie (hämorrhagische Diathese!) kommen.

1.3 Laborbefunde

▶ Die Differenzierung nach direktem und indirektem Bilirubin erlaubt eine Einteilung der Gelbsucht in einen prähepatischen, hepatischen oder posthepatischen Ikterus. Urobilinogen im Harn wird bei Zunahme von direktem und indirektem Bilirubin, aber nicht bei Cholestase nachgewiesen.

▶ Indikatoren der Zellschädigung sind die beim Untergang von Leberzellen schnell ins Plasma abgegebenen Enzyme GOT (Glutamatoxalacetattransaminase, ASAT) und GPT (Glutamatpyruvattransaminase, ALAT). Die Erhöhung der Enzyme korreliert mit dem Ausmaß der Zellschädigung. Der Quotient aus GOT und GPT weist auf die Vollständigkeit der Zellschädigung hin (Quotient größer als 0,7 bei schwerer Schädigung mit Zelluntergang bzw. bei Nekrosen).

▶ Die Aktivität der alkalischen Phosphatase im Serum steigt – von Knochenerkrankungen, Wachstumsperioden, Schwangerschaft und Tumoren (Reagan-Isoenzym) abgesehen – spezifisch bei denjenigen Lebererkrankungen an, die mit einer Störung des Galleabflusses einhergehen. Der Anstieg beruht auf einer Freisetzung des Enzyms aus den geschädigten Leberzellen und einer gesteigerten Neusynthese.

▶ Die γ-GT (γ-Glutamyltransferase) im Plasma ist ein sehr empfindlicher Parameter einer Leberzellschädigung. Die Enzymaktivität im Plasma steigt bereits bei sehr geringen Schädigungen an und beruht offensichtlich auf einer Zunahme der Membranpermeabilität der geschädigten Leberzellen.

▶ Eine Erhöhung der Serum-LDH bei normalen Transaminasen spricht für eine Hämolyse.

▶ Die Cholinesterase im Serum stellt ein Maß für die Synthesekapazität der Leber dar. Die Aktivität des Enzyms ist bei Mangelernährung, bei einer Schädigung der Leberzellen und bei Reduktion der Gesamtzellmasse der Leber vermindert. Ein empfindlicherer und auf akute Schädigung schneller reagierender Parameter für die Syntheseleistung der Leber ist die Aktivität der Gerinnungsfaktoren im Blut (Absinken des Quick-Wertes bei nachlassender Syntheseleistung der Leber).

▶ Elektrophorese: Eine Erhöhung des Gammaglobulins bei Verminderung des Albumins wird bei zirrhotischen Krankheitsbildern beobachtet.

▶ Serologische Befunde s. Tab. 33.4

1.4 Sonographie und Computertomographie des Abdomens

▶ Der Sonographie kommt eine zentrale Bedeutung bei der Diagnostik intraabdomineller Erkrankungen zu; s. auch Kap. 35. Ein extrahepatischer Gallengangsverschluß wird heute primär sonographisch diagnostiziert. Die Diagnose einer Cholezystolithiasis gelingt nahezu immer. Weiterhin besitzt die Sonographie einen hohen Stellenwert bei der Diagnose von fokalen Leberveränderungen (Tumoren, Abszesse, Metastasen). Geringe Aszitesmengen oder eine leicht vergrößerte, aber noch nicht tastbare Milz als diskrete Zeichen einer portalen Hypertension lassen sich nachweisen. Meist können Veränderungen an den großen Bauchgefäßen festgestellt werden (Rechtsherzinsuffizienz, Kava- oder Pfortaderthrombose). Bei der Diagnostik diffuser Leberparenchymerkrankungen einschließlich der Leberzirrhose sind sonographische Befunde dagegen mit Zurückhaltung zu bewerten.

▶ Die Computertomographie des Abdomens wird bei der Differenzierung sonographisch aufgefallener fokaler Leberveränderungen (Tumor/Abszeß, benigne/maligne Raumforderungen) eingesetzt. Die Computertomographie ist der Sonographie bei der Beurteilung von Pankreasprozessen und beim Nachweis retroperitonealer Lymphome überlegen (s. auch Kap. 36).

1.5 Radiologische Darstellung der Gallenwege

Bei der Diagnostik von Erkrankungen im Bereich der ableitenden Gallenwege bietet die ERCP (endoskopische retrograde Cholangio-Pankreatikographie) gegenüber der intravenösen Cholangiographie mehrere Vorteile: die Belastung durch parenterale Applikation jodhaltiger Röntgenkontrastmittel entfällt; die Untersuchung ist auch bei komplettem Gallenwegverschluß durchführbar; sie kann mit einer Darstellung des Pankreasgangsystems kombiniert werden; bei Vorliegen einer Obstruktion im Bereich des Ductus choledochus kann an den diagnostischen ein therapeutischer Eingriff mit Extraktion bzw. Zertrümmerung von Steinen oder einer Papillotomie angeschlossen werden.

Kann die ERCP nicht durchgeführt werden, können die Gallenwege auch durch eine perkutane transhepatische Cholangiographie (PTC) dargestellt werden (s. auch Kap. 37).

Tabelle 33.1. Typische Befundkonstellation bei den wichtigsten mit Ikterus einhergehenden Krankheiten

	Abschnitt im Text	Serum-bilirubin	Urin-bilirubin	Urin-Ubg.
A Hämolytischer Ikterus, primäre Shunts, Hyperbilirubinämie	2.1	Indirekt +	−	+ +
B Meulengracht	2.2	Indirekt +	−	+
C Konjugationsstörungen: Neugeborenenikterus, Crigler-Najjar-Syndrom	2.3	Indirekt +	−	−
D Bilirubinexkretionsstörungen: Dubin-Johnson, Rotor. Rezidivierende Cholestase	3.1 7.1.1	Direkt +	+	+
E Hepatitis	3.2	Direkt +	+	+
F Chronische Hepatitis	3.4	Direkt +	(+)	(+)
G „Fettleber(-Hepatitis)"	4.1	Direkt +	−	−
H Leberzirrhose	5	Direkt +	(+)	(+)
I Cholestase	7	Direkt +	+	+
K Primär biliäre Zirrhose	9	Direkt +	+	(+)

2 Erkrankungen mit Erhöhung des indirekten Bilirubins

2.1 Prämikrosomaler Ikterus (Produktionsikterus)
(s. A in Tabelle 33.1)

Hämolytische Anämien (s. auch Kap. 2.5).

Primäre Shunthyperbilirubinämie

Als Folge einer Zerstörung von Vorstufen der Erythropoese bereits im Knochenmark kann es zu einem vermehrten Anfall von unkonjugiertem Bilirubin im Serum kommen. Die dabei auftretenden Serumbilirubinspiegel sind im allgemeinen nur gering erhöht. Zeichen für eine Leberfunktionsstörung fehlen. Die Retikulozytenzahl ist im allgemeinen erhöht, das Serumhämoglobin kann normal sein. Ursachen der Shunthyperbilirubinämie s. Kap. 2.5.

Resorptionsikterus

Nach größeren Blutverlusten ins Gewebe (Trauma, Infarkt) oder in Körperhöhlen kommt es während der Resorption gelegentlich zu einem leichten Ikterus (unkonjugiertes Bilirubin).

2.2 Störungen der Aufnahme von unkonjugiertem Bilirubin
(s. B in Tabelle 33.1)

2.2.1 Meulengracht-Syndrom

Der M. Meulengracht ist die häufigste erbliche Bilirubinstoffwechselstörung mit vermutlich autosomal-dominantem Erbgang.

Bei der harmlosen Störung ist das unkonjugierte Bilirubin passager leicht erhöht (selten über 3 mg/dl). Hinweise auf eine Lebererkrankung fehlen; sämtliche übrigen Leberfunktionsparameter und auch die Leberhistologie sind völlig normal.

Tabelle 33.1 (Fortsetzung)

Trans-aminasen	Alkalische Phosphatase	Gamma-GT	Gamma-globuline	Serum-eisen	Vergrößerte Leber	Vergrößerte Milz	Sonstige Befunde
n.	n.	n.	n.	+	n.	(+)	Retikulozytose LDH-Erhöhung
n.	n.	n.	n.	+	(+)		
n.	n.	n.	n.	n.	n.	n.	
n.	n/+	n.	n.	n.	(+)	n.	
++	+/−	(+)	+/−	++	+	(+)	Virusserologie
+	(+)	(+)	++	(+)	+	+	Virusserologie, Immunserologie (s. Tabelle 33.4)
(+)	+	++	n.	(+)	+	+/−	
+	(+)	+	+(+)	n.	+/−	+	
(+)	++	+	n.		+/−	−	
+	+/++	+	+/++	+/−	+	+	AMA +

Der Bilirubinanstieg kann durch Streß und Begleiterkrankungen induziert werden. Gelegentlich führen flüchtige Allgemeinsymptome wie Appetitmangel, Übelkeit und Druckgefühl im rechten Oberbauch zu der initialen Verdachtsdiagnose einer akuten Virushepatitis. Im Zweifelsfall kann die Verdachtsdiagnose eines M. Meulengracht durch einen Provokationstest in Form einer 24stündigen Fastenperiode gestützt werden, wonach das unkonjugierte Bilirubin rasch ansteigt.

2.2.2 Medikamentös bedingte Störung der Bilirubinaufnahme in die Leber

Dieser Mechanismus spielt für die Entstehung einer unkonjugierten Hyperbilirubinämie keine wesentliche Rolle. Als einziges Medikament, das mit Sicherheit mit der Bilirubinaufnahme in die Leberzelle interferiert, konnte bisher Flavaspidinsäure bestimmt werden (Farnextrakt – Wurmmittel).

Rifampicin hemmt nicht nur die Bilirubinausscheidung (s. dort), sondern auch die Bilirubinaufnahme in die Leberzelle und führt damit neben einer Erhöhung des konjugierten Bilirubins auch zu einer unkonjugierten Hyperbilirubinämie.

2.3 Störungen der Konjugation von Bilirubin (s. C in Tabelle 33.1)

2.3.1 Neugeborenenikterus

Bei nahezu jedem Neugeborenen ist während der ersten 14 Lebenstage das unkonjugierte Bilirubin gering erhöht. Beim reifen Neugeborenen erreicht es maximal 6 mg/dl; dieser Wert wird etwa am 3. Lebenstag erreicht und fällt ohne spezifische Therapie am 12.–14. Lebenstag auf normale Werte ab. Bei frühgeborenen Kindern können Bilirubinkonzentrationen bis 10–12 mg/dl gemessen werden. Das Maximum wird hier später (5.–7. Lebenstag) erreicht; erhöhte Bilirubinwerte können für 4–5 Wochen persistieren. Dem „physiologischen" Neugeborenenikterus liegt eine in den ersten Lebenstagen noch nicht ausreichende Aktivität der Glukuronyltransferase zugrunde.

2.3.2 Pathologischer Neugeborenenikterus

Ein Bilirubinanstieg bei gestillten Kindern, der typischerweise zwischen dem 4. und dem 10. Lebenstag einsetzt, wird als pathologischer Neugeborenenikterus bezeichnet. Diese Form der unkonjugierten Hyperbilirubinämie tritt etwa bei jedem 50. bis 200. muttermilchernährten Kind auf. Das unkonjugierte Bilirubin kann bis auf 20–30 mg/dl steigen. Das Befinden der Säuglinge ist ungestört.

Der Pathomechanismus des pathologischen Neugeborenenikterus ist bislang nicht sicher aufgeklärt. Ursächlich spielen vermutlich neben einer Disposition des Kindes auch Faktoren in der Muttermilch insofern eine Rolle, als eine „pathologische" Muttermilch entweder zu einer Hemmung der kindlichen Glukuronyltransferase durch ein abnormes Steroidisomer oder durch hohe Konzentrationen an langkettigen freien Fettsäuren führt, oder daß ein bislang unbekannter Faktor die Bilirubinresorption im kindlichen Darm und damit die Aktivität des enterohepatischen Kreislaufes von Bilirubin beim Kind begünstigt.

Beweisend für die Diagnose ist ein drastischer Abfall der Serumbilirubinkonzentration nach Aussetzen des Stillens. Differentialdiagnostisch müssen vom pathologischen Neugeborenenikterus eine erbliche Bilirubinkonjugationsstörung (s. 2.3.3) und eine hämolytische Anämie (Blutgruppenunverträglichkeit zwischen Mutter und Kind, Glukose-6-Phosphat-Dehydrogenase-Mangel u.a.) abgegrenzt werden.

2.3.3 Angeborener Glukuronyltransferase-mangel (Crigler-Najjar-Syndrom)

Die seltene, schwere erbliche Störung des Bilirubinmetabolismus tritt in 2 Formen auf:

▶ Beim Typ 1 wird in der Leber keine Glukuronyltransferase gebildet. Während der 1. Lebenswoche kommt es zu einem scharfen Anstieg des unkonjugierten Serumbilirubins auf Werte über 20 mg/dl. Der Stuhl ist hell gefärbt, in der Galle wird nur unkonjugiertes Bilirubin in niedriger Konzentration ausgeschieden. Eine Enzyminduktion der Glukuronyltransferase mit Phenobarbital gelingt

nicht. Im allgemeinen sterben die Kinder mit dieser Erkrankung bereits während der Neugeborenenperiode an einem Kernikterus; erst in jüngerer Zeit gelingt es gelegentlich, durch intensive Behandlung mit Phototherapie und Austauschtransfusionen, ein Überleben bis in das frühe Erwachsenenalter zu ermöglichen. Die Erkrankung wird autosomal-rezessiv vererbt, homozygote Individuen entwickeln das Vollbild der Erkrankung.

▶ Der Typ 2 des Crigler-Najjar-Syndroms wird autosomal-dominant vererbt, wobei die Penetranz variiert. Das klinische Bild entspricht dem eines ausgeprägten, persistierenden Neugeborenenikterus mit Bilirubinwerten von über 20 mg/dl und gelegentlich der Ausbildung eines Kernikterus. Im Unterschied zum Typ 1 besteht eine Restaktivität der Glukuronyltransferase, die durch Enzyminduktion mit Phenobarbital stimulierbar ist. Der Stuhl ist bei den Patienten mit dem Typ 2 der Erkrankung nicht entfärbt.

2.3.4 Erworbene drogeninduzierte Konjugationsstörungen

Konjugationsstörungen durch Hemmung der Glukuronyltransferase sind für das Antibiotikum Novobiocin beschrieben worden. Eine Hemmung der Glukuronyltransferase durch das als Kontrastmittel zur oralen Cholezysto-Cholangiographie eingesetzte Bunaniodyl wurde gleichfalls berichtet.

Insgesamt sind die medikamentös induzierten unkonjugierten Hyperbilirubinämien, verglichen mit den konjugierten Ikterusformen (s. 11) ohne Bedeutung.

3 Erkrankungen mit Vermehrung des konjugierten Bilirubins

3.1 Erbliche Störungen der Bilirubinssekretion (s. D in Tabelle 33.1)

3.1.1 Dubin-Johnson-Syndrom

Die Erkrankung wird autosomal-rezessiv vererbt und ist sehr selten (Ausnahme: persische Juden mit einer Prävalenz von etwa 1:1300). Das konjugierte Bilirubin ist leicht erhöht (2–5 mg%); selten können allerdings Werte bis über 20 mg%

Tabelle 33.2. Differenzierung der Hepatitis A, Hepatitis B und Non-A-Non-B-Hepatitis

Merkmal	Hepatitis A	Hepatitis B	Non-A-Non-B-Hepatitis
Inkubationszeit	15–49 Tage	28–160 Tage	15–160 Tage
im Mittel	30 Tage	70–80 Tage	50 Tage
Infektion auf oralem Weg	Ja	Selten	Unbekannt
Virusausscheidung im Stuhl	Ja	Nein	Unbekannt
Fäkal-orale Übertragung	Ja	Nein	Unbekannt
Perkutane Übertragung	Selten	Ja	Ja
Carrierstatus	Nein	Ja	Ja
Chronische Hepatitis möglich	Nein	Ja	Ja
Primäres Leberzellkarzinom möglich	Nein	Ja	Unbekannt

erreicht werden. Die Erkrankung kann jahrelang klinisch inapparent verlaufen; gelegentlich wird sie erst im Erwachsenenalter manifest. Bei weiblichen Patienten kann sie durch medikamentöse Kontrazeption oder eine Schwangerschaft ausgelöst werden.

Die Leberfunktionsteste (Transaminasen und zellständige Enzyme) sind normal. Die Patienten sind weitgehend beschwerdefrei; gelegentlich kann eine leichte Hepatosplenomegalie bestehen, und die Patienten klagen über uncharakteristische Beschwerden wie Obstipation und diffuse Oberbauchschmerzen. Beim Versuch eines oralen Cholezystogramms stellt sich die Gallenblase nicht dar (Sekretionsstörung auch für Gallenkontrastmittel). Pathognomonisch für die Diagnose ist der Nachweis einer schwarzen Verfärbung der Leber, verursacht durch ein mikroskopisch in den Hepatozyten nachweisbares, bislang nicht näher identifiziertes Pigment.

3.1.2 Rotorsyndrom

Die Erkrankung ist klinisch und laboranalytisch nicht vom Dubin-Johnson-Syndrom zu unterscheiden. Die Leber ist im Unterschied zum Dubin-Johnson-Syndrom jedoch nicht pigmentiert, die Gallenblase kann meistens mit der oralen Cholezystographie dargestellt werden. Die beiden Krankheitsbilder können durch Bestimmung der Urinausscheidung an Koproporphyrin 1 unterschieden werden; beim Dubin-Johnson-Syndrom liegen bei normaler Gesamtkoproporphyrinausscheidung über 80% als Koproporphyrin 1 vor, beim Rotorsyndrom ist die Gesamtausscheidung an Koproporphyrin erhöht bei einem Anteil von Koproporphyrin 1 von unter 80%.

3.2 Akute Virushepatitis
(s. E in Tabelle 33.1)

Mindestens 3, möglicherweise auch 4 oder mehr Viren rufen beim Menschen das Bild der „klassischen" akuten Virushepatitis hervor. Von diesen Viren lassen sich derzeit nur 2 durch serologische Parameter eindeutig identifizieren und charakterisieren. Nach der heute gültigen Nomenklatur werden die entsprechenden Erkrankungen als Hepatitis A und Hepatitis B bezeichnet. Da sich bei einem großen Teil der klinisch eindeutigen infektiösen Hepatitiden keines der beiden nachweisbaren Viren finden läßt, werden diese Erkrankungen mit dem Begriff Non-A-Non-B-Hepatitis (NANB-Hepatitis) bezeichnet. Eine serologische Charakterisierung des oder der für die NANB-Hepatitiden verantwortlichen infektiösen Agenzien ist noch nicht gelungen; mehrere verschiedene Viren werden jedoch angenommen.

Eine Sonderstellung nimmt des δ-Virus dadurch ein, daß nur HBs-Ag-positive Individuen infiziert werden können.

Die Charakteristika der 3 Formen der akuten Virushepatitis sind in Tabelle 33.2 zusammengefaßt.

3.2.1 Hepatitis A

Erreger der Hepatitis A ist ein Enterovirus mit RNA als Nukleinsäureanteil. Die Erkrankung wird vorwiegend fäkal-oral übertragen. Eine Ansteckung durch kontaminierte Nahrungsmittel ist häufig, ein epidemisches Auftreten unter mangelhaften hygienischen Bedingungen nicht unge-

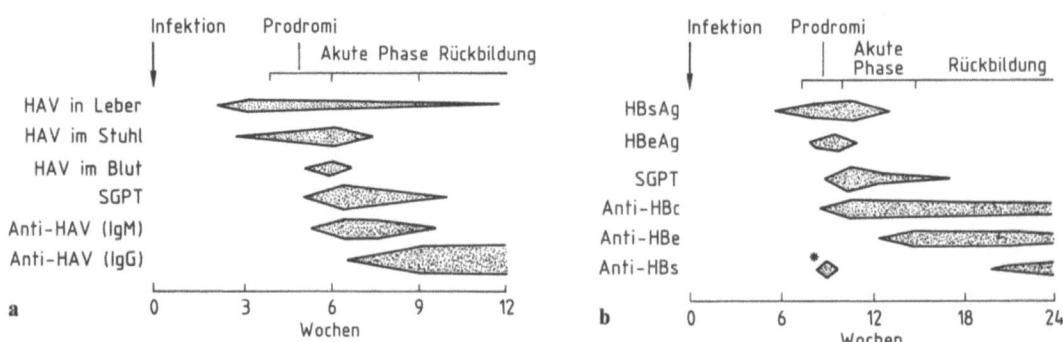

Abb. 33.2a, b. Hepatitisvirusserologie. **a** Hepatitis A, **b** Hepatitis B. (Nach Schiff u. Schiff 1982)

wöhnlich. Eine Übertragung auf parenteralem Wege, beispielsweise durch kontaminierte Blutprodukte oder verunreinigte Injektionsnadeln, ist hingegen bislang nicht eindeutig gesichert und spielt allenfalls eine untergeordnete Rolle.

Die klinisch manifeste Erkrankung bricht nach einer Inkubationszeit von 20–37 Tagen aus. Das Hepatitis-A-Virus (HAV) wird etwa ab der 2. Woche vor und bis 1 Woche nach Beginn der klinischen Symptome im Stuhl ausgeschieden. Während der akuten Krankheitsphase und mit einem Maximum etwa 6 Wochen nach Einsetzen der Symptome lassen sich IgM-Antikörper gegen das HAV nachweisen. IgG-Antikörper finden sich erstmals etwa 2–6 Wochen nach Krankheitsbeginn. Maximale Antikörpertiter werden zwischen 3 und 11 Monaten später gemessen. Das Anti-HAV-IgG bleibt lebenslang nachweisbar, die Erkrankung hinterläßt eine dauerhafte Immunität (Abb. 33.2).

Klinisch kann die Hepatitis A ikterisch, anikterisch und völlig inapparent verlaufen. Bei stumm ablaufenden Infektionen finden sich keine klinisch faßbaren Symptome und nur ein flüchtiger Anstieg der Transaminasen. Die HAV-Infektion kann dann nur am Verlauf der Antikörpertiter nachgewiesen werden.

Die klinisch symptomatischen Verläufe beginnen uncharakteristisch mit Müdigkeit, deutlich verminderter körperlicher Leistungsfähigkeit, Appetitlosigkeit, sowie auch Übelkeit und Schmerzen bevorzugt im rechten Oberbauch. Kopf- und Gliederschmerzen sind häufig, ebenso leichtes Fieber mit Temperaturen von nur selten über 38,5 °C. Husten, Bronchitis oder Erbrechen können gelegentlich auftreten. Bereits während dieser Initialphase der akuten Hepatitis A kann eine Dunkel-

färbung des Urins beobachtet werden. Etwa zwischen 2 und 7 Tagen nach Krankheitsbeginn tritt dann bei einem Teil der Patienten ein Ikterus auf, wobei die Bilirubinwerte im allgemeinen unter 10 mg/dl liegen. In wenigen Fällen, vor allem bei der seltenen cholestatischen Verlaufsform (s. 7.1.2), steigt das Bilirubin auf 20 mg/dl oder mehr an. Während der ikterischen Phase beobachten etwa 20–40% der Patienten helle (graue bis weiße) Stühle. Der Ikterus verschwindet in der Regel nach 2–4 Wochen.

Die Diagnose einer akuten Hepatitis A kann bei typischer Anamnese (Erkrankung in der Umgebung, Auslandsaufenthalt) und dem typischen klinischen Bild (insbesondere bei ikterischen Verläufen) vermutet werden; sie wird gesichert durch den Nachweis von IgM-Antikörpern gegen das Virus im Serum. Der Nachweis des Virus im Stuhl ist in der ikterischen Krankheitsphase meist schon nicht mehr möglich (s. Abb. 33.2).

3.2.2 Hepatitis B

Erreger der Hepatitis B ist ein DNA-Virus. Die Übertragung des Virus erfolgt nahezu ausschließlich auf parenteralem Weg. Häufigste Ansteckungsquelle waren vor der Entwicklung von Tests zum Antigennachweis Blutprodukte. Mittlerweile erkranken vorwiegend Angehörige von Risikogruppen wie Drogensüchtige, Krankenpflegepersonal und Ärzte. Eine Übertragung durch Sexualkontakte ist gleichfalls gesichert; in Gruppen mit hoher sexueller Promiskuität (z.B. Homosexuelle) wird eine hohe Inzidenz der Hepatitis B beobachtet.

Drei Komponenten des Virus können als Antigene in Serum und Gewebe infizierter Patienten nachgewiesen werden: Das HBc-Antigen (c = core) entspricht dem Nukleokapsid des Virus. Bei dem HBe-Antigen handelt es sich gleichfalls um eine Komponente des Viruskerns. Das Oberflächenantigen des Hepatitis-B-Virus (HBs-AG, Australia-Antigen; s = surface) entspricht der äußeren Hülle des Virus. Gegen alle 3 Antigenkomponenten werden bei der akuten Infektion Antikörper gebildet, wobei bei einer unkomplizierten Erkrankung die Antigen- und Antikörpertiter einen charakteristischen Verlauf nehmen (Abb. 33.2). Nach einer Inkubationsphase von 28–180 Tagen (im Mittel 45–90 Tagen) wird zunächst das HBs-AG im Blut nachweisbar. Etwa 2–8 Wochen später, unmittelbar vor Beginn der klinischen Symptomatik, tritt das HBe-Antigen auf, das bei unkomplizierten Krankheitsverläufen innerhalb von 2 Wochen eliminiert wird. Das HBs-Antigen bleibt noch für die Zeit der akuten Erkrankung nachweisbar.

Während der akuten HBV-Infektion bildet der Organismus Antikörper gegen die einzelnen Antigene des HBV. Anti-HBc wird bereits während der akuten Krankheitsphase nachweisbar, zunächst als IgM-Antikörper, die mit dem Abklingen der klinisch manifesten Erkrankung durch IgG-Antikörper ersetzt werden. In einer etwas späteren Phase der akuten Erkrankung werden HBe-Antikörper vom IgG-Typ nachweisbar. Anti-HBe zirkuliert im allgemeinen noch für Monate nach dem Abklingen der akuten Infektion im Blut, IgG-Antikörper gegen das HBc-Antigen können für Monate bis Jahre nach der Infektion nachweisbar bleiben.

Als letzter Antikörper wird das Anti-HBs positiv; im allgemeinen lassen sich diese Antikörper erstmals in der späten Erholungsphase nachweisen. Im Gegensatz zum Anti-HBc und Anti-HBe besitzt das Anti-HBs virusneutralisierende Eigenschaften, so daß der Nachweis dieses Antikörpers im allgemeinen ein Zeichen für die Bewältigung der Infektion durch den Organismus darstellt. Anti-HBs bleibt lebenslang nachweisbar; Anti-HBs-positive Personen sind vor einer erneuten Infektion mit dem Hepatitis-B-Virus geschützt.

Das klinische Bild der Hepatitis B ist dem der Hepatitis A sehr ähnlich. Nach der Inkubationszeit geht dem Ikterus eine Phase mit uncharakteristischen Symptomen (Müdigkeit, Leistungsminderung, Appetitlosigkeit, Übelkeit, gelegentlich Erbrechen) voran. In dieser Phase der Erkrankung sind die Transaminasen stark erhöht (Werte von über 2000 U/l sind nicht ungewöhnlich). Im Unter-

schied zur Hepatitis A und der NANB-Hepatitis kann es bei der Hepatitis in der frühen Krankheitsphase zur Ausbildung einer Polyarthritis kommen, die in ihrem klinischen Erscheinungsbild einer leichten rheumatoiden Arthritis ähnelt. Diese Polyarthritis tritt bei 1–10% der an einer akuten Hepatitis B erkrankten Personen auf.

Aufgrund des klinischen Bildes und durch den Verlauf von Bilirubin- und Transaminasenwerten allein kann die Differentialdiagnose zwischen einer Hepatitis A und einer Hepatitis B nicht gestellt werden. Anamnestische Daten (Hepatitis B bei einer engen Kontaktperson, Zugehörigkeit zu einer Risikogruppe für die Erkrankungen) können auf eine HBV-Infektion hinweisen. Die Diagnose wird erst durch den serologischen Nachweis der Virusantigene bzw. der entsprechenden Antikörper gesichert.

3.2.3 Non-A-Non-B-Hepatitis (NANB-Hepatitis)

Wahrscheinlich 2, eventuell noch mehr verschiedene, serologisch noch nicht identifizierbare Viren sind die Erreger der bisher unter dem Oberbegriff NANB-Hepatitis zusammengefaßten Erkrankung(en). Die NANB-Hepatitis wird vorwiegend durch Blut und Blutprodukte übertragen. Seitdem Träger des Hepatitis-B-Virus identifiziert und von der Blutspende ferngehalten werden, stellen NANB-Infektionen nahezu die einzigen Posttransfusionshepatitiden dar.

Eine Übertragung von NANB-Hepatitiden auf nichtparenteralem Wege, beispielsweise durch sexuellen Kontakt, scheint gleichfalls möglich zu sein. Ein Übertragungsweg über kontaminierte Nahrungsmittel wird diskutiert, hat sich bislang jedoch nicht eindeutig beweisen lassen.

Die Inkubationszeit dauert wahrscheinlich zwischen 15 und 160 Tage nach Infektion (mittlere Dauer ca. 50 Tage). Das klinische Bild ähnelt dem der Hepatitis A und Hepatitis B, wobei der Bilirubin- und Transaminasenanstieg weniger ausgeprägt ist als bei der Hepatitis B. Non-A-Non-B-Hepatitiden gehen häufiger (ca. 50%) in eine chronische Hepatitis über als die Hepatitis B (ca. 15%).

Die Diagnose kann nach der Anamnese vermutet werden (ob der Patient zu einem passenden Zeitpunkt vor Ausbruch der Erkrankung Blutprodukte erhalten hat). Serologisch sind eine Hepatitis A oder B sowie sonstige infektiöse Ursachen einer Hepatitis (s. 3.3) auszuschließen. Eine Alkoholhepatitis (s. 4) läßt sich zumeist durch Anamnese und Klinik nachweisen. Schwierig kann die Abgrenzung gegenüber einer medikamentös induzierten Hepatitis (s. 11) sein. Eine genaue Medikamentenanamnese ist daher unerläßlich. Durch immunologische Untersuchungen muß eine lupoide Hepatitis ausgeschlossen werden (s. 3.4.2). Wenn die Diagnose durch anamnestische, klinische und laborchemische Parameter nicht zweifelsfrei zu sichern ist, sollten eine Leberbiopsie und histologische Untersuchung des Gewebes erfolgen.

3.2.4 Deltainfektion

Nur bei HBs-Ag-positiven Personen kann es zu einer Infektion mit dem sog. Deltavirus kommen, da dieses als unvollständiges RNA-Virus das HBs-Ag als zusätzliche Proteinkomponente zu seiner Vermehrung benötigt. Eine fulminant verlaufende akute Hepatitis kann durch gleichzeitige Infektion mit Hepatitis-B- und Deltavirus verursacht sein. Die Infektion eines HBs-Ag-positiven Carriers manifestiert sich klinisch als „Reaktivierung" der Hepatitis mit erneutem Ikterus und Transaminasenanstieg. Serologisch finden sich während einer akuten Infektion Antikörper gegen das Deltavirus zunächst vom IgM-, in den späteren Phasen vom IgG-Typ. Das Virus kann immunhistologisch im Lebergewebe nachgewiesen werden. Chronische Verläufe sind möglich.

3.3 Sonstige infektiöse Ursachen des Ikterus

3.3.1 Virusinfektionen

▶ **Infektiöse Mononukleose:** Bei etwa 90% der Patienten mit infektiöser Mononukleose (Pfeiffer-Drüsenfieber) kommt es zu einer Mitbeteiligung der Leber, die sich vor allem in einer Erhöhung der Transaminasen manifestiert. Ein Ikterus kann in ca. 11% der Erkrankungsfälle beobachtet werden.

Klinisch unterscheidet sich die infektiöse Mononukleose von den akuten Virushepatitiden: im allgemeinen werden Personen im Kindes- bis frühen Erwachsenenalter befallen. Im Vordergrund stehen Fieber, Kopf- und Halsschmerzen, Pharyn-

gitis, Tonsillitis, Lymphknotenschwellungen und Hepatosplenomegalie. Die Diagnose wird durch die typischen Blutbildveränderungen mit gehäuftem Nachweis von charakteristischen mononukleären Zellen (Virozyten), den positiven Nachweis heterophiler Antikörper im Paul-Bunnel-Test und den Nachweis steigender Antikörpertiter gegen die Antigenkomponenten des Virus gesichert. Die Erkrankung nimmt ohne spezifische Therapie einen gutartigen Verlauf, Übergänge in chronische Formen kommen nicht vor.

▶ **Gelbfieber:** Die Erkrankung wird durch ARBO-Viren der Gruppe B verursacht, die durch Moskitobisse übertragen werden. Sie ist vorwiegend im tropischen Afrika, in Süd- und Mittelamerika beheimatet. Die Inkubationszeit beträgt 3–6 Tage. Die milden Erkrankungen können sich auf uncharakteristische Symptome wie Fieber, Kopfschmerzen, Übelkeit und gelegentlich Nasenbluten beschränken, die für wenige Tage anhalten. Bei schweren Erkrankungen kommt es zunächst und plötzlich zu Kopfschmerzen, Schwindel, Fieber bis 40 °C, starken Muskelschmerzen, Übelkeit, Erbrechen und Konjunktivitis. Nasen- und Zahnfleischbluten sind häufig. Nach etwa 3 Tagen fällt das Fieber ab. Einer Stunden bis wenige Tage dauernden Remissionsphase folgt dann das Vollbild der Erkrankung mit Ikterus, Fieber bei relativer Bradykardie, Ikterus, hämorrhagischer Diathese mit Nasenbluten, Teerstühlen und Hämatemesis („black vomit"). Eine Proteinurie ist für den schweren Krankheitsverlauf charakteristisch; nicht selten entwickelt sich eine Anurie.

Wenn die Anamnese des Patienten (kurze Zeit zurückliegender Aufenthalt in den Tropen ohne vorausgegangene Gelbfieberimpfung) den Verdacht auf eine Gelbfieberinfektion nahelegt, wird die Diagnose durch den Nachweis virusspezifischer Antikörper gesichert.

▶ **Zytomegalievirusinfektion:** Infektionen mit dem Zytomegalievirus (CMV), das wie das Epstein-Barr-Virus der Herpesvirusgruppe zugehört, können sich klinisch in unterschiedlichen Krankheitsbildern manifestieren. Neben der häufigsten, inapparenten Verlaufsform können auch der Mononukleose-ähnliche Krankheitsbilder auftreten, die klinisch von dieser nicht zu unterscheiden sind. Neben einer Vielzahl von anderen Organmanifestationen (Myokarditis, Perikarditis, Pneumonie) tritt gelegentlich ein hepatitisähnliches Krankheitsbild auf, das durch Transaminasenanstieg, Ikterus und mäßige Hepatomegalie charakterisiert ist. Die infektiöse Mononukleose durch EBV-Infektion wird durch den fehlenden Nachweis von heterophilen Antikörpern ausgeschlossen, die Diagnose der CMV-Infektion durch den Nachweis spezifischer IgM- und IgG-Antikörper gesichert. Die CMV-Infektion tritt bevorzugt bei immunsupprimierten Personen auf.

▶ Mitbeteiligung der Leber bei **Herpes-simplex-Infektionen** sind sehr selten. Generalisierte Herpesinfektionen treten nahezu ausschließlich bei Neugeborenen auf; die Mitbeteiligung der Leber manifestiert sich in einem der akuten Hepatitis ähnlichen Krankheitsbild.

▶ Ebenfalls ausschließlich bei Neugeborenen mit pränatal erworbenen **Röteln** kommt es zu einer durch das Rötelnvirus hervorgerufenen Hepatitis, die bei schwerem Verlauf das Bild eines cholestatischen Ikterus verursachen kann.

▶ **Seltene, für akute Hepatitiden verantwortliche Viren:** Coxsackie-Viren des serologischen Typs B können beim Neugeborenen Infektionen mit Mitbeteiligung der Leber und dem klinischen Bild einer akuten Virushepatitis hervorrufen. Akute, durch das **Coxsackie-B-Virus** hervorgerufene Hepatitiden jenseits der Neugeborenenperiode sind sehr selten und wurden in der Literatur nur vereinzelt mitgeteilt.

Bisherige Informationen über akute Hepatitiden, hervorgerufen durch Adenoviren der verschiedensten serologischen Subtypen und durch Echoviren, beschränken sich gleichfalls auf wenige kasuistische Mitteilungen.

3.3.2 Bakterielle Infektionen

M. Weil (Leptospirosis icterohaemorrhagiae)

Die Erkrankung wird durch Leptospiren hervorgerufen, vorwiegend für Nagetiere und Haustiere pathogenen Erregern. Eine Infektion von Menschen geschieht durch Kontakt mit Urin oder Gewebe eines infizierten Tieres oder durch kontaminiertes Wasser. Der Erreger tritt durch Verletzungen in der Haut oder durch Schleimhäute in den Körper ein. Nach einer Inkubationszeit von 1–2 Wochen kommt es zu einer ersten Krankheitsphase mit Fieberanstieg bis über 39 °C, Schüttelfrösten, heftigen Kopf- und Glieder(-Muskel-)-schmerzen, besonders der Waden, gelegentlich Übelkeit und Erbrechen. Husten und Thoraxschmerzen sind häufig.

Auffällig ist eine starke Konjunktivitis. Um den 7. Krankheitstag geht im allgemeinen das Fieber zurück; etwa 1–3 Tage später beginnt dann jedoch in einem Teil der Fälle eine 2. Krankheitsphase mit erneut hohem Fieber und auf deutlichem Ikterus mit Erhöhung vorwiegend des direkten Bilirubins bis zu 40 mg/dl, der von einer exzessiven Leukozytose begleitet sein kann. Die Transaminasen sind, im Unterschied zu anderen Hepatitiden, meist nur leicht- bis mittelgradig erhöht. Niereninsuffizienz und Schock sind häufig. Die Verdachtsdiagnose ergibt sich aus der Anamnese, dem oft massiven Ikterus bei nur mittelgradig erhöhten Transaminasen und der gleichzeitig auftretenden akuten Niereninsuffizienz. Die Diagnose wird durch den Erregernachweis im Blut, Urin oder Liquor oder einfacher durch den Nachweis von Antikörpern gegen Leptospiren gesichert. Dieser Antikörpernachweis kann etwa ab dem 6.–12. Krankheitstag geführt werden.

3.3.3 Protozoeninfektionen

▶ **Malaria:** Die Malaria tropica verläuft häufig mit Hepatomegalie und einem leichten Ikterus. Sie sind durch die Parasitämie und durch die hämolytische Anämie bedingt. Bei der am meisten gefürchteten Komplikation der Malaria tropica kommt es zu dem sog. „Schwarzwasserfieber", einer massiven intravasalen Hämolyse und einer rasch progredienten Niereninsuffizienz mit deutlichem Ikterus und Hämoglobinurie. Die Letalität des Krankheitsbildes liegt bei 20–30%.

▶ **Toxoplasmose:** In etwa 40% der Fälle von konnataler Toxoplasmose tritt bei den infizierten Kindern ein Ikterus, meist mit Hepatomegalie, auf.

Postnatal erworbene Toxoplasmoseinfektionen verlaufen demgegenüber meist benigne; selten findet man eine granulomatöse Hepatitis.

3.3.4 Sonstige Infektionen

▶ **Sepsis:** Schwere septische Krankheitsbilder verursachen zumeist leichte Erhöhungen des direkten Serumbilirubins. Im septischen Schock kann es zu Leberzelluntergang mit Transaminasenerhöhung und Störungen der Synthese von Gerinnungsfaktoren und Albumin kommen.

▶ **Salmonellose:** Beim Typhus abdominalis, wesentlich seltener bei schweren Verläufen anderer Salmonellosen, kann ein hepatozellulärer Ikterus als Zeichen einer entzündlichen Mitreaktion des Lebergewebes mit Leberzellnekrosen auftreten.

▶ **Brucellose:** In einzelnen Fällen entwickelt sich eine granulomatöse Hepatitis mit leichtem Ikterus und Transaminasenanstieg.

▶ Leberzellgranulome ohne ikterische Verläufe finden sich vereinzelt bei **Tuberkulose**, sowie auch bei nichtinfektiösen Krankheiten (**M. Boeck, M. Crohn**) und als Folge von Medikamenten.

3.4 Chronische Hepatitis
(s. F in Tabelle 33.1)

Eine entzündliche Erkrankung des Leberparenchyms, welcher Ätiologie auch immer, die länger als 6 Monate dauert, wird definitionsgemäß als „Chronische Hepatitis" bezeichnet. Klinisches Bild und Leberhistologie sind von der Art des krankheitsauslösenden Agens weitgehend unabhängig: Infektionskrankheiten, Medikamente, Autoimmunprozesse und Stoffwechselerkrankungen wie der M. Wilson können gleichermaßen eine chronische Hepatitis hervorrufen. Das diagnostische Vorgehen bei Verdacht auf eine chronische Hepatitis ist in Tabelle 33.3 schematisch aufgeführt.

3.4.1 Chronische infektiöse Hepatitiden

Etwa 10% der Hepatitis B- und wahrscheinlich etwa 50% der NANB-Hepatitisinfektionen heilen nicht innerhalb eines halben Jahres aus, sondern gehen in eine chronische Form über. Nach prognostischen Gesichtspunkten werden die chronischen Hepatitiden in chronisch persistierende (CPH) und chronisch aktive Hepatitis (CAH) unterteilt. Die Zuordnung zu einer der beiden Formen wird durch die histologische Untersuchung des Lebergewebes entschieden. Chronische infektiöse Hepatitiden entwickeln sich eher aus einer mild oder klinisch inapparent verlaufenden akuten Infektion, während schwere oder fulminant verlaufende Hepatitiden, sofern sie überlebt werden, eher zu einer kom-

Tabelle 33.3. Diagnostisches Vorgehen bei chronischer Hepatitis

Anamnese:
Leistungsminderung?
Vermehrte Müdigkeit?
Akut ikterisches Krankheitsbild in der Vergangenheit?
Wenn ja: vollständiger Rückgang der Transaminasen dokumentiert?
Ikterisches Krankheitsbild bei Kontaktpersonen?
Blutprodukte erhalten?
Transaminasenerhöhung in der Anamnese?
Hepato(spleno)megalie in der Anamnese?
Medikamenteneinnahme?

Laboruntersuchungen:
GOT, GPT, evtl. mehrmals in Intervallen
Bilirubin
Serumelektrophorese
Rotes und weißes Blutbild
Thrombozyten
Plasmatische Gerinnungstests
Hepatitis-B-Serologie
Deltavirus-Serologie

Spezialuntersuchungen:
Autoantikörper (obligat: ANA, SMA, AMA, sofern möglich, auch Anti-LP und Anti-LKM)
Serumkupfer, Caeruloplasmin, Urinkupfer
Fetoprotein
Spaltlampenuntersuchung
Lymphozytenstimulationstest auf verdächtige Medikamente

Leberhistologie mit den Fragestellungen:
CPH oder CAH; Aktivitätsgrad?
Bereits Übergang in Zirrhose?
HBs-AG in Hepatozyten?
Kupfergehalt pro Milligramm Feuchtgewicht?

pletten Ausheilung kommen. Chronische Verläufe sind außerdem bei Personen mit geschwächter Abwehrlage (Neugeborene, Drogenabhängige, Homosexuelle, Patienten unter immunsuppressiver Therapie, Dialysepatienten) häufiger.

Chronisch persistierende Hepatitis (CPH)

Die persistierende Hepatitis ist die häufigere Verlaufsform der chronischen infektiösen Hepatitis. Histologisch findet sich bei erhaltener Läppchenarchitektur der Leber eine Aufweitung und entzündliche Infiltration der Portalfelder durch mononukleäre Zellen. Die Leberzellbalken sind intakt, Mottenfraßnekrosen werden nicht gefunden.

Klinische Symptome können völlig fehlen oder in einer geringen Müdigkeit und/oder verminderten körperlichen Belastbarkeit bestehen. Außer einer gelegentlichen geringen Hepatomegalie ist die körperliche Untersuchung meist unauffällig, Leberhautzeichen fehlen. Ein Ikterus tritt nicht auf, gelegentlich findet sich eine leichte Bilirubinämie. Die Transaminasen sind gering und meist wechselnd bis etwa zum Vierfachen des oberen Normwertes erhöht. Die Gammaglobuline im Serum sind normal: Cholestasesymptome, eine Lebersynthesestörung oder eine portale Hypertension fehlen. Bei der chronisch persistierenden Hepatitis B findet man das HBs-AG und das Anti-HBc im Serum, das HBe-Antigen ist im allgemeinen negativ. NANB-Hepatitiden lassen sich nicht positiv nachweisen, sondern stellen eine Ausschlußdiagnose dar.

Häufig wird eine CPH als Zufallsbefund aufgrund einer Transaminasenerhöhung entdeckt. Die Erkrankung nimmt einen gutartigen Verlauf, insbesondere bei den NANB-Hepatitiden ist eine komplette Ausheilung die Regel. Übergänge in eine chronisch aktive Hepatitis oder eine Zirrhose scheinen selten zu sein.

Chronisch aktive Hepatitis (CAH)

Die histologisch nachweisbaren Leberveränderungen sind deutlich schwerer als bei der CPH. Bei milderen Verlaufsformen findet man neben dem entzündlichen Infiltrat mononukleärer Zellen in den Periportalfeldern zusätzlich Mottenfraßnekrosen. Schwerere Formen sind darüberhinaus durch Brückennekrosen, fibröse Septen und Rosettenbildung einzelner Gruppen von Leberzellen gekennzeichnet. Alle Stadien einer Leberzirrhose können neben den entzündlichen Veränderungen bestehen.

Das klinische Bild unterscheidet sich anfangs nur wenig von dem der CPH. Müdigkeit und Leistungsminderung scheinen bei der CAH ausgeprägter zu sein als bei der CPH. Bilirubin, Transaminasen und Immunglobuline sind leicht erhöht. Nach mehrjähriger Dauer geht die CAH häufig in eine Leberzirrhose über, deren Zeichen (Ikterus, Pfortaderhochdruck, portosystemische Enzephalopathie, Leberzellinsuffizienz) dann das klinische Bild bestimmen. Ein hepatozelluläres Karzinom ist nach chronisch aktiver Hepatitis B oder posthepatitischer Leberzirrhose häufiger.

Die chronisch aktive NANB-Hepatitis verläuft blander als die CAH nach Hepatitis B. Klinische Symptome fehlen im allgemeinen völlig. Laborchemisch finden sich fluktuierende Erhöhungen der Transaminasen bei normalen Immunglobulinen und auch sonst unauffälligen Laborparametern. Im Unterschied zur chronisch aktiven Hepatitis B ist der Anteil von Spontanheilungen hoch (bis 80%); nur bei etwa 20% der Patienten geht die Erkrankung in eine Zirrhose über, durch deren Symptome häufig die Krankheit erstmals bemerkt wird. Ob die Inzidenz des primären Leberzellkarzinoms bei diesen Patienten erhöht ist, ist derzeit noch offen.

3.4.2 Autoimmune chronisch aktive Hepatitis

Die Erkrankung tritt mit einer hohen Bevorzugung des weiblichen Geschlechts auf; Frauen zwischen 10 und 20 Jahren sind am häufigsten betroffen. Das klinische Bild entspricht meist dem einer schwer verlaufenden chronisch aktiven Hepatitis. Der Beginn kann schleichend sein, jedoch auch eine akute Hepatitis imitieren. Wird im letztgenannten Fall eine Leberhistologie gewonnen, findet man häufig eine bereits fortgeschrittene CAH als Hinweis auf eine schon länger subklinisch bestehende Krankheitsaktivität. Ein meist intermittierender Ikterus mit Bilirubinwerten zwischen 2 und 10 mg/dl und Leberhautzeichen (Spider naevi) sind bei der autoimmunen CAH häufig; Leber und Milz; sind deutlich vergrößert. Aszites und portosystemische Enzephalopathie finden sich erst, wenn die Erkrankung in eine Zirrhose übergegangen ist.

Die autoimmunen chronisch aktiven Hepatitiden unterscheiden sich von den postinfektiösen Formen durch den wesentlich aggressiveren Verlauf mit stark erhöhten Transaminasen (meist über 200 und bis 500 U/l). Die Gammaglobuline sind massiv erhöht und können Werte bis über 5 g/dl erreichen. Eine Hypalbuminämie in den fortgeschrittenen Krankheitsphasen, ebenso wie Störungen der plasmatischen Gerinnung sind Zeichen der verminderten Synthesekapazität der Leber. Dem entspricht ein deutlich gestörtes Allgemeinbefinden der Patienten mit autoimmuner CAH: Müdigkeit, Schwäche und Appetitlosigkeit sind stärker ausgeprägt als bei postinfektiöser CAH.

Eine Assoziation der autoimmunen CAH mit anderen Autoimmunerkrankungen (autoimmune Thyreoiditis, Coombs-positive hämolytische Anämie, Glomerulitis) und endokrinen Störungen (Cushing-Syndrom, Hirsutismus, Gynäkomastie,

Tabelle 33.4. Immunserologie bei autoimmunen Lebererkrankungen

Parameter	ANA	SMA	Anti-LP	Anti-LKM	AMA	Anti-LSP	Gamma Globulin	HBs-Ag
Lupoide Hepatitis	+	+	−	−	−	+	n/↑	−
LKM-positive CAH	−	−	−	+	−	+	n/↑	−
Anti-LP-positive CAH	−	+/−	+	−	−	−	↑	−
PBC	−	−	−	−	+ +	+	↑	−
Hepatitis-B induzierte CAH	−	−	−	−	−	+	↑	+
Hepatitis-D induzierte CAH	−	−	−	−	−	−	↑	+

ANA Antinukleäre Antikörper, *SMA* Antikörper gegen glatte Muskulatur, *Anti-LP* Antikörper gegen Antigene aus Leber und Pankreas, *Anti-LKM* Antikörper gegen Leber- und Nierenmikrosomen, *AMA* Antimitochondriale Antikörper, *Anti-LSP* Antikörper gegen leberspezifisches Protein, *n* = normal

Diabetes mellitus) ist differentialdiagnostisch relevant.

Die Diagnose einer autoimmunen CAH muß bei jedem akut ikterischen Krankheitsbild und jeder unklaren Transaminasenerhöhung bei negativen Hepatitis-B-Markern vermutet werden, insbesondere bei jüngeren Frauen. Wichtigste Differentialdiagnosen sind die chronische NANB-Hepatitis, medikamentöse Leberschäden und der M. Wilson. Die Diagnose wird durch den serologischen Nachweis typischer Antikörperphänomene gesichert werden (s. Tabelle 33.4).

Aufgrund des Antikörpermusters konnten bisher mehrere Formen identifiziert werden, bei deren häufigster, der sog. lupoiden Hepatitis, Antikörper gegen nukleäre Antigene (ANA) und gegen glatte Muskulatur (SMA) nachgewiesen werden können. Die antinukleären Antikörper sind gegen eine Proteinkomponente gerichtet, im Unterschied zu den ANA beim Lupus erythematodes jedoch nicht gegen doppelsträngige DNA.

Eine seltene Form der autoimmunen CAH ist die LKM-antikörperpositive CAH, bei der sich Antikörper gegen Mikrosomen der Hepatozyten und der Nierentubuluszellen finden lassen. ANA und SMA sind nicht nachzuweisen. Eine weitere, kürzlich identifizierte Form der autoimmunen CAH zeigt Antikörper gegen zytoplasmatische Antigene aus Leber und Pankreas (anti-LP) und nur bei einem Teil der Patienten auch gegen glatte Muskulatur. Andere Antikörper fehlen. Die klinischen Bilder aller 3 Formen ähneln einander. Der Verlauf ist deutlich maligner als bei der postinfektiösen CAH mit teilweise schnellem Übergang in eine Zirrhose.

4 Alkoholtoxische Hepatitis und Zieve-Syndrom

4.1 Alkoholhepatitis (Synonym: Fettleberhepatitis) (s. G in Tabelle 33.1)

Im Unterschied zur alkoholisch bedingten Leberzirrhose stellt die Alkoholhepatitis ein akutes Geschehen dar. Ein klinisch manifester Ikterus ist mit dem Krankheitsbild wesentlich häufiger assoziiert als mit der Leberzirrhose. Bei typisch ausgeprägtem klinischem Bild ist die Diagnose leicht zu stellen. Häufig erkennt man bereits Zeichen des chronischen Alkoholabusus (Mangelernährung, Muskelatrophie, Hodenatrophie, Polyneuropathie). Die chronische Lebererkrankung manifestiert sich durch Palmarerythem, Lebersternchen und Weißnägel, eine portale Hypertension mit Aszites, Splenomegalie und Ösophagusvarizen. Die Patienten klagen über uncharakteristische Symptome wie Schwächegefühl, Appetitlosigkeit, Übelkeit, Erbrechen und diffuse Bauchschmerzen mit Betonung im rechten oberen Quadranten. Die typische Laborkonstellation zeigt eine zumeist mäßige Erhöhung des Bilirubins (1,5–5 mg/dl). Die γ-GT kann sehr stark erhöht sein (Werte bis über 1000 U/l). Die Transaminasen sind demgegenüber meist nur leicht- bis mittelgradig erhöht: die Werte liegen i.a. um 100 U/l, selten bis 500 U/l. Typischerweise ist die GOT stärker erhöht als die GPT. Dies unterscheidet die Krankheit von den infektiösen Hepatitiden, bei denen beide Enzyme etwa gleich stark erhöht sind, bzw. die GPT höher ist als die GOT. Die Alkoholhepatitis geht nicht selten mit einer ganz ausgeprägten Leukozytose einher.

Differentialdiagnostische Schwierigkeiten können Fälle bereiten, in denen die Alkoholhepatitis einen **cholestatischen** Verlauf nimmt. Bei diesen Patienten kann das Serumbilirubin bis auf Werte von über 40 mg/dl erhöht sein. Die normalerweise bei der Alkoholhepatitis nur geringgradig erhöhte alkalische Phosphatase erreicht dann ein Mehrfaches des oberen Normwertes. In solchen Fällen muß eine Gallenwegobstruktion durch geeignete Methoden (Sonographie, evtl. ERCP) ausgeschlossen werden. Die Diagnose der Alkoholhepatitis wird histologisch im Leberbiopsat gesichert: Leberzellnekrosen mit gemischtzelligen Infiltraten, Nachweis von alkoholischem Hyalin in Form sog. Mallory-Bodies in den Hepatozyten. In nahezu 90% der Fälle besteht gleichzeitig eine Leberzellverfettung, daher der gelegentlich benutzte Terminus „Fettleberhepatitis". Eine Leberzirrhose als Hinweis auf früher abgelaufene nekrotische Schübe findet sich bei etwa der Hälfte der Patienten. Gelegentlich können auch Zeichen der intrahepatischen Cholestase beobachtet werden.

Schwere Verläufe einer Alkoholhepatitis sind durch eine leukämoide Reaktion im Blutbild mit Leukozytenwerten bis über 100 000 U/l und die Zeichen des Leberversagens mit Mangel an Gerinnungsfaktoren, Hypalbuminämie und stark erhöhten Bilirubinwerten charakterisiert. Bei dieser Gruppe beträgt die Letalität ca. 80–90%, während das Gesamtkollektiv der an einer Alkoholhepatitis Erkrankten eine Letalität von ca. 10–15% aufweist. Die Erkrankung heilt bei den Überlebenden entweder aus oder geht in eine Leberzirrhose über.

4.2 Zieve-Syndrom

Auch diese Erkrankung tritt ausschließlich bei Patienten (vorwiegend Männern) mit übermäßigem Alkoholkonsum auf und ist durch den Symptomenkomplex Fieber, Hyperlipoproteinämie und hämolytische Anämie gekennzeichnet. Die klinischen Symptome sind uncharakteristisch; im Vordergrund stehen Leistungsminderung, Müdigkeit und Abgeschlagenheit, Gewichtsabnahme, Übelkeit und Erbrechen, sowie oft erhöhte Temperaturen. Häufig sind im rechten Oberbauch lokalisierte, teilweise kolikartige Schmerzen, die gelegentlich auch gürtelförmig in den Rücken ausstrahlen.

Tabelle 33.5. Ätiologie der Leberzirrhose

Alkoholtoxisch
Virushepatitis
Autoimmune Hepatitis
Primär biliär (PBC)
Sekundär biliär (Obstruktion der Gallenwege, zystische Fibrose)
Vaskulär (Budd-Chiari-Syndrom, chronische Rechtsherzinsuffizienz)
Medikamente, Toxine (s. Tabelle 33.7)
Hämochromatose
M. Wilson
Stoffwechselerkrankungen: α_1-Antitrypsinmangel, Glykogenspeicherkrankheit Typ IV, Galaktosämie
Hereditäre hämorrhagische Teleangiektasie (M. Osler)
Idiopathisch (kryptogenetisch)

Die Leber ist gewöhnlich vergrößert. Ein Pfortaderhochdruck weist auf eine Leberzirrhose hin. Laborchemisch findet man neben der Hyperbilirubinämie häufig eine cholestatische Konstellation mit Erhöhung der alkalischen Phosphatase, der LAP und der Transaminasen. Serumcholesterin und Triglyzeride sind typischerweise stark erhöht, in der Lipidelektrophorese sind Chylomikronen, Beta- und Präbetalipoproteide vermehrt. Im allgemeinen besteht eine Anämie mit den Zeichen einer Hämolyse (Retikulozytose und gesteigerte Erythropoese).

Bei Ikterus, rechtsseitigen Oberbauchschmerzen und cholestatischer Laborkonstellation kann die Unterscheidung von einer Gallenwegsobstruktion allein aufgrund der klinischen Symptomatik schwierig sein. Manifestiert sich der Schmerz gürtelförmig, muß eine akute Pankreatitis (Beachte: Alkohol als auslösende Ursache der Pankreatitis) ausgeschlossen werden. Die Anämie durch die Hämolyse kann als Folge einer okkulten Blutung fehlinterpretiert werden.

5 Leberzirrhose (s. H in Tabelle 33.1)

Eine Leberzirrhose kann der Folgezustand einer Reihe von ätiologisch unterschiedlichen leberschädigenden Erkrankungen sein (s. Tabelle 33.5), wenn diese zum Untergang und zur ungeregelten Regeneration von Lebergewebe mit Neubildung von Bindegewebe und Verlust der normalen Läppchenarchitektur geführt haben. Die fortgeschrittenen Stadien der Leberzirrhose sind zum einen durch die Leberzellinsuffizienz bei Verlust von aktivem Lebergewebe, zum anderen durch den portalen Hochdruck bei erhöhtem Widerstand in der umgebauten Leber kompliziert.

Der Ikterus stellt eines der häufigsten, wenn auch kein obligates Zeichen der Leberzirrhose dar. Zum Ikterus kommt es, wenn das anfallende Bilirubin durch die Leberzellinsuffizienz nicht mehr metabolisiert und weitertransportiert werden kann (hepatozellulärer Ikterus mit Erhöhung von konjugiertem und unkonjugiertem Bilirubin). Eine Erhöhung vorwiegend des indirekten Bilirubins kann Folge einer Hämolyse sein. Ein rasch auftretender Ikterus mit cholestatischer Konstellation muß an einen Steinverschluß der Gallenwege denken lassen: Die Inzidenz von Gallensteinen bei Patienten mit Leberzirrhose jeder Ätiologie ist im Vergleich zur gesunden Bevölkerung erhöht. Der Ikterus kann schließlich Folge der zugrundeliegenden Erkrankung sein: Bei einer primär bzw. sekundär biliären Zirrhose durch die Gallenwegobstruktion, beim Alkoholiker als Zeichen einer Alkoholhepatitis oder einer extrahepatischen Cholestase bei gleichzeitig bestehender alkoholischer Pankreatitis.

Solange keine klinisch manifesten Zeichen der portalen oder zellulären Dekompensation bestehen, kann die Zirrhose unentdeckt bleiben. Fortgeschrittene Stadien bereiten allerdings meist keine diagnostischen Schwierigkeiten. Die Zeichen der Leberzellinsuffizienz mit Gerinnungsstörungen (verminderte Synthese von Gerinnungsfaktoren) Hypalbuminämie, Lebersternchen, Palmarerythem, Gynäkomastie und Hodenatrophie sind kaum zu verkennen. Zusätzlich besteht häufig noch ein portaler Hochdruck mit Splenomegalie, Thrombozytopenie (evtl. Leukozytopenie), portosystemischer Enzephalopathie, evtl. sichtbaren Umgehungskreisläufen und Ösophagusvarizen. Die klinische Verdachtsdiagnose wird durch eine histologische Untersuchung des Lebergewebes nach perkutaner oder laparoskopischer Biopsie bewiesen.

Bildgebende Verfahren (Computertomographie, Sonographie) sind bei der Diagnosestellung von eingeschränktem Wert. Eine Unterscheidung zwischen einer feinknotigen Leberzirrhose und einer ausgeprägten Fettleber ist insbesondere sonographisch häufig nicht möglich. Der Nachweis von Zeichen einer portalen Hypertension (Aszites auch in geringen Mengen, klinisch nicht feststellbare Splenomegalie) gelingt jedoch mit hoher Sensitivität. Häufig können intraabdominelle Umgehungs-

kreisläufe (Cruveilhier-von Baumgarten-Syndrom, spontane splenorenale Shunts) sonographisch dargestellt werden.

6 Stoffwechselkrankheiten der Leber

6.1 Hämochromatose

Die Erkrankung ist Folge eines bisher nicht aufgeklärten Stoffwechseldefektes, durch den die Resorption von Eisen gesteigert ist. Dadurch kommt es zu einer vermehrten Ablagerung von Eisen in parenchymatösen Organen, was nach einem jahre- bis jahrzehntelangen Intervall zu Veränderungen dieser Organe führt. Sind die Eisenspeicher des Körpers bis etwa zum 20- bis 50fachen ihrer Kapazität überladen, wird die Krankheit manifest. Die Ablagerung von Eisen in den Hepatozyten führt im Laufe der Jahre zu einer Leberfibrose, später zu einer Leberzirrhose.

Klinisch stehen in den fortgeschrittenen Stadien der Erkrankung die auffällige braune bis bronzefarbene Hautpigmentierung, die Hepatomegalie, Hodenatrophie, Impotenz, Arthropathie (s. Kap. 44.7.4) und in mindestens 50% der Fälle ein Diabetes mellitus im Vordergrund. Kardiale Symptome sind häufig (etwa 25%) und äußern sich in ventrikulären und supraventrikulären Rhythmusstörungen, Vorhofflimmern und AV-Blockierungen bei kongestiver Kardiomyopathie. Ein Ikterus, Aszites und andere Zeichen der portalen Hypertension treten erst im Spätstadium auf und sind dann Zeichen der fortgeschrittenen Leberzirrhose. Bei schnell zunehmendem Ikterus, Aszites und einem rasch progredienten Pfortaderhochdruck muß an die nicht seltene Komplikation eines primären Leberzellkarzinoms auf dem Boden der Hämochromatose gedacht werden.

Laborchemisch findet sich eine Erhöhung des Serumeisens auf im allgemeinen über 200 μg/dl und eine auf meist unter 50 μg/dl erniedrigte freie Eisenbindungskapazität. Das Serumferritin ist erhöht. Differentialdiagnostisch bereitet die Abgrenzung gegenüber einer sekundären Hämosiderose bei einer Leberzirrhose anderer Ätiologie die meisten Schwierigkeiten. Die Diagnose wird dann durch den Nachweis eines erhöhten Eisengehaltes im Leberbiopsat gesichert: Bei der idiopathischen

Hämochromatose wird das Eisen vorwiegend in den Hepatozyten abgelagert, im Unterschied zu anderen Formen der Eisenüberladung (nach Hämolyse bzw. Polytransfusion), bei denen das Eisen vom RES aufgenommen wird. Der Desferoxamintest ist bei Patienten mit Hämochromatose im allgemeinen pathologisch (Ausscheidung von mindestens 4–6 mg Eisen im 6-h-Urin nach Injektion von 500 mg Desferoxamin i.m.). Die überzufällige Assoziation der idiopathischen Hämochromatose mit den HLA-Typen A3, B7 und B14 sollte bei entsprechendem klinischen Verdacht Anlaß für eine HLA-Typisierung sein.

6.2 M. Wilson

Diese seltene und autosomal-rezessiv vererbte Störung des Kupferstoffwechsels führt zu einer Ablagerung von Kupfer in verschiedenen Organen mit Bevorzugung von Leber und ZNS. Die klinische Primärsymptomatik ist sehr variabel. Bei jugendlichen Personen vor der Pubertät stehen initial die Symptome der Lebererkrankung im Vordergrund (Differentialdiagnose akute Hepatitis), während ältere Individuen häufiger zunächst zentralnervöse Störungen entwickeln.

Die Anhäufung großer Mengen von Kupfer in der Leber löst unterschiedliche klinische Bilder aus: Bei fulminantem Verlauf kann eine nekrotisierende Hepatitis mit rasch progredientem hepatozellulärem Ikterus, portaler Hypertension und Leberzellinsuffizienz auftreten. Diese Form der Lebererkrankung findet sich besonders bei jüngeren Personen. Besonderes Augenmerk sollte auf gelegentlich auftretende hämolytische Krisen gerichtet werden, durch die der Ikterus verstärkt werden kann.

Das Vollbild einer chronisch aktiven Hepatitis kann gleichfalls imitiert werden. Die davon betroffenen Personen sind meist etwas älter als bei den fulminanten Verläufen. Es findet sich, wie auch bei anderen Formen der CAH, eine Hypergammaglobulinämie, eine Erhöhung der Transaminasen, gelegentlich ein Ikterus. Histologisch ähnelt die Lebermorphologie anderen Formen der CAH.

Wenn die Lebererkrankung schleichend verläuft, kann zum Zeitpunkt der Diagnose bereits eine Leberzirrhose bestehen, die im klinischen Bild von einer Zirrhose anderer Ätiologie nicht zu unterscheiden ist. Zeichen der Leberzellinsuffi-

zienz und des Pfortaderhochdrucks bestehen in Abhängigkeit von der Krankheitsdauer.

Die neurologischen Symptome können der Leberbeteiligung evtl. um Jahre nachfolgen. Ihr Fehlen spricht daher keinesfalls gegen einen M. Wilson. Sie bestehen meistens in Tremor, Ataxie, Sprach- und Schreibstörungen, epileptischen Anfällen und extrapyramidalmotorischen Symptomen.

Wichtiges, für den M. Wilson pathognomonisches Zeichen ist der Kayser-Fleischer-Kornealring (Spaltlampenuntersuchung!), der jedoch nicht obligat ist und insbesondere bei den jugendlichen Patienten mit rasch progredientem Verlauf der Lebererkrankung häufig fehlt. Gelegentlich kann bei den Patienten auch eine Blaufärbung der Lunulae an den Fingernägeln beobachtet werden.

Da die rasche Diagnosestellung unmittelbare therapeutische und unter Umständen lebensrettende Konsequenzen hat, muß die Diagnose eines M. Wilson bei jeder unklaren Lebererkrankung im Alter unter 30 Jahren sicher ausgeschlossen werden. Eine chronisch aktive Hepatitis oder eine Leberzirrhose sind hier bis zum Beweis des Gegenteils auf einen M. Wilson verdächtig!

Die Diagnose stützt sich auf die Anamnese (chronische Lebererkrankungen in der näheren Verwandtschaft), die Spaltlampenuntersuchung mit Nachweis eines Kayser-Fleischer-Kornealrings und den Nachweis der typischen Veränderungen im Kupferstoffwechsel. Das Serumkupfer ist meistens erniedrigt (unter 70 µg/dl), kann aber auch normal, oder, in den Fällen mit fulminant verlaufender Lebererkrankung, sogar erhöht sein. Das Serumcaeruloplasmin ist gleichfalls im unteren Normbereich gelegen oder erniedrigt (unter 20 mg%).

Die Kupferausscheidung im 24-h-Urin ist deutlich erhöht (über 100 µg/24 h). Ausschlaggebend für die Diagnose ist der Kupfergehalt der Leber, der bei Patienten mit M. Wilson deutlich (im allgemeinen über 250 µg/g Feuchtgewicht, Normbereich bis ca. 55 µg/g) erhöht ist. Derart hohe Kupferkonzentrationen in der Leber finden sich sonst nur noch bei der primär biliären Zirrhose und bei länger dauernder extrahepatischer Cholestase. Beide Erkrankungen sind leicht auszuschließen (s. 7.2 und 9).

7 Cholestase (s. I in Tabelle 33.1)

Jede mit einer Cholestase einhergehende Störung oder Erkrankung ist durch eine Erhöhung der alkalischen Phosphatase gekennzeichnet. Dies gilt sowohl für den intra- wie auch den extrahepatischen Gallestau. Die Erhöhung ist bei einem Verschluß der extrahepatischen Gallenwege am ausgeprägtesten. Bei länger bestehender Cholestase kommt es außerdem zu einem teilweise quälenden Juckreiz am ganzen Körper, der als Folge der ebenfalls erhöhten Gallensäuren und ihrer Ablagerung in der Haut verursacht wird. Je nach dem Ausmaß der Bilirubinexkretionsstörung ist das Serumbilirubin mäßig bis deutlich erhöht, vorwiegend das konjugierte Bilirubin. Die Transaminasen sind, im Unterschied zum hepatozellulären Ikterus, meistens nur gering- bis mittelgradig erhöht; Werte für GOT und GPT von über 400 U/l sind ausgesprochen selten und sprechen dann für eine sekundäre Schädigung des Leberparenchyms durch einen kompletten Verschluß der Gallenwege.

7.1 Intrahepatische Cholestase

Liegt eine eindeutige cholestatische Konstellation ohne Nachweis einer Abflußstörung im Bereich der ableitenden Gallenwege vor, wird von einer intrahepatischen Cholestase gesprochen. Die Abflußbehinderung ist dann entweder auf zellulärer Ebene oder im Bereich kleiner intrahepatischer Gallengänge lokalisiert. Die weitere Abklärung dieses Symptoms erfordert aufwendigere Untersuchungen. Eine histologische Untersuchung von Lebergewebe ist, wie auch beim hepatozellulären Ikterus, häufig erforderlich.

7.1.1 Benigne rezidivierende intrahepatische Cholestase

Dieses Krankheitsbild wurde erstmals 1959 durch Summerskill und Walshe beschrieben und ist durch rezidivierende Anfälle von Cholestase charakterisiert. Den ikterischen Episoden geht eine Prodromalphase mit Unwohlsein, Appetitlosigkeit und Juckreiz voraus. Die Leber kann vergrößert und druckempfindlich sein, eine Splenomegalie liegt

nicht vor. Die Dauer der Attacken kann von Monaten bis zu mehreren Jahren reichen. Die alkalische Phosphatase ist meistens erhöht, ebenso wie die Serumspiegel der Gallensäuren. Die Transaminasen können leicht erhöht sein. Bei protrahiert verlaufenden Episoden kann eine Fettmalabsorption auftreten, die die parenterale Substitution von fettlöslichen Vitaminen notwendig macht. Der Pathomechanismus der Erkrankung ist bislang ungeklärt. Zwischen den einzelnen Attacken sind die Befunde normal.

7.1.2 Virushepatitis mit cholestatischem Verlauf

Diese seltene Verlaufsform der akuten Virushepatitis kann sowohl bei Hepatitis A als auch bei Hepatitis B und NANB-Hepatitis vorkommen. Auffallend ist ein starker Pruritus. Das Serumbilirubin ist oft massiv erhöht; darüber hinaus findet man im Unterschied zu den „normalen" Verläufen auch eine deutliche Erhöhung der alkalischen Phosphatase. Die Erhöhung der Transaminasen liegt etwa im gleichen Bereich wie bei der typisch verlaufenden Virushepatitis. Hyperbilirubinämie, Erhöhung der alkalischen Phosphatase und Pruritus bleiben auch nach dem Abfall der Transaminasen zunächst bestehen, weshalb Verläufe über mehrere Monate bis zum völligen Verschwinden der Cholestase keine Seltenheit sind. Das Befinden des Patienten ist mit Ausnahme des Pruritus in dieser Zeit wenig gestört, die Krankheit nimmt einen gutartigen Verlauf.

7.1.3 Postoperative Cholestase

Diese Störung tritt bei operierten oder schwerkranken Patienten auf, die zuvor mehrere Bluttransfusionen erhalten haben. Man findet eine im allgemeinen nur mäßige Erhöhung des Serumbilirubins (unter 10 mg%) und eine Erhöhung der alkalischen Phosphatase bei fehlendem oder nur geringem Transaminasenanstieg. Die extra- oder intrahepatischen Gallenwege sind typischerweise nicht dilatiert. Dem Syndrom dürfte eine akute Leberschädigung zugrundeliegen, wodurch die Ausscheidungskapazität des Organs insbesondere für vermehrt anfallendes Bilirubin passager beeinträchtigt wird. Die Differentialdiagnose schließt neben einer akuten Hepatitis, einer Sepsis und ei-

ner Cholangitis vor allem einen medikamenteninduzierten Ikterus ein.

▶ Schwangerschaftscholestase: s. 10.2
▶ Medikamenteninduzierte Cholestase: s. 11.2

7.2 Extrahepatische Cholestase

Bei typischer Laborkonstellation des cholestatischen Ikterus (hohe AP) muß zuerst nach einem
mechanischen Verschluß der Gallenwege gesucht
werden, da sich hier kurzfristige therapeutische
Konsequenzen ergeben können. Das geeignete diagnostische Verfahren ist die Sonographie, mit der
die Dilatation der intrahepatischen Gallenwege,
distal gelegene Obstruktionen und die Ursachen
des Gallenwegverschlusses (z.B. Konkrement oder
Tumor) dargestellt werden können.

Weiterführende Untersuchungen wie ERCP,
PTC und Computertomogramm des Abdomens
liefern zusätzliche Informationen über die Art der
zugrundeliegenden Störung (s. Kap. 35–37).

7.2.1 Choledocholithiasis

Gallensteine sind bei weitem die häufigste Ursache
für einen Verschluß der ableitenden Gallenwege.
Etwa 10% der Bevölkerung in den westlichen Ländern sind Träger von Gallensteinen; die Inzidenz
des Leidens nimmt mit steigendem Alter zu. Nach
Schätzungen treten bei 10–15% der Gallenstein-
träger auch Steine im Ductus choledochus auf. Die
Choledochuskonkremente können sowohl aus der
Gallenblase über den Ductus cysticus in den Gallengang übergetreten als auch de novo dort entstanden sein. Eine Cholestasesymptomatik und
Gallenkoliken bei einem Patienten mit Zustand
nach Cholezystektomie schließt eine Choledocholithiasis also keineswegs aus.

Meist verursacht ein Choledochuskonkrement
typische intermittierende und heftige kolikartige
Schmerzen, die im Epigastrium oder rechts davon
lokalisiert sind und auch in den linken Oberbauch,
zwischen die Schulterblätter oder in die rechte
Schulter ausstrahlen können. Übelkeit und Erbrechen sind häufig. Fieber weist auf eine begleitende
bakterielle Cholangitis (s. 7.2.5) hin. Gleichzeitig
tritt die typische Konstellation des cholestatischen
Ikterus mit deutlicher Erhöhung des Serumbilirubins, entfärbtem Stuhl, dunklem Urin (Urobilino-

gen negativ!) und Pruritus auf. Bei länger anhaltender Cholestase beobachtet man oft eine ikterische Hautverfärbung mit grünlichem Unterton
(„Verdinikterus“).

Insbesondere bei älteren Menschen können die
Schmerzen aber auch völlig fehlen und ein fluktuierender Ikterus mit Cholestase stellt das einzige
klinische Symptom dar, sodaß die Differentialdiagnose zu einem tumorösen Verschluß der Gallenwege erschwert ist.

Häufig führt ein Steinverschluß des Ductus
choledochus zur Obstruktion des Pankreasgangs
im Papillenbereich und damit zu einer akuten Pankreatitis. Die Häufigkeit einer biliären Ursache der
akuten Pankreatitis wird mit bis zu 45% angegeben. Die Klinik der akuten Pankreatitis (gürtelför-
miger Oberbauchschmerz, Erhöhung von Amylase
und Lipase, Subileus, in schweren Fällen Schock
und respiratorische Insuffizienz) kann die Symptome des Gallenwegverschlusses in den Hintergrund
treten lassen.

Die Diagnose des Steinverschlusses wird sonographisch gestellt. Die Dilatation der intrahepatischen Gallenwege kann nahezu immer nachgewiesen werden. Bei stark kalkhaltigen Konkrementen,
die auf dem sonographischen Bild einen deutlichen
Schallschatten werfen, gelingt die Darstellung des
Steines auch im Ductus choledochus. In den übrigen Fällen gewinnt die Diagnose an Wahrscheinlichkeit, wenn in der Gallenblase Steine nachgewiesen werden können. Eine exakte Abklärung der
Ursache einer extrahepatischen Cholestase erfordert allerdings häufig eine radiologische Darstellung der Gallenwege durch ERCP oder PTC!

7.2.2 Gallengangverschluß durch Tumoren

Ein Verschluß der extrahepatischen Gallenwege
durch einen Tumor stellt die wichtigste Differentialdiagnose zum Steinverschluß dar. Ein progredienter Verschlußikterus mit Pruritus ist das häufigste Symptom, gefolgt von Oberbauchschmerzen.
Sonographisch kann meistens die Dilatation der
Gallenwege nachgewiesen werden; durch die
ERCP kann eine Choledocholithiasis ausgeschlossen und die genaue Lokalisation der Einengung
ermittelt werden. Die Beurteilung dieser radiologischen Gallengänguntersuchungen bereitet gelegentlich differentialdiagnostische Schwierigkeiten:
eine umschriebene Einengung des Gallengangs
kann als benigne Striktur fehlinterpretiert werden,

ein multifokal wachsender Tumor den Befund bei einer primär sklerosierenden Cholangitis imitieren. Die Diagnose eines Gallengangkarzinoms kann in solchen Fällen gelegentlich erst nach weiteren Untersuchungen (Computertomographie, evtl. sogar Laparotomie) gesichert werden.

7.2.3 Gallengangverschluß durch Parasiten

Eine ganze Reihe von Parasiten kann das klinische Bild des Verschlußikterus verursachen.

Fasciola hepatica (Großer Leberegel)

Im Menschen als fakultativem Endwirt durchdringen die Erreger die Duodenalwand und die Leberkapsel und gelangen von dort in die Gallenwege, wo sie zu erwachsenen Fasciolae ausreifen. Klinisch steht eine ausgeprägte Eosinophilie im Vordergrund. Eine Cholestase, evtl. mit sekundärer Cholangitis als Obstruktionsfolge, kann bei chronischen Verläufen auftreten.

Die Diagnose wird durch den Nachweis der Eier in Stuhl oder Galle gestellt. Antikörper gegen den Parasiten können von Speziallaboratorien im ELISA bestimmt werden.

Dicrocoelium dendriticum (Kleiner Leberegel)

Menschen werden sehr selten infiziert. Der Erreger gelangt in die venöse Strombahn des Gastrointestinaltraktes und über die Pfortader in Leber und Gallenwege. Das klinische Bild der Erkrankung ist selten schwer und gekennzeichnet durch eine leichte Erweiterung der Gallenwege mit den Zeichen einer chronischen Cholangitis.

Clonorchis sinensis (Chinesischer Leberegel)

Die Parasiten wandern durch die Dünndarmwand in die Gallengänge und reifen dort aus. Das klinische Bild ist stark von der Erregerzahl abhängig. Schwere Verläufe gehen mit periduktaler Fibrose und zystischer Aufweitung der Gallengänge und gelegentlich einem cholestatischen Ikterus einher. Eine gesteigerte Inzidenz von Gallenwegkarzinomen bei infizierten Personen ist bemerkenswert.

Opisthorchis felineus (Katzenleberegel)

Der Parasit ist dem chinesischen Leberegel verwandt. Ausbreitungsweg und klinisches Bild der Infektion entsprechen der mit Clonorchis sinensis.

Ascaris lumbricoides

Die Verbreitung dieses Rundwurms ist weltweit. Gelegentlich dringen Askariden über die Papilla Vateri in die Gallenwege oder in den Pankreasgang ein. Die Invasion der Würmer verursacht einen plötzlichen heftigen rechtsseitigen Oberbauchschmerz, der in die rechte Schulter ausstrahlen kann, Übelkeit und Erbrechen. Nach einigen Tagen manifestiert sich eine Cholangitis mit Fieber, Schüttelfrost, Hepatomegalie, gelegentlich Ikterus und Leukozytose mit Eosinophilie. Wenn die Askariden sich in den Gallengängen vermehren, kommt es zu einer schweren chronischen Cholangitis mit Ausbildung von Leberabszessen.

Die Diagnose kann durch den Nachweis der Parasiteneier im Stuhl gestellt werden, sobald die Würmer im Dünndarm ausgereift sind.

7.2.4 Gallengangverschluß durch Pankreaskopfprozesse

Die häufigsten zu einer Gallenwegobstruktion führenden Pankreaserkrankungen sind:

Pankreaskopfkarzinom

Die Gelbsucht kann wechselnd stark verlaufen. Häufig werden ein dumpfer, in den Rücken ausstrahlender Schmerz und typische Tumorsymptome wie Appetitlosigkeit, Abneigung gegen Fleisch und Gewichtsabnahme geklagt. Die Sonographie zeigt die Dilatation der intrahepatischen Gallenwege und des Ductus choledochus, häufig auch den im Bereich des Pankreaskopfes gelegenen Primärtumor als echoarme, unregelmäßige Formation. Die Sensitivität der Computertomographie ist bei kleinen Tumoren und bei schlechter sonographischer Beurteilung des Retroperitoneums durch Luftüberlagerung höher. Durch ERCP oder PTC kann die Diagnose meistens gesichert werden. Von den Tumormarkern ist in 1/4 bis der Hälfte der Fälle das CEA und in etwa 85% das CA 19-9 erhöht. Bei ca. 90% der Patienten wird eine Erhöhung mindestens eines der Tumormarker CEA, CA 19-9 und CA 12-5 gefunden.

Akute Pankreatitis

Auch in den Fällen von akuter Pankreatitis, die nicht durch einen Steinverschluß bedingt sind, ist ein leichter Ikterus häufig, meist als Folge einer Gallengangeinengung durch Schwellung des entzündeten Pankreaskopfes.

Pseudozysten

Die nach akuten Pankreatitiden oder Bauchtraumen entstandenen Pseudozysten können durch Kompression des Ductus choledochus einen cholestatischen Ikterus verursachen. Mit der Sonographie können das dilatierte Gallengangsystem und die als echofreie, glatt berandete Struktur imponierende Pseudozyste dargestellt werden. Eine ERCP ist bei Vorliegen von Pankreaspseudozysten wegen der Infektionsgefahr relativ kontraindiziert und sollte nur unter Operationsbereitschaft durchgeführt werden.

7.2.5 Bakterielle Cholangitis

Während eine retrograde Keimbesiedlung der Gallenwege ohne Obstruktion klinisch symptomlos bleibt, kann sich bei gleichzeitiger Verlegung der Gallenwege durch Konkremente oder durch eine benigne Striktur, seltener durch Malignome, eine akute Cholangitis entwickeln. Klinisch finden sich intermittierendes bzw. septisches Fieber mit Schüttelfrösten, Ikterus und rechtsseitigen Oberbauchschmerzen (Charcot-Trias). Man findet eine häufig ausgeprägte Leukozytose, eine Cholestase (Juckreiz!) mit Erhöhung von Bilirubin und alkalischer Phosphatase, entfärbten Stuhl und dunklen Urin. Bevorzugte Erreger sind Escherichia coli, Streptococcus faecalis, Klebsiellen, Enterobacter, Proteus, Pseudomonas und Clostridien. In seltenen Fällen kann die einfache akute Cholangitis sich zu dem schweren und potentiell letalen Krankheitsbild der eitrigen Cholangitis fortentwickeln. Als Folge der akuten Cholangitis entsteht in etwa 10% der Fälle eine Sepsis.

Differentialdiagnostisch sind bei der Symptomenkonstellation Fieber, Leukozytose, cholestatischer Ikterus und rechtsseitiger Oberbauchschmerz eine schwere akute cholestatisch verlaufende Hepatitis oder eine cholestatisch verlaufende Alko-

holhepatitis zu erwägen. Die Abdomensonographie mit Nachweis einer Gallenwegobstruktion und eines Gallensteinleidens, evtl. ERCP und PTC sichern die Diagnose.

8 Primär sklerosierende Cholangitis (PSC)

Die Erkrankung ist selten, wird jedoch dank verbesserter Methoden zur radiologischen Darstellung der Gallenwege (ERCP, PTC) in den letzten Jahren häufiger diagnostiziert. Die Ätiologie der PSC ist unbekannt, die Assoziation mit Colitis ulcerosa (bei ca. 50% der Patienten mit PSC, wobei die Manifestation der Gallenwegerkrankung der Darmsymptomatik vorausgehen kann) bemerkenswert. Die PSC ist umgekehrt bei Colitis ulcerosa selten; nur etwa 1% dieser Patienten erkranken daran. Weitere seltener mit der PSC assoziierte Erkrankungen sind der M. Crohn, die retroperitoneale Fibrose und die Riedel-Struma.

Führendes Symptom der PSC ist ein cholestatischer Ikterus mit Pruritus, dunklem Urin und hellen Stühlen, der intermittierend auftreten, jedoch auch langsam progredient sein kann. Die meisten Patienten klagen über Schmerzen oder Druckgefühl im rechten Oberbauch; Appetitlosigkeit und Gewichtsverlust sind häufig. Seltener als bei den Patienten mit Cholangitiden anderer Ätiologie kommt es zu Fieber und Schüttelfrost. Neben dem Ikterus besteht meist eine Hepatosplenomegalie.

Die Diagnose des PSC muß vermutet werden, wenn bei einem Patienten mit Colitis ulcerosa oder M. Crohn ein cholestatischer Ikterus auftritt. Die Sonographie ist bei der Diagnosestellung von geringem Nutzen; die intrahepatischen Gallenwege sind in der Regel nicht erweitert und nur bei guten Untersuchungsbedingungen kann der für die Diagnose typische Befund des mit Kalibersprüngen verlaufenden Ductus Choledochus dargestellt werden. Die Diagnose wird durch eine ERCP gestellt, bei der es gelingt, die Stenosierungen der extra- und intrahepatischen Gallenwege zu dokumentieren. Wichtigste Differentialdiagnose sind maligne Stenosen der Gallenwege.

Die primär biliäre Zirrhose wird durch Bestimmung der typischen immunologischen Marker, evtl. durch die Leberhistologie ausgeschlossen (s. Tabelle 33.6).

Tabelle 33.6. Klinische Unterschiede zwischen primär biliä-rer Zirrhose (PBC) und primär sklerosierender Cholangitis (PSC). (Nach Wiesner und LaRusso 1985)

Parameter	PSC	PBC
Mittleres Alter (Jahre)	41	53[b]
Geschlecht (m:w)	6.3:3.7	1:9[b]
Cholangitis	14%	2%[b]
Fieber	32%	8%[b]
Abgeschlagenheit	73%	77%
Pruritus	72%	69%
Hyperpigmentation	25%	54%[b]
Xanthelasmen	3%	19%[b]
Ikterus	43%	41%
Hepatomegalie	55%	53%
Splenomegalie	33%	28%
Begleiterkrankungen		
Chronisch entzündliche Darmerkrankungen	68%	0,04%[c]
Sicca-Syndrom	2%	69%[b]
Arthritis	7%	19%[b]
Schilddrüsenerkrankungen	2%	19%[b]
Laborbefunde		
GOT (U/l)	93	82[a]
IgM (g/l)	2.3	6.2[c]
Bilirubin (mg/dl)	4.5	3.4
Alkalische Phosphatase (U/l)	1366	1515
Gammaglobulin (g/dl)	1.73	1.9
Leberhistologie		
Granulomatöse Cholangitis	0%	32%[b]
Fibrös-obliterative Cholangitis	12%	0%[b]
Granulome	8%	71%[b]
Cholestase	47%	25%[b]
Kupfernachweis	69%	80%[a]

[a] $p < 0,05$,   [b] $p < 0,01$,   [c] $p < 0,001$.

9 Primär biliäre Zirrhose (Synonym: nichteitrige abakterielle destruierende intrahepatische Cholangitis) (s. K in Tabelle 33.1)

Es handelt sich um einen Autoimmunprozeß unbekannter Ätiologie, bei dem die mittelgroßen Gallengänge entzündlich infiltriert und destruiert werden. In den weiter fortgeschrittenen Stadien kommt es zur entzündlichen Infiltration der Portalfelder, zur Fibrose und schließlich zur Leberzirrhose, die das Endstadium der Erkrankung darstellt und mit ihren Komplikationen (Pfortaderhochdruck, Leberzellinsuffizienz) schließlich zum Tode führt.

Die primär biliäre Zirrhose befällt zu 90% Frauen, das Erstmanifestationsalter liegt zwischen 30 und 60 Jahren. Der Verlauf ist schleichend. Ein cholestatischer Ikterus mit grünlichem Unterton ist Symptom der späteren Stadien, wenn die mittelgroßen Gallengänge bereits weitgehend zerstört sind. Eine Erhöhung der Alkalischen Phosphatase und ein Pruritus sind dagegen meist schon in den frühen Krankheitsphasen zu beobachten. Cholesterin und Phospholipide im Serum sind deutlich erhöht, Xanthelasmen als Folge der Fettstoffwechselstörung und dunkle periokuläre Pigmentierung („masque biliaire") werden häufig gesehen. In der überwiegenden Zahl der Fälle findet sich bereits im Frühstadium eine deutliche Erhöhung des IgM bei ansonsten normalen Immunglobulinen.

In über 75% der Fälle tritt die primär biliäre Zirrhose mit einem Sicca-Syndrom (Mund- und Augentrockenheit) auf, das neben dem Pruritus lange Zeit das subjektiv unangenehmste Krankheitssymptom ist. Bereits in ihren Frühstadien kann die primär biliäre Zirrhose auch von anderen Autoimmunprozessen begleitet sein. Seropositive rheumatoide Arthritis, Polymyositis, Autoimmunthyreoiditis, Skerodermie, interstitielle Lungenfibrose, renale tubuläre Azidose und das CREST-Syndrom (Calcinosis cutis, Raynaud-Phänomen, Ösophagus-Motilitätsstörung, Sklerodaktylie und Teleangiektasie) können zusammen bei nahezu 70% der Patienten beobachtet werden.

Eine primär biliäre Zirrhose muß bei jeder intrahepatischen Cholestasesymptomatik und jeder der oben aufgeführten Autoimmunerkrankungen bei einer Frau mittleren Alters ausgeschlossen werden. Durch den Nachweis immunologischer Marker (s. Tabelle 33.4) ist eine Diagnosestellung mittlerweile bereits in den Frühstadien möglich. Bei nahezu allen Erkrankten lassen sich hochtitrig antimitochondriale Antikörper (AMA) nachweisen, wobei das für die primär biliäre Zirrhose typische Antigen auf der inneren Mitochondrienmembran lokalisiert ist. Der Nachweis von Antikörpern gegen dieses sog. M2-Antigen im ELISA gilt als spezifisch für die primär biliäre Zirrhose. Zusätzlich stützt sich die Diagnose auf die vor allem in den frühen Krankheitsphasen typische Leberhistologie mit Nachweis entzündlich destruierender Gallengangveränderungen.

Die differentialdiagnostische Abgrenzung der primär biliären Zirrhose von der primär sklerosierenden Cholangitis (s. Tabelle 33.6), sowie anderen Zirrhoseformen ist bei typischer Ausprägung der jeweiligen Erkrankungen nicht schwierig.

10 Lebererkrankungen in der Schwangerschaft

10.1 Akute Schwangerschaftsfettleber

Diese sehr seltene Erkrankung zählt wie die Schwangerschaftscholestase und ikterische Verläufe der EPH-Gestose zu den schwangerschaftsspezifischen Ikterusformen („Icterus e graviditate"). Aus unbekannter Ursache kommt es – im allgemeinen im 3. Trimenon – meist perakut zu einer massiven feintropfigen Leberverfettung ohne wesentliche Nekrosen. Nach uncharakteristischen Intitialsymptomen wie Übelkeit, Erbrechen und Bauchschmerzen tritt ein schwerer Ikterus auf. Die Transaminasen sind dabei nur leicht- bis mäßiggradig erhöht. Weitere Komplikationen wie Leberversagen, Pfortaderhochdruck und Verbrauchskoagulopathie sind für die hohe Letalität verantwortlich.

Differentialdiagnostisch müssen nekrotisierende Lebererkrankungen wie fulminant verlaufende virale oder toxische Hepatitiden durch die relativ niedrigen Transaminasen und im Zweifel durch eine Leberbiopsie ausgeschlossen werden. Die akute Schwangerschaftscholestase läßt sich durch ihren milden Verlauf und die cholestatische Laborkonstellation leicht von anderen Erkrankungen abgrenzen. Bei der Hyperemesis gravidarum kann ein harmloser hepatozellulärer Ikterus mit Transaminasenerhöhung auf unter 100 U/l auftreten, der selbstlimitierend ist. Seltene hepatische Verläufe der EPH-Gestose verursachen gelegentlich ebenfalls eine leichte Gelbsucht, die jedoch die Charakteristika des hämolytischen Ikterus trägt.

10.2 Schwangerschaftscholestase

In etwa 1–5 pro 10 000 Schwangerschaften kommt es zu dieser gutartig verlaufenden Störung. Ihre Ätiologie ist ungeklärt, Östrogene werden als auslösende Faktoren vermutet. Zumeist im 3. Trimenon, gelegentlich aber auch schon wesentlich früher, tritt zunächst ein diffuser Juckreiz auf, dem nach etwa 1–2 Wochen ein milder Ikterus folgen kann. Laborchemisch findet sich die Konstellation einer Cholestase mit deutlich erhöhter alkalischer Phosphatase und meistens nur gering erhöhtem Bilirubin (maximal 5 mg/dl). Die Transaminasen sind normal oder leicht erhöht. Von dem gelegentlich quälenden Juckreiz abgesehen, ist das Befinden der Schwangeren ungestört, Ikterus und Pruritus verschwinden nach der Entbindung völlig. Die Störung hat eine deutliche Tendenz, bei späteren Schwangerschaften wieder aufzutreten.

11 Durch Medikamente induzierter Ikterus

Als wichtigstes Fremdstoffe metabolisierendes Organ wird die Leber häufig durch Arzneimittelschäden betroffen. Diese Störungen laufen nach dem Muster anderer akuter oder chronischer Lebererkrankungen ab und können diese klinisch imitieren. Das toxische Agens kann primär entweder leberzellschädigend wirken oder eine cholestatische Reaktion hervorrufen, außerdem sind vaskuläre Schädigungen oder eine Induktion von Tumoren möglich (Tabelle 33.7). Dementsprechend kann das Bild eines hepatozellulären oder eines cholestatischen Ikterus bestehen. Reine Ikterusformen sind allerdings selten; die meisten lebertoxischen Pharmaka verursachen Mischbilder mit Betonung einer der beiden Komponenten. Hepatotoxische Medikamente können zudem nach 2 grundsätzlichen Mechanismen wirken:

Direkte Hepatotoxine wirken dosisabhängig lebertoxisch. Bei entsprechend hohen Dosen wird das Organ durch das Medikament oder seine Metabolite geschädigt. Dieser Effekt ist vorhersehbar, dosisabhängig und kann bei jedem Individuum ohne spezielle Prädisposition auftreten.

Die Leberschädigung durch indirekte Hepatotoxine ist dosisunabhängig und tritt selten und nur bei bestimmten prädisponierten Individuen auf. Es dürfte sich um eine im weitesten Sinne „allergische" Reaktion handeln. Für ein solches immunologisches Geschehen spricht auch die gelegentliche Assoziation mit LE-Zellphänomenen, antimitochondrialen oder antinukleären Antikörpern und einem positivem Coombs-Test. Ist der Ikterus auf der Basis einer allergischen Reaktion entstanden, können eine Eosinophilie, Hautausschläge, Arthralgien und eine Lymphadenopathie auftreten. Schädigungen anderer Organe (Knochenmark) können begleitend bestehen. Kombinationen mit einer Immunvaskulitis sind möglich.

Tabelle 33.7. Pathologie der medikamenteninduzierten Leberschädigung

Art der Schädigung	Beispiele
Akut hepatozellulär	
Steatose	Tetrazykline, Valproat
Akute Hepatitis	Paracetamol, Methyldopa, INH,
Akute Nekrose	CCl_4, Paracetamol
Granulome	Allopurinol, Phenylbutazon, Sulfonamide
Fettleberhepatitis	Amiodarone, Perhexilin, Alkohol
Akut cholestatisch	
Reine Cholestase	Anabole Steroide
Cholestatische Hepatitis	Chlorpromazin, Erythromycin
Chronisch hepatozellulär	
Steatose/Fibrose	Methotrexat, Alkohol
Lipidspeicherkrankheit	Diäthylaminoäthoxyhexestrol
CAH/CPH	Oxyphenisatin, Methyldopa, Nitrofurantoin
Zirrhose	CCl_4, Alkohol
Chronisch cholestatisch	
Chronisch intrahepatische Cholestase (Biliäre Zirrhose)	Chlorpromazin, Testosteron
Vaskulär	
Veno-occlusive disease	Urethan, Thioguanin, Dacarbazin
Verschluß größerer Venen	Kontrazeptiva
Peliosis hepatis	Anabolika, Kontrazeptiva
Hepatoportale/perisinusoidale Fibrose	Vitamin A, Arsen
Tumoren	
Hepatozelluläre Adenome	Anabolika, Kontrazeptiva
Hepatozelluläres Karzinom	Thoriumdioxid, Kontrazeptiva (?)
Cholangiozelluläres Karzinom	Thoriumdioxid
Angiosarkom	Thoriumdioxid

Medikamente, die vorwiegend leberzellschädigend wirken, können klinisch unterschiedliche Krankheitsbilder hervorrufen.

11.1 Hepatozellulärer Ikterus durch Medikamente

Akute Hepatitis

Klinisch kann die medikamentös induzierte akute Hepatitis von der viral induzierten Form nicht zu unterscheiden sein. Der ikterischen Phase gehen uncharakteristische gastrointestinale Symptome voraus. Der Ikterus kann von einem kurzen Fieberanstieg begleitet sein, gleichzeitig steigen die Transaminasen deutlich an. Die alkalische Phosphatase ist in Abhängigkeit vom Ausmaß einer begleitenden cholestatischen Reaktion normal oder leicht erhöht. Eventuell kann eine leichte Vergrößerung der Leber, seltener der Milz gefunden werden. In leichten Fällen kann die Erkrankung ausheilen, in schweren in eine Zirrhose übergehen oder durch einen Leberzerfall zum Tod führen. INH, α-Methyldopa, Halothan und Ketoconazol können für eine akute Hepatitis verantwortlich sein. Differentialdiagnostisch muß in erster Linie eine infektiöse NANB-Hepatitis in Erwägung gezogen werden. Die Diagnose muß in vielen Fällen nach der Anamnese gestellt werden. Hilfreich ist gelegentlich der Lymphozytenstimulationstest mit dem verdächtigen Medikament.

Alkoholhepatitis

Ein klinisch der Alkoholhepatitis gleichendes Bild kann durch Perhexilin und Amiodarone verursacht werden. Ein Übergang in eine Zirrhose ist möglich. Die besonderen Risiken des letztgenannten Medikamentes liegen in seiner langen Halbwertszeit von mehreren Wochen, wodurch es auch nach dem Absetzen noch für Monate im Körper vorhanden ist.

Akute Leberzellnekrosen

Tetrachlorkohlenstoff, Paracetamol in hohen Dosen, gelber Phosphor und insbesondere das Toxin des Knollenblätterpilzes (Phalloidin) rufen durch eine toxische Wirkung auf die Hepatozyten mit massivem Leberzelluntergang ein akutes Krankheitsbild hervor, das innerhalb von Tagen zum Tod führen kann. Schwerer hepatozellulärer Ikterus, massive Transaminasenerhöhungen, Störungen der plasmatischen Gerinnung und hepatische Enzephalopathie prägen das schwere Krankheitsbild. Die Diagnose muß nach der Anamnese gestellt werden, da therapeutische Maßnahmen nach Beginn der klinischen Symptome meist zu spät kommen.

Chronisch aktive Hepatitis

Klinisch kann die medikamenteninduzierte CAH von der postinfektiösen oder der autoimmunen Form nicht unterschieden werden. Am häufigsten sind Frauen in höherem Lebensalter betroffen. Medikamente wie Oxyphenisatin (in der BRD nicht mehr im Handel), Ketoconazol, Nitrofurantoin und Sulfonamide können das Krankheitsbild hervorrufen. Eine differentialdiagnostische Unterscheidung von einer chronischen NANB-Hepatitis ist häufig auch nach der Leberhistologie nicht möglich; eine autoimmune CAH oder eine CAH nach Hepatitis B können durch serologische Untersuchungen ausgeschlossen werden. Gelegentlich werden Immunphänomene (LE-Zellen) beobachtet. Eine Diagnosestellung kann durch einen Lymphozytenstimulationstest mit dem vermutlich auslösenden Medikament versucht werden.

11.2 Cholestatischer Ikterus durch Medikamente

Auch eine intrahepatische Cholestase kann durch direkt (dosisabhängig) oder indirekt (dosisunabhängig) wirkende Hepatotoxine hervorgerufen werden. Neben der Cholestase besteht meist gleichzeitig noch eine Leberzellschädigung, die sich in einer Erhöhung der Transaminasen manifestiert. Eine rein cholestatische Reaktion wird nur nach anabolen Steroiden beobachtet.

Man findet eine Erhöhung von direktem Bilirubin und alkalischer Phosphatase, hellen Stuhl, dunklen Urin und Juckreiz. Initial kann kurzzeitig Fieber auftreten. Eine Eosinophilie wird etwa bei der Hälfte der Patienten beobachtet. Leber und Milz sind gelegentlich leicht vergrößert.

Chlorpromazin, Erythromycin, Nitrofurantoin und noch eine Vielzahl anderer Medikamente können eine cholestatisch betonte toxische Leberreaktion hervorrufen. Auch nach Einnahme von weiblichen Sexualhormonen (Antikonzeptiva) wird gelegentlich eine intrahepatische Cholestase mit leichten Zeichen der Leberzellschädigung beobachtet, besonders nach vorausgegangener Schwangerschaftscholestase.

In seltenen Fällen kann eine chronische medikamenteninduzierte Cholestase das Bild der primär biliären Zirrhose imitieren. Klinisch finden sich gleichfalls Pruritus, Ikterus, Xanthome, Hepatosplenomegalie und die für die PBC typische cholestatische Laborkonstellation. Die histologische Untersuchung des Lebergewebes zeigt dann eine Zirrhose; die entzündliche Reaktion im Bereich der mittelgroßen Gallengänge ist jedoch meist geringer ausgeprägt. Ein Sicca-Syndrom und andere die PBC häufig begleitende Immunerkrankungen fehlen bei der medikamenteninduzierten „PBC" ebenso wie die typischen Antikörperphänomene. Ajmalin, Chlorpropamid, Testosteron, Practolol und Thiobendazol können eine medikamentöse „PBC" hervorrufen.

Die differentialdiagnostische Abgrenzung einer medikamentös induzierten von einer extrahepatischen Cholestase erfolgt durch Sonographie und ERCP. Andere Formen der intrahepatischen Cholestase werden bei akuter Erkrankung durch die Anamnese mit engem zeitlichen Zusammenhang zur Einnahme eines potentiell hepatotoxischen Medikamentes ausgeschlossen. Zum Ausschluß einer PBC werden die PBC-spezifischen antimitochondrialen Antikörper bestimmt. Nur in seltenen Fällen wird eine Sicherung der Diagnose durch einen Reexpositionsversuch oder durch einen Lymphozytenstimulationstest erfolgen müssen.

12 Stauungsleber

Ein Ikterus kann in seltenen Fällen Symptom einer schweren und länger dauernden Rechtsherzinsuffizienz sein. Transaminasen, direktes und indirektes Bilirubin sind als Zeichen des Parenchymuntergangs durch Stauung und Hypoxie erhöht, die Syntheseleistung der Leber (Quick-Wert) vermindert. Eine Hepatomegalie ohne sonstige Pathologika kann auch Frühzeichen einer leichten Rechtsherzinsuffizienz sein. Eine Zirrhose („cirrhose cardiaque") ist selten und tritt praktisch nur bei einer Pericarditis constrictiva oder einer schweren Trikuspidalinsuffizienz auf.

Akute Leberstauung: Bei akuter Volumenzunahme der Leber kommt es zu einem außerordentlich unangenehmen, durch die Kapselanspannung bedingten Schmerz im rechten Oberbauch, der in den ganzen Leib und zu den Schultern ausstrahlen kann. Leichter Ikterus, Erhöhung der Transaminasen und in geringem Grade auch der alkalischen Phosphatase können beobachtet werden. Typisch für die venöse Stauung ist der deutliche hepatojuguläre Reflux, der bei Palpation des vergrößerten Organs am Anschwellen der V. jugularis zu erkennen ist. Differentialdiagnostisch ist wichtig, daß dieser Reflux bei Thrombose des venösen Systems (Budd-Chiari-Syndrom) vermißt wird.

13 Leberabszesse

Abszesse können durch ihre raumfordernde Wirkung eine partielle intrahepatische Gallenwegsobstruktion und damit einen leichten cholestatischen Ikterus verursachen.

Eintrittspforte für die Keime ist meistens die Pfortader bei infektiösen Erkrankungen im Stromgebiet (Appendizitis, Divertikulitis, intramurale Infektionen des Darmes, perforierte oder postoperative Anastomoseninsuffizienz). Weitere Ursachen für Leberabszesse sind schwere Cholangitiden mit Gallenwegobstruktion, iatrogene Maßnahmen (Operationen, Punktionen) und Traumata. Am häufigsten werden Escherichia coli, Streptococcus faecalis, Staphylokokken, Proteus mirabilis, Pseudomonas, Klebsiellen, aber auch Salmonellen und Yersinien gefunden. Nicht selten sind Infektionen durch Anaerobier wie Bakteroides, Clostridien und Peptostreptokokken. Infektionen mit Pilzen wie Candida und Actinomyces werden seltener beobachtet; bei immunkompromittierten Personen muß an eine Besiedelung mit Mycobacterium tuberculosis gedacht werden.

Der klinische Verlauf ist schleichend, kann aber auch unter dem Bild einer Sepsis akut exazerbieren und dann mit starken Oberbauchschmerzen verbunden sein. Fieber, Schüttelfröste, Leukozytose und Appetitlosigkeit sind häufig. Die Leber ist vergrößert und druckempfindlich. Die Milz ist nach länger dauernder Infektion vergrößert.

Die alkalische Phosphatase ist bei meist normalen Transaminasen leicht, das Bilirubin nicht oder nur mäßig erhöht (leichter Ikterus), außer bei Leberabszessen auf dem Boden einer Cholangitis.

Von den Routineuntersuchungsmethoden wird im allgemeinen die Sonographie die Diagnose erbringen; eine Differenzierung zwischen dem flüssigkeitsgefüllten Abszeß und einem soliden Tumor ist meistens möglich. Ein negativer Befund ist jedoch nicht verwertbar, weshalb bei Unklarheiten die Computertomographie mit Kontrastmittelgabe eingesetzt werden muß. Für die bakteriologische Abklärung sind die gebräuchlichen Untersuchungen einschließlich Abszeßpunktion vorzunehmen.

Amöbenabszeß

Diese Sonderform eines Leberabszesses tritt vorwiegend nach Aufenthalten in südlichen und tropischen Ländern auf. Eine Darmsymptomatik (Amöbenenteritis) in der Anamnese von Patienten mit Amöbenabszeß ist die Ausnahme, weshalb die Diagnose der Amöbeninfektion oft nicht bedacht wird. Die Symptomatik ähnelt der anderer Leberabszesse mit eher etwas geringerem Fieber, einem milden Ikterus, Leukozytose und erhöhter Senkung. Häufig ist eine Mitbeteiligung der rechtsseitigen basalen Lungenabschnitte mit rechtsseitiger Pneumonie, Pleuritis, Pleuraerguß und Husten. Der Amöbenabszeß kann lange Zeit stumm bleiben und akut mit Schmerzen und Schocksymptomatik manifest werden. Das sonographische und computertomographische Bild ähnelt dem anderer Leberabszesse. Der Nachweis von Amöbenzysten im Stuhl ist mit hohen falsch-negativen Resultaten behaftet. Die Diagnose stützt sich auf den Antikörpernachweis in der indirekten Hämagglutination und im ELISA.

14 Malignome

14.1 Primäres Leberzellkarzinom

Die Inzidenz dieses Tumors ist regional stark unterschiedlich. Während sie in den westlichen Industrienationen ca. 2–3 pro 100 000 beträgt, werden in Afrika Inzidenzen bis nahezu 100 pro 100 000 erreicht. In Südostasien ist das primäre Leberzellkarzinom der zweithäufigste maligne Tumor. Eine Reihe von exogenen Faktoren ist mit dem Auftreten des hepatozellulären Karzinoms verknüpft: die Rolle der Hepatitis B und der posthepatitischen Leberzirrhose als ätiologische Faktoren ist gesichert. Chronischer Alkoholismus und alkoholische Leberzirrhose, Therapie mit Sexualhormonen und Aflatoxin, ein Gift des Pilzes Aspergillus flavus, scheinen gleichfalls die Entstehung des primären Leberzellkarzinoms zu fördern. Eine Assoziation mit der Hämochromatose ist häufig, mit M. Wilson, PBC und autoimmuner CAH nicht sicher bewiesen.

Ein Leberzellkarzinom wird vor allem dann vermutet, wenn bei einem Patienten mit bekannter Leberzirrhose eine Verschlechterung des Allgemeinbefindens eintritt. In 30–80% der Fälle (mit großen regionalen Unterschieden) ist das α_1-Fetoprotein erhöht. Ein leichter Ikterus ist häufig. Die Transaminasen können normal sein. Die alkalische Phosphatase ist meist pathologisch. In Fällen, in denen das Karzinom in Gallengänge einwächst, kann ein deutlicher cholestatischer Ikterus bestehen.

Der Tumor kann im allgemeinen sonographisch nachgewiesen werden. Die Diagnose soll durch eine computertomographische Untersuchung des Abdomens nach Kontrastmittelgabe oder durch eine Angiographie sowie durch eine sonographisch gesteuerte Feinnadelbiopsie aus dem tumorverdächtigen Areal gefestigt werden.

14.2 Andere primär hepatische Tumoren

Das intrahepatisch wachsende **cholangiozelluläre Karzinom** ist ätiologisch mit der Clonorchiasis, früherer Therapie mit anabolen Steroiden und mit Thorotrastapplikation assoziiert. Klinisch besteht häufiger ein Ikterus als bei anderen Lebertumoren. Die Diagnose wird durch Sonographie, Computertomographie und Feinstanzbiopsie gestellt. Angiosarkome und Sarkome sind weitere sehr seltene Lebertumoren.

Leberzysten: Blutgefüllte Zysten der Leber (Peliosis hepatis) und Hepatome wurden bei Patienten mit aplastischer Anämie und bei Gesunden unter Behandlung mit Androgenen beobachtet. Gutartige und bösartige Hepatomentwicklungen sind bei Frauen unter Therapie mit oralen Antikonzeptiva bekannt.

14.3 Lebermetastasen

Sekundär metastasierende Tumoren machen den weitaus größten Teil der intrahepatischen Malignome aus. In erster Linie im Gastrointestinaltrakt lokalisierte Primärtumoren, aber auch Mammakarzinome, Bronchialkarzinome und maligne Melanome metastasieren bevorzugt in die Leber. Ein multifokales Wachstum ist häufig, nicht selten ist die gesamte Leber von multiplen Metastasen durchsetzt. Lymphome und der M. Hodgkin gehen gleichfalls gelegentlich mit fokaler Leberbeteiligung einher.

Die Diagnose einer Lebermetastasierung kann mit hoher Sensitivität sonographisch gestellt werden. Je nach Art des Primärtumors finden sich teilweise kokardenförmige, scharf begrenzte Rundherde mit echoarmem Saum und echoreicherem Zentrum (meist bei epithelialen Tumoren) oder flau begrenzte homogene echoarme Läsionen (eher bei Lymphomen). Gelegentlich kann die sonographische Differenzierung von Leberabszessen Schwierigkeiten bereiten.

Die alkalische Phosphatase ist in Abhängigkeit von der Ausdehnung des Prozesses erhöht, seltener besteht ein leichter Ikterus und nur in ausgeprägten Fällen bei zentral sitzenden Tumoren eine schwere Cholestase. Durch die histologische Untersuchung von Material aus einer Lebermetastase können Hinweise auf den Sitz des Primärtumors erhalten werden. Für den Primärtumor spezifische Tumormarker (z.B. CEA oder CA 19-9) werden häufig auch von den Metastasen produziert.

14.4 Anhang: Echinokokkus der Leber

Tumorbildungen in der Leber können auch bei Echinokokkose vorgetäuscht werden, insbesondere beim Echinococcus alveolaris (multilokularis). Hauptwirte für den Hundebandwurm (Echinokokkus) sind Hund und Fuchs. Im Menschen als Zwischenwirt gelangen Eier des Erregers über den Verdauungstrakt in den Portalkreislauf und in die Leber, wo etwa 60% verbleiben. Beim Echinococcus alveolaris (multilocularis) finden sich die Veränderungen fast ausschließlich in der Leber, während beim Echinococcus cysticus (granulosus) zwar vorwiegend die Leber, aber auch Lungen und andere Organe betroffen sind. Die Zysten sind beim Echinococcus alveolaris klein und können schwammartig die Leber durchsetzen; sie wachsen eher infiltrativ wie ein Tumor und lösen eine entsprechende zelluläre Begleitreaktion aus.

Beim Echinococcus cysticus (granulosus) sind die Blasen groß und oft mit Tochterblasen (Hydatiden) verbunden, die gegenüber dem Lebergewebe besser abgegrenzt und bevorzugt im rechten Leberlappen lokalisiert sind. Entscheidend für die klinische Diagnostik sind Ausdehnung, Größe und vor allen Dingen Wachstumstendenz der Echinokokkusfinnen. Im Vordergrund steht der Ikterus (cholestatischer Ikterus).

Schmerzen im rechten Oberbauch entstehen durch die Vergrößerung der Leber. Die Tumoren können palpabel sein. Bei Superinfektion der gestauten Gallenwege oder bei Einbruch von Echinokokkuszysten in die Gallenwege kann sich eine Cholangitis entwickeln. Akute schwere anaphylaktische Reaktionen sind dabei möglich, insbesondere auch bei Ruptur einer Zyste in das Peritoneum oder das Bronchialsystem.

Die Diagnose ist heute einfach mit Ultraschall und Computertomographie zu stellen; differentialdiagnostische Schwierigkeiten können beim Echinococcus alveolaris auftreten, da morphologisch eine Abgrenzung gegenüber einem malignen Tumor schwierig sein kann, insbesondere wenn gleichzeitig auch Metastasen des Echinokokkus in Lunge, Hirn oder anderen Geweben vorhanden sind. Die Diagnose wird serologisch durch indirekte Hämagglutination bzw. im Elisa-Test gestellt.

15 Literatur

Berg PA, Lehman PV, Scherbaum W (1985) Immunologie in der Inneren Medizin. In: Bock HE, Gerok W, Hartmann F, Schuster HP (Hrsg) Klinik der Gegenwart, Bd XII, Urban Schwarzenberg, München, S 63–187

Dölle W (1986) Leberschädigung durch Arzneimittel. In: Hornbostel H, Kaufmann W, Siegenthaler W (Hrsg) Innere Medizin in Praxis und Klinik, 2. Aufl. Thieme, Stuttgart, S 15.282–15.291

Fritsch W-P (1986) Diagnostik der bakteriellen Cholangitis. Dtsch Med Wochenschr 111:302–304

Klapdor R, Klapdor U, Bahlo M, Dallek M, Kremer H, van Ackeren H, Schreiber HW, Greten H (1984) CA 12-5 bei Karzinomen des Verdauungstraktes. Ein Vergleich mit CA 19-9 und CEA bei Karzinomen des Pankreas und Kolon. Dtsch Med Wochenschr 109:1949–1954

Schiff L (1983) Jaundice. In: Blackbow RS (ed) Mc Bryde's signs and symptoms, 6th edn, Lippincott, Philadelphia, pp 423–440

Schiff L, Schiff ER (eds) (1982) Diseases of the liver, 5th edn. Lippincott, Philadelphia

Schmidt E, Schmidt FW (1984) Klinisch-chemische Diagnostik von Lebererkrankungen. In: Demlin L, Domschke W (Hrsg) Klinische Gastroenterologie, Bd II. Thieme, Stuttgart, S 2–22

Sherlock S (1985) Diseases of the liver and biliary system, 7th edn. Blackwell Scientific, Oxford

Stricker BHC, Spoelstra P (1985) Drug-induced hepatic injury. Elsevier Science, Amsterdam

Wiesner RH, LaRusso JL, Dickson ER (1985) Comparison of the clinicopathologic features of primary sclerosing cholangitis and primary biliary cirrhosis. Gastroenterology 88:108–114

Zimmerman HJ (1978) Hepatotoxicity. The adverse effects of drugs and other chemicals on the liver. Appleton-Century Crofts, New York

Kapitel 34 Gastroenterologische Funktionsuntersuchungen

W. Domschke, S. Domschke, H. Ruppin und P. Lederer

1 Magen

Die Funktionsanalysen des Magens beschäftigen sich mit der exkretorischen Leistung des Magens, vor allem mit der Säureproduktion, und mit dem Hauptstimulans, dem Gastrin. Im klinischen Alltag noch ungenügend erfaßt wird die Magenmotorik.

1.1 Magensekretionsanalyse (MSA)

Sie beschränkt sich in der Regel auf die Bestimmung der basalen und der stimulierten Säuresekretion. Die qualitative Bestimmung des Magensaft-pH-Wertes mittels ‚Gastrazidtest', ‚Desmoidpillen' oder Heidelberger Kapsel sind unzureichend. Besser ist, den Magensaft möglichst quantitativ über eine Sonde, deren Spitze im mittleren Antrum plaziert ist, zu gewinnen.

Die basale Säureproduktion wird am nüchternen (12 h) Patienten über 1 h gemessen. Die beiden höchsten 15-min-Outputs werden mit 2 multipliziert und als basale Säureproduktion (Basal Acid Output, BAO) bezeichnet. Als Normalwerte gelten 1–5 mmol/h. Stimuliert wird die Magensäure mit Pentagastrin (6 µg/kg Körpergewicht s.c. oder 1,5 µg/kg KG als I.v.-Infusion). Wieder wird Magensaft über 1 h aspiriert und die stimulierte Säuresekretion (PAO, Peak Acid Output), wie oben dargestellt, errechnet; Normalbereich für PAO: 10–30 mmol/h (Hypochlorhydrie unter 10, Achlorhydrie unter 0,25 mmol/h).

Indikationen: Indiziert ist die MSA mit abnehmender Bedeutung bei:
1. Verdacht auf Zollinger-Ellison-Syndrom.
2. Postoperativem Rezidivulkus – nach Resektion und auch nach superselektiver Vagotomie; zur Erfolgskontrolle nach Vagotomie ohne Rezidivulkus (relative Indikation).
3. Zur differentialdiagnostischen Abklärung eines überhöhten Nüchterngastrinspiegels, der ohne Kenntnis der Magensäuresekretion nie verbindlich gedeutet werden kann.
4. In der erweiterten Diagnostik bei Steatorrhö und Diarrhö mit der Frage einer gastralen

Hyperchlorhydrie als Ursache einer chronischen Diarrhö.

5. Bei Verdacht auf Achlorhydrie, insbesondere im Rahmen einer hypochromen Anämie. Hierbei handelt es sich um eine relative Indikation.

6. Beim gastrointestinalen Proteinverlust oder endoskopisch-histologisch gesicherten M. Ménétrier mit der Fragestellung, ob und wie viel Eiweiß ins Magenlumen verlorengeht.

Befunde: Für Zollinger-Ellison-Syndrom verdächtig, jedoch keinesfalls beweisend sind BAO-Werte über 15 mmol/h beim intakten Magen und über 5 mmol/h nach 2/3-Resektion des Magens sowie ein BAO/PAO-Verhältnis von über 0,6. Die Effektivität einer selektiv-proximalen Vagotomie kann mit dem Pentagastrintest erfaßt werden. Die Basalsekretion sollte postoperativ um mindestens 80% reduziert und nicht größer als 5 mmol/h sein, die Gipfelsekretion sollte geringer als 15 mmol/h und im Vergleich zum präoperativen Wert zumindest halbiert sein.

1.2 Serumpepsinogene

Ein kleiner Teil der gastroduodenalen Pepsinogene wird in die Blutbahn abgegeben und reflektiert dort die intraluminal sezernierte Hauptmenge von Pepsinogen. Im wesentlichen handelt es sich um 2 Gruppen von Pepsinogenen: Gruppe I wird vor allem in Haupt- und Schleimzellen der säurebildenden Korpusschleimhaut produziert, Gruppe II in Schleimzellen des Duodenums, Magenantrums und der Kardia.

Inzwischen stehen erste kommerzielle Testbestecke für Serumpepsinogen I zur Verfügung, noch nicht jedoch für Pepsinogen II. Die Serumspiegel von Pepsinogen I sind eng mit der Säuresekretionskapazität des Magens korreliert und können als entsprechender sondenloser Test herangezogen werden. Bei Patienten mit partiell reseziertem Magen sollten die Serumpepsinogen-I-Werte die Sekretionskapazität des Restmagens sogar verläßlicher widerspiegeln als die Ergebnisse der Magensekretionsanalyse.

Beim gewöhnlichen Ulkusleiden hat die Bestimmung von Pepsinogen I – ebenso wie die MSA – keine klinische Bedeutung erlangt. Die Resultate erlauben weder diagnostische noch prognostische Aussagen und sind auch für die Therapiewahl nicht hilfreich. Lediglich sehr hohe Pepsinogen-I-Spiegel scheinen bei einer Gruppe von Ulcus-duo-

deni-Patienten auf erhöhte Komplikationsneigung hinzuweisen. Beim Zollinger-Ellison-Syndrom sind die Werte ohnehin erhöht.

Sind die Pepsinogen-I-Spiegel erniedrigt, spricht das für eine Atrophie der Korpusschleimhaut des Magens. Erniedrigung bei nachgewiesenem Ulkus ist auf ein Neoplasma verdächtig.

Erniedrigte Pepsinogen-II-Spiegel weisen auf eine Atrophie der Antrumschleimhaut des Magens hin.

1.3 Gastrinbestimmung im Serum

Hauptindikation zur Gastrinbestimmung ist der Verdacht auf Gastrinom, also Zollinger-Ellison-Syndrom (ZES). Es gibt inzwischen zahlreiche gut definierte kommerzielle Testbestecke zur radioimmunologischen Bestimmung. Die basalen Normwerte sind assayabhängig und liegen meist zwischen 50 und 200 pg/ml. Werte über 1000 pg/ml sind fast beweisend für ZES.

Bei Nüchterngastrinwerten zwischen 200 und 1000 pg/ml und außerdem zur Abgrenzung zu Hypergastrinämien mit Hyperchlorhydrie anderer Ursache ist der *Sekretinprovokationstest* unabdingbar. Dabei werden 2 Einheiten Sekretin (Secretolin-Hoechst) pro kg Körpergewicht über 30 s i.v. injiziert und Serumgastrin 2mal zuvor und 2 und 5 sowie 10 min danach bestimmt. Nur beim ZES kommt es mit etwa 90%iger Sensitivität innerhalb von 10 min zu einem Anstieg des Serumgastrins von mehr als 50–100% oder mehr als 100–200 pg/ml. Der Serumkalziumwert sollte, falls erniedrigt, vor dem Test korrigiert werden.

Die relativ seltene antrale G-Zellhyperplasie bzw. -überfunktion, die das klinische Bild des ZES imitieren kann, reagiert im Sekretintest negativ, positiv dagegen auf eine proteinreiche Testmahlzeit (z.B. Beefsteak, Eier, Fleischextrakt) mit einer überschießenden Gastrinfreisetzung (über 250 pg/ml; Blutentnahmen alle 30 min über 2 h). Ausnahmsweise kann dies auch beim duodenal lokalisierten ZES der Fall sein.

1.4 Magenentleerungsanalyse

Für die Praxis reicht die röntgenologische Analyse der Magenentleerung mittels Bariumbrei meist aus. Sturzentleerungen nach selektivproximaler

Vagotomie und besonders nach Gastrojejunostomie (20%) lassen sich in der Mehrzahl der Fälle
nachweisen. Allerdings gibt der Bariumbrei nur die
Entleerungskinetik des flüssigen Nahrungsmittels
wieder. Außerdem schränken Strahlenschutz-
gründe die Methode ein.

Läßt sich Retention von Flüssigkeit und Nahrung trotz längerer Nahrungskarenz gastroskopisch, sonographisch oder bei der MSA (Nüch-
ternvolumen von über 250 ml) nachweisen, spricht
dies für eine Entleerungsstörung des Magens. Vorteil der Sonographie ist, daß sich ohne Belastung
des Patienten die Abnahme des Magenvolumens
mit der Zeit verfolgen läßt, Vorzug der Endoskopie
ist, daß organische Ursachen der Retention häufig
in einem Arbeitsgang identifiziert werden können.

1.5 Messung der Schleimhautdurchblutung und des duodenogastrischen Refluxes

Für die Abschätzung des duodenogastrischen Refluxes scheint die Untersuchung mit 99 ^{m}Tc-He-
pato-BIDA vielversprechend. Die Refluxprüfung
wäre grundsätzlich zu empfehlen nach Magenresektion, wenn trotz niedriger Säurewerte Rezidiv-
ulzera, z.B. im Anastomosenbereich, auftreten,
und bei Patienten mit pylorusfernem Sitz eines Ulcus ventriculi, das auch nach etwa 8 Wochen konservativer Therapie nicht abheilt.

1.6 Differentialdiagnostische Zusammenschau

Für die klinische Diagnostik haben die Magen-
funktionstests in den letzten Jahren an Bedeutung
verloren. Neben den verfeinerten röntgenologischen Verfahren und der endoskopisch-histologi-
schen Untersuchung spielen die Funktionsanalysen nur eine ergänzende Rolle.

1.6.1 Ulkusleiden

Zwar haben etwa 30–50% aller Patienten mit Ulcus duodeni eine erhöhte basale und stimulierte
Säureproduktion und fast nie einen PAO unter
15 mmol/h und haben Patienten mit kardianahem
Ulcus ventriculi in der Regel eine Hypochlorhydrie; die Säuresekretionsanalyse kann aber wegen

Tabelle 34.1. Funktionelle und morphologische Differenzierung der Hypergastrinämie

ZES	Positiver Sekretinprovokationstest
Antrale Gastrin-zellhyperplasie bzw. -überfunktion (auch nach Vagotomie)	Positiver Serumgastrintest nach Pro-teinmahlzeit, immunhistologischer Nachweis der antralen G-Zell-Hyper-plasie
Postoperativ ver-bliebener Antrum-schleimhautrest	Histologischer Nachweis von Antrum-schleimhaut (Manschette nach B-I-Re-sektion, im Duodenalstumpf nach B-II-Resektion)
Pylorusstenose	Röntgenologisch verzögerte Magen-entleerung, Abfall des Serumgastrins nach Entlastungsaspiration

der großen Streuung der Sekretionsraten und ihrer
Überlappung mit dem Normbereich zur Diagnostik des banalen Ulkus nichts beitragen.

Dagegen ist die Bestimmung von Magensäure
und Nüchterngastrin bei Verdacht auf Zollinger-
Ellison-Syndrom (ZES) unerläßlich. Bei Ulkuskrankheit mit gleichzeitiger Hypergastrinämie und
gastraler Hyperchlorhydrie (bzw. Hyperpepsino-
gen-I-ämie) läßt sich das ZES als potentielle Ursache von Krankheitsbildern mit ähnlicher Konstellation abgrenzen (Tabelle 34.1).

1.6.2 Gastritis

Funktionsuntersuchungen haben bisher nur eine
sehr beschränkte praktische Bedeutung. Die endo-
skopisch-histologische Aussage entscheidet. Für
Screeningzwecke könnte jedoch in Zukunft die
kombinierte Bestimmung der Pepsinogene und des
Gastrins im Serum Bedeutung erlangen, wenn die
Testbestecke preiswerter werden. Es wäre von Interesse, insbesondere junge Patienten mit atrophischer Korpusgastritis (Typ A) und Antrum-Kor-
pusgastritis (Typ AB) zu identifizieren. Die klinische Relevanz der isolierten Antrumgastritis
(Typ B) erscheint dagegen gering. Eine oberflächliche Antrumgastritis findet sich häufiger bei Ul-
cus-duodeni-Patienten, fortgeschrittenere, atro-
phisierende Stadien mit pylorokardialer Expansion häufiger beim Ulcus-ventriculi-Patienten. In
Tabelle 34.2 sind die Differenzierungskriterien aufgeführt.

Für diese grundsätzlichen Beziehungen zwi-
schen Funktion und morphologischem Bild der
Magenschleimhaut gibt es natürlich immer wieder
Ausnahmen. Lediglich ein erniedrigter Spiegel von
Serumpepsinogen-I und eine gleichzeitig erhöhte

Tabelle 34.2. Funktionelle und histologische Differenzierung der Gastritis

Gastritistyp	A →Atrophie	AB →Atrophie	B →Atrophie
HCl-Sekretion	↓↓↓	−↓	↑−
Serumpepsinogen-I	↓↓	−↓	↑−
Serumgastrin	↑↑	↑−	−↓
Serumpepsinogen-II	−	−↓	−↓
Parietalzellantikörper	(+)	((+))	((+))
G-Zellantiköper	0	0	(+)

Serumkonzentration von Gastrin zeigen eine atrophische Korpusgastritis mit einer Sensitivität von 100% an. Beweisend für eine Konstellation, die zur perniziösen Anämie führt (nur bei etwa 10% aller Patienten mit atrophischer Gastritis vom Typ A), sind allerdings nur ein pathologischer Schilling-Test (durchgeführt ohne Intrinsicfaktor), niedrige Vitamin-B_{12}-Serumspiegel und Autoantikörper gegen Intrinsicfaktor und Parietalzellen.

2 Pankreas

Die chronische Pankreatitis kann sich in Form der klinischen Facetten „Malassimilation", „Cholestase" und/oder „Oberbauchtumor" äußern. Dementsprechend ist bei Verdacht auf chronische Pankreatitis die Pankreasfunktionsanalyse indiziert, außerdem zur Verlaufskontrolle der chronischen Bauchspeicheldrüsenentzündung. Die exokrine Pankreasinsuffizienz wird im allgemeinen erst bei einer Funktionseinschränkung der Drüse von mehr als 90% klinisch manifest und fordert dann entsprechende diagnostische Maßnahmen heraus. In der klinischen Symptomatik stehen Steatodiarrhö und Gewichtsabnahme im Vordergrund.

Bei der Funktionsanalyse sind die den Patienten weniger belastenden Untersuchungen an den Anfang zu stellen. Bei Stuhlgewichten über 300 g/Tag und einer Steatorrhö über 7 g/Tag ist zunächst die Durchführung eines Xylosetests empfehlenswert, dessen pathologischer Ausfall auf eine intestinale Malabsorption hinweist, während ein unauffälliger Xylosetest im gegebenen Zusammenhang eine pankreatogene Maldigestion annehmen läßt. In einer zweiten Etappe der diagnostischen Sequenz werden dann in der Regel Suchtests der exokrinen Pankreasfunktion eingesetzt: Chymotrypsinbe-

stimmung im Stuhl, der Pankreolauryl- und ‚PABA'-Test. Ihre Sensitivität (Prozent richtig pathologischer Befunde) beträgt im Durchschnitt fast 70% und in Kombination bis 84%.

Am zuverlässigsten läßt sich die exokrine Pankreasfunktion mit dem Sekretinpankreozymintest (s. unten) erfassen; allerdings ist dieses Verfahren auch am zeit- und kostenaufwendigsten.

Die im Rahmen des Sekretinpankreozymintests bestimmten Sekretionsparameter haben unterschiedliches diagnostisches Gewicht: erniedrigte Enzymaktivitäten im Duodenalaspirat sind der empfindlichste Parameter einer Funktionseinschränkung, weniger empfindlich sind herabgesetzte Bikarbonatkonzentration oder eingeschränktes Sekretvolumen. Dementsprechend äußert sich die leichte exokrine Pankreasinsuffizienz in lediglich grenzwertig eingeschränkten Enzymausstoßwerten, während die Volumen- und Bikarbonatdaten unauffällig sind. Bei der mittelschweren Pankreasinsuffizienz fallen alle Enzymparameter pathologisch niedrig aus, Volumen- und Bikarbonatsekretion sind grenzwertig reduziert. Bei der schweren Pankreasinsuffizienz sind alle Sekretionsparameter pathologisch niedrig. Legt man diese Graduierung eingeschränkter Pankreasfunktion zugrunde, läßt sich feststellen, daß die leichte exokrine Pankreasinsuffizienz nur mit dem Sekretinpankreozymintest faßbar ist, während die sog. indirekten Pankreasfunktionstests (Chymotrypsinbestimmung im Stuhl, ‚PABA'-Test, Pankreolauryltest) erst bei mittelschwerer Pankreasinsuffizienz pathologisch ausfallen; erhöhte Stuhlgewichte und vermehrte fäkale Fettausscheidung finden sich meist erst bei schwergradiger Einschränkung der Bauchspeicheldrüsenfunktion.

Neben den genannten Funktionstests haben der Lundh-Test (Aspiration von Duodenalsekret nach Stimulation der Bauchspeicheldrüsenfunktion mit einer Testmahlzeit) und die Bestimmung der Serumisoamylasen bzw. des Serumtrypsins keine wesentliche praktische Bedeutung.

2.1 Gebräuchlichste Funktionstests

2.1.1 Sekretinpankreozymintest (SPT)

Beim SPT wird Pankreassekret in 3 Phasen gewonnen:

1. Unter Basalbedingungen für 30 min (Basalsekret wird verworfen, da es wegen starker

Schwankung ohnehin keine Aussagekraft hat); dann

2. für 60 min nach Stimulation mit 1 klinischen Einheit Sekretin/kg i.v. und anschließend

3. für 60 min unter Sekretin- plus Pankreozymin-stimulation (jeweils 1 klinische Einheit/kg,h über 60 min i.v. infundiert).

Anstelle von Pankreozymin kann auch das synthetische Dekapeptid Caerulein (100 ng/kg,h) verwandt werden, da dieses Peptid in seinem aktiven Zentrum dem Pankreozymin strukturell ähnlich und in seiner biologischen Wirkung praktisch gleich ist.

Vergleichsuntersuchungen der Leistungsfähigkeit des SPT und der endoskopisch-retrograden Pankreatikographie (ERP) ergaben, daß bei ausgeprägter Alteration des Ductus Wirsungianus fast immer eine Störung der exkretorischen Pankreas-funktion besteht, daß aber entzündliche Veränderungen des Pankreas das Gangsystem auch völlig intakt lassen können, während eine exkretorische Funktionseinschränkung bereits erkennbar ist. Umgekehrt gibt es jedoch auch Einzelfälle mit ausgeprägten morphologischen Veränderungen am Gangsystem, ohne daß die exokrine Pankreas-funktion signifikant eingeschränkt wäre. Festzu-halten bleibt, daß bei schwerer chronischer Pan-kreatitis mit duktographischen Veränderungen 3. Grades das ERP-Bild mit dem Ergebnis der Pankreasfunktionsanalyse in der Regel eng korre-liert ist.

2.1.2 Chymotrypsinbestimmung im Stuhl

Ein Bruchteil des pankreatogen sezernierten Chymotrypsins wird in aktiver Form mit dem Stuhl ausgeschieden und ist dort als Indikator der Pankreasfunktion nachweisbar. Diese Restaktivi-tät bleibt im Stuhl relativ lang intakt, auch wenn Stuhlproben für einige Tage bei Zimmertempera-tur aufbewahrt werden. Andere Enzyme, wie Trypsin, werden im Stuhl weniger gut konserviert.

Die Chymotrypsinaktivität wird meist titrime-trisch oder photometrisch in einer willkürlich ge-wählten Stuhlprobe gemessen. Der Test eignet sich besonders zur vorklinischen Differentialdiagnostik von manifesten Malassimilationszuständen. Da der Test ohne großen Aufwand beliebig wiederhol-bar ist, eignet er sich auch zur Verlaufskontrolle bei Patienten mit chronischer Pankreatitis.

2.1.3 Fluoreszeindilaurattest (Pankreolauryltest)

Dieser indirekte Funktionstest bedient sich des nicht resorbierbaren Fluoreszeindilaurats, das zu-sammen mit einem Frühstück (Butter, Brötchen, Marmelade) oral zugeführt wird und von pankrea-tischen Esterasen hydrolysiert werden kann. Nach enzymatischer Spaltung wird das wasserlösliche freie Fluoreszein resorbiert, partiell in der Leber konjugiert und renal eliminiert. Der photometrisch einfach bestimmbare Fluoreszeingehalt eines 10-h-Sammelurins dient als Maß für die exokrine Pan-kreasfunktion.

2.1.4 „PABA"-Test

Während der Pankreolauryltest mehr die lipolyti-sche Aktivität des Pankreassekrets erfaßt, erlaubt der im Prinzip ähnliche und auch annähernd gleichwertige „PABA"-Test Rückschlüsse auf die proteolytische Potenz der Bauchspeicheldrüse. Als Substrat für pankreatisches Chymotrypsin dient die Benzoyl-Tyrosyl-Para-Aminobenzoesäure, die oral mit einem Probefrühstück appliziert wird. Von dem synthetischen Tripeptid wird die Para-Aminobenzoesäure (PABA) enzymatisch abge-spalten, enteral resorbiert, partiell hepatisch kon-jugiert und renal ausgeschieden. Neben der PABA-Bestimmung im Urin (NB: Sammelfehler!) wird neuerdings auch die Analyse der PABA-Plasma-spiegel propagiert.

2.2 Funktionsanalyse nach Magenresektion

Vor allem nach Billroth-II-Resektionen können Malassimilationszustände auftreten, wobei diffe-rentialdiagnostisch verschiedene Ursachen zur Diskussion stehen, z.B. chronische Pankreatitis, pankreo-bilio-zibale Asynchronie, „Dumping"-Syndrom, „Afferent loop"-Syndrom, „Blind loop"-Syndrom. In diesem Zusammenhang ist zum Nachweis bzw. Ausschluß einer exokrinen Pankreasinsuffizienz die direkte Funktionsanalyse der Bauchspeicheldrüse anzustreben. Das Einfüh-ren der Duodenalsonde in die zuführende Schlinge gelingt unter endoskopischer Sicht und mit spezifi-scher Sondentechnik. Die endoskopassistierte Pla-zierung der Duodenalsonde ist auch bei erschwer-ter Pyloruspassage zu empfehlen.

Gelingt die Intubation der zuführenden Schlinge nicht, muß die Pankreasfunktion durch sondenlose Tests indirekt erfaßt werden. Dabei bietet sich vor allem die Chymotrypsinbestimmung im Stuhl an. Gelegentlich kann man auch auf die radioimmunologische Trypsinbestimmung im Serum ausweichen, obwohl die Sensitivität dieses Verfahrens nicht besonders hoch anzusetzen ist. Der Pankreolauryltest wie auch der „PABA"-Test fallen bei Patienten mit Billroth-II-reseziertem Magen aufgrund der zwangsläufig sich ergebenden pankreozibalen Asynchronie häufig falsch-pathologisch aus und sind dementsprechend diagnostisch meist wenig hilfreich.

Naturgemäß führen Pankreasresektionen zu einer Einschränkung der exokrinen Pankreasfunktion, die um so stärker ausgeprägt ist, je umfangreicher die Resektion ist. Nach Pankreaslinksresektionen läßt sich z.B. der Sekretin-Pankreozymin-Test ohne weiteres durchführen, nach partieller Duodenopankreatektomie (Whipple-Operation) muß auf indirekte Pankreasfunktionstests ausgewichen werden.

2.3 Differentialdiagnose „chronische Pankreatitis – Pankreaskarzinom"

Zu dieser Fragestellung kann die Pankreasfunktionsanalyse, zumindest mit den oben dargestellten Möglichkeiten, nichts beitragen. Es läßt sich jedoch im Rahmen der direkten Funktionsdiagnostik nach Sekretinstimulation gewonnenes Duodenalaspirat zur zytologischen Analyse verwenden; besser noch wird im Rahmen der ERCP nach intravenöser Injektion von 1 klinischen Einheit Sekretin/kg und selektiver Kanülierung des Ductus pancreaticus reines Pankreassekret aspiriert, zentrifugiert und der zelluläre Niederschlag untersucht (Papanicolaou- bzw. Hämatoxilin/Eosin- bzw. May-Grünwald-Giemsa- bzw. Feulgen-Färbung).

Erweitert man das Gebiet der Pankreasfunktionsanalyse um die Bestimmung von Tumormarkern, dann kann bei der in Rede stehenden Differentialdiagnostik der Nachweis des onkofötalen Pankreasantigens hilfreich sein. Praktikabler dagegen ist die Bestimmung des Tumorantigens CA 19-9, das eine hohe diagnostische Treffsicherheit besitzt, wobei offenbar die Antigenbestimmung im Serum derjenigen im Pankreassekret überlegen ist.

2.4 Perspektiven der Pankreasfunktionsanalyse

Mesotrypsin: Vor kurzem ist über den Nachweis eines pankreatischen Mesotrypsins berichtet worden, das sich anders als die beiden bisher bekannten Trypsinvarianten verhält.

„Stone protein": Dieses im Pankreassekret nachweisbare Protein kann in vitro Kalziumkarbonat in Lösung halten, d.h. die Ausfällung von Kristallen verhindern. Da das „stone protein" bei Patienten mit chronisch kalzifizierender Pankreatitis in verminderter Konzentration gefunden wird, kommt dem Nachweis erniedrigter „stone protein"-Spiegel möglicherweise ein gewisser prognostischer Wert zu.

Stuhlfettanalyse – NMR-Spektrometrie: Stuhlfettbestimmungen mit titrimetrischen oder gravimetrischen Methoden sind zeitlich aufwendig und wegen unvermeidlicher Geruchsbelästigung unbeliebt. Möglicherweise stellt diesbezüglich die NMR-spektrometrische Fettanalyse an lyophilisiertem Stuhl einen Fortschritt dar.

Funktionstest – Plasmaaminosäurenverbrauch: Maximale Stimulation des Pankreas mit Sekretin und Pankreozymin führt – abhängig vom Ausmaß der pankreatischen Eiweißsynthese – zu einem gestuften Abfall des Plasmaaminosäurenspiegels. Die Zuverlässigkeit dieses neuen Funktionstests (Sensitivität 84%, Spezifität 100%) wird gegenwärtig mit herkömmlichen sondenlosen Tests verglichen.

2.5 Klinische Bedeutung der Pankreasfunktionsanalyse

Eine Frühdiagnostik der chronischen Pankreatitis ist aufgrund grenzwertig eingeschränkter Pankreasfunktion mit Hilfe des Sekretin-Pankreozymin (Caerulein)-Tests möglich. Ein solcher Befund erfordert ätiologische Abklärung (z.B. Alkoholabusus, biliäre Genese, Hyperparathyreoidismus, Hyperlipoproteinämie) und sollte in Abständen kontrolliert werden.

Die Diagnostik der schweren Pankreasinsuffizienz ist mit Hilfe sondenloser Pankreasfunktionstests (Chymotrypsinbestimmung im Stuhl, Fluoreszeindilaurattest, „PABA"-Test) zuverlässig möglich.

Beim substitutionsbedürftigen Patienten mit chronischer Pankreatitis läßt sich die Therapiekontrolle anhand des Körpergewichts, Stuhlgewichts und des Ergebnisses der Stuhlchymotrypsinbestimmung durchführen. Verminderte fäkale Chymotrypsinkonzentrationen weisen auf mangelhafte Kooperationswilligkeit des Patienten hin („Noncompliance"). Eine unterdosierte Substitutionstherapie läßt sich aufgrund der angegebenen Kontrollparameter situationsgerecht adaptieren.

Zur Differentialdiagnose „chronische Pankreatitis – Pankreaskarzinom" kann die konventionelle Pankreasfunktionsanalyse wenig beitragen. Dagegen können zytologische Analyse des Pankreassekrets und radioimmunologische Bestimmung des Tumormarkers CA 19-9 im Serum wertvolle Hilfe leisten und bei positivem Befund weitergehende Invasivdiagnostik veranlassen.

3 Leber

Als exokrine Drüse scheidet die Leber gallenpflichtige Substanzen und Gallensalze über das Drainagesystem der ableitenden Gallenwege ins Darmlumen aus. Zugleich werden durch die Leber endogene Abfallprodukte wie Bilirubin und unbrauchbare Fremdstoffe in die Galle abgegeben. Diese Entgiftung oder, neutraler ausgedrückt, Entfernung setzt eine enzymatische Transformation am glatten endoplasmatischen Retikulum und teilweise die Kopplung an Glukuronsäure, Sulfat, Taurin, Glyzin oder ähnliches voraus. Die Reaktionsprodukte sind wasserlöslich. Der aktive Transport an der Canaliculusmembran ist für die Leber der limitierende Schritt; die meisten erworbenen Exkretionsstörungen sind dort lokalisiert, beispielsweise bei Leberzirrhose.

Als zentrales Stoffwechselorgan hat die Leber wesentlichen Anteil an der Regulation des Glukose-, Aminosäuren- und Fettsäurenstoffwechsels. Einige Produkte der Leber, wie Albumin (etwa 12 g/Tag), zahlreiche Globuline außer den Immunglobulinen, Serum(Pseudo)Cholinesterase, Gerinnungsfaktoren II, V, VII, IX und X werden ausschließlich von der Leber synthetisiert.

Die Leber ist schließlich Teil des retikuloendothelialen Abwehr- und Speichersystems. An Leberfunktionstests sind folgende Erfolgskriterien zu binden:

Nachweis einer Hepatopathie in möglichst frühem Stadium, d.h. Funktionstest = Suchtest: Diese Anforderungen können die verfügbaren Leberfunktionstests nicht erfüllen.

Der Funktionstest sollte in der Differentialdiagnose hilfreich sein; auch diesem Kriterium werden die Leberfunktionstests in der Regel nicht gerecht.

Der Funktionstest sollte den Leberschaden quantifizieren und entsprechend auch als Kontrolle des Spontanverlaufs bzw. eines Therapieerfolgs und ggf. als prognostischer Parameter dienen können. Diesbezüglich sind Leberfunktionstests einzusetzen. Sie sind aber in der Praxis wenig etabliert, da sie mit den weniger aufwendigen und gleichwertigen Laborparametern (z.B. γ-GT) konkurrieren müssen.

3.1 Funktionstests für die Exkretionsleistung

Bei offensichtlicher Cholestase (Ikterus, Anstiege im Serum vom direkten Bilirubin, Cholesterin, der ‚Exkretionsenzyme' Glutamyltransferase und alkalischer Phosphatase) erübrigen sich Funktionstests. Sogar die empfindlichen Parameter wie Serumgallensäuren und Lipoprotein X sind überflüssig und differentialdiagnostisch nicht nützlich. Angezeigt ist vielmehr, aus Anamnese, klinischem Bild, mittels üblicher blutchemischer Befundmuster, ggf. immunologischer Marker, vor allem aber mit bildgebenden Verfahren (Sonographie, ERC, CT, dynamischer Szintigraphie mit Hepato-BIDA) zwischen posthepatischem Verschlußikterus und intrahepatischem hepatozellulären Ikterus zu unterscheiden.

Bromsulphaleintest: Auch bei Verdacht auf mildere Störungen der Exkretionsfunktion der Leber werden Funktionstests kaum noch eingesetzt. Der Bromsulphalein (BSP, Bromsulfophthalein-, Bromthalein)-Test wird nur noch bei Verdacht auf Dubin-Johnson-Syndrom verwendet. Das Prinzip des BSP- und anderer Exkretionstests besteht darin, daß lebergängige Stoffe exogen zugeführt werden und ihre Verschwindensrate aus dem Blut als Ausdruck der hepatischen Ausscheidungsfunktion bestimmt wird. Einige dieser Tests (Belastung mit Bilirubin, Ammoniumsalzen, Galaktose oder Benzoesäure) haben nur noch historisches Interesse.

Beim Dubin-Johnson-Syndrom kommt es zu einer zweigipfligen Serumkonzentrationskurve mit

Wiederanstieg des Farbstoffspiegels nach vorübergehendem Konzentrationsabfall.

Beim ähnlichen, noch selteneren Rotorsyndrom zeigt der BSP-Test nur eine uncharakteristisch reduzierte Schwindrate der Testsubstanz aus dem zirkulierenden Blut.

Wegen seiner geringen Aussagefähigkeit und der allerdings seltenen Möglichkeit einer anaphylaktischen Reaktion wird der BSP-Test heute als Suchtest für ‚Hepatopathie' praktisch nicht mehr durchgeführt. Die γ-GT-Aktivität ist ein ebenso guter, wenn auch gelegentlich falsch positiver Parameter für diesen Zweck.

Indozyaningrüntest: Ungefährlicher und einfacher in der Laborbestimmung ist der Indozyaningrün (ICG)-Test. Der injizierte Farbstoff wird normalerweise unkonjugiert direkt biliär sezerniert. Der Test kann nur bei einer Hyperbilirubinämie von unter 3 mg/dl eingesetzt werden, vor allem bei milden „Leberparenchymschäden" (z.B. Fettleber, inaktive Zirrhose, chronisch persistierende Hepatitis, Arzneimittelschaden). Wenn das Leberparenchym noch weitgehend intakt ist, kann der ICG-Test verwendet werden, um die Leberdurchblutung zu erfassen. Eine differentialdiagnostische Hilfe ist der ICG-Test jedoch nicht.

Gallensäurentest: Am empfindlichsten läßt sich eine eingeschränkte Leberfunktion mit (über 20 μmol/l) erhöhten Gallensäurenserumkonzentrationen 2 h nach einer Mahlzeit erkennen. Der empfindliche Globaltest hat sich bisher jedoch nicht durchsetzen können, da Aufwand und Ertrag in keinem günstigen Verhältnis stehen.

Aminopyrintest: Entbehrlich sind auch Tests, welche die enzymatische Leistung des glatten endoplasmatischen Retikulums messen; sie werden für wissenschaftliche Fragestellungen noch gelegentlich durchgeführt, etwa der Antipyrin- oder der Aminopyrintest, bei welchem die ^{14}C-markierte Arzneimittelsubstanz peroral verabreicht und nach 2 h in der Atemluft $^{14}CO_2$ als Indikator der hepatischen Biotransformation gemessen wird.

Hungertest und Nikotinsäuretest: In der klinischen Praxis hat dagegen der Hungertest bei Verdacht auf Morbus Gilbert-Meulengracht noch Bedeutung. Die mit 5% Prävalenz häufigste vererbte Hyperbilirubinämie zeichnet sich durch Anstieg des indirekten (= unkonjugierten) Bilirubins bis maximal 6 mg/dl beim Hungern (24 h max. 400 Kal) aus. Als Alternative kann Nikotinsäure (50 mg über 30 s i.v., Niconacid) mit ähnlichem

Stimulationseffekt gegeben werden. Als Nebenwirkungen können Hitzegefühl und Blutdruckabfall auftreten.

3.2 Funktionstests zum Leberstoffwechsel

Akutes Versagen

Um die biochemische Leistungsfähigkeit der Leber zu beurteilen, sind Funktionstests in der Regel nicht erforderlich. Beim akuten Versagen der Leber ist das klinische Bild mit portosystemischer Enzephalopathie, insbesondere im Bereich der Grade II–IV, offensichtlich. Eine EEG-Analyse kann die konsekutive Hirnstoffwechselstörung nur bestätigen. Hohe Serumspiegel von Ammoniak, Bilirubin und Laktat, bei Leberzellzerfall auch der Transaminasen (Aminotransferasen), vor allem von GPT, gelegentlich erniedrigte Spiegel von Glukose und Harnstoff (außer bei hepatorenalem Syndrom), von Cholesterin sowie eine verlängerte Prothrombinzeit (Quick-Wert), eventuell durch Verbrauchskoagulopathie verstärkt, weisen deutlich auf die Leberinsuffizienz hin. Bei mittelschwerer akuter Schädigung ist die zusätzliche Bestimmung der Einzelgerinnungsfaktoren nicht erforderlich. Bei akuter schwerer Schädigung sollten aber zusätzlich Antithrombin III, PTT, Fibrinogen, Fibrinspaltprodukte und Thrombozyten bestimmt werden. Nicht notwendig ist die Bestimmung des Abfalls anderer kurzlebiger hepatogener Proteine, wie des Präalbumins oder retinolbindenden Proteins.

Chronische Insuffizienz

Bei chronischer erheblicher Leberinsuffizienz können auch die Plasmaspiegel der langlebigen Proteine Serumpseudocholinesterase und Albumin abfallen und so die reduzierte Syntheseleistung der Leber widerspiegeln. Eine Erniedrigung des Serumalbumins bedeutet ein prognostisch schlechtes Zeichen. Natürlich ergeben sich für die einzelnen Parameter unterschiedliche differentialdiagnostische Überlegungen. Albumin kann auch bei Eiweißverlusten über Darm oder Niere vermindert sein sowie bei Eiweißmangelernährung oder Malassimilation. Letzteres trifft auch für die Pseudocholinesterase zu.

Eine pathologische Prothrombinzeit wird auch nach langdauerndem Verschlußikterus infolge Vitamin-K-Mangels gesehen. Früher wurde zur Differenzierung der Koller-Test eingesetzt: Verbessert sich nach parenteraler Vitamin-K-Gabe der Quick-Wert innerhalb von 24 h, liegt ein extrahepatischer Verschluß vor, bei Konstanz ein erheblicher Leberparenchymschaden. Heute ist dank des großen Spektrums bildgebender Verfahren die Differenzierung meist einwandfrei möglich und die Vitamin-K-Gabe rein therapeutisch.

Bei noch nicht dekompensierter chronischer Lebererkrankung ist zu beachten, daß einige übliche Funktionstests wie der Glukosetoleranztest pathologisch ausfallen können. Beim *Glukosetoleranztest* werden erhöhte Spitzenglukosewerte gefunden, vermutlich weil die Glykogenbildung in der Leber gestört ist. Zur Leberfunktionsdiagnostik kann der Test natürlich nichts Verbindliches beitragen.

3.3 Zusammenfassung

Leberfunktionstests können Hinweise auf Vorliegen und Schwere einer Lebererkrankung geben, in der Regel können sie jedoch die Leberschädigung nicht charakterisieren. Sie sind einfachen Laborparametern, wie der Plasmaaktivität der γ-GT, in dieser Hinsicht nicht überlegen. Zur definitiven Diagnose werden die üblichen endoskopischen und anderen bildgebenden Verfahren benötigt, in vielen Fällen auch die histologische Sicherung und immunologische Parameter. Selbst zur Verlaufskontrolle chronischer Lebererkrankungen können die Funktionstests nicht generell empfohlen werden.

4 Dünndarm

Der Dünndarm bewirkt einerseits die Endverdauung der Nahrung und andererseits die Absorption der gespaltenen Kalorienträger, Flüssigkeit, Elektrolyte, Vitamine und Pharmaka. Die Verdauungssekrete, aus Flüssigkeit, Elektrolyten, Eiweißstoffen und Gallenbestandteilen zusammengesetzt, werden vom Dünndarm ebenfalls fast vollständig resorbiert. Diese verschiedenen Funktionen lassen sich durch globale oder spezifische Tests

erfassen. Darüber hinaus unterscheiden wir zwischen indirekten und direkten Untersuchungen: Indirekte Proben bedienen sich der Messung der absorbierten Stoffe in Blut oder Urin. Für die direkten Tests werden Dünndarminhalt, Stuhl oder Dünndarmschleimhaut herangezogen.

4.1 Globale Funktionsuntersuchungen

4.1.1 Indirekte Untersuchungen

Xyloseabsorptionstest
Prinzip: D-Xylose ist eine in der Natur nicht vorkommende Pentose, die vom Dünndarm aktiv absorbiert wird. Die Xyloseabsorption ist besonders störanfällig und eignet sich daher zum Nachweis von Schädigungen der Dünndarmschleimhaut.

Methodik: 25 g D-Xylose werden, in 500 ml Wasser gelöst, getrunken. Der Urin wird über 5 h nach der Testmahlzeit gesammelt. Messungen von D-Xylose im Serum nach 30 und 60 min. Normalbefunde: Ausscheidung von mehr als 16% der D-Xylosedosis. Serumkonzentrationen über 25 mg/dl ($>1,67$ mmol/l). Sensitivität: 90%; Spezifität: 79%. Fehlerquellen: oligurische Nierenfunktionsstörung, unzureichende Hydratation; bakterielle Überwucherung des Dünndarms; beschleunigte Dünndarmpassage; pathologische Leberfunktion; verzögerte Magenentleerung.

Wertung: Die Wertigkeit der Methode wird durch die o.g. Fehlerquellen erheblich gemindert. Eine pathologische Xyloseexkretion ($<16\%$) spricht für eine diffuse oder multifokal herdförmige Erkrankung der Dünndarmschleimhaut.

Laktosetoleranztest
Prinzip: Das Disaccharid Laktose wird an der Dünndarmmukosa in Glukose und Galaktose gespalten. Bei Laktasemangel kommt es durch bakterielle Zersetzung im Dickdarm zu Meteorismus und Durchfällen.

Methodik: 50 g Laktose werden, in 400 ml Wasser gelöst, getrunken. Die Blutglukosebestimmungen erfolgen vor und 30, 60, 90 und 120 min nach Laktosegabe. Der Test kann am nächsten Tag mit den Monosacchariden (25 g Glukose, 25 g Galaktose) wiederholt werden.

Wertung: Ein Glukoseanstieg um weniger als 20 mg/dl zeigt einen Laktasemangel an. Liegt der Blutzuckeranstieg nach Laktosegabe unter 40%

des Anstiegs nach Gabe der Monosaccharide, liegt eine Laktoseintoleranz vor. Beschwerden während des Tests sind zu berücksichtigen.

Oraler Glukosetoleranztest (GTT)

Prinzip: D-Glukose wird vom Dünndarm aktiv und passiv absorbiert.

Methodik: Üblicher GTT mit 50 g Glukose; Blutglukosemessungen vor, 30, 60, 90 und 120 min nach Glukosezufuhr. Normalbefunde: Maximaler Blutglukoseanstieg > 50% (> 40 mg/dl bzw. 2,22 mmol/l) beim Nichtdiabetiker, Sensitivität nur 60–80%. Fehlerquellen: Magenentleerungsstörungen, Hypophysen- oder Nebennierenrindeninsuffizienz, Diabetes mellitus, Hyperthyreose, Morbus Cushing, Akromegalie.

Wertung: Wegen erheblicher Variationsbreite und Fehlerquellen als isolierter Test unbrauchbar. In Verbindung mit D-Xylose-Absorptions- und Laktosetoleranztest kann ein pathologischer Ausfall den diffusen Schaden der Dünndarmschleimhaut bestätigen. Im Zusammenhang mit dem H_2-Atemtest läßt er sich bei Verdacht auf Dumpingsyndrom oder bakterielle Überwucherung des Dünndarms sinnvoll verwenden.

4.1.2 Direkte Untersuchungen

Stuhlgewichte

Prinzip: Der normale Stuhl besteht zu etwa 80% aus Wasser. Die Zunahme des Stuhlvolumens (Diarrhö) erfolgt vorwiegend durch vermehrte Wasserausscheidung. Das 24-h-Stuhlgewicht ist somit ein guter Anhaltspunkt für den Wasserverlust über die Fäzes. Normalerweise werden etwa 100 ml H_2O pro Tag ausgeschieden.

Stuhlwasseranalyse. Eine umständliche und nur für sehr spezielle Fragestellungen indizierte Untersuchung.

Stuhlfettanalyse

Prinzip: Wegen der großen Reservekapazität von Pankreas und Dünndarm zur Fettdigestion und -absorption ist die Stuhlfettausscheidung selbst bei stark schwankender Fettzufuhr relativ konstant. Da Fett nur einen geringen Gewichtsanteil im Stuhl ausmacht und keine osmotische Wirkung hat, sind Stuhlgewichte nicht zur Beurteilung einer Steatorrhö, z.B. zur Beurteilung der Therapie mit Pankreasfermenten, geeignet.

Wertung: Wichtigster globaler und bei standardisierter Fettzufuhr sowie korrekter Stuhlsamm-

lung sehr zuverlässiger Funktionstest, der geeignet ist, eine chologen, pankreatogen oder resorptiv bedingte insuffiziente Verdauungsleistung nachzuweisen. Bei Verzehr von mittelkettigen Triglyzeriden (MCT) ist ein entsprechend modifiziertes Verfahren einzusetzen.

4.2 Spezifische Funktionsuntersuchungen

Vitamin-B_{12}-Absorption (Schilling-Test)

Prinzip: Vitamin B_{12} wird nach Bindung an den vom Magen sezernierten Intrinsic Factor im Ileum absorbiert. Der Schilling-Test besteht in der oralen Zufuhr von radioaktivem Vitamin B_{12} ohne Intrinsic Factor (Test I) und mit Zusatz von exogenem Intrinsic Factor (Test II) und Messung des Vitamin B_{12} im Urin.

Methodik: 0,5 µCi ^{58}Co-Vitamin B_{12} in einer Gelatinekapsel oral; 2 h später 1 mg kaltes Vitamin B_{12} intramuskulär zur Ausschwemmung von radioaktiver Substanz. Komplette Urinsammlung über 24 h (Test I). Beim Schilling-Test II, der nach Ablauf von 5 Tagen angeschlossen werden kann, zusätzliche Verabreichung von 40 mg Intrinsic Factor. Alternativ Doppelisotopenmethode, bei der Test I und II in einer Sitzung durchgeführt werden.

Normalwerte: Exkretion von 10–40% der verabreichten Radiokobaltdosis. Sensitivität: 83% für perniziöse Anämie, 67% für Malabsorption. Spezifität: 98% für perniziöse Anämie, 90% für Malabsorption. Fehlerquellen: unvollständige Urinsammlung, eingeschränkte Nierenfunktion, unzureichende Hydratation, Vergessen der Ausschwemmdosis 2 h nach Testbeginn, bakterielle Überwucherung des Dünndarms.

Wertung: Graubereich 5–10%: Absorption eingeschränkt oder Vorliegen einer der o.g. Fehlerquellen; Normalisierung nach antibiotischer Therapie beweist bakterielle Überwucherung. Weniger als 5%: Differentialdiagnose in Abb. 34.1 dargestellt.

Für Routinezwecke bei strikter Beachtung der Fehlerquellen ausreichend. Für wissenschaftliche Zwecke genauer ist der ^{57}Co-Vitamin-B_{12}-Ganzkörperretentionstest mit einem Ganzkörperzähler. Weitere Vorteile des letzteren sind Durchführbarkeit bei Niereninsuffizienz und geringere Strahlenbelastung.

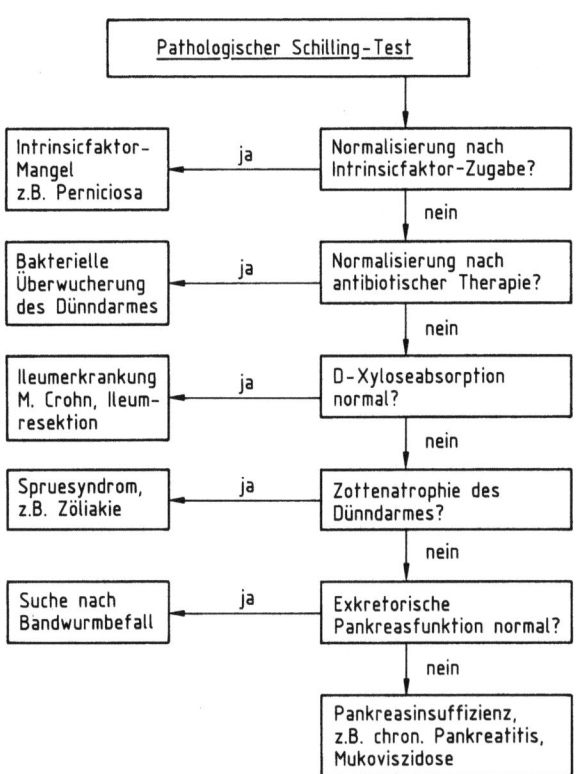

Abb. 34.1. Differentialdiagnose bei pathologischem Schilling-Test

Eisenresorption
Prinzip: Eisen wird vornehmlich in Duodenum und oberem Jejunum absorbiert. Verläßlichste Meßmethode ist der ^{59}Fe-Ganzkörperretentionstest, der jedoch für Routineuntersuchungen zu aufwendig ist. Er ist allenfalls indiziert, wenn alle sonstigen diagnostischen Maßnahmen zur Klärung eines Eisenmangels ausgeschöpft sind.

Exkretionstest für Eiweiß (Waldmann-Test)
Prinzip: Eine erhöhte Exkretion endogenen Eiweißes über den Magendarmkanal (exsudative Gastro- oder Enteropathie) findet sich bei zahlreichen Erkrankungen. Im Vordergrund stehen Hypalbuminämie und Hypogammaglobulinämie. ^{51}Cr-markiertes Albumin wird nach intravenöser Injektion vermehrt im Stuhl ausgeschieden. Der früher häufig verwendete ^{131}J-PVP-Test (Gordon) ist heute durch den Waldmann-Test ersetzt worden. Fehlerquellen: fehlerhafte Stuhlsammlung.

Wertung: Sehr zuverlässige Methode. Bei Kombination mit ^{125}J-Albuminapplikation läßt sich die Lokalisation des Eiweißverlustes im Magendarm-Kanal errechnen. Kombination der Methode mit gleichzeitiger Absaugung von Darminhalt in verschiedenen Höhen läßt die Höhenlokalisation des

Eiweißaustrittes im Dünndarm noch näher eingrenzen (eigene unveröffentlichte Beobachtung). Eine weniger aufwendige, vor allem aber nichtradioaktive Methode ist die Messung der fäkalen α_1-Antitrypsinclearance, deren Zuverlässigkeit noch getestet wird.

Gallensäureretention (SeHCAT-Test)
Prinzip: Die konjugierten Gallensäuren werden vorwiegend im Ileum aktiv reabsorbiert. Eine passive Resorption dekonjugierter Gallensäuren kann im gesamten Dünndarm vonstatten gehen. Der körpereigene Gallensäurepool zirkuliert 6- bis 12mal pro Tag im enterohepatischen Kreislauf. 17–25% des Pools gehen täglich über den Stuhl verloren und werden von der Leber durch Neusynthese ersetzt. Homotaurocholsäure verhält sich wie Taurocholsäure, wird aber von Bakterien nicht metabolisiert. Das mit ^{75}Se-markierte Homotaurocholat (^{75}SeHCAT) läßt sich nach oraler Zufuhr mit einer Gammakamera oder einem Ganzkörperzähler verfolgen und so die Ausscheidungskinetik des Isotops bestimmen, die über das Ausmaß eines Gallensäurenverlustes, z.B. bei Entzündungen im Bereich des Endileum, informiert. Fehlerquellen: Abführmaßnahmen oder Therapie mit gallensäurebindenden Substanzen (Cholestyramin, $Al(OH)_3$).

Wertung: Gute Korrelation der Meßwerte mit der im Stuhl ausgeschiedenen Radioaktivität. Vorteile gegenüber anderen Methoden der Gallensäurereabsorptionsmessung sind geringere Strahlenexposition und Wegfall lästiger Stuhlsammlung.

Wasserstoffexhalation (H$_2$-Atemtest)
Prinzip: Kohlenhydrate (Laktose, Glukose) werden durch anaerobe Bakterien zu Gasen (H_2, CO_2, CH_4) und kurzkettigen Fettsäuren abgebaut. Die Gase gelangen durch Diffusion ins Portalvenenblut und von dort über den Lungenkreislauf zur Abatmung. H_2 wird nur durch Bakterien und nicht von körpereigenen Zellen produziert. Der Nachweis von H_2 im Atem nach einer kohlenhydrathaltigen Testmahlzeit deutet entweder auf Kohlenhydratmalabsorption oder auf bakterielle Überwucherung des Dünndarmes hin und kann auch zur Messung der Mund-Zökum-Transitzeit benutzt werden.

Wertung: Bei Verwendung von Laktose ist eine Laktosemalabsorption sicherer auszuschließen oder zu beweisen als durch den üblichen Laktosetoleranztest (Sensitivität 100% gegenüber 76%). Glukose wird zur Erkennung einer bakteriellen Überwucherung empfohlen. Laktulose wird zur

Messung der Mund-Zökum-Transitzeit verwendet. Besonders für Routinezwecke geeignet.

Enzymaktivitäten der Dünndarmschleimhaut. Die Bestimmung der Aktivität von Disaccharidasen oder anderer Enzyme aus Dünndarmbiopsien ist für Routinezwecke entbehrlich. Nur in den seltenen Fällen eines Saccharaseisomaltase- oder Trehalasemangels oder bei wissenschaftlichen Fragestellungen ist ihre Durchführung sinnvoll.

Segmentale Dünndarmperfusion. Vornehmlich für wissenschaftliche Fragestellungen kann die Absorption oder Sekretion von Wasser, Elektrolyten oder anderen Soluten durch Steady-state-Perfusion des Darms mit Lösungen definierter Zusammensetzung, die einen nichtabsorbierbaren Volumenmarker enthalten, gemessen werden.

5 Messungen der Motilität

Während röntgenologische und nuklearmedizinische Methoden sich vor allem zur Wiedergabe von Transportvorgängen eignen, erlauben Manometrie und Myographie neben qualitativen vor allem quantitative Aussagen zum Funktionszustand der glatten Muskulatur im gesamten Verdauungstrakt. Die verschiedenen manometrischen Verfahren geben intraluminale Druckschwankungen, hervorgerufen durch die Kontraktion der Ringmuskulatur, wieder; mit der Myographie mittels bipolarer Elektroden registriert man das lokale Summenpotential aller Muskelschichten der Darmwand.

Vorläufig hat nur die Ösophagusmanometrie eine breitere klinische Bedeutung erlangt. Auf die Möglichkeiten manometrischer und myographischer Untersuchungen des übrigen Verdauungstraktes sollte daher nur am Rande eingegangen werden.

5.1 Ösophagusmanometrie

Zur Bestimmung von endoluminalen Druckschwankungen werden konstant perfundierte Katheter mit seitlichen Öffnungen benützt; durch die Flüssigkeitsperfusion wird eine Flüssigkeitsbrücke zwischen Sondenöffnung und Ösophaguswand erzeugt, die es erlaubt, Druckänderungen zu registrieren. In Bereichen der schmalen Hochdruckzonen der Ösophagussphinkteren wird das Prinzip

Tabelle 34.3. Indikationen zur Ösophagusmanometrie

1. Dysphagie und/oder Odynophagie (primäre Ösophagusmotilitätsstörung?)
2. Kollagenosen (speziell Sklerodermie) (viszerale Beteiligung?)
3. Präoperativ vor Antirefluxoperationen (intakte primäre Peristaltik?)
4. Postoperativ nach Antirefluxoperationen (Therapieversager?)
5. Pharmakologische Fragestellungen (Wirkungsnachweis motilitätswirksamer Pharmaka)

der Durchzugsmanometrie angewandt, bei welcher – in ähnlicher Meßtechnik – ein Katheter mit konstanter Geschwindigkeit bewegt wird.

Die Indikation zur Ösophagusmanometrie ist bei den in Tabelle 34.3 genannten Bedingungen gegeben, insbesondere dann, wenn endoskopische und röntgenologische Voruntersuchungen keinen pathologischen Befund ergaben. Insoweit nimmt die Manometrie in der Stufendiagnostik der Funktionsstörungen des Ösophagus eine besondere Stellung ein. Die Untersuchung ist risikoarm und für den Patienten weniger belastend als beispielsweise eine Gastroskopie.

Pathologische Befunde: Beim Vorliegen primärer Motilitätsstörungen des Ösophagus, die sich vorwiegend in Form von Dysphagie und/oder Odynophagie äußern, lassen sich manometrisch meist krankheitstypische Befunde erheben, so z.B. bei Achalasie, Ösophagusspasmus, Nutcracker-Ösophagus, hypertensivem unteren Ösophagussphinkter, „oberer Achalasie".

Auch hat die Ösophagusmanometrie unter den sekundären Motilitätsstörungen des Ösophagus, besonders in der Diagnostik des viszeralen Befalls einer progressiven Sklerodermie, eine herausragende Bedeutung erlangt, zumal der Ösophagus hier in etwa 80% der Fälle und vor allem schon im Frühstadium der Erkrankung betroffen ist.

Bei kritischer Betrachtung der Methode ist festzustellen, daß gerade bei der Sklerodermie die Manometrie eine Sensitivität von 80% und eine Spezifität von 100% besitzt.

5.2 Gastroduodenale Motilität

Mittels geeigneter Saugelektroden können Membranpotentialschwankungen der Muscularis propria des Magens gemessen werden. Klinische Bedeutung hat das Elektrogastrogramm bei Patienten mit unklarem Erbrechen erlangt, insbesondere in der Diagnostik der sog. Tachygastrie.

5.3 Dünndarm und Sphincter Oddi

Störungen der Dünndarmmotilität konnten bei einer Vielzahl von Krankheitsbildern mit intestinalen Begleitsymptomen nachgewiesen werden, z.B. bei Diarrhöen unterschiedlicher Genese wie Diabetes mellitus, irritables Kolon, Pseudoobstruktion, Hyperthyreose. Differentialdiagnostisch lassen sich freilich aus den pathologischen Motilitätsmustern vorläufig noch keine Konsequenzen ziehen.

Im Bereich des Sphincter Oddi konnte manometrisch während der retrograden Gangdarstellung bei Patienten mit Gallengangssteinen eine signifikant erhöhte retrograde Peristaltik beobachtet werden.

Der Basaldruck des Sphincter Oddi kann bei einigen wenigen Patienten mit akut nekrotisierender Pankreatitis als einzige mögliche Ursache erhöht sein.

5.4 Kolon und Anorektum

Die Methode ergibt keine zusätzlichen differentialdiagnostischen Informationen bei Erkrankungen des Kolons. Die kombinierte Anwendung von Myographie und Manometrie mit Untersuchung des Reflexverhaltens im Bereich des Anorektums erlaubt die Abklärung verschiedener Formen der Inkontinenz und chronischen Obstipation. Besondere Bedeutung kommt den Verfahren bei der Abklärung des M. Hirschsprung zu.

6 Langzeit-pH-Metrie

Die *gastrale* Langzeit-pH-Metrie ist noch nicht für die Routine etabliert, könnte aber für einige Fragestellungen, z.B. bei Streßläsions-gefährdeten Intensivpatienten oder Patienten mit H_2-Blocker-resistenten Ulzera, Bedeutung erlangen. Die *ösophageale* Langzeit-pH-Metrie ist dagegen bereits jetzt

für die Routinediagnostik geeignet bei Patienten mit Beschwerden, die mit Refluxkrankheit vereinbar sind, für die sich aber noch kein entsprechender endoskopischer Befund ergibt. Als Maß des gastroösophagealen Refluxes bzw. der mangelhaften Säureclearance des Ösophagus werden die Ansäuerungsperioden im distalen Ösophagus mittels einer pernasal eingeführten, dünnen Elektrodensonde registriert. Die Elektrode (z.B. kombinierte Glas-Silber-Diffusionselektrode) wird 5 cm oberhalb des proximalen Anteils des manometrisch ermittelten unteren Ösophagussphinkters positioniert (weniger zuverlässig ist die Plazierung anhand des gastroösophagealen pH-Sprungs). Über 24 Stunden werden in kurzen Zeitintervallen (ca. 5 sec) die pH-Werte gemessen, gespeichert und dann computergestützt ausgewertet. Als einzelner, einfach erfaßbarer Parameter hat sich der integrierte prozentuale pH-Abfall unter pH 4 erwiesen. Die Daten werden getrennt für die wichtige Tag- und die nächtliche Ruhephase ermittelt und mit den Normalwerten des jeweiligen Labors verglichen. Die obere Normgrenze für den Gesamtanteil mit einem pH unter 4 liegt tagsüber im Bereich von 6–10%, nachts im Liegen etwa bei 2–6%. Die graphische Darstellung des pH-Profils erlaubt zusätzlich Schlüsse bezüglich einer tageszeitlich individuellen Therapie.

7 Literatur

Armbrecht U, Bosaeus R, Gillberg S, Seeberg S, Stockbruegger RW (1985) Hydrogen (H_2) breath test and gastric bacteria in acid-secreting subjects and in achlorhydric and postgastrectomy patients before and after antimicrobial treatment. Scand J Gastroenterol 20:805–813

Balzer K, Breuer N, Goebell H, Szy D, Quebe-Fehling E, Freundlieb O, Ströges MV (1985) Funktionsuntersuchungen des unteren Dünndarms mit [75]Selen-Homotaurocholsäure bei Morbus Crohn und Dünndarmresektion. Dtsch Med Wochenschr 110:1452–1457

Caspary WF (1984) Maldigestions- und Malabsorptionssyndrome im Erwachsenenalter. In: Demling L (Hrsg) Klinische Gastroenterologie, Bd 1. Thieme, Stuttgart, S 495–514

Domschke S, Domschke W (1979) Untersuchungen der Dünndarmfunktion. In: Domschke W, Koch H (Hrsg) Diagnostik in der Gastroenterologie. Thieme, Stuttgart, S 219–229

Domschke S, Domschke W (1982) Notwendige Diagnostik des peptischen Ulkus: Funktionstests. In: Blum AL, Siewert JR (Hrsg) Ulcus-Therapie. Springer, Berlin Heidelberg New York, S 494–508

Domschke S, Schneider MU, Domschke W (1984) Exokrine Pankreasinsuffizienz. In: Demling L (Hrsg) Klinische Gastroenterologie, Bd 2. Thieme, Stuttgart, S 478–493

Domschke S, Heptner G, Kolb S, Sailer D, Schneider MU, Domschke W (1986) Decrease in plasma amino acid level after secretin and pancreozymin as an indicator of exocrine pancreatic function. Gastroenterology 90:1031–1038

Domschke W (1981) Normale und gestörte Schleimsekretion des Magens – Therapeutische Maßnahmen. In: Domschke W, Wormsley KG (Hrsg) Magen und Magenkrankheiten. Thieme, Stuttgart, S 162–174

Domschke W, Domschke S (1979) Magensekretionsanalyse. In: Domschke W, Koch H (Hrsg) Diagnostik in der Gastroenterologie. Thieme, Stuttgart, S 193–200

Domschke W, Domschke S (1979) Pankreasfunktionsanalyse – Untersuchung der exokrinen Funktion. In: Domschke W, Koch H (Hrsg) Diagnostik in der Gastroenterologie. Thieme, Stuttgart, S 201–210

Domschke W, Domschke S (1979) Untersuchungen der Leberfunktion. In: Domschke W, Koch H (Hrsg) Diagnostik in der Gastroenterologie. Thieme, Stuttgart, S 215–218

Emde C, Garner A, Blum AL (1987) Technical aspects of intraluminal pH-metry in man: current status and recommendations. Gut 28:1177–1188

Gugler R (1987) Antipyrin-Ausscheidung und Aminopyrin-Atemtest: Einsatz und Bedeutung für die Beurteilung der Leberfunktion. Z Gastroenterol 25 [Suppl 2]:51–56

Gutschmidt S (1987) Welche Exhalationsteste haben praktische Bedeutung in der Differenzierung enteraler Störungen. Z Gastroenterol 25 [Suppl 2]:39–45

Heldwein W, Müller-Lissner SA, Loeschke K (1986) Überflüssige Diagnostik bei Magen- und Darmerkrankungen. Internist 27:576–583

Heptner G, Domschke S, Domschke W (1986) Neue monoklonale Antikörper in der Diagnostik gastrointestinaler Karzinome. Internist 27:723–728

Karbach U, Ewe E, Bodenstein H (1983) Alpha$_1$-antitrypsin, a reliable endogenous marker for intestinal protein loss, and its application in patients with Crohn's disease. Gut 24:718–723

Lux G, Lederer PC (1984) Manometrie und Myographie. In: Demling L (Hrsg) Klinische Gastroenterologie. Thieme, Stuttgart, S. 135–140

Paumgartner G (1984) Ballast in der Gastroenterologie-Diagnostik: unnötige Laboruntersuchungen. Z Gastroenterol [Verh] 19:23–26

Reichen J (1987) Klinisch-chemische Methoden zur Bestimmung der Leberdurchblutung. Z Gastroenterol [Verh] 22:102–104

Russell RI (1986) Small intestinal investigative tests and techniques. Curr Opin Gastroenterol 2:243–249

Samloff I (1981) Pepsinogens, pepsins, and peptic activity. In: Konturek SJ, Domschke W (eds) Gastric secretion. Thieme, Stuttgart, pp 80–83

Schneider MU, Demling L, Domschke S, Heptner G, Merkel I, Domschke W (1985) NMR spectrometric stool fat analysis – a new technique for quantifying steatorrhea and establishing the indication for enzyme replacement in chronic pancreatitis. Hepato-Gastroenterol 32:210–214

Soergel KH (1983) Pathophysiologie und Funktionsdiagnostik des Dünn- und Dickdarms. In: Demling L, Lux G, Domschke W (Hrsg) Therapie postoperativer Störungen des Gastrointestinaltraktes. Thieme, Stuttgart, S 194–199

Strohmeyer G (1984) Exsudative Gastroenteropathie mit Eiweißverlust. In: Demling L (Hrsg) Klinische Gastroenterologie, Bd 1. Thieme, Stuttgart, S 515–523

Wienbeck M, Lux G (Hrsg) (1983) Klinische Untersuchungsmethoden der gastrointestinalen Motilität. Edition Medizin, Weinheim

Kapitel 35 Sonographie von Abdominalorganen

H. Thiel

Die Ultraschalluntersuchung des Abdomens mit Real-time-Scannern liefert über die Erfassung von Lage-, Größe-, Form-, Struktur- und Bewegungskriterien zweidimensionale Einzelschnittbilder, die sich durch die dynamisch manuelle Führung des Schallkopfes zu einer guten dreidimensional-topographischen Gesamtinformation über den Bauchraum und seine Organe summieren.

Zahlreiche Vorteile der Methode, zu denen insbesondere auch ihre Nebenwirkungsfreiheit zählt, empfehlen ihren Einsatz auf möglichst früher diagnostischer Stufe, und zwar sowohl im Screening als auch organgezielt. Es bestehen allerdings deutliche Sensitivitäts- und Spezifitätsunterschiede bei der Erfassung, Deutung und Zuordnung einzelner pathologischer Prozesse. Bei einer Reihe von Befunden lassen sich auf Anhieb sichere Enddiagnosen stellen, in anderen Fällen wird die weiterführende Diagnostik richtungsweisend beeinflußt. Durch Einschluß der risikoarmen ultraschallgezielten Feinnadelpunktion (FNP) ist grundsätzlich auch eine zytologische oder histologische Qualitätssicherung möglich.

Die folgende tabellarische Zusammenstellung beschränkt sich auf die wichtigsten abdominellen Krankheitsbilder; die dazugehörigen sonographischen Befunde werden nur skizziert, soweit sie praxisrelevanten diskriminativen Charakter besitzen.

1 Gallenblase und Gallenwege

Gallenblasensteine: Dichte Echos mit dorsalen Schallschatten, bei Umlagerung häufig Bewegungsphänomene. Untere Nachweisgrenze 2–3 mm. Treffsicherheit größer als konventionelles Röntgen (>95%).

Chronische Cholezystitis: Relativ echodichte Wandverdickung (>7 mm) und abnehmender Durchmesser (Länge bei Schrumpfgallenblase <3 cm), dadurch schlechte Abgrenzbarkeit zur Umgebung. Meistens Steinfüllung als hartes Reflexband mit geringem oder fehlendem Flüssigkeitsbett. Bei Porzellangallenblase Abgrenzung von kompletter Steinfüllung nicht möglich.

Akute Cholezystitis: Wandverdickung mit feinem, echofreiem, äußerem Randsaum, häufig Steinphänomene; gezielter Palpationsschmerz. Nur geringe sonographische Treffsicherheit.

Gallenblasenempyem: Zahlreiche feine Strukturreflexe, im Lumen gleichmäßig verteilt oder als Sludge abgesetzt; schlecht abgrenzbare Gallenblasenwand; gezielter Palpationsschmerz.

Gallenblasenhydrops: Längsdurchmesser >11 cm und größter Querdurchmesser >6 cm.

Gallenblasenpolyp: Wandständige, ortsfeste, glattrandige, maximal 1,5–2 cm große, ins Lumen gerichtete Prominenzen ohne oder mit nur geringem („Cholesterolpolypen") Schallschatten. Abgrenzung von malignen Neubildungen nicht möglich (bei kleinen Befunden Verlaufskontrolle ausreichend!).

Gallenblasenkarzinom: Anfangs umschriebene Wandverdickung, später die Wandkonturen ins Innere und in die Umgebung unregelmäßig überschreitender Prozeß mit meist komplexem Echomuster und häufig eingeschlossenen Steinen. Weiterführende Untersuchungen unbedingt erforderlich (CT, ERC, FNP, Laparoskopie).

Gallenwegsobstruktion: Erkennbar durch Gangerweiterung auf verschiedenen Ebenen: Ductus choledocho-hepaticus > 6 mm Durchmesser, Ductus hepatici proprii (ventral des Pfortaderhauptstammes) > 4 mm; erweiterte intrahepatische Gallengänge als parallel zu den Pfortaderästen verlaufende, unregelmäßig konturierte, echofreie Bänder ("knorriger Baum") gut erkennbar. Differenzierung zwischen mechanischer Gallengangobstruktion und hepatozellulärem Ikterus daher fast immer möglich. Verschlußlokalisation in 80–90% festlegbar, Verschlußursache (Gangkonkremente, Tumoren, chronische Pankreatitis, Papillensklerose) dagegen häufig nicht identifizierbar, daher bei mechanisch bedingtem Ikterus immer ERCP bzw. PTC.

Aerobilie: Zahlreiche helle, oft bandförmige, vorwiegend intrahepatisch festzustellende Reflexe mit schwach ausgeprägtem Schallschatten.

2 Leber

Fettleber: Gleichmäßige Organvergrößerung mit konvexer Verformung der Ventralfläche und Abstumpfung des kaudalen Randes; homogene Verdichtung der Binnenechos mit Vergröberung der Einzelreflexe; Schallabschwächung in der Tiefe. Bei Vorhandensein aller Kriterien relativ hohe diagnostische Sicherheit.

Stauungsleber: Hepatomegalie, abgestupfter Leberrand, reflexarme, homogene Binnenstruktur. Gut erkennbare Dilatation der Lebervenen bei gleichzeitig weiter, formkonstanter V. cava.

Leberzirrhose: Organgröße sehr unterschiedlich. Bikonvexe Umformung der Ober- und Unterfläche im Längsschnitt, wellige Außenkonturen; echoreiches inhomogenes Binnenmuster; Gewebestarre bei Palpation. Erhärtung der Diagnose durch Zeichen der portalen Hypertension (Pfortader am Leberhilus über 15 mm breit, vergrößerte Milz, Aszites), sonst besser Laparoskopie anschließen.

Übrige diffuse Leberparenchymerkrankungen: Fehlende oder uncharakteristische sonographische Veränderungen ohne ausreichende diagnostische Beweiskraft.

Leberzysten: Rundliche, glatt begrenzte, echofreie Areale mit dorsaler Schallverstärkung; schon ab 5–10 mm Größe sicher nachweisbar. Differential-

diagnostische Abgrenzung von Abszessen und Hämatomen, einschmelzenden Metastasen und Echinococcus cysticus nicht immer möglich. Nach serologischem Echinococcusausschluß deshalb evtl. FNP.

Abszesse und Hämatome: Mehr oder weniger gut abgrenzbare umschriebene Prozesse mit etwas unregelmäßiger äußerer Begrenzung und variabler Echogenität (von echofrei bis zu feinem, solide wirkendem Binnenmuster). (FNP!)

Benigne Lebertumoren: Gut abgrenzbare Herde, in der Mehrzahl echoreich (Hämangiom und Adenom), seltener inhomogen bis echoarm (Fokal-noduläre Hyperplasie). Diagnosesicherung durch Angio-CT, hepatobiliäre Sequenzszintigraphie (FNH) und evtl. FNP.

Metastasen: Als echoreiche, echoarme oder gemischt echogene, teilweise geschichtet gebaute Herde ab einer Größe von 1 cm nachweisbar. Keine sonographische Qualitätsdiagnose möglich, daher im Zweifelsfall FNP. Falsch-negative Diagnosen bei diffuser kleinmetastatischer Durchsetzung oder bei Echogleichheit mit Lebergewebe (ca. 10%). Gute Eignung zur Verlaufskontrolle bei Chemotherapie.

Leberkarzinom und malignes Lymphom: Uncharakteristische Infiltrate, teils diffus, teils multilokulär knotig, mit echodichtem (häufiger beim Karzinom) oder echoarmen (häufiger beim Lymphom), seltener auch komplexem Grundmuster. Keine sichere Abgrenzung gegen Metastasen möglich (ggf. histologische Klärung durch FNP, Laparoskopie).

3 Pankreas

Akute Pankreatitis: Diffuse Größenzunahme (> 3 cm Sagittaldurchmesser im Caput, > 2,5 cm im Korpus), verwaschene Organgrenzen, echoarme Binnenstruktur. Bei Erweiterung der Gallenwege und/oder Cholezysto-Choledocholithiasis biliäre Genese wahrscheinlich (sofort ERC!). Primärdiagnose oft unsicher, Verlaufskontrolle dagegen bedeutungsvoll, da Komplikationen wie intra- und parapankreatische Nekrosen, Abszesse und Pseudozysten als mögliche Operationsindikationen frühzeitig erkennbar.

Chronische Pankreatitis: Vergrößertes Echobinnenmuster, unregelmäßige Außenkonturen, oft

Organvergrößerung, seltener Erweiterung des Ductus Wirsungianus (> 3 mm). Bei segmentaler Pankreatitis nur umschriebene Veränderungen, dann Differentialdiagnose zum Pankreaskarzinom schwierig (ERCP, CT, FNP!). Pseudozysten als echoleere Areale mit Schallverstärkung ab 5 mm nachweisbar, bei sehr großem Durchmesser Differenzierung von zystischen Prozessen der Nachbarorgane häufig schwierig (FNP!). Bei leichter chronischer Pankreatitis sonographisch meist Normalbefund

Pankreaskarzinom: Umschriebene, meist homogen echoarme Prozesse mit Organvergrößerung, ab etwa 1,5 cm nachweisbar. Lokalisationsabhängig Erweiterung des Ductus Wirsungianus und des Ductus hepatocholedochus möglich. DD segmentäre Pankreatitis.

4 Milz

Splenomegalie: Erfassung des größten Längsdurchmessers (> 12 cm) oder des größten Querdurchmessers (> 7 cm) für Routine ausreichend. In der Regel keine faßbaren Strukturkriterien, die sichere Rückschlüsse auf die Ursache der Vergrößerung gestatten. Guter Verlaufsparameter bei lymphatischen und entzündlichen Systemerkrankungen.

Milzinfarkt: Anfangs keilförmig, strukturarm; später strukturdicht, dann von anderen soliden Herdprozessen nicht mehr zu unterscheiden.

Zysten, Hämatome und Abszesse: Form- und Strukturkriterien wie entsprechende Leberbefunde (vorwiegend echoarm). Zur weiteren Abklärung evtl. FNP.

Metastasen und Lymphome: Unterschiedliche Erscheinungsbilder wie in der Leber, Lymphome in der Regel echoarm. (FNP!)

5 Magen-Darm-Trakt

Entzündliche Darmerkrankungen: Als Zeichen der Wandverdickung besonders beim M. Crohn längerstreckige, kokardenartige Bilder mit echoarmer Außenzone und dichtem Zentrum, häufig asym-

metrisch im Querschnitt; manchmal prästenotische Dilatationen als flüssigkeitsgefüllte Hohlräume mit flottierenden Binnenreflexen darstellbar. Differentialdiagnostische Abgrenzungen von malignen Prozessen (s. unten) kaum möglich. Bei Konglomerattumoren irreguläre, beieinander liegende, palpatorisch schlecht trennbare oder durchformbare, tubuläre und kokardenförmige Formationen, häufiger mit dilatierten flüssigkeitsgefüllten Abschnitten.

Tumoren: Grundsätzlicher Verdacht auf Karzinom oder Lymphom bei Wandstärken von mehr als 5 mm im Antrum (gut erfaßbar) und mehr als 10 mm im Dünn- und Dickdarm (weniger gut erfaßbar); häufig Kokardenfiguren. Schlechte palpatorische Verformbarkeit. Weiterführende Untersuchungen (Endoskopie, Röntgen) immer erforderlich.

6 Nieren

Akutes Nierenversagen: Organvergrößerung durch teilweise erhebliche echoarme Parenchymverdikkung (> 2 cm) bei normalen Pyelonmaßen. Mögliche Ursachen nicht differenzierbar.

Chronischer Nierenparenchymschaden: Verschmälerung des Parenchymmantels unter 1 cm, Verkleinerung des Organlängsdurchmessers unter 9 cm. Genese weder durch Struktur- noch durch Konturkriterien sicher unterscheidbar. Schrumpfniere im Endstadium häufig homogen echodicht und von der Umgebung nur schlecht abzugrenzen.

Nephrolithiasis: Besonders bei dilatiertem Becken Kuppenreflexe mit mehr oder weniger intensivem Schallschatten; Steine unter 6 mm gewöhnlich nicht, größere häufig schlecht zu erkennen.

Harnstauungsniere: Sehr gut nachweisbar durch echoleere Aufspreizung des dichten Pyelonreflexes auf mindestens Rindenbreite. Im Verlauf Zunahme und Verplumpung der echoleeren Zone bei gleichzeitiger Parenchymverschmälerung; Endstadium Hydronephrose als schmalwandiges zystisches Gebilde imponierend.

Polyzystische Nierendegeneration: Teilweise erhebliche Größenzunahme der Nieren, fortschreitende Zerstörung des normalen Binnenaufbaus durch zahlreiche, dicht aneinander liegende, echoleere Areale mit grobstrukturierten Zwischenräumen.

Nierenzyste: Ab 1 cm gut erkennbarer, glatter, echofreier Parenchymdefekt, häufig mit Ausbuckelung der Organoberfläche oder Beckenimpression. Bei Wandunregelmäßigkeiten oder Größenzunahme FNP zum Malignitätsausschluß.

Nierenkarzinom: Meist echoreich vom Nierenparenchym abgesetzt, inhomogenes Binnenmuster, Konturüberschreitung nach innen und außen. Wegen schwieriger Abgrenzung von Pseudotumoren („Milzbuckel"), Lymphomen (häufig echoarm), Adenomen und Metastasen immer weiterführende Diagnostik!

7 Retroperitoneum und kleines Becken

Nebennierentumoren: Raumforderungen verschiedener Echogenität; topographische Abgrenzung von Nachbarorganen schwierig. Keine sicheren Unterschiede zwischen Adenomen, Karzinomen oder Metastasen. Hyperplasien nicht darstellbar.

Aortenaneurysma: Pulsierende Gefäßerweiterung auf über 3 cm, häufig geschichtet mit echohaltiger Wandthrombose. Meist Anhiebsdiagnose. Bei Dissektion feines, langstreckiges wellig pulsierendes intraluminales Reflexband.

Lymphome: Meist sehr echoarme Raumforderungen, rundlich isoliert oder zu großen zusammenhängenden Prozessen verbacken, häufig in unmittelbarer Nachbarschaft großer Gefäße (Verdrängung, Einscheidung!). Erkennung wegen Überlagerung oft schwierig (weniger sensibel als CT!), Nachweisgrenze 1,5 cm. Bei positiven Befunden gute Möglichkeit zur Therapiekontrolle.

Prostatatumoren: Größenzunahme auf über 2,5 × 4,5 cm (suprapubischer Transversalschnitt). Beim Adenom meist gut abgrenzbare, reflexreiche Kapsel, beim Karzinom häufig Kapseldefekte. Keine sicheren Strukturkriterien zur Unterscheidung beider Tumoren.

Uterustumoren: Raumforderungen verschiedener Echogenität; Vergrößerung des Uterus auf über 10 cm Länge und 7 cm Breite mit Kontur- und Formveränderungen. Zur Unterscheidung zwischen Myom (meist echoreich) und bösartigen Tumoren weiterführende Untersuchungen.

Adnexerkrankungen: Ovarialzysten als echoleere Areale nur schwer von gefüllten Darmschlingen, Aszitespfützen, Abszessen und Lymphomen abgrenzbar. Zystadenokarzinome häufig septiert mit Wandunregelmäßigkeiten, manchmal bizarr gemischtes Strukturmuster. Ektope Schwangerschaft bei mindestens 1,5 cm großer, parauteriner Fruchtblase und gleichzeitig vergrößertem Uterus wahrscheinlich.

8 Bauchhöhle

Aszites: Als freie Flüssigkeit, echoleer oder zumindest echoarm mit Betonung der umspülten Organgrenzen, immer gut erkennbar; schon bei geringen Mengen schmaler, echofreier Saum an der Leberunterfläche, der Milzkontur und zwischen den Darmschlingen des kleinen Beckens. Weitere Differenzierung bezüglich der Genese und Abgrenzung von anderen liquiden intraabdominellen Prozessen (s. unten) durch FNP möglich.

Intraabdominelle Blutung: Anfangs echofreie, später zunehmend echogene Flüssigkeit (Identifikation durch FNP), besonders als Hinweis auf mögliche Organrupturen (Leber, Milz, Gefäßaneurysmen, Tubargravidität). Rupturstellen selbst meist nicht darstellbar.

Abszesse: Durch umgebende Organstrukturen häufig abgegrenzte, echoarme bis echofreie Prozesse; Nachweis subphrenisch und im Ileocoecalbereich im allgemeinen leicht, bei gedeckter Darmperforation und generell im kleinen Becken schwieriger (FNP!).

Intraabdominelle Tumoren: Raumforderungen ohne klare topographische Organzuordnung, meist Netzmetastasen oder mesenteriale Lymphome; letztere meistens echoarm, sonst uncharakteristisches Reflexverhalten (FNP!).

9 Literatur

Kremer H, Dobrinski W (Hrsg) (1987) Sonographische Diagnostik, 2. Aufl. Urban & Schwarzenberg, München

Lutz H, Meudt R (1981) Ultraschallfibel. Springer, Berlin Heidelberg New York

Meckler U, Hennermann KH, Caspary WF (1984) Ultraschall des Abdomens – Ein diagnostischer Leitfaden. Deutscher Ärzte-Verlag, Köln

Weill FS (1982) Ultraschalldiagnostik in der Gastroenterologie. Springer, Berlin Heidelberg New York

Weiss H, Weiss A (1983) Ultraschallatlas. Internist. Ultraschalldiagnostik mit schnellen B-Bild-Geräten. Edition Medizin, Weinheim

Kapitel 36   Röntgendiagnostik bei gastrointestinalen und abdominellen Krankheiten

B. KRAMANN

1 Ösophagus

1.1 Tumoren

Zum Zeitpunkt der Diagnosestellung liegt in der Regel ein Tumorstadium vor, in dem die Organgrenzen überschritten sind. Die schon endoskopisch schwierig zu erkennenden „high-risk-areas" sowie die Frühkarzinome bei asymptomatischen Patienten werden röntgenologisch sehr selten entdeckt. Sie lassen sich, wenn überhaupt, nur im Doppelkontrast nachweisen. Mit dieser Technik sind Läsionen ab 0,5 cm Durchmesser gut nachweisbar. Die Computertomographie dient zum Nachweis der Infiltrationen in die Nachbarorgane sowie auch zur exakten Längenbestimmung des befallenen Segments.

Gutartige Tumoren: Nicht selten radiologische Zufallsentdeckung durch Bariumbreischluck bei beschwerdefreien Patienten. Leiomyome und Myome ergeben das Bild der submukösen Raumforderung bei erhaltenem Schleimhautrelief. Bei den seltenen papillären Läsionen Nachweis kleiner Füllungsdefekte. Computertomographisch zentrische oder exzentrische Verdickung der Ösophaguswand ohne Nachweis der Organüberschreitung.

Karzinome: Es besteht eine Beziehung zwischen der Länge des befallenen Segmentes und der Häufigkeit von Lymphknotenmetastasen. Wenn Tumor < 5 cm bei nicht mehr als 50% der Patienten Lymphknotenmetastasen nachweisbar. Wenn Tumor > Lymphknotenmetastasen in 50–90% nachweisbar. Prädilektionsorte sind die physiologischen Engen, Kardia, Bifurkationshöhe, Ösophagusmund. Von dort aus Tumorinfiltration in umliegende Strukturen.

Wichtig: Computertomographische Möglichkeiten zur Beurteilung der Infiltrationen von Nachbarstrukturen in Bifurkationshöhe häufig überschätzt, insbesondere bei Infiltrationen ins Perikard und die Region des linken Vorhofs. Durch zwangsläufige horizontale Schnittführung Gefahr der Fehlinterpretation durch partiellen Volumeneffekt bei horizontal- oder schrägverlaufenden Grenzflächen.

Im oberen Ösophagusdrittel Abfluß nach kranial zu paratrachealen und jugularen Lymphknoten. Computertomographisch gute Nachweismöglichkeiten von Lymphknoten. Abfluß vom mittleren und unteren Ösophagusdrittel nach kaudal zu subdiaphragmatischen Lymphknoten. Daher Bedeutung der computertomographischen Untersuchung subdiaphragmaler Strukturen bei Ösophaguskarzinom im mittleren und unteren Drittel. Frühzeitige lymphogene Metastasierung durch Ausbreitung in Längsrichtung.

1.2 Fistelbildung, Varizen

Häufigste Form angeborener Fisteln: Oberer Blindsack, unteres Ende kommuniziert mit Trachea = untere Ösophagotrachealfistel. Erworbene Fisteln bei Karzinom häufig nach Bestrahlung. Wenn Varizen in konventioneller Technik nicht nachweisbar, Darstellung evtl. nach i.v.-Injektionen von Buscopan im Doppelkontrast nach Ausatmung in links schräger Seitenlage sichtbar. Computertomographie keine Indikationsstellung zum Varizennachweis, jedoch bei portaler Hypertension nicht selten im Computertomogramm Nachweis von erweiterten mediastinalen Venen.

2 Magen

Die seltenen gutartigen Tumoren sind radiologisch bei submukösem Sitz leicht zu diagnostizieren. Adenome und Papillome lassen sich sowohl in guter konventioneller Technik als auch in der Doppelkontrastmethode nach Applikation von Spasmolytika darstellen. Die Computertomographie wird eingesetzt zum Nachweis von Organinfiltrationen oder Lymphknotenmetastasen bei bekanntem Magenkarzinom sowie zur Diagnostik von submukös gelegenen Prozessen. Nach eigenen jüngsten Erfahrungen hat sie sich bewährt zum Nachweis von Fundusvarizen bei Milzvenenverschluß oder portaler Hypertension in Fällen, in denen Varizen endoskopisch nicht diagnostiziert werden konnten.

2.1 Gutartige Läsionen

Bei submukösem Sitz, Füllungsdefekt bei erhaltenem Schleimhautrelief. Ausnahmen bei Neurinomen möglich durch zentrale Nekrosen; in Frage

kommen Lipome, Leiomyome, Neurinome und Hämangiome. Lediglich beim Lipom Artdiagnose durch computertomographische Untersuchung möglich (Dichtebestimmung).

2.2 Karzinome

Keine sichere radiologische Unterscheidung von benignen und malignen ulzerierenden Prozessen möglich! Früher beschriebene differentialdiagnostische Symptomatik ist nicht mehr gültig. Bei guter Technik Nachweis von Frühkarzinomen bei 90% möglich. Tumoren vom Typ IIb sind schwer nachweisbar. Bei szirrhös wachsenden Karzinomen regelrechtes Schleimhautrelief möglich; ausgeprägte Wandstarre. Im Computertomogramm verdickte Wand häufig nachweisbar. Bei malignem Lymphom vergröbertes Faltenrelief, Riesenfalten, teilweise Destruktion von Schleimhaut und Ulzerationen. Differentialdiagnostische Abgrenzung von foveolärer Hyperplasie (M. Ménétrier) zuweilen schwer möglich.

3 Dünndarm

Bei Erkrankungen des Dünndarms ist in der Regel die konventionelle Röntgendiagnostik oder bei speziellen Fragestellungen die Untersuchung in der Technik nach Sellink die Methode der Wahl. Die Computertomographie kommt nur selten zum Einsatz. Indikation zur Computertomographie sind der Nachweis von Schlingenabszessen, Prozessen in der Mesenterialwurzel sowie zur Beurteilung der Ausdehnung von schon diagnostizierten malignen Darmwandtumoren, malignen Lymphomen, Karzinomen und dem Karzinoid.

3.1 Glutenenteropathie, Malabsorption, M. Crohn

Bei Sprue Verlust der Kerckring-Falten im proximalen Jejunum. Ileumschleimhautbild ähnlich dem des Jejunums (Jejunisierung des Ileums). Bei Kollagensprue zuweilen starre Dünndarmschlingen. M. Whipple: Verdickte Zotten und Falten im Duodenum. Am Skelett Zeichen der Osteomalazie nicht selten. Pleuraerguß im Thoraxübersichtsbild (chylöse Ergüsse). Enteritis granulomatosa Crohn: In über 80% der Fälle Beteiligung des terminalen Ileums mit segmentaler Wandstarre und fakultativer Stenose. Pflastersteinrelief und gegebenenfalls Fistelbildungen. Segmentaler Befall von Jejunum und Ileum möglich.

3.2 Gutartige Tumoren

Häufigste benigne Dünndarmtumoren sind Adenome, Leiomyome, Lipome und hamartomartige Polypen. Meist Zufallsbefunde. Leiomyome zuweilen Quelle intestinaler Blutungen durch zentralen nekrotischen Befall. Sitz der Lipome bevorzugt im Ileum in Nähe der Ileozökalklappe. Bild des submukösen Tumors bei Leiomyomen und Lipomen.

3.3 Maligne Tumoren

Anteil des Dünndarms an malignen gastrointestinalen Tumoren 1–2%. Die häufigsten Tumoren sind Adenokarzinome, Lymphome und Leiomyosarkome. Lokalisation des Adenokarzinoms bevorzugt im Duodenum sowie an der Flexua duodenojejunalis. Röntgenologisch keine sichere Unterscheidung zwischen diesen Tumorarten möglich. Diagnostik der Karzinoide nicht immer durch Bariumdarmpassage möglich. Häufiger Sitz im terminalen Ileum. Bei klinischem Verdacht auf Karzinoidsyndrom und negativem gastrointestinalem Röntgenbefund muß angiographischer Nachweis versucht werden. Angiographisch häufig charakteristisches Bild durch sternförmig aufeinanderzulaufende Gefäße. Wenn bei sorgfältiger Untersuchung kein Nachweis möglich, extraintestinaler Sitz (Bronchialsystem, Gonaden) zu erwägen. Computertomographische Untersuchung zum Nachweis von Lebermetastasen und Ausdehnung des anderweitig diagnostizierten Karzinoms evt. sinnvoll.

4 Kolon

4.1 Entzündliche Erkrankungen

Morbus Crohn: Segmentale, diskontinuierliche Ausbreitung. Ulzerationen, Pflastersteinrelief, Stenosierungen, Fisteln, Pseudotumoren im Zökum.

Die Differentialdiagnose Colitis ulcerosa kann schwierig sein, bei fehlender diskontinuierlicher Ausbreitung und fehlendem Befall höherer Darmabschnitte. Colitis ulcerosa: Kontinuierlicher, nicht segmentaler Darmbefall, Haustrenverlust, Ulzerationen, keine Fistelbildungen.

Ischämische Kolitis: Segmentaler Befall entsprechend der Vaskularisation. Bogige Impressionen mit Konturunregelmäßigkeiten der Darmwand im akuten Stadium. Später Stenosen und Ulzerationen. Im Endstadium Strikturen. Strahlenkolitis: Anschwellung, Ulzerationen, Verlust der Haustrierung, später Stenosen und Strikturen. Pseudomembranöse Kolitis: Diffuse Ulzerationen, umschriebene kleinere knotige Füllungsdefekte als Ausdruck von Pseudomembranen nekrotischen Materials. Divertikulitis: Ödematöse Schleimhautschwellung, evtl. Stenosen, inkomplette Füllung der Divertikelhälse. Die Computertomographie kann beim Divertikeltumor die Ausdehnung der Abszeßbildung darstellen.

4.2 Tumoren

Bei stenosierenden Tumoren ist Kolondoppelkontrastuntersuchung immer indiziert, falls koloskopisch die Stenose nicht überwunden werden konnte. Die Leistungsfähigkeit qualitativ guter Doppelkontrastuntersuchungen wird unterschätzt. Sensitivität bei Nachweis von Polypen unter optimalen Untersuchungsbedingungen ca. 95%. Computertomographische Untersuchungen sind in der Regel nur bei kolorektalen Karzinomen zum Zwecke des Staging indiziert.

5 Peritoneum

Postoperative Infektionen sind die häufigste Ursache intraabdomineller Abszesse. Unter antibiotischem Schutz ist die Symptomatik nicht selten maskiert, ebenso wie bei Patienten mit verminderter Immunabwehr die Symptome uncharakteristisch sind. Diffuse neoplastische Prozesse der Bauchhöhle sind die Peritonealkarzinose und das peritoneale Mesotheliom. Bei abszedierenden Prozessen sind Abdomenübersichtsaufnahmen im Stehen, sowie obligat in Linksseitenlage bei horizontalem Strahlengang, und die Computertomographie diagnostisch wegweisend.

5.1 Aszites

Begleitsymptome bei zahlreichen Erkrankungen. Ausgeprägter Aszites in Übersichtsaufnahmen durch distanzierte Darmschlingen, Transparenzminderung und Verstreichen der Fettlagen in der Flanke nachweisbar. Eiweißarme Transsudationen sind von Exsudationen durch höheren Eiweißgehalt mit höherer Dichte oft abgrenzbar. Computertomographisch ist häufig Klärung der Ursache des Aszites möglich.

5.2 Peritonealkarzinose

Im computertomographischen Bild typisch sind die Kombination von Aszites und peritonealen Absiedlungen auf den Oberflächen der parenchymatösen Organe, der Serosa und dem Netz. Karzinomatöse Absiedlungen sind ab 1 cm Durchmesser nachweisbar. Sorgfältige Untersuchungstechnik mit durchgehender Kontrastierung des Magen-Darm-Traktes ist häufig erforderlich.

5.3 Intraperitoneale Prozesse

Etwa 50% aller intraperitonealer Prozesse können durch Abdomenübersichtsaufnahmen in guter Technik nachgewiesen werden. Computertomographischer Nachweis von Gasansammlungen innerhalb einer extraluminalen hypodensen Raumforderung sicher möglich. Ein fehlender Nachweis von Gasansammlungen macht Fehlinterpretationen durch nichtentzündliche peritoneale Flüssigkeitsansammlungen oder nichtkontrastierte Darmschlingen möglich. Die Beurteilung subphrenischer Abszesse ist bei Durchwanderungspleuritis durch fehlende Abgrenzmöglichkeiten des Zwerchfelles erschwert.

6 Pankreas

In der radiologischen Pankreasdiagnostik steht die Computertomographie weit im Vordergrund. Angiographische Untersuchungen werden bei Pan-

kreaserkrankungen im allgemeinen nur zum Nachweis begleitender Gefäßveränderungen wie Milzvenen- und Pfortaderthrombose eingesetzt. Eine Ausnahme machen die endokrinen Tumoren.

Intrapankreatische, tryptische Höhlenbildungen und Pseudozystenbildungen sind computertomographisch leicht erfaßbar.

Der Wert computertomographischer Untersuchungen liegt im frühzeitigen Nachweis sowie in der quantitativen Bestimmung von Nekrosen und Nekrosestraßen. Bei Verdacht auf beginnende Nekrosebildung ist Indikation zur kurzfristigen, evtl. mehrmaligen computertomographischen Wiederholungsuntersuchung gegeben, da Nekrosebildungen die Indikation zum chirurgischen Eingriff mitbestimmen.

6.1 Akute Pankreatitis bzw. akuter Schub chronisch-rezidivierender Pankreatitis

Verschiedene computertomographische Erscheinungsbilder der einzelnen Formen akuter Pankreatitis sind möglich.

Ödematöse Pankreatitis: Das Organ ist insgesamt lediglich vergrößert. Klare Organgrenzen. Kleine Nekrosen, kein Exsudat.

Akute hämorrhagisch-nekrotisierende Pankreatitis: Organvergrößerung, Dichteinhomogenitäten hyper- und hypodenser Art. Ausgeprägte Exsudation peripankreatisch. Durch Kontrastmittelinjektion Nachweis nicht perfundierter, avitaler Gewebebezirke peripankreatisch und intrahepatisch.

Suppurativ-abszedierende Pankreatitis: Unscharfe Organbegrenzungen, ausgeprägte Exsudation, die den anatomisch präformierten Ausbreitungswegen folgt.

6.2 Pankreastumoren

Zystadenom: Häufigste gutartige Neubildung des exokrinen Pankreas. Erscheinungsbild ist lokalisierte Raumforderung mit hypodensen Zonen. Relativ hohe Dichtewerte innerhalb des zystischen Gebildes durch hohen Eiweißgehalt. Ausgeprägte Dichtesteigerung der soliden Randkonturen des Tumors aufgrund ausgeprägter Vaskularisation. Keine computertomographische oder angiographisch sichere Unterscheidungsmöglichkeit gegenüber einem noch nicht invasiv wachsenden Zystadenom.

Adenokarzinome und anaplastisches Karzinom: Untere Nachweisgrenze bei 2–3 cm Durchmesser. Direktzeichen des Pankreaskarzinoms im Computertomogramm: Organvergrößerung, Unregelmäßigkeit der Kontur, Obliteration des peripankreatischen Raumes, erniedrigte Dichtewerte mit Dichteinhomogenitäten. Indirekte Zeichen des Pankreaskarzinoms im Computertomogramm: Dilatation der intra- und extrahepatischen Gallengänge, Gallenblasenhydrops. Dilatation des Ductus pancreaticus, vergrößerte retroperitoneale Lymphknoten, Lebermetastasen.

Wichtig: Seltene Formen der pseudotumorösen Pankreatitis sind computertomographisch nicht vom Pankreastumor zu unterscheiden.

Endokrin aktive Tumoren: Trotz kausistischer Mitteilungen über Nachweis von Insulinomen mit Durchmesser >1,5 cm ist die diagnostische Situation unbefriedigend. In der Regel gelingt Nachweis endokrin aktiver Tumoren erst bei einem Durchmesser >2 cm. Mit gezielter Bolustechnik und enger, überlappender Schnittführung ist jedoch Nachweis kleinerer Tumoren prinzipell möglich. Computertomographisch und angiographisch kein Unterschied zwischen Insulinomen und Gastrinomen. Bei entsprechendem Verdacht auf endokrin aktive Tumoren ist die Angiographie obligat. Arteriographischer Nachweis gelingt in 65%. Disseminierte adenomatöse Hyperplasien sind weder computertomographisch noch angiographisch verläßlich nachweisbar.

Weitere Klärung evtl. durch perkutane transhepatische Sondierung der Pankreasvenen, der V. lienalis, V. mesenterica und Pfortader mit selektiver Hormonbestimmung möglich.

7 Leber

Die Ultraschalluntersuchung steht an erster Stelle aller indirekten morphologischen Methoden. Die Spezifität der Computertomographie bei der Diagnose fokaler Läsionen ist generell etwas höher als die der Sonographie. Da ein Computertomogramm jedoch nie ohne Kenntnisse des sonographischen Befundes durchgeführt und beurteilt werden soll, sind derartige Vergleiche ohne große klinische Bedeutung. Je nach Art der Läsionen und

des Gerätetyps liegen Sensivität und Spezifität der Computertomographie zwischen 75–95%. Die Angiographie dient relativ selten der Artdiagnostik fokaler Läsionen, häufiger ist sie als Vorbereitung von Operationen oder in Hinblick auf die Möglichkeit einer Tumorembolisation gefragt.

7.1 Benigne fokale Läsionen

Zysten: Einzelzysten können in der Regel sonographisch geklärt werden. Bei unklaren Binnenstrukturen in Ausnahmefällen Computertomographie erforderlich. Caroli-Mißbildung kann hilusnahe Zysten vortäuschen.

Benigne Tumoren: Kavernöse Hämatome häufigste primär benigne Tumoren. Wenn im Sonogramm nicht eindeutig zu klären zunächst Szintigraphie mit markierten Erythrozyten. Bei stärker teilthrombosierten Hämangiomen kann Szintigraphie zweifelhaft sein; dann ist CT indiziert. In ca. 70–80% aller unklaren Verdachtsfälle auf Hämangiom Artdiagnose im CT möglich. Angiographische Klärung nur sehr selten notwendig.

Adenome: Im Computertomogramm oft erst nach KM-Injektion nachweisbar. Daher vor CT exakte Lokalisation durch Ultraschall notwendig. Keine exakte Artdiagnose computertomographisch möglich. Angiographisch häufig Nachweis einer Tumorkapsel. Sehr unterschiedliches Gefäßbild, kann von FNH nicht immer sicher getrennt werden. Weitere Abgrenzung durch heaptobiliäre Sequenzszintigraphie.

7.2 Fokal-noduläre Hyperplasie (FNH)

Fibrose mit radiären Strukturen erzeugt in ca. 30% charakteristisches Bild in CT und Angiographie. Bei Fehlen charakteristischer radiärer Strukturen weitere Klärung durch hepatobiliäre Sequenzszintigraphie erforderlich.

Mesodermale Tumoren: Sehr selten. Hier Artdiagnosen nur beim Lipom. Computertomographisch durch charakteristische Dichtewerte möglich.

7.3 Parasiten

Echinococcus cysticus: Im CT relativ charakteristisches Bild bei Tochterzyste und Skolizes. Zuweilen schwer abgrenzbar von zystenähnlichen Tumoren mit flüssigem Inhalt oder sehr selten großen Solitärzysten.

Echinococcus alveolaris: Infiltratives Wachstum. An charakteristischen, halbmondförmigen Verkalkungen oft schon im Nativbild Artdiagnose möglich.

Abszeß: Im Zusammenhang mit klinischem Bild sonographische Diagnostik im allgemeinen ausreichend. Computertomographisch hyperdenser Randsaum charakteristisch.

7.4 Maligne fokale Läsionen

Karzinom: Vielfältiges Erscheinungsbild in CT und Angiographie je nach Tumorkategorie. Artdiagnose im CT meist nicht möglich. Nach Erfassung von Satellitenherden bei multifokalen Tumoren für Therapie von Bedeutung. Angiographie im allgemeinen indiziert zur Artdiagnose und Bestimmung der Ausdehnung.

Cholangiokarzinom: Häufig im CT nur indirekt durch Aufstau der Gallengänge erkennbar. Angiographisch gefäßarm, daher Fehlbeurteilung möglich.

Metastasen: Metastasendiagnostik Domäne der Sonographie. Nur bei gezielter Fragestellung Computertomographie indiziert. Angiographie nur in Hinblick auf geplante Therapie oder bei unbekannten Primärtumoren sinnvoll. Bei diffuser Verfettung des Leberparenchyms Aussagekraft des CT stark eingeschränkt.

8 Angiographie

8.1 Tumordiagnostik

Benigne Tumoren des Dünndarms: Die Indikation zur angiographischen Darstellung benigner Dünndarmtumoren wird häufig durch eine intestinale Blutung unklarer Ursache gestellt. Blutungsquellen können Neurinome und Myome sein. Zuweilen werden auch hamartomartige Polypen bei Peutz-Jeghers-Syndrom als Ursache einer Blutungsquelle arteriographiert.

Maligne Dünndarmtumoren: Die Indikation zur Arteriographie bei malignen Dünndarmtumoren

stellt sich selten. Adenokarzinome geringer Ausdehnung können dem arteriographischen Nachweis entgehen. Leiomyosarkome sind dagegen meist gefäßreich und weisen ein typisches malignes Gefäßbild auf. Die Indikation zur Arteriographie ist bei Verdacht auf Dünndarmkarzinoid dringend gegeben. Der Nachweis gelingt durch typisch sternförmige Gefäßneubildungen mit scharfer Abgrenzung. Nach eigener Erfahrung können metastatische Dünndarmtumoren sowie Seminome und Melanome ggf. als Blutungsquelle arteriographisch nachgewiesen werden.

Endokrin aktive Tumoren: Nebennierenkarzinome sind angiographisch gefäßreich darstellbar. Die Indikation zur Arteriographie ist bei stark ausgedehnten Tumoren gegeben, da in diesen Fällen eine Organzugehörigkeit weder sonographisch noch computertomographisch möglich sein kann. Die Nebennierenphlebographie zur Darstellung von Adenomen der Nebennieren hat durch die Computertomographie an Bedeutung weitgehend wie z.B. beim Conn-Syndrom verloren.

Endokrine Pankreastumoren: s. 6, 2

8.2 Vaskuläre Erkrankungen des Bauchraums

Akuter Eingeweidenarterienverschluß: Bei akutem Eingeweidearterienverschluß kommen die folgenden Ursachen in Frage:

arterielle Embolie,
arterielle Thrombose,
Aneurysma der Aorta abdominalis und der Mesenterialgefäße,
Kontusion der Arterien von außen durch Strangulation, Tumoren und ähnlichem,
traumatischer Gefäßverschluß,

Embolie und Thrombose können kombiniert als Thrombembolie auftreten. Die übrigen Ursachen sind selten.

Akuter Verschluß des Truncus coeliacus ist extrem selten, Verschlüsse oder Teilverschlüsse der A. mesenterica superior sind relativ häufig. Da die Symptomatik im Initialstadium häufig verkannt wird, kommt die Mehrzahl der Patienten im Latenzstadium, d.h. 2–12 h nach Beginn des Verschlusses zur angiographischen Untersuchung. In diesem Stadium weist häufig schon die Abdomenübersichtsaufnahme auf die Diagnose hin: Auffallend geringer Darmgasgehalt; die noch gasgefüllten Schlingen sind durch ödematöse Schwellung voneinander getrennt, die Konturen der Schleimhaut sind verändert. Die Indikation zur Arteriographie ist relativ großzügig zu stellen, insbesondere wenn eine auffällige Tachykardie, welche zur Situation des akuten Abdomens nicht paßt, mit den erwähnten Veränderungen auf der Abdomenleeraufnahmen kombiniert ist. Dies gilt natürlich auch, wenn mögliche Streuquellen für Embolien bereits bekannt sind.

Chronische Durchblutungsstörungen: Allgemein gilt: Es besteht meist erhebliche Diskrepanz zwischen dem Grad einer chronisch gestörten Durchblutung und den oft fehlenden klinischen Manifestationen. Es ist nahezu unmöglich, aus dem Arteriogramm auf das klinische Krankheitsbild zu schließen. Während im angloamerikanischen Schrifttum die Ansicht überwiegt, daß nur Verschluß oder Stenose zweier großer Eingeweidearterien zu klinisch faßbarer Mangeldurchblutung führe, kann nach eigener Erfahrung sowie nach Ergebnis europäischer Autoren eine isolierte Zöliakastenose mit ausgeprägter klinischer Symptomatik kombiniert sein.

Prä- und posthepatische Abflußstörungen: Lebervenenthrombosen können arteriographisch nicht nachgewiesen werden. Der Nachweis gelingt über retrograde Füllung der Lebervenen über einen Armvenenkatheter oder von der V. femoralis aus. Eine verläßliche computertomographische Diagnostik ist nicht möglich. Hinweise geben beim Budd-Chiari-Syndrom eine plötzliche Hepatomegalie kombiniert mit Aszites und Zeichen der portalen Hypertension. Pfortaderthrombosen sind in der venösen Phase durch Zöliakomesenterikographie verläßlich diagnostizierbar. Bei guter Aufnahmetechnik lassen sie sich auch computertomographisch nachweisen. In den wenigen unklar verbleibenden Fällen kann zur Differenzierung eines prähepatischen von einem sinusoidalen Block eine Lebervenenverschlußdruckmessung durchgeführt werden.

Intestinale Blutungen: Da durch die Probelaparatomie in 6–8% der Fälle eine intestinale Blutungsquelle nicht aufgedeckt werden kann, ist bei negativem endoskopischem Untersuchungsergebnis die Arteriographie indiziert. Voraussetzung für den direkten Nachweis des austretenden Blutes ist eine aktive Blutung von 2–3 ml/min. Auch bei nichtaktiver Blutung ist ggfs. eine Arteriographie indiziert, da die Blutungsursachen wie Angiodysplasien oder Tumoren sich arteriographisch nachweisen lassen. Die Sensitivität wird bei Blutungsquellen des unteren Gastrointestinaltraktes zwischen 60 und 90% angegeben. Wesentliche Blutungsquellen sind Divertikel vorwiegend im Colon ascendens, Mekkel-Divertikel im Dünndarm, Angiodysplasien im Dickdarm und Dünndarm, Tumoren. In Erweiterung der angiographischen Techniken ergeben sich auch Möglichkeiten der superselektiven Embolisation blutender intestinaler Gefäße, die einen selektiven chirurgischen Eingriff ermöglichen und in einigen Fällen auch einen Eingriff ersetzen. Die intraarterielle Injektion von Vasopressinderivaten kann oft eine Blutung zum Stehen bringen und einen elektiven chirurgischen Eingriff ermöglichen.

9 Literatur

Antes G, Lissner J (1981) Die Doppelkontrastdarstellung des Dünndarms mit Barium und Methylcellulose. ROEFO 134:10–17

Beyer D, Köster R (1985) Bildgebende Diagnostik akuter intestinaler Durchblutungsstörungen. Springer, Berlin Heidelberg New York Tokio

Czembirek H, Sommer G, Wittlich G, Tscholakoff D, Salomonowitz E (1983) Ergebnisse der Kolon-Doppelkontrastuntersuchungen. Radiologie 23:304–311

Dombrowski H, Bürkle G (1981) Röntgentechnik und Röntgenbefunde bei chronisch entzündlichen Darmerkrankungen. Internist 22:385

Fricke M, Zick R, Mitzkat HJ (1978) Das Insulinomim Computertomogramm. Radiologie 18:252–254

Friedman G, Bücheler E, Thurn T (1981) Ganzkörpertomographie. Thieme, Stuttgart

Maruyama M (1978) Radiologic diagnosis of polyps and carcinoma of the large bowel. Thieme, Stuttgart

Mödder U, Friedmann G, Bücheler E, Baert N, Lackner C, Brecht G, Buurmann R, Rupp N, Heller HJ, Wert und Ergebnisse der Computertomographie bei Pancreaserkrankungen. ROEFO 130:57–61

Mühling Th, Kuklinski ME, Hübsch Th, Witte J (1985) Computertomographie des Oesophagiscarcinoms. ROEFO 143:189–193

Myllylä V, Päiränsalo M, Laitinen S (1984) Sensitivity of single and double contrast barium enema in the detection of colorectal carcinoma. ROEFO 140:393–397

Schmarsow WR, Kiefer H (1988) (Herausgeber): Diagnostik und Therapie fokaler Leberläsionen. Schattauer, Stuttgart New York

Sellink JL, Miller RE (1982) Radiology of the small bowel. Nijhoff, Den Haag

Stadler H, Rödl W, Fuchs HF (1980) Was bringt die Computertomographie bei Erkrankungen des Verdauungstraktes? Dtsch Ärztebl 6:319–329

Walter J, Storck D, Kieny R, Tongio J (1970) Stenosis congenitales du tronc coeliaque. Arch Mal Abpar Dig 59:765–780

Zornoza J, Lindell M (1980) Radiologic evaluation of small esophagial carcinoma. Gastrointest Radiol 5:107–111

Kapitel 37 ERCP und PTC

H. THIEL

1 ERC und PTC

Die *endoskopisch retrograde Cholangiographie (ERC)* und die *perkutane transhepatische Cholangiographie (PTC)* sind durch die direkte intraduktale Applikation des Kontrastmittels unabhängig von der Ausscheidungsfunktion der Leber und den Abflußverhältnissen. Die Kontrastmitteldichte läßt sich fast beliebig steuern. Dadurch werden, auch im Normalfall, Darstellungen der intra- und extrahepatischen Gallengänge und der Gallenblase erreicht, deren Abbildungsqualität die des intravenösen Cholangiogramms deutlich übertrifft.

Als invasive Methoden sind sie jedoch beide mit einem Komplikationsrisiko von jeweils etwa 1% belastet (vor allem Pankreatitis und Cholangitis bei ERC, septisches Fieber und Blutungen bei PTC) und bleiben deshalb an folgende Indikationen gebunden:

Cholestasesyndrom: Klassischer Einsatzbereich für die direkte Cholangiographie; bereits bei geringen Steigerungen des Serumbilirubins oder der alkalischen Phosphatase als Primärmethode anzuwenden. Differentialdiagnostische Trennung in obstruktive und metabolisch-hepatozelluläre Formen sowie weitere Charakterisierung vorhandener Obstruktionen nach Art, Sitz und Ausdehnung auf Anhieb möglich. Gegebenenfalls sofortiger Anschluß endoskopisch-therapeutischer Maßnahmen.

▶ *Negatives oder nicht verwertbares i.v. Cholangiogramm.*

▶ *Galletypische Beschwerden bei unauffälligem i.v. Cholangiogramm:* Wegen der besseren Darstellungsqualität häufig doch, vor allem beim sog. „Postcholezystektomiesyndrom", organische Veränderungen nachweisbar.

▶ *Kontrastmittelunverträglichkeit:* (nur ERC!) bei intraduktaler Verabreichung des Kontrastmittels allergische Reaktionen extrem selten.

▶ *Kontrolle biliodigestiver Anastomosen:* (PTC!) bei i.v. Cholangiographie häufig infolge des schnellen Abflusses unzureichende Kontrastmittelkonzentration.

▶ *Verdacht auf primär sklerosierende Cholangitis oder primär biliäre Zirrhose:* Weitgehend spezifische röntgenmorphologische Veränderungen besonders der intrahepatischen Gallenwege.

▶ *Verdacht auf Papillenstenose:* Gute Möglichkeit zur radiologischen Beurteilung der intrapapillären und präpapillären Motorik und der Abflußdynamik.

▶ *Akute, nichtalkoholische Pankreatitis:* (ERC!) Nachweis oder Ausschluß der fast immer vorhandenen biliären Ursache (prä- oder intrapapillär eingeklemmtes Gallengangkonkrement) und dessen sofortige Beseitigung durch Extraktion bzw. Papillotomie.

Vom radiodiagnostischen Anspruch her sind ERC und PTC bei den meisten Indikationen Konkurrenzmethoden. In der Regel wird jedoch der endoskopischen Variante der Vorzug gegeben, weil sich mit ihr höhere technische Trefferquoten erzielen lassen und weil sie zusätzliche endoskopische Aussagen über Magen, Duodenum und Papille gestattet; außerdem kann sie im gleichen Arbeitsgang durch die retrograde Darstellung des Pankreasganges und durch diagnostische Zusatzmethoden wie Gewebeentnahmen (auch transpapillär-intraduktal), zytologische Gangabstriche, intraduktale Sekretaspiration (Zytologie, Bakteriologie, Funktionsdiagnostik) und Gallengangmanometrie erweitert werden. Ein weiterer Vorteil besteht in der Möglichkeit, viele der festgestellten Befunde im gleichen Arbeitsgang endoskopisch-therapeutisch anzugehen (Papillotomie, Steinextraktion, Drainage etc.).

Ein komplementärer Einsatz von ERC und PTC empfiehlt sich bei Patienten mit kompletter Obstruktion des Gallenganges, weil nur auf diese Weise eine gute Darstellung sowohl der prästenotischen als auch der poststenotischen Gangabschnitte als geeignete Basis für therapeutische Abwägungen erreicht werden kann.

2 ERP

Die endoskopisch retrograde Pankreatographie (ERP) ist das einzige praktikable Verfahren zur Kontrastmitteldarstellung des Pankreasgangsystems. Morphologische Veränderungen an Ductus Wirsungianus, Ductus Santorini und an den Seitenästen 1.–3. Ordnung können bereits auf sehr frühen Stufen sicher erfaßt werden. Daraus ergeben sich für die ERP folgende Indikationen:

Verdacht auf Pankreaskarzinom: Sensitivität und Spezifität höher als bei allen anderen bildgebenden Verfahren (>90%).

Chronische Pankreatitis: Wegen Gefahr der Schubauslösung nicht als Primärmethode anzuwenden: unverzichtbar zum differentialdiagnostischen Ausschluß von Pankreastumoren oder in der Operationsplanung.

Akute Pankreatitis: Nur unmittelbar präoperativ zur Darstellung von Nekrosestraßen und Gangfisteln.

3 Literatur

Baddeley H, Nolan DJ, Salmon PR (1978) Radiological atlas of biliary and pancreatic disease. HM + M, Bukkinghamshire

Cotton PB, Williams CB (1985) Lehrbuch der praktischen gastrointestinalen Endoskopie. Perimed, Erlangen

Demling L, Koch H, Rösch W (1979) Endoskopisch-retrograde Cholangio-Pankreatographie – ERCP. Schattauer, Stuttgart

Koch H (1979a) Perkutane Cholangiographie (Chiba-Punktion). In: Domschke W, Koch H (Hrsg) Diagnostik in der Gastroenterologie. Thieme, Stuttgart, S 95–98

Koch H (1979b) Duodenoskopie – endoskopisch retrograde Cholangiopankreatikographie (ERCP). In: Domschke W, Koch H (Hrsg) Diagnostik in der Gastroenterologie. Thieme, Stuttgart, S 85–94

Phillip J, Classen M (1986) Endoskopisch retrograde Cholangio-Pankreatikographie. In: Hess W, Rohner A, Cirenei A, Akovbiantz A (Hrsg) Die Erkrankungen der Gallenwege und des Pankreas. Pathologie – Diagnostik – Therapie, Bd 1. Piccin, Padova, S 937–972

Pott G, Schrameyer B, Safrany L (1988) ERCP – Atlas. Schattauer, Stuttgart

Schiller KFR, Cockel R, Hunt RH (1987) Endoskopisch retrograde Cholangiopankreatographie. In: Schiller KFR, Cockel R, Hunt RH (Hrsg) Farbatlas der gastrointestinalen Endoskopie. Urban & Schwarzenberg, München, S 111–170

Siegel JH (1985) Endoscopic decompression of the biliary tree. In: Silvis SE (ed) Therapeutic gastrointestinal endoscopy. Igaku-Shoin, New York, pp 241–268

Silvis SE, Vennes JA (1985) Endoscopic retrograde sphincterotomy. In: Silvis SE (ed) Therapeutic gastrointestinal endoscopy. Igaku-Shoin, New York, pp 198–240

Wiechel KL (1987) Perkutane transhepatische Cholangiographie. In: Hess W, Rohner A, Cirenei A, Akovbiantz A (Hrsg) Die Erkrankungen der Gallenwege und des Pankreas. Pathologie – Diagnostik – Therapie. Piccin, Padova, S 831–860

Kapitel 38   Krankheiten der Nieren und ableitenden Harnwege

H.G. SIEBERTH

1 Einleitung, allgemeine Symptomatik

Bei der Mehrzahl der Kranken mit chronischer Niereninsuffizienz ist der Beginn der Erkrankung unbekannt oder die initiale Erkrankung fehlgedeutet bzw. bagatellisiert worden. Das Terminalstadium der Niereninsuffizienz bedeutet heute lebenslange Dialysebehandlung oder Transplantation. Die Kosten für die Behandlung jedes Dialysepatienten betragen zur Zeit ca. 80000,– DM im Jahr. In der Bundesrepublik werden mehr als 1 Milliarde DM jährlich allein für diese Kranken ausgegeben. Grob geschätzt ließen sich bei rechtzeitiger Diagnose und suffizienter Behandlung in etwa 50% der Fälle die terminale Niereninsuffizienz vermeiden oder der Eintritt der Niereninsuffizienz um Jahre postponieren.

Ursache für das späte Erkennen von Nierenerkrankungen sind die geringen oder fehlenden Beschwerden im Frühstadium der Erkrankung. Häufig werden auch wenig spezifische Beschwerden, wie Müdigkeit, Kopfschmerzen, Abgeschlagenheit, nicht richtig gedeutet. Trotzdem gelingt es mit unseren modernen Möglichkeiten in über 90% der

Fälle rasch Hinweise auf Erkrankungen der Niere und ableitenden Harnwege mit einfachen Mitteln und geringen Kosten zu bekommen.

1.1 Anamnese

Bei der Einschätzung von Hinweisen auf eine Nierenerkrankung müssen bei der Erstkonsultation 4 Gruppen von Patienten unterschieden werden:

1. Kranke mit charakteristischer Symptomatik, die sofort auf eine Erkrankung der Nieren oder ableitenden Harnwege schließen läßt.
2. Kranke mit uncharakteristischer Symptomatik,
3. Kranke mit Erkrankungen, die häufig sekundär zu Nierenerkrankungen führen oder bei denen die Nierenerkrankung durch die Therapie bedingt sein kann,
4. Personen, bei denen eine Nierenerkrankung rein zufällig bei einer Einstellungs-, Vorsorge- oder Schwangerschaftsuntersuchung festgestellt wird.

Die klare Zuordnung der klinischen Symptome und Befunde, Kenntnisse über die Beziehungen von Grunderkrankungen und Therapie zu sekundären Nierenschädigungen und die in jeder Praxis durchführbaren Laboruntersuchungen, führen in mehr als 90% zu einer Verdachtsdiagnose; damit ist der Weg zur Diagnose bereitet.

1.1.1 Charakteristische Symptome

Störung der Miktion und Diurese

Zu Miktionsbeschwerden kommt es häufig bei Infektionen im Bereich der Harnröhre und der Blase, durch Entleerungsstörungen bei Urethralstenosen, Prostatahypertrophie, Blasenerkrankungen, durch allergische Reaktionen und auch psychische und neurologische Störungen. Letztere treten bei Frauen bevorzugt im mittleren Lebensalter auf. Bei Männern ist in diesem Alter neben Konkrementen auch an venerische Infektionen zu denken. Im höheren Lebensalter steht die Prostatahypertrophie als Ursache von Miktionsbeschwerden an erster Stelle. Die Beschwerden werden recht unterschiedlich vorgetragen, z.T. wird über eine Störung bei der Blasenentleerung gesprochen – *Dysurie* (Fehlharnen). Häufig geben die Kranken auch an, daß sie oft in kleinen Portionen Wasser lassen müs-

sen (*Pollakisurie* – Oftharnen). Das Wasserlassen selbst ist nicht schmerzhaft. Dieses Symptom ist ein Hinweis auf eine große Restharnmenge in der Blase.

Schmerzhaftes Wasserlassen – *Strangurie* (Harnzwang) tritt besonders bei Entzündungen der Blase und der Harnröhre auf.

Die Miktionsbeschwerden können aber oft auch so charakteristisch sein, daß sie bereits differentialdiagnostische Hinweise geben können. Die Dysurie, schmerzhafter Harndrang verbunden mit erschwertem Wasserlassen, tritt bei Harnwegsinfekten und Entleerungsstörungen besonders durch Veränderungen im Bereich der Blase, Prostata und ableitenden Harnwege (besonders Tumoren, Steine und Strikturen) auf. Kommt es erst während der Miktion zu Schmerzen (*Algurie*), spricht das für eine Entzündung, Striktur oder andere Schäden im Bereich der Harnröhre. Die Pollakisurie, ein gehäufter Harndrang, spricht bei voller vergrößerter Blase für eine Überlaufblase infolge Abflußbehinderung durch Prostataadenom, Uterus myomatosus oder Descensus uteri. Bei leerer Blase kann eine Pollakisurie durch Entzündungen der Blase oder auch durch vegetative Störungen hervorgerufen werden. Eine Strangurie schmerzhafter Harndrang und schmerzhafte Miktion, meist Tröpfeln, spricht für eine unspezifische oder spezifische Entzündung im Bereich der Blase und der Harnröhre. Ein unbeherrschbarer Harndrang (imperativer Harndrang) kann bei einer Schrumpfblase, neurogener Blase und bei Fremdkörpern, auch Steinen, in der Blase auftreten.

Der unfreiwillige Harnabgang hat verschiedene Ursachen. Der ständige Abgang von Urin und die Unfähigkeit den Harn in Portionen zu entleeren, ist bei fehlendem Restharn vorwiegend auf eine Schließmuskelinsuffizienz (kongenital, neurogen oder traumatisch) zurückzuführen.

Kommt es zu einer unfreiwilligen Harnentleerung bei Bücken, Pressen, Husten, Lachen oder Niesen, spricht man von *Streßinkontinenz*. Bei Frauen tritt dies hauptsächlich beim Descensus vaginae oder bei großen Myomen auf, bei Männern nach Prostataoperationen.

Bei der neurogenen Reflexblase kommt es zu unregelmäßigen Blasenentleerungen unabhängig von der Willensbeeinflussung. Besonders spezifische Zystitiden, Blasentumoren und große Blasensteine führen zu einem unfreiwilligen Harnabgang verbunden mit imperativem Harndrang.

Der häufige unfreiwillige Abgang kleiner Harnportionen bei voller Harnblase (*Überlaufblase*) spricht für ein großes Prostataadenom, eine Ureterstriktur oder eine neurogene Blase.

Eine plötzliche Harnsperre bei voller Harnblase tritt verbunden mit heftigem Harndrang bei Tumoren im Bereich der Blase und der ableitenden Harnwege, Koagel in der Blase, Steine und Fremdkörper im Bereich der Urethra, Harnröhrenstrikturen und periurethralen Abszessen bzw. hochgradiger Phimose ein, ohne Harndrang und ohne Beschwerden bei neurologischen Erkrankungen, (Querschnitt, multipler Sklerose), unter Psychopharmaka und nach Narkosen.

Ödeme

Ödeme sind häufig Ursache für eine ärztliche Konsultation. Nur selten sind sie renalen Ursprungs. Renale Ödeme sind meist rasch zunehmend und von einer Gewichtszunahme begleitet. Sie werden zuerst im Bereich der Fuß- und Sprunggelenke bemerkt. In der Nacht kommt es durch Flüssigkeitsverlagerung zu Anschwellungen im Gesicht und im Bereich der Augenlider. Im Urin findet sich Eiweiß (s. 2.2).

Schmerzen im Bereich der Niere und Harnwege

Die Nierenkolik ist ein heftiger, in der Intensität stark schwankender Schmerz, der vom Rücken oder Flanke in die Blasenregion, das Genitale oder die Innenseite des Oberschenkels ausstrahlt. Heftiger Harndrang und blutiger Urin sichern oft die Diagnose. Differentialdiagnostisch muß an Gallenkoliken, Appendizitis, Ileus, Pankreatitis, Aneurysma dissecans, Nieren-, Milz-, Mesenterial-, Herzinfarkt, Porphyrie, Adnexitis u.a. gedacht werden.

Heftige, anhaltende Schmerzen mit Klopfschmerz und Druckempfindlichkeit des Nierenlagers sind charakteristisch für eine akute Entzündung oder Stauung im Bereich der Nieren oder des Nierenlagers. Bestehen gleichzeitig erhöhte Temperaturen, ist die Diagnose akute oder akut exazerbierte Pyolonephritis sehr wahrscheinlich. Die Diagnose läßt sich durch den Harnbefund leicht sichern. Druckgefühl oder Schmerzen im Rücken bzw. im Nierenlager können Hinweis auf eine chronische Entzündung oder eine Ren mobilis sein. Diese zum Teil auch als Kreuzschmerzen vorgetragenen Beschwerden sind vieldeutig und nicht selten durch orthopädische, gynäkologische oder gastroenterologische Erkrankungen hervorgerufen.

Änderung der Urinmenge

Die normale Harnmenge beträgt etwa 1200–2000 ml pro Tag. Bei Niereninsuffizienz kann es durch die osmotische Diurese zu einer *Polyurie* (Zwangspolyurie, >2000 ml pro Tag) kommen, die den Kranken zusammen mit der Polydypsie zum Arzt führt. Dieses zwar späte Symptom einer Nierenerkrankung ist nicht selten das erste Symptom, das vom Kranken bemerkt wird. Eine *Oligurie* (<500 ml/Tag) oder *Anurie* (<100 ml/Tag) ist besonders bei schweren Grunderkrankungen postoperativ und posttraumatisch oft das erste Symptom eines akuten Nierenversagens. Normurien sprechen jedoch nicht gegen ein akutes Nierenversagen! Ohne Beachtung der Retentionswerte wird ein normurisches akutes Nierenversagen oft erst spät erkannt.

Auch im fortgeschrittenen Stadium einer Niereninsuffizienz kann es zur Oligurie kommen. Wird die Ausscheidung nicht gemessen, wird eine Oligurie leicht übersehen. Zeichen der Überwässerung, wie Atemnot, Kopfschmerzen, neurologische Beschwerden und Ödeme sind häufig Folgen einer nicht erkannten Oligurie.

Änderung der Urinbeschaffenheit

Bei der Niereninsuffizienz ist der Urin gewöhnlich hell. Ein dunkler Urin schließt im Einzelfall ebensowenig eine Niereninsuffizienz aus wie ein heller Urin bereits eine Niereninsuffizienz beweist. Eine Rotfärbung des Urins durch Blutbeimengungen wird vom Patienten meist dem Arzt sofort berichtet, während er sich an einen schäumenden Urin nur erinnert, wenn er gezielt danach gefragt wird. Die Farbe des Urins schwankt stark in Abhängigkeit von Konzentration, Nahrung, Arzneimitteln und bestehenden nicht renalen Erkrankungen (z.B. Ikterus, Porphyrie).

Trüber, gerade gelassener Urin spricht für eine Harnwegsinfektion. Hochgestellter Urin wird beim Abkühlen trübe, wenn gelöste Substanzen auskristallisieren. Der Geruch des Urins ist abhängig von der Nahrungsaufnahme und der Einnahme von Arzneimitteln. Patienten mit rezidivierenden Harnwegsinfekten erkennen ein Rezidiv nicht selten am charakteristischen Geruch des Urins.

1.1.2 Uncharakteristische Symptome

Kopfschmerzen

Kopfschmerzen, gelegentlich im Zusammenhang mit Sehverschlechterung sind ein häufiges Symptom bei Nierenerkrankungen. Sie werden vor allem bei Bluthochdruck, renaler Anämie, Pyelonephritis oder Niereninsuffizienz beobachtet.

Fieber

Unklare Fieberzustände können häufig in Verbindung mit einer Pyelonephritis auftreten. In der Mehrzahl der Fälle besteht ein- oder beidseitig ein druckempfindliches Nierenlager. Beim Fehlen lokaler Beschwerden ergibt auch die Leukozyturie Hinweise auf eine Pyelonephritis. Bei septischem Schock unklarer Genese, insbesondere mit Verbrauchskoagulopathie, muß immer an eine Urosepsis gedacht werden. 80% dieser Zustände sind auf eine Urosepsis zurückzuführen.

Remittierende Fieberzustände treten nicht selten bei immunologischen Systemerkrankungen (Kollagenosen) auf.

Allgemeine Abgeschlagenheit

Eine allgemeine Abgeschlagenheit findet sich im Frühstadium der Nierenerkrankung bei floriden entzündlichen Erkrankungen, im Spätstadium vorwiegend bei renaler Anämie und bei Azotämie.

Allgemeine Symptomatik bei Urämie

Die Urämie hat eine sehr vielfältige Symptomatik mit Übelkeit, Brechreiz, Erbrechen, neurologischer Symptomatik, Muskelzittern bis hin zu Krampfanfällen. Auch urämische Blutungen können auftreten. Seltener bestehen kardiale Erscheinungen, Zeichen der Linksherzinsuffizienz mit Überwässerung, Perikarditis, Rhythmusstörungen. Die hohen Retentionswerte führen in der Regel zur Diagnose.

Hinweise aus der Eigenanamnese

Hinweise aus der Eigenanamnese, insbesondere aus der frühen Kindheit, lassen sich oft nur durch wiederholtes Befragen oder durch Befragen der Eltern eruieren. Über das 4. Lebensjahr hinaus anhaltendes Bettnässen und unklare Fieberzustände in der frühen Kindheit sind häufig Hinweise auf Störungen im Bereich des Harntraktes. Infektionen, besonders Tonsillitiden, aber auch Hepatitiden, können Glomerulonephritiden vorausgehen. Der Nachweis von Eiweiß und Erythrozyten im Harn und eines Bluthochdruckes bei Einstellungsuntersuchungen und Musterungen, auch Ödeme während der Schwangerschaft geben nicht selten Aufschluß über den Beginn einer Erkrankung. Vorausgegangene Katheterisierungen, urologische und gynäkologische Untersuchungen und Eingriffe sind besonders als Hinweise für den Beginn von Harnwegsinfekten und Pyelonephritiden von Bedeutung.

Familienanamnese

Auch Hinweise aus der Familienanamnese, insbesondere über das Alter der Eltern und Großeltern in bezug auf Zystennieren, Hinweise auf Steinleiden und Hochdruck, aber auch in der Familie gehäuft auftretende Glomerulonephritiden, können als Hinweise für familiäre Erkrankungen, z.B. Alport-Syndrom, gelten.

1.1.3 Sekundäre Nierenerkrankungen

Eine Vielzahl von Erkrankungen führen sekundär zu Nierenveränderungen.

Erkrankungen	Renale Veränderungen
Hypertonie	vaskuläre Nephropathien (benigne Nephrosklerose), maligne Nephrosklerose)
Lupus erythematodes	Glomerulonephritiden verschiedener Formen
Panarteriitis nodosa	nekrotisierende Vaskulitis
Purpura Schönlein-Henoch	Glomerulonephritis IgA
Progressive Sklerodermie	Vaskulitis der mittleren und kleinen Gefäße, subintimale Muzinablagerungen
Wegener-Granulomatose	intra- u. extrakapilläre nekrotisierende Glomerulonephritis

Rheumatoide Arthritis   Amyloidose
Akutes rheumatisches Fieber   Glomerulonephritiden
M. Sjögren (Sikka-Syndrom)   Glomerulonephritis und tubuläre Partialfunktionsstörungen
Sarkoidose (M. Boeck)   Nephrokalzinose, spezifische Granulome, Glomerulonephritiden

Fabry-Erkrankung   Schaumzellen in Glomerula und Tubuli, fortschreitende Niereninsuffizienz

Sichelzellanämie   Markveränderungen, Papillennekrosen, Glomerulonephritiden
Hämolytisch urämisches Syndrom   fibrinoide Nekrosen des Vas afferens, akutes Nierenversagen
                                                Mikroangiopathie mit Thromben obligatorisch!
Thrombotisch-thrombozytopenische   Mikroangiopathie mit Thromben fakultativ ca. 30%
Purpura (Moschcowitz)
Plasmozytom   tubuläre Veränderungen, Amyloidose, Pyelonephritis (Glomerulonephritiden)

Malignom (besonders Lymphome)   Amyloidose
Kryoglobulinämie   Glomerulonephritis

Nierenerkrankungen im Zusammen-
hang mit Stoffwechselerkrankungen
Diabetes mellitus   „Diabetische Nephropathie"
                                                M. Kimmelstiel-Wilson, vaskuläre Gefäßsklerose, interstitielle
                                                Pyelonephritis
Gicht   Gichtniere
Hyperlipoproteinämie   Gefäßsklerose

Nierenerkrankungen bei Erkrankungen anderer Organe
Endocarditis lenta   fokale Glomerulonephritis
Diabetes insipidus   akutes Nierenversagen
Leberinsuffizienz   Hepatorenales Syndrom
Hyperparathyreoidismus   Nephrokalzinose
primäre Nebennierenrindeninsuffizienz akutes Nierenversagen
Phäochromozytom   vaskuläre Schäden
Aldosteronismus   hypokaliämische Nephropathie

Akute und chronische Nierenschädigungen durch Chemikalien, z.B.
Benzin, Borsäure, Chlorate, Chromate, DDT, Essigsäure, Glykol, Metallverbindungen (Arsen, Blei, Kadmium, Gold, Quecksilber, Platin, Thallium, Wismut), Oxalate, Phenole, Tetrachlorkohlenstoffe, Trichloräthylen.

Nierenschädigung durch Pharmaka:
Aminoglykoside (Neomycin, Kanamycin, Streptomycin, Gentamycin, Toframycin); Zephalosporine (Cephaloridin, Cephalotin); Colistin; Fungizide (Amphoterizin B); Penizillin; Sulfonamide.
Tuberkulostatika (Rifampizin, Myambutol). Goldsalze; Röntgenkontrastmittel; D-Penicillamin.
Zytostatika (Cisplatin, Methyl-CCNU, Lomustin, Streptozotocin).
Saluretika, Laxanzien. Nichtsteroidale Antiphlogistika.

1.1.4 Klinische Befunde

Bei Personen ohne anamnestischen Hinweis auf eine Nierenerkrankung können normale Blutdruckwerte und ein unauffälliger Urinbefund im Streifentest das Vorliegen einer Nierenerkrankung weitgehend ausschließen.

Körperliche Untersuchung

Bei Kranken mit nephrotischem Syndrom sind Ödeme von besonderer Bedeutung. Beginnende Ödeme sind aber oft am frühen Morgen nicht oder nur im Bereich der Augenlider nachweisbar. Am Abend findet man die Ödeme stärker an den Knöcheln ausgeprägt.

Blutdruckwerte über 140 mm Hg systolisch und 95 mm Hg diastolisch sind als pathologisch anzusehen. Im höheren Lebensalter können systolische

Blutdruckwerte bis 160 mm Hg noch unverdächtig sein. Der Blutdruck ist stets an beiden Armen zu messen. Periumbilikale Stenosegeräusche geben einen Hinweis auf eine Nierenarterienstenose.

Ein krankhafter Tastbefund im Nierenlager ist relativ selten. Bei einer akuten Pyelonephritis oder beim paranephritischen Abszeß bereitet schon die vorsichtige Palpation des Nierenlagers erhebliche Beschwerden. Knollige, prallelastische Tumoren können für Zystennieren charakteristisch sein. Andere von der Niere ausgehende Tumoren lassen sich erst im fortgeschrittenen Stadium palpieren. Eine stark gefüllte Blase wird bei der klinischen Untersuchung erstaunlicherweise oft übersehen. Von der Niere ausgehende Tumoren lassen sich im Frühstadium nicht palpieren. Große Tumoren lassen sich häufig schwer einem Organ zuordnen.

Ein recht buntes klinisches Bild weisen Kranke mit fortgeschrittener Niereninsuffizienz auf. Die Blässe der Haut ist ein Hinweis auf eine renale Anämie. Patienten, die schon längere Zeit an einer chronischen Niereninsuffizienz leiden, haben oft zusätzlich ein charakteristisch graues, leicht gelb bis grün tingiertes Hautkolorit durch Ablagerungen von Urochromen im subkutanen Fettgewebe. Kranke mit Analgetikanephropathie haben zusätzlich ein recht charakteristisches bräunliches Hautpigment. Ein urämischer Fötor ist auch bei hohen Retentionswerten meistens nicht nachweisbar. Er tritt gewöhnlich nur bei Kranken in sehr schlechtem Allgemeinzustand mit Zersetzung von Harnstoff im Magen auf. Muskelfibrillieren und Bildung von Muskelwülsten beim Beklopfen der Muskulatur sind klinische Zeichen für eine Elektrolytstörung, besonders bei Hypokaliämie. Ein Perikardreiben ist Ausdruck einer urämischen Perikarditis und kann bei lange bestehender chronischer Niereninsuffizienz auftreten, selten bei akutem Nierenversagen. Leise Herztöne und stark gestaute Halsvenen sprechen für einen Perikarderguß. Eine forcierte und beschleunigte Atmung kann Ausdruck einer Überwässerung oder einer Azidose sein.

Fehlende feuchte Rasselgeräusche schließen eine Überwässerung nicht aus. Bei der Fluid lung ist ein pathologischer Befund über der Lunge nicht zu erheben. Die pulmonalen Veränderungen sind nur röntgenologisch nachweisbar. Stauungs-RGs (drohendes Lungenödem) und Pleuraergüsse werden beim nephrotischen Syndrom und bei chronischer Niereninsuffizienz häufig beobachtet, hingegen ist ein ausgeprägter Aszites bei Niereninsuffizienz selten.

1.2 Laborbefunde und apparative Untersuchungen

Bei der renalen Diagnostik müssen je 2 Fragen beantwortet werden:
1. Artdiagnostik: Welche renale Erkrankung liegt der klinischen Erscheinung und den pathologischen Befunden zugrunde?
2. Funktionsdiagnostik: In welchem Umfang ist die Nierenfunktion, in erster Linie das Glomerulumfiltrat eingeschränkt. In zweiter Linie interessieren auch tubuläre Partialfunktionsstörungen, wie z.B. Salzverlustniere, renale Azidose usw.

Den heutigen Anforderungen entsprechend sollte die Diagnostik in verschiedene Stufen gegliedert werden:

Stufe 1: Maßnahmen, die vom niedergelassenen Arzt, insbesondere Internisten, durchgeführt werden können.
Stufe 2: Maßnahmen, die bereits an ein größeres Labor oder mittleres Krankenhaus gebunden sind.
Stufe 3: Maßnahmen, die von einem Zentrum für Nieren- und Hochdruckkrankheiten durchgeführt werden sollten.

Die einzelnen Untersuchungsmethoden sind in verschiedenen Stufen entsprechend zusammengefaßt worden. Einzelheiten des Programms s. Tabelle 38.1.

2 Proteinurie

2.1 Allgemeine Differentialdiagnose der Proteinurie

Eine pathologische Proteinurie liegt dann vor, wenn die physiologische Eiweißausscheidung (bis zu 150 mg/Tag) überschritten wird. Eine vermehrte Eiweißausscheidung ist bei fast allen Nierenerkrankungen nachweisbar.

Differentialdiagnostisch sind mehrere Ursachen einer Proteinurie voneinander abzugrenzen (s. Abb. 38.1 und Tabelle 38.2). Jede Erkrankung des Nierenparenchyms kann entweder durch Schädigungen der glomerulären Basalmembran oder

Tabelle 38.1. Stufendiagnostik bei Nierenerkrankungen (nach: Sieberth, 1985)
Stufe 1. Untersuchungen, die von jedem niedergelassenen Arzt für Allgemeinmedizin und Internisten durchgeführt werden können

Material	Art oder Funktions-diagnostik	Methode	Ergebnis	Diagnostische Bedeutung	Hinweis und häufige Fehler	Weitere erforderliche diagnostische Maßnahmen
Urin	F	Inspektion	Hell (morgens)	Häufig bei Niereninsuffizienz	Unsicher	
			Rotfärbung	Blutbeimengung (DD bei Koliken)	Auch durch Nahrungs- u. Arzneimittel; bei Porphyrie	Sediment (frischer Urin!) Hb-Nachweis
		Dreigläserprobe		Lokalisierung der Blutungsquelle im Harntrakt		
			Trübung	Im frisch gelassenen Urin Hinweis für eine Infektion	Beim Abkühlen kann es zu Ausfällungen im Urin kommen (Ziegelmehlsediment)	
			Trübung	Verdacht auf Harnwegsinfekt, Ausfällung bei Stoffwechselstörungen z.B.. Gicht	nur frischen Urin verwenden	Sediment! Bakteriologie (Eintausch-nährböden)
			Stark schäumend	Verdacht auf Proteinurie		Eiweißnachweis
A/F	Menge		<100 ml/Tg <600 ml/Tg	Akutes Nierenversagen Oligurie – akutes Nierenversagen, chronische Niereninsuffizienz	Sammelfehler volle Blase	Harnstoff, Kreatinin, Kalium
			>2500 ml/Tg	Polyurie – Diabetes, Niereninsuffizienz Diabetes insipidus, rekomp. Herzinsuffizienz Psychogen	Polydipsie	spezifisches Gewicht, Zucker, Kreatinin i. Serum
	F	Konzentrations-versuch	Spezifisches Gewicht <1026	Normal Hyposthenurie, eingeschränkte Nierenfunktion	Erhöhung kann durch Zukker, Eiweiß und Kontrastmittel vorgetäuscht werden. Kann außerdem durch viele Faktoren (zuwenig gedurstet, hämodynamisch, endokrin, alimentär) beeinflußt werden	Kreatininclearance
			1010±0,002	Isosthenurie, stark eingeschränkte Nierenfunktion Diese Untersuchung wird heute vorwiegend zur Erfassung von Partialfunktionsstörungen der Tubuli eingesetzt.		
	A	Glukose-teststreifen	Neg./pos.	Diabetes mell., primäre oder sek. renale Glukosurie	Alimentär bei hoher Glukosezufuhr	Azeton, Glukose quantitativ Blutzucker
	A	Eiweiß-teststreifen	Neg./pos. Semiquantitative Methoden mit Teststreifen g/l	s. DD der Proteinurie	Bis 150 mg/Tg physiologisch kann schwach positive Reaktion bewirken. Teststreifen falsch-positiv bei stark alkalischem Urin	
	A	Blut Haemastix Heglostix	Neg. oder pos. Ery semiquantitativ	Erkennung einer Erythrozyturie	Weniger empfindlich als Sediment, pH abhängig	Sediment

Tabelle 38.1. (Fortsetzung)

Material	Art oder Funktions-diagnostik	Methode	Ergebnis	Diagnostische Bedeutung	Hinweis und häufige Fehler	Weitere erforderliche diagnostische Maßnahmen
/F	A	Leukostix	Neg. oder pos. Leukozyten semi-quantitativ	Erkennung einer Leukozyt-urie	Weniger empfindlich als das Sediment. Erst bei > 10 Leukozyten/mm³ positiv	Sediment
	A	Nitritprobe Niturtest	Neg. pos.	Nitritbildung durch Coli Koliinfektion	Nur im frisch gelassenen Urin möglich. Im älteren Urin falsch-positives Ergebnis möglich	Eintauch-Nährboden
	A	Sediment	Erythrozyten, Leukozyten, Zylinder, Bakte-rien, Salze, Fette	Gibt wichtige Hinweise auf die Art der Erkrankung, In-fektion-Leukozyten und Leukozytenzylinder, Glome-rulonephritis Erythrozyten u. Erythrozytenzylinder	Auch bei Standardisierung keine quantitative Bestim-mung möglich	
	A	Quantitative Zellzahl-bestimmung	Erythrozyten und Leukozyten/mm³ Stansfeld Webb	Zur Beurteilung des Krank-heitsverlaufes	Nur im frisch gelassenen nicht zentrifugierten Urin möglich	
	A	Eintauch-nährböden (z.B. Urikult)	Keimzahl/ml	Zur Bestimmung des Keim-gehaltes im Urin	Nur im frisch gelassenen Urin; Kontamination mit Hautkeimen möglich	Evtl. Blasen-punktion, Differenzierung der Keime Resistenz-bestimmung
lut	A	Senkung	mm/n. W.	Wichtig, doch sehr unspezi-fisch. Sturzsenkung bei Plas-mozytom		
	A	Hb	g/100 ml	Renale Anämie		Anämie anderer Genese
rum	F	Harnstoff Urastrat oder Azustix-Streifen	mg/100 ml	Semiquantitative Methode zur Erkennung einer einge-schränkten Nierenfunktion	Obere Grenze 160 bzw. 130 mg Harnstoff/100 ml	Harnstoff Kreatinin Kreatinin-clearance

Tabelle 38.1. (Fortsetzung)

Stufe 2. Zusätzliche nephrologische Untersuchungen in großen Laboratorien und im mittleren Krankenhaus

Material	Art oder Funktions-diagnostik	Methode	Ergebnis	Diagnostische Bedeutung	Hinweis und häufige Fehler	Weitere erforderliche diagnostische Maßnahmen
Urin	A + F	Eiweiß Biuret	g/24 h	Proteinverluste bei nephrotischem Syndrom	Nur im 24 h-Urin sinnvoll	Differenzierung glomeruläre u. tubuläre Proteinurie Bence-Jones-Eiweißkörper
	F	Kreatinin für Kreatinin-clearance	ml/min bei 1,73 m² Körperoberfläche	Entspricht etwa dem Glomerulumfiltrat	Große Fehler beim Sammeln des Urins möglich	Evtl. Inulin und PAH oder 51 Cr. EDTA-Clearance
	A + F	Na + K	mmol/24 h	Zur Erkennung von Salzverlustnieren und zur Elektrolytbilanzierung	Sammelfehler	Elektrolyte im Serum
	A	Bakteriologische Untersuchung	Keimart Keimzahl/ml, Empfindlichkeit, Tbc	Für Erkennung, Differenzierung und Behandlung von Harnwegsinfekten	Kontaminierung auch bei Katheterisierung möglich, nicht katheterisieren!	Bei zweifelhaftem Befund Kontrolle oder Blasenpunktion!
Blut	A	Blutstatus		Allgemeine Untersuchung bei diabetischer Nephropathie		
	A	Blutzucker	mg/100 ml			
Serum	F	Harnstoff Kreatinin	mg/100 ml oder mmol/l	Semiquantitative Nierenfunktionsprobe und Einstellung einer eiweißarmen Diät	Anstieg erst bei Einschränkung des Glomerulumfiltrates auf 20–50% der Norm	Kreatinin-clearance
	A	Harnsäure	mg/100 ml oder mmol/l	Gichtniere		
	A	Natrium Kalium, Kalzium	mmol/l	Elektrolytstörungen Bilanzierung, Hypertonus		
	A	Gesamteiweiß Biuret	g/100 ml	Hypoproteinurie, nephrotisches Syndrom, Plasmozytom, M. Walderström		
	A	Elektrophorese		Dysproteinämie Plasmozytom		Immun-elektrophorese
	A	Cholesterin Lipidstatus	mg/100 ml	Nephrotisches Syndrom		
Ultra-schall	A	Sonographie		Lokalisation, Nierengröße, Nierenoberfläche, Parenchymdichte, Nierenzysten, Verhältnis, Parenchym/Pyelon, Stauung des Pyelons, Nierensteine		
Röntgen	A	i.v.-Pyelogramm		Entzündliche Veränderungen, Obstruktionen, Neoplasmen, Mißbildung, Ausscheidungsstörungen		
	A	Thorax		Flüssigkeitseinlagerung in die Lungen, Tbc, Goodpasture-Syndrom		
EKG	A	EKG		Hypertoniefolgen, Elektrolytstörungen		

Kooperation mit anderen Fachgebieten erforderlich:

Urologische Diagnostik	Postrenale Störungen und
Gynäkologische Diagnostik	Tumoren der Niere
Ophthalmologische Diagnostik	Hypertonie, genetische Störung Alport-Syndrom
Hygiene	Bakteriologische Untersuchung

ıbelle 38.1. (Fortsetzung)

ufe 3. Methoden, die einer nephrologischen Spezialabteilung zusätzlich zur Verfügung stehen sollten

	Methode	Indikation
rin	Phasenkontrastmikroskopie, Gradientengelelektrophorese	Bessere Differenzierung der Zellen im Sediment Erkennung von tubulären Proteinurien und Differenzierung der glomerulären Proteinurie (selektive, nichtselektive Proteinurie)
	Aminosäuren, titrierbare Säuren, Ammoniumausscheidung, Osmolalität β_2-Mikroglobulin	Erkennung von Tubulopathien
	Nachweis von N-acetylparaaminophenol (NAPAP)	Abbauprodukt des Phenacetins – Phenacetinabusus
learance-methoden	PAH – und Inulin-Clearance	In bestimmten Fällen zur genaueren Bestimmung des Glomerulumfiltrates, des Plasmaflusses und zur Bestimmung der Filtrationsfraktion
	51 Cr. – EDTA-Clearance	Seitengetrennte Clearance
	Phosphatclearance	Hyperparathyreoidismus
lut	Säure-Basen-Status	Renale Azidose
	Blutgasanalyse	Fluid lung, Lungenödem, Pneumonie, Embolie
ɛrum	Ca u. Mg (Atomabsorption), PO_4, alkalische Phosphatase, Fe, Transferin Lipidstatus	Ca- u. Vitamin-D-Stoffwechselstörung, renale Osteopathie renale Anämie, Proteinstoffwechsel- und Fettstoffwechselstörung
nmunologische ntersuchungen	Antistreptolysintiter Antinukleäre Antikörper Antibasalmembran-Antikörper Anti-polynukleäre cytoplasmatische Antikörper (APCA) Immunkomplex	Streptokokkeninfekt-Glomerulonephritis Lupus erythematodes Goodpasture-Syndrom Wegener – Granulomatose Immunkomplexnephritis
	Komplement	Komplementverbrauch bei bestimmten Formen der Glomerulonephritis
	Immunelektrophorese Immunglobuline	Plasmozytom, Morbus Waldenstroem, (Quantitative Bestimmung der Immunglobuline), IgA-Nephritis
	Hepatitis-Antigen und Antikörper	Hepatitisdiagnostik und Prophylaxe bei Dialysepatienten, häufig bei Panarteriitis nodosa.
	HLA-Antigene, Mixed lymphocyt culture (MLC), zirkulierende zytotoxische Antikörper	Bei Nirentransplantationen
iopsien	Nierenbiopsie Semidünnschnittechnik, Immunfluoreszenz und evtl. Elektronenmikroskopie	Differenzierung der Glomerulonephritis und anderer Nierenerkrankungen Erkennung von Abstoßungsreaktionen bei Transplantationen
	Rektumbiopsie	Amyloidose bei nephrotischem Syndrom
	Beckenkammbiopsie	Differenzierung der renalen Osteopathie (Osteomalazie und sekundärer Hyperparathyreoidismus)
	Nasenschleimhaut	Wegener-Granulomatose
	Muskelbiopsie	Panarteriitis nodosa
ndokrinologie	Renin im Nierenvenenblut beider Nieren	Nierenarterienstenose
	Plasmaaldosteron	Bei der DD Conn-Syndrom,
	Parathormon im Serum	In manchen Fällen von sekundären Hyperparathyreodismus
	Vanillinmandelsäure u. Katecholamine im Urin	Phäochromozytom
	Plasmacortisol (ACTH)	Morbus Cushing
ltraschall	Sonographie	Größe, Tumoren, Stauung, Steine, Lokalisierung der Niere zur Nierenbiopsie

Tabelle 38.1. (Fortsetzung)

Röntgenuntersuchung	i.v.-Pyelogramm mit Zonographie und Steh-Urogramm	Erkennung von Veränderungen der Niere und der abl. Harnwege, Ren mobilis und Ortung der Nieren zur Nierenbiopsie
	Computertomographie	Größe, Zysten, Abszesse, Tumoren Nierenrindennekrose
	Digitale Subtraktionsangiographie, Angiographie	Hypertonus-Nierenarterienstenose, Nierenvenenthrombose, Gefäßveränderungen in der transplantierten Niere, Shuntdarstellung
	Renovasographie	
	Kavographie	Nierenvenenthrombose
	Miktionszysturogram	Vesikoureteraler Reflux
	Kontrastmittelfüllung von Nierenzysten	Darstellung und Verödung von Zysten Erkennung von Malignomen
	Angiographie der Extremitäten	Shuntprobleme der Dialysepatienten
	Skelettaufnahmen	Renale Osteopathie
Isotopenuntersuchung	Isotopennephrogramm	im Liegen und Sitzen zur Erkennung einer Abflußbehinderung bei Ren mobilis
	Szintigraphie (Angerkamara)	Seitengetrennte Clearance Nachweis einer Durchblutung in der anurischen Phase nach Nierentransplantation

Enge Kooperation mit Anasthesisten, Chirurgen, Gynäkologen, Neurologen, Ophthalmologen, Orthopäden und Urologen.

durch überlastete bzw. gestörte Rückresorptionsmechanismen der Tubuli zur Proteinurie führen. Bei verschiedenen extrarenale Krankheiten können ebenfalls Proteinurien infolge Überproduktion („overflow" Proteinurie) bestimmter Proteine auftreten, z.B. beim Plasmozytom. Schließlich kann nach Ausschluß sämtlicher Erkrankungen eine funktionelle Genese in Betracht gezogen werden.

Nach der Menge der ausgeschiedenen Eiweiße kann bereits eine grobe Differenzierung zwischen glomerulärer und tubulärer Proteinurie erfolgen: Eine Eiweißausscheidung von mehr als 3 g/Tag (große Proteinurie) weist auf eine glomeruläre Proteinurie hin. Bei der tubulären Schädigung liegt die Ausscheidung der Proteine unter diesem Wert. Niedrige Proteinausscheidungen werden aber auch bei verschiedenen Formen der Glomerulonephritis beobachtet.

Die qualitative Unterscheidung der im Urin auftretenden Proteine, besonders durch die SDS-Gradientengelektrophorese, erlaubt eine Differenzierung in glomeruläre und tubuläre Proteine. Durch diese Differenzierung der Proteine nach ihrem Molekulargewicht können Hinweise auf die Lokalisation der Nierenschädigung gewonnen werden. Für eine glomeruläre Schädigung spricht die Ausscheidung von Proteinen mit einem Molekulargewicht >68 Kilo-Dalton (Albumin). Werden nur Proteine bis zu einem Molekulargewicht von etwa 200 kD (IgG 180 kD) gefunden, spricht man von einer selektiven Proteinurie. Lassen sich die Plasmaproteine in nahezu gleicher Relation wie im Plasma im Urin nachweisen, wird dies als unselektive Proteinurie bezeichnet. Finden sich 3 oder mehr Proteine mit einem niedrigeren Molekulargewicht als 60 kD im Urin, besteht eine tubuläre Proteinurie.

2.2 Glomeruläre Erkrankungen
(s. Tabelle 38.3 und 38.4)

Eine Proteinurie von >3 g/Tag (große Proteinurie) tritt, wie erwähnt, fast nur bei glomerulären Schäden auf. Eine große Proteinurie, die bis zu 50 g/Tag betragen kann, führt zum nephrotischen Syndrom, das neben der Proteinurie durch Ödeme, Hypoproteinämie und Hyperlipoproteinämie charakterisiert ist. Die Ausscheidung hochmolekula-

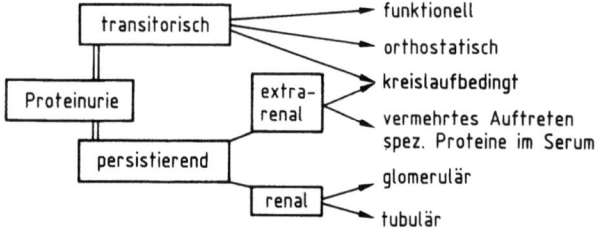

Abb. 38.1. Möglichkeiten einer Proteinurie

Tabelle 38.2. Renale und extrarenale Proteinurien
Renale Proteinurien

Nomenklatur	Molekulargewicht der Urinproteine	Lokalisation der Schädigung	Weitere pathologische Befunde	Vorkommen bei:
Glomerulär				
1. Un-selektiv	60 000–1 000 000	Basalmembran Mesangium	Retentionswerte, Hämaturie, Erythrozytenzylinder im Urin evtl.: Cholesterin, Hypoproteinämie, Nierenbiopsie Serumglukose, Rektumbiopsie Antikörper	Glomerulonephritiden Glomerulopathien: Diabetes mellitus, Amyloidose, Kollagenosen
2. Selektiv	60 000–150 000	Podozyten Schlitzmembran	Retentionswerte, Zeichen des nephrotischen Syndroms evtl.: Nierenbiopsie	Minimal-change-GN, perimembranöse Glomerulonephritis z.B. nach Medikamenten- oder Schwermetallintoxikation
Tubulär	10 000–70 000	Gestörte oder ausgeschöpfte tubuläre Rückresorption (Sekretion, Tamm-Horsfall Proteine)	Retentionswerte, Elektrolytstörungen, Serumelektrophorese, renale Azidose, Leukozyturie, Bakteriurie evtl.: Nierenbiopsie	Kongenital: Zystinose, Zystennieren, Fanconi-Syndrom erworben: Interstitielle Nephritiden jeglicher Genese, Analgetika, post ANV, Fanconi-Syndrom nach Röntgenkontrastmittel

Extrarenale Proteinurien		Weitere pathologische Befunde	
Prärenale Proteinurie	Bence-Jones-P. (45 000)	Gesamteiweiß ↑, Elektrophorese von Serum und Urin, BSG ↑↑, Blutbild, Immunelektrophorese	Plasmozytom
	Myoglobin (15 000)	CPK ↑, LDH ↑, GOT ↑	Myolyse
	Hämoglobin (64 500)	Blutbild, Retikulozyten, Ferritin Bilirubin (indirekt), LDH ↑	Hämolysen jeglicher Genese
	Lysozym (14 000)	Knochenmarkbiopsie, Blutbild	Leukämien
Postrenale Proteinurie	Variabel	Makro- oder Mikrohämaturie	Tumoren, Traumata, Blasenbilharziose, Zystennieren
	IgG, IgA, IgM	Leukozytose, Leukozyturie Bakteriurie	Infektion
Physiologische Proteinurie bis 300 mg/Tag			Schwangerschaft
Intermittierend auftretende Proteinurie			zirkulatorische Ursachen Nierenvenenthrombose Nierenarterienembolie Niereninfarkt Herzinsuffizienz

rer Proteine ist ebenfalls charakteristisch für eine glomeruläre Schädigung. Diese sog. glomeruläre Proteinurie ist besonders bei geringer Proteinurie von differentialdiagnostischer Bedeutung.

Eine weitere Differentialdiagnose ist ohne Anamnese, klinischen Befund und weitere gezielte Untersuchungen nicht möglich.

2.2.1 Akute (postinfektiöse) Glomerulonephritis (GN)

Die Erkrankung ist heute, wahrscheinlich durch den Einsatz der Antibiotika, selten geworden. Betroffen werden vorwiegend jugendliche Patienten unter 12 Jahren. Klinisch kommt es 8–14 Tage

Tabelle 38.3. Differentialdiagnostische Parameter der wichtigsten Formen der chronischen Glomerulonephritis

Chronische GN	Protein-urie	Erythro-zyten	Blutdruck	Clearance	Immunologie
1. Minimalglomerulitis	Gering	+	Meist normal	Nicht vermindert	
2. Herdnephritis	Gering	+	Meist normal	Nicht oder wenig vermindert	
3. Mesangioproliferative GN (IgA-Nephritis)	Mäßig (N. selten)	+	Oft erhöht	gelegentlich rasch abfallend	
4. Minimal-changes-GN	+ + N	Ø	Meist normal	Normal bis leicht	
5. (Peri)Membranöse GN	+ + N	(+)	Meist normal	Normal oder niedrig	
6. Fokalsklerosierende GN	+ + N	(+)	oft erhöht	Rasch abfallend	
7. Membranoproliferative GN	+ + N	+	oft erhöht	Rasch abfallend	C-3↓, C-3 Nef+(Typ II)

N = nephrotisches Syndrom

Tabelle 38.4. Histologische und immunhistologische Kriterien der chronischen Glomerulonephritis

Histologie (elektronenmikroskopisch	Immunhistologie	Prognose
1. Geringe Mesangioproliferation	IgA u. IgG (+)	Gut
2. Fokale und/oder segmentale GN	Wenig IgA	Gut
3. Mesangioproliferation interstitielle Fibrose	IgA und/oder IgG	Unterschiedlich
4. Lichtoptisch normaler Befund, Proteinzylinder	Negativ	Gut
5. Doppelte Konturierung der Basalmembran	Perlschnurartige Immunkomplexablagerungen, Außenseite der Basalmembran	Relativ günstig
6. Herdförmige Sklerose im Glomerulum	IgM u. C-3 in den Herden	Ungünstig
7. Typ I Typ II (intramembranöse dichte Depots) Typ III (Ausplitterung der Basalmembran)	Herdförmig C-3 Komplement	Ungünstig

nach einem Streptokokkeninfekt, aber auch nach anderen bakteriellen Infektionen durch Viren und Parasiten, zu einer plötzlich einsetzenden schweren Erkrankung mit Kopfschmerzen, Übelkeit, Schwindel, Schwellungen der Augenlider und Ödemen an den Gliedmaßen. Meist besteht kein Fieber.

Leitsymptome: Der Urin ist oft rötlich verfärbt (Blut, Hämoglobin). Es besteht eine mäßige Proteinurie von mehreren Gramm mit glomerulären Proteinen. Im Sediment finden sich Erythrozyten- und granulierte Zylinder. Der Blutdruck ist meistens leicht, bei überwässerten Patienten stark erhöht. Durch die häufig auftretende Oligurie mit konsekutiver Überwässerung kommt es frühzeitig zu Komplikationen mit Krämpfen, hypertoner Krise, Herzinsuffizienz und Lungenödem. Die Befunde am Augenhintergrund sind meistens normal.

Sonographisch sind die Nieren normal groß oder gar vergrößert.

Laborbefunde: Der Antistreptolysintiter (ASR) ist bei unbehandeltem Streptokokkeninfekt oft erhöht (80%), nach Penizillinbehandlung jedoch meistens normal. Der Komplementfaktor C-3 ist häufig durch Verbrauch erniedrigt. Die Retentionswerte sind meistens nur leicht und transitorisch erhöht. Oligosymptomatische oder monosymptomatische Verlaufsformen sind möglich. Transitorische Urinbefunde nach Infekten sind meistens begleitet von nur geringer oder ohne klinische Symptomatik. Übergänge in eine chronische mesangioproliferative Glomerulonephritis sind in allen Fällen möglich. Ein jahrelanges Intervall mit fehlenden Urinbefunden wird häufig fehlerhaft als Restitutio ad integrum fehlgedeutet. Bei zunehmender Niereninsuffizienz ist differentialdiagnostisch besonders an eine rasch progressive Glomerulonephritis zu denken. Nierenbiopsie!

Akute GN
Exsudative GN
Später mesangio-
proliferative GN
Immunfluoreszenz-
mikroskopische
subepithelide Humps

Rapid progressive GN
Halbmonde
weitere Befunde
s. 2.2.2

Differentialdiagnose:
Akutes Nierenversagen,
akute interstitielle Nephritis,
akute Exazerbation einer chronischen Glomerulonephritis,
Systemerkrankungen, z.B. LE, Schönlein-Henoch.

2.2.2 Rapidprogressive (rasch progrediente) Glomerulonephritis (RPGN)

Es handelt sich um eine Erkrankung vorwiegend der frühen Jahrzehnte. Männer sind wesentlich häufiger betroffen als Frauen. Man unterscheidet primäre und sekundäre Formen. Eine sekundäre RPGN tritt meistens im Gefolge, manchmal auch zu Beginn einer Systemerkrankung auf.

Histologisch finden sich in mehr als 50% der Glomerula die Bowman-Kapsel ausfüllende Halbmonde. Ein Teil der Glomerula kann bereits verödet sein. Die Differenzierung der primären und sekundären RPGN erfolgt immunchemisch.

Primäre RPGN
Typ I   Goodpasture-Typ lineare IgG- und C3-Ablagerungen an den Basalmembranen

Typ II   Granuläre Immun-komplexe an den Basalmembranen der Glomerula

Typ III Immunhistologisch negativer Befund

Sekundäre RPGN
Goodpasture-Syndrom

Lupus erythematodes disseminatus

Schönlein-Hernoch-Purpura u.a. Systemerkrankungen

Die Symptomatik ist ähnlich der akuten Glomerulonephritis, beginnt jedoch weniger akut und hält über Wochen und Monate an. Allgemeines Krankheitsgefühl, Schwäche, Gliederschmerzen, Schwin-

del, Atemnot und Erbrechen stehen im Vordergrund. In etwa 25% der Fälle entwickelt sich langsam ein nephrotisches Syndrom. Leichte pulmonale Erscheinungen mit blutig tingiertem Auswurf finden sich in etwa 30% der Fälle.

Starke Hämoptysen sind dagegen verdächtig auf ein Goodpasture-Syndrom. Die pulmonalen Erscheinungen können dann im Vordergrund stehen und der renalen Symptomatik zeitlich vorausgehen.

Im fortgeschrittenen Stadium entwickelt sich eine Oligurie oder Anurie. Innerhalb von Wochen bis Monaten kommt es ohne Behandlung in fast allen Fällen zur Niereninsuffizienz.

Laborbefunde: Urin: Proteinurie (unselektiv glomerulär), größer als bei der akuten Glomerulonephritis.

Erythrozyturie (seltener Hämaturie), granulierte Zylinder.

Blut: BSG stark erhöht, Anämie, Leukozytose, Thrombozyten meistens normal. C3-Komplement oft vermindert.

Antiglomeruläre Basalmembranantikörper bei Goodpasture-Syndrom nachzuweisen.

Kreatinin und Harnstoff in Abhängigkeit von der Dauer der Erkrankung mäßig oder stark erhöht.

Sonographie: Nieren meistens vergrößert.

Bei Verdacht auf eine RPGN ist umgehend (möglichst am gleichen Tag) eine *Nierenbiopsie* erforderlich, da sich die therapeutischen Möglichkeiten, besonders beim Goodpasture-Syndrom, rasch verschlechtern. Das Biopsiematerial ist stets lichtoptisch und immunfluoreszenzmikroskopisch zu untersuchen.

Differentialdiagnose	*Wichtige Befunde*
Akutes Nierenversagen anderer Genese	Proteinurie gering
Hämolytisch-urämisches Syndrom	Thrombozytopenie, Fragmentozyten, LDH↑ nur 1/3 niereninsuffizient
Thrombotisch-thrombozytopenische Purpura	Thrombozytopenie, Fragmentozyten, LDH↑, neurologische Symptomatik
Akute Nephritis	bioptisch exsudative Glumerulonephritis
Chronische Niereninsuffizienz	sonographisch kleine Nieren

2.2.3 Chronische Glomerulonephritis

Die klinische Symptomatik der verschiedenen chronischen Glomerulonephritiden ist recht unterschiedlich. Im Frühstadium der Erkrankung kann ein nephritisches Syndrom (nephritische Verlaufsform) oder ein nephrotisches Syndrom (nephrotische Verlaufsform) auf die Erkrankung aufmerksam machen. Oft ist auch der Hochdruck (hypertone Verlaufsform) der einzige Hinweis auf eine Glomerulonephritis. Gelegentlich können aber auch alle Symptome gleichzeitig auftreten.

Andererseits haben nicht wenige Kranke mit Glomerulonephritis bis zum Auftreten einer urämischen Symptomatik keine klinischen Erscheinungen. Für eine frühe Diagnose sind in diesen Fällen pathologische Urinbefunde und Blutdruckerhöhungen, besonders bei Vorsorge-, Einstellungs- und Schwangerschaftsuntersuchungen von besonderer Bedeutung.

Stets ist bei einer Nierenerkrankung auch eine Funktionsdiagnostik durchzuführen. Bei der Glomerulonephritis reicht die alleinige Bestimmung des Kreatinins nicht aus, weil die Clearance im kreatininblinden Bereich bereits erheblich eingeschränkt sein kann. Durch wiederholte Clearancebestimmung lassen sich wichtige Hinweise auf die Progredienz der Erkrankung gewinnen, die wiederum von erheblicher differentialdiagnostischer Bedeutung sind.

Die Indikation zur Nierenbiopsie ergibt sich heute vorwiegend aus differentialtherapeutischen und in geringerem Umfange aus prognostischen Überlegungen. Die Indikation zur Nierenbiopsie ist fast immer beim nephrotischen Syndrom gegeben.

Läßt sich bereits aus den klinischen – und Labordaten erkennen, daß eine Therapie nicht erforderlich ist, oder nur eine antihypertensive Behandlung indiziert ist, so erübrigt sich eine Nierenbiopsie. Dies gilt besonders für oligo- oder monosymptomatische Glomerulonephritiden (geringe Proteinurie und/oder Erythrozyturie) mit normaler Nierenfunktion, auch wenn eine endgültige differentialdiagnostische Klärung in diesen Fällen dadurch nicht möglich ist.

Sonographisch findet man parallel zur Verminderung der Clearance eine Abnahme der Nierengröße, gleichzeitig nimmt die Reflexdichte des Parenchyms zu. Mit Ausnahme der Renkulizeichnung finden sich keine erkennbaren Einziehungen an der Nierenoberfläche. Die für die einzelnen Formen der chronischen Glomerulonephritis wich-

tigen Befund und weiterführenden diagnostischen Maßnahmen sind in Tabelle 38.3 zusammengefaßt. Im Spätstadium einer Nierenerkrankung ist die Differentialdiagnose zwischen Glomerulonephritis, interstitieller Nephritis und vaskulärer Nierenerkrankung oft nicht mehr möglich. Die wichtigsten differentialdiagnostischen Hinweise erhält man dann aus der Anamnese. Auch die Nierenbiopsie führt dann nicht mehr zur Klärung, sie ist deshalb mit Ausnahme des Verdachtes auf RPGN bei Clearancewerten < 30 ml/min kontraindiziert.

Differentialdiagnose:
Sekundäre GN bei Systemerkrankungen,
Amyloidose,
GN bei Tumoren,
Myelomniere,
Schwangerschaftsgestose,
monosymptomatische GN – funktionelle Proteinurie, diabetische Glomerulosklerose.

Bei Niereninsuffizienz:
Chronisch interstitielle Nierenerkrankungen (besonders Pyelonephritis),
vaskuläre Schrumpfnieren,

2.3 Sekundäre Glomerulonephritis bei Systemerkrankungen

Zahlreichen Erkrankungen des rheumatischen Formenkreises, die Sarkoidose und auch hereditäre familiäre Erkrankungen, führen zu Glomerulonephritiden. Die Form der Glomerulonephritiden kann sowohl klinisch als auch histologisch recht unterschiedlich sein und reicht von der rapid progressiven Glomerulonephritis bis zu den verschiedenen Formen der chronischen Glomerulonephritis. Die bereits beschriebenen verschiedenen Formen der Glomerulonephritis können bei der gleichen Systemerkrankung auftreten. Zur Diagnose führen in der Regel einige charakteristische klinische Hinweise und beweisende immunologische bzw. histologische Befunde in anderen Organen. Die wichtigsten Befunde können hier nur kurz skizziert werden.

2.3.1 Lupus erythematodes (s. Kap. 9.3.1)

Leitsymptome sind Veränderungen der Haut, Befall der Gelenke und Polyserositis. Eine Protein-

urie findet sich in nahezu 100% der Fälle, ein nephrotisches Syndrom in ca. 30% und ein Hochdruck in ca. 50% der Fälle. Betroffen sind vorwiegend Frauen.

Labor: BSG erhöht, Anämie, Leukozytopenie,
Thrombozytopenie, C-3 erniedrigt, C-4 erniedrigt.
Beweisend sind Antikörper gegen doppelsträngige
DNS.

2.3.2 Panarteriitis nodosa (s. Kap. 9.3.6)

Bei dieser Erkrankung überwiegt das männliche
Geschlecht. Wichtigste Leitsymptome sind poly-
neuritische Beschwerden, Fieber, Hochdruck, Gewichtsabnahme, Arthralgien und meist stärkere
Beeinträchtigung des Allgemeinzustandes. Die
BSG ist (stark) erhöht. Eosinophilie, Leukozytose
und Anämie sind typische Blutbildveränderungen.
Bei der Nierenbiopsie sind fokale und zirkuläre
fibrinoide Gefäßnekrosen nachweisbar. Die Diagnose kann durch Muskel- und Hodenbiopsie gestellt werden. Beweiskräftiger ist der Nachweis von
kleinen Aneurysmen in der abdominellen oder
Nierenangiographie.

2.3.3 Wegener-Granulomatose (s. Kap. 9.3.7)

Die Erkrankung betrifft in der Mehrzahl der Fälle
Männer. „Chronische Infekte" des Respirations-
traktes bis hin zu Hämoptysen stehen im Vorder-
grund, bedingt durch nekrotisierende Granulome.
Histologisch findet sich hier eine nekrotisierende
Vaskulitis der kleinen Gefäße. Ähnliche Verände-
rungen finden sich auch in der Nierenbiopsie. Eine
Nierenbeteiligung findet sich in etwa 80% der
Fälle. Anti-polynukleäre zytoplasmatische Anti-
körper (APCA) positiv.

2.3.4 M. Schönlein-Henoch (s. Kap. 9.3.6)

Überwiegend bei Jugendlichen, besonders nach Infekten. Nach Einnahme von Pharmaka und bestimmten Arzneimitteln kommt es zu petechialen
Hautblutungen, betont an den unteren Extremitäten. Abdominelle Beschwerden mit intestinalen
Blutungen und Gelenkbeschwerden sind weitere
Hinweise für die Erkrankung.

Labor: Normale Thrombozyten und Gerinnungsfaktoren. IgA-haltige Kryoglobuline während der aktiven Phase. In Hautbiopsien finden
sich charakteristische Entzündungen der kleinen
Gefäße mit immunchemischem Nachweis von IgA.

2.3.5 Progressive Sklerodermie (s. Kap. 9.3.2)

Befällt vorwiegend Frauen. Die Erkrankung beginnt meistens mit einem Raynaud-Phänomen.
Neben dem Befall der Haut sind auch intestinale
Symptome, Polyarthritis, Muskelatrophie und
Herzbeteiligung charakteristisch. Zur Nierenbeteiligung kommt es im späteren Verlauf bei weniger
als 1/3 der Fälle. Befallen sind neben den Glomerula auch die Gefäße. Eine maligne Hypertonie
mit rascher Entwicklung einer Niereninsuffizienz
spricht für einen ubiquitären Befall der Gefäße mit
subintimalen Muzineinlagerungen und dadurch
bedingten Gefäßstenosen.

2.3.6 Polyarthritis rheumatica

In einem geringen Prozentsatz (3%) können Glomerulonephritiden auftreten. Wesentlich häufiger
ist bei der Polyarthritis rheumatica die Amyloidose.

2.4 Veränderungen der Glomerula bei Neoplasien und Stoffwechselkrankheiten

2.4.1 Glomerulonephritiden bei Tumoren

Bei verschiedenen Tumoren, besonders bei malignen Lymphomen, werden nicht selten Glomerulonephritiden beobachtet, die auf eine Alteration
des Immunsystems zurückgeführt werden. Die
Glomerulonephritiden verschwinden häufig unter
der Behandlung mit Zytostatika.

2.4.2 Plasmozytomniere (s. Kap. 9.1.4)

Bei etwa 20% aller Patienten mit Plasmozytom
kommt es zu einer Nierenschädigung. Zu Beginn
besteht häufig eine Overflow-Proteinurie von
Leichtketten (Bence-Jones-Proteine), die sich im-
munelektrophoretisch im Urin nachweisen lassen.
Diese Proteine können die Tubuli verschließen und

haben eine toxische Wirkung auf die Tubuluszellen mit konsekutiver Fremdkörpergranulombildung und interstitieller Nephritis. Darüber hinaus wird die Niere durch Hyperkalzämie und eine Amyloidose geschädigt. Die Amyloidose kann von sich aus zum nephrotischen Syndrom führen.

Nach Dursten, bzw. i.v. Pyelogramm kann es bei der Myelomniere zu einem irreversiblen akuten Nierenversagen kommen. Die Nierenerkrankung bzw. die Niereninsuffizienz ist besonders bei älteren Menschen das erste klinische Zeichen eines multiplen Myeloms.

2.4.3 Amyloidose der Nieren
(s. auch Kap. 9.2)

Die verschiedenen Formen der Amyloidose führen unterschiedlich häufig zur Nierenamyloidose.

Mit Zunahme der Amyloidablagerung steigt die Proteinurie. Ein nephrotisches Syndrom ist häufig der erste Hinweis auf eine Amyloidose. Durch Tubulusschädigungen kann es zur Polyurie und renalen Azidose kommen. Innerhalb von wenigen Jahren kommt es meistens zur Niereninsuffizienz.

Die Sicherung der Diagnose erfolgt im Biopsiepräparat aus der Rektumschleimhaut oder Niere.

2.4.4 Diabetische Nephropathie

Beim Diabetes mellitus werden Veränderungen an den Gefäßen, Interstitium und an den Glomerula beobachtet. An den Gefäßen finden sich Arterio- und Arteriolosklerosen. In Verbindung mit interstiellen Entzündungen kann es zur Papillennekrose und hierdurch wiederum zur aszendierenden Pyelonephritis kommen.

Die eigentliche diabetische Nephropathie ist die diabetische Glomerulosklerose (Kimmelstiel-Wilson). Die Krankheit ist durch eine große Proteinurie und nephrotisches Syndrom charakterisiert. Histologisch findet man eine diffuse Verdickung der Glomerulumkapillaren sowie diffuse und nodöse hyaline bis fibrinöse Ablagerungen. Die Abtrennung einer Glomerulonephritis mit nephrotischer Verlaufsform beim Diabetiker ist nur durch eine Nierenbiopsie möglich. Mit den derzeitigen gebräuchlichen diagnostischen Maßnahmen, Nachweis von Eiweiß durch Teststreifen oder Erkennung eines nephrotischen Syndroms wird die diabetische Nephropathie zu spät diagnostiziert. Die Erkrankung schreitet dann meistens rasch zur Niereninsuffizienz fort.

Durch die Bestimmung der Urin-Albumin-Exkretion mit Hilfe eines immunchemischen Assays (Elisa) läßt sich die diabetische Nephropathie im Frühstadium erkennen. Der Verdacht besteht beim Diabetiker, wenn mehr als 20 μg/min an Albumin ausgeschieden werden. Nach Mogensen lassen sich 5 Stadien der diabetischen Nephropathie nachweisen.

Im Stadium I besteht eine „Überfunktionshypertrophie" mit Zunahme des Glomerulumfiltrates und der Nierengröße. Eine Mikroalbuminurie kann zu dieser Zeit temporär bestehen. Dieses Stadium ist unter Insulintherapie reversibel.

Stadium II: Permanente Nierenschädigung ohne klinische Zeichen. Das Glomerulumfiltrat ist „wieder normal".

Stadium III: Das Glomerulumfiltrat ist zwar noch normal oder erhöht. Der Blutdruck ist erhöht und es besteht eine vermehrte Albuminausscheidung.

Stadium IV: Entspricht der bisherigen diabetischen Nephropathie mit deutlicher Proteinurie, gelegentlich nephrotischem Syndrom und Einschränkung des Glomerulumfiltrats.

Stadium V wird als Endstadium mit terminaler Niereninsuffizienz bezeichnet.

2.5 Nierenvenenthrombose

Die primäre Nierenvenenthrombose in Abwesenheit einer Nierenerkrankung tritt vorwiegend bei Kindern in Zusammenhang mit schweren Exsikkosen auf. Klinische Erscheinungen sind Flankenschmerzen, Hämaturie, Proteinurie. Häufig ist das Geschehen beidseitig und führt zur Oligurie und Anurie. Die Nierenvenenthrombose im Erwachsenenalter ist meistens sekundär und resultiert entweder aus einer aufsteigenden Kavathrombose oder ist Folge eines nephrotischen Syndroms vorwiegend bei (peri-) membranöser Glomerulonephritis. Man nimmt heute an, daß das nephrotische Syndrom die häufigste Ursache für eine Nierenvenenthrombose ist und eine Nierenvenenthrombose anderer Genese nicht zum nephrotischen Syndrom führt.

2.6 Proteinurie in der Schwangerschaft

Bei einer Proteinurie in der Schwangerschaft muß zwischen 3 Formen von Nierenerkrankungen unterschieden werden.

1. Präexistente Nierenleiden, die sich während der Schwangerschaft verschlechtern – **Pfropfgestose,**
2. **EPH** (Edema proteinuria hypertension)-**Gestose,** die nach der 32. Schwangerschaftswoche im 3. Trimenon auftritt. Gehäuft bei Erstgebärenden, Zwillingsschwangerschaften und Hydramnion. Bei der Blasenmole kann die EPH-Gestose bereits im ersten Drittel der Schwangerschaft auftreten.
3. **Erstmals während der Schwangerschaft auftretende Nierenerkrankungen.**

Die Proteinurie kann bei der Gestose bis zu 10 g betragen. Die Ödeme treten zunächst an den Knöcheln und Augenlidern auf. Häufig steht eine rasche Gewichtszunahme im Vordergrund. Da die normale Schwangerschaft eher mit niedrigen Blutdruckwerten einhergeht, sind bereits Blutdruckwerte von > 130/80 mm Hg als suspekt anzusehen. Kopfschmerzen, Erbrechen, Sehverschlechterung und hohe Blutdruckwerte bis zur hypertonen Krise sind alarmierende Zeichen einer **Eklampsie.** Dieses präeklamptische Stadium kann in das eklamptische Stadium mit Krämpfen und langanhaltender Bewußtlosigkeit übergehen. Im Verlauf einer EPH-Gestose kann sich auch ein akutes, oft irreversibles, Nierenversagen entwickeln.

Die sichere Differenzierung zwischen Pfropf- und EPH-Gestose ist oftmals erst post partum möglich. Bei der EPH-Gestose schwinden alle renalen Erscheinungen, während bei der Propfgestose die präexistente Nierenerkrankung weiter bestehen bleibt.

Labor: Während der Schwangerschaft steigt die Harnsäureclearance an. Ein im oberen Normbereich oder gar erhöhter Harnsäurewert im Serum ist deshalb ein empfindlicher Indikator für eine Verschlechterung der Nierenfunktion. Da auch die Clearance während einer normalen Schwangerschaft ansteigt, ist eine im unteren Normbereich gelegene Clearance bereits als eingeschränkt anzusehen.

Eine seltene aber bedrohliche Komplikation der Präeklampsie ist die sog. **Gestose Type B (Hellp-Syndrom: H**-hemolysis, **EL**-eleveted liver enzyme,

LP-low platelet counts). Bei diesen Patienten bestehen neben der EPH-Gestose eine Erhöhung des Bilirubins und der LDH, leichte Erhöhung der Transaminasen und eine Thrombozytopenie.

Äußerst selten können auch während der Schwangerschaft akute Nephritiden oder akute interstitielle Nephritiden auftreten, deren Verlauf wesentlich bedrohlicher als ohne Schwangerschaft ist. Die Kranken werden of oligurisch und es kommt rasch zum Anstieg der Retentionswerte.

Wesentlich häufiger ist die **Schwangerschaftspyelonephritis.** Die Patienten haben Flankenschmerzen, häufiger rechts als links, Fieber, eine geringe Proteinurie, Bakteriurie, Leukozyturie. Die Schwangerschaftspyelonephritis entwickelt sich oft aus einer asymptomatischen Bakteriurie.

2.7 Proteinurie bei interstitiellen Nephritiden

Eine geringgradige Proteinurie (< 3 g/Tag) findet sich bei allen abakteriellen und bakteriellen interstitiellen Nephritiden (Pyelonephritis). In der SDS-Gradientengelelektrophorese finden sich tubuläre Proteine.

Die abakterielle chronisch interstitielle oder tubulointerstitielle Nephritis verläuft zu Beginn fast immer asymptomatisch. Uncharakteristische Symptome, wie Kopfschmerzen, Abgeschlagenheit und Müdigkeit können über lange Zeit die einzigen Erscheinungen sein. Ein völlig symptomloser Verlauf bis hin zur Niereninsuffizienz ist nicht selten.

Als Ausdruck einer tubulären Schädigung können relativ frühzeitig eine starke verminderte Konzentrationsfähigkeit mit Polyurie und Polydypsie, eine Salzverlustniere mit niedrigen Serumnatriumwerten und eine renale Azidose auftreten. Bei einem Teil der interstitiellen Nephritiden entwickelt sich eine renale Hypertonie. Plötzliche Flankenschmerzen mit Koliken und Hämaturie, manchmal auch Polyurie, sprechen für eine Papillennekrose. Ist die interstitielle Nephritis bis dahin unbekannt, so werden diese Erscheinungen in der Regel zunächst als Kolik fehlgedeutet. Im i.v.-Pyelogramm finden sich dann häufig defekte oder fehlende Papillen.

Labor: Urin: geringgradige Proteinurie, tubuläre Proteine, Leukozyturie ohne Bakteriurie (Bakterien durch Superinfektion möglich), Ery-

throzyturie. Bei starker Erythrozyturie Verdacht auf Papillennekrose oder Urotheliom!
BSG, Natrium (Salzverlustniere), Kalium (Laxanzienabusus, Saluretikaabusus), pH (tubuläre Azidose);
Retentionswerte in Abhängigkeit von der Einschränkung der Niereninsuffizienz; Hb niedrig.
Röntgenologisch und sonographisch: beidseitige Verkleinerung der Nieren (Ausnahme: Strahlennephritis – einseitig). Narbige Einziehungen über den Papillen sprechen für eine abakterielle interstielle Nephritis.

Die Differenzierung der verschiedenen interstitiellen Nephritiden erfolgt am besten anamnestisch oder durch spezielle Befunde:

Erkrankung	*Befunde*
Phenazetinniere	Anamnese: Analgetikaabusus, Blässe und grau-fahles Hautkolorit, Nachweis von Methämoglobin, Nachweis von Acetaminophen im Urin im Spätstadium häufig Urotheliome
Gichtniere	Hyperurikämie, Gichttophi, Gichtanfälle
Kaliummangelnephropathie	Anamnese: Laxanzien- und Saluretikaabusus; Hypokaliämie, Pseudo-Bartter-Syndrom
Nephrokalzinose (Tumoren, Hyperparathyreoidismus, M. Boeck, Milch-Alkali-Syndrom u.a.)	Erkrankung mit Hyperkalzämie oder Hyperphosphatämie, Nephrolithiasis oder Nephrokalzinose im Röntgenbild
Strahlennephritis	Anamnese
Refluxnephropathie	Hinweise durch i.v. Pyelogramm, Beweis durch Miktionszystourethrogramm
Interstitielle Nephritis durch Schwermetalle	Anamnese, Nachweis von Blei, Kadmium und anderen Metallen in Blut und Urin
Interstitielle Nephritis durch Arzneimittel, z.B. Antikonvulsiva, Sulfonamide	Anamnese
Oxalose	Familienanamnese, schwere Mutilationen an Händen und Füßen, Sicherung durch Nachweis von Oxalsäuredrüsen im Gewebe

2.8 Persistierend auftretende Proteinurien

Extrarenale Proteinurie

▶ Prärenal. Bei prärenal bedingten Proteinurien besteht entweder eine Erhöhung der Plasmakonzentration von spezifischen Proteinen infolge einer pathologischen Überproduktion bzw. eines verringertes Abbaus. Nach glomerulärer Filtration dieser überschießenden Proteinmengen ist die maximale tubuläre Rückresorptionskapazität überschritten und es resultiert eine sog. Überlaufproteinurie.

Bei fast 80% der Plasmozytome werden Immunglobulinketten renal ausgeschieden. Seltenere Ursachen sind Myolyse, Hämolysen jeglicher Genese, H-chain-disease, Leberzirrhose und akute Leukämien.

Ferner können prärenale Proteinurien durch glomeruläre Permeabilitätsstörungen infolge zirkulatorischer Störungen bei Herzinsuffizienz und arterieller Hypertonie auftreten.

▶ Postrenal. Durch Harnweginfektionen und dadurch verursachter lokaler Immunglobulinproduktion und -sekretion sowie im Rahmen von Blutungen kann eine renale Proteinurie vorgetäuscht werden.

3 Leukozyturie und Bakteriurie

3.1 Einleitung und diagnostische Methoden

Bei Entzündungen in der Niere und den ableitenden Harnwegen kommt es zur Leukozyturie. Die Entzündungen können abakteriell (meistens steriler Urin) oder bakteriell (meistens mit Bakteriurie) bedingt sein. Aus diesem Grunde werden beide Urinbefunde gemeinsam besprochen.

Der normale Urin ist klar, farblos bis gelb und enthält 0–3 Leukozyten/mm^3. Der Blasenurin des Gesunden ist steril. Der distale Teil der Urethra kann mit Keimen besiedelt sein, deshalb ist bei der Urinuntersuchung der erste Urin zu verwerfen und der in der Mitte der Miktion gelassene Urin (Mittelstrahlurin) zu verwenden. Trüber, frisch gelassener Urin spricht für eine Infektion im Bereich der Harnwege. Die Trübung des kalten Urins ist häufig auf Ausfällung gelöster Substanzen zurückzuführen.

Mit dem Teststreifen lassen sich mehr als 10 Leukozyten/mm^3 erfassen. Bestimmt wird die aus den Leukozyten freigesetzte Peroxydase. Die Reaktion ist abhängig von der Osmolalität und dem pH-Wert des Urins. Zahlenangaben der Leukozyten im Sediment des Urins sind meistens nicht reproduzierbar, da Urinmenge, Dauer der Zentrifugation, g-Zahl, Aufschwemmungsvolumen, Schichtdicke und Blickfeld schlecht zu standardisieren sind. Es empfiehlt sich deshalb, die Leukozytenmenge nach vermehrt (+), zahlreich (+ +), und massenhaft (+ + +) anzugeben. Günstiger ist die Bestimmung der Leukozytenzahl im unzentrifugierten Urin nach Stansfeld-Webb. Man bestimmt die Leukozytenzahl in 5 Feldern mit einer Kantenlänge von 1 mm und multipliziert das Ergebnis mit 2; > 3 Leukozyten/mm^3 im Morgenurin sind pathologisch. Die Leukozytenzahl kann auch nach Addis pro Zeiteinheit berechnet werden. Der Morgenurin wird über 3 Stunden gesammelt und dann die Leukozytenzahl in einem bestimmten Volumen zentrifugierten Urins ermittelt. Aus diesem Wert wird die je Zeiteinheit ausgeschiedene Leukozytenzahl errechnet. Mehr als 500 000 Leukozyten/3 h sind pathologisch. Die Auswertung des Urins sollte im Phasenkontrastmikroskop erfolgen. Leukozytenzylinder sind für die Herkunft der Leukozyten aus den Nieren beweisend. Eine

Peroxydasefärbung der Leukozyten erleichtert die Diagnostik. Die vermehrte Ausscheidung von Zylindern spricht ebenfalls für eine Affektion der Nieren, ist aber von geringer differentialdiagnostischer Bedeutung.

Der einfachste Nachweis von Bakterien im frisch gelassenen Urin erfolgt durch Eintauchnährböden. Dabei ist bereits eine Differenzierung nach grampositiven und gramnegativen Keimen möglich. Man spricht von einer signifikanten Bakteriurie wenn bei 2 Untersuchungen > 100 000 Keime/ ml Urin ausgeschieden werden (Kass-Zahl). Die Keimzahlbestimmung in einem bakteriologischen Institut ist nur dann verläßlich, wenn frisch gelassener Urin oder gekühlt transportierter Urin untersucht wird. Unter für die Bakterien günstigen Bedingungen kann es innerhalb 20 min zur Verdoppelung der Keimzahl kommen. Die Differenzierung der Bakterien und die Resistenzbestimmung erfolgt im bakteriologischen Labor oder Institut. Für die bakteriologische Untersuchung sollte die Vulva bzw. Glans penis nur mit reinem Wasser gesäubert werden. Die Kontamination des Urins durch Desinfektionsmittel kann zu falschnegativen Befunden führen. Besteht die Möglichkeit einer bakteriellen Kontamination aus der Vagina oder Urethra, so kann der Urin durch Blasenpunktion gewonnen werden. Bei sorgfältiger Gewinnung des Mittelstrahlurins ist dies jedoch meistens nicht erforderlich. Keinesfalls sollte der Urin für die bakteriologische Untersuchung durch Blasenkatheter gewonnen werden! Eine Vielzahl der Infekte der ableitenden Harnwege und der Niere werden durch Blasenkatheter hervorgerufen. Die Gefahr der Superinfektion besteht insbesondere bei Erkrankungen der ableitenden Harnwege!

Die *häufigsten Keime* sind: Escherichia coli 40–75%, Enterokokken 6–15%, Proteus mirabilis 5–15%, Staphylokokken 3–9% (zunehmend), Serratien bis 3%, Klebsiellen 2–5%, Pseudomonas aeruginosa 1–7%, Enterobakter 1–3%.

Mischinfektionen sind zumeist Folge von Verunreinigungen. Im Blasenpunktionsurin finden sich weniger als 3% Mischinfektionen.

3.2 Leukozyturie ohne Bakteriurie

Eine anhaltende Leukozyturie bei sterilem Urin ist sehr verdächtig auf eine abakterielle interstitielle Nephritis. Der Nachweis von Bakterien schließt sie nicht aus, da in etwa 60% der Fälle irgendwann im Verlauf der Erkrankung eine Bakteriurie, sei es als Superinfektion oder als Kontamination des Urins beobachtet werden kann. Im Urin finden sich außerdem Erythrozyten und eine Proteinurie von < 3 g/Tag. Ein weiterer wertvoller Hinweis ist die vermehrte Ausscheidung von niedermolekularen Proteinen (tubuläre Proteine oder β_2-Mikroglobulin). Die Ursachen der abakteriellen interstitiellen Nephritis und ihre Differentialdiagnose werden unter 2.7 besprochen.

3.3 Leukozyturie ohne Bakteriurie und mit Miktionsbeschwerden

Eine Leukozyturie bei sterilem Harn und zystitischen oder urethritischen Beschwerden bedeutet, daß entweder eine sterile Entzündung vorliegt oder daß die Erreger mit den üblichen bakteriologischen Methoden nicht nachweisbar sind. Eine sterile Zystitis oder Urethritis tritt besonders unter folgenden Situationen auf:

1. Zytostatikaeinnahme, besonders Zyclophosphamid.
2. Radiotherapie.
3. Allergische Reaktionen
   auf Arzneimittel,
   auf Nahrungsmittel (Bier- und Weinurethritis).
4. Immunologische Reaktionen
   Reiter-Syndrom (Urethritis, Arthritis, Konjunktivitis,
   M. Behçet,
   eosinophile Zystitis, Eosinophile im Urin und Eosinophilie des Blutes,
   interstitielle Zystitis.
5. Neurogene Reizblase
   Blasentumor
   Blasenstein,
   chronische Prostatitis,
   traumatisch, auch Mikrotrauma bei Kohabitation.

Bei vielen Zystitiden und Urethritiden mit Leukozyturie ohne Erregernachweis in der üblichen Urinkultur handelt es sich um spezielle Infektionen: Gonokokken, Mykoplasmen, Trichomonaden, Chlamydien, Treponema pallidum, Tuberkulose, Herpesviren, Candida albicans (Diabetes mellitus, Zytostatikatherapie).

Für die Diagnose sind die Anamnese und der genaue klinische Befund von größter Bedeutung,

z.B. zytostatische Behandlungen und Strahlentherapie. Allergische Reaktionen lassen sich oft nur schwer durch Reexposition erfassen. Der M. Reiter und der M. Behçet sind im Zusammenhang mit Erkrankungen in anderen Organbereichen zu diagnostizieren. Die neurologische Reizblase tritt ebenfalls im Zusammenhang mit anderen neurologischen Erscheinungen auf. Die Diagnose ist nur dann schwierig, wenn die Blasen- und Harnröhrenerscheinungen die ersten Symptome der Erkrankung sind. Blasentenesmen verbunden mit gleichzeitiger Hämaturie, sind immer verdächtig auf eine Tuberkulose. Eine genaue Sexualanamnese und eine eitrige Urethritis führen oft zur Diagnose Gonorrhö. Auch bei in dieser Richtung „leerer" Anamnese sollte man bei einer Urethritis nie verabsäumen einen Urethralabstrich anzufertigen.

Ursache für Mykoplasmeninfektionen ist häufig eine aufwendige Genitalhygiene, insbesondere wenn das äußere Genitale mit Deodoranzien gereinigt wird. Der Nachweis von Mykoplasmen ist sehr aufwendig und zur Zeit nur an wenigen Instituten möglich. Die Verdachtsdiagnose läßt sich of ex juvantibus durch eine kurzzeitige Behandlung mit Tetrazyklinen erreichen.

Bei rezidivierenden Gonokken- und Trichomonadeninfektionen sollte man eruieren, ob auch die Sexualpartner ausreichend behandelt worden sind.

Durch sonographische Untersuchung der Blase lassen sich Tumoren und Steine erkennen. Ist eine Klärung der Erkankung bis dahin nicht möglich, sollte eine urologische Untersuchung der Urethra, Prostata und Blase erfolgen. Bei Frauen ist eine gynäkologische Untersuchung indiziert.

Der Nachweis von Bakterien schließt die erwähnten Erkrankungen nicht aus, weil eine Superinfektion möglich ist.

3.4 Bakteriurie ohne Beschwerden (asymptomatische Bakteriurie)

Von einer asymptomatischen Bakteriurie spricht man, wenn bei fehlenden klinischen Beschwerden und fehlender Leukozyturie eine signifikante Bakteriurie besteht. Diese häufige Form der Bakteriurie tritt vorrangig bei Frauen mit einer Inzidenz von 4–8% auf und wird auch bei Mädchen mit 1–2%iger Häufigkeit sowie gehäuft bei schweren konsumierenden Krankheiten beobachtet. Die Bakteriurie verschwindet häufig spontan oder läßt sich leicht durch Ansäuern des Urins bzw. Gabe von 1 Tabl. Bactrim forte beseitigen. Bei rezidivierender asymptomatischer Bakteriurie ist eine weitere Abklärung erforderlich, da sich häufig Harnabflußstörungen oder eine endokrine oder immunologische Störung als Ursache finden läßt.

In der Gravidität hat die asymptomatische Bakteriurie höhere klinische Bedeutung, weil sich bei etwa 30% eine Schwangerschaftspyelonephritis aus ihr entwickeln kann.

3.5 Leukozyturie und Bakteriurie ohne und mit klinischer Symptomatik

Tritt neben der Bakteriurie eine sichere Leukozyturie auf, ist der Harnweginfekt gesichert. Hinter diesem Befund kann sich auch ohne klinische Symptomatik eine Pyelonephritis verbergen. Die klinische Symptomatik gibt Hinweise auf den Ausgangspunkt der Entzündung oder durch sie bedingte Komplikationen. Da sich auch hinter einem klinisch asymptomatischen Harnweginfekt eine Pyelonephritis verbergen kann, ist stets eine genaue diagnostische Abklärung eines Harnweginfektes indiziert.

3.5.1 Urethritis

Die Urethritis äußert sich klinisch durch ein Jukken oder Brennen in der Harnröhre. Es findet sich ein wäßriger, weißlicher oder gelblich-eitriger Ausfluß. Die häufigste Ursache (45–50%) ist eine durch Staphylokokken oder Escericha coli ausgelöste Entzündung, die in den meisten Fällen durch Geschlechtsverkehr, Steine oder instrumentelle Eingriffe hervorgerufen wird.

Erreger der Urethritis

1. Bakterielle Urethritis: Staphylokokken, Escherichia coli, Proteus, Enterokokken,
2. Gonokokkenurethritis,
3. Trichomonadenurethritis,
4. Mykoplasmenurethritis,
5. Virusurethritis (besonders Herpes simplex),
6. Mykotische Urethritis (Candida albicans)

Diagnostisches Vorgehen: Inspektion des äußeren Genitales und Palpation des Dammes, rektale Untersuchung, bakteriologische und urodynamische Untersuchung.

Durch chronischen Verlauf, unzureichende oder falsche Behandlung können folgende Komplikationen auftreten: Harnröhrenstrikturen, Periurethritis, Cavernitis, Prostatitis und Epidydimitis.

3.5.2 Zystitis

Die häufigste Form der Zystitis ist die bakterielle Entzündung, vorwiegend mit gramnegativen, seltener mit grampositiven Keimen. Nicht durch diese Bakterien hervorgerufene Zystitiden wurden bereits unter 3.3 behandelt.

Bei der akuten Zystitis besteht oft auch Brennen beim Wasserlassen in der Urethra. Anders als bei der Urethritis haben die Patienten aber auch einen imperativen Harndrang, eine Pollakisurie und Schmerzen über der Symphyse oder im Unterbauch. Im jüngeren Alter wird die Erkrankung vorwiegend bei Frauen beobachtet, häufig nach Kälte- und Nässeexposition.

Bei rezidivierenden Zystitiden besteht nicht selten eine Urethralstenose, bevorzugt im Bereich des Orificium urethrae externum. Bei älteren Frauen sind häufig gynäkologische Erkrankungen, besonders eine Blasensenkung mit Restharnbildung Ursache einer Zystitis. Ein wichtiger Hinweis hierauf ist der Abgang von Urin beim Husten, Pressen und Bücken. Bei jungen Männern ist eine bakterielle Zystitis sehr selten. Sie nimmt im Alter mit Prostatahypertrophie und Restharnbildung zu

Die bakterielle Zystitis kann auch hämorrhagisch werden. Der Ausschluß einer Tuberkulose ist differentialdiagnostisch unbedingt erforderlich! Die allgemeine klinische Symptomatik ist gering. Fieber, BSG-Erhöhung und Leukozytose fehlen meist. Die Proteinurie ist gering.

Diagnostischer Weg: Urin: Eiweiß, Leukozyten, Bakterien, Erythrozyten. Keine Zylinder, wenig Eiweiß.

Blut: BSG normal, keine Leukozytose.

Sonographische Untersuchung: Ausschluß von Fremdkörpern – Steinen, Neoplasmen der Wand, Hypertrophie der Prostata, Restharnbestimmung.

Gynäkologische Untersuchung, urodynamische Untersuchung, Zystoskopie.

Häufig ist die Zystitis auf eine deszendierende Infektion bei chronischer Pyelonephritis zurückzuführen. Nicht selten ist die Symptomatik auf die Zystitis beschränkt oder die Zystitis steht ganz im Vordergrund.

3.5.3 Pyelonephritis

Die Pyelonephritis ist eine bakterielle tubulo-interstitielle Entzündung, die akut und chronisch verlaufen kann. Eine isolierte Erkrankung des Pyelons, die sog. Pyelitis, gibt es wahrscheinlich nicht. Die Hauptursache der Pyelonephritis ist die Aszension von Keimen über die Harnwege.

Mit Ausnahme der Schwangerschaft mit Weitstellung der Ureteren finden sich als Ursache der Pyelonephritis fast immer pathologische Veränderungen in den Harnwegen, wie Steine, Tumoren, Striktur, Obstruktion und Mißbildungen.

Auch präexistente Nierenerkrankungen, tubulo-interstitielle Nierenerkrankungen, metabolisch bedingte Nierenerkrankungen sowie hypertoniebedingte Nierenschädigungen erleichtern das Angehen von Infekten. Hämatogene Infektionen der Nieren sind seltener, gelegentlich soll es durch Aszension der Keime über die Lymphbahnen zu Pyelonephritis kommen können.

Akute Pyelonephritis

Die akute Pyelonephritis oder akute Exazerbation einer chronischen Pyelonephritis beginnt mit heftigen Schmerzen in einer oder beiden Nieren und geht meistens mit hohen Temperaturen einher. Die Palpation des betroffenen Nierenlagers bereitet heftige Schmerzen. Kinder klagen oft über einen periumbilikalen Schmerz. Häufig bestehen gleichzeitig eine Zystitis und Urethritis. Die Erkrankung tritt besonders bei akut auftretenden Abflußbehinderungen, Verweilkatheter in der Blase und nach urologischen Eingriffen auf.

Urin: Harn meistens trübe, häufig übelriechend, im Sediment finden sich Leukozyten, Bakterien, und – für eine Pyelonephritis beweisend – Leukozytenzylinder. Die Proteinurie beträgt < 3 g.

Die akute Pyelonephritis erfordert zwar eine sofortige antibiotische Therapie, vorher muß jedoch Urin für die Keimzahl, Keimart und Resistenzbestimmung abgenommen werden! Die Blutsenkung ist stark beschleunigt; es besteht eine Leukozytose. Die Sonographie gibt wichtige Hinweise über Stauung des Nierenbeckens – Pyonephrose. Intrarenale und paranephritische Abszesse lassen sich erkennen. Manchmal findet sich auch eine pararenale Flüssigkeitsansammlung (Eiter). Ebenfalls lassen sich sonographisch Steine gut erfassen. Die Computertomographie gibt im Prinzip die gleichen Hinweise wie die Sonographie. Nach Kontrastmittelgabe sind pyelonephritische Bezirke weniger stark kontrastiert.

Auch intrarenale Abszesse lassen sich manchmal besser erst nach Kontrastmittelgabe erfassen. Im i.v.-Pyelogramm sind Abflußbehinderungen, besonders im Späturogramm, zu erkennen. Schüttelfrost, Blutdruckabfall und Hinweise auf eine Verbrauchskoagulopathie (Thrombozytopenie, Prothrombin-, Antithrombin-III- und Fibrinogenverminderung, Koagulaseerhöhung und Vermehrung von Fibrinmonomeren). Ein diffuser Befall der gesamten Niere ist gelegentlich weder sonographisch noch computertomographisch zu erkennen. Bei noch bestehender Funktion der kontralateralen Niere scheidet die befallene Niere im i.v.-Pyelogramm meistens nicht mehr aus. Die Beweglichkeit des Zwerchfells auf der betroffenen Seite kann vermindert sein. Nicht selten besteht dann gleichzeitig eine basale Pneumonie. In seltenen Fällen kann bei der akuten Pyelonephritis Fieber fehlen.

Bei akuter Pyelonephritis mit septischem Schock ist immer die Nephrektomie indiziert. Da bei diffusem Befall der Nieren oft mit den bildgebenden Verfahren keine Veränderungen an den Nieren zu erkennen sind, muß bei septischem Schock mit Verbrauchskoagulopathie allein nach dem klinischen Befund, d.h. nach Schmerzhaftigkeit des Nierenbeckens, die Entscheidung zur Nephrektomie gestellt werden. Die Frage, ob es sich um eine akute oder eine akut exazerbierte chronische Pyelonephritis handelt, kann häufig erst nach Verschwinden der akuten Erscheinungen entschieden werden. Bei akuter Exazerbation finden sich ältere Veränderungen im Bereich der Nieren (kleine Nieren, Steine u.ä.). Bereits zu Beginn der Erkrankung stärker erhöhte Retentionswerte sprechen eher für eine akute Exazerbation einer chronischen Pyelonephritis.

Chronische Pyelonephritis (chronisch bakterielle interstitielle Nephritis)

Es handelt sich um einen chronischen bakteriellen Infekt der Nieren bei Abflußbehinderungen oder Abnormalitäten im Bereich der Harnwege (obstruktive chronische Pyelonephritis) oder präexistente Nierenschädigungen (nichtobstruktive chronische Pyelonephritis).

Die Ursachen der obstruktiven Pyelonephritis sind oben (3.5.3) aufgeführt. Begünstigende Faktoren der nicht obstruktiven chronischen Pyelonephritis sind Schwangerschaft, Diabetes, Hypertonie, chronische Obstipation und alle Formen der abakteriellen chronischen interstitiellen Nephritis. Frauen erkranken wesentlich häufiger an Pyelonephritis als Männer. Die chronische Entzündung und Progredienz der Erkrankung wird durch Exazerbation nicht abgeheilter Infekte, Reinfektionen, narbige Schrumpfung und immunologische Prozesse in den Nieren unterhalten.

Im Gegensatz zur akuten Pyelonephritis ist die Klinik äußerst vielfältig und uncharakteristisch. Nicht selten kann die Erkrankung asymptomatisch bis zum Endstadium der Niereninsuffizienz verlaufen. Kopfschmerzen, häufig durch Hochdruck oder Anämie bedingt, allgemeine Abgeschlagenheit, später Schwächegefühl und Übelkeit können die einzigen Symptome sein. Nicht selten wird die chronische Pyelonephritis bei der Abklärung einer erhöhten Senkung oder unklarer Fieberschübe entdeckt. Bei unklaren Rückenschmerzen muß auch an eine Pyelonephritis gedacht werden. Die Beschwerden können ein- und beidseitig auftreten.

Ein recht charakteristischer Hinweis auf eine chronische Pyelonephritis sind die Zeichen eines Harnweginfektes, insbesondere mit Zystitis und Urethritis. Viele Kranke im Endstadium einer Pyelonephritis berichten darüber, daß sie nur einmal in ihrem Leben an einem Harnweginfekt erkrankt seien. Dieser Harnweginfekt wurde ohne weitere Abklärung „behandelt". Da sich hinter jedem Harnweginfekt eine chronische Pyelonephritis verbergen kann, muß bei jedem Harnweginfekt eine Pyelonephritis ausgeschlossen werden. Häufige Angaben in der Anamnese sind Nierenkoliken und Steinabgänge sowie Fieber während der Schwangerschaft.

Laborbefunde: Der Harn enthält mäßig bis massenhaft Leukozyten. Leukozytenzylinder sind beweisend für eine interstitielle Pyelonephritis, sind aber kein konstanter Befund. Der Nachweis anderer Zylinder im Sediment ist unspezifisch, spricht aber doch für eine Nierenerkrankung. Die Zahl der Erythrozyten im Urin ist inkonstant, eine stärkere Erythrozyturie oder Hämaturie spricht für eine Papillennekrose. Die Proteinurie liegt < 3 g/Tag. In der SDS-Gradientengelelektrophorese finden sich tubuläre Proteine. Neben der Leukozyturie ist die Bakteriurie der entscheidende Befund. Der wiederholte Nachweis einer signifikanten Bakteriurie der gleichen Keime spricht dafür, daß die Keime aus dem Harntrakt stammen. Der temporär fehlende Nachweis von Keimen im Urin oder Keimzahlen < 100 000 sprechen nicht gegen eine Pyelonephritis. Bei zweifelhafter Bakteriurie sollte man Harn durch Blasenpunktion gewinnen. Die Differenzierung der Keime und Resistenzbestimmung muß unbedingt erfolgen. Eine antibiotische Behandlung ist bei der obstruktiven chronischen Pyelonephritis erst nach Beseitigung der Obstruktion indiziert.

Die Blutsenkung ist häufig stark beschleunigt. Die Elektrophorese zeigt meistens eine Vermehrung der γ-Globuline. Eine Leukozytose ist gelegentlich nachweisbar. Die Anämie nimmt mit steigenden Retentionswerten zu. Bei beidseitiger Pyelonephritis kommt es mit zunehmender Einschränkung der Nierenfunktion zum Anstieg der Retentionswerte und Abfall der Clearance. Die tubulären Partialfunktionen sind bei der Pyelonephritis oft recht frühzeitig beeinträchtigt: verminderte Konzentrationsfähigkeit, Salzverlustniere, renale Azidose. Auf einen Konzentrationsversuch sollte man wegen der Gefahr einer Exazerbation in Antidiurese verzichten.

Sonographisch können eine oder beide Nieren verändert sein. Bei Obstruktion ist das oder sind die Nierenbecken oft bis hin zur Hydronephrose erweitert und die Nieren zeigen narbige Einziehungen an der Oberfläche und sind bei fortgeschrittener Erkrankung verkleinert. Häufig finden sich Konkremente. Bei infravesikaler Obstruktion ist die Blasenwandung häufig verdickt. Es findet sich Restharn. Die Vergrößerung des Prostatamittellappens läßt sich bei gefüllter Blase gut sonographisch erfassen.

Im *i.v.-Pyelogramm* lassen sich Deformitäten der Kelche und Papillen erkennen. Narbige Einziehungen über den Kelchen sprechen für pyelonephritische Narben. Ureterdilatationen lassen sich am günstigsten im i.v.-Pyelogramm beurteilen. Verlagerung der Ureter spricht für eine extraureterale Kompression. Bei M. Ormond ist der obere Ureter dilatiert, der distale Teil durch die retroperitoneale Fibrose eingeengt.

Dilatation eines oder beider Ureteren spricht beim Erwachsenen für einen vesikoureteralen Reflux. In diesen Fällen sollte ein Miktionszystoureterogramm durchgeführt werden. Beim vesikoureteralen Reflux des Kindes können die Ureteren unauffällig sein.

Die *computertomographische Untersuchung* ist indiziert, wenn die Verlagerung des Ureters durch Sonographie nicht geklärt werden kann. Meistens bringt die computertomographische Untersuchung keine zusätzlichen diagnostischen Hinweise.

Im Endstadium der Niereninsuffizienz ist die differentialdiagnostische Klärung der Genese oft nicht mehr möglich. Die Anamnese bringt dann noch die besten differentialdiagnostischen Hinweise.

Eine *Nierenbiopsie* ist bei der Pyelonephritis wegen der zirkumskripten Entzündung nicht angezeigt.

4 Hämaturie – Erythrozyturie

Unter Hämaturie versteht man die makroskopisch sichtbare Beimengung von Blut zum Urin, unter Erythrozyturie den mikroskopischen Nachweis von Erythrozyten im Urin (Mikrohämaturie = Erythrozyturie). Bereits wenige Milliliter Blut bewirken eine starke Rotfärbung des Urins. Eine Rotfärbung des Urins tritt auch durch Hämoglobin, Myoglobin, Porphyrine, bestimmte Nahrungs- und Arzneimittel auf. Blutbeimengungen können im Verlauf des gesamten Harntraktes auftreten. Bestehen Zweifel über die Herkunft des Blutes, kann die Dreigläserprobe wichtige Hinweise geben. Bei Blutungen aus dem infravesikalen Bereich zeigt die erste Urinprobe die stärksten blutigen Beimengungen. Bei Blutungen aus der Blase ist besonders die letzte Urinportion am stärksten blutig tingiert. Eine in allen Portionen gleichmäßige Hämaturie spricht für eine renale Blutung. Eine Erythrozyturie läßt sich am einfachsten durch Teststreifen nachweisen. Der Test ist etwa ab 5 Erythrozyten/mm^3 positiv. Auch bei Hämoglobin- und Myoglobinausscheidung spricht dieser Test an. Eine punktförmige oder inhomogene Verfärbung spricht für eine Erythrozyturie. Bei positivem Befund sollte auch das Urinsediment im Phasenkontrastmikroskop untersucht werden. Erythrozytenzylinder sind beweisend für die Herkunft der Erythrozyten aus der Niere. Auch stark verformte Erythrozyten sprechen für eine Herkunft aus den Nieren.

Im hypertonen Urin schrumpfen die Erythrozyten; sie hämolysieren im hypotonen Urin. Man findet dann nur noch Erythrozytenschatten. Die quantitative Bestimmung der Erythrozyten im Urin entspricht der quantitativen Leukozytenbestimmung (s. 3.1). Mehr als 3 Erythrozyten/mm^3 oder mehr als 100 000 Erythrozyten/h sind als pathologisch anzusehen. Da Hämaturien intermittierend auftreten können, sollte eine anamnestisch

angegebene Hämaturie auch dann weiterverfolgt werden, wenn der aktuelle Urin unauffällig ist!

Alter, Geschlecht und Anamnese sind richtungweisend für die Differentialdiagnose der Hämaturie.

Differentialdiagnose der Hämaturie. Bei Kindern ist die Ursache für eine Hämat- oder Erythrozyturie in 40–50% eine Glomerulonephritis. Bei Fieber und Schmerz in der Flanke sowie Miktionsbeschwerden kann eine Hämaturie in Zusammenhang mit einem Harnweginfekt auftreten. Stoffwechselstörungen, verbunden mit Hyperkalziurie, Zystinurie oder Hyperoxalurie können ebenfalls zur Hämaturie oder Erythrozyturie führen. Hämaturien können dann auch Folgen eines Blasensteines, insbesondere bei Zystinurie, sein. Blutungen zusammen mit petechalen Blutungen im Bereich der Unterschenkel können ein Hinweis auf eine Purpura Schönlein-Henoch sein. Blutige Diarrhöen können sowohl beim M. Schönlein-Henoch als auch beim hämolytisch-urämischen Syndrom auftreten. Tritt eine Hämaturie nach schweren Diarrhöen auf, so kann die Ursache eine primäre renale Venenthrombose sein.

Hämaturien in der frühen Kindheit bis etwa 2. Lebensjahr sollen auch an einen malignen Tumor, insbesondere Wilms-Tumor oder Rhabdomyosarkom im Bereich der Harnwege denken lassen. Weitere seltene Ursachen sind Hämangiome der Niere oder Blase, gelegentlich verbunden mit einer Verbrauchskoagulopathie (Kasabach-Merritt-Syndrom). Richtungsweisend sind dann Hämangiome in anderen Körperregionen.

Posttraumatisch können Blutungen aus der Niere oder den ableitenden Harnwegen auftreten. Man sollte auch daran denken, daß Manipulationen im Bereich der Harnwege eine schwer zu diagnostizierende Ursache für eine Hämaturie sein können.

Beim Erwachsenen muß die Hämaturie mit zunehmendem Alter immer mehr als Hinweis auf einen möglichen Tumor gewertet werden. Bei jeder unklaren Hämaturie muß deshalb so lange nach dem Tumor gefahndet werden, bis dieser erkannt oder eine andere Ursache gefunden wurde. Dabei muß zwischen einer Hämaturie aus dem oberen oder unteren Harntrakt differenziert werden.

Eine Hämaturie verbunden mit kolikartigen Schmerzen in der Flanke, in den Unterbauch ausstrahlend, wird am häufigsten durch Harnleitersteine verursacht. Aber auch Koagel durch Blutungen der verschiedensten Herkunft können zur Kolik führen. Papillennekrosen bei Phenacetinabusus oder Diabetes mellitus – bei Afrikanern auch Sichelzellerkrankungen – können mit Kolik und Hämaturie einhergehen. Überwiegend bei älteren Menschen kann es durch Nierenarterienembolie und Niereninfarkt zu Schmerzen in der Flanke und Hämaturie kommen. Meistens findet sich bei diesen Kranken eine absolute Arrhythmie. Hämaturien, gelegentlich auch mit Kolik, können bei marcumarisierten Kranken auftreten und dann bei absoluter Arrhythmie differentialdiagnostisch Schwierigkeiten zum Niereninfarkt bereiten.

Hämaturien verbunden mit suprapubischen Schmerzen und Miktionsbeschwerden treten bei Frauen besonders bei hämorrhagischen Zystitiden auf. Die häufigste Ursache hierfür sind bakterielle Infekte. Gleichzeitig bestehendes Fieber ist ein Hinweis auf eine Pyelonephritis.

Die gleichen Symptome – Hämaturie, Dysurie und Fieber – können beim Mann auch ein Hinweis für eine Prostatitis oder einen Prostataabszeß sein.

Jede Hämaturie mit heftigen Blasenbeschwerden ist verdächtig auf eine Tuberkulose.

Zyklisch auftretende Hämaturien bei der Periode lassen an eine Endometriose denken.

Bestimmte Arzneimittel, besonders Cyclophosphamid, Antikoagulanzien und bestimmte Gifte, z.B. Kantaridin, können zur Hämaturie führen.

Schließlich sei darauf hingewiesen, daß starke körperliche Belastungen eine Erythrozyturie und manchmal auch Hämaturie hervorrufen können (Marschhämaturie).

4.1 Tumoren

Eine Hämaturie meistens ohne Schmerzen, gelegentlich auch verbunden mit Koliken durch Koagel, ist häufig das erste Symptom eines Nierentumors.

Palpabel sind häufig **Zystennieren**. Die Hämaturie erfolgt durch Einblutung in die Zysten. Die Diagnose ist rasch durch den sonographischen Nachweis von fast immer beidseitigen Zystennieren zu erbringen. Besteht noch keine Niereninsuffizienz, findet sich gewöhnlich eine Polyglobulie.

Nierenzysten sind selten palpabel, sie werden meistens als Nebenbefund bei sonographischen oder computertomographischen Untersuchungen gefunden. Eine Hämaturie ist bei Zystennieren äu-

ßerst selten; eher kommt es zu im Urin nicht erkennbaren Blutungen in die Nierenzysten. Die Diagnose Nierenzysten sollte man deshalb nicht als Erklärung für eine Hämaturie gelten lassen. Es besteht weiterhin der Verdacht auf einen Tumor!

Klinisch **gutartige Nierentumoren** werden nur selten, vorwiegend bei der Autopsie, gefunden. Dabei handelt es sich um Lipome, Angiolipome, Fibrome, Rindenadenome, Hämangiome, Leiomyome, Chondrome, Lymphangiome und Neurofibrome. Angiomyolipome bzw. Hämatoblastome sind in der Mehrzahl der Fälle mit einer tuberösen Hirnsklerose und einem Adenoma sebaceum der Haut vergesellschaftet.

Etwa 85% aller **malignen Nierentumoren** sind Adenokarzinome (Hypernephrom), die etwa 1–2% aller bösartigen Geschwülste des Erwachsenen in Europa ausmachen. Sie finden sich beim Mann etwa doppelt so häufig wie bei der Frau. Das embryonale Adenosarkom (Wilms-Tumor) ist ein Tumor besonders des frühen Kindesalters.

Seltene Tumoren der Niere sind vom Bindegewebe, Fett und der Muskulatur ausgehende **Sarkome**. Ursprungsgewebe der Sarkome kann auch die Nierenkapsel sein. Klinisch fallen neben der Hämaturie häufig auch ein Druckgefühl im Nierenlager, bei größeren Tumoren eine Gewichtsabnahme, allgemeines Krankheitsgefühl und gelegentlich Temperaturen auf. Nur etwa 20% der Tumoren sind tastbar. Nicht selten werden die ersten klinischen Symptome durch Metastasen, vorwiegend in Skelett, Leber, Schädel und Lunge hervorgerufen. Durch Tumorkompression der Nierenarterie kann eine renovaskuläre Hypertonie ausgelöst werden.

Laborbefunde: Im Urin findet sich häufig (60%) eine Erythrozyturie. Auch ein normaler Urinbefund spricht nicht gegen einen Nierentumor. Die Hämaturie ist häufig nur transitorisch.

Die Senkung ist mäßig beschleunigt. Häufig besteht eine Polyzytämie durch vermehrte Erythropoetinsekretion im Rahmen eines paraneoplastischen Syndroms.

Mit den modernen *bildgebenden Verfahren* läßt sich ein Nierentumor in etwa 98% der Fälle sichern, am häufigsten durch den sonographischen Nachweis einer Raumforderung im Bereich der Niere. Größere Nierentumoren lassen sich durch Unterbrechung der Nierenkontur erkennen. Im i.v.-Pyelogramm sprechen insbesondere Kelchverlagerungen und Kompressionen des Pyelons für einen Tumor. Kleinere Tumoren sind oft nur durch eine Computertomographie festzustellen.

Auch durch die Angiographie können besonders kleine Tumoren gut erfaßt werden. Im Zweifelsfalle kann Angiotensin II intraarteriell injiziert werden. Im Gegensatz zu den normalen Nierenarterien kontrahieren sich die Tumorgefäße danach nicht. Nur bei berechtigtem Zweifel ist eine Feinnadelbiopsie zur weiteren Diagnostik erforderlich. Eine retrograde Diagnostik ist fast immer überflüssig.

Die Symptomatik der **Tumoren des Nierenhohlsystems** und des **Harnleiters** ist ähnlich wie beim Nierentumor, d.h. Hämaturie in ca. 80%. Ein wichtiger anamnestischer Hinweis ist ein Phenacetinabusus, da die Urothelkarzinome, die etwa 90% aller Nierenbecken- und Ureterkarzinome ausmachen, bei Phenacetinabusus 80mal häufiger als bei Normalpersonen vorkommen. Sonographisch findet man größere Tumoren des Nierenbeckens und bei Uretertumoren häufig eine Stauung des Nierenbeckens. Urotheliome können am ehesten im i.v.-Pyelogramm erkannt werden. Gezielte computertomographische Untersuchungen erhärten oft die Diagnose eines Urothelioms.

Zytologische Untersuchungen des Harns sind bei allen Tumoren der Nieren und ableitenden Harnwege indiziert. Bei Phenacetinnieren sollten sie in jährlichem Abstand durchgeführt werden. Häufig ist der zytologische Befund richtungweisend. Manchmal läßt sich der Tumor erst im retrograden Pyelogramm auffinden.

Das Kardinalsymptom des **Blasenkarzinoms** ist die Hämaturie, die in 80% aller Fälle auftritt. Darüber hinaus bestehen oft Miktionsbeschwerden, Pollakisurie, suprapubische und Rückenschmerzen. Das Blasenkarzinom ist eine Erkrankung des höheren Lebensalters und tritt bei Männern häufiger als bei Frauen auf. Anamnestisch ist die Belastung mit kanzerogenen Substanzen, besonders Naphthalin und Nitrosaminen von Bedeutung. Gehäuft tritt es ebenfalls bei Phenacetinabusus, Pfeifenrauchern und nach Zystostatikagabe auf. 96% der Blasentumoren sind epitheliale Tumoren, die übrigen Tumoren wachsen vorwiegend aus der Prostata, dem Dickdarm und vom Genitale in die Blase ein.

Bei allen auf einen Blasentumor hinweisenden Symptomen sollte die Diagnose sofort durch eine Zystoskopie abgeklärt werden!

Gelegentlich sind größere Blasentumoren, besonders papillär wachsende Karzinome, auch sonographisch zu erkennen. Bei klinisch stummer Hämaturie muß bei negativen Befunden im Bereich der Niere und der ableitenden Harnwege immer zum Ausschluß eines Blasentumors auch eine Zystoskopie durchgeführt werden!

Das **Prostatakarzinom** führt nur selten durch Infiltration der Blase zur Hämaturie.

Tumoren im Bereich der Harnröhre verursachen häufig blutigen Ausfluß. Sie bewirken Miktionsbeschwerden und unterbrechen den Harnstrahl. Tumoren der weiblichen Urethra und der vorderen männlichen Urethra sind in der Regel gut tastbar.

4.2 Urolithiasis

Harnleitersteine bereiten durch ihre charakteristische Symptomatik heftige kolikartige Schmerzen und Hämaturie bzw. Erythrozyturie keine größeren differentialdiagnostischen Schwierigkeiten. Sitzt der Stein im oberen Drittel, strahlen die Schmerzen mehr in den Rücken aus, im unteren Drittel ins Genitale bzw. in die Innenseite des Oberschenkels.

Blutkoagel, Papillennekrosen und auch allergische Reaktionen des Ureters können eine ähnliche Symptomatik hervorrufen. Bei anatomischer oder funktioneller Einnierigkeit kann es durch Nierensteine zur Anurie kommen. Das Auftreten von Temperaturen spricht für eine stauungsbedingte Pyelonephritis. Große Steine im Pyelon lösen ein dumpfes Druckgefühl im Nierenlager aus. Es bestehen eine Erythrozyt- und Leukozyturie, häufig auch eine Bakteriurie. Blasensteine verursachen häufig Miktionsbeschwerden. Ventilsteine können das Orificium urethrae internum verlegen und den Urinstrom plötzlich blockieren. Sonographisch lassen sich Nierenbeckensteine leicht durch das Schallauslöschungsphänomen ausmachen. Bei Uretersteinen ist das Nierenbecken häufig gestaut. Blasensteine lassen sich ebenfalls leicht sonographisch erkennen, Uretersteine häufiger auf der Nierenleeraufnahme. Das i.v.-Pyelogramm zeigt meist auf der Seite des Steins eine Ausscheidungsstörung. Auf der Spätaufnahme findet sich oberhalb des Konkrementes eine Dilatation des Ureters und des Nierenbeckens. Oft läßt sich der Stein erst auf dieser Aufnahme mit Sicherheit ausmachen. Die Bewegung des einmal ausgemachten Steins läßt sich auf später angefertigten Leeraufnahmen leichter verfolgen.

Kristalle im Urin können einen Hinweis auf die Zusammensetzung des Konkrementes geben. Der Urin sollte durch ein Sieb entleert werden, um den Stein für die chemische Analyse zu gewinnen.

4.3 Infektionen

Im Verlaufe vieler Infektionen kommt es zu einer Hämaturie. Jede Hämaturie unklarer Genese, insbesondere aber bei Miktionsbeschwerden, ist verdächtig auf eine **Urotuberkulose**. Säurefeste Stäbchen lassen sich im Urin nur selten nachweisen. Die Beimischung von säurefesten nicht pathogenen Smegmabakterien kann differentialdiagnostische Schwierigkeiten bereiten. Für die Untersuchung auf Tuberkulose sollten 3 getrennte Urinproben zur kulturellen Untersuchung eingesandt werden.

Kleinste Kalkablagerungen im Nierenparenchym, die sich im i.v.-Pyelogramm margaritenförmig um einen Kelch anordnen können, sind verdächtig auf eine beginnende Nierentuberkulose. Auch Kelchhalsstenosen geben einen Hinweis auf eine mögliche Nierentuberkulose. Kavernen, besonders mit Verkalkungen, machen die Diagnose wahrscheinlich. Ein wichtiger Hinweis auf eine Urotuberkulose ist eine prävesikale Ureterstenose.

Der Übertritt von Kontrastmittel beim Zystourethrogramm in die Prostata und der Nachweis von Prostatakavernen ist sehr verdächtig auf eine Urogenitaltuberkulose. Dieser Befund ist oft mit Veränderungen an der Samenblase und perlschnurartigen Verdickungen im Bereich des Ductus deferens vergesellschaftet. Besteht röntgenologisch der Verdacht auf eine Urotuberkulose, sollte beim Mann Prostataexprimat und bei der Frau auch Menstrualblut auf Tuberkelbakterien untersucht werden. Bei nicht geimpften Kranken ist der positive Tine-Test oder Tuberkulintest ein wichtiges frühdiagnostisches Zeichen.

4.4 Vaskuläre Hämaturie und Erythrozyturie

Besonders bei älteren Patienten kann ein **Niereninfarkt** zur Hämaturie führen. Die Kranken klagen meistens über anhaltende Schmerzen in der Flanke. Im Urin findet sich kurzzeitig eine Hämaturie oder Erythrozyturie. In der Mehrzahl der Fälle wird die Diagnose nicht gestellt. Bei Kranken mit absoluter Arrhythmie und der oben geschilderten Symptomatik sollte der Verdacht auf einen Niereninfarkt ausgesprochen werden.

Sonographisch sollte man unbedingt einen Nierentumor, einen Nierenstein oder die Stauung des Pyelons durch einen Ureterstein ausschließen. Nicht selten kommt es im Anschluß an einen Niereninfarkt zum Blutdruckanstieg.

Bei alten Patienten wird man bei ungestörter Diurese und gleichbleibenden Retentionswerten die Diagnostik nach der Sonographie abbrechen. Bei jungen Patienten und Verdacht auf eine **Nierenarterienembolie** muß umgehend, am besten durch eine digitale Subtraktionsangiographie, die Diagnose geklärt werden. Eine Angiographie ist nicht empfehlenswert, weil man sich dadurch die Möglichkeit zur systemischen Lyse verbaut. Nach 8 h ist meistens die Niere irreversibel geschädigt. Bei beidseitiger Nierenarterienembolie, die auch sukzessive auftreten kann, kommt es zur Oligoanurie. Bei Hypertonikern findet man häufig eine Erythrozyturie als Folge einer **benignen Sklerose**, gelegentlich verbunden mit einer geringgradigen Proteinurie. Die differentialdiagnostische Abgrenzung gegenüber einer oligosymptomatischen Nephritis ist in diesen Fällen äußerst schwierig. Da sich außer der antihypertensiven Therapie keine weiteren therapeutischen Konsequenzen ergeben, wird man auf eine Nierenbiopsie verzichten.

Für eine benigne Sklerose mit Erythrozyturie spricht, wenn 2–3 Monate nach Normalisierung des Blutdrucks Erythrozyturie und Proteinurie verschwunden sind.

4.5 Anhang: Hodentumoren

Bei einigen Patienten kann eine Hämaturie Hinweis auf einen Hodentumor sein. Viel häufiger allerdings ist die Beschwerdeangabe eines Schweregefühls, das vom Hoden bis in die gleichseitige Leiste zieht. Schmerzen treten gewöhnlich in leichter Form bei etwa einem Drittel der Patienten auf. Plötzlich intensive Schmerzen können auf eine Einblutung oder Infarzierung hinweisen.

Die Hodenschwellung wird in seltenen Fällen nur zufällig bei einer ärztlichen Untersuchung, häufiger vom Patienten selbst festgestellt. Der Befund sollte nicht als Hydro- oder Hämatozele fehlinterpretiert werden, wenngleich sich ein Hodentumor auch einmal durch eine plötzlich auftretende Begleithydrozele bemerkbar machen kann.

Differentialdiagnostisch sind besonders die Epididymitis (Schmerzen und Schwellung) abzugrenzen, welche als Fehldiagnose gelegentlich längere Zeit antibiotisch behandelt wird mit der Folge einer Verschleppung der richtigen Diagnose. Auszuschließen sind andere maligne Hodengeschwülste wie Lymphome oder leukämische Infiltrate, sowie gelegentlich auch Tumormetastasen.

Diagnostisch hilfreich sind neben der Anamnese eines nichtdeszendierten Hodens und dem Lokalbefund insbesondere die Tumormarker α-Fetoprotein und β-HCG, geringer auch CEA. Über die Ausdehnung des Tumors (Lymphknoten, insbesondere im Abdominalbereich) sollte besonders im Hinblick auf die Therapie rasch entschieden werden.

5 Änderung der Urinmenge

5.1 Polyurie

Das Verständnis der Polyurie setzt Kenntnisse über den Mechanismus der Wasserausscheidung voraus. Eine genaue Grenze für den Beginn der Polyurie existiert nicht. Von Polyurie spricht man, wenn mehr als 3 500 ml Urin/Tag oder 150 ml/h ausgeschieden werden. Bei akutem Nierenversagen ist der Beginn der polyurischen Phase bereits mit 2 000 ml definiert.

Man kann zwischen temporärer und permanenter Polyurie unterscheiden. Bei der Mehrzahl der Patienten mit Polyurie überschreitet die Diurese nicht 5 l pro Tag. Nur bei bestimmten Formen der Polyurie, besonders der psychogenen Polyurie, Diabetes insipidus und temporär bei postobstruktiver Polyurie werden Ausscheidungen bis zu 20 l und mehr pro Tag beobachtet. Bei ungestörtem Durstgefühl und unbehindertem Zugang zur Flüssigkeit entwickelt sich keine Exsikkose und damit bleiben auch die subjektiven Erscheinungen gering.

Um 3,5 l Urin auszuscheiden, sind unter Berücksichtigung der Perspiratio insensibilis mindestens 4 l Flüssigkeit pro Tag aufzunehmen. Die Kranken müssen über den ganzen Tag verteilt ge-

häuft Wasser lassen. Bei der Miktion treten keine Beschwerden auf.

Die Ursache der *Nykturie*, bei der es nur nachts zu vermehrtem Wasserlassen kommt, ist eine Rechtsherzinsuffizienz. Die über Tag vermindert ausgeschiedene und damit eingelagerte Flüssigkeitsmenge wird während der nächtlichen Rekompensation des Herzens ausgeschieden.

Eine Hypoosmolalität des Plasmas tritt meistens erst bei einer Flüssigkeitsaufnahme und Diurese über 12 l auf. Die Hypoosmolalität bewirkt Übelkeit, Erbrechen, Krämpfe, Durchfälle, Kopfschmerzen, psychische Störungen und letzlich Bewußtlosigkeit.

Zur Beurteilung einer Polyurie bzw. Polydypsie sind folgende Laborparameter erforderlich:

Urin: Menge pro Zeiteinheit, Osmolalität, Na, Kreatinin (für Clearance).

Plasma: Osmolalität; Na, K, Ca, Cl, pH-Wert, Kreatinin, Harnstoff, Glukose. Die Osmolalität (mosm/kg H_2O) läßt sich annähernd aus folgenden Werten berechnen: mosm/kg = 2 · mmol Natrium + mmol Harnstoff + mmol Glukose. Beispiel: 2 · 140 + 7 + 6 = 193 mosm/kg (Abweichung zur gemessenen Osmolalität ca. + 10 mosm). Diese Formel gilt nicht bei intravenöser Zufuhr osmotischen Gutes, z.B. Mannit.

Wichtig für die Beurteilung der Polyurie ist der *Durstversuch*. Bei Polyurien über 5 l/Tag sollte der Durstversuch stationär im Laufe des Tages unter Kontrolle von Puls, Blutdruck und Gewicht durchgeführt werden. Man sollte ihn nicht über 12 h ausdehnen. Dabei sollte der Flüssigkeitsverlust 3% des Körpergewichtes nicht überschreiten. Die Urinmenge und die Osmolalität des Urins werden stündlich, die Plasmaosmolalität alle 3 h bestimmt. Der Versuch wird fortgesetzt bis die Urinosmolalität 1 000 mosm/kg oder ein gleichbleibendes Niveau erreicht hat. Bleibt die Osmolalität vermindert, sollte auf dem Plateau der Osmolalität eine Testdosis ADH (Pitressin) bzw. das Vasopressin analogon Minirin verabfolgt werden. Ein beträchtlicher Anstieg der Urinosmolalität demonstriet einen ADH-Mangel. ADH kann heute, wenn auch noch kostspielig, mit Hilfe eines Radioimmunassays bestimmt werden. Die Bestimmung im Serum sollte am Ende des Durstversuches vor der ADH-Gabe erfolgen. Die Stimulation der ADH-Sekretion läßt sich auch durch die Infusion einr 2,5%igen Kochsalzlösung erreichen. Diese als Carter-Robbins-Hickey-Hare-Test bekannte Untersuchung hat durch einen Dosierungsfehler zu einem Zwischenfall geführt und sollte aus diesem Grunde nur unter engmaschiger Kontrolle durchgeführt werden.

5.1.1 Temporäre Polyurie

Die temporäre Polyurie kann wenige Stunden oder Tage anhalten. Die Ursachen der temporären und permanenten Polyurie unterscheiden sich nicht prinzipiell.

Ursachen	Wirkungsmechanismus
Physiologische Ursachen	
Exzessive Flüssigkeitszufuhr	Wasserdiurese (Hemmung ADH-Sekretion)
Übermäßiger Eiweißgenuß	osmotische Diurese
Alkoholgenuß	Hemmung der ADH-Produktion
Diagnostische und therapeutische Maßnahmen	
Kontrastmittel	osmotische Diurese
Parenterale Ernährung	osmotische Diurese
Osmotische Diuretika	osmotische Diurese
Kochsalz- und Bikarbonatzufuhr	Erhöhung des Plasmavolumens und des Glomerulumfiltrates
Renale Erkrankungen	
Akutes Nierenversagen	polyurische Phase ADH refraktär
Postobstruktive Diurese	osmotische Diurese und tubuläre Schädigung

5.1.2 Permanente Polyurie

Im Gegensatz zur temporären Polyurie kann die permanente Polyurie erhebliche differentialdiagnostische Schwierigkeiten bereiten.

5.1.3 Psychogene Polydypsie

Die Patienten trinken abundante Mengen an Flüssigkeit. Die Diurese kann über 20 l ansteigen. Die Schwierigkeit der Diagnostik besteht darin, daß die Patienten häufig diese Flüssigkeitsaufnahme leugnen. Durch die Zufuhr osmotisch freien Wassers kann eine ausgeprägte Hypoosmolalität des Plasmas entstehen. Hierdurch werden schwere neurologische und psychiatrische Symptome ausgelöst bis hin zu Krämpfen und Bewußtlosigkeit. Der Urin ist meistens hypoton, kann aber bei exzessiver Diurese durch Überspielen des Verdünnungsmechanismus isoton werden. Im Durstversuch steigen Plasma- und Urinosmolalität an. Bei Verdacht auf eine psychogene Polydypsie muß der Durstversuch stationär unter ständiger Überwachung des Patienten durchgeführt werden. Häufig ist eine Sedierung der Patienten erforderlich.

5.1.4 Diabetes insipidus

Beim Diabetes insipidus ist durch eine Schädigung des Hypothalamus oder der Neurohypophyse die Sekretion bzw. Freisetzung von ADH um mehr als 90% vermindert. Bei ungestörter Nierenfunktion kommt es zur Ausscheidung eines hypotonen Urins. Bei Kranken mit adäquater Durstreaktion und ausreichender Flüssigkeitszufuhr kommt es zur Polyurie und Polydypsie bei normaler Plasmaosmolalität. Bei gestörtem Durstmechanismus oder ungenügender Wasserzufuhr, besonders bei Kindern kommt es zum Anstieg der Plasmaosmolalität mit Flüssigkeitsverlagerung aus dem Intrazellular- in den Extrazellularraum. Die Kreislaufbeeinflussung durch die hypertone Dehydration ist relativ gering. Die Hyperosmolalität des Plasmas kann zu neurologischen Symptomen führen.

Ursachen des Diabetes insipidus sind Schädel-Hirn-Traumen, neurochirurgische Eingriffe, insbesondere an der Hypophyse, Hypophysentumoren, eosinophile Granulome (Hand-Schüller-Christian-Erkrankung), Sarkoidose, Enzephalopathie, Sheehan-Syndrom, familiärer Diabetes insipidus und idiopathischer Diabetes insipidus.

Beim kompletten Diabetes insipidus steigt die Urinosmolalität während des Durstversuches trotz Verlustes von 2–3 kg Flüssigkeit nicht auf isothenurische Werte an (Isothenurie = 300 mosm/kg). Die Plasmaosmolalität steigt übernormal an, ohne daß es im Plasma zum Anstieg der ADH-Konzentration kommt. Nach ADH-Gabe kommt es zum raschen Anstieg der Urinosmolalität. Beim partiellen ADH-Mangel steigt die Osmolalität während des Durstversuches im Urin auf Werte zwischen 300 und 600 mosm an. Dabei kommt es lediglich zum geringen Anstieg der Plasmaosmolalität. Der Anstieg der Plasma-ADH-Konzentration ist deutlich vermindert. Nach ADH-Gabe kommt es ebenfalls zu einem Anstieg der Urinosmolalität.

5.1.5 Renaler Diabetes insipidus

Bei dieser Erkrankung besteht entweder eine Refrakterität der Sammelröhrchen gegenüber ADH oder die Unfähigkeit eine Hypertonizität in der Medulla zu erzeugen. Die Nieren sind noch in der Lage einen isosthenurischen oder leicht hypertonen Urin zu erzeugen. Die Polyurie ist gewöhnlich mild und übersteigt nur selten 3,5 l/Tag. Bei normaler Flüssigkeitszufuhr sind die Flüssigkeitsverluste klinisch meistens ohne Bedeutung. Gelegentlich ist der renale Diabetes insipidus mit Natriumverlusten und einer tubulären Azidose verbunden. Die Erscheinungen treten insbesondere bei tubulointerstitieller Nephritis, Myelomniere, Amyloidose, Sjögren-Syndrom und toxischer Tubulusschädigung auf. Eine ADH-Refrakterität der Sammelröhrchen wird insbesondere durch Lithium, Tetrazyklin (Demeclocyclin) und Amphotericin B sowie Methoxyfluran ausgelöst. Auch die chronische Niereninsuffizienz führt zum nephrogenen Diabetes insipidus. Die Polyurie wird aber zunehmend von einer osmotischen Harnstoffdiurese überlagert.

Der seltene kongenitale renale Diabetes insipidus tritt unmittelbar nach der Geburt auf. Fieber und zerebrale Erscheinungen, ausgelöst durch die hypertone Dehydratation sind in diesen Fällen wichtige Leitsymptome. Die Polyurie wird oft erst spät bemerkt.

5.1.6 Metabolische Polyurie

Wird beim Diabetes mellitus das tubuläre Maximum (maximale Rückresorptionskapazität) für Glukose überschritten, kommt es durch die nicht rückresorbierte Glukose zur osmotischen Polyurie. Auch die erhöhte Harnstoffkonzentration bei Azotämie bewirkt eine osmotische Diurese. Hypokaliämie und Hyperkalzämie bewirken ebenfalls eine meistens milde Polyurie.

5.2 Oligurie/Anurie

Die mittlere tägliche Harnausscheidung eines gesunden Erwachsenen liegt zwischen 1 200 und 2 000 ml pro Tag. Unter Oligurie versteht man eine Urinmenge von weniger als 500 ml pro Tag, bzw.

20 ml/h. Die Anurie wird etwas unterschiedlich mit einer täglichen Urinmenge von < als 200 bzw. 100 ml definiert. Da die minimale Urinmenge zur Elimination des osmotischen Gutes unter Ruhe- und Fastenbedingungen zwischen 600 und 800 ml pro Tag liegt, führt eine Oligurie immer zum Anstieg der Retentionswerte. Die Oligurie bzw. Anurie ist ein Symptom ätiologisch unterschiedlicher Erkrankungen. Man differenziert als auslösende Krankheitsgruppen:

▶ funktionelle Oligurie,
▶ prärenal ausgelöstes akutes Nierenversagen (ANV),
▶ postrenales akutes Nierenversagen.

5.2.1 Funktionelle Oligurie

Die funktionelle Oligurie bzw. die prärenale Azotämie ist eine physiologische Reaktion des Körpers auf eine Exsikkose mit Hypovolämie. Folgen sind eine vermehrte ADH-Ausschüttung und eine Stimulation des Renin-Angiotension-Aldosteron-Systems. Die Patienten haben eine starke Exsikkose, trockene Schleimhäute. Es besteht eine Oligurie mit hoher Urinosmolalität und niedriger Natriumkonzentration im Urin. Durch die Exsikkose sind der Hämatokrit und das Gesamteiweiß erhöht, ebenso die Plasmaosmolalität. Der Harnstoff ist häufig stark, das Kreatinin weniger stark erhöht.

Durch Zufuhr von Flüssigkeit und Ausgleich der Elektrolytstörungen kommt es rasch zur Diuresesteigerung mit Abfall der Retentionswerte.

Unbehandelt kann eine funktionelle Oligurie in ein akutes Nierenversagen übergehen.

5.2.2 Prärenal ausgelöstes akutes Nierenversagen (ANV) oder akutes Nierenversagen im engeren Sinne

Es handelt sich um einen plötzlich einsetzenden, prinzipiell reversiblen, durch ein von der Niere unabhängiges Ereignis ausgelösten Ausfall der exkretorischen und zum Teil auch inkretorischen Funktion der Niere. Im spontanen Verlauf kommt es in etwa 80% zur Oligurie mit Anstieg der harnpflichtigen Substanzen, Azidose, Hyperkaliämie. Durch Flüssigkeitszufuhr läßt sich das akute Nierenversagen für gewöhnlich nicht durchbrechen!

Tabelle 38.5. Ursachen der obstruktiven Uropathien

Supraversikale Ursachen	Versikale Ursachen	Infraversikale Ursachen
– Kongenital –		– Kongenital –
Subpelvine Stenose		Blasenhalsstenose
Intrapelvine Stenose		Urethralklappen
Hoher Ureterabgang		Harnröhrenstenosen
Gefäßkreuzung		Urethraldivertikel
Hufeisenniere		Phimose
Dystoper Ureter		
Vesikourethaler Reflux		
Ureterozele		
Fehlmündung des Ureters		
– Erworben –	– Erworben –	– Erworben –
Steine	Blasensteine	Entzündliche Harnröhrenstriktur
Tumoren des Ureters	Neurogene Blase	Radiogene Harnröhrenstriktur
Tuberkulöse Strikturen	Interstitielle Zystitis	Posttraumatische Harnröhrenstriktur
Postoperative Strikturen	Radiogene Schrumpfblase	Harnröhrentumor
	Tuberkulöse Schrumpfblase	Benigne Prostatahypertrophie,
	Blasentumoren	auch Prostatakarzinom
	Scheidensenkung	

Auslösende Ursachen sind: Traumen – Crushniere, Operationen, schwere, nicht renale Erkrankungen – besonders Endotoxinschock, exogene und endogene Vergiftungen.

Im Anfang steht klinisch die zum akuten Nierenversagen führende Grundkrankheit im Vordergrund. Das akute Nierenversagen fällt zunächst nur durch den Rückgang der Diurese und durch den Anstieg der Retentionswerte auf. Der Hydratationszustand kann in der Initialphase sehr variabel sein. Häufig sind die Kranken exsikkiert, haben eine Hypovolämie und Elektrolytentgleisungen. Nicht selten kommt es ihm Rahmen der Schockbehandlung oder auch durch fehlerhafte Flüssigkeitszufuhr zur Überwässerung mit Fluid lung, Lungenödem, Hirnödem, Ödemen, Hypertonie und Linksherzinsuffizienz. Werden die Patieten nicht rechtzeitig behandelt, können schließlich die Azotämie und die schweren Elektrolytstörungen, insbesondere die Hyperkaliämie für den Patienten lebensbedrohend werden.

Durch die Gabe von Furosemid kann das akute Nierenversagen norm- oder polyurisch verlaufen, ohne daß vermehrt harnpflichtige Substanzen ausgeschieden werden. Sonographisch sind die Nieren meistens vergrößert, das Nierenbecken ist nicht gestaut.

Der Urin bei Oligurie oder Anurie ist meistens isosthenurisch. Seine Harnstoffkonzentration ist relativ niedrig (<1 g/dl), die Natriumkonzentration durch die verminderte Natriumrückresorption aber hoch (>30 mmol/l). Die Proteinurie liegt meistens zwischen 1 und 2 g/die. Die Leukozyten- und Erythrozytenausscheidung ist uncharakteristisch erhöht. Besonders posttraumatisch finden sich Chromoproteinzylinder. Im Blut sind Harnstoff und Kreatinin erhöht, Kalium häufig erhöht, Natrium oft verändert. Es besteht eine Azidose. Die Leukozyten können durch das akute Nierenversagen ohne Infektion bis zu 20000 erhöht sein. Die durch die Grundkrankheit hervorgerufenen Veränderungen sind mannigfaltig.

5.2.3 Renale Oligurie

Akute Erkrankungen der Nieren können unter dem Bild des akuten Nierenversagens mit Oligurie und Anurie verlaufen. Die Mehrzahl dieser Erkrankungen wurde bereits in den vorausgegangenen Kapiteln behandelt und sollen hier nur tabellarisch aufgereiht werden:

Akute Glomerulonephritis (selten) (s. 2.2.1),
idiopathische und sekundäre rapid progressive
Glomerulonephritis (s. 2.2.2),
Schwangerschaftsgestose (s. 2.6),
akute beidseitige Pyelonephritis (s. 3.5.3),
akute interstitielle Nephritis (s. 2.7).

Die akute interstitielle Nephritis ist eine zumeist allergisch bedingte Erkrankung. In der Niere finden sich Lymphozyteninfiltrationen und Eosinophilien. Es kommt zu einer Oligo/Anurie. Ein

Rush der Haut und mäßige Temperaturerhöhungen können zu der nicht leicht zu stellenden Diagnose führen. Im Urin findet sich neben den beim akuten Nierenversagen nachweisbaren Befunden eine vermehrte Ausscheidung von Eosinophilen.

Die Nieren beim renalen akuten Nierenversagen sind besonders groß. Dies ist ein entscheidender differentialdiagnostischer Hinweis besonders zur Abgrenzung gegen bis dahin nicht erkannte chronisch verlaufende Nierenerkrankungen. Mit Ausnahme der beidseitigen akuten Pyelonephritis stellt das renale akute Nierenversagen eine Indikation zur Nierenbiopsie dar. Gerinnungsstörungen und Thrombozytopenien müssen vorher ausgeschlossen, eine Hypertonie beseitigt sein!

5.2.4 Postrenales akutes Nierenversagen

Beim postrenalen akuten Nierenversagen ist der Abfluß des Urins durch eine infravesikale, vesikale oder beidseitig prävesikale Abflußbehinderung bedingt. Die Abflußbehinderung kann mit erheblichen klinischen Beschwerden einhergehen oder besonders bei langsam wachsenden Tumoren auch klinisch stumm verlaufen. Der Verschluß beider Ureteren erfolgt meistens sukzessive. Der Verschluß des ersten Ureters wird häufig nicht bemerkt.

Bei intravesikalen Abflußhindernissen ist die Blase stark vergrößert und häufig druckempfindlich. Bei der prävesikalen Abflußbehinderung ist die Blase leer, sog. trockene Blase (Tabelle 38.5). Sonographisch sind die Nierenbecken stark ge-

staut. Besteht gleichzeitig Fieber, so spricht dies für eine Pyoelonephritis oder Pyonephrose.

Mögliche Ursachen für eine postrenale Abflußbehinderung s. 4.1 und 4.2.

6 Literatur

Bohle A, Gärtner HV, Laberke HG, Krück F (Hrsg) (1984) Die Niere. Schattauer, Stuttgart

Dodak C, Fleiks A, Lasnitz E (1986) Das Hellp Syndrom. Geburtshilfe Frauenheilkd 46:637

Gauten D, Ritz E (Hrsg) (1985) Lehrbuch der Hypertonie. Schattauer, Stuttgart

Gross R, Schölmerich P (Hrsg) (1987) Lehrbuch der inneren Medizin. Schattauer, Stuttgart

Gross R, Grosser K, Sieberth HG, Hombach V (1989) Der internistische Notfall. Schattauer, Stuttgart

Hohenfellner R, Zingg EJ (Hrsg) (1982) Urologie in Klinik und Praxis. Thieme, Stuttgart

Klaus D (Hrsg) (1983) Nephrologische Erkrankungen in der Praxis der Allgemeinmedizin. Urban & Schwarzenberg, München

Labhart A (Hrsg) (1978) Klinik der inneren Sekretion. Springer, Berlin Heidelberg New York

Losse H, Renner E (Hrsg) (1982) Klinische Nephrologie. Thieme, Stuttgart

Mogensen CE (1986) Bluthochdruck und Diabetes mellitus. JAMA D3:223

Rosenthal J (Hrsg) Arterielle Hypertonie. Springer, Berlin Heidelberg New York

Sarre H, Geßler U (Hrsg) (1987) Nierenkrankheiten. Thieme, Stuttgart

Sieberth HG (1977) Stufen und Grenzen der Diagnostik bei Nieren- und Hochdruckkrankheiten. Internist 18:16

Sieberth HG (1985) Stufendiagnostik der Niereninsuffizienz. Internist 26:147

Taylor RB (ed) (1985) Difficult diagnosis. Saunders, Philadelphia

Zollinger HU, Mihatsch MJ (eds) (1978) Renal pathology in biopsy. Springer, Berlin Heidelberg New York

Kapitel 39   Störungen des Wasserhaushaltes

J. FRISCH und H.G. SIEBERTH

1 Regulation des Wasserhaushaltes

Das gesamte Körperwasser verteilt sich im wesentlichen auf 2 Flüssigkeitsräume im Organismus: auf den intrazellulären und den extrazellulären Raum (Tabelle 39.1). Wasser ist zwischen diesen beiden Räumen frei permeabel, im Gegensatz zu An- und Kationen, deren Anteil in diesen Räumen die relative Verteilung des Wassers bestimmt. Als "third space" wird jener Flüssigkeitsteil bezeichnet, der sich in Körperhöhlen befindet (Aszites, Sekret des Gastrointestinaltraktes, Urin, Augenkammerwasser) und weniger als 2% des gesamten Körpergewichtes ausmacht

Tabelle 39.1. Verteilung des Körperwassers (in Prozent des Körpergewichtes – KG)

Gesamtes Körperwasser	≈60% des KG
1. Intrazellulärer Wasseranteil	≈40% des KG
2. Extrazellulärer Wasseranteil	≈20% des KG
a) Plasmavolumen	≈ 5% des KG
b) interstitielle Flüssigkeit	≈15% des KG

Störungen des Wasserhaushaltes stehen in enger Beziehung zu Veränderungen im Elektrolythaushalt. Im Extrazellulärraum ist Natrium das wichtigste Kation. Seine Konzentration ist bestimmend für die Osmolalität, die im Plasma näherungsweise aus der Verdoppelung der molaren Na- und K-Konzentrationen abgeschätzt werden kann:

$$\text{Osmolalität (mosm/kg)} = 2 \cdot (Na + K) \text{ (mmol/l)}$$

Hiermit wird die kalkulierte Osmolalität zwar um den Anteil der weiteren Kationen und Anionen sowie den Anteil des Plasmawassers unterschätzt, für klinische Belange ist aber eine Korrektur nur bei erheblichen Änderungen der Glukose- und Harnstoffkonzentration notwendig (s. auch Kap. 38.5.1).

Die Niere ist das zentrale Organ der Regulation von Volumen und Osmolalität des Extrazellulärraumes. Volumenänderungen werden durch die Anpassung der renalen Natriumausscheidung ausgeglichen, Osmolalitätsänderungen werden über eine Regelung der renalen Wasserausscheidung korrigiert.

Die Regulation der Osmolalität erfolgt über Rezeptoren im Hypothalamus, die bei Hyperosmolalität das Durstgefühl vermitteln und über die Neurohypophyse die Ausschüttung von ADH bewirken. ADH steigert im distalen Tubulus und Sammelrohr die H_2O-Permeabilität und erhöht hierdurch die Wasserrückresorption, wonach die Osmolalität sinkt und ein konzentrierter Urin ausgeschieden wird. Bei niedriger Osmolalität (niedriger ADH-Spiegel) kann entsprechend weniger Wasser rückresorbiert werden. Es wird ein verdünnter Urin ausgeschieden. Durch die Ausscheidung freien Wassers steigt die Natriumkonzentration im Plasma an.

Eine Volumenexpansion im Extrazellulärraum hat eine Dehnung des linken Vorhofes und damit über afferente Vagusfasern ebenfalls eine Verringerung der ADH-Ausschüttung mit gesteigerter Diurese zur Folge (Gauer-Henry-Diuresereflex). Gauers Bezeichnung des Vorhofes als dem Ort "to sense the fullness of the blood stream" gewinnt aber auch durch die neue Entdeckung, daß das Herz selbst als endokrines Organ im Vorhof ein diuretisch und natriuretisch wirkendes Hormon, das atriale natriuretische Peptid sezerniert, neue Bedeutung.

Das atriale natriuretische Peptid (ANP) spielt bei der Volumenregulation eine noch nicht in allen Aspekten geklärte Rolle. ANP wird in beiden Vorhöfen, vorwiegend im Herzohr des rechten Vorhofes, gebildet. Vorhofdehnung stellt den adäquaten Stimulus zur Freisetzung dar. Durch seine natriuretische und diuretische Wirkung (Erhöhung der glomerulären Filtrationsrate GFR, erhöhte Natriumexkretion und Hemmung der Aldosteronfreisetzung) bewirkt ANP eine Verkleinerung des Volumens im Extrazellulärraum.

Neben ADH und ANP greift Aldosteron, das in der Zona glomerulosa der Nebenniere gebildet wird, über seine mineralokortikoide Wirkung (Steigerung der Natriumresorption und damit der Wasserrückresorption) in die Volumenregulation ein. Natriummangel sowie eine Verringerung der Nierendurchblutung setzen in der Niere aus den juxtaglomerulären Zellen Renin frei. Renin führt zur vermehrten Bildung von Angiotensin I, das durch Angiotensin converting Enzym in Angiotensin II umgewandelt wird. Angiotensin II stimuliert wiederum die Sekretion von Aldosteron.

Darüber hinaus unterliegt die Natrium- und Wasserrückresorption im proximalen Tubulus zum Teil auch einer nervalen Kontrolle.

Die klinische Beurteilung von Störungen im Flüssigkeitshaushalt orientiert sich an den Zeichen der Volumenänderung des extrazellulären Raumes: Verringerung des extrazellulären Volumens bedeutet Dehydratation mit Zeichen der Hypotonie und trockenen Schleimhäuten, Vergrößerung des extrazellulären Volumens bedeutet Hyperhy-

dratation mit Ödemausbildung, Lungenstauung und hypertoner Tendenz (Tabelle 39.2). Alle diese Symptome sind umso ausgeprägter, je schneller die ursächliche Störung eintritt.

Je nach Änderung des Serumnatriums, bzw. der Osmolalität, unterteilt man in isotone, hypotone (Serumnatrium <135 mmol/l) und hypertone (Serumnatrium >145 mmol/l) De- oder Hyperhydrationszustände.

Isotone Störungen manifestieren sich vornehmlich durch Kreislaufsymptome: Orthostasezeichen bei isotoner Dehydratation und Zeichen der pulmonalen Stauung und Halsvenenstauung sowie Ödeme bei Hyperhydratation.

Bei hypotonen Störungen kommt es zusätzlich zu einer Verschiebung extrazellulären freien Wassers nach intrazellulär. Hierdurch treten zerebrale Symptome des Hirnödems (psychische Verlangsamung, Bewußtseinseintrübung, Kopfschmerzen, Übelkeit, Erbrechen) auf. Durst kann fehlen. Hypertone Störungen führen dagegen zur Wasserverlagerung von intra- nach extrazellulär: es tritt dann ebenfalls eine zerebrale Symptomatik (Desorientiertheit, psychomotorische Unruhe, Abschwächung der Muskeleigenreflexe) durch Verringerung des Hirnzellwassers auf.

2 Dehydratation

2.1 Isotone Dehydratation

Kennzeichnend ist die Verkleinerung des extrazellulären Volumens bei entsprechendem (isotonem) Natriummangel. Das intrazelluläre Volumen bleibt konstant. Die Symptomatik wird beherrscht durch die hypovolämischen Kreislaufsymptome mit Hypotonie, Abnahme des Herzminutenvolumens und des zentralen Venendrucks, sowie Tachykardie. Jede Abnahme des extrazellulären Volumens verursacht, besonders bei rascher Entwicklung, Durst; verminderter Hautturgor (stehende Hautfalten) und trockene Schleimhäute (trockene Zunge, Heiserkeit) sind Zeichen der Exsikkose.

Da Salzverlust und Wasserverlust gleich sind, werden Serumnatrium und Osmolalität normal gemessen, Hb und Hämatokrit sind erhöht, die Urinmenge nimmt ab.

Ursachen: Häufige Ursachen sind Blutverlust (Plasmaverlust), sowie Erbrechen und Diarrhö.

Tabelle 39.2. Symptome von Dehydratation und Hyperhydratation

Dehydratation	Hyperhydratation
Durst	Ödeme
Trockene Schleimhäute (Heiserkeit)	Lungenstauung und Dyspnoe
Verminderter Hautturgor (stehende Hautfalten)	Erhöhter zentraler Venendruck
Hypotonie und Tachykardie	Halsvenenstauung
Kollapsneigung	Tendenz zur Blut-
Niedriger zentraler Venendruck	drucksteigerung
Gewichtsabnahme	Gewichtszunahme

Hochfiebrige Erkrankungen und starkes Schwitzen können ebenfalls zur isotonen Dehydratation führen. Verluste an Körpersekreten (Wundsekrete, Drainagen, Fisteln oder Flüssigkeitsverluste in den "third space") sind bei der akuten Pankreatitis, beim Ileus, bei plötzlicher Entwicklung von Aszites bedeutsam. Mangelnde Substitution von Flüssigkeit und Elektrolyten ist eine häufige Ursache der isotonen Dehydratation, bei älteren Menschen oft durch fehlendes Durstgefühl hervorgerufen.

Nicht selten entsteht eine Dehydratation durch unsachgemäße Anwendung von Diuretika.

Primäre renale Flüssigkeitsverluste können sich in der polyurischen Phase des akuten Nierenversagens (nach der Oligurie-Anurie oder auch beim primär polyurischen Verlauf) entwickeln und mehrere Liter pro Tag betragen. Auch bei chronischer Niereninsuffizienz kann eine Isosthenurie zur isotonen Dehydration und damit weiteren prärenal bedingten Verschlechterung der Nierenfunktion führen. Polyurie, Polydipsie und zunehmende Nierenfunktionseinschränkung werden auch bei der seltenen Sonderform der zystischen Nierenerkrankung, den Markzysten der Niere (Medullary cystic disease), beobachtet. Betroffen sind hier vorwiegend jüngere Patienten im 2.–3. Lebensjahrzehnt. Nach Aufhebung einer postrenalen Obstruktion (z.B. Steine) kann es zu einer erheblichen Diurese und Natriurese kommen, welche bei herabgesetzter Konzentrationsleistung der Nieren eine isotone Dehydratation verursachen kann.

Aldosteronmangel bei Nebenniereninsuffizienz (verminderte Natriumrückresorption) oder Hypoaldosteronismus bei Hyporeninämie können zu größeren renalen Flüssigkeitsverlusten mit isotoner, aber auch hypotoner Dehydratation führen.

2.2 Hypotone Dehydratation (Salzmangelsyndrom)

Bei der hypotonen Dehydratation übersteigt der Verlust von Natrium den des Wassers. Klinisch sind die Störungen durch den Volumen – (s. Tabelle 39.2) und durch den Natriummangel gekennzeichnet. Dieser äußert sich vor allem in zentralnervösen Symptomen wie Kopfschmerzen, Übelkeit, Verwirrtheit, Somnolenz oder Koma, oder durch neuromuskuläre Störungen wie Mus-

kelschwäche, Adynamie, Reflexanomalien und Myoklonus.

Labor: Serumnatrium und Osmolalität sind vermindert, Hämoglobin, Hämatokrit und Serumproteine erhöht.

Ursachen: Die hypotone Dehydratation kann sich aus einer isotonen Dehydratation entwickeln, wenn ein Natriumverlust weiterbesteht bzw. Natrium ungenügend zugeführt wird (fehlerhafte Flüssigkeits- und Elektrolytsubstitution, kochsalzarme Diät). Dies ist besonders dann der Fall, wenn ein starker enteraler Verlust durch Erbrechen, profuse Durchfälle, ein renaler Natriumverlust bei intensiver Diuretikatherapie oder bei salzverlierender Nephropathie oder auch ein erhöhter Salzverlust bei starkem Schwitzen eingetreten und nur Wasser substituiert wurde.

2.3 Hypertone Dehydratation (Durstexsikkose)

Im Vordergrund der klinischen Symptomatik stehen der sehr starke Durst und die erhebliche Austrocknung der Schleimhäute (geschwollene, borkige Zunge, Heiserkeit), sowie der reduzierte Speichelfluß. Infolge der starken Wasserverschiebung aus dem intrazellulären in den Extrazellulärraum (Volumenabnahme der Gehirnzellen) treten zentralnervöse Erscheinungen wie Fieber, Verwirrtheit, zerebrale Anfälle, neuromuskuläre Irritabilität und evtl. hyperosmolares Koma auf.

Labor: Hypernatriämie, Hyperosmolalität, Erhöhung von Hämoglobin und – geringer – des Hämatokrit.

Ursachen: Auch hier können die Störungen durch gesteigerte Wasserverluste bei Schwitzen, bei Hyperventilation, bei Tachypnoe und Fieberzuständen, insbesondere bei kachektischen oder komatösen Patienten, und bei profusen Diarrhöen auftreten. Gleiches gilt auch für verstärkten Wasserverlust durch Fisteln oder durch Sonden, sowie durch die Nieren bei chronischer Nephropathie bzw. in der polyurischen Phase der akuten Niereninsuffizienz.

Eine hypertone Dehydratation (Durstexsikkose) infolge verminderter Wasserzufuhr kann sich bei mangelndem Durstgefühl oder mangelnder Ausdrucksfähigkeit des Durstgefühls (Kleinkinder, ältere Menschen, komatöse Patienten,

Schwerkranke), sowie bei hypothalamischen Läsionen ausbilden.

Beim dekompensierten Diabetes mellitus kommt es zu erheblichen Volumenverlusten durch die osmotische Zwangsdiurese (Glukosurie) mit relativer Natriumzunahme. Die Osmolalität wird zusätzlich durch Hyperglykämie gesteigert. Eine ähnliche Konstellation kann durch die Infusion anderer osmotisch wirksamer Substanzen entstehen, z.B. Mannit oder durch (Sonden-)Zufuhr osmotisch wirksamer Präparationen (Glukose, Eiweißlösung). Die Gefahr besteht besonders beim komatösen Patienten.

Die verminderte ADH-Produktion bzw. verringerte renale Reaktion auf ADH bedingt beim zentralen und renalen Diabetes insipidus einen verstärkten Verlust von freiem Wasser, was eine hypertone Dehydratation bewirken kann. Die Kreislaufreaktionen sind bei der hypertonen Dehydratation am geringsten ausgeprägt.

3 Hyperhydratation

3.1 Isotone Hyperhydratation

Typisches Symptom ist die Ödemneigung (Lungenstauung, Lungenödem, periphere Ödeme), die letztlich stets zur Gewichtszunahme führt. Bei der Pathogenese der Ödeme spielen hydrostatischer Druck, onkotischer Druck, Kapillarschäden und hormonelle Störungen besonders der Aldosteronsekretion eine entscheidende Rolle.

Labor: Serumnatrium und -Osmolalität normal, Hämoglobin und Hämatokrit erniedrigt.

Ursachen: Ein erhöhter hydrostatischer (venöser) Druck ist Ursache der Hyperhydratation bei Herzinsuffizienz (Rechts- und auch Linksinsuffizienz), konstriktive Perikarditis, Venenthrombosen u.ä.; er spielt mit eine Rolle in der Pathogenese renaler Ödeme. Ein verminderter onkotischer Druck verursacht die Eiweißmangelödeme bei Leberzirrhose, bei Eiweißverlust (nephrotisches Syndrom, Eiweißverluste durch den Darm durch Entzündungen, Tumoren, exsudative Gastroenteropathie) im Hungerzustand bzw. bei Malabsorption und in der Kachexie.

Über die Aktivierung des Renin-Angiotensin-Aldosteron-Systems wird bei Abnahme des effektiven Blutvolumens vermehrt Natrium und Wasser retiniert und es entsteht dadurch eine isotone Hyperhydratation. Der gleiche Mechanismus spielt beim primären Hyperaldosteronismus (Conn-Syndrom) sowie beim Morbus Cushing bzw. unter der Therapie mit Kortikoiden die entscheidende Rolle. Der Pseudoaldosteronismus (Einnahme von Carbenoxolon oder Lakritzen) sowie der sekundäre Hyperaldosteronismus unter Diuretikatherapie bzw. bei Laxanzienabusus (beachte: "hypostatisches Ödem" bei Frauen) geht ebenfalls mit einer leichten isotonen Hyperhydratation einher, wobei hier zusätzlich eine Hypokaliämie auffällt. Auch durch Medikamente wie nichtsteroidale Antiphlogistika, sowie zahlreiche Antihypertensiva treten vermehrte Natrium- und Wasserretention auf und verursachen Schwellneigung bzw. Ödeme.

3.2 Hypotone Hyperhydratation

Der Überschuß an freiem Wasser führt sowohl zur Expansion des extrazellulären als auch durch Verminderung der Plasmaosmolalität zur Ausdehnung des intrazellulären Raumes ("Wasservergiftung"). Dementsprechend ist das Serumnatrium erniedrigt (Dilutionshyponatriämie).

Die klinische Symptomatik wird bestimmt durch die Zeichen der Hirndrucksteigerung (Kopfschmerz, Übelkeit, Erbrechen, Verwirrtheit, Stupor bis Koma, zerebrale Krampfanfälle und Bradykardie). Folgen der extrazellulären Volumenausdehnung sind Ödeme, Lungenstauung mit Dyspnoe, Gewichtszunahme, arterielle Hypertonie.

Labor: Serumnatrium und Osmolalität erniedrigt, Hämoglobin und Serumprotein ebenfalls erniedrigt.

Ursachen: Die Störung kann durch fehlerhafte Substitution entstehen, beispielsweise wenn elektrolytarme Infusionen (Glukose, Lävulose) oder hypotone Einläufe bzw. hypotone Lösungen über Magensonden oder als Spülflüssigkeit zugeführt werden. Auch erhebliche Polydipsie (z.B. starke Biertrinker) ist zu berücksichtigen.

Bei chronischer Niereninsuffizienz und tubulärer Schädigung kann ein inadäquat höherer renaler Natriumverlust bei herabgesetzter glomerulärer

Filtrationsrate zur Hyperhydratation mit Hypoosmolalität führen. Auch verschiedene Medikamente können über eine tubuläre Schädigung (höherer Natriumverlust) oder Zunahme der ADH-Produktion (erhöhte Wasserresorption) eine Hyperhydratation bewirken.

Beim Syndrom der inadäquaten ADH-Produktion (SIADH-Schwarz-Bartter-Syndrom) bestehen eine erhöhe ADH-Produktion und entsprechende Wasserretention. Die Volumenzunahme wird durch eine verstärkte Diurese aufgefangen, wobei erhöhte ANP-Spiegel eine Natriurese und Diurese bewirken und damit die Ödembildung verhindern. Leitsymptome sind daher die Hyponatriämie und ein der Hypoosmolalität nicht entsprechend stark verdünnter, sondern natriumreicher Urin. Das Syndrom kann postoperativ bzw. posttraumatisch, bei zerebralen Entzündungen, sowie als Paraneoplasie (ektopische und nicht der Regulation unterworfene ADH-Sekretion) sich entwickeln, besonders bei Bronchial-, Duodenal-, Pankreaskarzinomen und Thymomen. Gelegentlich wird es auch unter medikamentöser Wirkung, insbesondere bei Anwendung von Zytostatika wie Vincristin, Vinblastin und Cyclophosphamid, sowie nach Verabreichung von Clofibrat, Morphin, Barbituraten, Phenothiazinen, Amitripthylin, Diuretika und Tolbutamid beobachtet.

Auch bei pulmonalen Erkrankungen wie Pneumonie, Tuberkulose und Aspergillose wurden ähnliche ADH-Sekretionsstörungen festgestellt.

3.3 Hypertone Hyperhydratation

Es handelt sich um seltene Störungen, bei denen es über eine Erhöhung des Natriums und eine „zelluläre Exsikkose" zu zentralnervösen Symptomen ähnlich wie bei hypertoner Dehydration kommt. Zeichen der Überwässerung sind Hypervolämie, diskrete Ödeme und Gewichtszunahme.

Die hypertone Hyperhydratation entsteht praktisch ausschließlich durch exzessive Natriumzufuhr: Trinken von Meerwasser bei Schiffbrüchigen, iatrogen durch Verabreichung hypertoner Kochsalz- bzw. Natriumbikarbonatinfusion, insbesondere bei vorbehandeltem M. Cushing und Conn-Syndrom. Gelegentlich kann auch eine Verwechslung von Salz und Zucker bei Neugeborenen und in der Kleinkindernährung verantwortlich sein.

4 Ödeme

4.1 Generalisierte Ödeme

Die Pathogenese der generalisierten Ödeme wurde bereits unter 3.1 besprochen. Allgemeine Grundlage sind im wesentlichen 3 Faktoren:
▶ erhöhter hydrostatischer Druck
▶ verminderter kolloidosmotischer Druck,
▶ erhöhte Kapillarpermeabilität bei Entzündungen.

▶ Kardiale Ödeme

Die extrazelluläre Flüssigkeitsretention infolge Druckerhöhung entwickelt sich zunächst vor dem insuffizienten Organ, d.h. bei Linksherzinsuffizienz im kleinen Kreislauf (pulmonale Stauung mit entsprechender Dyspnoe bis hin zum intraalveolären Lungenödem). Bei vorwiegender Rechtsherzinsuffizienz nimmt der Druck in den großen Venen zu (Halsvenenstau, stauungsbedingte große Leber) und es entwickeln sich Ödeme, vornehmlich in den abhängigen Körperpartien, wie Unterschenkel und Füße, bzw. bei liegenden Patienten auch am Rükken und im Adduktorenbereich. Eine ausgeprägte Ödembildung wird als Anasarka bezeichnet. In schweren Fällen kommt es zu Flüssigkeitsansammlung im Bauchraum (Aszites) bzw. Pleuraraum (Stauungstranssudat) oder in Organen (Leberschwellung). Die Ödeme an Stamm und Extremitäten sind meist weich und gut eindrückbar. Die Ödeme werden durch Natriumretention infolge des sekundären Aldosteronismus und durch eine weitere Flüssigkeitsretention infolge Abnahme des Glomerulumfiltrates bei kardialer Insuffizienz verstärkt.

▶ Hypoproteinämische Ödeme

In der Genese dieser Ödeme spielt der hydrostatische Druck eine untergeordnete Rolle, weshalb sie am ganzen Körper ausgebildet sein können. Charakteristischerweise sind morgens die Oberlider betroffen. Die Ödeme sind weich und leicht eindrückbar. Ursache ist die Abnahme des kolloidosmatischen Drucks bei Hypoalbuminämie.

Ursachen des Eiweißmangels: Eiweißverlust durch die Nieren bei Erkrankungen der Glomerula wie Glomerulonephritis, diabetische Glomerulosklerose, Amyloidose, paraneoplastische Glomerulopathie, medikamentöse Schädigungen, EPH-Gestose (ausführlich s. Kap. 38.2).

Eiweißverluste durch den Darm: Chronisch entzündliche Darmerkrankungen wie M. Crohn oder Colitis ulcerosa, intestinale Lymphangiektasie, Karzinome.

Eiweißmangel auf dem Boden einer insuffizienten Eiweißzufuhr: Malabsorption, schwere Kachexie.

▶ Renale Ödeme

Bei dieser Form kommt es neben einem oft nur geringen Eiweißverlust durch die Nieren auch dann zu generalisierten Ödemen, wenn im Rahmen der entzündlichen Erkrankung der Gefäße ein erhöhter Eiweißverlust durch die Kapillarmembran auftritt. Die Ödeme können an den abhängigen Körperpartien nur gering ausgeprägt und sich stärker im Gesicht und an den Augenlidern sowie am Handrücken manifestieren oder lediglich mit einer Symptomatik der pulmonalen Stauung (interstitielles Lungenödem mit typisch schmetterlingsförmiger Verschattung im Röntgenbild) einhergehen. Die Patienten sind meist blaß und fallen durch pastöses Aussehen auf.

▶ Besondere Ödemformen

Differentialdiagnostische Schwierigkeiten kann das Auftreten von Ödemen bei allergischen oder autoimmunologischen Vaskulitiden bereiten.

Das Myxödem ist dabei im Unterschied zu den vorgenannten Ödemformen nicht mit dem Finger eindrückbar. Auch in den Augenlidern kann es zur Ödembildung kommen, was zusammen mit einem leicht gesenkten Oberlid die Lidspalte verengt erscheinen läßt. Trockene, schuppige Haut und glanzlose Haare weisen auf die Diagnose hin.

Selten kann es auch bei Hyperthyreose zum zirkumskripten prätibialen Myxödem kommen.

Ödeme, für die bei ausgiebiger Diagnostik keine Ursache gefunden wird und die nicht zyklusabhängig besonders bei jüngeren Frauen auftreten, werden als idiopathisch bezeichnet. Manchmal liegt ihnen ein nicht zugegebener chronischer Diuretika- oder Laxanzienabusus zugrunde. Typischerweise wird über abendliche Gewichtszunahme und Auftreten von prätibialen Ödemen sowie über Schwellung von Fingern, Handrücken und Gesicht geklagt. Ein Circulus vitiosus setzt ein, wenn die Patienten zur Beseitigung der Schwellneigung Diuretika einnehmen und ein Aldosteronismus verstärkt wird.

Familiäre Lymphödeme sind äußerst selten. Sie treten meistens bereits in der frühen Kindheit, selten erst im höheren Lebensalter auf.

Ursache generalisierter Ödeme können auch natrium- und wasserretinierende Medikamente sein, z.B. Steroide oder nichtsteroidale Antiphlogistika.

Eine wesentliche Rolle bei den generalisierten Ödemen spielen Lymphabflußstörungen. Die Konsistenz dieser Ödeme hängt besonders auch davon ab, ob gleichzeitig der venöse Abfluß beeinträchtigt ist, ob eine Entzündung der Lymphgefäße vorliegt oder ob mit der Störung des Lymphabflusses auch eine Änderung des hydrostatischen bzw. onkotischen Druckes verbunden ist. Massive Aufschwellungen einer Extremität werden als Elephantiasis bezeichnet. Man beobachtet sie bei den entzündlichen Lymphgefäßerkrankungen (Lymphangiitis). Eine akute Entzündung der Lymphgefäße manifestiert sich als druckschmerzhafter, roter Strang, z.B. am Arm nach Verletzungen an der Hand. Jede längerdauernde Lymphödembildung führt zu Induration und ist mit der Komplikation entzündlicher Erkrankungen z.B. Erysipel belastet. Einzelne Formen des Lymphödems s. Kap. 24.3, 4).

4.2 Lokalisierte Ödeme

Meist handelt es sich um Ödeme infolge Behinderung des venösen und/oder des Lymphabflusses. Je nach Lokalisation und Ausprägung treten die Ödeme meist asymmetrisch, bzw. auf einzelne Körper-(Extremitäten)Provinzen beschränkt auf.

▶ Phlebödeme

Ödeme bei (akuter) tiefer Venenthrombose sind häufig an der lividen bläulichen Hautverfärbung zu erkennen. Bei chronisch venöser Insuffizienz leichterer Form treten sie zunächst nur nach längerem Stehen auf. Sie sind anfänglich weich und eindrückbar, später zunehmend induriert. Weitere Einzelheiten s. Kap. 24.2 u. 3.

▶ Lymphödem

Im Unterschied zum venös bedingten Ödem ist das Lymphödem gewöhnlich derber. Schmerzen fehlen, sofern nicht eine akute Entzündung vorliegt. Die Haut ist eher blaß, pastös.

Weitere Einzelheiten s. Kap. 24.3, 4.

▶ **Weitere Ursachen**

Das sog. **Lipödem** betrifft fast ausschließlich Frauen. Die Ödeme sind kaum eindrückbar, jedoch bei Palpation schmerzhaft. Die Beine erscheinen durch die symmetrischen Fettpolster, welche den Fußrücken aussparen, ödematös aufgetrieben. Auffallend sind orangenschalenähnliche Hautveränderungen (sog. Zellulitis).

Beim **Sudeck-Syndrom** kommt es während des Entzündungsstadiums zu einer lokalen teigigen Schwellung, die mit Schmerzen bei Bewegung und auch in Ruhe einhergeht. Später entwickelt sich nach Monaten eine Dystrophie, die in Atrophie übergeht, wobei dann Ödeme im allgemeinen fehlen.

Das **Quincke-Ödem** wird durch unterschiedliche Substanzen wie manche Nahrungsmittel oder Medikamente hervorgerufen. Charakteristisch ist das flüchtige Auftreten (Minuten bis Stunden) und im Vergleich zur Urtikaria fehlender Juckreiz. Bevorzugt werden Lippen, aber auch andere Gesichtspartien betroffen; seltener Extremitäten und Stamm. Gefährlich ist die Beteiligung der Glottis. Juckreiz ist eher selten, wogegen zu Beginn der Ödembildung eine besondere Spannung der Haut geschildert wird. Das Quincke-Ödem neigt zu Rezidiven in gleicher Lokalisation.

Differentialdiagnostisch ist bei (einseitigen) Gesichtsödemen auch an das **Melkersson-Rosenthal-Syndrom** zu denken. Tagelang anhaltende Schwellungen mit Rhagadenbildung, sowie mit Fazialisparese und Lingua plicata sind charakteristisch. Die Patienten leiden an häufigen Migränen. Im Blut sind die Eosinophilen vermehrt.

Das **hereditäre angioneurotische Ödem** beruht auf einem C1-Esteraseinhibitormangel. Es tritt familiär auf (dominanter Erbgang) und entwickelt sich an verschiedenen Lokalisationen. Hirnödeme und Ödeme im Magen-Darm-Trakt verursachen oft zu Beginn der Erkrankung Erbrechen und krampfartige Bauchschmerzen mit Diarrhöen, die zunächst nicht an das Vorliegen einer ödematösen Erkrankung denken lassen. Neben dem Fehlen des Seruminhibitors (Typ I) kann auch der funktionelle Defekt bei normaler oder erhöhter Serum-konzentration des C1-Esteraseinhibitors Ursache der Erkrankung sein (Type II und III des heriditären angioneurotischen Ödems).

Das Angioödem kann auch als **erworbener C1-Esteraseinaktivatormangel** in seltenen Fällen bei folgenden Erkrankungen auftreten: Kälteurtikaria, hämolytisch-urämisches Syndrom, Urtikaria mit Vaskulitis, Angioödem und Hypokomplementämie, sowie bei malignen Lymphomen und Paraproteinämie.

5 Literatur

Bork K, Holde H-J (1986) Angioneurotisches Ödem und andere C1-Inaktivator-Funktionsstörungen: neue funktionelle Bestimmungsmethode. Diagn Labor 36:8–15

Bravo EL, Tarazi RC, Dustan HP, Fouad FM, Textor StC, Gifford RW, Vidt DG (1983) The changing clinical spectrum of primary aldosteronism. Am J Med 74:641–651

Brenner BM, Rector FC (1981) The kidney, 2nd edn. Saunders, Philadelphia

Dilley JJ, Kierland RR, Randall RV, Shick RM (1968) Primary lymphedema associated with yellow nails and pleural effusions. JAMA 204:670–673

Düsing R, Bartter FC, Gill JR, Krück F, Kramer HJ (1983) Das Bartter Syndrom. Klin Wochenschr 61:311–319

Erdmann E (1984) Idiopathisches Ödem. Dtsch Med Wochenschr 41:1581–1582

Genest J, Cantin M (1987) Atrial natriuretic factor. Circulation 75 [Suppl I]:I-118–I-124

Greenberg A (1985) Disorders of body water metabolism. In: Puschett JB (ed) Disorders of fluid and electrolyte balance. Churchill Livingstone, New York, pp 113–136

Jost G, Meiers HG (1973) Skleronychie-Syndrom (yellow nail syndrome). Dtsch Ärzteblatt 70:3478–3481

Kuhlmann U, Siegenthaler W (1984) Störungen des Wasser-, Elektrolyt-, und Säure-Basen-Haushalts. In: Siegenthaler W (Hrsg) Differentialdiagnose innerer Krankheiten, 15. Aufl. Thieme, Stuttgart, S. 27.1–36

Labhart A (1978) Klinik der inneren Sekretion. 3. Aufl. Springer, Berlin Heidelberg New York

MacGregor GA, Markandu ND, Roulston JE, Jones JC, De Wardener HE (1979) Is „idiopathic" oedema idiopathic? Lancet I:397–400

Oelkers W (1980) Idiopathic oedema. Contrib Nephrol 23:47–54

Zink RA (1981) Höhenbedingte lokale Ödeme. Dtsch Med Wochenschr 106:1596

Kapitel 40   Störungen des Säure-Basen-Haushaltes

E. Brändle und H.G. Sieberth

1 Säure-Basen-Haushalt

1.1 Definition

Eine aktuelle Abweichung des Blut-pH unter 7,36 bzw. über 7,44 wird als *Azidämie* bzw. *Alkämie* bezeichnet. Die *Azidose* ist als eine pathophysiologische Störung definiert, die dahin tendiert, der Körperflüssigkeit Säuren zuzuführen oder Basen zu entfernen. Die *Alkalose* ist als pathophysiologische Störung definiert, in der der Körperflüssigkeit Säuren entfernt bzw. Basen zugeführt werden. Hieraus folgt, daß eine Azidose bzw. eine Alkalose nicht zwingend mit einer Azidämie bzw. Alkämie einhergeht.

1.2 Laboruntersuchungen

Für die weitere differentialdiagnostische Einordnung der Säure-Basen-Störung sind neben den primären Parametern wie pH, pCO_2 und HCO_3^- sekundäre Parameter wie die Anionenlücke, der Urin-pH, und die Urinelektrolyte aufschlußreich. Die häufig gebrauchten Parameter wie das Standardbikarbonat, die Pufferbasen und der Base-excess haben sich für die weitere Differenzierung als unzureichend erwiesen, da ihnen eine In-vitro-Titration des Vollblutes zugrunde liegt, die in einigen Fällen die In-vivo-Reaktion der Gesamtkörperflüssigkeit nicht ausreichend widerspiegelt.

Üblicherweise wird die pH-Bestimmung mittels einer Glaselektrode und die pCO_2-Bestimmung mittels einer pCO_2-Elektrode durchgeführt. Die Bikarbonatkonzentration errechnet sich dann aus den beiden Parametern nach der Gleichung von Henderson und Hasselbach. Nicht zu verwechseln mit der Bikarbonatkonzentration ist der TCO_2, welcher durch Messung des CO_2 nach Zugabe einer starken Säure zum Serum auch das gelöste CO_2 und eine geringe Menge CO_2 aus Karbamidverbindung mit Eiweiß erfaßt.

Die Anionenlücke ("anion gap") ist definiert als die Differenz aus der Natriumkonzentration im Serum und der Summe der Chlorid- und Bikarbonatkonzentration im Serum.

$$Anionenlücke = Na^+ - CL^- - HCO_3^-$$

Der Normwert liegt zwischen 8–15 mmol/l. Durch diese Anionenlücke werden nicht alle Anionen und Kationen erfaßt, die an den Säure-Basen-Haushalt gekoppelt sind. Jedoch können aufgrund der stets gewährten Elektroneutralität Rückschlüsse auf diese Elektrolyte gezogen werden.

Üblicherweise sollte zur Beurteilung des Säure-Basen-Haushaltes arterielles Blut benutzt werden. In Ausnahmefällen ist Kapillarblut aus der Fingerbeere oder dem Ohrläppchen nach 10minütiger Erwärmung ausreichend (z.B. Säuglinge). Wird venöses Blut des Vorderarms (keine Stauung!) benutzt, so liegt der pH der ruhenden Extremität um 0,02–0,05 Einheiten niedriger und der pCO_2 um 6–8 mm Hg höher als bei arterieller Punktion.

Als Antikoagulans wird in der Regel Heparin benutzt, da nur geringe Mengen benötigt werden (die benutzte Menge sollte nicht 10% der Blutmenge überschreiten) und da Heparin nur einen geringen Einfluß auf den Säure-Basen-Status hat.

Wird das Blut nicht auf $\pm 4\,^{\circ}C$ abgekühlt, so muß die Verarbeitung der Probe innerhalb von 15 min nach der Punktion erfolgen, andernfalls ist sie 2 h stabil.

1.3 Klinische Symptome

Die durch Veränderung des Säure-Basen-Haushaltes direkt hervorgerufenen Symptome wie Tetanie, Krämpfe und Parästhesien bei Alkalämie und Hypotension bei Azidämie sind unspezifisch. Hinweise auf eine Säure-Basen-Störung ergeben sich oft aufgrund der Anamnese, besonders auch in solchen Fällen, wo die Störung sich auf dem Boden einer vorbestehenden Erkrankung mehr oder weniger rasch ausbildet.

Einige Hinweise können aus der Symptomatik abgeleitet werden:

Bei der metabolischen Azidose entwickelt sich, besonders bei schwereren Verläufen, eine kompensatorische Hyperventilation, die als große Atmung, als Kußmaul- oder Biot-Atmung festgestellt werden kann und auf der Reizung des Atemzentrums beruht. Bemerkenswert ist, daß der Patient seine Atemstörung nicht als Dyspnoe empfindet. Leichte Formen einer Azidose können symptomlos bleiben. Bei sehr schwerer Azidose, insbesondere wenn ein pH-Wert unter 7 gemessen wird, sind die Reaktion des Atemzentrums und die Leistung der Atemmuskulatur eingeschränkt. Die Sonderform der Laktazidose macht sich gelegentlich durch vermehrte Muskelschmerzen und Muskelschwäche sowie Brechreiz bemerkbar.

Bei der respiratorischen Azidose beobachtet man stärkere Kreislaufreaktionen wie Tachykardie und Blutdruckanstieg. Die Reflexe sind abgewächt. Die Patienten klagen über Kopfschmerzen oder es kann sich als Folge zerebraler Gefäßdilatation ein Koma entwickeln.

Bei der metabolischen Alkalose ist die Atmung flach. Angst- bzw. Erregungszustände können auftreten.

Die respiratorische Alkalose bleibt oft längere Zeit symptomlos, kann aber sich auch durch stärkere Schwindelzustände (zerebrale Gefäßkonstriktion) bzw. vermehrte Atemnot (Bronchiolenkonstriktion) oder tetanische Erscheinungen manifestieren.

1.4 Einteilung der Säure-Basen-Störung

Die Unterteilung in eine respiratorische bzw. metabolische Störung erfolgt an Hand der primären Parameter (pCO_2, HCO_3^-, pH):

	pH-Wert	pCO_2	HCO_3^-
Metabolische Azidose	↓	(↓)	↓
Metabolische Alkalose	↑	(↑)	↑
Respiratorische Azidose	↓	↑	(↑)
Respiratorische Alkalose	↑	↓	(↓)

(Die in Klammern angegebenen Veränderungen beziehen sich auf die kompensatorische Reaktion.)

Als Reaktion auf diese Störungen versuchen Lunge, Niere und die im Blut vorhandenen Puffersysteme einer Änderung des physiologischen pH-Wertes entgegenzuwirken. Die kompensatorischen Antworten unterscheiden sich in ihrem Ausmaß sowie in ihrem zeitlichen Eintritt. So kann zum Beispiel die renale Reaktion auf eine primäre Störung des Säure-Basen-Haushaltes erst nach Tagen zum Tragen kommen, während die Lunge und die zellulären Puffer sofort reagieren. Aufgrund dieser zeitlich unterschiedlichen, kompensatorischen Antwort werden prinzipiell 6 verschiedene Störungen des Säure-Basen-Haushaltes unterschieden:

1. Akute respiratorische Azidose
   Kompensation durch zelluläre Puffer.
2. Chronische respiratorische Azidose
   Kompensation durch renale H^+-Ionen Ausscheidung.
3. Akute respiratorische Alkalose
   Kompensation durch zelluläre Puffer.
4. Chronische respiratorische Alkalose
   Kompensation durch vermehrte renale Bikarbonatausscheidung und H^+-Retention.
5. Metabolische Azidose
   Kompensation durch zelluläre Puffer, Ventilationsveränderungen und später renale Veränderungen.
6. Metabolische Alkalose
   Kompensation durch zelluläre Puffer, Ventilationsveränderungen und später renale Veränderungen.

Neben diesen 6 Störungen können auch Zustände vorkommen, bei denen gleichzeitig 2 oder mehrere dieser Störungen vorliegen, die sich additiv oder entgegengesetzt zueinander verhalten können. Man spricht in diesem Fall von komplexen Säure-

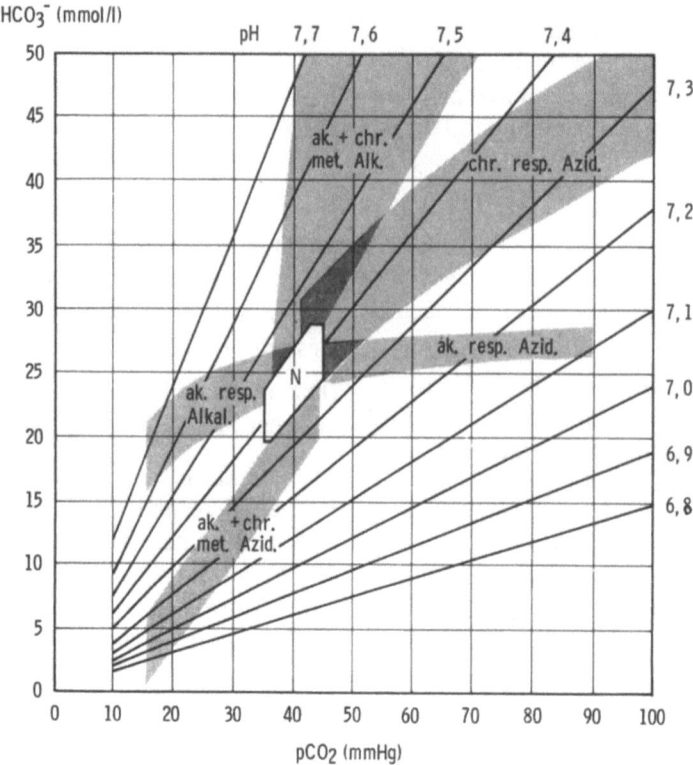

Abb. 40.1. Säure-Basen-Diagramm nach Arbus

Basen-Störungen. Der Blut-pH bei diesen Störungen kann sehr hoch, niedrig oder auch normal sein. Liegen 2 verschiedene Erkrankungen vor (z.B. chronische Niereninsuffizienz mit gleichzeitigem Erbrechen) oder führt die Therapie einer primären Säure-Base-Störung zur Verschlechterung des pH, so müssen solche komplexen Störungen vermutet werden.

1.5 Praktisches Vorgehen bei Säure-Basen-Störungen

Zur Interpretation der primären Parameter (pH, pCO_2, HCO_3^-) hat sich das Säure-Basen-Diagramm nach Arbus bewährt (s. Abb. 40.1). Hieraus kann neben der oben beschriebenen Einteilung der Säure-Basen-Störung auch abgelesen werden, ob die kompensatorischen Reaktionen ausreichen. Wenn die ermittelten Werte außerhalb der schraffierten Flächen liegen, so muß von einer komplexen Säure-Basen-Störung ausgegangen werden.

2 Metabolische Azidose

Eine Unterteilung der metabolischen Azidose in vermehrte Säureproduktion, verminderte Säureausscheidung oder größere Bikarbonatverluste hat sich klinisch als nicht praktikabel herausgestellt. Klinisch sinnvoller ist die Unterteilung in eine metabolische Azidose mit vergrößerter Anionenlücke und eine hyperchlorämische metabolische Azidose. Die Zunahme der Anionenlücke ist durch verstärkte Produktion organischer Säuren (z.B. Laktat) oder durch eine verminderte Ausscheidung von Säuren (eine Ausnahme bildet die verminderte Ausscheidung von HCL) bedingt. Jedoch sei darauf hingewiesen, daß die Ausdehnung der Anionenlücke nur zum Teil dem Abfall des Bikarbonats entspricht. Findet sich eine wesentlich größere Zunahme der Anionenlücke als Abnahme des Bikarbonats, so muß dies als Hinweis auf eine komplexe Säure-Basen-Störung bewertet werden. Eine ausgeprägte Azidämie ist per se mit einer Zunahme

Tabelle 40.1. Ursachen der metabolischen Azidose mit vergrößerter Anionenlücke

Überproduktion organischer Säuren
    Laktatazidose
    Diabetische Ketoazidose
    Alkoholische Ketoazidose
    Verminderte Nahrungszufuhr
Niereninsuffizienz
    Akutes Nierenversagen
    Chronische Niereninsuffizienz
Intoxikation mit
    Methanol
    Äthylenglykol
    Toluol
    Paraldehyd
    Salicylate

der Anionenlücke verbunden, jedoch überschreitet die Zunahme in der Regel nicht 3,5 mmol/l.

Ein weiterer differentialdiagnostischer Hinweis kann die Anionenlücke im Urin sein ($Na^+ + K^+ \gg Cl^-$, bezogen auf die Urinelektrolyte). Bei einer metabolischen Azidose mit saurem Urin und einer Anionenlücke im Urin muß an eine vermehrte Produktion organischer Säuren gedacht werden.

2.1 Metabolische Azidosen mit vergrößerter Anionenlücke

Die Ursachen sind in Tabelle 40.1 aufgeführt. Auf einzelne Krankheiten soll besonders eingegangen werden.

Laktatazidose

Laktat wird im Rahmen der anaeroben Glykolyse aus Pyruvat gebildet unter Regeneration von NAD. Laktat wird fast ausschließlich in der Leber zu Pyruvat metabolisiert. Zustände bei denen eine Laktatazidose gefunden wird, sind: Gewebehypoxie (Schock, schwere Herzinsuffizienz, ausgeprägte Anämie), Darminfarzierungen, Lebererkrankungen, verminderte Leberdurchblutung, Diabetes mellitus (mit und ohne Ketoazidose), verschiedene Leukämieformen, Einnahmen von Methanol, Paracetamol, Isodiazid, Biguanide (Phenformin). Davon abzugrenzen ist die spontane Laktatazidose, die besonders bei chronisch konsumie-

renden Erkrankungen vorkommt und durch Ausschluß anderer oben aufgeführter Erkrankungen diagnostiziert wird.

Allgemein wird die Diagnose durch die Laktatbestimmung (Lactat über 4 mmol/l) gesichert. Ist diese Bestimmung nicht möglich, so ist dann von einer Laktatazidose auszugehen, wenn eine metabolische Azidose mit vergrößerter Anionenlücke vorliegt und andere in der Tabelle 40.1 aufgeführten Ursachen ausgeschlossen wurden.

Diabetische Ketoazidose

Durch den Mangel an Insulin werden im peripheren Fettgewebe vermehrt Fettsäuren freigesetzt, die in der Leber zu Acetoacetat, und β-Hydroxybuttersäure umgewandelt werden. Das klinische Bild ist gekennzeichnet durch Hyperventilation, Hyperglykämie, hypertone Dehydratation sowie Kalium- und Phosphatmangel. Der Nachweis der Ketokörper erfolgt in der Regel mittels des Nitroprussidreagenz. Zwischen dem Ausmaß der Nitroprussidreaktion und der Zunahme der Anionenlücke besteht allerdings gelegentlich eine Diskrepanz, die durch zweierlei Umstände begründet sein kann:

- Patienten mit einer diabetischen Ketoazidose haben gelegentlich gleichzeitig eine Laktatazidose
- Acetoacetat und β-Hydroxybuttersäure werden normalerweise in einem Verhältnis von 1:3 gebildet. Die Nitroprussidreaktion weist jedoch lediglich Acetoacetat nach.

Hungern

Durch verminderte Nahrungszufuhr werden vermehrt Fettsäuren im peripheren Fettgewebe abgebaut, die in der Leber zu Ketonkörpern umgebaut werden, so daß sich in der Regel eine milde Ketoazidose entwickelt.

Alkoholische Ketoazidose

Die alkoholische Ketoazidose kann nach schwerem Alkoholmißbrauch auftreten und ist häufig mit Erbrechen und Hypoglykämie vergesellschaftet. Hierbei wird vorwiegend β-Hydroxybuttersäure gebildet, so daß ein Nachweis der Ketonkörper mittels der Nitroprussidreaktion nicht möglich ist. Die Diagnose muß deshalb durch genaue Anamneseerhebung und durch Ausschluß anderer Ursachen der metabolischen Azidose mit vergrößerter Anionenlücke gestellt werden.

Niereninsuffizienz

Die Progredienz der Niereninsuffizienz verläuft parallel mit der Zunahme der Anionenlücke. Eine Zunahme des Serumkreatinins um 2 mg/dl hat eine Zunahme der Anionenlücke von 1 mmol/l zur Folge. Die therapeutische Gabe von Bikarbonat (Nephrotrans®, Acetolyt® u.a.) hat keinen Einfluß auf die Anionenlücke. Eine stärkere Zunahme der Anionenlücke, als dies aufgrund der Progredienz der Niereninsuffizienz zu erwarten wäre, deutet auf eine komplexe Säure-Basen-Störung hin.

Intoxikation mit Methanol, Äthylenglykol

Die osmotische Lücke ist definiert als die Differenz aus gemessener und errechneter Serumosmolalität. Eine große Differenz weist darauf hin, daß eine große Menge normalerweise nicht vorkommender niedermolekularer Substanzen im Serum vorhanden ist. Die Kombination einer metabolischen Azidose mit großer Anionenlücke und einer großen osmotischen Lücke (≤ 20 mosm/kg H_2O) kann als Hinweis auf eine Intoxikation mit Methanol, Äthylenglykol und Äthylalkohol gewertet werden.

2.2 Hyperchlorämische, metabolische Azidose

Die hyperchlorämische, metabolische Azidose kommt bei einem vermehrten renalen bzw. extrarenalen Bikarbonatverlust, oder bei einer vermehrten Zufuhr von HCl oder einem renal-tubulären Schaden vor. Diese Gruppe der metabolischen Azidose läßt sich einteilen in solche, die mit einer Hypokaliämie einhergehen und solche mit normalem oder erhöhtem Serumkalium (s. Tabelle 40.2).

Gesondert soll hier noch auf die **renal-tubuläre Azidose** eingegangen werden. Bei der reinen renal-tubulären Azidose liegen die Retentionswerte im Bereich der Norm. Klassischerweise werden 2 Formen der renal-tubulären Azidose unterschieden: die distale (Typ I) und die proximale (Typ II) Form. Bei der distalen Form ist das terminale Segment der Nephren nicht in der Lage einen großen transepithelialen H^+-Gradienten aufrecht zu erhalten, so daß der Urin-pH stets über pH 5,5 liegt.

Tabelle 40.2. Ursachen hyperchlorämischer metabolischer Azidosen

1. Formen mit erniedrigtem Serumkalium
   Renal-tubuläre Azidose
   Azetazolamid oder andere Carboxyanhydrasehemmer
   Diarrhö
   Äußere Pankreas- oder Gallefistel
   Uretersigmoidostomie
   Ileum- oder Rektumblase

2. Formen mit normalem oder erhöhtem Serumkalium
   Verdünnungsazidose (bei Volumenexpansion)
   Mineralokortikoidmangel
   Hyporeninämischer Hypoaldosteronismus
   Therapie mit Säuren, die Cl^- als Anion haben
   Orale Zufuhr von $CaCl_2$ oder Resinen (z.B. Cholestyramin)

Bei der proximalen Form ist der proximale Tubulusabschnitt nicht in der Lage genügend Bikarbonat rückzuresorbieren. Die renal-tubuläre Azidose kann in Zusammenhang mit anderen Veränderungen als eigenständiges Krankheitsbild auftreten (Syndrom von Lightwood-Bulter-Albright, Syndrom von Boyd und Stearns) oder im Rahmen interstitieller Nierenerkrankungen (Hyperglobulinämie, Sjögren-Syndrom, Sichelzellanämie, Hyperkalziämie, Lithiumintoxikation).

Ist eine metabolische Azidose vergesellschaftet mit einem Urin-pH der stets $\geq 5,8$, so müssen folgende Erkrankungen differential-diagnostisch in Betracht gezogen werden: renal-tubuläre Azidose, Mineralokortikoiddefizit, Behandlung mit Azetazolamid, Phosphatdepletion. Während bei der distalen Form der renal-tubulären Azidose der Urin-pH stets größer als 5,5 ist (auch unter Säurebelastung), kann der Urin-pH bei der proximalen Form auch unter 5,5 absinken, so daß zur Diagnosestellung eine Säurebelastung notwendig ist (Ammoniumchlorid 0,1 g/kg per os).

3 Metabolische Alkalose

Pathophysiologisch ist zwischen den Faktoren zu unterscheiden, die eine metabolische Alkalose einleiten und denen, die die Alkalose unterhalten. Der Niere kommt bei beiden Prozessen eine entscheidende Rolle durch eine erhöhte Bikarbonatrückresorption oder eine vermehrte H^+-Sekretion zu. Es seien deshalb die pathophysiologischen Mechanismen erwähnt, die das Transportmaximum für Bi-

Tabelle 40.3. Ursachen der metabolischen Alkalose

1. Volumensensitive metabolische Alkalose
   Erbrechen von Magensaft
   Chloruretische Diuretika (Thiazide und Schleifendiuretika)
   Posthyperkapnische Alkalose
2. Volumenresistente metabolische Alkalose
   Cushing-Syndrom
   Primärer Hyperaldosteronismus
   Mineralokortikoidmimetika
   Liddle-Syndrom
   Primärer Hyperrenismus
   Bartter-Syndrom
   Schwere K^+-Depletion
   Salze mit nichtresorbierbaren Anionen (z.B. Penizilline)
   Lakritzabusus
   Hypoparathyreoidismus
   Hyperkalzämie (wenn nicht durch Hyperparathyreodismus bedingt)

karbonat erhöhen: Volumenkontraktion und größerer Salzverlust. Die H^+-Sekretion wird erhöht durch: erhöhtes PCO_2, Verlust von K^+, Mineralokortikoidexzeß, Hyperchlorämie.

Ist bei einer metabolischen Alkalose die Summe von Na^+ und K^+ im Urin größer als die Chloridkonzentration im Urin, so muß bei alkalischem Urin von einer hohen Bikarbonatkonzentration im Urin ausgegangen werden. Bei einer metabolischen Alkalose mit einem niedrigen Urin-pH muß eine verminderte H^+-Rückresorption angenommen werden.

Klinisch hat sich die Unterscheidung zwischen einer chlorid-sensitiven (bzw. volumensensitiven) metabolischen Alkalose und einer chloridresistenten (bzw. volumenresistenten) metabolischen Alkalose als nützlich erwiesen. Im ersten Fall führt die Gabe einer 0,9% NaCl Lösung zur Verbesserung der metabolischen Alkalose. In diesen Fällen wird die metabolische Alkalose durch eine erhöhte Bikarbonatrückresorption unterhalten bzw. eingeleitet. Im anderen Fall bleibt die metabolische Alkalose durch die Substitution unbeeinflußt (Tabelle 40.3).

4 Respiratorische Azidose

Die Ursachen der akuten bzw. der chronischen respiratorischen Azidose sind in Tabelle 40.4 aufgeführt.

Die chronische respiratorische Azidose wird

Tabelle 40.4. Ursachen der respiratorischen Azidose

1. Zentralnervöse Erkrankungen
   Überdosierung von Sedativa
   Trauma
   Poliomyelitis
   Myxödem
   Primäre alveoläre Hypoventilation
   Pickwick-Syndrom
2. Lungen- und Thoraxerkrankungen
   Akute Verlegung der Atemwege durch Fremdkörper oder Erbrochenes
   Chronisch obstruktive Lungenerkrankungen
   Generalisierter Bronchospasmus
   Laryngospasmus
   Interstitielle Lungenfibrose
   Aszites
   Rippenserienfraktur
   Wirbelsäulenfehlstellung
   Fibrothorax
3. Neuromuskuläre Erkrankungen
   Multiple Sklerose
   Myastenia gravis
   Phrenikusparese
   Guillain-Barré-Syndrom
   Amytrophische Lateralsklerose
   Botulismus
   Medikamente: z.B. Curare-Präparate, Cholinesterasehemmer
   Hypokaliämie
   Muskelerkrankungen
4. Fehlerhafte Beatmung

Tabelle 40.5. Ursachen der respiratorischen Alkalose

1. Zentralnervöse Erkrankungen
   Angst, Hysterie (Hyperventilationstetanie)
   Blutung, Infarkt, Infektion, Trauma, Tumoren des ZNS
   Pharmakologische oder toxische Stimulation der ZNS: z.B. Saligylate, Xanthinpräparate, Dinitrophenol
   Hormonale Stimulation: Katecholamine, Schwangerschaft, Höhenkrankheit
2. Lungenerkrankungen
   Pneumonie
   Asthma bronchiale
   Lungenembolie
   Ventilation-Perfusions-Mißverhältnis bei Hypoxie
   Schwere Anämie
   Rechts-links-Shunt mit Zyanose
3. Metabolische Erkrankungen
   Fieber
   Leberinsuffizienz
   Gramnegative Septikämie
4. Mechanische Hyperventilation

durch eine metabolische Alkalose kompensiert (vermehrte renale H^+-Sekretion und verstärkte Bikarbonatrückresorption). Wird sie abrupt z.B. durch Intubation und Beatmung ausgeglichen, bleibt die metabolische Alkalose als sogenannte posthyperkapnische metabolische Alkalose bestehen.

5 Respiratorische Alkalose

Die Ursachen dieser Säure-Basen-Störung sind in Tabelle 40.5 aufgeführt. Ursache ist in allen Fällen eine Hyperventilation.

6 Literatur

Arbus GS, Hebert LA, Levesque PR, Etsten BE, Schwartz WB (1969) Characterization and clinical application of the "significance band" for acute respiratory alkalosis. N Engl J Med 280:117

Cohen JJ (1979) Disorders of hydrogen ion metabolism. In: Earley L, Gottschalk C (eds) Diseases of the kidney, 3rd edn. Little Brown, Boston, pp 1543–1579

Cohen JJ, Kassirer JP (eds) Acid-base. Little Brown, Boston

Ehlers SM, Petzel RA, Brown DC, Muhlhausen RO (1980) Ventilatory response in lactic acidosis and diabetic ketoacidosis. Miner Electrolyte Metab 3:200

Emmet M, Narins RG (1977) Clinical use of anion gap. Medicine (Baltimore) 56:38

Fulop M (1976) The ventilatory response in severe metabolic acidosis. Clin Sci Mol Med 50:367

Gabow PA (1985) Disorders associated with altered anion gap. Kidney Int 27:472

Kaehny WD, Gadow P (1986a) Pathogenesis and management of metabolic acidosis and alkalosis. In: Schrier RW (ed) Renal and electrolyte disorders, 3rd edn. Little Brown, Boston, pp 141–186

Kaehny WD, Gadow P (1986b) Pathogenesis and management of respiratory and mixed acid-base disorders. In: Schrier RW (ed) Renal and elektrolyte disorders, 3rd edn). Little Brown, Boston, pp 187–206

Madias NE (1986) Lactic acidosis. Kidney Int 29:752

Sabatini S, Kurtzman NA (1984) The maintenance of metabolic alkalosis: factors which decrease bicarbonate excretion. Kidney Int 25:357

Schwartz WB, Relman AS (1963) A critique of the parameters used in the evaluation of acid-base disorders: whole blood puffer base compared with blood pH and plasma bicarbonate concentration. N Engl J Med 268:1382

Tuller MA, Medhi F (1971) Compensatory hypoventilation and hyperventilation in primary metabolic alkalosis. Am J Med 50:281

Winters RW (1965) Terminology of acid-base disorders. Ann Intern Med 63:873

Kapitel 41 Störungen des Kaliumhaushaltes

J. RIEHL und H.G. SIEBERTH

1 Vorbemerkungen

Bei ausgewogener Kost werden täglich mit der Nahrung 50–150 mval Kalium über den Darm aufgenommen und bei ausgeglichener Kaliumbilanz in etwa gleicher Menge über die Nieren ausgeschieden. Nur etwa 5 mmol werden täglich über Fäzes und Schweiß eliminiert. Bei intakter Funktion der Niere erfolgt die Ausscheidung vermehrt per os oder i.v. zugeführten Kaliums in wenigen Stunden über den Urin.

Eine verminderte Kaliumzufuhr wird mit einer Drosselung der renalen Ausscheidung beantwortet, die jedoch erst nach 1–2 Wochen voll wirksam wird, so daß zwischenzeitlich ein deutliches Defizit entstehen kann.

Das Gesamtkörperkalium beträgt etwa 3 500 mmol; der extrazelluläre Raum enthält davon nur etwa 2%, also etwa 60 mmol/l. Nimmt das Serumkalium um etwa 1 mmol ab, so entspricht dies einem Defizit von etwa 100–200 mmol. Die Verteilung der Kaliumionen zwischen intra- und extrazellulärem Raum wird durch eine Reihe von Faktoren beeinflußt, wobei dem Säuren-Basen-Verhältnis besondere Bedeutung zukommt. Eine Azidose führt im Austausch gegen Wasserstoffionen zum Kaliumausstrom aus der Zelle. Bei Alkalose wird vermehrt Kalium im Austausch gegen H-Ionen in das Zellinnere aufgenommen (Transmineralisation). Als weitere Faktoren sind hormonelle Einflüsse (Katecholamine, Insulin, Aldosteron) wirksam und fördern den Kaliumeinstrom in die Zellen.

Gewöhnlich ist die Störung des Kaliumhaushalts nur Symptom eines übergeordneten Krankheitsgeschehens. Immer muß an komplexe Veränderungen gedacht werden, die den gesamten Elektrolyt- Wasser- und Säuren-Basen-Haushalt betreffen. Dies ist bei der Korrektur der Störungen im Kaliumhaushalt stets zu berücksichtigen.

In der täglichen Praxis findet sich als häufige Störung eine Verminderung der Serumkaliumkonzentration, wobei iatrogene Ursachen die wichtigste Rolle spielen (Kaliumverlust bei Diuretikatherapie, Laxanzienabusus). Bei der selteneren Hyperkaliämie muß im allgemeinen zunächst an das Vorliegen einer renalen Funktionsstörung gedacht werden.

Zur Untersuchung des Kaliumhaushalts sind Anamnese, körperliche Untersuchung, Elektrokardiogramm, Bestimmung des Säure-Basen-Status sowie laborchemische Untersuchungen unerläßlich.

2 Hypokaliämie

Eine Hypokaliämie liegt vor, wenn die Kaliumkonzentration des Serums einen Wert von 3,6 mval/l unterschreitet.

Zwischen Serumkaliumkonzentration und dem Ausmaß der Kaliumverarmung besteht keine strenge Beziehung. Erniedrigungen unter 2 mval/l deuten immer auf erhebliche Kaliumverarmung im Organismus hin. Eine Bestimmung falsch-niedriger Kaliumwerte durch einen Verdünnungseffekt bei technisch unkorrekter Probengewinnung (z.B. Blutentnahme über Schlauchsystem bei laufender Infusion) kann irrtümlich zur Feststellung einer Hypokaliämie führen.

Tabelle 41.1. Klinische Symptome der Hypokaliämie

1. Neuromuskuläre Symptome
   verminderter Muskeltonus, Kraftlosigkeit, Paresen
   Hyporeflexie, Arreflexie
   in Extremfällen: Lähmung der Atemmuskulatur
   Apathie, Somnolenz, Bewußtlosigkeit (Coma hypocaliaemicum)
2. Gastrointestinale Symptome
   Obstipation, paralytischer Ileus
3. Kardiale Symptome
   EKG-Veränderungen (T-Abflachung, T-Negativierung,
   TU-Verschmelzungswelle, QT-Verlängerung, ST-Senkung)
   Herzrhythmusstörungen
   energetisch-dynamische Herzinsuffizienz (Hegglin)
   gesteigerte Glykosidempfindlichkeit
4. Renale Symptome
   hypokaliämische Nephropathie (Polyurie, Polydipsie,
   verminderte Konzentrationsfähigkeit der Niere, herabgesetzte Clearance)

Nur in relativ seltenen Fällen führt die Hypokaliämie zu klinischen Symptomen, wobei eine strenge Korrelation zwischen dem Beschwerdebild und den erfaßbaren Symptomen im allgemeinen nicht festgestellt werden kann.

Anamnese und klinische Befunde: Anamnestisch ist wichtig, ob eine verminderte Kaliumaufnahme oder ein gesteigerter Verlust über den Gastrointestinaltrakt, die Niere oder durch Transmineralisation zustandegekommen ist. Eine gezielte Erhebung der Medikamentenanamnese ist bei der Häufigkeit medikamentös induzierter Hypokaliämien erforderlich!

Im Vordergrund der klinischen Symptomatik (Tabelle 41.1) stehen neuromuskuläre Veränderungen als Folge verminderter Erregbarkeit (s. dazu auch Kap. 45.6.1). Durch einen Kaliummangel steigt das Membranpotential der Zellen an. Im Extremfall resultiert daraus ein "Hyperpolarisationsblock" mit vollständigem Verlust der Erregbarkeit. Frühzeitig klagen die Patienten über zunehmende Muskelschwäche. Bei schwerer Ausprägung findet sich eine Atonie der Skelettmuskulatur bis hin zur hypokaliämischen Parese. Die Lähmung der Atemmuskulatur kann zur respiratorischen Insuffizienz führen. Bei der neurologischen Untersuchung findet sich eine Herabsetzung der groben Kraft und ein vermindertes Reflexniveau bis zur Arreflexie mit schlaffer Lähmung. Neuromuskuläre Symptome entwickeln sich rascher bei akut auftretender Hypokaliämie. Bei chronischer Hypokaliämie werden dagegen neuromuskuläre Symptome oft vermißt.

Patienten mit ausgeprägter Hypokaliämie sind oft apathisch. In seltenen Fällen kommt es schließlich zur Bewußtlosigkeit (Coma hypocaliaemicum), die erhebliche differentialdiagnostische Probleme bereiten kann. Als Folge gestörter Erregbarkeit der glatten Muskulatur finden sich Funktionsstörungen des Gastrointestinaltrakts wie Obstipation und in seltenen Fällen ein paralytischer Ileus, sowie Störungen der Blasenfunktion (Atonie). Diagnostisch richtungsweisend sind EKG-Veränderungen, die bei hypokaliämischen Patienten beobachtet werden. Bei extremem akutem Kaliummangel kann es zum Kammerflimmern kommen. Chronischer Kaliummangel führt zum Bild der sog. energetisch-dynamischen Herzinsuffizienz (Hegglin). An der Niere verursacht anhaltender Kaliummangel eine hypokaliämische Nephropathie; verminderte Konzentrationsfähigkeit und Polyurie sind die vorherrschenden Symptome dieser tubulären Funktionsstörung. Nach Kaliumsubstitution steigt eine verminderte Clearance meistens rasch wieder an.

2.1 Hypokaliämie ohne Hypertonie

Die Hypokaliämie wird als Symptom zahlreicher, ätiologisch verschiedener Erkrankungen beobachtet, die mit einer verminderten Kaliumaufnahme oder einer erhöhten Kaliumausscheidung einhergehen (Tabelle 41.2).

Eine verminderte orale Kaliumaufnahme findet sich selten bei einseitiger Diät, bei parenteraler Ernährung kann allerdings eine ungenügende Substitution zum Kaliummangel führen. Unter Berücksichtigung der Nierenfunktion (cave Niereninsuffizienz!) sollte die tägliche K-Zufuhr 80–150 mmal betragen.

Bei vielfältigen Funktionsstörungen und Erkrankungen des Gastrointestinaltrakts muß mit einer gestörten Kaliumaufnahme oder einem intestinalen Kaliumverlust gerechnet werden. Bei starkem **Erbrechen** und **Durchfällen** (Gastritis, Pylorusstenose, Ulzera) sind außer dem Kaliummangel regelmäßig Störungen des Wasser- und Säuren-Basen-Haushalts sowie des übrigen Elektrolythaushalts vorhanden; neben kaliumreichem Darmsekret gehen bei starkem Erbrechen auch Wasser- und Chloridionen verloren. Es resultiert eine hypochlorämische, gastrische Alkalose, die besonders durch eine vermehrte Ausscheidung von Bi-

Tabelle 41.2. Ursachen der Hypokaliämie

1. Verminderte Zufuhr durch die Nahrung
   Anorexia nervosa
   ungenügende Substitution bei parenteraler Ernährung
2. Gesteigerter Kaliumverlust über den Gastrointestinaltrakt
   a) Erkrankungen des Darmes (mit Erbrechen, Durchfall oder Verlust an Darmsekret)
      entzündliche Erkrankungen (virale und bakterielle Gastritis und Enteritis, M. Crohn, Colitis ulcerosa)
      neoplastische Erkrankungen (villöses Adenom u.a.)
      Erkrankungen der Gallenwege und Gallenblase
      Ileus
      Malabsorption (Sprue)
      Fisteln, Drainagen
   b) Medikamenteninduzierter Verlust
      Laxanzien
      Kationenaustauscher
3. Gesteigerte renale Kaliumausscheidung (hohes Urin-K)
   a) Medikamente
      Diuretika (Schleifendiuretika, Thiaziddiuretika)
      Carbenoxolon (s.o.)
      Therapie mit Steroiden
      Paraaminosalicysäure
      Na-G-Penizillin
      Aminoglykoside Amphotericin B
   b) Tubuläre Nierenschädigung
      Fanconi-, Lightwood-, Albright-, Hadorn-, Liddle-Syndrom)
      renal tubuläre Azidose
   c) Hormonelle Effekte
      primärer Hyperaldosteronismus (Conn-Syndrom)
      sekundärer Hyperaldosteronismus
      renovaskuläre Hypertonie
      kaliumverlierende Nephropathie
      Bartter- und Pseudo-Bartter-Syndrom
      Reninsezenierende Tumoren
      Hyperkortizismus (hypophysäres, adrenales, paraneoplastische oder iatrogenes CUSHING-Syndrom)
      Ödemkrankheiten
      Lakritzabusus
      Therapie mit Carbenoxolon
   d) Isosthenurische Polyurie bei Niereninsuffizienz
      chronische Niereninsuffizienz
4. Transmineralisation in den Intrazellulärraum
   a) Krankheitszustände mit transzellulärer Kaliumverschiebung
      Alkalose
      Insulinproduzierendes Inselzelladenom
      familiäre hypokaliämische Muskelparalyse
      exzessive Adrenalinausschüttung (Myokardinfarkt, Enzephalitis, u.a.)
   b) Therapiefolgen
      Azidoseausgleich
      Insulintherapie
      Rehydratation

karbonat und einen sekundären Hyperaldosteronismus mit verstärkter renaler Kaliumsekretion im distalen Tubulus bedingt ist. Besonders schwerwiegende Kaliumverluste können beim villösen Adenom, bei Colitis ulcerosa, M. Crohn, Verner-Morrison-Syndrom (wäßrige Diarrhö, Hypokaliämie, Achlorhydrie bei Nicht-β-Zell-Inseladenom) und zahlreichen infektiösen Darmerkrankungen auftreten. Beim paralytischen Ileus wird die Darmparalyse durch den Kaliummangel verstärkt.

Von erheblicher praktischer Bedeutung ist der durch **Laxanzienabusus** unterhaltene Kaliummangel, der seinerseits die Neigung zur Obstipation verstärkt und so einen Circulus vitiosus unterhält. In der Mehrzahl handelt es sich bei den Betroffenen um jüngere Patienten mit unterschiedlich ausgeprägten psychoneurotischen Störungen. Der chronische Verlust von Elektrolyten und Flüssigkeit führt bei diesen Patienten zu einer Steigerung des Renin-Angiotensin-Aldosteron-Mechanismus mit Steigerung der Kaliumausscheidung (Pseudo-Bartter-Syndrom: Hypokaliämie, normaler Blutdruck, Hyperreninämie).

Übermäßiger Einsatz von Kationenaustauschern bei der Therapie der Hyperkaliämie kann ebenfalls, insbesondere bei anhaltender Therapie ohne begleitende Elektrolytkontrollen, zu bedeutsamen Kaliumverlusten führen.

Renale Kaliumverluste sind in der überwiegenden Zahl der Fälle Nebenwirkung einer Diuretikatherapie. Sie sind in unterschiedlicher Ausprägung bei Schleifendiuretika und Thiaziden obligat und machen oft eine begleitende Kaliumsubstitution erforderlich. Bei der Häufigkeit der Diuretikaanwendung muß diesen Nebenwirkungen vor allem bei digitalisierten Patienten Rechnung getragen werden, da bei Kalipenie die Digitalisempfindlichkeit steigt, so daß besonders Rhythmusstörungen auftreten können. Bei Patienten mit hydropischer Herzinsuffizienz, Leberinsuffizienz oder nephrotischem Syndrom ist häufig ein sekundärer Hyperaldosteronismus mit latent bleibender Hypokaliämie zu beobachten, die dann durch eine diuretische Therapie verstärkt werden kann. Renale Ursachen von Kaliumverlusten finden sich bei isothenurischer Polyurie im Rahmen von akuter und chronischer Niereninsuffizienz sowie tubulären Nierenschädigungen. Kaliumverluste können ihrerseits zu einer Tubulopathie (hypokaliämische Nephropathie) führen, die bei frühzeitiger Normalisierung des Kaliumhaushalts reversibel ist.

Unter den tubulären Nierenerkrankungen, die mit einem renalen Kaliumverlust einhergehen, finden sich charakteristische klinische Syndrome mit definiertem Erbgang, die sich bereits im Kindesalter manifestieren und mehr oder weniger rasch zur terminalen Niereninsuffizienz führen (s. Tabelle 41.1).

Beim **Bartter-Syndrom** (Leitsymptome: Hypokaliämie, Normotonie), das als autosomal-rezessive Störung bereits im Kindesalter auftritt, bestehen ein schwerer Kaliummangel und eine metabolische Alkalose. Ursache ist eine Hyperplasie der juxtaglomerulären Zellen mit Hyperreninämie und erhöhtem Aldosteron. Wegen einer Angiotensinresistenz der Gefäße sind die Patienten normotensiv oder zeigen gelegentlich hypotone Blutdruckwerte. Ödeme fehlen!

Bei zahlreichen Erkrankungen, die zur Ausbildung von Ödemen führen (Leberinsuffizienz, nephrotisches Syndrom, hydropische Herzinsuffizienz), besteht in unterschiedlicher Ausprägung ein **sekundärer Aldosteronismus,** der den in diesen Fällen vielfach zu beobachtenden Kaliummangel erklärt.

Die Transmineralisation von Kaliumionen in den Intrazellulärraum als Ursache einer Hypokaliämie wird bei allen Formen der **Alkalose** beobachtet (s. Kap. 40). Eine alkalisierende Therapie bei der Behandlung von Azidosen führt rasch zum Einstrom von Kaliumionen in die Zellen, wobei bedrohlich niedrige Serumkaliumwerte auftreten können. Ebenso kommt es unter der Gabe von **Insulin** zur gesteigerten Aufnahme von Glukose und Kalium in die Zellen. Bei der verstärkt ablaufenden Glykogensynthese werden 2,7 mmal Kalium/g synthetisiertem Glykogen aus dem Extrazellulärraum aufgenommen. Dies erklärt die Hypokaliämie bei insulinproduzierenden Inselzelladenomen. Im Rahmen der Therapie mit Insulin muß die Transmineralisation ebenfalls berücksichtigt werden; so kann es in der Behandlung des diabetischen Komas bei unterlassener Kaliumsubstitution zu bedrohlichen Hypokaliämien kommen. Die Mechanismen der insulininduzierten und durch Applikation alkalisierender Substanzen bewirkte Kaliumverschiebung in den Intrazellulärraum werden erfolgreich zur symptomatischen Therapie der bedrohlichen Hyperkaliämie eingesetzt.

Die bei einigen schweren Krankheitsbildern beobachtete Hypokaliämie ist Folge einer exzessiven Adrenalinausschüttung (Myokardinfarkt, zerebrale Insulte, Meningitis, Enzephalitis).

Die bei thyreotoxischen Krisen resultierenden Lähmungen beruhen ebenfalls auf einer Hypokaliämie.

Als **familiäre hypokaliämische Lähmung** ist ein seltenes, meist in der Adoleszenz beginnendes Krankheitsbild bekannt, bei dem sich periodisch nach kohlenhydratreicher Kost bzw. Glukose und Insulin infolge Verschiebung von Kaliumionen in den intrazellulären Raum schlaffe Lähmungen ausbilden, die mehrere Tage anhalten können. Im Unterschied dazu verlaufen die schon im Kindesalter auftretenden **hyperkaliämischen Paresen** eher milder; die Anfälle können häufig auftreten und Minuten bis Stunden dauern. Kardiale Arrhythmien sind häufig. Im Unterschied zur hypokaliämischen Lähmung kann auch die Schlundmuskulatur betroffen sein. Das Chvostek-Zeichen ist positiv. Hypo- und hyperkaliämische Lähmung werden dominant vererbt und können beide durch starke körperliche Anstrengung ausgelöst werden (s. auch Kap. 45.6, 1).

2.2 Hypokaliämie mit Hypertonie

Die Kombination von Hypokaliämie mit Hypertonie findet sich besonders bei erhöhter Produktion von Mineralo- und Glukokortikoiden. Typisches Beispiel ist das **Cushing-Syndrom** (hypothalamisch-hypophysäre Form 70–80%, adrenale Form 20% bei Nebennierenadenom oder Karzinom). Bei der ektopen Produktion ACTH-ähnlicher Peptide (ektopes ACTH-Syndrom beim kleinzelligen Bronchialkarzinom, Bronchuskarzinoid, Bronchusadenomen und Thymuskarzinomen) steht im Gegensatz zu anderen Formen des Cushing-Syndroms insbesondere die hypokaliämische Alkalose im Vordergrund der Symptomatik und kann in einzelnen Fällen diagnostisch richtungsweisend sein.

Die Kombination von Hypokaliämie und arterieller Hypertonie ist ferner für den **primären Hyperaldosteronismus** (Conn-Syndrom) charakteristisch. Bei den Patienten beträgt die täglich renal ausgeschiedene Kaliummenge über 40 mval. Ursächlich muß an ein aldosteronproduzierendes Adenom (in 80% der Fälle), eine idiopathische bilaterale Nebennierenrindenhyperplasie (etwa 20% der Fälle) und selten an ein Karzinom der Nebennierenrinde gedacht werden. Die kortikoidheilbare Form des primären Hyperaldosteronismus oder der sog. tertiäre Aldosteronismus sind Raritäten. An ein Conn-Syndrom sollte immer dann gedacht werden, wenn bei bekannter arterieller Hypertonie nach Absetzen der diuretischen Therapie eine Hypokaliämie persistiert. Bei strenger Natriumrestriktion resultiert gelegentlich eine Normalisierung der Kaliumspiegel (normokaliämischer Hyperaldosteronismus).

Das **Liddle-Syndrom** (Leitsymptom: hypokaliämische Hypertonie) ist eine familiär gehäufte Erkrankung, die mit erniedrigter Aldosteronproduktion einhergeht, klinisch allerdings dem Bild des primären Aldosteronismus ähnlich ist. Ursache ist ein Defekt im Bereich des distalen Nierentubulus mit aldosteronunabhängiger Natriumretention und Kaliumverlust. Differentialdiagnostisch ist ein Desoxykortikosteronexzess bei Adrenogenitalem Syndrom auszuschließen.

Beim **iatrogenen Cushing-Syndrom** durch exogene Zufuhr von Steroiden ist aufgrund der supprimierten ACTH-Produktion seltener als beim primären Cushing-Syndrom mit Hypertonie und Hypokaliämie zu rechnen. Ebenso finden sich weniger oft Folgen einer exzessiven Adrogenwirkung als bei der primären Form des Krankheitsbildes.

Ein **Pseudoaldosteronismus** mit hypokaliämischer Hypertonie kommt beim Abusus von Lakritz (Glyzyrrhizinsäure) oder als Folge einer Therapie mit Carbenoloxon (Glyzyrrhetinsäure), deren Inhaltsstoffe eine aldosteronähnliche Aktivität besitzen, vor. Die Veränderungen sind nach Aussetzen der Einnahme reversibel.

Hämodynamisch wirksame **Nierenarterienstenosen** führen zur Aktivierung des Renin-Angiotensin-Aldosteron-Mechanismus mit konsekutiver hypokaliämischer metabolischer Alkalose. Mit Hilfe bildgebender Verfahren (digitale Subtraktionsangiographie, Angiographie) erfolgt die diagnostische Abgrenzung gegenüber anderen Formen der hypokaliämischen Hypertonie.

3 Hyperkaliämie

Eine Hyperkaliämie liegt vor, wenn die Kaliumkonzentration im Serum über 5,4 mval/l beträgt. Wie bei der Hypokaliämie besteht keine strenge Beziehung zwischen der Höhe des Kaliumspiegels und der klinischen Symptomatik. Symptome entwickeln sich eher, wenn die Konzentration rasch ansteigt. Bei der Blutentnahme zur Bestimmung des Kaliumspiegels ist streng auf eine korrekte, möglichst gering traumatisierende Technik zu achten, um eine Hämolyse zu vermeiden. Die mechanische Alteration der Blutzellen führt zu Meßergebnissen mit hohen Kaliumwerten, die als Pseu-

dohyperkaliämie von den klinisch relevanten Hyperkaliämien unterschieden werden muß. Pseudohyperkaliämien finden sich typischerweise auch bei Patienten mit Thrombozytosen und Leukämien als Folge des Zellzerfalls.

Anamnese und klinische Befunde: Bei der Anamneseerhebung sind Angaben über das Vorliegen einer Niereninsuffizienz und Hinweise auf eine erhöhte Zufuhr (Diätfehler bei Patienten mit eingeschränkter Nierenfunktion, kaliumsparende Diuretika) wesentlich. Das klinische Bild bei Patienten mit Hyperkaliämie wird entscheidend durch die Grunderkrankung bestimmt. Damit stehen typische Beschwerden von Seiten einer akuten oder chronischen Niereninsuffizienz oder – seltener – eines M. Addison im Vordergrund.

Hinweisend auf eine Hyperkaliämie sind Müdigkeit, Schwäche, Frösteln, Hör-, Seh- und Geschmacksstörungen. Bei ausgeprägter Hyperkaliämie kommt es neben neurologischen Veränderungen zu lebensbedrohlichen Auswirkungen auf Herz und Kreislauf mit Blutdruckabfall und Schock.

Zu den ersten und wichtigsten Symptomen der Hyperkaliämie gehören Herzrhythmusstörungen und EKG-Veränderungen (Tabelle 41.3). Zwischen EKG-Veränderungen und Höhe des Kaliumspiegel besteht eine relativ gute Korrelation. Bei einer Hyperkaliämie von über 6 mval/l finden sich zunächst in den präkordialen Ableitungen zeltförmige Ausziehungen der T-Welle, bei weiterem Anstieg eine zunehmende Verbreiterung des Kammerkomplexes sowie Störungen von Reizbildung und Reizleitung. Sehr hohe Kaliumkonzentrationen führen schließlich zum Kammerflimmern oder Asystolie, wobei sich das Kammerflimmern auf dem Boden einer Hyperkaliämie gewöhnlich gegenüber einer Defibrilation refraktär verhält.

Tabelle 41.3. EKG-Veränderungen bei Hyperkaliämie

1. Störungen der Reizbildung
   Sinusbradykardie
   Sinusarrhythmie
   Vorhofflimmern
   Extrasystolen
   Kammerflattern
   Kammerflimmern

2. Störungen der Reizleitung
   Verbreiterung der P-Welle
   Verlängerung der PQ-Zeit (bis zum totalen AV-Block)
   Verbreiterung des QRS-Komplexes

3. Störungen der Erregungsrückbildung
   spitze, „zeltförmige" T-Welle

Erste neurologische Veränderungen sind Parästhesien und Störungen der Tiefensensibilität (Kribbeln im Bereich der Lippen und pelziges Gefühl der Haut). Es kommt zu Paresen der Muskulatur mit Schluckstörungen und Heiserkeit, schließlich zu einer schlaffen Tetraplegie und Zwerchfellparese mit respiratorischer Insuffizienz. Sensibilität und Funktion von Gehirn und Hirnnerven bleiben unbeeinflußt. Auf Beklopfen der Muskulatur bilden sich Wülste.

Die Laboruntersuchungen weisen auf die komplexen Beziehungen des Kaliumhaushaltes zu den anderen Regelsystemen hin und geben oft Aufschluß über die Ätiologie des gestörten Kaliumstoffwechsels. Die Hyperkaliämie wird gewöhnlich von einer metabolischen Azidose begleitet. Aus der Blutgasanalyse läßt sich das Ausmaß der respiratorischen Kompensation feststellen. Die Hyperkaliämie ist häufig mit einer Hypermagnesiämie vergesellschaftet.

Ursachen und Differentialdiagnosen der Hyperkaliämie (s. Tabelle 41.4): Der Nachweis einer Hyperkaliämie sollte immer sofort an das Vorliegen einer renalen Funktionsstörung denken lassen. Die intakte Niere ist in der Lage auch relativ große Mengen Kalium rasch zu eliminieren, weshalb die orale Kaliumaufnahme bei suffizienter Niere nicht zur Hyperkaliämie führt. Dagegen kann sich beim akuten Nierenversagen eine Hyperkaliämie rasch ausbilden, besonders nach ausgedehnten Muskelverletzungen, großen operativen Eingriffen und Massentransfusionen. Die Hyperkaliämie kann hierbei letale Folgen haben.

Die Hyperkaliämie bei **chronischer Niereninsuffizienz** wird häufig erst im fortgeschrittenen Stadium beobachtet. Bei diätetischer Beschränkung, Einsatz von Schleifendiuretika, suffizienter Therapie des gestörten Säuren-Basen-Haushalts und ggf. Applikation von Kationenaustauschern kann die Hyperkaliämie gewöhnlich vermieden werden. Immer sollte durch gezielte Anamneseerhebung bei Patienten mit fortgeschrittener Niereninsuffizienz nach unbewußten oder bewußten Diätfehlern (Nüsse, Trockenobst, Fruchtsäfte, Tomaten, Bananen, Pommes frites u.a.) gesucht werden.

Häufige Ursache einer Hyperkaliämie bei eingeschränkter Nierenfunktion ist der unsachgemäße Einsatz von **kaliumsparenden Diuretika** (Amilorid, Triamteren, Spironolacton). Neben den bedrohlichen Nebenwirkungen, die diese Substanzen bei renaler Insuffizienz entfalten können, sollte auch berücksichtigt werden, daß diese Substanzen unterhalb einer Kreatininclearance von 25 ml/min keinen diuretischen Effekt mehr entfalten können.

Die parenterale Applikation von **kaliumhaltigen Infusionslösungen** sollte immer unter Kontrolle des Serumkaliumspiegels erfolgen. Ebenso muß nach **Bluttransfusionen** der Kaliumspiegel gemessen werden. Nach mechanischer Vorbehandlung des Blutes (bei Transfusion von Erythrozytenkonzentraten oder „gewaschenen" Erythrozyten) oder alter Konserven wächst die Gefahr der iatrogen induzierten Hyperkaliämie.

Bei parenteraler Zufuhr hoher Dosen kaliumhaltigen Penizillins kann es zur Hyperkaliämie kommen. Auch nach Gabe von Uralyt U zur Alkalisierung des Urins sind Kontrollen des Serumkaliums erforderlich.

Die Hyperkaliämie als Folge eines **M. Addison** (chronische primäre Nebennierenrindeninsuffi-

---

Tabelle 41.4. Ursachen der Hyperkaliämie

1. Verminderte renale Ausscheidung
   a) Renale Insuffizienz
      akutes Nierenversagen
      chronische Niereninsuffizienz
      tubuläre Ausscheidungsstörung
   b) Nebennierenrindeninsuffizienz
      Hypoaldosteronismus
      M. Addison
   c) Therapie mit kaliumsparenden Diuretika (Spironolacton, Amilorid, Triamteren)
2. Kaliumverschiebung in den extrazellulären Raum
   a) Bei Zerstörung von Zellen
      Hämolyse, Myolyse
      traumatische Muskelzerstörung (Crush-Syndrom, Operationen)
      Verbrennungen
      Tumorzerfall, Eiterungen
      Anoxie
   b) Medikamente
      Succinylcholin
      Arginin
      Digitalisintoxikationen
   c) Azidose
   d) Paroxysmale hyperkaliämische Paralyse
3. Überhöhte Zufuhr von Kalium
   a) Nahrungsmittel
   b) Iatrogene Ursachen
      Bluttransfusionen
      kaliumhaltige Infusionen
      Kaliumersatz bei diuretischer Therapie
      Medikamente (K-Penizillin, Uralyt-U u.a.)
4. Pseudohyperkaliämie
   a) Leukozytose
   b) Thrombozytose
   c) Unkorrekte Technik der Blutentnahme
   d) Unkorrekte Probenverwahrung

zienz) ist ein typisches Spätsymptom dieser Erkrankung. Diagnostisch richtungsweisend sind die Zunahme der Pigmentierung, die arterielle Hypotonie und die körperliche Schwäche; gleichzeitige Hyponatriämie, Hypochlorämie und Hypoglykämie sind suspekt.

Durch Kaliumverschiebung vom intra- in den extrazellulären Raum wird eine Hyperkaliämie bei **Zellschädigungen** unterschiedlicher Genese beobachtet (Muskeltrauma, Myolyse, Verbrennung, Hämolyse, Schock, Hypoxie, Tumorzerfall). Naturgemäß wird die Hyperkaliämie bei Patienten mit Niereninsuffizienz schneller in Erscheinung treten. Bei Applikation von Succinylcholin, Arginin oder auch exzessiver Dosen von Digitalisglykosiden treten Kaliumverschiebungen vom Intra- in den Extrazellulärraum auf und müssen Anlaß zu entsprechenden Kontrollen geben.

Die **azidotische Stoffwechsellage** führt durch Transmineralisation von Kaliumionen in den Extrazellulärraum zu Hyperkaliämie, zum Beispiel bei diabetischer Ketoazidose. Bei deren Therapie ist zu berücksichtigen, daß der Ausgleich der Azidose trotz anfänglicher Hyperkaliämie schnell zu schwerer Hypokaliämie führt (vgl. Hypokaliämie).

Als sehr seltene Ursache der Hyperkaliämie sei die paroxysmale hyperkaliämische Paralyse erwähnt.

Eine äußerst seltene Ursache der Hyperkaliämie ist der primäre Hypoaldosteronismus. Häufiger wird ein wohl sekundärer Hypoaldosteronismus bei chronischer Niereninsuffizienz beobachtet.

4 Literatur

Kaufmann W, Hayduk K (1985) Störungen des Kaliumhaushalts. Hypokaliämie. In: Hornbostel H, Kaufmann W, Siegenthaler W (Hrsg) Innere Medizin in Praxis und Klinik, Bd II, 3. Aufl. Thieme, Stuttgart, S 6.19–6.28

Kindler J (1986) Störungen des Kaliumhaushaltes. In: Hacke W (Hrsg) Neurologische Intensivmedizin. Notfallmedizin 15:221–224

Losse H (1986) Störungen des Kaliumhaushalts. Hyperkaliämie. In: Hornbostel H, Kaufmann W, Siegenthaler W (Hrsg) Innere Medizin in Praxis und Klinik, Bd II, 3. Aufl. Thieme, Stuttgart, S 6.29–6.33

Mödder B, Meuthen I (1986) Pseudohyperkaliämie im Serum bei reaktiven Thrombocytosen und Thrombocythämien. Dtsch Med Wochenschr 111:329–332

Nascimento L (1985) Hyperkalemia and hypokalemia. In: Taylor RB (ed) Difficult diagnosis. Saunders, Philadelphia, pp 262–271

Kapitel 42 Störungen der Kalziumhomöostase

H.W. Minne und R. Ziegler

Die Kalziumhomöostase wird durch verschiedene Faktoren und Organe reguliert; für das Verständnis und die differentialdiagnostische Abklärung der mit Hyperkalzämie oder Hypokalzämie einhergehenden Erkrankungen ist daher ein kurzer Überblick über Physiologie und Pathophysiologie notwendig.

1 Physiologie und Regulation der Kalziumhomöostase

Aus dem mit der Nahrung im Überschuß zugeführten Kalzium entnimmt und verbraucht der Organismus täglich etwa 300 mg; während Gravidität und Laktation steigt der Bedarf an Nahrungskalzium auf 2000 mg an.

Kalzium wird unter dem Einfluß des 1,25-Dihydroxy-Vitamin D_3 (Vitamin-D-Hormon, 1,25-(OH)$_2$-Cholecalciferol) im oberen Dünndarm resorbiert; im Blut und in den extrazellulären Flüssigkeiten liegt es teils eiweißgebunden, teils ionisiert in relativ konstant gehaltener Konzentration vor.

Das Skelettkalzium, das in Form druckfester Kalksalze zur Knochenstabilität beiträgt, beträgt bei der Frau etwa 1000 g, beim Mann etwa 1500 g und bildet damit ein Kalziumreservoir, das eine verminderte Kalziumzufuhr kompensieren kann. Knochenkalzium wird daher stets ausgetauscht, simultan mit dem Knochenumbau, welcher den mechanischen Knochenbeanspruchungen adaptiert ist. Knochenauf- und abbau werden durch Osteoblasten und Osteoclasten geleistet. Die Kalzifikation ist Vitamin-D-abhängig.

Die *Regulation* wird humoral durch Hormone und Faktoren gesteuert: Parathormon aus den Nebenschilddrüsen, Vitamin-D-Hormon aus den Nieren, osteoklastenaktivierender Faktor (OAF) als Lymphokin aus hämatopoetischen Zellen.

Das den Steroiden verwandte *Vitamin-D-Hormon* vermittelt die Kalziumresorption im Gastrointestinaltrakt und steuert die Prozesse der Osteogenese sowie auch die Ausdifferenzierung von Zellen, z.B. der Makrophagen aus Monozyten.

Parathormon wird z.T. schon in der bildenden Zelle der Nebenschilddrüse, z.T. nach Sekretion in die Zirkulation zu Bruchstücken gespalten, weshalb man im Serum neben dem intakten Parathormonmolekül auch seine biologisch aktiven oder inaktiven Bruchstücke nachweisen kann, eine Feststellung, die bei der Bewertung radioimmunologisch gemessener Parathormonkonzentrationen wichtig ist. Über die Stimulation der Vitamin-D-Hormonbildung kann Parathormon knochenanabol wirksam sein; in hohen Konzentrationen ist es über eine Osteoklastenstimulation auch knochenkatabol. Parathormon hemmt unter physiologischen Bedingungen die renale Kalziumausscheidung und fördert die Phosphaturie. Die parathormonabhängige Steigerung von zyklischem Adenosinmonophosphat (cAMP) kann als „second messenger" durch Urinanalysen gezeigt werden.

Eine Abnahme des *ionisierten Blutkalziums* stimuliert die Parathormonsekretion, erhöhte Konzentration hemmt sie. Das Eiweißhormon *Calcitonin* entstammt den C-Zellen der Schilddrüse; seine physiologische Bedeutung liegt wahrscheinlich in der Fähigkeit, das mit der Nahrung zugeführte Kalzium für den Knochen zu konservieren. Hohe Konzentrationen von Calcitonin, beispielsweise beim calcitoninproduzierenden C-Zell-Karzinom der Schilddrüse, hemmen die biologische Aktivität des Hormons. Akute Zunahme des Serumkalziums stimuliert die Calcitoninausschüttung, ebenso Gastrin und wahrscheinlich auch Östrogen.

Weitere Regulatoren der Kalziumhomöostase entstammen den hämatopoetischen Zellen: Der *Osteoklasten aktivierende Faktor (OAF)* aus Lymphozyten (Hyperkalzämie bei pathologisch erhöhter Produktion); das Makrophagenprodukt *Interleukin I* beeinflußt die Osteoklastenaktivität; *Prostaglandine* können die Osteolyse fördern. Möglicherweise spielen diese Faktoren bei der Hyperkalzämie des Malignompatienten eine Rolle.

Schilddrüsenhormon, Cortisol oder die Gonadenhormone *Testosteron* und *Östrogen* können ebenfalls die Kalziumhomöostase und den Knochenstoffwechsel beeinflussen. Klinische Konsequenzen sind der Knochenverlust und die Hyperkalzämie als mögliche Komplikation einer Hyperthyreose, die Osteoporose bei M. Cushing oder bei hochdosierter Kortisontherapie sowie die Osteoporose beim kastrierten Individuum.

Pathophysiologie: Störungen von Kalziumhomöostase und Knochenstoffwechsel können grundsätzlich nach zwei Ursachen klassifiziert werden:

▶ Abnorme Steigerung oder Inhibition der Sekretion systemisch wirksamer Hormone oder Faktoren,
▶ lokale Störungen am Knochen, die mit einer gesteigerten Kalziumfreisetzung verbunden sind.

2 Störungen der Sekretion systemisch wirksamer Faktoren

2.1 Autonome Mehrsekretion

Erhöhte Spiegel an Vitamin-D-Hormon finden sich bei Substratüberschuß (Überladung des Körpers mit Hormonvorstufen wie dem Vitamin D). Eine Störung der Steuerung der Vitamin-D-Bildung findet sich beim M. Boeck, bei dem eine autonome Hormonbildung in der Niere, jedoch auch im granulomatösen Gewebe erfolgt.

Erhöhte Parathormonspiegel und -wirksamkeit tritt bei Epithelkörperchenadenom, -karzinom oder -hyperplasie auf. Dieser primäre Hyperparathyreoidismus ist eine häufige endokrinologische Erkrankung und steht nach Schilddrüsenerkrankungen und den verschiedenen Diabetesarten an dritter Stelle.

Zum Teil enorm erhöhte Serumcalcitoninspiegel werden bei Patienten mit C-Zell-Karzinom gemessen. Spezifische, dem Calcitonin zuzuordnende Symptome fehlen jedoch, da der Organismus die Hormonwirkung durch Beeinflussung seiner Calcitoninrezeptoren auszuschalten vermag.

Hämatologische Systemerkrankungen wie das Plasmozytom gehen mit gesteigerter Produktion an Osteoklasten aktivierendem Faktor mit den Folgen einer Hyperkalzämie einher. Bei soliden Malignomen wird die mitunter auftretende paraneoplastische Hyperkalzämie dagegen wahrscheinlich durch andere Faktoren, möglicherweise Wachstumsfaktoren, ausgelöst.

Im Rahmen einer Hyperthyreose kann vermehrt sezerniertes Schilddrüsenhormon eine Hyperkalzämie unterhalten.

2.2 Ausfall der Bildung systemisch wirksamer Faktoren

Die Zerstörung von Nierengewebe schaltet die Bildungsstellen des Vitamin-D-Hormons aus. Der Mangel an Vitamin-D-Hormon führt zusammen mit dem urämiebedingten Anstieg des Serumphosphors zum Abfall des Serumkalziums, der seinerseits Ursache weiterer Störungen der Kalziumhomöostase und des Knochenstoffwechsels ist.

Parathormonmangel entsteht nach Ausschaltung der Nebenschilddrüsen entweder im Zusammenhang mit einer ausgedehnten Schilddrüsenoperation oder durch autoimmunologisch ausgelöste entzündliche Veränderungen der Hormonbildungsstätte, z.B. im Zusammenhang mit „polyglandulärer Insuffizienz". Idiopathischer Ausfall ist ebenfalls denkbar. Weitere Störungen sind der ebenfalls mit Hypokalzämie einhergehende „Pseudohypoparathyreoidismus", bei dem wegen eines PTH-Rezeptordefekts trotz hoher endogener PTH-Spiegel die biologische Aktivität des Hormons nicht vermittelt werden kann, und schließlich der mit Normokalzämie einhergehende Pseudo-Pseudohypoparathyreoidismus. Der Ausfall der Glukokortikoidbildung kann mit Hyperkalzämie einhergehen.

Der Ausfall des Calcitonins nach totaler Schilddrüsenextirpation führt offenbar beim Menschen zu keinen klinisch relevanten Folgen.

2.3 Funktionelle Störungen, reaktive Veränderungen, Beeinträchtigung der Hormonwirkung am Endorgan

Vitamin-D-Hormondefizienz entsteht auch, wenn die Vitamin-D-Hormonbildung in den Nieren unzureichend ist oder am Endorgan ein Vitamin-D-Hormonrezeptordefekt vorliegen. Mangelhafte Versorgung des Körpers mit Vitamin-D-Hormonvorstufen kann nutritiv bedingt sein, jedoch auch Folge intestinaler Erkrankungen mit konsekutiver

Resorptionsstörung wie Pankreasinsuffizienz oder einheimische Sprue.

Ein reaktiver Parathormonanstieg erfolgt kompensatorisch bei niereninsuffizienzbedingter Hypokalzämie. Ein solcher sekundärer Hyperparathyreoidismus wird auch bei Kalziumresorptionsstörungen durch intestinale Krankheiten oder bei Kalziummangel durch einseitige Ernährung gefunden.

osteolytischen Metastasierung direkt korreliert zu sein, doch finden sich auch Patienten, bei denen trotz weitgehender Knochendestruktion eine Hyperkalzämie ausbleibt. Schließlich beobachtet man Patientinnen mit Knochenmetastasen, die unter dem Einfluß therapeutisch applizierter Antiöstrogene hyperkalzämisch werden.

Unklar sind die Mechanismen, durch die bei Patienten mit Osteoporose bei Immobilisation Hyperkalzämie ausgelöst wird.

2.4 Störungen der Kalziumfreisetzung aus dem Knochen

Gesteigerte Kalziumfreisetzung durch osteolytische Tumormetastasen führt zur Überflutung des Organismus. Eine Hyperkalzämie entsteht jedoch offensichtlich nur, wenn zusätzliche Prozesse, Beeinflussung der Nierenfunktion oder Steigerung der Kalziumresorption, hinzutreten. Die Häufigkeit paraneoplastischer Hyperkalzämien beim Mammakarzinom scheint dem Ausmaß der

3 Differentialdiagnose der Hyperkalzämie (s. Tabelle 42.1)

Jeder Fall mit Hyperkalzämie bedarf der vollständigen differentialdiagnostischen Abklärung. Die Einführung der radioimmunologischen Parathormonbestimmung in die klinische Routinediagnostik erleichtert zwar die Differentialdiagnose zwischen dem sehr häufig pathogenetisch verantwort-

Tabelle 42.1. Differentialdiagnose der Hyperkalzämie

Im Rahmen einer Screeninguntersuchung	Bei begründetem Verdacht (Hyperkalzämiesyndrom und Krise, Nierensteine, Osteolysen, Pankreatitis etc.)

Bestimmung des Serumkalziums
— *Hyperkalzämie* —

PTH hoch normal bzw. erhöht	*PTH niedrig normal bzw. erniedrigt*
Verdacht auf primären Hyperparathyreoidismus	Andere Ursachen als primärer Hyperparathyreoidismus denkbar
Diagnose bestätigende und chirurgische Halsrevision vorbereitende Untersuchungen	Ausschluß *Mamma neoplasie:* Mammographie (evtl. Thermographie), Skelettröntgen in einer Ebene, Skelettszintigramm
Labor: Ca^{++}, aP^{++} P normal (niedrig)	
Röntgen: Hände und Füße	Ausschluß *hämatologischer Systemerkrankungen:* Elektrophorese, Immunelektrophorese, Röntgen wie oben, Skelettszintigramm (*Cave* evtl. falsch-negativ), Knochenmarkaspiration
Nicht invasive Tumorlokalisation: Sonographie Hals, Computertomographie Hals und Mediastinum	
Invasive Tumorlokalisation (nur ausnahmsweise indiziert): selektiver Hals- und Körpervenenkatheterismus und PTH-Bestimmung in den Blutproben	Ausschluß *Bronchialkarzinom:* Hilusschichten mittels Röntgen und Computertomographie
	Ausschluß *Nierenzellkarzinom:* Oberbauchsonogramm, i.v.-Pyelogramm, Computertomogramm, Angiographie
	Ausschluß *solider Tumoren anderer Genese:* Tumormarker, allgemeine Tumorsuche
	Ausschluß *Morbus Boeck:* ACE im Blut
	Ausschluß *Vitamin-D-Intoxikation:* Bestimmung des 25-OH-Vit.-D im Blut
	Ausschluß *Hyperthyreose:* TSH nach TRH
	Ausschluß *Hyperkortizismus:* Plasmacortisol, ACTH im Blut, freies Cortisol im 24-h-Urin, ggf. spezifische Tests
	Ausschluß *medikamenteninduzierter Hyperkalzämie:* z.B. Thiazide

lichen primären **Hyperparathyreoidismus** und den übrigen Erkrankungen, löst aber das Problem wegen der nicht eindeutig interpretierbaren Befunde bei einem Teil der Patienten nicht. Das folgende differentialdiagnostische Programm kann lediglich Leitschiene sein, weil bei einem Patienten auch ein maligner Tumor und ein Nebenschilddrüsenadenom zugleich vorkommen können.

3.1 Anamnese und körperliche Befunde, Klinik

Das klinisch diagnostizierbare **Hyperkalzämiesyndrom** mit Polyurie, Polydipsie, Müdigkeit, Übellaunigkeit, Übelkeit, Erbrechen, Obstipation, Herzrhythmusstörungen und EKG-Veränderungen manifestiert sich bei einem Teil der Patienten deutlich; bei einem Teil der Patienten ist es so diskret, daß es nicht selbst zur Diagnose führt, sondern lediglich retrospektiv erfragt werden kann; bei einem Teil der Patienten fehlt es vollständig, d.h. die Hyperkalzämie wird zufällig im Rahmen einer Screeninguntersuchung entdeckt.

Eine Hyperkalzämie kann krisenhaft gesteigert und plötzlich auftreten (**hyperkalzämische Krise**) mit der Symptomatik von Erbrechen, Appetitlosigkeit, Abdominalschmerzen, Polyurie, Exsikkose, und schließlicher Niereninsuffizienz (s. auch Kap. 56.12).

Auch wenn klinisch kein manifestes Hyperkalzämiesyndrom vorliegt, sollte bei folgenden Störungen gezielt eine Kalziumanalyse durchgeführt werden:
▶ Steinleiden (Nephrolithiasis, Cholelithiasis),
▶ Magenulkus, Pankreatitis,
▶ Hämatologische Systemerkrankungen, maligne (metastasierte) Tumoren,
▶ granulomatöse Entzündungen (M. Boeck, Tuberkulose),
▶ endokrine Erkrankungen (M. Addison, Hyperthyreose),
▶ Immobilisation,
▶ unklarer Knochenmassenverlust, lytische Knochenprozesse bei unbekanntem Primärleiden

3.2 Laborbefunde, Funktionsdiagnostik

Einzelwerte von *Serumkalzium* und *-phosphor* haben begrenzte Aussagekraft. Die Eiweißbestimmung im Blut und/oder die Eiweißelektrophorese

erlaubt Rückschlüsse auf den anzunehmenden Anteil des freien Kalziums am üblicherweise bestimmten Gesamtkalzium; die gezielte Bestimmung des ionisierten Kalziums mittels ionenselektiver Elektrode hat sich mangels Verbesserung der Befundinterpretation nicht durchsetzen können. Die Hyperkalzämie kann einerseits zum manifesten Anstieg des Serumkreatinins im Rahmen einer hyperkalzämiebedingten funktionellen (und reversiblen) Niereninsuffizienz führen, andererseits kann bei präexistenter Niereninsuffizienz ein Serumkalziumanstieg maskiert sein.

Die Bestimmung von *Urinkalzium* und *-phosphor* ist von begrenztem Wert, da die Nahrungszusammensetzung diese Parameter deutlich beeinflußt. Allenfalls unter den Bedingungen einer „Stoffwechseluntersuchungseinheit" können klinisch relevante Werte erwartet werden. Dies gilt auch für die Ergebnisse einer Urin-cAMP-Bestimmung, die lediglich unter Studienbedingungen Gruppenunterschiede erkennen läßt, beim Einzelindividuum jedoch nur ausnahmsweise hilfreich sein kann.

Die radioimmunologische *Parathormonbestimmung* führt beim Einsatz von Meßsystemen, die den mittleren Molekülanteil („midregional-assays") messen, zu klinisch brauchbaren Ergebnissen. Man findet jedoch immer wieder Patienten, bei denen ein primärer Hyperparathyreoidismus mit scheinbar normalen PTH-Werten einhergeht. Da dies in der Vergangenheit wiederholt dazu führte, daß die indizierte Entfernung eines Nebenschilddrüsenadenoms unterblieb, sei hier vor Überinterpretation von PTH-Werten gewarnt.

Theoretisch ist beim Patienten mit Hyperkalzämie aus anderer Ursache als einem primären Hyperparathyreoidismus mit supprimierten PTH-Werten im Blut zu rechnen. Bei einem Teil dieser Patienten werden jedoch meßbare Spiegel gefunden, so daß auch hier Irrtumsmöglichkeiten bestehen.

Elektrophorese und Immunelektrophorese erleichtern bei den meisten Patienten mit Plasmozytom die Diagnose, mit Ausnahme des Leichtkettenplasmozytoms. *25-OH-Vitamin-D_3 Bestimmungen* erlauben die Differentialdiagnose einer Vitamin-D-Intoxikation, versagen aber bei AT-10-Intoxikation. Die Bestimmung des 1,25-$(OH)_2$-Vitamin-D_3 kann der Erfassung der Vitamin-D-Hormonintoxikation (Rocaltrol) dienen; entsprechende Kasuistiken fehlen bisher im Schrifttum. Die Analyse des Angiotensin converting enzyme (ACE) kann einen M. Boeck als Hyperkalzämieursache belegen, versagt jedoch bei anderen granulomatösen Erkrankungen wie Tuberkulose. Die paraneoplastische Hyperkalzämie bei soliden Tumoren geht bei einem Teil der Patienten mit einer Symptomkonstellation wie bei primärem Hyperparathyreoidismus (bis auf die PTH-Spiegel) einher.

Klinischer Test (Dent-Test): Bei einer Tagesdosis von 100 mg Kortison, 7 Tage lang gegeben, normalisieren sich symptomatische Hyperkalzämien innerhalb von 5–10 Tagen. Bei primärem Hyperparathyreoidismus bleibt jedoch die Hyperkalzämie in der Regel bestehen.

Die Differentialdiagnose erhöhter Parathormonwerte wird mit Hilfe einer Serumkalziumbestimmung gesichert: erhöhtes Serumkalzium belegt eine autonome Parathormonsekretion des primären Hyperparathyreoidismus, niedrig-normales Serumkalzium die reaktive Parathormonsekretion, die für den sekundären Hyperparathyreoidismus bei Resorptionsstörungen, Urämie u.a. kennzeichnend ist.

3.3 Röntgenuntersuchungen und andere bildgebende Verfahren

Bei Patienten mit primärem Hyperparathyroidismus werden spezifische Veränderungen an den Händen beobachtet, wenn Mammographietechnik (folienloser Film) zur Anwendung kommt: subperiostale Aufhellungen, Aufhebung der Kompakta-Spongiosa-Grenze, Akroosteolysen. Der primäre Hyperparathyreoidismus kann jedoch auch ohne diese Symptome einhergehen, so daß ein negativer Befund diese Diagnose nicht endgültig ausschließt. Osteoklastome mit dem röntgenologischen Bild einer Osteolyse (braune Tumoren) sind nur bei Patienten mit langdauerndem und fortgeschrittenem primärem Hyperparathyreoidismus zu erwarten.

Die Diagnose einer Osteoporose im Bereich der Wirbelsäule ist unspezifisch. Sie kann beim Plasmozytom ebenso gefunden werden wie bei einer großen Zahl von Frauen mit dem Krankheitsbild der postmenopausalen Osteoporose (Typ-I-Osteoporose). Ergänzende Untersuchungen müssen Becken, Schädel und die Extremitäten einschließen. Sie erlauben dann die Erkennung der beim Tumor typischen Befunde (Stanzdefekte am Schädel und wurmstichartige Veränderungen im Knochen beim Plasmozytompatienten bzw. multiple Osteolysen bei Mammakarzinom und anderen Knochenmetastasen).

Osteolytische Tumormetastasen können jedoch bei Patienten mit Tumorhyperkalzämie fehlen, obwohl bioptisch in Punktaten Tumorzellen im Knochenmark nachgewiesen werden. Daneben können Tumoren auch bei knochenfernem Sitz die Osteolyse u.U. durch Sekretion humoral wirksamer Faktoren stimulieren, so daß der bioptische Tumorzellnachweis negativ bleibt. Der Einsatz von Röntgentechniken zur Tumorsuche entspricht üblichem Vorgehen und bedarf hier keiner weiteren Erläuterung. Im Bereich der Wirbelsäule kann die Computertomographie die konventionelle Röntgentechnik sinnvoll ergänzen, da sich ausschließlich im Spongiosaanteil eines Wirbelkörpers befindliche osteolytische Metastasen auch der Röntgenschichtuntersuchung entziehen können. Die Computertomographie kann beim einzelnen Patienten darüber hinaus genauere Informationen zum Ausmaß eines osteolytischen Defekts geben und erlaubt dadurch eine bessere Beurteilung des Risikos neurologischer Komplikationen.

Im Bereich von Hals und Mediastinum können Epithelkörperchenadenome bzw. -hyperplasien computertomographisch sichtbar gemacht werden. Die Untersuchung sollte jedoch nicht zur Diagnosesicherung herangezogen werden, sondern als Versuch zur präoperativen Tumorlokalisation.

Große Epithelkörperchenadenome können sonographisch sichtbar gemacht werden, wenn sie im Halsbereich liegen. Das Verfahren versagt bei mediastinalem Sitz des Tumors und ist von eingeschränktem Wert beim Patienten mit Struma nodosa, da echoarmer Schilddrüsenknoten und Nebenschilddrüsenadenom nicht mit der wünschenswerten Sicherheit unterschieden werden können. Erfahrungen mit punktionszytologischen Techniken sind limitiert.

Die Sonographie ist im übrigen ein sicheres Verfahren zur Diagnose von Nierensteinen, die beim Patienten mit primärem Hyperparathyreoidismus erwartet werden können.

Szintigraphische Techniken können beim Nachweis osteolytischer Tumormetastasen hilfreich sein, versagen jedoch gewöhnlich bei Plasmozytom. Sie sind ungeeignet zur Ortung von Nebenschilddrüsentumoren.

3.4 Invasive Untersuchungstechniken

Die histologische Untersuchung von Knochenproben dient der differentialdiagnostischen Abklärung beim mit den bisher dargestellten Verfahren nicht abklärbaren Krankheitsbild. Sie dient außerdem der Diagnosesicherung bei hämatologischen Systemerkrankungen und der näheren Charakterisierung des Tumorleidens. Hier genügt die Knochenstanzbiopsie. Beim u.U. fleckförmig wachsenden Tumor (Knochenmarkkarzinose beim Mammakarzinom oder fleckförmig wachsendes Lymphom) können Mehrfachbiopsien unter Einschluß einer Sternalmarkaspiration indiziert sein. Die histologische Aufarbeitung der gewonnenen Knochenprobe bedarf eines besonderen Hinweises: Die Analyse entkalkter Knochenschnitte ist insbesondere zur spezifisch osteologischen Beurteilung nicht geeignet.

Die Indikation zur Probebiopsie ist auch bei Patienten mit juveniler Osteoporose im Rahmen der Eingangsuntersuchung, sowie bei Frauen höheren Alters bzw. bei Männern mit foudroyantem Knochenmassenverlust und Wirbeldestruktion gegeben. Sie ist nicht indiziert bei einer in typischer Weise sich entwickelnden postmenopausalen Osteoporose.

Bei gesichertem primärem Hyperparathyreoidismus ist der selektive Halsvenenkatheterismus mit Parathormonbestimmung in den gewonnenen Blutproben weitgehend überflüssig. Der geübte Chirurg (und nur der in dieser Materie geübte Chirurg sollte die Halsrevision bei primärem Hyperparathyreoidismus durchführen) findet das Adenom in mehr als 95% der Fälle; die Erfolgsrate beim selektiven Halsvenenkatheterismus liegt dagegen unter 70%. Er kann jedoch nach erfolglosem Ersteingriff indiziert sein, ausnahmsweise auch einmal bei Patienten mit gesteigertem Operations- und Narkoserisiko. Er sollte nur vom mit dieser Technik vertrauten Radiologen durchgeführt werden.

4 Differentialdiagnose der Hypokalzämie

Der Verdacht auf eine Hypokalzämie wird am häufigsten bei Patienten mit **Tetanie** geäußert (Tabelle 42.2). Bei der überwiegenden Mehrzahl der Patienten ist dabei die relative Blutalkalisierung bei Hyperventilation Ursache des klinischen Bildes. Es äußert sich typischerweise mit Parästhesien an Händen und Füßen, Globusgefühl im Bereich des Halses und des oberen Thorax, beim stärker ausgeprägten Krankheitsbild auch durch Pfötchenstellung an den Händen (Geburtshelferhal-

Tabelle 42.2. Differentialdiagnose der Tetanie

Tetanisches Syndrom mit
Carpopedalspasmen (Pfötchenstellung)
Parästhesien
Stenokardie, Globusgefühl, Laryngospasmus (Heiserkeit)
Tonische Konvulsionen
Darm-, Blasenspasmen
Druchfall und /oder Verstopfung
Chvostek positiv
Trousseau positiv
EKG: QT verlängert
Psychosyndrom (Angst, Depression, u.a.)
↓
Bestimmung des Serumkalziums

Hypokalzämie	*Normokalzämie*
Idiopathischer/postoperativer Hypoparathyreoidismus mit	Hyperventilationstetanie ohne Störung der Kalziumhomöostase
Katarakt (30%)	Akute Hyperkaliämie
Basalganglienverkalkung (–25%)	Magnesiummangel
Geistiger Retardierung ⎫ nur bei idiopathischen Formen	Intoxikationen (Strychnin, Blei, Atropin)
Skelettanomalien ⎬	Infekt-(Fieber-)Krämpfe
Zahnanomalien ⎭	Zerebrale Tetanie bei hirnorganischen Erkrankungen
Moniliasis, selten auch bei erworbenen Formen	Metabolische Alkalose
Andere Ursachen	Normokalzämische Tetanie mit Hypertonie (Cohn-Syndrom)

Tabelle 42.3. Differentialdiagnose der Hypokalzämie

Im Rahmen einer Screening-Untersuchung	Bei begründetem Verdacht (Tetanie, Skelettveränderungen, Zahnanomalien u.a.)

Bestimmung der Serumkalziums
↓
Hypokalzämie

Differentialdiagnose	*Ursache*
Hypoparathyreoidismus	Nach ausgedehnter Schild-/Nebenschilddrüsenoperation Als Folge einer Autoimmunparathyreoiditis Bei fehlender Organanlage Post partum bei noch unreifer Neugeborenennebenschilddrüse, bei mütterlichem primärem, Hyperparathyreoidismus
Pseudohypoparathyreoidismus	Bei funktionierenden Nebenschilddrüsen, jedoch PTH-Rezeptordefekt (Typ I) oder Postrezeptordefekt (Typ II) am Zielorgan
Pseudoidiopathischer Hypoparathyreoidismus	Durch die Produktion biologisch inaktiven Parathormons bei an sich funktionierenden Nebenschilddrüsen
Malnutrition, Maldigestion	Mit mangelhafter Kalziumaufnahme bei Fehlernährung oder intestinaler Erkrankung, (z.B. Sprue)
Rachitis, Osteomalazie	Durch Vitamin-D-Mangel in der Nahrung, gestörte Vitamin-D-Resorption (bei intestinalen Erkrankungen) oder Vitamin-D-Stoffwechselstörungen sowie Vitamin-D-Rezeptordefekt
Niereninsuffizienz	Durch Hyperphosphatämie und mangelhafte Vitamin-D-Hormonbildung wegen zerstörten Nierenparenchyms
Pankreatitis	Durch diffuse Kalksalzausfällung im Pankreas und in der Bauchhöhle
Intoxikationen	Mit Oxalat, Citrat, Phosphat oder Sulfat und konsekutive Kalziumkomplexbildung
Medikamentennebenwirkung	Durch Viomycin induzierte Hyperphosphatämie mit Kalziumausfällung
Bei Leukämie	Durch Hyperphosphatämie mit Kalziumausfällung

tung) oder periorale Muskelkontraktion (Kußhaltung). Intestinale Beschwerden können als Ausdruck intestinaler Krämpfe vorkommen. Da die Injektion kalziumhaltiger Präparate häufig die dramatische Besserung des klinischen Bildes einleitet, bietet sich die Verdachtsdiagnose „Hypokalzämie" oder „latente Hypokalzämie" oder „latenter Hypoparathyreoidismus" scheinbar an. Entnimmt man eine Blutprobe zur späteren Kalziumbestimmung vor Injektion eines kalziumhaltigen Präparats, so lassen sich diese Diagnosen in der Regel restrospektiv ausschließen.

In Abhängigkeit von der Grundkrankheit können bei manifester Hypokalzämie unterschiedliche Symptome gefunden werden. Katarakt und Stammganglienverkalkungen kommen vor. **Idiopathischer Hypoparathyreoidismus** ist mit Haarverlust. Zahnanomalien, Moniliasis sowie typischer Verkürzung der Metacarpalia und/oder der Metatarsalia und Rundschädel verbunden. Letztere Symptome fehlen natürlich, wenn der Hypoparathyreoidismus als Folge einer Nebenschilddrüsenausschaltung beim ausgedehnten Eingriff am

Hals aufgetreten ist oder im Rahmen einer Autoimmunerkrankung mit Nebenschilddrüsenzerstörung (Autoimmunparathyreoiditis) auftrat.

Bei Patienten mit *nutritivem Kalzium- und Vitamin-D-Mangel*, die niedrig normales Serumkalzium und in der Regel erniedrigte Kalziumausscheidung im Urin aufweisen, stehen häufig die Symptome der Grundkrankheit im Vordergrund, wie einheimische Sprue, Urämie, Pankreasinsuffizienz, einseitige Ernährung bei Alkoholismus. Wir haben jedoch auch Patienten mit einheimischer Sprue gesehen, bei denen die üblichen Symptome fehlten und niedrig normales Serumkalzium mit sekundärem Hyperparathyreoidismus und Knochenmassenverlust im Vordergrund standen.

Für die ingesamt seltene manifeste Hypokalzämie kommt eine Vielzahl von Krankheitsursachen in Frage (Tabelle 42.3). An erster Stelle steht der **iatrogene Hypoparathyreoidismus** nach operativem Eingriff am Hals. Laborchemisch lassen sich Hypokalzämie und Hyperphosphatämie sicher nachweisen. Die reduzierte Phosphaturie kann unter Routinebedingungen nicht verifiziert werden. Die meisten zur Verfügung stehenden Systeme zur Bestimmung des Parathormons erlauben keine Diskriminierung zwischen Normalwerten und erniedrigten Spiegeln. Die Parathormonbestimmung kann jedoch bei der Diagnose des mit erhöhten Werten einhergehenden Pseudohypoparathyreoidismus wertvoll sein.

Eine Hypokalzämie kann passager nach Nebenschilddrüsenadenomentfernung auftreten und mehrere Wochen anhalten. Die postpartale Hypokalzämie findet man als Folge einer Suppression der kindlichen Nebenschilddrüsen bei Hyperkalzämie der Mutter, sowie einer Unreife der Nebenschilddrüsen oder Aplasie des Organs.

Die durch Endorganresistenz gegenüber endogenem Parathormon oder gegenüber dem Vitamin-D-Hormon entstehenden Erkrankungen gehören zu den Raritäten (**Pseudohypoparathyreoidismus**). Hypokalzämien können schließlich bei Patienten mit **Rachitis** in der Anfangsphase der Therapie mit Vitamin D auftreten; sie sind mit drastischer Reduktion der renalen Kalziumausscheidung verbunden.

Eine akute Hypokalzämie kann Folge einer **Oxalatvergiftung** sein oder auch im Zusammenhang mit der Transfusion großer Mengen von Zitratblut als Folge der oder nach Gabe von Kalziumbindern (Phosphat oder Sulfat) auftreten.

5 Literatur

Blizzard RM, Chee D, Davis W (1966) The incidence of parathyroid and other antibodies in the sera of patients with idiopathic hypoparathyroidism. Clin Exper Immunol 1:119

Broardus AE, Mahaffey JE, Bartter FC, Neer RM (1977) Nephrogenous cyclic adenosine monophosphate as a parathyroid function test. Clin Invest 60:771

Bronsky D, Kushner DS, Dubin A, Snapper J (1958) Idiopathic hypoparathyroidism and pseudo hypoparathyroidism. Medicine 37:317

Gallagher JC, Riggs BL, Eismann J, Arnauld SB, Deluca HF, Hamstra AJ (1979) Intestinal calcium absorption and serum Vitamin D metabolites in normal subjects and osteoporotic patients. Clin Invest 64:729

Keutmann HT, Sauer MM, Hendy GN (1978) Complete aminoacid sequence of human parathyroid hormone. Biochemistry 17:5723

Minne HW (1981) Paraneoplastische Hypercalciämien – Entstehung Diagnostik und Therapie. Int Welt 2:75

Minne HW, Ziegler R (1981) Diagnostische Maßnahmen bei Störungen der Nebenschilddrüsenfunktion. Lab Med 5:1

Minne HW, Ziegler R (1984) Paraneoplastische Hormone-Tumormarker. Akt Endokr Stoffw 5:148

Minne HW, Ziegler R (1985) Entstehung der idiopathischen Osteoporose. Münch Med Wochenschr 127:406

Minne HW, Ziegler R (1987) Parathyroid hormone (parathyrin) (PTH) In: Pesce AJ, Kaplan LA (eds) Methods in clinical chemistry. The CV Mosby Comp St Louis, Washington DC, Toronto, p 1027

Minne HW, Pfeilschiffer J, Scharla St, Mutschelknauss S, Schwarz A, Krempien B, Ziegler R (1984) Inflammation-mediated Osteopenia in the rat: a new animal model for pathological loss of bone mass. Endocrinology 115:50

Minne HW, Weise D, Ziegler R (1984) Do dinicians overestimate the diagnostic unsefulness of parathyroid hormone immunoassays? N Engl Med 310:530

Mundy GR, Ibbotson KJ, D'Souza SM, Simpson EL, Jacobs JW, Martin TJ (1984) The hypercalcemia of cancer. N Engl f Med 310:1718

Mundy GR, Martin TJ (1982) The hypercalcemia of malignancy: Pathogenesis and management. Metabolism 31:1247

Nagant de Deuxchaisnes C, Krane SM (1978) Hypoparathyroidism. In: Avioli LV, Krane SM (eds) Metabolic bone disease, vol II. Academic Press, New York, p 217

Nordin BEC, Horman A, Marshall DH, Simpson M, Waterhouse GM (1979) Calcium requirement and calcium therapy. Clin Orthop Rel Res 140:216

Nusynowitz ML, Frame B, Kolb FO (1976) The spectrum of the hypoparathyroid states. Medicine 55:105

Raisz LG, Kream BE (1983) Regulation of bone formation. N Engl J Med 309:29

Raue F, Minne H, Streibl W, Ziegler R (1978) Die endokrine Diagnostik des medullären Schilddrüsencarcinoms. Verh Dtsch Ges Inn Med 84:591

Kapitel 43   Rückenschmerzen

M. Franke

Unter „Rücken" versteht man die Schulter-Nak-ken-Region, den dorsalen Abschnitt des Brustkorbes, die Lendenregion einschließlich des Beckengürtels.

Die Ursachen des Rückenschmerzes in einem oder mehreren dieser Abschnitte können sehr vielfältig sein. Am häufigsten liegen ihnen pathologische Veränderungen der Bewegungssegmente degenerativer Art an der Halswirbelsäule, Brustwirbelsäule und der Lendenwirbelsäule zugrunde. Die so gestörte Biomechanik der Wirbelsäule bzw. ihrer einzelnen Abschnitte kann zu unterschiedlichen Irritationen des benachbarten Gleitgewebes (Muskulatur, Sehnen, Bänder, subkutanes Bindegewebe, sowie des Nervengewebes) führen.

1 Analyse der Rückenschmerzen

Rückenschmerzen können als Dolor localisatus, als Dolor projectus oder auch als Dolor translatus zustandekommen (s. Tabelle 43.1).

Tabelle 43.1. Pathophysiologie des Rückenschmerzes

Dolor localisatus

Pathophysiologie: Örtliche Schmerzen, bei denen Ort der Entstehung und Ort der Empfindung identisch sind, Vermittlung über örtlich wirksame mechanische oder chemische Reize.
Beispiele:
  - Insertionstendopathie an den Dornfortsätzen der Wirbelkörper,
  - Myalgie infolge reflektorischen Hartspanns der Muskulatur.
  - Infektiöse Spondylitis.

Dolor projectus

Pathophysiologie: Schmerzen im Ausbreitungsgebiet eines oder mehrerer Nerven; der Schmerz ist an das Ausbreitungsgebiet des oder der Nerven gebunden, die vom Krankheitsprozeß betroffen sind.
Beispiele:
  - Schmerzen im Bereich des N. ischiadicus bei bandscheibenbedingter Kompression.
  - Periphere Nervenkompressionssyndrome

Dolor translatus

Pathophysiologie: Runde/ovale Schmerzzonen ohne Bindung an das Ausbreitungsgebiet eines Nerven und ohne lokale Schmerzursache. Der Schmerz wird reflektorisch aus einer Zone des nicht erlebten Körperschemas auf eine Stelle des erlebten Körperschemas übertragen.
Beispiele:
Rückenschmerzen
  - bei Ulcus ventriculi,
  - bei Pankreasaffektionen,
  - bei koronarer Herzerkrankung,
  - bei Unterleibserkrankungen,
  - bei nephroperitonealen Krankheiten (z.B. Nierenkrankheiten, Tumoren),
  - bei hämolytischen Krisen.

Sie können Symptom eines selbständigen Krankheitsbildes sein, das sich ausschließlich an der Wirbelsäule manifestiert. Dies gilt am häufigsten für die sog. degenerativen Wirbelsäulensyndrome unterschiedlicher Lokalisation und Ausprägung.

Entzündlich-rheumatische Erkrankungen lösen seltener Rückenschmerzen aus. Sie sind Systemerkrankungen des Bindegewebes und gehen oft mit anderen zusätzlichen Krankheitssymptomen einher.

Schließlich kann der Rückenschmerz das Symptom einer anderen Krankheit sein, deren Hauptmanifestationsort nicht die Wirbelsäule selbst ist (z.B. Wirbelsäulenmetastasen bei malignen Tumoren, hämatogen ausgelöste bakterielle Spondylitis, Rückenschmerzen bei Erkrankungen viszeraler Organe).

Für den Behandlungsplan des Rückenschmerzes ist es entscheidend, aufgrund von Anamnese, Untersuchungsbefund und technischen Untersuchungsmethoden differentialdiagnostisch zwischen diesen verschiedenen Arten des Rückenschmerzes zu unterscheiden.

1.1 Anamnese und Lokalisation der Schmerzen

▶ *Vorgeschichte:* Grundlage für die differentialdiagnostische Zuordnung des Rückenschmerzes ist die Anamnese, die insbesondere als Schmerzanamnese erhoben werden muß. Diese Schmerzanamnese enthält die Fragen wo, wie, wann und warum schmerzt es.

▶ Die *Lokalisation* des Schmerzes (*wo* schmerzt es?) führt zu einer Differenzierung der in den einzelnen Wirbelsäulenabschnitten häufigen Ursachen von Rückenschmerzen (Tabelle 43.2).

1.2 Beginn und Verlauf der Schmerzen

Die Frage, *wie hat der Schmerz begonnen*, kann für einige Krankheitsbilder mit akutem Beginn charakteristische Hinweise geben (Tabelle 43.3).

Die Frage danach, *wann* die Rückenschmerzen auftreten, bezieht sich auf die Dauer der geklagten Rückenschmerzen und ihre etwaige Korrelation mit anderen, gleichzeitig auftretenden Ereignissen, wie z.B. mit gynäkologischer Symptomatik oder Symptomen im Bereich von Blase und Prostata.

Schließlich muß auch die 24 h-Rhythmik des Schmerzes beachtet werden. Ein klassisches Beispiel ist der frühmorgendliche Kreuzschmerz (gegen 4.00 Uhr), der sich bei Bewegung bessert und

Tabelle 43.2. Schmerzanalyse: Wo schmerzt es?

Anamnestische Frage: Wo schmerzt es?

Schulter-Nacken-Gegend:
- Degeneratives HWS-Syndrom
- Polymyalgia rheumatica
- HWS-Beteiligung bei entzündlich-rheumatischen Krankheiten
- Neurologische Ursachen (z.B. Memingitis, Subarachnoidalblutung)
- Atypische Ausstrahlung bei Angina pectoris

Brustwirbelsäulengegend
- Schmerzausstrahlungen: Koronare Herzerkrankung, Pleuritis, Pleuratumoren, Erkrankungen des Mediastinums (Mediastinitis), Ösophagitis und -tumoren, Ulcus ventriculi und duodeni, Tumoren und Entzündungen im Magen-Darm-Bereich (Pankreas), subphrenischer Abszeß, Gallenblase (Steine, Entzündung, Tumoren), ebenso Gallengang, Nierenkrankheiten, peritoneale und retroperitoneale Prozesse.
- Degeneratives BWS-Syndrom, insbesondere hyperostosierende Spondylose
- Ankylosierende Spondylitis
- Lokale Wirbelkörperprozesse, wie z.B. sekundäre oder primäre Tumoren, Spondylitis tuberculosa und andere Formen der infektiösen Spondylitis (Staphylokokken, Brucellen)

Lenden-Kreuzbein-Gegend:
- Degeneratives LWS-Syndrom
- Reflektorische Schmerzen bei gynäkologisch/urologischen Erkrankungen
- IS-Arthritis bei ankylosierender Spondylitis bzw. anderen entzündlich-rheumatischen Erkrankungen,
- lokale Wirbelkörperprozesse (sekundäre und primäre Tumoren), infektiöse Spondylitis (s. oben)

Tabelle 43.3. Schmerzanalyse: Wie schmerzt es? Hier: akuter Schmerzbeginn

Schulter-Nacken-Region:
- Akuter Schiefhals (vor allem bei jungen Menschen)
- Polymyalgia rheumatica (ab 6. Lebensjahrzehnt)
- Meningitis

BWS-Bereich
- Pulmonale Prozesse (Lungenembolie, Lungeninfarkt, Pleuritis, Pneumothorax)
- spondylarthritischer Schub bei ankylosierender Spondylitis,
- Wirbelkörperzusammenbruch bei lokalen Wirbelkörperprozessen (Tumor, Entzündung, Osteoporose)
- Akute Erkrankungen im Magen-Darm-Bereich (Galle, Pankreas), koronare Herzerkrankung, Aneurysma dissecans.

Lenden-Kreuzbein-Gegend
- akute Lumbago,
- Wirbelkörperzusammenbruch bei lokalen Wirbelkörperprozessen (Tumor, Entzündung, Osteoporose)
- Nierenkoliken.

Tabelle 43.4. Schmerzanalyse bei IS-Arthritis

Wo?	Gegend der Iliosakralgelenke, ggf. mit Ausstrahlung der Schmerzen an der Rückseite der Oberschenkel bis zur Kniekehle. Seitenwechsel ist charakteristisch
Wie?	Schleichender Beginn, bei akut auftretenden seronegativen Spondarthropathien auch selten akut und brutal einsetzend (M. Reiter, selten Schub einer Psoriasisarthritis, selten ankylosierende Spondylitis)
Wann?	In Ruhe, nächtlich gegen 4.00 Uhr, nach Bewegung sich bessernd
Warum?	Ausgelöst auch durch Belastungen, die zu einer Abscherbewegung in den Iliosakralgelenken führen (z.B. Stehen auf einem Bein, Treppensteigen). Diagnostische Provokation des Abscherschmerzes ist ein gutes Diagnostikum

für die ankylosierende Spondylitis bzw. die Iliosakralarthritis charakteristisch ist.

Für die Frühdiagnose der ankylosierenden Spondylitis, für die IS-Arthritis, sowie anderer seronegativer Spondarthropathien ist eine solche sorgfältige Schmerzanalyse unentbehrlich und bietet höhere diagnostische Aussagekraft als eine HLA-Typisierung! Die Schmerzanalyse bei Iliosakralarthritis ist in Tabelle 43.4 wiedergegeben.

1.3 Auslösende Ursachen von Schmerzen

Die Frage, *warum* es schmerzt, soll bestimmte auslösende Faktoren des Rückenschmerzes erkennen lassen, die zur Diagnose führen können. Diese Fragen sind besonders für die Differenzierung des chronischen Lenden-Kreuzbein-Schmerzes im Rahmen des chronischen Lumbalsyndroms wichtig (Tabelle 43.5).

Verstärkte Schmerzen beim Husten und/oder Niesen – ohne vorangegangenes Trauma im BWS-Bereich – können Frühsymptom der ankylosierenden Spondylitis sein und gehen auf die arthritischen Veränderungen der Kostotransversalgelenke zurück. Dieser Schmerz verstärkt sich bei Kompressionsdruck auf den knöchernen Thorax.

Verstärkung von Lendenwirbel- und Kreuzschmerzen und zunehmende radikuläre Schmerzsymptomatik beim Husten, Niesen oder Pressen zum Stuhlgang weisen auf Bandscheibenprotrusion bzw. -prolaps in diesem Bereich hin.

Für die Schmerzanalyse sind besonders Angaben und Befunde anderer (Begleit-)Krankheiten zu

Tabelle 43.5. Schmerzanalyse: Warum schmerzt es? Hier: am Beispiel des Entlastungs- bzw. Belastungskreuzschmerzes und seiner Ursachen

Warum?	Lenden-Kreuz-Schmerzen treten bei Entlastung auf und beginnen besonders abends sofort nach dem Hinlegen. Ursache: muskuläre Insuffizienz mit Schmerzen nach der Belastung, besonders bei Hyperlordose = Entlastungskreuzschmerzen. Schmerzen treten zunehmend mit der Belastung auf, können sich insbesondere beim Sitzen deutlich verstärken. Ursache: biomechanische Störungen in den Bewegungssegmenten, die bei Belastung zunehmen = Belastungskreuzschmerz.

berücksichtigen. Bekannte onkologische Leiden bzw. auch organbezogene Beschwerden, die an ein onkologisches Leiden denken lassen, müssen den Verdacht auf eine Metastasierung in die Wirbelsäule hervorrufen.

Atemabhängige Verstärkung des Rückenschmerzes im BWS-Bereich kann auf eine Pleuritis hinweisen, posttraumatisch auch auf eine Rippenfraktur.

Mit schweren, oft schlagartig einsetzenden Allgemeinerscheinungen einhergehende absteigende Rückenschmerzen im BWS- oder auch im LWS-Bereich mit Ausstrahlung in die Arme bzw. die Beine sind charakteristisch für die Ruptur thorakaler oder auch abdomineller Aortenaneurysmen. Schließlich gehen Koliken im Bereich von Galle und Niere mit Rückenschmerzen einher. Weitere Hinweise s. Tab. 43.6.

2 Klinische Untersuchung

2.1 Allgemeine körperliche Untersuchung

Die Differentialdiagnose des Symptoms Rückenschmerz erfordert eine sorgfältige Untersuchung, wobei aus klinischen Befunden wichtige Hinweise für die Differentialdiagnose von Rückenschmerzen gewonnen werden können (Tabelle 43.6).

2.2 Spezielle Untersuchungen

Inspektion: Die spezielle Untersuchung der Wirbelsäule beginnt mit der Inspektion des Rückens. Dabei ist auf Fehlhaltungen und Fehlformen zu

Tabelle 43.6. Extravertebrale Symptomatik als Hinweis für Ursache von Rückenschmerz

Lokalisation/Symptom	Hinweis für
Haut	
Psoriasis	– Psoriasis-Spondylitis
Hyperkeratotische Veränderungen an Händen und Füßen, Balanitis, Aphthen im Mund.	– IS-Arthritis bei M. Reiter
Urogenitale Aphthen, Uveitis, Papulo/pustulöse Hautveränderungen	– Spondylitis bei M. Behçet
Grau-blaue, langsam dunkelbraun werdende Verfärbung der Ohrmuscheln, Nase, Oberlid, Hand- und Fingerrücken	– Spondylitis bei Ochronose
Pyodermien	– Bakterielle Spondylitis
Herz-Kreislauf, Lunge	
Pericarditis sicca	– Rückenschmerz als Dolor translatus
Pleuritis sicca	– Als Rückenschmerz empfundener Pleuraschmerz
Pathologische Gefäßgeräusche/Aorta	– Aneurysma (thorakal/abdominal) mit Ruptur als „absteigender Kreuzschmerz"
Abdomen	
Pathologischer Palpationsbefund/Oberbauch	– Rückenschmerz als Dolor translatus bei Erkrankung viszeraler Organe
Urogenitaltrakt	
Pathologische Befunde im Urogenitalbereich	– Dolor translatus bei Erkrankungen der Organe im Beckenbereich
Gelenke	
Mon-/Oligoarthritiden	– IS-Arthritis im Rahmen einer seronegativen Spondarthropathie (ankylosierende Spondylitis, Psoriasisarthritis, M. Reiter)
Coxitis	– IS-Arthritis bei ankylosierender Spondylitis
Hyperostosierende Arthrose	– Spondylosis hyperostotica

achten. Fehlhaltungen und Fehlformen sind nicht scharf voneinander abgesetzt, es gibt fließende Übergänge.

Alle Fehlhaltungen und Fehlformen der Wirbelsäule können infolge der gestörten Biomechanik zu Rückenschmerzen führen.

In Tabelle 43.7 sind die durch Inspektion der Wirbelsäule erhobenen Befunde in ihrer Bedeutung für die Differentialdiagnose des Rückenschmerzes aufgeführt.

Bei Fehlhaltungen entstehen muskuläre Überbeanspruchungen, die sich je nach Art der Fehlhaltung während der Belastung und in Ruhe, aber auch nur unter Belastung, sowie nur in Ruhe als Muskelschmerz manifestieren können.

Jede Fehlform der Wirbelsäule führt kompensatorisch zu einer Änderung der benachbarten Wirbelsäulenabschnitte mit allen Folgen für das umgebende Gleitgewebe, besonders die Muskulatur.

Palpation: Die Inspektion der Wirbelsäule muß durch die Palpation ergänzt werden. Sie informiert über pathologische Zustände an den Bewegungssegmenten der Wirbelsäule, an den Sehnenansatzpunkten sowie über den Zustand der Muskulatur. Die tiefe Palpation (Druckschmerzpalpation) deckt Muskelverspannungen der autochthonen Rückenmuskeln und der langen Rückenstrecker sowie Insertionstendopathien auf.

Außerdem können Fehlstellungen einzelner Wirbel, ihre Druck- bzw. Klopfempfindlichkeit ertastet werden. Es ist außerdem die Druckschmerzhaftigkeit von Wirbelbogen sowie Wirbel-Rippen-Gelenken zu prüfen. Die segmentweise Palpation kann – bei Erlernung der speziellen Technik – die Bewegungsausschläge des Einzelwirbels in allen möglichen Bewegungsrichtungen ermitteln.

Die Palpationsbefunde in den einzelnen Wirbelsäulenabschnitten und ihre Bedeutung für die Differentialdiagnose „Rückenschmerz" sind in der Tabelle 43.8 wiedergegeben.

Prüfung der Beweglichkeit, Funktionsanalyse: Funktionseinschränkungen der Wirbelsäule können vielfältige Ursachen haben.

Es gibt in den einzelnen Wirbelsäulenabschnitten für bestimmte Krankheitszustände, die Ursachen für Rückenschmerzen sein können, charakteristische Funktionsstörungen. Zur Feststellung einer Funktionsstörung werden im HWS-Bereich aktive und passive Bewegungen in 3 Ebenen geprüft:

Dorsal-Volar-Flexion,
Lateralflexion,
Rotation.

Schließlich kann bei Erlernung entsprechender Technik ein kombinierter Provokationstest in maximaler Dorsalflexion und Rotation ausgeführt werden, der Störungen in Wirbelbogengelenken und Bandscheibenprotrusionen aufdeckt.

Ebenso ist ein Provokationstest auf Gefügelockerung möglich. Bestimmte Funktionsstörungen

Tabelle 43.7. Inspektionsbefunde an der Wirbelsäule

Befund	Hinweis für
Abflachung der normalen Wirbelsäulenkrümmungen mit sogar leichter Kyphosierung der LWS	– Haltungsfehler im Sinne des Flachrückens
Grobbogige nach dorsal konvexe Ausbiegung der gesamten Wirbelsäule	– Haltungsfehler im Sinne des Rundrückens
Unphysiologisch verstärkte Form der normalen Wirbelsäulenkrümmungen	– Hohl-Rund-Rücken
Fixierte Schiefhaltung des Kopfes (Torticollis); der Kopf wird in Seitneigung sowie Rotation und in einer deutlichen Vorneigung gehalten	– Bei Kindern und Jugendlichen als Frühform discogener Erkrankungen der Halswirbelsäule. – Akute Reaktion auf entzündlich-rheumatische Veränderungen im Bereich oder Halswirbelsäule
Kyphose = Ausbiegung eines Wirbelsäulenabschnittes über die physiologische Auswölbung der Wirbelsäule nach dorsal hinausgehend	– Wirbelkörperfehlanlagen – Systemerkrankungen des Skeletts, (z.B. Chondrodystrophie) – Als Folge lang anhaltender Fehlhaltung (juveniler Rundrücken) – Tiefsitzende Kyphose als Folge des Sitzbuckels bei Rachitis – Adoleszentenkyphose, in der Pubertät sich entwickelnd, bei M. Scheuermann – Deformierung bei ankylosierender Spondylitis, bei hyperostosierender Spondylose – Osteopathische Kyphose bei Osteoporose (unterschiedlicher Genese) – Traumatische Kyphose mit Formabweichung der Wirbelsäule im Bereich der Schädigung
Skoliosen = Wirbelsäulenverkrümmung in der Frontalebene	– Idiopathisch in 90%, in 3 Altersgruppen sich entwickelnd (3–6, 7–10, über 10 Jahre). – Statisch bedingt durch Beckenschiefstand – Bei Myopathien, angeborenen Muskeldefekten, Muskeldystrophie – Bei Neuropathie (Syringomyelie, spastische zerebrale Lähmung, Friedreich-Ataxie) – Posttraumatisch (Frakturen, Operationen) – Durch Narben, Pleuraschwarten – Bei Marfan-Syndrom

im HWS-Bereich können Hinweise für pathologische Befunde sein, die Rückenschmerz auslösen (Tabelle 43.9).

Bei entsprechender Kenntnis der Technik ist auch eine Bewegungsprüfung der einzelnen Zervikalsegmente möglich, die eine Lokalisationsdiagnostik für Wirbelblockierungen, Bandscheibenprotrusion und entzündliche Prozesse zulassen. Im Bereich von BWS und LWS ist eine etagenweise Prüfung der Beweglichkeit bei fixiertem Becken notwendig.

Insbesondere werden dabei die Rotation in der Brustwirbelsäule sowie im BWS-LWS-Übergangsbereich und die Seitwärtsneigung getestet. Gleichzeitig müssen hier auch Ventral- und Dorsalflexion untersucht werden.

Diese Funktionsprüfungen geben eine globale Auskunft über die Rumpfbewegungen.

Entsprechend dem oben Gesagten erfolgt die Prüfung als aktive und passive Rumpfbewegung in 3 Ebenen.

In der Sagittalebene werden Ventral- und Dorsalflexion, in der Frontalebene die Lateralflexion und in der Transversalebene in Rotation getestet.

Eingeschränkter Beweglichkeit bei Ventralflexion können folgende Störungen zugrundeliegen: Bewegungsblockierung von Wirbelsäulensegmenten durch degenerative bzw. entzündliche Veränderungen.

Ausstrahlung radikulär bzw. pseudoradikulär möglich.

Tabelle 43.8. Palpationsbefunde im HWS-, BWS- und LWS-Bereich

Befund	Hinweis für
HWS-Bereich	
Lokale Druckschmerzen an den Dornfortsätzen	– Insertionstendopathien bei lokalem HWS-Syndrom bzw. auch im Rahmen einer generalisierten Tendomyopathie (Fibromyalgiesyndrom)
Kopf-Druck-Empfindlichkeit einzelner Bewegungssegmente	– Isolierte Prozesse in den knöchernen Anteilen der Bewegungssegmente, je nach Begleitsymptomatik tumoröser (karzinomatöser), bakteriell spondylitischer oder auch entzündlich-rheumatischer Genese.
Druckempfindlichkeit der Mm. rhomboidei, M. levator scapulae, M. subscapularis	– Unteres HWS-Syndrom
Diffuse Druckschmerzhaftigkeit der Nackenmuskulatur mit Übergreifen auf beide Oberarmaußenseiten ohne umschriebene Verspannungen oder Myogelosen, verbunden mit motorischer Schwäche	– Polymyalgia rheumatica
BWS-Bereich	
Paravertebral empfundener Schmerz bei seitlicher Kompression des Thorax	– Degenerative oder entzündliche Prozesse in den Kostotransversalgelenken
Druckschmerz an den Dornfortsätzen	– Insertionstendopathien bei BWS-Syndrom bzw. im Rahmen einer generalisierten Polytendomyopathie (Fibromyalgiesyndrom)
Klopf-Druck-Empfindlichkeit einzelner Bewegungssegmente	– s. unter HWS-Syndrom
Tastbare reflektorische Muskelverspannungen im Bereich der Head-Zonen	– Bei Erkrankung viszeraler Organe
LWS-Bereich	
Druckschmerz der Dornfortsätze	– Insertionstendopathie bei LWS-Syndrom, im Rahmen der generalisierten Tendomyopathie (Fibromyalgiesyndrom)
In Kombination mit paraspinalem Druckschmerz und Querfortsatzschmerz	– Segmentlockerung
Klopf- und/oder Druckschmerz im Bereich einzelner Bewegungssegmente	– s. unter HWS, hier besonders auch Traumafolgen
Druckschmerz und Hartspann paralumbaler Muskulatur	– Degeneratives LWS-Syndrom
Druckdolente subkutane Knoten in der Kreuzbein-Becken-Region, auf die Oberschenkel übergreifend	– Pannikulose (nur bei Frauen vorkommend)
Diffuser Druckschmerz in Kreuzbein-Becken-Region, auf Außenseite der Oberschenkel übergreifend	– Polymyalgia rheumatica
Druckschmerzhafte Bindegewebsverspannungen im Bereich der Head-Zonen	– Gynäkologische/urologische Erkrankungen

Durch krankhafte Tonussteigerung verkürzte ischiocrurale Muskulatur,
desgleichen der paravertebralen Muskulatur.
Eingeschränkte (auch durch Schmerzen) Beweglichkeit der Hüftgelenke bzw. Mobilisationsfähigkeit der Iliosakralgelenke.

Gestörte Beweglichkeit in Form von „Umgehungsbewegungen" bei isolierten, schmerzhaften Bewegungseinschränkungen an einzelnen Bewegungssegmenten (Bandscheibenprozesse, Wirbelblockierungen).

Die Lateralflexion kann gestört sein bei:

Blockierung einzelner Bewegungssegmente,
Bandscheibenprotrusion bzw. -prolaps,
Spondylolisthesis,
Störung an den Iliosakralfugen,
überbrückende Verknöcherungen von Bewegungssegmenten bei entzündlichen bzw. degenerativen Wirbelsäulenerkrankungen (Syndesmophyten, spondylotische Überbrückungen).

Einer Störung der Rotation können zugrundeliegen:

Tabelle 43.9. Funktionsstörungen im HWS-Bereich

Befund	Hinweis für
Schmerzhafte Bewegungseinschränkung in einer oder mehreren Richtungen (je hochgradiger die Einschränkung, desto mehr Bewegungssegmente sind wahrscheinlich betroffen)	Bandscheibenprozesse im Sinne einer Protrusion oder Prolaps, andere degenerative und entzündliche Veränderungen in den Bewegungssegmenten
Knickbildung (Störung des harmonischen Bogens)	Umschriebene Prozesse (Tumor, bakterielle Spondylitis, entzündlich rheumatischer Befall)
Ventralflexion eingeschränkt	Verkürzung der Nackenmuskulatur oder des Ligamentum nuchae, meningeale Irritation
Lateralflexion eingeschränkt	Wirbelbogengelenkblockierungen, spondylarthritische Veränderungen (bei ankylosierender Spondylitis)
Dorsal- u. Ventralflexion stark eingeschränkt	Spätform ankylosierende Spondylitis, hyperostosierende Spondylose

entzündliche bzw. degenerative Veränderungen an den Intervertebralgelenken, Zwischenwirbelraumverschmälerungen bei Osteochrondrose, überbrückende Verknöcherungen entzündlicher bzw.
degenerativer Art an den Bewegungssegmenten. Wirbelkörperveränderungen nach Traumen bzw. Wirbelkörpertumoren.

Bei Prüfung der *Muskelfunktion* muß stets beachtet werden, ob die Funktionsstörung myogener oder neurogener Art ist. Für die Wirbelsäulenmuskulatur kann als Regel gelten:

Schmerzhafte Muskulatur mit normaler Kraft:
Schäden am Muskel-Sehnen-Apparat (zumeist degenerativer Art),
schmerzhafte Muskulatur mit herabgesetzter Kraft:
Erhebliche Störungen am Muskel-Sehnen-Apparat,
auch entzündlicher Genese (z.B. Myositis, Polymyalgia rheumatica).
Verminderung der Kraft bei Schmerzfreiheit:
neurologische Läsion.

Die *neurologische Untersuchung* ist zum Teil in die oben beschriebenen Untersuchungsgänge Inspektion, Palpation und Funktionsprüfung eingeschlossen. Weiterführende neurologische Untersuchungen, insbesondere im Hinblick auf (Poly-)Neuropathien s. 58.

3 Erkrankungen der Wirbelsäule

Die häufigsten mit Rückenschmerzen verbundenen Krankheiten können nach den Kriterien Anamnese, speziell Schmerzanamnese, Inspektion, Palpation und Funktionsprüfung mit einfachen Mitteln erfaßt werden. Die charakteristischen Merkmale sind in Tabelle 43.10–43.16 zusammengefaßt.

Tabelle 43.10. Charakteristika des lokalen HWS-Syndroms

Anamnese (Schmerz):
Positionsabhängige Schulter-Nacken-Schmerzen, Auslösung durch abrupte Drehbewegungen möglich.

Inspektion:
Seitneigung, Rotation, Vorneigung des Kopfes bei akutem Schiefhals.

Palpation:
Verspannungen d. Schulter-Nacken-Muskulatur.

Funktion:
Bewegungseinschränkung aktiv und passiv in allen Richtungen.

Tabelle 43.11. Charakteristika des zervikozephalen Syndroms

Anamnese (Schmerz):
Kopfschmerzen in Abhängigkeit von der Kopfhaltung, Hör-, Seh-, Schluckstörungen.

Palpation:
Wie beim lokalen HWS-Syndrom, zusätzlich okzipitale Sehnenansatzpunkte druckschmerzhaft.

Funktion:
Wie beim lokalen HWS-Syndrom.

3.1 Degenerative Wirbelsäulensyndrome

Tabelle 43.12. Charakteristika des Lumbalsyndroms

Anamnese (Schmerz):
Plötzlicher Beginn, Positionsabhängigkeit der Schmerzen, Verstärkung durch Husten, Niesen, Pressen.

Inspektion:
Vorsichtige und ängstlich gehemmte Bewegungen, evtl. schmerzbedingte Fehlhaltung

Palpation:
Rüttel- und Klopfschmerz über den befallenen Bewegungssegmenten. Paraspinaler Druckschmerz.

Funktion:
Bewegungseinschränkung in allen Ebenen, vor allem bei Ventralbeugung.

Tabelle 43.13. Charakteristika des Fibromyalgiesyndroms (Polytendomyopathie) mit Einbeziehung der Wirbelsäule

Anamnese (Schmerz):
In der Lokalisation wechselnde schmerzhafte Sehnendruckpunkte in mehreren Arealen, Verschlimmerung durch Kälte, Verbesserung durch Wärme.

Palpation:
Druckschmerz an den Dornfortsätzen mehrerer Bewegungssegmente in Kombination mit anderen Sehnenansatzschmerzen verschiedener Körperareale.

Funktion:
Beweglichkeit morgens besonders eingeschränkt, nach Bewegung deutliche Besserung.

3.2 Entzündlich rheumatische Wirbelsäulenerkrankungen
(s. dazu auch Kap. 44.4)

Tabelle 43.14. Charakteristika der Spondylitis ankylosans

Iliosakralarthritis

Anamnesie (Schmerz):
Nächtlicher (etwa zwischen 3 und 4 Uhr morgens) auftretender Rückenschmerz in Kreuzbeingegend mit Besserung bei Bewegung.

Inspektion:
Mangelhafte Entfaltung der WS beim Bückvorgang.

Palpation:
Kopfschmerz über den IS-Gelenken.

Funktion:
Abscherschmerzen der IS-Gelenke auslösbar (verschiedene Techniken, u.a. nach Mennel)

Tabelle 43.14. Fortsetzung

Spondylarthritis

Anamnese (Schmerz):
Seitliche Thoraxschmerzen, auch atemabhängig.

Inspektion:
Verminderte Atemexkursionen.

Palpation:
Paravertebraler Druckschmerz bei seitlicher Thoraxkompression.

Funktion:
Atembreite meßbar eingeschränkt.

Spondylodiszitis

Anamnese (Schmerz):
Umschriebener Ruheschmerz und Bewegungsschmerz

Inspektion:
Meist bereits Vollbild der ankylosierenden Spondylitis sichtbar.

Palpation:
Umschriebener Klopf-Druck-Schmerz an einem Bewegungssegment.

Funktion:
Schmerzhaft eingeschränkte Funktion in den entsprechenden Bewegungssegmenten

Tabelle 43.15. Charakteristika bei anderen Spondarthropathien (Psoriasisarthritis, Morbus Reiter u.a.)

Anamnese (Schmerz):
Nächtlicher Ruheschmerz (zwischen 3 und 4 Uhr morgens), in Bewegung besser, oft einseitig.

Inspektion:
Gleichzeitig bestehende Arthritiden.

Palpation:
Druck-Klopf-Schmerz im Bereich der IS-Gelenke (oft einseitig).

Funktion:
Oft einseitiger Abscherschmerz mit verschied. Techniken auslösbar.

Tabelle 43.16. Charakteristika bei Wirbelsäulenbefall der rheumatoiden Arthritis

Anamnese (Schmerz):
Schmerzen im Nackenbereich und subokzipital, Auslösung durch plötzliche Bewegung der Kopfes und durch Zug.

Inspektion:
Oft Zwangshaltung: Kopf nach vorn gestreckt mit Beugung im Nacken, akuter Schiefhals möglich.

Funktion:
Bei erlernter Technik ist Verschieblichkeit des Kopfes nach rückwärts auslösbar, knarrendes Geräusch bei Rotation, ventrale Subluxation im atlantoaxialen Gelenk.

4 Technische Untersuchungen

Technische Untersuchungsmethoden sind nach den durch Anamnese und klinische Untersuchung eingegrenzten Erfordernissen in der Differential-diagnose des Rückenschmerzes einzusetzen.

4.1 Laboruntersuchungen

Der Blutkörperchensenkungsgeschwindigkeit (BSG) kommt ein hoher differentialdiagnostischer Wert als Screeningmethode zu. Die häufigste Ursache des Rückenschmerzes, nämlich die degenerativen Wirbelsäulensyndrome gehen mit einer normalen BSG einher. Beschleunigte BSG muß stets an andere extravertebrale Ursachen oder auf die Wirbelsäule bezogen an entzündliche, primär bzw. sekundäre tumoröse oder infektiös-bakterielle Ursachen denken lassen, für deren Abklärung weiterführende Untersuchungen notwendig sind.

Zur differentialdiagnostischen Einengung der entzündlich-rheumatischen Wirbelsäulenerkran-kung kommen, soweit tiefe Kreuzschmerzen an eine IS-Arthritis denken lassen, bei Verdacht auf M. Reiter oder andere Infektarthritiden Stuhlun-tersuchungen bzw. Harnröhrenabstriche in Be-tracht. Außerdem müssen entsprechende serologi-sche Untersuchungen veranlaßt werden (Chlamy-dien, Yersinien, Salmonellen, Shigellen).

Bei der Beurteilung der diagnostischen Wertig-keit des Histokompatibilitätsantigens HLA-B 27 ist zu bedenken, daß nur 6,8% der HLA-B 27-Träger an einer ankylosierenden Spondylitis er-kranken. Als Screeningmethode bei uncharakteri-stischen Rückenschmerzen ist diese Untersuchung ungeeignet und wegen ihrer hohen Kosten auch nicht zu verantworten. Andererseits ist das Risiko für eine HLA-B 27-negative Person, an einer anky-losierenden Spondylitis zu erkranken, gegenüber einer HLA-B 27-positiven 1:250. Aber auch dies rechtfertigt nicht, diese Methode als Screening-methode einzusetzen. Lediglich bei hinweisender Symptomatik (z.B. nächtlicher Ruheschmerz, ge-gen Morgen auftretend, der bei Bewegung sich bes-sert) kann es sinnvoll sein, das HLA-B 27 zu be-stimmen, um einen weiteren diagnostischen Bau-stein zu erhalten. Auch unklare Gelenkerkrankun-gen, die als Arthritis im präspondylitischen Sta-dium imponieren, können durch die HLA-B 27-Bestimmung als HLA-B 27-positive Oligoarthriti-den gekennzeichnet werden. Bei diesen Arthritiden ist in einem bestimmten Prozentsatz (etwa 30%) mit der Entwicklung einer ankylosierenden Spondylitis zu rechnen.

Zur Diagnostik primärer und sekundärer tumo-röser Wirbelsäulenveränderungen als Ursache von Rückenschmerzen müssen selbstverständlich wei-tergehende, oft organbezogene Untersuchungsme-thoden des Labors eingesetzt werden.

Bei Verdacht auf infektiös-bakterielle Spondyli-tis müssen der klinische Verlauf beobachtet und bakteriologisch-serologische Untersuchungen, spe-ziell bei Tuberkuloseverdacht auch der Tine-Test, durchgeführt werden.

Als stoffwechselbedingte Spondylitis kann die Ochronose durch die Beobachtung des nachdun-kelnden Harns beim Stehenlassen oder Schwarz-färbung bei Alkalisierung (Homogentisinsäuren-nachweis) nachgewiesen werden.

4.2 Röntgenuntersuchungen

Die Röntgenuntersuchung der Wirbelsäule hat für die Differentialdiagnose des Rückenschmerzes ei-nen hohen Stellenwert. Für sie gilt aber ganz be-sonders, daß sie nur nach den durch Anamnese, klinische Untersuchungsergebnisse und evtl. durch Laborergebnisse gewonnenen Erkenntnissen ver-anlaßt werden darf.

Die Befragung nach früher bereits durchgeführ-ten Röntgenuntersuchungen, wie sie vorgeschrie-ben ist, trägt nicht nur dem Gebot unnötiger Dop-pelbelastung mit ionisierenden Strahlen Rech-nung, sondern liefert auch die Grundlage für oft entscheidende röntgenologische Verlaufsbeobach-tungen. Die stufenweise Nutzung konventioneller Röntgenaufnahmen, Schichtaufnahmen, Compu-tertomographie oder auch neuroradiologischer Verfahren ist geboten. Zu Beginn sind die für den Patienten schonendsten Verfahren einzusetzen.

Degenerative Wirbelsäulenveränderungen (Spondylose, Unkovertebralarthrose, Chondrosis intervertebralis und Osteochondrosis) sind außer-ordentlich häufige Röntgenbefunde und besagen noch nicht, daß die Träger solcher Veränderungen auch Krankheitserscheinungen haben müssen.

Sie müssen aber als ein „Krankheitspotential" betrachtet werden. Besondere Veränderungen, wie die Arthrosis interspinalis, Spondylolisthesis oder auch angeborene Anomalien der Wirbelsäule, wie Bogenschlußdefekt, enger Spinalkanal u.a., bedürfen der klinischen Beachtung und können direkt Ursache von Rückenschmerzen sein. Die hyperostosierende Spondylose zeigt im Unterschied zur ankylosierenden Spondylitis ihren Hauptsitz an der oberen und mittleren BWS mit überbrückenden Spondylophyten mindestens an 3 Wirbelsäulensegmenten und einer Bevorzugung der rechten Seite. HWS und LWS können später mit einbezogen werden. Die hyperostosierende Diathese kann sich auch durch überschießende Osteophyten im Bereich der Gelenke (Hüftgelenke, Kniegelenke) bemerkbar machen.

Entzündlich-rheumatische Wirbelsäulenerkrankungen: Bei durch Anamnese und klinische Untersuchung gewonnenem Verdacht auf ankylosierende Spondylitis werden durch die Aufnahme der LWS in 2 Ebenen mit Einschluß des BWS-LWS-Überganges und der IS-Gelenke am meisten Informationen gewonnen, da hierbei die Frage nach IS-Arthritis, nach frühen Syndesmophyten und Formänderungen der Wirbelkörper (Kastenform, Tonnenwirbel) beantwortet werden kann. Die Beurteilung der IS-Gelenke ist entscheidend wichtig, da sich hier bei 99% der Kranken mit ankylosierender Spondylitis die frühesten krankhaften Röntgenzeichen manifestieren.

Das charakteristische „bunte Bild" ist oft nur durch die Schichtaufnahme in Rückenlage, Schicht 4–9 cm, mit 1 cm Abstand, zu erkennen.

Es vergehen mindestens 4 Monate vom Krankheitsbeginn bis zum Auftreten der Röntgenzeichen. Die Szintigraphie ist nicht in der Lage, früher als eine subtile Röntgenuntersuchung gesicherten Anhalt für eine IS-Arthritis zu geben.

Das Übergreifen der ankylosierenden Spondylitis auf die Wirbelsäule selbst ist durch die Ausbildung von charakteristischen Syndesmophyten sowie durch entzündlichen Befall der Intervertebralgelenke und Verknöcherung der Bänder gekennzeichnet. Diese Veränderungen können einzeln oder auch in beliebiger Kombination auftreten.

Im Spätstadium dient die Röntgenuntersuchung der Verlaufsbeurteilung und der Erkennung von Komplikationen. Dazu gehören die Spondylodiszitis, die bevorzugt im Bereich der unteren BWS auftritt und nach jahrelangem Verlauf der ankylosierenden Spondylitis zustandekommt. Sie kann auch klinisch asymptomatisch verlaufen. Zur Erkennung ist häufig eine Tomographie erforderlich. Differentialdiagnostisch müssen die Spondylodiszitiden von Spondylitiden anderer Genese abgegrenzt werden.

Bei der Wirbelsäulenbeteiligung im Rahmen der Psoriasisarthropathie bzw. des M. Reiter oder auch anderer Spondarthropathien ist die IS-Arthritis häufig durch einseitige Lokalisation und – im Unterschied zur ankylosierenden Spondylitis – durch ein mehr blandes röntgenologisches Bild und nicht das typische Entzündungsbild (buntes Bild) charakterisiert.

Der Befall der Wirbelsäule ist bei Psoriasisarthropathie und bei M. Reiter durch das Auftreten paravertebraler Verknöcherungen (Parasyndesmophyten) im Unterschied zur Verknöcherung des Anulus fibrosus (Syndesmophyten bei Spondylitis ancylosans) gekennzeichnet. Im übrigen kann sich die Wirbelsäule bei allen seronegativen Spondarthropathien im Sinne einer typischen ankylosierenden Spondylitis verändern.

Im fortgeschrittenen Lebensalter findet man röntgenologisch Mischbilder zwischen ankylosierender Spondylitis und hyperostosierender Spondylose. Es bilden sich dann sog. Mixtaphyten, d.h. eine Kombination zwischen Spondylophyten und Syndesmophyten aus.

Der Nachweis von Strukturveränderungen an den Knochen des Achsenskeletts ist wichtig bei bakteriell-entzündlichen, tumorösen oder auch stoffwechselbedingten Wirbelsäulenleiden. Dabei spielen selbstverständlich auch erkennbare morphologische Veränderungen der knöchernen Bewegungssegmente eine differentialdiagnostisch wichtige Rolle.

Hier kann die Szintigraphie einen ganz wesentlichen differentialdiagnostischen Beitrag leisten.

Die statistische Auswertung von Röntgenaufnahmen der Wirbelsäule mit dem Ergebnis, daß sie in hohem Prozentsatz einen regelrechten oder die Annahme von degenerativen Veränderungen bestätigenden Befund ergeben, ist im Einzelfall für den Arzt, der vor der Aufgabe steht, Rückenschmerzen differentialdiagnostisch zu klären, nicht sehr hilfreich.

Es ist meist aus klinischer Sicht und nicht zuletzt auch aufgrund forensischer Überlegungen eine röntgenologische „Ausschlußdiagnose" notwendig.

5 Literatur

Böni A (1976) Die allgemeine klinische Untersuchung des Rheumapatienten. In: Kaganas G, Müller W, Wagenhäuser FJ (Hrsg) Untersuchungsmethoden in der Rheumatologie. Karger, Basel, S 40

Campbell S, Clark S, Tindall EA, Forehand ME, Bennet RM (1983) Clinical characteristics of fibrositis. Arthritis Rheum 7:817

Dihlmann W (1982) Gelenke-Wirbelverbindungen. Klinische Radiologie. Thieme, Stuttgart

Frisch H (1983) Programmierte Untersuchung des Bewegungsapparates. Springer, Berlin Heidelberg New York Tokyo, S 111 u. 607

Krämer J (1978) Bandscheibenbedingte Erkrankungen. Ursachen, Diagnose, Behandlung, Vorbeugung, Begutachtung. Thieme, Stuttgart

van der Linden S, Valkenburg HA, Cats A (1984) Evaluation of diagnostic criteria for ankylosing spondylitis. Arthritis Rheum 27:361

Schattenkirchner M (1984) HLA-B-27 und Spondylitis ankylosans. Dtsch Med Wochenschr 109:885

Wagenhäuser FJ (1976) Die rheumatologische Anamnese. In: Kaganas G, Müller W, Wagenhäuser FJ (Hrsg) Untersuchungsmethoden in der Rheumatologie. Karger, Basel, S 1

Wright V (1978) Seronegative polyarthritis, a unified concept? Arthritis Rheum 21:619–633

Kapitel 44   Gelenkschmerzen

R. DREHER

1 Allgemeine Hinweise

Der Gelenkschmerz bzw. andere Schmerzen im Bereich des Bewegungsapparats sind die Hauptsymptome des systemischen rheumatischen Syndroms. Der Begriff „Rheuma" ist somit zunächst keine Diagnose, sondern stellt einen Symptomenkomplex dar, der je nach Ursache und klinischer Symptomatik verschiedenartige Krankheiten und Störungen umfaßt:

▶ entzündlich-rheumatische Gelenk- und Wirbelsäulenerkrankungen,
▶ degenerative Gelenk- und Wirbelsäulenerkrankungen (Arthrosen),
▶ extraartikulärer entzündlicher bzw. nicht entzündlicher (Weichteil-)Rheumatismus, lokal oder generalisiert,
▶ pararheumatische Erkrankungen im Rahmen anderer primärer Grundleiden,
▶ Tumoren der Gelenke und benachbarter Gewebe.

Innerhalb des rheumatischen Formenkreises sind die degenerativen Gelenkerkrankungen wegen ihrer Häufigkeit und die entzündlich-rheumatischen Gelenk- und Wirbelsäulenerkrankungen aufgrund ihres häufig schweren und progredienten Krankheitsverlaufs besonders wichtig. Gelenktumoren sind selten.

Bei der Diagnosestellung muß beachtet werden, daß anamnestische Angaben und Schilderungen der Beschwerden oft in Begriffen erfolgen, die der exakten Diagnostik entgegenstehen. So wird der symptomatologische Begriff „Rheumatismus" zur Charakterisierung einer Vielzahl von Gelenk-, Knochen- und Muskelschmerzen verwendet; mit der Bezeichnung „Gicht" oder „Gichtknoten" werden oft arthrotische Veränderungen beschrieben (Beispiel Fingerpolyarthrose).

Eine eingehende internistisch-rheumatologische Anamnese mit Darstellung von Entwicklung, Lokalisation und Schwere der Beschwerden sowie

Tabelle 44.1. Altersbevorzugung von Erkrankungen des Bewegungsapparats. (Modifiziert nach Müller und Schilling 1982)

Kinder	Angeborene Skeletterkrankungen
	Juvenile chronische Polyarthritis
	Osteochondritis dissecans
	Morbus Scheuermann
	Rheumatisches Fieber und andere reaktive Arthritiden
	Septische Arthritiden
	Tumoren
Jugendliche Erwachsene	Seronegative Spondarthritiden
	Reaktive Arthritiden
	Septische Arthritiden
	Akute Sarkoidose
	Kollagenosen
	Tumoren
Mittleres Lebensalter	Gicht, Hydroxyapatitkrankheit, Diskushernien
	Generalisierte Tendomyopathie
	Fingerpolyarthrose
	Osteoporose
Höheres Lebensalter	Arthrosen (monartikulär, generalisiert, systemisch)
	Polymyalgia rheumatica
	Paraneoplastische Syndrome
	Osteoporose

Tabelle 44.2. Geschlechtsdisposition zu Gelenkerkrankungen. (Nach Müller u. Gamp 1983)

	Männlich (%)	Weiblich (%)
Morbus Reiter	90	10
Spondylitis ankylosans	85	15
Spondylitis hyperostotica	85	15
Gicht	85	15
Psoriasisarthropathie	55	45
Chondrokalzinose	50	50
Chronische Polyarthritis	30	70
Systemischer Lupus erythematodes	30	70
Polymyalgie rheumatica	30	70
Fingerpolyarthrose	10	90
Diffuse Synovitis villonodularis pigmentosa	50	50
Chondromatose	70	30
Synovialsarkom	50	50

eine exakte klinische Untersuchung sind daher unumgänglich. Dabei müssen vor allem Lokalisation und Genese gelenkassoziierter Schmerzsyndrome klar eruiert werden, insbesondere auch im Hinblick auf die wichtige Unterscheidung zwischen artikulären, periartikulären und ossären Prozessen. Schließlich können Knochenerkrankungen bzw. Knochenumbauvorgänge gelegentlich nur als Gelenkschmerzen sich manifestieren.

Die *Diagnostik* von Gelenkschmerzen kann dadurch erleichtert werden, daß Erkrankungen des Bewegungsapparats bevorzugt in bestimmten Lebensaltern auftreten (s. Tabelle 44.1) und daß auch eine Geschlechtsdisposition bei rheumatischen Erkrankungen besteht (s. Tabelle 44.2). Auch nach ihrer klinischen Verlaufsform (akut, subakut, chronisch) sowie nach dem Muster des Gelenkbefalls können gewisse Unterscheidungen getroffen werden (s. Tabelle 44.3 und 44.4, Abb. 44.4). Man hat allerdings dabei zu berücksichtigen, daß sowohl die Entzündungsaktivität als auch das Gelenkbefallmuster während des Verlaufs einer Krankheit wechseln können.

Als allgemeine Regel kann gelten, daß bei allen entzündlichen Erkrankungen und Reaktionen der Gelenke die Schmerzen nicht nur unter Belastung, sondern auch in Ruhe (nachts) vorhanden sind, während Patienten mit Arthrose und degenerativen Erkrankungen meist über sog. Anlaufschmerzen klagen, d.h. in Ruhe sind die Schmerzen geringer oder fehlen und treten bei Bewegung unter Belastung wieder auf. Charakteristisch für die Arthrose ist also der kurzdauernde morgendliche Anlaufschmerz bzw. die Steifigkeit und die Zunahme der Schmerzen durch Belastung.

Die typische langdauernde Morgensteifigkeit sowie die Abnahme der groben Kraft (Vigorimeter) findet man charakteristischerweise bei der chronischen Polyarthritis. Der entzündliche Reizzustand einer Arthrose kann den Lokalbefund einer rheumatoiden Arthritis imitieren. Die Laborbefunde bei Arthrose sind unauffällig.

Laborbefunde: Entzündlich rheumatische Erkrankungen gehen in Abhängigkeit von der Krankheitsaktivität mit humoralen Entzündungszeichen einher (erhöhte BSG, deutlich erhöhtes CRP, entzündliche Dysproteinämie mit Erhöhung der Akute-Phase-Proteine, Eisenerniedrigung und Kupfererhöhung). Bei infektassoziierten akuten Arthritiden ist die Erregerserologie charakteristisch positiv, z.B. Streptokokkenserologie bei rheumatischem Fieber. Bei der chronischen Polyarthritis ist in bis zu 80% der Fälle der IgM-Rheumafaktor (Latextest) positiv. Auf Arthritiden im Rahmen von Autoimmunkrankheiten können spezielle immunologische Parameter hinweisen (antinukleäre Antikörper, Anti-ENA-Antikörper).

Tabelle 44.3. Differentialdiagnose der Arthropathien (Modifiziert nach Müller u. Gamp 1983)

Differenzierung der Arthropathie

Verlaufsform			Gelenkbefallmuster		
Akut	Subakut	Chronisch	Monartikulär	Oligoartikulär	Polyartikulär
– Septische Arthritis – Aseptisch reaktive Arthritis und – Rheumatisches Fieber – Gicht – Chondrokalzinose – Akute Sarkoidose – Psoriasisarthropathie – Chron. Polyarthritis (palindromer Rheumatismus, Hydrops intermittens)	– Rheumatoide Monarthritis – Aktivierte Arthrose – Osteonekrose – Spondylitis ankylosans – M. Reiter – Aseptisch reaktive Arthritiden – Paraneoplastische Arthritiden	– Kollagenosen – Tuberkulöse Arthritis – Psoriasisarthropathie	– Septische Arthritis – Gicht – Chondrokalzinose – Rheumatoide Monarthritis (palindromer Rheumatismus, Hydrops intermittens) – Juvenile chronische Polyarthritis – Juvenile Spondylitis ankylosans – Aktivierte Arthrose – Osteonekrose – Tumoren	– Spondylitis ankylosans – M. Reiter – Enteropathische Arthropathie – aseptisch reaktive Arthritis – akute Sarkoidose – Psoriasisarthropathie	– Rheumatisches Fieber u.a. – Aseptisch reaktive Arthritiden – Chronische Polyarthritis – Psoriasisarthritis – Periphere Arthritis bei Spondylitis ankylosans – chronische Gicht/Pseudogichtarthritis – Arthritis bei Kollagenosen

Tabelle 44.4. Differentialanamnese: Gelenkschmerzen

	Rheum. Fieber	c.P.	Sp.a.	M. Reiter	Arthritis psoriatica	Kollagenosen	Kristallopathien	Finger-polyarthrose	Arthrosen and. Lokalisation	Gelenktumoren
Männl./weibl.	1:1	1:3	10:1	10:1	1:1	1:10	m>w	1:10	1:10	1:1 m<w
Pos. Familienanamnese	0	+	+++	0	++	0	0	+++	++	0
Manifestationsalter[a]	ju	ju, ad, s	ju, ad, s	ad	ad	ad	ad, s	ad, s	ad, s	ad
Akuter/subakuter Beginn	+++	++	++	+++	++	+	+++	++	0	0
Chron. Beginn	0	++	++	0	++	++	0	++	+++	+++
Befallmuster:										
– unt. Extremit.	+++	+++	+++	+++	+++	+++	+++	+	+++	+++
– ob. Extremit.	+++	+++	+	+	+++	+++	+	+++	+	+
– mon./oligoartikulär	+	+	+++	+++	++	0	+++	+	+++	+++
– polyartikulär	+++	+++	+	+	+++	+++	+	+++	0	0
– Fingergrundgelenke	+	+++	+	+	++	+++	+	0	–	+
– Fingermittelgelenke	0	+++	+	+	++	+++	++	++	–	+
– Fingerendgelenke	0	+	+	+	+++	+	+	+++	–	+
– Großzehengrundgelenke	0	+	+	+	++	+	+++	0	+++	+
– Großzehenendgelenke	0	+	+	+	+++	+	+++	0	–	+
– and. Zehengrundgelenke	0	+++	++	++	++	++	+	0	–	+

[a] *ju* juvenil, *ad* adult, *s* senil. Die jeweiligen Häufigkeiten werden in einer 0–+ + +-Skala angegeben.

2 Infektionen der Gelenke und infektassoziierte Arthritiden (sog. Infektarthritiden)

Bei jeder entzündlichen Gelenkerkrankung ist zu prüfen, ob es sich um eine unmittelbare Infektion der Gelenke selbst handelt oder ob eine arthritische Begleitreaktion anderer Entzündungen bzw. Infektionskrankheiten vorliegt. Das klinische Erscheinungsbild, d.h. die Verlaufsform und das Gelenkbefallmuster (s. Tabelle 44.3), ist hierbei in die Differentialdiagnose mit einzubeziehen. Infektabhängige Arthropathien machen etwa 20% aller Arthritiden aus. Eine wichtige Rolle bei Infektionen der Gelenke spielen prädisponierende Faktoren, wie konsumierende Erkrankungen (z.B. Sepsis, Malignome, Diabetes mellitus, Alkoholismus, Drogensucht u.a.) sowie bestimmte Therapieformen wie Steroid- oder zytostatische Behandlung, intraartikuläre oder periartikuläre Injektionen, Strahlentherapie sowie vorbestehende Gelenkerkrankungen wie z.B. Gelenkverletzungen (z.B. Trauma, Punktion).

2.1 Septische, bakterielle Arthritis

Bakterielle Arthritiden sind meist monartikulär, können aber während einer Sepsis auch polyartikulär auftreten. Etwa 90% der erregerbedingten Gelenkentzündungen sind monartikulär; Knie- und Hüftgelenke sind bevorzugt bei Kindern und jüngeren Patienten, bei Erwachsenen mehr Schulter- und Sternoklavikulargelenke betroffen. Die Gelenke sind schmerzhaft, gerötet und geschwollen, meist besteht Fieber. Neben den akuten Verläufen sind auch chronische Entzündungen möglich. Septische Arthritiden können hämatogen entstehen oder durch direkte Inokkulation bedingt sein (z.B. Gelenkinjektion, Verletzung), weiterhin können sie sich per continuitatem nach einer Osteomyelitis, einem Weichteilabszeß oder einer Sehnenscheidenentzündung entwickeln. Röntgenologisch lassen sich frühzeitig rasch progrediente Knochendestruktionen nachweisen. Auch der Nachweis von intraartikulärer Luft bei Infektion mit gasbildenden Keimen kann für eine septische Arthritis sprechen.

Wichtigste Erreger sind beim Kleinkind Haemophilus influenzae, Staphylococcus aureus, Streptokokken, Meningokokken. Bei Erwachsenen handelt es sich eher um Staphylokokken, Streptokokken, gramnegative Keime. Bei Drogenabhängigen finden sich vermehrt Pseudomonas (Sternoklavikular- und Sakroiliakalgelenk). Die Salmonellenarthritis bevorzugt Kinder und jüngere Erwachsene. Im Rahmen der Gonokokkeninfektion kann sich eine eitrige, meist Monarthritis entwickeln. Hauteruptionen (Papeln, Pusteln) sowie eine begleitende Tendosynovitis der distalen Gelenke sind typisch. Hier wie auch bei der Meningokokkeninfektion kann das Krankheitsbild während der bakteriämischen Phase mit einem polyartikulären Syndrom verbunden sein. Bei Tuberkulose verläuft die meist monartikuläre Arthritis aber chronisch und ohne Fieber (Tumor albus). Häufig werden Hüftgelenk und Kniegelenk befallen. Tuberkulöses Granulationsgewebe in der Diaphyse eines Röhrenknochens kann zur Knochendestruktion mit periostaler Reaktion führen (z.B. Daktylitis tuberculosa) und ist differentialdiagnostisch von Knochentumoren abzugrenzen. Bei Pilzarthritis sind Knie, Wirbelsäule und Ellbogen betroffen, während Schultern und Hüfte hier gewöhnlich ausgespart sind.

2.2 Aseptische, reaktive Arthritis

Im Unterschied zu den vorgenannten Infektionen der Gelenke können hier keine Erreger in der Gelenkflüssigkeit nachgewiesen werden. Meist handelt es sich um mono- oder oligo-, z.T. polyartikuläre akute oder subakute Arthritiden, bevorzugt der unteren Extremitäten, die sich während oder nach einer Infektion bzw. Infektionskrankheit entwickeln (para- oder postinfektiöse Arthritis).

Pathogenetisch werden die Arthritiden durch die Ablagerung zirkulierender Immunkomplexe (Hepatitis B) oder durch Kreuzreaktion der infektionsbedingten Antikörper mit Antigenen der Gelenkstruktur hervorgerufen (Yersiniose, rheumatisches Fieber).

Häufige auslösende Ursachen der oft flüchtigen und polyartikulär verlaufenden infektassoziierten Arthritiden sind Virusinfektionen. Bei der Infektion mit HBs-Antigen kann gemeinsam mit dem Polyarthralgie-/Polyarthritis-Syndrom auch eine Urtikaria mit Lymphknotenvergrößerungen beobachtet werden, die gewöhnlich mit Ausbruch des Ikterus wieder verschwinden. Auch im Rahmen von Röteln, Mumps, Varizellen, bei Adeno- und Echovirusinfektionen kommen Arthralgien/Arthritiden vor. Auch bei AIDS-Patienten werden reaktive Oligoarthritiden der großen Gelenke beobachtet.

Im Rahmen von Streptokokken-, Pneumokokken-, Meningokokken-Infektionen können reaktive Arthritiden auftreten. Nach Darminfektionen, wie der Shigellose (Bakterienruhr), bei Typhus, Paratyphus und Yersinia-Infektion entwickeln sich gelegentlich akute aseptische Arthritiden. Diese überwiegend mono- oder oligoartikulären Arthritiden meist der unteren Extremitäten verlaufen unter dem Bild einer akuten HLA-B 27 assoziierten Reiter-Krankheit und können ätiologisch als postdysenterisch (Shigellose) und postenteritisch (Salmonella, Yersinia) typisiert werden. Da das Großzehengrundgelenk eine häufige Erstlokalisation der Reiter-Arthritis darstellt, wird die akute Reiter-Krankheit häufig als Gicht fehldiagnostiziert (vgl. 4.2).

Differentialdiagnose: Eine klinische strenge Differentialdiagnose zwischen den beiden Formen der unmittelbaren Gelenkinfektion und der infektassoziierten Arthritis ist oft schwierig. Septische Arthritiden bei schwerkranken Patienten mit typischem Fieberverlauf und Schüttelfrost sind selten. Das Gelenkbefallmuster ist sehr unterschiedlich und reicht von einer Monarthritis bis zur polyartikulären Panpyoarthritis im schlimmsten Fall. Laborchemisch imponieren ausgeprägte humorale Entzündungszeichen, die bei septischer Arthritis gewöhnlich stärker ausgeprägt sind (BSG, Leukozytose, Dysproteinämie). Monartikuläre Arthritiden können aber auch bei akuter rheumatoider Arthritis, bei akuter Reiter-Erkrankung, bei Gicht (im Punktat Harnsäurekristalle) und bei der Chondrokalzinose (im Punktat Calciumpyrophosphatkristalle) vorkommen.

2.3 HLA-B 27-assoziierte reaktive Arthritiden

Bei HLA-B 27-positiven Patienten kann sich eine aseptische Arthritis bei bestimmten bakteriellen Infektionen entwickeln. Wichtigste Erreger sind: Salmonellen, Shigellen, Yersinien, Chlamydien, Campylobacter, Klebsiellen, Brucellen

Eine weitere Gruppe häufig HLA-B 27-assoziierter rheumatoider Syndrome wird aufgrund entzündlicher Destruktionen im Bereich der Iliosakralgelenke und der peripheren Gelenke als „seronegative Spondarthritiden" bezeichnet. Hier zählen: Spondylitis ankylosans (sog. Bechterew-Erkrankung), M. Reiter, psoriatische Spondylitis, Spondylitiden bei Darmerkrankungen (Colitis ulcerosa, M. Crohn, M. Whipple), Morbus Behçet (?). Urogenitale und intestinale Infektionen (symptomatisch oder asymptomatisch) werden als ätiologische Faktoren diskutiert, bleiben anamnestisch aber häufig stumm (vgl. 4.2).

2.4 Rheumatisches Fieber (akute rheumatische Arthritis, akuter Gelenkrheumatismus)

Die akute Arthritis bei rheumatischem Fieber ist eine typische Zweitkrankheit, die gewöhnlich 3–6 Wochen nach einer Infektion mit β-hämolysierenden Streptokokken der Gruppe A, beispielsweise nach einem Racheninfekt, auftritt. Es handelt sich um eine infektallergische Immunopathie mit möglichem Auftreten von Antoantikörpern (z.B. Antikörper gegen Herzgewebe). Die akuten Arthritiden befallen vor allem große Gelenke (s. Abb. 44.4), weniger Hüftgelenk und Wirbelsäule. Die Gelenkreaktion kann sich in rascher Folge und kurzen Schüben ändern. Später sind auch die kleinen Gelenke beteiligt (zentrifugale Ausbreitung). Das Allgemeinbefinden ist schwer gestört.

Klinisch steht bei den meist jungen Patienten die Pankarditis im Vordergrund, die häufig einziges Symptom des rheumatischen Fiebers ist. Ein Erythema marginatum (Differentialdiagnose: Penicillinallergie) oder subkutane rheumatische Knötchen (fibrinoide Nekrosen) sind weitere klinisch hinweisende Befunde. Die Erkrankung kann mit einem Erythema nodosum beginnen.

Im Serum sind die Antistreptokokkenantikörper positiv und dann verwertbar, wenn im Verlauf der Krankheit eine Titerbewegung beobachtet wird. BSG und CRP sind stark erhöht. Komplementbindende Autoantikörper gegen Herzgewebe kommen vor. Die Erkrankung bevorzugt das Kindesalter, tritt heute aber eher seltener auf. Selten ist die Ulnardeviation durch periartikuläre Fibrose bei Jaccoud-Arthritis, die mit schwerer rheumatischer Karditis assoziiert sein kann. Beim Erwachsenen kommen atypische Formen als streptokokkenassoziierte (reaktive) asymmetrisch-oligoarthritische Arthritiden vor.

3 Rheumatoide Arthritis (chronische Polyarthritis, cP)

Die cP stellt eine systemische Autoimmunkrankheit bisher unklarer Ätiologie dar, bei deren Entstehung und Verlauf u.a. auch die genetische Disposition des Patienten (HLA-DR4) eine Rolle spielt.

In der Regel beginnt die Gelenksymptomatik symmetrisch an den kleinen Gelenken der Hände und Vorfüße mit Schmerz, Schwellung und Überwärmung. Im Vergleich zu den akuten Arthritiden fehlt die Rötung. Bei schwerem und langem Verlauf ist häufig die Halswirbelsäule befallen (atlantoaxiale Dislokationen, Spondylodiszitis). Selten treten Spondylodiscitiden im Bereich der LWS auf oder wird eine Iliosakralgelenk-Arthritis beobachtet.

Typisch ist die Morgensteifigkeit der Fingergelenke bei deutlicher Abnahme der groben Kraft mit nachfolgender Atrophie der Mm. interossei. Im fortgeschrittenen Stadium entwickelt sich eine Ulnardeviation der Fingergrundgelenke mit Luxation und Destruktion der Metakarpophalangealgelenke bis hin zur Arthritis mutilans. Typische Fingerdeformitäten bei cP sind die sog. Knopflochdeformität und die sog. Schwanenhalsdeformität (Blickdiagnose). Als allgemeine Krankheitssymptome werden geklagt: Müdigkeit, Kraftlosigkeit, Gewichtabnahme, depressive Verstimmung und Nachtschweiß.

Neben diesem eher charakteristischen Verlauf kann die Klinik der cP sowohl hinsichtlich des Manifestationsalters wie auch des Gelenk- und Organbefalls und der humoralen Entzündungsaktivität ein sehr buntes Bild bieten. Die Erkrankung kann auch akut (8–15%) oder subakut (15–20%) mit monartikulärer (21%) oder oligoartikulärer (44%) Gelenkbeteiligung verlaufen. Als palindromer Rheumatismus wird eine akut rezidivierende Mono- oder Oligoarthritis mit kurzdauernder Schwellung und Rötung bei symptomfreiem Intervall bezeichnet, wobei hier differentialdiagnostisch stets an eine Arthritis urica (starke Schmerzen und Rötung) zu denken ist.

Die cP des höheren Lebensalters (senile chronische Polyarthritis) beginnt häufiger akut z.T. unter dem Bilde der Polymyalgia rheumatica.

Der Verlauf der cP kann permanent progressiv sein (50–60%), schubweise intermittierend (etwa 20–30%) oder sehr chronisch über viele Jahre bzw.

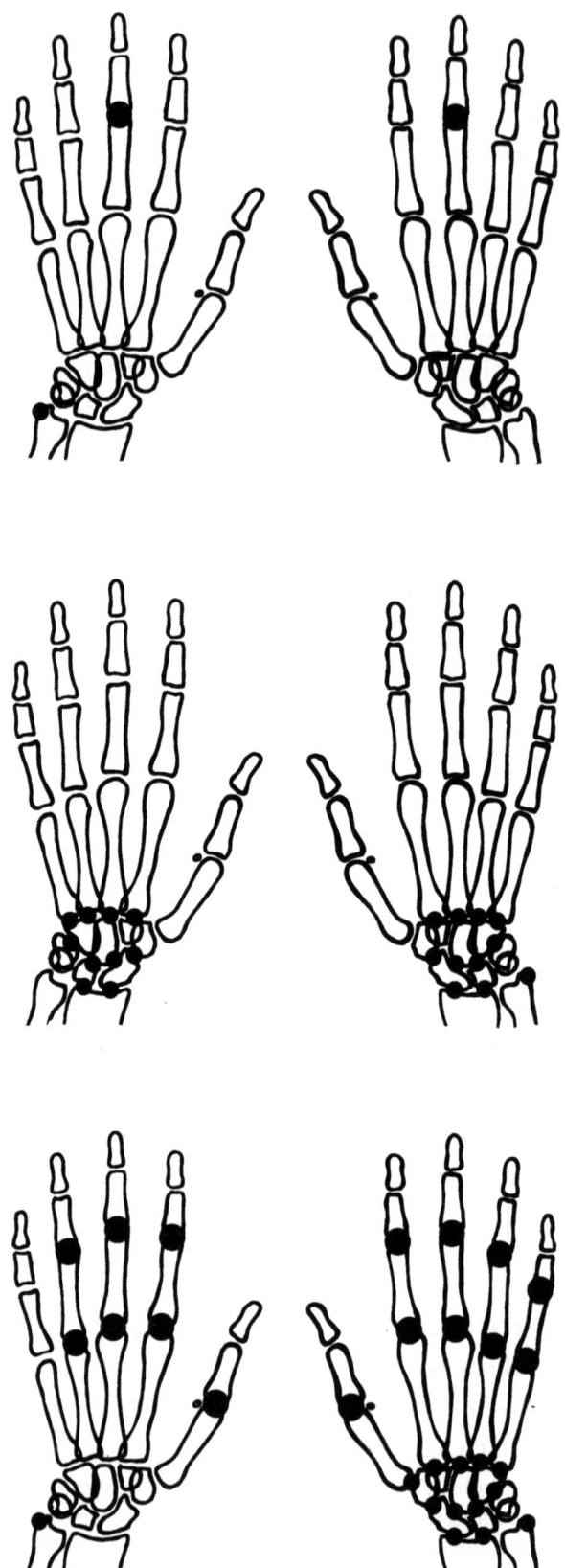

Abb. 44.1. Gelenkbefallmuster der chronischen Polyarthritis an den Händen (nach Schacherl 1983)

mit permanenten Remissionen (etwa 10%) verlaufen.

Bei der cP als Systemerkrankung können auch extraartikuläre Manifestationen auftreten, z.B. subkutane Rheumaknoten, die bevorzugt an den Streckseiten der Gelenke entstehen (Differentialdiagnose: sog. Gelenkpölsterchen, Synovialzysten, Heberden-Knoten, Atherom, Xanthom, Gichtknoten, Bursitis und Ganglien). Bei einem Teil der Fälle entwickelt sich die Symptomatik eines Siccasyndroms mit Keratokonjunktivitis sicca und Xerostomie (Sjögren-Syndrom). Selten kommt eine meist basale Lungenfibrose vor. Eine rheumatoide Arthritis mit Lungenrundherden bei Pneumokoniose wird als Caplan-Syndrom bezeichnet (progrediente Dyspnoe). Auch Pleura- und Perikardergüsse können auftreten. Als weitere Begleiterscheinungen und Komplikationen sind zu nennen: Karpaltunnelsyndrom, Immunkomplexvaskulitis, Mono- und Polyneuritis, Skleromalacia perforans und bei längerem Verlauf Amyloidose.

Zusätzlich zur Klinik wird die Diagnose der rheumatoiden Arthritis durch den Nachweis des Rheumafaktors gestützt, der jedoch nicht selten negativ ist, insbesondere bei juveniler und seniler cP. Der radiologische Gelenkbefund sowie die histologische Diagnose eines rheumatoiden Granuloms (CP-Nekrose) sichern die Diagnose der cP. Im Anfangsstadium der Erkrankung ist bei dem Vorliegen eines undifferenzierten polyarthritischen Syndroms eine sichere Diagnose oft unmöglich. Die Diagnosekriterien der America Rheumatism Association 1987 (ARA-Kriterien) für die Diagnose einer chronischen Polyarthritis (rheumatoide Arthritis) sind in Tabelle 44.5 aufgeführt.

Tabelle 44.5. Kriterien der American Rheumatism Association 1987 (revidierte ARA-Kriterien) zur Diagnose der chronischen Polyarthritis (rheumatoide Arthritis)

1. Gelenkbezogene Morgensteifigkeit
2. Arthritiszeichen in mindestens 3 oder mehreren Gelenken/(Gelenkreihen (proximale Interphalangealgelenke, Metacarpophalangealgelenke, Metatarsophalangealgelenke)
3. Arthritis von Hand- und Fingergelenken
4. Symmetrie der Arthritis
5. Rheumaknoten
6. Rheumafaktoren im Serum
7. Positive Röntgenzeichen (Erosionen oder eindeutige periartikuläre Osteoporose)

Die Diagnose „chronische Polyarthritis" kann bei wenigstens 4 positiven Kriterien gestellt werden. Kriterium 1 und 4 seit mindestens 6 Wochen bestehend

Beim Kind und Jugendlichen kann die cP sich in verschiedenen Verlaufsformen manifestieren (s. Tabelle 44.6). Die polyartikuläre, systemische Form der juvenilen chronischen Polyarthritis, früher als Still-Chauffard-Syndrom bezeichnet, ist eher selten. Es ist durch starke Begleitreaktionen wie Fieber, Exanthem, Hepatosplenomegalie, Lymphadenopathie und gelegentlich Bauchschmerzen gekennzeichnet. Gelegentlich tritt es auch als Still-Syndrom des Erwachsenen auf und bereitet, unter dem klinischen Bilde „unklares Fieber" differentialdiagnostische Schwierigkeiten. Im Gegensatz zum akuten Verlauf der Kollagenosen fehlen Autoimmunphänomene (antinukleäre und Anti-ENA-Antikörper).

Als Felty-Syndrom wird eine HLA-DRw4-assoziierte schwere seropositive cP mit Splenomegalie und Leukozytopenie ($<2000/mm^3$) bezeichnet. Bei der multifaktoriellen Ursache der Granulozytopenie zeigt das Knochenmark meist eine myeloische Hyperplasie, selten eine Depression der Myelopoese. Antikörper gegen Granulozyten kommen vor. Anämie und Thrombozytopenie können zusätzlich nachgewiesen werden. Gewöhnlich entwickelt sich das Syndrom erst bei längerem Krankheitsverlauf, selten treten Splenomegalie und Granulozytopenie vor Beginn der chronischen Polyarthritis auf.

4 Seronegative Spondylarthritiden

Unter dieser Bezeichnung werden HLA-B 27-assoziierte entzündliche Gelenk- und Wirbelsäulenerkrankungen zusammengefaßt, die mit Entzündungen an Augen und Schleimhäuten (Mund, Gastrointestinaltrakt, Urogenitaltrakt) sowie Haut und Nägeln verbunden sein können. Die Wirbelsäulenmanifestation zeigt sich als Iliosakralgelenkarthritis mit oder ohne ankylosierende Spondylitis. Im allgemeinen sind Rheumafaktoren im Serum nicht nachzuweisen, Rheumaknoten fehlen.

Der Formenkreis der seronegativen Spondarthritiden umfaßt folgende Krankheiten:

▶ idiopathische primäre ankylosierende Spondylitis (M. Strümpell-Marie-Bechterew),
▶ M. Reiter,
▶ andere chronische reaktive postdysenterische Arthropathien mit Spondylitis (z.B. bei Infektionen durch Yersinia enterocolitica, Salmonellen und Shigellen),

Tabelle 44.6. Juvenile chronische Polyarthritis und Subgruppen: Differenzierung innerhalb der ersten 3–6 Monate. (Nach Truckenbrodt 1984)

	Systemisch	Polyarthritis		Oligoarthritis	
		seronegativ	seropositiv	Iridozyklitis-Typ	Sakroiliitis-Typ
Häufigkeit	10%	30–40%	5–10%	25–30%	20–25%
Alters-dispositionen	Kleinkind-alter	Gesamte Kindheit	Beginn Pubertät	Kleinkind-alter	Späteres Schulalter
Geschlechts-dispositionen	♂=♀	♂<♀	♂<♀	♂<♀	♂>♀
Allgemein-symptome	Fieber, Exanthem, Hepatosplenomegalie, Polyserositis, Myokarditis, Leukozytose, Anämie, Lymphome	Leichtere möglich		Selten	Beginn als Reiter-Syndrom möglich
Gelenkbefall	In ca. 60% polyartikulär, in ca. 40% oligoartikulär	Obere und untere Extremitäten, große und kleine Gelenke in symmetrischer Anordnung, Lumbosakralbereich frei		Überwiegend große Gelenke in asymmetrischer Anordnung, mehr untere Extremitäten	Hüftgürtelbefall, Enthesopathie (Tendoostitis)
IgM-Rheuma-faktoren	∅	∅	+	∅	∅
Antinukleäre Antikörper	∅	20–40%	50–70%	60–80%	Meist ∅
HLA-System	?	?	DR 4	DR 5	B 27
Iridozyklitis	Selten	Selten	Keine	Bis 50% überwiegend chronisch	15–25% überwiegend akut
Besonderheiten, Verlauf	Destruierende Arthritis, besonders bei polyarthritischem Beginn, Übergang in nichtsystemische Arthritis möglich	Prognose besser als bei seropositivem Verlauf, Stillstand möglich	Persistierend, häufig und rasch destruierend, entspricht der chronischen Polyarthritis Erwachsener	Iridozyklitis mit Sehbehinderung bis Erblindung, ein- oder doppelseitig	Familiäre Belastung etwa 25%, Übergang in juvenile Spondylarthritis, später Spondylitis ankylosans möglich

▶ enteropathische Arthropathien mit Spondylitis bei Colitis ulcerosa, M. Crohn und M. Whipple,
▶ Behçet-Syndrom,
▶ Psoriasis-Arthritis (-Spondylitis).

4.1 Spondylitis ankylosans (M. Strümpell-Marie-Bechterew)
(s. auch Kap. 43)

Die Erkrankung beginnt gewöhnlich mit meist schleichenden, z.T. auch akuten Rückenschmerzen, die das Kardinalsymptom der Erkrankung darstellen. Sie werden vorwiegend lumbal und tiefsitzend lokalisiert und können durch Husten, Niesen u.a. verstärkt werden.

Die Beschwerden stören den Schlaf in den frühen Morgenstunden (nächtlich weckender Rückenschmerz/Ischialgie). Im Unterschied zur typischen Ischiasneuritis sind die Beschwerden jedoch auf die Lumbalgegend und den Oberschenkel beschränkt, strahlen also nicht zu Unterschenkel und Fuß aus, eine segmentale Zuordnung fehlt. Ein sehr frühes Krankheitssymptom ist der Fersenschmerz, hervorgerufen durch die Entzündung am knöchernen Ansatz der Sehnen (Insertionstendinitis, Enthesitis).

Bei der Wirbelsäulenuntersuchung ist die initial schmerzhaft eingeschränkte Beweglichkeit (Rotation > Flexion > Reklination > Seitbeugung) auffällig, im Spätstadium kann die Spondylitis ankylosans im Sinne einer Blickdiagnose an der typischen Versteifung der Wirbelsäule mit Kyphosierung der Hals- und Brustwirbelsäule bei vermehrtem Hinterhaupt-Wand-Abstand und Kinn-Sternum-Abstand sowie der Ausbildung einer sog. „Bückwanne" beim Kyphosierungsversuch der LWS erkannt werden. Die Iliosakralgelenke sind frühzeitig druck- und bewegungsschmerzhaft, insbesondere auf Abscherbewegung (Mennell-Zeichen). Initiale Thoraxschmerzen, die bei Inspiration und Kompression des Thorax zunehmen, werden im Spätstadium zur Thoraxstarre mit stark eingeschränkter Atembreite. Differentialdiagnostisch sind Diskusprolaps, Osteoporose der Wirbelsäule und des Thoraxskeletts, degenerative Wirbelsäulensyndrome (Spondylosis hyperostotica) sowie Metastasen abzugrenzen.

Vor dem 30. Lebensjahr beginnt die Spondylitis ankylosans häufig mit einer asymmetrischen Arthritis, meist der Gelenke der unteren Extremität. Hierbei handelt es sich um akute, flüchtige migratorische oder chronisch destruierende Arthritiden, die an Knie-, Sprung- oder Hüftgelenken sowie an den Zehengrundgelenken einer Seite auftreten. Seltenere Lokalisationen sind Entzündungen der Sternoklavikular- und Temporomandibulargelenke (Beschwerden beim Kauen). Schmerzen beim Sprechen, Heiserkeit oder Dysphagie können Symptom der seltenen Krikoarythänoidarthritis sein.

Die BSG ist normal bis stark beschleunigt. Im Unterschied zur Polyarthritis lassen sich Rheumafaktoren nicht nachweisen, auch fehlen Rheumaknoten. HLA-B 27 ist in über 90% der Fälle nachweisbar, HLA-B 27-Negativität schließt jedoch eine Spondylitis ankylosans nicht aus.

Charakteristische Röntgenbefunde: Im Frühstadium der Iliosakralgelenkarthritis können in der Summationsaufnahme Röntgenzeichen fehlen. Sichere Zeichen der Iliosakralgelenkarthritis sind: Konturunschärfe der Gelenkspaltbegrenzung, Knochenarrosionen am gelenkbildenden Os ilium und Os sacrum und knöcherne Überbrückungen des Gelenkspalts. Im Spätstadium imponiert die knöcherne Ankylose der Iliosakralgelenke. Im Bereich der Wirbelkörper zeigen die frühen Röntgenbefunde Spondylitis anterior, beginnende Syndesmophytenbildung (entzündliche Verknöcherung des Anulus fibrosus der Zwischenwirbelscheibe). Destruierende Spondylodiszitiden sind nicht selten.

Entzündliche Destruktionen der kleinen Zwischenwirbelgelenke bilden die Grundlage der Spondylarthritis. Das Bambusstabphänomen in

der a.-p.-Aufnahme (überbrückende Syndesmophytose) sowie das Zugschienenphänomen (Ankylose der Intervertebralgelenke und Verknöcherung der Ligamenta interspinalia) gelten als die klassischen radiologischen Spätzeichen.

Differentialdiagnostische Schwierigkeiten bildet die Spondylitis hyperostotica, insbesondere bei vorhandener Verkalkung der ventralen Bänder und der Iliosakralgelenke.

4.2 Reiter-Syndrom

Diese Form einer HLA-B 27-assoziierten seronegativen Spondarthritis ist durch folgende diagnostische Kriterien definiert:

▶ asymmetrische Oligo-/Polyarthritis bzw. Daktylitis mit begleitender Tendoostitis und Periostitis unter Bevorzugung der unteren Extremitäten,
▶ bei/nach Urethritis oder Zervizitis oder Enteritis,
▶ entzündliche Augenerkrankung,
▶ entzündliche Haut- und Schleimhautveränderungen (Balanitis, Stomatitis, Keratoderma blennorrhoicum).

Unterschieden werden kann eine endemische oder postvenerische von einer epidemischen oder enteritischen Form des Reiter-Syndrom. Als arthritogene Keime des postvenerischen Reiter-Syndroms gelten vor allem Chlamydien und Mykoplasmen; bei der postenteritischen Form werden vor allem Shigellen, Salmonellen und Yersinien diskutiert. Die venerischen bzw. die gastrointestinalen Infekte können klinisch symptomatisch oder asymptomatisch verlaufen, häufig sind sie anamnestisch stumm.

Anamnese und klinisches Bild des Reiter-Syndroms sind durch die Systemerkrankung mit extraartikulärer, häufig versteckter Symptomatik geprägt. Meist besteht ein Polyarthritis-/Urethritis-/Zervizitis-Syndrom (90%), ein Polyarthritis-/Diarrhö-Syndrom kommt seltener vor (20%). Die Arthritiden treten nach einer Latenzzeit von 1–3 Wochen nach durchgemachtem Infekt auf.

Das Gelenkbefallmuster ist asymmetrisch bei deutlicher Bevorzugung der großen Gelenke der unteren Extremitäten. Typischer Befund der seronegativen Spondarthritiden ist eine Daktylitis (sog. „Wurstzehe"). In 20% der HLA-B 27-positiven Reiter-Syndrome kommt es bei meist längerem und schwererem Krankheitsverlauf zu Wirbelsäulenbefall mit Sakroiliitis und ankylosierender Spondylitis, die im Endstadium oft von der idiopathischen Spondylitis ankylosans nicht mehr zu unterscheiden sind (atypische Spondylitis ankylosans).

Der natürliche Verlauf kann selbstlimitierend und die Prognose des Reiter-Syndroms günstig sein (20%), die Symptomatik einer Spondylitis ankylosans entwickelt sich in 34% der Fälle, in 30% verbleibt eine chronisch-rezidivierende, in 18% eine chronisch-arthritische Gelenksymptomatik.

Als häufige extraartikuläre Symptome treten auf: Rückenschmerzen (70%), Augenentzündungen (60%), Tendinitiden (50%), eine häufig versteckte Balanitis (23–50%), eine wenig symptomatische Stomatitis (3–33%) und Keratoderma blennorrhagica (1–31%) im Bereich der Fußsohlen, der Hände, der Finger und Zehen sowie der Glans penis oder sogar exfoliativ generalisiert. Nagelveränderungen mit subungualen Hornmassen und eingerolltem Nagelfalz sowie Hauteffloreszenzen kommen vor und müssen gegen die Psoriasis abgegrenzt werden.

Atypische Reiter-Syndrome kommen als inkomplette Reiter-Syndrome und „formes frustes" des Reiter-Syndroms, z.B. nur in Form einer persistierenden Balanitis, vor. Daneben bestehen innerhalb des Formenkreises der seronegativen Spondarthritiden Überlappungen, insbesondere im noch nicht ausreichend differenzierten – oder im Endstadium der Erkrankung.

4.3 Arthritis psoriatica

Die Arthritis psoriatica ist innerhalb der seronegativen Spondarthritiden wahrscheinlich eine eigene Krankheitsentität und umfaßt distal betonte (Fingerendgelenke) Typen von Arthritissyndromen in Assoziation mit einer Psoriasis der Haut. Etwa 20% der seronegativen Arthritiden sind psoriatische Arthritis-Syndrome. Bei stationären Krankenhauspatienten lassen sich aufgrund radiologischer, klinischer und laborchemischer Methoden unterschiedliche Ausprägungen oder Verlaufsformen des Krankheitsbildes beschreiben. Das klinische Bild wechselt in der Regel im Verlauf der Erkrankung mit Tendenz zur Ausbildung eines symmetrischen polyarthritischen Befallmusters als Endstadium der Erkrankung.

Die Arthritis psoriatica scheint genetisch determiniert, Assoziationen mit folgenden HLA-Antigenen werden genannt: HLA-B 27, HLA-DR 7,

HLA-CW 6, HLA-B 13, HLA-B 17, HLA-BW 38. Als ätiologische Faktoren werden diskutiert: Trauma, neurotrope Effekte, Kapillarabnormalitäten und Infektionen.

Das Hauptmanifestationsalter liegt zwischen 36 und 45 Jahren. Die Haut- und Gelenkmanifestationen entwickeln sich asynchron, in zwei Drittel der Fälle bestehen die psoriatischen Hautveränderungen bereits vorher, sie können aber auch der Arthritis erst folgen (20%) oder sogar ganz fehlen (6%). Nagelveränderungen (Tüpfelnägel, Ölflecke, Onycholyse) kommen bei Psoriasisarthritis häufiger vor als bei der einfachen Psoriasis vulgaris. Nicht selten beginnt die Arthritis akut, sogar in Form von Pseudogichtanfällen an der Großzehe. Eine Daktylitis (der entzündliche „Wurstfinger") wird innerhalb der seronegativen Spondylarthritiden am häufigsten bei der Psoriasisarthritis beobachtet, entspricht aber nicht immer dem arthritischen sog. „Im-Strahl-Befall" (z.B. im Bereich eines Fingers arthritischer Befall des Grund-, Mittel- und Endgelenks).

Die Fingerendgelenkarthritis sowie das eher asymmetrische Gelenkbefallmuster bei geringer Beteiligung stammnaher Gelenke sind typisch für die Psoriasisarthritis (vgl. Abb. 44.4, Schema 6, 20, 32). Die juvenile Arthritis psoriatica neigt zu schweren Verläufen in Form einer Arthritis mutilans. Der entzündliche Wirbelsäulenbefall ist bei HLA-B 27-positiven Patienten häufig und kann unter dem Bilde einer idopathischen Spondylitis ankylosans (20%) bzw. als Spondylitis ankylosans mit peripherer Gelenkbeteiligung (80%) verlaufen. Augenentzündungen bestehen in 20% der Fälle, entzündliche Lungenerkrankungen sind selten. Die Prognose der Arthritis psoriatica hinsichtlich

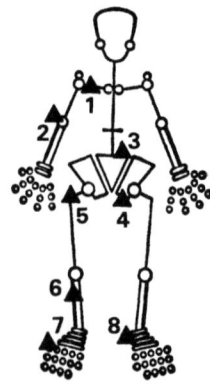

Abb. 44.2. Lokalisation entzündlicher Enthesiopathien bei seronegativen Spondarthritiden. *1* Ligamentum coracoclaviculare, *2* Olecranon, *3* Ligamentum iliosacrale, Ligamentum iliolumbale, *4* Sitzbein, *5* Rollhügel, *6* Tuberositas tibiae, *7* Basis Metatarsale V, *8* Fersenbein

Schmerzsymptomatik und Funktionseinschränkungen ist im Vergleich zur cP eher günstiger, sehr schwere mutilierende Fälle kommen jedoch durchaus vor.

Eine seltene Verlaufsform stellt die **Spondarthritis hyperostotica pustulopsoriatica** dar, gekennzeichnet durch eine begleitende sternokostoklavikuläre Hyperostose bei pustulöser Psoriasis.

4.4 Arthritiden bei entzündlichen Darmerkrankungen (vgl. 2.2, 2.3)

In der 2. bis 3. Woche nach Darminfektion durch Salmonellen, Shigella flexneri und Yersinia enterocolitica können asymmetrische Oligoarthritiden/-arthralgien auftreten, die gewöhnlich durch eine gute Prognose gekennzeichnet sind und in der Regel nicht zu Destruktionen peripherer Gelenke führen. Die Iliosakralgelenke können mitbetroffen sein. HLA-B 27 ist in der überwiegenden Zahl der Fälle positiv, Rheumafaktoren fehlen, Fieber ist häufig. Mit Ausnahme der Shigellen können die pathogenen Darmkeime hämatogen streuen und die Ursache für eine septische Arthritis darstellen (vgl. 2.1).

Besondere Verläufe sind bei der HLA-B 27-negativen Colitis ulcerosa und beim Morbus Crohn bekannt. Bei einem Teil der Patienten entwickelt sich eine Polyarthritis leichten Grades, die gemeinsam mit einem Erythema nodosum beginnen und deren Verlauf in enger Beziehung zur Aktivität der Darmerkrankung stehen kann, z.B. Besserung der Polyarthritis nach medikamentöser Therapie oder Operation der Enterocolitis.

Akute Oligo- oder Polyarthritiden sowie eine der Spondylitis ankylosans ähnliche Symptomatik können auch bei Morbus Whipple beobachtet werden. Hierbei korrelieren die Gelenksymptome und die Diarrhö charakteristischerweise nicht.

Bei HLA-B 27-positiven Patienten besteht koinzident oder entwickelt sich mit der Darmerkrankung eine Sakroiliitis.

4.5 Morbus Behçet

Das vorwiegend im östlichen Mittelmeer oder in Japan, aber auch in Mitteleuropa vorkommende Krankheitsbild kann aufgrund folgender klinischer Symptome diagnostiziert werden:

▶ Arthritis/Arthralgien,
▶ rezidivierende aphthöse Stomatitis, Ileokolitis,
▶ Ulzera im Genitalbereich,
▶ Iridozyklitis,
▶ kutane Vaskulitis,
▶ Meningoenzephalitis.

Die Ursache des M. Behçet ist unklar, experimentelle Befunde sprechen für ein übertragbares Virus.

Die wesentlichsten Komplikationen des M. Behçet bestehen in entzündlichen Augenveränderungen (Iridozyklitis, Ophthalmitis) bis hin zur Erblindung (52%), in der Meningoenzephalitis (bis zu 30%) mit einer Mortalität bis zu 41% sowie in arteriellen und venösen Thromben und der Ausbildung von arteriellen Aneurysmen, insbesondere der Pulmonalarterien (massive Hämoptyse). Assoziationen mit entzündlichen Darmerkrankungen, insbesondere M. Crohn, Perikarditis und Nephritis sind möglich.

Die Häufigkeit des Arthritis/Arthralgie-Syndroms bei M. Behçet wird zwischen 40 und 100% angegeben. Imbert et al. (1987) finden bei 65 Fällen in 53% nicht destruierende Arthritiden, insbesondere als Monarthritis des Kniegelenks oder als Oligoarthritis (Knie- und Sprunggelenk). Bei HLA-B 27-positiven Individuen mit M. Behçet entwickelt sich selten bzw. erst spät eine beidseitige Iliosakralgelenkarthritis.

Bei der Seltenheit des Auftretens einer Iliosakralgelenkarthritis einerseits und den systemischen Vaskulitiszeichen andererseits ist es berechtigt, den M. Behçet eher als Vaskulitissyndrom und nicht als seronegative Spondylarthritis zu klassifzieren.

5 Arthritiden und Arthralgien bei gestörter Immunregulation, besonders Autoimmunkrankheiten

5.1 Systemischer Lupus erythematodes (SLE)

Der SLE ist eine systemische Immunkomplexerkrankung. Schwere und Prognose der Erkrankung hängen wesentlich vom Organbefall (besonders Nieren) ab. Häufigstes und meist früh schon nachweisbares Symptom ist ein Polyarthritissyndrom. Es tritt in unterschiedlicher Schwere auf und ist klinisch im Frühstadium der Erkrankung von einer rheumatoiden Arthritis schwer zu unterscheiden, insbesondere wenn Gelenkdeformitäten, z.B. ulnare Deviation und Subluxationen der Finger, bestehen.

Ätiopathogenetisch liegt der Arthritis eine Immunkomplexsynovitis zugrunde. Histologisch findet man daher im Bereich der Gefäße vaskulitische Zeichen. Die Synovia-Analyse ergibt im klassischen Fall ein Rheumafaktor-negatives Punktat mit Nachweis von Immunkomplexen bei aktiviertem Komplementsystem. Röntgenologisch fehlen die für die rheumatoide Arthritis charakteristischen Knorpel- und Knochendestruktionen. Differentialdiagnostisch ist die Jaccoud-Arthritis (Arthritis bei rezidivierendem rheumatischem Fieber) abzugrenzen. Weitere Befunde und Nachweis s. Kap. 9.3.1.

5.2 Sklerodermie

Ausgeprägte Gelenkbeschwerden gehören zum Krankheitsbild der systemischen Sklerose. Die Beschwerden sind durch die Gelenkentzündung selbst, durch degenerative Gelenkveränderungen, durch Veränderungen periartikulärer Strukturen und der Haut sowie durch die für das Krankheitsbild charakteristische Raynaud-Symptomatik bedingt. Bei einem Teil der Patienten (etwa 12%) manifestiert sich die Sklerodermie initial in einer Polyarthritis-/Polyarthralgiesymptomatik, die zunächst nicht von einer rheumatoiden Arthritis unterschieden werden kann, Fingerendgelenkbefall ist häufig. Später kommt es zu grotesken Fehlstellungen der Finger, zum Teil mit destruierender Arthritis; Akroosteolysen sind typisch. Histologisch findet man eine fibröse, sklerosierende Synovialitis mit lumeneinengender Gefäßsklerose.

Die Diagnose einer Sklerodermie ist bei Nachweis der Sklerodaktylie (s.u.) mit deutlichen Durchblutungsstörungen im Sinne einer Raynaud-Symptomatik nicht zu verfehlen, insbesondere wenn zusätzlich Organveränderungen (z.B. Gastrointestinaltrakt, Lunge) vorhanden sind.

Weitere Einzelheiten zum Krankheitsbild s. Kap. 9.3.2.

Von der Sklerodermiearthritis zu differenzieren ist die **Sklerodaktylie**, eine Pseudoarthritis. Es handelt sich hierbei zunächst um ein entzündliches Sklerödem, das in fortgeschrittenen Stadien sich zu einem ummauernden Sklerödem entwickeln kann und über Vernarbungen und Schrumpfung

von Sehnen und Gelenkkapseln zu erheblichen Streck- und Beugehemmungen sowie Deformitäten führt. Gelegentlich kann differentialdiagnostisch eine einseitige, aber auch symmetrisch vorkommende Dystrophie der Hände bei Sudeck-Syndrom auszuschließen sein.

Zum CREST-Syndrom s. Kap. 9.3.2.

5.3 Mischkollagenosen (Sharp-Syndrom)

Das Syndrom trägt klinische Merkmale sowohl der Sklerodermie wie des SLE, der Polymyositis und der rheumatoiden Arthritis. Die klinischen Symptome einer Sklerodaktylie und des Raynaud-Syndroms sind von einer beginnenden Sklerodermie nicht zu unterscheiden. 60% der Patienten entwickeln eine Polyarthritis. Gelenkdestruktionen und Mutilationen kommen vor, weshalb die Sharp-Arthritis im Vergleich zur SLE-Arthritis einen höheren Schweregrad aufweist. Symmetrischer Gelenkbefall, Gelenkbefallmuster, Ulnardeviation, mögliche Schwanenhalsdeformierung und Beugekontrakturen sowie ein in 50% der Fälle positiver Rheumafaktor machen die Unterscheidung zwischen dieser Arthritis und der rheumatoiden Arthritis schwierig.

In größeren Untersuchungsreihen läßt sich feststellen, daß praktisch stets Fingergrund- und -mittelgelenke, in der Hälfte der Fälle Handgelenke und Zehengrundgelenke betroffen sind, während die großen Gelenke selten befallen werden.

Ausführliche Darstellung s. Kap. 9.3.5.

5.4 Dermatomyositis – Polymyositis

Diesem polyätiologischen Syndrom liegt eine nichteitrige Entzündung der Haut und der Skelettmuskulatur (Dermatomyositis) bzw. der Muskulatur allein zugrunde. Muskelschwäche und Muskelschmerzen, vor allem im Bereich der proximalen oberen und unteren Extremitäten sowie das typische bläuliche Gesichtserythem erleichtern die Diagnose. Raynaud-Symptomatik (35%), Arthralgien (23%), Akrosklerose (19%) und Straffheit der Haut (10%) sind vorhanden. Unverhältnismäßig häufig gelingt der Nachweis eines malignen Tumors.

Ausführliche Darstellung s. Kap. 9.3.4.

5.5 Sonstige Arthralgien

Sjögren-Syndrom: Das Sjögren-Syndrom (Sicca-Syndrom bei unterschiedlichen entzündlich-rheumatischen Grundleiden) ist häufig mit rheumatoider Arthritis, Sklerodermie, SLE, Polymyositis u.a. assoziiert, die Gelenkbeschwerden entsprechen hierbei den genannten Erkrankungen (s. auch Kap. 9.3.3).

Vaskulitiden: Bei der Panarteriitis nodosa sind Arthralgien häufig. Bei der Wegener-Granulomatose beobachtet man sie bei etwa der Hälfte der Patienten. Bei der Riesenzellenarteriitis und dem klinischen Bild der Polymyalgia rheumatica können Gelenkbeschwerden durch polymyalgische Schmerzen im Bereich der Schulter und des Beckengürtels vorgetäuscht werden, jedoch werden auch Synovialitiden der Schulter- und Hüftgelenke als Ursache der „Polymyalgie" diskutiert. Ausführlicher s. Kap. 9.3.6.

6 Arthrosen

Unter Arthrosen werden degenerative Gelenkerkrankungen verstanden, die sich in ihrer Ätiologie (primäre oder sekundäre Arthrose), ihrer klinischen Symptomatik (latente, manifeste, aktivierte oder dekompensierte Arthrose), ihrem klinischen Verlauf sowie dem Muster des Gelenkbefalls (lokale, generalisierte und systemische Arthrosen) sehr voneinander unterscheiden können. Gemeinsame Grundlage ist ein vermehrter Knorpelabbau bzw. eine ungenügende Neubildung von Knorpelgewebe mit der Folge von Substanzverlust und Störungen der Gelenkfunktion.

In der klinischen Symptomatik können diese Vorgänge mehr oder weniger stumm bleiben. Eine asymptomatische latente Arthrose ohne Krankheitswert kann in eine symptomatische, manifeste Arthrose mit Krankheitswert übergehen. Dabei besteht keine enge Korrelation zwischen dem Ausmaß der arthrotischen Gelenkdegeneration selbst und der Klinik, d.h. den Beschwerden und der morphologischen Gelenkveränderung. Für eine möglichst frühe Diagnose sollten Störungen der komplexen Funktion des täglichen Lebens erfragt werden. Beispiele hierfür sind auf Tabelle 44.7 aufgeführt.

Tabelle 44.7. Gestörte komplexe Funktionen. (Nach Lequesne u. Amouroux 1970)

Koxarthrose
- Strumpfanziehen von vorn
- Aufheben eines Gegenstands vom Fußboden
- Längeres Treppensteigen
- In ein Auto ein- und aussteigen

Gonarthrose
- Treppenauf- und -hinabsteigen
- In Hockerstellung arbeiten
- Gang auf unebenem Boden
- Fehlende Kraft in den Beinen

Die Arthrose ist gewöhnlich eine Erkrankung des höheren Lebensalters; Frauen sind häufiger betroffen. Charakteristisches Symptom sind die kurzdauernden sog. „Anlaufschmerzen", was bedeutet, daß in Ruhe die Beschwerden geringer sind oder fehlen und sich erst nach Belastung und Bewegung der Gelenke entwickeln. Gelegentlich kann arthrotisches Reiben nachgewiesen werden. Entzündungszeichen werden im allgemeinen vermißt, worin sich die Arthrose von den primär entzündlichen Gelenkerkrankungen deutlich unterscheiden läßt.

Gelenkbefallsmuster: Unter den lokalen Arthrosen spielen wegen ihrer Häufigkeit und auch der sozialmedizinischen Bedeutung die Koxarthrose und Gonarthrose die wichtigste Rolle. Meist handelt es sich um sekundäre Arthrosen, in erster Linie bedingt durch Fehlbelastungen, Traumata, Entzündungen oder Durchblutungsstörungen.

Die generalisierte Arthrose zeigt sich als Fingerpolyarthrose bei Befall von mindestens 3 Gelenken oder Gelenkgruppen unter Einschluß der Interphalangealgelenke (Abb. 44.3). Man kann einen nodösen Typ der Endgelenkarthrose (Heberden-Arthrose) von einem nichtnodösen Typ der Mittelgelenkarthrose (Bouchard-Arthrose) unterscheiden. Typisch für die Fingerpolyarthrose sind symmetrische knöcherne Auftreibungen an den Streckseiten der Fingerendgelenke. Initial bestehen Morgensteifigkeit bei schubweisen Schmerzen und Rötung vereinzelter Endgelenke. Die Beweglichkeit ist im Spätstadium oft stark eingeschränkt; groteske Fehlformen kommen vor. Die Veränderungen treten typischerweise im höheren Lebensalter auf und werden fälschlicherweise auch als „Gichtknoten" bezeichnet. Die in ihrer Ätiopathogenese noch weitgehend ungeklärte Sonderform der destruierenden (erosiven) generalisierten

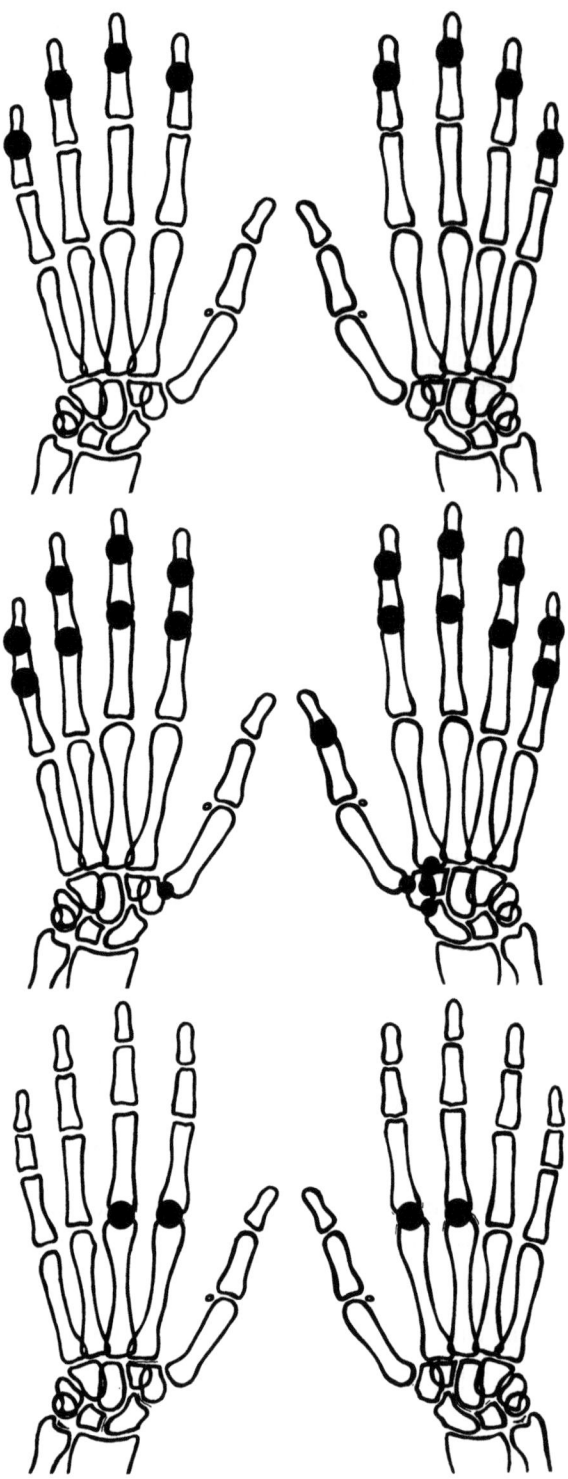

Abb. 44.3. Gelenkbefallmuster bei Arthrose der Finger- und Mittelhandgelenke (nach Schacherl 1983)

sowie die bereits im mittleren Lebensalter mögliche Fingerpolyarthrose (Fingermittel- und Fingerendgelenke) wird häufig als chronische Polyarthritis fehlgedeutet.

Damit häufig assoziiert ist die oft sehr schmerzhafte Arthrose des Karpometakarpalgelenks I, die sog. Rhizarthrose. Die Fingergrundgelenke sind bei der generalisierten Fingerpolyarthrose nicht befallen (DD: Chronische Polyarthritis); Arthrosen im Bereich der Fingergrundgelenke I und II müssen an eine Hämochromatose denken lassen.

Verlauf: Die schubweise Schmerzsymptomatik entsteht durch Aktivierung einer Arthrose mit durch Knochen- und Knorpelabrieb unterhaltener Entzündung der Synovialmembran (Detritussynovitis). In diesem Stadium läßt sich der Lokalbefund einer Arthrose von einer primären Arthritis, z.B. bei chronischer Polyarthritis, klinisch nicht unterscheiden. Bei weiterer Progression kommt es zu dekompensierten Arthrosen, wenn nicht nur das arthrotische knöcherne Gelenk selbst, sondern auch der begleitende extraartikuläre Bewegungsapparat mit ausstrahlenden Schmerzen reagiert.

Der Spontanverlauf wird durch exogene Faktoren (Fehlbelastungen, Überanstrengung, Entzündungen) beeinflußt, wodurch nicht nur die Schmerzsymptomatik verstärkt wird, sondern auch die Destruktion fortschreiten kann. Bei rascher Progression ist auch an Durchblutungsstörungen zu denken, beispielsweise an eine Hüftkopfnekrose bei plötzlich auftretender posttraumatischer oder postentzündlicher schmerzhafter Funktionseinschränkung des Hüftgelenks.

Röntgenzeichen: Der Schweregrad einer Arthrose kann auch nach radiologischen Kriterien unterschieden werden, wobei besonders folgende Merkmale zu beachten sind: Verschmälerung des röntgenologischen Gelenkspalts, subchondrale Spongiosaverdichtung (Sklerose), arthrotische Geröllzysten, knöcherne Schliffflächen sowie in den Druckentlastungszonen marginale Osteophyten bzw. in den Zugbelastungszonen zipflig-knöcherne Ausziehungen.

Der subjektive Leidensdruck sowie die Funktionseinschränkung eines arthrotischen Gelenks brauchen jedoch nicht mit dem radiologischen Stadium zu korrelieren, weshalb für die Diagnose in erster Linie klinische Merkmale entscheidend sind.

Hämarthros bei Hämophilie

Bedingt durch rezidivierende Traumen und Einblutungen in Gelenke kommt es bei Bluterkranken relativ frühzeitig zu einer von entzündlichen Schüben begleiteten Arthrose. Bevorzugt sind die den mechanischen Belastungen vermehrt ausgesetzten Kniegelenke. Die Gelenkzerstörung führt rasch zur Ankylosierung; im akuten Stadium besteht eine gewöhnlich schmerzhafte Schwellung des in seiner Funktion beeinträchtigten Gelenks.

7 Stoffwechsel-abhängige Arthropathien (Kristallopathien)

7.1 Arthritis urica

Der akute Gichtanfall ist durch starke Schmerzen, Schwellung und Rötung des Gelenks gekennzeichnet. Männer erkranken im Verhältnis 10:1 häufiger als Frauen. Das Hauptmanifestationsalter liegt bei 50 Jahren. In 85–90% der Fälle handelt es sich bei dem ersten Gichtanfall um ein monarthritisches Geschehen, in 50–60% im Bereich eines Großzehengrundgelenks (Podagra), in 5% im Bereich beider Großzehengrundgelenke. Eine polyartikuläre Erstmanifestation kommt in 3–14% der Fälle vor, wobei differentialdiagnostisch auch eine chronische Polyarthritis abzugrenzen ist. Gelenke der unteren Extremitäten sind etwa 10mal häufiger Sitz des Erstanfalls als Gelenke der oberen Extremitäten. Seltenere Lokalisationen des Erstbefalls sind Schultergelenk, Hüftgelenk, Wirbelsäule, Sakroiliakalgelenke, Sternoklavikulargelenk und Kiefergelenk (Schema 2, 13, 25).

Chronisch-tophöse Gicht

Die Zeitdauer zwischen dem ersten Gichtanfall und dem Auftreten von chronischen Symptomen bzw. sichtbaren Tophi beträgt bei nichtbehandelten Patienten 3–42 Jahre, im Mittel 11,2 Jahre, abhängig von der Dauer und Höhe der Hyperurikämie. Die klassischen Lokalisationen der Gichttophi sind die Helix bzw. Antihelix des Ohres. Weitere Lokalisationen bei Weichteiltophi sind: Bursen, Sehnen, Subkutis über der Ulna bzw. Tibia. Organtophi werden im Myokard, der Mitralklappe, der Augen und des Larynx beschrieben. Knochentophi können in jeder Gelenklokalisation vorkommen, auch im Bereich der Wirbelsäule.

Eine Erhöhung der Harnsäure im Serum sowie in der Synovialflüssigkeit kann sich infolge einer verminderten Ausscheidung durch die Niere bzw.

durch eine vermehrte Entstehung von Harnsäure (Purinstoffwechsel) entwickeln. Mit der Gicht assoziierte bzw. Gicht prädisponierende Faktoren/Krankheiten sind: pyknischer Habitus, Adipositas, Diabetes mellitus, Hyperlipidämie, Hochdruck, Arteriosklerose, Spondylosis hyperostotica, Arthrosen. Negative Assoziationen bestehen zu folgenden Erkrankungen: Systemischer Lupus erythematodes, rheumatoide Arthritis, Amyloidose.

7.2 Pseudogichtsyndrom, Chondrokalzinose

Kalziumpyrophosphat-dihydrat (CaPP)-Kristallablagerungen im gelenkbildenden Gewebe, insbesondere des Gelenkknorpels sowie freie CaPP-Kristalle in der Gelenkflüssigkeit sind Ursache der Chondrokalzinose.

Die CaPP-Aggregate im Knorpel führen einerseits zu arthrotischen Gelenkveränderungen, andererseits können sie in die freie Gelenkhöhle rupturieren und somit einen Pseudogichtanfall auslösen, wobei – wie beim Gichtanfall – heftige entzündliche Reaktionen einsetzen. Im Unterschied zu Gichttophi und Hydroxyapatit-Aggregaten können CaPP-Ablagerungen nicht mehr abgebaut werden.

Die Krankheit befällt vor allem ältere Patienten. Hauptlokalisation der akut verlaufenden Arthropathie sind Knie-, Hüft-, Hand-, Mittelhand-, Ellbogen-, Schulter- und Fingergrundgelenke. Bei chronischer Arthritis mit akuten Schüben sind hauptsächlich Knie- und Hüftgelenke betroffen.

Die Akuität des Schmerzanfalls erinnert an die Gicht („Pseudogicht"). Diagnostisch wichtig sind die röntgenologisch nachweisbaren Kalkschatten in den Menisken sowie dem Gelenkknorpel.

Die generalisierte Chondrokalzinose tritt gehäuft auf in Assoziation mit Arthrose (40–70%), Diabetes mellitus (40–60%), Hämochromatose (40–44%), Arteriosklerose (35–50%), Hypertonie (25–40%), Hyperurikämie (34%) und Hyperparathyreoidismus (5–15%). Weitere Assoziationen sind möglich mit Hyperthyreose, Neuropathien, M. Wilson, Hypophosphatämie und Ochronose. Eine lokal-sekundäre (einseitige) Chondrokalzinose des Kniegelenks entwickelt sich in 20% der Fälle nach (unilateraler) Meniskusentfernung (Schema 1, 13, 25).

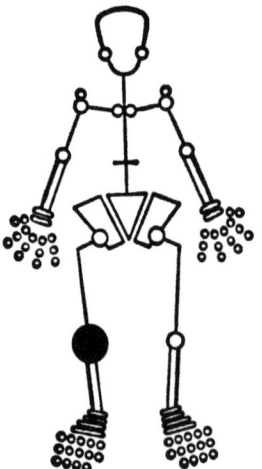

Schema 1:
- Eitrige („septische") Arthritis
- Akute Gicht/Pseudogicht
- Seronegative Spondarthritis
- Atypische chronische Polyarthritis
  (palindromer Rheumatismus,
  Hydrops intermittens)
- Gonarthrose
- Tumor

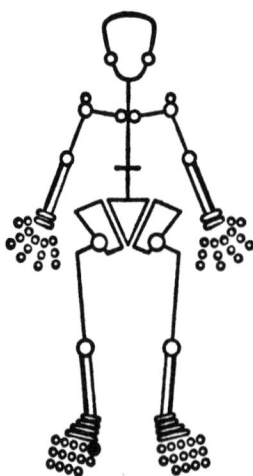

Schema 2:
- Akute Gicht
- Akuter M. Reiter
- Arthrose

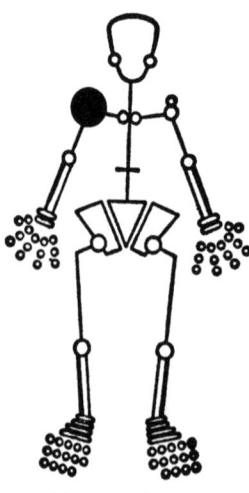

Schema 3:
- Akute Hydroxyl-
  apatitarthropathie
- Periarthropathia
  humero scapularis
- Omarthrose

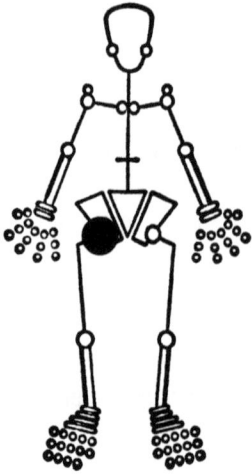

Schema 4:
- Koxarthrose
- Seronegative
  Spondarthritis
- Juvenile cP
- Infektassoziierte
  Koxitis

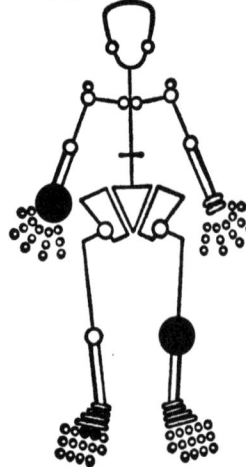

Schema 5:
Atypische chronische
Polyarthritis

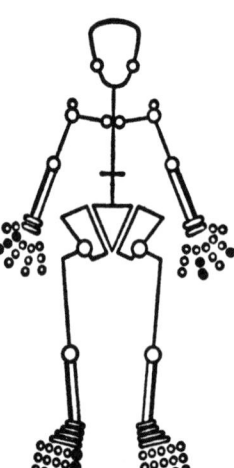

Schema 6:
Psoriasisarthropathie

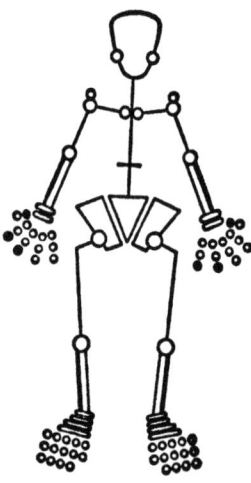

Schema 7:
Oligoartikuläre Fingerpolyarthrose mit Rhizarthrose

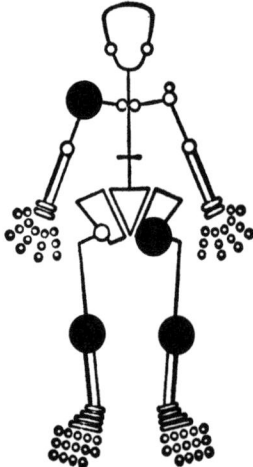

Schema 8:
Polytope Arthrose

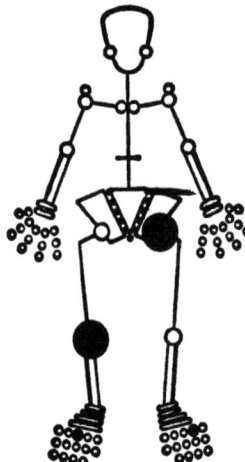

Schema 9:
Reaktive (aseptische
infektassoziierte) Arthritis

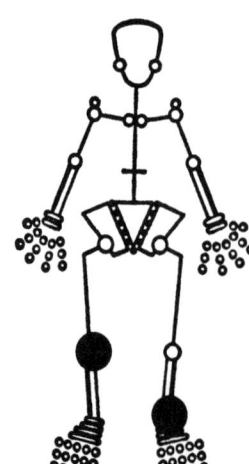

Schema 10:
Morbus Reiter

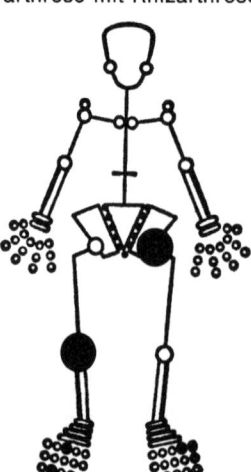

Schema 11:
Spondylitis ankylosans

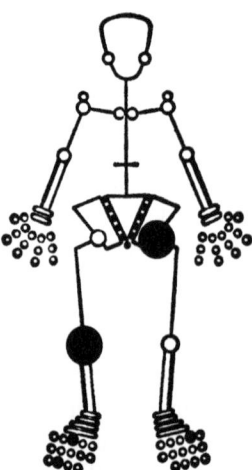

Schema 12:
Enteropathische
Arthropathie

Schema 1–4: Monartikuläre Lokalisation. *Schema 5–8:* Mono-/oligoartikuläre Lokalisation. *Schema 9–12:* HLA-B 27-assoziierte Arthritiden.

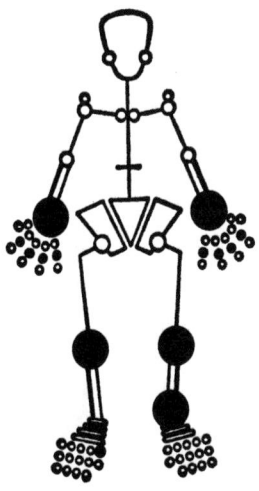

Schema 13:
– Chronische Gicht/
  Pseudogicht
– Generalisierte Hydroxyl-
  apatitarthropathie

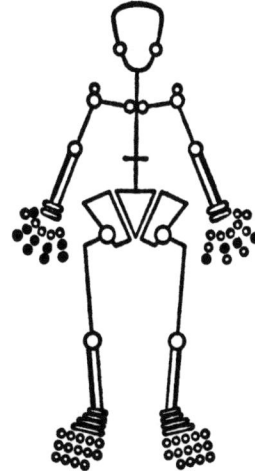

Schema 14:
Generalisierte
Fingerpolyarthrose

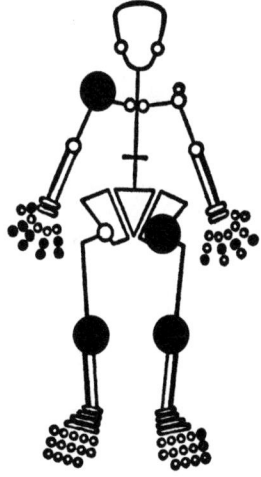

Schema 15:
Systemische Arthrose

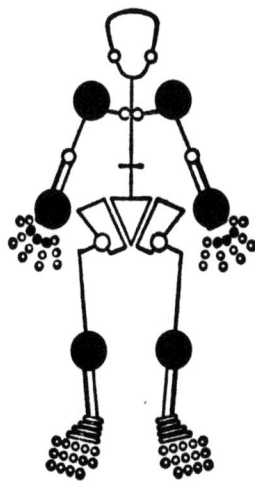

Schema 16:
– Amyloid-
  Arthropathie
– Hämochromatose-
  Arthropathie

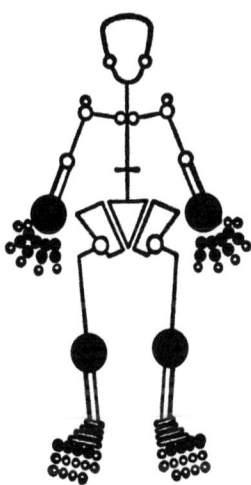

Schema 17:
Chronische Polyarthritis

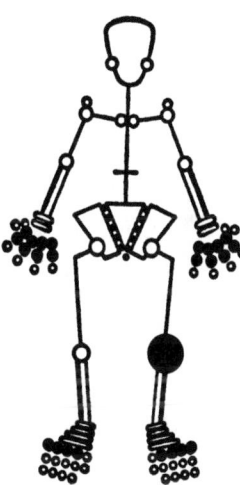

Schema 18:
Spondylitis ankylosans

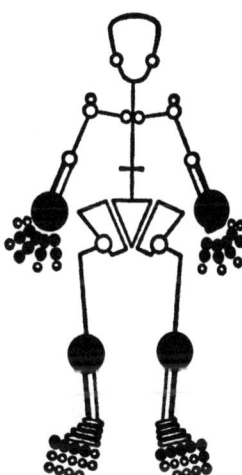

Schema 19:
Kollagenosen (LED)

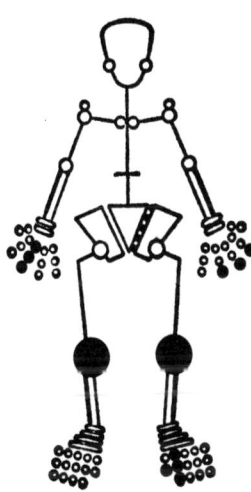

Schema 20:
Psoriasisarthropathie

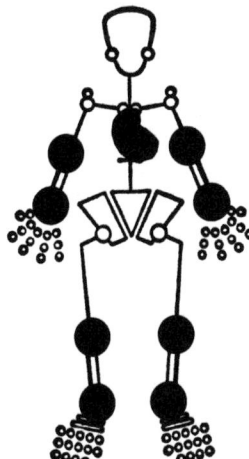

Schema 21:
Rheumatisches Fieber

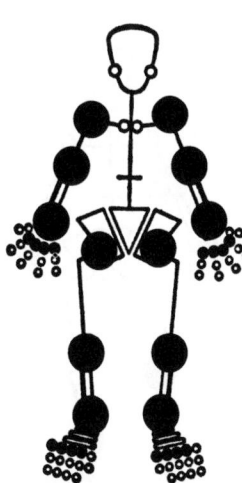

Schema 22:
Septische Polyarthritis
(Pan-Pyoarthritis)

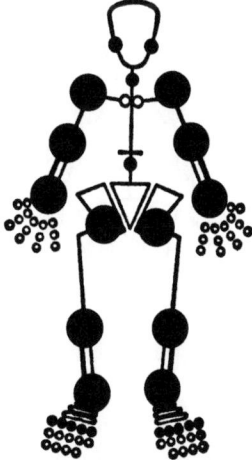

Schema 23:
– Chronische Polyarthritis
  (Panarthritis)
– Chondrokalzinose
– Hämochromatose-
  Arthropathie

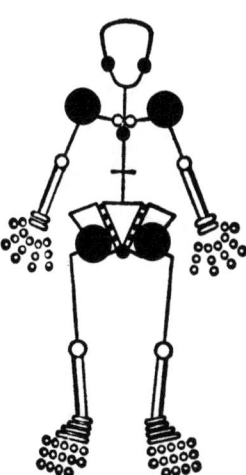

Schema 24:
Spondylitis
ankylosans

Schema 13–20: Polyartikuläre Lokalisation, kleine Gelenke.
Schema 21–24: Polyartikuläre Lokalisation, vorwiegend große Gelenke.

Abb. 44.4. Gelenkmannequin zur Differentialdiagnose von Gelenkschmerzen

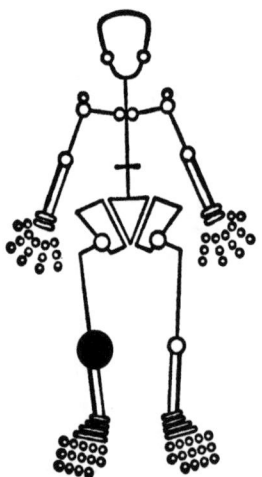

Schema 25:
– Eitrige (septische) Arthritis
– Seronegative Spondarthritis
– Atypische chronische Polyarthritis
– Akute Gicht/Pseudogicht
– Aktivierte Arthrose

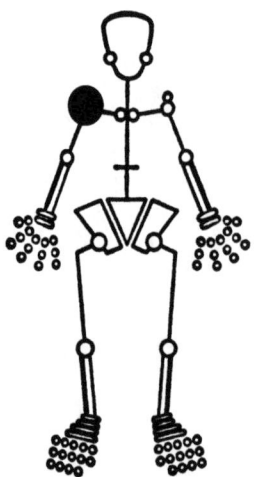

Schema 26:
Akute Hydroxyl-
apatitarthropathie

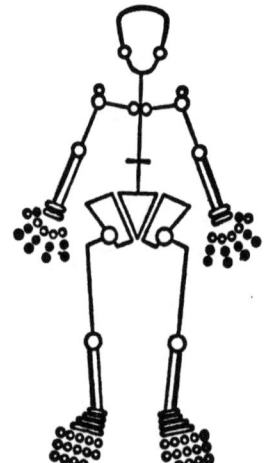

Schema 27:
Aktivierte
Fingerpolyarthrose

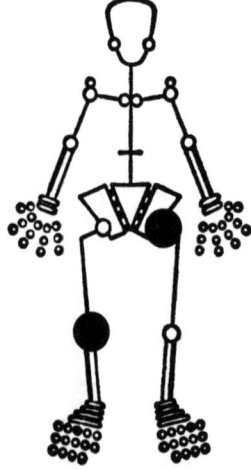

Schema 28:
– Akute seronegative
  Spondarthritiden
– Chronische
  Polyarthritis

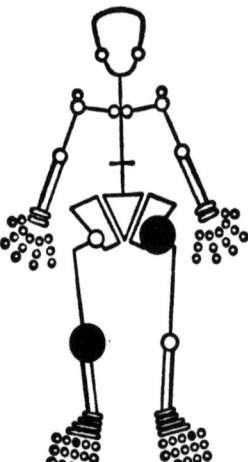

Schema 29:
Reaktive (aseptische,
infektassoziierte) Arthritis

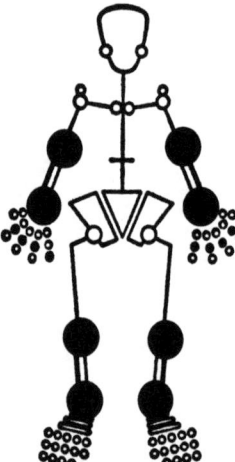

Schema 30:
Akute Sarkoidose

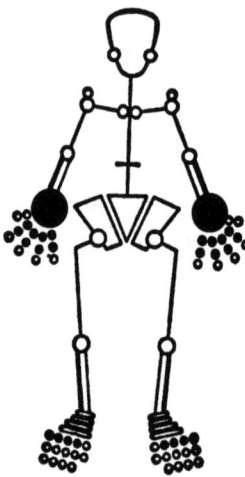

Schema 31:
Chronische Polyarthritis

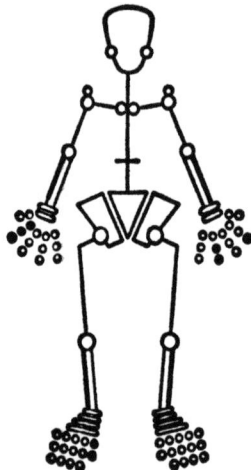

Schema 32:
Psoriasisarthropathie

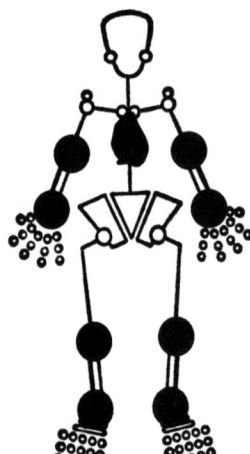

Schema 33:
Rheumatisches Fieber

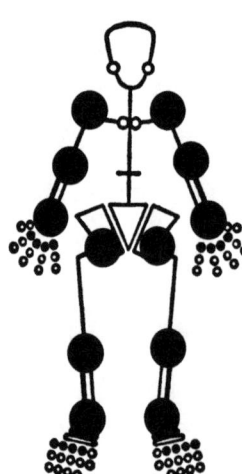

Schema 34:
Septische Polyarthritis
(Pan-Pyo-Arthritis)

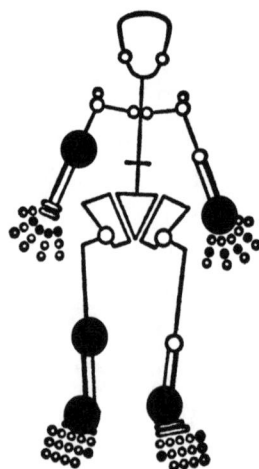

Schema 35:
– Akute polyartikuläre Gicht/Pseudogicht
– Hämochromatosearthropathie

Schema 25–35: Akute/subakute Arthropathien

Abb. 44.4

7.3 Hydroxylapatitarthropathie

Die Hydroxylapatitarthropathie stellt wie die Gicht und Chondrokalzinose eine Kristallarthropathie dar, welche durch die Ablagerung von Calciumhydroxylapatitkristallaggregaten entsteht. Hydroxylapatitablagerungen entstehen wie CaPP-Depositionen bevorzugt im vorgeschädigten Gewebe und korrelieren mit dem Schweregrad einer vorbestehenden Arthrose. In Reizergüssen von schwergradigen Arthropathien lassen sich in 60% der Fälle entweder Hydroxylapatit- oder CaPP-Kristalle nachweisen. Davon enthalten 30% nur Hydroxylapatitaggregate, 27% nur CaPP-Kristalle. 43% zeigen einen gemischten Befund.

Die Hydroxylapatitkrankheit kann sich als symmetrische Arthrose mit akuter oder subakuter Synovitis (aktivierte Arthrose) manifestieren. Häufig verläuft sie unter dem Bild einer monartikulären Periarthritis/Peritendinitis calcarea localisata, meist im Schultergelenk (Periarthritis humeroscapularis acuta, Schema 3, 26) mit schmerzhafter komplexer Bewegungseinschränkung. „Nackengriff" und „Rückengriff" sind nicht mehr möglich („frozen shoulder").

Bei polytopem Befallmuster manifestiert sich die Kristallopathie als Periarthritis/Peritendinitis calcarea generalisata insbesondere im Bereich der Schulter, der Hüfte, der Kniegelenke, der Finger-

gelenke, der Fußgelenke, der Handgelenke und des Vorfußes (Schema 13). Im Gegensatz zur Chondrokalzinose können sich die periartikulären Hydroxylapatitaggregate nach heftiger umgebender Entzündungsreaktion, z.B. Pseudogichtanfall, auflösen und radiologisch verschwinden (Tabelle 44.8).

7.4 Arthropathie bei Hämochromatose
(s. auch 33.6.1)

Gelenkschmerzen stellen das häufigste klinische Symptom der manifesten Hämochromatose dar. Sie gehen im Mittel der Diagnosestellung schon 4 Jahre voraus und werden durch Ablagerungen des zytotoxischen Eisens in der Synovialmembran und in den Chondrozyten verursacht.

Die frühesten und in der Regel ersten Zeichen von arthritischen Veränderungen werden in den Hand- und Fingergelenken, insbesondere im Bereich des 2. und 3. Fingergrundgelenkes nachgewiesen. Es folgen die Interphalangealgelenke und das Handgelenk. Außerdem kann sich die Arthropathie polyartikulär manifestieren mit Befall der Hand-, Schulter-, Ellbogen-, Hüft-, Knie- und Sprunggelenke sowie der Wirbelsäule (Schema 16,23). in 15–50% der Fälle treten anfallsartige akute Arthritiden auf (Schema 35), welche einem

Tabelle 44.8. Differentialdiagnose der Kristallopathien. (Modifiziert nach Müller und Schilling 1982)

	Gicht	Chondrokalzinose	Hydroxylapatitarthropathie
Hauptmanifestationsalter	40–50 Jahre	60–90 Jahre	20–50 Jahre
Geschlecht ♂:♀	10:1	1:3	♀>♂
Akut entzündl. Anfall	+ + +	+ +	+
Arthropathie (Arthrose)	+ +	+ + + (destruierend)	+
Periarthropathie-arthritis	+	+	+ + +
Charakteristisches Befallmuster	Großzehengrundgelenk, oligo-/polyartikulär (+)	Kniegelenk oligo-/polyartikulär (+ + +)	Schultergelenk generalisiert: + +
Wirbelsäulenbeteiligung	(+)	+ +	(+)
Röntgenbefund	Knochentophus, Arthrose	Knorpelverkalkungen, destruierende Arthrose	Periartikuläre Kalkablagerung, Arthrose
Spontanauflösung der Verkalkungen	0	–	+ + + (nach Pseudogichtanfall)
Polarisationsoptisches Bild der Kristalle	Nadeln, Büschel, negativ doppelbrechend	Rhomboide, stab- oder nagelförmige Kristalle, schwach positiv doppelbrechend	Elektronenmikroskopische Clumps
Histopathologie	Gichttophus (Kristalle meist herausgelöst)	Fremdkörperreaktion um Ca-PP-Kristalle	Kalzifizierende Tendopathie

Pseudogichtanfall bei assoziiert vorhandener Chrondrokalzinose entsprechen (Hemmung der Pyrophosphate durch Eisen und konsekutive Ablagerung von CaPP im Knorpel, vgl. 7.3).

7.5 Amyloidarthropathie (s. auch Kap. 9.2)

In Assoziation mit Chondrokalzinose (s. 7.2) kommt es bei älteren Menschen zur seltenen Amyloidarthropathie. Hierbei handelt es sich um eine chronische symmetrische Arthropathie mit Hauptlokalisation im Bereich der Schultern, Hand-, Knie- und Fingergelenke. Die Synovia-Analyse zeigt einen nichtentzündlichen unspezifischen Gelenkerguß, im Sediment kann Kongorot-positives Material mit grüner Doppelbrechung im polarisierten Licht nachgewiesen werden.

Weichteilkontrakturen im Bereich der Interphalangealgelenke entwickeln sich relativ frühzeitig. Die befallenen Gelenke zeigen nur geringe Zeichen der Entzündung. Durch die Amyloidablagerung im Gelenk und der umgebenden Muskulatur imponiert die Amyloidarthropathie und -periarthropathie als fester Gelenktumor. Begleitende subkutane Amyloidknoten lassen differentialdiagnostisch an Rheumaknoten denken (Schema 16).

7.6 Arthralgien bei bösartigen Tumoren

Arthralgien können als paraneoplastische Reaktion bei (metastasierenden) Malignomen auftreten. Es kommt zu leichten oder schweren Schmerzen an vielen Gelenken, die einen schubweisen Verlauf nehmen können. Sie sind weitgehend unabhängig von der Ausdehnung eines Tumors. Differentialdiagnostisch sind jeweils die Schmerzen von Metastasen in Gelenknähe bzw. in den Gelenken abzugrenzen, deren Akuität deutlich stärker ist und die besonders bei mechanischer Beanspruchung, Druck oder Beklopfen zunehmen. Entzündliche Begleitreaktionen und Schwellung sind dabei möglich.

Trommelschlegelfinger können als zusätzliche paraneoplastische Reaktion bei Thymom, Ösophaguskarzinom, selten auch bei anderen malignen Tumoren gefunden werden (ausführlich s. Kap. 16).

7.7 Hormonell bedingte Arthropathien

Unter Steroidtherapie, besonders aber nach Dosisreduktion oder Abbruch einer Steroiddauerbehandlung bzw. nach hochdosierter intravenöser Kortisonstoßtherapie mit Megadosen („pulse therapy") können Arthralgien mit Ergußbildung, bevorzugt in den großen Gelenken beobachtet werden. Ihre Deutung ist besonders dann schwierig, wenn die Behandlung wegen eines rheumatischen Grundleidens oder einer Tumorerkrankung unternommen worden war. Stets ist bei chronischer Steroidbehandlung unterschiedlicher Indikation auch an das Auftreten von Knochenläsionen im Sinne einer Kopfnekrose, insbesondere der Hüft- und Schultergelenke zu denken.

Selten sind Arthralgien bei Akromegalie und Hyperparathyreoidismus. Bei Diabetes mellitus können sie gemeinsam mit einer diabetischen Polyneuropathie als „neuropathische Arthropathie" beobachtet werden, wobei vor allem Zehen- und Mittelfußgelenke betroffen sind. Differentialdiagnostisch sind angiopathische Veränderungen abzugrenzen.

8 Sonstige Erkrankungen der Gelenke und ihrer Umgebung

8.1 Gutartige Tumoren

Die villonoduläre Synovitis tritt typischerweise im jüngeren Erwachsenenalter auf und verläuft unter dem Bild einer persistierenden Gelenkschwellung bzw. Arthritis. Die Erkrankung kommt in 3 Formen vor, deren Lokalisation sich etwas unterscheidet (Tabelle 44.9).

8.2 Gelenkassoziierte gutartige Tumoren

Die Tumoren sind meist äußerlich gut sichtbar. Verschiedene Formen sind möglich, z.B. Lipoma arborescens an Knie- und Ellbogengelenk, das Hämangiom an großen und mittleren Gelenken sowie in Sehnenscheiden. Intraartikulär wachsen (schmerzhaft) die Osteochondromatose (große Ge-

Tabelle 44.9. Lokal destruktiv-infiltrierende, nicht-metastasierende Tumoren

Villonoduläre Synovitis	Hauptlokalisation
Synovitis villonodularis pigmentosa (lokal, diffus)	Kniegelenk, Hüft-, Sprung-, Kalkaneokubital-, Ellbogen-, Finger und Zehengelenke Selten: Temporomandibulargelenk, HWS
Tenosynovitis nodularis (lokal) Synonym: Riesenzelltumor der Sehnenscheide, des Gelenks	Sehnenfach der Fingerflexoren
Bursitis nodularis	Bursa poplitea, Bursa iliopectinea

Tabelle 44.10. Benigne gelenkassoziierte Tumoren

Benigne Tumoren	Hauptlokalisation
Lipoma arboreszens	Knie-, Ellbogengelenk
Hämangiom	Knie-, Ellbogen-, Tarsometatarsal-, Sprung- und Handgelenk, Sehnenscheiden
Osteochondromatose (intraartikulär)	Knie-, Hüft-, Ellbogen-, Schulter-, Sprung- und MCP-Gelenk
Osteochondrom (intrakapsulär, periartikulär)	Intrapatellär, Finger-, Zehensehnen
Intraartikuläre Meniskusossikel	Kniegelenk

lenke) sowie das Osteochondrom, das intrakapsulär und periartikulär an Finger- und Zehensehnen auftritt (Tabelle 44.10).

8.3 Maligne Tumoren

Bei Schmerzen und Schwellungen der Gelenke sowie Beeinträchtigung der Gelenkfunktion in monartikulärer Lokalisation können auch maligne Tumoren der Gelenke vorliegen. Typische gelenkbezogene Tumoren sind: Tenosynoviales Sarkom, bevorzugt an den unteren Extremitäten, mit den Unterformen des spindel- bzw. epithelzelligen Synovialsarkoms, des hellzelligen Sarkoms und des Epitheloidzellsarkoms.

Tabelle 44.11. Maligne Tumoren

Tenosynoviale Sarkome	Untere Extremitäten (75%), aber auch im Bereich der Hände, des Nackens und des Beckens
– Synovialsarkom a) spindelförmiger Typ b) epithelzelliger Typ c) pseudoglandulärer Typ	
– Hellzelliges Sarkom	Knöchel, Fersen, Zehen
– Epitheloidzellsarkom (z.B. ulzeriert)	Hände, Unterarme
– Angiosarkom mit Lungenmetastasen	Kniegelenk
– Intraartikuläres Osteo-/Chondrosarkom	Wie Chondromatose

Differentialdiagnostisch sind alle akuten Arthritiden abzugrenzen sowie periartikuläre Entzündungen und gelenknahe Metastasen bzw. primäre Osteo-/Chondrosarkome und Angiosarkome (Tabelle 44.11).

8.4 Erkrankungen der Gelenkkapsel und Sehnenansätze

Epicondylitis radialis und ulnaris: Nach akuter oder chronischer Belastung (z.B. Tennisspiel, Golf, Hausarbeit) kommt es zu Schmerzen, die vom Ellbogen in den Unterarm ausstrahlen und besonders bei Belastung der Hände (Händedruck) akzentuiert werden. Der Epicondylus erscheint hierbei sehr druckschmerzhaft.

Periarthrosis humeroscapularis („Schultersteife"): Die Beweglichkeit, besonders die endgradige Abduktion ist eingeschränkt und schmerzhaft. Die Patienten können die Hand nicht zum Hinterkopf bzw. zum Rücken bewegen. Die Schultergelenkkapsel, besonders unterhalb des Akromions sowie die Bizepssehne sind deutlich druckschmerzhaft. Röntgenologisch sind Verkalkungen der Supraspinatussehne typisch. Wichtigste Ursache ist längere Ruhigstellung (vgl. 7.3).

Nach einem akuten Infarkt einsetzende Beschwerden im Schultergelenk können Zeichen einer reflektorischen Schultersteife sein. Übergänge in ein Schulter-Arm-Hand-Syndrom im Sinne einer Algodystrophie sind fließend.

Differentialdiagnostisch sind Erkrankungen der Halswirbelsäule, Karpaltunnelsyndrom sowie entzündliche Gelenkerkrankungen, Chondrokalzinose und Gicht (s. 7.1, 7.2) abzugrenzen.

Ausführlicher über Thoraxschmerzen s. Kap. 14.

9 Literatur

Arnett FC, Edworthy SM, Bloch DA et al. (1988) The American Rheumatism Association 1987 revised criteria for the classification of Rheumatoid Arthritis. Arthritis Rheumatism 31:315–324

Dorfmann H, Solnica J, Di Menza C and Sez S. de (1969) Les arthropathies des hemochromatoses resultats d'une enguete prospective portant sur 54 malades. Semin Hop Paris 45:516

Dreher R (1983) Experimentelle Immunarthritis und ihre Bedeutung in der Rheumatherapieforschung und Rheumapathologie. Werkverlag, München

Dunky A (1986) Zum klinischen Bild der Arthritis psoriatica. In: Schilling F (Hrsg) Arthritis und Spondylitis psoriatica. Steinkopf, Darmstadt, S 219–227

Fassbender HG (1986) Strukturelle Grundlage der Osteoarthropathia psoriatica. In: Schilling F (Hrsg) Arthritis und Spondylitis psoriatica. Steinkopf, Darmstadt, S 31–44

Hartl PW (1982) Ankylosierende Spondylitis. Werkverlag, München

Helmke K (1983) Spontanverlauf der Kollagenosen. In: Franke M, Müller W (Hrsg) Spontanverlauf und Therapiebeurteilung rheumatischer Erkrankungen. Steinkopf, Darmstadt, S 15–35

Imbert I, Legros P, Prigent D et al. (1987) Manifestations articulaires de la maladie de Behçet. A propos des 65 observations. Rev Rheumat 54 (2):93–96

Jones Criteria revised for guidance in the diagnosis of acute rheumatic fever (1965) Committee Report. Circulation 32:664–668

Kelley WN, Harris ED, Ruddy S, Sledge CB (1985) Textbook of Rheumatology, Vol. 1, 2nd edn. Saunders, Philadelphia

Lequesne M, Amouroux J (1970) La coxarthrose destructive. Presse Med 78:1435–1439

McCarty DH, Gatter RA (1966) Recurant acute inflammation associated with focal apatite crystal deposition. Arthritis Rheum 9:804

Moll JMH, Haslock I, Macrae IF, Wright V (1974) Association between ankylosing spondylitis, psoriatic arthritis, Reiter's disease, the intestinal arthropathies and Behçet syndrome. Medicine 53:343

Müller W, Gamp R (1983) Rheumadiagnostik in Praxis und Labor. Behring Diagnostika

Müller W, Schilling F (1983) Differentialdiagnose rheumatischer Erkrankungen. Aesopus, Basel Wiesbaden

O'Duffy JD (1985) Behçet disease. In: Kelly WN, Harris ED, Ruddy S, Sledge CB (eds) Textbook of rheumatology. Saunders, Philadelphia

Schacherl M (1983) Radiologischer Atlas rheumatischer Erkrankungen, Teil 1: Hand. EULAR, Basel

Schilling F, Stadelmann ML (1986) Definition und Nosologie, Typeneinteilung und klinisches Bild der Arthritis und Spondylitis psoriatica. In: Schilling F (Hrsg) Arthritis und Spondylitis psoriatica. Steinkopf, Darmstadt, S 1–21

Schumacher HR (1983) Implication of crystal deposition in osteoarthritis. In: Cooke TD (ed) Clinical patterns and pathological features in osteoarthritis. J Rheumatol (Suppl) 9, 10:288

Truckenbrodth H (1984) Die juvenile chronische Arthritis und ihre Subgruppen. MMW 126:1076

Winchester R, Bernstein DH, Fischer HD, Enlow R, Solomon G (1987) The co-occurrence of Reiter's syndrome and acquired immunodeficiency. Ann Intern Med 106, 19–26

Wirt W (1986) Zum klinischen Bild der Arthritis psoriatica. In: Schilling F (Hrsg) Arthritis und Spondylitis psoriatica. Steinkopf, Darmstadt, S 99–101

Kapitel 45   Erkrankungen der Muskulatur

D. PONGRATZ

INHALT

1 Allgemeine Symptomatik

Kardinalsymptome von Erkrankungen der Muskulatur, des größten parenchymatösen Organs des
menschlichen Körpers, resultieren auf der einen
Seite vom kontraktilen Parenchym selbst, auf der
anderen vom Mesenchym.

▶ Leitbefund einer Schädigung der Muskelfasern
sind eine permanente Schwäche und Atrophie.

▶ Insbesondere entzündliche Prozesse im Gefäß-
Bindegewebsapparat führen zu organisch bedingten Muskelschmerzen.

▶ Seltenere Symptome stellen episodische Schwä-
chezustände (Störungen im Bereich der neuromuskulären Übertragung, der Muskelfasermembran
oder des Elektrolyttransportes), Muskelsteifheit
(Myotonien), sowie belastungsabhängige schmerzhafte Muskelkrämpfe (bestimmte Formen metabolischer Myopathien) dar.

▶ Besondere differentialdiagnostische Bedeutung
kommen der Lokalisation und Verlaufscharakteristik der Einzelsymptome sowie der unterschiedlichen Ausprägung bei kombiniertem Auftreten zu.

▶ *Lokalisation:* Die symmetrische proximal
betonte Affektion der Extremitätenmuskulatur
spricht eher für eine Myopathie (z.B. Myositis,
Muskeldystrophie), die symmetrische distale Verteilung mehr für einen primär peripher-neurogenen Prozeß (z.B. Polyneuropathie-Syndrom).

Wesentlich seltenere Ausnahmen (distale Myopathien, proximale pseudomyopathische spinale
Muskelatrophie) müssen differentialdiagnostisch
bedacht werden.

▶ *Verlaufscharakteristik:* Vorrangig ist zwischen
akuter und chronischer Manifestation zu unterscheiden: Akute Symptome weisen eher auf eine erworbene (z.B. entzündliche) Schädigungs-
modalität hin. Chronische schleichende Ausfälle charakterisieren (heredo)-degenerative Prozesse.

Sonderformen bezüglich des Verlaufs sind intermittierende, episodische, remittierende sowie relapsierende Manifestationen, wie sie am ehesten (intermitterenden oder episodischen) belastungsabhängigen Funktionsstörungen (Myasthenie, metabolische Muskelaffektionen) oder (remittierende oder relapsierende) Sonderformen entzündlicher Prozesse zugehören.

▶ *Symptomkombinationen:* Hier geht es vorrangig um die Frage des Quantitätsvergleichs. So lassen sich z.B. bezüglich der Leitsymptome seitens des Muskelparenchyms 3 Krankheitsgruppen differenzieren: Ausgeprägte Paresen bei (noch) nicht nachweisbaren Atrophien charakterisieren akute Läsionen des neuromuskulären Systems (akute Polyneuritis, akute Polymyositis). Differentialdiagnostisch muß hier bei fehlenden weiteren subjektiven Untersuchungsbefunden jedoch auch immer eine psychogene Genese mitbedacht werden.

Parese und nachweisbare Atrophie sind für chronische neuromuskuläre Erkrankungen typisch.

Eher selten sind stark ausgeprägte Atrophien bei nur relativ geringer Parese. Generalisiert findet sich diese Konstellation bei
schwerer Inaktivitätsatrophie,
Tumorkachexie sowie
chronischen Infektionen (z.B. Tuberkulose).
Lokalisiert erweckt sie den dringenden Verdacht auf eine beginnende neurogene Erkrankung vor allem im Bereich der Vorderhörner (z.B. adulte spinale Muskelatrophie), bei welcher das motorische Defizit zumindest zeitweise weitgehend kaschiert sein kann.

Die Symptomentrias Parese, Atrophie und Schmerz ist immer auf eine Polymyositis verdächtig. Differentialdiagnostisch wird sie nur bei wenigen seltenen anderen Muskelaffektionen angetroffen.

▶ *Muskulärer Schmerz* kann im Muskel selbst oder in den benachbarten Strukturen des Bewegungsapparates entstehen. Die Schmerzrezeptoren innerhalb des Organs betreffen das Mesenchym, nicht das Parenchym. Die empfindlichsten benachbarten Strukturen sind die Sehnenansätze am Periost.

Lokal im Interstitium des Muskels entstehen Schmerzen durch
- vaskulär-ischämische Ursachen (Claudicatio intermittens!),
- entzündliche Prozesse (Myositis!),
- Traumen (Muskelrisse etc.),

- extreme Temperaturveränderungen (Erfrierungen!) sowie
- seltene metabolische Parenchymläsionen, welche belastungsabhängige Kontrakturen nach sich ziehen (z.B. Glykogenose Typ V), woraus eine sekundäre Irritation mesenchymaler Mechanorezeptoren resultiert.

Verglichen mit den vorangenannten Bedingungen wesentlich häufigere Muskelschmerzen auf dem Boden chronischer Verspannungen des Muskels im Sinne eines Hypertonus verursachen nicht den oben geschilderten Muskelschmerz im strengen Sinne, sondern wirken sich lokalisiert bzw. generalisiert vorwiegend an den Sehnenansätzen aus.

Lokalisierte Tendomyosen finden sich überwiegend nach mechanischen Überlastungen (primäre Tendomyose) oder (meist hartnäckiger) bei radikulären Irritationssyndromen sowie degenerativen Gelenk- und Wirbelsäulenerkrankungen (sekundäre Tendomyosen).

Generalisierte Tendomyalgien charakterisieren das vorwiegend psychosomatisch ausgelöste Tendomyopathie (Tendomyalgie)-Syndrom. Daneben werden sie auch bei zentralnervös bedingten Muskelhypertonien (z.B. spastische Syndrome) angetroffen.

2 Grundzüge der neurologisch-topischen Differentialdiagnose neuromuskulärer Erkrankungen

Zur klinischen Orientierung in der Differentialdiagnose von Muskelerkrankungen ist eine systematische neurologisch-topische Analyse unerläßlich. Hierbei darf man die Myopathien nicht isoliert betrachten, sondern muß sie einreihen in den Gesamtkomplex der sog. neuromuskulären Störungen, d.h. der Läsionen des peripheren Motoneurons sowie der Muskelfaser selbst.

In beiden Fällen kommt es zu den Kardinalsymptomen Muskel-Schwäche und -Atrophie. Additive neurologische Untersuchungsbefunde sind differentialdiagnostisch hilfreich.

Tabelle 45.1 faßt die 6 wichtigen topisch differenzierbaren Schädigungsmodalitäten zusammen. Allen Läsionen des peripheren Motoneurons (Gruppe 1–4) sowie allen strukturell definierten Myopathien (Gruppe 6) gemeinsam ist eine permanente Muskelschwäche und Atrophie allenfalls mit lokalisatorischen Besonderheiten. Ausnahmen

Tabelle 45.1. Neurologisch-topische Differentialdiagnose neuromuskulärer Systemerkrankungen

Schädigungsort	Klinisches Beispiel	Motorik	Reflexe	Faszikula-tionen	Sensibilitäts-störungen	Trophische Störungen	Besondere klinische Symptome
1 Vorderhorn	Spinale Muskel-atrophie						
2 Wurzel	Poly-radikulitis	Muskel-schwäche Muskel-atrophie	fehlend		(Hintere Wurzel!)		
3 Plexus	Neuralgische Plexus-amyotrophie				(nicht obligat)		
4 Peripherer Nerv	Poly-neuropathie						
5a Neuromuskuläre Übertragung	Myasthenie						myasthene Reaktion
5b Muskelfaser-membran	Myotonie						myotone Reaktion
6 Muskelfaser	Myopathie Myositis		abge-schwächt				

bilden nur myasthene Syndrome (Gruppe 5a), myotone Syndrome (Gruppe 5b) sowie seltene, vorwiegend metabolische Myopathien, bei welchen entsprechende Symptome nur unter Provokationen auftreten (kleiner Teil der Gruppe 6).

Eine weitere wichtige differentialdiagnostische Hilfe bietet die Prüfung der monosynaptischen Muskeldehnungsreflexe. Diese sind bei unterbrochenem Reflexbogen (Gruppe 1–4) frühzeitig erloschen, bei Myopathien (Gruppe 6) in der Regel nur abgeschwächt, bzw. schwinden erst in fortgeschrittenen Stadien, wenn das Endorgan, die Muskelfaser, weitgehend zerstört ist. Vorsicht ist bei der Interpretation fehlender Reflexe im Falle myogener Kontrakturen am Platze.

Sogenannte Faszikulationen im Sinne der Spontanentladung einzelner motorischer Einheiten, wie man sie am Patienten, insbesondere nach Beklopfen des Muskels finden kann, finden sich nur bei peripher-neurogenen Muskelatrophien und hier vorwiegend in der Gruppe 1 und 2.

Sensible und trophische Störungen gehören nicht zu den Vorderhornerkrankungen bzw. Myopathien, sondern werden nur in der Gruppe 2–4 (Sensibilität) bzw. 3–4 (Trophik) angetroffen.

Myasthene Symptome (Gruppe 5a) haben die Verlaufscharakteristik einer raschen Muskeler-

müdbarkeit nach iterativer oder längerer Innervation. Besonders empfindlich reagieren hier okuläre Muskelgruppen (Ptosis, Doppelbilder).

Die myotone Reaktion (Gruppe 5b) ist dadurch charakterisiert, daß die Kontraktion des Muskels regelrecht, die nachfolgende Erschlaffung aber extrem verzögert erfolgt. Man kann sie in Form der Aktionsmyotonie (Schließen und Öffnen der Faust) bzw. Perkussionsmyotonie (Beklopfen des Muskels mit dem Reflexhammer; besonders sensibel im Bereich der Zunge) klinisch erfassen.

Unter Heranziehung aller dieser neurologisch-topischen Kriterien kommt man in der Mehrzahl der Fälle zu einer begründeten klinischen Verdachtsdiagnose, zu deren Bestätigung bzw. ätiologischer Eingrenzung jedoch weitere technische Zusatzdiagnostik unerläßlich ist.

3 Bewertung technischer Untersuchungen

Die neurologisch-topische Diagnostik ist durch besonders relevante Zusatzuntersuchungen zu ergänzen:

► Creatinkinase (CK)-Bestimmung im Serum,
► Elektromyographie und Elektroneurographie,
► Muskelbiopsie.

3.1 CK-Bestimmung

Eine Erhöhung der CK im Serum ist, sofern differentialdiagnostisch eine Läsion anderer Gewebe (vor allem Herz; Isoenzyme!) ausgeschlossen ist, immer auf einen mehr oder minder starken Untergang von Skelettmuskelparenchym zu beziehen, wobei Verlaufskontrollen wichtig und diagnostisch aufschlußreich sind.

Starke Steigerungen der CK-Aktivität (über 1.000 U/L) finden sich nur bei primär myogenen Erkrankungen insbesondere bei:

► bösartigeren Verlaufsformen der progressiven Muskeldystrophie (vor allem Type Duchenne),
► floriden Polymyositiden, sowie
► akuten Rhabdomyolysen, d.h. akute Zerfallserscheinungen der quergestreiften Muskulatur im Rahmen z.B. von Septikopyämien, Schockreaktionen, Intoxikationen bzw. einigen seltenen metabolischen Myopathien.

Wobei hier die CK-Entgleisung im Anschluß an die auslösende Ursache mit der Halbwertzeit des Enzyms wieder abfällt.

Leichtere CK-Erhöhungen sind differentialdiagnostisch vieldeutig und finden sich u.a. bei:

starker Muskelbelastung, z.B. Sport,
benignen dystrophischen Myopathien,
metabolischen Myopathien,
kongenitalen Myopathien mit Strukturbesonderheiten,
weniger floriden Polymyositiden,
einigen wenigen endokrinen Myopathien (Hypothyreose, Hypoparathyreoidismus),
aber auch bei chronisch-neurogenen Muskelatrophien,

in deren Rahmen eine sog. Begleitmyopathie entstehen kann.

Eine normale CK im Serum schließt eine Reihe muskulärer Krankheitsbilder keineswegs aus,

z.B. die fazioscapulohumerale (FSH) Muskeldystrophie,
die Dystrophia-myotonica Curschmann-Steinert,
einige kongenitale Myopathien mit Strukturbesonderheiten,
einige seltenere metabolische Myopathien im beschwerdefreien Intervall sowie
die Mehrzahl der endokrinen Myopathien.

Der normale Laborwert ist jedoch mit hoher Wahrscheinlichkeit insbesondere gegen die Annahme einer aktiven Polymyositis oder einer bösartigeren Muskeldystrophie zu verwenden.

Tabelle 45.2. Differentialdiagnose neuromuskulärer Systemerkrankungen mit technischen Untersuchungen

Schädigungsort	CK im Serum	EMG	NLG	Muskelbiopsie
1 Vorderhorn	(+)			
2 Wurzel		Neuropathiemuster		
3 Plexus				Neurogene Atrophie
4 Peripherer Nerv	(+)			
5a Neuromuskuläre Übertragung		Myasthene Reaktion		Kein beweisender Befund
5b Muskelfasermembran		Myotone Reaktion		
6 Muskelfaser	++	Myopathiemuster		Progressive Muskeldystrophie, Myositis, kongenitale Myopathie mit Strukturbesonderheiten, metabolische Myopathie

3.2 Elektrische Untersuchungen

Die *elektromyographische Untersuchung* gestattet in der Regel eine sichere Differenzierung zwischen primär neurogenen und primär myogenen Erkrankungen.

Der Nachweis sog. pathologischer Spontanaktivität in Ruhe ist ein wichtiger Hinweis auf eine schwerwiegendere Schädigung entweder im Sinne einer floriden Läsion des peripheren Motoneurons oder einer stark nekrotisierenden Myopathie.

Die *Bestimmung der Nervenleitgeschwindigkeit* (Elektroneurographie) zeigt nur bei Erkrankungen

Tabelle 45.3. Anamneseschema bei neuromuskulären Erkrankungen

Familienanamnese:

Muskelschmerzen
Gangstörungen
Deformitäten

Eigenanamnese:

Schwäche:	anfängliche Lokalisation
	jetzige Lokalisation
	Progredienz
	Fluktuation
Schmerzen:	Lokalisation
	Dauer
	Charakter (Muskelkater, reißend)
	Auslösefaktoren
Krämpfe:	Auslösefaktoren
	Dauer
	Lokalisation
Gefühlsstörungen	

Begleitsymptome:

Hauterscheinungen
Sehstörungen
Urinfarbe
Fieber
Appetit
Gewicht

Gezielte Anamnese zu Untersuchungsbefunden:

Paresen: proximale/distale/symmetrische/generalisierte
Atrophien
Praktische Beispiele für Bewegungsbehinderung im täglichen Leben!
(Pseudo)-Hypertrophien – Zunge
    übrige Muskulatur
seit wann?
Druckdolenz
– Sensibilitätsstörungen
– Faszikulieren
Deformitäten
– Hohlfuß
– Hyperlordose

des peripheren Nervenkabels (Gruppe 4) deutlich pathologische Resultate.

Domäne der Elektromyographie ist die Objektivierung myasthener (Gruppe 5a) bzw. myotoner (Gruppe 5b) Syndrome (Tabelle 45.2).

3.3 Muskelbiopsie

Moderne Untersuchungsverfahren wie Histochemie, Elektronenmikroskopie und Pathobiochemie haben die histologisch begründete Differentialdiagnose von Myopathien entscheidend verbessert. Die genannten Verfahren sind jedoch an speziell eingerichtete Laboratorien gebunden.

In erster Linie kann die Diagnose jeder strukturell definierten Myopathie mit ihren Untergruppen gesichert werden:

Myositis,
progressive Muskeldystrophie,
kongenitale Myopathie mit Strukturbesonderheiten,
metabolische Myopathie.

Sie hat eine relative Indikation in der Objektivierung und genaueren Analyse neurogener Muskelatrophien.

Bei bestimmten Krankheiten ohne beweisendes Strukturkorrelat (z.B. Myasthenie, Myotonie, Polymyalgia rheumatica, einige endokrine Myopathien), kommt ihr jedoch keine positive diagnostische Wertigkeit zu.

4 Gezielte Untersuchungsgänge

Für die Diagnose der in Gruppe 5 und 6 von Tabelle 1 und 2 aufgeführten Muskelkrankheiten empfiehlt sich ein differenzierter Untersuchungsgang:

Ein gezieltes Anamneseschema (Tabelle 45.3) trägt Besonderheiten in der Differenzierung muskulärer Beschwerden Rechnung.

Mit einem erweiterten internistischen Untersuchungsprotokoll (Tabelle 45.4) versucht man ergänzende Hinweise zur Ätiologie von Myopathien zu erfassen.

Besondere Bedeutung hat ein schematisierter Untersuchungsgang zur Eingrenzung von Muskelschmerzen (Tabelle 45.5). Neben bereits dargestell-

Tabelle 45.4. Internistische Hilfsuntersuchungen bei Muskelkrankheiten

Labor Obligate Labordiagnostik	
CK ↑↑	Akute Dermatopolymyositis Rhabdomyolyse maligne Hyperthermie progressive Muskeldystrophie Typ Duchenne
↑	Hypothyreose subakute-chronische Myositis langsame progrediente degenerative, Myopathien schwere länger bestehende neurogene Atrophien
BKS ↑↑	Polymyalgia rheumatica Kollagenosen Neoplasien
↑	parainfektiöse Myalgien

Blutbild	Anämie Kollagenosen
	              Neoplasien
	Eosinophilie Churg-Strauß-Syndrom
	              Trichinose

Sonstige	Elektrolyte inkl. Mg^{++} Kreatinin, Harnstoff sog. Leberenzyme
Weiterführende Laborparameter Schilddrüsenparameter T_3, T_4, TSH Cortisol DNA-Antikörper, ANA Rheumafaktor	Hypothyreose, Hyperthyreose Myopathie bei Cushing-Syndrom Lupus erythematodes
Spezielle Laboruntersuchungen ACH-Rezeptor AK	Myasthenia gravis
Weitere technische Untersuchungen EKG UKG Thorax	Reizleitungsstörungen? Begleitkardiomyopathie Malignom Sarkoidose Thymom
Lungenfunktion	

ten Techniken ist in diesem Zusammenhang vor allem der *ischämische Arbeitsversuch* mit Bestimmung von Laktat und NH_3 im Serum bedeutsam. Er gestattet die Identifizierung einiger seltener metabolischer Myopathien (Glykogenose Typ V bzw. Typ VII: fehlender Laktatanstieg; Myoadenylat-Deaminase-Mangel: fehlender NH_3-Anstieg) mit nichtinvasiven Methoden.

Durchführung des ischämischen Arbeitsversuches. Unter Grundumsatzbedingungen wird am liegenden Patienten ein Ausgangswert für die Bestimmung von Laktat und Ammoniak im Serum abgenommen, danach wird die Blutdruckmanschette am rechten Oberarm auf 20 mm Hg über dem systolischen Wert aufgeblasen und gedrosselt. Unter isch-ämischen Bedingungen werden mindestens 1 min lang 60 kräftige Faustschlüsse (am besten mit dem sog. Vigorimeter) verlangt. Weitere Blutabnahmen für Laktat und Ammoniak erfolgen nach 1 min (Beendigung der ischämischen Muskelarbeit), 3, 5, 10 sowie fakultativ 20 min.

5 Entzündungen der Muskulatur

Myositiden sind unter den Muskelkrankheiten eine relativ kleine Gruppe; ihr morphologisches Substrat sind entzündliche mesenchymale Veränderungen, verbunden mit Parenchymuntergang unterschiedlichen Ausmaßes.

Tabelle 45.5. Diagnostisches Stufenprogramm: Muskelschmerz

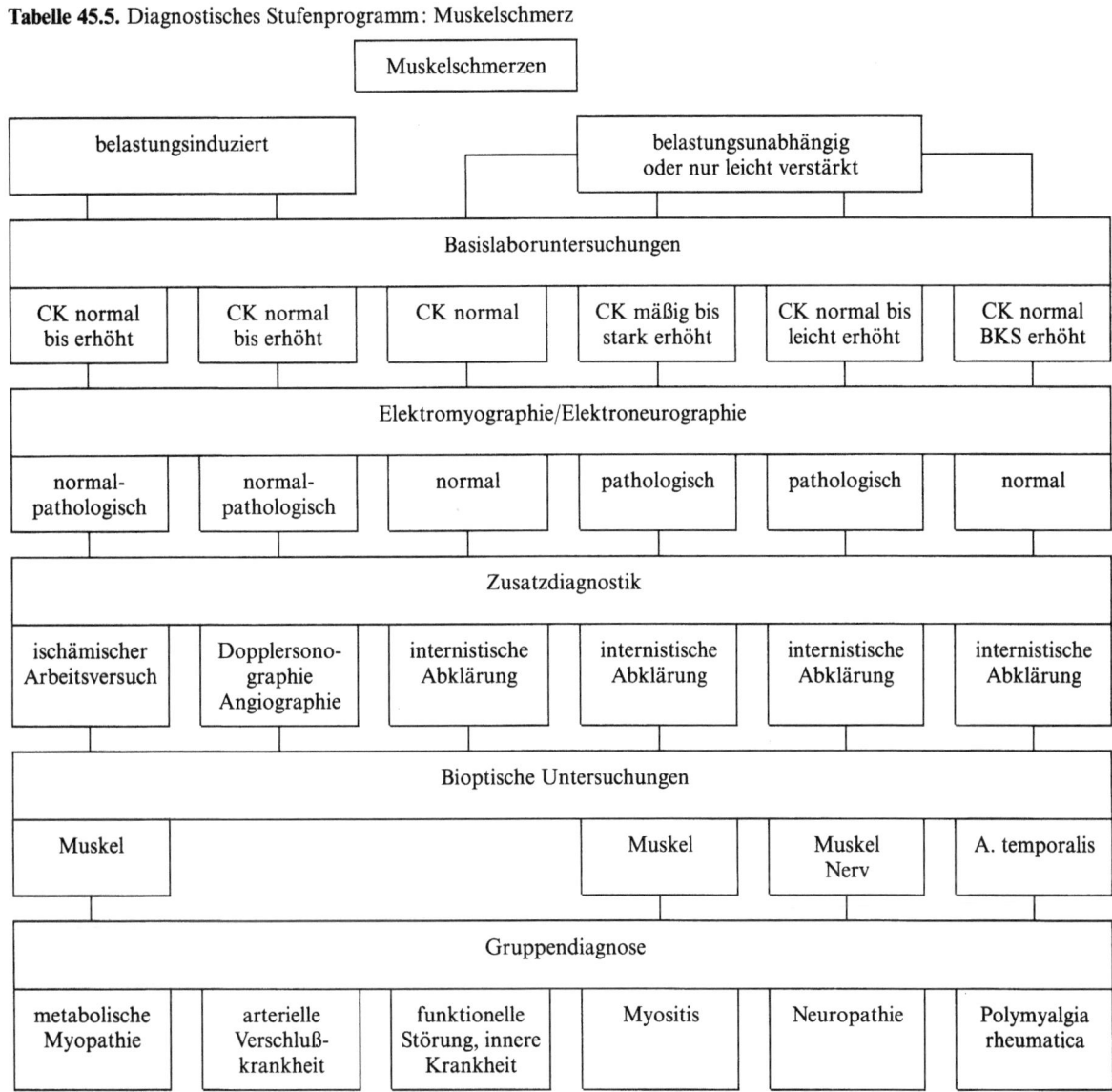

Nach strukturellen Kriterien lassen sich 3 Hauptgruppen unterteilen:

▶ rein interstitielle Myositiden ohne nachweisbare Muskelfaseruntergänge,
▶ Herdmyositiden mit fokaler Parenchymdestruktion sowie
▶ sog. Polymyositiden im Sinne einer entzündlichen Muskelkrankheit mit diffusem Befall der kontraktilen Elemente.

Diese Einteilung korreliert mit den jeweils führenden klinischen Symptomen der Myalgie, Parese und Atrophie (s. Tabelle 45.6).

5.1 Interstitielle Myositis

In der klinischen Differentialdiagnose stellt die rein interstitielle Myositis eine außerordentlich schillernde, schlecht präzisierbare Gruppe mit unterschiedlichster Wertigkeit dar: Auf der einen Seite gibt es eine ganze Reihe relativ banaler, flüchtiger oder klinisch irrelevanter Muskelaffektionen (z.B. Myalgien bei Virusinfektion, z.B. subklinische Organmanifestationen bei übergeordneten Organautoimmunopathien), auf der anderen Seite können aber auch schwerere myositische Reaktionen so beginnen.

Tabelle 45.6. Klinische Symptome entzündlicher Muskelerkrankungen

	Myalgien	Parese	Atrophie
Interstitielle Myositis	+++	(+)	(+)
Herdmyositis	++	+	+
Polymyositis akut	+	++	(+)
Polymyositis chronisch	(+)	+++	+++

Die differentialdiagnostische Relevanz wird entscheidend von der Frage mitbestimmt, ob zum Zeitpunkt der Befunderhebung eine übergeordnete internistische Erkrankung bereits bekannt oder aufgrund weiterer Symptome zu vermuten ist oder nicht.

5.2 Noduläre Herdmyositis

Die sog. noduläre Herdmyositis wird besonders häufig im Formenkreis der Autoimmunerkrankungen angetroffen, bei welchen die Mitreaktion des Muskels nur fakultativ und meist weniger ausgeprägt ist als bei der sog. Polymyositis/Dermatomyositis. Wesentliche ätiologische Ursachen sind:

der systemische Lupus erythematodes,
die progressive systemische Sklerodermie,
ein Teil der sog. Overlap-Syndrome sowie
die chronische Polyarthritis (rheumatoide Arthritis mit extraartikulären Organmanifestationen).

5.3 Polymyositis, Dermatomyositis

Der morphologische Terminus der Polymyositis korreliert klinisch überwiegend mit der Diagnose einer idiopathischen Polymyositis, bzw. einer Dermatomyositis, Krankheitsbildern, bei welchen neben kutanen Manifestationen Symptome der Muskelerkrankung ganz im Vordergrund stehen.

In Abhängigkeit von der Floridität des Prozesses kann jedoch das Symptom Muskelschmerz teilweise ganz in den Hintergrund treten, was differentialdiagnostisch die richtige Erfassung einer chronischen „pseudomyopathischen" Polymyositis oft so schwierig macht.

Die wichtigsten Symptome sind in Tabelle 45.7 zusammengefaßt. Eine Differenzierung der Leitbefunde anhand eigener Daten zeigt stadienabhängige klinische Unterschiede auf.

Nach morphologischen und klinischen Kriterien sind differentialdiagnostisch einige seltene Sonderformen zu erwähnen:

▶ die Polydermatomyositis als paraneoplastisches Syndrom: Suche nach einem oft noch okkulten Neoplasma (vor allem Bronchialkarzinom, Mammakarzinom, Magenkarzinom, Ovarialkarzinom) bei Erstmanifestation jenseits des 40. Lebensjahres!
▶ die Polymyositis granulomatosa: häufig, jedoch nicht immer Organmanifestation einer Sarkoidose. Bilateral-symmetrische Druckschmerzen,
▶ die medikamentös induzierte Polymyositis: vor allem unter Therapie mit D-Penicillamin sowie
▶ die Einschlußkörpermyositis: klinisch weitgehend therapieresistente Form.

Ätiologisch ist die Mehrzahl der entzündlichen Muskelkrankheiten auf Autoimmunerkrankungen zurückzuführen.

5.4 Infektbedingte Myositis

Meist treten uncharakteristische Beschwerden auf: Die Muskeln können spontan schmerzhaft sein, beispielsweise bei viralen oder bakteriellen Muskelentzündungen. Oft werden diese Störungen als Gliederschmerzen oder als Kreuzschmerzen registriert. Muskelschwäche und Muskelverhärtungen können vorhanden sein. Stärkere Myolysen und Myoglobinurie sind möglich. Einzelne Beispiele:

Coxsackie-B-Infektion (Bornholm-Krankheit): Neben den Zeichen des akuten fieberhaften Infekts treten starke Muskelschmerzen auf („Myositis epidemica"), die besonders im Bereich der Thoraxmuskulatur (Pleurodynie) bemerkt werden.

Trichinose: Stärkere Muskel- und Gliederschmerzen mit unterschiedlicher Lokalisation sowie Gesichtsödeme. Typisch sind auch Abdominalschmerzen mit Durchfällen. Bluteosinophilie.

Leptospirose (M. Weil): Bei dem meist hochakut verlaufendem Krankheitsbild mit Ikterus wird über starke Wadenschmerzen geklagt.

Bakterielle Herdmyositis (Abszesse) bei Staphylokokken- und Gasbrandinfektion: Gewöhnlich lokalisierter Schmerz.

Tabelle 45.7. Klinische Symptome der Polymyositis/Dermatomyositis

Symptone	Polymyositis gesamt [%]	Polymyositis akut [%]	Polymyositis chronisch [%]
Muskelsymptome			
Muskelschwäche			
Proximale Muskeln			
Untere Extremität	98	94	91
Obere Extremität	78	79	62
Distale Muskeln	33	35	28
Nackenbeuger	66	72	43
Dysphagie	54	43	7
Gesichtsmuskulatur	11	2	1
Äußere Augenmuskeln	2	0	0
Muskelatrophien	52	42	92
Muskelschmerzen	58	63	50
Muskelkontrakturen	32		
Hautsymptome			
„Typische" Dermatomyositis	42		
„Atypische" Dermatomyositis	20		
Sonstige Begleitsymptome			
Raynaud-Syndrom	28		
Arthralgien	27		
Intestinale Symptome	8		
Pulmonale Symptome	2		
	Literaturübersicht über 152 Fälle (Pearson und Currie)	Eigene Untersuchungen (100 Fälle)	

Tabelle 45.8. Klinische Kriterien der Polymyalgia rheumatica (arteriitica) nach BIRD

1. Bilateraler Schulterschmerz oder – Steifheit
2. Erkrankungsbeginn in weniger als 2 Wochen
3. Anfängliche BKS-Beschleunigung mehr als 40 mmHg
4. Morgensteifigkeit länger als 1 Stunde
5. Alter 65 oder mehr
6. Depression und/oder Gewichtsverlust
7. Bilaterale Schmerzempfindlichkeit der Oberarme

Toxoplasmose: Im allgemeinen geringe Schmerzen; rezidiverende, disseminiert verteilte myalgisch-adynamische Rekationen.

5.5 Polymyalgia rheumatica (arteriitica)

Der Polymyalgia rheumatica (arteriitica) liegt trotz im Vordergrund stehender Muskelschmerzen im Verein mit allgemeinen entzündlichen Zeichen keine Myositis, sondern eine Riesenzellarteriitis größerer Gefäße zugrunde, z.B. Arteriitis temporalis.

Die klinische Diagnosestellung erfolgt gemäß den von Bird aufgestellten Kriterien (Tabelle 45.8). Die morphologische Diagnosesicherung gelingt nicht durch eine Biopsie des Muskels, sondern einer Arterie [z.B. A. temporalis (s. auch Kap. 9.3.8)].

5.6 Nichtentzündlicher sog. Weichteilrheumatismus

Wesentlich häufiger als die echten Myositiden sind die nichtentzündlichen Formen des sog. Weichteilrheumatismus.

Charakteristisch ist die punktförmige Lokalisation der Muskelschmerzen in der Nähe von Sehnenansätzen (Abb. 45.1).

Die technischen Untersuchungen (CK, EMG, Biopsie nur in Sonderfällen zur Ausschlußdiagnostik!) fallen bei diesen Erkrankungen negativ aus.

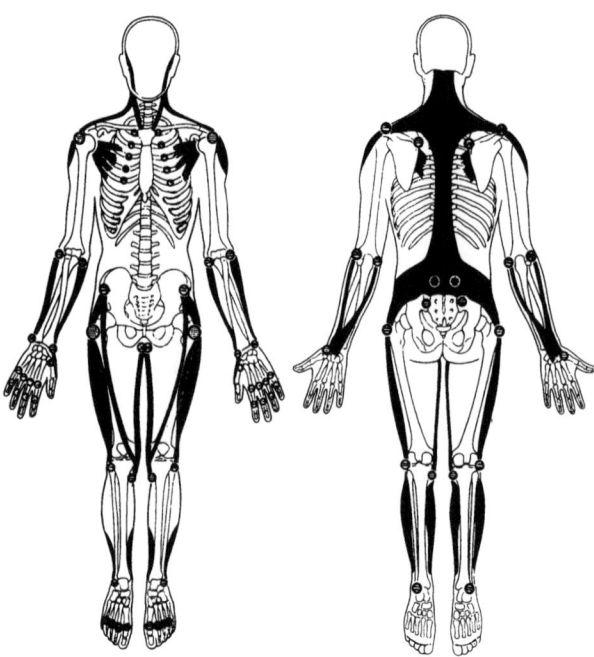

Abb. 45.1. Lokalisationen der generalisierten Tendomyopathie (*schwarze Partien* Muskelverspannungen, *Kreise* Druck- und Schmerzpunkte) (nach W. Müller et al. (1981): Die generalisierte Tendomyopathie (generalisiertes Fibrositis-Syndrom). Internistische Welt 7)

6 Myopathien bei Stoffwechselkrankheiten

Nach ihrer Ursache lassen sich 2 wesentliche Untergruppen unterscheiden:

▶ Mitreaktion des Skelettmuskels im Rahmen einer übergeordneten metabolischen bzw. endokrinen Störung,
▶ Muskelkrankheiten mit bekanntem metabolischem Defekt der Muskelzelle selbst.

Zur erstgenannten Gruppe gehören zahlreiche und unterschiedliche Störungen, bei denen die z.T. deutliche Symptomatik einer Muskelschwäche im allgemeinen differentialdiagnostisch keine Schwierigkeiten bereitet, da im Vordergrund gewöhnlich die übergeordnete Erkrankung steht. Beispiele sind Muskelschwäche bei Malabsorption, Kachexie, bei toxischen Störungen, Angiopathien und als paraneoplastische Reaktion.

6.1 Durch Stoffwechselstörungen und endokrinbedingte Myopathien

Hormonell bedingte Muskelsymptome können 3 wesentliche klinisch-myologische Erscheinungsbilder aufweisen:

▶ **Reduzierte Muskelkraft bei eher athletischem Habitus:** Akromegalie; Hypothyreose (Muskelsteife und besonders Muskelwulstbildung in der proximalen Muskulatur, abgeschwächte Reflexe, DD: Myasthenie), letztere kann auch durch eine hypothyreote Funktion der Schilddrüse verstärkt werden. Differentialdiagnostisch müssen vor allem andere Ursachen einer Muskelhypertrophie bedacht werden.

▶ **Proximale Muskelschwäche und Atrophie.** Beispiele: Cushing-Syndrom; Hyperthyreose (betroffen sind vor allem die proximalen Extremitätenmuskeln, weshalb der Patient Schwierigkeiten hat, vom Sitzen aufzustehen). Gelegentlich fulminanter Verlauf mit thyreotoxischer Bulbärparalyse. Verstärkung durch gleichzeitige Hypokaliämie mit periodischer Symptomatik. Bei exophthalmischer Ophthalmoplegie häufige Koinzidenz mit Myasthenie. Im Unterschied zur Hypothyreose gesteigerte Reflexe (s. auch Kap. 46 und 47).

Hier ist klinisch die Abgrenzung von degenerativen Myopathien oder Myositiden erforderlich.

▶ **Episodische Muskelschwäche:** M. Addison (Adynamie, besonders bei stärkerem Wasser- und Natriumverlust), Conn-Syndrom (Hypokaliämie besonders bei stärkerer Alkalose). Hyperinsulinismus.

Differentialdiagnostisch sind andere Ursachen der episodischen Muskelschwäche abzugrenzen, besonders die episodischen Lähmungen:

▶ **Episodische hypokaliämische Lähmung:** Überwiegend bei Männern, im allgemeinen periodisch in mehrwöchigem Abstand und durch körperliche Belastung bzw. kohlenhydratreiche Kost oder Kälte ausgelöst. Stets sind Kopf-, Schlund- und Zwerchfellmuskulatur nicht, die glatte Muskulatur selten betroffen mit Ausnahme der Herzmuskulatur: pathologisches EKG. Familiäre Disposition.

▶ **Hyperkaliämische periodische Lähmung:** Sehr selten.

▶ **Normokaliämische periodische Lähmung:** Provokation durch kohlenhydratreiche Ernährung, Alkohol, Kälte, sowie körperliche Belastung. Wie

Tabelle 45.9. Metabolische Myopathien

Leitsymptom	Morphologischer Leitbefund	Ischämischer Arbeitsversuch	Diagnosen
Progrediente Muskelschwäche	Glykogenvermehrung	normal	Glykogenose Typ II Glykogenose Typ III Glykogenose Typ IV
	Lipidvermehrung	normal	Carnitinmangel
	Mitochondrienvermehrung	normal	Mitochondriale Myopathie
Belastungs-abhängige Muskelkrämpfe	Glykogenvermehrung	pathologisch	Glykogenose Typ V Glykogenose Typ VII
	Kein Leitbefund	pathologisch	Myoadenylatdeaminasemangel
Rezidivierende Rhabdomyolyse	Glykogenvermehrung	pathologisch	Glykogenose Typ V
	Diskrete Lipidvermehrung, teilweise kein Leitbefund	normal	Carnitin-Palmitoyl-Transferasemangel

bei der hyperkaliämischen Lähmung kann die Kopfmuskulatur mit beteiligt sein. Weitere Hinweise zu Störungen des Kaliumhaushalts s. Kap. 41.

6.2 Metabolische Myopathien

Metabolische Myopathien im strengeren Sinne sind Krankheiten, bei denen die pathobiochemisch nachweisbare Störung die Muskelzelle selbst betrifft und je nach Schwere des Parenchymbefalles und Art des Stoffwechseldefektes klinisch differente Ausfallerscheinungen hervorrufen kann. Histologischer Leitbefund ist die vakuoläre Degeneration von Muskelfasern, innerhalb derer sich in der Mehrzahl der Fälle mit histochemischen und elektronenmikroskopischen Methoden Speichersubstanzen (Glykogen, Fett) oder vermehrte Zellorganellen (Mitochondrien) nachweisen lassen.

Die Diagnosesicherung gelingt nur durch ergänzende biochemische Methoden (an frisches oder tiefgefrorenes Biopsiegewebe gebunden!).

Werden diffus und in erheblicher Menge Produkte des Intermediärstoffwechsels in der Muskelfaser gespeichert, so resultiert daraus eine zunehmende Rarefizierung des kontraktilen Parenchyms mit dem klinischen Leitbefund einer progredienten Muskelschwäche und -atrophie analog degenerativen Myopathien.

Ist die Speicherung dagegen nur diskreter bzw. der blockierte Stoffwechselweg in Ruhe gut kompensiert, so kommt es zum Syndrom belastungsabhängiger schmerzhafter Muskelkontrakturen bzw. rezidivierender Rhabdomyolysen. In diesen Fällen manifestiert sich die klinische Symptomatik also nur unter Provokationen.

Differentialdiagnose und Untersuchungsbefunde der (seltenen) Störungen sind in Tabelle 45.9 zusammengefaßt.

7 Muskelerkrankungen im engeren Sinne

Die komprimierte Darstellung einer Differentialdiagnose der Muskelerkrankungen macht es nötig, in dieser letzten Gruppe die Vielzahl derjenigen Myopathien zusammenzufassen, die gemäß heutiger Spezialisierung vorzugsweise dem Fachgebiet der Neurologie zugeordnet werden. Dennoch ist es die Überzeugung des Autors, daß auch der Allgemeinmediziner, der Internist, der Pädiater und Orthopäde die wesentlichen klinischen Phänomene dieser Krankheitsgruppe kennen muß, um frühzeitig die Weichen für eine richtige Einordnung stellen zu können.

Tabelle 45.10. Klinische und genetische Unterteilung der progressiven Muskeldystrophien

Klinisches Bild	Genetik
Schwere Verlaufsform der Beckengürteldystrophie, Typ Duchenne	X-chromosomal-rezessiv
Gutartige Verlaufsform der Beckengürteldystrophie, Typ Becker-Kiener	X-chromosomal-rezessiv
Gliedergürteldystrophie; wechselnde Schweregrade mit Beginn im Beckengürtel	autosomal-rezessiv
Skapulohumerale Muskeldystrophie (selten)	autosomal-rezessiv
Fazioskapulohumerale Muskeldystrophie (FSH-Dystrophie)	autosomal-dominant
Kongenitale Muskeldystrophie	autosomal-rezessiv
Okuläre Muskeldystrophie	autosomal-dominant
Okulopharyngeale Muskeldystrophie	autosomal-dominant
Distale Muskeldystrophie	autosomal-dominant oder sporadisch

7.1 Heredo-degenerative progressive Muskeldystrophien

Für die orientierende klinische Erkennung dieser Gruppe von Erkrankungen sind die Kenntnis von Erkrankungsalter, Erstmanifestation, Leitbefund sowie genetischer Grundlage von entscheidender Bedeutung.

Tabelle 45.10 faßt die wichtigsten Gruppen unter diesen Gesichtspunkten zusammen. Es muß betont werden, daß seltene Sonderformen (unterer Teil der Tabelle) nicht komplett aufgelistet sind, um den Überblick über die wichtigen Formen ausreichend klar zu machen.

7.1.1 X-chromosomal rezessive progressive Muskeldystrophie vom Typ Duchenne

Unter den X-chromosomalen Formen, die vom Beckengürtel ihren Ausgang nehmen, um später auf den Schultergürtel zu aszendieren, ist der maligne Typ Duchenne die häufigste Form. Die Symptomatik beginnt in aller Regel im 1. Lebensjahrzehnt, meist zwischen dem 3. und 6. Lebensjahr, und führt schicksalhaft im 2. Lebensjahrzehnt zur Immobilisierung im Rollstuhl.

Bereits frühzeitig entwickelt sich eine – klinisch stumme – Kardiomyopathie, welche im 3. oder 4. Lebensjahrzehnt das Schicksal der Patienten bestimmt, sofern nicht pulmonale Komplikationen auf dem Boden einer restriktiven Ventilationsstö-

rung bei Befall der Atemhilfsmuskulatur – heute oft länger beherrschbar – zum Exitus führen.

Wichtig ist, daß die befallenen Knaben in den ersten Lebensjahren eine völlig normale statomotorische Entwicklung zeigen. Bereits frühzeitig können jedoch etwas feste Waden auffallen.

Die für das Krankheitsbild bezeichnende erhebliche Erhöhung der CK im Serum ist jedoch bereits im präklinischen Stadium vorhanden und kann nicht selten im Rahmen von Laboruntersuchungen, z.B. bei interkurrenten Infekten anhand einer begleitenden Erhöhung der Transaminasen den fälschlichen Verdacht auf eine Lebererkrankung aufkommen lassen.

7.1.2 X-chromosomal rezessive Muskeldystrophie vom Typ Becker-Kiener

Im klinischen Bild weitgehend analog, im Verlauf jedoch benigner, manifestiert sich die wesentlich seltenere X-chromosomal rezessive Beckengürtelform vom Typ Becker-Kiener.

Sofern familienanamnestisch eruierbar, ist ein „ambulanter erkrankter Onkel" ein fast untrüglicher diagnostischer Hinweis.

Bei beiden X-chromosomal rezessiven Formen sind die Mütter als Konduktorinnen anzusehen. Man muß jedoch davon ausgehen, daß ca. 1/3 der Erkrankungen auf Spontanmutationen zurückgeht, so daß der Konduktorinnenstatus der Mutter keineswegs immer gegeben ist.

7.1.3 Autosomal-rezessive Gliedergürteldystrophie

Diese Erkrankung zeigt einen sehr variablen Beginn mit Schwerpunkt im Adoleszentenalter. Sie verläuft mit erheblicher Streubreite mehrheitlich, jedoch leider nicht immer relativ benigne. So gibt es Fälle von Patienten, die bereits mit 30 Jahren an den Rollstuhl gefesselt sind und andere, die bis ins höhere Lebensalter, wenn auch mit Behinderung, ihre Gehfähigkeit erhalten.

Erstmanifestation ist in aller Regel die Beckengürtelmuskulatur.

Der Erbgang ist nur dann als gesichert anzusehen, wenn in der Geschwisterreihe männliche und weibliche Erkrankte nachweisbar sind. Sporadische Fälle sind häufig und erschweren die diagnostische Zuordnung. An der Einheitlichkeit der Erkrankungsgruppe müssen nach heutiger Kenntnis nicht nur aufgrund der Vielfalt des klinischen Bildes, sondern auch moderner technischer Untersuchungsbefunde erhebliche Zweifel angemeldet werden. Dem autosomal-rezessiven Erbgang folgen auch die Mehrzahl der hereditären metabolischen Erkrankungen, so daß sich Überlappungen zu den metabolischen Myopathien (vgl. 6.2) ergeben. Weiterhin finden sich Überschneidungen zu Spätmanifestationen sog. kongenitaler Myopathien mit Strukturbesonderheiten (vgl. 7.2).

7.1.4 Autosomal dominante fazioskapulohumerale Muskeldystrophie

Die Erkrankung beginnt typischerweise im 2. Lebensjahrzehnt im Bereich der Schultergürtelmuskulatur und hat unter allen Muskeldystrophien die beste Prognose. Zu einer wesentlichen Beeinträchtigung der Gehfunktion kommt es, wenn überhaupt, um das 50. Lebensjahrzehnt. Fast regelhaft sind im Verlauf die Fußheber mitbetroffen, seltener die Beckengürtelmuskulatur. Wenige Ausnahmen mit schwererem klinischen Verlauf sollten immer Anlaß geben, die Richtigkeit der Diagnose zu überprüfen.

Gemäß dem dominanten Erbgang kann man die Einordnung nur dann als gesichert ansehen, wenn analoge Erkrankungsfälle in der Familie belegt sind. Zu beachten ist die zum Teil leichte Expressivität, so daß nur der Erfahrene die Diagnose stellt (wenn möglich, Eltern und Geschwister mituntersuchen!).

7.1.5 Seltene Sonderformen

Unter den seltenen Sonderformen seien 3 Krankheitsbilder kurz skizziert:

Kongenitale Muskeldystrophie

Die kongenitale Muskeldystrophie gehört in die Differentialdiagnose des sog. kongenitalen „Floppy-infant-Syndroms" und wird in der Regel nur den Pädiater bzw. Neuropädiater beschäftigen. Typisch ist neben einer ausgeprägten Muskelhypotonie im Säuglingsalter das frühzeitige Vorhandensein von Kontrakturen. Während ein Teil der Fälle im frühen Kindesalter bereits letal verläuft, gibt es seltene Erkrankungen, welche mit einem dann weitgehend stationären Defizit das Erwachsenenalter erreichen und gehfähig sind.

Okuläre Myopathien

Leitbefund der sog. okulären Myopathien ist die progressive externe Ophthalmoplegie mit Ptose und Einschränkung der Bulbusmotilität, jedoch ohne Pupillenstörung. Das Krankheitsbild ist in wechselnder Ausprägung assoziiert mit weiteren muskulären Symptomen.

Bei der okulopharyngealen Muskeldystrophie ist die zusätzliche Schluckstörung diagnostisch wegweisend.

Die sog. „Ophthalmoplegia plus" bis hin zum Kearns-Sayre-Syndrom stellt eine Multiorganerkrankung individuell verschiedener Ausprägung dar. Neben einer generalisierten Muskelschwäche werden Symptome einer Kardiomyopathie (vorwiegend mit Reizleitungsstörungen), eine atypische Retinopathia pigmentosa, zentralnervöse und seltener endokrine Störungen beobachtet. Strukturell liegen dieser Erkrankung auffällige Alterationen der Muskelmitochondrien (lichtmikroskopisch sog. ragged red fibers) zugrunde, ohne daß ein biochemischer Defekt bisher aufgedeckt ist.

Distale Myopathien

Wie einleitend ausgeführt, ist im Falle einer distalen Prädilektion einer Muskelschwäche und Atrophie grundsätzlich eher an eine neurogene, als an eine myogene Genese zu denken. Seltene Sonderformen müssen jedoch differentialdiagnostisch bedacht werden. Es gibt die sehr seltene Gruppe distaler Myopathien mit und ohne Wadenhypertrophie, welche bereits bei der klinischen Untersuchung anhand völlig regelrechter Muskeleigenreflexe sowie eines nicht vorhandenen sensiblen Defizit von typisch neurogenen Krankheitsbildern abzutrennen ist. Ein Teil dieser Fälle verläuft hereditär, ein anderer sporadisch. Die Verläufe sind in der Regel gutartig. Auf eine möglichst exakte Diagnosesicherung ist besonderer Wert zu legen.

7.2 Kongenitale Myopathien mit Strukturbesonderheiten

Dank verbesserter myopathologischer Techniken ließ sich vom Formenkreis der progressiven Muskeldystrophien in den letzten 20 Jahren eine ständig wachsende Gruppe sog. kongenitaler Myopathien mit Strukturbesonderheiten abgrenzen. Ihre klinische Besonderheit besteht darin, daß sie bereits kongenital in Form eines Muskelhypotoniesyndroms manifest werden, in der Folgezeit jedoch mehrheitlich – leider nicht ausschließlich – relativ benigne verlaufen. Die Kinder erlernen, wenn auch verspätet das Sitzen und Gehen.

Im Jugend- und Erwachsenenalter zeichnen sich die Patienten durch eine mehr oder weniger gleichbleibende allgemeine (proximale und distale) Muskelschwäche und Atrophie aus, die jedoch selten zur stärkeren Immobilisierung führt.

Die Diagnosesicherung und Differenzierung, die für die Beurteilung der Prognose relevant sind, gelingen nur myopathologisch mit ergänzenden histochemischen und elektronenmikroskopischen Methoden.

7.3 Dystrophia myotonica (Curschmann-Steinert)

Diese zweithäufigste degenerative Muskelkrankheit nimmt in vielen klinischen Aspekten sowie technischen Befunden eine Sonderstellung ein, die die Abtrennung von der Gruppe der progressiven Muskeldystrophien nötig macht.

Klinisch-neurologisch handelt es sich um die Kombination einer degenerativen Myopathie mit einem myotonen Syndrom (vgl. 7.4). Die Muskelschwäche und Atrophie hat eine ganz eigentümliche Verteilung im Sinne eines faziozervikodistalen Schwerpunktes. Leitbefunde sind eine Facies myopathica mit Ptosis, eine Atrophie insbesondere des M. sternocleidomastoideus sowie der distalen Extremitätenmuskeln. Die Phänomene der begleitenden Myopathie sind verglichen mit der Myotonia congenita meist nur relativ gering ausgeprägt.

Weitere Befunde sind eine Cataracta myotonica (über 95% der Fälle), eine begleitende Kardiomyopathie meist mit im Vordergrund stehenden Herzrhythmusstörungen, eine Hodenatrophie oder Ovarialinsuffizienz, seltenere andere endokrine

Ausfälle, gehäuft Gallensteine und Cholestasesyndrome sowie Motilitätsstörungen des Gastrointestinaltraktes.

Der Vererbungsmodus ist autosomal-dominant. Mitigierte Verläufe, insbesondere Altersformen sind nicht selten. Die zum Teil sehr milde klinische Symptomatik hat differentialdiagnostische Bedeutung bei unklaren Cataracten, ungeklärten Herzrhythmusstörungen sowie CK-Erhöhungen im Serum.

7.4 Myotonien

Es handelt sich bei diesen seltenen Krankheiten in der Regel um Patienten ohne erkenntliche Muskelschwäche und -atrophie, die vom Kindes- oder Jugendalter an über eine Muskelsteifheit klagen, als deren Ursache eine myotone Bewegungsbehinderung klinisch und elektromyographisch objektiviert wird.

Die autosomal-dominant vererbte Myotonia congenita (Thomsen) ist in Deutschland außerordentlich selten. Klinisch handelt es sich um ausgesprochen muskulöse Patienten (Differentialdiagnose zur Muskelhypertrophie bzw. Hypothyreose).

Häufiger kommt bei uns die rezessive generalisierte Myotonie (Becker) vor. Daraus erklärt sich die oft sporadische Manifestation. Die klinischen Symptome sind bei der rezessiven Form eher ausgeprägter als bei der dominanten.

Noch seltenere Sonderformen zeigen eine besondere Provokation durch Kälte (sog. Paramyotonie).

7.5 Myasthenien

Myasthenia gravis pseudoparalytica (Erb-Goldflam)

Es handelt sich um eine sporadische Erkrankung mit erworbenen organspezifischen Autoimmunmechanismen. Im Blut zirkulierende Antikörper gegen den postsynaptischen Acetylcholinrezeptor (in Speziallaboratorien bestimmbar!) führen zu der pathogenetisch bedeutsamen postsynaptischen neuromuskulären Blockade.

Die Krankheit kommt in allen Lebensaltern vor, hat jedoch einen Altersgipfel zwischen dem 20. und 30. (mehr Frauen) sowie 60. und 70. (mehr Männer) Lebensjahr. Bekannt ist eine hohe Syntropie mit Thymomen (10–20%) oder persistierendem Thymusgewebe (bis 60%). Kombinationen mit anderen Autoimmunkrankheiten kommen vor.

Klinisch bezeichnend ist die belastungsabhängige Muskelermüdbarkeit. Die Mehrzahl der Fälle zeigt Erstsymptome im Hirnnervenbereich (Ptosis, Doppelbilder, Kau- oder Schluckstörungen). Generalisationen betreffen mehr die oberen als die unteren Extremitäten. Die Diagnosesicherung erfolgt mittels neurophysiologischer Methoden und Bestimmung der Acetylcholinrezeptorantikörper im Serum. Letztere stellen eine hochsensitive Laboratoriumsmethode dar, lassen jedoch in Frühphasen rein okulärer Myathenien gelegentlich im Stich.

Wichtig für die klinische Differentialdiagnose ist der initial oft schillernde Charakter der subjektiven Beschwerden sowie die nicht seltene völlige Symptomfreiheit des Patienten im ausgeruhten Zustand. Bei manchem Myastheniker wird demgemäß anfänglich die Fehldiagnose funktioneller Störungen angenommen.

Eaton-Lambert-Syndrom

Eine seltene, differentialdiagnostisch bedeutsame Sonderform eines myasthenen Syndroms stellt das sog. Eaton-Lambert-Syndrom dar. Es wird überwiegend, jedoch nicht ausschließlich paraneoplastisch, vorwiegend bei kleinzelligen Bronchialkarzinomen beobachtet. Im Gegensatz zur Myasthenia gravis liegt dem Eaton-Lambert-Syndrom eine präsynaptische Blockierung zugrunde. Eine vermutlich vom Tumor produzierte Substanz blockiert die Ausschüttung von Acetylcholin aus dem präsynaptischen Element.

Leitsymptom ist gleichfalls eine belastungsabhängige Muskelschwäche. Differentialdiagnostisch gegenüber der Myasthenia gravis bezeichnend sind fehlende oder wenig ausgeprägte Symptome im Hirnnervenbereich, frühzeitig fehlende Muskeleigenreflexe sowie eine Prädilektion der Muskelschwäche im Bereich der unteren Extremitäten.

Seltene Sonderformen

Unter seltenen Sonderformen sei die kongenitale Myasthenia gravis in diesem Zusammenhange nur gestreift. Ihr liegen strukturelle Anomalien des postsynaptischen Elementes zugrunde. Acetylcholinrezeptorantikörper im Serum sind in der Regel nicht nachweisbar.

Differentialdiagnostisch wichtig sind arzneimittelinduzierte myasthene Syndrome, insbesondere unter Therapie mit D-Penicillamin.

Unspezifische (pseudomyasthene) Rekationen werden z.B. unter Lithium oder β-Blockern hervorgerufen.

7.6 Begleitmyopathien bei neurogenen Muskelatrophien

Jede Affektion des peripheren Motoneurons bedingt im Muskel die Ausbildung einer neurogenen Muskelatrophie. Je nach Art der Läsion, Quantität und zeitlichem Verlauf kann das nicht denervierte Restparenchym meist über den Mechanismus einer Anpassungshypertrophie eine sog. „Begleitmyopathie" entwickeln, die klinisch eine Progredienz der Muskelschwäche, in den technischen Befunden eine mäßige CK-Erhöhung sowie begleitende „myopathische" Veränderungen im EMG nach sich zieht.

Pathogenetisch wichtig ist das Versagen der trophischen Versorgung der Muskelfasern. Im Rahmen der Hypertrophie nimmt die Kapillarisierung nicht in gleichem Maße zu, wodurch die Diffusion der Nährstoffe limitiert wird (Analogie zum Linzbach-Gesetz am Myokard).

Ähnliche Mechanismen müssen internistisch bedacht werden, wenn ein Patient mit einer residualen neurogenen Muskelatrophie (z.B. Zustand nach Poliomyelitis) später eine obliterierende Angiopathie entwickelt.

8 Myoglobinurien

Idiopathische Myoglobinurie (Meyer-Betz-Syndrom): Seltene Störung mit paroxysmalen schmerzhaften Muskelschwellungen, vorwiegend der Beine.

Myoglobinurie bei Starkstromverletzung, schweren Durchblutungsstörungen, Quetschungen und ausgedehnten Verletzungen der Muskulatur, bei schweren Krampfanfällen, beim Crush-Syndrom. Schädigung der Nierenfunktion im Sinne einer interstitiellen Nephropathie.

Epidemische Myoglobinurie (Haff-Krankheit): Durch Harze ausgelöste Störung, bei der fleischfarbener Urin (ohne Hämaturie!) auftritt. Positive Benzidinprobe.

9 Literatur

Dubowitz V (1978) Muscle disorders in childhood. In: Schaffer A, Markowitz M (eds) Major problems in clinical pediatrics, vol 16. Saunders, London

Dubowitz V (1985) Muscle biopsy: a practical approach. Ballière Tindall, London

Engel AG, Banker BQ (1976) Myology, vol. I, II. Mc Graw Hill, New York

Ludin AP (1981) Praktische Elektromyographie. Enke, Stuttgart

Pongratz D (1983) Entzündliche Muskelerkrankungen. In: Matthies A (Hrsg) Rheumatologie. Springer, Berlin Heidelberg New York (Handbuch der Inneren Medizin, Bd 6/2C, S 339–359)

Pongratz D, Mittelbach F, Struppler A, Hoffmann A (1984) Muskelerkrankungen. In: Bernsmeier A, Schrader A, Struppler A (Hrsg) Differentialdiagnose neurologischer Krankheitsbilder. Thieme, Stuttgar, S 10.1–10.73

Schröder JM (1982) Pathologie der Muskulatur. Springer, Berlin Heidelberg New York

Swash M, Schwartz MS (1981) Neuromuscular diseases. A practical approach to diagnosis and management. Springer, Berlin-Heidelberg-New York

Vinken PJ, Bruyn GH (1979) Diseases of muscle, Part I, II. North Holland, Amsterdam (Handbook of Clinical Neurology, vol. 40, 41)

Kapitel 46 Struma, Störungen der Schilddrüsenfunktion

T. Mackenroth und P.C. Scriba

INHALT

1 Methoden der Schilddrüsendiagnostik und ihre differential-diagnostische Wertigkeit

Grundlage jeder Schilddrüsendiagnostik bleibt die qualifizierte Erhebung von Anamnese und Befund, die den sinnvollen und rationellen Einsatz der zahlreichen diagnostischen Methoden erst ermöglicht im Sinne einer gezielten Fragestellung.

Auch sollte konsequent unterschieden werden zwischen Grunderkrankung und Funktionslage der Schilddrüse, die nicht notwendigerweise miteinander gekoppelt sind. Die In-vitro-Diagnostik dient unter anderem der Erfassung des Funktionszustandes und bedient sich laborchemischer Methoden. Die In-vivo-Diagnostik mit bioptischen bzw. bildgebenden Verfahren wird in der Regel eingesetzt zur Erfassung der zugrunde liegenden Schilddrüsenerkrankung.

1.1 In-vitro-Bestimmungen

Die Bestimmung der *Schilddrüsenautoantikörper* hilft vor allem bei der Diagnostik immunogener Schilddrüsenerkrankungen. Klinisch relevant sind Antikörper gegen Schilddrüsenmikrosomen (MAK) und gegen Thyreoglobulin (TAK). Der Nachweis ist mittels Radio- oder Enzymimmunoassay sowie durch indirekte Immunfluoreszenz möglich. In niedrigen Titern sind mikrosomale Schilddrüsenautoantikörper auch bei Schilddrüsengesunden (ca. 6–9%) nachweisbar, Antikörper gegen Thyreoglobulin ebenfalls (ca. 2%). Mit zunehmendem Alter steigt das Vorkommen an, ohne daß eine zugrundeliegende Schilddrüsenerkrankung nachgewiesen werden kann. Hohe Antikörpertiter gegen Thyreoglobulin bei gleichzeitig meist niedrigeren MAK-Titern sind typisch für die Hashimoto-Thyreoiditis. Bei Hyperthyreosen vom Typ des M. Basedow wird eher ein umgekehrtes Verhalten, d.h. relativ hohe MAK-Titer und eher niedrigere TAK-Titer, beobachtet (30–60% der Fälle). – Bei 70% dieser Patienten werden außerdem *schilddrüsenstimulierende Antikörper (TSI)* gefunden. Sie sind vor allem bezüglich der differentialdiagnostischen Abgrenzung zur nicht immunogenen, diffusen oder multifokalen Schilddrüsenautonomie von hoher Spezifität, soweit diese Abgrenzung nicht bereits durch das Vorliegen einer endokrinen Orbitopathie (s. Kap. 47) zweifelsfrei möglich ist. Die Bestimmung anderer Schilddrüsen-

Tabelle 46.1. Beeinflussung der TT$_4$- (und TT$_3$-)Bestimmungen im Serum

Verminderte Bindungskapazität (=„falsch-niedrige" Werte) bei	Erhöhte Bindungskapazität (=„falsch-hohe" Werte) bei
renalem/gastrointestinalem Eiweißverlust	Schwangerschaft
dekompensierter Leberzirrhose	Neugeborenen
konsumierenden Erkrankungen, Fasten	akuter Hepatitis
Postaggressionsstoffwechsel	akutem Schub einer chronischen Hepatitis
Medikation mit anabolen Steroiden Phenylbutazon Salizylaten Heparin Prednisolon Diphenylhydantoin u.a.	Medikation mit Östrogenen, Kontrazeptiva u.a. genetisch bedingter TBG-Vermehrung
genetisch bedingtem TBG-Mangel	

Tabelle 46.2. Mögliche Ursachen eines Low-T$_3$-Syndroms (mod. nach Meng, Knappe, Dabels)

Neugeborene, Senium

Katabolismus bei
  Hunger und Fasten
  Diabetes mellitus
  Anorexia nervosa
  schweren Allgemeinerkrankungen (Sepsis, Tumoren, chronischen Entzündungen, Traumen, Myokardinfarkten, Niereninsuffizienz im Terminalstadium u.a.)
  Postaggressionsstoffwechsel

Schwere körperliche Arbeit

Hitzeeinwirkung

Medikation mit
  Glukokrotikoiden
  β-Blockern
  jodhaltigen Kontrastmitteln
  Dicumarolpräparaten u.a.

autoantikörper (Antikörper gegen das zweite Kolloidantigen, Antikörper gegen Zelloberflächenantigen) spielen mit Ausnahme der Antikörper gegen Schilddrüsenhormon (T$_3$-Antikörper, T$_4$-Antikörper) zur Zeit noch keine bedeutende Rolle in praxi.

Zur direkten *Bestimmung des Gesamtthyroxins (TT$_4$)* im Serum stehen spezifische Radioimmunoassays, Enzymimmunoassays, Lumineszenzimmunoassays oder Fluoreszenzpolarisationsverfahren zur Verfügung. Fehlinterpretationen sind durch Beeinflussung der T$_4$- (bzw. T$_3$-)Bindung im Serum möglich (Tabelle 46.1). Die genannten sowie alle anderen unten angegebenen Schilddrüsenhormonbestimmungsmethoden sind außerdem zu beeinflussen durch Schilddrüsenhormonmedikation sowie durch T$_4$- oder T$_3$-bindende Antikörper (selten!). Jodkontamination hat keinen störenden Einfluß auf die genannten Verfahren. – In gleicher Weise wird die *direkte Bestimmung des Gesamttrijodthyronins (TT$_3$)* mittels RIA durchgeführt. Diese Bestimmung hat vor allem Bedeutung bei der geringen Zahl isolierter T$_3$-Hyperthyreosen (z.B. bei einem kleinen Teil der „Basedow-Hyperthyreosen" oder der autonomen Adenome). Eine geringe TT$_3$-Erhöhung findet sich auch bei Jodmangelstrumen, was unter Umständen differentialdiagnostisch problematisch sein kann. Eine beginnende Hypothyreose kann durch vermehrte T$_4$/T$_3$-Konversion unter Umständen noch kompensierbar sein; in diesem Fall finden sich laborchemisch noch „euthyreote" T$_3$-Werte. Die ver-

schiedenen Ursachen falsch-niedriger TT$_3$-Befunde, vor allem durch hepatische Konversionshemmung verursacht, sind in Tabelle 46.2 zusammengefaßt (Low-T$_3$-Syndrom).

Unabhängig von der Bindungskapazität ist die *direkte Bestimmung des freien Thyroxins (fT$_4$)* im Serum durch RIA. Die Zuverlässigkeit der unterschiedlichen gebräuchlichen Verfahren ist jedoch besonders bei multimorbiden Schwerstkranken in der Klinik eingeschränkt. Indirekte Rückschlüsse auf die Konzentration des freien Thyroxins erlaubt der Quotient aus TT$_4$-Konzentration und radioimmunologisch ermittelten TBG-(thyroxinbindenden Globulin-)Werten, der als *T$_4$/TBG-Quotient* die Störbeeinflussung durch T$_4$-Bindungskapazitäten meist eliminiert. Obwohl aufgrund der geringeren Affinität des Trijodthyronins zu seinen Trägerproteinen, dessen radioimmunologische Bestimmung weniger TBG-abhängig ist, läßt sich durch *fT$_3$-RIA* auch dieser Störfaktor ausschalten. Andere Verfahren zur Thyroxinbestimmung wie T$_4$- bzw. T$_3$-Test (nuklearmedizinische Verfahren nach dem Prinzip der kompetitiven Proteinbindungsanalyse) oder Bestimmung des proteingebundenen Jods (PBJ) sind heute kaum noch gebräuchlich.

Vor allem als Tumormarker in der postoperativen Nachsorge des Schilddrüsenmalignoms ist die *Bestimmung des Thyreoglobulins* (TG) mittels RIA im Serum unerläßlich. Nach vollständiger Strumektomie sollte das vom Schilddrüsenepithel in das Follikellumen sezernierte TG, das im Serum normalerweise in geringen Mengen zu bestimmen ist, nicht mehr nachweisbar sein. Dieser Verlaufsparameter ist in der Tumornachsorge von besonderer Bedeutung, da Spätrezidive oder -metastasen primär jodspeichernder Tumoren oft kein Radiojod mehr speichern, Thyreoglobulin jedoch in meßbaren Serumkonzentrationen zu sezernieren in der Lage sind. Auch für primär nicht jodspeichernde Schilddrüsenmalignome kann TG als Tumormarker in diesem Sinne verwendet werden; einschränkend ist zu erwähnen, daß in ca. 10% der Fälle durch die TSH-suppressive Schilddrüsenhormontherapie die TG-Synthese völlig supprimiert werden kann. – Als spezifischer Tumormarker medullärer Schilddrüsenkarzinome kann das mittels RIA zu bestimmende Serumkalzitonin angesehen werden (vgl. 6).

Grundlage des wichtigsten heute gebräuchlichen Funktionstestes bildet die radioimmunologische *Bestimmung von TSH* (Thyroid stimulating Hormone). Bei primärer (= thyreogener) Hypothyreose sind die Werte über 4,0 mE/l erhöht (Spezifität und Sensitivität nahe 100%). Die untere Nachweisgrenze der Methode sollte zwischen 0,5 und 1 mE/l liegen. Eine Suppression der TRH-Sekretion ist bei Anwendung nicht supersensitiver Assays aufgrund verfahrenstechnischer Mängel nur mit dem negativen Ausfall des TRH-Testes (s. unten) im Sinne der Bestätigung des Verdachts auf hyperthyreote Stoffwechsellage zu erfassen (Sensitivität nahe 100%, Spezifität eingeschränkt, s. unten). Künftig wird durch Verwendung „supersensitiver" TSH-Immunoassays (mit einer Nachweisgrenze unter 0,1 mE/l) eine primäre Differenzierung zwischen normalen, supprimierten und erhöhten TSH-Werten ohne Anwendung eines TRH-Testes möglich sein.

Nach Applikation von 200 μg TRH (Thyreotropin Releasing Hormone) intravenös – *TRH-Test* – steigt beim Gesunden der TSH-Serumspiegel 30 min nach Injektion um 2,5–25 mE/l gegenüber dem Basalwert an (*Δ*TSH: 2,5–25 mE/l); eine Hyperthyreose ist damit ausgeschlossen. Bleibt ein entsprechender Anstieg aus, spricht man von einer „Grenzhyperthyreose", auch wenn alle übrigen Schilddrüsenfunktionsparameter (s. oben) noch im Normbereich liegen und klinische Hyperthyreosezeichen fehlen. Störeffekte im Sinne einer Dämpfung der TSH-Antwort finden sich jedoch durch Medikation mit Schilddrüsenhormonen, L-Dopa, Acetylsalicylsäure, hochdosierter Jodid- oder Kortikoidgabe sowie bei schweren Allgemeinerkrankungen und dekompensierter Leberzirrhose. Dennoch ist ein negativer TRH-Test (*Δ*TSH unter 2,5 mE/l) das empfindlichste Kriterium, das den

Nachweis einer hyperthyreoten Stoffwechsellage durch Schilddrüsenhormonbestimmungen erforderlich macht (s. 2). Für die Verlaufskontrolle bei Hyperthyreose ist der TRH-Test nicht geeignet, da er während und auch noch länger nach Behandlung negativ ausfallen kann (persistente Suppression). – Bei primär-hypothyreoter Stoffwechsellage fällt der TRH-Test überschießend positiv aus (*Δ*TSH über 25 mE/l); bei sonst unauffälligem peripheren Hormonstatus kann dies Hinweis auf eine beginnende Hypothyreose sein. – Eine praktikable Variante des TRH-Testes mit einer Minderung der bei i.v.-Applikation beobachteten, seltenen Unverträglichkeitsreaktionen stellt die TRH-Applikation via Nasenschleimhaut (Einzeldosis 2 mg) dar; auch hier erfolgt die Blutentnahme für die zweite TSH-Bestimmung 30 min nach Applikation.

Der früher gebräuchliche TSH-Test ist heute wegen möglicher Auslösung thyreotoxischer Krisen obsolet. – Der Radiojodzweiphasentest hat seine Bedeutung in der Funktionsdiagnostik verloren und dient heute fast ausschließlich der Ermittlung zu applizierender Radiojodaktivität für die Therapie.

1.2 In-vivo-Verfahren

Zentrale Bedeutung unter den In-vivo-Diagnoseverfahren nimmt die *Schilddrüsensonographie* ein. Mit dieser nichtinvasiven, nebenwirkungsfreien und nicht belastenden Untersuchung lassen sich Aussagen machen im Rahmen von Erstuntersuchungen und vor allem von Verlaufsuntersuchungen Schilddrüsenkranker. Lage, Größe, Echomuster bzw. -struktur der Schilddrüse sind zuverläßig und objektiv beurteilbar (Abb. 46.1). Echodichtere oder echoarme/echofreie Bezirke geben Hinweis auf malignitätsverdächtige Areale, Adenome bzw. Zysten und erlauben eine gezielte Feinnadelpunktion unter sonographischer Kontrolle. Der erfahrene Untersucher kann in Grenzen aufgrund des beobachteten Echomusters Rückschlüsse auf die vorliegende Grunderkrankung ziehen.

In Kombination mit der *Schilddrüsenszintigraphie* erhöht sich der Aussagewert sonographisch erhobener Befunde. Heute erfolgt die szintigraphische Darstellung der Schilddrüse meist mit einer γ-Kamera nach Injektion von [99m]Technetium-Pertechnat. Künftig wird nach Lösung der vorwiegend verfahrenstechnischen Probleme das vorteilhafte [123]J eingesetzt werden können. Nur bei

Schilddrüsenvolumetrie

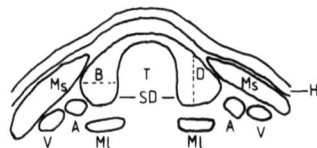

A–Arteria carotis   Ms–Musculus sternocleido-
B–Breite   mastoideus
D–Dicke   Ml–Musculus longus colli
H–Haut   SD–Schilddrüse
L–Länge   T –Trachea
                              V –Vena jugularis

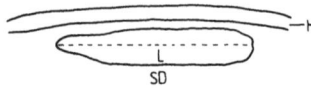

SD–Volumen je Lappen in ml=Breite × Dicke × Länge (mm)
                                              × Korrekturfaktor (0,479)

Abb. 46.1. Schematische Übersicht der Organe des vorderen Halsbereiches in der Sonographie mit Diametern zur Schilddrüsenvolumetrie

spezifischen Fragestellungen (z.B. Struma maligna) kommen langlebigere Radionuklide wie ^{131}J zur Anwendung. Ein Nachweis von Aktivität im Szintigramm belegt die Anwesenheit von Schilddrüsengewebe. Überspeichernde Bezirke („heiße Knoten") finden sich bei Schilddrüsenautonomie, kaum oder nicht speichernde Areale liegen vor bei degenerierten Knoten, Schilddrüsenzysten aber auch bei Struma maligna. Bei vorliegender Schilddrüsenautonomie weist die Wiederholung des Szintigramms mit gesteigerter Empfindlichkeit (übersteuertes Szintigramm) auch primär nicht speicherndes, paranodales Gewebe szintigraphisch nach (dekompensiertes autonomes Adenom) (vgl. Abb. 46.2). Die isolierte Darstellung eines kompensierten autonomen Adenoms gelingt mit einem unter suppressiver Schilddrüsenhormonmedikation durchgeführten Szintigramm; hierbei lassen sich auch disseminierte oder multifokale, autonome Schilddrüsenbezirke szintigraphisch darstellen (s. Abb. 46.2) und durch Ermittlung eines 3-Clearanceäquivalentes in ihrer funktionellen Relevanz abschätzen (Tc-uptake) (vergl. 3.1.2).

Die durch *Feinnadelpunktion* gewonnene Schilddrüsenpunktionszytologie – unter sonographischer Kontrolle durchgeführt – ist von zentraler Bedeutung beim Nachweis malignen Schilddrüsengewebes (s. 6). Ein fehlender zytologischer Malignitätsnachweis in klinisch verdächtigen Arealen

(„kalte Knoten", Rezidivstrumen, sich rasch vergrößernde Knotenstrumen etc.) darf jedoch nie als Ausschluß eines Schilddrüsenmalignoms angesehen werden. Die durch Schilddrüsenzytologie möglichen Diagnosen gibt die folgende Übersicht wieder; Voraussetzung ist jedoch immer die Auswertung durch einen erfahrenen Untersucher.

Durch Punktionszytologie mögliche Diagnosen

Kolloidstruma,
regressive Veränderungen
Schilddrüsentumoren und deren Klassifizierung
Schilddrüsenentzündungen und deren Klassifizierung,
Metastasen nicht thyreoidaler Malignome,
prämaligne Schilddrüsenveränderungen (onkozytäre/follikuläre Neoplasie).

Radiologische Untersuchungen sind bei speziellen Fragestellungen durchzuführen. Restrosternale Strumaanteile und Trachealverlagerung bzw. -kompression sind bereits in der Röntgenthoraxaufnahme (a.p. und seitlicher Strahlengang) beurteilbar, Trachealstenose und Tracheomalazie als Lokalkomplikationen einer Struma lassen sich mit Tracheaspezialaufnahmen, Trachealtomogramm und im Saug- und Preßversuch verifizieren. Ergänzend soll bei Verdacht auf funktionell wirksame

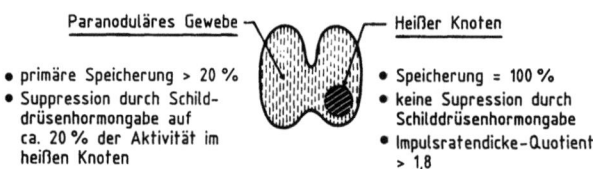

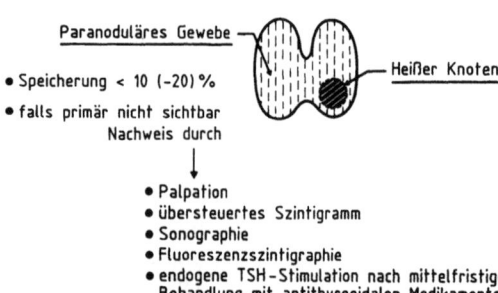

Abb. 46.2. Schematische Darstellung des szintigraphischen Befundes bei kompensiertem und dekompensiertem autonomen Schilddrüsenadenom

Tracheaspezialaufnahmen, Trachealtomogramm und im Saug- und Preßversuch verifizieren. Ergänzend soll bei Verdacht auf funktionell wirksame Trachealstenose eine Ganzkörperplethysmographie durchgeführt werden. Obere Ösophagusvarizen (sog. Downhill-Varizen), Ösophagusverlagerung und/oder -infiltration sind im Ösophagusbreischluck oder bei Ösophagoskopie nachweisbar. – Lage, Größe und Form der Schilddrüse können auch computertomographisch beurteilt werden; restrosternale, intrathorakale und retrotracheale Strumaanteile sind eher durch das Computertomogramm (s. auch 6) als durch Sonographie nachzuweisen. Gleiches gilt für Infiltrationen des umgebenden Fett- und Muskelgewebes sowie der Trachea bei maligner Struma und für Lokalrezidive bzw. -metastasen in der postoperativen Nachsorge. Wichtig ist die Vermeidung jodhaltiger Kontrastmittel, solange noch mit Radiojod szintigraphiert oder therapiert werden kann. In der differentialdiagnostischen Klärung der röntgenologischen oberen Mediastinalverbreiterung muß das Szintigramm vor dem Computertomogramm (leider meist mit Kontrastmittel) rangieren.

1.3 Unspezifische Verfahren

Im Gefolge der generalisierten Stoffwechselbeeinflußung durch Schilddrüsenfunktionsstörungen sind einige klinische und laborchemische Meßparameter häufig pathologisch verändert. Diagnostische Wertigkeit kommt diesen heute jedoch nicht mehr zu.

Im Gefolge einer Hypothyreose kommt es nahezu regelhaft zu einer auch quantifizierbaren Verlängerung der Achillessehnenreflexzeit (bei Hyperthyreose Verkürzung). Ein verlangsamter ASR wird auch bei Unterkühlung oder diabeti-

scher Polyneuropathie beobachtet. Die Pulswellenerscheinungszeit (PEZ), gemessen als Zeitdifferenz zwischen Kammerkontraktion im EKG (QRS-Komplex) und Auftreten des diastolischen Korotkow-Geräusches, bietet eine Unterscheidungsmöglichkeit zwischen Euthyreose einerseits und Hyperthyreose (PEZ verkürzt) bzw. Hypothyreose (PEZ verlängert) andererseits.

Unspezifisch aber differentialdiagnostisch interessant sind die Erhöhung von Kreatinphosphokinase und Cholesterin im Serum bei Hypothyreose ebenso wie die Serum- und Urinkalziumerhöhung, die gelegentliche Hyperkaliämie und Hypernatriämie sowie die Erhöhung der alkalischen Phosphatase und der Lymphozyten bei manifester Hyperthyreose. Diese Parameter sind allenfalls orientierend im Verlauf einer Therapie hilfreich.

2 Empfehlungen zur Diagnostik von Schilddrüsenfunktionsstörungen

Die Anamnese sowie der klinische Untersuchungsbefund (s. unten) sind die Basis der Diagnostik von Schilddrüsenfunktionsstörungen. Die anschließende Diagnose der zugrundeliegenden Schilddrüsenerkrankung ist prinzipiell unabhängig von der Funktionslage zu stellen.

In Abhängigkeit vom Befund kommt die laborchemische Funktionsdiagnostik zum Einsatz: die Sektion Schilddrüse der Deutschen Gesellschaft für Endokrinologie empfiehlt den Ausschluß einer Schilddrüsenfunktionsstörung für den Fall, bei dem das Vorliegen einer Funktionsstörung klinisch höchstens möglich, aber eher unwahrscheinlich ist und den Nachweis einer Schilddrüsenfunktionsstö-

Tabelle 46.3. Ausschluß und Nachweis von Schilddrüsenfunktionsstörungen (nach Scriba, P.C. et al. (1985)) *I* unbedingt erforderlich, *II* in zweiter Linie erforderlich, *III* diagnostische Ausweitung, *o* nicht erforderlich

	Anamnese/ Untersuchung	TT_4	TT_3	Freies SD-Hormon[a]	TSH[b]	TRH-Test
Nachweis Euthyreose	I	o	o	o	o	II
Ausschluß Hyperthyreose	I	o	o	o	o	I
Nachweis Hyperthyreose	I	I	I	I	o	II
Ausschluß primärer Hypothyreose	I	o	o	o	I	II
Nachweis primärer Hypothyreose	I	I	o	I	II	III

[a] T_4/TBG-Quotient oder fT_4
[b] Vgl. sog. supersensitive TSH-Bestimmung

rung für den Fall, bei dem diese Funktionsstörung klinisch mindestens wahrscheinlich ist. Die hierzu einzusetzenden diagnostischen Verfahren sind in der Tabelle 46.3 wiedergegeben.

3 Hyperthyreose

Kardiale Beschwerden (Tachykardien, tachykarde Rhythmusstörungen etc.), Gewichtsverlust, Schwitzen, Unruhe und Erregungszustände sind die Leitsymptome einer hyperthyreoten Stoffwechsellage. Die katecholaminsensibilisierende Wirkung von Schilddrüsenhormon erklärt die kardiale Symptomatik: Ruhetachykardie oder tachykarde Rhythmusstörungen objektiv in über 90% der Fälle (auch ventrikuläre Extrasystolie, Vorhofflimmern etc.) sowie Hypertonie mit großer Blutdruckamplitude und Wärmegefühl als Zeichen peripherer Durchblutungssteigerung. Dyspnoe und Belastungseinschränkung sind Hinweis auf eine möglicherweise thyreotoxische Kardiomyopathie mit beginnender Herzinsuffizienz, die bis zum Terminalstadium mit Ruhedyspnoe, Kardiomegalie etc. fortschreiten kann. Auch pektanginöse Beschwerden sind möglich. Die kalorigene Wirkung des Thyroxins zeigt sich in geröteter, warmer und feuchter Haut, Hyperhidrosis und Thermophobie. Stoffwechselsteigerung durch Schilddrüsenhormon führt zu Abmagerung und Gewichtsverlust bei oft gesteigertem Appetit. Haarausfall (Kopf, Axilla) tritt gehäuft auf. Endokrine Orbitopathie und Pigmentverschiebungen im Sinne einer Vitiligo sind dagegen beweisend für das Vorliegen einer immunogenen Hyperthyreose (s. Kap. 47). Bei Vorliegen dieser Grunderkrankung imponiert ferner oft eine schwirrende Struma. Kennzeichen jeder Hyperthyreose ist eine deutliche Reflexzeitverkürzung. Häufigkeit und Art der subjektiven Symptome im Gefolge einer hyperthyreoten Stoffwechsellage sind in Abb. 46.3 zusammengefaßt.

Das klinische Vollbild einer Hyperthyreose ist vor allem wegen der „ansteckenden Unruhe" mit Nestelsucht und Hypermotilität beeindruckend und unverkennbar.

Diagnostisch problematisch, weil oft atypisch oder monosymptomatisch verlaufend, ist die Hyperthyreose des älteren Menschen: bei der **Altershyperthyreose** (10–17% aller Hyperthyreosen manifestieren sich nach dem 60. Lebensjahr) stehen Organsymptome im Vordergrund wie Ge-

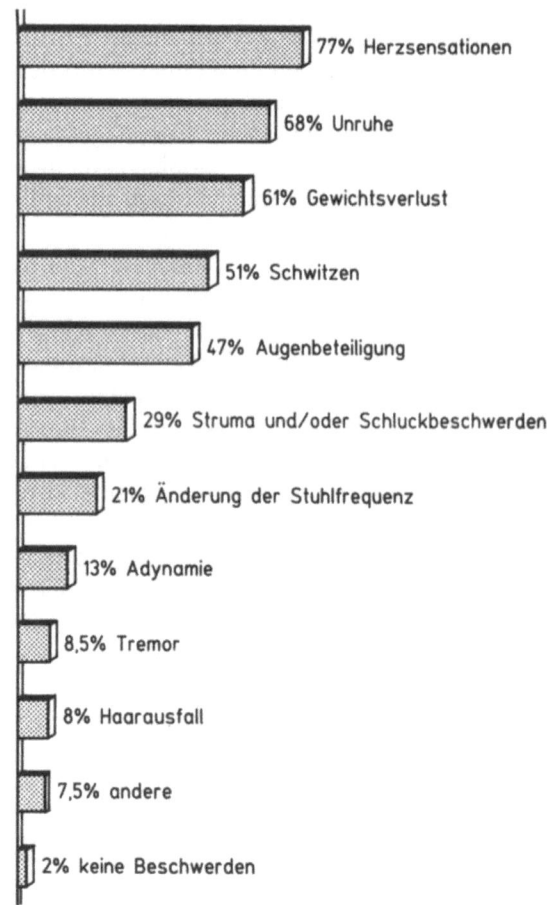

Abb. 46.3. Subjektiv angegebene Symptome bei hyperthyreoten Patienten (n = 101) mit Immunthyreopathie vom Basedowtyp

wichtsverlust, Muskelschwäche, Tremor und vor allem eine kardiale Symptomatik wie absolute Tachyarrhythmie bei Vorhofflimmern, andere tachykarde Rhythmusstörungen oder pektanginöse Beschwerden. Dies bietet reichlich Möglichkeit zu Fehldiagnosen. Eine oft ausgeprägte Antriebsarmut mit depressiver Verstimmung prägt nicht selten das klinische Erscheinungsbild.

Selten ist die klinische Exazerbation einer (oft unerkannten) Hyperthyreose im Sinne einer **thyreotoxischen Krise.** Die auslösenden Pathomechanismen sind unbekannt; prinzipiell besteht die Möglichkeit einer thyreotoxischen Krise bei jeder Hyperthyreose, egal welcher Ursache. Vor allem unkontrollierte Jodbelastung (Röntgenkontrastmittel!) und Streßbelastungen im Rahmen von Operationen, Traumen, Infekten u.a. sind auslösend wirksam. Klinisch imponieren eine Hyperthermie (bis 41 °C), eine Hyperhidrosis, unter Umständen rezidivierendes Erbrechen und profuse, wäßrige Durchfälle. In der Folge kommt es zu extremer Exsikkose mit Hyperosmolarität des Serums. Tachykarde Herzrhythmusstörungen (z.B. Sinustachykardien, absolute Tachyarrhythmie bei Vorhofflimmern bis hin zu 200 Schlägen/min) sind die Regel. Terminal kann es zu therapierefraktärem Herz-Kreislauf-Versagen kommen. Die neurologischen Begleiterscheinungen sind vielgestaltig: psychomotorische Unruhe, pseudobulbäre Sprache, Somnolenz und Adynamie können anfangs vorhanden sein und sich im Verlauf über delirante Zustandsbilder bis hin zum komatösen Vollbild verschlimmern. Die (in diesem Fall nur im nachhinein mögliche) laborchemische Diagnosesicherung ist oben beschrieben.

Die klinische *Differentialdiagnose* hyperthyreoter Zustandsbilder ist breit gefächert und am Symptom orientiert. Vor allem sind zu erwägen: kardiale Erkrankungen (kranker Sinusknoten, koronare Herzkrankheit, Myokarditis, Herzinsuffizienz, Hypertonus oder Herzrhythmusstörungen anderer Ursache u.a.), Tumoren (Gewichtsverlust, Diarrhöen), Myasthenie (Ermüdbarkeit, Adynamie, periodische Paralysen (s. 45.7.5)) sowie ein chronischer Alkohol- oder Weckaminabusus, der die vegetativen Symptome einer Hyperthyreose vortäuschen kann. Anlaß zu Fehldiagnosen ist oft auch ein unter Umständen ausgeprägtes endokrines Psychosyndrom bis hin zu psychotischen Erscheinungsbildern (z.B. auch Involutionsdepression als Fehldiagnose bei Altershyperthyreose). Differentialdiagnostisch schwieriger kann die Abgrenzung gegenüber dem Phäochromozytom sein (s. 20.4.1). Auch hier können sich tachykarde Herzrhythmusstörungen, innere Unruhe, Hypertonus, Gewichtsverlust sowie eine diabetische Stoffwechsellage mit Glukosurie und starkes Schwitzen finden; sogar Strumen kommen vor. Wegweisend sind hier die Ergebnisse der (wiederholten!) Bestimmungen von Vanillinmandelsäure, Katecholaminen und Metanephrinen im Sammelharn sowie unter Umständen eine Katecholaminbestimmung im Blut (mittels RIA).

Die vegetative Labilität bereitet ebenfalls oft Probleme in der klinischen Differentialdiagnose. Gegen eine Hyperthyreose sprechen jedoch folgende hierbei vorkommenden Symptome: kühle Extremitäten, Thermophilie, Gewichtskonstanz und Ruhepuls unter 100 Schlägen/min.

Eine differentialdiagnostische Abgrenzung der Symptome einer thyreotoxischen Krise gegenüber anderen Erkrankungen ist oft nicht möglich; hier

Tabelle 46.4. Mögliche Ursachen einer hyperthyreoten Stoffwechsellage (nach Krüskemper, H.L. et al.)

1. Immunthyreopathie
   bei Basedow-Hyperthyreose
   bei anderen (z.B. Hashimoto-Thyreoiditis)
2. Andere Entzündungen
   (z.B. Thyreoiditis de Quervain, Strahlenthyreoiditis)
3. Funktionelle Autonomie
   disseminiert
   unifokal (sog. „autonomes Adenom")
   multifokal
4. Neoplasien
   Adenome
   Karzinome
5. TSH- oder TSH-ähnliche Aktivitäten
   hypophysär
   paraneoplastisch
6. Jodexzeß
7. Exogene Hormonzufuhr
   (Thyreotoxicosis factitia)

kommen vor allem primär gastrointestinale Erkrankungen, septische Zustandsbilder jeder Art, Myokardinfarkt, Intoxikationen und neurologische Krankheitsbilder in Betracht. Erschwerend kommt hinzu, daß die genannten Erkrankungen zusätzlich vorhanden sein und an der Auslösung der thyreotoxischen Krise maßgeblich Anteil haben können.

Die zugrundeliegenden Schilddrüsenerkrankungen bei vorliegender Hyperthyreose sind in Tabelle 46.4 zusammengefaßt. Die Diagnose und Differentialdiagnose der Thyreoiditiden sowie der Schilddrüsenneoplasien werden unten (s. 5 und 6) abgehandelt. Neben der keine diagnostischen Schwierigkeiten bietenden Thyreotoxicosis factitia (Tg erniedrigt) sei an die Möglichkeit jodinduzierter Hyperthyreosen (vor allem bei Schilddrüsenautonomie) erinnert. Seltene Ursachen wie Hypophysenvorderlappenadenom, paraneoplastische TSH- oder TRH-Produktion stehen der weitaus überwiegenden Zahl der immunogenen und autonomen Schilddrüsenüberfunktion gegenüber (zusammen mehr als 95% der Fälle).

3.1 Hyperthyreose mit Struma

Dieser Gruppe sind die immunogenen Hyperthyreosen vom Typ des M. Basedow in den meisten Fällen ebenso zuzurechnen wie die Hyperthyreosen bei Schilddrüsenautonomie. Beide Erkrankungen kommen jedoch auch ohne objektivierbare

Schilddrüsenvergrößerung (sonographische Volumetrie!) vor. Im letzten Abschnitt soll eine Übersicht für andere, seltene Schilddrüsenerkrankungen mit Struma und Hyperthyreose gegeben werden.

3.1.1 Immunogene Hyperthyreose vom Typ des M. Basedow

Kennzeichnend ist der allen Hyperthyreosen dieser Gruppe gemeinsame Pathomechanismus mit Auslösung durch eine vermutlich genetisch mitbedingte Störung der immunologischen Kontrolle. Bei Prädisposition lösen vielfältige, zur Zeit noch nicht zu definierende Noxen ähnliche Reaktionsabläufe aus: B-Lymphozyten in der Schilddrüse produzieren thyreoideastimulierende Antikörper, die via TSH-Rezeptorbindung zu unkontrollierter Schilddrüsenhormonsynthese führen (Aktivierung der Adenylatcyclase). Zytotoxische Reaktionen sind von geringer Bedeutung. Das gehäufte familiäre Vorkommen, die überzufällig häufige Kombination mit anderen Autoimmunerkrankungen sowie die Assoziation mit bestimmten HLA-Antigenen (HLA-B 8, HLA-DR 3) stützen die diskutierte Pathogenese.

Die klinische Ausprägung ist demgegenüber nicht einheitlich: von der klassischen Symptomentrias des „Morbus Basedow" mit Hyperthyreose, Exophthalmus (endokriner Orbitopathie) und Struma können fakultativ die beiden letztgenannten fehlen.

Die *Diagnose* einer Hyperthyreose vom Typ des Morbus Basedow gilt als gesichert bei Vorliegen einer endokrinen Orbitopathie oder bei Nachweis von TSI (TSH-rezeptor stimulierenden Antikörpern) neben den vorbeschriebenen klinischen und laborchemischen Zeichen der Hyperthyreose. Auch ohne Orbitopathie ist eine Hyperthyreose mit großer Wahrscheinlichkeit einer autoimmunen Genese zuzuordnen bei Vorliegen einer schwirrenden Struma, bei Nachweis von Autoantikörpern gegen mikrosomales und/oder thyreoidales Antigen und bei Vorliegen anderer organspezifischer Autoimmunerkrankungen (Vitiligo, Perniciosa, Typ-I-Diabetes u.a.).

Meist liegt eine diffuse, seltener auch eine knotige Struma vor. Dies sollte in jedem Fall sonographisch, ggf. auch punktionszytologisch und szintigraphisch abgeklärt werden, vor allem zum Ausschluß einer Struma maligna. Der Lokalbefund ist

exakt zu dokumentieren mittels Sonographie (Volumetrie!) und ggf. auch Röntgenthoraxaufnahmen; Verlaufskontrollen sind so objektiv möglich. Eine funktionelle Beeinträchtigung der Ventilation (Trachealstenose, Tracheomalazie) ist durch Lungenfunktionsprüfung (Ganzkörperplethysmographie) zu erfassen. Hieraus ergeben sich unter Umständen entscheidende therapeutische Konsequenzen. Die endokrine Orbitopathie wird diagnostisch und differentialdiagnostisch unten abgehandelt (s. Kap. 47).

Die *Differentialdiagnose* gegenüber anderen Hyperthyreoseformen, insbesondere gegenüber der Schilddrüsenautonomie ist in der Regel aufgrund der vorbeschriebenen Antikörperkonstellation möglich, wenn nicht das Vorliegen einer endokrinen Orbitopathie bereits eindeutig eine immunogene Hyperthyreose diagnostizieren läßt. Lediglich die Frühform einer hypertrophen Immunthyreoiditis (s. 5.3), bei der sehr selten auch eine Struma mit endokriner Orbitopathie vorkommen kann, läßt sich ausschließlich punktionszytologisch abgrenzen. Insbesondere bei uni- oder multinodösen Strumen sollte immer an die Möglichkeit einer Struma maligna (s. 6) gedacht werden. Sonographie, Szintigraphie, Punktionszytologie und ggf. diagnostische Operation dienen hier der Klärung.

3.1.2 Schilddrüsenautonomie

Die eigentliche Ursache dieser Schilddrüsenerkrankung ist unbekannt. Man diskutiert eine Hyperplasie mit TSH-unabhängiger, „autonomer" Schilddrüsenhormonproduktion als Ausdruck einer Maladaptation bei alimentärem Jodmangel. In anderen Fällen liegt vielleicht auch eine erhöhte Proliferationsrate präformierter autonomer Zellen des Schilddrüsengewebes (monoklonale Vermehrung) vor. Die Manifestationsform reicht vom uninodalen Schilddrüsenadenom über bi- und multifokale Adenome bis hin zur disseminierten Autonomie der Schilddrüse. Eine Struma ist nicht obligat, jedoch meist vorhanden. Eine Erstmanifestation im Gefolge einer Jodbelastung ist typisch. Die Einteilung wird nach szintigraphischen Kriterien vorgenommen: *kompensierte Schilddrüsenautonomie* liegt vor bei einer paranodalen Speicherung über 20% des Speicherungsmaximums (=100%). Eine *dekompensierte Schilddrüsenautonomie* zeigt eine paranodale Speicherung unter 10% des Speicherungsmaximums. Zwischen 10 und 20% paranodaler Aktivität zeigen einige Grenzfälle (s. Abb. 46.2). Zur Schilddrüsenfunktionslage besteht keine strenge Korrelation, wenngleich auch kompensierte Autonomie meist mit euthyreoter und dekompensierte Autonomie eher mit hyperthyreoter Stoffwechsellage einhergeht.

Die *Diagnose* wird somit primär szintigraphisch gestellt (s. Abb. 46.2). Neuerdings wird die genannte Einteilung mehr und mehr verlassen zugunsten einer differenzierten, die funktionelle Relevanz der vorliegenden Autonomie berücksichtigenden Quantifizierung. Dies gelingt durch szintigraphische Ermittlung eines Jodid-Clearanceäquivalentes (Tc-uptake); in Grenzfällen nach standardisierter suppressiver Schilddrüsenhormon-Vorbehandlung.

Im Gegensatz zur immunogenen Hyperthyreose gehört der Nachweis von Schilddrüsenautoantikörpern nicht zum Krankheitsbild. Eine endokrine Orbitopathie kommt nicht vor. Die szintigraphische Diagnostik ist unter 1.2 beschrieben. Bei vorliegender Hyperthyreose verbietet sich selbstverständlich die Durchführung eines Szintigramms unter zusätzlicher Schilddrüsenhormongabe. Die vor Belastung mit jodhaltigen Kontrast- und Desinfektionsmitteln durchgeführte szintigraphische Untersuchung (ggf. mit Suppression) bietet leider den einzigen sicheren Schutz vor unliebsamen, auch forensischen Überraschungen im Sinne der Auslösung einer Hyperthyreose bei Schilddrüsenautonomie.

Eine sonographische Abklärung sollte in jedem Fall zusätzlich durchgeführt werden. Die notwendige Abgrenzung gegenüber malignen Schilddrüsenveränderungen (s. 6), vor allem bei zusätzlich szintigraphisch „kalten Knoten", macht die Gewinnung einer Punktionszytologie erforderlich, unter Umständen sogar die diagnostische Operation. Zur funktionellen Diagnostik und zur Klärung des Lokalbefundes gilt das zur immunogenen Hyperthyreose oben Gesagte hier in gleichem Maße.

3.1.3 Seltenere Schilddrüsenerkrankungen mit Hyperthyreose und Struma

Hier sind zunächst Thyreoiditisformen, die unter Umständen im Frühstadium eine hyperthyreote Stoffwechsellage aufweisen können, zu erwähnen:
▶ Die **Struma lymphomatosa Hashimoto** (s. 5.3) oder die **Thyreoiditis de Quervain** (s. 5.2). Mittel der Wahl in der differentialdiagnostischen Abgren-

zung ist in beiden Fällen der punktionszytologische Befund.
▶ Auch **sekundäre Hyperthyreosen** (hypophysär, hypothalamisch) können mit einer Schilddrüsenvergrößerung einhergehen. Wegweisend sind hier zusätzliche klinische Symptome von Seiten der Hypophyse: Kopfschmerzen, Sehstörungen (Chiasmasyndrom), sekundäre Nebennierenrindenfunktionsstörungen u.a. sowie die fehlende TSH-Suppression.
▶ Primär **maligne Schilddrüsenerkrankungen** (vor allem differenzierte Schilddrüsenkarzinome, s. 6) können in seltenen Fällen ebenfalls eine hyperthyreote Stoffwechsellage aufweisen, ja sogar Fernmetastasen können nach operativer Entfernung des Schilddrüsenprimärtumors noch eine Hyperthyreose unterhalten. Die (Operations-)Histologie, die bei klinischem Verdacht unbedingt erforderlich ist, klärt die Diagnose.
▶ **Paraneoplastische Hyperthyreosen** (durch tumorassoziierte TSH- oder TRH-ähnliche Proteine induziert) sind zu vermuten, wenn die vorbeschriebenen klinischen Hyperthyreosezeichen (unter Umständen auch mit Schilddrüsenvergrößerung) vorliegen bei nachgewiesenem Primärtumor (vor allem kleinzelliges Bronchialkarzinom, Pankreas- oder Hypophysentumoren), ohne daß sich Hinweise auf eine der anderen genannten Ursachen finden (Ausschlußdiagnose). Diese schilddrüsenstimulierenden Proteine werden oft nicht mit der Bestimmung des Basal-TSH erfaßt, was zusätzlich diagnostisch problematisch sein kann.

3.2 Hyperthyreosen ohne Struma

Prinzipiell können alle unter 3.1 genannten Schilddrüsenerkrankungen auch ohne Schilddrüsenvergrößerung einhergehen. Dies ist für die immunogene Hyperthyreose jedoch die Ausnahme; im Falle von Schilddrüsenautonomien fehlt bei 6–10% eine Struma.

Die **Thyreotoxicosis factitia** stellt den Hauptanteil der Fälle dieser Gruppe. Eine Schilddrüsenvergrößerung fehlt hier in der Regel, es sei denn, die Grunderkrankung (z.B. Struma bei Euthyreose) geht ihrerseits mit einer Struma einher. Eine anamnestische Klärung ist meist unproblematisch, in Zweifelsfällen kann der Nachweis der supprimierten Thyreoglobulinsekretion helfen. Selten ist auch im Initialstadium einer atrophischen Immunthyreoiditis (s. 5.3) eine Hyperthyreose manifest.

4 Hypothyreose

Das *klinische Bild* bei hypothyreoter Stoffwechsellage hängt entscheidend ab vom Manifestationszeitpunkt und vom Schweregrad einer Schilddrüsenunterfunktion: konnatale, unzureichend substituierte Hypothyreosen bieten zeitlebens das typische Bild mit Wachstumsverzögerung und teilweise schweren Intelligenzdefekten (**Kretinismus**). Bei Manifestation im Erwachsenenalter erkranken bevorzugt Frauen zwischen dem 40. und 60. Lebensjahr. Charakteristisch sind oft langjährig unerkannte Verläufe bis zur Diagnose beim klinischen Vollbild der Erkrankung (**Myxödem**). Bis zu diesem Zeitpunkt ist eine schleichende Verschlechterung des Allgemeinbefindens und vor allem eine meist fremdanamnestisch zu erfragende Persönlichkeitsveränderung abgelaufen. Am Anfang stehen uncharakteristische Allgemeinsymptome wie Adynamie, Ermüdbarkeit, Kälteintoleranz, rheumatische Beschwerden, Blässe, Konzentrationsstörungen und Desinteresse. Später können dann unter Umständen Organsymptome klinisch im Vordergrund stehen: kardiale Beschwerden (Angina pectoris, Herzinsuffizienz, bradykarde Rhythmusstörungen etc.), Dyspnoe und pulmonale Insuffizienz, Durchblutungsstörungen, Akroparaesthesien, Muskelschmerzen, Obstipation (bis zum kompletten Ileus), Anämie und neurologische Symptome wie Karpaltunnelsyndrom, Ataxie etc. Das Vollbild des Myxödems schließlich ist unverkennbar und charakterisiert durch Apathie mit extremer Verlangsamung, kühler, trockener und schuppender Haut mit Gesichtsödem („Schlitzaugen", sulzige Ohrläppchen) und peripheren Ödemen. Zusätzlich struppiges, glanzloses Haar sowie eine typische, knarrend rauhe und langsame Sprache. Diese Symptome sind zum Teil durch myxödematöse Organveränderungen in Form von Einlagerung hydrophiler Mukopolysaccharide erklärbar. Auch eine unter Umständen klinisch führende depressive Stimmungslage, seltener paranoide oder agitierte Zustandsbilder kommen vor. Eine Struma ist nicht zwingend vorhanden.

Zusätzlich bestehen häufig die klinischen und laborchemischen Zeichen einer primären Nebennierenrindeninsuffizienz (die Nebennierenrindenfunktion ist schilddrüsenhormonabhängig). Dies gilt vor allem für das Myxödemkoma (s. unten). Außerdem sind häufig: Menstruationsstörungen, herabgesetzte Konzeptionsfähigkeit sowie Libido- und Potenzstörungen.

Tabelle 46.5. Ursachen einer erworbenen Hypothyreose (Nach Krüskemper, H.L. et al.)

Primäre Hypothyreose (mit oder ohne Struma)

entzündlich („idiopathisch", s. 5.3)
neoplastisch (s. 6)
infolge therapeutischer Eingriffe (postoperativ, nach Strahlentherapie)
medikamentös (auch Jodexzeß)
bei extremem Jodmangel
bei Hormonverlust (renal, intestinal)

Sekundäre Hypothyreose

partielle oder total Hypophysenvorderlappeninsuffizienz (TSH-Mangel bei hypophysären Erkrankungen bzw. bei hypothalamischen Affektionen)

Periphere Hormonresistenz (sehr selten!)

Die lebensbedrohliche Exazerbation der klinischen Erscheinungsformen einer Hypothyreose im Sinne eines **Myxödemkomas** ist prinzipiell bei jeder mit Hypothyreose einhergehenden Schilddrüsenerkrankung möglich. Die ursächlichen Pathomechanismen sind unbekannt. Auslösend bei vorbestehender (oft unerkannter) Hypothyreose wirken Streßbelastungen wie Operation, Trauma, Infektion oder die Gabe sedierender Pharmaka. Auch kann der abrupte Abbruch einer Schilddrüsenhormonsubstitution bei bekannter Hypothyreose ein Myxödemkoma verursachen. Der Patient ist vor allem durch eine respiratorische Globalinsuffizienz (CO_2-Narkose) vital bedroht. Zusätzlich bestehen in der Regel schwere Bradykardie, Hypothermie, Hyporeflexie oder zerebrale (hypoxische) Krampfanfälle sowie Bewußtseinsstörungen.

Die *Ursachen* einer erworbenen Hypothyreose sind in Tabelle 46.5 zusammengefaßt. Zur konnatalen Hypothyreose vergleiche 4.1. Die häufigste Ursache sind oft unerkannt verlaufene Immunthyreoiditiden (50–60% der Fälle, s. 5.3) mit primärer oder sekundärer Schilddrüsenatrophie. Isolierte, sekundäre Hypothyreosen sind selten. Hier liegt meist eine Schädigung mehrerer hypophysärer Teilfunktionen im Rahmen einer Hypophysenvorderlappeninsuffizienz vor.

Die *klinische Differentialdiagnose* hypothyreoter Zustandsbilder ist vielgestaltig. Es sind z.B. chronische Nierenerkrankungen, verschiedene Anämieformen, „Altersbeschwerden", Krankheiten des rheumatischen Formenkreises, generalisierte Arteriosklerose und psychotische Zustandsbilder auszuschließen. Weitere wichtige Differentialdiagnosen sind: Involutionsdepression, koronare Herzkrankheit, Myokardinsuffizienz anderer Ursache sowie die alimentäre Adipositas. – Das Myxödemkoma bietet ebenfalls differentialdiagnostische Schwierigkeiten. Sollten keine anamnestischen Angaben zugängig sein, sind kardiopulmonale Grunderkrankungen sowie Intoxikationen oder andere neurologische Grunderkrankungen mit zentralneurologischen Ausfallerscheinungen auszuschließen. Auch hier kann eine auslösende, zusätzliche Zweiterkrankung diagnostisch und differentialdiagnostisch Probleme bedingen, da in keinem Fall Zeit zur laborchemischen Diagnosesicherung bleibt.

Da die Funktion anderer endokriner Drüsen (v.a. der Nebennierenrinde) zum Teil schilddrüsenhormonabhängig ist, wird oft das Vorliegen einer pluriglandulären Hypophysenvorderlappeninsuffizienz imitiert und eine Fehldiagnose provoziert. Sexualverhalten, Zyklusanamnese und Schilddrüsenautoantikörpertiter sind z.T. diagnostisch hilfreich, ebenso wie ein negativer TRH-Test, der jedoch nicht obligat ist (s. 1.1). Eine hier an sich indizierte TSH-Belastung wird aufgrund der oft langdauernden Schilddrüsenunterstimulation mit konsekutiver Atrophie bei sekundärer Hypothyreose nicht immer erwartungsgemäß mit einer Steigerung der Radiojodaufnahme oder mit gesteigerter Hormonsyntheserate beantwortet. Sekundäre Hypothyreosen sind in der Regel bei persistenter Schilddrüsenbasalsekretion klinisch weniger stark ausgeprägt; für deren Vorliegen sprechen eine verminderte Schambehaarung, das Fehlen der lateralen Augenbrauenanteile und das Vorhandensein einer sekundären Amenorrhö. Bei klinischem Verdacht ist eine spezielle Hypophysenvorderlappenfunktionsdiagnostik zusätzlich indiziert.

Der basale ACTH-Spiegel, der ACTH-Kurztest und ggf. der ACTH-Langtest mit Serumkortisolbestimmung, Elektrolytverschiebungen in Serum und Sammelurin und anderes dienen zur Abgrenzung einer Nebennierenrindeninsuffizienz. Die Interpretation dieser Laborbefunde ist jedoch vor allem wegen der schon genannten, bei fortgeschrittenen Stadien eines primären Myxödems nahezu regelhaft auftretenden Nebennierenrindeninsuffizienz problematisch (z.B. Hyponatriämie durch Syndrom der inadäquaten ADH-Sekretion bei Hypothyreose). Ein syndromales Krankheitsbild liegt vor bei gleichzeitiger primärer Hypothyreose und primärer Nebennierenrindeninsuffizienz (Schmidt-Syndrom = zwei organspezifische Autoimmunerkrankungen).

Überzufällig häufig ist auch die Kombination mit anderen durch Autoimmunmechanismen ausgelösten Erkrankungen wie perniziöser Anämie, Myasthenie, Diabetes mellitus Typ I, Colitis ulcerosa oder anderen.

4.1 Hypothyreosen mit Struma

Diejenigen Formen **konnataler Hypothyreose** (ca. 30% der Fälle), die durch eine *Dyshormonogenese* ausgelöst werden (mindestens 6 Typen mit genetischem Defekt der Schilddrüsenhormonsynthese sind zur Zeit bekannt), gehen in der Regel mit Funktionsminderung und Schilddrüsenvergrößerung einher, z.T. auch mit Schwerhörigkeit (Pendred-Syndrom). Die Ausprägung reicht in Abhängigkeit von der thyreoidalen Restfunktion von schwersten Formen des Kretinismus bis zur grenzwertigen Schilddrüsenunterfunktion ohne nennenswerte Defektzustände. Auch eine euthyreote Stoffwechsellage ist möglich. – Ein alimentäres Joddefizit, das bereits in utero wirksam ist, bedingt dagegen oft schwere, vor allem neurologische (dann meist irreversible) Defektzustände mit manifester Hypothyreose, die ebenfalls in der Regel mit Kropfbildung einhergeht. Bei diesem **endemischen Kretinismus** kann jedoch auch im Laufe der ersten Entwicklungsjahre eine manifest hypothyreote Stoffwechsellage fehlen.

Die bisher genannten Formen sind den primären, konnatalen Hypothyreosen zuzurechnen; die Diagnose ist klinisch oft schwierig. Aufgrund des routinemäßigen Neugeborenenscreenings am 5. Lebenstag (radioimmunologische Bestimmung von TSH aus auf Filterpapier ausgebrachtem Blutropfen) ist eine Frühdiagnose und damit eine prognostisch entscheidende Frühtherapie möglich.

▶ Im Erwachsenenalter ist eine Schilddrüsenvergrößerung mit manifester Hypothyreose in der Folge einer Immunthyreoiditis nur bei deren hypertropher Verlaufsform **(Struma lymphomatosa Hashimoto)** typisch (s. 5.3). Meist imponiert eine diffuse, langsam wachsende, schmerzlose Struma. Diagnostisch wegweisend sind Antikörperkonstellation und punktionszytologischer Befund.

▶ **Medikamentös induzierte Schilddrüsenfunktionsminderungen** sind meist ebenfalls von einer Schilddrüsenvergrößerung begleitet. Es kommen z.B. in Betracht antithyreoidale oder stark jodhaltige Medikamente (Betaisodona, Kontrastmittelbelastung, Felsol®), Antikonvulsiva (Diphenylhydantoin) und Lithiumsalze. Eine Hemmung der Peroxidasen im Sinne der antithyreoidalen Medikamente wird unter anderem auch angenommen für PAS (Para-aminosalicylsäure), antidiabetische Sulfonylharn-stoffe und Resorcin; Thiocyanat hemmt den Jodidtransport wie Perchlorat. Vor allem die Hemmung des (meist hepatischen) peripheren Umbaus von T_4 in T_3 ist für die strumigenen Effekte von Propranolol, Kortikoiden und Antiaarhythmika (Amiodarone) verantwortlich zu machen. – Eine Konkurrenz um Proteinbindungsstellen (resultierend ist ein vermehrter Schilddrüsenhormonabbau) ist bedeutsam bei Medikation mit PAS, Salicylaten, Heparin oder Diphenylhydantonin. Die letztgenannte Stoffgruppe vermag zusätzlich wie Barbiturate und Phenothiazine über Induktion mischfunktioneller Hydroxylasen (hepatisch) einen strumigen Effekt auszuüben. Eine exakte Medikamentenanamnese ist daher unverzichtbar. – Im Gefolge der genannten medikamentösen Einflüsse ist oft auch nur eine Struma ohne manifeste Hypothyreose vorhanden.

▶ Endemischer Jodmangel ist Ursache der **Jodmangelstruma**, die jedoch nur in Extremfällen mit hypothyreoter Stoffwechsellage einhergeht (vgl. 7); ebenso selten ist eine Hypothyreose bei **Struma maligna** (s. 6).

4.2 Hypothyreosen ohne Struma

▶ Angeborene **Anlagestörungen der Schilddrüse** gehen fast immer mit manifester Hypothyreose ohne Schilddrüsenvergrößerung einher. Neben vollständig fehlender Schilddrüsenanlage (Schilddrüsenaplasie, in ca. 20% der Fälle), kommen entope (an normaler Stelle des Halses, ca. 10–20% der Fälle) und ektope (z.B. Zungengrundstruma, ca. 50–70% der Fälle) Schilddrüsendys-/Hypoplasien vor. Wie bei den unter 4.1 genannten konnatalen Formen ist auch hier die Klinik abhängig vom Ausmaß thyreoidaler Restfunktion. Zur Diagnose ist zusätzlich die Szintigraphie erforderlich.

▶ Im Erwachsenenalter sind dieser Gruppe vor allem die **atrophischen Immunthyreoiditiden** (das sind die meisten Fälle von „primär idiopathischem Myxödem") oder andere Formen chronischer Thyreoiditis (s. 5.3) zuzurechnen. Punktionszytologie, Antikörperkonstellation, klinisches Bild (s. oben) und laborchemische Funktionsdiagnostik (s. 1.1) sichern die Verdachtsdiagnose.

Bei **iatrogenen Hypothyreosen** fehlt in der Regel eine Struma. Die Anamnese kann den klinischen Verdacht in Zusammenhang mit der vorbeschrie-benen laborchemischen Befundkonstellation bei primärer Hypothyreose klären. Solche Komplikationen sind nach Radiojodbehandlung oder nach Operation möglich; auch nach Strahlenbehandlung kann sich eine Hypothyreose entwickeln, beispielsweise in wahrscheinlich 10–30% der Patienten, die wegen eines malignen Lymphoms eine obere Mantelfeldbestrahlung erhielten.

Auch bei der **sekundären Hypothyreose** im Gefolge einer Hypophysenvorderlappeninsuffizienz kommt es zu keiner Schilddrüsenvergrößerung. Zur klinischen Differentialdiagnose s. oben. Laborchemisch ist ein peripheres Hormondefizit im Sinne einer primären Hypothyreose ohne gleichzeitige TSH-Erhöhung charakteristisch.

5 Entzündungen der Schilddrüse

Bei dieser Klasse von Schilddrüsenerkrankungen handelt es sich um eine heterogen zusammengesetzte Krankheitsgruppe mit den verschiedensten Ursachen, deren einzige Gemeinsamkeit in dem histologischen Bild einer entzündlichen Infiltration besteht.

5.1 Akute Thyreoiditis

Ursache dieser insgesamt seltenen Form der Schilddrüsenentzündung ist in der Regel eine primäre oder sekundäre bakterielle Infektion der Schilddrüse. Das Erregerspektrum ist breit; häufige Keime sind Escherichia coli, Streptokokken oder Staphylokokken bei Allgemeininfektion oder lokalen Halsweichteilprozessen. Ursächlich kommen auch eine Tonsillitis oder Sinusitis in Frage. – Die abakterielle Strahlenthyreoiditis nach Radiojodtherapie (bei weniger als 1% der radiojodbehandelten Patienten), die auch den akuten Thyreoiditiden zuzurechnen ist, kommt heute ungleich häufiger vor.

Die klassische, bakterielle Thyreoiditis ist eine schwere Erkrankung mit starkem, allgemeinen Krankheitsgefühl, oft hohen Temperaturen, Lymphknotenschwellungen, starker Druckempfindlichkeit der Schilddrüse und unter Umständen Abszedierungen, die an umschriebener, fluktuierender Einschmelzung zu erkennen sein können. Die Klinik mit den klassischen Entzündungszeichen verläuft in der Regel hochakut. Komplizierend kann es zu Spontanperforationen und Fistelbildungen bis hin zur meist letal verlaufenden, eitrigen Mediastinitis kommen. – Die häufigere Strahlenthyreoiditis verläuft im Gegensatz hierzu klinisch milder ohne die imponierenden vorbeschriebenen Krankheitssymptome.

Akute, spezifische Thyreoiditiden im Rahmen einer Lues oder Tuberkulose sind sehr selten. Eine Diagnose ist nur bei bekannter Grunderkrankung und entsprechendem histologischem Befund möglich.

In der *Diagnose* wegweisend ist das klinische Beschwerdebild. Die laborchemischen Zeichen einer bakteriellen Infektion (extreme BSG-Beschleunigung, Leukozytose mit Linksverschiebung) und die Punktion sichern ggf. die Diagnose. Die Stoffwechsellage ist in der Regel euthyreot, gelegentlich vor allem bei Strahlenthyreoiditis passager hyperthyreot. Der Antikörpernachweis gehört naturgemäß nicht zum Krankheitsbild.

5.2 Akute/subakute Thyreoiditis (Synonym: Thyreoiditis de Quervain, Riesenzellthyreoiditis, granulomatöse Thyreoiditis)

Diese Form der Schilddrüsenentzündung tritt vermutlich im Gefolge viraler Infektionen (Mumps-, Masern, Mononukleose-, Coxsackie- oder Influenzaviren) auf, die für die pathognomonische immunologische Gewebsreaktion (s. unten) verantwortlich gemacht werden. So geht den manifesten Krankheitssymptomen in der Regel eine „Grippe" oder ein Infekt des oberen Respirationstraktes voraus. Die Latenzzeit beträgt zwischen 2 und 12 Wochen. Erste Zeichen sind oft nur ziehende Schmerzen hinter den Ohren und/oder Schluckbeschwerden. Verzögerte Rekonvaleszenz, subjektives Krankheitsgefühl, febrile/subfebrile Temperaturen, Kopf- und Kieferschmerzen komplettieren das Krankheitsbild. Es kommt gleichzeitig zu einer oft auch einseitigen Vergrößerung, Konsistenzvermehrung und starker Druckempfindlichkeit der Schilddrüse. Die betroffenen Areale sind häufig knotig; wechselnde Bezirke können im Verlauf betroffen werden. Lediglich im Akutstadium kann passager eine Hyperthyreose mit entsprechender Klinik (s. 3) auftreten, die auf eine meist auch überflüssige antithyreoidale Medikation schlecht anspricht.

Neben dieser protrahiert verlaufenden, subakuten Manifestationsform des nicht seltenen Krankheitsbildes, kommen in einigen Fällen auch sehr akute Verläufe vor.

In der *Diagnose* wegweisend ist der punktionszytologische Befund mit granulomatösen Veränderungen und Riesenzellen, teils vom Langhansteils vom Fremdkörpertyp. Neben Kolloidfragmenten im Zentrum der Granulome, die sich im Bereich untergegangener Follikel entwickeln, finden sich im angrenzenden destruierten Schilddrüsengewebe Infiltrate von Histiozyten, Lymphozyten, Plasmazellen sowie wenigen Leukozyten. Die BSG ist extrem stark, beschleunigt, die Leukozytenzahl in der Regel normal (keine Linksverschiebung), allenfalls mäßig erhöht. Die α_2-Globulinfraktion ist meist deutlich vermehrt. Die Schilddrüsenfunktionslage zeigt oft einen Phasenverlauf mit initial hyperthyreoten Werten, nachfolgender Tendenz zur Hypothyreose und anschließender Euthyreose. Eine persistent hypothyreote Stoffwechsellage ist die Ausnahme. Die Prognose ist bis auf eine gelegentliche Rezidivneigung gut (Restitutio ad integrum in 4–6 Monaten). Niedrigtitrige Antikörperkonzentrationen (TAK, MAK) im Serum kommen zu Beginn bei ca. 1/4 der Fälle, im Verlauf bei ca. 1/3 der Fälle vor. Die schnelle Besserung des klinischen Beschwerdebildes auf die Kortikoidbehandlung kann auch ex juvantibus diagnostisch hilfreich sein.

Als Übergansform zu den Autoimmunthyreoiditiden wird eine schmerzlose nicht radiojodspeichernde Sonderform der subakuten Thyreoiditis angesehen: die **Painless- oder Silent-Thyreoiditis.** Hierbei ist die Hyperthyreosesymptomatik stärker ausgeprägt, die Antikörpertiter sind deutlich höher und oft persistent. Ein hypothyreoter Defektzustand soll ebenfalls häufiger vorkommen.

5.3 Chronische Thyreoiditis

Dieser Form von Schilddrüsenentzündung sind zuzurechnen:.

▶ Die chronisch lymphozytäre Thyreoiditis (Synonym: Autoimmunthyreoiditis) mit einer
a) hypertrophen Form (Synonym: Struma lymphomatosa Hashimoto, Hashimoto-Thyreoiditis) sowie einer
b) atrophischen Form (Synonym: „idiopathische Hypothyreose") und

▶ die chronisch invasiv-fibröse Thyreoiditis (Synonym: Riedel-Struma, eisenharte Struma Riedel, chronisch perithyreoidale Thyreoiditis); sehr selten!

Wie regionale Inzidenzunterschiede vermuten lassen, liegt den Autoimmunthyreoiditiden wohl ein genetischer Defekt der immunologischen Kontrolle zugrunde (auch familiäre Häufung). Zum „Morbus Basedow" sowie zu anderen Autoimmunerkrankungen bestehen enge Beziehungen. Es wird vermutet, daß durch unbekannte Noxen oder spontan entstehende, autoaggressive T-Lymphozyten die Bildung humoraler Antikörper gegen Thyreoglobulin und die Bildung mikrosomaler Schilddrüsenautoantikörper induziert wird. Die Folge sind zytotoxische Reaktionen mit dem nachbeschriebenen histologischen Korrelat. Im Gegensatz hierzu handelt es sich im Falle immunogener Hyperthyreosen vom Basedow-Typ überwiegend um stimulierende Schilddrüsenautoantikörper.

Bei der klassischen hypertrophen Verlaufsform **(Struma lymphomatosa Hashimoto)** imponiert oft lediglich eine meist langsam wachsende diffuse Struma von gummiartiger, derb elastischer Konsistenz. In der Regel bestehen keine Schmerzen und das Allgemeinbefinden ist nicht beeinträchtigt (Temperaturen fehlen). Eine endokrine Ophthalmopathie (s. Kap. 47) kommt gelegentlich vor. Initial kann auch hier eine hyperthyreote Stoffwechsellage gefunden werden. Terminal ist jedoch eine manifeste Hypothyreose im schleichenden, oft Jahre dauernden Verlauf die Regel. Dieses Finalstadium ist im Falle der **atrophischen Verlaufsform** einzige Manifestation, wenngleich auch bei dieser Form gelegentlich initial hyperthyreote Funktionszustände zu finden sind. Häufig ist die Diagnose ein Zufallsbefund oder bei der hypertrophen Form das Ergebnis der Abklärung einer sog. „blanden Struma" d.h. Struma mit Euthyreose (s. 7).

Charakteristisch für die Diagnose einer immunogenen Thyreoiditis sind hochtitrige Antikörperkonzentrationen (TAK, MAK) im Serum in über 90% der Fälle. Die BSG ist mäßig beschleunigt, die Leukozyten sind normal, die γ-Globulinfraktion jedoch typischerweise vermehrt. Gesichert wird die Diagnose durch den histologischen oder punktionszytologischen Befund: erhebliche Vermehrung des lymphatischen Gewebes unter Ausbildung von Lymphfollikeln und Keimzentren; starke Vermehrung von Lymphozyten und Plasmazellen. Später wird zusätzlich eine septale Fibrose sichtbar.

Die **chronisch invasiv-fibröse Thyreoiditis** ist ein ungleich viel selteneres Krankheitsbild, das ätiologisch bisher nicht geklärt ist. Lokalkomplikationen (Kompression der Umgebung, Fistelbildung) kommen häufig vor, Allgemeinerscheinungen fehlen regelmäßig. Die oft einseitige Struma wächst gelegentlich auch schnell und ist aufgrund derber, „eisenharter" Konsistenz und fehlender Verschieblichkeit (Verwachsung mit der Umgebung, perithyreoidale Thyreoiditis) jedem Untersucher primär malignomverdächtig. Auch histologisch ist ein Übergreifen der entzündlichen Infiltration auf benachbartes Weichteilgewebe (Muskulatur, Faszien, Gefäße und Nerven) charakteristisch, was eine Abgrenzung gegenüber malignen Schilddrüsenprozessen nicht immer möglich macht. Im histologischen Bild herrscht eine diffuse Vermehrung des intra- und interlobären Bindegewebes ohne Riesenzellen und mit nur einzelnen Lymphozyten vor. Antikörpertiter sind diagnostisch ohne Bedeutung. Die Schilddrüsenfunktionslage ist meist euthyreot, seltener hypothyreot.

5.4 Differentialdiagnose entzündlicher Schilddrüsenerkrankungen

Diese hat zunächst andere, nicht schilddrüsenbedingte Grunderkrankungen auszuschließen. Verwiesen sei hierzu auf die differentialdiagnostischen Ausführungen unter 3, 4, 6 und 7. Zu erwähnen ist hier auch eine gehäufte Kombination von immunogenen Thyreoiditiden mit anderen Autoimmunerkrankungen wie perniziöser Anämie, Morbus Addison, Sjögren-Syndrom, Myasthenie, LED und anderen.

Des weiteren müssen die in diesem Kapitel beschriebenen anderen Schilddrüsenerkrankungen ausgeschlossen werden. Klinik, Schilddrüsenfunktionslage, Antikörper-Konstellation und Punktionszytologie ermöglichen eine meist hinreichende Abgrenzung gegenüber immunogenen Hyperthyreosen. Die Antikörperkonstellation und der szintigraphische Befund lassen eine Autonomie der Schilddrüse in der Regel erkennen. Sonographisch lassen sich Blutungen (z.B. in vorbestehende Zysten), die klinisch im Sinne einer akuten oder subakuten Thyreoiditis imponieren können, abgrenzen. Dem sonographischen Befund kommt vor allem bei der Differentialdiagnose gegenüber Schilddrüsenneoplasien mittels gezielter Feinnadelpunktion entscheidende Bedeutung zu (s. 6). Auch szintigraphisch kalte Bezirke sind bis zum Beweis des Gegenteils malignomverdächtig; bei Struma maligna vorhandene Antikörpertiter sind in der Regel nur niedrig. Daher wird, wie auch aus dem oben zur Riedel-Struma Gesagten, verständlich, daß oft erst ein Malignomausschluß intra opertionem durch eindeutigen histologischen Befund möglich ist.

Die Differentialdiagnose zwischen den einzelnen Thyreoiditisformen basiert schließlich auf dem klinischen Beschwerdebild, der Antikörperkonstellation und dem punktionszytologischen Bild. Weitere laborchemische Befunde haben nur ergänzend Bedeutung. Schwierigkeiten bereiten Übergangsformen zwischen akut/subakuter und chronischer Thyreoiditis, die nicht immer zweifelsfrei zuzuordnen sind; dies bleibt jedoch die Ausnahme.

6 Neubildungen der Schilddrüse

Benigne Schilddrüsenneubildungen spielen in der Praxis allenfalls eine untergeordnete Rolle, von den oben abgehandelten Schilddrüsenadenomen (s. 3.1.2) abgesehen. Auch maligne Schilddrüsentumoren sind insgesamt selten. Eine Übersicht über die letztgenannte Gruppe zeigt die Tabelle 46.6.

Tabelle 46.6. Maligne Schilddrüsentumoren (Nach Krüskemper et al. 1985)

1. Karzinome
   Karzinome der Thyreozyten
   differenziert
   – follikulär
   – papillär
   undifferenziert
   – spindelzellig
   – polymorphzellig
   – kleinzellig
   Karzinome der C-Zellen
   Plattenepithelkarzinom
2. Sarkome
   Fibrosarkom
   andere Sarkome
3. Verschiedenartige Malignome
   Karzinomsarkom
   malignes Hämangioendotheliom
   malignes Lymphom
   malignes Teratom
4. Nichtklassifizierbare maligne Tumoren
5. Metastasen extrathyreoidaler Tumoren

Ätiologisch gesichert ist die Entstehung von Schilddrüsenmalignomen nach Applikation ionisierender Strahlen im Halsbereich (z.B. „Thymusbestrahlung" von Kindern in den USA). Ein langdauernder, erhöhter TSH-Spiegel scheint ätiologisch relevant, wenngleich keine gesicherte Korrelation zwischen Krebshäufigkeit und endemischen Jodmangelgebieten (hier aber häufiger prognostisch ungünstigere Histologie!) besteht. Eine Radiojodtherapie hat keine ursächliche Bedeutung. Beim C-Zellkarzinom weist eine familiäre Häufung (auch im Rahmen einer multiplen, endokrinen Adenomatose Typ II) auf mögliche genetische Faktoren hin.

Bei vor allem im Frühstadium oligosymptomatischem *klinischen Beschwerdebild* muß jede Rezidivstruma und jeder palpable Schilddrüsenknoten als malignomverdächtig angesehen werden bis zum histologischen Beweis des Gegenteils. Als Frühsymptome gelten außerdem palpable Schilddrüsenveränderungen innerhalb bestehender Strumen (Knotenneubildungen), palpable Lymphknoten im Kopf- und Halsbereich (häufig Erstsymptom bei jüngeren Erwachsenen mit okkultem papillären Schilddrüsenkarzinom) und Wachstumstendenz vorbestehender Schilddrüsennoduli. Zeichen eines fortgeschrittenen Tumorwachstums sind Schmerzen (oft Ausstrahlung ins Ohr), Hinterkopfschmerz, Rekurrenzparese, Horner-Symptomenkomplex, Schluckstörungen, obere Einflußstauung, Tracheomalazie, lokale Exulzeration oder Zeichen der Fernmetastasierung (Lunge, Knochen, Leber). Auch unspezifische Tumorzeichen (Gewichtsverlust, Adynamie, Anämie etc.) sind den Spätsymptomen zuzurechnen. Die Schilddrüsenfunktion ist in der Regel euthyreot, selten im späten Stadium manifest hypothyreot. Jedoch ist in wenigen Fällen schilddrüsenhormonproduzierender Tumoren selbst nach operativer Entfernung des Primärtumors noch eine Hyperthyreose möglich, die allein von Metastasen unterhalten werden kann.

▶ **Papilläre Karzinome** bevorzugen jüngere Patienten unter 40 Jahren. Je jünger der Patient, desto günstiger ist seine Prognose. 20 bis 30% der Fälle kommen primär multipel vor; bei Frauen sind papilläre Karzinome ca. 3mal häufiger als bei Männern. Die Metastasierung erfolgt vorwiegend lokal lymphogen. Häufig besteht eine Jodspeicherung der entarteten Zellen sowohl im Primärtumor als auch in den Metastasen. Die Fünfjahresüberlebensrate beträgt bei optimaler Therapie und Nachsorge 87 bis über 90%; auch die Langzeitprognose ist vielfach gut.

▶ **Follikuläre Karzinome** treten eher bei Patienten jenseits des 40. Lebensjahres auf und zeigen invasivere Wachstumstendenz. Der Metastasierungsweg ist vorwiegend hämatogen (30–50% der Fälle zeigen Fernmetastasen bei Erstmanifestation). Auch diese Tumoren und ihre Metastasen speichern häufig Jod. Die Prognose bei optimalen Bedingungen, wie vorgenannt, ist mit 83% Fünfjahresüberlebensrate nur wenig ungünstiger als die des papillären Schilddrüsenkarzinoms, jedoch vor allem vom Ausmaß der Fernmetastasierung bei Erstdiagnose abhängig.

▶ Das **medulläre Karzinom** (C-Zellkarzinom) zeigt seinem Ursprung gemäß regelmäßig eine Kalzitoninproduktion. Die Metastasierung erfolgt relativ früh hämatogen und lymphogen. Die Fünfjahresüberlebensrate beträgt zwischen 50 und 70%.

▶ Das **anaplastische Karzinom** bevorzugt Patienten zwischen dem 55. und 70. Lebensjahr bei höchster invasiver Wachstumstendenz und früher lokaler und generalisierter Fernmetastasierung. Die Fünfjahresüberlebensrate beträgt nur 1%, in fortgeschrittenen Stadien unabhängig von einer durchgeführten Therapie.

▶ **Sarkome** spielen ebenso wie die anderen genannten Malignomformen im Vergleich zu den genannten Karzinomen der Schilddrüse kaum eine Rolle. Eine sekundär metastatische Infiltration, z.B. bei hypernephroidem Karzinom, kann als primäres Schilddrüsenmalignom imponieren und ist nicht selten.

Beweisend für die *Diagnose* ist der histologische Befund, oft erst intra operationem zu gewinnen. Präoperativ kann bereits eine unter sonographischer Kontrolle durchgeführte, gezielte Feinnadelpunktion die Diagnose sichern; ein negativer Befund schließt dabei jedoch ein Malignom nie aus (histologisch findet sich im Operationspräparat in bis zu 50% auch ein Befall der makroskopisch „gesunden", kontralateralen Seite). Die bei Malignomverdacht mit Radiojod durchgeführte Schilddrüsenszintigraphie zeigt abklärungspflichtige, „kalte" Schilddrüsenareale; ein szintigraphisch „heißer" Knoten kann jedoch ebenfalls, wenn auch sehr selten, maligne sein. Sowohl vor, aber vor allem auch nach Entfernung des Primärtumors zeigt eine Ganzkörperszintigraphie mit Radiojod bei jodspeichernden Karzinomen das Ausmaß einer Metastasierung. Außerdem sind je nach Klinik zur Klärung des Lokalbefundes indiziert: Röntgenthoraxaufnahmen, Beurteilung der Rekurrenzfunktion, Trachealspezialaufnahmen, Saug- und Preßversuch zum Nachweis einer Tracheomalazie sowie ggf. ein Computertomogramm des oberen Mediastinums, das die Ausdehnung des Primärtumors exakt dokumentiert und unter Umständen eine Infiltration des umgebenden Knochen- und Weichteilgewebes erkennen läßt. Eine weitere Metastasensuche (Sonographie, Knochenszintigramm, ggf. kraniales Computertomogramm etc.) ist zwingend.

Bei Vorliegen eines C-Zellkarzinoms ist eine erweiterte Diagnostik zum Ausschluß einer multiplen, endokrinen Adenomatose Typ II indiziert (Fahndung nach Phäochromzytom, Hyperparathyreoidismus und Inselzelltumoren). Außerdem sollte zum Nachweis der familiären Form eine Kalzitoninbestimmung bei näheren Angehörigen veranlaßt werden.

Antikörperkonzentrationen treten selten und dann allenfalls in niedrigen Titern begleitend auf. Im Falle medullärer Karzinome bietet die Kalzitoninbestimmung sowohl initial die Möglichkeit einer Erstdiagnose als auch im Verlauf die Möglichkeit der Erkennung eines Tumorrezidivs. – Thyreoglobulin dient als Tumormarker (s. 1.1).

Zur *Differentialdiagnose* sei auch auf die diesbezüglichen Überlegungen in den Abschnitten 3, 4, 5.4 und 7 verwiesen. In allen Fällen mit klinischem Verdacht sollte eine feingewebliche Diagnose erzwungen werden. Der Nachweis von Antikörpern in höheren Titern spricht jedoch eher gegen ein Schilddrüsenmalignom, desgleichen eine ausgeprägte Hyperthyreose und eine endokrine Orbitopathie. Eine blande oder oligosymptomatische Klinik, noduläre Schilddrüsenveränderungen (vor allem bei Wachstumstendenz), Rezidivstrumen oder palpable Lymphknoten sollten ebenso wie die vorbeschriebenen Tumorspätsymptome immer Anlaß bieten, einen Tumor auszuschließen.

7 Struma ohne Störung der Schilddrüsenfunktion

Hierunter ist eine nichtentzündliche und nichtmaligne Schilddrüsenvergrößerung bei euthyreoter Stoffwechsellage zu verstehen. Das Krankheitsbild wird heute als „Struma bei Euthyreose" bezeichnet (die früher übliche Benennung „blande Struma"

Tabelle 46.7. Endogene und exogene Ursachen einer Struma mit Euthyreose

Exogene Ursachen	Endogene Ursachen
Jodmangel (oft manifest in Phasen gesteigerten Hormonbedarfs)	SD-Adenome/SD-Autonomie
	SD-Zysten und -Blutungen
Strumigene Substanzen	Dyshormonogenese (s. 4.1)
a) in der Nahrung (Kohlarten, Weißklee, Sojabohnen)	selten Ursachen: Akromegalie, SD-Hormon-Antikörper, Hormonverlust (renal/intestinal), SD-wachstumstimulierende Ak (?) (TGI)
b) Medikamente (s. 4.1)	
c) Umwelt (Rauchen, Trinkwasserverunreinigung)	

wurde verlassen, um die ätiologische Vielfalt zu verdeutlichen). Sowohl diffuse als auch uni- oder multinodale Strumen sind möglich. Im Landesdurchschnitt sind palpatorisch mindestens 15% der Bevölkerung der Bundesrepublik betroffen; Hauptursache ist der alimentäre Jodmangel. Oft wirkt ein latenter Jodmangel in Zeiten erhöhten Hormonbedarfs wie Schwangerschaft oder Pubertät („juvenile Struma") strumigen. Es kommt hier, wie auch beim manifesten Jodmangel zum „Umschalten" der Schilddrüse auf ökonomischere T_3-Produktion (T_4-Serumspiegel subnormal, T_3-Serumspiegel an der oberen Norm bzw. leicht erhöht), was schließlich als Kompensationsmechanismus nicht mehr ausreichend ist und letztlich über einen TSH-Stimulus schubweise zur Hypertrophie und Hyperplasie der Schilddrüse führt (=manifester Kropf). Frauen sind klinisch 5- bis 8mal häufiger als Männer betroffen. Der ätiologisch verantwortliche Jodmangel (vgl. Tabelle 46.7) wird in praxi fast nie nachgewiesen; er läßt sich aber für die weit überwiegende Mehrzahl der Fälle mit hoher Wahrscheinlichkeit vermuten.

Ätiologisch relevant, jedoch von geringerer Bedeutung sind ferner antithyreoidale oder stark jodhaltige Medikamente. Diese sowie alle bereits oben (s. 4.1) genannten Medikamente können zum einen ausschließlich strumigen wirksam sein, zum anderen jedoch auch zusätzlich eine manifeste Hypothyreose bedingen. Sehr selten sind angeborene Dyshormonogenese (s. 4.1) oder immunologische Ursachen vorhanden, wie z.B. möglicherweise Schilddrüsenwachstum-stimulierende Immunoglobuline (TGI), Antikörper gegen Schilddrüsenhormon oder anderes. Die möglichen endogenen und exogenen Ursachen sind in Tabelle 46.7 zusammengestellt.

Die *Klinik* bietet von Seiten der per definitionem bestehenden Euthyreose keine spezifischen Symptome. Einzig Lokalsymptome veranlassen den Patienten zur ärztlichen Konsultation: kosmetisch als störend empfundene Schilddrüsenvergrößerung, Globusgefühl, Schluckstörungen, Heiserkeit, Stridor und Dyspnoe bis hin zur oberen Einflußstauung mit oberen Ösophagusvarizen. Eine Trachealkompression kann fortschreiten zur Trachealstenose und Tracheomalazie mit den Spätfolgen kardiopulmonaler Schädigung (Lungenemphysem, Cor pulmonale). Akute Schmerzereignisse können durch Einblutungen z.B. in vorbestehende Zysten bedingt sein. Läsion des N. recurrens (Heiserkeit) und des Halssympathikus (Horner-Symptomenkomplex) sind in jedem Fall malignitätsverdächtig.

Die *Diagnose* ist per exclusionem zu stellen. Unentbehrlich ist stets eine gründliche allgemeininternistische Untersuchung in Verbindung mit einer Anamnese, die vor allem die in Tabelle 46.7 aufgeführten Ursachen abklärt. Insbesondere sind Beschaffenheit, Größe und Lage der Struma sowie Lokalkomplikationen sonographisch und ggf. radiologisch zu dokumentieren. Obwohl es sich um eine Ausschlußdiagnose handelt, ist nicht in jedem Fall die Anwendung der gesamten Palette diagnostischer Verfahren indiziert (s. Tabelle 46.8). Bei klinisch fehlenden Zeichen einer Hyperthyreose, palpatorisch diffuser Schilddrüsenvergrößerung und fehlenden Lokalkomplikationen ist in der Regel die Schilddrüsensonographie (mit Schilddrüsenvolumetrie: Struma bei über 18 ml Gesamtvolumen bei Frauen, über 25 ml bei Männern) und die Bestimmung der Schilddrüsenfunktion (z.B. TSH, ggf. TT_4, TBG) ausreichend und vertretbar. Erst Therapieversager sollten dann weitere diagnostische Maßnahmen nach sich ziehen, die bei entsprechender Befundkonstellation schon initial zum Einsatz kommen. Uni- oder multinodale Strumen sowie Rezidivstrumen sind vor allem unter dem Gesichtspunkt möglicher Malignität punktionszytologisch, sonographisch und szintigraphisch abzuklären. Die Dokumentation der beschriebenen Lokalkomplikationen kann durch einfache Röntgenthoraxaufnahme in zwei Ebenen erfolgen. Aussagekräftiger sind Spezialverfahren wie Trachealtomographie, Saug- und Preßversuch sowie die Ganzkörperplethysmographie. Der Ausschluß einer Hyperthyreose bzw. einer Hypothyreose erfolgt laborchemisch, wie in Tabelle 46.8 angegeben, und klinisch (s. 3 und 4).

Tabelle 46.8. Ausschlußdiagnostik bei Struma mit Euthyreose[a] (Nach Scriba et al. 1985)

Ausschluß von	Rationelles Programm durch
Hypothyreose	Basales TSH
Hyperthyreose	TRH-Test[b]
autonomes Adenom	Szintigramm
Multifokale/disseminierte Autonomie	quantitative Szintigraphie unter suppressiver Schilddrüsen-Hormonmedikation
Thyreoiditis (chronisch)	Schilddrüsen-Autoantikörper
Thyreoiditis (akut/subakut)	Klinik, laborchemische Entzündungszeichen
Nodöse Veränderungen einschl. Struma maligna	Sonographie, Szintigraphie, Feinnadelbiopsie, Punktionszytologie

[a] Nicht immer alles, oft mehr notwendig
[b] Mit „supersensitiver" Bestimmung des basalen TSH ist meist die gleiche Aussage möglich

In der *Differentialdiagnose* gilt es, wie schon erwähnt, vor allem maligne Schilddrüsenerkrankungen auszuschließen. Autonome Schilddrüsenbezirke werden durch die Szintigraphie sichtbar. Als differentialdiagnostisch problematisch zeigt sich eine diffuse oder disseminierte Autonomie mit euthyreoter Stoffwechsellage: hier kann lediglich die Wiederholung des Szintigramms unter TSH-suppressiver Schilddrüsenhormonmedikation die autonomen Areale aufzeigen (s. 3.1.2). Hinweise auf immunogene Schilddrüsenerkrankungen (z.B. chronische Thyreoiditiden) gibt der Nachweis von Schilddrüsenautoantikörpern. Akute und subakute Thyreoiditiden lassen sich meist klinisch und laborchemisch (Temperaturerhöhung, BSG-Beschleunigung, Leukozytose etc.) ausreichend sicher abgrenzen. Auch sollte bei bestehender euthyreoter Struma an das Vorliegen einer Akromegalie gedacht werden.

8 Literatur

Bähre M, Hilgers R, Lindemann C, Emrich D (1988) Thyroid autonomy: sensitive detection in vivo and estimation of its functional relevance using quantified high resolution scintigraphy. Act Endocrinol (Copenh) 117: 145–153

Börner W, Herrmann J, Hüfner M, Kleine P, Pickardt CR, Reinwein D (1984) (Hrsg) Wertigkeit von in vitro Testverfahren zur Schilddrüsendiagnostik. 15. Tagung der Sektion Schilddrüse der Deutschen Gesellschaft für Endokrinologie. Akt Endokr Stoffw 5:1–134

Burman KD, Baker JR (1985) Immune mechanism in Graves' disease. Endocr Rev 6:183–232

Droese M, Schicha H (1987) Aspirationszytologie der Schilddrüse. Internist 28:542–549

Gutekunst R, Becker W, Hehrmann R, Olbricht T, Pfannenstiel P (1988) Ultraschalldiagnostik der Schilddrüse. Dtsch Med Wochenschr 113:1109–1115

Herrmann J, Emrich D, Kemper F, Köbberling J, Pickardt RC, Stubbe P (1984) Jodexzeß und seine Auswirkungen. Gemeinsame Stellungnahme der Sektion Schilddrüse und der Kommission Hormontoxikologie der Deutschen Gesellschaft für Endokrinologie. Dtsch med Wochenschr 109:1077–1080

Klett M (1985) Richtlinien für das TSH-Screening bei Neugeborenen. Dtsch med Wochenschr 110:1423–1430

Krüskemper HL, Joseph K, Köbberling J, Reinwein B, Schatz H, Seif FJ (1985) Klassifikation der Schilddrüsenkrankheiten. Neue Fassung der „Empfehlung der Sektion Schilddrüse" der Deutschen Gesellschaft für Endokrinologie. Int Welt 8:47–49

Mackenroth T, Scriba PC (1987) Funktionsstörungen und Erkrankungen der Schilddrüse. In: Gross R, Schölmerich P, Gerok W (Hrsg) Lehrbuch der Inneren Medizin. Schattauer Verlag, Stuttgart – New York, 739–757

Meng W, Knappe G, Dabels J (1985) Klinische Endokrinologie. VEB Gustav-Fischer, Jena

Oberdisse K, Klein E, Reinwein D (1980) Die Erkrankungen der Schilddrüse. 2. Aufl. Thieme. Stuttgart

Scriba PC, Heinze HG, Hesch RD, Reisert PM (Hrsg) (1982) Schilddrüse und Peripherie. 13. Tagung der Sektion Schilddrüse der Deutschen Gesellschaft für Endokrinologie. Akt Endok Stoffw 3:1–122

Scriba PC, Schneider C, Pfannenstiel P, Heinze HG (Hrsg) (1983) Bildgebende Verfahren in der Schilddrüsendiagnostik. 14. Tagung der Sektion Schilddrüse der Deutschen Gesellschaft für Endokrinologie. Akt Endokr Stoffw 4:1–150

Scriba PC, Börner W, Emrich D, et al. (1985) Schilddrüsenfunktionsdiagnostik und die Diagnostik von Schilddrüsenkrankheiten. Empfehlung der Sektion Schilddrüse der Deutschen Gesellschaft für Endokrinologie. Int Welt 8:50–57, 78–86

Kapitel 47 Exophthalmus

T. MACKENROTH und P.C. SCRIBA

1 Endokriner Exophthalmus

Bei der endokrinen Ophthalmopathie (bevorzugtes Synonym: „endokrine" Orbitopathie) handelt es sich um eine wahrscheinlich eigenständige Autoimmunerkrankung des extraokulären Orbitalgewebes. Zeichen hierfür sind die Infiltrate von Leukozyten und Plasmazellen im periokulären Gewebe, der häufige Nachweis von Schilddrüsenautoantikörpern (TAK, MAK; s. 46.1.1) sowie der Nachweis einer humoralen und zellulären Immunität gegen Retrobulbärgewebe. Eine mögliche Ursache wird in einer Ablagerung von Thyreoglobulin/Antithyreoglobulinkomplexen auf der Zellmembran des retrobulbären Gewebes und der dadurch induzierten Änderung der Antigenität gesehen. Auch ein atypisches TSH-Korrelat spielt vielleicht eine pathogenetische Rolle. Der hypophysäre, „exophthalmusproduzierende Faktor" (EFP) hat dagegen wohl keine Bedeutung; so ist auch nach Hypophysektomie eine endokrine Orbitopathie möglich. Der Hyaluronsäuregehalt des retrobulbären Gewebes ist vermehrt, ebenso das Fettgewebe. Gleichzeitig erfolgt eine initial unter Umständen auch diskret das gesamte Integument erfassende Wassereinlagerung, gefolgt von reaktiver Fibroblasteneinsprossung mit schließlich bindegewebiger Umwandlung.

Nur in Kombination mit der endokrinen Orbitopathie tritt in seltenen Fällen eine „endokrine Dermatopathie" vermutlich auf gleicher autoimmunologischer Grundlage auf. Im Prinzip können durch diese Erkrankung alle Hautbezirke (Extremitäten, Rumpf oder Gesicht) befallen sein. Eine bevorzugte Manifestation ist jedoch das zircumskripte praetibilae Myxödem. Es handelt sich hierbei um typischerweise großporige, erhabene, sulzige und livide oder orangefarben imponierende Hautaffektionen unterschiedlicher Größe. Zur Umgebung sind diese meist scharf abgegrenzt.

Eine gesetzmäßige Beziehung zur Schilddrüsenfunktionslage besteht nicht. Häufig ist jedoch die Kombination mit Hyperthyreosen vom Typ des Morbus Basedow (in ca. 70% bei M. Basedow endokrine Orbitopathie). In seltenen Fällen kann eine Augenbeteiligung im Sinne einer endokrinen Orbitopathie auch bei immunogener Schilddrüsenentzündung (s. 46.3.1) vorkommen. Die bis heute gebräuchliche Einteilung in 6 Stadien läßt einen entsprechenden phasenhaften Verlauf vermuten, der jedoch nur selten vorhanden ist. Dennoch können Lidödem und konjunktivale Injektionen als Frühsymptome gelten. Gemäß dem *klinischen Erscheinungsbild* werden die Symptome der endokrinen Orbitopathie (nach Pickardt und Boergen) folgendermaßen geordnet und zusammengefaßt:

▶ Lidveränderungen: Lidödeme, Oberlidretraktionen,
▶ Protrusio bulbi sive bulborum: Konjunktivitis, Chemosis, behinderter Lidschluß, Keratitis, Ulcus corneae,
▶ Augenmuskelfunktionsstörungen: Doppelbilder, Visusverminderung, Pseudolidretraktion, Pseudoglaukom,
▶ Optikuskomplikationen: Visusverminderung bis zur Amaurose.

Außerdem sind typisch eine Konvergenzschwäche (Moebius-Zeichen), das Sichtbarwerden eines weißen Sklerensaums oberhalb des Limbus beim Geradeausblick (Dalrymple-Phänomen), die Oberlidretraktion beim Blick nach unten (Graefe-Zeichen) ein „Glanzauge" sowie ein seltener Lidschlag (Stellwag-Zeichen). Das Sichtbarwerden von Ansätzen der lateralen Augenmuskeln beim Geradeausblick wird „Bonamour-Zeichen" genannt. Weitere, noch nicht genannte Symptome können sein: Fremdkörpergefühl, Photophobie oder vermehrter

Tränenfluß. In 10% der Fälle ist die Symptomatik einseitig; es können jedoch auch beide Augen nacheinander befallen werden. Im Rahmen von Augenmuskelbeteiligung ist in der Regel zuerst der M. rectus inferior durch entzündliche Infiltration verändert, und es wird so dessen Antagonist (M. rectus superior) blockiert (fälschlich oft als „Heberparese" bezeichnet). Hinzu kommt die Schädigung der genannten Muskeln durch den erhöhten Orbitainnendruck.

Die *Diagnose* ist vor allem klinisch zu stellen. Eine Quantifizierung ist mit dem Exophthalmometer (nach Hertel) möglich. Vor allem in der differentialdiagnostischen Abgrenzung sind die folgenden Methoden hilfreich: die Orbitasonographie, die Röntgenschädelaufnahmen und die Spezialaufnahmen der Orbita, die Tomographie der Orbita und vor allem das Computertomogramm der Orbita, das die für eine endokrine Orbitopathie typische Verkürzung und Verdickung der inneren Augenmuskeln dokumentiert sowie z.B. tumoröse Raumforderungen abgrenzt. Selbstverständlich sollen Schilddrüsenfunktionslage und Schilddrüsenautoantikörper bestimmt werden. Ophthalmologische Fundus-, Visus- und Gesichtsfeldbestimmung und Tonometrie sind notwendig und ergänzen das diagnostische Programm.

Die *Prognose* ist abhängig von der Dauer (zunehmende, irreversible Fibrosierungstendenz) sowie vom Schweregrad der bestehenden Symptome und von der manifesten Schilddrüsenfunktionslage: Bei vorbestehender Hyperthyreose bessern sich die Symptome bereits nach therapeutisch erreichter Euthyreose in bis zu 50%, 20–30% zeigen erst eine Besserung unter zusätzlichen Therapiemaßnahmen; 15–20% sprechen nach Erreichen der Euthyreose und trotz zusätzlicher Therapie nicht an; 5–10% zeigen sogar einen progredienten Verlauf trotz aller Behandlungsversuche. Bei Männern ist ein solch progredienter Verlauf 4- bis 6mal häufiger als bei Frauen. Bei vorbestehender Euthyreose: Besserung unter Therapie in lediglich 30%; 60% bleiben stationär, ca. 10% verlaufen progredient.

2 Exophthalmus bei nicht-endokrinen Erkrankungen

Mit immunogener Hyperthyreose gemeinsam kann eine **Myasthenia gravis** vorkommen, die u.U. durch Augenmuskelbeteiligung eine endokrine Orbitopathie vortäuscht. Sie kann jedoch auch allein

Tabelle 47.1. Wichtigste Ursachen der „Orbitopathie" bei orbitalen und periorbitalen Erkrankungen

Immunogene Ursachen:
- Hyperthyreose vom Basedow-Typ („endokrine" Orbitopathie) (auch eu- oder hypothyreote Stoffwechsellage möglich)
- immunogene Thyreoiditis („endokrine" Orbitopathie) (Myasthenie mit Augenmuskelbeteiligung als DD)

Entzündliche Ursachen:
- Myositis der extraokulären Augenmuskeln
- Orbitaphlegmone (z.B. bei Sinusitiden o.a.)
- Sialadenitis
- Infiltration bei Wegner-Granulomatose o.a.

Vaskuläre Ursachen:
- Sinus-cavernosus-Thrombose
- Hämangiomata
- Aneurysmata
- AV-Fisteln (auch posttraumatisch) u.a.

Tumoröse Ursachen:
- Hodgkin/Non-Hodgkin-Lymphome (Mikulicz-Syndrom)
- Tränendrüsenkarzinom
- Nebenhöhlentumoren
- osteogene Tumoren und Metastasen (z.B. bei Mamma-, Bronchial- oder Schilddrüsen-NPL, eosinophiles Granulom)
- Meningeome (z.B. im Keilbeinbereich)
- Mukozelen

Neurogene Ursachen:
- Augenmuskelbeteiligung bei zentralneurologischen Erkrankungen (Raumforderungen, ischämisch etc.)
- Myopathien

Andere Ursachen:
- Pseudotumor-orbitae-Syndrom
- allergische Ödeme
- kontralateraler Enophthalmus
- einseitig hohe Myopie oder Hydrophthalmie
- Blutungen
- Mißbildungen u. Dysplasien der Orbita
- Vitaminmangelzustände (Vitamin C, Vitamin A)
- Steroidmedikation

mit Augenmuskelbeteiligung imponieren. Eine Elektromyographie, zusätzliche typische, klinische Bewerden sowie ein Tensilontest ermöglichen eine diagnostische Abgrenzung. Der **intermittierende Exophthalmus** infolge Hämangioms in der Orbita ist durch Bücken und Pressen provozierbar. Ein **pulsierender Exophthalmus** kann vorkommen bei Sinus-cavernosus-Thrombose oder bei aneurysmatischen Augengefäßveränderungen. In seltenen Fällen kann ein **allergisches Ödem** einen Exophthalmus vortäuschen. Gleiches gilt für einen **kontralateralen Enophthalmus**, z.B. bei Horner-Symptomenkomplex verschiedenster Ursache, bei einseitig hoher Myopie oder Hydrophthalmie. Das **Pseudotumor-orbitae-Syndrom** ist gekennzeichnet durch akuten, meist schmerzhaften Exophthalmus mit Ophthalmoplegie (in der Regel einseitig beginnend), spontaner Remissions- und Rezidivneigung bei oft guter Ansprechbarkeit auf eine Kortikoidbehandlung.

Vor allem beim einseitigen Exophthalmus sollte stets eine retrobulbäre Raumforderung ausgeschlossen werden, obwohl auch eine „symmetrische Orbitabeteiligung" z.B. bei malignen Hodgkin- und Non-Hodgkin-Lymphomen möglich ist, die mit beidseits infiltrativ-tumoröser Schwellung der Tränendrüsen verbunden sein kann (**Mikulicz-Syndrom**). Eine Achsenabweichung des Bulbus ist immer malignomverdächtig (s. Tabelle 47.1). Augenmuskelbeteiligungen bei neurogener Grunderkrankung mit zentralneurologischen Ursachen sind schließlich ebenso auszuschließen wie entzündliche Prozesse im orbitalen/periorbitalen Bereich.

3 Literatur

Henderson JW (1980) Orbital tumors. 2nd edn. Thieme, New York

Pickardt CR, Boergen KP, Heinze HG (1974) Endokrine Ophthalmopathie. Internist 15:497

Reinwein D (1979) Diagnostik der endokrinen Ophthalmopathie. Dtsch Med Wochenschr 104:758

Ullerich K, Fischedick O, Uhlenbrock D, Rohwerder R (1983) Die Bedeutung der Computertomographie für die Diagnose und Therapiebeurteilung der endokrinen Orbitopathie. Akt Endocr Stoffw 4:30–36

Unsöld R (1985) Differentialdiagnose chronisch entzündlicher Orbitaprozesse unter Verwendung der Computertomographie. In: Lund OE, Waubke TN (Hrsg) Die chronisch entzündlichen Erkrankungen des Auges. Bücherei des Augenarztes 101. Enke, Stuttgart

Winter J, Farkas TG (1972) Pseudotumor of the orbit as a presenting sign in Wegener's granulomatosis. Surv Ophthalmol 17:106–119

Kapitel 48   Magersucht

T. MACKENROTH und P.C. SCRIBA

Eine familiäre, hagere und schlanke Konstitution wird – namentlich im Kindesalter – häufig im Sinne einer Untergewichtigkeit, Unterernährung, Entwicklungsverzögerung oder sogar Magersucht fehlgedeutet. Von Magerkeit spricht man bei einem relativen Körpergewicht von 80 bis 95% des Sollgewichtes (nach Broca-Formel); bei unter 80% spricht man von Kachexie, deren schwere Form

Tabelle 48.1. Wichtigste Ursachen des symptomatischen Untergewichtes

Entzündungen:
   Tuberkulose, chronisch verlaufende Pneumonien, Pankreatitis, M. Crohn, Colitis ulcerosa, chronische Gastritis, Gastroenteritis, Stomatitis
   chronische Osteomyelitis,
   Pyelonephritis
   Autoimmunerkrankungen wie Panarteriitis nodosa, systemischer Lupus erythematodes
   chronische rheumatische Erkrankungen

Maligne Erkrankungen:
   Bronchial-, Ösophagus-, Magen-, Pankreas-, Mammakarzinom, u.a.
   chronisch verlaufende und bösartige hämatologische Systemerkrankungen

Störungen des Verdauungstraktes:
   Achalasie, chronische Ösophaguserkrankungen, Ulkuskrankheit, Magenausgangsstenose, chronische Hepatopathien, Malabsorptionssyndrome, chronischer Laxanzienabusus (vergl. auch oben Entzündungen).

Stoffwechsel- und endokrine Erkrankungen:
   dekompensierter Diabetes mellitus, Niereninsuffizienz, chronische Intoxikation durch Medikamente oder Alkohol, Hyperthyreose, Hypophysenvorderlappeninsuffizienz (selten), Nebennierenrindeninsuffizienz

Sonstiges:
   Zerebrale Magersucht (toxisch, entzündlich, traumatisch, vaskulär). Hungerzustände und Fehlernährung

bei Gewichtsunterschreitung unter 50% des Sollgewichtes vorliegt. Kombination mit Minderwuchs vgl. 50.

1 Untergewicht als Symptom organischer Krankheiten

Zahlreiche organische Störungen können mit dem unspezifischen Symptom einer Gewichtsabnahme einhergehen. Anamnestische Angaben über eine längere Zeit anhaltende Gewichtsveränderung und klinische Beschwerden können diagnostisch wegweisend sein. Eine Übersicht über die wichtigsten Formen und Ursachen gibt Tabelle 48.1. Bei jedem unklaren Gewichtsverlust ohne anamnestisch verwertbare Hinweise und ohne sicher feststellbare Organsymptome ist auch an die Möglichkeit einer mono- oder oligosymptomatischen Altershyperthyreose oder die Folgen entzündungs- oder gefäßbedingter zerebraler Kachexie zu denken.

2 Untergewicht ohne organische Ursachen

Dieser Gruppe zuzurechnen sind die konstitutionelle Untergewichtigkeit (s. oben), die Anorexia mentalis (Synonym: Anorexia nervosa, Magersucht, Pubertätsmagersucht) und das Marfan-Syndrom.

2.1 Anorexia nervosa

Bei der Anorexia nervosa handelt es sich um eine psychogene Eßstörung meist junger Mädchen oder kinderloser Frauen von leptosomem Habitus mit Gewichtsverlust von mehr als 25% des Sollgewichtes; die Störung ist nach dem 30. Lebensjahr selten. Genetische, familiäre und sozio-kulturelle Faktoren und psychoneurotische Konfliktsituationen können als auslösende Ursache eine Rolle spielen.

Die *Klinik* ist vielgestaltig und reicht von oft nur als übertriebene Eitelkeit imponierender Nahrungskarenz und leichtem Untergewicht bis hin zu lebensbedrohlicher Kachexie. In der Regel führt der chronische Hungerzustand („Ekel vor Speisen") mit unter Umständen rezidivierend provoziertem Erbrechen (Unter *Bulimia nervosa* versteht man rezidivierende Freßanfälle mit nachfolgendem selbstinduziertem Erbrechen) zu progredienter Abmagerung mit oft schwerer konsekutiver Elektrolytstörung, die bisweilen durch zusätzlichen Laxanzienabusus verstärkt wird. Intermittierende Zustände von Hyperphagie („Freßanfälle") kommen vor. Diffuse Leibschmerzen (ca. 20% der Fälle), Obstipation (ca. 62% der Fälle) und Blähungen sind häufiger. Eine oft schon prämorbide sekundäre Amenorrhö (in nahezu 100% der Fälle) ist charakteristisch. Außerdem bestehen unter Umständen zusätzlich Hypotonie (86% der Fälle), Bradykardien (ca. 26% der Fälle), Kälteempfindlichkeit (ca. 20% der Fälle), Hypothermie (ca. 65% der Fälle), hypoplastische Genitalien (bei normaler Axillar- und Pubesbehaarung) sowie eine Neigung zu Hypoglykämie.

In Kontrast zur Kachexie stehen die Hyperaktivität, ebenso eine gesteigerte Motorik sowie eine leistungsehrgeizige, egozentrische Persönlichkeitsstruktur. Hysterische, anankastische oder phobische Symptomatik kann dominieren. Bei übersteigerter Angst „dick zu werden", fehlt in der Regel jede Krankheitseinsicht bis hin zu Verleugnung und Dissimulation. Vermeidung sexueller Kontakte, Rückzug in die soziale Isolation mit autoaggressiven Tendenzen bei unter Umständen wiederholten Suizidversuchen folgen im oft langwierig-chronischen Verlauf. Die Langzeitprognose ist eher ungünstig.

Diagnose und Differentialdiagnose ergeben sich aus dem vorbeschriebenen Zustandsbild. Pathognomonische laborchemische Befunde gibt es nicht. Eine sekundäre Anämie, Leukozytopenie mit relativer Lymphozytose, eine Hyposiderinämie sowie eine Hypalbuminämie, eine Elektrolytverschiebung mit Hypokaliämie (Laxanzien-, Diuretikaabusus), Hypernatriämie, Hypomagnesiämie und Hypophosphatämie sind möglich; ebenso eine Triglyzerid- und Cholesterinerhöhung. Die endokrinologischen Laborparameter zeigen folgende Befundkonstellation: Im Gefolge der Hypovolämie und Hyponatriämie ist ein sekundärer Hy-

peraldosteronismus häufig; die LH-Spiegel (87% der Fälle) und FSH-Spiegel (47% der Fälle) sind erniedrigt (hypothalamischer Hypogonadismus), desgleichen die TT_4-Spiegel (34% der Fälle). Wachstumshormon, TSH und Plasmakortisol sind jedoch im Gegensatz hierzu gelegentlich erhöht (13% der Fälle). Wohl aufgrund eines erniedrigten Kortisolmetabolismus kann die 17-OH-Steroidausscheidung im Sammelurin dennoch erniedrigt sein (ca. 38% der Fälle) ebenso die 17-Keto-Steroidausscheidung (ca. 38% der Fälle). Die Veränderungen sind Folge der Unterernährung und damit reversibel, sofern die Eßstörung beseitigt werden kann.

Die schwierigste Differentialdiagnose ist die Hypophysenvorderlappeninsuffizienz bzw. eine isolierte Nebennierenrindeninsuffizienz. Die erstgenannte geht nur selten mit einer solch ausgeprägten Kachexie einher wie eine Anorexie; außerdem fehlt bei Anorexie die für Hypophysenvorderlappeninsuffizienz typische Blässe der Haut sowie das Behaarungsmuster im Gefolge einer sekundären Gonadeninsuffizienz. Wichtigstes Unterscheidungsmerkmal ist jedoch die auffallend agile und agitierte, vorbeschriebene Persönlichkeitsstruktur im Gegensatz zur apatisch-stumpfen Interesselosigkeit bei Panhypopituitarismus. Auch fehlt bei „Simmond-Kachexie" (= terminale Hypophysenvorderlappeninsuffizienz) die beschriebene Hypermotorik. Gegenüber der Addison-Erkrankung ist eine Abgrenzung aufgrund des typischen Hautbefundes (Hyperpigmentation) in der Regel leicht möglich. Zu dem gut mit einer manifesten Hyperthyreose in Einklang zu bringenden klinischen Erscheinungsbild kontrastiert die fehlende Ruhetachykardie, die bei fast allen hyperthyreoten Patienten vorhanden ist.

Die laborchemische Abgrenzung gegenüber der Hyperthyreose ist leicht möglich. Bei Hypophysenvorderlappen- bzw. Nebennierenrindeninsuffizienz ist dies weniger deutlich, sofern diese nicht durch erhöhte basale Wachstumshormon- und Kortisolspiegel ausgeschlossen werden können.

2.2 Marfan-Syndrom

Das Marfan-Syndrom (Synonym: Arachnodaktylie) ist eine autosomal-dominant erbliche Störung der Bindegewebsbildung mit abnormer Bindegewebsschwäche. Die Folge ist ein klassisches klinisches Erscheinungsbild mit hohem Gaumen, Hühner- oder Trichterbrust, auffallend langen und grazilen Röhrenknochen (vor allem an Händen und Füßen = Spinnenfingrigkeit) und Überdehnbarkeit der Gelenke (häufig Luxationen/Subluxationen) bei extrem asthenischem Habitus mit mangelhafter Ausbildung von Muskulatur und subkutanem Fettpolster. Außerdem können eine Dolichozephalie, ein Aneurysma der Aorta (Mediaschwäche) mit sekundärer Aorteninsuffizienz sowie pathognomonische Augenzeichen bestehen: Linsensubluxation mit „Linsen- oder Irisschlottern", höhergradiger Myopie und/oder vorzeitiger Netzhautablösung. Oft sind ein Mitralklappenprolaps, ein Ventrikelseptumdefekt sowie ein rezidivierender Spontanpneumothorax zusätzlich vorhanden. Die klinischen Manifestationen sind unterschiedlich stark ausgeprägt. Eine Familienanamnese bzw. das klinische Bild ermöglichen die Diagnose.

Literatur bei Kap. 49.

Kapitel 49   Fettsucht

T. MACKENROTH und P.C. SCRIBA

Fettsucht und Übergewicht (Synonym: Adipositas, Fettleibigkeit, engl. Obesity) sind Folge einer Imbalance des Energiehaushaltes mit unverhältnismäßig hoher Kalorienzufuhr im Vergleich zum Kalorienverbrauch. Es kommt dadurch zu einer Erhöhung des Fettanteils an der Gesamtkörpermasse (Fettzellhypertrophie und/oder Fettzellhyperplasie). Die Grenzen zwischen Idealgewicht, Normalgewicht, Übergewicht und Fettsucht sind fließend. Normalgewicht nach Broca ist die Körpergröße (cm) minus 100 in kg. Das Idealgewicht wird durch Abzug von 10% vom Normalgewicht bei Männern und von 15% bei Frauen errechnet. Übergewicht liegt vor bei Überschreiten des Normalgewichtes um mehr als 10%; ab 15–20% Überschreitung spricht man von Fettsucht.

Umschriebene Fettansammlungen werden als Lipomatosen bezeichnet. Sie sind zum Teil erblich bedingt (unter Umständen Defekte der hormonellen Ansprechbarkeit des Fettgewebes). Lokal begrenzte, meist multiple Lipome ohne subjektive Beschwerden (Lipomatosis indolens) sind ebenso wie schmerzhafte generalisierte Lipome (Lipomatosis dolorosa) bekannt.

1 Primär alimentär bedingte Fettsucht (Adipositas simplex)

Mit der alimentären Adipositas sind oft sekundär metabolische Veränderungen verbunden („metabolisches Syndrom" mit Hyper/Dyslipoprotein-ämie, Diabetes mellitus Typ II b, Gicht und/oder Hypertonie). Fast immer besteht ein Hyperinsulinismus mit der Folge verminderter Glukosetoleranz; „physiologischerweise" ist Insulin zur Anlage von Fettdepots (Lipogenesesteigerung, Lipolysehemmung) notwendig. Der Hyperinsulinismus bedingt eine Verminderung der Insulinrezeptoren bis zum manifesten Diabetes mellitus. Daraus resultiert eine erhöhte Inzidenz von arteriosklerotischen Gefäßerkrankungen, Fettleber und Gallensteinen. Diese Folgeerkrankungen sind ausschlaggebend für das erhöhte Mortalitätsrisiko adipöser Patienten. Am meisten gefährdet sind Männer bis zum 40. Lebensjahr, die bei einer Erhöhung des Körpergewichts um 25–30% gegenüber dem Broca-Gewicht eine um 30% erhöhte Mortalitätsrate aufweisen; bei gleichzeitig manifester Hypertonie ist der genannte Wert um 200% erhöht. Ideal sind Gewichtswerte von 5–15% unter dem Broca-Gewicht für Frauen, von 10% unter bis 5% über dem Broca-Gewicht für Männer.

Sekundäre Folgen des Übergewichtes finden sich ferner am Skelettsystem in Form degenerativer Schäden (bis zu 50% der Fälle) sowie durch eine Einschränkung der Ventilation, die im Extremfall zum Pickwick-Syndrom (s. 3) führen kann.

Die *Diagnose* der Adipositas bedarf i. allg. keiner Hormonanalytik; Hinweis auf eine alimentäre Fettsucht ist eine normale bis überdurchschnittliche Körpergröße (vor allem bei Kindern), ganz im Unterschied zu den endokrinologisch ausgelösten Fettsuchtformen sowie den unten genannten syndromalen Krankheitsbildern mit Fettsucht. Bei der körperlichen Untersuchung sind Behaarungstyp, die Entwicklung der sekundären Geschlechtsmerkmale sowie die möglichen oben angegebenen Folgesymptome (Skelettveränderungen, Hypertonie, arteriosklerotische Gefäßveränderungen etc.) besonders zu beachten.

2 Endokrine Fettsucht

▶ Die **manifeste Hypothyreose** kann zwar Ursache einer Gewichtszunahme sein, doch kommt es selten zur Extremform einer alimentären Adipositas. Interstitielle Mukopolysaccharid- und Wassereinlagerung, nicht so sehr eine Fettdepotanlage bedingen den Gewichtsanstieg. Hautkolorit, myxödematöse Hautbeschaffenheit und das klinische Bild (s. 46.4) sind differentialdiagnostisch wegweisend. Die apathisch-depressive Stimmungslage kann beiden Krankheitsbildern gemeinsam sein. Die Bestimmung des Basal-TSH-Wertes, der im Gefolge einer primären Hypothyreose diesen Ausmaßes regelhaft deutlich erhöht gefunden wird, kann hilfreich sein.

▶ Auch das **Cushing-Syndrom** kann klinisch meist ohne Schwierigkeiten gegenüber der einfachen Fettsucht abgegrenzt werden. Charakteristisch ist die Stammfettsucht mit Vollmondgesicht und „Büffelnacken"; Striae können bei beiden Krankheitsbildern unter anderem an Glutealmuskulatur, Oberschenkeln und Abdomen vorkommen, sie sind jedoch typischerweise beim Cushing-Syndrom breit und lividrot bis rotviolett im Gegensatz zu schmalen und eher hellrot-blassen Striae distensae bei Adipositas simplex. Muskelschwäche und Ekchymosen sind ebenfalls eher beim Cushing-Syndrom vorhanden. Laborchemisch findet sich allerdings in beiden Fällen ein oft deutlich erhöhter morgendlicher Kortisolwert. Bei Cushing-Kranken fehlt jedoch die für gesunde wie adipöse Patienten charakteristische Tagesrhythmik im Kortisolprofil. Im Dexametasontest wird nach abendlicher Dexametasongabe (2 mg) der bei beiden Erkrankungen erhöhte morgendliche Kortisolwert nur im Falle einer Adipositas unter 3 µg/dl supprimiert. Außerdem besteht beim Cushing-syndrom die Neigung zu Hypokaliämie, gleichzeitig finden sich in vielen Fällen radiologische und klinische Zeichen einer Osteoporose.

▶ Verstärkter Hunger und vermehrte Nahrungsaufnahme erklären das Übergewicht bei **Inselzelltumoren (Insulinome)**. Spontanhypoglykämie nach Nahrungskarenz mit typischer Klinik (Schwitzen, Zittern, Heißhunger, Bewußtseinsstörungen) sind typisch und mindestens im Hungerversuch unter stationären Bedingungen provozierbar. Die Hyperinsulinämie allein ist allerdings kein verläßliches differentialdiagnostisches Kriterium; erst eine inadäquate Erhöhung des Insulins mit gleich-zeitig laborchemisch (und klinisch) nachgewiesener Hypoglykämie (z.B. während eines Hungerversuches) kann ein Insulinom bestätigen.

▶ Bei **Hypogonadismus** kann ebenfalls eine (leichte) Fettsucht imponieren. Leitsymptome dieser Erkrankung sind bei Frauen und Mädchen vor allem primäre und sekundäre Amenorrhö, mangelnde Ausbildung der sekundären Geschlechtsmerkmale, Frigidität und Infertilität, bei Jungen führt manifester Androgenmangel (präpuberal) zum eunuchoidalen Hochwuchs (s. 50.2). Bei erwachsenen Männern einsetzender Androgenmangel bewirkt Libido- und Potenzverlust, Rückbildung der sekundären Geschlechtsmerkmale (Behaarungstyp, Hodengröße), Prostataatrophie sowie vermehrten abdominalen Fettansatz, ungenügende Talgdrüsenproduktion und weißlich-gelbe, blasse, feingefältete, unterpigmentierte Haut. Für die Diagnose sind bei entsprechendem klinischen Befund entscheidend: erniedrigte gonadale Hormone (Östrogene, Gestagene, Testosteron) sowie bei primärem Hypogonadismus zusätzlich eine Erhöhung der gonadotropen Hormone (LH, FSH).

3 Seltene, spezielle Syndrome

▶ Eine Sonderform lokalisierter Fettsuchtformen ist die **symmetrische Lipomatose** nach Launois und Bensaude mit überwiegend zervikaler, axillarer, abdominaler und inguinaler Lokalisation. Sie soll fast ausschließlich bei Alkoholikern manifest sein. Auch der **Madelung-Fetthals** als diffuse Hyperplasie des Unterhautfettgewebes im Halsbereich (Genese unbekannt) ist dieser Form zuzurechnen.

▶ Ohne sicher genetische Ätiologie kommt das **Stein-Leventhal-Syndrom** vor, bei dem polyzystische Ovarien mit primärer oder sekundärer Amenorrhö (oder anderen Zyklusanomalien), Hirsutismus und fakultativer Adipositas gemeinsam vorhanden sind. Als Ursache werden außerdem pränatale Entwicklungsanomalien, Einflüsse vermehrt gebildeter Nebennierenrindenandrogene sowie eine irreguläre gonadale Stimulation diskutiert. Bei einer Häufigkeit des polyzystischen Ovars von ca. 3,5% im Sektionsgut, wäre bei genetischer Ursache mit einer hohen Anzahl von Fällen unvollständiger Penetranz zu rechnen; zum Teil wird die nosologische Entität des syndromalen Krankheitsbildes abgelehnt.

▶ Sicher genetischen Ursprungs ist das **Ulrich-Turner-Syndrom**. Es handelt sich um eine Chromosomenanomalie (45 XO; oder Mosaike) mit primärem Hypogonadismus (gonadotrope Hormone deutlich erhöht), Minderwuchs (Endgröße 130–150 cm) und Dysmorphiesyndrom (letzteres in Mosaikfällen weniger stark ausgeprägt). Bei meist normaler Intelligenz finden sich typischerweise Kopf- und Halsdysmorphien (Brachyzephalus, antimongoloide Augenstellung, Epicanthus, hoher und enger Gaumen, Mikrognatie, Pterygium colli, und andere), Thoraxanomalien (Schildthorax, weit auseinanderstehende Mamillen), Cubitus valgus, Brachymetatarsale und -karpale IV bei meist retardiertem Knochenalter, Herz- und Gefäßanomalien (Aortenstenose, Aortenisthmusstenose, VSD) und andere. Außerdem sind häufig Nierenmißbildungen vorhanden: Hufeisenniere, Malrotation etc. Eine Adipositas muß nicht zusätzlich vorhanden sein.

▶ Dies gilt in gleichem Maße für das **Klinefelter-Syndrom** (Chromosomenanomalie mit Karyotyp XXY). Kleine Hoden bei primärem Hypogonadismus, jedoch überdurchschnittliche Körpergröße (eunuchoidaler Hochwuchs), und Gynäkomastie im Pubertätsalter kennzeichnen dieses Krankheitsbild, bei dem eine Intelligenzminderung selten ist.

▶ Zu den Leitsymptomen zählt hingegen die Adipositas beim seltenen **Prader-Labhard-Willi-Syndrom** (Synonym: myatonischer Diabetes, „Mehlsackzwerg"). Sie entwickelt sich bisweilen schon im ersten Lebensjahr (in der Regel zwischen dem 2. und 4. Lebensjahr) infolge Polyphagie. Es sind zusätzlich vorhanden: Minderwuchs, Oligophrenie, Hypogenitalismus mit Kryptorchismus bei Knaben und primärer Amenorrhö bei Mädchen, Diabetes mellitus und Myatonie. Zahlreiche Degenerationszeichen können mehr oder weniger ausgeprägt sein. Eine genetische Schädigung, möglicherweise auch ein dienzephaler Schaden, wird angenommen.

▶ Das ebenso seltene **Laurence-Moon-Bardet-Biedl-Syndrom** ist rezessiv erblich. Hier ist die Adipositas ebenfalls Leitsymptom (von Geburt an vorhanden), dem sich Oligophrenie, Retinitis pigmentosa, labyrinthäre Schwerhörigkeit, Hypogenitalismus, Wachstumsanomalien, Schädel- und Skelettanomalien (Turmschädel, Spina bifida, Syn/Polydaktylien etc.) und anderes zugesellen können.

▶ Das **Mauriac-Syndrom** wird bei schwer einstellbarem kindlichen Diabetes beobachtet und geht mit Stammfettsucht, Hepatomegalie (Glykogen), Hypogonadismus, Hyperlipoproteinämie und frühen diabetischen Komplikationen einher.

▶ Die sehr seltene **hypothalamische Fettsucht** betrifft vorwiegend das männliche Geschlecht im Kindesalter. Die dann synonym gebrauchte Bezeichnung Dystrophia adiposogenitalis (Synonym: M. Fröhlich) beschreibt die Kardinalsymptome: Adipositas und Hypogenitalismus. Die Kinder sind in der Regel kleinwüchsig bei normaler geistiger Entwicklung. Knochen- und Pubertätsentwicklung sind verzögert. Fröhlich diagnostizierte diese Erkrankung in der Folge eines Tumors im Hypothalamus-Hypophysenbereich. Hypothalamische Läsionen können jedoch prinzipiell in jedem Lebensalter Ursache einer Hyperphagie und Adipositas sein. Auch Enzephalitiden oder schwere zerebrale Gefäßprozesse können eine Hyperphagie bedingen, wie sie umgekehrt auch zu Appetitmangel und Kachexie führen können.

▶ Ursache des vorwiegend ältere Frauen betreffenden **Morgagni-Morel-Syndroms** (Synonym: **Achard-Thiers-Syndrom**) ist vermutlich ebenfalls eine nicht näher bezeichnete zentrale Regulationsstörung. Kennzeichnend ist die Symptomentrias: Fettsucht, Hyperostosis frontalis interna und Hirsutismus; ein Diabetes mellitus (Typ II) mit Gefäßkomplikationen gehört zum klinischen Bild. Das Syndrom ist als nosologische Entität nicht unumstritten.

▶ Folge einer exzessiv alimentären Fettsucht ist das **Pickwick-Syndrom** mit Lethargie, Schläfrigkeit, Somnolenz sowie periodischen Atemstörungen und Cor pulmonale bzw. Rechtsherzinsuffizienz. Respiratorische Globalinsuffizienz infolge alveolärer Hypoventilation (Hypoxämie, Hyperkapnie) ist verantwortlich für die neurologisch-klinischen Symptome sowie für eine Zyanose bei Polyglobulie und pulmonaler Hypertonie. Abzugrenzen hiervon sind ebenfalls mit Fettsucht einhergehende Schlaf-Apnoe-Syndrome.

▶ So ist das **Gelineau-Syndrom** Folge einer infektiösen, vaskulären oder neoplastischen Hirnstammläsion, die mit anfallsweisem Tonusverlust der Skelettmuskulatur bei gleichzeitiger Umkehr des Schlaf-Wach-Rhythmus und anfallsweiser Schlafsucht (Narkolepsie) einhergeht. Es wird auch eine genuine Form dieses Leidens postuliert.

4 Literatur

Caviezel F (1985) A view of obesity: neuroendocrine disorders in obesity. Medicographia 7 (3):18

Jeanrenaud B (1985) A view of obesity: neuroendocrine basis of insulin secretion and oversecretion in obesity. Medicographia 7 (3):10

Kolb S, Bartels O (1984) Anorexia nervosa; eine katamnestische Analyse. Dtsch Med Wochenschr 109:824

Matzkies F (1985) Aktuelle Ergebnisse der Adipositasforschung. Med Klin 80:717

Messerli FH (1982) Cardiovascular effects of obesity and hypertension. Lancet I:1165

Nakamura Y, Yoshimura Y, Oda P et al. (1985) Clinical and endocrine studies on patients with amenorrhoea associated with weight loss. Clin Endocrinol 23:643

Neuhaus GA (1978) Das Pickwick-Syndrom. Temp Medical 3:6

Nüssel E, Buchholz L, Bergdolt H, Ebschner E, Kurz E (1979) Übergewicht und Risikofaktoren bei 30- bis 60jährigen Männern und Frauen. Lab Med 3:111

Pirke KM, Ploog D (eds) (1984) The psychology of anorexia nervosa. Springer, Berlin Heidelberg New York Tokyo

Remschmidt H (1985) Differentialdiagnose und Therapie der Pubertätsmagersucht. Dtsch Ärztebl 48:3611

Tuck ML, Sowers J, Dornfeld L et al. (1981) The effect of weight reduction on blood pressure, plasma renin activity, and plasma aldosteron levels in obese patients. N Engl J Med 304:930

Wilkin TJ, Choquet RC, Schmouker Y et al. (1983) Maximum calorie (sub-threshold) dieting of the obese and its hormonal response. Act Endocrinol (Copenh) 103:184

Kapitel 50   Kleinwuchs, Großwuchs

T. Mackenroth und P.C. Scriba

Eine wachstumsbedingte Änderung der Körpergröße ist nach Schluß der Epiphysenfugen prinzipiell nicht mehr möglich. „Zu groß" oder „zu
klein" beschreibt also zum einen entweder einen
Rückstand oder Vorsprung im präpuberalen und
puberalen Entwicklungszustand im Vergleich zum
Normalkollektiv, zum anderen einen Endzustand
nach Wachstumsabschluß. Ein Minderwuchs besteht per definitionem, wenn die Körpergröße
unterhalb der 3. Perzentile (d.h. unterhalb der 2fa-
chen Standardabweichung) im Nomogramm der
Wachstumskurve (s. Abb. 50.1) liegt. Von Zwergwuchs spricht man, wenn die erreichte Endgröße
weniger als 130 cm beträgt, oder wenn die Körpergröße das 3fache der Standardabweichung unterschreitet. Liegt die Körpergröße oberhalb der
97. Perzentile (oberhalb der 2fachen Standardabweichung) kann von Hochwuchs, oberhalb der
3fachen Standardabweichung von Riesenwuchs
gesprochen werden. Bei im Entwicklungsverlauf
manifest werdenden Wachstumsstörungen ist oft
eine Zuordnung nach dem Nomogramm der
Wachstumsratenkurve (Wachstum in Zentimetern
pro Jahr) hilfreich (Abb. 50.2).

1 Kleinwuchs

Ursächlich kommen eine Vielzahl von Faktoren
in Betracht. Sie lassen sich jeweils einer der Gruppen 1 bis 4 der Tabelle 50.1 zuordnen. Häufigste

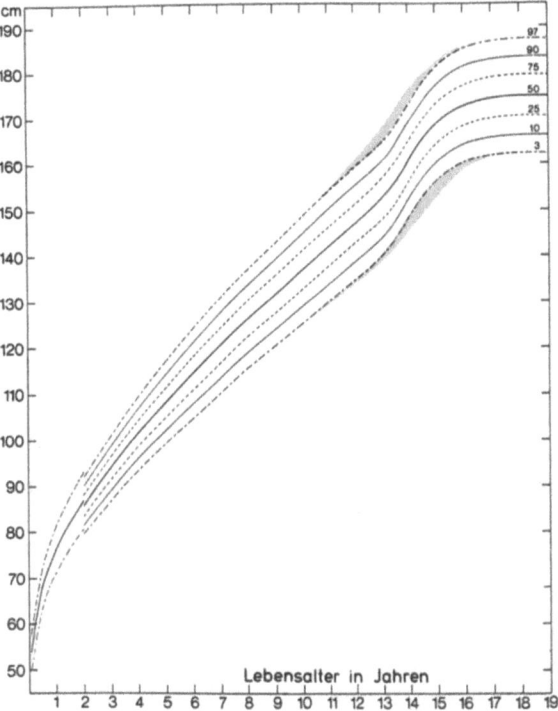

Abb. 50.1. Wachstumskurvenverlauf bei Knaben. (Nach
Tanner und Whitehouse 1976)

Form ist zweifelsfrei der **konstitutionelle Minderwuchs** (30–40% der Fälle), der jedoch nur per exclusionem zu diagnostizieren ist. Die Größenab-
weichung ist besonders auffällig zwischen dem 13.
und 15. Lebensjahr; Wachstum, Skelettreife und
sexuelle Entwicklung sind in gleichem Ausmaß
verzögert. Bedeutsam ist, daß durch verspäteten
Epiphysenschluß in der weiteren Entwicklung
meist eine normale Endgröße erreicht wird. Es
liegt also lediglich ein verzögerter Pubertäts-
wachstumsschub vor; die Prognose ist günstig. Bei
fehlenden weiteren körperlichen Auffälligkeiten ist
die Bestimmung des Knochenalters, eine radiologische Sellabeurteilung sowie die laborchemische
(unauffällige) Bestimmung von TSH, LH, FSH
und Testosteron hinreichend zur Sicherung der

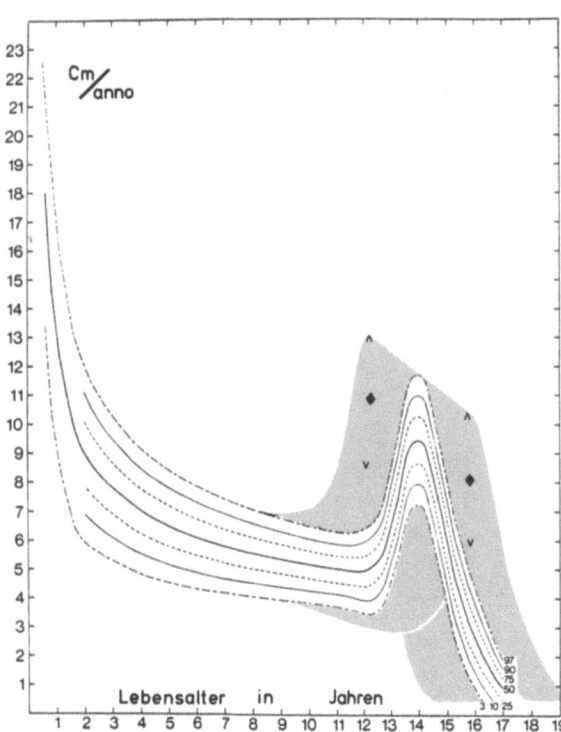

Abb. 50.2. Wachstumsratenkurve für Knaben. (Nach Tanner and Whitehouse 1976)

Diagnose. Die Somatomedinkonzentration ist leicht erniedrigt, die STH-Sekretion über 24 h ebenfalls. Die STH-Ausschüttung nach Stimulation (s. unten) ist jedoch unauffällig.

Minderwuchs infolge Mangels an Aufbaustoffen ist in unserer Industriegesellschaft sehr selten, in Ländern mit chronischem Lebensmittelmangel jedoch häufiger. Einige Formen zerebraler Schädigung können in seltensten Fällen Ursache einer verminderten Nahrungsaufnahme mit Minderwuchs und Untergewicht sein. Diskutiert wird, ob eine psychosoziale Vernachlässigung möglicherweise als Ursache von Minderwuchs angenommen werden kann.

1.1 Endokriner Minderwuchs

Diese Form des Minderwuchses kann z.B. durch einen isolierten **hypophysären oder hypothalamisch-bedingten Mangel an Wachstumshormon (STH, GH)** oder durch STH-Mangel in Kombination mit dem Ausfall anderer hypophysärer Hormone verursacht werden. Die Inzidenz beträgt etwa 1 : 4000. Die Körperproportionen sind normal; ein

Wachstumsdefizit fällt meist erst im 2. bis 3. Lebensjahr auf und verläuft progredient. Typisch ist eine mäßige Adipositas (stammbetont), kleinkindhafte Gesichtsproportionen und kleine Hände und Füße (Akromikrie). Ein gleichzeitiger Gonadotropinmangel fällt erst durch das Ausbleiben der Pubertät auf. Das Knochenalter ist wenig retardiert, unter Umständen aber bei gleichzeitigem TSH-Mangel stark verzögert. Insbesondere bei begleitendem ACTH-Mangel besteht eine Neigung zu Hypoglykämien.

Ein isolierter STH-Ausfall wird häufiger bei Hypothalamusläsionen (Steißlagen, Traumen, Infektionen, Tumoren etc.) gesehen. Bei Hypophysenschädigung kommen eher multiple endokrine Ausfälle vor. 9% der Fälle sind „idiopathisch", und ca. 8% der Fälle sind genetisch bedingt. Fehlbildungen der Hypophyse kommen selten vor.

Diagnostisch kann aufgrund einer fehlenden unteren Nachweisgrenze für Serum-STH der STH-Mangel nur durch einen fehlenden Anstieg nach Stimulation gesichert werden. Angewandt werden der Insulinhypoglykämietest, der Clonidintest, der Glukagontest oder andere Verfahren; seit neuerem steht auch das STH-Releasing-Hormon für die Unterscheidung von hypothalamischen und hypophysären Formen zur Verfügung (GHRH). Basalwerte für Kortisol, TSH, ACTH, LH, FSH, Testosteron und Prolaktin sind zum Ausschluß weiterer Hypophysenteilschädigungen erforderlich. Eine radiologische Hypophysendiagnostik und eine Gesichtsfeldbestimmung schließen raumfordernde Hypophysentumoren aus. – Pygmäen und Laron-Zwerge (sephardische Juden) haben einen Defekt der Bildung von Somatomedin C (=IGF I).

Sowohl bei primärer als auch bei sekundärer Hypothyreose im Kindesalter kommt es zum Auftreten eines **hypothyreoten Minderwuchses** (vgl. 46.4). Die Retardierung des Knochenalters ist deutlicher ausgeprägt als das gleichzeitig vorhandene Längenwachstumsdefizit. Der Minderwuchs ist mäßig dysproportioniert bei gegenüber der Unterlänge betonter Körperoberlänge mit relativ kurzen Armen. Zu den Leitsymptomen gehört außerdem ein oft schweres Intelligenzdefizit bis zum Vollbild des Kretins (s. 46.4). Der Nachweis einer Neugeborenen- oder konnatalen Hypothyreose gelingt durch die TSH-Bestimmung und durch laborchemische Bestimmung eines Parameters für das freie Schilddrüsenhormon; zum Neugeborenenscreening vgl. auch 46.1.

Die **Dystrophia adiposogenitalis** wurde bereits unter 49.3 abgehandelt, ebenso die seltenen syndro-

Tabelle 50.1. Einteilung des Minderwuchses (Modifiziert nach Prader 1978 und Bierich 1980)

1. Minderwuchs infolge Mangels an Aufbaustoffen

- hypokalorischer Minderwuchs
- Eiweißmangelschäden (Kwashiokor u.a.)
- psychosozialer Minderwuchs

2. Endokriner Minderwuchs

- verminderte Sekretion wachstumsfördernder Hormone
  konstitutionelle Entwicklungsverzögerung
  Athyreose/Hypothyreose
  hypothalamisch/hypophysärer Minderwuchs oder Zwergwuchs
  Laurence-Moon-Bardet-Biedl-Sydrom
  pankreatisch-diabetischer Zwergwuchs
  Somatomedinmangel (Leber, Niere?)
  Hypoparathyreoidismus
- vermehrte Sekretion kataboler Hormone
  Cushing-Syndrom (hypophysär, hypothalamisch, iatrogen, adrenal)
  Pubertas- und Pseudopubertas praecox
  adrenogenitales Syndrom
  Leydig-Zelltumoren
  Granulosazelltumoren
  „idiopathische" Frühreife

3. Minderwuchs infolge nicht-endokrin bedingter Stoffwechselerkrankungen

- renaler Minderwuchs (Mißbildungen, chron. bakterielle/abakterielle Entzündungen, kongenitale Tubulopathien)
- intestinaler Minderwuchs (Mukoviszidose, Sprue, u.a. Malabsorptionssyndrome)
- hepatischer Minderwuchs (chronische Hepatitis, Zirrhose u.a.)
- anoxämischer Minderwuchs (Vitium cordis, Bronchiektasen, Anämien u.a.)
- rachitischer Minderwuchs (Vitamin-D-Mangel, Vitamin-D-resistente Rachitis)
- Speicherkrankheiten (Glykogenosen, M. Gaucher, M. Niemann-Pick, Zystinose, Mukopolysacharidosen)

4. Mangelhafte Wachstumspotenz des Skeletts

- angeborener intrauteriner Zwergwuchs (primordialer Zwergwuchs)
  genbedingte Störungen: chromosomale Aberrationen (Trisomie 13–15 (Pateau-Syndrom), Trisomie 16–18 (Edwards-Syndrom), Trisomie 21 (Mongolismus), Katzenschrei-Syndrom, Ullrich-Turner-Syndrom)
  Kyemopathien (Cornelia-de-Lange-Syndrom, Silver-Russel-Syndrom)
- erworbener intrauteriner Zwergwuchs
  embryonal/fetal (z.B. Strahlenschädigung, Zytostatika, Virusinfektionen, Mehrlingsgeburten)
  plazentar (Plazentamißbildung, Störung der Plazentarfunktion)
  mütterliche Faktoren (Nierenerkrankungen, Alkoholabusus, EPH-Gestose, Rauchen u.a.)
- angeborene Skeletterkrankungen
  genbedingter Minderwuchs mit postnataler Manifestation (Osteochondrodysplasien)

malen Krankheitsbilder mit Fettsucht und Minderwuchs (Laurence-Moon-Biedl-Syndrom, Prader-Labhard-Willi-Syndrom).

Überfunktion endokriner Drüsen ist Ursache des Minderwuchses in der Folge eines **Cushing-Syndroms**. Kortikoidmedikation und Nebennierenrinden- oder Hypophysenprozesse mit ACTH-Produktion kommen ebenso ursächlich in Betracht. Zu Diagnose und Differentialdiagnose vgl. 49.2; nur bei präpuberaler Manifestation ist ein Minderwuchs charakteristisch für dieses Krankheitsbild.

Ebenfalls durch hormonelle Überfunktion entsteht die **Pubertas praecox**. Kommt es bis zum 7. Lebensjahr bei Mädchen bzw. bis zum 9. Lebensjahr bei Jungen bereits zum Eintreten von Pubertätszeichen liegt per definitionem eine Pubertas praecox vor. Sowohl bei der „echten" Pubertas praecox (zentrale, zu frühe Gonadotropinstimulation, idiopathisch oder symptomatisch z.B. bei Hypothalamustumor) als auch bei der Pseudopubertas praecox (unphysiologische Androgenbildung) kommt es aufgrund der Hormonwirkung zunächst zu einem Wachstumsschub mit überdurchschnittlicher Körpergröße; durch verfrühten Epiphysenschluß (Androgenwirkung!) wird jedoch bei vorzeitigem Wachstumsstillstand eine nur unterdurchschnittliche Körperendgröße erreicht.

Beim **adrogenitalen Syndrom (AGS)** der Knaben fällt neben Frühzeichen der Pubertät mit typischer Schambehaarung und Penisvergrößerung eine kontrastierende beidseitige Hodenverkleinerung auf. Bei Mädchen finden sich bei Vorliegen eines AGS mehr oder weniger ausgeprägte Zeichen der Virilisierung (Klitorishypertrophie, Behaarungsanomalien, tiefe Stimme, fehlende sekundäre Geschlechtsmerkmale) mit primärer Amenorrhö. Bei „echter" Pubertas praecox fehlen die genannten AGS-Charakteristika für beide Geschlechter. Ursächlich kommen für die unphysiologische Androgenproduktion genetische Defekte der adrenalen Steroidbiosynthese, Nebennierenrindenkarzinome oder Leydig-Zwischenzelltumoren bzw. ovarielle Tumoren (Granulosazelltumoren) in Betracht. Nebennierenrindenkarzinome können ebenso wie Tumoren des Ovars auch im Sinne von Östrogenen wirksame Steroide produzieren mit den entsprechenden klinischen Folgen.

Die übrigen in Tabelle 50.1 genannten Formen sind sehr selten.

1.2 Nichtendokriner Minderwuchs bei Stoffwechselerkrankungen u.a.

Eine Vielzahl generalisierter, oft schwerer Allgemeinerkrankungen können Wachstumsstörungen bedingen. Angeborene Nierenerkrankungen (Tubulopathien, chronische Niereninsuffizienz etc.) können ebenso verantwortlich sein für einen Minderwuchs wie Gastrointestinalerkrankungen; hier sind vor allem Malabsorptionssyndrome im Gefolge einer Zöliakie, einer Mukoviszidose, einer Kohlenhydratmalabsorption oder einer Milchallergie zu nennen. Chronische Entzündungen (Colitis ulcerosa, M. Crohn), chronische Hepatosen (Hepatitiden, Zirrhosen etc.), Glykogenosen und Lipid-, Aminosäure- und Mukopolysaccharidspeicherkrankheiten sind ebenfalls bedeutsam. Der Vitamin-D-Mangel-bedingte Minderwuchs bei Rachitis ist heute sehr selten. Erkrankungen, die eine chronische Hypoxie bedingen wie kongenitale Vitien, schwere Formen der Anämie (z.B. chronische hämolytische Anämien) oder Atemwegerkrankungen (Bronchiektasen, Asthma bronchiale) können ihrerseits eine Wachstumsverzögerung bewirken. Insgesamt sind Minderwuchsformen dieser Gruppe selten und bieten bei meist zusätzlich vorhandenen Symptomen weniger diagnostische Probleme.

1.3 Minderwuchs bei mangelnder Wachstumspotenz des Skeletts

▶ Von **primordialem Minderwuchs** spricht man bei bereits intrauterin wirksamer Wachstumsverzögerung, die trotz normaler Tragzeit unterentwickelte, minderwüchsige Kinder bedingt („small for date baby"). Im Gegensatz zu plazentar verursachter intrauteriner Dystrophie (z.B. Plazentafehlbildungen) weisen Kinder der vorgenannten Gruppe einen auch postpartal progressiv-verzögerten Entwicklungsrückstand auf. Die Ursachen sind heterogen. Es wird zwischen einer exogenen durch Einwirkung auf die Frucht hervorgerufenen Form sowie einer genetisch bedingten Form unterschieden. Der ersteren Gruppe sind zuzuordnen Virusinfektionen, mütterliche Erkrankungen, Zigaretten- oder Alkoholmißbrauch in der Schwangerschaft sowie schwere Störungen der Plazentafunktion und andere in Tabelle 50.1 aufgelistete Ursachen. Zur zweitgenannten Gruppe gehören neben den aufgelisteten auch so seltene Erkrankungen wie generalisierte Dysostosen, Vogelkopfzwerge, das Silver-Russel-Syndrom und das Cornelia-de-Lange-Syndrom.

▶ Der **familiäre Minderwuchs** ist in der Regel nicht als pathologisch anzusehen. Das Wachstum der körperlich und geistig sonst unauffälligen Kinder verläuft parallel zur 3. Perzentile. Die Knochenreife ist altersgerecht oder allenfalls mäßig verzögert. Meist sind mehrere Familienmitglieder (insbesondere die Eltern) auffallend klein. Eine Therapieindikation besteht nicht.

▶ Häufigste Ursache des **Minderwuchses aufgrund angeborener Skeletterkrankungen** sind die Osteochondrodysplasien. Hier sind vor allem die *Achondroplasie* (Chondrodystrophie) und die *Hypochondroplasie* zu nennen. Die Inzidens beträgt 1:10000 bis 1:30000. In beiden Fällen handelt es sich um eine autosomal-rezessive erbliche Erkrankung, wobei jedoch der weitaus größte Teil (ca. 88% der Fälle) wohl durch Neumutationen bedingt ist. Folge der genetischen Störung ist eine ungenügende Knorpelzellproliferation der Wachstumsfugen; epiphysäres Knorpelwachstum und epiphysäre Verknöcherung sind dagegen ungestört. Bei demzufolge isolierter Schädigung des Längenwachstums sind die Röhrenknochen abnorm kurz, jedoch normal dick. Es resultiert ein dysproportionierter Zwergwuchs mit morphologisch charakteristischen Merkmalen wie Trompeten- oder Pilzform der Röhrenknochenenden und anderen typischen radiologischen Zeichen, stark frontalge-wölbter Stirn bei vergrößertem Hirnschädel mit platter, eingezogener Nasenwurzel, verkürzten Extremitäten und gedrungenen Händen und Füßen (großer Mittel-Ringfingerabstand = „Dreizack-hand"). Durch starke Beckenkippung mit scharfem Knick zwischen LWS und os sacrum erscheint die Gesäßpartie auffällig prominent. Ein schaukelnder Gang mit genu varum ist typisch. Die Intelligenz ist normal, oft sogar überdurchschnittlich. – Die **Hypochondroplasie** manifestiert sich erst im Kleinkindesalter mit weniger ausgeprägten klinischen Merkmalen (Schädel-, Wirbelsäulen-, Becken- und Handskelett sind unauffällig) und ist häufiger als die Achondroplasie. Die Patienten erreichen eine höhere Endgröße (bis zu 152 cm) im Vergleich zu Patienten mit Achondroplasie (124–131 cm). Die Diagnose ist klinisch und radiologisch zu stellen.

▶ Unter dem Oberbegriff der **lokalisierten enchondralen Dysostosen** werden konstitutionelle, meist erbliche Skelettveränderungen auf dem Boden einer Störung der enchondralen Ossifikation von Röhrenknochen subsummiert. Diese Erkrankungen mit Störung des Längenwachstums zeigen kein einheitliches Krankheitsbild, sondern stehen für eine ganze Reihe nosologisch noch ungenügend geklärter Syndrome. Die meisten Veränderungen werden erst während des Wachstumsalters manifest.

▶ Minderwuchs in der Folge von Mukopolysaccharidosen findet sich beim **M. Pfaundler-Hurler (Gargoylismus)**. Mukopolysaccharidablagerungen in Bindegewebe und Gehirn bedingen die klassischen Symptome: Schwachsinn (oft auch Blindheit und Ertaubung), Zwerg- oder Minderwuchs, verminderte Gelenkbeweglichkeit und Hepatosplenomegalie. Der Erbgang ist autosomal-rezessiv oder geschlechtsgebunden-rezessiv (*Hunter-Syndrom*). Im letztgenannten Fall ist die Klinik weniger ausgeprägt, eine Hornhauttrübung fehlt in der Regel und nur Knaben sind betroffen. Die klinische Diagnose wird durch den Nachweis vermehrter Ausscheidung von Heparin- und Dermatansulfat im Urin laborchemisch gesichert sowie durch den Nachweis von Alder-Granulationen in den Leukozyten (mikroskopisch sichtbare Mukopolysaccharidablagerungen). Normale Intelligenz, jedoch schwere Wirbelsäulendeformitäten sind die Kennzeichen des ab 1. Lebensjahr manifest werdenden **M. Morquio**. Der Erbgang dieser seltenen Mukopolysaccharidose ist ebenfalls autosomal-rezessiv. Die Prognose wird vor allem von den kardiopul-monalen Folgen der Skelettdeformität bestimmt. Rezidivierende Infektionen der oberen Luftwege und chronische Otitis media sind typisch. Andere Formen der Mukopolysacharidosen (Typ III, San Filippo; Typ V, Scheie u.a.) sind sehr selten.

2 Hochwuchs

Analog dem Minderwuchs ist auch bei Hochwuchs eine Einteilung nach auslösenden Gesichtspunkten möglich (Tabelle 50.2). Der häufig im Gefolge einer alimentären Adipositas auftretende Hochwuchs (Adiposogigantismus) wurde bereits besprochen (s. 49.1); ebenso das Klinefelter-Syndrom (s. 48.3), sowie das Marfan-Syndrom (s. 48.2.2).

Der **familiäre Hochwuchs** ist die mit Abstand häufigste Hochwuchsform. Bei normalen Körperproportionen dieser bereits bei Geburt großen Kinder verläuft ihre Entwicklung parallel zur 97. Perzentile. Viele Familienmitglieder (vor allem die Eltern) sind überdurchschnittlich groß. Die Diagnose sollte gestellt werden bei klinisch/neuro-

Tabelle 50.2. Einteilung des Hochwuchses (Modifiziert nach Bierich 1980)

1. Vermehrte Wachstumspotenz des Skeletts
   - familiärer Hochwuchs
   - angeborener intrauteriner Hochwuchs
   - chromosomale Aberrationen (Klinefelter-Syndrom XXY, XXXY etc., XYY-Männer)
   - „zerebraler Riesenwuchs"
   - partieller Riesenwuchs (Klippel-Trenauny-Syndrom, lymphangiektatische Ödeme, Neurofibromatose)
   - erworbener intrauteriner Hochwuchs (z.B. Kinder diabetischer Mütter)
   - angeborene Skeletterkrankungen und Marfan-Syndrom
   - erblicher Hochwuchs postnataler Manifestation
2. Endokriner Hochwuchs
   - vermehrte Sekretion wachstumsfördernder Hormone Hypothalamus/Hypophyse: hypophysärer Riesenwuchs, Pubertas praecox, frühnormale Pubertät (?) Schilddrüse: Hyperthyreose Nebennierenrinde: Adrenogenitales Syndrom Gonaden: hormonproduzierende Tumoren
   - verminderte Sekretion wachstumshemmender Hormone eunuchoidaler Hochwuchs (primärer/sekundärer Hypogonadismus)
3. Hochwuchs infolge Überangebot an Aufbaustoffen (Fettsucht)
4. Hochwuchs infolge nichtendokrin bedingter Stoffwechselstörungen (Homozystinurie)

logisch sonst unauffälligem Befund nach Ausschluß anderer Hochwuchsformen (s. unten) durch radiologische Sellabeurteilung, Knochenalterbestimmung (meist altersentsprechend), Aminosäurescreening und ggf. Chromosomenanalyse.

Als **zerebraler Riesenwuchs** werden Einzelfälle nicht STH-bedingten Riesenwuchses bezeichnet, die ätiologisch völlig ungeklärt sind. Hohes Geburtsgewicht, beschleunigtes Wachstum, Makrokranie, Prognathie, Hyperthelorismus und anderes kommen neben geistiger Retardierung vor. Gelegentlich bestehen EEG-Zeichen wie bei Krampfleiden, die unter Umständen auch manifest sein können. Alle anderen in Tabelle 50.2 unter 1. genannten Formen sind als Raritäten entsprechend selten.

Führend unter den Formen des endokrinen Hochwuchses ist der STH-bedingte **hypothalamisch-hypophysäre Hochwuchs**. In der frühen Kindheit ist er sehr selten. Im Pubertätsalter kommt er eher vor. Ursächlich kommen STH-produzierende Mikro/Makroadenome der Hypophyse, Hyperplasie der STH-produzierenden Hypophysenzellen oder eine hypothalamische, gesteigerte GHRH-Syntheserate sowie eine extrahypothalamische GHRH-Produktion in Betracht. In Abhängigkeit vom Manifestationszeitpunkt bilden sich im Kindesalter ein proportionierter Hochwuchs oder/und bei späterer Manifestation zusätzlich die Zeichen der Akromegalie (s. dort) aus. Bei Adenomen der Hypophyse können Lokalsymptome bestehen wie Kopfschmerz, Chiasma-Syndrom oder Schädigung weiterer Hypophysenvorderlappenteilfunktionen (Schädigung der gonadotropen, thyreotropen oder adrenokortikotropen Hypophysenfunktion) mit partieller Hypophysenvorderlappeninsuffizienz. Die Intelligenz ist normal. Bei gleichzeitig vorliegendem Hypogonadismus besteht ein retardiertes Knochenalter; ähnlich wie bei Akromegalen findet sich unter Umständen eine Kortikalisverdickung. Die Endgröße kann über 2 m betragen.

Die diagnostische Sicherung gelingt laborchemisch durch erhöhte, nicht durch orale Glukosebelastung supprimierbare STH-Serumspiegel. Ein Suppressionsversuch ist in jedem Fall erforderlich, da nach Streß, Körperarbeit und Nahrungsüberangebot u.a. ein falsch erhöhter STH-Wert gemessen werden kann. Der Suppressionswert nach oraler Glukosebelastung sollte unter 2 ng/ml liegen. Eine laborchemische Diagnostik zur Prüfung aller hypophysären Teilfunktionen sollte sich anschließen. Sellaspezialröntgenaufnahmen und kraniales Computertomogramm dokumentieren einen hypophysär-raumfordernden Prozeß.

Unter *eunuchoidem Hochwuchs* werden diejenigen Formen subsummiert, die durch den fehlenden, das Wachstum beendenden Androgeneinfluß bedingt sind. Für alle Formen des Hypogonadismus typisch ist ein dysproportionierter Hochwuchs mit Verschiebung der Relation Körperunterlänge/Körperoberlänge zugunsten der Unterlänge. Hochwuchs resultiert nur bei präpuberaler Manifestation, vor allem das Klinefelter-Syndrom (s. 48.3) und das *Reifenstein-Syndrom* (bei normalem Chromosomenstatus Vorliegen von Hypospadie, postpuberaler Tubulusatrophie, Eunuchoidismus, Azoospermie und ggf. Gnäkomastie) sind hier zu nennen.

Seltene, allerdings nur temporär manifeste Hochwuchsformen finden sich beim Cushing-Syndrom, bei Pubertas praecox, bei Nebennierenrinden- bzw. gonadalen Tumoren und bei einigen Formen des adrenogenitalen Syndroms (vgl. 11.1, 1); auch eine im Kindesalter manifeste Hyperthyreose (als Rarität) kann Ursache einer Wachstumsbeschleunigung mit Hochwuchs sein.

3 Literatur

Betts PR (1981) Growth failure. Br Med J 283:1611
Bierich JR (1971) Synopsis des endokrin und nicht-endokrin bedingten Minderwuchses. In: Opitz H, Schmidt F (Hrsg) Handbuch der Kinderheilkunde, Bd I. Springer, Heidelberg New York Tokyo, S 536, 803
Bierich JR (1981) Verspätete und ausbleibende Pubertät. In: Hesse V, Jahreis G (Hrsg) Aktuelle Probleme der Kinderendokrinologie. Wiss Beiträge der Friedrich-Schiller-Universität, Jena
Bierich JR (1983) Diagnostik und Therapie des Hochwuchses beim Mädchen. Gynäkologie 16:72
Bierich JR, Schönberg D (1980) Wachstumsstörungen. In: Schweigte H (Hrsg) Knochen, Gelenke, Muskeln. Springer, Berlin Heidelberg New York, S 921 (Handbuch der Inneren Medizin, Bd IV/1)
Hesse V (1975) Der endokrine Minderwuchs. Kinderärztl Prax 4:180
Prader A (1978) Wachstum und Entwicklung. In: Labhart A (Hrsg) Klinik der inneren Sekretion. 3. Aufl. Springer, Berlin Heidelberg New York, S 990–1032
Schuster W, Schirig E (1980) Knochenalter und Bestimmung der prospektiven Endgröße. Diagnostik 13:126
Sinnecker G (1983) Orientierungshilfe zur Einteilung des Minderwuchses. Fortschr Med 101:245
Tanner JM (1969) Growth and endocrinology of the adolescent. In: Gardner L (ed) Endocrine and genetic diseases of childhood. Saunders, Philadelphia
Tanner JM, Whitehouse RH (1976) Clinical longitudinal standards for height weight, height velocity, weight velocity and the stages of puberty. Arch Dis Childh 51:170

Kapitel 51 Gynäkomastie

T. Mackenroth und P.C. Scriba

Unter Gynäkomastie versteht man die Hyperplasie des rudimentären Brustdrüsenkörpers beim Mann (ein- oder beidseits); sie kann als Folge verschiedener Grunderkrankungen oder auch als harmlose Anomalie vorkommen. Histologisch findet sich eine Sprossung der Drüsengänge mit Epithelzellvermehrung (Proliferation des Drüsenparenchyms) bei gleichzeitiger Vermehrung des bindegewebigen Stromas; Sekretbildung ist möglich. Bei längerer Dauer besteht eine Hyalinisierungs- und Fibrosierungstendenz.

Die Mammaentwicklung ist in jedem Fall Folge der humoral-gonadalen (teils auch adrenalen) Stimulation, die unter dem Einfluß der Sexchromosomen geschlechtsspezifisch entsteht. Für die Brustentwicklung entscheidend ist immer das Verhältnis von Androgenen zu Östrogenen. Physiologischerweise ist dieses Verhältnis für den Mann 100:1; ist die Relation von Testosteron/Androstendion zu Östriol/Östron aus verschiedenen Gründen zugunsten der weiblichen Geschlechtshormone absolut (Erhöhung von Östrogenen) oder relativ (Erniedrigung von Androgenen) verschoben, kann eine Gynäkomastie entstehen. Neben adrenalen und gonadalen Faktoren ist auch die periphere Konversion von Androgenen zu Östrogenen im männlichen Organismus von Bedeutung, was besonders verständlich wird, wenn man berücksichtigt, daß über 95% der Östrogene beim Mann durch diese periphere Konversion gebildet werden. Schließlich ist eine interindividuell unterschiedliche Rezeptorempfindlichkeit des Brustdrüsengewebes mitverantwortlich für die Ausprägung einer Gynäkomastie, womit die bei gleicher Grunderkrankung unterschiedliche Ausprägung der Symptome bzw. die häufige Einseitigkeit erklärbar werden. Für die *testikuläre Feminisierung* ist beispielsweise eine vollständige, genetisch bedingte Androgenresistenz der Endorgane ursächlich. Bei diesen gonadal männlichen Individuen resultiert eine Gynäkomastie bei relativem Überwiegen der Östrogenwirkung sowie ein weiblicher Phänotyp.

Eine Übersicht gibt die Tabelle 51.1.

1 Gynäkomastie ohne Krankheitswert

Die sogenannten „physiologischen" Gynäkomastien sind meist transitorisch. Die **Neugeborenengynäkomastie** wird dem Einfluß plazentarer Östrogen- oder Gonadotropinbildung zugeschrieben. Sie ist in der Regel nach einigen Wochen rückläufig. Den Hauptanteil an Patienten mit Gynäkomastie stellen Jungen mit **Pubertätsgynäkomastie** (meist zwischen dem 12. und 15. Lebensjahr). Verantwortlich ist eine (meist vorübergehende) Imbalance in der Steroidsekretion der stimulierten Gonaden. Zusätzlich hat möglicherweise eine erhöhte Konversion von Androstendion (im Rahmen der Adrenarche erhöht) zu Östrogenen Einfluß. 30% aller Aldoleszenten sind mehr oder weniger stark betroffen; eine Rückbildung erfolgt innerhalb von 1–3 Jahren. 5–10% der Fälle persistieren und sind diagnostisch und differentialdiagnostisch gegenüber den unten genannten Formen abzugrenzen.

Einer **Involutionsgynäkomastie** liegt die absolute Verringerung der Androgensekretion mit relativem Übergewicht der Östrogene zugrunde. Zusätzliche Faktoren wie Medikamenteneinnahme (Tabelle 51.1), Hepatopathien, gesteigerte periphere Konversionsraten oder andere Begleiterkrankungen begünstigen oft die Ausprägung dieser Gynäkomastie.

Abzugrenzen ist in jedem Fall eine **Pseudogynäkomastie** bei Brustvergrößerung (ohne Drü-

Tabelle 51.1. Ursachen der Gynäkomastie (Modifiziert nach Meng et al. 1985)

	Östrogene ↑[a]	Androgene ↓[a]	Andere
Gynäkomastie ohne Krankheitswert	Neugeborenengynäkomastie Pubertätsgynäkomastie Involutionsgynäkomastie		
Neurologische und andere nichtendokrine Erkrankungen	Paraneoplastische Erkrankungen, „Gonadotropin-Rebound"	Multiple Sklerose u.a. Hepatopathie Niereninsuffizienz	Hepatopathie (Eiweißbindung) Mammakarzinom des Mannes
Medikamente	Gonadotropine Östrogene Testosteron anabole Steroide Gestagene Kortikoide Digitalis	Antiandrogene Spironolacton Cimetidin	Reserpin INH Chlorpromazin Morphin
Endokrine Erkrankungen	Hodentumoren NNR-Tumoren Hermaphroditismus verus Pseudohermaphroditismus masc./fem.	Hypogonadismus	Hyperthyreose Hyperprolaktinämie

[a] Absolut oder relativ

senparenchymbeteiligung) durch Fetteinlagerung in der Folge einer allgemeinen Adipositas (Tastbefund, Mammographie).

2 Gynäkomastie mit Krankheitswert

Diese stellen den weitaus geringeren Anteil an der Gruppe von Patienten mit Gynäkomastie. **Ungenügende Androgensekretion** ist die Ursache bei Hypogonadismus verschiedenster Ursache (z.B. Klinefelter-Syndrom mit erhöhtem Mammakarzinomrisiko!). Selten können andere Erkrankungen mit zentralneurologischen Ausfällen (multiple Sklerose, Enzephalitiden, Lues etc.) Ursache einer zentral bedingten Verminderung der Androgensekretion sein.

Gesteigerte Östrogensekretion kann Folge eines östrogenbildenden Tumors von Leydig- oder Sertoli-Zellen des Hodens, Folge von Teratomen oder von Nebennierenrindenadenomen/-karzinomen sein. Intersexuelle Krankheitsbilder (Hermaphroditismus verus, Pseudohermaphroditismus masculinus/femininus oder anderes) mit gesteigerter Produktion von Östrogenpräkursoren (vor allem Androstendion) gehen ebenfalls unter Umständen mit

einer Gynäkomastie einher. Chorionkarzinome können durch vermehrt gonadotrope Einflüsse (HCG-Bildung) eine Imbalance im Endokrinium mit Verschiebung des oben genannten Gleichgewichtes und Gynäkomastiefolge verursachen. Gleiches gilt für seltene Tumoren mit paraneoplastischer HCG-Produktion wie Teratome, Bronchialkarzinome oder andere. Die genannte gonadotrope Stimulation spielt offenbar auch bei dem als „Gonadotropinrebound" bezeichneten Phänomen einer Gynäkomastie bei Rekonvaleszenz in der Folge chronischer, schwerer Allgemeinerkrankungen eine Rolle (z.B. terminale Niereninsuffizienz unter Hämodialyse, Gewichtszunahme nach Hungerphasen oder nach schweren anderen Allgemeinerkrankungen). Eine Störung der Plasmaeiweißbindung, wie sie bei Hepatopathien, Hyperthyreose oder schweren chronischen Erkrankungen vorliegen kann, beeinflußt ebenfalls die Hormonaktivität. Bei Hepatopathien (insbesondere äthyltoxisch ausgelöst, mit zusätzlich alkoholbedingter Abnahme der Testosteronsekretion) und bei Hyperthyreose kommt es zu einer vermehrten Östrogenbildung aus Testosteron/Androstendion (vermehrte Konversion). – Prolaktin besitzt einen mammotropen Effekt, fördert aber in erster Linie die Milchsekretion (Galaktorrhö). Gynäkomastien bei Prolaktinom oder bei Medikamenten dopaminantagonistischer Potenz (Reserpin INH, Phenothiazine, Morphine und andere) sind so erklärbar (vgl. DD Galaktorrhö).

Gonadotrope Effekte sind ferner wirksam bei HCG-Behandlung. Auch weitere zahlreiche Medikamente können zum einen über Östrogenaktivität (Östrogene, Steroide) oder über Wirkung als Östrogenpräkursoren (Digitalis, Kortikoide, Anabolika) eine Gynäkomastie auslösen; Antiandrogeneffekte sind verantwortlich für eine Gynäkomastie bei Androcur-, Spironolacton- oder Cimetidinmedikation. Über Induktion der peripheren Konversion zu Östrogenen kann auch eine Testosteronbehandlung den gleichen Effekt zeigen.

Die Diagnose und Differentialdiagnose hat zunächst die unter 1. genannten „physiologischen" Formen von den pathologischen Gynäkomastien abzugrenzen. Dies ist gelegentlich bei der häufigen Pubertätsgynäkomastie problematisch; bei sonst unauffälligem körperlichen Befund ist es jedoch zulässig, diese Diagnose zwischen dem 12. und 15. Lebensjahr zu stellen. Erst eine Persistenz über 2 Jahre hinaus sollte weitere Untersuchungen nach sich ziehen. Für Patienten außerhalb der Pubertät gilt dies von vorne herein. So sind in jedem Fall eine exakte Anamnese, insbesondere eine exakte Medikamentenanamnese (s. oben) und eine genaue körperliche Untersuchung unter besonderer Berücksichtigung von sekundären Geschlechtsmerkmalen (Hodengröße und -palpationsbefund, Behaarungstyp etc.) und Mammatastbefund unerläßlich. Zur Diagnose helfen die Sonographie des Hodens, der Nebennieren und des Abdomens sowie die Mammographie ggf. auch die szintigraphische und computertomographische Nebennierenrindendarstellung. Östrogensezernierende Tumoren können ggf. durch seitengetrennte Etagenblutentnahme aus dem Venenblut zur Östradiolbestimmung lokalisiert werden. Angiographie und Infusionspyelogramm sind ergänzende Verfahren. Hinweise auf ein Mammaneoplasma des Mannes geben ein asymmetrischer Tastbefund, fehlende Verschieblichkeit, Schwellung der axillären, supra- bzw. infraklavikulären Lymphknoten oder als Spätsymptom Exulzerationen und blutige Sekretion der Gynäkomastie. In unklaren Fällen sollte auch daran gedacht werden, daß die Gynäkomastie als paraneoplastische Reaktion auftreten und dementsprechend eine Tumorsuche notwendig machen kann.

Laborchemisch ist der Ausschluß einer Hyperthyreose (s. 46.2) die HCG-, Östrogen-, Testosteron- und die Gonadotropinbestimmung sinnvoll. Ein LHRH-Test mit persistenter Gonadotropinsuppression bei erhöht gemessenen Östrogenwerten ist Hinweis auf einen östrogenproduzierenden Tumor. Die Diagnostik von Nebennierenrindentumoren sollte durch Bestimmung von 17-Ketosteroiden, Vanillinmandelsäure und Katecholaminen im Urin sowie von DHEA-Sulfat im Serum ergänzt werden.

3 Literatur

Carlson HE (1980) Gynecomastia. N Engl J Med 303:795
Eversmann T, von Werder K (1984) Mehr als ein männlicher Schönheitsfehler. Med Klin 79:552
Eversman T, Moito J, von Werder K (1984) Testosteron- und Östradiolspiegel bei der Gynäkomastie des Mannes. Dtsch Med Wochenschr 109:1678
Kley HK (1984) Diagnostisches Vorgehen bei Gynäkomastie. Dtsch Med Wochenschr 109:1850
Marynick SP (1980) Persistent pubertal macromastia. J Clin Endocrinol Metab 50:128
Meng W, Knappe G, Dabels J (1985) Klinische Endokrinologie. VEB Gustav Fischer, Jena
Weh HJ, Frahm H (1985) Gynäkomastie. Dtsch Med Wochenschr 110:187
von Werder K (1988) Diagnostisches Vorgehen bei Gynäkomastie. Dtsch Med Wochenschr 113:776

Kapitel 52   Kopfschmerzen

A. Haass und K. Schimrigk

INHALT

1 Allgemeines, Charakterisierung von Kopfschmerzen

Kopfschmerzen sind ein weit verbreitetes Symptom, das banale, aber auch lebensgefährliche Ursachen haben kann. 5–10% der Bevölkerung suchen wegen Kopfschmerzen den Arzt auf. Bereits bei der ersten Konsultation ist es wichtig, eine genaue Anamnese zu erheben.

Kopfschmerzen sind von kranialen Neuralgien abzugrenzen. Sie können eine extra- oder intrakranielle Ursache haben (Tabelle 52.1). Nahezu alle extrakraniellen Bereiche des Gesichts und Kopfes sind schmerzempfindlich. Das Gehirn sowie zum größten Teil die Meningen und intrakraniellen Gefäße sind dagegen schmerzunempfindlich. Aus dem intrakraniellen Bereich gehen Schmerzen von der basalen Dura und Pia mater mit Tentorium sowie Falx, den basalen Hirnarterien und großen Venen, einschließlich der venösen Sinus aus. Sensible Afferenzen verlaufen in den Nn. trigeminus, glossopharyngeus, vagus und cervicalis.

Neben der Abklärung organischer Ursachen darf nicht vergessen werden, daß Angst, psychische Belastung und Streß die häufigsten Gründe für Kopfschmerzen sind (Tabelle 52.2). Ätiologie der Kopf- und Gesichtsschmerzen s. Tabelle 52.1.

Die genaue Differenzierung des allgemeinen Symptoms „Kopfschmerz" nach zeitlichen Kriterien, Schmerzqualität, Lokalisation, Auslöseme-

Tabelle 52.1. Einteilung der Kopfschmerzen und kranialen Neuralgien nach ätiologischen Gesichtspunkten

1. Vaskuläre Kopfschmerzen
   - Vasomotorischer oder nichtmigränöser vaskulärer Kopfschmerz oder Cephalaea vasomotorica
   - Migräne
   - Clusterkopfschmerz
   - Koitus-, Husten-, Ice-cream-, Hot-dog- und China-Restaurant-Kopfschmerz
   - Kopfschmerzen spezieller vaskulärer Genese
     Verschluß großer arterieller oder venöser Gefäße
     Subarachnoidalblutung
     Hypertonie, Arteriosklerose
     Arteriitis cranialis
     Karotidodynie
     Tolosa-Hunt-Syndrom
     Phäochromozytom
2. Spannungskopfschmerz (Muskelkontraktionskopfschmerz)
3. Kopfschmerz psychogener, konversionsneurotischer, hypochondrischer oder depressiver Genese
4. Mechanisch bedingter Kopfschmerz
   - Hirntumor
   - Hämatome (epidural, subdural, intrazerebral)
   - Abszeß
   - Liquordruckerhöhung durch Abflußbehinderung oder Pseudotumor cerebri
   - Liquorunterdruck
5. Kraniale Neuralgien
6. Kopfschmerzen bei Entzündungen und anderen Erkrankungen im Kopf-, Augen-, HNO-, Zahn- und Kieferbereich
7. Vertebragener Kopfschmerz

chanismen, Begleit-, Allgemeinsymptomen und zusätzlichen Erkrankungen ermöglicht, die dem Symptom Kopfschmerz zugrundeliegende Störung zu erfassen, eine gegebenenfalls notwendige rationelle zusätzliche Diagnostik einzusetzen und eine gezielte Therapie durchzuführen.

1.1 Zeitliche Zuordnung: Beginn, Verlauf, Dauer, Frequenz und tageszeitliche Bindung

Der *Beginn* von Kopfschmerzen kann schon Aufschlüsse über ihre Ursachen geben. Der schlagar-

Tabelle 52.2. Häufigkeit verschiedener Kopfschmerzformen

	[%]
Migräne	
Vasomotorischer Kopfschmerz	70
Spannungskopfschmerz	
Psychische Erkrankungen	8
HWS- und HNO-Erkrankungen	6
Clusterkopfschmerz	4
Posttraumatische Kopfschmerzen	4
Neuralgien	2
Panarteriitis cranialis	2
Hirntumoren	2
Augenkrankheiten	2

tige Beginn der Schmerzen bei der Subarachnoidalblutung und den Neuralgien ist sehr charakteristisch. Auch Tumoren können, wenn sie zu Liquorabflußbehinderungen führen, akute Kopfschmerzen auslösen.

Im *Verlauf* erreichen die Subarachnoidalblutungen, Neuralgien und der Clusterkopfschmerz akut schon ihre stärkste Intensität, während Kopfschmerzen bei Tumoren in der Regel langsam zunehmen. Bei der Meningitis und Sinusvenenthrombose wird eine rasche Zunahme der Schmerzen beobachtet. Für den Spannungskopfschmerz ist die fluktuierende Intensität typisch, dagegen für die Migräne der an- und abschwellende Verlauf. Die gleichmäßige Heftigkeit des Migränekopfschmerzes wird auf die anhaltende Vasodilatation der extrakraniellen Gefäße zurückgeführt. Neuralgien und Clusterkopfschmerz sind neben ihrem abruptem Beginn auch durch das plötzliche Nachlassen der Beschwerden charakterisiert. Das Alter, in dem Kopfschmerzen beginnen oder nachlassen, kann wie bei der Migräne (Jugend) oder der Arteriitis cranialis (Erwachsene) wegweisend für die Diagnose sein.

Die *Dauer* von Sekunden zeichnet die Neuralgien gegenüber anderen Gesichts- und Kopfschmerzen aus. Die Beschwerden des Phäochromozytoms dauern nur einige Minuten an. Speziell ausgelöste vasomotorische Kopfschmerzen, wie

Husten- und Ice-cream-Kopfschmerz, erstrecken sich über Minuten bis Stunden. Der Clusterkopfschmerz hat eine typische Dauer von 30–120 min. Das tage- oder wochenlange Anhalten des Spannungskopfschmerzes grenzt ihn gegenüber der Migräne deutlich ab.

Die *Frequenz*, in der Schmerzen auftreten, ist bei den Neuralgien besonders hoch. Der Name des Clusterkopfschmerzes besagt, daß er sich in „Gruppen" wiederholt. Die Frequenz der Migräneattacken variiert zwischen mehrmals pro Woche und 1- bis 2mal pro Jahr. Eine starke Migräne kann sich durch ein sehr regelmäßiges Auftreten auszeichnen. Ausgesprochen unregelmäßig können dagegen vasomotorische Kopfschmerzen vorkommen.

Die *tageszeitliche Bindung* wird bei dem nächtlichen und morgendlichen Kopfschmerz der Hirntumoren deutlich, die auf einer periodischen Hirndruckerhöhung beruhen. Analgetikabedingte chronische Kopfschmerzen beginnen, wie z.T. auch der Spannungskopfschmerz, schon morgens früh. Depressive Beschwerden konzentrieren sich ebenfalls auf die Morgenstunden, während sie sich beim Konversionssyndrom eher im Laufe des späten Tages entwickeln. Ausgesprochen typisch ist das nächtliche Auftreten der Clusterkopfschmerzen.

1.2 Schmerzqualität

Die heftigsten Schmerzen, die auch als Vernichtungskopfschmerzen bezeichnet werden, treten bei der Subarachnoidalblutung auf, da die Verteilung des Blutes in die gesamten inneren und äußeren Liquorräume zu einer maximalen Reizung führt. Auch der messerstichartige Charakter der Neuralgien macht die Beeinträchtigung der Patienten verständlich. Dieser Schmerzcharakter könnte auf der Fehlverarbeitung von Nervenimpulsen beruhen. Abgesehen von den Kopfschmerzen bei Druckkrisen leiden Tumorpatienten dagegen unter dumpfen, anfänglich nicht sehr intensiven Schmerzen. Der Migräneschmerz wird als scharf, pulsierend, der vasomotorische Kopfschmerz als bohrend und der Spannungskopfschmerz als dumpf einschnürend charakterisiert. Entzündungen können zu einem klopfenden Schmerz führen.

1.3 Lokalisation

Die strenge Halbseitigkeit der Schmerzausbreitung bei der Migräne ist typisch für die vaskuläre Genese. Ein Wechsel in der Seitenlokalisation kann im Zweifelsfall helfen, eine symptomatische Ursache als unwahrscheinlich anzusehen. Neuralgien treten ebenfalls in einem scharf begrenzten Bereich auf, der dem Ausbreitungsgebiet des jeweiligen Nervs entspricht. Schmerzen im Rahmen eines Tumorleidens oder bei zerebralen Ischämien können dagegen vom Patienten oft nur ungenau lokalisiert werden. Im Gegensatz dazu kann der psychogene Kopfschmerz ein ausgesprochen eng umgrenztes Gebiet betreffen. Subarachnoidalblutungen, Sinusvenenthrombose und Meningitis führen zu Schmerzen, die sich über den ganzen Kopf ausbreiten.

1.4 Auslösemechanismen

Sie sind für den Husten-, Ice-cream-, Koitus- oder Hot-dog-Kopfschmerz zur Diagnosebezeichnung geworden. Chemische Substanzen, wie Nitrite, ferner Medikamente oder Nahrungsmittel können Ursache von vasomotorischen Kopfschmerzen oder der Migräne sein. Pressen beim Stuhlgang, Heben schwerer Lasten, Blutdruckanstieg beim Geschlechtsverkehr können Subarachnoidalblutungen auslösen. Psychische Belastungen spielen bei der Migräne und dem Spannungskopfschmerz eine wesentliche Rolle, Entspannungssituationen bei der „Wochenend- und Urlaubsmigräne". Pathognomonisch sind die Triggermechanismen und -zonen der Neuralgien. Der vasomotorische und posttraumatische Kopfschmerz verstärkt sich in typischer Weise bei körperlicher Anstrengung, Bücken, Husten und schnellen Kopfbewegungen.

1.5 Begleitsymptome und Begleiterkrankungen

Die Migräne ist durch verschiedene *Begleitsymptome*, wie Übelkeit, Lichtüberempfindlichkeit oder neurologische Ausfälle, geprägt. Gesichtsrötung, konjunktivale Injektion, Lakrimation, Kongestion der Nase und Abfluß von Nasensekret kommen beim Cluster-Kopfschmerz, Raeder- und

Sluder-Syndrom sowie bei der Nasoziliaris-Neuralgie vor. Sie werden deshalb auch als autonome Neuralgien bezeichnet und haben zusammen mit dem Cluster-Kopfschmerz eine Beziehung zur Migräne. Das Sluder-Syndrom geht charakteristischerweise zusätzlich mit einem Niesreiz einher und das Raeder-Syndrom mit einer Ptose und Miose. Morgendliche Übelkeit und Erbrechen können die Hirndruckkrise eines Tumorpatienten charakterisieren. Die typischen Symptome des Phäochromozytoms und der hypertensiven Krise weisen oft auf die Ursache der sie begleitenden Kopfschmerzen hin. Muskulärer Hartspann und schmerzhafte Einschränkung der Beweglichkeit im oberen HWS-Bereich legen den Verdacht auf eine spondylogene Genese nahe. Augenmuskellähmungen sind ein häufiges Begleitsymptom, weshalb sie in einem eigenen Kapitel besprochen werden. Doppelbilder sind z.B. bei der ophthalmoplegischen Migräne oder dem Tolosa-Hunt-Syndrom Leitsymptome.

Glaukom und Iridozyklitis gehen mit einer Mydriasis bzw. Miose einher. Einschränkungen des Gesichtsfeldes treten u.a. bei der Arteriitis cranialis, dem Arteria-cerebri-posterior-Infarkt und der Amaurosis fugax auf. Der Meningismus charakterisiert die Subarachnoidalblutung sowie die Meningitis, und er darf nicht mit dem Hartspann eines HWS-Syndroms verwechselt werden. Hirnleistungsstörungen können beim Tumorpatienten in Erscheinung treten, und Bewußtseinsstörungen treten oft bei intrazerebraler Blutung, Subarachnoidalblutung, Meningoenzephalitis und Sinusvenenthrombose auf. Die Sinusvenenthrombose führt ferner häufig zu zerebralen Krampfanfällen. Chronische subdurale Hämatome können sich zuerst durch Verwirrtheitszustände bemerkbar machen.

Allgemeinsymptome können ebenfalls auf die Ätiologie von Kopfschmerzen hinweisen. Als Beispiel sei nur erwähnt, daß entzündliche Erkrankungen mit einer Reihe typischer Symptome einhergehen oder die Arteriitis cranialis mit einem allgemeinen Krankheitsgefühl, Appetitlosigkeit und Gewichtsverlust verbunden sein kann.

Begleiterkrankungen können verständlicherweise einen wesentlichen Teil zur Diagnosestellung beitragen. Als Stichwort sei hier nur das Schädel-Hirn-Trauma vor einem subduralen Hämatom oder einer Meningitis, die Sinusitis, Otitis oder der M. Osler bei einem Hirnabszeß und die Hypertonie als Ursache für eine intrazerebrale Blutung angeführt.

2 Nichtlokalisierter akuter Kopfschmerz

2.1 Subarachnoidalblutung

Der Kopfschmerz der Subarachnoidalblutung (SAB) setzt schlagartig ein und ist in der Regel so heftig, daß er als Vernichtungskopfschmerz bezeichnet wird, bzw. der Patient das Gefühl hat, der Kopf berste auseinander. Selten hat der Schmerz einen protrahierten oder zweizeitigen Verlauf. Er verteilt sich direkt über den gesamten Kopf und erreicht sofort seine maximale Intensität. Die Patienten können vereinzelt vor dem akuten Schmerz noch ein Wärmegefühl im Kopf spüren. Der für die Diagnose wichtige Befund eines Meningismus kann als Verspannung und Betonung der Schmerzen okzipital und im Nackenbereich wahrgenommen werden. Umstände wie Heben schwerer Lasten, Bücken, Pressen beim Stuhlgang oder Koitus, die den Blutdruck plötzlich ansteigen lassen, wirken auslösend. Je nach Schweregrad der intrakraniellen Druckerhöhung und Auftreten eines zusätzlichen intrazerebralen Hämatoms können Bewußtseinsstörungen bis zum Koma, Übelkeit, Erbrechen und fokal-neurologische Symptome, wie Hirnnervenstörung, halbseitige sensible oder motorische Ausfälle hinzutreten.

Die Diagnose wird durch den Nachweis des Meningismus, des blutigen, nach Zentrifugieren xanthochromen Liquors oder evtl. durch eine computertomographische Untersuchung gesichert. Ausschlaggebend für die Diagnose sind die typische Schmerzqualität, die -intensität und der bestehende Meningismus. Folgenschwere Verwechslungen kommen vor allem mit einem HWS-Syndrom, Koituskopfschmerz, einer hypertensiven Krise oder Migräne vor, so daß in diesem Zusammenhang immer an eine Subarachnoidalblutung gedacht werden muß. Die Subarachnoidalblutung stellt wegen der Gefahr einer Nachblutung oder eines Gefäßspasmus immer eine Indikation für eine notfallmäßige Einweisung in eine entsprechende Spezialklinik dar.

2.2 Koituskopfschmerz

Es handelt sich um einen in der periorgasmischen Phase sehr akut einsetzenden Kopfschmerz, der die Schmerzqualität der SAB haben kann. Er wird als klopfend empfunden, kann mit Übelkeit und Erbrechen einhergehen und hält über Stunden bis Tage an. Selten nimmt die Intensität langsam zu, auch eine Wiederholung ist häufig, wobei dann die Kopfschmerzen eher leichter sind. Männer sind wesentlich häufiger betroffen als Frauen. Der Blutdruckanstieg während des Koitus wird als Grund für diesen vaskulären Kopfschmerz angesehen.

Die differentialdiagnostische Abgrenzung gegenüber der SAB kann Schwierigkeiten machen, zumal diese beim Koitus auftreten kann. Es fehlt aber der Meningismus. Häufig kann nur die Lumbalpunktion mit Untersuchung des Liquors eine endgültige Klärung bringen.

2.3 Husten-, Ice-cream-, Hot-dog-, Chinarestaurant-Kopfschmerz

Innerhalb weniger Sekunden bis Minuten entwickeln sich heftigste Kopfschmerzen vom vaskulären Typ mit scharfem, klopfendem Schmerzcharakter. Der Ice-cream-Kopfschmerz wird durch das Kältegefühl im Rachen ausgelöst, dauert nur Minuten an und kann in die Stirn- sowie Schläfenregion beiderseits lokalisiert werden. Ursache der Chinarestaurant- und Hot-dog-Kopfschmerzen sind das Glutamat bzw. Nitrit. Meist werden die Schmerzen beidseits in der Stirn- und Schläfenregion empfunden. Die Dauer beträgt beim Hustenkopfschmerz Minuten bis Stunden und die Provokationsmethode ist reproduzierbar. Beim Hustenkopfschmerz muß differentialdiagnostisch an eine Hirndruckkrise bei einer Liquorabflußbehinderung in der hinteren Schädelgrube gedacht werden.

2.4 Phäochromozytom und hypertensive Krise

Anfallsartig auftretende, hämmernde vaskuläre Kopfschmerzen kommen im Rahmen der Blutdruckspitzen des Phäochromozytoms vor. Sie dauern nur wenige Minuten und gehen mit den charakteristischen Symptomen, wie Blässe, Schweißausbruch, Herzjagen und Übelkeit einher. Eine bifrontale Betonung der Schmerzen ist möglich. Sie müssen von Kopfschmerzen einer hypertensiven Krise bei Hypertonus abgegrenzt werden,

die aber weniger akut entstehen und über einen längeren Zeitraum von Stunden bis Tage anhalten.

2.5 Akute intrakranielle Druckerhöhung

Plötzlich einsetzende heftige Kopfschmerzen können durch Liquorabflußbehinderung hervorgerufen werden. Auslösemechanismen sind oft Pressen oder Lagewechsel bei einem Tumor mit intraventrikulärer Lage oder Foramen-Monroe-Blockade. Hirndruckzeichen, wie Übelkeit und Erbrechen, treten hinzu. Auch kurze Bewußtseinsverluste kommen dabei vor. Die Kopfschmerzattacken können sich wiederholen und halbseitig lokalisiert sein.

3 Nichtlokalisierter subakuter bis chronischer Kopfschmerz

3.1 Spannungskopfschmerz

Der Spannungskopfschmerz, der auch als Muskelkontraktionsschmerz bezeichnet wird, hat im Gegensatz zur Migräne eine im Verlauf des Tages fluktuierende ab- und anschwellende Intensität. Er kehrt täglich wieder, so daß es sich nicht um gut abgegrenzte Schmerzattacken handelt wie bei der Migräne. Er kann schon beim Aufwachen auftreten. Es handelt sich um eine charakteristische Schmerzqualität von dumpfem drückendem Charakter, bei dem die Patienten in typischer Weise angeben, sie verspürten ein Reifgefühl um den Kopf oder der Kopf fühle sich wie in einen Schraubstock eingespannt an. Der pulsierende vaskuläre Charakter fehlt. Der Druck wird beidseits parieto-okzipital lokalisiert, kann sich aber auch bis nach retroorbital fortsetzen. Auslösemechanismen sind u.a. verkrampfte Körperhaltung, emotionale Konflikte, psychische Dauerbelastung oder Angst. Selten ist er bei sehr starker Intensität mit Übelkeit verbunden.

In der differentialdiagnostischen Abgrenzung, vor allem zur Migräne, sind die unterschiedliche Schmerzqualität, die Beidseitigkeit, längere Dauer und das Fehlen des schnellen Abklingens der

Schmerzen bzw. der charakteristischen Begleitsymptome sowie (bei Migräne) die familiäre Häufung hilfreich (s. Tab. 52.3). Die Kombination mit der Migräne ist möglich und kann die Unterscheidung erschweren. Der chronische Verlauf begünstigt den Übergang in einen analgetikainduzierten Dauerkopfschmerz.

3.2 Vasomotorischer oder nicht-migränöser vaskulärer Kopfschmerz

Es handelt sich um subakute oder protrahiert auftretende Kopfschmerzen, deren Intensität zwischen heftig und fluktuierend stark wechseln kann. Vor allem fehlt das gleichmäßige attackenartige Auftreten der Migräne. Auch die Dauer ist mit einigen Stunden bis Wochen sehr unregelmäßig. Der Schmerz wird eher dumpfer und diffuser als bei der Migräne angegeben, kann aber auch scharf und pochend sein. Die Ausbreitung des Schmerzes hinter den Augen, bifrontal oder beiderseits in den Schläfen ist ähnlich wie bei der Migräne. Er wird durch schnelle Kopfbewegung, körperliche Belastung, Husten und Pressen verstärkt. Es gibt vielfältige Auslösemechanismen, wie Hypotonie, Wetterwechsel, Schlafmangel, Alkoholabusus (Katerkopfschmerz), Nikotinabusus, technische Gifte, Tetrachlorkohlenstoff und Insektizide.

Als wesentliches Unterscheidungsmerkmal zur Migräne gilt das Fehlen eines regelmäßigen attackenartigen Auftretens. Für einen vasomotorischen Kopfschmerz sprechen eine starke Variabilität in Intensität und Dauer der Schmerzen sowie unter Umständen typische Auslösemechanismen.

3.3 Posttraumatischer Kopfschmerz

Für den posttraumatischen Kopfschmerz wird eine vaskuläre Genese auf dem Boden vegetativer Kreislaufregulationsstörungen angenomen. Er ähnelt deshalb dem vasomotorischen Kopfschmerz. Die Schmerzqualität wird hauptsächlich als klopfend, aber mehr dumpfer Art angegeben. Er ist wenig scharf begrenzt und tritt meist beidseitig, seltener einseitig auf. Typisch ist ein intermittierender, weniger ein chronischer Verlauf, dessen Vorliegen für einen reaktiven Spannungskopfschmerz spricht. Die Verschlimmerung durch körperliche Belastung, Bücken, Husten, schnelle

Kopfbewegung und Erschütterung ist besonders deutlich. Ferner kann eine Überempfindlichkeit gegenüber Lärm, Wetterwechsel und Sonneneinstrahlung bestehen. Auf eine kontusionelle Schädigung können vermehrte Reizbarkeit sowie schnelle Ermüdung, Schwindel, Gedächtnis- und Konzentrationsstörungen hinweisen. Das Vorkommen und die Intensität des Kopfschmerzes korrelieren nicht mit dem an der Dauer der Bewußtlosigkeit oder der posttraumatischen Amnesie gemessenen Schweregrad des Traumas.

Die posttraumatischen Kopfschmerzen bilden sich innerhalb von Tagen bis mehreren Monaten zurück. In der Regel dauern sie nicht länger als 2–3 Jahre. Eine psychische Überlagerung mit Übergang in eine Konversions- bzw. Rentenneurose oder depressive Verstimmung ist möglich. Wichtig erscheint vor allem nach einer Commotio die frühe Mobilisierung in den ersten Tagen, der Abbau ängstlicher Befürchtungen des Patienten und eine schnelle versicherungsrechtliche Klärung von Schadensforderungen, da von diesen Faktoren die Dauer und Intensität der Beschwerden wesentlich abhängen.

3.4 Kopfschmerzen psychogener, konversionsneurotischer, hypochondrischer oder depressiver Genese

Für die Gliederung dieser Kopfschmerzen ist die Beurteilung der Persönlichkeitsstruktur und Grunderkrankung ausschlaggebend. Beim psychogenen Kopfschmerz handelt es sich um einzelne Schmerzperioden, die in eine konversionsneurotische oder hypochondrische Entwicklung übergehen können. In charakteristischer Weise wird über einen sehr lokalen, meist scharf begrenzten Schmerz geklagt, der oft wie eine kleine Kappe hochparietal lokalisiert wird. Der Patient leidet oft unter sehr vordergründig empfundenen, nahezu „faßbaren" Beschwerden, die sich um einen bestimmten Punkt oder einen Nebenbefund konzentrieren. Bei der konversionsneurotischen und hypochondrischen Genese treten verschiedenste psychosomatische Beschwerden hinzu und werden wie die Kopfschmerzen vielgestaltig und bunt beschrieben. Der starke Leidensdruck kann dazu führen, daß die Patienten sich wiederholt vielfältigsten Untersuchungsmethoden unterziehen.

Während Kopfschmerzen im Rahmen einer Depression eher als dumpf quälend empfunden werden, kann bei der agitierten Depression eine dramatische Beschreibung der Symptome und Begleiterscheinungen im Vordergrund stehen. Typische Tagesschwankungen, Schlafstörungen, Verlust des Vitalitätsgefühles, Leistungsminderung und Libidoverlust belegen die depressive Genese. Eine entsprechende nervenärztliche Behandlung kann diese Patienten vor belastenden diagnostischen und therapeutischen Umwegen bewahren.

3.5 Chronischer Kopfschmerz bei Analgetikaabusus

Ein Teil der Migränepatienten erfährt im Verlauf der Erkrankung einen Symptomwandel, indem sich neben den Migräneattacken ein allmählich an Intensität zunehmender Dauerkopfschmerz entwickelt. Es handelt sich dabei um einen durch sog. Mischpräparate induzierten Kopfschmerz. Bei zu häufiger prophylaktischer Einnahme dieser Medikamente wirken vor allem die Komponenten Ergotamintartrat, Coffein, Codein und Barbiturat auslösend. Auch Patienten mit Spannungskopfschmerzen können in diesen Circulus vitiosus zwischen Kopfschmerz und ihn auslösender Tabletteneinnahme geraten. Die Beschwerden werden mehr als ein gleichmäßiges unangenehmes Druckgefühl, denn als ein Kopfschmerz empfunden. Es fehlt die pochende, schärfere Schmerzqualität der Migräne. Der Patient erwacht mit ihnen, sie halten den ganzen Tag über an und er geht mit ihnen zu Bett. Das Druck- und Kopfschmerzgefühl steigert sich im Verlauf der Zeit, und der Patient weiß sich nicht anders als durch die Medikamenteneinnahme zu helfen. Abgesehen von den zusätzlich möglichen Migräneattacken fehlen die sonst typischen Begleitsymptome. Lediglich eine konsequent durchgeführte Entziehungskur kann dem Patienten helfen.

3.6 Kopfschmerzen bei Meningitis und Enzephalitis

Die entzündlichen Erkrankungen der Hirnhäute gehen mit Kopfschmerzen einher, deren Beginn mit akut bis langsam innerhalb von Tagen zunehmend der Krankheitsdynamik entspricht. Die Schmerzen werden in der Regel als dumpf quälend

empfunden und können in ihrer Intensität von Fall zu Fall stark variieren. Sie sind meist mittelschwer, können aber bei Begleitmeningitiden viraler Infekte zu heftigsten Kopfschmerzen führen, während schwerwiegende Erkrankungen, wie die Meningitiden aufgrund einer tuberkulösen Entzündung oder eines M. Boeck, nur leichte Kopfschmerzen auslösen können. Sie breiten sich meist diffus im ganzen Kopf aus, es gibt aber eine Betonung beiderseits frontal und hinter den Augen mit Verstärkung bei Augenbewegungen. Begleitsymptome, wie allgemeines Krankheitsgefühl, Rückenschmerzen, Nackensteifigkeit, Fieber, Lichtscheu, Erbrechen und Benommenheit, treten hinzu. Entwickelt sich zusätzlich eine Enzephalitis, stehen die Bewußtseinsstörungen und neurologischen Ausfälle im Vordergrund. Der Meningismus ist das wichtigste Zeichen der neurologischen Untersuchung und darüber hinaus können die Zeichen nach Kernig und Brudzinski nachweisbar sein. Die Liquoruntersuchung sichert durch Bestimmung der Zellzahl, Eiweiß- und Glukosekonzentration sowie den Erregernachweis die Diagnose. Eine fortgeleitete Meningitis kommt bei Erkrankungen im HNO-Bereich vor. Es muß ferner an eine Durchwanderungsmeningitis bei einer Liquorfistel gedacht werden. Die EEG-Untersuchung ist zusammen mit klinischen Symptomen, wie Einschränkung der Bewußtseinslage, ausschlaggebend für die Diagnose einer Enzephalitis. Ferner trägt sie zusammen mit der computertomographischen Untersuchung dazu bei, frühzeitig die Entwicklung eines Abszesses aufzudecken.

Besonders beim Kind, aber auch beim Erwachsenen können Kopfschmerzen und Meningismus Begleitsymptome hochfieberhafter Erkrankungen sein. Sonst kommt differentialdiagnostisch bei bestehendem Meningismus in erster Linie die Subarachnoidalblutung in Frage, die sich aber aufgrund der Schmerzsymptomatik und dem Fehlen allgemeiner Entzündungzeichen ausschließen läßt.

3.7 Kopfschmerzen bei Thrombose zerebraler Venen und Sinus

Dieser rasch auftretende und in seiner Intensität zunehmende, schließlich heftigste Kopfschmerz ist ein Früh- und Leitsymptom der Thrombose großer zerebraler Venen und der Sinus. Er hält ständig an und betrifft den ganzen Kopf. Schwangerschaft,

Wochenbett, allgemeine Infekte, (besonders im HNO-Bereich), Ovulationshemmer, Schädel-Hirn-Trauma und Hyperkoagulabilität des Blutes sind prädisponierende Faktoren. Häufig und schnell treten weitere Symptome hinzu, wie Benommenheit und Verschlechterung der Bewußtseinslage bis zum Koma, Erbrechen, Verwirrtheitszustände, zerebrale fokale und/oder generalisierte Krampfanfälle, fokal neurologische Symptome mit Lähmungen der Extremitäten und Hirnnerven. Charakteristisch ist die Kombination von schnell aufgetretenen heftigen Kopfschmerzen, Bewußtseinsstörungen und Anfällen. Allgemeinsymptome wie Fieber, erhöhte Blutsenkungsgeschwindigkeit und Leukozytose, sind möglich. Häufig läßt sich eine Stauungspapille nachweisen. Die Heftigkeit der Kopfschmerzen resultiert aus dem starken Anschwellen der großen Venen und dem schnellen Anstieg des Hirndruckes. Die lebensgefährliche Erkrankung bedarf einer notfallmäßigen Einweisung in eine Spezialklinik. Das zerebrale Computertomogramm und insbesondere die angiographische Darstellung der venösen Phase sichern die Diagnose.

3.8 Kopfschmerzen bei Hypertonus und Arteriosklerose

Der Hypertonus führt, abgesehen von hypertensiven Krisen (s.o.), zu einem langsam ansteigenden oft schon frühmorgens beginnenden und über Stunden bis Tage anhaltenden dumpfen, diffusen und schlecht lokalisierbaren Kopfschmerz. Wenn er umschrieben auftritt, so wird er im Okzipitalbereich betont wahrgenommen. Die Diagnose kann nur im Zusammenhang mit hohen Blutdruckwerden gestellt werden. Auch beim arteriosklerotischen Kopfschmerz müssen andere Ursachen ausgeschlossen werden. Vor allem die Arteriosklerose im vertebro-basilären Stromgebiet kann bei älteren Patienten zu anhaltenden dumpfen okzipitalen Kopfschmerzen führen. Begleitsymptome wie Schwindel, Unsicherheit beim Gehen, Doppelbilder oder anderen Sehstörungen, sind weitere Folgeerscheinungen der zerebralen Minderdurchblutung. Die Unterscheidung zu spondylogenen Kopfschmerzen kann Schwierigkeiten machen, vor allem wenn diese Diagnose sich im wesentlichen auf die röntgenologisch in diesem Alter sehr häufig nachweisbaren Veränderungen der HWS stützt.

Akute arterielle Verschlüsse führen ebenfalls in einigen Fällen zu leichteren, aber mehr umschriebenen Schmerzen, so daß sie bei den lokalisierten Kopfschmerzen dargestellt werden.

3.9 Liquorunterdrucksyndrom

Dieses Syndrom wird nach Lumbalpunktionen und unter Umständen nach Anlegen eines ventrikuloaurikulären Shuntsystems beobachtet. Es kann sich Stunden bis Tage nach einer lumbalen, nicht dagegen nach einer subokzipitalen Liquorpunktion entwickeln und beginnt mit okzipital in den Nacken und beiderseits in die Stirn ausstrahlenden Schmerzen. Charakteristisch ist die deutliche Zunahme der Schmerzen beim Aufstehen und das schnelle Verschwinden beim flachen Hinlegen. Betroffen sind vor allem junge Menschen mit einer vegetativen Labilität und Neigung zu Hypotonie. Die Patienten können eine Nackensteifigkeit verspüren und sehr selten tritt ein Ohrensausen hinzu. Als Ursache wird ein Unterdruck im Liquorraum angenommen, u.a. durch die Stichlochdrainage an der Punktionsstelle der Dura, der zu einer Reizung der Meningen und basalen Gefäße führt.

4 Lokalisierter attackenartig rezidivierender Kopfschmerz

4.1 Migräne, Spannungs- und vasomotorischer Kopfschmerz

Ausgerechnet die Klassifizierung der häufigsten Kopfschmerzen, nämlich Migräne, vasomotorischer und Spannungskopfschmerz, ist international uneinheitlich. Es kommen fließende Übergänge sowie Kombinationen vor, so daß die Diagnosen unterschiedlich häufig gestellt werden. Ferner sind die Symptome nicht scharf zu trennen, was dazu führt, daß wechselweise der Begriff des vasomotorischen bzw. Spannungskopfschmerzes für überflüssig gehalten wird. In der Tat scheint die Differenzierung ohne pathogenetische Grundlagen zweifelhaft, kann aber aus Praktikabilitätsgründen und so lange spezifischere Untersuchungsmöglichkeiten fehlen, nicht unterlassen

Tabelle 52.3. Differentialdiagnose der Migräne

	Spannungs- kopfschmerz	Vasomotorischer Kopfschmerz	Migräne	Cluster- kopfschmerz
Beginn	Oft schon morgens			Unvermittelt heftiger Beginn
Verlauf	Fluktuierend, nur langsame Rückbildung	Stark fluktuierend	Schnell ansteigend schnelle Rückbildung	Gleichmäßig stark mehrmals am Tag und auch in der Nacht
Dauer	Tagelang	Stunden bis Wochen	2 h oder 1 max. 2 Tage	30 min bis 2 h
Qualität	Dumpf, drückend, reifförmig	Pochend, bohrend	Scharf, pulsierend, heftiges Druckgefühl	Scharf, schneidend
Lokalisation	Bilateral, parietookzipital	Retroorbital, bifrontal, bitemporal	Streng halbseitig oder auch beidseitig Augen-, Stirn-, Schläfenregion	Immer einseitig, periorbital
Auslöse- mechanismen	Psychische Belastung, einseitige Körperhaltung	s. Text	s. Text	
Begleit- symptome	Selten	Übelkeit möglich	Übelkreit, Erbrechen, Lichtscheu, Flimmerskomtome	Gerötetes Auge, Tränen-, Nasenfluß Nasenschleimhaut- schwellung
Alter	Spätes Manifestationsalter		Frühes Manifestationsalter	
Besonderheiten			Familiäre Disposition	

werden. Während die Migräne mit typischen Begleitsymptomen relativ sicher zu beschreiben ist, macht die übrige Differenzierung nach dem amerikanischen Ad-hoc-Comitee „Classification of Headache" einige Schwierigkeiten, weil nur zwischen der einfachen sowie klassischen Migräne und dem Spannungskopfschmerz unterschieden wird. Aus diagnostischen und vor allem therapeutischen Gesichtspunkten erscheint es aber sinnvoll, nicht alle vaskulären Kopfschmerzen unter dem Begriff der „einfachen Migräne" zu subsummieren, sondern den migräneartigen Kopfschmerz von einem vaskulären nichtmigränösen oder **vasomotorischen Kopfschmerz** abzugrenzen, der dem Begriff der **Cephalaea vasomotorica** entspricht. Als Unterscheidungskriterien dienen vor allem der Verlauf, die Dauer, Häufigkeit und Auslösemechanismen. Von dieser Gruppe läßt sich der Spannungskopfschmerz vor allem durch die zusätzliche Bewertung der Schmerzqualität abgrenzen. Fehlt diese Unterscheidung, so wird die Diagnose „Spannungskopfschmerz" zu häufig gestellt, zumal die Gleichsetzung mit dem Begriff „Muskelkontraktionskopfschmerz" irreführend ist und zu Fehldiagnosen führen muß, da die Migräne, der vaskuläre nichtmigränöse und der vertebragene Hinterkopfschmerz mit einer vermehrten Muskelkontraktion einhergehen. Mit den oben erwähnten Einschrän-

kungen wurde in Tabelle 52.3 eine schematische Einteilung vorgenommen, um für die einzelnen Bezeichnungen symptomatologische Schwerpunkte zu geben und um vor allem den Begriff der Migräne zu entlasten.

Die **Migräne** besteht in anfallsartig auftretenden Kopfschmerzattacken, die sich in unregelmäßiger oder regelmäßiger Frequenz wiederholen. Die Schmerzqualität wird als pochend, bohrend, aber auch dumpf, drückend beschrieben. In mehr als der Hälfte der Fälle wird die Schmerzintensität als unerträglich heftig bezeichnet. Bei ungefähr der Hälfte der Patienten breiten sich die Schmerzen streng halbseitig nur in einer Gesichtshälfte aus, was die Diagnosestellung erleichtern kann. Ferner können die Schmerzen beidseitig hinter den Augen mit einem ausgeprägten Druckgefühl lokalisiert sein oder von okzipital beginnend über die Schläfen in die Stirn ausstrahlen. Die Schmerzdauer beträgt einige Stunden oder einen Tag. Es ist wichtig, daß es sich jeweils um gut abgegrenzte Kopfschmerzphasen handelt, nach denen der Patient sich völlig beschwerdefrei fühlt. In sehr seltenen Fällen dauern sie länger als 2 Tage, so daß man von einem Status migraenosus spricht. Der Migräneanfall geht in über der Hälfte der Fälle mit einer mehr oder weniger starken Übelkeit, seltener mit Erbrechen, einher. Licht-, Geräusch- oder Geruchsüberempfindlichkeiten sind weitere wichtige, aber nicht obligate Symptome. Als vegetative Zeichen können noch allgemeine Blässe, kühle Akren und Hypotonie hinzutreten.

Dieses Beschwerdebild wird als „einfache Migräne" bezeichnet. Sie wird von der sog. „klassischen und komplizierten Migräne" abgegrenzt, bei der fokal neurologische Symptome den Schmerzen meist vorausgehen, sie aber auch begleiten können. Von einer **ophthalmischen Migräne** spricht man, wenn diese Symptome in einem Flimmerskotom, Skotom oder einer Hemianopsie bestehen. Vorübergehende Augenmuskellähmungen charakterisieren die ophthalmoplegische Migräne. Treten aphasische, halbseitige sensible oder motorische Störungen auf, so ist der Begriff „**Migraine accompagnée**" üblich. Die **Basilarismigräne** umfaßt Symptome aus diesem arteriellen Versorgungsbereich, wie Bewußtseinsstörung, Dysarthrie, Schwindel, Ataxie, Sehstörungen und/oder zusätzliche Hirnnervenausfälle.

Die Migräne beginnt nicht selten schon in der Kindheit. Sie betrifft dann Mädchen und Jungen gleich häufig, während im Erwachsenenalter 80% aller Patienten Frauen sind. Eine familiäre Disposition ist auffällig. Typische Auslösemechanismen sind psychische Be- und Entlastungssituationen, wie bei beruflichem Streß oder der sog. Wochenendmigräne, Wetterumschlag, Menstruation, Alkohol, Zigarettenrauchen, Hypoglykämie, Schlafmangel, zu langer Schlaf oder Medikamente, wie Reserpin, orale Kontrazeptiva, MAO-Hemmer, Nifedipin.

Die Notwendigkeit einer apparativen Zusatzdiagnostik zum Ausschluß einer symptomatischen Kopfschmerzursache hängt davon ab, wie typisch das klinische Migränebild ausgeprägt ist. Das EEG kann in der Verlaufsbeobachtung und bei Kindern hilfreich sein. Computertomographie, Hirnszintigraphie, Doppler-Sonographie oder Angiographie sollten erst aufgrund einer fachärztlichen Indikation durchgeführt werden. An Angiome und Meningiome müßte differentialdiagnostisch am ehesten gedacht werden.

4.2 Clusterkopfschmerz

Weitere Bezeichnungen: Bing-Horton-Syndrom, Erythroprospalgie, sphenopalatine Neuralgie, ziliare Neuralgie, Vidiani-Neuralgie, Histaminkopfschmerz. Beim Clusterkopfschmerz handelt es sich

um einen meist charakteristisch geschilderten, unvermittelt mit ausgeprägter Intensität einsetzenden scharfen Schmerzen, der hinter dem Auge beginnt und sich zur Wange, Stirn und Schläge ausbreitet. Auch die ganze Gesichtshälfte kann betroffen sein. Der Schmerz ist stets nur einseitig und in sehr seltenen Fällen wechselt er die Seite. Männer sind wesentlich häufiger betroffen als Frauen; typisch ist die nächtliche Häufung aus dem Schlaf heraus. Die Dauer beträgt 30 min bis 2 h und das Ende setzt abrupt ein. Die Anfälle wiederholen sich in der Regel mehrmals innerhalb von 24 h. Die Kopfschmerzattacken häufen sich innerhalb einer Zeitspanne von 4–12 Wochen und können anschließend für längere Zeit spontan verschwinden. Charakteristische Begleitsymptome in der Reihenfolge ihrer Häufigkeit sind: Tränenfluß, konjunktivale Injektion, Kongestion der Nase, halbseitige Rötung der Stirn- und Wangenhaut, Abfluß von Nasensekret, umschriebenes Gesichtsschwitzen und partielles Horner-Syndrom (Miose und/oder Ptose). Bei fast allen Patienten läßt sich durch Nitroglyzerin oder Histamin ebenso wie durch geringe Alkoholmengen ein Ausfall auslösen.

Im Gegensatz zur Migräne sind die Anfälle sehr kurz und folgen öfter hintereinander. Es fehlen neurologische Herdsymptome außer dem möglichen Horner-Syndrom, und die autonomen Begleiterscheinungen lassen keine Verwechslung zu. Auch zur Trigeminusneuralgie bestehen u.a. durch die längere Schmerzdauer und das Ausbreitungsgebiet klare Unterschiede.

4.3 Reader-Syndrom

Es handelt sich um Schmerzen im Ausbreitungsgebiet des 1. Trigeminusastes retro- und periorbital, die mit dem Clusterkopfschmerz in der Regel identisch sind. Der entscheidende Unterschied besteht in der fehlenden Schweißsekretionsstörung im Gesicht und in der zusätzlichen Störung des III. Sympathikusneurons, sodaß bei den Patienten ein inkomplettes Horner-Syndrom mit regelmäßiger Miose, häufiger Ptose, manchmal Enophthalmus besteht. Ferner soll es sich mehr um ältere Personen handeln und die linke Seite deutlich bevorzugt sein. Alle übrigen Symptome, wie attackenartig auftretender einseitiger periorbital betonter Kopfschmerz mit Schmerzfreiheit in den Intervallen, Dauer von Minuten bis einigen Stunden, häufiges

Auftreten morgens oder nachts, nicht obligate konjunktivale Rötung, Rhinorrhö und Schwellung der Nasenschleimhaut, entsprechen dem Cluster-kopfschmerz, so daß das Reader-Syndrom auch als Clusterkopfschmerz mit Horner-Syndrom bezeichnet bzw. die Eigenständigkeit des Krankheitsbildes bezweifelt wurden.

Ursächlich wird eine Lähmung des III. Sympathikusneurons durch eine lokale Gefäßdilatation und ein Ödem angenommen. Für die autonomen Symptome wird aber auch eine Parasympathikusreizung diskutiert. Dieser sog. migränöse Typ wird noch von einem symptomatischen Typ abgegrenzt, bei dem es sich aber lediglich um eine besondere Form eines Sinus-cavernosus-Syndroms handelt, das durch entsprechende Zusatzuntersuchungen abgeklärt werden muß. Weitere Überschneidungen bestehen mit dem Sluder-Syndrom und der Nasoziliarisneuralgie (s. unten).

4.4 Sluder-Neuralgie, Neuralgie des Ganglion pterygopalatinum

Die Eigenständigkeit dieses Syndroms wird wie die des Reader-Syndroms bezweifelt. Auch hier besteht außer einem zusätzlich attackenartig auftretenden heftigen Niesreiz und der Möglichkeit, durch Lokalanästhesie der Nasenschleimhäute die Symptome zu verhindern, in den klinischen Kriterien Übereinstimmung mit dem Clusterkopfschmerz. Der reißende, berstende Schmerz breitet sich retro- und periorbital, im inneren Augenwinkel, an der Nasenwurzel und/oder am Processus mastoideus aus. Es können Gesichtsrötung, konjunktivale Injektionen, Lakrimation, Kongestion der Nase und vermehrter Abfluß von Nasensekret wie beim Clusterkopfschmerz hinzutreten. Wichtigstes Unterscheidungsmerkmal ist die kurze Dauer der Attacken von nur einigen Sekunden.

4.5 Nasoziliarisneuralgie (Charlin-Syndrom)

Dieses Syndrom ist wie die Sluder-Neuralgie retroorbital, im inneren Augenwinkel und an der Nasenwurzel lokalisiert. Es zeichnet sich wie diese durch die kurz dauernden, heftigen, reißenden Schmerzattacken als Neuralgie aus. Es kann aber auch wie die Trigeminusneuralgie mit einem zu-

sätzlichen leichteren Dauerschmerz einhergehen. Ferner bestehen wie bei Neuralgien Triggermechanismen durch Kauen und Berührung im inneren Augenwinkel. Mit dem Clusterkopfschmerz hat es wie die Sluder-Neuralgie wieder die Gesichtsrötung, konjunktivale Injektion, Lakrimation, Kongestion der Nase und vermehrten Abfluß von Nasensekret sowie das nächtliche Auftreten gemeinsam. Clusterkopfschmerz, Reader-Syndrom, Sluder-Neuralgie und Nasoziliarisneuralgie werden wegen ihrer einheitlichen Begleitsymptome auch autonome Neuralgien genannt. Im Vordergrund stehen die sympathischen Regulationsstörungen mit Gefäßdilatation.

4.6 Kraniale Neuralgien

Es muß zwischen Neuralgien und Gesichtsschmerzen unterschieden werden. Neuralgien beruhen auf der Irritation eines sensiblen Nervs und die Beschwerden sind streng auf das periphere Ausbreitungsgebiet beschränkt. Sie haben eine typische Schmerzqualität, die als scharf reißend beschrieben wird. Die Schmerzen treten schlagartig auf und erreichen unmittelbar ihre heftigste Intensität, so daß sie als messerstichartig einschießend empfunden werden. Sie dauern nur Sekunden bis eine halbe Minute an und können sich häufig wiederholen. Bestimmte Auslösemechanismen (Triggerzonen) provozieren die Schmerzattacken. Von diesen sog. idiopathischen Neuralgien lassen sich die symptomatischen abgrenzen, deren Ursache häufig ein Tumor oder eine Entzündung ist.

Trigeminusneuralgie (Tic douloureux)

Es handelt sich um heftigste reißende Schmerzattacken, die plötzlich spontan oder durch einen Triggermechanismus ausgelöst auftreten. Sie halten in gleichmäßiger Intensität über mehrere Sekunden an, klingen genauso schnell ab wie sie aufgetreten sind und können sich in Serien häufig am Tag wiederholen, so daß der Patient mißverständlicherweise von einem ständigen Schmerz sprechen kann. Er kneift oft die betroffene Gesichtshälfte zusammen und greift mit der Hand daran. Die Schmerzen sind so intensiv, daß die Patienten suizidale Gedanken entwickeln können. Nach längerem Krankheitsverlauf kann ein dumpfer Dauerschmerz hinzutreten. Die häufigste Manifestation liegt im Bereich des II. gefolgt vom III. Trigeminusast. Beschwerden im I. Ast oder fokal neurologische Symptome, wie Sensibilitätsstörungen, müssen immer an eine symptomatische Genese denken lassen. Sehr selten wechselt die Seitenlokalisation. Weniger typische Schmerzattacken treten bei der multiplen Sklerose auf. Triggermechanismen der Trigeminusneuralgie sind Berührung im Ausbreitungsgebiet und u.a. Kauen, Sprechen, Rasieren oder Zähneputzen. Die Patienten wagen nicht zu reden, halten den Mund ängstlich geschlossen und können sogar abmagern, weil sie die Schmerzattacken während des Essens fürchten. Obwohl die Schmerzqualität, -dauer und Triggerpunkte sehr charakteristisch sind, kommt es leider immer wieder zu Verwechselungen mit Zahn- und Kieferschmerzen und damit auch zu vermeidbaren Extraktionen, zumal die Patienten wegen der Heftigkeit der Beschwerden schnell zu eingreifenden Maßnahmen bereit sind.

Differentialdiagnostisch muß an eine symptomatische Genese wie Neurinom oder Tumor, Aneurysma, Trauma, Syringobulbie, Zoster oder Entzündung gedacht werden. In diesen Fällen handelt es sich um länger anhaltende Schmerzattacken. Neurologische Symptome erhärten den Verdacht und zwingen zur weiteren Abklärung.

Glossopharyngeusneuralgie

Der Schmerz breitet sich im Bereich des Zungengrundes, der Tonsillen, des Gaumens und Rachens aus. Häufig wird er ins Ohr projiziert. Kauen, Schlucken und Gähnen wirken anfallsauslösend.

Aurikulotemporalisneuralgie

Im Anschluß an eine Parotiserkrankung können sich Schmerzattacken entwickeln, die einen brennenden Charakter haben und in die Gegend vor dem Ohr projiziert werden. In typischer Weise gehen sie mit einer Gesichtsrötung und Hyperhydrose einher, die als Geschmacksschwitzen auftreten kann. Sie werden durch Kauen oder scharfe Speisen provoziert.

Neuralgie des Ganglion geniculi (Intermediusneuralgie HUNT)

Die Schmerzattacken breiten sich im Oberkieferbereich, Gaumendach, äußeren Gehörgang und hinter dem Ohr aus. Im späteren Verlauf sind auch Dauerschmerzen möglich. Selten können abnorme

Geschmacksempfindungen hinzutreten. Sie kann als symptomatische Form im Rahmen einer Zoster otikus-Infektion auftreten, wobei Bläschenbildung im Ohr oder im Gehörgang die Diagnose sichert. Die stärkere Ausstrahlung der Schmerzen in das Ohr und den äußeren Gehörgang grenzt sie gegen die Glossopharyngeusneuralgie ab.

Neuralgie des N. laryngeus superior

Das Ausbreitungsgebiet liegt über der Membrana hyothyreoidea im seitlichen Hals-Kehlkopf-Bereich, wo sich auch an der Durchtrittsstelle des Nervs ein Triggerpunkt befindet. Sprechen, Husten und Schlucken wirken auslösend. Die Schmerzen strahlen zum Kieferwinkel und Ohr aus.

Neuralgie des R. auricularis des N. vagus

Die Schmerzen werden hauptsächlich hinter das Ohr lokalisiert, können aber auch bis in die Schulter ausstrahlen. Das Mastoid bildet einen Triggerpunkt.

4.7 Okzipitalisneuralgie

Es handelt sich nicht um eine Neuralgie im engeren Sinne, sondern um eine mechanische Reizung des N. occipitalis major. Die Schmerzen können plötzlich einschießen, dauern längere Zeit an und strahlen vom Nacken in den Hinterkopfbereich aus. Ein lokaler Druckschmerz ist an der Durchtrittsstelle durch den Muskelansatz des M. trapezius auslösbar. Eine symptomatische Ursache muß ausgeschlossen werden. Die Diagnose wird im Rahmen vertebragener Hinterkopfschmerzen zu häufig gestellt.

4.8 Karotidodynie

Es handelt sich um einen pulsierenden dumpfen Dauerschmerz, der von einschießenden akuten stechenden Schmerzattacken mit einer Dauer von Minuten bis Stunden überlagert wird. Sie werden relativ umschrieben einseitig in den seitlichen Hals-, Unterkiefer- und mittleren Gesichtsbereich projiziert. Die A. carotis dieser Seite ist meist im Bereich der Bifurkation druckdolent. Das Gefäß ist erweitert und eine verstärkte Pulsation ist tastbar. Frauen im Alter von 30–60 Jahren sind vor allem betroffen. Eine Häufung bei Migränepatienten wurde beobachtet. Der Schmerz wird über den Sympathikus geleitet. Differentialdiagnostisch muß an eine Arteriitis cranialis gedacht werden, die sich aber mit den auffälligen Laborparametern leicht ausschließen läßt. Die Druckschmerzhaftigkeit der A. carotis grenzt die Karotidodynie von anderen umschriebenen Schmerzen in diesem Bereich, wie Costen-Syndrom oder Aurikulotemporalneuralgie, ab.

4.9 Costen-Syndrom (Mandibulargelenkneuralgie, myofaziales Schmerzsyndrom)

Auch in diesem Falle ist die Bezeichnung „Neuralgie" irreführend. Das Schmerzsyndrom beruht auf einer Fehlbelastung des Kiefergelenkes, das druckschmerzhaft sein kann. In der Regel entstehen Dauerschmerzen, die beim Kauen zunehmen. Sie breiten sich im Gebiet des Oberkiefers, der Schläfe und vor dem Ohr aus. Costen beschrieb Hörminderung, Tinnitus und Schwindel als weitere Symptome. Die Schmerzen treten meist einseitig auf. Die Kau- und Gesichtsmuskulatur kann schmerzhaft verspannt sein. Der schärfere einschneidendere Schmerzcharakter und das attackenartige Auftreten sowie die kurze Schmerzdauer der Glossopharyngeus-, Aurikulotemporalis- und Ganglion-geniculi-Neuralgie helfen bei der differentialdiagnostischen Abgrenzung.

5 Lokalisierter akuter, subakuter bis chronischer Kopfschmerz

5.1 Kopfschmerzen bei arteriellen zerebralen Ischämien

Sowohl transitorisch ischämische Attacken (TIA) als auch komplette zerebrale Insulte können zu leichten Kopfschmerzen führen. Bis zu 50% der Patienten geben an, im Rahmen einer TIA umschriebene Schmerzen von kurzer Dauer verspürt zu haben. Bei Insulten der A. cerebri posterior und basilaris treten sie sogar in 2/3 der Fälle auf, wäh-

rend sie in den Gefäßabschnitten der A. carotis interna, cerebri media und anterior nur in 1/3 der Fälle vorkommen. Die Schmerzen halten nicht lange an, selten einige Stunden, können aber als Prodromi Tage vorher auftreten oder Stunden vor den neurologischen Ausfällen beginnen. Es handelt sich in der Regel um leichtere, unbestimmte, manchmal pulsierende Schmerzen. Nur bei Verschlüssen im Bereich der A. cerebri posterior sind heftigste bohrende Schmerzen möglich. Die einzelnen Gefäßprovinzen haben gewisse Projektionsfelder: A. ophthalmica (Amaurosis fugax) und A. carotis interna: frontal und retroorbital; A. cerebri media: frontotemporal; A. cerebri posterior: okzipital; A. vertebralis und basilaris: okzipital und nuchal ein- sowie beidseitig; Kleinhirninfarkte Trigeminus I frontal, retroorbital und temporal; A. cerebelli inferior posterior: gleichseitige Gesichtshälfte. Kleine zentral gelegene Hirninfarkte lösen keine Kopfschmerzen aus.

Von der Migraine accompagnée unterscheiden sich diese Kopfschmerzen durch die leichtere Intensität, die fehlende Migränevorgeschichte, den geringeren systematischen Zusammenhang zwischen Kopfschmerzen und neurologischen Ausfällen und das in der Regel höhere Alter der Patienten. Bei differentialdiagnostischen Schwierigkeiten kann die elektroenzephalographische Untersuchung hilfreich sein, da bei der Migräne meist stärkere Veränderungen nachweisbar sind, die sich aber schneller zurückbilden.

5.2 Intrakranielle Raumforderungen

5.2.1 Hirntumor

Wenn bei der Abklärung von Kopfschmerzen intrakranielle Tumoren im Gegensatz zu den Befürchtungen von Laien relativ selten die Ursache sind, so treten sie aber bei Hirntumoren in ungefähr der Hälfte der Fälle als Begleitsymptom auf. Ein Frühsymptom sind sie nur bei Raumforderungen der hinteren Schädelgrube, insbesondere Kleinhirntumoren. Ein erster wichtiger Punkt in der Anamneseerhebung ist, daß vorher bei dem Patienten keine Kopfschmerzen bestanden haben oder sich der Schmerzcharakter deutlich geändert hat. Ein Drittel der Hirntumorpatienten leidet unter keinerlei Schmerzen. Während es einerseits für die Beurteilung von Kopfschmerzen bei zerebralen Raumforderungen keine pauschalen Charakteristika gibt, lassen sich andererseits einige Besonderheiten hervorheben. Eine eindeutige Zuordnung der Kopfschmerzen zu einem Tumortyp ist nicht möglich, man kann aber sagen, daß langsam im Hirnparenchym wachsende Tumoren keine oder kaum Kopfschmerzen machen. Auch das bösartige Glioblastoma multiforme führt erst zu Kopfschmerzen, wenn es aufgrund der Hirnödementwicklung zu einer raschen Raumforderung kommt oder durch eine Liquorabflußbehinderung, wie einer Foramen Monroi-Blockade, akute Hirndrucksymptome ausgelöst werden. Der Kopfschmerz ist zunächst intermittierend nimmt aber rasch an Dauer und Intensität zu bis hin zu rasenden Kopfschmerzen, die als Zeichen der Hirndruckkrisen mit Übelkeit und Erbrechen einhergehen können. Die Kopfschmerzen sind in der Regel nachts und morgens betont und das Erbrechen tritt morgens schon bei nüchternem Magen und schwallartig auf. Der Kopfschmerz kann beim Aufstehen und im Laufe des Tages zunächst abnehmen. Diese kurzen Kopfschmerzverläufe der malignen Tumoren stehen im Gegensatz zu den langen, oft über Jahre zu verfolgenden leichteren Kopfschmerzen bei Meningiomen, die als Migräne oder vasomotorische Kopfschmerzen verkannt werden können. Vor allem Konvexitätsmeningiome gehen aufgrund ihrer besonderen Lokalisation zu den Meningen häufig mit Kopfschmerzen einher, während Olfactoriusmeningiome oder langsame wachsende, oft verkalkende, mehr zentral gelegene Meningiome erstaunlich groß werden können bis sie durch ihre neurologischen Symptome erkannt werden. Es läßt sich insofern verallgemeinernd sagen, daß ein langsames und somit gutartiges Wachstum zu keinen oder zu leichteren Kopfschmerzen führt, wenn die großen Gefäße, Meningen, Tentorium oder Falx besonders miteinbezogen sind, während bösartige Tumoren mit einer raschen Verdrängungstendenz heftige Kopfschmerzen auslösen können. Die Kopfschmerzen werden zunächst mehr wie ein leichter dumpfer Druck beschrieben. Sie breiten sich in der Regel unscharf begrenzt homolateral aus und nur bei infratentoriellem Sitz manifestieren sie sich beidseitig.

Je nach Tumorart führen die Computertomographie, Hirnszintigraphie, Angiographie oder die Kernspinresonanztomographie zur besten Darstellung und machen eine artdiagnostische Zuordnung möglich, die gegebenenfalls durch die Untersuchung stereotaktisch gewonnenen Biopsiematerials gesichert werden kann.

5.2.2 Hämatome

Das spontane intrazerebrale Hämatom, auch die Einblutung in einen Tumor, die besonders beim Glioblastom und Melanommetastasen vorkommt, kann in einigen Fällen zu akuten unscharf begrenzten Kopfschmerzen führen. Meist stehen zusätzliche Symptome, wie Bewußtseinsstörung, psychomotorische Unruhe und fokal neurologische Ausfälle im Vordergrund.

Ein subdurales oder epidurales Hämatom geht sehr häufig mit dumpfen, unbestimmten und unscharf lokalisierten Kopfschmerzen einher. Sie entwickeln sich entweder im Zusammenhang mit einem Trauma oder öfter erst nach einem mehr oder weniger langen freien zeitlichen Intervall. Beim chronischen Subduralhämatom ist dieser Zwischenraum zum Trauma besonders lang. Auch ein leichtes Trauma kann zu einem subduralen Hämatom führen. Als klinische Symptome dominieren Bewußtseinsstörungen und Verwirrtheit, wobei halbseitige neurologische Ausfälle meist zusätzlich nachweisbar sind. In allen Fällen ist eine rasche neurologische Abklärung mit kranialer Computertomographie und evtl. Angiographie sowie gegebenenfalls neurochirurgischer Behandlung notwendig.

5.2.3 Hirnabszeß

Es handelt sich um dumpfe Kopfschmerzen von geringer Intensität, die unscharf begrenzt sind. Sie können sich abgesehen von offenen Verletzungen, im Rahmen einer Sinusitis oder Otitis entwickeln sowie hämatogen bei einer Endokarditis, einem Vitium, Bronchiektasen oder als Komplikation eines M. Osler entstehen. Allgemeine Krankheitszeichen wie Fieber, Leukozytose und erhöhte Blutsenkungsgeschwindigkeit oder neurologische Symptome, vor allem Bewußtseinsstörungen, können hinzutreten. Das lebensbedrohliche Krankheitsbild bedarf einer schnellen computertomographischen Abklärung, um zu entscheiden, ob und wann neben der antibiotischen Therapie eine neurochirurgische Operation notwendig ist. Das Elektroenzephalogramm eignet sich zum frühen Nachweis und ermöglicht vor allem eine Verlaufsbeobachtung. Die Liquoruntersuchung kann u.U. nur eine leichte Erhöhung der Zellzahl und des Eiweißgehaltes ergeben. Bei erhöhtem Hirndruck ist sie kontraindiziert.

5.3 Arteriitis cranialis (Riesenzell-arteriitis, Arteriitis temporalis)

Im Vordergrund dieser Erkrankung steht ein sehr heftiger, scharfer, bohrender oder brennender Dauerschmerz, der Tag und Nacht anhält. Er hat ein eindeutiges Maximum in der Schläfenregion. Die Temporalarterie kann verdickt, stark geschlängelt, pulslos und vor allem druckschmerzhaft sein. Es kann eine Claudicatio der Kaumuskulatur, Visusstörungen, Amaurose, Gesichtsfelddefekte und Haut- sowie Zungennekrose hinzutreten. Auch Augenmuskellähmungen sind möglich. Die gefährlichste, aber leider nicht seltene Komplikation ist die ein- oder beidseitige Erblindung. Es handelt sich um Ischämien aufgrund der entzündlich proliferativen Gefäßveränderungen. Ein allgemeines Krankheitsgefühl, Appetitlosigkeit, Gewichtsverlust, subfibrile Temperaturen und eine Polymyalgia rheumatica mit brennenden Glieder- und Muskelschmerzen sowie Schwäche der proximalen Extremitätenmuskulatur können hinzutreten. Vor allem Patienten über 50 Jahre werden betroffen. Starke BSG-Beschleunigung, α_2-Globulinerhöhung im Serum und eine Anämie sind weiterhin charakteristisch. Die histologische Untersuchung einer leicht durchzuführenden A. temporalis-superficialis-Biopsie sichert die Verdachtsdiagnose. Die schnell einzuleitende Kortikoidtherapie führt zu einer raschen Besserung, einschließlich der durch Analgetika nicht beherrschbaren Schmerzen, und verhindert die Sehstörungen. Trotz der charakteristischen Symptome treten Verwechslungen mit andersartigen therapieresistenten Kopfschmerzen, atypischen Neuralgien und Zosterschmerzen auf.

5.4 Zosterneuralgie

Die Zosterinfektion kann akut und nach Abheilung als Zosterneuralgie heftige brennende, ziehende Schmerzen verursachen. Die typischen Herpesbläschen und möglichen Sensibilitätsstörungen sind auf das entsprechende segmentale Ausbreitungsgebiet des Nervs begrenzt. Häufig wird der I. Trigeminusast (Zoster ophthalmicus) oder das Ganglion geniculi (Zoster oticus) betroffen. Bei ersterem besteht die Gefahr einer Keratitis, Iritis und Neuritis des N. opticus, occulomotorius, abducens oder trochlearis. Bei letzterem können eine Fazia-

lisparese, Hörminderung, Tinnitus, Übelkeit und weitere Hirnnervenausfälle hinzutreten. Während sich bei ausgedehntem Befall die akute Entzündung schnell mit Acyclovir beherrschen läßt, kann die sich später manifestierende und lange bestehenbleibende Zosterneuralgie therapeutische Probleme machen.

5.5 Spondylogene Kopfschmerzen

Degenerative Veränderungen, Verrenkungen sowie Zerrungen der Halswirbelsäule, der Muskulatur und zervikalen Nervenwurzeln können neben den Lokalsymptomen, wie Muskelhartspann und radikulären Schmerzen, im Hals- und Schulterbereich auch mit Kopfschmerzen einhergehen. Ihr Schwerpunkt ist ein- oder beidseitig okzipital lokalisiert. Sie können aber auch bis nach frontal ausstrahlen. Kopfbewegungen und vor allem einseitige Körperhaltungen verstärken sie. Häufig treten sie morgens nach ungünstiger Kopflagerung während des Schlafes auf. Der kraniozervikale Übergang, die Muskelansätze sowie die paravertebrale Muskulatur sind druckdolent. Die Kopf- und HWS-Beweglichkeit ist schmerzhaft eingeschränkt. Der röntgenologische Nachweis häufig vorkommender spondylotischer oder spondylarthrotischer Veränderungen reicht für die Diagnosestellung nicht aus. Die fehlende Umformung und der Hinweis auf eine Wirbelgelenkblockade in den Funktionsröntgenaufnahmen sind wichtiger. Das akute Auftreten und der mögliche Hartspann dürfen nicht zur Verwechselung mit einer Subarachnoidalblutung führen (s. oben).

5.6 Kopfschmerzen bei Erkrankungen und entzündlichen Prozessen im HNO-, Zahn- und Kieferbereich

Lokale Erkrankungen und Entzündungen lösen häufig Gesichts- und Kopfschmerzen, Entzündungen der Nebenhöhlen einen mehr über dem Herd lokalisierten Schmerz im Stirn-, Augen- und Oberkieferbereich aus. Er kann mit einer umschriebenen Druck- und Klopfschmerzhaftigkeit einhergehen. Lokale oder allgemeine Entzündungszeichen sichern die Diagnose. Die Gefahr einer Meningitis oder eines Abszesses muß bedacht werden. Auch die akute Otitis externa oder media ruft dumpf quälende Dauerschmerzen hervor, die ins Ohr und in den Mastoidbereich lokalisiert werden.

Die Verwechselung von Schmerzen im Zahn- und Kieferbereich mit einer Trigeminusneuralgie wurde schon erwähnt. Bei Tumoren im Kiefer und Rachen findet man häufig Schmerzen, die auch als typische Neuralgien fehlgedeutet werden können.

5.7 Kopfschmerzen bei Augenkrankheiten

Akute Erkrankungen, wie Glaukom, Iridozyklitis und Zoster ophthalmicus (5.4), verursachen heftige lokale Schmerzen. Die Begleitsymptome, wie Sehstörungen, harter Bulbus, Mydriasis, konjunktivale Injektion und sogar Erbrechen bzw. Lichtscheu, Hyperämie, Myosis führen zur Diagnose.

Refraktionsanomalien können sowohl beim Blick in die Ferne (besonders bei Kindern) oder bei längerem Nahesehen (Alterssichtigkeit) zu vor allem in die Stirn lokalisierten Kopfschmerzen führen, die gegen Abend zunehmen. Auch ein latentes Schielen (Heterophorie) kann Ursache für Kopfschmerzen sein.

5.8 Retro- und periorbital lokalisierte Schmerzen mit Augenmuskellähmungen

Ophthalmoplegische Migräne (s. 4.1).
Basale Meningitis (s. 3.6).

Die **diabetische Ophthalmoplegie** betrifft vor allem den N. abducens, aber auch den N. oculomotorius und selten den N. trochlearis. Sie kann, muß aber nicht, mit Schmerzen einhergehen.

Die **okuläre Myositis** verursacht vor allem Schmerzen hinter dem Bulbus. Augenmuskelparesen und eine schmerzhafte Bewegungseinschränkung treten häufig hinzu. Ferner kommen ein Exophthalmus, Chemosis und konjunktivale Injektion vor. Abgesehen von der für den Patienten eingreifenden elektromyographischen Untersuchung der Augenmuskeln erhärtet der computertomographische Nachweis der verdickten Augenmuskeln die Diagnose.

Die **arteriovenöse Fistel im Sinus cavernosus**, die meist posttraumatisch auftritt, führt zu einem pulsierenden Exophthalmus und zu einem auskultatorisch nachweisbaren Strömungsgeräusch.

Ein **Aneurysma der A. carotis interna** kann im infraklinoidalen Bereich Störungen der inneren und äußeren Augenmuskeln auslösen. Es können der N. okulomotorius, trochlearis, abducens, aber auch opticus und sympathische und parasympathische Fasern betroffen sein.

Sinus-cavernosus-Thrombose (s. 3.7).

Tolosa-Hunt-Syndrom. Akut bis subakut tritt einige Tage vor oder auch nach Lähmungen der äußeren Augenmuskeln ein, was wichtig ist, ständiger Schmerz mit bohrend ziehendem Charakter auf. Er liegt einseitig im retro-, periorbitalen Bereich und kann nach frontal ausstrahlen. Er dauert Tage bis Wochen an und betrifft alle Altersgruppen. Rezidive nach Monaten und Jahren mit Wechsel der Seite sind möglich. Neben dem heftigen ständigen Schmerz im Augenbereich sind die Lähmungen der äußeren Augenmuskeln das zweitwichtigste Charakteristikum. Doppelbilder aufgrund einer Störung des N. oculomotorius treten in 92%, N. abducens in 67% und N. trochlearis in 43% auf. Betroffen sind in 32% der I. Ast des N. trigeminus mit Hypästhesien, Sensibilitätsstörung und teilweise abgeschwächtem Kornealreflex, wesentlich seltener auch der II. und III. Ast sowie in 24% der Sehnerv mit Visusminderung. Eine Ptose kommt in 20% vor. Die innere Augenmotorik mit sympathischem und parasympathischen Anteil ist in 50% gestört.

Als drittes Kriterium ist die schnelle Rückbildung der Schmerzen und neurologischen Ausfälle nach hochdosierter Kortisontherapie erwähnenswert. Eine spontane Remission ist ebenfalls möglich. Restschäden bleiben in 1/3 der Fälle. Als Ursache wird eine abakterielle, unspezifische, granulomatöse Entzündung im Gebiet zwischen Sinus cavernosus, Fissura orbitalis superior oder Orbitaspitze angenommen, die den 3., 4., 6. Hirnnerven, den 1. Ast des 5., periarterielle sympathische Fasern und den Sehnerven beeinträchtigen.

Differentialdiagnostisch müssen durch invasive Untersuchungen alle anderen Prozesse mit Schmerzen und Augenmuskellähmungen ausgeschlossen werden. Der Clusterkopfschmerz unterscheidet sich eindeutig durch seinen attackenartigen Verlauf. Die ophthalmoplegische Migräne kann durch die Vorgeschichte abgegrenzt werden.

6 Kopfschmerzen bei internistischen Erkrankungen und Intoxikationen

Die als Begleitsymptom verschiedenartiger internistischer Erkrankungen bzw. Stoffwechselstörungen und Intoxikationen auftretenden Kopfschmerzen werden meist als mehr oder weniger diffus geschildert. Sie liefern gewöhnlich für die Differentialdiagnose der einzelnen Krankheitsbilder keine entscheidenden Kriterien und können daher summarisch zusammengefaßt werden:

Herz-Kreislauf-Erkrankungen: Hochdruck, hypertensive Krise, Hochdruckenzephalopathie: s. Kap. 20
Hypotonie s. Kap. 21,
Cor pulmonale chronicum, s. Kap. 15.

Blutkrankheiten: Anämie (hypoxisch bedingte Vasodilatation?), s. Kap. 2,
Polyzythämia vera,
akute Leukämie mit meningaler Beteiligung.

Stoffwechselstörungen: Hypokaliämie und/oder Obstipation, chronische Niereninsuffizienz, Hypoglykämie,
Morgagni-Morell-Syndrom (ältere Frauen, Kohlenhydratstoffwechselstörungen,
Kombination mit Hirsutismus und Adipositas),

Schwangerschaftsgestose,
M. Addison (heftige Kopfschmerzen: „pseudomeningitischer Verlauf").

Intoxikationen: Kohlenmonoxyd, Blei, Phenacetin, Tetrachlorkohlenstoff, Benzol,
Alkohol- und Nikotinabusus,
Nitroglyzerinpräparate, Phenacetin (s.o.).

Infektionskrankheiten: s. Kap. 1

7 Literatur

Gerber WD, Haag G (Hrsg) (1982) Migräne. Praxis der Diagnostik und Therapie für Ärzte und Psychologen. Springer, Berlin Heidelberg New York
Marcea JT (1979) Das Reader-Syndrom. Nervenarzt 50:563–569
Mumenthaler M (1980) Neurologische Differentialdiagnostik. Symptome – Syndrome. Thieme, Stuttgart
Notter O (1977) Das Tolosa-Hunt-Syndrom. Fortschr Neurol Psychiatr 44:429–440
Raskin NH, Appenzeller O (Hrsg) (1982) Kopfschmerz. Fischer, Stuttgart New York
Soyka D (1984) Kopfschmerz. In: Neundörfer B, Soyka D, Schimrigk K (1984) Praktische Neurologie, Bd I. Edition medizin, Weinheim
Spector RH, Fiandaca MS (1986) The „sinister" Tolosa-Hunt syndrome. Neurology 36:198–203

Kapitel 53 Störungen des Wachbewußtseins

W. HACKE

1 Formen der Bewußtseinsstörung

Somnolenz und Sopor (Bewußtseinstrübung)

Ein bewußtseinsgetrübter Patient befindet sich in einem schlafähnlichen Zustand, auf Anrufen oder kräftiges Berühren öffnet er die Augen und man kann kurzfristig Kontakt mit ihm aufnehmen. Der Patient kann, wenn neurologische Herdsymptome dies nicht verhindern, einfache Aufforderungen befolgen und manchmal kurze Angaben zur Vorgeschichte machen. Häufig schläft er danach wieder ein und muß durch neue Reize erneut geweckt werden. Dieser Zustand wird als Somnolenz (Schläfrigkeit) bezeichnet. Für den Sopor (Tiefschlaf) ist charakteristisch, daß zum Erwecken ein immer höheres Reizniveau verlangt wird.

Begriffe wie „Eintrüben" oder „Durchgangssyndrom", die eine Dynamik suggerieren, die nicht absehbar ist, sollten in der Beschreibung des Bewußtseinszustandes der Patienten vermieden werden.

Koma (Bewußtlosigkeit)

Im Koma ist der Patient nicht mehr erweckbar. Die Augen sind meist geschlossen. Die Tiefe des Komas wird durch eine Reihe von Symptomen bestimmt, von denen das wichtigste die motorische Reaktion auf Außenreize ist. Zur weiteren Beurteilung dienen: Muskeltonus, die Funktion von Hirnstammreflexen einschließlich Okulomotorik, Pupillenform und -reaktion sowie Spontanatmung (Tabelle 53.1).

Apallisches Syndrom und Locked-in-Syndrom

Einige Hirnstammsyndrome imponieren zunächst wie eine Bewußtlosigkeit, beinhalten aber keinen echten Verlust der Wachheit. Hierzu gehören das apallische Syndrom, der akinetische Mutismus und das Locked-in-Syndrom.

Als apallisches Syndrom wird ein Zustand bezeichnet, in dem der Patient zwar wach zu sein scheint, aber nicht fähig ist, Kontakt aufzunehmen. Das Synonym „peristierender vegetativer Zustand" betont, daß Atmung und Kreislauf ungestört sind, also keine direkte vitale Bedrohung des Patienten vorliegt, die höheren zerebralen Funktionen jedoch gestört sind. Das apallische Syndrom entsteht, wenn eine sehr schwere traumatische oder hypoxische Hirnschädigung, beispielsweise durch moderne intensivmedizinische Maßnahmen, überlebt wird. Nach längerer Bewußtlosigkeit wirken die Patienten wieder wach, die Augen öffnen sich, es besteht ein normaler Schlaf-Wach-Rhythmus. Oft sind die Patienten durch eine massive Erhöhung des Muskeltonus beeinträchtigt. Kontrakturen stellen sich ein.

Tabelle 53.1. Klassifikation und Leitsymptome der Störungen des Wachbewußtseins. (Aus Hacke 1988 in Anlehnung an Frowein 1975)

Bewußtseinstrübung (Somnolenz und Sopor)

- Schläfriger bis schlafähnlicher Zustand – Augen werden spontan oder auf Anruf und/oder leichte Schmerzreize geöffnet
- Einfache Aufforderungen können befolgt werden (Somnolenz)
- Tiefschlafähnlicher Zustand, der nur mit erheblichen Außenreizen, die zu kurzem Erwachen führen, unterbrochen werden können (Sopor)

Bewußtlosigkeit (Koma)

- Patient ist unerweckbar, die Augen sind meist geschlossen
- Reaktionsmöglichkeit auf Schmerzreize, zephale Reflexe, Tonus und Spontanatmung definieren die Komatiefe

Koma I: Auf Schmerzreize gezielte Abwehrbewegungen in nichtparetischen Extremitäten
Keine Pupillenstörungen
Bulbi konjugiert
Okulozephaler Reflex deutlich positiv

Koma II: Auf Schmerzreize konstant ungezielte Abwehrbewegungen
Anisokorie möglich, Lichtreaktion erhalten

Koma III: Auf Schmerzreize inkonstante, ungezielte Bewegungen, evtl. Streck- und Beugesynergismen
Erhöhter Muskeltonus
Zephale Reflexe ± erhalten
Okulozephaler Reflex pathologisch
Vestibulookuläre Reflexe pathologisch
Pupillen variabel, eher eng, Anisokorie möglich, Lichtreaktion ±

Koma IV: Keine Schmerzreaktion, evtl. seltenes spontanes Strecken, Pupillen weit und reaktionslos
Zephale Reflexe fallen kraniokaudal aus

Das Syndrom des **akinetischen Mutismus** ist dem apallischen Syndrom sehr ähnlich. Ursachen für dieses Syndrom sind häufig dienzephale, von dorsal her wirkende raumfordernde Läsionen.

Das **Locked-in-Syndrom** entsteht bei einer ausgedehnten Schädigung der ventralen Brücke und des ventralen Mittelhirns, die zu einer vollständigen Lähmung aller Extremitäten und aller motorischer Hirnnerven führt. Das Bewußtsein bleibt erhalten, die Patienten sind wach und können die Umwelt wahrnehmen. Sprachlich können sie sich nicht äußern. Manchmal bleibt die Möglichkeit willkürlicher vertikaler Augenbewegungen und des Lidschlusses erhalten; mit dieser Restmotorik wird eine Kommunikation (ja/nein) möglich. Da diese Patienten „reaktionslos", häufig mit geschlossenen Augen in ihrem Bett liegen, werden sie oft für komatös gehalten. Achtlose Kommentare bei der Vi-

site werden jedoch wahrgenommen und können das ohnehin quälende Eingeschlossensein in der Tetraparalyse noch unerträglicher machen.

2 Ursachen der akuten Bewußtlosigkeit

Fast jede Bewußtseinsstörung ist durch eine funktionelle Störung oder morphologische Läsion des aufsteigenden aktivierenden Teils der mesenzephalen Formatio reticularis des Hirnstamms bedingt. Die Ursachen für diese Läsionen sind vielfältig und könne direkt (primär) oder indirekt (sekundär) zur Hirnstammfunktionsstörung führen (Tabelle 53.2).

Primäre Bewußtlosigkeiten entstehen bei infratentoriellen intracerebralen Läsionen, z. B. durch eine Hirnstammblutung, eine Basilaristhrombose oder eine Hirnstammkontusion. Auch die paroxysmale und postparoxysmale Bewußtseinsstörung ist eine direkte, primäre Bewußtlosigkeit.

Bei den sekundären Bewußtlosigkeiten unterscheiden wir intrakranielle (supratentorielle) und extrakranielle Ursachen. Traumatische intrakranielle oder intrazerebrale Hämatome, spontane intrakranielle oder intrazerebrale Hämatome, Tumoren, Abszeß, raumfordernde ischämische Insulte sind Beispiele für intrakranielle Ursachen, die über den Mechanismus der Einklemmung zur sekundären Funktionsstörung des Hirnstamms führen können. Bei den extrakraniellen Ursachen mit sekundärer Beeinträchtigung des Hirnstamms stehen Schock, Hypoxie, Hypoglykämie und andere endogen metabolische Störungen sowie die exogen toxischen Störungen im Vordergrund. Nicht selten finden sich schließlich psychogene Reaktionslosigkeiten, die oft sehr schwer von einer echten organischen Bewußtseinsstörung zu unterscheiden sind (s. Tabelle 53.2).

Bei Patienten, die nach einem Herz-Kreislauf-Stillstand und Reanimation bewußtlos bleiben, ist also die Bewußtlosigkeit durch die sekundäre Funktionsstörung oder Läsion des Hirnstamms begründet. Die Suche nach einer zusätzlichen neurologischen Grundkrankheit ist nicht sinnvoll. Dies gilt auch für Patienten, die im hypovolämischen Schock bewußtlos werden oder die metabolisch entgleisen und dann komatös werden. Kombinationen sind möglich: Bei Dialysepatienten kann eine intrazerebrale Blutung auftreten; Infarktpatienten können eine zerebrale Embolie er-

Tabelle 53.2. Ursachen und charakteristische Symptome bei verschiedenen Formen der Bewußtlosigkeit. (In Anlehnung an Plum und Posner 1983 und Hacke 1988)

I. *Primäre Bewußtlosigkeit* (unmittelbare Störung der Hirnstammfunktion durch intrazerebrale Läsionen)

  1. Primär infratentorielle Läsionen (Beispiele: Hirnstammblutung, Basilaristhrombose, Hirnstammkontusion)
  Klinik:
  – Meist akuter Komabeginn mit fokalen Hirnstammfunktionsstörungen
  – Überwiegend bilaterale Ausfälle, nur geringe Asymmetrie
  – Primäre Hirnnervenläsionen
  – Spontane Streckensynergismen, bilaterale Myoklonien
  – Keine klassischen Stadien der Komaklassifikation
  – Ungewöhnliche Atemtypen und frühe Kreislaufregulationsstörungen

  2. Paroxysmale und postparoxysmale Bewußtseinsstörung (Beispiel: Grand-mal, Absencenstatus, Status psychomotoricus)
  Klinik:
  – Blutiger Speichel, Einnässen, Zungenbiß
  – Tiefe, forcierte Atmung, motorische Unruhe
  – Postparoxysmale Parese, die sich zurückbildet
  – Fortbestehende fokale Anfälle

II. *Sekundäre Bewußtlosigkeit* (mittelbare Störung der Hirnstammfunktion)

  1. Supratentorielle, raumfordernde Läsionen mit beginnender transtentorieller Einklemmung (Beispiele für intrakranielle Läsionen: Traumatische intrakranielle oder intrazerebrale Blutung, spontane (Massen-)Blutung, Meningitis, Abszeß, Enzephalitis, raumfordernder Insult, Tumor
  Klinik:
  – Subakuter bis akuter Beginn
  – Beginn mit halbseitigen, zumindest asymmetrischen neurologischen Ausfällen
  – Relativ klare Zuordnung der Syndrome zu definierten Hirnstammstrukturen (z.B. Mittelhirn- und Bulbärhirnsyndrom)
  – Kraniokaudale Veränderung der Funktionsstörung
  – Fokale oder sekundär generalisierte Anfälle im Vorfeld
  – „Klassische" Atemstörungen

  2. Koma nach Kreislaufversagen oder Hypoxämie (Beispiele: Schock, schwere akute Blutung, Lungenembolie u.ä.).
  Klinik:
  – Akuter Beginn
  – Symmetrische, meist schlaffe motorische Störungen ohne fokale Symptome
  – Zuordnung der Syndrome zu definierten Hirnstammläsionen
  – Kraniokaudale Verschlechterung, die sich bei Stabilisierung des Zustands wieder nach kranial hin verbessern kann
  – „Klassische" Atemstörungen
  – Einnässen und Einkoten

  3. Metabolisches Koma
  Klinik:
  – Beginn akut oder allmählich
  – Allgemeine Symptomatik uneinheitlich
  – Vorangehende Verwirrtheit oder Verlangsamung
  – Häufige bilaterale motorische Reiz- und Ausfallserscheinungen (Tremor, Asterixis, Myoklonien, generalisierte und fokale Anfälle)
  – Praktisch keine Hirnnervensymptome

III. *Psychogene „Bewußtseinsstörung"*

  Klinik:
  – Augenlider und Mund oft aktiv geschlossen
  – Zusätzlicher Augenschluß nach leichtem Berühren der Wimpern
  – Okulozephaler Reflex unterdrückt
  – Vestibulookuläre Reflexe erhalten
  – Keine pathologischen Reflexe bei wechselndem Muskeltonus
  – Wechsel von Hyperventilation und Apnoe
  – Oft vollständig unterdrückte Schmerzreizreaktionen

leiden; Patienten im septischen Schock eine Herdenzephalitis haben, und ein Koma bei Patienten mit Gerinnungsstörungen kann eine diffuse Purpura cerebri oder multiple intrazerebrale Blutungen anzeigen. Meist findet man dann bei der Notfalluntersuchung Hinweise auf neurologische Herdsymptome, weshalb der Nachweis neurologischer Herdsymptome nach metabolischen oder hypoxischen Komata die Suche nach einer zusätzlichen neurologischen Läsion rechtfertigt.

3 Klinische Untersuchung des bewußtlosen Patienten

Die *neurologische* Notfalluntersuchung ist einfach und kann in kurzer Zeit durchgeführt werden. Die notwendigen Untersuchungsschritte (Tabelle 43.3) beziehen sich auf:

▶ die Beurteilung der Bewußtseinslage (Tabelle 53.1),

▶ die Beurteilung der Atmung und des Atemtyps,
▶ die Beobachtung spontaner oder induzierter Bewegungen der Bulbi (okulozephaler Reflex),
▶ Pupillenweite und Pupillenrekationen,
▶ einige Hirnstammreflexe,
▶ die spontane Motorik,
▶ die Beboachtung zentraler Regulationsstörungen.

Aus Anamnese und Inspektion lassen sich wesentliche Informationen gewinnen. Neben der Beurteilung der Bewußtseinslage können durch die neurologische Notfalluntersuchung Hinweise auf die dem Koma zugrundeliegende Ursache gefunden werden, sodaß die apparative Zusatzdiagnostik vernünftig eingesetzt werden kann.

Die speziell das internistische Fachgebiet betreffenden metabolischen Komata sind in ihrer Symptomatik uneinheitlich. Sie können akut oder allmählich beginnen und mit unterschiedlichen Reaktionen der Körpertemperatur, der Pulsfrequenz, der Atmung, des Flüssigkeits- und Elektrolythaushaltes und teilweise mit Schmerzsymptomen, mit Übelkeit, Erbrechen, allgemeiner Unruhe bis hin

Tabelle 53.3. Neurologische Notfalluntersuchung bei bewußtlosen Patienten. (Aus Hacke 1988)

Anamnese
- Abrupter oder langsamer Beginn des Komas
- Kopftrauma in der jüngeren Vorgeschichte
- Progrediente oder intermittierende Lähmung
- Fieber, Kopfschmerz
- Diabetes, Hypertonie, Herzinfarkte
- Frühere Insulte
- Bekannte Epilepsie
- Psychiatrische Anamnese, Alkohol, Drogen, Tabletten

Inspektion
- Spontanatmung, Atemmuster
- Kopfhaltung (Überstrecken, Kopfwendung)
- Spontane Bewegung symmetrisch oder asymmetrisch
- Fokale Anfälle oder Myoklonien
- Spontane Streck- oder Beugesynergien
- Verletzungen
- Erbrochenes, Urinabgang
- Allgemeine Hautveränderungen, Exsikkose, Kachexie
- Umgebung: Tablettendosen, Injektionsnadeln, Alkoholflaschen, Unordnung

Untersuchungsschritte
1. Beste Reaktion auf lautes Anrufen
   - Sprachäußerung: orientiert – verwirrt – aphasisch – fehlend
   - Augenöffnen: Zuwendung – ohne Zuwendung
2. Beste Reaktion auf Schmerzreize
   - Abwehrbewegungen: gerichtet – ungerichtet – fehlend
   - Streck- und Beugesynergien, Myoklonien, Wälzen
   - Keine Reaktion

3. Nackensteifigkeit und Kopfwendung
4. Pupillen:
   - Weite: Isokorie – Anisokorie
   - Reaktion direkt und konsensuell: vorhanden – verzögert – ausgefallen
5. Augenstellung
   - Bulbusstellung spontan: konjugiert – mittelständig – Fixation – ohne Fixation
     divergierend – schwimmende Bewegungen – konjugierte Deviation – spontaner Nystagmus
6. Okulozephaler Reflex
   - Durch Fixation aufgehoben
   - Ausgedehnt positiv: konjugiert – diskonjugiert
   - Gering positiv: konjugiert – diskonjugiert
   - Dissoziierte, tonische Restreaktion
   - Fehlend
7. Schutzreflexe
   - Korneal- und Blinkreflex: vorhanden – einseitig gestört – fehlend
   - Reflektorisches Augenschließen bei Drohbewegungen in beiden Gesichtsfeldhälften
   - Würgereflex
88. Muskeltonus
   - Schlaff – normal – gesteigert – wechselnd – asymmetrisch (Sehnenreflexe – Pyramidenbahnzeichen)
9. Auskultation der Halsgefäße, eventuell Orbita
10. Zentrale Atemstörungen und vegetative Regulationsstörungen

zu mehr oder weniger differenzierten neurologischen Symptomen verbunden sein. Einzelheiten s. Kap. 56.

Vegetative Störungen, Störungen der Herzfunktion, des Kreislaufs und der Atmung können nicht nur Symptome akuter Bewußtseinsstörungen bei metabolischen oder endokrinologischen Erkrankungen sein; sie sind oft auch wichtige Befunde bei akuten zerebralen Störungen.

Störungen der Temperaturregulation findet man bei hypothalamusnahen Läsionen, bei der transtentoriellen Herniation oder beim Hydrozephalus („zentrale Hyperthermie"). Zu beachten ist, daß die zentrale Hyperthermie praktisch immer mit einer Hypertonie und einer Tachykardie verbunden ist; die Hypertonie ist als wichtiges Differentialkriterium gegen eine Sepsis aufzufassen.

Auch Pulsfrequenz und Blutdruck können in den verschiedenen Komastadien unterschiedlich fehlgesteuert werden. Bei erhöhtem intrazerebralem Druck steigt der Blutdruck. Diese zunächst für die Aufrechterhaltung des zerebralen Perfusionsdrucks sinnvolle Regulation führt später zu den das Hirnödem noch verstärkenden Hirndruckspitzen. Tachyarrhythmien und Extrasystolien finden sich häufig beim Mittelhirnsyndrom. Beim tiefen Bulbärhirnsyndrom kommt es zur reflektorischen Bradykardie, viel früher kann der Blutdruck sinken.

Bei vielen Patienten mit erhöhtem intrazerebralen Druck werden auch ohne pulmonale Vorschädigung trotz assistierter oder kontrollierter Beatmung keine ausreichenden Sauerstoffpartialdrücke erzielt. Dies wird als Folge einer neurogen ausgelösten Shuntbildung in den Kapillaren interpretiert.

EKG-Veränderungen werden nach Subarachnoidalblutungen, bei intrazerebralen Blutungen und anderen supratentoriell raumfordernden Läsionen beschrieben. Es wäre aber falsch, unklare EKG-Veränderungen bei Patienten mit neurologischen Grundkrankheiten immer auf eine neurologische Ursache zurückzuführen, da nicht selten EKG-Veränderungen auch Ausdruck einer unabhängig bestehenden kardialen oder pulmonalen Krankheit sein können.

Eine zentrale Rolle in der Beurteilung der bewußtlosen Patienten spielen die *Atemstörungen:*
▶ Cheyne-Stokes-Atmung und posthyperventilatorischen Apnoe (Gruppenatmung);
▶ die ataktische Atmung (unregelmäßiger Atemrhythmus und unregelmäßige Atemtiefe, ab-

norme Abstimmung von In- und Exspirationsphase als Folge primärer Hirnstammerkrankungen);
▶ die Maschinenatmung (regelmäßige sehr tiefe Hyperventilation als Ausdruck der Entkoppelung des intakten medullären Atemzentrums von den modifizierenden dienzephalen Reglern;
▶ die zentrale Rezeptorenstörung (normaler Atemrhythmus und Atemtiefe, jedoch gestörte zentrale CO_2-Rezeptoren mit Hyper- und Hypokapnie, die nur durch regelmäßige Blutgasanalyse festgestellt werden.

4 Apparative Zusatzdiagnostik

Wichtigste apparative Untersuchung in der Diagnostik neurologischer bzw. neurochirurgischer Krankheiten ist die *kraniale Computertomographie,* mit der es meist gelingt, die zum Koma führende intrakranielle Läsion nachzuweisen. Auch die Möglichkeit zur zerebralen Angiographie, die heute in jedem Fall in Form der transfemoralen Technik konventionell selektiv oder als intraarterielle digitale Subtraktionsangiographie (DSA) durchgeführt werden muß, sollte bei der apparativen Diagnostik unklarer zerebraler Bewußtseinsstörungen gegeben sein.

Die *Elektroenzephalographie (EEG)* ist bei Patienten mit unklarem Koma, bei Verdacht auf Epilepsie, postparoxysmalen Bewußtseinsstörungen, Intoxikationen oder Enzephalitiden indiziert. Die *Ultraschalldopplersonographie* ist bei Patienten mit Verdacht auf ischämische Läsionen sinnvoll. Die Echoenzephalographie ist heute als obsolet anzusehen. Mancherorts werden die Techniken evozierter Potentiale, der gepulsten transkraniellen Dopplersonographie der intrazerebralen Gefäße und die Messung des intrazerebralen Drucks durchgeführt und sinnvoll eingesetzt. Diese Methoden sind allerdings nicht überall verfügbar, und es ist auch noch nicht endgültig abzusehen, welcher diagnostische Wert ihnen auf die Dauer zukommen wird. Die *magnetische Resonanztomographie (MRT)* scheint für die Notfalldiagnostik noch nicht geeignet.

Die *Liquordiagnostik* dient zur Bestimmung der Liquorzellzahl, der Konzentration von Glukose und Gesamteiweiß, sowie ggf. für die Bestimmung des Liquorlaktats und die neuropathologische Untersuchung und Differenzierung der Liquorzellen. In speziellen Fragestellungen sollte die Liquor-

immunologie im Hinblick auf die Frage einer autochthonen Immunglobulinproduktion eingesetzt
werden; bakteriologische Untersuchungen des Liquors sind bei allen entzündlichen Prozessen (Meningitis, tuberkulöse Meningitis, Abszesse) notwendig. Es ist zu berücksichtigen, daß man die
Lumbalpunktion sinnvoller *nach* der kranialen
Computertomographie durchführt, es sei denn, es
besteht der Verdacht auf Meningitis oder es steht
kein CT zur Verfügung, um eine Subarachnoidalblutung festzustellen. Bei Durchführung der Lumbalpunktion sollte man sich darüber klar sein, daß
mit der in den meisten Lehrbüchern immer noch
geforderten vorherigen Spiegelung des Augenhintergrundes (Stauungspapille?) ein erhöhter intrakranieller Druck nur unzuverlässig beurteilt werden kann.

Die Zusatzdiagnostik bei internistischen Komata wird in Kap. 56 besprochen.

5 Koma bei primären Läsionen des Hirnstamms

Primär infratentorielle Läsionen führen oft perakut zu tiefem Koma. Bei ischämischen Insulten
und Hirnstammtumoren ist aber auch eine langsame Entwicklung des Komas möglich. Die neurologischen Ausfälle sind oft bilateral und zeigen nur
eine geringe Asymmetrie. Hirnnervenausfälle,
Myoklonien und spontane Strecksynergismen sind
typisch. Die klassischen Komastadien, wie sie aus
der Traumatologie bekannt sind, haben keine Gül-
tigkeit. Früh kann es zur Kreislaufdysregulation
kommen. Eine ataktische Atmung, Gruppenatmung und schwere Störungen der Okulomotorik
werden gefunden.

Traumatische Hirnstammläsionen

Bei schweren Schädel-Hirn-Traumen können neben supratentoriellen hemisphärischen Läsionen
auch eine schwere Funktionsstörung oder morphologische Läsionen des Hirnstamms gefunden werden. Kleine intramedulläre, intrapontine oder intrazerebrale traumatische Blutungen werden
manchmal im CT sichtbar. Fast allen langdauernden traumatischen Komata liegt eine **Hirnstammkontusion** zugrunde. Bei offensichtlichem Trauma,
fehlenden supratentoriellen Läsionen und fortbe-

stehender Bewußtlosigkeit kann eine isolierte
Hirnstammkontusion vorliegen, die manchmal
über gravierende EEG-Veränderungen α-Koma,
areaktives EEG) und pathologische evozierte Potentiale bewiesen werden kann. Epi- und subdurale
Hämatome der hinteren Schädelgrube werden
durch das Computertomogramm nachgewiesen.

Nichttraumatische, spontane Blutungen in der hinteren Schädelgrube

Die Brücke und die Kleinhirnhemisphären sind
Orte spontaner intrazerebraler (hypertensiver)
Blutungen. Auch Marcumarblutungen können
sich hier und in den epiduralen und subduralen
Regionen der hinteren Schädelgrube ereignen. Das
Computertomogramm hilft die differentialdiagno-
stische Abgrenzung gegenüber ischämischen Insul-
ten. Subarachnoidalblutungen aus Aneurysmen
des infratentoriellen Teils des Circulus arteriosus
Willisii zeigen meist die typische Anamnese einer
Subarachnoidalblutung; CT und Liquor bestäti-
gen die Diagnose.

Ischämische Läsionen

Lebensbedrohliche schwere Schlaganfälle spielen
sich zu etwa einem Drittel im hinteren Hirnkreislauf ab. Beim Wallenberg-Syndrom und anderen
Territorialinfarkten in der hinteren Schädelgrube,
die mit einer gekreuzten Hirnstammsymptomatik
einhergehen, findet man normalerweise keine initiale Bewußtseinsstörung. Treten eine Bewußtseinsstörung oder Symptome hinzu, die über das
einzelne Hirnstammsyndrom hinausgehen, so muß
der Verdacht auf einen schweren multiterritorialen
Hirnstamminsult oder eine **Basilaristhrombose** gestellt werden. Die Basilaristhrombosen selbst lassen sich auch in 3 Typen einteilen, die relativ typische klinische und apparative Befunde zeigen und
z.T. embolisch, z.T. lokal thrombotisch bedingt
sind. Die Angiographie sichert die Diagnose.

Kleinhirnhemisphäreninfarkte gehen initial nicht
mit Bewußtseinsstörungen einher und zeigen im
Verhältnis zu ihrer Ausdehnung keine besonders
gravierenden Symptome. Bedrohliche Symptome
kommen bei Kleinhirninsulten entweder durch die
Beteiligung pontomedullärer Äste der Zerebralar-
terien oder durch die Entwicklung eines Verschlußhydrozephalus (Volumenzunahme im
Ischämiebezirk) zustande. Auch hier ist die Computertomographie die entscheidende diagnostische

Maßnahme, die im Verlauf die Entwicklung des Hydrozephalus beweisen kann und initial die Differentialdiagnose gegen die Kleinhirnblutung stellen hilft.

Septische Sinusthrombosen können in der hinteren Schädelgrube, in Nachbarschaft entzündeter Strukturen des Innenohrs und Mastoids entstehen und häufig erhebliche differentialdiagnostische Schwierigkeiten machen. Liquor und Angiographie sind die entscheidenden diagnostischen Hilfsmittel. Eine sofortige Angiographie ist auch bei der seltenen **Thrombose der inneren Hirnvenen** unausweichlich.

Entzündliche Läsionen

Auch ein **Abszeß** in der hinteren Schädelgrube, besonders im Kleinhirn kann Ursache einer akuten Bewußtlosigkeit sein. Allgemeines Krankheitsgefühl, Fieber, Zeichen des erhöhten intrazerebralen Drucks (Stauungspapille) und die Computertomographie helfen bei der Diagnosestellung. Ganz selten führen basale spezifische, bakterielle oder **granulomatöse Meningitiden** zu einer akuten Bewußtlosigkeit. Im Vordergrund stehen hier neben der Nackensteifigkeit die Hirnnervenausfälle. Die Liquordiagnostik (hohes Liquorlaktat, niedriger Zucker, hohe oder mäßig erhöhte Zellzahl, hohes Gesamteiweiß, bakteriologische Untersuchung) und die Suche nach anderen Organmanifestationen bei Verdacht auf eine spezifische basale Meningitis sind die entscheidenden diagnostischen Maßnahmen.

Tumoren und andere raumfordernde Läsionen

Tumoren des Hirnstamms und des Kleinhirns wachsen relativ langsam und machen meist schon lokale oder Herdsymptome, bevor sie zu einer akuten Bewußtlosigkeit führen. Ausnahme: Entwicklung eines Verschlußhydrozephalus (Kompression des Aquädukts) und dadurch akute intrakranielle Drucksteigerung. Bei Tumoren der hinteren Schädelgrube im jüngeren Lebensalter sind oft nur die Stauungspapille, die psychomotorische Verlangsamung, Kopfschmerzen und häufiges Erbrechen Leitsymptome. Die Diagnose wird klinisch und computertomographisch gestellt. Metastasen im Hirnstamm oder im Kleinhirn verursachen initial seltener Bewußtlosigkeit, sondern eher nur neurologische Herdsymptome.

Akuter Thiaminmangel – Wernicke Enzephalopathie
(s. auch Kap. 58.2.9–11)

Der Thiaminmangel (Aneurinmangel, Beri-Beri) ist eine Ernährungsmangelerkrankung, die bei ungenügender Zufuhr, Resorption oder Ausnutzung von Thiamin (Vitamin B_1) auftritt und sich in kardiovaskulären sowie neurologischen Symptomen manifestiert. In den Industrieländern wird diese Krankheit meist bei Alkoholikern, Anorexiepatienten und nach langer parenteraler Ernährung beobachtet.

Beim akuten Thiaminmangel steht die biventrikuläre Herzinsuffizienz und die **Wernicke-Enzephalopathie** im Vordergrund. Ihre klinischen Leitsymptome sind Erbrechen, horizontaler Nystagmus, Lähmungen der Mm. recti interni, mit der Folge unilateraler oder bilateraler Ophthalmoplegie, sowie Fieber, Ataxie, zunehmende Verwirrtheitszustände und schließlich Koma und Tod. Eine rasche Besserung der Symptomatik tritt nach Einleiten der Therapie ein.

Die Diagnose stützt sich auf die typische klinische Symptomatik sowie auf die Bestimmung der Transketolaseaktivität im Vollblut, die bei Thiaminmangel nach Verabreichung von Thiamindiphosphat um mehr als 15% ansteigt.

Die Wernicke-Enzephalopathie kann mit akutem Koma beginnen. Dann fehlen die sonst charakteristischen Prodromi wie Okulomotorikstörungen, Konfabulationen und Desorientiertheit. Die Diagnose einer primär komatösen Verlaufsform der Wernicke-Enzephalopathie ist jedoch außerordentlich schwierig, da Computertomogramm, Angiographie und Dopplersonographie normal sind. Dennoch sollte an diese Krankheit gedacht werden, wenn die Anamnese (lange parenterale Ernährung, Anorexie, Alkoholismus) eine B-Hyp- oder Avitaminose möglich erscheinen läßt. Jedes unklare Koma sollte daher initial mit Vitamin B_1 behandelt werden.

Auch dem Leigh-Syndrom liegt eine B-Avitaminose zugrunde; es besteht lediglich eine etwas andere Verteilung der kleinen mikroskopischen Blutungen. Multiple Hirnstammsymptome und frühe tiefe Bewußtlosigkeit werden bei dieser seltenen Krankheit beschrieben, die initial ebenfalls nicht computertomographisch oder neuroradiologisch aufdeckbar ist.

Die zentrale pontine Myelinolyse (ZPM) ist eine seltene, mit hoher Letalität einhergehende akute Entmarkungskrankheit des Brückenfußes.

Alkoholismus und Störungen des Natriumhaushaltes werden als Ursache diskutiert. Tetraparese, Blicklähmung, ein Locked-in-Syndrom und eine tiefe Bewußtlosigkeit können gefunden werden. Späte Computertomogramme zeigen eine hypodense Läsion in der Brücke; wegen der Ähnlichkeit des Syndroms mit der Basilaristhrombose ist eine Angiographie indiziert. Der Liquorstatus ist meist normal.

6 Paroxysmale und postparoxysmale Bewußtseinsstörungen

Bei vielen generalisierten **epileptischen Anfällen** entwickelt sich eine tiefe Bewußtlosigkeit, die nach Ende des Anfallsereignisses selbst noch fortbestehen kann (postparoxysmale Bewußtlosigkeit).

Wenn man einen Grand-mal-Anfall selbst beobachtet hat oder anamnestische Daten hierzu vorliegen, ist die Einordnung dieser Bewußtseinsstörung leicht. Bei bekannten Epilepsien erübrigt sich in der Regel eine weiterführende Diagnostik, ansonsten wird man den Patienten beobachten, die postparoxysmale Phase abwarten, ein EEG ableiten und ein Computertomogramm anfertigen lassen. Frischer Zungenbiß, Speichelfluß, Einnässen sind klinische Symptome, die eine Bewußtlosigkeit nach einem epileptischen Anfall annehmen lassen. Manchmal ist es schwierig, psychogene Bewußtseinsstörungen abzugrenzen. Auch passiert es häufig, daß die Beuge- und Strecksynergismen im Komagrad II und III mit epileptischen Anfällen verwechselt werden.

Sehr schwierig ist die Diagnose des Status **psychomotorischer Anfälle**, bei denen die Patienten oft nicht bewußtseinsgetrübt, sondern bewußtseinsverändert sind. Automatismen, komplexe sinnlose Handlungen und traumwandlerischer Zustand sind Symptome, die bei einem manchmal sehr lange dauernden Status psychomotorischer Anfälle auftreten. Die Diagnose stellt man mit Hilfe der Elektroenzephalographie.

7 Koma bei supratentoriellen Läsionen (mit beginnender Einklemmung)

Die Bewußtseinsstörung beginnt meist langsam, oft haben vorher schon neurologische Herdsymptome bestanden. Die Stufen der Bewußtseins-

störung nehmen kraniokaudal zu. Fokale oder sekundär generalisierte Anfälle können sich noch im Koma finden. Die Atemstörungen entsprechen meist den klassischen Atemtypen.

7.1 Traumatische Läsionen

Die **akuten traumatischen intrakraniellen und intrazerebralen Blutungen** machen in der Regel keine differentialdiagnostischen Schwierigkeiten. Das schwere Schädel-Hirn-Trauma, die sofortige oder langsam fortschreitende Bewußtseinsstörung verbunden mit äußeren Verletzungszeichen, einseitig beginnender Pupillenerweiterung und Störungen der Okulomotorik haben Hinweischarakter. Entscheidende diagnostische Maßnahme ist die Computertomographie, mit deren Hilfe zusätzliche intrazerebrale Blutungsanteile, eine traumatische Subarachnoidalblutung und infratentorielle Blutungsherde aufgezeigt werden können.

Das **chronische Subduralhämatom** ist schwer zu diagnostizieren. Oft ist kein Trauma nachweisbar, der Patient wird antriebsärmer, man findet Greifreflexe; ganz langsam stellt sich eine Bewußtseinstrübung ein, die Halbseitensymptome können nur ganz minimal ausgeprägt sein. Im Computertomogramm, das in diesen Fällen meist unter dem Verdacht eines Hirntumors oder eines beginnenden Hydrozephalus durchgeführt wird, zeigt sich dann das chronische subdurale Hämatom oft mit dem Zeichen erheblicher Raumforderung. Manchmal ist die Größe des Hämatoms ohne Gabe von Kontrastmittel nicht zu erkennen, weil das Hämatom Dichtewerte angenommen hat, die dem des gesunden Gehirns entsprechen (isodenses chronisches subdurales Hämatom). Im EEG findet man Herdveränderungen und eine fokale Kurvenabflachung. Chronische Subduralhämatome können auch spontan oder unter Kumarintherapie entstehen. Besonders betroffen sind Patienten mit Alkoholanamnese oder Diabetes.

Intrazerebrale traumatische Blutungen können unilokulär oder multipel auftreten. Die Patienten sind jedoch nicht nur durch die raumfordernde Wirkung des intrakraniellen Blutes, sondern auch durch das traumatische Hirnödem gefährdet. Die Folge ist die transtentorielle Einklemmung mit schlitzförmiger Kompression der Seitenventrikel, vollständiger Verstreichung der basalen Zisternen und Entwicklung eines temporalen Druckkonus. Die typischen Schritte des traumatischen Mittelhirn- und Bulbärhirnsyndroms werden durchlaufen. Die Diagnose wird nach Anamnese, klinischem Befund und Computertomographie gestellt.

7.2 Spontane intrakranielle Blutung

▶ Subarachnoidalblutung

Leitsymptom ist der vernichtende, perakute Kopfschmerz, verbunden mit Nackensteifigkeit. Diese beiden Leitsymptome können mit einer Reihe von, für die Prognose später entscheidend werdenden Symptomen kombiniert sein: Initiale Bewußtseinsstörung oder Verwirrtheit, Hirnnervenausfälle und zunehmendes Koma bis hin zur vegetativen Instabilität. Das klinische Syndrom wird nach *Hunt und Hess* in 5 Stadien eingeteilt. Diese Stadien sind für die Indikationsstellung zur Frühoperation von großer Bedeutung. Die Klinik und Anamnese der akuten spontanen Subarachnoidalblutung sind so eindeutig, daß differentialdiagnostische Verwechslungen mit Migräne oder gar „Halswirbelsäulensyndromen" eigentlich nicht mehr möglich sein dürften.

Die Patienten sollten alle an einen Ort verlegt werden, an dem Computertomographie, Angiographie und evtl. Frühoperation möglich sind. Daher ist die Lumbalpunktion heute nicht mehr als erste diagnostische Maßnahme anzusehen, wenn auch typischer Liquorbefund (blutiger Liquor, wenige Stunden nach dem Ereignis gelbfarbiger Überstand, Xanthochromie) die Diagnose zu sichern hilft. Auch in diesem Fall wird dann die anschließende Computertomographie erforderlich, die manchmal einen Rückschluß auf die Lage des Aneurysmas zuläßt. Die Aneurysmasuche erfolgt dann mit Hilfe der Viergefäßangiographie.

▶ Andere spontane intrakranielle Blutungen

Spontane intrakranielle Blutungen treten meist bei Patienten mit Hypertonie auf. Typisch ist die hypertensive Stammganglienmassenblutung, die den Thalamus, das Stammganglienmassiv und die innere Kapsel betreffen kann. Diese Blutungen können von ganz unterschiedlicher Größe sein. Nur bei ausgedehnten Blutungen kommt es zur frühen initialen Bewußtlosigkeit. Andere Blutungen sind klinisch nur schwer von einem ischämi-

schen Insult zu unterscheiden. Ohnehin muß die alte Annahme relativiert werden, daß bei Blutungen häufig eine Bewußtseinsstörung vorliegen würde, während ischämische Insulte eine solche Bewußtseinsstörung nicht mit sich bringen würden. Manche Massenblutungen liegen atypisch, so daß der Verdacht entsteht, daß eine Gefäßmißbildung zugrunde liegen könnte. Auch Rezidivblutungen nach einer Subarachnoidalblutung können als intrazerebrale Blutungen ablaufen. Bei Gerinnungsstörungen, Leukosen und der metastatischen Herdenzephalitis finden sich multiple intrakranielle Blutungen, manchmal von erheblichem Hirnödem umgeben, die zu einem schweren Krankheitsbild mit multiplen neurologischen Herdsymptomen und frühem Koma führen können. Hier wie in allen anderen Fällen ist das Computertomogramm die entscheidende diagnostische Maßnahme; manchmal wird man bei atypischen Blutungen früh angiographieren müssen. Gerinnungsparameter (Kumarinblutung? Thrombozytopenie, Leukose mit Gerinnungsstörung?) müssen untersucht werden. Multiple intrazerebrale Blutungen sind selten auch einmal primäre Manifestation einer akuten Leukose.

Bei **Sinusthrombosen** können durch venöse Abflußstörungen venöse Stauungsblutungen auftreten (s. unten).

Sekundäre Einblutungen in hirneigene Tumoren **(apoplektisches Gliom)** laufen meist zweizeitig ab: Nach einer unterschiedlich langen Phase mit neurologischen Herdsymptomen und nur geringer Beeinträchtigung des Bewußtseins kommt es zur akuten Zunahme der Herdsymptomatik und zur Bewußtseinsstörung.

7.3 Zerebrale ischämische Infarkte

Nur wenige ischämische Insulte gehen mit einer Bewußtseinsstörung einher. Bei Schlaganfällen, die auf eine Krankheit der kleinen Gefäße (Mikroangiopathien) zurückzuführen sind, und bei hämodynamisch bedingten Insulten (sog. Grenzzonen- oder Endstrominfarkte) finden sich praktisch nie Bewußtseinsstörungen. Eine Ausnahme sind hier Bewußtseinsstörungen, die im Anschluß an ischämisch ausgelöste epileptische Anfälle (fokale, sekundär generalisierte Anfälle bei Grenzzonenischämie) auftreten. Diese Bewußtseinsstörungen sind dann aber als postparoxysmale Bewußtseinsstörungen aufzufassen. Lediglich Infarkte im Ausbreitungsgebiet der großen basalen Hirngefäße und ihrer Hauptäste (**große Territorialinfarkte**), die meist embolisch, selten auch autochthon thrombotisch oder stenotisch bedingt sind, können zu so gravierenden ischämischen Insulten führen, daß neben der neurologischen Herdsymptomatik auch eine Bewußtseinsstörung gefunden wird.

In den meisten Fällen stehen neurologische Herdsymptome wie Paresen, halbseitige Gefühlsstörungen, Hemianopsie und neuropsychologische Störungen im Vordergrund. Bilaterale, ausgedehnte ischämische Läsionen (z.B. nach kardialen Embolien) oder Erweichungen des gesamten Territoriums, das von der A. cerebri media versorgt wird, können über die sekundäre raumfordernde Wirkung der ausgedehnten Insulte eine zunehmende Bewußtseinstrübung bedingen. In ganz seltenen Fällen kann aber beim akuten proximalen Verschluß der A. cerebri media eine initiale Bewußtseinsstörung vorliegen. Das Computertomogramm wird dann mit der Fragestellung einer intrazerebralen Blutung durchgeführt und ist zu diesem frühen Zeitpunkt noch normal. Die Dopplersonographie ist die wichtigste nichtinvasive Hilfsmethode.

Spasmen nach Subarachnoidalblutungen können, besonders wenn sie multilokulär vorliegen, erhebliche Funktionsstörungen mit zunehmender Verlangsamung, neurologischen Herdsymptomen und Bewußtseinsstörungen verursachen. Sie sind anzunehmen, wenn zwischen dem 4. und 14. Tag nach einer Subarachnoidalblutung eine klinische Verschlechterung eintritt, die nicht mit einem neuen akuten Schmerzereignis verbunden ist. Die transkranielle Dopplersonographie, das EEG und, wieder mit zeitlicher Latenz, das Computertomogramm, können die entsprechenden ischämischen Läsionen nachweisen. Das Computertomogramm dient dann auch zur Abgrenzung der Entwicklung eines Hydrocephalus communicans.

Sinusthrombosen manifestieren sich mit klinischer Herdsymptomatik, epileptischen Anfällen und einer zunehmenden Bewußtseinsstörung. Die Computertomographie allein ist nicht immer aussagekräftig genug; beim Verdacht auf eine Sinusthrombose muß eine Angiographie durchgeführt werden. Auf die neuroradiologische Diagnostik wurde bereits oben hingewiesen.

Wichtig ist, den Zusammenhang mit entzündlichen Krankheiten der Nasennebenhöhlen und des Gehirns (Furunkeln) bei septischen Sinusthrombosen zu beachten. Septische Sinusthrombosen treten gehäuft bei Diabetes auf. In der späten Schwanger-schaft und im Wochenbett sind Sinusthrombosen ebenfalls häufiger und müssen dann differentialdiagnostisch gegen eine monosymptomatische EPH-Gestose (Anfälle!) abgegrenzt werden. Rauchen, Ovulationshemmer und Antithrombin-III-Mangel sind prädisponierende Faktoren.

7.4 Entzündliche Krankheiten

In den Hemisphären gelegene **Abszesse** verursachen durch ihre Größe und durch das sie umgebende vasogene Ödem eine intrakranielle Drucksteigerung mit Gefahr der Einklemmung. Neurologische Herdsymptome und epileptische Anfälle gehen voraus. Die Herdsymptome können bei Abszessen im Frontalhirn sehr gering ausgeprägt sein und sich klinisch nur durch zunehmende Verlangsamung, Interesselosigkeit und die Enthemmung von primitiven Greifreflexen (taktil, oral) bemerkbar machen.

Schwere **Meningitiden** führen ebenfalls sehr häufig zu einer zunehmenden Bewußtseinsstörung. Kopfschmerzen, Nackensteifigkeit, Fieber, Begleitsymptome eines septischen Schocks (s. unten) mit DIG sind differentialdiagnostisch hilfreich, auch wenn neurologische Herdsymptome auftreten. Die Liquorpunktion zum Erregernachweis ist in diesen Fällen unerläßlich, selbst wenn alle Zeichen auf einen erheblichen Hirndruck hindeuten. Im Computertomogramm sieht man bei schweren Meningitiden mit Bewußtseinsstörung Zeichen einer globalen Hirnschwellung; manchmal reichert sich die Rinde an und nicht selten kann man im Ventrikel den sedimentierten Eiter erkennen.

Schwere virale **Enzephalitiden**, für die die Herpes-simplex-Enzephalitis als häufigste und am schwersten verlaufende Form stellvertretend besprochen wird, führen in ihrem Verlauf über den Mechanismus der transtentoriellen Herniation oder den bilateralen Befall basaler Strukturen des Temporallappens zur Bewußtlosigkeit. Die Krankheit beginnt mit allgemeinem Krankheitsgefühl und neurologischen Herdsymptomen, besonders häufig einer Aphasie. Fokale und sekundär generalisierte epileptische Anfälle treten auf. Das CT ist in der frühen Krankheitsphase lange normal, mindestens bis zum 3. Tag nach dem ersten neurologischen Herdsymptom. Zu diesem Zeitpunkt ist der Liquor unspezifisch entzündlich verändert und das EEG zeigt ausgedehnte temporale Herdbefunde und eine Allgemeinveränderung. Die Verdachtsdiagnose muß zu diesem Zeitpunkt, d.h. vor Eintreten der Bewußtseinsstörung gestellt werden, um rechtzeitig therapeutisch eingreifen zu können. Andere Erreger, die schwere Enzephalitiden verursachen, sind das Varizella-zoster, Coxsackie- und das Influenza-Virus. Die Zuordnung gelingt, wenn überhaupt, erst im Verlauf durch Nachweis eines Titeranstiegs oder durch den Nachweis einer intrathekalen Produktion von Antikörpern (IgM, IgG) gegen Viruskapselanteile.

Multiple, septische Embolien in das Gehirn führen zum Krankheitsbild der metastatischen embolischen Herdenzephalitis. Es handelt sich um kleine intrazerebrale multiple Mikroabszesse, in die es auch einbluten kann. Der Liquor ist, besonders wenn Rindenanteile betroffen sind, oft entzündlich verändert. Im Computertomogramm sieht man die sehr kleinen, später aber konfluierenden und manchmal blutig inibierten Herde relativ spät, meist erst nachdem bereits eine Ödemreaktion eingetreten ist. Die Patienten sind zu diesem Zeitpunkt tief bewußtlos und zeigen unterschiedliche Herdbefunde, je nach Prädilektion der größten Entzündungsherde oder des Ödems.

Parainfektiöse und postvaccinale Enzephalitiden sind selten und werden hier nur der Vollständigkeit halber erwähnt.

Parasitosen des Gehirns sind noch Raritäten. Die Herkunft der Patienten, Auslandsaufenthalte in gefährdeten Gebieten, anderer Organbefall (Leber, Lunge, Muskulatur (CK!)), neurologische Herdsymptome machen eine Computertomographie zum Nachweis der entsprechenden raumfordernden Läsionen nötig. Zur Bewußtseinsstörung führen diese Läsionen entweder über den Mechanismus der Einklemmung oder über postparoxysmale Bewußtseinsstörung, da epileptische Anfälle bei Befall des zentralen Nervensystems mit Parasiten nicht selten sind.

Die ebenfalls relativ früh einsetzende Bewußtseinsstörung findet man bei Infektionen mit opportunistischen Keimen bei immunschwachen Patienten oder bei Patienten mit **AIDS**. Toxoplasmose- und Haemophilus-influenzae-Enzephalitiden oder Pilzmeningitiden bei Erwachsenen spielen hier eine Rolle. Die Diagnostik der Toxoplasmoseenzephalitis erfolgt über EEG, Computertomographie und bakteriologisch-mikrobiologisch (zu AIDS: s. Kap. 1.4.4)

Pilzinfektionen des zentralen Nervensystems werden in Europa sonst nur in Kombination mit einer gravierenden Immuninsuffizienz (Leukämie, Hodgkin) oder Risikofaktoren wie Diabetes oder Alkoholismus gefunden. Die Patienten werden meist unter dem Verdacht einer Meningoenzephalitis untersucht und behandelt, bis dann die mikrobiologische Untersuchung den Nachweis der Mykose erbringt.

7.5 Tumorkrankheiten

Unbehandelte benigne und unbehandelbare oder ausbehandelte maligne Tumoren des Gehirns und seiner umgebenden Strukturen führen über eine Steigerung des intrakraniellen Drucks mit sekundärer Einklemmung zum Tode. Bei manchen mittelliniennahe gelegenen Tumoren kommt es auch zu einem Verschlußhydrozephalus. Bei mittelliniennahen lymphoretikulären Tumoren, bei intrazerebralen Leukosen und bei sehr schnell wachsenden malignen Gliomen können sich die Symptome so rasch entwickeln, daß der Patient bereits mit gravierenden neurologischen Befunden und einer Bewußtseinsstörung erstmalig zum Arzt kommt. Das gleiche gilt für akute Einblutungen in Gliome (apoplektisches Gliom). Die Computertomographie ist die entscheidende, richtungsweisende diagnostische Maßnahme. Ähnliches gilt für solitäre oder multiple intrazerebrale Metastasen, die bei Mammakarzinomen, bei Bronchialkarzinomen, seltener bei Hypernephromen und Schilddrüsenkarzinomen auftreten. Die (multiplen) Metastasen nach malignen Melanomen sind häufig sehr rindennahe lokalisiert und können, wenn sie bluten, eine Subarachnoidalblutung imitieren.

7.6 Seltene andere Krankheiten

Das **Reye-Syndrom** ist eine toxische Enzephalopathie mit diffuser Verfettung auch der Leberzellen, der Nieren und des Herzmuskels. Bei Erwachsenen ist es relativ selten, die Diagnose wird meist durch den Nachweis der Leberbeteiligung gestellt. Im Computertomogramm können hypodense Zonen in den Stammganglien gefunden werden.

Auch bei der **Wilson-Krankheit** sind nicht nur das Gehirn, sondern auch eine Reihe anderer Körperorgane betroffen, besonders die Leber. Die neurologischen Symptome sind motorische Störungen wie Tremor, Dysarthrie, Choreo-Athetose und psychopathologische Veränderungen. Wenn die Patienten Bewußtseinsstörungen zeigen, ist es oft schwer zu entscheiden, ob es sich um ein metabolisches Koma bei akuter Leberinsuffizienz oder ein primär zerebrales Koma handelt. Der Nachweis des Kayser-Fleischer-Kornealrings, und die Erhöhung der Kupferausscheidung im Urin sind die entscheidenden diagnostischen Hilfen, zusätzlich zu den pathologischen Zeichen der Leberfunktionen. Mehr als die Hälfe der Patienten mit einer akuten intermittierenden **Porphyrie** zeigen neurologische Symptome. Eine zunehmende Bewußtseinsstörung, fokale oder generalisierte epileptische Anfälle und Zeichen einer exogenen Psychose deuten auf eine zentralnervöse Beteiligung hin. Das Computertomogramm ist praktisch immer normal, im EEG findet man fokale oder generalisierte Krampfaktivität oder Zeichen einer Allgemeinveränderung. Die Diagnose ist zu erwägen, wenn abdominelle Symptome, Zeichen einer Neuropathie und vegetative Störungen hinzutreten. Der Urin ist dunkel oder rötlich gefärbt, der Schwartz-Watson-Test ist positiv. Auslösende Belastungen helfen bei der Diagnosefindung.

8 Psychogene Bewußtseinsstörungen

Hierbei handelt es sich nicht um eine echte Bewußtlosigkeit, sondern um eine psychogen bedingte Reaktionslosigkeit. Die Augenlider und der Mund sind oft aktiv geschlossen, beim Berühren der Wimpern bzw. beim Öffnen der Augen wird aktiver Widerstand entgegengesetzt. Der okulozephale Reflex ist noch unterdrückt, vestibulookuläre Reflexe sind erhalten. Trotz wechselndem Muskeltonus finden sich keine pathologischen Reflexe. Die Atmung wechselt zwischen Hyperventilation und Apnoe. Überstreckte Kopf- und Körperhaltung erinnern an einen Meningismus. Kombiniert mit der typischen Pfötchenstellung der Hände findet sich diese Haltung bei psychogener Hyperventilation. Schmerzreaktionen können selbst für starke Schmerzreize reaktionslos unterdrückt werden.

9 Koma nach Kreislaufversagen oder Hypoxämie

Diese Komaformen beginnen akut, man sieht symmetrische, oft schlaffe motorische Ausfälle; die betroffenen Patienten können auch psychomotorisch unruhig sein. Fokale Störungen fehlen meist. Treten Herdsymptome auf, deutet dies meist auf eine zusätzliche supratentorielle Läsion hin. Die Symptome lassen sich definierten Hirnstammfunktionsstörungen gut zuordnen. Die typischen umschriebenen Hirnstammsyndrome werden oft schnell durchlaufen und bilden sich manchmal ebenso schnell wieder zurück. Die Atemstörungen entsprechen den typischen Atemmustern. Myoklonien sind häufig und werden oft mit epileptischen Anfällen verwechselt.

10 Literatur

Adams HP, Kassell NF, Torner JC, Nibbeling DW, Sahs AI (1981) Early management of aneurysmal subarachnoid hemorrhage. J Neurosurg 54:141–152

Baumgarten R (1979) Neurophysiologische Grundlagen des Bewußtseins. In: Ahnefeld FW et al. (Hrsg) Der bewußtlose Patient. Springer, Berlin Heidelberg New York (Klinische Anästhesiologie und Intensivtherapie, Bd XIX, S 10–19)

Gerstenbrand F, Lücking H (1970) Die akuten traumatischen Hirnstammschäden. Arch Psychiatr Nervenkr 213:246–281

Gobiet W (1977) Intensivtherapie nach Schädel-Hirn-Trauma. Springer, Berlin Heidelberg New York

Hachinski V, Norris JW (1985) The acute stroke. Davis, Philadelphia

Hacke W (1988) Neurologische Intensivmedizin. 2. Aufl. Perimed, Erlangen

Hunt WE (1977) Grading of patients with aneurysms. J Neurosurg 47:133–138

Jellinger K (1968) Zur Neuropathologie des Komas und postkomatöser Encephalopathien. Klin Wochenschr 80:505–517

Jouvet M (1969) Coma and other disorders of consciousness. In: Vinken PJ, Bruyn G (eds) Handbook of clinical neurology, vol III. Amsterdam, pp 62–79

Levine S, Harris AA, Sokalski SJ (1978) Bacterial meningitis. In: Vinken PJ, Bruyn GW (eds) Infections of the nervous system, Part 1. North Holland, Amsterdam (Handbook of clinical neurology, vol 33, pp 1–19)

Plum F, Posner B (1975) The diagnosis of stupor and coma. Davis, Philadelphia

Kapitel 54 Synkopale Anfälle

W. HACKE und J. KINDLER

1 Vorbemerkungen

Synkopale Anfälle haben nur selten ihre Ursache in primären Krankheiten des Nervensystems, obwohl jede Synkope auf eine, wie auch immer geartete, kurzdauernde Minderversorgung des Hirnstamms mit Blut, Sauerstoff oder Glukose zurückzuführen ist. Die Minderversorgung kommt zustande bei: verminderter kardialer Auswurfleistung, Abfall des systemischen Blutdrucks, Verminderung des arteriellen pO_2, Verminderung des Glukoseangebots und umschriebener lokaler Minderversorgung im vertebrobasilären Territorium.

Synkopen sind reversible Bewußtseinsstörungen, die, wenn die Grundkrankheit nicht behoben wird, oft rezidivieren. Ihre Dauer liegt zwischen 30 s und wenigen Minuten, längerdauernde „Synkopen" sollten an der Diagnose zweifeln lassen. Mit dem Wiederkehren des Bewußtseins kehrt auch die Erinnerung zurück; die Patienten können sich an die Momente direkt vor dem Bewußtseinsverlust erinnern und diese genau beschreiben. Hierin unterscheiden sich die Synkopen von den meisten epileptischen Anfällen oder von traumatisch bedingten Bewußtseinsstörungen. Synkopen sind potentiell gefährlich, da sich die Patienten in der Synkope verletzen können oder die Gefahr der

Aspiration besteht. Viele kardiale Synkopen sind wegen der Grundkrankheit lebensgefährlich; etwa 1/4 der Patienten mit Synkopen aus primär kardialer Ursache stirbt im ersten Jahr nach dem Auftreten der Synkopen an seiner kardialen Krankheit.

Etwa 30% aller gesunden Erwachsenen können über mindestens eine Synkope berichten. Episoden kurz dauernder Bewußtlosigkeit nehmen bei über 60jährigen zu. Neben der körperlichen Untersuchung ist die Anamnese die wichtigste Maßnahme zur Abklärung von Synkopen. Insbesondere ist nach Auslösemechanismen, Körperhaltung, Häufigkeit und Dauer der Episoden und dem Vorliegen von Verletzungen zu fragen. Von besonderer Bedeutung sind fremdanamnestische Angaben über das eventuelle Auftreten von Krämpfen sowie das Puls- und Blutdruckverhalten.

Durch Anamnese, gegebenenfalls Fremdanamnese und genaue Beschreibung der Prodromi vor dem Bewußtseinsverlust sowie die internistische Untersuchung kann man bei 3/4 der Fälle die Ursache der Synkopen identifizieren; auf umfangreiche apparative Untersuchungen kann man daher zunächst oft verzichten.

Kardiale Ursachen für Synkopen sind sehr häufig und müssen wegen der Gefahr einer bedrohlichen Störung der Herzaktion oder eines Herzversagens intensiv abgeklärt werden.

Bei jungen Patienten spielen neben den kardialen auch metabolische und toxische Ursachen eine Rolle. Eine grundsätzliche neurologische Abklärung jeder Synkope mit Computertomographie und EEG ist nicht sinnvoll. Eine fachneurologische Untersuchung ist nur indiziert, wenn die Vorgeschichte eine der seltenen neurologischen Ursachen der Synkope annehmen lassen oder wenn eine Epilepsie als Ursache (unbeobachtete Synkopen, Verletzung, Urinabgang) nicht auszuschließen ist. Die häufigste Ursache von Synkopen ist gleichzeitig auch die harmloseste, nämlich die vasodepressorische (vasovagale) Synkope, die gewöhnliche Ohnmacht (s. 3).

2 Kardiale Synkopen (s. Kap. 19)

3 Gewöhnliche Synkope

(Synonym: vasodepressorische Synkope, Ohnmacht, vasovagale Synkope, engl.: common fainting)

Bei zentraler Fehlregulation des vegetativen Nervensystems kommt es infolge überwiegens des Vagotonus zu einer kardiovaskulär (Abnahme von Herzfrequenz und systemischem Blutdruck) ausgelösten Funktionsstörung des Hirnstamms. Die vasovagale Synkope ist die häufigste kurz andauernde Bewußtlosigkeit. Sie kann lediglich anamnestisch aufgrund der typischen Auslösesituation diagnostiziert werden.

Der pathophysiologische Mechanismus ist weiterhin unklar. Initial findet sich eine periphere Vasodilatation im Bereich der Muskelarteriolen, wonach der venöse Rückfluß zum Herzen abnimmt. Nach einer kurzen Initialphase mit Übelkeit, Bauchschmerzen, Sehstörungen, Schwäche- und Kältegefühl fällt der Blutdruck rasch ab, so daß der Patient aus aufrechter Körperhaltung zu Boden stürzt. Der Kranke ist blaß und kaltschweißig, wobei der Puls meist bradykard und kaum tastbar ist. Nach entsprechender Lagerung in die horizontale Körperlage erlangt der Patient rasch das Bewußtsein wieder. Triggermechanismen für die vagovasale Synkope können emotionaler Streß, starker Schmerz bei Verletzungen, der Anblick von Blut sowie das Beobachten von Operationen sein. Begünstigende Faktoren sind Erschöpfung, warme überfüllte Räume, üppige Mahlzeiten sowie Alkoholgenuß. Oft besteht eine familiäre Disposition. Die Patienten berichten über ein Leeregefühl und ein langsames „Weggleiten", was in die Ohnmacht überleitet. Fast 1/5 der Patienten zeigen Streckbewegungen oder kurze klonische Zuckungen in der Synkope (konvulsive Synkope). Auch ein Urinabgang ist möglich, was die Differentialdiagnose zu epileptischen Anfällen erschwert. Die Pupillen sind allerdings im synkopalen Anfall eng. Später kann die einzelne Synkope auch ohne Vorboten auftreten und schon leichte psychische Belastungen reichen dann aus, die Synkope auszulösen, so daß auch diese psychogene „Bewußtlosigkeit" differentialdiagnostisch in Betracht kommt. Die Dauer dieser Synkopen beträgt wenige Minuten. Die klinische internistische und neurologische Untersuchung ist immer normal.

Zur Differentialdiagnose gegenüber anderen Formen und Ursachen der Hypotonie s. Kap. 21.

4 Reflexsynkopen

Gemeinsames Merkmal dieser Synkopen ist eine abnorme Überempfindlichkeit oder Auslösbarkeit physiologischer kardioneuraler Reflexe, die zu einer vagalen Herzreaktion mit konsekutiver Bradykardie, Hypotonie, low output and Bewußtlosigkeit führt. Die Anamnese führt fast immer zur richtigen Diagnose.

▶ Hypersensitiver Karotissinus

Zufälliger (oder diagnostischer) Druck auf die Karotisgabel, der sich bei Kopfbewegung, Tragen eines engen Kragens, beim Rasieren oder bei nach hinten geneigtem Kopf ergibt, kann Ohnmachten auslösen. Der Reflexbogen läuft über die Druckrezeptoren des Karotissinus zum Vaguskern und von hier aus wird eine vagale Hemmreaktion ausgelöst, die zu einer oft mehrere Sekunden andauernden bradykarden Arrhythmie oder Asystolie seltener nur zum Blutdruckabfall führen kann. Das klinische Bild ähnelt der gewöhnlichen Synkope, die Prodromi sind aber viel weniger ausgeprägt. Meist handelt es sich um ältere Patienten, arteriosklerotische Veränderungen der Karotisgabel sind daher nicht selten. Vor dem diagnostischen Karotisdruckversuch ist eine Dopplersonographie der Halsarterien indiziert. Ein Syndrom des kranken Sinusknotens muß kardiologisch ausgeschlossen werden.

▶ Okulovagale Synkope (Bulbusdruckversuch)

Traumatischer oder diagnostischer Druck auf den Augenbulbus können zu einer vagalen Übererregung führen. Die klinische Symptomatik ist mit der des hypersensitiven Karotissinus vergleichbar, eine Asystolie von mehreren Sekunden kann auftreten und zur Bewußtlosigkeit führen.

▶ Husten- und Schlucksynkopen

Starke Hustenstöße führen zusammen mit dem Anstieg des intrathorakalen Drucks zu einer Behinderung des Rückstroms in der V. cava und zur

Erhöhung des Vagotonus. Es kommt reflektorisch (N. vagus) zu Blutdruckabfall und zu Bradykardie („Hustenschlag"; s. auch Kap. 10. Auch das Schlucken größerer Boli oder von kalter Flüssigkeit kann zur Übererregung der Druck- und Temperaturrezeptoren des Rachens oder des Ösophagus und dadurch zu Synkopen führen. Diese Schlucksynkopen sind häufig mit stenosierenden Krankheiten des Ösophagus assoziiert.

▶ Miktionssynkope

Nächtliche Miktionen im Stehen können zu wiederholten vagalen Ohnmachten führen. Neben der orthostatischen Genese (Stehen nach längerer Bettruhe) wird auch eine pathologische Miterregung der vagalen kardialen Nerven bei der (ebenfalls vagalen) Aktivierung des Detrusors diskutiert. Hiergegen spricht, das die Miktion im Sitzen die Patienten meist von den Synkopen befreit.

5 Medikamentös induzierte Synkopen

Sie treten nach Einnahme oder Abusus von Tranquilizern, Analgetika, Antihypertensiva und Antiarrhythmika auf. Die exakte Befragung der Patienten, notfalls auch die toxikologische Untersuchung können diese Synkopenursache aufdecken. S. ausführlich Kap. 21.

6 Synkopen bei neurologischen Krankheiten

▶ Synkopen bei Durchblutungsstörungen im vertebrobasilären System (engl.: Drop attacks)

Drop attacks treten häufig bei Frauen im mittleren Lebensalter auf. Sie imponieren wie kurze transiente ischämische Attacken im vertebrobasilaren Gebiet und können in seltenen Fällen mit einem Subklaviaanzapfsyndrom oder bilateralen hochgradigen Vertebralisstenosen verbunden sein. Die Patienten knicken aus vollem Wohlbefinden ohne Vorboten plötzlich in den Knien ein und stürzen zu Boden.

Sehr häufig bleiben sie bei Bewußtsein und können anschließend schnell wieder aufstehen. Es besteht keine Amnesie. Die Dopplersonographie der Aa. vertebrales und subclaviae und die elektrophysiologische Hirnstammdiagnostik sind die entscheidenden Zusatzuntersuchungen. Karotisstenosen hingegen führen nicht zu Synkopen, allenfalls über das Syndrom des hypersensitiven Karotissinus (s. oben).

▶ Kataplektische Anfälle beim Narkolepsie-Kataplexiesyndrom

Kataplektische Anfälle zeigen einen abrupten, kurzen Verlust des Muskeltonus, oft assoziiert mit Lachen, Freude oder Schreck. Ein Bewußtseinsverlust tritt nicht ein.

Anamnestisch fragt man nach narkoleptischen Attacken (kurze Tiefschlafphasen über Tag), nächtliche Schlafstörungen mit Alpträumen und der Schlaflähmung (dissoziiertes Erwachen mit initialer Unfähigkeit sich zu bewegen). Auch hier ist das EEG mit Nachtschlafableitung die entscheidende apparative Maßnahme. Symptomatische Formen wurden beschrieben, deshalb wird man im Einzelfall auch eine weitergehende neuroradiologische Abklärung anstreben. Ganz selten treten Synkopen bei Patienten mit einem Pickwick-Syndrom auf (Übergewicht, alveoläre Hypoventilation, Hypersomnie).

▶ Synkopen bei idiopathischer orthostatischer Hypotonie (Shy-Drager) s. Kap. 21.3.4.

▶ Synkopen beim Parkinson-Syndrom

Auch beim Parkinson-Syndrom ist mit vermehrter Neigung zu Synkopen als Folge von orthostatischer Hypotension zu rechnen. Die Synkopenneigung kann im Einzelfall durch Levodopa noch verstärkt werden. Eine Kombination von Shy-Drager-Syndrom mit extrapyramidalen Bewegungsstörungen ist beschrieben, hier kann Levodopa jedoch therapeutisch genutzt werden.

▶ Synkopen bei Hirnstammtumoren, Aquäduktstenosen oder Mißbildungen des kraniozervikalen Übergangs

Solche Synkopen sind selten und werden kaum Leitsymptom sein. Andere neurologische Störungen sind der Grund für die ausführlich neurologisch-apparative Diagnostik.

▶ **Basilarismigräne**

Die Basilarismigräne trifft häufig jüngere Frauen.
Wenn die Migräneanamnese bekannt ist, stellen
die seltenen Synkopen kein so alarmierendes
Syndrom dar, wie die anderen ausgedehnten Hirnstammfunktionsstörungen. Schwierig wird die
Diagnose, wenn die Kopfschmerzen im Zusammenhang mit den Anfall fehlen, was immer wieder
einmal vorkommt (s. auch Kap. 52.4.1).

▶ **Epileptische Anfälle**

Astatische epileptische Anfälle sind nur in der frühen Kindheit ein differentialdiagnostisches Problem gegenüber kardialen Synkopen. Auf die
Schwierigkeit, eine „konvulsive", hypoxische
Synkope ohne genaue Anfallbeobachtung von einem epileptischen Anfall zu unterscheiden, wurde
bereits hingewiesen. Die EEG-Ableitungen im Intervall mit Provokationsverfahren wie Hyperventilation, Schlafentzug und Schlafableitung sowie
Photostimulation und schließlich die 24stündige

EEG-Dauerableitung sind dann die entscheidenden Hilfsuntersuchungen.

7 Literatur

Bannister R (1983) Autonomic failure. Oxford University
    Press, Oxford
Franke H, Strick WO (1977) Zur Pathophysiologie des Ca-
    rotissinus, insbesondere über das Carotis-sinus-Syndrom
    und dem sog. hyperaktiven Carotis-sinus-Reflex. In:
    Sturm A, Birkmeier W (Hrsg) Klinische Pathologie des
    vegetativen Nervensystems. Fischer, Stuttgart
Geisler LS (1981) Hustensynkopen. In: Hopf HCh, Poeck
    K, Schliack H (Hrsg) Neurologie in Praxis und Klinik,
    Bd II. Thieme, Stuttgart, S 7.1–7.2
Grützmacher J, Horstkotte W, Kitzing J (1978) Synkopale
    Anfälle beim Schlucken. Med Klin 73:1218–1220
Heitmann P (1984) Die orthostatische Hypotonie. Schweiz
    Med Wochenschr 114:246–260
Lown B, Lewine SA (1961) The carotid sinus. Clinical value
    of its stimulation. Circulation 23:766–773
Meyer J (1981) Synkopen cardialer Ursachen. In: Hopf
    HCh, Poeck K, Schliack H (Hrsg) Neurologie in Praxis
    und Klinik, Bd II. Thieme, Stuttgart, S 7.4–7.15

Kapitel 55 Schwindel

W. HACKE

1 Vorbemerkungen, Definitionen

Schwindel ist eine Orientierungsstörung des Körpers im Raum. Diese Empfindung ist mit Angst, Unwohlsein, Unsicherheit, Bewegungsillusionen, manchmal Übelkeit und Erbrechen verbunden. Die Ursachen für Schwindel sind vielfältig. Schwindel kann durch Krankheiten des Gleichgewichtsorgans und seines peripheren Nerven, des N. statoacusticus, zustandekommen. Schwindel entsteht auch, wenn optische und sensible Meldungen zum Vestibulariskerngebiet im Hirnstamm gestört sind oder in einem Mißverhältnis zueinander stehen. Verschiedene Krankheiten des Hirnstamms und des Kleinhirns, die das Vestibulariskerngebiet mitbetreffen, führen zu Schwindel, und schließlich ist Schwindel auch unspezifisches Randsymptom bei vielen allgemeinen Krankheiten.

„Systematischer" Schwindel geht mit einem sehr deutlichen Gefühl der eigenen Bewegung (Dreh-, Schwank-, Liftschwindel) einher und hat seine Ursache meist in einer Krankheit der Rezeptoren. Auch das Gefühl, daß sich die Umwelt um den Patienten dreht, ist nicht ungewöhnlich. Zentrale Schwindelursachen können auch mit Bewegungsillusionen und Gefühl des „Taumelns" einhergehen. Unsicherheit ohne Richtungsbestimmtheit oder „Schwarzwerden" sind dagegen Symptome von „unsystematischem" Schwindel („diffuser Schwindel").

Eine schnell, akut auftretende Läsion führt zu akutem Schwindel; bei langsam progredienter Läsion kann, selbst wenn sie Strukturen des Gleichgewichtorgans betrifft, Schwindel fehlen (zentrale Kompensation).

2 Schwindel bei Störungen des Rezeptorapparates

► Benigner paroxysmaler Lagerungsschwindel

Der benigne paroxysmale Lagerungsschwindel ist die häufigste Ursache eines akuten Drehschwindelanfalls. Die Umgebung dreht sich um die Patienten in eine konstante Richtung. Der Patient beschreibt den Schwindel als karussellartig. Eine Hörstörung gehört nicht zur Schwindelattacke. Die Schwindelanfälle treten akut häufig aus dem Schlaf heraus im Anschluß an eine ruckartige Kopfwendung auf. Übelkeit tritt hinzu, der Anfall ist von panischer Angst begleitet. Die Attacke dauert meist nur wenige Sekunden, ein Unwohlsein und die Angst vor weiteren Attacken bleiben. Diese Angst ist nicht unberechtigt, da die Schwindelanfälle zu unvorhersehbaren Zeitpunkten rezidivieren.

Neben der Kopfwendung im Liegen kann auch eine schnelle Rückwärtsneigung des Kopfes (Rasieren) oder das Nachvornebeugen des Kopfes z.B. beim Schuhbinden Auslöser dieser Attacken sein.

Im Anfall findet man einen heftigen Blickrichtungsnystagmus, manchmal mit rotierender Komponente. Die Diagnose wird durch Lagerungsversuche, bei denen der Patient (mit Frenzel-Brille) vom Untersucher mit einer schnellen Bewegung aus dem Sitzen in Seitlage gebracht wird. Der hierbei ausgelöste Nystagmus schlägt in der Regel zu dem Ohr, das von der Bewegungsrichtung abgewandt ist. Er habituiert schnell und unterscheidet

sich besonders hierdurch vom zentralen Lagerungsschwindel (weniger akut und variabel dokumentiert zum unten liegenden Ohr). Der paroxysmale Lagerungsschwindel soll durch Sedimentie-
rung von Otolithendetritus in die Bogengänge ausgelöst werden. Dies führt zu einer abnormen Diskrepanz der Afferenz von einem der beiden aufein-
ander abgestimmten Gleichgewichtsorgane, was
das Gefühl „Schwindel" zur Folge hat.

Der sonstige neurologische Befund ist praktisch
immer normal, der benigne Lagerungsschwindel
ist einfach zu diagnostizieren und verlangt nicht
nach aufwendiger apparativer Zusatzdiagnostik.
Organische Krankheiten der hinteren Schädelgrube verbergen sich nie hinter diesem Syndrom.

▶ Neuronitis vestibularis (akute Vestibulopathie)

Auch bei der Neuronitis vestibularis steht der
Drehschwindel, verbunden mit Übelkeit und Nystagmus im Vordergrund. Die Beschwerden sind
nicht streng von Kopfbewegungen abhängig. Die
Schwindelattacke ist weniger akut, kann fluktuie-
ren und dauert deutlich länger als der periphere
Lagerungsschwindel. Virale Entzündungen,
manchmal auch Zeckenbisse, werden in der Anamnese angegeben. Ganz selten finden sich weitere
Hirnstammsymptome als Zeichen einer leichten
Hirnstammenzephalitis. Der Erreger wird nur selten identifiziert, dennoch kommt es immer wieder
zum gehäuften Auftreten dieser Krankheit (Ver-
tigo epidemica). Auch vaskuläre Ursachen werden
diskutiert.

▶ Ménière-Krankheit

Beim M. Ménière treten Schwindel, Nystagmus,
Übelkeit, heftiges Erbrechen und auch Symptome
vom Gehörorgan, besonders ein Tinnitus, hinzu.
Die Dauer des Anfalls reicht von Minuten bis zu
einigen Stunden. Eine zunehmende Hörstörung,
manchmal schon vor dem ersten Anfall bestehend,
ist typisch. Viele Patienten sind während des Anfalls nicht in der Lage, sich aus der Waagerechten
zu erheben. Vegetative Symptome mit Tachykardie, Tachypnoe, Hypertonie und vermehrte
Schweißneigung treten hinzu. Auch der Ménière-
Anfall ist klinisch leicht zu diagnostizieren und
muß nicht mit aufwendiger Zusatzdiagnostik (z.B.
Suche nach einem Akustikusneurinom) abgeklärt
werden.

▶ Traumatische Läsionen der Bogengänge

Übelkeit und Erbrechen nach Schädel-Hirn-Traumen sind nicht Ausdruck der Gehirnerschütterung,
sondern einer Erschütterung des Labyrinths. Diese
kann auch isoliert, d.h. ohne Commotio, auftreten.
Die Symptome können Tage bis Wochen andauern
und beim Lagewechsel zunehmen. Bei heftigem
und langandauerndem Schwindel mit Übelkeit
muß an Felsenbeinfrakturen gedacht werden und
eine entsprechende radiologische und hals-nasen-
ohren-ärztliche Untersuchung veranlaßt werden.

▶ Entzündliche Läsionen der Bogengänge

Bei bakteriellen Entzündungen des Mittelohrs und
des Felsenbeins und beim Cholesteatom können
die Bogengänge direkt entzündlich arrodiert werden. Oft besteht schon lange Zeit eine Hörstörung.
Akut beginnender, langdauernder Schwindel entsteht dann beim Einbruch in die Bogengänge.
Druckschmerzen hinter dem Ohr, Hörminderung
und allgemeine Entzündungszeichen lenken den
Verdacht in Richtung auf eine entzündliche Läsion
der Bogengänge. Eine Operation kann dringend
notwendig werden.

▶ Durchblutungsstörungen des Labyrinths

Der akute vaskuläre Ausfall des Labyrinths tritt
bei Durchblutungsstörungen in Territorium der A.
labyrinthi, die sich in die A. auditiva und A. vestibularis aufteilt, auf. Auch hier steht der Hörverlust
im Vordergrund. Das Symptom entsteht nicht selten im Zusammenhang mit Hirnstamminsulten
und kann ein Leitsymptom der Basilaristhrombose
sein, es tritt aber auch isoliert auf und imponiert
dann als akuter Hörsturz. Fast immer bestehen
andere Zeichen einer generalisierten arteriellen
Verschlußkrankheit.

▶ Toxische Schädigung des Labyrinths

Alkohol, Aminoglykoside, Barbiturate, Diphenylhydantoin und viele andere toxische Substanzen können einen Rezeptorschaden der Koch-
lea und des Gleichgewichtsorgans hervorrufen.
Der Schwindel steht hierbei nicht im Vordergrund.

▶ Allergisch ausgelöster Schwindel

Schwindelattacken sollen auch Ausdruck einer allergischen Disposition sein können. Über die Häu-

figkeit dieser Ursachen besteht keine Einigkeit, besonders bei jüngeren Patienten wird man jedoch nach Abklärung anderer organischer Ursachen eine Allergietestung veranlassen.

3 Schwindel bei Läsionen des N. statoacusticus

▶ Schädelbasisfrakturen

Schädelbasis- und Felsenbeinfrakturen können neben einer Fazialisparese und einer Hörminderung auch akuten Schwindel verursachen. Die Anamnese und die neuroradiologische Untersuchungen sind richtungsweisend.

▶ Kleinhirnbrückenwinkeltumoren

Akustikusneurinome führen zu einer einseitigen Hörstörung (Tinnitus, später Hypakusis), geringgradige Schwindelattacken sind wegen der zentralen Kompensation (langsam wachsender Tumor) eher selten. Die einseitige vestibuläre Untererregbarkeit ist hingegen ein charakteristischer Befund. Später werden auch der Fazialis- und der Trigeminusnerv befallen. Bei ganz fortgeschrittenen Tumoren im Kleinhirnbrückenwinkel kommt es auch zu Störungen des Hirnstamms. Für die Diagnostik können nach neurologischer und hals-nasen-ohren-ärztlicher Untersuchung eingesetzt werden: akustisch evozierte Hirnstammpotentiale (FAHP), Vestibularisprüfung, konventionelle Röntgenaufnahmen der Gehörgänge (Schüller) und die Computertomographie der hinteren Schädelgrube mit hochauflösenden Maschinen, ergänzt durch die Luftzisternographie.

Man ist bestrebt, Akustikusneurinome möglichst frühzeitig zu entdecken und zu operieren, um nach Möglichkeit den N. facialis und evtl. das Gehör erhalten zu können. Deswegen fahndet man auch nach kleinen, intrakanalikulären Akustikusneurinomen. Das Computertomogramm der knöchernen Schädelbasis, mit axialer Darstellung kann hier eingesetzt werden. Die magnetische Resonanztomographie (MRT) hat vielerorts die Luftzisternographie abgelöst. Die frühen akustischen Hirnstammpotentiale sind, wenn sie qualitativ ausreichend durchgeführt werden, ein sehr sensibler Indikator für die Frühdiagnose eines Akustikusneurinoms.

Andere Tumoren des Kleinhirnbrückenwinkels wie Meningeome, Metastasen und Mißbildungstumoren (Dermoide, Epidermoide) können eine ähn-

liche Symptomatik bewirken. Die Diagnostik wird entsprechend durchgeführt.

▶ Basale (granulomatöse) Meningitiden und Menigeosen

Neben anderen Hirnnerven kann bei chronischen basalen Meningitiden (Tuberkulose, M. Boeck) und Meningeosen (leukämisch, karzinomatös) auch der N. statoacusticus betroffen sein. Der Schwindel ist wenig intensiv, allgemeines Krankheitsgefühl und andere Hirnnervenausfälle stehen im Vordergrund. Liquoruntersuchung (Zucker, Eiweiß, Zellzahl, Laktat, Zytologie), exakte neurologische Untersuchung, Computertomographie (tuberkulöse Granulome) und elektrophysiologische Hirnstammdiagnostik sind neben der internistischen Basisdiagnostik erforderlich.

4 Schwindel bei Läsionen des Vestibulariskerngebietes

Schwindelanfälle halten bei diesen Läsionen länger an, sind aber nicht so akut wie bei peripheren Läsionen. Die zentrale Kompensation gelingt nicht mehr, da das Kompensationszentrum geschädigt ist. In der Regel liegt keine Hörstörung vor. Der Nystagmus ist meist nicht mehr richtungsbestimmt, sondern kann auch eine rotatorische Komponente haben, vertikal gerichtet oder dissoziiert sein. Oft, aber nicht immer treten weitere Hirnstammsymptome hinzu.

▶ Vaskuläre Ursachen

Bei Hirnstamminsulten, z.B. dem Wallenberg-Syndrom, bei Kleinhirninsulten und beim Subklaviaanzapfsyndrom kann ein Schwindel entstehen. Die exakte neurologische Untersuchung mit Dopplersonographie der großen Halsgefäße, auch der Vertebralarterien, Computertomographie (Mikroangiopathie?) evtl. selektive arterielle Angiographie sind erforderlich. Die MRT ist im Hirnstamm der CT weit überlegen.

Einseitige Vertebralisstenosen oder degenerative Veränderungen der HWS führen dagegen praktisch nie zu vaskulär ausgelöstem Schwindel.

Bei jüngeren Patienten kommen Embolien, Dissekate der A. vertebralis und, vor allen Dingen bei jungen Frauen die nicht so seltene Basilarismigräne, die einen schweren Hirnstamminsult imitieren kann, differentialdiagnostisch in Frage.

▶ Entzündliche Hirnstammkrankheiten

Schwindel in Verbindung mit Gleichgewichtsstörungen und Nystagmus ist bei **multipler Sklerose (MS)** nicht selten. Die Anamnese mit früheren neurologischen Symptomen, z.B. Retrobulbarneuritis, Paraspastik, Sensibilitätsstörungen, Blasenstörungen, und das Lebensalter helfen bei der Diagnosestellung. Neben der neurologischen Untersuchung steht die neurophysiologische Diagnostik mit visuell evozierten Potentialen (VEP), somatosensibel evozierten Potentialen und den schon genannten akustisch evozierten Hirnstammpotentialen im Vordergrund. Auch die Computertomographie kann Hinweise geben (Demyelinisierungsherde, Volumenminderung). Im Zweifelsfall wird man eine Lumbalpunktion (Nachweis einer autochthonen Liquor-IgG-Produktion, oligoklonale Banden) oder die magnetische Resonanztomographie veranlassen.

Bei **Hirnstammenzephalitiden**, beim **Zoster oticus**, bei Varianten des **Guillain-Barré-Syndroms** mit Hirnstammbeteiligung (Miller-Fisher-Syndrom) kann Schwindel als Begleitsymptom auftreten. Meist stehen andere lokale Hirnstammsymptome im Vordergrund, so daß die Differentialdiagnose sich nicht auf das Nebensymptom Schwindel bezieht.

▶ Schwindel bei Hirnstamm- und Kleinhirntumoren

Gliome, Medulloblastome, andere Tumoren des Hirnstamms, des 4. Ventrikels und des Kleinhirns können je nach Lage sehr lange symptomarm bleiben. Manchmal ist dann ein unspezifischer zentraler Schwindel eines der ersten Symptome neben Sehstörungen (Stauungspapille) und vermehrter Kollapsneigung. Das Computertomogramm zeigt den Tumor und oft schon eine erhebliche Erweiterung des Ventrikelsystems durch einen beginnenden Hydrozephalus. Hiermit sind die entscheidenden diagnostischen Schritte schon aufgeführt: Exakte neurologische Untersuchung (hier: einschließlich Spiegelung des Augenhintergrundes), Computertomographie und evtl. selektive transfemorale Angiographie werden notwendig. Primäre Tumoren des Hirnstamms und des Kleinhirns treten häufig im jungen Lebensalter auf. **Metastasen des Kleinhirns** sind ebenfalls nicht selten; neben

Schwindel finden sich auch Ataxie, Dysmetrie, Hypotonie und Dysarthrie.

Die paraneoplastischen Kleinhirnatrophien, oft verbunden mit anderen paraneoplastischen Syndromen des Rückenmarks oder des peripheren Nervs führen zu Gangunsicherheit, Dysmetrie und Ataxie, kombiniert mit Pyramidenbahnzeichen und Polyneuropathie, jedoch kaum einmal zu gerichtetem Schwindel.

5 Schwindel bei Störungen der optischen und somatosensiblen Afferenzen

Im Hirnstamm und im Kleinhirn werden die sensiblen Impulse des optischen und somatosensiblen Systems (Körperstellung, Kopfhaltung) zusammengeführt und verglichen. Bei intaktem vestibulärem System können Fehlinformationen aus der Peripherie Unsicherheit und Schwindelgefühl (Taumel) bewirken. Hörstörungen und Nystagmus treten nicht auf. Als Ursachen kommen in Frage:

▶ **Hinterstrangläsionen** mit Störungen der Lageempfindung. Ataxie, keine motorischen Störungen und pathologische somatosensibel evozierten Potentiale: Diese spinale Störung kann lange optisch kompensiert werden, die Unsicherheit nimmt bei Augenschluß an Intensität zu.

▶ **Die schwere Polyneuropathie** mit Sensibilitätsstörungen (Diabetes mellitus, sensible Ataxie) ist ebenfalls optisch kompensierbar.

▶ **Die Polyradikulitis Guillain-Barre** mit aufsteigenden Paresen, Areflexie, im Liquor Dissoziation zwischen Eiweißerhöhung und normaler Zellzahl kann bei Hirnstammbeteiligung oder Beteiligung der Hinterstrangbahn ebenfalls zu Unsicherheit führen.

▶ **Die funikuläre Spinalerkrankung** ist eine Vitamin-B_{12}-Resorptionsstörung, die mit Störungen des Lagesinns, Pyramidenbahnzeichen und manchmal peripheren Neuropathien einhergeht.

▶ **Tabes dorsalis**, die heute seltene spinale Manifestation der Lues cerebrospinalis (Luesserologie im Liquor positiv) führt über die Läsion der Spinalganglien zu Unsicherheit.

▶ **Degenerative Krankheiten** (z.B. spinozerebellare Atrophien, Friedreich-Heredoataxie) führen zwar zu Unsicherheit und Gleichgewichtsstörungen, aber nur selten zu Schwindel.

▶ **Presbyvertigo:** Durch degenerative Veränderungen der kleinen Wirbelgelenke kommt es zu starken Entladungen dort befindlicher propriozeptiver Rezeptoren, die afferente Impulse zum Gleichgewichtszentrum senden. Bei älteren Patienten kann bei Kopfrückneigung ein starker Schwindel entstehen, der fälschlicherweise als vaskulär verursacht aufgefaßt wird, aber durch das Ungleichgewicht der vermehrten Afferenz von propriozeptiven Halsrezeptoren mit normaler Aktivität der vestibulären Rezeptoren entsteht (Cervikalnystagmus).

▶ **Akute Augenmuskellähmungen,** die zu Doppelbildern führen, sind häufig von Schwindel und Unwohlsein begleitet. Die ophthalmologisch-neurologische Untersuchung deckt diese Schwindelursache auf. Bei akut auftretenden Muskellähmungen muß, je nach Lebensalter, eine ausführliche neurologische und apparative Diagnostik durchgeführt werden (MS, Hirnstammenzephalitis, Schädelbasistumor, Myasthenie, Diabetes, Aneurysma).

6 Schwindel als Allgemeinsymptom

Hier handelt es sich um „unsystematischen" Schwindel, d.h. um subjektive Empfindungen, die vom Patienten als „Schwinden der Sinne", Torkeln, Unsicherheit, Schwanken oder diffuses Drehgefühl aufgefaßt werden. Solche Zustände können chronisch oder auch als Synkopen akut manifest werden. Gemeinsame Ursache ist eine zerebrale Minderdurchblutung, weshalb stets präexistente Störungen der Gehirndurchblutung, z.B. eine Arteriosklerose, das Auftreten solcher Schwindelzustände und synkopale Anfälle begünstigt.

Ursachen

Hypotonie und hypotone Regulationsstörungen (s. Kap. 21)

Hochdruckangiopathie und hypertensive Krise (s. Kap. 20)

Herzrhythmusstörungen wie plötzlich einsetzende Bradykardie, paroxysmale Tachykardie, Sinusknotendysfunktion mit tachy- oder bradykarden Rhythmusstörungen (s. Kap. 19)

Kardogener Schock (s. Kap. 57)

Lungenembolie (s. Kap. 14)

Hämatologische Erkrankungen wie schwere Anämie, erhöhte Viskosität des Blutes bei Polyglobuli, Makroglobulinämie: (s. Kap. 3 und 9).

▶ **Intoxikationen,** die noch nicht zu einer Bewußtseinsstörung geführt haben, manifestieren sich nicht selten mit Schwindel und Unwohlsein. Die Überdosierung einer Reihe von zentralwirksamen Medikamenten (Antidepressiva, Neuroleptika, Antiepileptika, Tranquilanzien) führt zu einem feinschlägigen Blickrichtungsnystagmus, Schwindel und Unsicherheit.

▶ **Bei Schlaganfällen** im Carotis-Media-Versorgungsgebiet, bei Hirntumoren, bei intrazerebralen Blutungen, die nicht die hintere Schädelgrube betreffen, kommt es auch ohne Einklemmungszeichen zu einem Gefühl, das als „Schwindel" berichtet wird, aber keine Kriterien der Orientierungsstörung mehr beinhaltet, sondern mehr Ausdruck des Unwohlseins ist.

▶ **Epileptischer Anfall:** Sehr selten kann Schwindel Ausdruck eines epileptischen Anfalls sein.

▶ **Die Basilarismigräne** wurde bereits erwähnt, Patienten mit Hyperventilationstetanie (etwa gleiches Alter), berichten praktisch immer über Schwindel.

▶ **Psychogenes Symptom:** Bei manchen Patienten wird man auch nach Bedenken aller Differentialdiagnosen und ausführlicher neurologischer, hals-nasen-ohren-ärztlicher, ophthalmologischer und internistischer Abklärung keine Ursache des Schwindels finden. Schwindel kann auch ein psychogenes Symptom sein: Die Ursachen reichen von neurotischer Überlastungsreaktion bis zur somatisierten Depression. Schließlich kann im Rentenverfahren ein nicht objektivierbarer Schwindel auch Ausdruck eines Entschädigungswunsches sein.

7 Literatur

Brandt TH, Büchele W (1983) Augenbewegungsstörungen. Fischer, Stuttgart
Plester D (1981) Die Menieresche Krankheit. In: Hopf HCh, Poeck K, Schliack H (Hrsg) Neurologie in Praxis und Klinik, Bd II. Thieme, Stuttgart, S 7.22–7.27
Poeck K (1985) Diagnostische Entscheidung in der Neurologie. Springer, Berlin Heidelberg New York
Riecker G (1981) Einführung zum Thema: Schwindel und Synkopen. Internist 22:313–314
Sterz H (1981) Schwindel und Synkopen durch cardiovaskuläre Erkrankungen. Internist 22:340–347

Kapitel 56 Koma bei Stoffwechselstörungen und endokrinen Erkrankungen

J. KINDLER und W. HACKE

1 Coma diabeticum (ketazidotisches Koma)

Dem ketazidotischen Coma diabeticum liegt eine komplexe Stoffwechselentgleisung als Folge des Insulinmangels zugrunde. Die Glukoseaufnahme in die Zelle ist vermindert, was eine Hyperglykämie und Glukosurie zur Folge hat. Eine gesteigerte Fettmobilisation (Lipolyse) führt zum Anstieg der freien Fettsäuren und zur Bildung von Ketokör- pern als Ursache der Ketazidose. Folge der Hyperglykämie und der dadurch entstehenden Hyperosmolalität sowie der Ketonämie ist eine osmotische Diurese, die zu einer extra- und intrazellulären Dehydration führt. Durch die Diurese und die starke Ketonurie werden Kalium und Natrium vermehrt als Salze der Ketosäuren im Urin ausgeschieden. Der Kaliummangel wird initial nicht selten durch die Azidose maskiert, die eine Verschiebung des Kaliums aus dem Intra- in den Extrazellulärraum bewirkt.

Das ketazidotische diabetische Koma entwickelt sich gewöhnlich relativ rasch innerhalb von Stunden. Bevorzugt wird es beim Typ-I-Diabetes (Insulinmangeldiabetes) gefunden. Auslösende Ursachen können fehlerhafte Insulinverabreichung, Infektionen, Traumen, Operationen, schwere Diätfehler, starke psychische Belastungen u.ä. sein. Gelegentlich ist das azidotische Koma Erstmanifestation eines bis dahin unbekannten Diabetes mellitus.

Die klinische Symptomatik ist durch die Ketazidose sowie den Wasser- und Elektrolytverlust gekennzeichnet: Die Patienten klagen oft schon Tage vorher über starke Müdigkeit, Abgeschlagenheit, Apathie, über Kopfschmerzen und Muskelschmerzen. Gewöhnlich besteht starker Durst. Infolge der Azidose können Übelkeit und Erbrechen auftreten sowie stärkere Bauchschmerzen („Pseudoperitonitis diabetica"). Bei der Untersuchung findet man als Zeichen der Exsikkose trockene Haut und Schleimhäute (Zunge!). Als Ausdruck der Azidose besteht eine tiefe, beschleunigte Atmung (Kußmaul-Atmung); die Ausatmungsluft riecht nach Azeton. Die Muskulatur ist hypoton, Reflexe können nicht oder nur schlecht ausgelöst werden. Die Pulsfrequenz ist beschleunigt bei niedrigem Blutdruck. Die sog. Pseudoperitonitis geht mit einer Druckempfindlichkeit des Abdomens einher.

Laboranalytisch sind als Folge der Exsikkose Hämoglobin und Hämatokrit meist erhöht. Natrium und Kalium sind gewöhnlich niedrig, können jedoch auch im Normbereich liegen. Auch

Tabelle 56.1. Differentialdiagnose der bei Diabetes mellitus auftretenden Komaformen

	Keta-zido-tisches Koma	Hyper-osmo-lares Koma	Laktat-azido-tisches Koma	Hypo-glykä-misches Koma
Polyurie/Durst/ Oligurie	+	+ +	–	–
Exsikkose	+	+ +	–	– (kalte feuchte Haut)
Adynamie, Müdigkeit	+	+	+	+
Hypotonie	+	+	+	–
Tachykardie	+	+	(+)	+
Übelkeit/Erbrechen	+	+ +	+ +	(+)
Muskelschmerz/ Abdominalschmerz	+	–	+	–
Reflexe	↓	↓	normal	↑
Blutglukose	+	+ +	normal	↓
Ketose	+ +	–	–	–
Metabolische Azidose	+ +	–	+	–
Kußmaul-Atmung	+	–	+	–
Hyperosmolalität	+	+ +	–	–
Entwicklung	rasch	all-mählich	rasch	meist rasch

2 Coma diabeticum (hyperosmolares, nichtketotisches Koma)

Das hyperosmolare nichtketotische Koma wird vorwiegend beim älteren Patienten mit eher leichtem, erst kurze Zeit andauerndem Diabetes mellitus (Typ II a, b) beobachtet. In über der Hälfe der Fälle bildet es die erste Manifestation der Erkrankung. Es wird, wie das azidotische Koma durch Diätfehler (verstärkte Glukoseaufnahme), Infekte, schwere Blutungen, Operationen, Schock u.ä. ausgelöst; ein sehr wichtiger Faktor in der Entwicklung dieses Komas ist jedoch zusätzlich die mangelnde Flüssigkeitsaufnahme (s. unten).

Im Unterschied zum ketazidotischen Koma fehlen Störungen des Fettstoffwechsels. Azidose, Ketonurie und entsprechend auch die azidotische Kußmaul-Atmung werden vermißt, die Alkalireserve ist nicht herabgesetzt. Im Vordergrund der Störung steht die starke Exsikkose, in welche insbesondere alte Patienten auch deshalb geraten, weil sie mangels Durstgefühl nicht genügend Flüssigkeit aufnehmen. Im Unterschied zum ketotischen Koma ist die Osmolalität stärker erhöht, auch sind gewöhnlich die Zuckerkonzentrationen höher (600–2400 mg/dl).

Differentialdiagnose: Die beiden Formen des diabetischen Komas tragen viele gemeinsame Züge wie Adynamie, Müdigkeit, Polyurie und Oligurie, Bludruckabfall, Tachykardie, Zunahme der Osmolalität und der Zuckerkonzentration. Die Entwicklung des ketazidotischen Komas ist gewöhnlich rascher als die des hyperosmolaren Komas. Im ketazidotischen Koma sind als Zeichen der Azidose die Kußmaul-Atmung, die stärkeren pH-Veränderungen, Übelkeit und Erbrechen sowie Abdominalschmerzen zu finden, während im hyperosmolaren Koma die Atmung normal bleibt, dagegen die Zuckerkonzentration und Osmolalität stärker ansteigen.

Zerebrale Störungen findet man besonders bei stärkerer Exsikkose. Jackson-Anfälle, ja sogar Hemiplegien können als passagere Störungen beim hyperosmoralen Koma beobachtet werden.

Die Pseudoperitonitis diabetica des ketotischen Komas kann differentialdiagnostisch dann Schwierigkeiten machen, wenn die dem ketotischen Koma eigene Leukozytose als Zeichen einer entzündlichen Baucherkrankung fehlinterpretiert wird; unnötige Operationen sind daher möglich, z.B. Appendektomie. Andererseits ist festzuhalten,

ohne begleitenden Infekt ist häufig eine Leukozytose mit Linksverschiebung nachzuweisen. Bei massiver Exsikkose kommt es zur Erhöhung der Retentionswerte und eventuell zur funktionellen Oligurie. Die Blutzuckerkonzentration im Serum liegt nicht selten über 600 mg/dl (33 mmol/l), die Serumosmolalität beträgt oft über 360 mOsmol/kg. Zeichen der Azidose sind eine Erniedrigung des pH und des Standardbikarbonats und als Folge der forcierten Atmung eine Abnahme des pCO_2. Freie Fettsäuren und Triglyzeride sind im Serum erhöht.

Bei etwa 80% der Patienten mit ketoazidotischer Dekompensation kommt es zu Bewußtseinsstörungen, die von Apathie bis zu tiefer Bewußtlosigkeit reichen. Die Einschränkung des Sensoriums korreliert jedoch nicht mit der Höhe des Blutzuckerspiegels, sondern vielmehr mit dem Ausmaß der Hyperosmolalität.

Differentialdiagnose: s. unten und Tabelle 56.1

daß ein Koma als Folge eines Infektes sich entwickeln kann und deshalb auch als Komplikation einer entzündlichen Baucherkrankung gefunden wird.

Treten stärkere Einschränkungen des Bewußtseins und neurologische Störungen auf, so sind zerebrovaskuläre Insulte u.ä. auszuschließen. In der Regel werden jedoch dabei nicht exzessiv erhöhte Blutzuckerkonzentrationen beobachtet. Es fehlen außerdem die metabolische Azidose und eine stärkere Exsikkose.

Gemeinsame Symptome des urämischen und des diabetischen azidotischen Komas sind die metabolische Azidose mit der typischen azidotischen Atmung sowie Hyperglykämie, die allerdings beim Coma uraemicum gewöhnlich nur leichtgradig ist. Unterscheidungsmerkmale sind außer dem jeweils typischen Fötor auch die unterschiedliche Beeinträchtigung der Nierenfunktion. Bei der körperlichen Untersuchung findet man im urämischen Koma eher gesteigerte Reflexe, während sie im azidotischen diabetischen Koma erloschen sind.

Eine Kußmaul-Atmung kann auch bei Salizylsäureintoxikation sowie bei der Laktatazidose (s. unten) beobachtet werden. Die unterschiedliche Blutzuckerhöhe (normal oder vermindert beim laktatazidotischen Koma) und die fehlende Ketose sind Unterscheidungsmerkmale.

3 Laktatazidose

Sowohl eine erhöhte Laktatbildung, z.B. bei Hypoxie, wie auch eine gestörte hepatische Laktatverwertung können zu einem gelegentlich akut einsetzenden Krankheitsbild führen, dessen klinische Symptome Müdigkeit, Erbrechen, Muskelschmerzen und der Nachweis einer Azidose mit konsekutiver Kußmaul-Atmung zunächst an ein ketazidotisches diabetisches Koma erinnern. Im Unterschied zu diesem ist jedoch die Blutglukosekonzentration normal, und es fehlt die Ketose. Dementsprechend ist auch die Osmolalität nicht geändert und man vermißt die sonst bei Hyperosmolalität einsetzende Exsikkose. Der Nachweis des Krankheitsbildes erfolgt durch Bestimmung der Blutlaktatwerte, die mehr als 70 mg/dl betragen.

Ursache einer Laktatazidose kann einerseits eine stärkere Hypoxie beispielsweise während eines Schockzustandes sein; andererseits kommt es insbesondere bei schwerer Leberinsuffizienz oder bei

Intoxikationen durch Alkohol (hier Laktatazidose geringer gegenüber Ketazidose) bzw. bei Überdosierung mit Ersatzzuckern wie Fruktose, Xylit oder Sorbit zu einer gestörten Laktatverwertung. Biguanidinduzierte Laktatazidosen sind früher vor allem unter der Diabetestherapie mit Phenformin und Buformin aufgetreten. Beide Pharmaka wurden in der Bundesrepublik Deutschland aus dem Handel gezogen.

4 Hypoglykämisches Koma

Bei Abfall des Blutzuckers auf Werte unter 40 mg/dl Glukose kann sich ein hypoglykämisches Koma entwickeln. Da Glukose der wichtigste Energieträger des Gehirns ist, stehen zentralnervöse Symptome bei der Hypoglykämie im Vordergrund (Neuroglukopenie). Je nach Ursache und Verlauf des hypoglykämischen Krankheitsbildes können der eigentlichen akuten Phase Prodromalerscheinungen wie Konzentrationsschwäche, Kopfschmerzen, Müdigkeit, Gedächtnisstörungen, Reizbarkeit und Lethargie vorausgehen, die mit Verschlimmerung des akuten Krankheitsbildes akzentuiert werden bis hin zu Krampfanfällen, Hemiplegie und Koma.

Die zentralnervösen Störungen werden begleitet von adrenergen Symptomen wie Tachykardie, Nervosität, Angstgefühl und Unruhe, Tremor, Zittern, Blässe und Schweißausbruch, welche ebenfalls bereits in blander Form als Prodromalerscheinungen des Komas beobachtet werden. Zittern und Unruhe sind dabei meist mit verstärktem Hungergefühl verbunden.

Je nach Akuität des Zuckerabfalls entwickelt sich das Krankheitsbild mehr oder weniger rasch. Beim älteren Patienten können bereits bei Glukosekonzentrationen um 100 mg/dl Initialsymptome wie morgendliche Kopfschmerzen beobachtet werden.

In der überwiegenden Zahl der Fälle treten Hypoglykämien beim insulinbehandelten Diabetiker auf. Differentialdiagnostisch ist daher die Abgrenzung gegenüber dem diabetischen Koma, bzw. der Laktatazidose wichtig (s. Tabelle 56.1). Beim hypoglykämischen Koma fehlen ketazidotische Atmung, Azetongeruch des Fötors und Zeichen der Dehydratation bzw. Exsikkose. Demgegenüber ist die Haut eher feucht, kalt und blaß; die Reflexe sind gesteigert mit oft ein- oder beidseitigem Babinski; die Diurese ist normal. Auch die

Tabelle 56.2. Ursachen der Hypoglykämie bzw. des hypoglykämischen Schocks beim Diabeteskranken

1. Überdosierung von Insulin
   - Fehleinschätzung der Stoffwechsellage durch Arzt oder Patienten, versehentliche Überdosierung, absichtliche Überdosierung (Hypoglycaemia factitia)
   - Geänderte Resorption von Insulin (fehlerhafte i.m. Injektion, Lipodystrophie)
   - Arzneimittelbedingte Wirkungsverstärkung von Insulin (Propranolol, Salizylate)
2. Überdosierung von Sulfonylharnstoffen
   - Fehleinschätzung der Stoffwechsellage durch Arzt oder Patienten, versehentliche oder absichtliche Überdosierung
   - Arzneimittelbedingte Überdosierung (Phenylbutazon, Dicumarol, Salizylate, Sulfonamide u.a.)
   - Abbaustörung in der Leber bei schwerer Lebererkrankung, Alkoholismus
   - Niereninsuffizienz mit verminderter Ausscheidung von Sulfonylharnstoff
3. Verminderte Kohlenhydrataufnahme, z.B. Diätfehler bei falscher Kohlenhydratverteilung, bzw. Auslassen einer Mahlzeit

Atmung ist gewöhnlich normal bzw. eher flach, der Puls ist kräftig.

Auslösende Ursache des hypoglykämischen Komas beim Diabeteskranken sind Diätfehler bzw. fehlerhafte Dosierung von Insulin, erhöhte körperliche Belastung, Alkoholexzeß, gelegentlich auch Medikamente wie Salizylate, Propanolol, Disopyramid u.a. (s. Tabelle 56.2). Oft manifestiert sich das Koma nachmittags; bei Überdosierung von Sulfonylharnstoffen kommt es zu einem protrahierten Verlauf mit Hypoglykämie in der 2. Nachthälfte. An eine absichtliche Hypoglycaemia factitia muß bei hohen Insulin- und niedrigen oder nicht meßbaren Serum-C-Peptidspiegel gedacht werden.

Unter den **spontanen Hypoglykämien** sind besonders die auf einem gesteigerten Glukosemetabolismus beruhenden Störungen klinisch wichtig, da es auch hier zu hypoglykämischen Schockzuständen kommen kann. Insulinproduzierende Tumoren können (häufiger) im Pankreas gelegen sein (Insulinom) oder extrapankreatisch wachsen. Wegen der ungeregelten Hyperinsulinämie können hypoglykämische Entgleisungen besonders bei körperlicher Belastung oder Nahrungsentzug auftreten. Neigung zu Kopfschmerzen, Sehstörungen, Konzentrationsmangel, Schwächegefühl und psychische Labilität begleiten das Krankheitsbild, dessen exakte Diagnose oft relativ spät gestellt wird. Die Diagnose ist wahrscheinlich, wenn bei

niedriger Blutglukose erhöhte Insulinspiegel gefunden werden.

Sehr selten sind spontane Hypoglykämien, die durch nicht insulinproduzierende Tumoren hervorgerufen werden. Bei niedriger Blutglukose ist der Seruminsulinspiegel nicht erhöht. Meist handelt es sich um Sarkome bzw. Hepatome oder gastrointestinale Karzinome.

Ein gesteigerter Glukosemetabolismus kann auch Ursache einer reaktiven Hypoglykämie sein. Die Störungen verlaufen gewöhnlich nicht akut und sind auch selten von neuroglukopenischen Symptomen begleitet. Die Patienten klagen über Leistungsschwäche und Müdigkeit.

Spontane Hypoglykämien bzw. reaktive Hypoglykämien können auch infolge verminderter Glukoseproduktion bei schweren Leberparenchymerkrankungen, Alkoholintoxikation, bei Störungen der Hypophysenvorderlappen- bzw. Nebennierenrindenfunktion, Intoxikationen oder Enzymdefekten auftreten. Auch hier handelt es sich nicht um akut verlaufende Erkrankungen. Immerhin sind auch bei diesen Krankheitsbildern gelegentliche Kontrollen der Blutglukose erforderlich, um beispielsweise eine protrahierte Hypoglykämie bei sich entwickelndem Leberparenchymversagen oder bei schwerer Alkoholintoxikation rechtzeitig erfassen zu können (s. Tabelle 56.3).

Nachweise: Die im Verlauf eines Diabetes mellitus auftretende Hypoglykämie läßt sich durch Glukosebestimmung (z.B. Blutzuckerstreifenschnelltest) rasch nachweisen; eine prompte Besserung des Krankheitsbildes nach Glukosezufuhr bestätigt die

Tabelle 56.3. Spontane Hypoglykämien

1. Verminderte Kohlenhydrataufnahme: Schwere Malabsorption, Fasten
2. Endokrine Störungen:
   - Inselzelltumoren (Adenom oder Karzinom)
   - Extrapankreatische Tumoren (mesenchymale Tumoren, gastrointestinale Tumoren u.a.)
   - Störungen der Funktion von Hypophysenvorderlappen oder Nebennierenrinde (STH-Mangel, Kortisolmangel)
3. Störungen der Leberfunktion (Glykogenmangel, Hemmung der Gluconeogenese) bei toxischen, infektiösen oder alkoholisch bedingten Leberschädigungen
4. Genetische Stoffwechseldefekte, z.B. Fruktoseintoleranz, Glykogenspeicherkrankheiten u.a.
5. Sonstiges: Sepsis, Insulinautoimmunsyndrom
6. Postprandiale Hypoglykämien (Früh- und Spät-Dumping-Syndrom)

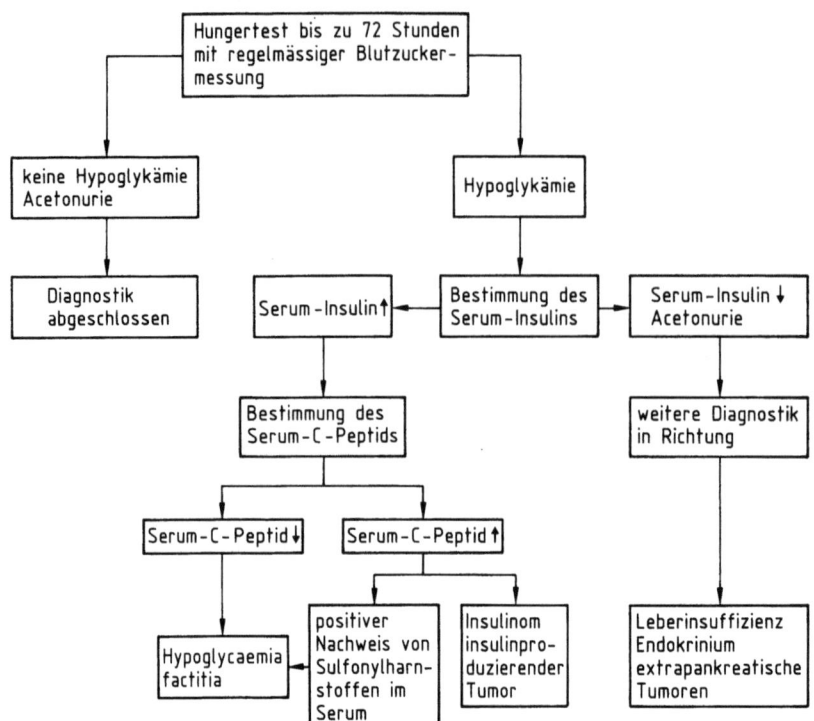

Abb. 56.1. Diagnostisches Stufenprogramm zur Abklärung einer Hypoglykämie (nach Berger u. Tsotsalas, 1983)

Diagnose. Die ätiologische Abklärung spontaner Hypoglykämien ist an eine umfangreichere Diagnostik gebunden (s. Abb. 56.1). Nach sorgfältiger Anamnese und gründlicher internistischer Untersuchung sollte zunächst der orale Glukosetoleranztest durchgeführt werden. Anschließend wird unter stationären Bedingungen ein 72stündiger Hungertest zur Provokation einer Nüchternhypoglykämie durchgeführt, wobei Ärzte und Pflegepersonal sich der drohenden Gefahr einer Hypoglykämie bewußt sein, und entsprechende therapeutische Maßnahmen, z.B. Glukoseinfusion, festgelegt sein müssen. Die Blutzuckerbestimmungen und Asservierung von Serum für eventuelle Hormonanalysen erfolgen alle 4 h. Der Test ist bei eindeutiger hypoglykämischer Symptomatik abzubrechen. Wird im Urin kein Azeton nachgewiesen, so erweckt dies den Verdacht, daß die vorgeschriebene Nahrungskarenz nicht eingehalten wurde bzw. daß ein Hyperinsulinismus oder eine schwere Leberinsuffizienz vorhanden sind. Bei negativem Testverlauf und Azetonnachweis im Urin kann eine Nüchternhypoglykämie sicher ausgeschlossen werden, womit die Diagnostik beendet ist.

Tritt eine Hypoglykämie unter Fastenbedingungen und bei nicht supprimiertem Seruminsulinspiegel auf, so ist sie nach Ausschluß einer Hypogly-

caemia factitia (Bestimmung des Serum-C-Peptids) durch die autonome Insulinsekretion eines Insulinoms bestimmt, das durch Sonographie, Computertomographie bzw. Angiographie zu lokalisieren ist.

Liegt bei nachgewiesener Hypoglykämie im Hungertest eine physiologische Suppression des Seruminsulinspiegels vor, so ist eine endokrine Insuffizienz des Hyphopysenvorderlappens, der Schilddrüse, der Nebennierenrinde oder des Nebennierenmarks zu sichern bzw. auszuschließen. Differentialdiagnostisch sind Leberzellinsuffizienz sowie extrapankreatische Tumoren wie Fibrosarkome und Hämangioperizytome auszuschließen.

Differentialdiagnose der hypoglykämischen Störungen: 1. Zerebrale Störungen: Monoplegie, Hemiplegie, transitorische ischämische Attacke, raumfordernde Prozesse, Bewußtseinsstörungen: Die Symptomatik kann auch bei langandauernder bzw. schwerer Hypoglykämie auftreten.

2. Krampfanfälle bei hypoglykämischen Störungen sind differentialdiagnostisch gegenüber Krampfanfällen bei genuinen oder symptomatischen Epilepsien abzugrenzen. Wichtig ist, daß die Krampfbereitschaft bei niedrigen Blutzuckerkonzentrationen erhöht ist.

3. Kardiale Synkopen setzen im Unterschied zu den hypoglykämischen Bewußtseinsstörungen schlagartig ein.

4. Psychische Störungen wie Unruhe, Dysphorie, Reizbarkeit, Konzentrationsstörungen können bei rezidivierender Hypoglykämie, z.B. bei fehlerhafter Insulindosierung oder aber auch als Symptom eines Insulinoms beobachtet werden.

5. Klimakterische Störungen bei Diabetespatientinnen können durch die Symptome Zittern und Unruhe, Schweißausbrüche und Tachykardie hypoglykämische Reaktionen vortäuschen bzw. verdecken.

6. Die adrenerge Symptomatik (s. oben) kann auch im Rahmen einer Hyperthyreose mit oder ohne gleichzeitigen Diabetes mellitus auftreten.

5 Komata bei Nierenerkrankungen

5.1 Coma uraemicum („Urämiesyndrom") s. Kap. 1.1.2

Das klinische Vollbild der dekompensierten, akuten oder chronischen Niereninsuffizienz wird entscheidend von den Symptomen der urämischen Enzephalopathie bestimmt, deren Auftreten für den Patienten stets eine lebensbedrohliche Situation darstellt. Seit Einführung der chronisch intermittierenden Dialysebehandlung und der Nierentransplantation in die Therapie der terminalen Niereninsuffizienz wird dieses Krankheitsbild nur noch relativ selten beobachtet.

Die urämische Enzephalopathie ist auf eine Reihe von metabolischen Störungen zurückzuführen, die beim Patienten mit dekompensierter Niereninsuffizienz nicht selten anzutreffen ist. Zusätzlich zu den Auswirkungen der Urämie per se müssen in diesem Zusammenhang u.a. Störungen im Flüssigkeits-, Elektrolyt- und Säure-Basenhaushalt sowie Auswirkungen der Hypoxie und der oft jahrelang bestehenden Hypertonie genannt werden. In der Regel sind die typischen klinischen Zeichen der urämischen Enzephalopathie bei den Patienten in unterschiedlicher Ausprägung vorhanden und können im Verlauf der Erkrankung bei ein und demselben Patienten variieren.

Die Entwicklung der urämischen Enzephalopathie korreliert in der Regel besser mit der Progredienz der Niereninsuffizienz als mit den Absolutwerten der biochemischen Veränderungen. Kranke mit akutem Nierenversagen entwickeln dabei oft schon nach wenigen Tagen bei nur relativ niedriger Serumkreatinin- und Harnstoffkonzentration eine ausgeprägte urämische Enzephalopathie, während Kranke mit chronischer Niereninsuffizienz oft lange asymptomatisch bleiben.

Eine Zuordnung der zentralnervösen Störungen bereitet meist keine Schwierigkeiten, wenn die klinische Symptomatik ausgeprägt ist: Das Hautkolorit der Patienten ist schmutzig-braun, die renale Anämie führt zu Blässe der Schleimhäute. Wegen des oft quälenden Pruritus finden sich häufig Kratzeffekte neben petechialen Hautblutungen (Thrombozytopenie bzw. Thrombozytopathie). Übelkeit, Erbrechen und blutige Durchfälle sind Folge der urämischen Gastroenteritis. Typisch ist der urämische Fötor. Wegen der Azidose ist die Atmung beschleunigt, Lungenstau und Pleuraergüsse können hinzutreten. Der Blutdruck ist in der Regel durch die Grunderkrankung erhöht. Oft klagen die Patienten über einen retrosternalen Schmerz (Perikarditis, koronare Herzkrankheit).

Aufgrund von Elektrolytverschiebungen können im EKG eine Verlängerung der QT-Strecke (Hypokalzämie) und spitze T-Wellen (Hyperkaliämie) dokumentiert werden.

Die zentralnervösen und neurologischen Störungen sind in Tabelle 56.4 zusammengefaßt. Störungen der Mentalfunktionen wie Reizbarkeit, Konzentrationsschwäche, Schlaflosigkeit usw. sind meist Frühsymptome jeder metabolischen Enzephalopathie; sie sind daher auch bei den meisten urämischen Patienten ein sehr empfindlicher Indikator. Falls in diesem Stadium keine Nierenersatztherapie eingeleitet wird, so werden in der Regel zunehmende Bewußtseinstrübung, Verwirrtheit,

Tabelle 56.4. Zentralnervöse Störungen bei urämischer Enzephalopathie

Psychopathologische Störungen

- *Frühsymptome:* Reizbarkeit, Konzentrationsschwäche, Schlaflosigkeit, Erschöpfung, Teilnahmslosigkeit
- *Spätsymptome:* Zunehmende Bewußtseinseintrübung, Verwirrtheit, Agitation, Halluzinationen, paranoide Züge

Neurologische Störungen

- *Frühsymptome:* Dysarthrie, Flapping tremor Asterixis
- *Spätsymptome:* Myoklonien, oft verbunden mit Sopor oder Koma, tetanische Krämpfe, generalisierter Krampfanfall

Agitation, gelegentlich Halluzinationen und paranoide Züge beobachtet.

Unter den neurologischen Symptomen der urämischen Enzephalopathie herrschen in der Frühphase der Urämie Dysarthrie. Flapping tremor und Asterixis vor. Letztere entwickelt sich etwa gleichzeitig mit der beginnenden Bewußtseinsstörung. Spätsymptome der urämischen Enzephalopathie sind Myoklonien, oft verbunden mit Sopor oder Koma, tetanische Krämpfe sowie der generalisierte Krampfanfall, in dessen Verlauf nicht selten der Tod eintritt.

Die im Rahmen der urämischen Stoffwechselentgleisung auftretende periphere Neuropathie ist initial durch langsam progrediente symmetrische Sensibilitätsstörungen der distalen unteren Extremität gekennzeichnet, die sich insbesondere durch ein gestörtes Vibrationsempfinden und Parästhesien manifestieren. Bei der fortgeschrittenen peripheren Neuropathie werden fibrilläre Muskelzuckungen, Muskelkrämpfe, gesteigerte Reflexe sowie eine Polyneuropathie der unteren Extremität beobachtet.

Die Diagnose der akuten urämischen Enzephalopathie läßt sich anhand der klinischen Untersuchung sowie der typischen laborchemischen Konstellation ohne Schwierigkeiten stellen. Im Elektroenzephalogramm findet man eine Verlangsamung des Grundrhythmus und Dysrhythmien. Die Latenz evozierter Potentiale (zentrale Überleitung) nimmt zu. Die Ableitung eines Elektromyogramms ist nicht dringend erforderlich, da die Polyneuropathie klinisch diagnostiziert werden kann.

Differentialdiagnostisch müssen von der akuten urämischen Enzephalopathie folgende Krankheitsbilder abgegrenzt werden, die speziell beim Nierenkranken Bewußtseinsstörungen hervorrufen können.

5.2 Enzephalopathie bei akuter Glomerulonephritis

Im Rahmen einer akuten oder rapid progressiven Glomerulonephritis tritt nicht selten eine Enzephalopathie auf, deren Ursache noch nicht eindeutig geklärt ist. Neben einem Hirnödem bei hyperhydrierten Patienten kommt ursächlich auch eine exzessive intrazerebrale Vasokonstriktion als Zeichen einer allgemeinen Kapillarschädigung im Rahmen der Grundkrankheit in Frage. Hypertone

Blutdruckwerte können der Enzephalopathie vorangehen.

Klinische Symptome sind im akuten Stadium Kopfschmerzen, Schwindel, Erbrechen, Sehstörungen bis zur Amaurose, Benommenheit und Unruhe. Die Reflexe sind gesteigert, Pyramidenzeichen und Kloni können vorhanden sein.

Am Augenhintergrund sind Gefäßverengungen nachweisbar. Tonisch-klonische Krämpfe können generalisiert, gelegentlich aber auch seitenbetont oder fokal auftreten.

5.3 Disäquilibriumsyndrom

Ein sog. Disäquilibriumsyndrom tritt gelegentlich während oder unmittelbar im Anschluß an die ersten Hämodialysen auf und ist durch eine ähnliche Symptomatik wie bei der akuten urämischen Enzephalopathie gekennzeichnet.

Ursächlich wird eine akute Hirndrucksteigerung mit Hirnödem unter der Dialysebehandlung angenommen. Bei schwerer urämischer Intoxikation und sehr effektiver Dialysetherapie werden osmotisch wirksame Substanzen rascher aus dem Blut eliminiert als sie aus dem Liquorraum nachdiffundieren können. Aufgrund dieses Mechanismus entsteht ein osmotischer Gradient zwischen Blut und Liquorraum, der einen Wassereinstrom in das Gehirn bewirkt.

5.4 Progressive Dialyseenzephalopathie

Das Krankheitsbild der progressiven Dialyseenzephalopathie („Dementia dialytica") wurde erstmals 1972 bei Patienten unter längerer chronischer Dialysebehandlung beschrieben und beinhaltet eine rasch progrediente neurologisch-psychiatrische Symptomatik, die durch Sprachstörungen (Broca-Aphasie. Speech-arrest), Wesensveränderungen, Psychosen, Demenz, Myoklonien und generalisierte Krampfanfälle gekennzeichnet ist. Die Symptomatik verschlechtert sich meist unter der Dialysetherapie. Die progressive Dialyseenzephalopathie führt nicht selten innerhalb von Monaten zum Tode, allerdings sind auch Remissionen und Defektheilungen beschrieben worden. Als Ursache wird eine chronische Intoxikation mit Aluminium angenommen, das in Form von Phosphatbindern und Kationenaustauschern aufgenommen wird und in der Dialysatflüssigkeit vorhanden sein kann. Im EEG finden sich fokale Sharpwave- und Spikewave-Gruppen bei unterschiedlichen Graden der Allgemeinveränderungen vorwiegend in den frontalen und temporalen Ableitungen.

5.5 Hartwassersyndrom

Unter einem Hartwassersyndrom versteht man eine akut während der Hämodialyse auftretende Hyperkalzämie, die aufgrund eines raschen Anstiegs des Kalziumgehalts im Waschwasser bei Versagen des Ionenaustauschers oder der Umkehrosmoseanlage auftreten kann. Bezüglich der Symptomatologie der Hyperkalzämie s. Kapitel 42.3. Neben einer zunehmenden Somnolenz gehören zu den Symptomen des Hartwassersyndroms eine Hypertonie und, im Gegensatz zum Dysäquilibriumsyndrom, eine Bradykardie.

6 Coma hepaticum

Aufgrund der ikterischen Hautfärbung bietet das Coma hepaticum in der Regel keine diagnostischen Schwierigkeiten. Ikterus ist jedoch beim hepatischen Koma nicht obligat. So kann der Kranke bei perakuten Verlaufsformen (Reye-Syndrom, schwere Knollenblätterpilzvergiftung) innerhalb von wenigen Stunden in ein tiefes Koma verfallen und sterben, bevor sich ein Ikterus entwickelt hat. Zerebrale Funktionsstörungen können bei einer Reihe von Lebererkrankungen auftreten, deren Spektrum von der latenten portokavalen Enzephalopathie bis zum Coma hepaticum reicht. Es handelt sich somit nicht um ein klar definiertes Krankheitsbild, sondern um ein Syndrom von unterschiedlicher Intensität, ausgelöst durch verschiedene Ursachen.

Die frühere Einteilung in Leberzerfalls- und Leberausfallskoma wurde in den letzten Jahren aufgegeben. Man unterscheidet heute zwischen akutem und chronischem Leberversagen. Von akutem Leberversagen spricht man, wenn das genannte klinische Syndrom innerhalb von 8 Wochen nach Erstmanifestation einer Lebererkrankung bei einem zuvor lebergesunden Patienten auftritt. Klinisch findet man beim akuten Leberversagen neben dem Ikterus eine vergrößerte oder auch eine nicht mehr palpable Leber sowie eine oftmals vergrößerte Milz. Hämorrhagische Diathese, stark erhöhte Transaminasen oder Transaminasensturz sowie metabolische Störungen (Hypoglykämie, Hypokaliämie, funktionelles Nierenversagen) stehen im Vordergrund. Beim chronischen Leberversagen finden sich zusätzlich die klinischen Zeichen der chronischen Hepatopathie (vergrößerte derbe, oft höckrige Leber, Leberhautzeichen, oftmals nur gering erhöhte Transaminasen). Zwischen dem akuten und chronischen Leberversagen lassen sich die folgenden biochemischen Unterschiede aufzeigen: Transaminasen, LDH und GLDH sind im Initialstadium des akuten Leberversagens stark erhöht, beim chronischen Leberversagen – je nach Parenchymschwund – normal bis leicht erhöht. Die Ammoniakkonzentration im Blut verhält sich umgekehrt. Beim chronischen Leberversagen findet sich eine Alkalose, während beim Hepatiskoma eine Azidose anzutreffen ist. Die Pseudocholinesterase ist beim akuten Leberversagen aufgrund ihrer langen Halbwertszeit normal oder leicht erniedrigt, beim Zirrhosekoma dagegen stark vermindert.

Die plasmatischen Gerinnungsfaktoren II, V, VII, IX und X sind in der Regel erniedrigt.

Die häufigsten Ursachen des Coma hepaticum zeigt Tabelle 56.5.

Das akute Leberversagen ist ein relativ seltenes Ereignis. Bei 132 in 7 Jahren im King's College in London beobachteten Patienten mit akutem Leberversagen fand sich in 59 Fällen eine Virushepatitis, bei 46 Patienten eine Paracetamolvergiftung, 20mal eine Halothaneinwirkung, in 4 Fällen andere lebertoxische Pharmaka, bei einem Patienten eine Pilzvergiftung und in 2 Fällen eine akute Schwangerschaftsleber. Arzneimittel, auf die tödliche Leberzellnekrosen zurückgeführt werden, enthält Tabelle 56.6.

Die klinischen Veränderungen resultieren aus dem Zusammenbruch der wesentlichen Leberfunktionen: Entgiftung, Synthese und Sekretion. Wegweisend für die Diagnose ist oft die Notfallanamnese, die meist nur von Begleitpersonen erhalten werden kann. Angaben beispielsweise über die Toxineinnahme können bereits frühzeitig zur Diagnosesicherung beitragen. Stets ist neben dem Alkoholabusus auch nach dem Genuß von Pilzen zu fragen. Die Virushepatitiden lassen sich anamnestisch gelegentlich anhand ihrer Inkubationszeit und ihrem Übertragungsmodus unterscheiden.

Tabelle 56.5. Klassifikation und Ätiologie des Coma hepaticum (nach Mörl)

Akutes Leberversagen

- Virusinfektionen: Hepatitis A, B, Non-A-Non-B, Marburg-, Herpes simplex-Viren
- Alkoholhepatitis
- Vergiftungen: Knollenblätterpilz, Paracetamol, Tetrachlorkohlenstoff, Chloroform u.a.
- Arzneimittelschäden: z.B. Tetrazyklin, Anästhetika.
- Akute Schwangerschaftsfettleber.
- Reye-Syndrom
- Akute Lebervenenthrombose (Budd-Chiari-Syndrom)
- Septische Cholangitis mit Abszedierung
- Primäre und sekundäre maligne Tumoren
- Stoffwechselstörungen (z.B. M. Wilson)

Chronisches Leberversagen

- Zu reichliche Eiweißzufuhr bei Leberzirrhose
- Gastrointestinale Blutungen
- Alkoholabusus
- Akute Infektionen
- Überdosierung von Diuretika
- Sedativa
- Operationen
- Aszitespunktionen
- Durchfall und Erbrechen
- Pfortader- sowie Lebervenenthrombose

Tabelle 56.6. Arzneimittel mit möglichen tödlichen Leberzellnekrosen (nach Bode)

Arzneimittel	Arzneimittel
Amphotericin B	Isoniacid
Carbamazepin	α-Methyldopa
Chlorpromazin	6-Mercaptopurin
Dantrolen	Paracetamol
Desipramin	Phenylbutazon
Halothan	Probenecid
Imipramin	Tetrazykline
Indometazin	Thiouracil
	Tolbutamid

Die klinische Symptomatik ist durch neurologisch-psychiatrische Veränderungen gekennzeichnet, deren Spektrum von leichter Bewußtseinstrübung bis hin zum tiefen Koma reicht. Nach Trey lassen sich 4 Komastadien unterscheiden, die innerhalb von kurzer Zeit ineinander übergehen können (Tab. 56.7). Diese Einteilung hat sich bewährt, da zwischen Letalität des Coma hepaticum und dem Komastadium eine enge Korrelation besteht.

Der Komagrad sollte 2mal täglich überprüft werden, wobei sich psychomotorische Tests (Schriftproben, Rechenproben, Streichholztest

Tabelle 56.7. Stadien des Coma hepaticum

Stadium 1: Prodromalstadium, gekennzeichnet durch rasche Ermüdbarkeit und Verlangsamung, Konzentrations- und Merkfähigkeitsstörungen, verwaschene Sprache, Stimmungslabilität und beginnenden Flappingtremor, keine EEG-Veränderungen

Stadium 2: Drohendes Koma: Der Patient zeigt eine zunehmende Schläfrigkeit und Apathie. Typischer Flappingtremor. Auffällige Schriftprobe, Koordination gestört, leichte EEG-Veränderungen

Stadium 3: Stupor: Der Patient schläft fast stets, die Reflexe sind gesteigert, die Kornealreflexe sind erhalten, Reaktionen auf Schmerzreize verzögert. Foetor hepaticus. Deutliche EEG-Veränderungen

Stadium 4: Tiefes Koma: Der Patient ist bewußtlos, zeigt keine Reaktion auf Schmerzreize, die Reflexe sind aufgehoben, (Kornealreflexe erloschen). Atmung vertieft. Flappingtremor fehlt meistens. EEG: schwere Allgemeinveränderungen und triphasische Wellen

etc.) sowie regelmäßige EEG-Ableitungen bewährt haben. Das EEG zeigt als wichtigsten, allerdings unspezifischen Hinweis auf eine portokavale Enzephalopathie eine Frequenzabnahme des α-Rhythmus von 8–13 Wellen auf einen δ-Rhythmus von etwa 4 Wellen. Die Diagnose eines Leberkoma stellt eine Ausschlußdiagnose dar. Sie ist einfach zu stellen, wenn der Patient als Leberkranker bekannt ist und ein auslösendes Ereignis eruiert werden kann (siehe Tabelle 56.1). Generell sollten unklare Komazustände oder abnorme psychische Verhaltensweisen an ein Coma hepaticum denken lassen. Vom Leberkoma ohne Ikterus sind differentialdiagnostisch abzugrenzen: Hirntumoren, das subdurale Hämatom (gehäuft bei Alkoholabusus!), die akute Alkoholintoxikation, das Wernicke-Syndrom (Okulomotoriusparese), die Korsakow-Psychose, weitere akute psychiatrische Krankheitsbilder sowie zerebralsklerotische Verwirrtheitszustände.

7 Koma bei akuter respiratorischer Insuffizienz

Unter einer respiratorischen Insuffizienz versteht man eine Störung der Oxygenierung des arteriellen Bluts und/oder der Elimination von CO_2, so daß eine Hypoxie bzw eine Hyperkapnie oder beides entstehen. Man spricht von einer Partialinsuffizienz, wenn lediglich die Sauerstoffaufnahme ge-

Tabelle 56.8. Ursachen der respiratorischen Insuffizienz (s. auch Kap. 15)

Zentralnervöse Erkrankungen mit geschädigtem Atemzentrum:

Intoxikation mit Schlafmitteln, Narkotika und Sedativa, Hirnödem, intrazerebrale Drucksteigerung, schwere metabolische Alkalose, Pickwick-Syndrom

Neuromuskuläre Erkrankungen mit Schwächung der Atemmuskulatur:

Polyradikulitis, Myasthenia gravis, Cholinesterasehemmerintoxikation

Bronchopulmonale Erkrankungen:

Status asthmaticus, Bronchiolitis, Spannungspneumothorax, Schocklunge, schwere obstruktive Bronchitis, obstruktives Lungenemphysem, akuter Pleuraerguß, schwere ausgedehnte Pneumonie, akute Aspiration, Lungenödem, interstitielle Pneumonitis, akute Vaskulitis

stört ist (Hypoxämie; pO_{2a} <60 mm Hg) und von einer Globalinsuffizienz, wenn zusätzlich die CO_2-Elimination beeinträchtigt ist (Hypoxämie und Hyperkapnie; pO_{2a} <60 mm Hg, pCO_{2a} >45 mm Hg). In Tabelle 56.8 sind die häufigsten Ursachen der respiratorischen Insuffizienz zusammengefaßt (Ausführlich s. Kap. 15).

Im Vordergrund der klinischen Symptomatik stehen Dyspnoe und Tachypnoe (oft mit Nasenflügelatmen verbunden). Als Folge der Hypoxämie entwickelt sich eine stärkere Zyanose. Der Hustenstoß ist vermindert. Dabei korreliert der Schweregrad der Dyspnoe nicht mit der Hypoxämie, sondern mit der jeweils aufzuwendenden Atemarbeit. Bereits bei O_2-Partialdrücken von 60 mm Hg ist mit einer Verschlechterung differenzierter zerebraler Leistungen zu rechnen. Ein weiterer Abfall der O_2-Partialdrücke führt zum Nachlassen geistiger Fähigkeiten, Urteilsschwäche, Erregungszuständen (z.T. auch Euphorie) und schließlich zu Bewußtseinsstörungen bis zum Koma. Der kritische arterielle Sauerstoffversorgungsdruck liegt bei 30 mm Hg. Eine vollständige Unterbrechung der O_2-Zufuhr zum Gehirn führt nach 8–12 s zur Bewußtlosigkeit, und nach 20–30 s ist die Spontanaktivität der Hirnrinde erloschen.

Bei arteriellen CO_2-Druckwerten von >70 mm Hg lassen sich zerebrale Ausfallserscheinungen fast regelmäßig nachweisen. Allerdings ist die klinische Symptomatik der Hyperkapnie von der Entwicklungsgeschwindigkeit und der Dauer der CO_2-Retention abhängig, was z.B. erklärt, daß Kranke mit chronischer Hyperkapnie CO_2-Partialdrücke von 60 mm Hg noch gut tolerieren kön-

nen. Die zerebrale Symptomatik bei zunehmender Hyperkapnie ist durch Apathie, Somnolenz und einen Wechsel zwischen einem Schlaf- und Wachzustand charakterisiert. Weiterhin treten Kopfschmerzen als Folge der Zunahme der zerebralen Durchblutung und der Liquordrucksteigerung sowie neurologische Störungen wie Adynamie und Areflexie auf, die gelegentlich zu Fehldiagnosen wie zerebraler Insult oder Hirntumor Anlaß geben. Gelegentlich werden auch delirante und paranoide Zustände beobachtet. Eine weitere Zunahme der Hyperkapnie führt schließlich zum hyperkapnischen Koma. Bei Kranken mit chronischer respiratorischer Globalinsuffizienz mit deutlicher Hyperkapnie kann ein derartiges Koma durch therapeutische O_2-Gabe induziert werden, da auf diese Weise der O_2-Mangel beseitigt wird, der den einzig wirksamen Atemreiz in diesem Fall darstellt. Die differentialdiagnostische Abgrenzung des Koma bei akuter respiratorischer Insuffizienz von anderen Komaformen verursacht aufgrund der charakteristischen Anamnese und der typischen klinischen Befunde in der Regel keine Probleme.

8 Akute Nebennierenrindeninsuffizienz (Addison-Krise)

Die akute Nebennierenrindeninsuffizienz (Addison-Krise) entwickelt sich in den meisten Fällen aus einer vorbestehenden chronischen primären Nebennierenrindeninsuffizienz. Auslösende Ursachen können ein gesteigerter Hormonbedarf infolge Belastung durch Operation, Trauma, Narkose, fieberhafte Infekte, forcierte Diurese oder körperlicher Streß sein, besonders wenn in solchen Situationen keine zusätzliche Glukokortikoidsubstitution erfolgt. Auch bei abruptem Abbruch einer längeren Therapie mit Glukokortikoiden kann es zur Krise kommen.

Häufige Ursachen einer akuten Nebennierenrindeninsuffizienz sind Nebennierenblutungen, beispielsweise unter Antikoagulanzientherapie. Zu einer Nebennierenrindenblutung (adrenale Apoplexie) kann es in seltenen Fällen auch während der Schwangerschaft oder bei idiopathischer Nebennierenvenenthrombose bzw. nach Venographie kommen. Zusätzliches Symptom einer solchen Nebennierenrindenblutung sind gewöhnlich Flankenschmerzen, Abdominalschmerzen oder bei ausgedehnter Blutung peritoneale Reizzustände.

Ein besonderes Krankheitsbild stellt die akute Nebennierenrindenblutung im Rahmen einer Meningokokkensepsis dar. Der Beginn der Erkrankung ist meist perakut. Gemeinsam mit Schwindel, Erbrechen, Kopfschmerzen, Schüttelfrösten kommt es sehr rasch innerhalb von Stunden zu einer diffusen Purpura.

Entwickelt sich die Addison-Krise auf dem Boden einer chronischen Nebennierenrindeninsuffizienz, so können die charakteristischen Pigmentveränderungen der Haut richtungweisend sein; an lichtexponierten Körperstellen sowie im Bereich der Achselhöhlen, der Mamillen und in den Hautfalten tritt eine verstärkte Pigmentierung auf. An der (Mund-)Schleimhaut findet man Pigmentflecken. Müdigkeit und progrediente Schwäche als Symptome der Addison-Krankheit verstärken sich. Der Blutdruck ist niedrig und die Körpertemperatur eher vermindert. Auch Muskel- und Gelenkschmerzen können auftreten.

Besonderes und klinisch wichtiges Zeichen der drohenden Krise sind kolikartige Oberbauchschmerzen, verbunden mit Erbrechen und Durchfällen. Rasch kommt es zu einem schweren Verlust von Flüssigkeit und Elektrolyten und damit einer weiteren Reduktion des Extrazellulärvolumens mit nachfolgender Oligurie. Die Symptomatik kann sich innerhalb von wenigen Stunden verschlimmern. Oft werden in der Addison-Krise auch akute exogene Psychosen mit Halluzinationen, Erregungszuständen und Delirien beobachtet. Die neuromuskuläre Schwäche geht mit Störungen der Atmung einher und macht dem Patienten das Sprechen oft unmöglich. Unruhe, Apathie und Koma bis hin zu zerebralen Krampfanfällen können auftreten und werden durch die bestehende Hypoglykämie noch verstärkt.

Da die Therapie in der akuten Situation unverzüglich eingeleitet werden muß, können die meisten Labordaten (s. Tab. 56.9) nicht abgewartet werden. Exsikkose, Elektrolytstörungen, Hypoglykämie, Azidose und Eosinophilie sind charakteristische Befunde. Zur Sicherung der Diagnose der Nebennierenrindeninsuffizienz reicht meist die Bestimmung des Plasmokortisols vor und nach ACTH-Gabe aus (ACTH-Kurztest: Bestimmung des Plasmakortisols aus liegender Armvene vor sowie 30, 60 und 90 min nach Verabreichung von 25 IE ACTH. Der Test sollte, da Komplikationen bekannt sind, nur bei bereitgestellter Hydrokortisoninjektion erfolgen. Für die ACTH-Bestimmung sollte Blut vor ACTH-Gabe asserviert werden.

Tabelle 56.9. Befunde bei akuter Nebennierenrindeninsuffizienz

1. Dehydratation, Exsikkose: Hämatokrit erhöht, MCV vermindert, Gesamteiweiß erhöht, Oligurie mit der möglichen Folge einer Niereninsuffizienz
2. Hypoglykämie
3. Elektrolytstörungen: Hyponatriämie (gelegentlich verschleiert durch die Dehydratation), Hyperkaliämie, Hyperkalzämie (in 35% der Fälle).
4. Azotämie mit Erhöhung der harnpflichtigen Substanzen
5. Metabolische Azidose
Zu 3–5: Beachte Differentialdiagnose zur Niereninsuffizienz.
6. Verminderung von Kortisol, fehlender Anstieg nach ACTH; basales ACTH bei primärer Nebennierenrindeninsuffizienz erhöht (>250 pg/ml).
7. Lymphozytose, Eosinophilie

Die weitere ätiologische Diagnostik zielt einmal darauf ab, eine vorbestehende Nebennierenrindeninsuffizienz nachzuweisen: Verkalkungen bei Tuberkulose, Ausschluß von Tumormetastasen, Sarkoidose, Amyloidose. Bei Verdacht auf eine idiopathische Nebennierenrindenatrophie wird man in erster Linie an Autoimmunmechanismen denken, die mit 80% die häufigste Ursache darstellen, bzw. gleichzeitig bestehende andere endokrine Erkrankungen überprüfen. Zum anderen sind besonders auch bei der Erhebung der Anamnese, einschließlich Fremdanamnese, auslösende Ursachen wie Trauma, Infekt, Operationen, Narkose, vorausgehende Steroidmedikation u.a. abzuklären. Da gelegentlich die typische Pigmentierung fehlen kann, kommen solchen anamnestischen Angaben besondere Bedeutung zu.

Differentialdiagnostisch sind die Bauchschmerzen der Addison-Krise gegenüber anderen akuten Abdominalbeschwerden abzugrenzen. Da eine Appendizitis und Appendektomie eine Addison-Krise auslösen kann, wie umgekehrt die Bauchschmerzen der Addison-Krise eine Appendizitis vortäuschen können („Pseudoperitonitis"), kommt letzterer Differentialdiagnose besondere Bedeutung zu. – Ein hypoglykämisches Koma läßt sich aufgrund seiner besonderen Symptomatik abgrenzen. Die Differentialdiagnose gegenüber der thyreotoxischen Krise kann, da Adynamie und Exsikkose hier ebenfalls auftreten, schwierig sein, um so mehr als einige Symptome der thyreotoxischen Krise durch die gleichzeitig sich entwickelnde Nebennierenrindeninsuffizienz verursacht werden. Hyperthermie und Hypermetabolismus sprechen dabei eher für eine Schilddrüsenüberfunktion.

9 Thyreotoxische Krise (s. auch Kap. 46.3)

Unter einer thyreotoxischen Krise versteht man eine akut einsetzende, lebensbedrohliche Exazerbation einer vorbestehenden, aber oft nicht erkannten Hypothyreose. Als auslösende Ursachen müssen die hochdosierte Jodzufuhr (Röntgenkontrastmittel bzw. jodhaltige Medikamente), operative Eingriffe, schwere Infektionen, Traumen und emotionale Faktoren angesehen werden.

Die Diagnose der thyreotoxischen Krise wird aufgrund anamnestischer Daten (vorbestehende Erkrankungen der Schilddrüse, Schilddrüsenoperationen, Inkorporation jodhaltiger Substanzen) klinischer und laborchemischer Kriterien gestellt. Die klinischen Leitsymptome der Erkrankung sind in Tabelle 56.10 zusammengestellt.

Aus Gründen der diagnostischen Standardisierung und der prognostischen Beurteilung wird die thyreotoxische Krise in 3 Stadien mit gleichen internistischen Leitsymptomen eingeteilt, die sich durch das Ausmaß der Bewußtseinsstörungen differenzieren lassen:

Im Stadium I sind die Patienten unruhig, verwirrt und können depressiv und/oder psychotisch sein (Suizidalität). Im Stadium II sind die Kranken desorientiert und können eintrüben, und im Stadium III liegt ein komatöser Zustand vor.

Laboranalytisch besteht eine deutliche Erhöhung der Schilddrüsenhormone (T_3 und T_4) im Serum, die jedoch auch fehlen kann. Das Serumcholesterin ist erniedrigt. Weitere Befunde: oft eine Hyponatriämie, Erhöhung des Blutzuckers, der al-kalischen Phosphatase und der harnpflichtigen Substanzen im Serum. Eine spezifische neurologische Diagnostik ist nicht erforderlich. Differentialdiagnostisch müssen alle hochfieberhaft septisch verlaufenden Krankheitsbilder, die Phäochromocytomkrise, der hypoglykämische Schock, die schwere Myokarditis, die akute paranoid-halluzinatorische Psychose sowie die Katatonie abgegrenzt werden (s. Kap. 46.3).

10 Myxödemkoma (s. auch Kap. 46.4)

Das Myxödemkoma stellt das Finalstadium einer nicht therapierten Schilddrüsenunterfunktion dar. Die Höhe des Thyroxinspiegels korreliert nicht mit der Schwere des Krankheitsbilds. Das Myxödemkoma kann auf dem Boden einer schweren Hypothyreose durch zusätzliche Faktoren wie Infekte, operative Eingriffe, septische Zustände, Kälte, Streß oder die Einnahme bestimmter Pharmaka (Phenothiazine oder Barbiturate) ausgelöst werden. In der Geschlechtsverteilung findet man ein Überwiegen des weiblichen Geschlechts mit einem Verhältnis von 6:1.

Die typischen klinischen und laboranalytischen Parameter des Myxödemkomas sind in Tabelle 56.11 zusammengefaßt. Von anderen Komaformen läßt sich das Myxödemkoma prima vista durch den myxödematösen Aspekt von Haut und Zunge, den pyknischen Habitus sowie die atrophische oder fehlende Schilddrüse (Zustand nach Re-

Tabelle 56.10. Klinische Leitsymptome der thyreotoxischen Krise (s. auch Kap. 46.3)

- Abrupter Beginn mit starker Unruhe, Erregbarkeit und Schlaflosigkeit, später Adynamie
- Hyperthermie mit Temperaturen bis 41° C
- Exsikkose
- Sinustachykardie bis 200/min oder tachykardes Vorhofflimmern
- Anfangs systolische Blutdrucksteigerung mit großer Blutdruckamplitude und allen Zeichen des hyperkinetischen Kreislaufs, später Blutdruckabfall bis Schock
- Feuchte warme Haut mit Zeichen der peripheren Vasodilation
- Tremor
- Adynamie, Apathie
- Durchfälle, Erbrechen
- Muskelschwäche (Augenmuskeln!)
- Verwaschene Sprache

Tabelle 56.11. Klinische und laborchemische Befunde bei Myxödemkoma (s. auch Kap. 46.4)

Klinische Kriterien

- Komabeginn mit allgemeiner psychischer Verlangsamung und Somnolenz
- Myxödematöse Haut, pyknischer Habitus, Makroglossie
- Atrophische oder resezierte Schilddrüse oder hypothyreote Struma
- Ausgeprägte Hypothermie
- Herabgesetzte oder erloschene Reflexe
- Oft Hypotonie
- Herabgesetzte Atemtiefe und Atemfrequenz

Laborchemische Kriterien

- T_3 und T_4 vermindert. TSH erhöht
- Hypercholesterinämie
- Hyponatriämie, Hypokaliämie
- Respiratorische Azidose

sektion oder fehlende Schilddrüse (Zustand nach Resektion oder Radioiodtherapie) oder die hypothyreote Struma abgrenzen.

Diagnostischen Ausschlag geben die ausgeprägte Hypothermie mit Körpertemperaturen bis unter 30° C, die herabgesetzten oder erloschenen Reflexe, die Niedervoltage mit Sinusbradykardie bzw. bradykardem Vorhofflimmern im EKG, das radiologisch vergrößerte Herz und die typische laborchemische Konstellation (Tabelle 56.11). Insbesondere bei radiologisch deutlich vergrößertem Herz muß ein Perikarderguß mittels Ultraschallkardiogramm ausgeschlossen werden. Im Elektroenzephalogramm finden sich beim Myxödemkoma unspezifische Allgemeinveränderungen in Abhängigkeit von der Komatiefe. Zusammen mit der Hypothermie besteht häufig eine alveoläre Hypoventilation, die durch Retention von CO_2 die Entstehung des Komas begünstigt bzw. ein bereits bestehendes Koma verstärkt. Durch adäquate Behandlung kann dieses sekundäre Koma rasch zum Verschwinden gebracht werden. Differentialdiagnostisch muß das Myxödemkoma vom hypophysären Koma abgegrenzt werden.

11 Hypophysäres Koma

Entscheidend für das klinische Bild sind der ACTH- oder TSH-Mangel bzw. Ausfall. Die wichtigsten Ursachen sind Hypophysentumoren, postpartale ischämische Nekrosen des Hypophysenvorderlappens (Sheehan-Syndrom), Blutungen in die Hypophyse, Schädel-Hirn-Traumen sowie vorausgehende chirurgische oder Bestrahlungstherapie in der Hypophysenregion. Die hypophysäre Krise bzw. das Koma können sich Jahre nach Beginn einer vorbestehenden, klinisch manchmal nicht erkannten Hypophysenvorderlappeninsuffizienz als deren Endstadium manifestieren, wobei physische oder psychische Belastungen, Infektionen, Kälte oder operative Eingriffe auslösende Faktoren darstellen können.

Anamnestisch muß nach Kopfschmerzen unklarer Genese, vorangehender Geburt mit versiegender Laktation und sekundärer Amenorrhö, nach Operationen bzw. Bestrahlungen im Schädelbereich sowie nach Sehstörungen (Gesichtsfeldausfälle) gefahndet werden. Die Leitsymptome und klinischen Befunde entsprechen zu einem gro-

ßen Teil denen des Myxödemkoma bzw. der Addison-Krise. Klinisch auffällig sind vermehrte Schwäche, Müdigkeit, Kälteintoleranz, Haarausfall, blasse (alabasterfarbene) Haut, Libidoverlust, Bradykardie und Hypotonie.

Laboranalytisch sind Kortisol, T_3, T_4, ACTH, STH und TSH vermindert. Es besteht auch eine Hypoglykämie. Durch apparative Zusatzdiagnostik können computertomographisch Veränderungen im Bereiche der Sella turcica nachgewiesen werden. Auf eine Gesichtsfeldbestimmung darf nicht verzichtet werden.

Differentialdiagnostisch sind in erster Linie die (akute) Nebennierenrindeninsuffizienz sowie das hypothyreote (Myxödem-) Koma auszuschließen. Schwierigkeiten in der Abgrenzung gegenüber einer Anorexia mentalis bestehen im allgemeinen nicht (s. Kap. 46.4).

12 Hyperkalzämische Krise
(s. auch Kap. 42.3)

Eine mehr oder weniger rasche Verschlechterung der Symptomatik eines Hyperkalzämiesyndroms wird als hyperkalzämische Krise bezeichnet. Sie stellt einen lebensbedrohlichen Zustand dar. Dabei ist der Schweregrad des Krankheitsbildes nur bedingt von der absoluten Höhe der Serumkalziumkonzentration abhängig, jedoch ist diese meist auf Werte über 3,75 mmol/l erhöht.

Ursachen der hyperkalzämischen Krise s. Tab. 56.12. Häufigste Ursache sind Karzinome

Tabelle 56.12. Ursachen der hyperkalzämischen Krise, geordnet nach der Häufigkeit (s. auch Kap. 42.3)

1. Maligne Erkrankungen
   - Malignome mit osteolytischer Knochenmetastasierung: Mammakarzinom, Bronchialkarzinom, Nierenkarzinom, Schilddrüsenkarzinom
   - Tumoren mit paraneoplastischer Hyperkalzämie (nichtendokrine hormonsezernierende Tumoren)
   - Hämoblastosen: Plasmozytom, Leukämie, M. Hodgkin
2. Primärer Hyperparathyreoidismus
3. Vitamin D- und AT-10-Intoxikation
4. Seltene Ursachen: Sarkoidose, Immobilisation, Hyperthyreose, Nebennierenrindeninsuffizienz, Akromegalie, Hartwassersyndrom bei Dialysepatienten, Milch-Alkali (Burnett)-Syndrom

mit osteolytischer Skelettmetastasierung. Laborchemisch läßt sich ein Anstieg sowohl des Kalziums als auch des Phosphats im Serum nachweisen. Bei einem Teil der Malignome findet sich eine Hyperkalzämie auch ohne metastatische Knochenläsionen. In diesen Fällen werden vom Tumor Hormone oder hormonähnliche Substanzen sezerniert (Prostaglandine, osteolytisch wirkende Steroide). Einige Primärkarzinome sind imstande, ein parathormonähnliches Polypeptid zu sezernieren, welches eine Hyperkalzämie und eine Hypophosphatämie hervorruft. Vom primären Hyperparathyreoidismus läßt sich dieser Pseudohyperparathyreoidismus aufgrund des Säure-Basen-Status abgrenzen: die hyperkalzämische Krise bei primärem Hyperparathyreoidismus geht häufig mit einer metabolischen Azidose (hohes Serumchlorid, niedriges Serumbikarbonat) einher, während Kranke mit Hyperkalzämie bei hormonsezernierenden Tumoren einschließlich Pseudohyperparathyreoidismus häufig eine metabolische Alkalose aufweisen.

Hyperkalzämische Krisen werden nicht selten bei hämatologischen Erkrankungen, besonders beim Plasmozytom beobachtet, in dessen Verlauf in etwa 50% der Fälle eine Hyperkalzämie besteht. Als Ursachen für die Hyperkalzämie bei Hämoblastosen werden der osteoklastenaktivierende Faktor, parathormonähnliche Peptide und Prostaglandine diskutiert.

Der primäre Hyperparathyreoidismus (Klinik s. Kap. 42.3) ist durch die laborchemische Konstellation Hyperkalzämie, Hypophosphatämie sowie in der Regel durch eine erhöhte alkalische Phosphatase gekennzeichnet.

Die gastrointestinale, renale und kardiale Symptomatik der hyperkalzämischen Krise ist in Tab. 56.13 zusammengestellt. Auffallend sind besonders eine vermehrte Müdigkeit, Schlappheit

und Adynamie. Auch Verstimmungen und Depressionen werden nicht selten beobachtet. Die neurologische Diagnostik ergibt in der Regel eine Hyporeflexie sowie eine Eiweißvermehrung im Liquor. Im fortgeschrittenen Stadium der hyperkalzämischen Krise findet sich neben Unruhe, Verwirrtheit und Psychosen zunehmende Somnolenz bis zum Koma.

Da das neurologisch-psychiatrische Bild der hyperkalzämischen Krise nicht charakteristisch ist, besitzt die Anamnese eine zentrale Bedeutung. Differentialdiagnostisch abzugrenzen sind Tablettenintoxikationen, andere metabolische und endokrine Komata, Dehydratation, Störungen des Stoffwechsels, Hirntumoren sowie Psychoschen.

13 Hyper- und hypokaliämische Komazustände

Klinik und Ursachen der Hyper- und Hypokaliämie sind ausführlich in Kap. 41 beschrieben.

Die klinische Symptomatik der Hyperkaliämie wird besonders bei ansteigenden Kaliumwerten über 7,5 mmol/l durch aufsteigende schlaffe Lähmungen vom Landry-Typ bestimmt, wobei es zusätzlich zu Lähmungen der Atemmuskulatur kommen kann. Verwirrtheitszustände sind häufig. Erste Hinweise einer zunehmenden Hyperkaliämie sind EKG-Veränderungen wie spitze T-Zacken, Verbreiterung des QRS-Komplexes, Verschwinden der P-Zacke und schließlich Arrhythmien.

Echte Komazustände werden in der Regel nicht beobachtet, da die kardiotoxische Wirkung der Hyperkaliämie mit den finalen Folgen eines Kammerflimmerns und diastolischen Herzstillstandes vorrangig ist.

Auch die Hypokaliämie ist in erster Linie an den EKG-Veränderungen zu verfolgen, z.B. Abflachung der T-Welle, ST-Senkung, Ausbildung einer U-Welle, TU-Verschmelzungswelle und insbesondere tachykarde Herzrhythmusstörungen. Von Bedeutung ist hier besonders die neurologische Symptomatik mit Atonie der Muskulatur, Hyporeflexie, schlaffen Lähmungen, Magen-Darm-Atonie und paralytischem Ileus. Apathie und Somnolenz sind in fortgeschrittenen Fällen zu beobachten.

Differentialdiagnostisch ist dieser Befund jedoch vieldeutig, weshalb in erster Linie andere Stö-

---

Tabelle 56.13. Symptome und Komplikationen der hyperkalzämischen Krise

Gastrointestinale Symptome:
Erbrechen, Obstipation, paralytischer Ileus, Ulzera, Pankreatitis

Renale Symptome:
Initial Polyurie, Exsikkose, Hypokaliämie, Hypomagnesiämie, später Oligurie und Anurie

Kardiale Symptome:
Tachykardie, Rhythmusstörungen, Verkürzung der QT-Zeit (nicht obligat), Herzstillstand

rungen des Wasser-Elektrolyt-Haushaltes auszuschließen sind. Stehen Adynamie und schlaffe Lähmungen der Skelett- und Atemmuskulatur im Vordergrund, so sind Myasthenie und Dermatomyositis differentialdiagnostisch in Erwägung zu ziehen; besteht bereits ein komatöser Zustand, so sind andere endokrine Komata und Stoffwechselkrisen auszuschließen.

14 Koma bei exogenen Intoxikationen, wichtigste Vergiftungsformen

Die wichtigsten, zu komatösen Zuständen führenden Vergiftungsformen sind Schlafmittelintoxikationen, Kohlenmonoxydvergiftungen, Alkaloidintoxikationen und Vergiftungen mit Lösungsmitteln.

Schlafmittelintoxikationen

Die Vergiftungen mit Sedativa und Schlafmitteln stellen den Hauptanteil der in die Klinik eingewiesenen Suizidfälle dar. In den letzten Jahren hat eine Verschiebung zu den ungefährlicheren Benzodiazepinderivaten stattgefunden, während Intoxikationen mit Barbituraten und bromidhaltigen Präparaten abgenommen haben. Das klinische Bild der akuten Schlafmittelintoxikation hängt sowohl von der Art der Substanz als auch von der eingenommenen Menge sowie von der Latenz zwischen Ingestion und Therapiebeginn ab. Zu beachten ist dabei besonders die Einnahme von Kombinationspräparaten bzw. die simultane Zufuhr von Alkohol. Somit kommt der Bestimmung der Blutspiegelkonzentration in der prognostischen Beurteilung der Schlafmittelvergiftung eine entscheidende Bedeutung zu. Gemeinsames Merkmal aller Substanzen sind Bewußtseinsstörungen bis zur Bewußtlosigkeit.

Häufige Komplikationen der Schlafmittelintoxikationen stellen der bereits früh auftretende Schock, ischämische Muskelnekrosen sowie das Lungenödem dar. Von besonderer Bedeutung für die Diagnose „Schlafmittelvergiftung" ist die sorgfältige Erhebung der Fremdanamnese. Fötor und Hautzeichen sind weitere Hinweise. Die toxikologische Untersuchung sichert die Diagnose und stellt einen wichtigen Parameter für die Therapieentscheidung zu Beginn und im Verlauf dar.

Eine CK-Erhöhung findet sich regelmäßig bei Schlafmittelintoxikationen und korreliert mit dem Schweregrad. Herzrhythmusstörungen treten häufig bei Diphenylhydramin- und Bromcarbamidintoxikationen auf. Die letztgenannten Substanzen lassen sich durch eine Abdomenübersichtsaufnahme im Magen-Darm-Trakt nachweisen. Differentialdiagnostisch müssen die Morphinvergiftung (enge, reaktionslose Pupillen), die CO-Vergiftung (hellrote Hautfarbe am ganzen Körper), Lösungsmittelintoxikationen (charakteristischer Geruch) sowie das Coma diabeticum und das Coma uraemicum (tiefe azidotische Atmung, Blutzucker, Serumharnstoff) ausgeschlossen werden.

Durch Ableitung eines Elektroenzephalogramms lassen sich Seitenhinweise ausschließen und Krampfpotentiale erfassen. Es ist außerdem in der prognostischen Beurteilung und in der Verlaufskontrolle der Schlafmittelintoxikation von Relevanz. Die Durchführung eines Computertomogramms des Schädels zum Ausschluß einer intrazerebralen Blutung wird nur in seltenen Fällen notwendig sein.

Kohlenmonoxydvergiftung

Typisches Kennzeichen der schweren akuten Kohlenmonoxydvergiftung ist die kirschrote Verfärbung der Haut. Sie kann jedoch bei subakuten Verlaufsformen aufgrund des vorhandenen Schockzustands fehlen. Die schwere, akute CO-Vergiftung führt innerhalb kurzer Zeit unter dem Bild der zerebralen Anoxie zum Tode.

Bei der leichten Form der subakuten CO-Vergiftung (Schweregrad I) ist das Bewußtsein nicht oder nur kurzfristig getrübt. Häufig besteht eine retrograde Amnesie; neurologische Ausfälle fehlen oder sind sehr flüchtig. Frühsymptome sind Kopfschmerzen, Schwindel, Ohrensausen und Tachykardie. Die schwere subakute CO-Intoxikation (Stadium II und III) ist durch eine tiefe Bewußtlosigkeit infolge der zerebralen Hypoxie und deren Konsequenzen auf den Säure-Basen-Haushalt gekennzeichnet. Neurologisch werden eine ausgeprägte Stammhirnsymptomatik mit Streckspasmen und rhythmischer Innenrotation der Extremitäten sowie häufig tonisch-klonische Krämpfe beobachtet. Die Pupillenreaktion ist nicht charakteristisch verändert und auch bei sehr schweren Intoxikationen nicht erloschen. Im EEG finden sich die Zeichen der schweren zerebralen Allgemeinschädigung mit rhythmischen, fronto-temporal betonten Zwischenwellen (4–6 c/s), die den δ-Wellen (1–3 c/s) überlagert sind. Im Stadium III der subakuten CO-Intoxikation finden sich die Zeichen des ausgeprägten Kreislaufschocks infolge einer Verminderung des zirkulierenden Blutvolumens und der Entwicklung einer dekompensierten metabolischen Laktatazidose.

Die Diagnose der CO-Vergiftung stützt sich auf die fremdanamnestischen Angaben, den klinischen Befund mit der charakteristischen Hautfarbe sowie auf den chemischen und spektroskopischen Nachweis von CO-Hämoglobin. Differentialdiagnostisch muß neben anderen Komaformen (Schlafmittelvergiftung, Lösungsmittelintoxikation, Schlaganfall) auch das Coma diabeticum abgegrenzt werden, da bei CO-Vergiftungen oftmals mäßiggradig erhöhte Blutzuckerwerte registriert werden.

Zyanvergiftungen (Blausäure, Kaliumzyanid) gehören zu den seltenen exogenen Intoxikationen. In schweren Fällen kommt es rasch zur Bewußtlosigkeit, schwerer Laktatazidose und zum Lungenödem. Nach Auftreten von Krämpfen und einer maximalen Pupillenerweiterung tritt meist der Tod ein. Die klinische Diagnose stützt sich auf den Geruch nach bitteren Mandeln sowie auf die rosige Hautfarbe des Patienten.

Opiat- und Morphiumvergiftungen

Klinisches Charakteristikum der akuten Opiatvergiftung sind die engen, reaktionslosen Pupillen. Außerdem werden Bradykardie, Zyanose, häufig Areflexie mit positiven Pyramidenzeichen sowie ein tiefes Koma mit verlangsamter Atmung (Atemdepression) beobachtet. Der Tod tritt durch Atemlähmung ein. Der chemische Nachweis der Substanz erfolgt aus dem Urin.

Alkaloidvergiftungen (Atropingruppe)

Unter den exogenen Intoxikationen mit Pflanzengiften stehen Vergiftungen mit Alkaloiden der Atropingruppe (z.B. Tollkirsche, Stechapfel, Bilsenkraut etc.) im Vordergrund. Bei schweren akuten Intoxikationen treten neben einer Gesichtsrötung und einer Tachykardie Delirien mit starker motorischer Unruhe auf, die schließlich zu Bewußtseinsstörungen bis zum tiefen Koma führen können. Die Diagnose stützt sich auf die 4 Kardinalsymptome: Rötung des Gesichts, Trockenheit der Schleimhäute, Tachykardie und Mydriasis.

Alkoholintoxikation

Schwerste akute Alkoholintoxikationen mit einem Blutalkoholgehalt von über 3,5‰, die zum tiefen Koma führen, werden seltener beobachtet. Die Patienten zeigen in der Regel neben der schweren Bewußtseinsstörung eine stark gerötete, evtl. bereits zyanotische Gesichtsfarbe sowie ein Fehlen der Sehnen- und Periostreflexe bei erhaltenen Konjunktival- und Lichtreflexen. Gegenüber der Schlafmittelintoxikation läßt sich die Alkoholvergiftung durch den typischen Geruch in der Ausatmungsluft abgrenzen. Nach gerichtsärztlicher Erfahrung kommen differentialdiagnostisch in erster Linie Schädel-Hirn-Traumen, insbesondere mit raumfordernden Blutungen (epi- und subdurale Hämatome sowie Subarachnoidalblutungen) in Betracht.

Intoxikationen durch organische Lösungsmittel

Schwere akute Intoxikationen mit organischen Lösungsmitteln (z.B. Benzin, Benzol, Xylol und Toluol etc.) gehen initial mit Übelkeit, Kopfschmerzen, Schwindel, Müdigkeit, Ataxie, Euphorie, Rausch und Krämpfen einher und führen schließlich zur Narkose und nachfolgender zentraler Atemlähmung. Häufig findet man außerdem Kammertachykardien und Kammerflimmern, die meist durch eine Sensibilisierung des Herzens durch Katecholamine hervorgerufen werden. Neuerdings wurde auch über das Auftreten von akuten Polyneuropathien durch Inhalation von Lösungsmitteln in handelsüblichen Lackentfernern und Verdünnern berichtet.

Die Sicherung der Diagnose erfolgt durch die Anamnese sowie durch die Bestimmung der Konzentration der Lösungsmittel und ihrer Metabolite in Atemluft, Serum und Urin.

15 Literatur

Alfrey AC, Le Gendre GR, Kaehny WD (1976) The dialysis encephalopathy syndrome. N Engl J Med 294:184–188

Berger M, Keller K, Vorster O (1981) Verlauf und Therapie des Coma diabeticum. Internist 22:219–228

Berger M, Tsotsalas M (1983) Diagnostik der Hypoglykämie im Erwachsenenalter. Dtsch Med Wochenschr 108:1065–1070

Bode JCh (1985) Arzneimittelschäden der Leber. Dtsch Med Wochenschr 110:1543–1548

Glaser J, Dessauer M, Proksch E (1985) Akute Polyneuropathie durch Inhalation von Lösungsmittelgemischen in handelsüblichen Lackentfernern und Verdünnern. Dtsch Med Wochenschr 110:1374–1377

Goeckenjan G (1986) Notfalldiagnostik bei akuter respiratorischer Insuffizienz. Dtsch Med Wochenschr 111:824–826

Goeckenjan G (1986) Notfalltherapie bei akuter respiratorischer Insuffizienz. Dtsch Med Wochenschr 111:826–828

Hacke W (1986) Neurologische Intensivmedizin. Notfallmedizin, Bd XV. perimed, Erlangen

Hornbostel H, Kaufmann W, Siegenthaler W (Hrsg) (1984) Herz, Gefäße, Atmungsorgane, Endokrines System. Thieme, Stuttgart (Innere Medizin in Praxis und Klinik, 3. Aufl., Bd I)

Hornbostel H, Kaufmann W, Siegenthaler W (Hrsg) (1986) Verdauungstrakt, Ernährungsstörungen, Stoffwechsel, Vergiftungen. Thieme, Stuttgart (Innere Medizin in Praxis und Klinik, 3. Aufl, Bd IV)

Keller P (1976) Koma hepaticum. Therapiewoche 26:4697–4706

Koller F, Nagel GA, Neuhaus K (1987) Internistische Notfallsituationen, 4. Aufl. Thieme, Stuttgart

Lawin P (1981) Praxis der Intensivbehandlung, 4. Aufl. Thieme, Stuttgart

Losse H, Renner E (1982) Klinische Nephrologie, Bd I. Thieme, Stuttgart

Mehnert H, Schöffling K (1984) Diabetologie in Klinik und Praxis, 2. Aufl. Thieme, Stuttgart

Mödder B (1982) Behandlung der hypercalcämischen Krise. Dtsch Med Wochenschr 107:184–186

Moeschlin S (1980) Klinik und Therapie der Vergiftungen, 6. Aufl. Thieme, Stuttgart

Mörl M (1985) Diagnostik des Koma hepaticums. Dtsch Med Wochenschr 110:501–503

Rosen P, Baker II FJ, Braen GR, Dailey RH, Levy RC (1983) Emergency medicine. Concepts und clinical practice, vol 1, 2. Mosby, St Louis

Schölmerich P, Schuster HP, Schönborn H, Baum PP (1980) Interne Intensivmedizin, 2. Aufl. Thieme, Stuttgart

Taylor RB (1985) Difficult diagnosis. Saunders, Philadelphia

Williams R, Muray-Lyon JM (1975) Artificial liver support. Pitman, Kent

Zumkley H, Zidek W (1986) Differentialdiagnose der Komata. Thieme, Stuttgart

Kapitel 57   Schock

J. KINDLER

Mit dem Begriff Schock bezeichnet man akut einsetzende Zustände von Kreislaufversagen, die mit einer raschen und kritischen Minderperfusion der lebenswichtigen Organe und nachfolgender Gewebshypoxie einhergehen. Im manifesten Schockzustand sind alle Organe in unterschiedlicher Ausprägung betroffen. Jeder Schock stellt ein akut lebensbedrohliches Ereignis dar, wobei Anzahl und Schwere der Organfunktionsstörungen sowie Art und Verlauf der jeweiligen Grunderkrankung die Prognose wesentlich mitbestimmen.

Im Rahmen des multiplen Organversagens kann es trotz Autoregulation des Gehirnkreislaufes bei kritisch verminderter Perfusion zu akuten bzw. andauernden Störungen des Bewußtseins kommen. In eigenen Untersuchungen war dies bei einem Drittel von 1 102 Patienten mit vorwiegend schockbedingtem akutem Nierenversagen der Fall.

1 Allgemeine Pathophysiologie des Schocks

Das initiale Schockereignis ist gewöhnlich eine mehr oder weniger akute Abnahme des zirkulierenden Blutvolumens mit der Folge einer Verminderung des venösen Rückstroms zum Herzen und damit einer Senkung des systolischen Blutdrucks. Die Herzleistung ist damit herabgesetzt. Zum regulatorischen Ausgleich über einen erhöhten Sympathikotonus (Tachykardie) kommt es zur peripheren Vasokonstriktion (Aufrechterhaltung des diastolischen Druckes und damit niedrige Blutdruckamplitude).

Die dadurch ausgelöste Zentralisation begünstigt den koronaren und zentralen Kreislauf; klinische Symptome der peripheren Minderdurchblutung sind kalte, feuchte Haut und zyanotische Akren.

Zudem kann es infolge Mikrozirkulationsstörungen auch zu Gewebsschäden sowie bei Nachlassen der Arteriolenkonstriktion zur Extravasation von Flüssigkeit (interstitielles Lungenödem) kommen.

Die Mikrozirkulationsstörungen begünstigen die Bildung von Mikrothromben, besonders in Lunge, Leber und Niere und können, verstärkt durch die Azidose, besonders beim septischen Schock eine Verbrauchskoagulopathie mit der Symptomatik einer schweren hämorrhagischen Diathese verursachen.

2 Allgemeine Symptome des Schocks

Ungeachtet der jeweiligen auslösenden Ursachen können einige allgemeine Schockzeichen herausgestellt werden (Tabelle 57.1), die prinzipiell bei je-

Tabelle 57.1. Allgemeine Symptome des Schocks

Tachykardie

Arterielle (systolische) Hypotonie mit kleiner Blutdruckamplitude (Zentralisation)

Kalte und feuchte, blaß-zyanotische und eventuell marmorierte Haut

Dyspnoe

Oligurie bis Anurie

Unruhe, Angst, Störungen des Bewußtseins, Koma

dem Schockereignis mehr oder weniger ausgeprägt vorhanden sind. Initiale Zeichen des Schocks sind gewöhnlich ein Anstieg der Pulsfrequenz (Tachykardie) und eine Abnahme des systolischen Blutdrucks (Hypotonie), die als erster Hinweis auf eine Zentralisation zu werten sind. Diese erklärt die Minderdurchblutung der Peripherie und die Folge von kalter, feuchter, blaß-zyanotischer oder marmorierter Haut. Die Urinausscheidung nimmt ab und es kann bei schweren Schockformen zu Oligurie und Anurie kommen. Verminderte Herzleistung und vermehrte Flüssigkeitsextravasation in der Lunge bedingen Dyspnoe. Als Zeichen der Verbrauchskoagulopathie entwickelt sich eine hämorrhagische Diathese mit petechialen und flächenhaften Blutungen.

Bei allen schweren Schockformen finden sich psychische Veränderungen wie Angst, motorische Unruhe oder Apathie bis Somnolenz und Koma.

Je nach Schockform (s. Tabelle 57.1) finden sich Änderungen dieser Grundsymptomatik.

3 Einzelne Schockformen

Hypovolämischer Schock

Initialer Mechanismus: Verminderung des venösen Rückstroms. Symptomatik wie beschrieben (s. Tabelle 57.1).

Ursachen: Plötzlicher Blutverlust („hämorrhagischer Schock") infolge äußerer oder innerer Blutung. Beispiele: Verletzung großer Gefäße, intraabdominale Blutung bei Milz-/Leberruptur, Ruptur einer Follikelzyste, Aneurysmablutung. Blutungen aus Nieren und Blase (Karzinome), schwere gastrointestinale Blutung.

Plasma- und Flüssigkeitsverluste, z.B. bei schwerem Erbrechen, Diarrhö, bei ausgedehnten Verbrennungen und exsudativen Entzündungen.

Flüssigkeitsverlust in dem sog. 3. Raum bei Ileus bzw. akuter Pankreatitis.

Kardiogener Schock (s. auch Kap. 17.3.3)

Initialer Mechanismus: Verminderung des Herzminutenvolumens. Symptome wie unter 2 beschrieben. Weitere Symptome: Präkordiale oder in das Abdomen ausstrahlende Schmerzen, Erbrechen, schwere Rhythmusstörungen, Tachykardie und

Bradykardie, akute Lungenstauung bzw. Lungenödem, gefüllte Halsvenen.

Ursachen: Akutes Herzversagen bei: Herzinfarkt, akute Myokarditis, schwere Rhythmusstörungen, Herzbeuteltamponade, Klappenabriß, Septumruptur, Lungenembolie. Differentialdiagnostische Hinweise sind vorbestehende Herzerkrankungen.

Septischer Schock

Initialer Mechanismus: Verminderung des venösen Rückstroms infolge Sequestration von Plasma.

Symptome wie unter 2 beschrieben. Zusätzliche wichtige Symptome: Haut im Unterschied zu anderen Schockformen nicht kalt, sondern eher warm, gerötet und trocken. Meist hohes Fieber, eventuell mit Schüttelfrost, was jedoch bei kachektischen schwerkranken Patienten auch fehlen kann. Verstärkte Hyperventilation mit der Folge einer respiratorischen Alkalose. Sensorium häufig eingetrübt. Die Zeichen der Verbrauchskoagulopathie mit petechialen und flächenhaften Blutungen treten relativ früh auf. Leukozytose und Leukozytopenie, Gerinnungsstörungen.

Ursachen: Septisch-pyämische Erkrankungen bei Infektionen, besonders gramnegative Erreger (E. coli, Klebsiellen, Proteus, Pseudomonas, Meningokokken) sowie grampositive Kokken (Staphylococcus aureus, Pneumokokken, Streptokokken). Septische Verläufe sind bei abwehrgeschwächten Patienten, z.B. bei Diabetes mellitus, nach Operationen, Verbrennungen, bei Agranulozytose oder akuter Leukämie häufiger.

Lokalisation: Entzündungen der Gallenwege bzw. -blase, des Nierenbeckens, der Nasennebenhöhlen, der Bauchhöhle, infizierte septische Aborte, infiziertes Tracheostoma oder infizierte Katheter.

Anaphylaktischer Schock

Initialer Mechanismus: Verminderung des venösen Rückstroms infolge Sequestration von Plasma.

Symptome wie unter 2 beschrieben. Infolge vermehrter Freisetzung von Histamin, Serotonin und Bradykinin kommt es zu einer verstärkten Vasodilatation mit Abfall des systolischen und des diastolischen Blutdrucks. Zusätzliche Zeichen der anaphylaktischen Reaktion sind akute allergische Reaktionen wie Niesreiz, Pruritus, Urtikaria, Diarrhö, Larynxödem, Bronchospasmus u.a.

Ursachen: Akute allergische Sofortreaktion durch Arzneimittel, Insektengifte, Vakzine- und Seruminjektionen.

4 Literatur

Hornbostel H, Kaufmann W, Siegenthaler W (Hrsg) (1984) Verdauungstrakt, Ernährungsstörungen, Stoffwechsel, Vergiftungen. Thieme, Stuttgart (Innere Medizin in Praxis und Klinik, 3. Aufl. Bd IV)

Kindler J, von Lilien-Walden T, Sieberth HG (1979) Kontraindikationen zur Dialysebehandlung beim akuten Nierenversagen. In: Sieberth HG (Hrsg) Akutes Nierenversagen. Thieme, Stuttgart, S 87–92

Kupper W, Hamm CW, Bleifeld W (1985) Kardiogener Schock – Diagnose und Therapie. Intensivmed 22:109–116

Lawin P (1981) Praxis der Intensivbehandlung, 4. Aufl. Thieme, Stuttgart

Riecker G (1982) Einführung in das Thema: Schock. Internist 23:417–424

Rosen P, Baker II FJ, Braen GR, Dailey RH, Levy RC (1983) Emergency medicine. Concepts and clinical practice, vol 1, 2. Mosby, St Louis

Scheurlen PG (1982) Systematische Differentialdiagnose innerer Krankheiten, 2. Aufl. Springer, Berlin Heidelberg New York

Schölmerich P, Schuster H-P, Schönborn H, Baum PP (1980) Interne Intensivmedizin, 2. Aufl. Thieme, Stuttgart

Schuster HP, Pop T, Weilemann LS (1985) Checkliste Intensivmedizin, 2. Aufl. Thieme, Stuttgart

Zumkley H, Zidek W (1986) Differentialdiagnose der Komata. Thieme, Stuttgart

Kapitel 58 Polyneuropathie

K. Schimrigk und A. Haass

1 Allgemeine Hinweise und Charakterisierung von Polyneuropathien

Polyneuropathien sind diffuse Erkrankungen der sensiblen, sensorischen, motorischen und vegetativen peripheren Nerven und Hirnnerven von ihrem Austritt aus bzw. Eintritt in Hirnstamm und Rückenmark. Ausgenommen sind also die Erkrankungen der Vorderhornganglienzellen (z.B. Poliomyelitis, spinale Muskelatrophie).

1.1 Begriffsbestimmung

Unter dem Begriff „Polyneuropathie" werden heute alle systematischen Erkrankungen der peripheren Nerven subsummiert, seien sie degenerativer, vaskulärer, metabolischer, toxischer oder entzündlicher Art. Als „Polyneuritis" sollten nur jene Erkrankungen bezeichnet werden, bei denen zelluläre, immunologische oder andere entzündliche Veränderungen an den Nerven nachzuweisen sind (z.B. das Guillain-Barré-Syndrom, die idiopathische und die serogenetische Polyneuritis).

Traumatische Läsionen mehrerer Nerven (z.B. durch einen die Cauda equina komprimierenden Massenprolaps von Bandscheibengewebe) werden nicht als Polyneuropathie bezeichnet. Dennoch können mechanische Faktoren im Rahmen einer Polyneuropathie besondere Bedeutung erlangen. So sind die sog. Engpaßsyndrome (z.B. Karpal-, Tarsaltunnel-, Sulcus-nervi-ulnaris-Syndrom) nicht selten erstes Symptom einer beginnenden Polyneuropathie.

1.2 Einteilung

Eine Klassifizierung der Polyneuropathien ist sowohl nach klinisch-phänomenologischen wie auch nach morphologischen und ätiologischen Gesichtspunkten üblich, so daß einige Vorbemerkungen notwendig sind, um Mißverständnisse zu vermeiden.

Klinisch-phänomenologische Klassifikation: Eine Polyneuropathie kann akut, subakut, chronisch und rezidivierend verlaufen und symmetrisch oder/

und asymmetrisch lokalisiert sein. Symmetrische Formen werden noch in eine symmetrisch sensible, eine motorische und eine gemischt sensomotorische sowie in eine tetraplegische Form unterteilt. Bei der asymmetrischen Mononeuropathia multiplex sind mehrere oder viele periphere Nerven erkrankt, z.B. bei einer Panarteriitis. Als Schwerpunktpolyneuropathie bezeichnet man jene Läsionen peripherer Nerven, die im Rahmen einer generalisierten Polyneuropathie als scheinbar isoliertes Syndrom hervortreten. Als Ausdruck eines zusätzlichen mechanischen Faktors bei latenter oder schon manifester, diffuser peripherer Nervenerkrankung kann z.B. ein Karpaltunnelsyndrom auftreten.

Das häufigste und bekannte, charakteristische Bild der Polyneuropathie mit symmetrischen, an den Beinen distal beginnenden, und mit Mißempfindungen und manchmal Schmerzen einhergehenden Sensibilitäts- und trophischen Störungen, schlaffen Paresen und abgeschwächten oder fehlenden Eigenreflexen, kann also vielfach abgewandelt angetroffen werden.

Morphologische Aspekte: Eine Einteilung der Polyneuropathien nach morphologischen Gesichtspunkten berücksichtigt die histologischen Veränderungen am Axon, an den Myelinscheiden, den Vasa nervorum und am perineuralen Bindegewebe. Zahlreiche toxische Substanzen, Malabsorption, manche hereditären sensiblen Neuropathien und paraneoplastische Syndrome führen primär zu axonalen Veränderungen, die distal („dying back") beginnen (z.B. Diabetes, Amyloidose, INH-, Vincristin-, Akrylamid-, Hydroxychinolinpolyneuropathie) und damit bei frühzeitigem Erkennen reversibel sind, oder proximal (z.B. Porphyrie, Herpes zoster, paraneoplastische und Quecksilberpolyneuropathie) mit Erkrankung der bipolaren Spinalganglien („dying forward"), und damit auch deren zentralen Fortsätze. Metabolische-dystrophische Ursachen (z.B. Speicherkrankheiten, diabetische, amyloidotische, urämische und die hypertrophischen Polyneuropathien, die Diphtherie und das Guillain-Barré-Syndrom) zeigen primäre Markscheidendegeneration. Vaskulär entzündliche Polyneuritiden sind durch zellulär entzündliche, auch granulomatöse Veränderungen im Perineurium und Gefäß-Bindegewebe erkennbar (z.B. Panarteriitis nodosa, SLE, Wegener-Granulomatose).

Ätiologische Gesichtspunkte: Dem klinischen Bedürfnis am nächsten kommt die Klassifizierung nach ätiologischen Gesichtspunkten, auch wenn dies angesichts von nahezu 200 bisher bekannten Ursachen eher problematisch ist. Trotzdem lassen sich über 3/4 aller PNP ätiologisch abklären. Voraussetzung hierfür sind: exakte Anamnese- und Befunderhebung, Beachtung nicht neurogener Begleitsymptome (z.B. Lichtdermatose bei der Pellagra, Spider-Naevi, Gefäßektasien beim Alkoholiker, Erythema migrans nach Zeckenbißinfektion), neurophysiologische und klinisch-chemische Laboranalysen, biochemische, histochemische, licht- und elektronenmikroskopische Untersuchung von Nervenbiopsien.

2 Polyneuropathien bei Stoffwechselerkrankungen

Bei den metabolischen Polyneuropathien handelt es sich um eine große und sehr heterogene Gruppe meist sensomotorischer Nervenkrankheiten deren Ursache endokrine, endotoxische, malnutritive oder hereditär dystrophische Prozesse sind. Der Häufigkeit nach an erster Stelle steht die diabetische Polyneuropathie (Tabelle 58.1).

2.1 Diabetische Polyneuropathie

Die Angaben über die Häufigkeit der Polyneuropathie beim Zuckerkranken differieren, je nachdem, ob der Nachweis einer sensomotorischen Polyneuropathie allein (20%) zugrunde gelegt wird, ob bereits subjektive Störungen (40%) registriert oder neurophysiologische Untersuchungen (über 90%) zu Hilfe genommen werden. Das Alter

Tabelle 58.1. Polyneuropathien bei Stoffwechselkrankheiten (häufig = bei mehr als 10%, selten = bei weniger als 10% der betreffenden Krankheit)

Häufig	Selten
Diabetes mellitus	Hypothyreose
Alkoholismus	Hyperthyreose
Urämie	M. Cushing
Porphyrie	Akromegalie
Amyloidose	Leberzirrhose
Malabsorption	Xanthomatose
Medikamente	Malnutrition

des Patienten, Schwere und Dauer, sowie besonders die Konsequenz der therapeutischen Einstel-
lung der Zuckerkrankheit spielen eine wichtige
Rolle. Betroffen ist besonders der juvenile Diabetiker. Eine Polyneuropathie kann auch bei latentem
Diabetes bereits nachgewiesen werden. Interessant
ist, daß auch beim Hyperinsulinismus (meist durch
Insulinom) eine sensomotorische, öfter aber eine
rein motorische Polyneuropathie vorkommen
kann.

Die diabetische Polyneuropathie manifestiert
sich vornehmlich in 3 Formen, die unterschiedlich
akzentuiert bei ein und demselben Krankheitsverlauf kombiniert auftreten können:

▶ symmetrische sensomotorische Polyneuropathie,
▶ autonome Polyneuropathie,
▶ motorische Mononeuropathie vom Multiplextyp.

Symmetrische sensomotorische Form

Bei dieser häufigsten und auch chronisch progredienten diabetischen Polyneuropathie stehen meist
über Monate und Jahre sensible Störungen im Vordergrund. Sie beginnen in den distalen Abschnitten
der unteren Extremitäten, manchmal an einzelnen
Zehen mit Taubheitsgefühl („wie eine zweite
Haut"), Kribbeln oder brennenden Mißempfindungen. Dann breiten sie sich langsam und fast
symmetrisch aus und halten eine meist socken-
oder strumpfförmige Begrenzung ein. Ähnliche
Störungen kann man gelegentlich auch an den
Händen feststellen. Die Schmerz- und Berührungs-
empfindung ist in diesen Bereichen seltener gleichmäßig herabgesetzt, sondern eher fleckförmig verstärkt. Auch in schweren Fällen kommt es nicht
zur kompletten Anästhesie, eher wird über
schmerzhafte Parästhesien geklagt, welche durch
Berührung oder Temperaturwechsel zunehmen
und nachts besonders peinigend sein können.

Diese Schmerzen dürfen nicht mit den Symptomen der diabetischen Mikroangiopathie verwechselt werden, die zu nächtlichen Wadenkrämpfen
und belastungsabhängigen Schmerzen führt. –
Frühzeitig ist das Vibrationsempfinden herabgesetzt, wobei gerade bei der Prüfung dieser sensiblen Qualität Altersunterschiede zu berücksichtigen sind. Die Achillessehnen- und andere Eigenreflexe sind vermindert oder fehlen. Durch die peripheren Störungen der Sensibilität kann sich vordergründig eine schwere Gangataxie entwickeln,

die der Krankheit den Namen „Pseudotabes diabetica" eingebracht hat.

Selten und meist erst nach langem Verlauf der
Krankheit gehen motorische Ausfälle über eine
Fußheberschwäche hinaus und führen zu Paresen
und Atrophie der distalen Gliedmaßenmuskulatur.

Autonome Polyneuropathie

Bei der autonomen Polyneuropathie, die oft gemeinsam mit der sensomotorischen Polyneuropathie, wohl aber auch dieser vorausgehend oder
selbständig auftreten kann, stehen nächtliche
Diarrhö, Blasen-, Darmtonie und Inkontinenz,
Impotenz und die sog. retrograde Ejakulation,
weiter orthostatische Hypotonie, Pupillenanoma-
lien, profuses Schwitzen, Anhydrose in Korrelation zum Verlust der Schmerzperzeption, trophische Ödeme und livide Verfärbung an Händen und
Füßen und andere Zeichen vegetativer Fehlregulation im Vordergrund. Als schwerwiegende Komplikation ist die therapeutisch gelegentlich schlecht
beherrschbare orthostatische Hypotonie zu werten. Die Blasenatonie sollte jeweils sonographisch
oder urodynamisch abgeklärt werden; die erhöhte
Infektneigung des Diabetikers begünstigt dabei
das Auftreten einer Zystopyelitis. Bei schweren
und langdauernden Erkrankungen und besonders
wenn gleichzeitig eine diabetische Angiopathie
vorliegt, sind trophische Störungen häufig. So findet man schmerzlose Geschwüre an Zehen und
Fußsohlen und Fußdeformitäten (Charcot-Ge-
lenke).

Multiplexpolyneuropathie

Die Mononeuropathia multiplex, die im Gegensatz
zur oben beschriebenen Polyneuropathie asymmetrisch und nahezu ausschließlich motorisch ist und
bevorzugt im höheren Lebensalter auftritt, betrifft
überwiegend proximale Extremitätenmuskeln (z.B.
Mm. quadriceps femoralis, glutaeus, deltoideus),
selten einmal distale und Rumpfmuskeln. Die
rasch eintretende Atrophie der paretischen Muskeln kommt in dem Begriff der „diabetischen
Amyotrophie"zum Ausdruck. Oft wird der Beginn
der Parese durch heftige Neuralgien im entsprechenden Bereich eingeleitet, doch treten Sensibilitätsstörungen sonst in den Hintergrund. Ebenfalls häufig sind Lähmungen einzelner Hirnnerven,
so vor allem des N. oculomotorius, des N. abducens
und auch des N. facialis. Da alle diese Störungen

zwar meist bei gleichzeitig bestehender Polyneuropathie, aber auch isoliert vorkommen können, ist nicht sicher, ob sie polyneuropathischen Ursprungs sind, auf einer diabetischen Mikroangiopathie der Vasa nervorum beruhen oder ob generell Schrankenfunktionsstörungen eine Rolle spielen.

Bei Mononeuropathien oder Neuropathien vom Multiplextyp in höherem Lebensalter sind differentialdiagnostisch auch mechanische (z.B. raumfordernde Prozesse, traumatische Veränderungen), entzündliche (z.B. Panarteriitis nodosa, Kollagenosen) und paraneoplastische Ursachen (nicht zu verwechseln mit der direkten Tumorinfiltration der Nervenscheiden) zu berücksichtigen. Eine Liquoreiweißerhöhung, speziell der α_2- und γ-Globulinfraktion, findet sich bei der diabetischen, wie bei anderen metabolischen und toxischen Polyneuropathien. Sie ist in der Regel Ausdruck einer Störung der Blut-Hirn-Schranke im Rahmen der Grundkrankheit. Entsprechend ist der Albumin-/Gesamteiweißquotient erhöht.

2.2 Endokrine Polyneuropathien

Einige endokrine Erkrankungen, wie Hyper- und Hypothyreose, Hyperparathyreoidismus, Akromegalie und M. Cushing, können von einem symmetrisch sensiblen Polyneuropathiesyndrom begleitet werden. Im Vordergrund stehen dabei oft Parästhesien in den Akren und manchmal findet man auch eine Herabsetzung des Vibrationsempfindens. Im Gegensatz zu den häufig anzutreffenden myopathischen Symptomen sind jedoch neurogene Veränderungen im EMG und eine verzögerte Nervenleitung selten. Entsprechende segmentale Markscheidenveränderungen können dann histologisch nachweisbar sein. Speziell bei der Akromegalie und Hypothyreose können Engpaßsyndrome, insbesondere Karpaltunnel- und Sulcus-N.-ulnaris-Syndrome gehäuft beobachtet werden.

2.3 Hepatische Polyneuropathie

Obwohl lange Zeit umstritten, darf man heute davon ausgehen, daß bei über 50% der Patienten mit chronischer Leberfunktionsstörung (unter weitgehendem Ausschluß anderer endo- und exotoxischer Ursachen) eine vorwiegend sensible symmetrische, segmental demyelinisierende Polyneuropathie vorliegt. Wie bei anderen metabolischen Neuropathien ist auch bei der hepatischen Polyneuropathie eine herabgesetzte Empfindlichkeit auf Ischämie festzustellen. Spontane Schmerzen, Mißempfindungen und eine Hyperpathie werden bei biliärer Leberzirrhose beschrieben; sie beruhen möglicherweise auf histologisch nachweisbaren xanthomatösen Ablagerungen im perineuralen Bindegewebe, Endothelproliferation und Hyalinose der Vasa nervorum. In seltenen Fällen tritt bei Virushepatitiden ein Guillain-Barré-Syndrom auf. Ausfälle in Form einer Mononeuritis multiplex scheinen etwas häufiger vorzukommen, vor allem im Bereich des Plexus brachialis.

2.4 Polyneuropathien bei Hyperurikämie

Polyneuropathien wurden auch bei der Gicht beschrieben. Sie beruhen jedoch vermutlich auf den Begleiterkrankungen, wie Fettleber, Diabetes mellitus, Hyperlipidämie, da weder bei der hereditären Hyperurikämie noch beim Lesch-Nyhan-Syndrom bisher Polyneuropathien beschrieben wurden. Allerdings können sowohl bei Hyperurikämie wie auch bei Hyperlipidämie gehäuft Mononeuropathien, auch vom Multiplextyp, auftreten.

2.5 Urämische bzw. nephrotoxische Polyneuropathie

Erst durch den Einsatz von Dialyse und Nierentransplantation hat das breite Spektrum neurologischer Komplikationen bei Niereninsuffizienz zunehmend Beachtung gefunden. Das bis dahin kaum bekannte Syndrom der urämischen Polyneuropathie gilt inzwischen als wichtiges Symptom einer chronischen Nierenerkrankung, das allerdings dank ständiger Verbesserung der Dialyseverfahren und der Nierentransplantation immer seltener geworden ist. Aus bisher unbekannten Gründen, werden Männer von dieser Polyneuropathie häufiger betroffen als Frauen.

Symptomatik: Die Symptome der Polyneuropathie machen sich oft schon vor anderen Zeichen der Niereninsuffizienz bemerkbar: unruhige Beine („restless legs"), Wadenkrämpfe, eine Hyperpathie an den Füßen („burning feet") und Kältegefühl in den Akren in Diskrepanz zu der sich warm an-

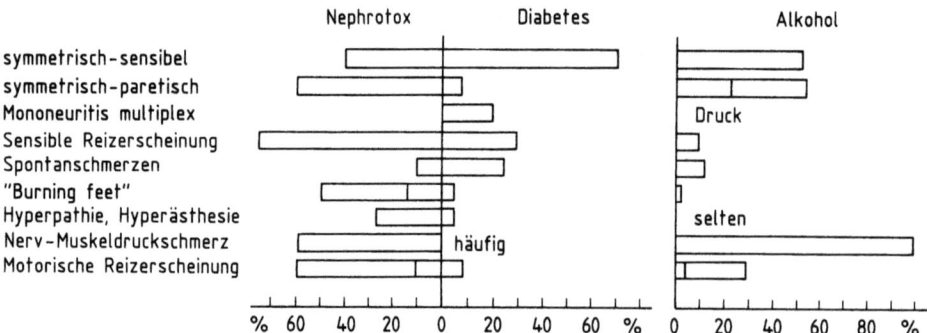

Abb. 58.1. Vergleich der Symptome der nephrotoxischen mit der diabetischen und alkoholtoxischen Polyneuropathie

fühlenden Haut. Die Ähnlichkeit dieser Beschwerden mit denen bei Beri-Beri-Erkrankung ließ vorübergehend gleiche Ursachen vermuten. Wie bei alkoholischer Polyneuropathie besteht eine vermehrte Druckempfindlichkeit der Wadenmuskulatur und des Tibialisstammes (Abb. 58.1). Reflexabschwächung und weitere neurogene Störungen sind von Anfang an symmetrisch, in 40% rein sensibel – anfangs ist oft nur die Vibrationsempfindung herabgesetzt –, in 60% sensomotorisch. Sie bevorzugen ausgesprochen die unteren Extremitäten. Hände und Unterarme werden lange verschont. Darin und durch die häufige motorische Schwäche, unterscheidet sie sich von der diabetischen Polyneuropathie. Gelegentlich treten vorübergehend schon geschwundene Eigenreflexe wieder auf, wenn zentralnervöse Komplikationen hinzutreten. Diese führen in der Regel auch zu Liquorveränderungen. Schwere Polyneuropathien sind schließlich auch durch langzeitige Dialysetherapie nicht mehr zu bessern, wahrscheinlich bedingt durch eine desintegrative axonale Schädigung vom „dying-forward-type" wie bei den Polyneuropathien nach INH und Furantoin, die wegen ihres ähnlichen Beschwerdesyndroms differentialdiagnostisch abzugrenzen sind.

Neurophysiologie: Mit Hilfe der elektrophysiologischen Methoden sind exakte Verlaufsparameter mit weitgehend prognostischer Relevanz zu gewinnen. Während das EMG in frühen Stadien der Erkrankung wenig ergiebig ist – allenfalls sind in den kleinen Fußmuskeln erste Denervationspotentiale zu erwarten –, zeigt die Elektroneurographie, entsprechend dem morphologischen Befund eines vorzugsweise demyelinisierenden Prozesses, frühzeitig eine Reduzierung der Nervenleitfähigkeit, die mit dem weiteren Markscheidenuntergang fortschreitet oder sich unter der Langzeitdialyse erholt.

2.6 Akute Komapolyneuropathie

Eine ganz überwiegend motorische Polyneuropathie vom Multiplextyp wird nach diabetischen und urämischen Komata, nach passagerem Herzstillstand, aber auch nach schweren Intoxikationen mit Barbituraten und anderen Hypnotika gesehen. Dabei finden sich disseminiert und oft asymmetrisch verteilt, Lähmungen einzelner Muskeln. Sensibilitätsstörungen sind nur sehr diskret anzutreffen. Die Ursache dieser sehr seltenen Polyneuropathie liegt, da gleichzeitig schwerwiegende und die Polyneuropathie meist überdauernde zerebrale Schäden bestehen, vermutlich in einer akuten energetischen Insuffizienz des gesamten Nervenstoffwechsels.

2.7 Akute hepatische Porphyrien
(s. auch Kap. 28.8.2)

Zu den akuten Polyneuropathien zählen auch die in ca. 25% der Fälle tödlich verlaufenden Nervenlähmungen bei den autosomal-dominanten akuten hepatischen Porphyrien. Ob es auch Polyneuropathien bei chronischer hepatischer Porphyrie (Porphyria cutanea tarda) gibt, wird nicht einheitlich beantwortet.

Akute intermittierende Porphyrie

Die Krankheit beginnt akut mit meist ausgeprägter vegetativer Symptomatik, d.h. mit kardiovaskulären Symptomen, Hypertonie und Tachykardie, Übelkeit, Harnverhalt, Obstipation und abdominellen, kolikartigen Schmerzen (oft Verkennung als sog. „akutes Abdomen"). Psychische Auffälligkeiten können hinzutreten und auch epileptische Reaktionen. Im EEG können herdförmige Veränderungen, paroxysmale Dysrhythmien und auch schwere Allgemeinveränderungen auftreten. Die akut bis subakut einsetzende Polyneuropathie betrifft in auffälliger Weise zunächst die proximalen Extremitätenabschnitte, in denen sich zuvor auch die Schmerzen lokalisiert haben. (Differentialdiagnostisch wird man also auch die diabetische, alkoholische und die hyperthyreotische sowie die Amiodaron- und Gold-Polyneuropathie in Betracht ziehen). Zu Beginn können daher bei Fehlen der Quadrizepsreflexe die ASR noch deutlich auslösbar sein. Beiderseitige Fazialisparesen, Schluckstörungen oder Rekurrensparesen finden sich in bis zu 70% der Fälle. Sensibilitätsstörungen sind zu einem geringen Teil strumpf- oder handschuhförmig verteilt, meist sind sie in Rumpf- und angrenzenden Extremitätenabschnitten zu finden und werden als „badeanzugförmig" bezeichnet. Insgesamt sind sie aber eher diskret zu nennen.

Die akute intermittierende Porphyrie ist bei Frauen deutlich häufiger als bei Männern und tritt im 3. bis 4., bei Frauen oft schon im 2. Lebensjahrzehnt auf. Hierdurch, und durch die bei manchen Frauen deutliche Beziehung der Attacken zum Menstruationszyklus (Beginn oft 3 Tage vor der Regelblutung) und bei etwa 5% auch zu Schwangerschaften, ist der Einfluß weiblicher Geschlechtshormone auf die Poylneuropathie erkennbar. Die Attacken werden zudem auch durch Infektionen, Alkoholismus, Hungern, körperliche Belastung und durch Medikamente ausgelöst unter denen Barbiturate, Sulfonamide, Tetrazykline, Chloramphenicol, Tranquillizer, Kontrazeptiva, Steroidhormone, Hydantoine und Valproat hier als wichtigste Gruppen erwähnt sein sollen.

Porphyria variegata

Die seltene Porphyria variegata unterscheidet sich von der akuten intermittierenden Porphyrie durch Photosensibilität, Lichtdermatosen und Hypertrichose. Solche Veränderungen sind bei Afrikanern, wo die Erkrankung eine Prävalenz von 300:100000 aufweist, offenbar häufiger, als in gemäßigten Klimazonen. Bis zu 60% werden neurologische Störungen beobachtet.

Hereditäre Koproporphyrie

Die hereditäre Koproporphyrie ist ebenfalls selten. Sie geht auch mit Lichtdermatosen einher, die aber den akuten Anfall nur selten überdauern. In 20% werden neurologische Veränderungen beschrieben. Frauen sind auch hier häufiger als Männer betroffen, der Verlauf ist mild.

Differentialdiagnose der akuten hepatischen Porphyrien: Aus neurologischer Sicht sind zunächst eine Bleipolyneuropathie und das Guillain-Barré-Syndrom auszuschließen. Bei rasch auftretenden Lähmungen in Verbindung mit autonomen Funktionsstörungen, Muskelschmerzen, kolikartigen Leibschmerzen, depressiven oder agitierten Durchgangssyndromen, ist jedoch stets an die Porphyrie zu denken und auf die typische, braunrote Verfärbung des Urins (nach längerem Stehenlassen) zu achten. Der Nachweis einer erhöhten Ausscheidung von δ-Aminolävulinsäure, Porphobilinogen im Urin (Watson-Schwarz-Test), sowie von Porphyrinen auch im Stuhl sind sodann ebenso wie die Aktivitätsmessung der Uroporphyrinsynthetase erforderlich; im Gegensatz zur Porphyria variegata besteht bei der hereditären Koproporphyrie keine exzessive Ausscheidung von Protoporphyrin. Im Stuhl sind Koproporphyrin III, Uro- und Protoporphyrin erhöht. Dies ist allerdings auch das Kennzeichen vieler sekundärer Porphyrien, z.B. bei Hepatitis, aplastischer und perniziöser Anämie, Lymphogranulomatose, Blei- (hier auch gesteigerte Ausscheidung von δ-Aminolävulinsäure durch Hemmung der Porphobilinogensynthetase), Alkohol-, Benzol-, Tetrachlorkohlenstoffintoxikation. Dermatosen fehlen bei der akuten intermittierenden Porphyrie.

2.8 Amyloidose (ausführlich s. Kap. 9.2)

Klinisch werden familiäre, fast ausschließlich autosomal-dominant vererbte Amyloidosen gegenüber den AL-Amyloidosen und AA-Amyloidosen unterschieden, wobei die Zuordnung AL bzw. AA auf den Typ des Fibrillenproteins bezogen ist; frühere Begriffe die primäre oder sekundäre Amyloidose werden heute nicht mehr verwendet.

Bei den familiären vererbten Amyloidosen bildet die Polyneuropathie in je nach Typ unterschiedlicher Manifestation das Leitsymptom. Sie spielt bei der AA-Amyloidose, wie sie sich nach chronisch entzündlichen Krankheiten, z.B. Tuberkulose, Osteomyelitis, pcP u.a. einstellt, praktisch keine Rolle.

Familiäre Amyloidpolyneuropathie (FAP)

FAP-Typ 1 (portugiesische Form): Diese häufigste Form der hereditären Amyloidose beginnt zwischen dem 20. und 50. Lebensjahr und zeigt eine Symptomatik, die der diabetischen Polyneuropathie sehr ähnlich ist. Lange Zeit steht eine symmetrisch-sensible, distal an den Beinen beginnende Störung im Vordergrund, wobei Schmerzen und Temperaturempfindung deutlicher als die epikritischen Qualitäten beeinträchtigt sind und daher fälschlicherweise eine Syringomyelie angenommen werden kann. Später treten motorische Ausfälle hinzu. Wie bei der diabetischen Polyneuropathie finden sich ebenfalls im weiteren Verlauf der Erkrankung erhebliche Störungen autonomer Funktionen, sowie trophische Veränderungen an Haut und Knochen.

FAP-Typ II (Indiana-Form): Es handelt sich um den Typ einer Schwerpunktpolyneuropathie. Im Vordergrund stehen Amyloideinlagerungen in den Glaskörpern und Symptome eines Karpaltunnelsyndroms mit Mißempfindungen und Störungen des Berührungs- und Tastempfindens im N.-medianus-Bereich, später auch eine Tenaratrophie.

FAP-Typ III (Skandinavien-Form): Kennzeichnend ist die initiale Beteiligung der Hirnnerven, vor allem des N. facialis, sowie eine Dystrophie der Kornea und der Haut. Der Verlauf ist besonders protrahiert.

FAP-Typ IV (Angelsächsische Form): Im 4. Lebensjahrzehnt beginnende und rasch fortschreitende sensomotorische Polyneuropathie, bei der frühzeitig eine Niereninsuffizienz hinzukommt.

Polyneuropathie bei der AL-Amyloidose

Klinisch findet man distal betonte, sensomotorische, oft schmerzhaft dysästhetische und in der Regel mit erheblichen vegetativen Störungen verbundene Mißempfindungen, die der Polyneuropathie bei Diabetes mellitus oder Alkoholismus gleichen.

Differentialdiagnose. Neben dem Nachweis von Amyloidablagerungen in extraneuralen Geweben ist zur diagnostischen Einordnung der Nachweis von Amyloid im Perineurium durch N.-suralis-Biopsie erforderlich. Dies ist notwendig zur Abgrenzung zweier, mit monoklonaler Gammopathie einhergehender Erkrankung ohne komplizierende Amyloidose:

▶ **IgM-assoziierte Polyneuropathie:** Hier entwickelt sich bei benigner IgM-Gammopathie oder M. Waldenström eine distal betonte, symmetrische sensomotorische Neuropathie infolge Antikörperaktivität der IgM gegen ein Myelinantigen, das sog. myelinassoziierte Glykoprotein.

▶ **POEMS-Syndrom** (*P*olyneuropathie, *O*rganomegalie, *E*ndokrinopathie, *M*-Protein, *S*kin changes): Hier findet sich eine Polyneuropathie als Teil einer Multisystemerkrankung bei osteosklerotischem Plasmozytom. Leitsymptom ist eine sensomotorische, distal betonte Polyneuropathie mit Progredienz bis hin zu Gehunfähigkeit. Die endokrinen Anomalien beinhalten Hypothyreose, Hypogonadismus und Diabetes mellitus. Als Hautveränderungen finden sich Hypertrichose, Hyperpigmentation bei gleichzeitig weißen Nägeln und distal betonte Hautödeme. Bezüglich der Pathogenese des Syndroms wurden Antikörperaktivitäten des M-Proteins gegen gleichartige Antigenepitope in den verschiedenen Organen postuliert. Das Zielantigen innerhalb des Nervensystems ist jedoch noch nicht definiert.

2.9 Alkoholpolyneuropathie

Neben dem Diabetes mellitus ist der Alkoholabusus die häufigste Ursache einer Polyneuropathie; sie ist häufiger als andere alkoholbedingte Krankheitsbilder wie z.B. Delir, Korsakow-Psychose, Alkoholhalluzinose, Wernicke-Enzephalopathie, Alkoholepilepsie, Kleinhirnrindenatrophie, Marchiafava-Bignami-Syndrom und zentrale pontine Myelinolyse. Bis heute ist die Ätiologie der alkoholischen Polyneuropathie ungeklärt. Einerseits wird unter Hinweis auf die oft gute Rückbildung unter frühzeitiger Alkoholkarenz eine unmittelbar toxische Wirkung des Alkohols angenommen. Andererseits können Alkoholgastritis, kohlenhydratreiche Fehl- bzw. Mangelernährung, Defizit an B-Vitaminen, vor allem an Thiamin und Leberschädigung für eine Malabsorption oder Malnutrition und damit schließlich für eine metabolische Ursache sprechen. Aufgrund histologischer und neurophysiologischer Befunde wird vermutet, daß in selteneren Fällen segmentaler Demyelinisierung überwiegend metabolische und in den Fällen axonaler Desintegration überwiegend toxische Mechanismen eine Rolle spielen. Damit stimmt die Tatsache überein, daß eine Verlängerung der Nervenleitgeschwindigkeit nur selten und dann in schwersten Fällen nachweisbar wird, andererseits häufig die sensorisch und motorisch evozierten Potentiale erniedrigt sind.

Der Beginn mit symmetrisch-sensiblen distalen Ausfällen vornehmlich des Vibrations- und Schmerzempfindens wird meist nicht bemerkt. Frühestes Zeichen ist das Erlöschen der Achillessehnenreflexe. Nicht selten bleiben auch im weiteren Verlauf die übrigen, besonders die Armeigenreflexe erhalten. Charakteristisch ist bereits in frühen Stadien der Erkrankung die außerordentliche Druckschmerzhaftigkeit der langen Nervenstämme an den Beinen und der Wadenmuskeln. Autonome Störungen, wie Hyper -oder Anhidrosis, Cutis marmorata und Ödeme sind bei vielen Kranken vorhanden. Bei schwereren Verläufen können die Sensibilitätsstörungen aufsteigen, z.T. querschnittsmäßig am Rumpf begrenzt sein. Distal betonte Paresen und Muskelatrophien an Füßen und Händen können hinzukommen. Eine Polyneuropathie vom Multiplextyp gibt es nicht. Ausfälle einzelner Nerven sind ausnahmslos durch Druckschädigung verursacht. Hier sind der N. radialis, N. ulnaris und N. peroneus bevorzugt betroffen und in der Regel auch erholungsfähig. Proximale Paresen können auch Zeichen einer alkoholischen Myopathie sein. Hirnnervenlähmungen gehören zu den Seltenheiten. Differentialdiagnostisch hilfreich ist die Feststellung weiterer Folgekrankheiten des Alkoholismus. Wenn jedoch verläßliche Angaben fehlen, ein Prädelir ausbleibt und auch sonst nichts den Alkoholiker verrät, wird man wegen des außerordentlich chronischen Verlaufs vor allem an malabsorptive und malnutritive Ursachen von Polyneuropathien denken und die Serumspiegel und Resorption vor allem der B-Vitamine untersuchen. Untersuchungen zum Ausschluß einer paraneoplastischen Polyneuropathie sind gleichermaßen zu empfehlen.

2.10 Polyneuropathie bei Malassimilation

Als Folge einer gestörten Verdauungsfunktion (Maldigestion) bzw. gastrointestinalen Absorption (Malabsorption) von Nahrungsendprodukten, insbesondere auch von Vitaminen, können periphere Neuropathien und Enzephalomyelopathien auftreten. Im Zusammenhang mit der Polyneuropathie bei Alkoholismus und bei Amyloidose wurde bereits auf solche Zusammenhänge hingewiesen. Ursachen und Krankheitsbilder der Malassimilation s. 29.5, 6.

Besondere Beachtung verdient die Polyneuropathie, die nach Gastrektomie (häufiger nach Billroth-II als nach Billroth-I) sich entwickeln kann und mit einem nachweisbaren Vitamin-B_{12}-Mangel einhergeht. Sie beginnt mit einer Latenz von 3–5 Jahren schleichend zunächst mit Mißempfindungen und nicht selten nächtlichen Hyperalgesien (burning feet) an den Füßen. Die Störungen sind meist symmetrisch ausgebildet. Frühzeitig setzt auch ein Verlust des Vibrationsempfindens ein, weshalb die Patienten angeben, wie auf Moos zu gehen. Später können leichte, ebenfalls distal betonte motorische Störungen hinzukommen. Hirnnervenausfälle gehören nicht zum Krankheitsbild. Zusätzliche spastische Zeichen weisen auf eine durch Vitamin-B_{12}- oder Folsäuremangel bedingte funikuläre Myelose hin. Nicht selten bleibt die Symptomatik auch nach parenteraler Substitution der Vitamine bestehen. Die bei Malassimilation auftretenden Symptome (Elektrolytstörung, Diarrhö, Gewichtsverlust, Anämie u.a.) erleichtern den Weg zur Diagnose.

2.11 Polyneuropathie bei Malnutrition

Der isolierte Mangel eines essentiellen Nahrungsbestandteiles ist selten. Polyneuropathiesymptome im Rahmen einer Schwangerschaftsgestose, einer Anorexie oder einer Abmagerungskur mögen auf Malnutrition hinweisen, doch sollten stets auch andere Ursachen ausgeschlossen werden.

Mangelzustände sind, was die Entwicklung einer Polyneuropathie anbelangt, besonders bei Fehlen bestimmter essentieller Vitamine zu beachten.

Vitamin-B_1-(Thiamin)-Mangel

Typisches Beispiel einer Mangelkrankheit ist die Beriberi-Krankheit. Sie beginnt mit uncharakteristischen Allgemeinsymptomen wie Abgeschlagenheit, Schlafstörungen, Appetitlosigkeit und abdominalen Beschwerden. Bei der sog. „trockenen Form" entwickeln sich symmetrisch an den Beinen beginnende Parästhesien, Verlust der Eigenreflexe, nächtliche Wadenschmerzen und „burning feet". Später folgen nach proximal fortschreitende Atrophien. Hirnnervensymptome, insbesondere des N. vagus mit Störungen autonomer Herz-Kreislauffunktionen, sind möglich. Erste Zeichen können Augenmuskellähmungen sein. Auffallend ist die besonders („Korsakow-Syndrom") beeinträchtigte Gedächtnisleistung.

Bei der sog. „nassen Form" des Thiaminmangels stehen eine Insuffizienz des rechten Herzens (Herzvergrößerung, EKG-Veränderung) und Stauungserscheinungen, insbesondere Ödeme, gegenüber den neurologischen Ausfällen ganz im Vordergrund.

Wegen der Ähnlichkeit der Symptome bei der Alkoholkrankheit, hat man lange Zeit auch dort die wesentliche Ursache in einem alleinigen Thiaminmangel gesehen und die (bei beiden Krankheiten) komplexe Malnutrition (Fett- und Eiweißmangel) nicht berücksichtigt (vgl. 2.9). In der Tat ist aber die Vitamin-B_1-Therapie bei der Wernicke-Enzephalopathie, die überwiegend bei Alkoholismus, seltener bei Malabsorption vorkommt, allein lebensrettend.

Pellagra

Im Rahmen eines komplexen B-Vitaminmangels, der besonders die Nikotinsäure und das Nikotinamid betrifft, und bei gleichzeitigem Mangel an essentiellen Aminosäuren (speziell Tryptophan), kann es zur Pellagra mit den bekannten 3D-Symptomen (Dermatitis, Diarrhö, Demenz) kommen. Eine Polyneuropathie ist hier ausgesprochen selten und wegen ihres späten Auftretens vermutlich auf die generelle Malabsorption zurückzuführen. Es handelt sich dabei um symmetrische, sensible Ausfälle und brennende Parästhesien stehen im Vordergrund.

Vitamin-B_6-(Pyridoxin, Pyridoxal, Pyridoxamin) Mangel

Pyridoxalphosphat ist Koenzym bei der Transaminierung und Dekarboxylierung von Aminosäuren. Sein Mangel kann speziell im Kindesalter zu epileptischen Krampfanfällen führen. Dosisabhängig kann es auch zu einem B-6-Mangel unter Isoniazidtherapie kommen, wenn mehr als 15 mg/kg täglich verabreicht werden. Es entwickelt sich eine axonale distale sensomotorische Polyneuropathie

mit initialen schmerzhaften Parästhesien. Die gleichzeitige Zufuhr von 300 mg Pyridoxin täglich verhindert diese Entwicklung. Neurologische Störungen infolge Vitamin-B_6-Mangel können sich auch unter Cycloserin und Penicillamin entwickeln.

Vitamin-B_{12} (Cyanocobalamin)-Mangel (s. auch Kap. 2.4)

Ein Mangel an Vitamin-B_{12} wird in erster Linie durch Mangel an Intrinsicfaktor oder Malabsorptionssyndrome, besonders Pankreasinsuffizienz, hervorgerufen. Ob ein isolierter Vitamin-B_{12}-Mangel neben einer Schädigung der langen Bahnen auch zu einer peripheren Neuropathie führt, ist bisher nicht erwiesen. Neurophysiologische und histologische Methoden lassen jedoch kaum Zweifel an einer axonalen Schädigung peripherer Nerven und einer eigenständigen Vitamin-B_{12}-Mangel-Polyneuropathie. Durch die B_{12} vermittelte Zyaniddetoxikation ist auch ein Zusammenhang zwischen Vitamine-B_{12}-Mangel und der sog. Tabakamblyopie zu vermuten und der tropischen ataktischen Neuropathie, die durch den Verzehr der Cassavafrucht hervorgerufen wird, die zyanidhaltige Glykoside enthält. Diese Erkrankung ist klinisch sehr ähnlich dem Trachan-Scott-Syndrom, daß aus einer distal symmetrischen Polyneuropathie, spinaler Ataxie und Optikusatrophie besteht.

Eine Zuordnung ist bei nachgewiesenem Vitamin-B_{12}-Mangel korrekterweise nur möglich, wenn ein gleichzeitig bestehendes Malabsorptionssyndrom ausgeschlossen werden kann. Wichtiger erscheint die Bestätigung einer Polyneuropathie mit Hilfe neurophysiologischer Untersuchungsmethoden auch bei klinisch nur diskreten Zeichen und bekanntem Vitamin-B_{12}-Defizit.

Der Vitamin-B_{12}-Mangel wird durch den Schilling-Test und durch den Ganzkörperretentionstest mit Radiokobalamin nachgewiesen.

2.12 Phosphatmangelpolyneuropathie

Unter bestimmten Bedingungen, wie parenterale Ernährung mit phosphatarmen Lösungen, chronische Mangelernährung bei Magen-Darm-Krankheiten, Alkoholismus und Diabetes, Hyperparathyreoidismus u.a. kann es zu einer z.T. lebensbedrohlichen Hypophosphatämie kommen. Die dabei auftretenden neurologischen Symptome entsprechen weitgehend der akuten idiopathischen Polyneuritis (s. 4.3). Klinisch stehen beim Phosphatmangel Hämolyse, Muskelschwäche und zentralnervöse Symptome im Vordergrund.

3 Paraneoplastische Polyneuropathien

Im Rahmen von Tumorerkrankungen können Polyneuropathien auftreten, die nicht auf einer direkten Infiltration von Tumorgewebe oder auf Metastasierung in die peripheren Nerven beruhen. Man vermutet ursächlich eine Produktion von bestimmten Hormonen, Mediatoren, toxischen oder wachstumshemmenden Substanzen durch den Tumor, eine Virusinfektion oder allgemeine Abwehrschwäche; auch Vitaminmangel oder Malabsorption wurden angeschuldigt. Bisher sind die Zusammenhänge ungeklärt. Sichere Hinweise auf eine Immungenese gibt es bisher auch nicht.

Polyneuropathien können bei nahezu allen Tumoren auftreten. Je nachdem, ob allein der klinische Befund oder elektrophysiologische und histologische Parameter zugrunde gelegt werden, findet man entsprechende Befunde bei 20% und 80% der Tumorkranken. Sie sind am häufigsten beim undifferenzierten kleinzelligen Bronchuskarzinom beobachtet worden. Der Häufigkeit nach folgen die Magenkarzinome, die Prostata- und Mammakarzinome, die Zervix-, Uterus- und schließlich die Rektumkarzinome. Dementsprechend sind Männer häufiger von einer paraneoplastischen Polyneuropathie betroffen als Frauen. In vielen Fällen konnte der Beginn des Polyneuropathiesyndroms zurückverfolgt werden über 0,5 bis zu 3,5 Jahren bevor ein Tumor entdeckt wurde.

Sensible Polyneuropathie

Diese Form ist durch symmetrisch-sensible, distal betonte Störungen aller Qualitäten, durch Reflexverlust und Bewegungsataxie infolge Deafferenzierung gekennzeichnet. Häufig sind vegetative Störungen und wechselnd intensive Schmerzen mit z.T. lanzinierendem Charakter. Motorische Ausfälle und Muskelatrophien können in Spätstadien auftreten und die sensomotorische Form der paraneoplastischen Polyneuropathie einleiten. Störungen, die eine Differenzierung von anderen toxisch-

metabolischen Neuropathien ermöglichen, gibt es nicht. In einzelnen Fällen kann die Entwicklung einer Ataxie oder eines Tremors auf die besondere Konstellation hinweisen. Differentialdiagnostisch ist dann u.a. auch an die Friedreich-, die Refsum- oder die Fabry-Krankheit, an die diabetische und an medikamentös induzierte Polyneuropathien zu denken, z.B. an die subakute Myelooptikoneuritis (SMON) durch halogenierte Hydroxychinoline, an die Polyneuropathien durch Diphenylhydantoin, Quecksilber, Insektizide und Akrylamid. Elektrophysiologische Daten sprechen eher für einen axonalen (dying back) Typ; es finden sich aber auch Hinweise auf primäre Markscheidendegeneration. Der Liquor ist in der Regel normal, kann aber in Einzelfällen stärkere Eiweißerhöhungen zeigen. In solchen Fällen kann das Liquorzellbild entscheidende Hinweise geben. Man wird also wie bei jeder ungeklärten Polyneuropathie auch die Tumorsuche einleiten.

Sensomotorische Polyneuropathie

Im Verlauf von 1 bis zu 7 Jahren nach der Tumorentdeckung bilden sich meist symmetrische Atrophien und distale Paresen sowie strumpf- oder handschuhförmige Sensibilitätsstörungen bei meist schon deutlich kachektischen Patienten aus. Diese Form ist von einer subakuten Polyneuropathie zu trennen, die progredient aufsteigende, selten auch absteigende Sensibilitätsausfälle und Paresen entwickelt. Rasch können vitale Funktionen beeinträchtigt werden und auch Hirnnervenausfälle hinzutreten. Diese Form ist vom Guillain-Barré-Syndrom praktisch nicht zu unterscheiden, zumal im Liquor auch eine albuminozytologische Dissotiation bestehen kann.

In einigen Fällen, bemerkenswerterweise häufig bei Seminomen kommen rezidivierende symmetrisch-sensomotorische Polyneuropathien vor, die nach subakutem Beginn und manchmal mehrwöchigem Verlauf spontan remittieren. Remissionen sind sonst, selbst nach Entfernung der Tumoren, bei paraneoplastischen Neuropathien selten.

Proximale Polyneuropathie

Diese paraneoplastische Polyneuropathieform läßt in ihrer proximalen Verteilung der Paresen eher an eine Myopathie denken. Solche Lähmungsformen konnten in 71% bei Männern und in 24% bei Frauen auf das Vorhandensein eines Karzinoms zurückgeführt werden. Bei einem großen Teil solcher Patienten sind elektroneuro- und myographisch eindeutig neurogene Veränderungen nachweisbar.

Polyneuropathien bei malignen Lymphomen, Leukämien

Bei diesen Erkrankungen sind direkte Infiltrationen (die natürlich auch symmetrisch auftreten können) der peripheren Nerven und diffuse Ausbreitung in den Subarachnoidalräumen des Gehirns und Rückenmarks häufiger als bei den Karzinomen. Es gibt aber auch bei diesen Krankheiten Polyneuropathien, vornehmlich vom distal symmetrischen sensomotorischen Typ. Die Liquoreiweiß- und Zellanalyse ist für die Differentialdiagnose zur Meningeosis wichtig.

4 Polyneuropathien bei Infektionen

Es gibt kaum eine Infektionskrankheit, die nicht für eine Polyneuropathie verantwortlich zu machen wäre (Tabelle 58.2). Diese kann sich unmittelbar im akuten Stadium als Ausdruck einer Erregerinvasion in die peripheren Nerven, wie etwa bei der Lepra, oder in die Spinalganglien, wie z.B. beim Herpes zoster, entwickeln oder als Ausdruck einer Schädigung durch Bakterientoxine, wie bei der Diphtherie. In der Regel hat man es dann oft – zumindest im Beginn – mit einer Polyneuritis vom Multiplextyp oder mit einer Schwerpunktpolyneuritis zu tun.

Andererseits kann sich im Abstand von Tagen oder mehreren Wochen nach einem Infekt – möglicherweise als Zeichen eines im einzelnen noch unklaren immunologischen Prozesses, akut oder subakut, eine symmetrische, motorische oder sensomotorische Tetraplegie vom Bilde des Guillain-

Tabelle 58.2. Polyneuropathien bei Infektionskrankheiten

	Mono	Hirn	Polyneuropathien				GBS	Schme	Liquor	Bemerkung
			mot	sens	gem	aut				
Brucellosen	+	(+)					((+))		Z+E	DD: Tbc, MS, Mykose
Typhus + Paratyphus	+	+	prox		(+)	+	+		GB	
Shigellen	(+)	(+)	+	diss	+			+	E	
Legionella pneum.					+		(+)	+	E	Myalgie, CK, Pneum.
Diphtherie		+	prox	dist	+			+		DD: idiopath. PNP
Lepra	+	+		diss						Dapson, Thalid. PNP
Leptospiren	+	+	prox		(+)					Meningitis häufig
Rickettsien	+		prox	diss	(+)			+		
Mycoplasma pneum.	+	(+)					+			Mening. Enzeph. Myositis
Herpes simplex	+						(+)			
Herpes zoster	+	+		+		+	+	+		
Varizellen		(+)	+	(+)						Enzephalitis
Zytomegalie	(+)						+ Fisher-Sy.			AK vom IgM-Typ
Inf. Mononukleose	(+)	(+)	prox		+		(+)		GB	Enzeph. Armplexusneur.
Influenza	(+)	(+)	+				(+)	+		Enzeph. Recurrenspar.
Masern		(+)	+				+		GB	4–12 Tage Latenz
Mumps	(+)	(+)			+		+		E (Z)	Mening. Enzeph.
Tollwut			+				(+)		Z	Herzrhythm. Strg.
Arboviren	(+)				+				E+Z	Akut
Borrelien	(+)	(+)	+	+	+	+	+		E+Z	DD: Meningoenz. MS.
Echo-, Coxsackie							(+)	+	GB	Endemisch
Malaria			prox	+		+	(+)			
Trypanosoma cruzi		(+)		+		+				Kard. intest. Sympt.

Mono Mononeuritis multiplex; *Hirn* Hirnnerven; *GBS* Guillain-Barré-Syndrom; *Schme* Schmerzen; *mot* motorisch; *sens* sensibel; *gem* gemischt; *aut* autonom
prox proximal; *dist* distal; *diss* dissoziiert; *GB* albumino-zytolog. Dissoziation; *Z* Pleozytose; *E* Eiweißvermehrung; *DD* Differentialdiagnose; + im Rahmen der Krankheit häufig; (+) im Rahmen der Krankheit selten. (Nach Ludin u. Tackmann, 1984)

Barré-Syndroms entwickeln. Dies ist unter den Polyneuritiden die häufigste Form. Nicht immer ist allerdings der Zusammenhang mit einer Infektion erkennbar. In diesen Fällen spricht man von einer idiopathischen Polyneuritis im Gegensatz zur postinfektiösen oder serogenetischen Polyneuritis vom Typ Guillain-Barré.

4.1 Infektiöse Polyneuritis

Die Tabelle 58.2 läßt erkennen, daß ein großer Teil der erregerbedingten Polyneuritiden dem Typ der Mononeuritis multiplex entspricht und nicht selten auch mit Hirnnervenbeteiligung einhergeht. An eine unmittelbare Infiltration der Nerven- bzw. Nervenwurzeln ist besonders bei gleichzeitiger Meningitis zu denken, z.B. bei M. Bang, Typhus, Lues, Tuberkulose, bei infektiöser Mononukleose und Herpes zoster. Toxine sind vermutlich beim Tetanus und der Diphterie Ursache der häufigen Mononeuropathien und Hirnnervensymptome. Streng genommen sind dies also keine Neuritiden. Auch für die bei der Brucellose im Verlauf der Erkrankung auftretenden neuropsychiatrischen Komplikationen sind Toxine verantwortlich. Häufiger sollen Mononeuritiden durch Brucellagranulome sein, die vor allem den N. statoacusticus befallen oder zu lumbalen radikulären Syndromen führen können. Die infektiöse Mononukleose und die Infektion mit Mykoplasmen führt nicht selten zu Schädigungen des N. opticus, so daß differentialdiagnostisch auch an eine Chloroquin-, Clioquinol- oder Ethambutolpolyneuropathie gedacht werden kann. Die Liquoruntersuchung kann hier u.U. weiteren Aufschluß geben, da bei Radikulitiden in der Regel eine Eiweißvermehrung, evtl. auch eine leichte Pleozytose gefunden wird. Entscheidend kann diese Untersuchung zum Nachweis einer Multiplexpolyneuritis bei Pilzinfektionen sein.

Proximal betonte Paresen, wie sie z.B. bei der infektiösen Mononukleose und beim M. Bang vorkommen, müssen außer an eine diabetische oder porphyrurische Polyneuropathie, immer auch an primär myopathische Veränderungen denken lassen. Elektromyographisch ist diese Frage in der Regel zu klären. Schmerzen stehen bei dieser Form der Polyneuritiden im Vergleich zu den Guillain-Barré Formen nicht im Vordergrund.

4.2 Serogenetische und postvakzinale Polyneuritis

Diese heute sehr seltene, möglicherweise als Ausdruck einer Immunkomplexvaskulitis auftretende, segmentale Demylinisierung nach meist wiederholten Fremdeiweißinjektionen (Typhus-Paratyphus-Schutzimpfungen, Diphtherie-, Tetanustoxoid, Lyssa-, Varizellenvaccine u.a.) geht manchmal mit Gelenkschwellungen, Ödemen, intestinalen und nephritischen Syndromen einher, die von allgemeinem Krankheitsgefühl und manchmal Fieber begleitet sind. Diese sog. Serumkrankheit als Hinweis auf eine allergische Reaktion kann aber auch fehlen. Heftigste Schmerzen im Gebiet der späteren Lähmungserscheinungen, meist einseitig im Schulter-Arm-Bereich, sind typisch und nicht zu unterscheiden von der akuten neuralgischen Schulteramyotrophie. Die Differentialdiagnose erfaßt somit auch andere entzündliche und vor allem raumfordernde intra- und extraspinale Prozesse, z.B. den zervikalen Bandscheibenprolaps und den Pancoast-Tumor.

4.3 Postinfektiöse Polyneuritis vom Typ Guillain-Barré und akute idiopathische Polyneuritis

Die Pathogenese des Guillain-Barré-Syndroms (GBS) ist bisher ungeklärt. Vieles spricht für eine immunologische Reaktion. Die Tatsache, daß der Entwicklung des Syndroms häufig ein Infekt (s. Tabelle 58.2) oder eine Vaccination vorausgeht, könnte für dessen „Starterfunktion" sprechen, ähnlich der vermuteten Pathogenese der multiplen Sklerose. In diesem Sinne sind z.B. auch kleinere Endemien zu deuten.

Ist kein Zusammenhang mit einer Infektion, Vaccination oder Serumapplikation erkennbar, so spricht man von einer idiopathischen Polyneuritis. Diese ist klinisch von der postinfektiösen Polyneuritis nicht zu unterscheiden.

Symptomatik: Mit einer Latenz von 1–5, im Mittel 2 Wochen, stellen sich zunächst uncharakteristische Störungen des Allgemeinbefindens und Parästhesien ein, manchmal auch Schwächegefühl in den distalen Extremitäten. Heftige radikuläre Schmerzen, zumeist in lumbalen Segmenten, kön-

Tabelle 58.3. Polyneuropathiesyndrom. Verteilung der Beschwerden und Symptome (%)

	Idiopathisch	Alkohol-toxisch	Paraneo-plastisch	Diabetes	Urämie	Porphyrie	Panarteritis nodosa	INH	Nitrofurantoin
Symmetrisch-sensibel	2	54	27	72	40	4	9	66	15
Symmetrisch-paretisch	−100	23–55	38	8	60	95	47	27	83
Mononeuropathia multiplex	0	Druck	Häufig	20	?	1	43	1	1
Sensible Reizerscheinung	64	10	70	30	75	23	43	90	91
Spontanschmerzen	21–56	12	45	25	10	68	79	35	26
„Burning feet"	1	2	0	4	14–50	?	9	47	3
Hyperpathie, Hyperästhesie	0	Selten	?	5	27	Selten	?	35	32
Nerv-, Muskeldruckschmerz	80 N	−100	?	Häufig	60	19	15	−100	−100
Motorische Reizerscheinung	0	4–30	?	8	10–60	1	0	18	?
Sensibilität	Felderung			Felderung			Felderung		
Pallästhesie		68–90	27	58	71				3
Pseudotabes		23–78		41	33				
Rein motorisch	20		Amyotrophie Selten	17	0	52	3		
				Proximal					
Überwiegend motorisch	72		Häufig	Distal	Distal (Peron.)	36	72		distal Hand, Fuß
Muskelatrophie		„Dünne Beine"		Amyotrophie „anterior Compartment"		hochgradig			
Vasomotorische Dystrophie		40		5–30			25	20	
Blasenstörungen	17			2–9		20			
Primäre Reflexsteigerung		23	PSR	15–48	20	25 PSR			

nen zu Verwechselungen mit einem Bandscheibenvorfall führen. Mit dem Einsetzen der zumeist symmetrisch auf-, in seltenen Fällen auch absteigenden Lähmungen mit manchmal nahezu rein motorischen Ausfällen ergeben sich in der Regel keine differentialdiagnostischen Schwierigkeiten mehr (vgl. aber 2.12). Um einen Vergleich der idiopathischen Polyneuritis mit anderen, bisher besprochenen Polyneuropathien zu erlauben, sind die wesentlichen Symptome in der Tabelle 58.3 gegenübergestellt.

Bestimmte Verlaufsvarianten, wie subakut, chronisch, schubförmig und rezidivierend, die sich möglicherweise auch pathogenetisch unterscheiden, sollen hier nur erwähnt sein. Die charakteristische albuminozytologische Dissoziation im Liquor wird gelegentlich vermißt oder tritt erst nach 3–4 Wochen auf. Internistisch wichtig ist die Beteiligung des vegetativen Nervensystems mit Blasen- und Mastdarmkontinenz, Tachykardie und EKG-Veränderungen in Form einer ST-Senkung und präterminal negativem T. Nicht selten kommt es in dieser Phase zu akutem Herzstillstand nach Lagerungsbemühungen oder Bronchialtoilette.

Fisher-Syndrom

Der klinische Verlauf mit vorausgehendem Infekt, Intervall und Liquorveränderungen entsprechen dem GBS. Wie bei chronischem GBS sind Männer häufiger betroffen als Frauen. Das Syndrom beginnt meist mit einer ein- oder doppelseitigen Abduzensparese. Innerhalb einer Woche entwickelt sich dann eine komplette Ophthalmoplegie. Gleichzeitig, seltener nacheinander, stellen sich Reflexverlust, Ungeschicklichkeit in den Händen und eine schwere Gangataxie ein. Die Prognose ist meist günstig. Nach 1–3 Monaten kann man oft nur noch eine Reflexabschwächung feststellen.

4.4 Borreliose

oder die **Erythema-chronicum-migrans**-Krankheit

Seit wenigen Jahren steht fest, daß die Borreliose, ebenso wie die Lyme-Krankheit durch eine Spirochaete (Borrelia burgdorferi) hervorgerufen wird, die durch Zecken übertragen wird und möglicherweise über eine Vaskulitis zur Polyneuropathie führt. Die amerikanische, aus Ixodes dammini, und die europäische, aus Ixodes ricinus isolierte Borrelia gleichen sich nicht völlig.

Im Gegensatz zur amerikanischen **Lyme-Krankheit**, bei der Gelenkentzündungen, multiple Erytheme, AV-Block und Myokarditis sowie eine Meningoenzephalitis im Vordergrund stehen, findet sich beim europäischen **Garin-Bujadoux-Bannwarth-Syndrom** in etwa der Hälfte der Fälle ein Erythema chronicum migrans als erstes Symptom. Bei etwa 15% entwickelt sich dann, wenn noch keine ausreichende Penizillinbehandlung stattgefunden hat, nach Wochen bis Monaten eine Meningoradikulitis mit Beteiligung der Hirnnerven, vornehmlich des N. facialis, und einer oft sehr schmerzhaft beginnenden Mononeuritis multiplex. Sie tritt zumeist in dem Bereich bzw. Gliedmaßenabschnitt auf, der vom Zeckenbiß heimgesucht wurde. Die überwiegend motorischen Ausfälle können sich sodann auch symmetrisch, wie beim GBS, ausbreiten. In etwa der Hälfte der Meningoradikulitiden fehlt ein vorangegangenes Erythem. Es sind auch rein polyneuropathische Verlaufsformen ohne Liquorveränderung möglich.

Während diese klassische Form des Bannwarth-Syndroms diagnostisch selten Schwierigkeiten bereitet, können die enzephalitische Form und die enzephalomyelitische Form ein breites Spektrum differentialdiagnostischer Überlegungen anregen, von der chronischen Hypoxie, dem Status lacunaris bis zur multiplen Sklerose. Richtig erkannt, ist jedoch der progrediente Verlauf durch Antibiotika aufzuhalten.

Kardiale Komplikationen sind mit bis zu 8% der Fälle eher selten. Sie können sich durch Stenokardien, Belastungsdyspnoe bis zu Synkopen zu erkennen geben. Arthritiden sind in unseren Breiten ebenfalls selten, ebenfalls bis 8%, isoliert in 1,6% der Fälle. Kurzdauernd können Gelenkbeschwerden zusammen mit dem Erythem auftreten. Eine Spätmanifestation der Borreliose ist die Akrodermatitis chronica atrophicans, die offenbar nur auftritt, wenn im Frühstadium nicht ausreichend behandelt wurde. Ihr gutes Ansprechen auf Penizillin hat schon 1975 HOPF beschrieben, der ihre Herkunft schon auf eine durch Zecken übertragene Infektion zurückführte.

Diagnostik: Im Liquor finden sich auf dem Höhepunkt der Erkrankung eine lymphozytäre Pleozytose bis zu mehreren hundert Drittel und eine deutliche Eiweißvermehrung (bis zu 3,55 g/l nach Akkermann 1976). Spezifische IgM-Antikörper gegen Borrelia burgdorferi sind mit dem ELISA-Test in Blut und Liquor nachweisbar.

Bei der Lyme-Krankheit können schon während des Erythems, aber auch während der neurologischen und kardialen Symptomatik zirkulierende Immunkomplexe mit hohem IgM-Anteil nachgewiesen werden. Für eine genetische Disposition sprechen die bei Schwerkranken in 67% nachzuweisenden HLA-DR2-Antigene. In der Normalbevölkerung sind diese in 25% vorhanden.

5 Sonstige Ursachen von Polyneuropathien

5.1 Kollagenosen

Unter den Kollagenosen ist vor allem die Panarteriitis nodosa mit Polyneuropathien kombiniert (vgl. Tabelle 58.4). Entsprechend dem zugrundeliegenden, segmental nekrotisierenden Prozeß an mittleren und kleinen Gefäßen, tritt die Beteiligung des Nervensystems vor allem als Polyneuropathie vom Multiplextyp in Erscheinung. Im Laufe der Erkrankung können Hirnnervenausfälle und Störungen der peripheren Nerven in Schüben auftreten. Sensible Reizerscheinungen sind von wechselnder Intensität und Lokalisation, so daß Verwechselungen mit einer multiplen Sklerose vorkommen können, wenn nicht bereits ein systemischer Organbefall besteht. Schwierig kann die Differenzierung werden, wenn die peripheren durch zentrale Störungen überlagert sind. Eine symme-

Tabelle 58.4. Geschlechtsverteilung, bevorzugtes Alter und Häufigkeit des Befalls des peripheren Nervensystems bei verschiedenen Kollagenossen. (Nach Ludin und Tackmann 1984)

	Geschlecht [%]	Bevorzugtes Alter [Jahre]	Häufigkeit des Befalls des peripheren Nervensystems
Panarteriitis nodosa	75 ♂	35–55	40–50%
Lupus erythematodes diss.	90 ♀	15–45	−10%, spät
Rheumatoide Arthritis	66 ♀	35–50	−10%, spät
Dermato-, Myositis	66 ♀	40–50	selten
Sklerodermie	66 ♀	30–50	selten
Sjøgren-Syndrom	90 ♀	35–50	−10%
Wegener-Granulomatose	♂=♀	40–50	−15%

trisch-paretische Polyneuropathie, die auch primär vorkommt, kann so vorgetäuscht werden, wenn pathologische Reflexe wegen der fortgeschrittenen Paresen nicht nachweisbar sind.

Differentialdiagnostisch kommen sowohl polyneuropathische Begleitsymptome anderer Kollagenosen als auch die Sarkoidose, erregerbedingte, diabetische und toxische (Blei) Polyneuropathien sowie die familiäre Neuropathie mit Neigung zu Drucklähmungen in Betracht.

5.2 Medikamente

Metronidazol (Clont): Die Anwendung ist durch das Auftreten einer Polyneuropathie eingeschränkt. Bei etwa 30 g Gesamtdosis kann es zu einer allmählich sich entwickelnden Polyneuropathie vom symmetrisch-sensiblen Typ mit Hyperpathie und Abschwächung der Eigenreflexe kommen. Nach Absetzen der Medikaments ist die Rückbildung außerordentlich zögernd.

Vincristin und Vinblastin: Vincristin ist hochneurotoxisch. Häufig entwickelt sich eine Polyneuropathie, die zunächst auf Mißempfindungen in den Akren und Reflexverlust beschränkt ist. Innerhalb von wenigen Wochen können sich distale Paresen ausbilden (Gangstörungen). Als Zeichen der Störung des vegetativen Nervensystems entwickeln sich Obstipation bis Ileus, sowie Abdominalkoliken.

5.3 Intoxikationen

Bleiintoxikation: Im Unterschied zu anderen Polyneuropathien sind hier vor allem die Extensoren des Vorderarms betroffen (Radialisparese-Fallhand). Die Sensibilität ist nicht eingeschränkt. Gelegentlich kommt es zur Abduzensparese oder zu einer Optikusatrophie. Als Zeichen der zentralen Störungen besteht eine vermehrte psychische Reizbarkeit und es treten Kopfschmerz, gelegentlich auch Krämpfe, Erbrechen und Tremor hinzu. Abdominalkoliken sind häufig. Diagnostisch hilfreich ist der Nachweis des Bleisaums an der Gingiva bei chronischer Bleiintoxikation, sowie die basophile Tüpfelung der Erythrozten.

Arsenintoxikation: Typische Krankheitszeichen sind Diarrhö, Melanose, Hämolyse und Mees-

Streifen an den Nägeln. Neurologisch fallen distal beginnende Paresen und Dysästhesien, sowie brennende Muskelschmerzen auf.

Thalliumintoxikation (Rattengift!): Innerhalb von Stunden bis Tagen nach der Intoxikation entwickeln sich starke hyperästhetische Störungen mit Schmerzen an den Füßen bis hin zu symmetrisch aufsteigenden Lähmungen und Sensibilitätsausfällen. Haarausfall ist typisch.

6 Liquorbefunde bei Polyneuropathien

Normale Liquorbefunde sind zwar die Regel, pathologisch erhöhte Eiweißkonzentrationen können jedoch auftreten, bisweilen auch unspezifische Liquorzellbefunde, etwa als Aktivierung von monozytären Elementen.

Entzündliche Zeichen sind selten anzutreffen und können bei immunologisch bedingten Neuropathien erwartet werden.

Nachweis von *Blut-Liquor-Schrankenstörungen:*
1. Eiweißbestimmung im Liquor nach der Biuret-Methode: Normbereich für lumbalen Liquor von Erwachsenen: 15–45 mg/dl.
2. Zur schärferen Abgrenzung einer Blut-Liquor-Schrankenstörung kann der Quotient der Albuminkonzentrationen von Liquor und Serum aus quantitativ immunchemischen Messungen bestimmt werden.
Bei Erwachsenen ist der Wert dieses Quotienten normal unterhalb 0,0074.

Eine *Immunreaktion im Nervensystem* ist durch eine im Liquor nachweisbare IgG-Synthese gekennzeichnet. Diese läßt sich sehr empfindlich anhand einer pathologischen oligoklonalen Verteilung des IgG im Liquor, bei normal verteiltem Serum-IgG, durch isoelektrisch fokussierende Darstellung der Liquor- und Serumproteine nebeneinander darstellen.

Diese oligoklonale IgG-Antwort des ZNS läßt sich auch halbquantitativ ermitteln durch Auftrag der Albumin- und IgG-Konzentrationsgradienten zwischen Liquor und Serum in ein von Reiber beschriebenes Diagramm, das erlaubt, bestimmten Gradientenkombinationen definierte Liquorsyndrome zuzuordnen.

Die intrathekale IgG-Synthese ist zu erkennen an gegenüber der Norm erhöhten Liquorserumgradienten des IgG, bei einem bestimmten zugeordneten Albumingradienten.

7 Literatur

Ackermann R, Kabatzki J, Boisten HP, Steere AC, Grodzicki RL, Hartung S, Runne U (1984) Spirochäten-Ätiologie der Erythema chronicum migrans Krankheit. Dtsch Med Wochenschr 109:92–97

Ashbury AK (1981) Diagnostic considerations in Guillain-Barre Syndrome. Ann Neurol 9:1–5

Bischoff A (1971) Die alkoholische Polyneuropathie. Klinische ultrastrukturelle und pathogenetische Aspekte. Dtsch Med Wochenschr 96:317

Bourdette DN, Rosenberg NL (1984) Infiltrative orbitopathy, optic disk edema, and POEMS. Neurology (Cleveland) 34:532–533

Felgenhauer K (1971) Vergleichende Disc-Elektrophorese von Serum und Liquor cerebrospinalis. Thieme, Stuttgart

Gerstenbrand F, Mamoli B (Hrsg) (1984) Metabolische und entzündliche Polyneuropathien. Springer, Berlin Heidelberg New York Tokyo

Gibbels E (1980) Tabellarische Anleitung zur Differentialdiagnose der Polyneuropathien. Fortschr Neurol Psychiatr 48:31–66

Graus F, Cordon-Cardo C, Posner JG (1985) Neuronal antinuclear antibody in sensoryneuropathy from lung cancer. Neurology 35:538–543

Hopf HCh (1975) Peripheral neuropathy in acrodermatitis atrophicans (Herxheimer). J Neurol Neurosurg Psychiat 38:452

Kaeser HE (1972) Paraneoplastische Myopathien und Neuropathien. Schweiz Rundschau Med (Praxis) 61:1198

Ludin H-P, Tackmann W (Hrsg) (1984) Polyneuropathien. Thieme, Stuttgart

Neundörfer B (1973) Differentialtypologie der Polyneuritiden und Polyneuropathien. In: Schriftenreihe Neurologie, Bd 11. Springer, Berlin Heidelberg New York

Reiber H (1980) Eine aktuelle Darstellung des Liquorprotein-Profils zur Differentialdiagnose von Schrankenfunktionsstörungen und entzündlichen Prozessen des Zentralnervensystems. Akt Neurol 7:127–134

Roos D (1978) Neurological complications in patients with impaired vitamin B_{12} absorption following partial gastrectomy. Acta Neurol Scand 59 [Suppl 69]:1

Sachregister

G. Riecker, München (Hrsg.)

Therapie innerer Krankheiten

gemeinsam mit E. Buchborn, H. Jahrmärker, H.-J. Karl,
J. van de Loo, G. A. Martini, W. Müller, H. Schwiegk,
W. Siegenthaler

6., überarbeitete und erweiterte Auflage. 1988.
34 Abbildungen, 491 Tabellen. XXXV, 1017 Seiten.
Gebunden DM 198,–. ISBN 3-540-17524-5

In noch übersichtlicherer Form wird umfassend und praxisgerecht auf die Wahl der Medikamente, auf Dosierungen, Nebenwirkungen und Kontraindikationen sowie auch auf prophylaktische Maßnahmen und Nachsorgeprobleme eingegangen und das jeweilige Behandlungsrisiko erörtert. Mit besonderer Sorgfalt wurden Notfallpläne für die Erstversorgung akuter Krankheitszustände ausgearbeitet.

Aus den Besprechungen zur 5. Auflage:
„Die Herausgeber und die zahlreichen, auf den einzelnen Fachgebieten tätig gewordenen Experten haben es glänzend verstanden, aufgrund der guten und straffen Disposition das Werk wie aus einem Guß erscheinen zu lassen. Insgesamt ein besonders empfehlenswertes Buch, das in greifbarer Nähe jedes Arztes stehen sollte.“

Deutsches Ärzteblatt

Springer-Verlag Berlin
Heidelberg New York London
Paris Tokyo Hong Kong

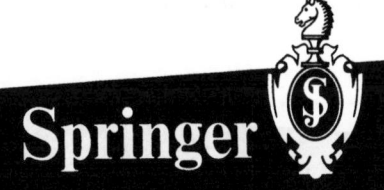

Springer

KLINIKTASCHENBÜCHER
für den Internisten

G. G. Belz, Wiesbaden; **M. Stauch,** Ulm

Notfall EKG-Fibel

4. überarbeitete Auflage. 1988. Etwa 49 Abbildungen. Etwa 112 Seiten. Broschiert DM 28,-. ISBN 3-540-19185-2

M. Berger, V. Jörgens, Düsseldorf

Praxis der Insulintherapie

3. Auflage. 1988. Broschiert in Vorbereitung. ISBN 3-540-19320-0

G. Friese, A. Völcker, Ludwigsburg

Leitfaden für den klinischen Assistenten

4., neubearbeitete Auflage. 1986. 28 Abbildungen. IX, 182 Seiten. Broschiert DM 38,-. ISBN 3-540-16152-X

H. Hansen, F. Stelzner, Bonn

Proktologie

2., überarbeitete Auflage. 1987. 60 Abbildungen. XI, 177 Seiten. Broschiert DM 38,-. ISBN 3-540-17507-5

K. Howorka, Wien

Funktionelle, nahe-normoglykämische Insulinsubstitution

Lehrinhalte, Praxis und Didaktik

Mit einem Geleitwort von M. Berger

2., vollständig überarbeitete Auflage. 1988. 20 Abbildungen, 8 Tabellen. Etwa 220 Seiten. Broschiert DM 32,-. ISBN 3-540-19147-X

M. Marshall, Tegernsee

Doppler-Sonographie

Eine Einführung

1988. 46 Abbildungen, 12 Tabellen. Etwa 100 Seiten. Broschiert DM 28,-. ISBN 3-540-50002-2

H. Michel, Berlin

Poliklinischer Leitfaden der Klinischen Allergologie

1988. X, 110 Seiten. Broschiert DM 32,-. ISBN 3-540-11659-1

H. Sauer, Bad Oeynhausen

Diabetestherapie

Unter Mitarbeit von G. Kurow

2. Auflage. 1987. 20 Abbildungen, 97 Tabellen und eine separate Insulin-Tabelle. XII, 454 Seiten. Broschiert DM 46,-. ISBN 3-540-16298-4

G. Schley, Velbert

Elektrokardiographie

Eine Einführung

1986. 116, zum Teil farbige Abbildungen, 22 Tabellen. IX, 281 Seiten. Broschiert DM 34,-. ISBN 3-540-16503-7

Preisänderungen vorbehalten.

Springer-Verlag Berlin Heidelberg New York London Paris Tokyo Hong Kong

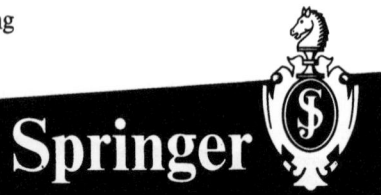